Schmerzmedizin – 1000 Fragen

Für Klinik, Praxis und die Zusatzweiterbildung Spezielle Schmerztherapie

Herausgegeben von
Michael Bernateck
Matthias Karst
Rainer Sabatowski
Dieter Siebrecht

Unter Mitarbeit von

Majd Adden Alkhatib
Frank Dressler
Sigrid Elsenbruch
Michael Fischer
Charly Gaul
Martin Gleim
Gudrun Goßrau
Stefan Henniger
Dominik Irnich
Burkhard Jäger
Tareq A. Juratli
Johann Klein
Andreas H. Kopf
Christina Lemhöfer
Marc Merten
Stefanie Meyer
Paul Nilges
Henning Ohnesorge
Frank Petzke
Gesine Picksak
Esther Pogatzki-Zahn
Roman Rolke
Kai Rossen
Hans-Georg Schaible
Rüdiger Scharnagel
Alexander Schnabel
Benjamin Schönbach
Ulrich S. Schuler
Dirk O. Stichtenoth
Rolf-Detlef Treede
Gunnar Wasner
Lena Weniger

3., aktualisierte Auflage
23 Abbildungen

Georg Thieme Verlag
Stuttgart • New York

Bibliografische Information der Deutschen Nationalbibliothek
Die Deutsche Nationalbibliothek verzeichnet diese Publikation in der Deutschen Nationalbibliografie; detaillierte bibliografische Daten sind im Internet über http://dnb.d-nb.de abrufbar.

Georg Thieme Verlag KG
Oswald-Hesse-Straße 50, 70469 Stuttgart, Germany
www.thieme.com

Printed in Germany

1. Auflage 2012
2. Auflage 2017

Covergestaltung: © Thieme
Bildnachweis Cover: © peterschreiber.media/stock.adobe.com
Zeichnungen: Roland Geyer, Mönchsdeggingen
Redaktion: Vanessa Keinert, Neckargemünd
Satz: Druckhaus Götz GmbH, Ludwigsburg
Druck: AZ Druck und Datentechnik GmbH, Kempten

DOI 10.1055/b000 001 028

ISBN 978-3-13-245786-7 1 2 3 4 5 6

Auch erhältlich als E-Book:
eISBN (PDF) 978-3-13-245787-4
eISBN (epub) 978-3-13-245788-1

MIX
Papier | Fördert gute Waldnutzung
FSC
www.fsc.org
FSC® C008457

Wichtiger Hinweis: Wie jede Wissenschaft ist die Medizin ständigen Entwicklungen unterworfen. Forschung und klinische Erfahrung erweitern unsere Erkenntnisse, insbesondere was Behandlung und medikamentöse Therapie anbelangt. Soweit in diesem Werk eine Dosierung oder eine Applikation erwähnt wird, dürfen die Lesenden zwar darauf vertrauen, dass Autor*innen, Herausgeber*innen und Verlag große Sorgfalt darauf verwandt haben, dass diese Angabe dem Wissensstand bei Fertigstellung des Werkes entspricht.
Für Angaben über Dosierungsanweisungen und Applikationsformen kann vom Verlag jedoch keine Gewähr übernommen werden. Jede*r Benutzende ist angehalten, durch sorgfältige Prüfung der Beipackzettel der verwendeten Präparate und gegebenenfalls nach Konsultation eines/r Spezialist*in festzustellen, ob die dort gegebene Empfehlung für Dosierungen oder die Beachtung von Kontraindikationen gegenüber der Angabe in diesem Buch abweicht. Eine solche Prüfung ist besonders wichtig bei selten verwendeten Präparaten oder solchen, die neu auf den Markt gebracht worden sind. **Jede Dosierung oder Applikation erfolgt auf eigene Gefahr des Benutzenden.** Autor*innen und Verlag appellieren an alle Benutzenden, ihnen etwa auffallende Ungenauigkeiten dem Verlag mitzuteilen. Errata unter thieme.com/errata.
Marken, geschäftliche Bezeichnungen oder Handelsnamen werden nicht in jedem Fall besonders kenntlich gemacht. Aus dem Fehlen eines solchen Hinweises kann nicht geschlossen werden, dass es sich um einen freien Handelsnamen handelt.

Wo datenschutzrechtlich erforderlich, wurden die Namen und weitere Daten von Personen redaktionell verändert (Tarnnamen). Dies ist grundsätzlich der Fall bei Patient*innen, ihren Angehörigen und Freund*innen, z. T. auch bei weiteren Personen, die z. B. in die Behandlung von Patient*innen eingebunden sind.
Thieme Publikationen streben nach einer fachlich korrekten und unmissverständlichen Sprache. Dabei lehnt Thieme jeden Sprachgebrauch ab, der Menschen beleidigt oder diskriminiert, beispielsweise aufgrund einer Herkunft, Behinderung oder eines Geschlechts. Thieme wendet sich zudem gleichermaßen an Menschen jeder Geschlechtsidentität. Die Thieme Rechtschreibkonvention nennt Autor*innen mittlerweile konkrete Beispiele, wie sie alle Lesenden gleichberechtigt ansprechen können. Die Ansprache aller Menschen ist ausdrücklich auch dort intendiert, wo im Text (etwa aus Gründen der Leseleichtigkeit, des Text-Umfangs oder des situativen Stil-Empfindens) z. B. nur ein generisches Maskulinum verwendet wird.

Geleitwort

Es ist schon eine beeindruckende Kontinuität, die in der dritten Auflage dieses eher schon klassischen und dabei unverändert innovativen Lehrbuchs zum Ausdruck kommt. Das Buch schafft es wieder durch Titel und Gestaltung Neugier auf die Vielfalt der Schmerzmedizin zu wecken und liefert Antworten mit Tiefgang für die praktische und kompetente Versorgung von Patienten mit chronischen Schmerzen.

Die Gruppe der Betroffenen wird auch in aktuellen Erhebungen nicht kleiner, zunehmend wird realisiert, dass chronischer Schmerz auch eine globale Herausforderung darstellt, wie am Beispiel von Rückenschmerzen in der Erhebung zur Global Burden of Disease deutlich wird. Die Bedeutung und Richtigkeit des biopsychosozialen Modells wird durch die Integration dieses Konzepts in den ICD11 und neueste Erkenntnisse der Neurobiologie über die integrativen Leistungen und Fehlleistungen des Gehirns bestätigt und bietet perspektivisch neue und weiter differenzierte Ansätze in Diagnostik und Therapie - eine Entwicklung, die dieses Buch begleitet und sicher auch in Zukunft begleiten wird.

Im Jahr dieser Auflage besteht die Deutsche Schmerzgesellschaft bereits 50 Jahre, die Schmerzmedizin hat sich durch das Engagement ihrer multiprofessionellen Vertreter und Vertreterinnen und deren interdisziplinärer Zusammenarbeit mit ihren „speziellen" Kompetenzen einen festen Platz in der Versorgung erarbeitet. Die grundsätzliche Notwendigkeit und Bedeutung einer sektorenübergreifenden und abgestuften schmerzmedizinischen Versorgung wurde 2022 vom Deutschen Ärztetag breit unterstützt und eine entsprechende Weiterentwicklung gefordert. Seite Ende 2024 gibt es das BÄK-Curriculum „Schmerzmedizinische Grundversorgung" mit dem Ziel Ärzte und Ärztinnen aller Fachgebiete in der „allgemeinen" Schmerztherapie fortzubilden. Die ersten konkreten Kursangebote sind in Planung. Ich kann mir sehr gut vorstellen, dass die neue Auflage eine spannende und stimulierende Lektüre für zukünftige Teilnehmer- und Teilnehmerinnen sein wird.

Ist die Schmerzmedizin also nach einem halben Jahrhundert im Versorgungsalltag angekommen und in angemessenem Umfang und guter Qualität verfügbar? Ein Geleitwort ist eigentlich nicht der Ort für gesundheitspolitische Kommentare, aber die aktuellen Entwicklungen im Gesundheitssystem und insbesondere in der Reform der Krankenhausstrukturen stellen das Erreichte gerade durchaus existentiell in Frage. Ich wünsche mir deshalb sehr, dass ein praktisches und an konkreten Fragen aus dem klinischen Alltag ausgerichtetes Buch wie das Vorliegende, einen eigenen Beitrag leistet, möglichst viele Interessierte für die Schmerzmedizin von „allgemein" bis „speziell" zu begeistern und den aktuellen Stand des Wissens in der breiten Versorgung zu verankern.

Prof. Dr. Frank Petzke
Leiter Schmerzmedizin der Klinik für Anästhesiologie
an der Universitätsmedizin Göttingen
Präsident der Deutschen Schmerzgesellschaft

Geleitwort zur 2. Auflage

Etwa 23 Mio. Deutsche berichten über chronische Schmerzen. Legt man die „Messlatte“ der Beeinträchtigung durch die Schmerzen zugrunde, so erfüllen 6 Mio. die Kriterien eines chronischen, nicht tumorbedingten, beeinträchtigenden Schmerzes, die Zahl mit starker Beeinträchtigung und assoziierten psychischen Beeinträchtigungen (Schmerzkrankheit) liegt bei 2,2 Mio.

Die demographische Entwicklung der Bevölkerung prognostiziert einerseits eine deutliche Abnahme der arbeitstätigen Jahrgänge, andererseits eine Verdopplung der über 80-Jährigen auf ca. 9 Mio. Bürger im Jahre 2060. Gleichzeitig erleben wir eine 5- bis 10-fache Zunahme der Einwanderung von Menschen mit unterschiedlichem soziokulturellen Hintergrund.

Zusätzlich zu den immensen gesellschaftlichen Herausforderungen sind chronische Schmerzerkrankungen aber auch durch eine Vielzahl von Einflussfaktoren und deren Interaktionen gekennzeichnet, die von genetischen und immunologischen bis hin zu psychosozialen und soziokulturellen Bedingungen reichen. Die Kunst der schmerztherapeutisch tätigen Kolleginnen und Kollegen ist es somit, auf dem Hintergrund von allgemeinen Forschungskonzepten und der persönlichen Erfahrung jeweils die beste Behandlung für die individuelle Patientin und den individuellen Patienten in deren Lebenssituationen zu finden.

Deshalb bin ich froh, dass die Herausgeber dieses Buchs Ihnen eine äußerst gelunge Sammlung von Fachkapiteln liefern, die Ihnen einen exzellenten Überblick über die Dimensionen der Schmerztherapie geben, um für den Einzelfall den angemessenen diagnostischen und therapeutischen Weg zu finden.

Ich bin stolz zu sehen, dass der größte Teil der Autorinnen und Autoren der jeweiligen Kapitel oftmals langjährige Mitglieder der Deutschen Schmerzgesellschaft e. V. sind.

Denn genau das ist unser Ziel: fachliche Qualifizierung und Wissenstransfer zur Verbesserung der Krankenversorgung auf persönlicher Ebene, aber ebenso auf der Ebene der Rahmenbedingungen, die durch die Akteure der Gesundheitspolitik gesetzt werden. Die leidenden Menschen in unserem Land brauchen Sie als schmerztherapeutisch Tätige, mit Ihrem Engagement und Ihrer Expertise.

Ausdrücklich möchte ich Sie aber auch ermuntern: Mischen Sie sich mit Ihrer Expertise auch gesundheitspolitisch ein. Entweder bei uns in der Deutschen Schmerzgesellschaft e. V. oder im Rahmen Ihrer Möglichkeiten vor Ort. Suchen und nutzen Sie den Kontakt zu Krankenkassen, Gesundheitspolitik, Verbänden und Einrichtungen in Ihrer Nähe. Ausgestattet mit dem Wissen dieses Buchs sind Sie exzellente „Schmerzbotschafter“.

Viele Grüße,
Ihr
Prof. Dr. Martin Schmelz
Präsident der Deutschen Schmerzgesellschaft e. V.

Geleitwort zur 1. Auflage

In den vergangenen 20 Jahren haben die Erkenntnisse in der Schmerzmedizin enorm zugenommen. Dabei ist deutlich geworden, dass insbesondere der chronische Schmerz nur mehrdimensional innerhalb des biopsychosozialen Modells verstanden werden kann. Während dem akuten Schmerz eine überlebenswichtige Funktion zukommt, ist der chronische Schmerz oft dysfunktional, entwickelt sich aber unter dem „Lerndruck" des zu Veränderungen bereiten Nervensystems.

Chronische Schmerzen betreffen etwa 20 Prozent der europäischen Bevölkerung. In Bezug auf Lebensqualität und Arbeitsfähigkeit ist chronischer Schmerz ein größerer Risikofaktor als traditionelle Faktoren wie Übergewicht, Alkoholkonsum und Rauchen. Hier besteht noch die Aufgabe, die Versorgungsstrukturen angemessen anzupassen, was die inhaltliche und formale Aufwertung der schmerzmedizinischen Expertise mit einschließt.

Chronischer Schmerz kann als eigenständige Erkrankung gelten, die durch funktionelle, biochemische und strukturelle Veränderungen im peripheren, aber vor allem auch im zentralen Nervensystem hervorgerufen wird. (Epi-)genetische und psychosoziale Faktoren beeinflussen das Risiko für Chronifizierung und Aufrechterhaltung von Schmerzen. Sozialer Schmerz wird in den gleichen Gehirnstrukturen codiert wie Schmerz, der durch einen physikalischen Reiz ausgelöst wurde.

Was ist also zu tun? Dieser Frage gehen die im Bereich der Schmerzmedizin namhaften und langjährig erfahrenen Autoren mit „1000 Fragen" präzise, umfassend, detailgenau und anschaulich nach. Dabei werden auf bewundernswerte Art und Weise neue und neueste Erkenntnisse in diesem spannenden Fachgebiet präsentiert, sodass Sie, liebe Leserinnen und Leser, hier die „1000 Antworten" für Ihren persönlichen Erkenntnisgewinn und zur Unterstützung Ihres Umgangs mit Schmerzpatienten finden.

Prof. Dr. Wolfgang Koppert, M.A.
Direktor der Klinik für Anästhesiologie und Intensivmedizin an der Medizinischen Hochschule Hannover
Präsident der Deutschen Schmerzgesellschaft

Vorwort

Der Schlüssel für eine gute Schmerztherapie ist die fachliche und persönliche Qualität der Schmerztherapeutin und des Schmerztherapeuten. Um schmerzmedizinisch arbeiten zu können, sind nicht nur neurobiologische Kenntnisse und klinische Fähigkeiten erforderlich, sondern vor allem Offenheit für Interdisziplinarität. Nur so kann es gelingen, die oft komplexe Situation der Patientinnen und Patienten mit chronischen Schmerzen zu verstehen, und die Betroffenen adäquat zu therapieren und zu begleiten.

Am 17.07.2012 wurde die Schmerzmedizin als Querschnittsfach 14 (QF 14) und damit als Pflichtlehr- und Prüfungsfach in die ärztliche Approbationsordnung aufgenommen. Im selben Jahr erschien bereits die erste Auflage „Schmerzmedizin 1000 Fragen" in der populären Reihe des Thieme-Verlags. Mit großer Freude stellen wir das anhaltende Interesse an diesem Werk fest, was dazu geführt hat, dass wir Ihnen nunmehr schon die dritte, weiter verbesserte und aktualisierte Auflage vorstellen dürfen, mit der wir alle schmerzmedizinisch interessierten Personen, insbesondere Ärztinnen und Ärzte, Psychologinnen und Psychologen sowie Studentinnen und Studenten ansprechen und beim gründlichen und schnellen Wissenserwerb behilflich sein möchten.

Erfreulicherweise ist es uns wieder gelungen, zahlreiche renommierte Expertinnen und Experten aus Klinik und Forschung aus vielen verschiedenen Fachgebieten als Autorinnen und Autoren gewinnen zu können. Ihnen gebührt unsere tiefe Dankbarkeit und unser größter Respekt für ihre genaue und intensive Arbeit an den verschiedenen Themen, wodurch ein solches umfassendes Werk überhaupt nur entstehen kann.

Das bewährte Konzept mit der Gliederung in Frage – Antwort – Kommentar dient der schnellen und übersichtlichen Wissensvermittlung.

Alle Beiträge wurden auf den wissenschaftlich und klinisch aktuellen Stand gebracht. Die Inhalte verschiedener Leitlinien in ihren aktuellen Versionen wurden berücksichtigt. Neu aufgenommen wurden die Themen „Cannabinoide" und „post-Covid".

Das Stichwortverzeichnis wurde erweitert, um dem Leser die Möglichkeit zu geben, gezielt bestimmte Fragestellungen bearbeiten zu können.

Weiterhin werden alle Inhalte im Online-Trainings-Center in der eRef (Hinweise siehe erste Seite im Buch) angeboten, in dem die Fragen und Antworten zusätzlich und unabhängig von der Papierversion verfügbar sind.

Tabea Jähnichen, Lena Hermann, Michael Zepf und dem ganzen Team des Thieme-Verlags gilt unser besonderer Dank für die unermüdliche und geduldige Arbeit mit den Autorinnen und Autoren und Herausgebern.

Den aufmerksamen Leserinnen und Lesern und freundlichen Begleiterinnen und Begleiter der ersten beiden Auflagen danken wir außerordentlich für Kritikpunkte, Veränderungswünsche und Anregungen, wodurch das Werk erst zu einem lebendigen „learning book" wird.

Hannover, Dresden, Kiel, im Mai 2025
Michael Bernateck
Matthias Karst
Rainer Sabatowski
Dieter Siebrecht

Vorwort zur 2. Auflage

Zwanzig Jahre nach Einführung der Zusatzbezeichnung „Spezielle Schmerztherapie" ist das Querschnittsfach Schmerzmedizin in der Medizin angekommen.

2014 hat der 117. Deutsche Ärztetag beschlossen, Maßnahmen einzuleiten, die zu einer besseren schmerzmedizinischen Versorgung beitragen, 2015 wurden Qualitätskriterien schmerzmedizinischer Einrichtungen umfassend definiert und 2016 ist das Querschnittsfach Schmerzmedizin (Q14) in die Approbationsordnung aufgenommen worden.

Um schmerzmedizinisch arbeiten zu können, sind nicht nur neurobiologische Kenntnisse und klinische Fähigkeiten erforderlich, sondern vor allem Offenheit für Interdisziplinarität. Nur so kann es gelingen, die oft komplexe Situation der Patienten mit chronischen Schmerzen zu verstehen, und sie adäquat zu therapieren und zu begleiten.

Dankbar und erfreut stellen wir das große Interesse an den 1000 Fragen der Schmerzmedizin fest, das dazu geführt hat, dass nur fünf Jahre nach dem ersten Erscheinen dieses Lehrbuches wir Ihnen hiermit die zweite, verbesserte und erweiterte Auflage vorstellen dürfen.

Das bewährte Konzept mit der Gliederung in Frage – Antwort – Kommentar dient der schnellen und übersichtlichen Wissensvermittlung.

Neu aufgenommen wurden thematisch eingebundene Kasuistiken, die die Bedeutung der aktuellen Erkenntnisse der Grundlagenforschung für den klinischen Alltag hervorheben.

Alle Beiträge wurden auf den wissenschaftlich und klinisch aktuellsten Stand gebracht. Die Inhalte verschiedener Leitlinien in ihren aktuellsten Versionen wurden berücksichtigt.

Ergänzt wurde ein Stichwortverzeichnis, um dem Leser die Möglichkeit zu geben, gezielt bestimmte Fragestellungen bearbeiten zu können. Darüber hinaus wurde ein Online-Trainings-Center in der eRef (Hinweise siehe erste Seite im Buch) entwickelt, in dem die Fragen und Antworten zusätzlich und unabhängig von der Papierversion verfügbar sind.

Neu ist auch der erweiterte Titel: „Für Klinik, Praxis und die Zusatzweiterbildung Spezielle Schmerztherapie." Damit möchten wir alle schmerzmedizinisch interessierten Ärzte, Psychologen und Studenten ansprechen und beim gründlichen und schnellen Wissenserwerb behilflich sein.

Erfreulicherweise ist es uns wieder gelungen, zahlreiche renommierte Kollegen aus Klinik und Forschung aus den verschiedenen Fachgebieten (Physiologie, Neurologie, Anästhesiologie, Psychosomatik, Pädiatrie, Rehabilitationsmedizin, Klinische Pharmakologie u. a.) als Autoren gewinnen zu können. Ihnen gebührt unser Dank und Respekt für ihre genaue und intensive Arbeit an den verschiedenen Themen, wodurch ein solches Werk überhaupt nur entstehen kann.

Laura Bohnert und Konrad Seidel und dem ganzen Team des Thieme-Verlags gilt unser besonderer Dank für die unermüdliche und geduldige Arbeit mit den Autoren und Herausgebern.

Den aufmerksamen Lesern und freundlichen Begleitern der ersten Auflage danken wir außerordentlich für Kritikpunkte, Veränderungswünsche und Anregungen, wodurch das Werk erst zu einem „learning book" wurde.

Hannover, Dresden, Kiel, im Januar 2017
Michael Bernateck
Matthias Karst
Rainer Sabatowski
Dieter Siebrecht

Vorwort zur 1. Auflage

Wir freuen uns, dass der Thieme Verlag uns die Möglichkeit gegeben hat, in dem bereits etablierten Format „1000 Fragen“ Ihnen nun auch das komplexe Gebiet der Schmerzmedizin auf diese Art näherbringen zu können.

Erfreulicherweise ist es uns gelungen, zahlreiche renommierte Kollegen aus Klinik und Forschung aus den verschiedenen Fachgebieten (Physiologie, Neurologie, Anästhesiologie, Psychosomatik, Pädiatrie, Rehabilitationsmedizin, Klinische Pharmakologie u. a.) als Autoren für dieses interessante Buchprojekt gewinnen zu können, da Schmerzmedizin nur im interdisziplinären Kontext erfolgreich und vor allem nachhaltig betrieben werden kann.

Indem akuter Schmerz durch intelligente Kombination verschiedener Verfahren zeitnah behandelt wird, können Sensibilisierungsprozesse verhindert werden. Ist es zu einer Schmerzchronifizierung gekommen, liegt eine eigenständige Erkrankung vor, bei deren Entstehung somatische, psychologische und soziale Faktoren in gleichberechtigter Verwobenheit eine bedeutsame Rolle spielen. Deshalb ist eine sorgfältige, interdisziplinäre Evaluation des Zusammenspiels dieser Faktoren der entscheidende Schritt für eine erfolgreiche Therapie. In welcher Weise Diagnostik und Therapie in interdisziplinärem und multimodalem Ansatz nach neuesten wissenschaftlichen Erkenntnissen gelingen können, ist Gegenstand dieses Buchs.

Das bewährte Konzept mit der Gliederung in Frage – Antwort – Kommentar dient der schnellen und übersichtlichen Wissensvermittlung und ergänzt die bereits etablierten Schmerztherapie-Lehrbücher. Dabei bringen thematisch eingebundene Kasuistiken die aktuellen Erkenntnisse der Grundlagenforschung in den klinischen Alltag.

Unser neues Lehrbuch soll nicht nur dem Facharzt als Kompass für die Prüfung zur Zusatzbezeichnung „Spezielle Schmerztherapie“ dienen, es wendet sich gleichfalls an die Medizinstudenten im Hörsaal und auch an die schmerztherapeutisch interessierten Ärzte und Psychologen in Klinik und Praxis.

Hannover, Dresden, Kiel, im Mai 2012
Michael Bernateck
Matthias Karst
Rainer Sabatowski
Dieter Siebrecht

Inhaltsverzeichnis

Allgemeiner Teil

Spezieller Teil

Autor*innenverzeichnis

Herausgegeben von

Prof. Dr. med. Michael **Bernateck**

Prof. Dr. med. Matthias **Karst**

Prof. Dr. med. Rainer **Sabatowski**
https://orcid.org/0000-0003-2228-3147

Prof. Dr. med. Dieter **Siebrecht**

Unter Mitarbeit von

Dr. med. Majd Adden **Alkhatib**

Dr. med. Frank **Dressler**

Univ.-Prof. Dr. Sigrid **Elsenbruch**
https://orcid.org/0000-0002-6528-2665

Prof. Dr. med. Joachim **Erlenwein**
https://orcid.org 0000-0003-4782-3402

PD Dr. med. Michael **Fischer**
https://orcid.org/0000-0002-6345-0813

PD Dr. med. Charly **Gaul**
https://orcid.org/0000-0002-9362-3711

Dr. med. Martin **Gleim**

Prof. Dr. med. Gudrun **Goßrau**

Dr. med. Stefan **Henniger**

Prof. Dr. med. Dominik **Irnich**

PD Dr. rer. nat. Burkhard **Jäger**, Dipl.-Psych.

Prof. Dr. med. Tareq A. **Juratli**, FEBNS
https://orcid.org/0000-0003-2236-6719

Dr. med. Johann **Klein**, M.Sc.
https://orcid.org/0000-0002-5550-5933

Dr. med. Andreas **Kopf**

PD Dr. med. habil. Christina **Lemhöfer**
https://orcid.org/0000-0002-6206-4064

Dr. med. Marc **Merten**

Dr. rer. biol. hum. Stefanie **Meyer**, Dipl.-Psych.

Dr. rer. nat. Paul **Nilges**
https://orcid.org/0000-0003-2521-9618

Dr. med. Henning **Ohnesorge**

Prof. Dr. med. Frank **Petzke**
https://orcid.org/0000-0003-3265-8889

Dr. Gesine **Picksak**

Univ.-Prof. Dr. med. Esther **Pogatzki-Zahn**

Univ.-Prof. Dr. med. Roman **Rolke**
https://orcid.org/0000-0002-7370-8574

Dr. med. Kai **Rossen**

Prof. Dr. med. Hans-Georg **Schaible**
https://orcid.org/0000-0002-4708-2221

Dr. med. Rüdiger **Scharnagel**, M.Sc.
https://orcid.org/0009-0005-5942-0709

Prof. Dr. med. Alexander **Schnabel**

Dr. rer. medic. Benjamin **Schönbach**, Dipl.-Psych.

PD Dr. med. Ulrich **S. Schuler**
https://orcid.org/0000-0003-1337-7045

Prof. Dr. med. Dirk O. **Stichtenoth**
https://orcid.org/0000-0002-6526-0917

Prof. Dr. med. Rolf-Detlef **Treede**
https://orcid.org/0000-0001-8065-1708

Prof. Dr. med. Gunnar **Wasner**

Lena **Weniger**, M.Sc.

Autor*innen aus Vorauflagen

Bernhard Arnold
Jan Sönke Engelbrecht
Hans Jürgen Gerbershagen
Ulrike Kaiser
Anja Schütze
Sabine Schulzeck
Wolfram Stör
Joachim Strube
Anne Willweber-Strumpf

Allgemeiner Teil

I

1 Grundlagen

1.1 Die Bedeutung des Fachs

Matthias Karst

Frage 1

Warum gibt es akute Schmerzen?

Akute Schmerzen garantieren im Sinne einer Warnfunktion das Überleben.

Menschen, die aufgrund eines genetischen Defekts keine Schmerzen empfinden können, bemerken schmerzhafte Verletzungs- und Krankheitssymptome nur spät oder gar nicht, weshalb bei ihnen die Lebenserwartung herabgesetzt ist.

Frage 2

Warum gibt es chronische Schmerzen?

Es gibt eine Vielzahl von chronischen Erkrankungen, die nicht ursächlich behandelbar sind und die mit Schmerzen einhergehen können. Chronische Schmerzen können durch neurobiologisch verankerte Lernvorgänge zu einer eigenständigen Erkrankung werden.

Sowohl akuter Schmerz als auch Lernen sind überlebensnotwendige Mechanismen. In Abhängigkeit von somatischen, psychologischen und sozialen Faktoren kann in der Kombination aus akutem Schmerz und Lernen ein chronischer Schmerz resultieren, der oft keine erkennbare Funktion aufweist. Die Entstehung chronischer Schmerzen lässt sich durch frühzeitige therapeutische Maßnahmen verhindern oder verlangsamen.

Frage 3

Wie häufig treten chronische Schmerzen auf?

Die Punktprävalenz liegt in Deutschland bei 17 %, europaweit bei 19 %. Das sind in Europa 129 Mio. Menschen, in Deutschland 12 Mio.

Mehr als 80 % der Deutschen klagen mindestens einmal im Leben über Rückenschmerzen. Eine feinere epidemiologische Aufschlüsselung, die 2014 publiziert worden ist, ergab für Deutschland 27 % (23 Mio.) mit „einfachen" Schmerzen (allein zeitliche Dimension), 7,4 % (6 Mio.) mit hoher Beeinträchtigung und 2,8 % (2,2 Mio.) mit starker emotionaler Beteiligung.

Frage 4

Was kosten Schmerzen?

Schmerzen kosten nicht nur Lebensqualität, sondern auch viel Geld. Die USA geben jährlich mehr als 210 Mrd. Dollar hierfür aus.

In Deutschland werden die Kosten für Rückenschmerzen auf jährlich ca. 50 Mrd. EUR geschätzt, 72 % davon bedingt durch Arbeitsausfälle und frühzeitige Berentung. Schmerzen kosten auch das Leben. Das Selbstmordrisiko von Patienten mit chronischen Schmerzen ist mindestens doppelt so hoch wie im Bevölkerungsdurchschnitt.

Frage 5

Wie sieht die Versorgungssituation von Patienten mit chronischen Schmerzen in Deutschland aus?

70 % aller Patienten mit chronischen Schmerzen werden von ihrem Hausarzt betreut. 27 % sind in der Behandlung eines Orthopäden. Nur 2 % sind schmerzmedizinisch betreut.

In Deutschland stehen den etwa 2–3 Mio. Patienten mit schweren chronischen Schmerzen und starker emotionaler Beeinträchtigung, bei denen der Schmerz selbst zur Erkrankung geworden ist, nur knapp 1200 Schmerzmediziner gegenüber, sodass nur etwa jeder achte Patient versorgt werden kann. Es wird von einer Unterversorgung in der Größenordnung von etwa 2500 Einrichtungen ausgegangen. Es gibt in Deutschland keinen Facharzt für Schmerzmedizin. Das Fach Schmerzmedizin ist als Querschnittsfach 14 erst 2012 in den Fächerkanon des Medizinstudiums aufgenommen worden. Ab 2016 kann der letzte Abschnitt des Medizinstudi-

ums, das Praktische Jahr, nur absolviert werden, wenn zuvor das Querschnittsfach Schmerzmedizin durchlaufen worden ist.

Frage 6

Wie werden Schmerzen diagnostisch kategorisiert?

In der ICD-10 werden chronische Schmerzsyndrome entsprechend ihrer Lokalisation oder ihrer Kausalität fragmentiert der jeweiligen Kategorie zugeordnet – z. B. werden Schmerzen in der Lumbalregion mit der Ziffer M54.5 und psychogene Schmerzen mit der Ziffer F45.40 ausgewiesen und „andernorts nicht klassifizierte" Schmerzen unter R52.- kategorisiert. Dadurch bleiben Schmerzsyndrome relativ unsichtbar. Insbesondere die Erfassung von Daten zur Epidemiologie chronischer Schmerzen und der damit verbundenen direkten und indirekten Kosten und die Entwicklung und Implementierung von neuen Therapieansätzen werden dadurch erschwert.

Vor allem aus diesen Gründen wurde in der neu erarbeiteten ICD-11 ein eigenes Kapitel über chronische Schmerzen eingeführt, in dem chronische primäre und sekundäre Schmerzsyndrome aufgeführt und definiert werden. Dies stärkt die Einschätzung chronischer Schmerzen als eigenständige Erkrankung. Dadurch kann es zu mehr Erkenntnisgewinn und zu besseren Therapieangeboten kommen. Der hier verfolgte pragmatische Ansatz kann auch als ein Auftrag verstanden werden, weiter darüber zu reflektieren, welche Merkmale erfüllt sein müssen, damit von einer Krankheit gesprochen werden kann.

1.2 Grundsätze der Diagnostik

Matthias Karst

Frage 7

Wie lassen sich Schmerzen erfassen?

Die Anamnese von Schmerzen soll Auskunft geben über Lokalisation, Qualität, Quantität, Beginn und Dauer (zeitlicher Verlauf), Provokationsfähigkeit sowie Beeinflussbarkeit des Schmerzverlaufs.

Die exakte Diagnostik von Schmerzen ist die entscheidende Voraussetzung für erfolgreiche Therapieansätze. Die wesentliche Tätigkeit eines Arztes für Schmerzmedizin besteht in diagnostischer Aktivität. Deshalb sollte man nicht von „Schmerztherapie" sprechen, sondern von „Schmerzmedizin".

Frage 8

Was ist das Besondere einer Schmerzanamnese?

Die Schmerzanamnese orientiert sich an dem biopsychosozialen Modell.

Während die biomedizinische Vorgehensweise nach den mit dem Schmerz verbundenen strukturellen Veränderungen fragt, orientiert sich die biopsychosoziale Vorgehensweise vor allem an der Frage nach der betroffenen Person. Also nicht nur „Um was für Schmerzen handelt es sich?", sondern auch „Wer hat diese Schmerzen?". Das biopsychosoziale Modell wurde erstmals von L. Engel in Science 1977; 196: 129–136 vorgestellt.

Frage 9

Wer hat Schmerzen?

Personen haben Schmerzen – jemand mit kognitiven, emotionalen und praktischen Handlungen, intentionalen Beziehungen zur Umgebung, kommunikativen Beziehungen, jemand mit einer einzigartigen Geschichte. Dieser Jemand zeichnet sich durch ein leibliches In-der-Welt-Sein aus, das sich in der Individualentwicklung durch die Interaktion mit Bezugspersonen im Sinne eines „minding the body" entwickelt.

Die Gefahr der Schmerzerfahrung liegt in der Störung der Beziehung zum Körper, des Selbstverständnisses von sich als Ganzem, des Verhältnisses zur Umwelt und der Beziehung zu den Mitmenschen. Die Schmerzerfahrung wirkt isolierend. Gleichzeitig ist (früher) sozialer Stress der Haupttreiber für die Entwicklung chronischer Schmerzen.

Frage 10

Welche Hilfsmittel werden bei einer Schmerzanamnese zusätzlich eingesetzt?

Psychometrische Testverfahren

Dabei handelt es sich um Skalen und Fragebögen, die Aussagen zur Schmerzausprägung, psychiatrischen Störungen und Funktionalität liefern. Hierzu gehören auch die numerische Ratingskala (NRS) und visuelle Analgoskala (VAS), mit der die Schmerzintensität erfasst wird. Die erste NRS der Menschheit hatte in der griechischen Mythologie der blinde Seher Teireisias benutzt, als er von den Göttern gefragt wurde, wer von den beiden Geschlechtern mehr sexuelle Lust empfindet. Seine Antwort: Mann NRS 1, Frau NRS 9.

Eine Skala, die Begriffe enthält, wie die verbale Ratingskala, ***und*** *gleichzeitig nach der Funktionalität fragt, z. B. die Functional Pain Scale (FPS), hat den Vorteil, die Bedeutung des Schmerzes für den Betroffenen zu erfassen. Dies ist deshalb wesentlich, weil die Therapie von chronischen Schmerzen hauptsächlich auf die Funktionsverbesserung abzielt.*

Frage 11

Warum ist es so wichtig, den Umgang des Patienten mit seinem chronischen Schmerz zu erfassen?

Schmerzen sind nicht nur ein Produkt nozizeptiver Vorgänge, sondern auch davon abhängig, was der Betroffene glaubt und erwartet, also wie er die Situation interpretiert.

Selbst bei überwiegend körperlich begründeten Schmerzen kommt es zu umfassenden psychosozialen Wechselwirkungen, Veränderungen des Lebensstils und einer Interpretation der Situation durch den Patienten abhängig von seinen Überzeugungen. Ein Sprichwort hierzu lautet: „Pain is a basic Fact. Misery is an Option." Untersuchungen aus der funktionellen Bildgebung haben gezeigt, dass vor allem das mesolimbische System am emotionalen Lernen von chronischen Schmerzen beteiligt ist.

Frage 12

Worin liegt das Hauptproblem im Umgang mit funktionellen Schmerzstörungen?

Bei nicht ausreichender Reflexion kann es zu Enttäuschungen in der Arzt-Patienten-Beziehung kommen.

Auf dem Boden der überwiegend schematischen biomedizinischen Ausbildungserfahrung mit traditionell strikter Trennung somatischer und psychischer Krankheiten und Störungen kann der Gedanke in den Vordergrund gelangen, dass der Patient die Symptome willentlich hervorruft und der Therapeut Opfer eines Betrugs ist. Im Gegensatz zu Personen mit simulierten Störungen leiden Patienten mit funktionellen Störungen genauso stark – wenn nicht sogar mehr – wie Patienten, die ein eindeutig somatisch oder psychisch definiertes Störungsbild zeigen.

1.3 Grundsätze der Behandlung

Matthias Karst

Frage 13

Was ist die entscheidende Strategie bei der Behandlung akuter Schmerzen?

Schnelle und effektive Schmerzlinderung

Diese Vorgehensweise ist nicht nur ethisch, sondern vor allem auch medizinisch geboten. Eine erfolgreiche Schmerzlinderung reduziert Komplikationen (z. B. Lungenentzündung) und hilft Sensibilisierungs- und Chronifizierungsprozesse zu verhindern.

Frage 14

Was ist die wichtigste Strategie bei der Behandlung chronischer Schmerzen?

Entscheidend ist das Erstellen einer exakten Schmerzdiagnostik.

Nur die genaue Diagnosestellung mit Darstellung und Gewichtung aller Facetten des Krankheitsbilds kann zu einem erfolgreichen Therapieergebnis führen. Der Patient muss sich „erkannt" fühlen. Bei der Therapie sollten Präferenzen des Patienten und des Behandlers Berücksichtigung finden. Gegenseitige Überzeugungen, das Richtige zu tun, ist ein wichtiges Therapieprinzip.

Frage 15

Was ist die wichtigste Strategie bei chronischen Schmerzen mit hohem funktionellem Anteil (was für die meisten chronischen Schmerzen zutrifft)?

Die entscheidende Intervention ist die effektive Kommunikation.

Entsprechend beginnt mit dem Erstgespräch die Therapie, indem folgende Interventionen zum Einsatz kommen:

- **interpersonale Intervention (den Schmerz und den Patienten annehmen)**
- **edukative Intervention (Ringen um die Krankheitssicht)**
- **motivationale Intervention (die Selbstwirksamkeit steigern)**

Die Reduktion des Schmerzes ist dabei oft nur Mittel zum Zweck: Entscheidend ist der Wechsel der Sichtweise von einem rein kurativen oder symptomatischen Ansatz zu einem eigenverantwortlichen rehabilitativen Ansatz. Emotionale Faktoren spielen eine wichtige Rolle und sollten in der Therapie Berücksichtigung finden. Aus der Behandlung der arteriellen Hypertonie ist bekannt: Für eine erfolgreiche, compliante Behandlung ist eine Übereinstimmung von mindestens 20 % zwischen der Krankheitssicht des Patienten und der des Arztes notwendig.

Frage 16

Wie sollte man chronische Schmerzstörungen behandeln?

Durch eine interdisziplinäre multimodale Therapie, die die Aktivität des Patienten fördert

Schon der griechische Philosoph Platon wies darauf hin, dass der Mangel an Aktivität die Kondition jedes Menschen zerstört, während Bewegung und systematische Körperübungen die Kondition sichern und bewahren. Aktivität ist vor allem auch auf der psychischen Ebene zu fordern. Es muss etwas Neues gelernt werden, damit das Alte (der Schmerz) verblassen kann (Re-Learning).

Frage 17

Was zeichnet die interdisziplinäre multimodale Therapie bei chronischen Schmerzpatienten aus?

Vor allem eine hohe Behandlungsintensität von mehr als 100 h

Günstig sind strukturierte Programme mit explizit interdisziplinärem und integrativem Ansatz verbunden mit Teamsitzungen, zudem das Fokussieren auf die Wiederherstellung der körperlichen und sozialen Funktionsfähigkeit sowie die Nutzung verhaltens- und psychotherapeutischer Prinzipien. Im Zusammenhang mit tagesklinischen Ansätzen ist auch die therapeutische Wiederholungswoche 10 Wochen nach Abschluss der Behandlung zu empfehlen (Booster-Behandlung).

I

2 Was ist Schmerz?

2.1 Definition

Rolf-Detlef Treede

Frage 18

? Aus welchen Komponenten ist die Schmerzwahrnehmung zusammengesetzt?

! **Man unterscheidet die sensorisch-diskriminative, affektiv-motivationale und kognitiv-evaluative Komponente des Schmerzes, optional auch eine vegetative und motorische Komponente.**

i *Die Definition des Schmerzes durch die International Association for the Study of Pain (IASP, www.iasp-pain.org/Taxonomy) fasst die sensorische und die affektive Schmerzkomponente zusammen: Schmerz ist ein unangenehmes Sinnes- und Gefühlserlebnis, das mit tatsächlicher oder potenzieller Gewebeschädigung verknüpft ist oder einem solchen Erlebnis ähnelt. Mit dieser leichten Umformulierung von 2020 ist die Definition auch auf Populationen anwendbar, die sich nicht verbal äußern können. Die sensorische Schmerzkomponente beinhaltet u. a. die Fähigkeit, Intensität, Dauer, Ort und Qualität von Schmerzen differenzieren zu können, wovon die klinische Diagnostik intensiv Gebrauch macht. Zur affektiven Schmerzkomponente gehört neben der Tatsache, dass Schmerzen meist als unangenehm empfunden werden, auch die Motivation, den Schmerz beenden zu wollen. Dies ist der Ausgangspunkt für willkürmotorische Handlungen. Wegen der Abbildung der affektiven Schmerzkomponente im limbischen System gehen hiervon auch Reaktionen des vegetativen Nervensystems und des endokrinen Systems aus. In der kognitiv-evaluativen Komponente kommt zum Ausdruck, dass Schmerzen im Kontext vergangener Erfahrungen bewertet werden. Die vegetative und motorische Schmerzkomponente beschreibt körperliche Reaktionen auf den Schmerz, die bewusst oder unbewusst, willkürlich oder unwillkürlich ablaufen können.*

Frage 19

? Was ist ein Nozizeptor?

! **Ein hochschwelliger Sinnesrezeptor im peripheren somatosensorischen System, der in der Lage ist, noxische Reize zu codieren**

i *Noxische Reize werden durch Nozizeptoren detektiert, die darauf zunächst mit Generatorpotenzialen und dann mit Aktionspotenzialen antworten. Nur die Aktionspotenziale erreichen das ZNS und führen dort zur Neurotransmitterfreisetzung (Glutamat und andere). Aber auch Tast- und Thermorezeptoren können durch noxische Reize aktiviert werden, da diese Reize auch für diese Rezeptoren überschwellig sein können. Tast- und Thermorezeptoren können aber die Stärke noxischer Reize nicht codieren, da ihre Aktionspotenzialfrequenz schnell ihren Maximalwert erreicht, und zwar typischerweise schon bei Reizstärken, die nicht schmerzhaft sind (www.iasp-pain.org/Taxonomy).*

Frage 20

? Was ist ein noxischer Reiz?

! **Ein tatsächlich oder potenziell gewebeschädigender Reiz**

i *Dies ist die Definition des adäquaten Reizes für die Aktivierung von Nozizeptoren und für das Auslösen von nozizeptiven Schmerzen. Schon seit vielen Jahren ist bekannt, dass sowohl Schmerzempfindungen als auch nozizeptive Reflexe durch verschiedenartige Reize ausgelöst werden können, denen gemeinsam ist, dass sie zu einer Gewebeläsion führen. Allerdings sind bereits niedrige Intensitäten dieser Reize schmerzhaft, ohne Gewebeläsionen zu verursachen. Insofern warnt uns der Schmerz vor einer Schädigung, bevor diese eintritt. Darauf bezieht sich der Begriff „potenzielle Gewebeschädigung". Messungen an Nozizeptoren – auch beim Menschen – haben ergeben, dass deren Schwellen teilweise noch weit unterhalb der Schmerzschwelle liegen. Auch dies passt zur Warnfunktion des nozizeptiven Systems: Bereits die Berührung mit einer Nadel aktiviert Nozizeptoren, stärkerer Nadeldruck ist schmerzhaft und erst noch stärkerer Druck führt zur Penetration der Haut (www.iasp-pain.org/Taxonomy).*

Frage 21

? Was ist periphere Sensibilisierung?

! Gesteigerte Reizantworten und reduzierte Schwellen peripherer nozizeptiver Neurone bei Reizung ihres rezeptiven Felds

i Bereits die ersten Messungen der Reizantworten von Nozizeptoren zeigten, dass sich diese sehr leicht durch Verletzungen oder Entzündungsmediatoren sensibilisieren lassen. Die periphere Sensibilisierung erklärt weitgehend die Hyperalgesie am Ort einer Verletzung (primäre Hyperalgesie). Bei Aktivierung durch nicht verletzende Reize zeigen Nozizeptoren – wie andere Sinnesrezeptoren – Adaptation und Habituation, oft auch als Desensibilisierung, Inaktivierung oder Tachyphylaxie bezeichnet (www.iasp-pain.org/Taxonomy).

Frage 22

? Was ist zentrale Sensibilisierung?

! Gesteigerte Reizantworten zentraler nozizeptiver Neurone auf ihre normalen Eingangssignale oder Antworten auf normalerweise unterschwellige Eingänge

i Zentrale Sensibilisierung ist Ausdruck synaptischer Plastizität im nozizeptiven System und wurde deutlich später entdeckt als die periphere Sensibilisierung. Zentrale Sensibilisierung erklärt die Hyperalgesie außerhalb verletzter Körperstellen (sekundäre Hyperalgesie). Der Verweis auf normale Eingangssignale ist wichtig, weil die Reizantworten zentraler nozizeptiver Neurone auch durch periphere Sensibilisierung gesteigert werden können (normale Antwort auf gesteigerte synaptische Eingangssignale von den sensibilisierten peripheren Nozizeptoren; www.iasp-pain.org/Taxonomy).

Frage 23

? Was ist Allodynie?

! Schmerz durch einen normalerweise nicht schmerzhaften Reiz

i Der Begriff Allodynie setzt sich zusammen aus den griechischen Wörtern für „anders“ (αλλος: allos) und Schmerz (οδυνη: odyne). Er wurde eingeführt zum Beschreiben von Sensibilitätsstörungen bei Patienten mit Nervenläsionen, für die leichte Berührung oder leichte Abkühlung der Haut schmerzhaft ist. Allodynie impliziert also eine Änderung in der Qualität der Reizwahrnehmung, nicht etwa eine Schwellenabsenkung für noxische Reize (die rein formal aber auch die gegenwärtige Definition der IASP erfüllt). Das am besten verstandene Beispiel ist die dynamische mechanische Allodynie, bei der das Bestreichen der Haut durch eine veränderte zentrale Verarbeitung der Signale von rasch adaptierenden Mechanorezeptoren zur Aktivierung zentraler nozizeptiver Bahnen und zu einem Schmerzempfinden führt (www.iasp-pain.org/Taxonomy).

Frage 24

? Was ist Hyperalgesie?

! Gesteigerte Schmerzempfindlichkeit

i Traditionell interpretiert man die Hyperalgesie als Ausdruck peripherer oder zentraler Sensibilisierung im nozizeptiven System. Das Gegenteil von Hyperalgesie ist die Hypoalgesie (oder Hypalgesie), d. h. die verminderte Schmerzempfindlichkeit als Zeichen reduzierter Signalverarbeitung im nozizeptiven System. Testreize für beide Sensibilitätsstörungen sind solche Reize, die periphere Nozizeptoren aktivieren (z. B. Nadelstich, stumpfer Druck auf einen Muskel oder ein starker Hitzereiz). Umstritten ist die Einordnung der Allodynie. Allodynie wurde als Begriff eingeführt für solche Situationen, die nicht mit gesteigerter Signalverarbeitung im nozizeptiven System erklärbar schienen, sondern mit veränderter Signalverarbeitung für nicht noxische Reize. Inzwischen wissen wir aber, dass auch hier eine zentrale Sensibilisierung des nozizeptiven Systems mit Konvergenz von taktilen Afferenzen auf zentrale nozizeptive Neurone zugrunde liegt. Klinisch ist es häufig nicht möglich, zu entscheiden, ob der Testreiz Nozizeptoren aktiviert oder nicht (z. B. bei mäßigem Kältereiz). Daher wäre es sinnvoll, Hyperalgesie als Oberbegriff für alle Formen von Schmerzüberempfindlichkeit zu verwenden. Dies entspricht jedoch nicht der gegenwärtigen Definition der IASP (www.iasp-pain.org/Taxonomy).

Frage 25

Wie ist nozizeptiver Schmerz definiert?

Schmerz aufgrund einer Aktivierung von Nozizeptoren durch tatsächliche oder drohende Gewebeläsion

Dies ist die im Alltag häufigste Schmerzform. Akutschmerz nach Verletzungen oder Operationen gehört dazu (Oberflächenschmerz, Tiefenschmerz und viszeraler Schmerz). Auch einige chronische Schmerzen fallen in diese Kategorie, z. B. chronische entzündliche oder degenerative Gelenkerkrankungen oder chronischer Muskelschmerz (z. B. Schmerz bei Spastik). Diese werden in der ICD-11 als chronische sekundäre muskuloskelettale Schmerzen klassifiziert. Die Gewebeläsion aktiviert die peripheren Nozizeptoren, aber die Schmerzempfindung entsteht erst im Gehirn. Das Gehirn lokalisiert die Schmerzempfindung typischerweise exakt am Ort der Läsion, weil für die Haut eine topografisch präzise Repräsentation in den nozizeptiven Hirnarealen vorliegt. Die nozizeptive Innervation des Bewegungsapparats und der Eingeweide ist im Gehirn weniger präzise repräsentiert. Beim chronischen sekundären Eingeweideschmerz nach ICD-11 kommt es häufig zu Fehllokalisationen, sodass Eingeweideschmerz in der Haut wahrgenommen wird (übertragener Schmerz durch Konvergenz und Fehlprojektion in die Head-Zone; www.iasp-pain.org/Taxonomy).

Frage 26

Wie ist neuropathischer Schmerz definiert?

Schmerz aufgrund einer Läsion oder Erkrankung des somatosensorischen Systems.

Je nachdem, ob die Läsion oder Erkrankung das periphere oder zentrale somatosensorische System betrifft, unterscheidet man zwischen peripherem und zentralem neuropathischem Schmerz. Diese Unterscheidung ist einerseits wichtig für die Differenzialdiagnose der zugrunde liegenden neurologischen Erkrankung. Andererseits sind periphere neuronale Mechanismen nur für den peripheren neuropathischen Schmerz relevant, während zentrale neuronale Mechanismen bei beiden Formen eine Rolle spielen. Beim neuropathischen Schmerz ist das Warnsystem des Körpers ohne äußeren Reiz aktiv („Fehlalarm") und die resultierende Schmerzempfindung wird vom Gehirn in das Versorgungsgebiet der lädierten neuronalen Struktur projiziert. Der Schmerz in diesem Versorgungsgebiet entsteht also ohne eine Gewebeläsion in diesem Bereich (www.iasp-pain.org/Taxonomy). Chronischer neuropathischer Schmerz ist eine eigene Kategorie in der ICD-11. Auch chronischer krebsassoziierter Schmerz und chronischer postoperativer oder posttraumatischer Schmerz ist oft neuropathisch.

Frage 27

Was ist chronischer primärer Schmerz?

Schmerz, der als eigenständiges Krankheitsbild auftritt und nicht als Symptom einer anderen Krankheit

Beim Rückenschmerz mit Ischialgie, Schmerz nach Neck Dissection u. a. können die Definitionen von nozizeptivem Schmerz und neuropathischem Schmerz beide erfüllt sein, wenn umfangreiche Gewebeläsionen auch die durch das Gewebe verlaufenden Nervenbahnen betreffen. In diesen Fällen spricht man von Mixed Pain. Es gibt aber auch Fälle von chronischem Schmerz, wo weder eine Gewebeläsion noch eine Nervenläsion nachweisbar ist. Hierfür trifft der Begriff Mixed Pain nicht zu, sondern man spricht in der ICD-11 von chronischen primären Schmerzen. Diese treten in einer oder mehreren anatomischen Regionen auf und sind durch erheblichen emotionalen Stress (Angst, depressive Stimmung) oder funktionelle Behinderung (Beeinträchtigung bei Aktivitäten des täglichen Lebens, eingeschränkte Teilhabe an sozialen Rollen) gekennzeichnet. Beispiele hierfür sind die Fibromyalgie, das komplexe regionale Schmerzsyndrom oder nicht spezifischer Rückenschmerz. Die IASP schlägt für solche Patientinnen auch den Begriff noziplastischer Schmerz vor. Für noziplastischen Schmerz gibt es bisher keine etablierten diagnostischen Kriterien und keine klare Abgrenzung gegenüber der normalen Plastizität des nozizeptiven Systems bei nozizeptivem oder neuropathischem Schmerz.

2.2 Physiologie

Hans-Georg Schaible

Frage 28

Ist Nozizeption dasselbe wie Schmerz?

Nein! Nozizeption ist ein objektiv messbarer Vorgang und beinhaltet die Aktivierung des nozizeptiven Systems durch noxische Reize. Schmerz ist eine subjektive Erfahrung, die nicht objektiv gemessen werden kann.

Im gesunden Organismus korreliert die Nozizeption normalerweise gut mit der Empfindung Schmerz. Ein Reiz, der das nozizeptive System aktiviert, löst in der Regel auch Schmerzen aus. Jedoch kann besonders bei chronischen Schmerzen eine große Diskrepanz zwischen Nozizeption und Schmerz bestehen.

Frage 29

Welche Strukturmerkmale hat ein Nozizeptor?

Sein Zellkörper liegt im Spinalganglion. Von dort zieht das periphere Axon in das zu innervierende Gewebe und endet dort als sensorische Endigung. Das zentrale Axon zieht durch die Hinterwurzel in das Rückenmark und bildet dort Synapsen mit spinalen nozizeptiven Nervenzellen. Die Axone sind entweder dünn myelinisierte Aδ-Fasern (sie leiten Aktionspotenziale mit 2,5–30 m/s fort) oder unmyelinisierte C-Fasern (sie leiten Aktionspotenziale mit 0,5–2,5 m/s weiter).

Im Unterschied zu den nicht nozizeptiven Mechanorezeptoren haben Nozizeptoren keine korpuskulären Endigungen (Endkörperchen). Ultrastrukturell erscheinen sie als Axonausläufer ohne wesentliche Strukturmerkmale. Ihre Membran ist teilweise von Schwann'schen Zellen bedeckt. Diese Endigungen besitzen zahlreiche Ionenkanäle und Membranrezeptoren für die Transduktion und Transformation, s. Frage 32. Außerdem können aus ihnen Neuropeptide freigesetzt werden, s. Frage 37.

Frage 30

Welche Art von Reizen kann ein polymodaler Nozizeptor codieren?

Ein polymodaler Nozizeptor codiert noxische mechanische, thermische und chemische Reize.

Dies ist deshalb möglich, weil der Nozizeptor in seiner Endigung verschiedene Transduktionsmoleküle besitzt, die auf die Aufnahme verschiedener Reizmodalitäten spezialisiert sind. Viele dieser Transduktionsmoleküle gehören zur TRP-Familie (TRP = Transient Receptor Potential). Nicht alle Transduktionsmoleküle sind bisher molekular identifiziert bzw. ihre Bedeutung ist bisher nicht klar definiert. Am besten ist der TRPV1-Rezeptor verstanden, s. Frage 33.

Frage 31

Kann sich die Empfindlichkeit von Nozizeptoren verändern?

Ja! Wird der Nozizeptor empfindlicher für Reize, spricht man von Sensibilisierung. Wird er unempfindlicher, spricht man von Desensibilisierung. Wenn ein Nozizeptor sensibilisiert wird, sinkt seine (normalerweise hohe) Antwortschwelle ab, sodass er auf Reize niederer Intensität antwortet, und seine Antworten auf überschwellige Reize werden stärker. Er kann für mechanische Reize und/oder thermische Reize sensibilisiert werden.

Eine Sensibilisierung für mechanische und thermische Reize kann zum Auftreten einer mechanischen und thermischen Hyperalgesie und Allodynie führen. So führt z. B. die mechanische Sensibilisierung von Nozizeptoren dazu, dass ein Entzündungsherd durch Palpieren einzugrenzen ist. Ziel der Schmerztherapie ist häufig, die Sensibilisierung zu bekämpfen.

Frage 32

Was versteht man unter der Transduktion noxischer Reize, was versteht man unter der Transformation?

Transduktion ist der Vorgang, durch den die Einwirkung eines noxischen Reizes in ein lokales elektrisches Potenzial umgewandelt wird.

Transformation bezeichnet den Vorgang, durch den das lokale elektrische Potenzial in der sensorischen Endigung Aktionspotenziale auslöst. Diese werden über die Faser zum Rückenmark weitergeleitet.

Im Einzelnen ist der Transduktionsprozess molekular noch nicht vollständig verstanden. Entscheidend ist, dass durch den jeweiligen Reiz Ionenkanäle geöffnet werden und Kationen in die Zelle einströmen. Dadurch wird die Endigung depolarisiert. Für die Transformation ist die Öffnung spannungsgesteuerter Natriumkanäle durch Depolarisation erforderlich. Spannungsgesteuerte Natriumkanäle öffnen dann, wenn das Sensorpotenzial, das durch den Transduktionsprozess erzeugt wird, eine ausreichend große Amplitude hat.

Frage 33

Was ist ein TRPV1-Rezeptor und welche Bedeutung hat er für den Schmerz?

Der TRPV1-Rezeptor (Transient Receptor Potential Vanilloid 1) ist ein Ionenkanal in der Membran eines Nozizeptors, der bei Öffnung v. a. Kalziumionen in die Zelle fließen lässt und so den Nozizeptor lokal depolarisiert. Er wird geöffnet bei Einwirkung noxischer Hitzereize und durch die Substanz Capsaicin, die Brennschmerz erzeugt.

Der TRPV1-Rezeptor ist daher ein Transduktionsmolekül, das für Hitzeschmerz und die thermische Hyperalgesie große Bedeutung hat. Da der TRPV1-Rezeptor im Sinne einer Sensibilisierung durch Entzündungsmediatoren beeinflusst wird, gilt er als ein Schlüsselrezeptor der Nozizeption.

Frage 34

Welchen Effekt haben Entzündungsmediatoren auf Nozizeptoren?

Viele Entzündungsmediatoren sensibilisieren Nozizeptoren für mechanische und/oder thermische Reize. Sie verändern über Second Messenger die Öffnungsempfindlichkeit von Ionenkanälen der Transduktion und Transformation. Sie können unter Umständen auch permanente Aktivität des Nozizeptors hervorrufen.

Nozizeptoren exprimieren in ihrer Membran Rezeptoren für zahlreiche Entzündungsmediatoren, z. B. für Prostaglandin E2, Bradykinin, Tumornekrosefaktor-α (TNF-α) und viele andere. Die Bindung an Membranrezeptoren aktiviert in der Endigung Second-Messenger-Systeme, die dann Ionenkanäle der Transduktion und der Transformation beeinflussen und deren Öffnungsschwelle herabsetzen.

Frage 35

Was ist Nerve Growth Factor (NGF) und welche Bedeutung hat er für Nozizeptoren?

NGF ist ein Neurotrophin (ein Wachstumsfaktor), das für die Entwicklung von Nozizeptoren erforderlich ist. Nach Abschluss der Entwicklung bleibt ein Teil der Nozizeptoren von NGF abhängig, d. h. ihre strukturelle und funktionelle Integrität hängt von NGF ab. In entzündeten Regionen wird vermehrt NGF gebildet. Dieses wirkt als Entzündungsmediator, der z. B. an der Sensibilisierung von Nozizeptoren beteiligt ist. Die Neutralisierung von NGF durch Antikörper kann viele Schmerzen über lange Zeit reduzieren.

Der spezifische Rezeptor für NGF ist der TrkA-Rezeptor (Tyrosinkinase-A-Rezeptor). Im entwickelten nozizeptiven System besitzt ein Teil der Nozizeptoren den TrkA-Rezeptor und bleibt damit von NGF abhängig. Vor allem Nozizeptoren, die Neuropeptide bilden (peptiderge Nozizeptoren), sind TrkA-Rezeptor-positiv. Die Synthese von Substanz P und Calcitonin Gene-related Peptide (CGRP) ist von NGF abhängig. NGF reguliert auch die Expression von Rezeptoren für Entzündungsmediatoren.

Frage 36

Kann das Immunsystem direkt auf Nozizeptoren wirken?

Ja. Nozizeptoren haben Rezeptoren für Zytokine und andere Entzündungsmediatoren, und Rezeptoren für den Fc-Teil von Antiköpern.

Antikörper binden an ihrem Fab-Fragment Antigene. Mit ihrem Fc-Fragment können sie nach Antigenbindung an Zellen binden und dort Effekte auslösen. Nozizeptoren haben Bindungsstellen für das Fc-Fragment. Auf diese Weise können Antigen/Antiköper-Komplexe an Nozizeptoren binden und Effekte, z. B. eine Sensibilisierung auslösen.

Frage 37

Nozizeptoren können aus ihren Endigungen die Neuropeptide Substanz P und Calcitonin Gene-related Peptide (CGRP) freisetzen. Welche Bedeutung hat dieser Effekt?

Das Freisetzen der Neuropeptide Substanz P und Calcitonin Gene-related Peptide (CGRP) aus den sensorischen Endigungen von peptidergen Nozizeptoren löst im innervierten Gewebe eine Vasodilatation und eine erhöhte Gefäßpermeabilität aus. Man spricht von einer „neurogenen" Entzündung.

Die neurogene Entzündung ist per se „steril". So kommt es in den Hirnhäuten bei einem Migräneanfall durch die Freisetzung von CGRP zu einer sterilen Entzündung. Die Mechanismen der neurogenen Entzündung arbeiten mit den nicht neuronalen Entzündungsmechanismen zusammen. Beispielsweise fördern die Neuropeptide das Einwandern von Entzündungszellen und die Synthese von Entzündungsmediatoren, da viele entzündungsrelevante Zellen Rezeptoren für Substanz P besitzen.

Frage 38

Was ist eine Leitungsanästhesie und wie wird sie erzeugt?

Die Leitungsanästhesie ist die Blockade der Fortleitung von Aktionspotenzialen in Nervenfasern. Sie wird durch Lokalanästhetika erzeugt, die die spannungsgesteuerten Natriumkanäle blockieren und somit das Entstehen von Aktionspotenzialen verhindern.

Die Nozizeptoren exprimieren mehrere Typen von spannungsgesteuerten Natriumkanälen, nämlich $Na_V1.7$, $Na_V1.8$ und $Na_V1.9$. Der $Na_V1.7$-Kanal kann durch Tetrodotoxin (TTX) blockiert werden und ist daher TTX-sensitiv. Der $Na_V1.8$-Kanal ist TTX-resistent. Der $Na_V1.7$-Kanal wird durch eine Depolarisation nahe am Ruhepotenzial aktiviert (geöffnet) und ist daher wichtig für die Initiierung des Aktionspotenzials. Der $Na_V1.8$-Kanal wird erst bei stärkerer Depolarisation geöffnet und trägt zur Ausprägung des Aktionspotenzials bei. Sowohl der $Na_V1.7$-Kanal als auch der $Na_V1.8$-Kanal inaktivieren sehr schnell nach ihrer Öffnung, und das Neuron muss erst repolarisiert werden, um die Aktivierbarkeit wiederherzustellen. Dieses Verhalten begründet die kurzzeitige Refraktärität nach dem Auftreten eines Aktionspotenzials.

Der $Na_V1.9$-Kanal ist am Aktionspotenzial nicht beteiligt. Er öffnet bereits bei geringer Depolarisation und inaktiviert sehr langsam. Ihm wird eine Bedeutung für die Regulation der Erregbarkeit zugeschrieben. Genetische Veränderungen dieser Kanaltypen (sie sind sehr selten) führen zu dramatischen Folgen. So können Mutationen von $Na_V1.7$ entweder zu dramatisch erhöhter Schmerzempfindlichkeit führen (z. B. bei Erythromelalgie) oder zu Schmerzunempfindlichkeit.

Frage 39

Welche Bedeutung hat das Rückenmark für den Schmerz?

Nozizeptive Neurone bilden aszendierende Bahnen, in denen die nozizeptive Information zum Gehirn geleitet wird. Des Weiteren sind nozizeptive Neurone in spinale Reflexbögen eingebunden, die spinale nozizeptive Reflexe (motorische und vegetative) vermitteln. Schließlich besitzt das Rückenmark eine besondere Bedeutung für übertragene Schmerzen und für die zentrale Sensibilisierung.

Eine spinale Anästhesie blockiert daher sowohl den Schmerz als auch nozizeptive Reflexe.

Frage 40

In welchen Schichten des Rückenmarks sind nozizeptive spinale Neurone lokalisiert?

Nozizeptive Neurone mit aszendierenden Axonen sind v. a. in der oberflächlichsten Schicht der grauen Substanz des Hinterhorns, also in der Lamina I, lokalisiert und ferner in der grauen Substanz des tiefen Hinterhorns, v. a. in der Lamina V. Die Substantia gelatinosa des Hinterhorns (die Lamina II) enthält zahlreiche nozizeptive Interneurone mit kurzen Axonen. Dagegen sind die meisten Neurone in den Laminae III und IV nicht nozizeptiv.

Diese Verteilung der nozizeptiven und nicht nozizeptiven Zellen des Rückenmarks spiegelt teilweise den unterschiedlichen spinalen Endigungsort der nozizeptiven und nicht nozizeptiven Afferenzen wider. Nozizeptive Afferenzen projizieren v. a. in die Laminae I, II und V, während nicht nozizeptive Afferenzen v. a. in die Laminae III und IV projizieren (s. nächste Frage).

Frage 41

Inwieweit hat die Konvergenz von Afferenzen auf spinale Neurone Bedeutung für die Lokalisation von Schmerzen?

Sie hat große Bedeutung für die räumliche Lokalisation von Schmerzen und für die Entstehung übertragener Schmerzen. Einzelne spinale Neurone werden häufig von Afferenzen aus verschiedenen Organen/Geweben erreicht, weswegen der Ort des schmerzhaften Reizes für das Gehirn nicht immer eindeutig bestimmbar ist. Dies wird besonders deutlich beim übertragenen Schmerz. Beispielsweise erhalten alle spinalen Neurone, die primär afferenten Eingang aus den Viszera bekommen, auch primär afferenten Eingang aus der Haut und der Muskulatur desselben Segments. Daher interpretiert das Gehirn die noxischen Entladungen häufig falsch: So werden durch eine Ischämie des Herzens ausgelöste Schmerzen häufig im linken Arm empfunden.

Die Kenntnis der Übertragungsmuster hat große Bedeutung für die Diagnostik von Erkrankungen. Generell werden Schmerzen nicht immer dort empfunden, wo ein Krankheitsprozess lokalisiert ist. Die Head-Zonen bezeichnen die „oberflächlichen Orte", in die bei viszeralen Erkrankungen die Schmerzen übertragen werden.

Frage 42

Was ist projizierter Schmerz und wodurch unterscheidet er sich vom übertragenen Schmerz?

Während der übertragene Schmerz durch Konvergenz von nozizeptiven Afferenzen aus verschiedenen Organen auf dieselben Rückenmarkneurone entsteht, entsteht der projizierte Schmerz durch unphysiologische Reizung von Nozizeptoren im Bereich des Axons. Beispielsweise komprimiert eine vorfallende Bandscheibe Axone von Nozizeptoren. Die von dort ausgelösten Aktionspotenziale aktivieren die Rückenmarkneurone in natürlicher Weise und das Gehirn lokalisiert die Schmerzen automatisch in das Innervationsgebiet, obwohl das dort liegende Gewebe völlig intakt ist.

Frage 43

Welcher Transmitter ist der erregende Haupttransmitter nozizeptiver Afferenzen im Rückenmark und welche Neuropeptide sind Kotransmitter?

Glutamat ist der Haupttransmitter. Wichtige Kotransmitter in peptidergen Afferenzen sind Substanz P und Calcitonin Gene-related Peptide (CGRP). Sie werden aus denselben Endigungen wie Glutamat freigesetzt, allerdings nicht aus denselben Vesikeln.

Glutamat ist für die eigentliche synaptische Aktivierung der Rückenmarkzellen verantwortlich. Die Signalübertragung findet im Millisekundenbereich statt und spiegelt die in Form von Aktionspotenzialen einlaufenden Impulsmuster wider. Dagegen depolarisieren die Neuropeptide die Neurone nur schwach, aber die Dauer der Depolarisation kann mehrere Sekunden anhalten. Daher modulieren die Neuropeptide die synaptische Übertragung, während Glutamat der eigentliche Transmitter ist.

Frage 44

Welche Bedeutung haben NMDA-Rezeptoren in der spinalen Nozizeption und wie funktionieren sie?

NMDA-Rezeptoren sind Glutamatrezeptoren. Diese sind beim normalen Ruhepotenzial einer Zelle durch ein Magnesiumion verschlossen und dieses Magnesiumion wird erst aus der Pore herausgetrieben, wenn die Depolarisation der Zelle stark ist. Bei nicht noxischen Reizen werden die NMDA-Rezeptoren in den Rückenmarkzellen nicht geöffnet, da die Depolarisation durch solche Reize nicht stark genug ist. Bei noxischen Reizen dagegen werden die NMDA-Rezeptoren durch Glutamat geöffnet. Bei Öffnung von NMDA-Rezeptoren strömen Kalziumionen in die Zelle ein. Dieser Kalziumeinstrom hat das Potenzial, über chemische Reaktionskaskaden die Zelle übererregbar zu machen. Deshalb sind NMDA-Rezeptoren wesentliche Moleküle bei der zentralen Sensibilisierung.

Die Blockade von NMDA-Rezeptoren, z. B. durch Ketamin, kann die spinale Sensibilisierung verhindern und rückgängig machen. Daher haben NMDA-Rezeptorantagonisten eine wichtige Bedeutung in der Prävention der zentralen Sensibilisierung.

Frage 45

Welche sind die aszendierenden Bahnen für Nozizeption und Schmerz?

Vor allem der Tractus spinothalamicus und der Tractus spinoreticularis. Der Tractus spinothalamicus aktiviert das nozizeptive thalamokortikale System, in dem die bewusste Schmerzerzeugung stattfindet. Der Tractus spinoreticularis aktiviert den Hirnstamm, wo die deszendierende Hemmung ausgelöst wird.

Vom Hirnstamm (Nucleus parabrachialis) aus gibt es auch Projektionen in das limbische System, z. B. in die Amygdalae. Die Amygdalae werden daher bei noxischer Reizung mitaktiviert. Sie sind am Entstehen von Emotionen beteiligt, z. B. bei der Erzeugung von Furcht.

Frage 46

Welche Bedeutung haben Mikrogliazellen des Rückenmarks für den Schmerz?

Die Mikrogliazellen sind makrophagenähnliche Immunzellen. Sie kontrollieren beständig das Milieu des Rückenmarks. Sie können durch starke noxische Reize aktiviert werden und tragen dann zur zentralen Sensibilisierung bei. Sie spielen eine Rolle beim Entzündungsschmerz und beim neuropathischen Schmerz.

Die Gliazellen werden über neuronale Messenger aktiviert. Sobald sie aktiviert sind, produzieren sie z. B. Interleukine. Diese erzeugen in den Rückenmarkzellen zusammen mit neuronalen Mediatoren eine spinale Überrerregbarkeit.

Frage 47

Welche Bedeutung hat der Thalamus für die Schmerzentstehung?

Der Thalamus enthält spezifische Relaiskerne, die Eingang vom Tractus spinothalamicus erhalten und die nozizeptive Aktivität vom Rückenmark zu verschiedenen Kortexarealen weiterleiten. Neben den spezifischen Relaiskernen enthält der Thalamus Kerne, die zum Aufsteigenden Retikulären Aktivierungssystem (ARAS) gehören. Das ARAS bestimmt, ob der Thalamus im Wach- oder Schlafzustand ist und damit eine Kontrolle darüber hat, wie (und ob) die nozizeptive Aktivität vom Rückenmark bzw. Hirnstamm zum Kortex weitergeleitet wird.

Das ARAS hat seinen Ursprung im Hirnstamm. Im Wachzustand werden die Relaiskerne des Thalamus „geöffnet“ und erlauben somit eine effektive Weiterleitung der nozizeptiven Aktivität zum Kortex. Im Schlafzustand ist das Bewusstsein ausgeschaltet und die Aktivität aus dem Tractus spinothalamicus wird nicht bzw. weniger gut zum Kortex weitergeleitet.

Frage 48

Welche Thalamuskerne sind Zielstrukturen des Tractus spinothalamicus und in welche schmerzrelevanten Kortexareale leitet der Thalamus die nozizeptive Aktivität weiter?

Die „lateralen" Thalamuskerne projizieren in die Kortexareale S 1 und S 2, die für die sensorisch-diskriminative Schmerzkomponente zuständig sind.

Die „medialen" Thalamuskerne projizieren in den motorischen Teil des anterioren zingulären Kortex (ACC) und den präfrontalen Kortex. Diese Regionen sind wichtig für die motorischen Aspekte des Schmerzes, die Aufmerksamkeit, und die emotional-affektive Schmerzkomponente.

Die „posterioren" Thalamuskerne projizieren in den posterioren insulären Kortex. Dieses Areal spielt eine große Rolle bei der aversiven Schmerzwahrnehmung.

Die simultane Projektion in Kortexareale mit verschiedenen Aufgaben erklärt, weshalb der Schmerz eine Empfindung sehr komplexen Charakters ist.

Frage 49

Welche Bedeutung hat der Hirnstamm für den Schmerz?

Der Hirnstamm bildet einerseits eine Relaisstation zu supraspinalen Kerngebieten. Andererseits ist er Ausgangspunkt für deszendierende Bahnen, die die noxische Signalverarbeitung auf Rückenmarkebene bahnend oder hemmend beeinflussen. Ferner enthält er die Kerngebiete (spinaler Trigeminuskern), die Ziel nozizeptiver Afferenzen aus dem Kopf- und Gesichtsbereich sind.

Daneben hat der Hirnstamm generelle Funktionen, so z. B. die Erzeugung von Wachheit durch die Aktivierung des aufsteigenden retikulären Systems (ARAS), und er enthält Ausgangskerne für motorische Bahnen. Noxische Reize können daher genutzt werden, um das ARAS zu aktivieren und die Ansprechbarkeit des Gehirns zu prüfen, z. B. bei der Diagnostik von Bewusstseinsstörungen.

Frage 50

Was versteht man unter einer deszendierenden Hemmung? Was unter einer deszendierenden Bahnung?

Es handelt sich um vom Hirnstamm absteigende Bahnen, die die noxische Signalverarbeitung auf der Rückenmarkebene hemmend oder fördernd beeinflussen. Die absteigenden Bahnen verlaufen im hinteren Seitenstrang des Rückenmarks.

Das Rückenmark steht unter einer permanenten tonischen Hemmung durch den Hirnstamm. Bei noxischer Reizung wird die deszendierende Hemmung verstärkt, um die erhöhte Erregbarkeit in Schach zu halten. Allerdings kann die Effizienz der Hemmung bei fortwährender noxischer Reizung oder Entzündung nachlassen. Bei chronischen Schmerzen fallen bestimmte Formen der deszendierenden Hemmung aus (z. B. Conditioned Pain Modulation (CPM), s. Frage 52). Auch eine absteigende Erregung ist möglich. Dies wird v. a. für den neuropathischen Schmerz angenommen.

Frage 51

Welches sind die wesentlichen Kerne des Hirnstamms, die für die deszendierende Hemmung verantwortlich sind?

Ausgangskern der deszendierenden Hemmung ist das paraaquäduktale Grau (PAG). Es projiziert zur weiter kaudal gelegenen rostroventralen Medulla (RVM), von der aus die Bahnen zum Rückenmark absteigen. Transmitter in dieser Bahn ist Serotonin. Auch der Locus coeruleus trägt absteigende Bahnen bei, deren Transmitter Noradrenalin ist. Das PAG seinerseits kann vom Gehirn aus aktiviert werden.

Über diesen Weg können kortikale Verarbeitungsprozesse antinozizeptive Effekte erzeugen, z. B. Placeboeffekte. Besonders der präfrontale Kortex kann das PAG beeinflussen.

Frage 52

Was versteht man unter einer „Conditioned Pain Modulation" (CPM), früher „Diffuse Noxious Inhibitory Control" (DNIC) genannt?

CPM (DNIC) ist eine besondere Form der Hemmung, die durch noxische Reize aktiviert wird. Mithilfe dieser Hemmung kann ein noxischer Reiz bzw. ein Schmerzreiz die Schmerzerzeugung an anderen Stellen des Körpers hemmen. Der Ausgangspunkt liegt ebenfalls im Hirnstamm, ist aber nicht identisch mit dem Ausgangspunkt der tonischen deszendierenden Hemmung.

CPM ist also eine Gegenreizung. Man vermutet, dass CPM ein wichtiger Mechanismus der Akupunktur ist, da die Erfahrung zeigt, dass die Akupunktur besonders dann gut wirkt, wenn der Akupunkturreiz selbst schmerzhaft ist. Bei manchen Schmerzzuständen, z. B. bei Osteoarthrose und Fibromyalgie, scheint CPM nicht mehr zu funktionieren.

Frage 53

Welche Bedeutung hat die Amygdala für den Schmerz?

Prinzipiell reguliert die Amygdala Emotionen, insbesondere die Emotion „Furcht“. Die Amygdala wird durch Schmerzreize aktiviert. Eine Emotion ist eine Reaktion des Gehirns auf Reize, die den Reiz bewertet. Die Aktivierung der Amygdala durch noxische Reize bewirkt, dass ein schmerzhafter Reiz in der Regel Furcht auslöst.

Eine Emotion hat mehrere Komponenten: eine motorische, eine vegetative, eine neuroendokrine, und eine bewusste Gefühlskomponente. Ein Schmerzreiz kann dazu führen, dass das Gesicht schmerzverzerrt wird (motorische Komponente), die Herzfrequenz und der Blutdruck ansteigen (vegetative Komponente), Stresshormone freigesetzt werden (neuroendokrine Komponente) und dass Furcht als Gefühl empfunden wird. Diese Reaktion ist bei katastrophisierenden Menschen besonders stark ausgeprägt.

Frage 54

Wie ist die Amygdala mit anderen Strukturen des Zentralnervensystems verschaltet?

Die Amygdala bekommt ihren Eingang aus dem Nucleus parabrachialis des Hirnstamms, aus dem Thalamus und aus großen Bereichen des Kortex, z. B. auch aus der Insula. Besonders der Eingang über den Nucleus parabrachialis führt dazu, dass die Amygdala direkt vom Rückenmark aus aktiviert werden kann, ohne dass hierbei Thalamus und der Kortex involviert sein müssen. Der Ausgang aus der Amygdala erreicht motorische Kerne, zentrale Kerne des autonomen Nervensystems und kortikale Areale einschließlich des präfrontalen Kortex, wo das Gefühl Furcht bewusst wird.

Da die Amygdala über den Nucleus parabrachialis aktiviert wird, ohne dass der Thalamus und der Kortex aktiviert werden, entzieht sich die Auslösung der Emotion Furcht der bewussten Kontrolle. Die Eingänge vom Kortex erlauben eine Modifizierung der Emotion durch kortikale Verarbeitungsprozesse. Durch die Verbindungen mit motorischen und vegetativen Zentren werden die motorischen und vegetativen Komponenten der Furcht erzeugt.

I

3 Psychologie von Schmerzen

3.1 Affektive Faktoren

Stefan Henniger, Stefanie Meyer, Burkard Jäger

Frage 55

? Besteht eine Verbindung zwischen körperlichem Schmerz und emotionalem Erleben?

! **Ausdrücklich ja: Schmerz ist mit vielen aversiven, sehr selten aber auch mit positiven Gefühlen verbunden.**

i *Der persönliche Freiheitsgrad wird durch körperliche Schmerzen reduziert. Das Gestalten von beruflichen, familiären und freundschaftlichen Aktivitäten kann wesentlich erschwert sein. Im Extremfall engen Schmerzen den sozialen Bewegungsradius auf ein Minimum ein – mit entsprechend negativen Konsequenzen für das seelische Gleichgewicht. Verluste und Enttäuschungen können Gefühle von Trauer sowie Reizbarkeit und Ärger entstehen lassen. Im Verlauf chronischer Schmerzerkrankungen steigt die depressive Komorbidität auf rund zwei Drittel.*

Ferner kann chronischer Schmerz nachvollziehbare Sorgen und Ängste auslösen, z. B. vor dem Verlust von Hobbys, Belastung von Beziehungen, Bedrohung von beruflichen Möglichkeiten, finanziellen Verlusten, sozialem Abstieg etc. Diese Ängste können den Schweregrad von Angsterkrankungen dann erreichen, wenn sie übersteigert, i. S. eines Katastrophisierens auftreten und sich auch auf nicht betroffene Lebensbereiche ausdehnen.

Anhaltender Ärger, Gereiztheit und andrängende Ängste können über die Aktivierung des N. sympathicus mit erhöhtem muskulärem Ruhetonus auch zu einer Schmerzverstärkung führen. Eine depressive Stimmungslage fördert negative kognitive Bewertungen des Schmerzes und führt nachweislich zur Intensivierung der Schmerzwahrnehmung. Es kann ein Teufelskreis entstehen, der zur Chronifizierung beitragen kann.

In deutlich selteneren Fällen kann Schmerz auch mit positiven Gefühlen verbunden sein, der zumeist als masochistisch geprägte Selbstwertstabilisierung verstanden werden kann. Für eine langfristig erfolgreiche und befriedigende Lebensbewältigung sind solche und ähnliche Mechanismen aber natürlich als sehr problematisch zu beurteilen.

Frage 56

? Gibt es auch wissenschaftliche Belege für eine Verbindung zwischen Schmerzwahrnehmung und negativen psychischen Erfahrungen wie Verlusterlebnissen oder Zurückweisung?

! **Ja: Schmerz und emotionales Erleben von sozialer Zurückweisung und Verlust zeigen in ihrer Verarbeitung und Regulation eine gemeinsame neuroanatomische Grundlage.**

i *Die individuelle Empfindlichkeit für einen mechanischen Schmerzreiz korreliert mit der Empfindlichkeit für das Ausgeschlossenwerden aus einer sozialen Gemeinschaft. Probanden, die einer Ablehnungs-/Verlustsituation ausgesetzt sind, zeigen eine höhere Schmerzempfindlichkeit bei peripheren Schmerzreizen. Ferner konnte in einem viel beachteten Experiment eine deutliche neurofunktionelle Erregung der zentralen Schmerzbahn im Zusammenhang mit einer experimentell erzeugten sozialen Verlust- bzw. Ablehnungssituation nachgewiesen werden.*

Frage 57

? Welche Erklärung findet die Wissenschaft für diese Verknüpfung?

! **Der aversive Schmerzreiz macht uns auf Belastungsgrenzen und Verletzungen unseres Körpers aufmerksam und ermöglicht Selbstfürsorge und Selbstschutz.**

i *Kinder, die aufgrund eines seltenen Gendefekts ohne Schmerzwahrnehmung geboren werden, sind kaum überlebensfähig und müssen körperliche Gefahren rein kognitiv-vorausschauend erkennen, da ihnen die Fähigkeit fehlt, körperliche Belastungsgrenzen physiologisch zu erkennen und sich entsprechend zu verhalten. Vermutet wird, dass der aversive Schmerzreiz evolutionär eine zusätzliche Funktion erhielt: Neben der Bewahrung der körperlichen Unversehrtheit scheint er auch zur Bewahrung der sozialen Integration bedeutsam zu sein – Überleben und Fortpflanzungsfähigkeit sind unter schwierigen Umweltbedingungen nur im Schutz einer Gemeinschaft wahrscheinlich.*

Frage 58

In welcher Weise sind Schmerzpatienten in ihrer Selbstwahrnehmung beeinträchtigt?

Die Selbstwahrnehmung kann sich im Verlauf einer Schmerzerkrankung auf den als schmerzhaft erlebten Körper einengen. Ein differenziertes Erleben der eigenen (und fremder) Gefühle, Stimmungen und Bedürfnisse kann hierunter verloren gehen.

Viele Patienten mit starken chronischen Schmerzen berichten uns, dass sie nichts anderes mehr spüren als ihren Schmerz. Häufig beschreiben diese Patienten einen anhaltenden Ganzkörperschmerz, der wie eine laute Sirene alle weiteren Gefühle übertönt. Positive Gefühle und Lebensbereiche, die Kraft, Motivation und positive Ablenkung geben könnten, gehen oft genug verloren.

Problematisch dabei: Wer den Kontakt zu seinen Gefühlen verliert, verliert den Kontakt zu den Dingen, die guttun und auch zu denen, die nicht guttun; die handlungsleitende Funktion differenzierter Gefühlswahrnehmung geht verloren. Immer wieder erlahmt im Verlauf einer Schmerzerkrankung die Fähigkeit zur Selbstfürsorge und die Fähigkeit, eigene Ressourcen zu nutzen und daraus Lebenskraft zu schöpfen. Der schmerzhafte Körper wird zum alleinigen Universum des Patienten, aus dem es für ihn subjektiv kein Entrinnen zu geben scheint. Diese Einengung aufzulösen, ein neues und differenziertes „Sich-Spüren" mit dem Erkennen von Handlungsalternativen herzustellen, ist eine der primären Herausforderungen in der Psychotherapie von Schmerzpatienten.

Parallel zum Verlust der Selbstwahrnehmung kann auch die Fähigkeit zum Kontakt mit Mitmenschen, die sogenannte Fremd- oder Objektwahrnehmung, erschwert sein. Hierdurch lassen sich die nicht selten ausgeprägten interaktionellen Störungen erklären, die im sozialen Raum oder im klinischen Kontext beobachtbar sind.

Frage 59

Wie können soziale Faktoren in den Gesamtbehandlungsplan integriert werden?

Die medizinische Behandlung muss nicht nur die körperliche Integrität, sondern auch die soziale Integration erhalten bzw. wiederherstellen.

Im Verlauf einer chronischen Schmerzerkrankung gehen in vielen Bereichen Beziehungen verloren: Hobbys und sportliche Aktivitäten werden aufgrund der körperlichen Einschränkungen unmöglich, die Krankschreibung zieht den Verlust von Beziehungen am Arbeitsplatz nach sich. Häufig kommt es auch im privaten Bereich zu einer Einengung des sozialen Raums. Diesem Rückzug ist von Seiten der Heilberufe entgegenzuwirken, denn er wirkt potenziell schmerzverstärkend! Dies ist auch ein Grund, warum eine rasche und suffiziente symptomatische analgetische Therapie gerade zu Beginn der Schmerzerkrankung viele negative Folgen lindern bzw. verhindern kann.

Im Verlauf schwerer chronischer Schmerzerkrankungen beobachten wir häufig eine Einengung der sozialen Kontakte auf den Kreis der Behandler: Ärzte, Physiotherapeuten, Praxispersonal etc. erhalten den Stellenwert wesentlicher, unverzichtbarer Bezugspersonen. Eine Behandlung der Schmerzerkrankung sollte es sich zur Aufgabe machen, soziale Alternativen aufzubauen. Hierzu können Angebote wie Reha-Sport, Gruppenpsychotherapie und Selbsthilfegruppen, aber auch neue „soziale" Hobbys hilfreich sein.

Fazit: Bei chronifizierten Schmerzen mit Einengung des sozialen Raums ist es wichtig, unter Nutzung aller verbliebenen Ressourcen soziale Alternativen zu entwickeln.

Frage 60

Zeigen Schmerzpatienten eine besondere Neigung zur Selbstüberforderung?

Es ist auffällig, dass sich ein nicht unerheblicher Anteil der Schmerzpatienten einer Selbstüberforderung aussetzt.

Eine Subgruppe von Schmerzpatienten ist dadurch charakterisiert, dass diese sich in den verschiedenen Bereichen ihres Lebens kompensatorisch sehr leistungsbereit gibt und dabei nicht selten die Grenze zur (chronischen) Selbstüberforderung überschreitet („Endurance-Muster", s. u.). Umso höher die Leistungsideale und das Bedürfnis nach Autonomie und Autarkie im Zustand der Gesundheit sind, desto schwerer fällt oft die Anpassung an die mit der Erkrankung verbundenen körperlichen, aber auch mentalen Leistungseinbußen und die Akzeptanz von Unterstützung. Das Selbstwerterleben wird erschüttert, Scham- und Schuldgefühle können die depressive Dynamik weiter verstärken oder führen kompensatorisch zu noch weiterer Selbstüberforderung.

Frage 61

Was bedeutet „primärer Krankheitsgewinn"?

Intrapsychische Entlastung durch krankheitsbedingte Reduktion seelischer Spannungszustände

Unter dem Begriff „primärer Krankheitsgewinn" verstehen wir diejenige seelische Entlastung, die nicht durch (äußere) Faktoren, z. B. Abnahme von Verantwortung/Arbeit etc. entsteht (dies bezeichnen wir als sekundären Krankheitsgewinn), sondern die durch eine (innere) Entlastung von schwierigen Gefühlen oder von unbewussten Konflikten im Alltag entsteht. Es ist eine der Aufgaben einer Psychotherapie, den primären Krankheitsgewinn bewusst werden zu lassen und Alternativen aufzubauen. Tief verankerte Neigungen zur Selbstbestrafung (masochistischer Gewinn) oder eine höhere Akzeptanz für invasive oder sogar fragwürdige medizinische Maßnahmen bis hin zur sogenannten „Operationssucht" werden im Rahmen des primären Krankheitsgewinnes verständlich. Das Erkennen und die Behandlung eines derartigen primären Krankheitsgewinnes sind entsprechend schwierig, aber erkennbar außerordentlich wichtig.

Frage 62

Welche Funktion hat der primäre Krankheitsgewinn bei Schmerzpatienten?

Schmerz entlastet nicht selten das fragile Selbstbild und dient damit der Regulation des Selbstwerterlebens.

Immer wieder erleben Psychotherapeuten im Verlauf der Behandlung von Schmerzpatienten eindrückliche Momente: Viele Patienten beginnen, sich mit ihrem Bild von sich selbst ausführlich auseinanderzusetzen. Häufig werden hohe, aber bisher subjektiv nicht erreichte Ideale sichtbar – ausgeprägte Selbstabwertungen, Schamgefühle und Schuldzuschreibungen werden benannt. Der chronische Schmerz fungiert nicht selten als „Stütze" im Selbstbild: „Ich schaffe es nicht, meine hohen Ziele zu erreichen, es ist mein Schmerz, der dies nicht zulässt." Nicht selten erleben sich Schmerzpatienten anderen Menschen gegenüber schuldig, weil sie glauben, sie könnten deren Erwartungen nicht erfüllen. Im Verlauf einer psychotherapeutischen Behandlung lassen sich diese zunächst oft unbewussten Überzeugungen einer rationalen Überprüfung und Bearbeitung zugänglich machen und realistischere Selbsterwartungen formulieren.

Chronischer Schmerz kann aber auch ganz allgemein spannungsreiche aversive Gefühle wie Unlust, Aggression oder Trauer überdecken.

Frage 63

Schmerz und Schuldgefühle: Kann chronischer Schmerz auch mit Motiven der Selbstbestrafung erklärt werden?

In manchen Fällen leider ja!

Früher gehörte körperliche Bestrafung in Form von Schlägen zum Erziehungsrepertoire. In einigen religiösen Riten der Weltreligionen verbindet sich Schmerz mit Buße oder Selbsterhöhung. Schmerz ist bis heute für viele Menschen eng mit dem Erleben von Schuld und Sühne verbunden. In wissenschaftlichen Untersuchungen zum Thema Schuldgefühle ließ sich feststellen, dass körperlicher Schmerz das Gewissen entlasten kann. Schuldgefühle unter Schmerzen lassen sich in experimentellen Designs leichter aushalten als ohne Schmerz – schließlich hat man seine „gerechte Strafe" schon erhalten.

Frage 64

Mit welchem emotionalen Ausdruck des Schmerzpatienten werden Sie als Behandler häufig konfrontiert?

Ärger (bzw. Groll oder Verbitterung)

Viele Schmerzpatienten sind durch ihre oftmals langjährige „Schmerz-Karriere" enttäuscht und frustriert vom medizinischen System und zeigen dadurch häufig Ärger, Groll oder Verbitterung. Auch bei fremdverschuldeten Unfällen zeigt sich häufig Wut auf denjenigen, der „Schuld an dem Schicksal des Patienten" hat. Grundsätzlich sind diese Gefühle in vielen Fällen nachvollziehbar, sie erschweren jedoch die Schmerzbewältigung, wenn der Ärger sich über lange Zeit festsetzt und wenig beeinflussbar ist.

Frage 65

Blick auf die Behandler: Welche Gefühle, die sich im therapeutischen Kontakt mit Schmerzpatienten häufig einstellen, können meine Arbeit als Arzt oder Therapeut erschweren oder behindern?

Gefühle wie Überforderung, Hilflosigkeit, Ohnmacht, Ungeduld oder Wut sind typische Reaktionen, die sich aus dem Umstand ergeben, dass dem Patienten meist weniger grundlegend geholfen werden kann, als sich der Behandler wie auch der Patient dies wünschen. Diese Gefühle finden sich sowohl auf Seite der Patienten als auch auf Seite der Behandler.

Die im Kontakt mit den Betroffenen bei uns ausgelösten Gefühle nennt man Gegenübertragungsgefühle. Wir können sie als Reaktion auf die Wünsche oder Erwartungen der Betroffenen an uns Behandler – die Übertragung – verstehen. Gegenübertragungsgefühle bei Schmerzpatienten sind durch die langen und für beide Seiten unbefriedigenden Behandlungen, die wiederkehrenden Klagen und Forderungen nach Hilfe und Unterstützung geprägt, für die es keine adäquate Antwort gibt.

Nicht nur die Betroffenen leiden unter Hilflosigkeit bis hin zur Ohnmacht, auch die Behandler sind in ihren Möglichkeiten eingeschränkt, nicht zuletzt auch durch budgetäre Deckelung. Verzweiflung, Ohnmacht und Wut müssen z. T. stellvertretend für den Patienten ausgehalten werden, können aber oft auch einen Hinweis auf die innere Welt des Patienten geben, wo problematische Gefühle durch Schmerz ersetzt werden. Es entsteht ein Spannungsfeld aus eigenen aversiven Wahrnehmungen und empathischer Wahrnehmung. In diesem Spannungsfeld konstruktiv und beziehungsstärkend die möglichen kleinschrittigen Fortschritte zu verfolgen, ist immer wieder aufs Neue eine Herausforderung. Daher sollte im Feld der Behandlung von Schmerzpatienten immer auch auf Entlastungsmöglichkeiten für die Behandler geachtet werden, z. B. mittels Qualitätszirkeln, Supervision, Intervision oder Balintgruppen.

Frage 66

Erleben Schmerzpatienten ihre Situation als kontrollierbar?

Nein, häufig nicht.

Viele Patienten berichten von einem ausgeprägten Gefühl von Kontrollverlust, nicht wenige erleben sich dem Schmerz und ihrer ungünstigen Lebenssituation ohnmächtig ausgeliefert. Sie erleben sich überflutet von negativen Körperempfindungen, psychischen Folgen und einer Abnahme der Lebensqualität. Durch gezielte psychologische Techniken, die dem Patienten das Gefühl von Einflussnahme zurückgeben (z. B. Entspannungstraining, Biofeedback, kognitive Strategien, Ressourcenallokation etc.), lässt sich dieses Gefühl von Kontrollverlust verringern. Die Selbstwirksamkeit des Patienten steigt dadurch und damit die Wahrnehmung von Bewältigungsmöglichkeiten.

Frage 67

Welche Folgen haben Schmerzen für das Selbstbild des Patienten?

Bei langen Verläufen besteht die Neigung zur Entwicklung eines negativen Selbstbilds.

Durch das zunehmende Gefühl der Hilflosigkeit verfestigt sich häufig eine depressive Symptomatik, die das Selbstbild bestimmen und das Selbstwertgefühl verringern kann. Dadurch erlebt der Patient sich zunehmend als pessimistisch und wenig selbstwirksam, was in ungünstiger Weise eine rekursive Spirale in Gang setzen kann.

Frage 68

Welches Gefühl spielt bei der Vermeidung und Schonung eine große Rolle und welche Konsequenzen hat dies?

Angst! Das Gefühl der Angst kann Vermeidung und Schonung und damit Muskelabbau und allgemeine Schwächung der Stützmuskulatur nach sich ziehen.

Viele Schmerzpatienten berichten von Angst vor Schmerzverstärkung oder Angst vor erneuten Verletzungen. Bewegungsvermeidung und Schonung sind nach akuten Verletzungen für einen begrenzten Zeitraum sinnvoll und Teil eines guten Krankheitsmanagements, um körperliche Heilung zu ermöglichen. Bei chronischen Schmerzen hingegen führt die Angst vor erneuter Schmerzverstärkung jedoch häufig zur übermäßigen Schonung und Vermeidung („Fear-Avoidance-Muster", s. u.). Dies führt dann bei vermindertem Gebrauch und Training zu Muskelabbau und einer Schwächung der Stützmuskulatur. Muskelverspannungen und Schmerzen können die Folge sein.

Frage 69

Welcher psychophysiologische Teufelskreis spielt bei der Schmerzaufrechterhaltung und -verstärkung eine große Rolle?

Schmerz → Stress → Anspannung → mehr Schmerz

Durch die anhaltende Schmerzwahrnehmung erlebt der Patient emotional Sorgen und Ängste. Dies verstärkt die muskuläre Anspannung. Hierunter leidet die zelluläre Regeneration und die Reparatur beanspruchter Muskelfasern. Muskulatur, Bänder und Gelenke werden chronisch überbeansprucht. In der Folge kommt es zu einer Schmerzverstärkung. Diesen Teufelskreis zu durchbrechen, ist Teil einer psychotherapeutischen Schmerztherapie. Dabei wird zunächst ein individuelles Verständnis erarbeitet, um daraus individuelle Möglichkeiten der positiven Einflussnahme auf die einzelnen Elemente des Teufelskreises zu entwickeln. Entspannungstechniken (z. B. progressive Muskelrelaxation, autogenes Training) und detonisierende Bewegungsübungen (z. B. Yoga, Qi Gong, Feldenkrais) können aktiv eingesetzt werden, um den Teufelskreis aus Stress, Anspannung und Schmerzverstärkung zu durchbrechen.

Frage 70

Welche ungünstigen Effekte kann zunehmende Aufmerksamkeit und Fokussierung auf einen Körperschmerz oder eine Schmerzregion haben und wie nennt man den zugrunde liegenden Mechanismus?

Zunehmende und dauerhafte Aufmerksamkeit kann zu einer subjektiven Schmerzverstärkung führen, dieser Mechanismus wird „somatosensorische Amplifikation" genannt.

Eine übersteigerte und damit dysfunktionale Aufmerksamkeit auf Missempfindungen im Körper (nicht nur Schmerz) führt über wahrnehmungspsychologische Mechanismen zu Fehlinterpretation und Überbewertung („gefährlich") dieser Empfindungen und in einem weiteren Schritt zu Selbstverstärkung und Aufschaukelung der subjektiven Symptome. In der Folge verstärken sich Krankheitsängste und Befürchtungen bzgl. einer pathologischen Krankheitsentwicklung, was zu einem Teufelskreis in der übermäßigen Beschäftigung mit diesen Symptomen führt („Checking Behaviour"). Mit diesem Verhalten verbunden sind meist unangemessen häufige ärztliche Konsultationen mit dem Wunsch nach wiederholter Beruhigung und Rückversicherung, ggf. auch häufige und ebenfalls als dysfunktional zu beurteilende Arztwechsel („Doctor Shopping").
Diesem Mechanismus kommt entgegen, dass unangenehmen Empfindungen grundsätzlich mehr Aufmerksamkeit entgegengebracht wird als angenehmen oder neutralen Empfindungen. Das Phänomen tritt aber auch mit einer interindividuell hohen Variabilität auf, abhängig vom individuellen Niveau von Selbstaufmerksamkeit und Schmerzgrenze, früheren Erfahrungen und gesundheitsbezogenen Schemata und Überzeugungen. Auf der affektiven Seite halten unangemessen ausgeprägte Ängste und Sorgen den Prozess aufrecht.

3.2 Soziale Faktoren

Stefanie Meyer, Burkard Jäger, Stefan Henniger

Frage 71

Betrifft die Schmerzsymptomatik nur den Patienten?

Nein, sämtliche sozialen Beziehungen des Patienten können durch Schmerzen beeinflusst werden.

Beziehungen innerhalb der Familie oder zu Freunden sind durch die chronischen Schmerzen des Patienten oft massiv beeinträchtigt. Besonders für Partner und nahe Familienangehörige wird es mit zunehmender

Dauer der Erkrankung immer schwieriger, mit der eigenen Hilflosigkeit angesichts des Leids durch die Schmerzen des Patienten umzugehen. Auch können sich Angehörige und Partner durch übermäßige Unterstützung und Hilfestellung sowie emotionale und alltagsrelevante Rücksichtnahme emotional wie körperlich überfordert fühlen. Aus Hilflosigkeit, Überforderung und Ungeduld neigen viele Angehörige im Verlauf zu Ratschlägen, Forderungen und Kritik. Zunehmend kann es zu problematischen Reaktionsweisen, z. B. zu unrealistischen Erwartungshaltungen, Missverständnissen, zur wechselseitigen Abwendung und Entfremdung oder Distanzierung, teils zur offenen Kritik und Ablehnung kommen.

Aber auch Kontakte zu Freunden und Arbeitskollegen werden häufig reduziert. Auf Patientenseite aus Angst vor Unverständnis oder der Befürchtung, andere mit den eigenen Sorgen und der Erkrankung zu belasten. Beim Umfeld aus Hilflosigkeit, Unmut über die ständigen Klagen des Patienten oder Enttäuschung, bspw. weil der Schmerzkranke wiederholte Treffen absagen musste und frühere gemeinsame Aktivitäten nicht mehr möglich sind.

Frage 72

? Welche Auswirkungen resultieren aus dem zunehmenden Rückzug?

! **Abnahme von körperlicher Aktivität, Verlust von Ressourcen und damit ein erhöhtes Risiko für Depressionen**

i *Oft bewirkt das Rückzugsverhalten, dass der Betroffene immer weniger am alltäglichen Leben und an Freizeitaktivitäten teilnimmt, was langfristig neben einer körperlichen Dekonditionierung auch einen Verstärkerverlust und einen Verlust sozialer Kompetenz nach sich zieht und die Abhängigkeit von der Familie nochmals erhöht.*

Frage 73

? In welcher Weise belastet chronischer Schmerz partnerschaftliche Intimität?

! **Partnerschaftliche Intimität und Sexualität werden in komplexer Weise von chronischen Schmerzen erschwert.**

i *Bei chronischen Schmerzzuständen kommt es häufig auch zu sexuellen Problemen innerhalb einer Partnerschaft. Dies wird u. a. durch die Angst vor einer bewegungsabhängigen Schmerzverstärkung wie auch durch generelle Beziehungsschwierigkeiten erklärbar. Aufgrund der interpersonellen Probleme wird dieser Bereich zunehmend problembelastet, es steigt der damit verbundene Stresslevel und damit auch die körperlichen Anspannungen und das Schmerzerleben.*

Frage 74

? Zeigen sich Schmerzpatienten in Anwesenheit des Partners schmerzgeplagter (mit mehr verbalen und nicht verbalen Schmerzäußerungen) oder versuchen sie diese zu unterdrücken?

! **Beides kommt vor und ist stark abhängig von der Art des Stils der Krankheitsbewältigung des Betroffenen und auch von der Güte der Partnerbeziehung.**

i *In einer verdeckten experimentellen Situation (Fensterputzen im Labor) hatte die Anwesenheit des Partners bei Patienten mit einer „dysfunktionalen" Krankheitsbewältigung einen eher negativen, verstärkenden Effekt auf die Schmerzäußerungen, bei anderen Patientengruppen war dies deutlich weniger der Fall. Andere Studien haben gezeigt, dass bei „funktionalen" Ansätzen der Krankheitsbewältigung Besorgnis und Empathie des Partners sich zusätzlich positiv auswirken.*

Frage 75

? Können Sie Beispiele für einen sekundären Krankheitsgewinn bei chronischen Schmerzen im sozialen Umfeld nennen?

! **Schonung, Aufmerksamkeit, Konfliktvermeidung**

i *In der Folge chronischer Erkrankungen kann es dazu kommen, dass Angehörige oder Freunde den Patienten besonders schonen und ihm Pflichten und Aufgaben abnehmen. Dadurch wird der Patient entlastet, verliert aber gleichzeitig Kompetenzen und kann von dieser Versorgung zunehmend abhängig werden. Zudem kann es auch auf emotionaler Ebene Veränderungen durch den Schmerz geben. Beispielsweise werden bestimmte Beziehungskonflikte mög-*

licherweise nicht mehr angesprochen, um den Patienten nicht zu überlasten. Das zugrunde liegende Lernprinzip nennt man negative Verstärkung. Dies insbesondere, wenn diese Veränderungen im sozialen Miteinander vom Patienten gewünscht sind oder als angenehm empfunden werden.

Frage 76

Welche möglichen Auswirkungen chronischer Schmerzen auf die Arbeitsfähigkeit müssen immer mitbedacht und befürchtet werden?

Wiederholte Krankschreibungen, der Verlust des Arbeitsplatzes oder die Berentung

Schmerzen (v. a. im Rücken) sind seit einigen Jahren der häufigste Grund für Frühberentungen in Deutschland! Leicht nachvollziehbar sind diese Auswirkungen bei körperlich fordernden Tätigkeiten mit der Notwendigkeit ungünstiger Haltungen oder monotoner Kraftausübung. Aber auch die moderne Arbeitswelt mit monotonen Haltungen, Bildschirmarbeit und Zeitdruck kann zur Schmerzexazerbation beitragen. Zudem führt chronischer Schmerz zu kognitiven Beeinträchtigungen (Konzentrationsstörungen, Vergesslichkeit) und auch affektiven Folgen (Reizbarkeit, Depressivität, reduziertes Selbstwirksamkeitserleben), welche die Erwerbsfähigkeit zusätzlich gefährden.

Frage 77

Zeigen bei Industriearbeitern Merkmale der Arbeitstätigkeit oder Merkmale der wahrgenommenen Unterstützung den größeren Einfluss auf die Symptomausprägung und die Nutzung des Gesundheitssystems?

Merkmale der wahrgenommenen Unterstützung

In verschiedenen Untersuchungen bildete das Fehlen der wahrgenommenen Unterstützung, insbesondere durch den Vorgesetzten, wiederholt den wichtigsten Einflussfaktor. Merkmale der konkreten Arbeitstätigkeit (ungünstige Haltung, große zu hebende Gewichte etc.) zeigten dagegen einen viel geringeren Einfluss auf die Symptomausprägung. Im Kontrast dazu sind Unzufriedenheit mit der Arbeit (z. B. wegen Eintönigkeit) und höheres Lebensalter (z. B. ab 45) mit einer stärkeren Symptomlast verbunden. Diese Erkenntnisse verweisen auf die große Bedeutung des Arbeitsklimas und die inzwischen anerkannte Tatsache, dass sich betriebliche Anstrengungen zur Verbesserung der Arbeitszufriedenheit auszahlen.

Frage 78

Was ist im Intervall zwischen gestelltem Antrag auf Erwerbsunfähigkeit und dessen Bewilligung für jedwede Therapie der Schmerzen zu beachten?

Ein gestellter Rentenantrag kann die Motivation zum Therapieerfolg gefährden!

Wenn der Patient durch die Schmerzen einer belastenden Arbeitssituation entgehen kann, entwickelt sich bei einigen Patienten der (oft unbewusste) Wunsch, durch die Schmerzerkrankung eine Legitimation für ein Ausscheiden aus diesem konfliktreichen Arbeitsumfeld zu erhalten. Unter diesen Umständen ist die Therapiemotivation des Patienten für eine psychologische und auch medizinische Behandlung vermutlich reduziert. Der Patient „darf" nicht gesund werden. Es liegt ein sogenannter Zielkonflikt vor zwischen den Zielen, gesund zu werden und dem Arbeitskontext zu entgehen.

Während dies früher im Bereich der stationären Rehabilitation häufig dazu führte, dass die Behandlung von Patienten mit einem laufenden Rentenantrag von der Klinik abgelehnt wurde, hat sich zunehmend die Einstellung durchgesetzt, dem Patienten die Chance zu geben, die Zielkonflikte zu klären und damit der Frühberentung und der damit verbundenen Invalidisierung Alternativen entgegenzusetzen.

Frage 79

Was sind Zielkonflikte und welche Formen von Zielkonflikten werden unterschieden?

Wenn eine Verbesserung der Beschwerden und Linderung der Einschränkungen im Widerspruch zur Erreichung oder Aufrechterhaltung anderer Ziele steht.

Der bisher meistgebrauchte Begriff sekundärer Krankheitsgewinn wird inzwischen meist durch den Begriff der Zielkonflikte ersetzt. Dieser hat eine weniger stigmatisierende Konnotation und löst beim

Patienten weniger Kränkungserleben aus. Zielkonflikte sind dem Patienten oftmals nicht bewusst. Die Aufgabe der therapeutischen Arbeit besteht darin, Zielkonflikte zu klären und alternative Stategien zu entwicklen, um die zugrunde liegenden konkurrierenden Bedürfnisse und Wünsche auszugleichen.

Es werden verschiedene Zielkonflikte unterschieden:

- *Sicherstellung von Sozialleistungen, wie finanzielle Absicherung, Einflüsse auf den Arbeitsplatz, Aufhebung von juristischen Auflagen und Vorgaben.*
- *eine mögliche Nähe-Distanz-Regulation: Schmerz kann bspw. eine konflikthafte Partnerschaft aufrechterhalten, weshalb bei Symptombesserung eine erneute Gefährdung der Beziehung eintreten würde. Außerdem könnte ein chronischer Schmerz als Schutz vor Verantwortungsübername in der Beziehung fungieren.*
- *Selbstwertstabilisierung: So kann bspw. ein Scheitern in Lebensbereichen wie Beruf oder Familienleben selbstwertstabilisierend der Schmerzerkrankung zugeschrieben werden.*

Frage 80

? Wie wirken sich Unfall- oder Krankenversicherungen auf die Krankheitsdauer aus, wenn z. B. ein entsprechender Schaden versichert ist?

! **Die Rehabilitation wird komplizierter und verlängert sich.**

i *Tatsächlich ist gerade im Feld von Unfallschäden die Tatsache, gegen auftretende Schäden versichert zu sein, ein eher komplizierender und die Heilung oder Rehabilitation verlängernder Faktor. Besonders auffällig ist dies im Bereich von HWS-/Schleudertrauma-Verletzungen, in dem es auch im internationalen Vergleich große Unterschiede im Versicherungsstatus gibt.*

Frage 81

? Ein Schmerzpatient überlastet sich immer wieder in sozialen Situationen, da er sich nicht traut, offen einzugestehen, dass er nicht mehr so wie früher den Anforderungen der Umwelt nachkommen kann. Welches gut etablierte psychologische Trainingsprogramm bietet sich hier an?

! **Soziales Kompetenztraining, ggf. mit Selbstwahrnehmung und Selbstfürsorge**

i *Der Patient lernt im Rahmen dieser psychologischen Therapie, seine Bedürfnisse, aber auch seine körperlichen Grenzen wahrzunehmen, zu priorisieren, klar anzusprechen und dadurch ein besseres Verständnis und eine adäquate Rücksichtnahme oder Forderung durch die soziale Umwelt zu erzielen. Dieses Training erfolgt meist in Gruppen, da die Patienten dort miteinander in Rollenspielen üben können, „Nein" zu sagen, ihre Gefühle zu äußern oder offen über ihre Erkrankung zu sprechen. Diese Fertigkeiten sollen dann im Alltag geübt und gefestigt werden.*

Frage 82

? In welcher Form und mit welchen Themen sollten Angehörige in die Behandlung des Patienten mit chronischen Schmerzen eingebunden werden?

! **Durch Schulungen und Förderung der Paarkommunikation**

i *Bei vielen Patienten ist es hilfreich, die Angehörigen in der Form mit einzubeziehen, dass man ihnen die biopsychosozialen Ursachen und Auswirkungen einer Schmerzkrankheit erläutert und anschließend gemeinsam bespricht, wie innerhalb der Familie damit umgegangen werden sollte. Dies setzt aber das Einverständnis des Patienten voraus. Zudem gibt es Angehörige, die sich nicht einbeziehen lassen möchten, da sie z. B. Angst vor Schuldzuweisungen haben (z. B. „Sie müssten sich aber besser um Ihre kranke Ehefrau kümmern.").*

Zudem können in gemeinsamen Gesprächen Kommunikationsstrategien geschult und geübt werden. Dadurch lernt das Paar sich offen und konstruktiv mitzuteilen und gemeinsame ressourcenorientierte Copingstrategien zu entwickeln.

3.3 Kognitive und Verhaltensfaktoren

Burkard Jäger, Stefanie Meyer, Stefan Henniger

Frage 83

? Welchem Lernprinzip entsprechen alle klinischen Beobachtungen, bei denen auffällt, dass Folgen der Schmerzen für den Patienten im weitesten Sinne positive Auswirkungen haben oder beim Patienten mit positiven Affekten toleriert werden?

Es handelt sich um operantes Lernen bzw. um den Einfluss operanter Faktoren oder Belohnungsfaktoren.

Solche Faktoren können in Aufmerksamkeit und Fürsorge, aber auch in finanzieller Gratifikation, Rentenbewilligung oder letztlich dem Umgehen von ungeliebten Aktivitäten, wie Schulbesuchen, Teilnahme an Familienfesten oder ungeliebten (Arbeits-) Tätigkeiten bestehen. Operantes Lernen ist das wichtigste Grundprinzip menschlichen Lernens, daher kommt einer bewussten oder unbewussten Belohnung oder Gratifikation auch bei der Beurteilung und beim Management chronischer Schmerzsyndrome große Bedeutung zu. Jegliche Form von chronischen oder subchronischen Schmerzäußerungen sollte auf die Beteiligung von operanten Faktoren untersucht werden.

Frage 84

Sinneseindrücke (Geräusche, Gerüche, taktile Wahrnehmungen, optische Sinnesreize) habituieren, d. h. sie werden bei wiederholter Präsentation weniger eindrücklich wahrgenommen. Gilt dies auch für Schmerz?

Nein, Schmerz habituiert i. d. R. nicht!

In neurophysiologischen Experimenten ließ sich zeigen, dass die meisten Nozizeptoren nach wiederholter Stimulation nicht habituieren, d. h. die Signalfrequenz erniedrigen, sondern diese sogar oft noch erhöhen, was eine zusätzliche Sensibilisierung bedeutet. Zum Teil werden auch benachbarte, zuvor unbeteiligte Sinneszellen aktiviert, was die Schmerzwahrnehmung nochmals verstärkt. Der phylogenetische oder biologische Sinn dieses Prinzips ist weitgehend unklar, scheint aber mit der unverzichtbaren Signalfunktion für noxische Reize zu tun zu haben.

Frage 85

Durch welche an akuten Schmerzereignissen orientierte Mythen oder Überzeugungen lassen sich Patienten mit chronischem Schmerz in nachteiliger Form leiten?

Dem Mythos, dass Schonung hilft

Häufig berichten Patienten, dass sie sich zu Hause viel hinlegen oder sich möglichst kaum bewegen, weil man sich bei Schmerzen nicht belasten dürfe. Diese Regel, die für akuten Schmerz sinnvoll sein kann, z. B. auch um eine Verletzung abheilen zu lassen, gilt nicht mehr für den chronischen Schmerz, bei dem die initiale Verletzungsursache (z. B. verletzte Hand) nicht mehr gegeben und die eigentliche Heilungsphase abgeschlossen ist. Daher gilt für die Bewältigung folgende Regel: So viel Schonung wie nötig, so viel Aktivität wie möglich.

Frage 86

Welches sehr kategoriale, negativ geprägte Denkmuster im Hinblick auf den Fortgang der Erkrankung zeigen Schmerzpatienten häufig?

Das sogenannte Katastrophisieren

Katastrophisieren gilt als besonders ungünstiges Denkmuster und wird deswegen auch als „Denkfehler“ bezeichnet. Wegen des automatischen, unbewussten Rückgriffs auf diese oder ähnliche Denkfiguren gehören sie als problematische Ausprägung zu den sogenannten „automatischen Gedanken“. Sie können sich z. B. in Gedanken wie „Ich weiß, dass das noch schlimmer wird.“ oder „Da kann mir niemand helfen.“ zeigen, die diagnostisch zunächst herausgearbeitet und dann korrigiert werden sollten.

Frage 87

Welche Kognitionen, also welche Gedanken oder Überzeugungen, können Gründe für auffällig häufige Arztbesuche sein?

Übertriebene Erwartungen an das Medizinsystem und/oder die (unbewusste!) Überzeugung, über den Arzt die Beschwerden und v. a. die durch die Beschwerden hervorgerufene Angst kontrollieren und lindern zu können.

Komplexe Überzeugungen, auch Schemata oder Scripts genannt, sind ausgesprochen handlungsleitend und können starke Gefühle hervorrufen. Besonders wenn diese Überzeugungen irrational geprägt sind („Die Medizin weiß so viel und muss auch mir helfen können.“), kann dadurch die Behandlung gefährdet oder erschwert werden. Diesen Überzeugungen sollte man mit Verständnis begegnen, aber auch vorsichtig korrigieren, indem zutreffendere Kognitionen entgegengestellt werden („Leider kann man die meisten Erkrankungen nur lindern, nicht heilen.“).

Frage 88

Ein Schmerzpatient erzielt in einem Fragebogen zur allgemeinen Psychopathologie (mit Skalen u. a. zu Depressivität, überdauernder Angst, Impulsivität und Aggressivität) absolut unauffällige, z. T. übernormale Ergebnisse. Kann ich als Untersucher bezüglich einer möglichen psychischen Komponente jetzt beruhigt sein?

Nein, der Patient hat immer noch eine recht hohe Wahrscheinlichkeit für psychische Auffälligkeiten.

Schmerzpatienten sind als diagnostische Gruppe dafür bekannt, dass sich bei ihnen häufig übernormale Ergebnisse in Tests zur Psychopathologie oder Persönlichkeitsdiagnostik zeigen. Daher ist in besonders hohem Maße mit falsch-negativen Explorationsergebnissen zu rechnen. Oft ermöglicht erst eine intensive Beschäftigung mit dem Patienten, z. B. durch eine biografische Anamnese, eine korrekte Einschätzung.

Frage 89

Wegen seiner dort häufig auftretenden Bauchschmerzen wird ein Schüler vom ungeliebten Schwimmunterricht befreit. Wie nennt bzw. erklärt man diese für den Betroffenen günstigen Folgen eines Symptoms oder einer Erkrankung?

Sekundärer Krankheitsgewinn oder „negative Verstärkung“

Während der primäre Krankheitsgewinn dem Betroffenen i. d. R. nicht bewusst ist, liegt der sekundäre Krankheitsgewinn, der eine spezielle Form operanter Faktoren darstellt (s. o.), mindestens an der Grenze der Gewahrwerdung oder ist dem Betroffenen sogar vollkommen bewusst. Das Beispiel wäre auch insofern typisch, als man bei Kindern häufig sehr direkt den Krankheitsgewinn beobachten kann, während dieser bei Erwachsenen oft schwerer erkennbar ist. Man kann die Situation für den Betroffenen auch als „Zielkonflikt“ zwischen dem Wunsch, gesund zu werden und dem Beibehalten der angenehmen Folgen der Beschwerden verstehen.

Frage 90

Warum wird der ärztliche Rat, regelmäßig Pausen zu machen, von Schmerzpatienten oft nicht umgesetzt?

Wegen der häufigen Präsenz von Durchhaltestrategien

Während viele Patienten mit chronischen Schmerzen eine ausgesprochene Schonhaltung zeigen, gibt es eine zweite, etwas kleinere Gruppe von Patienten, die kognitiv wie handlungsbezogen starke Durchhaltestrategien zeigen. So herrschen Gedanken vor wie „Ich darf keine Schwäche zeigen.“, die dann in Missachtung der körperlichen Grenzen münden können – der Schmerz wird ignoriert und Pausen aufgeschoben. Häufig gehen damit perfektionistische Ansprüche einher, die der Patient trotz seiner chronischen Erkrankung aufrechterhält. Hierdurch wiederum werden Überlastungssituationen provoziert, was in Frustrationen und letztendlich in eine Depression münden kann.

Frage 91

Ein Patient mit subakuten Rückenschmerzen berichtet Ihnen: „Nein, eine Behandlung sei bestimmt nicht notwendig, er habe sich ‚nur einmal informieren‘ wollen und überhaupt habe er für morgen noch einem Freund versprochen, diesem beim Umzug zu helfen.“ Wie ist die Krankheitsverarbeitung einzuschätzen und was raten Sie dem Patienten?

Der Patient zeigt offenbar eine Krankheitsverarbeitung nach dem Avoidance-Endurance-Muster, er sollte darüber aufgeklärt und vorsichtig zu mehr Selbstschutz und Selbstfürsorge ermutigt werden.

Das Avoidance-Endurance-Modell der Schmerzverarbeitung trifft gehäuft bei Patienten mit Rückenschmerzen zu und erklärt bei manchen dieser Patienten den Prozess der Chronifizierung. Eine wirkliche Auseinandersetzung mit dem Schmerz wird vermieden, stattdessen fordert sich der Patient z. T. über die Grenze der früheren Leistungsfähigkeit hinaus. Den Hintergrund dieser Reaktion bildet häufig der Versuch, das Selbstwertgefühl zu stabilisieren, um das Gefühl der Verwundbarkeit abzuwehren.

Seltener findet sich auch eine bestimmte Form des Perfektionismus, verbunden mit masochistisch getönten Einstellungen zum eigenen Körper und zur eigenen Person.

Frage 92

? Welche angstbesetzten Kognitionen treten bei Schmerzpatienten häufig auf?

! **Angst vor erneuter Verletzung oder Schmerzverstärkung**

i *Viele chronisch Schmerzkranke haben starke Angst vor Bewegung, eine sogenannte „Kinesiophobie", da sie eine Schmerzexazerbation befürchten. Die entsprechenden Kognitionen nennt man „Fear-Avoidance Beliefs". Dadurch entwickeln die Betroffenen häufig eine unangemessen starke Schon- und Vermeidungsreaktion.*

Frage 93

? Warum sind sogenannte externale Kontrollüberzeugungen (d. h. nicht ich, sondern eine äußere Macht, z. B. das Schicksal, bestimmt in unbeeinflussbarer Form meine Zukunft) ungünstig für die Schmerzverarbeitung?

! **Sie wirken schmerzverstärkend.**

i *Durch eine externale Kontrollattribution entsteht oder verstärkt sich ein Gefühl der Hilf- und Kontrolllosigkeit gegenüber der Krankheit und dem Symptom. Zudem erschwert ein externaler Attributionsstil (der Patient sieht sich seinem Schicksal passiv ausgeliefert) grundsätzlich eigenständige Aktivitäten des Patienten, d. h. notwendige Aktivitäten werden gar nicht begonnen.*

Frage 94

? Wieso ist die progressive Muskelrelaxation (PMR) nach Jacobson bei Patienten mit lumbalen Rückenschmerzen oft besonders hilfreich?

! **Der Patient kann über das Wechselspiel von Entspannung und Anspannung unphysiologische Daueranspannungen im Bereich der paravertebralen Muskulatur selber erkennen und selbstwirksam beeinflussen.**

i *Chronifizierende Lumbalgien lassen sich oft durch das Diathese-Stress-Modell des Rückenschmerzes erklären: Bei einer erworbenen oder konstitutionellen Reaktionsbereitschaft führt Stress zu anhaltenden oder häufig wiederholten Kontraktionen der Wirbelsäulenmuskulatur, was auf Dauer via lokale Ischämie und Hypoxie (in sogenannten Triggerpunkten) zu lokaler Muskelatrophie und Dauerschmerz führen kann. Insbesondere PMR kann hier durch Kontrastbildung und Übung entgegenwirken.*

Frage 95

? Welche therapeutischen Strategien helfen aus verhaltenstherapeutischer Sicht bei einer arbeitslosen, 35-jährigen, übergewichtigen Patientin mit Rückenschmerzen, die sich selbst als „zu wenig trainiert" bezeichnet, wegen ihrer Katzen für Spaziergänge oder Walking keine Zeit, für das Schwimmbad wegen der Ausgaben für Tabak kein Geld, zur Reparatur eines im Keller stehenden Fahrrads keine Begabung habe?

!
- **Prüfen der Motivation**
- **Aufstellen einer Problem- und Veränderungshierarchie**
- **einen (einzelnen) ersten Schritt vereinbaren**

i *Schmerzpatienten müssen sich aus verhaltenstherapeutischer Sicht möglichst aktiv bei ihrer Behandlung beteiligen. Neben einer ernsthaften Prüfung der Motivation („... lohnt es sich für Sie denn ...?") sollte im Rahmen einer Hierarchisierung ein gemeinsamer erster Schritt vereinbart werden, der gleichzeitig einer Überforderung vorbeugen soll und wiederum einen Prüfstein für die Mitarbeit darstellt. Festgestellte Hemmnisse oder fehlende Motivation beim Angehen der Probleme sollten dann aber nicht Anlass für einen Ausschluss von der Therapie sein, sondern als mögliches therapeutisches Ziel betrachtet werden.*

Frage 96

? Können Sie ein Beispiel für eine passive (d. h. den eigenen Einfluss gering einschätzende), aber direkte (d. h. auf das Symptom gerichtete) Bewältigungsform nennen?

! **Alle Hoffnung auf Linderung der Beschwerden werden vollständig in den Arzt oder in eine neue Behandlung gesetzt.**

Die Art, wie ein Patient sich mit seiner Erkrankung auseinandersetzt, nennt man Coping oder Krankheitsbewältigung. Als besonders ungünstig gilt die Kombination passiv und indirekt (z.B. Alkohol trinken), besonders günstig wären Kombinationen aktiver und direkter Maßnahmen (z.B. eine Rückenschule aufsuchen). Die hier beispielhaft skizzierte Bewältigungsform wäre wegen der großen Passivität eher kritisch zu beurteilen.

Frage 97

Sie stellen hinsichtlich des Stils der Krankheitsbewältigung bei einem Patienten fest, dass er die Schmerzerkrankung als Selbstwertbedrohung auffasst, bei einem anderen Patienten, dass er den Schmerz wie eine Strafe empfindet, die er oder sie schon erwartet hat. Welchem Patienten ist schwerer zu helfen und bei welchem Patienten wäre eher eine mögliche Suizidalität zu beachten?

Unter einer Selbstwertbedrohung wäre eher die Suizidalität zu evaluieren. Dagegen ist die Kognition, die Erkrankung sei wie eine erwartete Strafe, tiefer in das Selbstkonzept eingebaut und schwerer zu verändern.

Beide beschriebenen Stile eines individuellen Krankheitsverständnisses gehören zu den problematischeren der möglichen Einstellungen. Die psychische Erkenntnis, dass die Erkrankung mich in meiner Person und v.a. meinen Wert verändert und beeinträchtigt, ist eine relativ machtvolle, die Grundstruktur der Persönlichkeit gefährdende Kognition und u.U. entsprechend destabilisierend. Demgegenüber fühlt sich der Patient, der die Erkrankung wie eine verdiente Strafe empfindet, in seinem (negativen) Selbstkonzept eher bestätigt, was dann aber schwerer veränderbar ist.

Frage 98

Eine Patientin mit Migräne berichtet teils verschämt, teils etwas kokett: „Ihre Ratschläge und Verordnungen höre ich mir schon aufmerksam an, aber das meiste, was mir die Ärzte verordnen, setze ich ohnehin nicht um oder wandle es ab – damit habe ich die besten Erfahrungen gemacht." Sollten Sie die Patientin eher in diesen Verhaltensweisen bestärken oder eher zu mehr Compliance ermahnen?

Sie sollten eine chronisch erkrankte Patientin darin bestärken, in der Behandlung kritisch zu sein und ihre eigenen Entscheidungen zu treffen. Optimal wäre es, die Patientenpräferenzen zu erfragen und darauf aufbauend gemeinsam mit der Patientin ein Therapieprogramm zu erarbeiten, das dann von der Patientin mitgetragen wird.

Eine Krankheitsbewältigung einer chronischen Erkrankung, die auf vielen eigenen Entscheidungen des Patienten (z.T. sogar ohne Wissen des Arztes) aufbaut, ist prognostisch günstiger und effektiver als eine sehr an den Vorgaben der Behandler orientierte Krankheitsbewältigung, die nicht den Präferenzen des Patienten entspricht. Damit verschiebt sich die Führung beim Shared Decision Making bei chronischen Erkrankungen sogar noch etwas auf die Seite des Patienten. Wird die gemeinsam erarbeitete Strategie trotzdem nicht umgesetzt, liegt u.U. eine höhergradige Psychopathologie („Koryphäenkiller") vor oder möglicherweise eine absichtlich erzeugte Symptomatik (Simulation oder sogar eine artefizielle Symptomatik).

Frage 99

Nach welchen Regeln sollte der Patient körperlichen Aktivitäten nachgehen? Bei wenig Schmerz oder strikt nach der zeitlichen Empfehlung (einem Stundenplan)?

Nach der zeitlichen Empfehlung/dem Stundenplan, der vorher mit dem Behandler ausgearbeitet wurde und an das Leistungsniveau des Patienten angepasst wurde

Der Patient mit chronischen Schmerzen sollte bestimmten Tätigkeiten, wie Physiotherapie oder Spazierengehen, nach einem festen Muster nachgehen, d.h. zeitkontingent und nicht abhängig vom Schmerzerleben. Wenn er die Aktivität schmerzkontingent, also abhängig vom Schmerz, beendet und durch die Schonung eine Schmerzreduktion erlebt, findet eine negative Verstärkung des Schon- und Vermeidungsverhaltens statt und die Aktivitäten nehmen künftig ab. Diese Vorgehensweise widerspricht nicht der Regel, bei Schmerzzunahme im Alltag entsprechende Verhaltensänderungen einzuleiten, da die genannten körperlichen Aktivitäten zum Therapieprogramm gehören. Übersteigt dieses Training regelmäßig die individuelle Schmerzgrenze, sollte man das Therapieprogramm ändern.

Frage 100

? Bei Patienten mit einer chronifizierten Schmerzstörung, die unnötig häufig den Arzt aufsuchen, wird empfohlen, feste Termine zu vereinbaren. Welches verhaltenstherapeutische Prinzip steht hinter dieser Empfehlung?

! **Entkoppelung der Kontingenz zwischen Symptomempfinden bzw. Symptompräsentation und Versorgung/Gratifikation**

i *Ärztliche Kontakte wirken i. d. R. beruhigend und angstreduzierend und können daher von Patienten als Gratifikation oder wenigstens als Aufmerksamkeit empfunden werden. Wenn die Präsentation von Beschwerden als Voraussetzung für ärztliche Aufmerksamkeit verstanden wird, werden die Symptome nicht seltener, sondern häufiger präsentiert werden. Eine kausale Entkoppelung kann bei manchen Patienten helfen, diesen Circulus zu durchbrechen. Die Termine sollte man im Lauf der Zeit strecken, um dem Patienten zu signalisieren, dass er mithilfe der in den Behandlungsstunden erarbeiteten Methoden seine Symptomatik mehr und mehr selbstständig kontrollieren kann.*

Frage 101

? Wie kann man sich vor Enttäuschungen und Frustrationen in der oft anstrengenden Arbeit mit Schmerzpatienten schützen?

! **Durch Supervision und kollegialen Austausch**

i *Trotz manualisierter Therapie und konkreten Durchführungsempfehlungen von Seiten der Verhaltenstherapie bleiben oft Frustration und Erschöpfung beim Behandler zurück, die ihrerseits in einem Zweifel an der eigenen Arbeit und letztlich auch in einer Abwertung des Patienten münden können. Die einfachste und gesündeste Hilfe dagegen ist der kollegiale Austausch und die fallbezogene Supervision, z. B. in Balint-Gruppen.*

Frage 102

? Was versteht man unter „Dritte-Welle-Therapien“?

! **In Ergänzung zu den etablierten Psychotherapieformen, v. a. der kognitiven Verhaltenstherapie (CBT), haben sich in den letzten Jahren Therapieverfahren entwickelt, die auf Prinzipien der Achtsamkeit und Meditation beruhen.**

i *Eine gut untersuchte und auch bei chronischen Schmerzen wirksame Methode ist die Akzeptanz- und Commitment-Therapie (ACT). Ein wichtiges Prinzip dieser Methode ist dabei, dysfunktionale und schädliche Kontrollversuche abzubauen, indem unangenehmen Empfindungen ein Raum zugewiesen wird, in dem sie „als das, was sie sind, nicht als das, was sie zu sein vorgeben“, sich aufhalten können. Darüber hinaus geht es um die Klärung von Werten und Lebenszielen, aus denen sich eine innere Selbstverpflichtung (Commitment) ergibt.*

Dabei gibt es eine Wesensverwandtschaft zu dem Begriff „Eudaimonie“ der antiken Philosophie, unter dem man stark verkürzt „Bedeutung und Ziel im Leben“ verstehen kann. In einer Studie konnte man nachweisen, dass eine gute Eudaimonie den Mangel an Beziehungen in Bezug auf die Expression von Stressgenen mehr als ausgleichen konnte.

Frage 103

? Was versteht man unter achtsamkeitsbasierter Stressreduktion (Mindfulness-based Stress Reduction, MBSR)?

! **Die MBSR ist ein von dem Molekularbiologen Jon Kabat-Zinn in den späten 1970er-Jahren in den USA entwickeltes Programm der Stressbewältigung durch gezielte Aufmerksamkeitslenkung und Entwicklung von Achtsamkeit.**

i *Bei allen Übungen der MBSR (z. B. Body-Scan), die Elemente von Meditation und Yoga enthalten, steht das nicht wertende Annehmen dessen, was gerade im Augenblick wahrnehmbar ist, im Vordergrund. Metaanalysen zeigten, dass durch MBSR psychisches Leid und der Umgang mit Krankheiten und ihren Körpersymptomen reduziert werden können. Eine in 2016 publizierte Studie an Patienten mit chronischer Lumbago zeigte gleich gute Effekte der MBSR und der kognitiven Verhaltenstherapie. Die US-amerikanische Centers for Disease Control and Prevention (CDC) fordern inzwischen für den Behandlungspfad von Nicht-Tumor-Schmerzpatienten primär nicht pharmakologische Ansätze einzusetzen.*

Frage 104

Was versteht man unter der „Emotional Awareness and Expression Therapy" (EAET)?

Hierunter versteht man eine aus der tiefenpsychologischen Psychotherapie abgeleitete Kurzform der Psychotherapie. EAET integriert psychodynamische, emotionsfokussierte und expositionsbasierte Modelle und wurde speziell für zentralisierte somatische Zustände entwickelt.

Bei mittelgroßer bis großer Korrelation zwischen emotionalem Ausdruck und positivem Ergebnis in jeder Psychotherapie ist das Kernkonzept der EAET eine psychodynamisch orientierte Behandlung, die sich auf das emotionale Erleben und den emotionalen Ausdruck während der Sitzung konzentriert, während die Intensität des wahrgenommenen Schmerzes und anderer somatischer Symptome beobachtet wird. Die Wirksamkeit dieses Verfahrens wurde in mehreren randomisierten klinischen Studien nachgewiesen, auch bei typischen chronischen Schmerzsyndromen wie dem Fibromyalgiesyndrom. Dabei zeigte sich auch eine Überlegenheit gegenüber CBT und MBSR. Neben psychoedukativen Faktoren spricht die EAET insbesondere Trauma bezogene Emotionen an, deren Veränderungen die Hauptursache für die Therapieeffekte sein können. Große epidemiologische Studien haben gezeigt, dass etwa 70 % der Patienten mit typischen chronischen Schmerzen ein psychologisches Trauma erlebt haben, oft schon in der Kindheit.

3.4 Psychische Komorbidität

Stefan Henniger, Burkard Jäger, Stefanie Meyer

Frage 105

Gibt es einen Zusammenhang zwischen chronischen Schmerzzuständen und seelischen Erkrankungen?

Ja! In einer großen Zahl von Studien ließ sich belegen, dass es eine deutlich erhöhte Prävalenz für seelische Erkrankungen unter Schmerzpatienten und umgekehrt eine deutlich erhöhte Prävalenz von chronischen Schmerzpatienten in psychiatrischen Patientenkollektiven gibt. Die Prävalenz variiert allerdings sehr stark – je nach gewähltem Assessmentverfahren und dem Setting, in dem die Patienten untersucht werden.

In einer kanadischen Untersuchung wurde eine repräsentative Stichprobe der Allgemeinbevölkerung mittels strukturierter Interviews untersucht. Chronischer Rückenschmerz lag bei 9 % der Untersuchten vor. Während in der Allgemeinstichprobe eine Depression bei 5,9 % der Untersuchten vorlag, zeigten 19,8 % der Rückenschmerzpatienten eine depressive Symptomatik. Die Kombination beider Krankheitsbilder zeigte die höchste Vorhersagekraft für Teilhabe- und Leistungseinschränkungen. Eine große Metaanalyse zeigte eine Prävalenz für Depression von 39 % und für eine Angststörung von 40 % bei Personen mit chronischen Schmerzen, vor allem bei dem Fibromyalgiesyndrom, bei Frauen und jüngeren Personen. Im Vergleich zu Kontrollgruppen war die Prävalenz um den Faktor 3 (Depression) bis 4,5 (Angst) erhöht.

In einer internationalen Studie der WHO konnte der Zusammenhang zwischen chronischen Schmerzen und seelischer Gesundheit über 5 Kontinente hinweg festgestellt werden. Ein Zusammenhang besteht nicht nur im Vergleich gesunder versus depressiver Probanden (Depression OR 2,1, Dysthymie OR 2,8) sondern auch für Angsterkrankungen (OR 2,7), Agoraphobie und Panikstörung (OR 2,1), soziale Phobie (OR 1,9) und Posttraumatische Belastungsstörung (OR 2,6). Für Alkoholmissbrauch bzw. Alkoholabhängigkeit fand sich ein vergleichsweise schwächerer Zusammenhang (OR 1,6).

Frage 106

Steigert eine chronische Schmerzerkrankung das Risiko, eine seelische Erkrankung zu entwickeln?

Ja!

Es ist nicht überraschend, dass chronischer Schmerz das Risiko für seelische Erkrankungen, insbesondere depressive Störungen, deutlich erhöht. In prospektiven Studien zeigen rund 25 % der zunächst nicht seelisch beeinträchtigten Probanden nach 3 Jahren Schmerzerkrankung eine depressive Stimmungsstörung. Die Stärke der Schmerzen zu Beginn und das Alter der Betroffenen zeigen die höchste Vorhersagekraft. Jüngere Schmerzpatienten zeigen ein höheres Risiko sekundär an einer Depression zu erkranken als Ältere (Altersgruppe 15–24 Jahre: OR 2,5; Altersgruppe 55–64 Jahre: OR 1,0).

Frage 107

Steigern seelische Erkrankungen, insb. depressive Störungen, das Risiko für die Entwicklung chronischer Schmerzen?

Ja!

Eine Vielzahl an prospektiven Studien konnte insbesondere für die Krankheitsbilder chronischer Rückenschmerz und Migräne aufzeigen, dass eine depressive Stimmungsstörung eine hohe – in vielen Studien die höchste - Vorhersagekraft für das Auftreten neuer Schmerzerkrankungen hat. Weitere wichtige Prädiktoren sind der soziale Status, die Zufriedenheit im Beruf und die erlebte soziale Unterstützung – Faktoren, die auch eng mit dem seelischen Gleichgewicht verknüpft sind.

Frage 108

Hat die Komorbidität von seelischer Erkrankung und chronischem Schmerz einen Einfluss auf die Prognose der Schmerzerkrankung?

Ausdrücklich ja!

Es ist wichtig, eine depressive Störung frühzeitig zu diagnostizieren und durch geeignete Maßnahmen parallel zum Schmerz zu behandeln.

Viele Autoren weisen aufgrund der reziproken Beziehung zwischen Schmerz und Depression auf die Bedeutung einer frühzeitigen Erkennung und Behandlung einer Depression im Verlauf einer chronischen Schmerzerkrankung hin. Komorbid bestehende depressive Störungen können demnach Entzündungsprozesse beschleunigen, die Therapieadhärenz einschränken und zu dysfunktionalem Gesundheitsverhalten beitragen.

Frage 109

Welche wissenschaftlichen Belege gibt es für einen kausalen Zusammenhang zwischen Schmerz und Depression?

Chronischer Schmerz führt häufig zur Depression. Umgekehrt gilt die depressive Stimmungsstörung als stärkster Prädiktor für das Auftreten von bestimmten Schmerzerkrankungen, z. B. chronischen Rückenschmerzen.

Es finden sich in empirischen Studien starke Belege für die Bedeutung psychosozialer Variablen beim Übergang von akutem in chronischen Schmerz. Auf der zellulären Ebene ist als gemeinsamer Nenner die Neuroinflammation anzunehmen. Als gemeinsames biologisches Kennzeichen von Depression und chronischem Schmerz gelten ferner eine Dysregulation (in Form einer Überaktivität) des Hypothalamus-Hypophysen-Nebennierenrinden-Systems (HHN-Achse) sowie Auffälligkeiten im Stoffwechsel der folgenden 4 Neurotransmitter: Serotonin, Noradrenalin, Substanz P und Kortikotropin-Releasing-Faktor.

Eine depressive Stimmungslage führt nicht selten auch zu dysfunktionalen Verhaltensweisen, z. B. im Sinne einer verminderten Selbstfürsorge und damit zu einer Verschlechterung des Therapieoutcomes. Selten können auch bewusste oder unbewusste masochistische Neigungen therapeutische Bestrebungen unterlaufen.

Frage 110

Gibt es persönlichkeitsstrukturelle Gemeinsamkeiten von Patienten mit Depression und anhaltendem Schmerz?

Ja.

Persönlichkeitsrelevante Merkmale, wie die Neigung zum Katastrophisieren, das anhaltende Gefühl von Hilflosigkeit oder eine niedrige Selbstwirksamkeitserwartung, finden sich teststatistisch gehäuft sowohl bei depressiven Menschen als auch bei chronischen Schmerzpatienten.

Frage 111

Chronischer Schmerz und somatoforme Störungen: Gibt es einen Zusammenhang zwischen allgemeinen (nicht durch Schmerzen verursachte) Körperbeschwerden und chronischen Schmerzen?

Ja. Eine hohe Klagsamkeit für Körperbeschwerden bedeutet ein höheres Risiko für die Chronifizierung von Schmerzen. Umgekehrt bedeuten 2 chronifizierte Schmerzorte eine Verzehnfachung der Wahrscheinlichkeit für das Auftreten von körperlichen Allgemeinbeschwerden!

Die somatoformen Störungen (in der ICD-10 u. a. als Somatisierungsstörung oder somatoforme autonome Funktionsstörungen, in der ICD-11 als somatische Belastungsstörung beschrieben) sind eine Gruppe psychosomatischer Erkrankungen mit über längere Zeit beobachtbaren, teils wechselnden körperbezogenen Beschwerden, teilweise erklärbar als vegetative Dysregulation z. B. im kardiovaskulären oder dem respiratorischen System und/oder im Gastrointestinaltrakt.

Als gemeinsames Charakteristikum zwischen chronischem Schmerz und somatoformen Störungen sei hier auf den anhaltenden Beschwerdedruck hingewiesen, obwohl die Beschwerden in beiden Fällen nicht mehr oder nicht ausreichend körperlich erklärt werden können. Ferner finden sich in beiden Gruppen eine stark ausgeprägte somatische Ursachenüberzeugung i. S. einer organischen Störung und vermehrt eine dysfunktionale und hohe Inanspruchnahme des Gesundheitssystems. Die nicht selten bestehende dysfunktional hohe Aufmerksamkeitsfokussierung auf die Symptomatik wird als somatosensorische Amplifikation bezeichnet (s. auch Frage 70).

Die Länge der Arbeitsunfähigkeit und die Häufigkeit der Arztbesuche bei Patienten mit chronischen Schmerzen hängt eng mit der Anzahl organisch nicht erklärter Körperbeschwerden insgesamt zusammen. In einer größeren prospektiven Bevölkerungsstudie ließ sich zeigen, dass der Neubeginn, wie auch das Fortschreiten von chronischem, multilokulärem Schmerz durch eine erhöhte Zahl organisch unerklärter Nicht-Schmerz-Körperbeschwerden bereits bei Erstuntersuchung vorhergesagt werden konnte. Umgekehrt konnte gezeigt werden, dass die Angabe von 2 oder mehr Schmerzarten (Bauch, Rücken, Kopf …) mit einer Verzehnfachung der Wahrscheinlichkeit für vermehrte Nicht-Schmerz-Körperbeschwerden einherging.

Frage 112

Welcher Zusammenhang besteht zwischen chronischem Schmerz und Traumafolgestörungen (Posttraumatische Belastungsstörung, PTBS; Posttraumatic Stress Disorder, PTSD)?

Nicht selten ist der Ursprung des Traumas auch der Ursprung der Schmerzentwicklung, insbesondere bei Gewalt-, Unfall- oder Kriegstraumata, oft auch mit gleicher körperlicher Lokalisation.

Traumata können zu dysfunktionalen Kognitionen und Intrusionen (Flashbacks) und damit zu einer allgemeinen Übererregung führen. Physiologische Übererregung und kognitive Furchtkomponenten gehen oft mit körperlichen Symptomen einher (z. B. Herzrasen, Schmerzen), die in katastrophisierender Art missinterpretiert werden. Chronische Schmerzen können aber auch Nachhallerinnerungen repräsentieren, d. h. ein nachfolgendes und regelmäßig wiederkehrendes Schmerzerlebnis erfolgt als Flashback-Erinnerung ohne körperliches Korrelat.

Eine solche Situation mündet oft in Vermeidungsverhalten und Inaktivität. Dabei kann das Fear-Avoidance-Modell als Grundlage der Entstehungs- und Aufrechterhaltungsprädiktoren sowohl für eine PTBS als auch für chronischen Schmerz angenommen werden. Beide Störungen wurden im Perpetual-Avoidance-Modell zusammengeführt, bei dem nicht nur die physiologische Übererregung, sondern auch die Schmerzen und die dysfunktionalen Katastrophisierungs- und Furchtgedanken die Inaktivität begünstigen.

Frage 113

Chronischer Schmerz nach Einwirkung einer seelischen Traumatisierung: Welche Merkmale sprechen für eine klinische Posttraumatische Belastungsstörung (PTBS)?

- **Vermeidung**
- **Intrusionen (Flashbacks)**
- **Übererregung**

In der ICD-10 wird eine Situation kürzerer oder längerer Dauer, mit außergewöhnlicher Bedrohung oder katastrophenartigem Ausmaß, die bei fast jedem eine tiefe Verzweiflung hervorrufen würde, als Grundlage für die Entstehung einer PTBS genannt. Als Kardinalsymptome der PTBS gelten:

- *Vermeidung aller Reize, die an das Trauma erinnern*
- *Nachhallerinnerungen an das Trauma in Form von Bildern, Gerüchen, körperlichen Missempfindungen*
- *Hyperarousal mit der Unfähigkeit, zur Ruhe zu kommen, häufig ausgeprägten Schlafstörungen, Konzentrations- und Gedächtnisstörungen*

Frage 114

Können kindliche Mangel- oder Trauma-Erfahrungen für chronischen Schmerz prädisponieren?

Ausdrücklich ja!

Es gilt als gesichert, dass die Rate von körperlichem und sexuellem Missbrauch und den sogenannten „weicheren" Belastungsfaktoren, wie Vernachlässigung oder emotionalem Missbrauch, in der Kindheit von Patienten mit chronischen, nicht eindeutig somatisch erklärbaren Schmerzen mindestens doppelt so hoch ist wie in der Normalbevölkerung – dies völlig unabhängig von einer Traumafolgestörung (PTBS) im engeren Sinne.

Frage 115

Welche seelischen Faktoren können zum Failed-Back-Surgery-Syndrom beitragen?

Perioperativ auftretende Ohnmachtsgefühle können das seelische Gleichgewicht bei Patienten mit biografischer Vulnerabilität erschüttern.

Es wird vermutet, dass sich durch das Erleben von Ohnmacht und Ausgeliefertsein sowohl im Schmerz als auch in den medizinischen und v. a. perioperativen Maßnahmen sowie durch dysfunktionales Erleben von Beziehungen frühere traumatische oder schmerzhafte Erfahrungen zu Bezugspersonen reaktualisieren und aufgrund der häufig bestehenden Selbstwert- oder Beziehungsstörungen das seelische Gleichgewicht erschüttern. Es gilt als wahrscheinlich, dass psychophysiologische, ggf. auch epigenetische Zusammenhänge zwischen traumatischen Erfahrungen und chronischen Schmerzen existieren: Veränderungen im Kortisol-Metabolismus und eine anhaltend erhöhte Schmerzwahrnehmung im Sinne einer noziplastischen Schmerzverstärkung scheinen hier von Bedeutung zu sein.

Frage 116

Gibt es einen Zusammenhang zwischen chronischem Schmerz und Substanzmittelmissbrauch?

Ja.

Einerseits wird ein Einsatz von Substanzen (v. a. Alkohol, Betäubungsmitteln, Tranquilizer und anderen suchtauslösenden Medikamenten, aber auch initial iatrogen verordnete Medikamente wie Opiate, Opioide, Pregabalin) als fehlgeleitete oder übermäßige Selbstmedikation und somit als dysfunktionale Copingstrategie interpretiert werden, andererseits kann von einem erhöhten Verletzungs- und Unfallrisiko unter Substanzeinfluss ausgegangen werden, welches eine Schmerzentwicklung auslösen kann.

Depressionen und andere seelische Erkrankungen können mit stärker ausgepägten Entzugssymptomen und einem erhöhten Rückfallrisiko einhergehen. Umgekehrt können im Rahmen eines Entzugs psychische Beschwerden wie vorbekannte Depressionen, Ängste und PTBS erneut exazerbieren.

3.5 Placebo/Nocebo

Burkard Jäger, Stefan Henniger, Stefanie Meyer

Frage 117

Was ist die wesentliche Voraussetzung für eine Placebowirkung? Die Form der Intervention (Pille, Kapsel, Manualtherapie, Operation etc.), die Persönlichkeit des Arztes oder die Wirkerwartung beim Patienten?

Die Wirkerwartung beim Patienten

Richtung und Stärke der Wirkerwartung beim Patienten sind die wesentlichen Voraussetzungen für das Auftreten eines Placeboeffekts. Zudem gibt es überzeugende Untersuchungen dazu, dass die unmittelbar vorausgehende Bedingung die Wirkerwartung beim Verordnenden oder Anwender und dessen Überzeugungskraft ist, also somit auch die Persönlichkeit des Arztes oder Anwenders.

Frage 118

Welche ärztlichen Interventionen können neben einer Medikamentengabe Träger einer Placebowirkung sein?

Alle ärztlichen (wie auch psychologischen!) Interventionen, die vom Patienten wahrgenommen werden, können eine Placebowirkung beinhalten.

Bereits in den 1950er-Jahren wurden die Erfolge bestimmter Operationsverfahren (zur Verbesserung der Myokardversorgung) durch Placeboversuche als Placebowirkung entlarvt, bei Studien mit umstrittenen Operationsverfahren ist eine Placebokontrolle daher ebenfalls sinnvoll und üblich. In letzter Konsequenz beinhalten alle, insbesondere aber viele „weiche" Verfahren und Techniken (z. B. Anwendungen von Strom, Kurzwellen, Wärme oder Kälte), nachgewiesenermaßen einen hohen Placeboanteil, der natürlich auch vor der Psychotherapie nicht haltmacht. Placebo-Interventionen, von denen weder der Arzt noch der Patient weiß, können keine Wirkung haben. Daher gibt es nicht das Placebo an sich, sondern nur Placebowirkungen. Allerdings konnte in einem randomisierten placebo-kontrollierten Design gezeigt werden, dass positive Suggestionen auch dann noch wirksam sind, wenn sie intraoperativ (über Kopfhörer) in tiefer Vollnarkose „verabreicht" werden.

Frage 119

Wie nennt man Placebos mit fehlendem spezifischem Wirkstoff, die aber Substanzen enthalten, die eine unspezifische Wirkung, ähnlich einer Nebenwirkung hervorrufen?

Pseudoplacebos, unreine Placebos oder aktive Placebos

Als unspezifische Wirkungen kommen z. B. physiologische Veränderungen wie eine Beschleunigung des Herzschlags (z. B. durch Koffein), Schweißbildung (Atropin) oder sedierende Wirkungen (Antihistaminika) infrage. Man nimmt auch an, dass die – spürbaren, aber meist ungefährlichen – Nebenwirkungen echter Therapeutika, z. B. die anticholinergen Nebenwirkungen der trizyklischen Antidepressiva, wirkungsverstärkend wirken. Pseudoplacebos gelten als deutlich wirksamer als echte oder reine Placebos!

Frage 120

Gibt es eine wissenschaftliche Erklärung für die analgetische Wirkung von Placebos?

Ohne jede Frage ja!

Der Hauptanteil der Placeboanalgesie geht aller Wahrscheinlichkeit nach auf die placebogetriggerte Ausschüttung von Endorphinen und Endocannabinoiden zurück, die durch Antagonisieren dieser Wirkungen durch Naloxon und Rimonabant recht gut belegt ist. Man weiß aber auch, dass ein durch dieses Modell unerklärter Wirkanteil verbleibt, der wahrscheinlich durch Konditionierungseffekte oder das Belohnungssystem des ZNS vermittelt wird. In jedem Fall ist Placeboanalgesie vielfach und in strengen Designs belegt, sodass eine realwissenschaftliche Erklärung bestehen muss.

Frage 121

Wirkt Placeboanalgesie auch in randomisierten kontrollierten Studien (RCT), bei denen weder Arzt noch Patient wissen, bei welchem Studienteilnehmer ein Analgetikum gegeben wurde?

Es kommt zu einer Wirkung in Abhängigkeit von den vorab gegebenen Erklärungen (Informed Consent) und damit den Wirkerwartungen auf Seite des Patienten.

Weiß der Patient z. B., dass er im Rahmen einer klinischen Studie entweder das Verum oder das Placebo erhält, wird er sich eine 50 %-Chance ausrechnen, das Verum zu erhalten. Das allein führt zu einer gewissen Wirkung im Placeboarm.

In Studien mit einem verdeckten Design, in dem einem Teil der Patienten nicht mitgeteilt wurde, wann die Infusion mit dem Schmerzmittel beginnt, zeigte sich, dass die Schmerzlinderung wesentlich später und weniger intensiv auftrat im Vergleich zu der Patientengruppe, der der genaue Zeitpunkt des Beginns der Schmerzmittelgabe bekannt gegeben worden ist.

Im Unterschied zu den klinischen Studien in der Vergangenheit ist bei den heutigen, immer komplexeren Untersuchungen, bei denen insgesamt mehr Erhebungen vorgenommen werden und damit den Studienteilnehmern mehr Aufmerksamkeit entgegengebracht wird, die Wirksamkeit in den Placebogruppen angestiegen.

Frage 122

? Kann ich von einer ausgeprägten Placebowirkung im Einzelfall auf Persönlichkeitsmerkmale wie Suggestibilität oder eine eher abhängige Persönlichkeitsstrukturierung schließen?

! **Nein, dieser Schluss ist nicht zulässig.**

i *Die Suche nach einer Placebopersönlichkeit hat in über 60 Jahren Forschung kein greifbares Resultat erbracht. Als einziges Ergebnis, das einigermaßen konstant bleibt, wurde wiederholt festgestellt, dass Placeboresponder etwas ängstlicher sind als Non-Responder.*

Diese Tatsache lässt sich zudem recht gut erklären: der eher ängstliche Patient mit größeren Gesundheitssorgen ist mehr als der unängstliche Patient auf eine Hilfe durch eine ärztliche Intervention angewiesen.

Einige Studien zeigen, dass sprachlich-semantische Merkmale Placeboresponder von Non-Respondern unterscheiden können, was sowohl für die klinische Praxis als auch im Bereich der klinischen Forschung bedeutsam ist.

Frage 123

? Kann ich bei einer ausgeprägten analgetischen Wirkung eines Placebos, z. B. bei einer eingeforderten „Not-Gabe" durch das Pflegepersonal, auf ein eher psychisch bedingtes Schmerzgeschehen schließen?

! **Nein, dieser Schluss ist nicht zulässig.**

i *Es ist anzunehmen, dass jeder Mensch von Placebowirkungen profitiert, wenn diese nur hinreichend seinen Vorstellungen über die möglichen Wirkungen im Körper entsprechen – was im Übrigen auch jedem Menschen zu wünschen wäre! Placebowirkungen bei Schmerz sagen nichts über die Persönlichkeit des Betroffenen, Simulation oder Aggravation aus und geben keine Auskunft über das Ausmaß einer psychischen Mitbeteiligung bei der Entstehung oder Aufrechterhaltung der Symptome. Allerdings sollten nur offene Placebos im klinischen Alltag verwendet werden. Verdeckte Placeboapplikationen gelten als ethisch nicht vertretbar. Kontextabhängig kann der Placeboeffekt in der Schmerztherapie durch positive und realistische Informationen so weit wie möglich ausgeschöpft werden.*

Frage 124

? Ist die Placeboanalgesie wirksamer bei krankheitsbedingtem Schmerz oder bei experimentell erzeugtem Schmerz?

! **Placebos unter analgetischer Wirkerwartung wirken bei krankheitsbedingtem Schmerz besser.**

i *Man erklärt sich diese Tatsache so, dass der Patient viel mehr als die Versuchsperson unter Krankheits- und Progredienzängsten leidet und sich damit stärker auf einen neuen Behandlungsansatz und damit die Entwicklung von hoffnungsvollen Kognitionen angewiesen fühlt. Daher wären Patienten viel eher bereit, einem Placebo eine Wirkerwartung zuzuschreiben.*

Frage 125

? Können Placebos auch schaden?

! **Ja, wenn die negativen Wirkungen einer eigentlich unwirksamen Intervention überwiegen, spricht man vom „Nocebo"** (lat. **„ich werde schaden" gegenüber dem „ich werde nutzen" der positiv wirkenden Leerintervention).**

i *Im Rahmen klinischer Studien wird regelmäßig die Erfahrung gemacht, dass Patienten die zu erwartenden Nebenwirkungen genauso sensibel aufnehmen und nachahmen wie die zu erwartenden Wirkungen und sich somit gleichartige Nebenwirkungen auch im Placeboarm ausbreiten. Berühmt geworden ist der Teilnehmer einer kardiologischen Studie, der in suizidaler Absicht seine gesamte Studienmedikation genommen hat und mit erheblicher Tachykardie und Blutdruckabfall intensivpflichtig wurde. Als sich herausstellte, dass er der Placebogruppe angehörte, konnte er weitgehend symptomfrei direkt von der Intensivstation entlassen werden.*

Frage 126

? Sind Placebos auch wirksam, wenn ich sie unter der Offenlegung der Tatsache gebe, dass es sich um ein Placebo handelt?

! **Erstaunlicherweise ja!**

Untersuchungen haben gezeigt, dass Placebos sogar bei vollständiger Offenlegung („Sie bekommen von mir ein Placebo.") eine Wirkung auf die Beschwerden haben (auch „Open-Label-Placebo" genannt). Ausschlaggebend ist alleine die Wirkerwartung beim Patienten. Wenn ich den Patienten über die empirische Realität der zu erwartenden Placebowirkung aufkläre, kann dieser durchaus eine gut begründete Wirkerwartung entwickeln. Interessant ist die Beobachtung, dass ein offen gegebenes teures Placebo besser wirkt als ein offenes billiges Placebo.

Frage 127

Lassen sich die positiven Wirkungen eines (zu) niedrig dosierten Psychopharmakons (z. B. ein analgetisch wirksames Antidepressivum) auch durch Placeboeffekte erklären?

Grundsätzlich ja!

In Abhängigkeit von den von Person zu Person unterschiedlich ausfallenden spezifischen Effekten, den auftretenden Nebenwirkungen und den bestehenden Wirkerwartungen können die Effekte durch die Wirkerwartungen überwiegen, insbesondere, wenn empfundene Nebenwirkungen diese im Sinne eines „aktiven Placebos" oder eines „Pseudoplacebos" verstärken.

Frage 128

Gehören Schmerzsyndrome eher zu den placeboreagiblen Beschwerden oder sprechen Schmerzen im Vergleich zu anderen Beschwerden eher schwer auf Placebos an?

Schmerzen gehören grundsätzlich zu den Symptomen, die besonders gut auf Placebos reagieren.

Auch in kritischen Metaanalysen haben sich Schmerzsyndrome als die einzige Gruppe von Beschwerden herausgestellt, bei denen gegenüber der unbehandelten Gruppe über viele Studien hinweg signifikante Placebowirkungen nachgewiesen wurden, und die sowohl bei dichotomen (geheilt vs. krank) und stetigen Maßen (z. B. Schmerzskala) Bestand hatten.

Frage 129

Ist die bewusste Placebogabe, also z. B. die Gabe einer bekanntlich inerten Substanz, unter der Vorgabe, ein wirksames Therapeutikum zu verabreichen, ethisch vertretbar?

Im Prinzip nein, Ausnahmen können sehr kurzfristige therapeutische Beziehungen sein, z. B. im Notdienst.

Dies ist natürlich eine sehr persönliche Entscheidung des Arztes und bei erkennbaren Vorteilen von Placebos im Einzelfall kann es als sehr verführerisch erscheinen, diese auch längerfristig zu geben. Letztlich wird man aus ethischen Gründen aber zu dem Schluss kommen müssen, dass die Placebogabe eine bewusste Täuschung des Patienten ist, wodurch die längerfristige ärztliche Beziehung unumgänglich gefährdet wird. In klinischen Studien muss der Patient darüber aufgeklärt werden, dass die Möglichkeit besteht, dass er ein Placebo erhält.

Frage 130

Wie kann man sich den Placeboeffekt auch in langfristigen therapeutischen Beziehungen zunutze machen, ohne eine ethisch schwer haltbare Position einnehmen zu müssen?

Durch den Rückgriff auf sehr schwache Interventionen bzw. niedrigdosierte Pharmaka oder die Anwendung eines komplementärmedizinischen Verfahrens.

Die Anwendung eines komplementärmedizinischen Verfahrens zur Nutzung des Placeboeffekts erscheint v. a. dann interessant und fern des Verdachts der bewussten Täuschung, wenn der Anwender selbst an eine spezifische Wirksamkeit des Verfahrens glaubt. Man kann dann eine komplementäre Definition der Situation feststellen: Schulintern würde von einer spezifischen Wirkung ausgegangen werden, schulextern von einem Placeboeffekt. Die Nutzbarmachung der Placebowirkungen spricht hier (in Grenzen) durchaus auch für spirituelle Anteile in der Medizin.

Frage 131

Wirken Placebos auch dann, wenn weder der Arzt noch der Patient Ziel, Absicht und Zeitpunkt der Placebogabe kennen?

Nein, so können Placebos natürlich nicht wirken.

Placebowirkungen sind auf die Wirkerwartung beim Patienten angewiesen, die zumeist beim ärztlichen Kontakt vermittelt wird. Im gleichen Sinne können Placebos nicht beim bewusstlosen Patienten wirken. Placebowirkungen sind in ausgeprägtem Maße an höhere Funktionen des ZNS gebunden. Siehe hierzu auch Frage 118.

3.6 Psychologische Chronifizierungsfaktoren

Paul Nilges

Frage 132

Sind depressive Störungen Ursache oder Folge chronischer Schmerzen?

Depressive Verstimmungen sind (mit Ausnahmen) Konsequenz chronischer Schmerzen.

Sowohl für Diagnostik und Behandlung im klinischen Alltag als auch für die Forschung ist die Richtung des Zusammenhanges ein ständiges und wichtiges Diskussionsthema. Ursprüngliche Vermutungen, dass Depressionen für die meisten Formen chronischer Schmerzen verantwortlich sind, sind inzwischen obsolet und lassen sich vor allem auf methodische Fehler früherer Studien zurückführen. Selbstverständlich können Depressionen auch mit Schmerz einhergehen. Es handelt sich jedoch keinesfalls um einen pathognomonischen Zusammenhang. Die Schmerzerfahrung selbst ist häufiger mit Beeinträchtigungen der Stimmung verbunden (in der Regel unterhalb der diagnostischen Kriterien für eine klinisch relevante Depression). Bei vielen somatischen Erkrankungen ist dies ein regelmäßiger Befund, Antidepressiva können dabei wirksam zur Linderung körperlicher Symptome beitragen, ohne dass die Diagnose Depression („ex juvantibus") zutrifft.

Frage 133

Welche Bedeutung hat das Konzept „Schmerzpersönlichkeit"?

Lediglich historische Bedeutung

Entsprechend dem derzeit noch sehr verbreiteten dualistischen Konzept wurden und werden bei chronischen Schmerzen ohne plausible somatische Befunde alternativ psychische Störungen als Begründung herangezogen. Dabei wurde traditionell auf „Strukturdiagnosen" zurückgegriffen, auf vermutet überdauernde Merkmale der Person. Einflussreiches Beispiel war, von George Engel in den 1950er-Jahren veröffentlicht, die Schmerzpersönlichkeit (Pain-Prone Personality = zu Schmerz neigende Persönlichkeit) als Erklärung für chronischen Schmerz. Demnach sind Schmerzpatienten eine relativ homogene Gruppe, die durch auffallend belastende biografische Erfahrungen, Persönlichkeitsstörungen und ausgeprägte klinische Störungen charakterisierbar sind. Vermutet wurde ein direkter Zusammenhang zwischen Psychopathologie und der Entwicklung von Schmerz. Epidemiologische Studien, bei denen repräsentative Bevölkerungsstichproben mit zuverlässigen Verfahren diagnostiziert wurden, belegen ein erhöhtes Risiko psychischer Belastungen (Depression und Angst) für Personen, die unter chronischen Schmerzen leiden. Bei der überwiegenden Mehrzahl der Schmerzpatienten ist jedoch keine psychologisch/psychiatrische Diagnose feststellbar.

Sowohl die Abgrenzung verschiedener Persönlichkeitsstörungen voneinander als auch die Stabilität des Konzeptes „Persönlichkeit(sstörung)" sind inzwischen empirisch nicht mehr haltbar. Das ursprünglich kategoriale Konzept der Persönlichkeitsstörungen wurde in der ICD-11 abgeschafft und durch ein dimensionales Konzept ersetzt.

Kein psychopathologisches Modell hat dauerhafte und wesentliche Beiträge zur Frage der Chronifizierung leisten können. Im klinischen Alltag werden sie als „Hilfskonstruktionen" zum Verständnis einzelner Patienten verwendet („klassischer Migränetyp"), häufiger jedoch dienen sie der „Entlastung" von enttäuschten Untersuchern und Behandlern, die regelmäßig „schmerzhaft" die Grenzen von Diagnostik und Therapie erleben.

Frage 134

Was bedeutet chronisch?

Viel mehr als zunächst vermutet

Die pragmatische Definition von chronisch als Schmerz, der drei bzw. sechs Monate oder länger anhält, definiert das Problem nur oberflächlich. Der Begriff „chronisch" wird in der wissenschaftlichen Literatur zur Schmerztherapie erst seit den 1970er-Jahren verwendet. Begriffe wie persistierend, aber auch stigmatisierende Bezeichnungen wie „unbehandelbar" und „abnormal" waren üblich. Unklar sind dabei zeitliche und ätiologische Aspekte: Handelt es sich um anhaltende Schmerzen oder chronisch rezidivierende; sind somatische pathologische Faktoren für die Aufrechterhaltung (mit)verantwortlich oder reversible Funktionsstörungen?

Inhaltlich bedeutsam für Diagnose und Behandlung der Patienten ist die Integration weiterer Bereiche: Bestehen schmerzbedingte Behinderungen im Alltag, sind psychische Belastungen feststellbar und sekundäre körperliche Veränderungen (z. B. der Muskulatur durch Schon- und Fehlhaltungen), die alle zur weiteren Chronifizierung beitragen können – aber nicht müssen. Chronisch lässt sich besser im Sinne eines Prozesses beschreiben, weniger als klar definierter Zeitpunkt oder Zeitraum. Der Begriff chronisch ist auch nicht im Sinne einer Prognose oder eines Schweregrades zu verstehen.

Als chronisch werden Schmerzen dann bezeichnet, wenn sie eine zentrale Bedeutung im Leben einnehmen, mit erfolglosen Therapieversuchen und Enttäuschungen verbunden sind, zu gravierenden Einschränkungen der Lebensqualität führen, mit bedrückter Stimmung, Ängsten und reduzierter Leistungsfähigkeit einher gehen.

Zu Beginn der Schmerztherapie in den 1970er-Jahren wurde chronischer Schmerz im Rahmen eines biomechanisch-kausalen Modells als eine Art aus dem Ruder gelaufener verlängerter Akutschmerz verstanden und bevorzugt mit klassischen Verfahren zur Unterbrechung der „Schmerzleitung" behandelt (Medikamente, Operationen, Regional- bzw. Lokalanästhesie). Zu chronischem Schmerz tragen nach dem derzeit geltenden biopsychosozialen Konzept eine Vielzahl von Wechselwirkungen von Risiko- aber auch Resilienzfaktoren bei. Vor allem neurobiologische Befunde haben unser Verständnis von „chronisch" erweitert und komplexe kortikale Reorganisationsprozesse nachgewiesen. Das Konzept „chronisch" mit seinen Konnotationen ist selbst ein Teil des Problems: Einerseits mit 50 Jahren Historie noch relativ neu, sind mit „chronisch" auf dem Hintergrund des dualistischen Krankheitskonzeptes ungünstige Prognosen und negative Bewertungen verbunden. Bei Rückenschmerzen werden noch immer einfache biomechanische degenerative und damit „irreversible" Veränderungen angeschuldigt, verbunden mit der Hoffnung auf schnelle chirurgische Problemlösungen. Der Wirbelsäulenchirurg Nachemson stellt fest: „Bei Rückenschmerzen geht es nicht nur um die Wirbelsäule, es geht genauso um das Gehirn."

Frage 135

Welche Screening-Verfahren für psychosoziale Chronifizierungsfaktoren gibt es?

Screening-Verfahren, die Angst, Depressivität und Behinderung erfassen, sind Standard in der Schmerzdiagnostik.

Im Schmerzfragebogen der deutschen Schmerzgesellschaft werden die Merkmale Depressivität, Angst und Stressbelastung mit dem DASS erfasst (Depression, Anxiety and Stress Scale; jeweils 7 Fragen). Mehrere Aspekte von Behinderung werden zudem mit der Von-Korff-Graduierung (s. Frage 137) erfasst. Auffällige Testwerte sollten als Hinweis auf die Notwendigkeit einer genaueren Diagnostik gewertet werden. Traditionell verwendete Fragebögen für Angst und Depression (z. B. HADS, ADS) sind an Personengruppen normiert, die nicht primär an körperliche Beschwerden leiden. Schmerzen und andere somatische Symptome sind mit erhöhten Werten für psychische Belastung verbunden, die jedoch häufig mit der Grunderkrankung zusammenhängen und weniger als Kriterien psychischer Störung zu werten sind. Schlafstörung, Erschöpfung und Anspannung treten auch als Konsequenzen somatischer Erkrankungen oder aufgrund (notwendiger) Medikamenteneinnahme auf. Bei der Interpretation von psychologischen Testverfahren bei Patienten mit chronischen Schmerzen besteht deshalb die Gefahr einer vorschnellen Psychopathologisierung. Die anfangs in der Schmerzforschung berichteten exzessiv hohen Werte für psychische Störungen in Klinikpopulationen sind sowohl auf Selektionseffekte als auch auf die unsachgemäße Verwendung von Normwerten zurückzuführen.

Das Problem kann durch höhere Cut-Off-Werte gelöst werden, d. h. ein auffälliger Wert für Depressivität wird für Patienten mit Schmerzen höher angesetzt (z. B. beim ADS 28 statt 23 und beim HADS 10 statt 8). Der DASS ist direkt für Schmerzpatienten validiert.

Frage 136

Wie können psychischen Faktoren bei Patienten mit chronischen Schmerzen nach ICD diagnostiziert werden?

In der ICD-11 ist Chronischer Schmerz eine eigenständige Diagnose.

In der deutschen ICD-10-GM sind drei Diagnosen möglich: Während die F45.40 und F54 kausale (ursächlich, auslösend, verstärkend) Vermutungen beschreiben ist die deskriptive Diagnose F 45.41 unabhängig von ätiologischen Annahmen. Seit 2009 besteht (nur) in der deutschen ICD (ICD-GM) die Möglichkeit, die komplexen Beziehungen zwischen somatischen und psychischen Faktoren durch die F 45.41 zu diagnostizieren. Die Diagnose Chronischer Schmerz mit somatischen und psychischen Faktoren trifft zu, wenn für die Chronifizierung psychische Faktoren im Zusammenhang mit somatischen Veränderungen (z. B. Erkrankungen, Funktionsstörungen) eine wichtige Rolle spielen. Angst-Vermeidungsverhalten oder Durchhaltestrategien bei Rückenschmerzen sind Beispiele. Sind psychische Faktoren als Auslöser entscheidend und kommt somatischen Faktoren keine wesentliche Bedeutung bei, wird die F45.40 codiert. Spielen psychische Faktoren für Stärke oder Auslösung einzelner Schmerzattacken eine Rolle, ohne jedoch die Entwicklung der Beschwerden insgesamt wesentlich zu beeinflussen, kommt die Diagnose F54 in Frage (z. B. Verstärkung von Kopfschmerzen durch Stress).

Mit der ICD-11 wurde erstmalig die biopsychosoziale Definition chronischer Schmerzen in die ICD aufgenommen: „Schmerz ist eine unangenehme sensorische und emotionale Erfahrung, die mit einer tatsächlichen oder möglichen Gewebeschädigung verbunden ist oder einem solchen Erlebnis ähnelt." Chronische Schmerzen werden definiert als Schmerzen, die länger als drei Monate anhalten oder wiederkehren. Chronischer Schmerz ist eine eigenständige Diagnose im Kapitel „21 Symptome oder klinische Befunde, anderenorts nicht klassifiziert" und somit nicht mehr Bestandteil des Kapitels für psychische Erkrankungen. Die Klassifikation enthält die Hauptdiagnose „Chronische primäre Schmerzen" und weitere sechs Hauptdiagnosen für „Chronische sekundäre Schmerzen", insgesamt also sieben Hauptkategorien, die deskriptiv formuliert und eine Erweiterung der F45.41 sind.

Emotionale Belastungen, Beeinträchtigungen und psychosoziale Faktoren im Sinne des biopsychosozialen Schmerzmodells spielen nicht nur bei den chronischen primären Schmerzen, sondern auch bei den chronischen sekundären Schmerzen eine wichtige Rolle und müssen in der Schmerztherapie immer berücksichtigt werden. In der ICD-11 können hierfür optionale Zusatzcodes verwendet werden, um den Schmerzschweregrad auf diesen Ebenen neben dem eigentlichen Diagnosecode sichtbar zu machen. Dabei gehören zum Schweregrad neben der Schmerzintensität auch die emotionale Belastung und die funktionelle Beeinträchtigung. Die Zusatzcodes können für chronische primäre und chronische sekundäre Schmerzen gleichermaßen genutzt werden. Die Behandelnden sollten die drei Dimensionen des Schweregrads (Schmerzintensität, emotionale Belastung, funktionelle Beeinträchtigung) von den Patientinnen und Patienten auf einer numerischen Ratingskala (NRS) von 0 bis 10 einschätzen lassen. Diese können dann in die WHO-Schweregrade „mild" (NRS 1–3), „mäßig" (NRS 4–6) und „stark" (NRS 7–10) eingeteilt werden. Auch das Vorliegen spezifischer psychosozialer Faktoren wie beispielsweise Schmerzvermeidung oder schmerzbedingte andauernde Arbeitsunfähigkeit, kann mit einem Zusatzcode neben der Diagnose dokumentiert werden. Das Vorliegen der psychosozialen Faktoren soll dabei strukturiert erfasst werden. In Frage kommen dafür neben einer ausführlichen Anamnese vor allem validierte Fragebögen.

Frage 137

Wie kann Chronifizierung erfasst werden?

Derzeit werden zwei Verfahren angewandt, mit denen das Ausmaß von Chronifizierung erfasst werden kann: das Mainzer Stadiensystem und die Schmerzgraduierung nach von Korff.

Das Mainzer Stadiensystem nach Gerbershagen erfasst auf vier Achsen (Zeit, Lokalisation, Medikamenteneinnahme, Patientenvorgeschichte) die Ausprägungen der Chronifizierung. Ergebnis ist die Zuordnung des Patienten in eines von 3 Stadien. Die Daten werden durch den Arzt bzw. Untersucher erhoben.

Die Schmergraduierung nach von Korff enthält sieben Merkmale, die mit einem Fragebogen erfasst werden: Die Zahl der Ausfalltage im letzten halben Jahr, das Ausmaß der selbst eingeschätzten Behinderung in drei Bereichen sowie drei Schätzungen der Schmerzintensität, jeweils mithilfe einer numerischen Skala von 0 bis 10. Nach einem Berechnungsalgorithmus werden die Angaben der Patienten in einen Wert transformiert, der zur Einordnung in einen von vier Schweregraden führt. Das Verfahren ist Teil des deutschen Schmerzfragebogens.

Frage 138

Was genau ist mit „Psychosoziale Faktoren" gemeint?

Sammelbezeichnung für eine Vielzahl psychologischer und sozialer Einflüsse bei der Entwicklung, Aufrechterhaltung und Remission von Schmerzen und deren komplexe Wechselwirkungen

Der Begriff umfasst Personenmerkmalen, die als „normal" gewertet werden, im Zusammenhang mit Schmerz jedoch ungünstige Folgen haben können (z. B. hohe Leistungsmotivation, Durchhaltestrategien), psychische Störungen wie Depression und Angststörungen ebenso wie Kognitionen und Einflüsse des sozialen Kontextes (z. B. Erwartungen und Normen hinsichtlich der Reaktion auf Schmerzen). In epidemiologischen und klinischen Studien zeigt sich, dass psychosoziale Einflüsse eine zentrale Bedeutung für die Chronifizierung von Schmerzen und auch für das Ergebnis von Behandlungen haben. Dies gilt vor allem für Rückenschmerzen als häufigste Schmerzform. Angst, Katastrophisieren, depressive Verstimmungen und soziale Faktoren wie Fehlinformationen (iatrogen) und Arbeitsplatzzufriedenheit beeinflussen sowohl die Chronifizierung als auch das Ergebnis von Behandlungen entscheidend. Zunehmend bedeutsam sind Befunde, die traditionelle, aber falsche Schmerz- und Krankheitskonzepte und damit verbundene Erwartungen („somatische Fixierung") als Teil des Problems und Ziel in der Schmerztherapie in den Fokus nehmen.

Frage 139

Sind chronische Schmerzen ohne Befund psychisch bedingt?

Diese Vermutung ist falsch.

Das Eingangskriterium für die anhaltende somatoforme Schmerzstörung (F45.40) ist das Fehlen somatisch plausibler Ursachen für Schmerzen. Daraus im Umkehrschluss bei fehlender somatischer Pathologie grundsätzlich auf psychische Ursachen zu schließen, ist ein logischer Fehler: Psychische Faktoren müssen positiv nachgewiesen werden. Weil keine Definition des Begriffs „Befund" existiert und die Ergebnisse wesentlicher diagnostischer Verfahren sehr unzuverlässig sein können, bestehen große Unsicherheiten. Zudem schließt ein somatischer Befund nicht aus, dass psychische Faktoren gleichzeitig eine wesentliche Rolle spielen. In der ICD-11 werden Schmerzdiagnosen deskriptiv gestellt, apodiktische Kausalaussagen („psychogen, somatoform") wurden abgeschafft. Neurobiologische Befunden zeigen, dass die Aufteilung in somatische und psychische Faktoren lediglich eine sprachliche Differenzierung bedeutet, die sich in der biopsychosozialen Realität nicht wiederfindet.

Frage 140

Was beinhaltet das Angst-Vermeidung-Konzept bei Rückenschmerzen?

Dieses „Teufelskreis-Modell" wurde vom Orthopäden Waddell im Schmerzbereich entwickelt und erklärt (teilweise!), warum viele Menschen bei Rückenschmerzen vorüberhegend und einige dauerhaft erhebliche Behinderungen entwickeln.

Ausgangspunkt ist die Überzeugung, dass Bewegung und Belastung (des Rückens) schädlich sind. Aus Furcht vor Schmerz wird Aktivität möglichst vermieden. Diese Vermeidung wiederum führt zu ungünstigen psychischen (z. B. Fokussierung der Aufmerksamkeit auf Schmerz, Katastrophisieren, depressiver Verstimmung) und körperlichen (Schonung, Dekonditionierung) Folgen. Zentraler Faktor dieses lerntheoretischen Modells ist das Prinzip der negativen Verstärkung: Der Wegfall von Angst wirkt als Verstärker für das Vermeidungsverhalten, d. h. Vermeidungsverhalten wird wahrscheinlicher).

Gleichzeitig wird die Entwicklung „gesunden" Verhaltens – Bewegung, Belastung, Aktivität – immer unwahrscheinlicher. Die Ausprägung der Überzeugungen kann mit dem FABQ, der in deutscher Übersetzung vorliegt, erfasst werden.

Frage 141

Welche Bedeutung haben iatrogen Faktoren bei der Chronifizierung von Schmerzen?

Ungünstige Einflüsse durch Fehlinformationen, falsche Anweisungen und unsinnige Diagnostik sind bedeutende Chronifizierungsfaktoren.

Das Ausmaß durch direkte Schädigung (z. B. Komplikationen durch diagnostische oder therapeutische Interventionen, falsche medikamentöse Behandlung) ist schwer einschätzbar. Falsche Diagnose- und Behandlungsstrategien können die Überzeugungen von Patienten über ihre Schmerzen prägen und den Verlauf chronischer Schmerzen entscheidend beeinflussen. Unsinnige Diagnostik fördert die Krankheitsüberzeugung, falsche Empfehlungen führen zu ungünstigem Verhalten. Überzeugungen und Verhalten stehen in enger Beziehung zu den tatsächlichen Einschränkungen, die Patienten aufgrund ihrer Schmerzen erleben. Diesen Risiken tragen neuere Leitlinien Rechnung, indem sie durch klare Anweisungen das Risiko von Überdiagnostik und Fehlinformation einschränken

Frage 142

Ist die Fähigkeit zur Schmerzbewältigung ein Schutz gegen Chronifizierung?

Es kommt auf die Ziele und auf die Dosis an: Exzessive Schmerzbewältigung kann auch zum eigentlichen Problem werden.

Bewältigungsanstrengungen im engeren Sinne („ich kämpfe gegen meinen Schmerz") haben das Ziel, Schmerzen selbst oder die sie bedingenden Faktoren zu verändern: Einen Arzt aufsuchen, Medikamente nehmen, Internetrecherchen, Trainieren, „rückengerechte" Bürostühle anschaffen zählen dazu. Leider sind diese aktiven Anstrengungen sehr oft nur begrenzt erfolgreich. Dennoch nutzen viele Patienten vorwiegend dieser Form der Bewältigung. Resultat ist in vielen Fällen eine ungünstige Eskalation von Anstrengung, Misserfolg, stärkerem Schmerz, größerer Verzweiflung und Hilflosigkeit bis hin zu depressiven Störungen, vor allem, wenn das Ziel „Schmerzfreiheit" heißt.

Schmerzen zu akzeptieren ist eine Alternative zu exzessiver Bewältigung. Ziel ist es, übergeordnete Ziele beizubehalten oder alternative Lebensziele anzustreben und dadurch die Auswirkungen von Schmerzen zu begrenzen. Schmerzen akzeptieren bedeutet nicht, zu resignieren.

Beide Formen der Bewältigung haben zu unterschiedlichen Zeitpunkten ihren wichtigen Platz bei der Schmerzverarbeitung. Viele Aspekte, die für einen günstigen Umgang mit chronischem Schmerz wichtig sind, sind Inhalte der Interdisziplinären Multimodalen Schmerztherapie. Grundlage ist die Vermittlung von Wissen über Schmerz, Änderung von Einstellungen zu Ursachen und Konsequenzen, angemessenen Strategien zum Umgang mit Be- und Entlastung, körperlicher Aktivität und Verfahren zur psychophysischen Stabilisierung.

4 Klassifikation von Schmerzen

4.1 Akuter versus chronischer Schmerz

Kai Rossen, Dieter Siebrecht,
*vormals beteiligt: Sabine Schulzeck**

Frage 143

? Worin unterscheidet sich die Ätiologie von akuten und chronischen Schmerzen?

! **Akute Schmerzen haben i. d. R. eine erkennbare Ursache, wohingegen chronische Schmerzen oft komplexe und weniger fassbare Auslöser haben.**

i *Akute Schmerzen werden häufig durch äußere Verletzungen oder Entzündungen ausgelöst, beispielsweise durch Knochenbrüche, Operationswunden oder Infektionen. Chronische Schmerzen entstehen häufig durch eine gestörte Schmerzverarbeitung oder chronische Entzündungen und bleiben auch bestehen, obwohl der Auslöser oft gar nicht mehr vorhanden ist.*

Frage 144

? Welche Funktionen haben akute und chronische Schmerzen für die Betroffenen?

! **Akute Schmerzen sind Warnsignale, die anzeigen, dass z. B. Verletzungen oder Wunden entstanden sind. Eine weitere Schädigung soll vermieden und entsprechende Maßnahmen ergriffen werden.**

i *Chronische Schmerzen haben ihre ursprüngliche Warnfunktion verloren und nehmen den Status einer eigenständigen Krankheit wahr, hinter der i. d. R. eine Störung der Schmerzverarbeitung steht. Es können aber auch strukturgebundene Erkrankungen vorliegen (z. B. entzündliche Erkrankungen des Nervensystems oder Tumorerkrankungen), woduch der nozizeptive Input andauernd erhöht ist und entsprechend chronische Schmerzen entstehen.*

Frage 145

? Wie unterscheiden sich die Therapiekonzepte von akuten und chronischen Schmerzen?

! **Die Therapieansätze von akuten Schmerzen haben sich in der Behandlung von chronischen Schmerzen nicht bewährt.**

i *In der Behandlung akuter Schmerzen erzielen unimodale Konzepte eine gute Schmerzlinderung. Einen hohen Stellenwert dabei hat die Pharmakotherapie. In der Therapie chronischer Schmerzen führen multimodale Ansätze zu Erfolgen, die die physische, psychische und soziale Situation der Betroffenen berücksichtigen.*

Frage 146

? Welche Therapieziele sind bei akuten und bei chronischen Schmerzen realistisch zu erreichen?

! **Das Ziel der Behandlung von akuten Schmerzen ist eine möglichst rasche Linderung der Schmerzen auf ein erträgliches Maß. In der Therapie chronischer Schmerzen wird das Ziel individuell und subjektiv an den bio-psycho-sozialen Einschränkungen der Betroffenen ausgerichtet.**

i *Im Gegensatz zu akuten Schmerzen können chronische Schmerzen oft nicht vollständig gelindert werden, sodass realistische Therapieziele eine Integration des Schmerzes in den Alltag und eine Verbesserung der durch Schmerz eingeschränkten Fähigkeiten sind.*

Frage 147

? Welche chronischen Erkrankungen können zu chronischen Schmerzen führen?

! **Beispiele dafür sind:**
- **Diabetes mellitus**
- **Arthrose**
- **Tumorerkrankungen**
- **periphere arterielle Verschlusskrankheit**

Frage 148

Was sind Methoden und Maßnahmen zur Einschätzung akuter und chronischer Schmerzen?

Um die Schmerzintensität erfassen zu können, wurden unterschiedliche Skalen entwickelt, z. B. die visuelle Analogskala oder die numerische Ratingskala. Grundsätzlich handelt es sich dabei um subjektive Angaben. Wichtig ist vor allem auch die Erfassung der durch die Schmerzen hervorgerufenen Funktionseinbußen. Hierzu liegen verschiedene Fragebögen vor. Ein häufig verwendeter Fragebogen, der sowohl die Schmerzintensität als auch die schmerzbezogenen Einschränkungen der Funktion erfasst, ist das Brief Pain Inventory (BPI).

Bei chronischen Schmerzen kann es empfehlenswert sein, ein Schmerztagebuch zu führen, um z. B. die Symptomlast im Tages- oder Wochenverlauf zu beobachten.

Frage 149

Welche Therapie hat einen hohen Stellenwert bei Phantomschmerzen in der Akutschmerztherapie, aber kaum bei chronischen Phantomschmerzen?

Die perioperative Regionalanästhesie und die intravenöse Gabe von Calcitonin haben einen Stellenwert in der Akutschmerztherapie bei Phantomschmerzen.

Bei Amputationen haben über einen Katheter vermittelte Regionalanästhesie-Verfahren einen hohen Stellenwert. Auch die intravenöse Infusion von Calcitonin führt in vielen Fällen zu einer dramatischen, anhaltenden Schmerzreduktion.

Beim chronischen Phantomschmerz gelten hauptsächlich die Prinzipien zur Behandlung neuropathischer Schmerzen.

Frage 150

Wie unterscheidet sich der Schmerzcharakter einer akuten Zosterneuralgie von dem einer postzosterischen Neuralgie ?

Im Akutstadium einer Zosterinfektion findet man einen typischen Mixed Pain mit Anteilen von nozizeptiven und neuropathischen Schmerzen, während sich im Rahmen einer postzosterischen Neuralgie der rein neuropathische Schmerz darstellt.

In der Akutphase einer Zosterinfektion kommt es außer im Nervengewebe auch in anderen umgebenden Geweben des befallenen Segments, z. B. Haut und Weichteilen, zu Entzündungsreaktionen. Später sind es hingegen die bleibenden Störungen im peripheren Nerv und im Rückenmark, die Schmerzen verursachen.

Frage 151

Wie erfolgt die Schmerztherapie bei einer akuten Zosterinfektion?

Direkt nach Auftreten der typischen Bläschen sollte mit einer antiviralen Therapie begonnen werden. Dazu wird der Schmerz gleichzeitig wie ein neuropathischer Schmerz behandelt, z. B. mit Antidepressiva oder Antikonvulsiva. Eine ausreichende Schmerztherapie ist dabei wesentlich, um das Risiko für das Auftreten einer Schmerzchronifizierung vorzubeugen.

Frage 152

Welche Faktoren begünstigen die Ausbildung einer chronischen Schmerzerkrankung?

- **ausgeprägtes Schon- und Vermeidungsverhalten**
- **schmerzbezogene Kognitionen, z. B. Katastrophisieren**
- **psychosoziale Belastungen, wie z. B. niedriges Einkommen**
- **berufliche Unzufriedenheit oder Verlust des Arbeitsplatzes**
- **vorbestehende depressive Störungen oder Angststörungen**
- **Rauchen und Übergewicht**

Schmerzhafte Areale mit fehlender Zuordenbarkeit zu anatomischen Strukturen sind ein typisches Merkmal des Chronifizierungsprozesses bei Schmerzerkrankungen und beruhen u. a. auf einer Sensibilisierung im schmerzverarbeitenden Nervensystem.

Frage 153

Wie ist der Stellenwert von NSAR bei akuten gegenüber chronischen Schmerzen?

Bei chronischen Schmerzen sollte man den Einsatz von NSAR aufgrund ihres Nebenwirkungspotenzials auch bei ggf. guter Wirksamkeit möglichst nur über begrenzte Zeiträume und angepassten Dosierungen erwägen.

Aufgrund der nephrotoxischen Wirkungen, des gastrointestinalen Blutungsrisikos und der kardiovaskulären Nebenwirkungen birgt eine Dauertherapie mit NSAR hohe Risiken.

Frage 154

Welcher Ansatz in der Behandlung chronischer Schmerzen hat sich als erfolgversprechend erwiesen?

In der Kombination aus verschiedenen Verfahren (multimodal) werden körperliche und psychosoziale Faktoren berücksichtigt, die das Geschehen chronischer Schmerzen beeinflussen (biopsychosoziales Schmerzmodell).

Die Behandlung chronischer Schmerzen wird nicht nur von Ärzten, sondern von Spezialisten verschiedener Fachrichtungen durchgeführt (interdisziplinär).

Frage 155

Welche Applikationsform von stark wirksamen Opioiden hat in der Therapie akuter Schmerzen kaum einen Stellenwert?

Transdermale Applikation mit Pflastern

Aufgrund der trägen Kinetik sind transdermale Opioide hauptsächlich für kontinuierlich auftretende Schmerzen mit geringer Veränderungsdynamik vorgesehen.

Frage 156

Welchen Stellenwert haben Opioide bei akuten Schmerzen gegenüber chronischen Schmerzen?

In der Akutschmerztherapie finden Opioide bei starken und sehr starken Schmerzen Verwendung, wenn Nicht-Opioid-Analgetika (z. B. die Kombination aus Ibuprofen und Paracetamol) alleine keine ausreichende Wirkung zeigen.

Bei chronischen Schmerzen können Opioide vor allem dann eingesetzt werden, wenn die Schmerzen auf Strukturveränderungen zurückgeführt werden können. Allerdings sollte eine Tagesdosis von 120 mg Morphinäquivalenten in der Regel nicht überschritten werden, und meist werden medikamentöse Kombinationen eingesetzt. Bei chronischen funktionellen Schmerzen sollte der Einsatz von Opioiden in der Regel vermieden werden. Nicht-medikamentöse Therapieansätze haben bei chronischen Schmerzen einen hohen Stellenwert.

4.2 Nozizeptiver versus neuropathischer versus noziplastischer Schmerz

Gudrun Goßrau

Frage 157

Wie präsentiert sich neuropathischer Schmerz?

Der neuropathische Schmerz wird meist als brennend, elektrisierend oder einschießend beschrieben.

Häufig kommt er paroxysmal vor und wird von sensorischen (u. a. Hypästhesie), motorischen (u. a. Paresen) oder vegetativen Symptomen (Hyperhidrose) begleitet. Essenziell ist die Schmerzlokalisation im Versorgungsgebiet der geschädigten Nervenstruktur.

Frage 158

Wie präsentiert sich nozizeptiver Schmerz?

Nozizeptiver Schmerz kann als somatischer oder viszeraler Schmerz wahrgenommen werden.

Dabei sind somatische Schmerzen umschrieben lokalisiert, von pochendem oder drückendem Charakter und häufig belastungsabhängig ausgeprägt. Das führt meist direkt zur zugrunde liegenden Pathologie, z. B. einer Verletzung oder Entzündung. Dagegen sind viszerale nozizeptive Schmerzen diffus ausgebreitet, von dumpfem Charakter mit kolik- oder krampfartigem Erscheinungsbild. Begleitend treten oft generalisierte vegetative Symptome, z. B. Hypotonie oder Übelkeit auf.

Frage 159

Nennen Sie ein verbreitetes Screening-Instrument/ Fragebogen zur Differenzierung des neuropathischen Schmerzes von nozizeptivem Schmerz.

Als Screening-Instrumente kommen z. B. folgende Fragebögen zum Einsatz:

- **PainDETECT**
- **LANSS (Leeds Assessment of Neuropathic Symptoms and Signs)**
- **NPQ (Neuropathic Pain Questionnaire)**
- **ID-Pain TM**

Standardisierte Fragebögen können bei der Klassifikation neuropathischer Schmerzen helfen. Dabei ordnen Patienten selbst ihrem Schmerz Eigenschaften zu und schätzen begleitende sensorische Phänomene ein. Meist werden Brennschmerz, Parästhesien, Schmerzattacken, mechanische und thermische Überempfindlichkeit und Taubheit abgefragt.

Diese Fragebögen helfen insbesondere unerfahrenen Untersuchern und beschleunigen den Prozess der Schmerzzuordnung. Allerdings lassen sich 10–20 % der neuropathischen Schmerzen mit diesen Fragebögen nicht erfassen und somit ist eine klinische Untersuchung und Einschätzung unerlässlich.

Frage 160

Wird Akutschmerz als neuropathischer oder nozizeptiver Schmerz eingeordnet?

Nozizeptiver Schmerz ist der klassische akute Schmerz, der aufgrund eines schädigenden Reizes entsteht. Es kann sich dabei um eine Gewebeverletzung, z. B. Schnitt, Prellung oder Verbrennung handeln. Möglich ist auch eine innere Schädigung, z. B. ein Tumor. Dieser Schmerz übt eine Warnfunktion aus und spricht meist gut auf Schmerzmittel des WHO-Stufenschemas an.

Frage 161

Wie werden neuropathische Schmerzsyndrome weiter differenziert?

Die Einteilung neuropathischer Schmerzen erfolgt entsprechend der Anatomie in zentrale und periphere neuropathische Schmerzen und weiter im Rahmen der zugrunde liegenden neurologischen Erkrankung.

Frage 162

Was versteht man unter den sensorischen Plus- und Minussymptomen bei neuropathischem Schmerz?

Die sensorischen Symptome beim neuropathischen Schmerz kommen im Versorgungsgebiet der betroffenen Nervenstruktur vor, z. B. bilateral symmetrisch bei Polyneuropathie oder entlang des Dermatoms der betroffenen Spinalwurzel oder als Querschnittsymptomatik bei spinalen Läsionen.

- **Die Negativsymptome beinhalten Hypästhesie, Hypalgesie, Pallhypästhesie, Thermhypästhesie.**
- **Zu den positiven sensorischen Symptomen gehören spontane Schmerzsensationen, z. B. paroxysmale Schmerzen, Parästhesien, spontaner Brennschmerz. Weiterhin zählen auch evozierte Schmerzen zu den positiven sensorischen Symptomen.**

Evozierte Schmerzen beschreiben verschiedene Schmerzphänomene, die nach einer strukturellen Läsion des Nervensystems auftreten können. Dazu zählen die dynamisch mechanische Allodynie, mechanisch statische Hyperalgesie, Pin-Prick-Hyperalgesie, zeitliche Summationsphänomene nach wiederholter Schmerzapplikation, Kälte- und Hitzehyperalgesie, mechanische Hyperalgesie tiefer Nervenstrukturen in Muskeln oder Gelenken.

Frage 163

Welche Mechanismen liegen der Wahrnehmung des nozizeptiven Schmerzes zugrunde?

Die Wahrnehmung des nozizeptiven Schmerzes erfolgt über Signale, die das zentrale Nervensystem erreichen und von spezialisierten sensori-

schen zellulären Rezeptoren (Nozizeptoren) hervorgerufen werden. Dabei werden Informationen über Gewebeschäden vermittelt.

Nozizeptoren sind spezialisierte primäre afferente Nervenzellen, die eine Vielzahl potenziell schädlicher Reize wahrnehmen können, z. B. extreme Temperaturen, mechanische und chemische Reize, wie sie häufig bei Gewebeschäden auftreten. Die Nozizeptoren generieren beim Eintreffen noxischer Signale Aktionspotenziale, über die die Information zum ZNS übertragen wird.

Die Zellkörper der Nozizeptoren liegen im Spinalganglion und besitzen einen peripheren und einen zentralen Zellausläufer. Die peripheren Enden nehmen mechanische, thermische oder chemische Signale aus der Umgebung auf, die zentralen Enden werden dagegen mit spezifischen Projektneuronen im Hinterhorn des Rückenmarks verschaltet. Dort bilden sie synaptische Verbindungen mit sekundären nozizeptiven Neuronen, deren Axone in aufsteigende Bahnen projizieren. Durch die Kreuzung der Mittellinie erfolgt die Verarbeitung der Signale kontralateral. Ziel dieses Traktes ist der Thalamus, von dort werden die Signale zur komplexen Verarbeitung (u. a. Bewusstwerden des Schmerzes) in den Kortex geleitet.

Frage 164

Welche Arten primär afferenter Nozizeptor-Neurone lassen sich anatomisch und funktionell unterscheiden?

Anatomisch und funktionell lassen sich die primären afferenten nozizeptiven Neurone als Aδ- und C-Nervenfasern unterscheiden, eingeschränkt zählen auch Aβ-Fasern dazu.

C- und Aδ-Fasern übermitteln noxische Reize mit unterschiedlicher Geschwindigkeit. Als erste schnelle Antwort auf eine Verletzung wird ein intensiver Schmerz über myelinisierte Aδ-Fasern vermittelt. Ein länger anhaltender brennend-dumpfer Schmerz wird danach durch unmyelinisierte C-Fasern generiert.

Aβ-Fasern sind normalerweise keine Nozizeptoren. Sie werden lediglich bei der Chronifizierung von Schmerz zu Nozizeptoren, klinisch ist dies am Beispiel der mechanisch dynamischen Allodynie im Rahmen des neuropathischen Schmerzes bei Post-Zoster-Neuralgie zu beobachten.

Frage 165

Welche Bedside-Tests kommen bei der Einschätzung neuropathischer Schmerzen zum Einsatz?

Die Untersuchung von Patienten mit neuropathischen Schmerzen sollte die folgenden sensiblen Komponenten testen: Berührungs-, Pin-Prick-, Druck-, Kälte-, Hitze-, Vibrationswahrnehmung sowie zeitliche Summationseffekte bei wiederholter sensibler Stimulation.

Die Wahrnehmung der Patienten sollte graduell als normal, verstärkt oder vermindert eingeordnet werden. Berührungsempfinden wird über die Applikation eines Watteträgers auf der Haut getestet, Pin-Prick-Wahrnehmung durch das Aufbringen der gleichnamigen Metallspitzen auf der Haut, Druckschmerz durch Druck auf Muskeln oder Gelenke, Kälte- und Hitzewahrnehmung durch Aufbringen eines entsprechenden thermischen Stimulus. Die Vibrationswahrnehmung wird mit einer Stimmgabel getestet. Zeitliche Summationseffekte bei wiederholter sensibler Stimulation lassen sich z. B. durch repetitive Pin-Prick-Reize erzielen, aber auch durch wiederholte thermische Reize. Dieses Wind-up-Phänomen drückt die verstärkte neuronale Aktivität nach repetitiven C-Faser-Stimulationen aus.

Frage 166

Wie kann man klinisch zentrale Schmerzsensibilisierung von nozizeptiven und neuropathischen Schmerzen unterscheiden?

Zunächst ist das Vorliegen neuropathischer Schmerzen auszuschließen. Zentrale Schmerzsensibilisierung (zentrales Schmerzverstärkungssyndrom) liegt vor, wenn unverhältnismäßiger Schmerz beschrieben wird. Das heißt, dass Schmerzintensität und die berichtete schmerzbedingte Beeinträchtigung unverhältnismäßig hoch im Vergleich zur vorliegenden Verletzung oder Pathologie sind.

Weitere Kriterien für Vorliegen einer zentralen Schmerzsensibilisierung umfassen diffuse Schmerzlokalisation, Allodynie, Hyperalgesie, Hypersensibilität auf Sinnesreize, die nicht mit dem muskuloskelettalen System in Verbindung stehen als Ausdruck einer Hyperreagibilität zentralnervöser Strukturen.

4

Vergleiche auch Nijs et al. 2014 zum Algorithmus der differenziellen Klassifikation.

Frage 167

Zeigen Patienten mit chronischen neuropathischen Schmerzen und Patienten mit chronischen nozizeptiven Schmerzen identische hirnstrukturelle Veränderungen?

Nein, chronische nozizeptive und chronische neuropathische Schmerzen hinterlassen unterschiedliche Spuren im Gehirn. Bei Patienten mit chronischen nozizeptiven Schmerzen, z. B. temporomandibulärer Dysfunktion, zeigten MRT-Untersuchungen keine wesentlichen Veränderungen der grauen Hirnsubstanz im Vergleich zu Gesunden. Im Gegensatz dazu zeigten Patienten mit chronischen neuropathischen Schmerzen eine Reduktion der grauen Hirnsubstanz in verschiedenen schmerzrelevanten Hirnregionen, u. a. dem primären somatosensorischen Kortex, der anterioren Inselrinde und dem Thalamus.

Mittels Voxel-basierter Morphometrie lässt sich im cMRT eine Vermehrung oder Verminderung der grauen Hirnsubstanz untersuchen. Verschiedene Arbeiten weisen auf hirnstrukturelle Veränderungen infolge chronischer neuropathischer Schmerzen hin, insbesondere im Bereich des Thalamus (Gustin et al. 2014, Gustin et al. 2011, s. Kap. 22). Interessanterweise lassen sich solche Veränderungen nur dann feststellen, wenn strukturelle Veränderungen des Nervensystems zu Schmerzen führen, z. B. Trigeminusneuropathie oder Rückenmarkstrauma. Zusammenfassend liegen Hinweise für eine prinzipiell verschiedene Pathogenese für Entstehung aber auch Aufrechterhaltung chronischer neuropathische Schmerzen und chronischer nozizeptiver Schmerzen vor.

Frage 168

Wie unterscheidet sich der Therapieansatz bei nozizeptiver von dem bei neuropathischen Schmerzen?

Die Behandlung von nozizeptiven Schmerzen unterscheidet sich wesentlich von der bei neuropathischen Schmerzen. Meist lässt sich nozizeptiver Schmerz erfolgreicher und zügiger behandeln als neuropathischer Schmerz. Primär sollte man die zugrunde liegende Ursache beheben, z. B. bei nozizeptivem Schmerz nach offener Fraktur. Wenn die Ursache nicht behoben werden kann, ist die Schmerzfreiheit bzw. Reduktion der Schmerzen auf ein für den Patienten akzeptables Niveau das Ziel.

Nozizeptiver Schmerz lässt sich meist mit den Schmerzmedikamenten des WHO-Stufenschemas gut behandeln. Allerdings ändert sich die Situation, wenn ein chronifizierter Schmerz vorliegt. Hier machen die komplexen biopsychosozialen Zusammenhänge einen multimodalen Therapieansatz erforderlich.

Trotz bestehender Therapieleitlinien werden neuropathische Schmerzen in der Praxis häufig mit ungeeigneten Medikamenten behandelt. Bis zu zwei Drittel der zur Behandlung des neuropathischen Schmerzes verschriebenen Medikamente, z. B. NSAR, Acetylsalicylsäure oder Paracetamol, sind bei dieser Indikation nicht wirksam.

Frage 169

Was versteht man unter der mechanismenbasierten Therapie der neuropathischen Schmerzen?

Bestimmte Mechanismen, die zur Entstehung neuropathischer Schmerzen führen, bedingen bestimmte sensorische Symptome, z. B. mechanische Hyperalgesie oder Druckhyperalgesie. Aus der klinischen Untersuchung kann man deshalb begrenzt auch Hinweise auf die individuellen Schmerzpathomechanismen erhalten.

Es wird davon ausgegangen, dass Medikamente mit ihren verschiedenen Wirkmechanismen jeweils nur bei neuropathischen Schmerzen Wirkung zeigen, die aufgrund eines bestimmten Mechanismus entstanden sind. Hier wäre die Folge, dass Schmerzen bei z. B. Post-Zoster-Neuralgie primär nach ihrem klinischen Bild behandelt werden und nicht – wie bisher – nach der zugrunde liegenden Diagnose. Im Umkehrschluss erklärt das auch, warum Patienten mit Post-Zoster-Neuralgie sehr variabel auf ein und dieselbe Therapie reagieren.

Zukunftsziel ist eine individualisierte Pharmakotherapie unter Berücksichtigung pathophysiologischer Mechanismen des Schmerzes, aber auch des individuellen (genetischen) Patientenprofils.

Frage 170

Wie erfolgt die praktische Therapie neuropathischer Schmerzen?

Kausal behandelbare Ursachen neuropathischer Schmerzen, z. B. das Karpaltunnelsyndrom, sollten entsprechend therapiert werden. Oft ist jedoch eine ausschließlich symptomatische Therapie erforderlich. Die Verfügbarkeit von Studiendaten an ausreichend großen Patientenzahlen ist sehr begrenzt.

Trizyklische Antidepressiva zeigen bei der Behandlung der schmerzhaften diabetischen Polyneuropathie eine zuverlässige Wirksamkeit. Für andere Substanzen, z. B. Carbamazepin, liegen nur wenige Untersuchungen an kleinen Patientenkollektiven vor. Vorteil dieser älteren Präparate ist die jahrelange Anwendungserfahrung.

Neuere Antikonvulsiva dagegen, z. B. Gabapentin, sind zwar besser in Studien untersucht, aber die Anwendungserfahrung ist kürzer. Ähnliches gilt für neuere Antidepressiva, z. B. Duloxetin.

Zusammenfassend kommen Antidepressiva, insbesondere Trizyklika und SNRIs, Opioide und Antikonvulsiva zum Einsatz. Auch lokale Therapiealternativen, z. B. Lidocain- und Capsaicin-Pflaster, können wirksam sein (Finnerup et al. 2015, s. Kap. 22).

Da die schmerzunterhaltenden Mechanismen beim individuellen Patienten sich nicht zu 100 % bestimmen lassen, muss das wirksame Medikament bei jedem einzelnen Patienten durch Erprobung gefunden werden. Dieser Evaluationsvorgang erfordert Zeit und Geduld von Patient und Arzt. Deshalb ist eine Besprechung des Vorgehens vor Therapiebeginn essenziell, um eine langfristige Compliance zu gewährleisten. Sonst werden möglicherweise wirkungsvolle Medikamente nicht ausreichend lange und in ausreichender Dosierung eingesetzt und wichtige Therapiealternativen vergeben. Das wiederum kann einer Chronifizierung der Schmerzen Vorschub leisten.

Frage 171

Wie häufig kommen neuropathische Schmerzen vor?

An neuropathischen Schmerzen leiden bis zu 8 % der Patienten nach Hirninfarkten, 20 % der Diabetiker, fast jeder Dritte an Multipler Sklerose Erkrankte, ein Drittel der Patienten mit Tumorschmerzen, 37 % der Patienten mit Rückenschmerzen und 67 % der Patienten nach Rückenmarksverletzung. Damit stellen neuropathische Schmerzen neben Rückenschmerzen und Kopfschmerzen eine der häufigsten Ursachen für chronische Schmerzen dar.

Frage 172

Was ist noziplastischer Schmerz und wie wird er verursacht?

Noziplastischer Schmerz beschreibt eine Kategorie von Schmerzen, die mechanistisch von nozizeptiven und neuropathischen Schmerzen abzugrenzen ist.

Mechanismen, die noziplastischen Schmerz auslösen, sind noch nicht vollends erforscht. Aktuell werden supraspinale Mechanismen, wie zentrale Sensibilisierung für Schmerz und andere sensorische Reize sowie Änderungen in der Modulation der Schmerzperzeption als ursächlich angesehen. Zusätzlich liegt ein verringertes Aktivitätsniveau von Hirnregionen, die an der Schmerzhemmung beteiligt sind vor. Die Liquorkonzentrationen der pronozizeptiven Transmitter Substanz P und Glutamat sind erhöht, antinozizeptive GABAerge Transmission ist reduziert. Spinale Mechanismen, wie Wind-up und temporale Summation von Schmerzreizen, reduzierte spinale Inhibition bis hin zur verstärkten Transmission spinaler Reflexe tragen ebenso zum komplexen Schmerz bei wie periphere Mechanismen (z. B. periphere Sensibilisierung für Schmerzreize, Druckschmerzempfindlichkeit der Muskulatur).

Frage 173

Wie präsentiert sich noziplastischer Schmerz?

Typisch ist eine multilokuläre Schmerzangabe, wobei das Schmerzareal und die Schmerzintensität nicht im Verhältnis zu objektivierbaren Gewebeschäden steht. Außerdem treten weitere zentralnervös bedingte Symptome wie Schlafstörungen, Müdigkeit, depressive Stimmungslage und Gedächtnisstörungen auf.

Noziplastische Schmerzen können isoliert auftreten, z. B. beim Fibromyalgiesyndrom oder in Kombination mit nozizeptiven oder neuropathischen Schmerzen, z. B. bei chronischem Rückenschmerz mit Radikulopathie.

Frage 174

Was wird zur Therapie noziplastischer Schmerzen eingesetzt?

Therapien, die in der Behandlung von nozizeptiven und neuropathischen Schmerzen genutzt werden, erbringen bei noziplastischen Schmerzen allein meist nicht den erwünschten Effekt.

Als wichtige Therapiebausteine werden aktuell nichtmedikamentöse Therapien, wie die Krankheitsedukation, u. a. Information zur veränderten Wahrnehmung sensorischer Reize, körperlich aktivierende Physiotherapie, psychotherapeutische Ansätze zur Verbesserung der Stress- und Emotionsregulation sowie der Schlafstörungen angesehen. Auch trizyklische Antidepressiva, Serotonin-Noradrenalin-Wiederaufnahme-Hemmer, monoaminergen Antidepressiva und Gabapentinoide können modulierend die Schmerzwahrnehmung reduzieren.

Frage 175

Bei welchen Erkrankungen treten noziplastische Schmerzen auf?

Bei einem großen Spektrum an Schmerzerkrankungen spielen noziplastische Mechanismen eine Rolle. Zur Charakterisierung dieser Schmerzsyndrome hat das National Institute of Health den Begriff „Chronic Overlapping Pain Conditions“ eingeführt. Zu diesen Schmerzsyndromen gehören beispielsweise Fibromyalgie, Reizdarmsyndrom und chronischer unspezifischer Rückenschmerz. Die diagnostische Abgrenzung dieser Schmerzsyndrome ist klinisch relevant, da das Therapieansprechen auf z. B. periphere Analgetika geringer ist als bei nozizeptiven Schmerzen und regelhaft ein Therapieansatz, der verschiedene nichtpharmakologische und pharmakologische Komponenten integriert, gewählt werden muss.

Frage 176

Welche Hinweise aus der Anamnese tragen zum Verdacht auf ein noziplastisches Schmerzsyndrom bei?

Folgende Hinweise aus der Anamnese des Patienten können auf ein noziplastisches Schmerzsyndrom hinweisen: Schmerzen in der Kindheit oder Jugend, Allgemeinsymptome wie Fatigue oder kognitive Einschränkungen, Hypersensitivität für Umweltreize, psychische Symptome wie Angst oder Depressivität, großer emotionaler Stress aufgrund der Schmerzen, positive Familienanamnese für Schmerz- oder psychische Erkrankungen, hohes Inanspruchnahmeverhalten medizinischer Hilfe, wenig oder kein Therapieeffekt konventioneller Analgetika.

5 Befunderhebung

5.1 Anamnese

Martin Gleim

Frage 177

Bei der Anamneseerhebung hat es sich als hilfreich erwiesen, bewusst offene Fragen einzusetzen. Was verstehen Sie hierunter?

Offene Fragen implizieren keine festgelegte Antwort wie ja oder nein.

Speziell, wenn der Gesprächsverlauf noch nicht von vornherein überschaubar ist, empfiehlt sich die Technik der offenen Fragen. Nicht: „Tut es hier weh?“ (Antwort: „ja“), sondern: „Wo schmerzt es?“ (Antwort: „...“). Die Technik der offenen Fragen ist zeitaufwendiger, erfordert eine umsichtige Gesprächsführung. Andererseits ermöglicht diese Technik oft das Aufdecken von Problembereichen, die anderenfalls vom Patienten nicht angesprochen worden wären.

Frage 178

Was ist unter Chronifizierung im Zusammenhang mit Schmerzerkrankungen zu verstehen?

Die Chronifizierung beschreibt den Prozess, in dem der Schmerz mit der Zeit seine eigentliche Warnfunktion verliert und quasi zu einer eigenständigen Krankheit wird.

Als Mechanismen der Chronifizierung werden psychologische Faktoren, Veränderungen des psychosozialen Umfelds, aber möglicherweise auch neuronale Faktoren angesehen. Der Grad der Chronifizierung kann mittels geeigneter Instrumente gemessen werden. Im deutschsprachigen Raum ist die Chronifizierungsskala MPSS (Mainz Pain Staging System) nach Gerbershagen sehr verbreitet. In 4 Bereichen werden Merkmale des zeitlichen Verlaufs, der räumlichen Ausbreitung, des Medikamenteneinnahmeverhaltens und der Patientenkarriere erfasst, skaliert und ausgewertet. Der MPSS liefert 3 Grade der Chronifizierung (leicht-mittel-stark). Aus dem Grad der Chronifizierung lassen sich Hinweise für den sinnvollen therapeutischen Aufwand (monodisziplinär vs. multidisziplinär) sowie die Prognose ableiten.

Frage 179

Welche Informationen bezüglich einer Vortherapie sollte vom Patienten erfragt werden?

Alle bisher durchgeführten invasiven und nicht invasiven Maßnahmen, deren Wirksamkeit, Wirkdauer und Nebenwirkungen, Gründe für einen Abbruch und frühere Komplikationen sollten erfragt werden.

Besonders Patienten, die eine lange Krankengeschichte aufweisen, können oft über eine lückenlose Reihung aller nur denkbaren Therapien berichten. Es ist oft – besonders im Hinblick auf eigene spätere Therapiemaßnahmen – sinnvoll, präzise die eingenommenen Medikamentendosen und die Nebenwirkungen zu erfragen. In einigen Fällen lassen sich so auch nachträglich die Gründe für das Versagen früherer Therapien ermitteln, beispielsweise zu hohe Dosen oder unzureichende Aufklärung über Nebenwirkungen.

Frage 180

Wie lassen Sie die Schmerzstärke vom Patienten quantifizieren?

Der Patient soll die Schmerzstärke anhand einer etablierten Schmerzskala angeben.

Obwohl es im Prinzip offen bleibt, welche Schmerzskala die geeignetste ist, hat sich die 11-teilige numerische Analogskala (Grenzen: 0...10) insbesondere im deutschsprachigem Raum durchgesetzt. Weniger verbreitet ist die 101-teilige visuelle Analogskala. Grundsätzlich sollten bei einem Patienten nicht verschiedene Skalen gleichzeitig verwendet werden.

Frage 181

Welche Informationen können Sie aus der Schmerzzeichnung entnehmen, die der Patient beim Ausfüllen des Schmerzfragebogens erstellt?

Lokalisation der Schmerzen, oft auch bei typischer Ausbreitung die Verdachtsdiagnose, z. B. Radikulopathie

Oft finden sich deutliche Differenzen zwischen der Schmerzlokalisation in der Schmerzzeichnung und der Schmerzangabe im Anamnesegespräch.

Frage 182

Welche Informationen lassen sich aus dem Schmerztagebuch entnehmen?

- **zeitliche Veränderung der Schmerzstärke**
- **Abhängigkeit von Tageszeiten**
- **Wirkung von Therapiemaßnahmen auf die Schmerzstärke**

Oft lassen sich auch implizite Information aus dem Schmerztagebuch entnehmen. Eine durchgehend maximal angegebene Stärke ohne erkennbare Modulation, keine Beeinflussbarkeit durch Therapiemaßnahmen und Schmerzangaben auch während der Schlafenzeit können appellativen Charakter haben. Oft handelt es sich um Patienten mit hoher Schmerzchronifizierung.

Frage 183

Welche vegetativen Begleitsymptome treten bei Schmerzen auf?

Schwitzen, Tränenfluss, Hitzewallungen, Übelkeit

Oftmals sind die vegetativen Begleitsymptome ein wichtiges diagnostisches Kriterium, z. B. beim Cluster-Kopfschmerz; sie sollten gezielt erfragt werden.

Frage 184

Bei welcher Schmerzerkrankung ist die Medikamentenanamnese von diagnostischer Relevanz?

Kopfschmerz bei Medikamentenübergebrauch

Bei dieser Verdachtsdiagnose ist das Führen eines speziellen Kopfschmerztagebuchs mit Dokumentation der eingenommenen Medikamente über 1–2 Monate sinnvoll.

Frage 185

Welche Konstellation erschwert die Interaktion zwischen chronifiziertem Schmerzpatienten und dem Behandler?

Der Patient hat in der Regel schon mehrere Behandler wegen seiner Erkrankung aufgesucht und kann über eine Anzahl misslungener Therapien berichten. Daher kennt der Patient auch den Ablauf einer typischen Anamnese und kann seine Anliegen sehr effektiv anbringen.

Speziell bei Patienten, die bereits eine große Anzahl von Therapeuten und Therapien kennengelernt haben, hat es sich als hilfreich erwiesen, nach einem starren Anamneseschema vorzugehen, die Effekte verschiedener Behandlungen zu erfassen und die Plausibilität der Behandlungsergebnisse zu betrachten.

Frage 186

Aus welchem Grund ist es hilfreich, den Patienten frühzeitig nach seinen Therapieerwartungen zu fragen?

Unrealistische Therapieerwartungen („absolute Schmerzfreiheit ohne Medikamentennebenwirkungen") sollten frühzeitig diskutiert und neu (realistisch) formuliert werden.

Ohne frühzeitige Festlegung eines (wahrscheinlich erreichbaren) Therapieziels ist der therapeutische Misserfolg nicht mehr abzuwenden; die Annahme, dass die eigene geplante Therapie den Vortherapien überlegen sein werde, ist meistens ein Trugschluss.

Frage 187

Welche Bedeutung hat die berufliche Anamnese bei Patienten mit chronischen Schmerzen?

Patienten mit chronischen Schmerzen habe häufig Fehlzeiten am Arbeitsplatz, oft ist der Verbleib am Arbeitsplatz von einer Verringerung dieser Fehlzeiten und somit von einer erfolgreichen Schmerztherapie abhängig.

Im Rahmen der beruflichen Anamnese sollte erfragt werden, ob bereits ein Rentenantrag gestellt wurde, wie weit das Verfahren fortgeschritten ist (Ablehnung, Widerspruch, Sozialgerichtsverfahren?). Die Kenntnis hierüber ermöglicht eine Einschätzung, ob mit den Beschwerden des Patienten ein Zielkonflikt verbunden ist.

Frage 188

Welche Informationen benötigen Sie aus der Medikamentenanamnese?

- **früher und aktuell eingenommene Medikamente**
- **Dosis**
- **Beschreibung der Unverträglichkeiten**
- **allergische Reaktionen**

Frage 189

Ihr Patient berichtet Ihnen beiläufig, dass er aktuell bei einem Therapeuten in Behandlung ist, der alternative Therapieverfahren anwendet. Inwieweit ist diese Information für Sie von Interesse?

Alternative Therapieverfahren im Gegensatz zur Schulmedizin können durchaus effektiv sein. Von Bedeutung ist der „Wirkmechanismus" (Zuwendung, Gegenirritationsverfahren etc.).

Auch wenn nicht durch Studien erhärtet, können alternative Verfahren wirksam sein, allein schon aufgrund des auch in der Schulmedizin sehr relevanten Placeboeffekts.

Frage 190

Was verstehen Sie unter einem Zielkonflikt in der Schmerztherapie?

Widerstrebende Ziele für die schmerztherapeutische Behandlung, z. B. Schmerz bei gleichzeitigem Fortbestehen der (ursprünglich schmerzbedingten) Entlastung am Arbeitsplatz.

Zielkonflikte lassen sich bei sorgfältiger Anamnese relativ häufig finden und sind oft ein Grund für eine (scheinbare) Therapieresistenz. Nicht in jedem Fall sind Zielkonflikte dem Schmerzpatienten bewusst, Mechanismen wie vermehrte Zuwendung oder Interesse des Partners bleiben beim Patienten oft unterbewusst.

Frage 191

Aus welchem Grund ist die Kenntnis aller eingenommenen Pharmaka und nicht nur der Analgetika unabdingbar?

Zur Bewertung eventueller Nebenwirkungen und Interaktionen

Zahlreiche Medikamente, die in der Schmerztherapie Verwendung finden, inhibieren oder induzieren Cytochrom-Isoenzyme, die für Verstoffwechselung und letztlich Ausscheidung verantwortlich sind.

Frage 192

Welche Bedeutung hat die Kenntnis über Abhängigkeitserkrankungen oder Medikamentenentzüge in der Vergangenheit?

Fehlgebrauch wegen einer Medikamentenabhängigkeit ist ein häufiger Grund für Therapieresistenz einer Schmerzerkrankung.

In vielen Fällen von Medikamentenfehlgebrauch ist erst ein Entzug die Voraussetzung für eine erfolgreiche Schmerztherapie.

Frage 193

Was können Sie bereits sinnvollerweise vor dem ersten Patientenkontakt durchführen?

Anforderung von Voruntersuchungen und Berichten über frühere Krankenhausaufenthalte

Je mehr an objektiven Informationen über die Vorbehandlung bekannt ist, desto kürzer und effektiver wird das Anamnesegespräch. Bei langer Vorgeschichte empfiehlt es sich, den Patienten erst dann einzubestellen, wenn Vorbefunde vorliegen.

Frage 194

Welchen Nutzen haben Schmerztagebücher für den Patienten?

Schmerztagebücher, die vor dem ersten Arzt-Patienten-Kontakt aufgefüllt wurden, bringen den Patienten dazu, sich mit der Schmerzstärke und dem Effekt der aktuellen Therapie auseinanderzusetzen.

Durch bereits ausgefüllte Schmerztagebücher kann die Dauer des ersten Arzt-Patienten-Kontakts deutlich effektiver gestaltet werden.

Frage 195

Welche Informationen gibt ihnen die Erhebung der Familienanamnese?

Schmerzerkrankungen der Eltern, Partner, Partnerschaftskonflikte, sonstige Belastungssituationen

Die Familienanamnese ermöglicht das Erkennen von Zielkonflikten (mehr Zuwendung/Entlastung wegen der Schmerzerkrankung). Außerdem können durch die Einbeziehung der Lebenspartner in die Behandlung Ressourcen für die Heilung mobilisiert werden.

Frage 196

Welche Vorteile bieten standardisierte Schmerzfragebögen, z. B. von der DGS/DGSS?

Durch psychometrische Tests können Hinweise auf Besonderheiten der Schmerzverarbeitung, Depressionen und Angststörungen gegeben werden.

Dadurch, dass der Patient den Fragebogen in der Regel zu Hause und in Ruhe ausfüllt, ist die Wahrscheinlichkeit von Erinnerungslücken geringer. Speziell die Auflistung von Vortherapien erlaubt die Kontaktaufnahme mit den Vorbehandlern, das Anfordern von Vorbefunden und Gutachten. Letztlich wird die Fehlerwahrscheinlichkeit durch die doppelte Anamnese (Fragebogen und Erstuntersuchung) verringert.

5.2 Körperliche Untersuchung

Martin Gleim

Frage 197

Welche Gründe sprechen dafür, bei Schmerzpatienten die Erstuntersuchung beim bis auf die Unterwäsche entkleideten Patienten vorzunehmen?

- **Bewertung der Beweglichkeit bzw. Einschränkung beim Entkleiden**
- **Entdecken von bislang nicht erwähnten Operationsnarben, Verletzungen, Hautveränderungen – z. B. durch exzessive Wärmeanwendung**
- **Erkennen von transdermalen therapeutischen Systemen, die vom Patienten bisher nicht erwähnt wurden**

Frage 198

Welche Befunde können Sie bereits vor der eigentlichen körperlichen Untersuchung des Patienten erheben?

Bei der ersten Inspektion können Sie den Ablauf von Bewegungen des Alltags registrieren: Gangbild, Benutzung von Hilfsmitteln, Körperspannung, Asymmetrien, Flüssigkeit von Bewegungsabläufen, Schonhaltungen.

Frage 199

Welche Schritte umfassen die Untersuchung der großen Gelenke?

- **Überprüfung der aktiven Beweglichkeiten; der Bewegungsumfang wird mit der Gegenseite verglichen**
- **anschließend Untersuchung der passiven Beweglichkeit**

Frage 200

Wie vermeiden Sie, dass, speziell an der Schulter, fälschlicherweise ein zu großer Bewegungsumfang ermittelt wird?

Simultane Untersuchung der Gelenke beidseits schränkt die Möglichkeiten von Ausgleichbewegungen z. B. der Wirbelsäule ein, durch die eine zu große Gelenksbeweglichkeit vorgetäuscht werden könnte.

Frage 201

Welches ist die gebräuchlichste Dokumentationsmethode für den Bewegungsumfang der Gelenke?

Neutral-Null-Methode

Ausgehend von einer festgelegten Ausgangsposition der Gelenke wird die Beweglichkeit in Winkelgraden zu beiden Seiten angegeben. Das Ergebnis besteht dann aus 3 hintereinander geschriebenen Zahlenwerten, von denen der mittlere meistens die „0“ ist (Namensgeber für die Messvorschrift). Beispiel: Flexion/Extension im Ellenbogengelenk: 100/0/10°.

Frage 202

Welche Abstufungen sind bei der Beurteilung der Muskelkraft gebräuchlich?

Üblicherweise wird der Kraftgrad in 6 Stufen angegeben, von 0(/5) = völlige Parese, bis 5(/5) = normale Muskelkraft.

Frage 203

Welche klinischen Untersuchungsbefunde finden sich bei Nervenengpasssyndromen?

Im Frühstadium finden sich Sensibilitätsstörungen, Schmerzen und Parästhesien. Leichtes Beklopfen der vermuteten Engpassregion löst elektrisierende Empfindungen und Schmerzen aus (positives Hoffmann-Tinell-Zeichen). Beim häufigsten Engpasssyndrom, dem Karpaltunnelsyndrom, führt maximale Volarbeugung oder Extension im Handgelenk ebenfalls zu den beschriebenen Parästhesien (positiver Phalen-Test).

Frage 204

Wodurch unterscheidet sich die Allodynie von der Hyperpathie?

- **Allodynie = schmerzhafte Reizantwort bei normalerweise nicht schmerzhaften Wärme-, Kälte- oder Berührungsreizen**
- **Hyperpathie = vermehrte Empfindung bei normal schmerzhaften oder nicht schmerzhaften Reizen**

Frage 205

Wie prüfen Sie, ob eine mechanische Allodynie vorliegt?

Bestreichen der Haut mit einem weichen Pinsel oder Wattestäbchen ruft stechenden, brennenden Schmerz im betroffenen Bereich hervor.

Allodynie ist immer ein Hinweis auf eine periphere oder zentrale Sensibilisierung. Häufigste Schmerzerkrankung mit dem Symptom der Allodynie ist die postzosterische Neuralgie.

Frage 206

Wie überprüfen Sie, ob ein Schmerz in den Beinen ein Ischämieschmerz ist?

Klinische Prüfung der peripheren Pulse, evtl. auch von Strömungsgeräuschen und Belastungsprüfung, z. B. mittels Ratschow-Lagerungsprobe

Für die klinische Diagnose „Ischämieschmerz" muss eine Durchblutungsstörung vorliegen, ferner ist zu erwarten, dass bei Verstärkung der Ischämie – z. B. durch Muskelarbeit distal der Stenose – die Schmerzen zunehmen. So wird auch verständlich, dass durch eine Angiografie zwar eine Durchblutungsstörung nachgewiesen werden kann, aber nicht die Genese der Schmerzen.

Frage 207

Ihr Patient mit der Diagnose „Claudicatio intermittens" hat gut tastbare Pulse der A. dorsalis pedis und tibialis posterior und belastungsabhängige Schmerzen im Oberschenkel. Wie hoch ist die Wahrscheinlichkeit, dass es sich bei den Beschwerden um Ischämieschmerzen handelt?

Eine ischämische Genese der Schmerzen ist unwahrscheinlich, da selbst distal der schmerzhaften Region noch gute arterielle Pulse tastbar sind.

Ischämieschmerzen treten in der Regel distal einer Stenose bzw. eines Verschlusses auf. In diesem Fall ist eine Claudicatio spinalis als die richtige Diagnose zu prüfen, z. B. durch den Nachweis einer Spinalkanalstenose mittels MRT. Erschwert wird die Diagnosestellung dadurch, dass rund 30 % aller Patienten mit Claudicatio spinalis auch eine arterielle Durchblutungsstörung haben.

Frage 208

Welche Relevanz hat die Palpation der peripheren Pulse bei einem Patienten, der wegen lumbaler Rückenschmerzen bei Ihnen in Behandlung ist und sich sonst kerngesund fühlt?

Das Erkennen einer peripheren arteriellen Durchblutungsstörung (pAVK) beim noch asymptomatischen Patienten bietet die Chance einer kausalen Therapie durch Behandlung der Ursachen (Hypertonus, Nikotin etc.).

Die pAVK als Manifestation einer Systemerkrankung hat erhebliche prognostische Relevanz für den Patienten: 20 % sterben innerhalb von 5 Jahren, 60 % innerhalb von 10 Jahren nach Diagnose. Die Todesursache ist zu 50 % kardial, 20 % zerebral. 20 % der Patienten sterben an direkten Folgen der pAVK.

Frage 209

Wie untersuchen Sie Störungen des Vibrationsempfindens (Pallästhesie)?

Durch das Aufsetzen einer angestoßenen Stimmgabel (128 Hz) – der Patient gibt an, bei welcher Schwingungsstärke die Vibrationen nicht mehr spürbar sind.

Pallhypästhesie bzw. Pallanästhesie ist ein häufiges Symptom bei Polyneuropathien; es ist besonders häufig an den unteren Extremitäten zu diagnostizieren.

Frage 210

Welche Merkmale erwarten/prüfen Sie, wenn die Verdachtsdiagnose CRPS geäußert wurde?

- **Veränderungen der Hauttrophik**
- **Bewegungseinschränkungen**
- **verändertes Haar- und Nagelwachstum**
- **Temperaturdifferenzen zur gesunden Seite**

Frage 211

Was umfasst körperliche Untersuchung des Schmerzpatienten?

Gangbild, Haut, Gelenkfunktion, Kreislaufparameter, Auskultation, Pulsstatus

Die Untersuchung sollte von jedem Arzt oder jeder Ärztin durchgeführt werden können und letztlich die Basis für weitere, evtl. fachärztlich klinische oder apparative Diagnostik sein.

Frage 212

Was gehört zur orientierenden neurologischen Untersuchung?

- **Beurteilung des Bewusstseins**
- **Überprüfung von sensorischen Störungen, Paresen, Muskeleigenreflexen, Pyramidenbahnzeichen**

Die orientierende neurologische Untersuchung soll sicher keine fachneurologische Untersuchung ersetzen, sondern die Basis für weitere klinische oder apparative Diagnostik darstellen. Die orientierende neurologische Untersuchung sollte von jedem Arzt und jeder Ärztin ausgeführt werden können.

Frage 213

Welche Informationen entnehmen Sie aus dem Grad der Beschwielung der Fußsohlen?

Hinweise auf Benutzung der Extremität

Die Angabe eines Patienten, schmerzbedingt eine Extremität schon seit Monaten nicht mehr benutzt zu haben bei gleichzeitig seitengleicher Beschwielung sollte Anlass für weiteres Nachfragen sein. Manchmal liegt ein Missverständnis vor, das in einem weiteren Gespräch dann aufgelöst werden kann.

Frage 214

Wie differenzieren Sie Schmerzen durch Polyneuropathie (PNP) von Ischämieschmerzen der Beine?

Pulskontrolle, Ratschow-Lagerungsprobe, Schmerzschilderung, neurologische Untersuchung

Ischämieschmerzen setzen eine Durchblutungsstörung voraus, es kommt zur Schmerzzunahmen, wenn die Ischämie verstärkt wird. Bei Schmerzen durch PNP finden Sie meistens sensorische Defizite, eine Pall(hyp-)anästhesie und eine mehr oberflächliche („strumpfförmige") Schmerzausbreitung, während Ischämieschmerzen eher in der Tiefe und krampfend empfunden werden.

Frage 215

Welche Muskeleigenreflexe prüfen Sie bei der orientierenden neurologischen Untersuchung?

- **obere Extremität: Bizeps- Trizeps- und Brachioradialreflex**
- **untere Extremität: Patellarsehnenreflex, Achillessehnenreflex**

In Abhängigkeit von der Schmerzlokalisation können weitere Eigenreflexe pathologisch ausfallen, hier sei auf die einschlägigen neurologischen Fachbücher verwiesen.

Frage 216

Welche vegetativen Symptome lassen sich häufig bei Schmerzpatienten finden?

Vermehrte Schweißneigung, Tränenfluss, Hautrötung, Blässe, Übelkeit, Erbrechen, Obstipation

5.3 Apparative Diagnostik

Martin Gleim

Frage 217

Wann ist im Rahmen der Schmerzdiagnose/Therapie eine apparative Diagnostik erforderlich?

Eine apparative Zusatzdiagnostik ist erforderlich, um behandelbare Erkrankungen auszuschließen.

In der Regel wird die Schmerzdiagnose durch Anamneseerhebung und klinische Untersuchung gesichert. Somit hat die Anamnese und klinische Untersuchung vor Veranlassung weiterer Diagnostik zu erfolgen.

Frage 218

Welche Möglichkeiten haben Sie, die Gründe für ein Versagen einer medikamentösen Therapie zu erforschen?

- **Gespräch mit dem Patienten, ob die Medikation überhaupt in der verordneten Weise eingenommen wurde**
- **Überprüfung der Medikamente bzw. ihrer Abbauprodukte im Urin und ggf. auch im Serum**

Viele Patienten verstehen die Einnahmevorschriften falsch, sind durch die „Waschzettel" und die darin aufgeführten Nebenwirkungen verunsichert. Oft sind Patienten auch über die Hauptindikation der Medikamente überrascht und halten die Wahl des Medikaments für die eigenen Beschwerden für unangebracht (z. B. schrecken Verordnungen von Antidepressiva als Analgetikum die Patienten oft ab, da sich nicht als depressiv ansehen). Urintoxikologische Untersuchungen und Bestimmungen von Blutspiegel geben Sicherheit, dass der Patient das verordnete Medikament überhaupt eingenommen hat. Oft ist es auch hilfreich, speziell bei Patienten, die früher einen Medikamentenfehlgebrauch betrieben, auch nach Pharmaka mit typischem Abhängigkeitspotenzial – wie Opioiden oder Benzodiazepinen – zu suchen.

Frage 219

Sollte man die Patienten über den Sinn eines Medikamentenscreenings im Urin oder Blut aufklären?

Der Patient sollte in jedem Fall über den Sinn der Urinuntersuchung aufgeklärt werden.

Abgesehen von möglichen juristischen Bedenken verhindert die Urinuntersuchung „hinter dem Rücken des Patienten" den Aufbau eines Vertrauensverhältnisses. Wenn der Patient weiß, dass der Arzt über den Fehlgebrauch des Medikaments informiert wird, muss er sich dieser Tatsache stellen und Gründe dafür nennen. Andererseits sollte der Arzt Medikamentenuntersuchungen nur dann veranlassen, wenn er ein Konzept hat, wie alle möglichen Ergebnisse mit dem Patienten kommuniziert werden und welche Konsequenzen für die Therapie daraus entstehen. Im Extremfall kann es zum Abbruch der therapeutischen Beziehung kommen. Im eigenen Arbeitsgebiet hat es sich bewährt, beim pathologischen Ausfall einer Medikamentenuntersuchung eine weitere Untersuchung zu veranlassen, bevor einschneidende Konsequenzen für die Therapie gezogen werden (auch Labore können Fehler machen).

Frage 220

Was verbirgt sich unter dem Begriff der „quantitativen sensorischen Testung" (QST)?

Die quantitativ sensorische Testung untersucht mittels einer Testbatterie, in der in 7 Tests standardisierte Reize auf die Haut aufgebracht werden, die Wahrnehmungs-, Schmerz- und Toleranzschwellen.

Viele Patienten mit neuropathischen Schmerzen erhalten in den klassischen neurobiologischen Untersuchungsverfahren unauffällige Werte, da hier bevorzugt die dick myelinisierten Nervenfasern überprüft werden. Die QST erfasst auch die Funktion der C- und Aδ-Fasern.

Frage 221

Wann würden Sie in Betracht ziehen, bei einem Schmerzpatienten eine QST-Untersuchung zu veranlassen?

Bei unklaren Schmerzsyndromen bzw. klinischem Verdacht auf eine Neuropathie und nicht pathologischem Ausfall einer konventionellen elektrophysiologischen Diagnostik

Die QST ermöglicht bei unklaren Schmerzsyndromen die Differenzierung in neuropathische und nozizeptive Schmerzanteile.

Frage 222

Sie tasten bei einem Patienten nur unsicher periphere Pulse an beiden Beinen, allerdings hat er an den Beinen keine Schmerzen. Welche weitergehende Diagnostik schließt eine relevante arterielle Durchblutungsstörung der Beine aus?

Bestimmung der Verschlussdrücke mittels Dopplermessung

Bei normalen Verschlussdrücken (= Druck in der Radialarterie) kann eine Durchblutungsstörung ausgeschlossen werden. Sollten jedoch in der Verschlussdruckmessung niedrigere Werte gemessen werden, sollte mittels (MRT-)Angiografie die Lokalisation der Stenose(n) erfolgen. Die Angiografie ist unabdingbare Voraussetzung für eine operative/interventionelle Behandlung der Stenosen.

Frage 223

Was sollten Sie beachten, wenn Sie einen Patienten mit Herzschrittmacher zur MRT-Untersuchung überweisen?

Erst neuere Modelle können ohne Gefahr für den Patienten den Magnetfeldern des Kernspintomografen ausgesetzt werden.

In der Regel ist eine Abstimmung mit dem Kardiologen notwendig, möglicherweise muss dann auch der Schrittmacher umprogrammiert werden. Für dringende Fragestellungen ist daher die konventionelle Computertomografie in Betracht zu ziehen.

Frage 224

Welche Indikationen gibt es für die lumbale Myelografie?

Diagnostik von funktionellen Spinalkanalstenosen

Letztlich ist die lumbale Myelografie eine Spezialuntersuchung, deren Relevanz in den vergangenen Jahren abgenommen hat und wahrscheinlich durch Verfahren der Kernspintomografie ersetzt werden wird.

Frage 225

Wann sollte bei Kopfschmerzen oder Gesichtsschmerzen eine (MRT-)Bildgebung erfolgen?

Bei erstmalig auftretenden, nicht passageren Kopfschmerzen, bei einer Änderung der Symptomatik länger bestehender Kopfschmerzen oder beim Auftreten von neurologischen Symptomen sollte eine MRT zum Ausschluss eines symptomatischen Kopfschmerzes erfolgen.

Frage 226

Welche bildgebende Untersuchung schlagen Sie zur Sicherung der Diagnose CRPS vor?

Dreiphasenskelettszintigrafie

In der Dreiphasenskelettszintigrafie zeigen sich in der Spätphase typische bandenförmige Mehranreicherungen, die pathognomonisch für das CRPS sind.

Frage 227

Welche Bildgebung ist bei Schmerzen durch Arthrose das Verfahren der Wahl?

Konventionelle Röntgenaufnahmen

Frage 228

Welche apparative Diagnostik wird für die Diagnostik der Fibromyalgie empfohlen?

Keine

Die Diagnosekriterien der Fibromyalgie umfassen anamnestische und klinische Gesichtspunkte, apparative Diagnostik kommt evtl. zum Ausschluss von möglichen Differenzialdiagnosen zum Einsatz.

Frage 229

Nach der klinischen Verdachtsdiagnose „Karpaltunnelsyndrom" wollen Sie die Diagnose sichern. Welche Untersuchung veranlassen Sie?

Elektrophysiologische Untersuchung beim Neurologen

Durch Messung der Nervenleitgeschwindigkeit, der distalen motorischen Latenz, kann die Diagnose gesichert werden.

Frage 230

Welche Einschränkungen bzgl. der Aussagekraft der Messung der Nervenleitgeschwindigkeit gibt es?

Es werden nur die dicken und schnell leitenden Nervenfasern Aβ erfasst.

Die dünnen schmerzleitenden Fasern, Aδ- und C-Fasern sowie die Fasern des vegetativen Nervensystems werden nicht gemessen.

Frage 231

? Ist es sinnvoll, einen Patienten zur funktionellen MRT zu überweisen, um die Schmerzursache zu objektivieren?

! **Nein, die funktionelle MRT-Untersuchung ist kein evaluiertes und etabliertes Diagnoseverfahren.**

i *Mittels funktioneller MRT werden derzeit vielversprechenden Untersuchungen zur zentralen Schmerzverarbeitung gemacht; eine Etablierung als Schmerzdiagnostikum für die Routine ist noch nicht absehbar.*

Frage 232

? Kann apparative Diagnostik für den Schmerzpatienten schädlich sein?

! **Ja, nicht indizierte Untersuchungen mit ionisierenden Strahlen erhöhen die Strahlenbelastung, auch planlose MRT-Untersuchungen ohne Ergebnis schaffen beim Patienten das Gefühl, dass man ihm ohnehin nicht helfen könne.**

i *Eine apparative Diagnostik ohne eng umrissene Fragestellung kann darüber hinaus bei chronischen Schmerzpatienten mit psychischer Komorbidität die eigentliche Behandlung verzögern oder gar verhindern – dadurch, dass sie eine organische Ursache der Schmerzen in den Vordergrund bringt.*

Frage 233

? Ist die quantitative sensorische Testung (QST) ein objektives oder subjektives Diagnostikum?

! **Subjektives Diagnostikum**

i *Die Anwendung der Testbatterie erfordert ein aktives Mitarbeiten des Patienten, daher ist eine Beeinflussung der Ergebnisse möglich. Wiederholungen der Untersuchungen können diesen subjektiven Einfluss sichern oder verringern, sind aber wegen der langen Untersuchungszeit selten praktikabel.*

Frage 234

? Wann veranlassen Sie bei chronischen Nackenschmerzen eine weiterführende Diagnostik mit Bildgebung?

!
- **bei neurologischen Ausfällen**
- **bei bekannter Osteoporose oder hochgradiger Risikokonstellation für Osteoporose (Kachexie, Steroidbehandlung...)**
- **bei bekanntem Tumorleiden**
- **bei Trauma in der näheren Vergangenheit**

i *Ohne klinischen Verdacht kann eine Bildgebung durchaus kontraproduktiv sein, da wie im Lumbalbereich eine geringe Korrelation von auffälligen Befunden in der Bildgebung und den Schmerzen besteht. Da mit zunehmenden Alter Zeichen der Degeneration zunehmen und irgendwann schon physiologisch sind, kann unbedachte Diagnostik eine Fixierung auf die Befunde der Bildgebung fördern und eine effektive Therapie verhindern.*

Frage 235

? Welche Indikation gibt es für eine konventionelle Röntgenaufnahme (evtl. in 2 Ebenen) des Schädels bei Kopfschmerzen?

! **Keine**

i *MRT und (bei Notfällen CCT) haben das konventionelle Röntgen abgelöst.*

Frage 236

? Welches bildgebende Verfahren gehört neben dem Routinelabor zur Basisdiagnostik bei chronischen Oberbauchschmerzen?

! **Abdomensonografie, ggf. bei Refluxsymptomatik und Stuhlauffälligkeiten eine endoskopische Untersuchung**

6 Messinstrumente

6.1 Skalen

Henning Ohnesorge

Frage 237

Was ist der Zweck von Schmerzskalen in der Schmerztherapie?

Schmerzskalen dienen dazu, die Intensität, Art und das Ausmaß von Schmerzen subjektiv zu erfassen. Sie helfen dabei, den Schmerz des Patienten systematisch zu quantifizieren, um die Therapie zu steuern und den Verlauf zu überwachen.

Das Schmerzempfinden ist immer subjektiv und lässt sich durch „objektive" Messmethoden nicht erfassen. Dennoch ist eine Messung der Intensivität der subjektiven Beschwerden essenziell, um eine Schmerztherapie zu steuern. Allerdings ist es nur bedingt sinnvoll, starre Ziele einer erfolgreichen Schmerztherapie auf einer einzelnen Skala zu formulieren, da das Schmerzerleben stehts multifaktoriell geprägt ist. Daher werden meist verschiedene Skalen und Instrumente zu Fragebögen kombiniert, um eine umfassende Beurteilung der Patienten zu ermöglichen.

Frage 238

Welche Schmerzskala wird am häufigsten verwendet und wie sollte sie angewendet werden?

Die numerische Ratingskala (NRS) wird am häufigsten verwendet. Der Patient wird gebeten, seine Schmerzempfinden auf einer Skala zwischen 0 (keine Schmerzen) und 10 (stärkste vorstellbare Schmerzen) einzuordnen.

Die NRS ist aufgrund ihrer einfachen Durchführbarkeit und der fehlenden Notwendigkeit von Hilfsmitteln ein praktikables Messinstrument in der Praxis. Dabei sind Anker- oder Endpunkte von numerischen Ratingskalen für die Reproduzierbarkeit und Vergleichbarkeit der erfassten Daten von entscheidender Bedeutung. Bereits geringfügige Veränderungen in der Formulierung der Endpunkte können zu einer erheblichen Verschiebung der erfassten Skalenwerte beitragen (z. B. „unvorstellbar starke Schmerzen" statt „stärkste vorstellbare Schmerzen"). Daher sind die Instruktionen bei Befragung der Patienten streng einzuhalten. Ebenso tragen Kommentare wie „als ob man Ihnen ein Messer in den Bauch stößt" zu einer Verfälschung der erfassten Daten bei und sind daher zu unterlassen.

Frage 239

Worin unterscheidet sich eine visuelle Analogskala (VAS) von einer numerischen Ratingskala (NRS)?

Auf einer visuellen Analogskala markiert der Patienten seine Angabe auf einer mit den Anker-/Endpunkten versehenen horizontalen Linie, die typischerweise 100 mm lang ist. Die Auswertung erfolgt durch Ausmessen der Distanz vom niedrigen Ankerpunkt zur Markierung, die erfassten Werte werden in Millimetern (0–100) angegeben.

Eine numerische Ratingskala erfasst die Angaben des Patienten auf einer Skala zwischen 0–10, die mit entsprechenden Ankern bezeichnet sind.

Die praktischen Unterschiede in der Anwendung einer VAS und NRS sind gering, allerdings kann eine NRS sowohl schriftlich als auch mündlich ohne weitere Hilfsmittel erfasst werden. Die Angaben auf einer VAS unterscheiden sich jedoch zumindest geringfügig von den Angaben auf einer NRS (mit gleichen Ankern!). Somit ist eine einfache Division der Angaben auf einer VAS durch 10 und Rundung auf den entsprechenden Zahlenwert nicht geeignet, um eine Vergleichbarkeit mit der NRS zu erzielen.

Frage 240

Welche Instrumente eigenen sich zur Erfassung von Schmerzen im Kindesalter (zwischen 3 und 8 Jahren)?

In der Altersgruppe zwischen 3 und 8 Jahren eigenen sich insbesondere Smiley-Skalen, z. B. die Wong-Baker FACES Pain Rating Scale oder die Faces Pain Scale-Revised zum Erfassen akuter und chronischer Schmerzen.

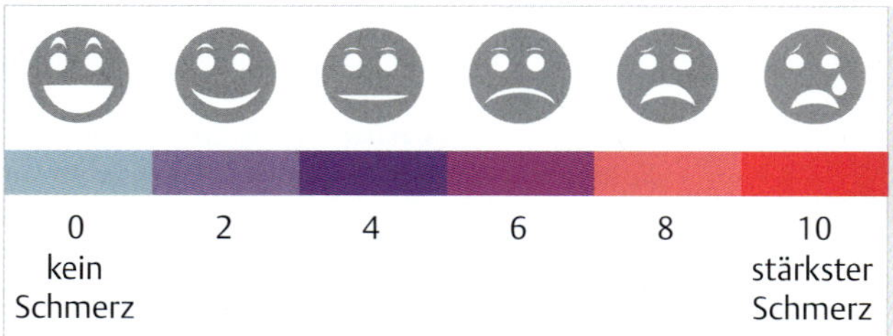

Abb. 6.1 Smiley-Ratingskala. Faces Pain Scale-Revised. (Quelle: Andreae S, Schön J. Assessmentinstrumente. In: Andreae S, Anton W, Schön J, von Hayek D, Hrsg. I care – Altenpflege Langzeitpflege. Stuttgart: Thieme; 2023)

Es gibt verschieden validierte Formen von Smiley-Skalen. Eine etablierte Form ist die Wong-Baker FACES Pain Rating Scale, die 6 Abbildungen von Gesichtern umfasst, die mit 0, 2, 4, 6, 8 und 10 – entsprechend den Werten auf einer 11-punktigen NRS – markiert sind. Zu den Abbildungen sind folgende Instruktionen zu geben: „Gesicht 0 tut gar nicht weh. Gesicht 2 tut etwas weh. Gesicht 4 tut etwas mehr weh. Gesicht 6 tut noch mehr weh. Gesicht 8 tut sehr weh. Gesicht 10 tut so weh, wie du es dir nur vorstellen kannst, auch wenn du dabei nicht unbedingt weinen musstest, als es weh tat."

Eine Alternative ist Faces Pain Scale-Revised, für die es im deutschsprachigen Raum keine detaillierten Instruktionen gibt (▸ Abb. 6.1).

Frage 241

Welches Instrument kann zur Erfassung von akuten Schmerzen bei Kindern unterhalb des 4. Lebensjahrs eingesetzt werden?

Neben vielen anderen möglichen Instrumenten hat sich in Deutschland die kindliche Unbehagens- und Schmerzskala (KUSS) zum Erfassen von akuten Schmerzen bei Kindern unterhalb des 4. Lebensjahrs durchgesetzt.

Die kindliche Unbehagens- und Schmerzskala (▸ Tab. 6.1) erfasst 5 klinische Kategorien in einer Erfassungszeit von 15 s, denen Punktwerte zugeordnet sind. Sie ist primär zur Erfassung postoperativer Schmerzen validiert. Ab einer Punktwertesumme von 4 sollte man eine analgetische Behandlung erwägen. Die Skala eignet sich für nicht beatmete Kinder vom Neugeborenenalter bis zum Ende des 4. Lebensjahrs).

Tab. 6.1 Kindliche Unbehagens- und Schmerzskala (KUSS).

Klinik	Punktwert
Weinen	
gar nicht	0
Stöhnen, Jammern, Wimmern	1
Schreien	2
Gesichtsausdruck	
entspannt, lächelnd	0
Mund verzerrt	1
Mund und Augen grimassierend	2
Rumpfhaltung	
neutral	0
unstet	1
aufbäumen, krümmen	2
Beinhaltung	
neutral	0
strampelnd, tretend	1
an den Körper gezogen	2
motorische Unruhe	
nicht vorhanden	0
mäßig	1
ruhelos	2

Frage 242

Gibt es spezielle Skalen zum Erfassen von Schmerzen bei dementen Patienten?

Neben der Smiley-Skala (z. B. der Faces Pain Scale-Revised, s. o.), die zumindest noch eine gewisse Kommunikationsfähigkeit erfordert, sind Fremderfassungsinstrumente wie die BESD (Beurteilung von Schmerzen bei Demenz) bei dementen Patienten anwendbar.

Die BESD ist die validierte deutsche Übersetzung der englischen Pain Assessment in Advanced Dementia Scale (PAINAD) und umfasst die Aspekte „Atmung", „negative Lautäußerungen", „Gesichtsausdruck", „Körpersprache" und „Trost". Der Personalaufwand zur Erfassung dieser Bögen ist jedoch erheblich und setzt auch eine gute Kenntnis des Verhaltens des Patienten voraus.

Frage 243

Erklären Sie die Vor- und Nachteile einer verbalen Ratingskala (VRS) gegenüber einer numerischen Ratingskala?

Eine verbale Ratingskala ist eine kategorische Skala, in der die Stärke von Beschwerden (Schmerzen) in (meist 6) Begriffen erfasst wird, z. B. „keine – leicht – mäßig – stark – sehr stark – unerträglich".

Die verbale Ratingskala ist eine leicht zu verwendende Skala zum Erfassen von Beschwerden, z. B. Schmerzen. Ihr Vorteil besteht insbesondere darin, dass für ihre Anwendung kein Abstraktionsvermögen notwendig ist und sie daher auch bei Patienten einsetzbar ist, die Schwierigkeiten bei der Anwendung von numerischen Ratingskalen (NRS) oder visuellen Analogskalen (VAS) haben. Ihr Nachteil ist v. a. in der groben Abstufung zu sehen, die – wie auch bei Smiley-Skalen – nur starke Veränderungen der Schmerzintensität erfassen kann.

Frage 244

Welchen Vorteil weisen 6-stufige Skalen – z. B. die verbale Ratingskala oder Smiley-Skalen – im Vergleich zu 5-stufigen Skalen auf?

Bei der Verwendung 5-stufiger Skalen gibt es die Tendenz, dass der mittleren Skalenwert überproportional gewählt wird (Tendenz zur Mitte). Dies wird bei der Verwendung von 6-stufigen Skalen, die keine zentrale Antwortmöglichkeit haben, vermieden.

Aus diesem Grund sind die früher häufig verwendeten 5-stufigen VRS oder Smiley-Skalen weitgehend durch 6-stufige Skalen ersetzt worden.

Frage 245

Wie lassen sich die Ergebnisse auf numerischen Ratingskalen statistisch auswerten?

Numerische Ratingskalen sind intervallskaliert und können damit nicht einer Normalverteilung unterliegen. Somit sind streng genommen eine Mittelwertbildung und die Berechnung von Standardabweichungen sowie die Verwendung parametrischer Tests (Student-t-Test) nicht zulässig. Stattdessen sollten Mediane und Perzentilränge berechnet und zur statischen Analyse nicht parametrische Tests (Wilcoxon-Rangsummen oder Mann-Whitney-u-Test) verwendet werden.

Bei Verwendung einer 11-Punkte-NRS wird unter gewissen Voraussetzungen allerdings häufig eine Normalverteilung angenommen und auch von wissenschaftlichen Zeitschriften akzeptiert.

Frage 246

Wie ist ein Studienmedikament zu bewerten, das eine signifikante Reduktion der Schmerzintensität von 0,8 Punkten auf einer 11-punktigen numerischen Ratingskala bewirkt?

Im Allgemeinen kann man davon ausgehen, dass Patienten eine Reduktion von weniger als 1 auf einer 11-Punkte-NRS nicht wahrnehmen können. Somit ist die klinische Relevanz dieses Studienbefunds zumindest fraglich.

Bei der Bewertung klinischer Studien spielen nicht nur die korrekte Studiendurchführung und statistische Auswertung eine Rolle. Für die Implementierung der Ergebnisse in die Praxis ist auch die klinische Relevanz statistisch signifikanter Befunde von entscheidender Bedeutung. Eine Reduktion von weniger als 1 Punkt auf einer 11-punktigen NRS oder weniger als 10 mm auf einer 100 mm-VAS wird im Allgemeinen als klinisch nicht wahrnehmbar und damit als irrelevant bewertet.

6.2 Fragebögen

Henning Ohnesorge

Frage 247

? Erklären Sie den Unterschied zwischen uni- und multidimensionalen Schmerzfragebögen.

! **Unidimensionale Schmerzfragebögen messen nur einen Aspekt des Schmerzes, meist die Schmerzintensität. Beispiele hierfür sind die visuelle Analogskala (VAS) und die numerische Ratingskala (NRS). Multidimensionale Schmerzfragebögen erfassen mehrere Aspekte des Schmerzerlebens, einschließlich Schmerzintensität, -qualität und die Auswirkungen auf das tägliche Leben. Beispiele sind der Deutsche Schmerzfragebogen der Deutschen Schmerzgesellschaft, der McGill Pain Questionnaire (MPQ) oder das Brief Pain Inventory (BPI).**

Frage 248

? Welchen Vorteil bieten multidimensionale Fragebögen in der Behandlung von Patienten mit chronischen Schmerzen?

! **Multidimensionale Fragebögen liefern standardisierte Daten nicht nur über die Schmerzintensität, sondern auch über die psychische Verfassung und die Auswirkungen der Schmerzen auf das tägliche Leben. Sie können auch dazu beitragen, psychosoziale Faktoren zu identifizieren, die die Schmerzproblematik beeinflussen könnten. Diese Informationen werden benötigt, um eine individuelle Therapieplanung zu erstellen.**

Frage 249

? Warum sollten auch in der Verlaufskontrolle der Therapie chronischer Schmerzen multidimensionale Schmerzfragebögen verwendet werden?

! **Neben der Reduktion der Schmerzintensität ist ein wesentliches Therapieziel eine Verringerung der schmerzbedingten Beeinträchtigungen und eine Verbesserung der Lebensqualität. Diese Therapieziele können durch multidimensionale Fragebögen objektiviert werden.**

i *Auch in der Leitlinie „Langzeitanwendung von Opioiden bei nicht-tumorbedingten Schmerzen" wird gefordert, dass eine „umfassende Abschätzung der Schmerzlinderung, Verbesserung der Lebensqualität und des Funktionsniveaus und der daraus resultierenden behavioralen, emotionalen und kognitiven Veränderungen im Anschluss an die Einstellungsphase ..." erfolgen soll. Dies ist realistisch nur durch die Verwendung standardisierter multidimensionaler Fragebögen möglich.*

Frage 250

? Welche Aspekte des Schmerzerlebens erfasst die Kurzversion des McGill Pain Questionnaire?

! **Die Shortform McGill Pain Questionnaire (SF-MPQ) umfasst 15 Adjektive, die Patienten zur Beschreibung ihrer Schmerzqualität verwenden sollen, sowie Skalen zur Bewertung der Schmerzintensität und der emotionalen Reaktion auf den Schmerz.**

i *Die ursprüngliche Version des MPQ umfasste 78 Adjektive zur Schmerzbeschreibung, die allerdings zu einem erheblichen Aufwand in Erfassung und Auswertung des Fragebogens niederschlugen. Die Shortform des MPQ ist dagegen in ca. 30 min ausfüll- und auswertbar. Darüber hinaus existiert eine erweiterte Form der SF-MPQ, die SF-MPQ-2, die sieben zusätzlichen Adjektive umfasst, um eine neuropathische Schmerzkomponente besser zu erfassen.*

Frage 251

? Welchen Schwerpunkt setzt das Brief Pain Inventory (BPI) in der Erfassung von chronischen Schmerzen?

! **Das BPI erfasst insbesondere die Einschränkungen des täglichen Lebens, die der Patient durch sein Schmerzerleben erfährt.**

i *Das BPI umfasst neben einer Schmerzzeichnung und der Erfassung der Schmerzintensität auch 7 Items, die die Einschränkung der „Allgemeinen Aktivität", der „Stimmung", des „Gehvermögens", der „Normalen Arbeit", der „Beziehung zu anderen Menschen", des „Schlafs" und der „Lebensfreude" auf einer visuellen Analogskala erfassen. Es existiert eine validierte deutsche Version des BPI.*

Frage 252

Welche Testinstrumente umfasst der Schmerzfragebogen der Deutschen Schmerzgesellschaft?

Der Schmerzfragebogen der Deutschen Schmerzgesellschaft enthält verschiedene psychologische Testinstrumente: Schmerzbeschreibungsliste (SBL), Marburger Fragebogen zum habituellen Wohlbefinden, Depressions- und Angstskala (DASS), Veterans RAND 12, Schmerzschweregrad nach von Korff. Er dient neben der multidimensionalen Erfassung des Schmerzerlebens aber auch der Systematisierung und Standardisierung der Anamneseerhebung und der Erfassung demografischer und versicherungstechnischer Daten.

Frage 253

Welche Schlüsse lassen sich aus der Auswertung der Schmerzbeschreibungsliste (SBL) nach Korb ziehen?

Die SBL dient als Erfassungsinstrument für das affektive Erleben von Schmerzen. Gleichzeitig lassen sich Hinweise auf einen neuropathischen Charakter der Schmerzen gewinnen.

Die SBL ist Bestandteil des Schmerzfragebogens der Deutschen Schmerzgesellschaft. Es werden insgesamt 12 Adjektive angeboten, mit denen die typischen Eigenschaften der Schmerzen angegeben werden sollen. Vier davon weisen einen stark affektiven Charakter auf. Eine hohe Angabe (Summenpunktwert > 8) dieser Beschreibungen weist auf ein erhöhtes affektives Schmerzerleben hin.

Frage 254

Welche Faktoren gehen in die Erfassung des Schmerzschweregrads nach von Korff ein?

In den Schweregrad nach von Korff gehen die „charakteristische Schmerzintensität", der „Disability Score" und die „Disability-Tage" ein.

Der Disability Score ist ein Mittelwert aus den Angaben zur Schmerzbeeinträchtigung. Die Disability-Tage berechnen sich aus der Anzahl der Tage in den letzte 3 Monaten, an denen eine schmerzbedingte Beeinträchtigung bestanden hat.

Frage 255

Welche Abstufungen kennt der Schmerzschweregrad nach von Korff?

Die Schmerzgraduierung nach von Korff umfasst 5 Schweregrade von 0–4:

- **0 – keine Schmerzen**
- **1 – geringe Schmerzintensität mit geringer Beeinträchtigung**
- **2 – hohe Schmerzintensität mit geringer Beeinträchtigung**
- **3 – hohe Schmerzintensität mit mittlerer Beeinträchtigung**
- **4 – hohe Schmerzintensität mit hoher Beeinträchtigung**

In der Validierungsstichprobe des deutschen Schmerzfragebogen wies der Schmerzschweregrad nach von Korff eine deutliche Rechtsverschiebung auf, 90 % der Patienten hatten einen Schmerzschweregrad von 3 oder 4.

Frage 256

Welche Aspekte werden im deutschen Schmerzfragebogen mithilfe der DASS erfasst?

Die DASS ist ein Screening-Instrument für Depression, Angst und körperliche Anspannung (Stress).

Die „Depression, Anxiety and Stress Scale" (DASS) erfasst mittels 21 Fragen die Achsen Depression, Angst und körperliche Anspannung (Stress). Sie ersetzt im aktuellen deutschen Schmerzfragebogen die vormals verwendeten Instrumente zur Erfassung von Depressivität wie HADS und ADS und ist lizenzfrei verwendbar. Werden die Cut-off-Werte für die Subskalen erreicht oder überschritten, ist eine differenzierte psychologische Anamnese Voraussetzung für eine gesicherte klinische Diagnose.

Frage 257

Die Auswertung der DASS eines Patienten ergibt einen Punktwert für die Achse Depression von 13 Punkten, die Achse Angst von 4 Punkten und die Achse Stressbelastung von 8 Punkten. Was lässt sich aus diesen Angaben schließen?

Der Punktwert für die Achsen Angst und Stressbelastung liegt unterhalb des Cut-off-Werts, der Punktwert für die Achse Depression darüber. Somit deutet die DASS dieses Patienten auf ein depressives Erleben hin. Eine Diagnosesicherung sollte durch ein standardisiertes Interview erfolgen, dass sich nach den Diagnosekriterien des ICD-10 (s. Kap. 22) und DSM V richtet. Eine Diagnosestellung ausschließlich aufgrund von Fragbogenergebnissen ist nicht zulässig.

Die DASS hat für die Achsen Depression und Stressbelastung jeweils einen Cut-off-Wert von ≥ 10 und die Achse Angst eine Cut-off ≥ 6 Punkten. Die Zuverlässigkeit zur Erfassung von Depressionssymptomen ist vergleichbar gut wie bei der gut validierten Allgemeinen Depressionsskala (ADS). Eine Überschreitung dieses Werte spricht also mit großer Wahrscheinlichkeit für das Vorliegen einer depressiven Erkrankung, wobei eine klinische Validierung erforderlich ist.

Frage 258

Welche Fragebögen zum Erfassen depressiver Symptome sind in der Behandlung chronischer Schmerzpatienten gebräuchlich?

Neben der DASS, die im gemeinsamen Schmerzfragebogen der Deutschen Schmerzgesellschaft enthalten ist, werden häufig die Allgemeine Depressionsskala (ADS) und zur Schweregradbeurteilung einer Depression das Beck-Depressions-Inventar (BDI) verwendet.

Die ADS ist die deutsche Übersetzung des Center for Epidemiological Studies Depression Scale (CES-D) und war in der alten Version des Deutschen Schmerzfragebogens als Depressions-Screeningtool enthalten. Sie erfasst die Beeinträchtigung durch psychische Affekte, körperliche Beschwerden, motorische Hemmung und negative Denkmuster. Aufgrund ihrer breiten internationalen Verwendung findet sie häufig in klinischen Studien Anwendung.

Das BDI eignet sich weniger als Screening-Instrument, da eine Fokussierung des Fragebogens auf Depressivität leicht erkennbar ist und daher vor Diagnosestellung einer Depression Falschantworten wahrscheinlich sind.

Frage 259

Was ist „Pain Detect“?

Bei Pain Detect handelt es sich um ein Projekt der Deutschen Forschungsgemeinschaft Neuropathischer Schmerz (DFNS), die in Zusammenarbeit mit der Industrie einen Fragebogen entwickelt hat. Ursprünglich sollte der Fragebogen nur die Differenzierung von nozizeptiven und neuropathischen Schmerzen erleichtern.

Pain Detect ist inzwischen durch zahlreiche weitere Testinstrumente erweitert worden – u. a. zur Erfassung von Depressivität, Einschränkung durch Schmerz, Schlafqualität und weiteren Aspekten einer Schmerzerkrankung.

Frage 260

Was wird mit dem Fragebogen SF-12 oder SF-36 erfasst?

Die Fragebögen SF-36 (Short Form 36) bzw. SF-12 erfassen die gesundheitsbezogene Lebensqualität.

Die international gebräuchlichen Fragebögen sind ein gut validiertes Instrument zum Erfassen der Lebensqualität, die sich zu einem wichtigen Kriterium der Outcomeforschung entwickelt hat. Namengebend für die Lebensqualitätsfragebögen SF-12 und SF-36 ist die Anzahl der Fragen, aus denen nach einer EDV-gestützten Auswertung verschiedene Scorewerte der gesundheitsbezogenen Lebensqualität errechnet werden.

Der SF-36 bietet nach Auswertung Scores für 8 Merkmale der Lebensqualität, aus denen wiederum Summenscores für die „körperliche“ und „psychische“ Lebensqualität errechnet werden. Der SF-12 lässt sich nur über die Summenscores auswerten.

In der Schmerztherapie stellen diese Instrumente übergreifende Verlaufsparameter dar, die neben schmerzbedingten Einschränkungen der Lebensqualität auch andere körperliche und psychische Faktoren erfassen. Im deutschen Schmerzfragenbogen

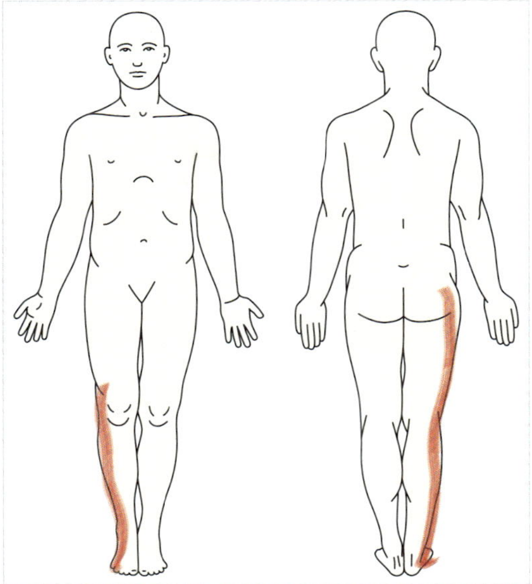

Abb. 6.2 Schmerzzeichnung zu Frage 262.

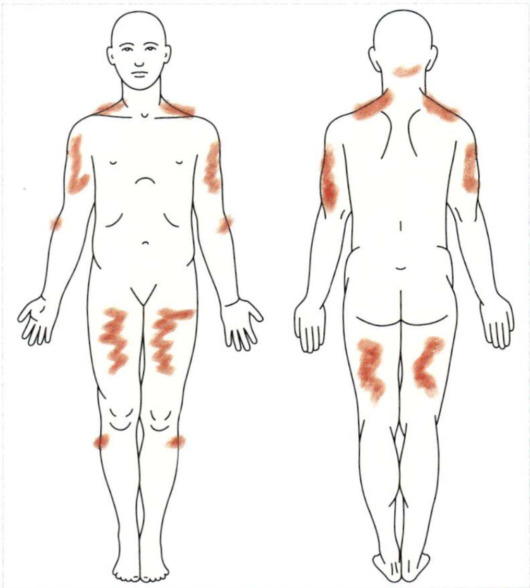

Abb. 6.3 Schmerzzeichnung zu Frage 263.

ist der SF-12 im Modul „L" zuletzt durch den VR-12 ersetzt worden, der dem SF-12 sowohl vom Umfang als auch vom Inhalt und der Aussagekraft stark ähnelt.

Frage 261

? Welche Funktion kann eine Schmerzzeichnung des Patienten haben?

! **Insgesamt sollte die Bewertung einer Schmerzzeichnung zurückhaltend erfolgen und primär als Kommunikationshilfsmittel für die Anamnese zum Einsatz kommen. Sie kann allerdings auch erste Hinweise auf die Schmerzausbreitung und damit auf die Schmerzgenese geben.**

i *Die Bedeutung der Schmerzzeichnung in Schmerzfragebögen wurde initial als sehr hoch eingeschätzt und war mit der Hoffnung verbunden, mit ihrer Hilfe somatoforme Schmerzstörungen diagnostizieren zu können. Aktuellere Untersuchungen belegen jedoch, dass anhand der Schmerzzeichnung eine solche Unterscheidung nicht vorgenommen werden kann. Allerdings kann die Schmerzzeichnung bei typischen Ausbreitungen der Schmerzareale (radikulär, pseudoradikulär) und bei Kopfschmerzen sehr hilfreich für die Diagnosefindung sein.*

Frage 262

? Welche Verdachtsdiagnose legt die folgende Schmerzzeichnung nahe (▸ Abb. 6.2)?

! **Die Schmerzzeichnung spricht für eine Schmerzausstrahlung in das Dermatom S 1 und kann Ausdruck einer Radikulopathie sein, z. B. im Rahmen eines Bandscheibenvorfalls.**

i *Die Bewertung von Schmerzzeichnungen sollte immer zurückhaltend erfolgen, eine Diagnosestellung allein aufgrund einer Schmerzzeichnung ist nicht möglich.*

Frage 263

? Welche Verdachtsdiagnose legt die folgende Schmerzzeichnung nahe (▸ Abb. 6.3)?

! **Die Schmerzzeichnung könnte von einem Patienten mit Fibromyalgiesyndrom angefertigt worden sein.**

i *Das Verteilungsmuster der angegebenen Schmerzen entspricht im Wesentlichen den Tenderpoints, die bei einem Fibromyalgiesyndrom druckschmerzhaft auftreten können.*

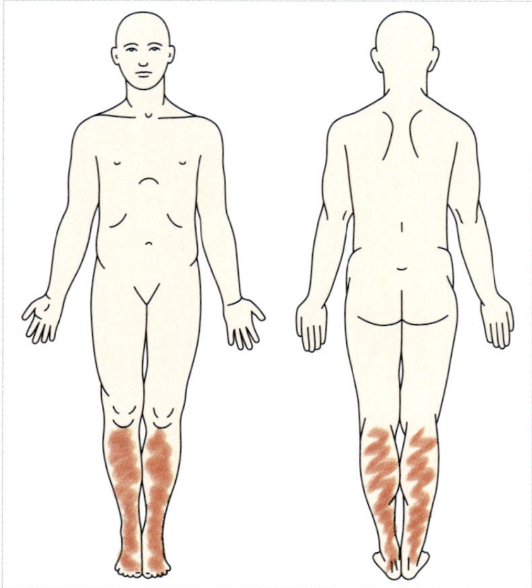

Abb. 6.4 Schmerzzeichnung zu Frage 264.

Frage 264

Welche Verdachtsdiagnosen legt die folgende Schmerzzeichnung nahe (▶ Abb. 6.4)?

Die Schmerzzeichnung lässt ohne weitere Informationen eine Vielzahl von Verdachtsdiagnosen zu, u. a. distal symmetrische Polyneuropathie, Claudicatio spinalis bei Spinalkanalstenose, Claudicatio intermittens bei diffuser symmetrischer pAVK etc.

Dieses Beispiel verdeutlicht, dass eine Schmerzzeichnung ohne Anamnese und klinische Untersuchung nur bedingt bewertbar ist.

Frage 265

Was wird mit dem Pain Disability Index (PDI) erfasst?

Der PDI erfasst die Einschränkungen verschiedener Aspekte des täglichen Lebens durch den Schmerz.

Der PDI erfasst 7 Achsen (familiäre und häusliche Verpflichtungen, Erholung, soziale Aktivitäten, Beruf, Sexualleben, Selbstversorgung, lebensnotwendige Tätigkeiten), für die die Einschränkung durch den Schmerz auf einer 11-punktigen numerischen Ratingskala erfasst wird. Die Auswertung erfolgt durch Aufsummieren der einzelnen Punktwerte. Somit kann der PDI zwischen 0 und 70 Punkten liegen. Bei gesunden Patienten sollte der PDI 0 betragen. Daher eignet sich der PDI nicht als diagnostisches Instrument, sondern dient der Verlaufsbeurteilung von Schmerzpatienten.

Frage 266

Was erfasst der Marburger Fragebogen zum habituellen Wohlbefinden?

Mit dem Marburger Fragebogen zum habituellen Wohlbefinden werden mit 7 Items positive Ressourcen erfasst, die u. a. auch eine Einschätzung von Copingoptionen von Schmerzpatienten ermöglichen. Dieser Fragebogen ist Bestandteil des Deutschen Schmerzfragebogens und ist als Verlaufsparameter geeignet, da er sich als besonders änderungssensitiv für Interventionen zeigt, die auf die Erweiterung von Ressourcen zur Belastungsverarbeitung zielen.

Frage 267

Wie sind folgende Angaben zur Schmerzintensität und den Zielen der Schmerztherapie bei einem hoch chronifizierten Patienten zu bewerten?

- aktuelle Schmerzstärke: 10
- maximale Schmerzstärke in der letzten Woche: 10
- minimale Schmerzstärke in der letzten Woche: 10
- durchschnittliche Schmerzstärke in der letzten Woche: 10
- erträgliche Schmerzstärke bei erfolgreicher Behandlung: 0

Der Patient hat möglicherweise ein rein dichotomes Erleben seiner Schmerzen und kann daher auch Einflussfaktoren, die die Schmerzintensität beeinflussen, nicht wahrnehmen. Im Zentrum der Behandlung sollten in diesem Fall zunächst die Schulung der Körper- und Schmerzwahrnehmung sowie die Entwicklung eines realistischen Ziels der Schmerztherapie stehen.

Bei hoch chronifizierten Schmerzpatienten ist im Allgemeinen nur eine Linderung der Beschwerden möglich. Das vom Patienten formulierte Ziel der vollständigen Schmerzfreiheit ist daher als unrealistisch zu bewerten und verhindert die Wahrnehmung von Therapieerfolgen.

Frage 268

Welche Angaben aus dem Schmerzfragenbogen der Deutschen Schmerzgesellschaft (DGSS) benötigt man, um eine Einstufung im Mainzer Stadienmodell der Schmerzchronifizierung (MPSS, nach Gerbershagen) vorzunehmen?

Das MPSS erfasst die folgenden 4 Achsen:
- **zeitliche Aspekte**
- **räumliche Aspekte**
- **Medikamenten-Einnahmeverhalten**
- **Patientenkarriere**

Neben dem Schmerzfragebogen mit der Schmerzzeichnung ist daher auch ein Schmerztagebuch notwendig (▶ Abb. 6.5).

Siehe dazu auch den Abschnitt Schmerzchronifizierung

Frage 269

Wie sind die folgenden Ergebnisse der Auswertung eines SF-36 zu werten?
- körperliche Funktionsfähigkeit: 60
- körperliche Rollenfunktion: 0
- Schmerz: 90
- allgemeine Gesundheitswahrnehmung: 35
- Vitalität: 0
- soziale Funktionsfähigkeit: 90
- emotionale Rollenfunktion: 0
- psychisches Wohlbefinden: 25

Die Ergebnisse zeigen eine deutliche Diskrepanz zwischen den Einschränkungen sowohl der körperlichen als auch emotionalen Funktionsfähigkeit und den entsprechenden Rollenfunktionen auf.

Die Rollenfunktion im SF-36 erfasst die Aspekte, die sich am besten damit beschreiben lassen „was sich der Patient zutraut", während die Funktionsfähigkeit die reale Einschränkung erfasst. Gerade bei hochgradig chronifizierten Schmerzpatienten ist eine Diskrepanz zwischen diesen beiden Werten typisch und kann einen Ansatz für eine verhaltenstherapeutische Behandlung aufzeigen.

Frage 270

Welche Verdachtsdiagnosen lässt folgende Schmerzzeichnung zu (▶ Abb. 6.6)?

Die Zeichnung deutet auf einen holokraniellen Kopfschmerz hin. Hierbei sind als Differenzialdiagnosen u.a. sowohl die Kopfschmerzformen des Spannungstyps als auch Kopfschmerzen durch Substanzübergebrauch zu berücksichtigen.

Die genannten Diagnosen stellen die häufigsten Differenzialdiagnosen holokranieller Kopfschmerzen dar, weitere, seltenere holokranielle Kopfschmerzformen sind Kopfschmerzen bei einer Subarachnoidalblutung, Sinusvenenthrombose, Meningitis, intrakraniellen Hypo-/Hypertension, bei einem arteriellen Hypertonus etc.

Frage 271

Auf welche Verdachtsdiagnose chronisch neuropathischer Gesichtsschmerzen deutet die folgende Schmerzzeichnung hin (▶ Abb. 6.7)?

Die Schmerzzeichnung entspricht einer Schmerzlokalisation, die sich nicht dem Innervationsgebiet eines oder mehrerer Äste des N. trigeminus zuordnen lässt. Die Lokalisation könnte z.B. auf einen anhaltenden idiopatischen Gesichtsschmerz (atypischen Gesichtsschmerz) hindeuten.

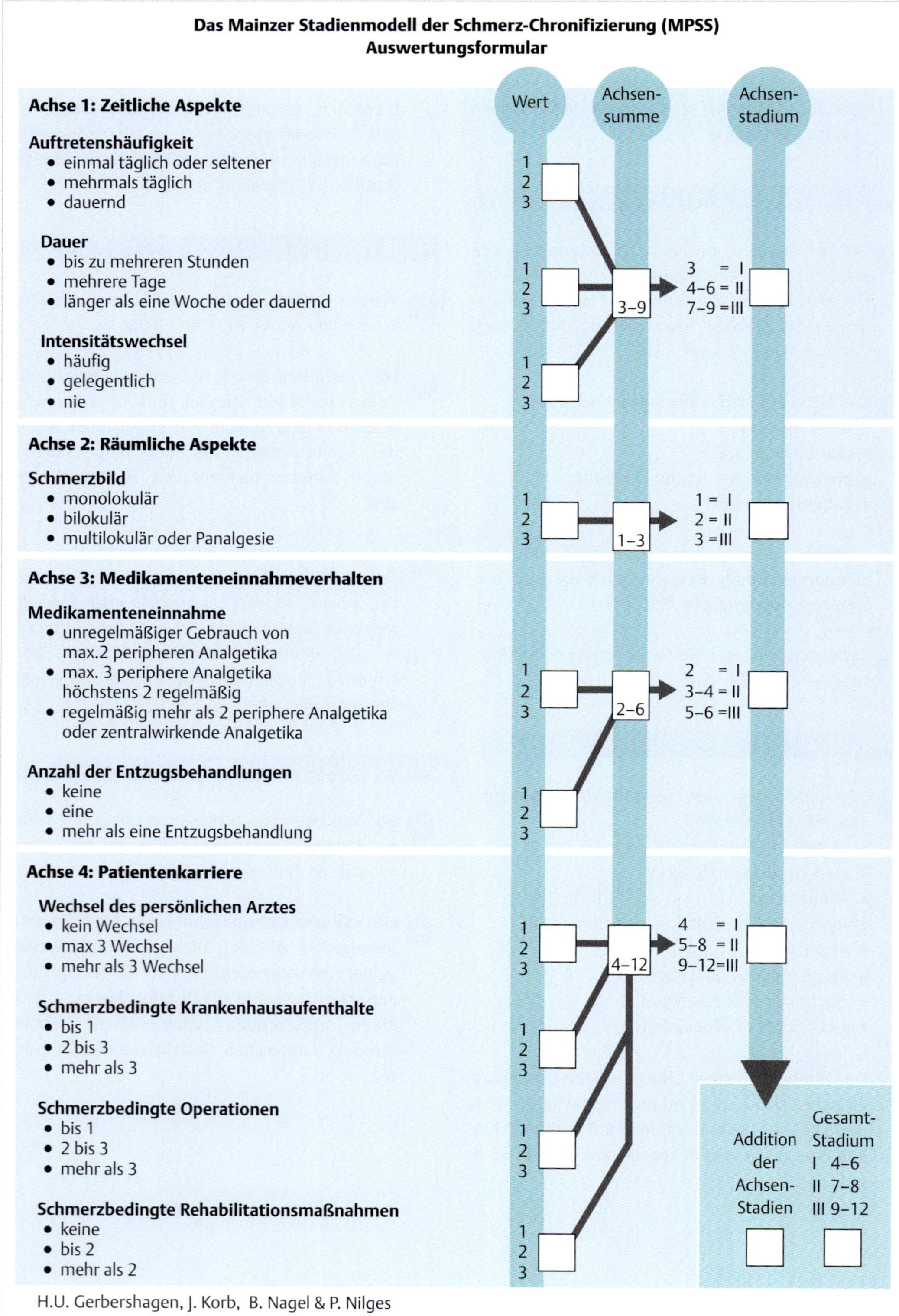

Das Mainzer Stadienmodell der Schmerz-Chronifizierung (MPSS)
Auswertungsformular

	Wert	Achsen-summe		Achsen-stadium
Achse 1: Zeitliche Aspekte				
Auftretenshäufigkeit • einmal täglich oder seltener • mehrmals täglich • dauernd	1 2 3			
Dauer • bis zu mehreren Stunden • mehrere Tage • länger als eine Woche oder dauernd	1 2 3	3–9	3 = I, 4–6 = II, 7–9 = III	
Intensitätswechsel • häufig • gelegentlich • nie	1 2 3			
Achse 2: Räumliche Aspekte				
Schmerzbild • monolokulär • bilokulär • multilokulär oder Panalgesie	1 2 3	1–3	1 = I, 2 = II, 3 = III	
Achse 3: Medikamenteneinnahmeverhalten				
Medikamenteneinnahme • unregelmäßiger Gebrauch von max.2 peripheren Analgetika • max. 3 periphere Analgetika höchstens 2 regelmäßig • regelmäßig mehr als 2 periphere Analgetika oder zentralwirkende Analgetika	1 2 3	2–6	2 = I, 3–4 = II, 5–6 = III	
Anzahl der Entzugsbehandlungen • keine • eine • mehr als eine Entzugsbehandlung	1 2 3			
Achse 4: Patientenkarriere				
Wechsel des persönlichen Arztes • kein Wechsel • max 3 Wechsel • mehr als 3 Wechsel	1 2 3	4–12	4 = I, 5–8 = II, 9–12 = III	
Schmerzbedingte Krankenhausaufenthalte • bis 1 • 2 bis 3 • mehr als 3	1 2 3			
Schmerzbedingte Operationen • bis 1 • 2 bis 3 • mehr als 3	1 2 3			
Schmerzbedingte Rehabilitationsmaßnahmen • keine • bis 2 • mehr als 2	1 2 3			

Addition der Achsen-Stadien

Gesamt-Stadium
I 4–6
II 7–8
III 9–12

H.U. Gerbershagen, J. Korb, B. Nagel & P. Nilges

Abb. 6.5 Mainzer Stadienmodell (MPSS) nach Gerbershagen et al. (Quelle: Mit freundlicher Genehmigung der Deutschen Schmerzgesellschaft, Berlin)

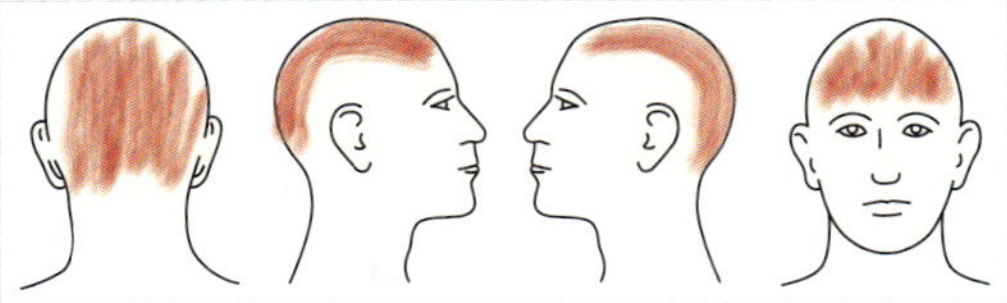

Abb. 6.6 Schmerzzeichnung zu Frage 270.

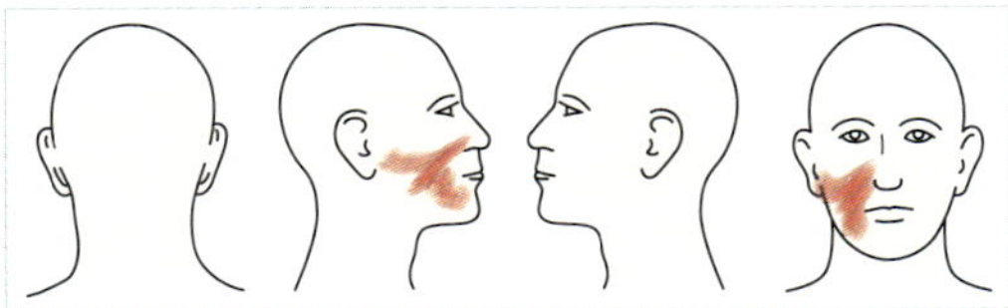

Abb. 6.7 Schmerzzeichnung zu Frage 271.

Die Diagnosekriterien für einen anhaltenden idiopathischen Gesichtsschmerz (atypischen Gesichtsschmerz) sind:

- *täglich auftretende anhaltende Gesichtsschmerzen*
- *Schmerzen in einem begrenzten Gebiet, das sich nicht einem oder mehreren Ästen des N. trigeminus zuordnen lässt*
- *tiefsitzende, häufig schwer zu lokalisierende Schmerzen*
- *unauffälliger klinischer Untersuchungsbefund*

Die Diagnose eines anhaltenden idiopathischen Gesichtsschmerzes ist eine Ausschlussdiagnose, die bei einer unauffälligen Bildgebung insbesondere bei einer chronischen Zahnerkrankung oder Sinusitis maxillaris gestellt werden darf.

Frage 272

Wozu dient der deutsche Schmerzfragebogen der Deutschen Schmerzgesellschaft?

Neben der Durchführung verschiedener psychologischer Testinstrumente (SBL, DASS, VR 12, Schmerzschweregrad nach von Korff) dient der Schmerzfragebogen u. a. der Systematisierung und Standardisierung der Anamneseerhebung und der Erfassung demografischer und versicherungstechnischer Daten. Verlaufsfragebögen sollten zur Therapiekontrolle jenseits der einfachen Erfassung der Schmerzintensität zum Einsatz kommen.

6.3 Tagebücher

Henning Ohnesorge

Frage 273

Wie sollten Schmerzen im Tagesverlauf dokumentiert werden?

Typischerweise erfolgt die Dokumentation von Schmerzen in einem Schmerztagebuch.

Schmerztagebücher eignen sich zur Dokumentation von Schmerzen im Tagesverlauf. Insbesondere sollte man darauf achten, dass die Dokumentation zeitnah erfolgt, da eine retrospektive Bewertung von Schmerzen zu vielen Einflussfaktoren unterliegt.

Frage 274

Wie häufig sollte die Schmerzintensität im Schmerztagebuch dokumentiert werden?

Für die klinische Beurteilung chronischer Schmerzen reicht häufig eine 3-mal tägliche Dokumentation aus. Häufigere Dokumentationszeitpunkte können aber nötig sein, um Einflussfaktoren des täglichen Lebens auf den Schmerz zu eruieren oder den Effekt von therapeutischen Maßnahmen beurteilen zu können. Auch attackenförmige Schmerzen von kurzer Dauer mit schmerzfreien Intervallen können eine engmaschigere Dokumentation notwendig machen.

Grundsätzlich besteht bei einer sehr engmaschigen Dokumentation von Schmerzen die Gefahr einer Fixierung auf den Schmerz. Dies ist im therapeutischen Kontext meist nicht erwünscht.

Frage 275

Gibt es Fälle, bei denen die routinemäßige Anwendung von Schmerztagebüchern nicht erfolgen sollte?

In Einzelfällen sollte der Einsatz eines Schmerztagebuchs bei Patienten mit somatoformen Schmerzstörungen überdacht werden.

Grundsätzlich ist die Schmerzmessung über ein Schmerztagebuch eine wesentliche Grundlage der Therapie. In Fällen, in denen das regelmäßige Erfassen der Schmerzintensität zu einer starken Fixierung auf das Schmerzempfinden führt, sollte auf das Führen eines Schmerztagebuchs verzichtet werden. Dies kann z. B. bei Patienten mit einer ausgeprägten somatoformen Schmerzstörung der Fall sein, bei denen die Schmerzäußerung einen hoch appellativen Charakter aufweist.

Frage 276

Was sollte man in Schmerztagebüchern neben der Schmerzintensität erfassen?

Neben der Schmerzintensität sollten die Einnahme von Analgetika sowie Stichpunkte zum Verhalten dokumentiert werden.

Das Schmerztagebuch dient neben der Dokumentation der Schmerzintensität auch zur Beurteilung der Effektivität der analgetischen Maßnahmen und der Identifikation von möglichen auslösenden Faktoren, die das Schmerzerleben beeinflussen können.

Frage 277

Was sind die besonderen Merkmale eines Kopfschmerztagebuchs?

Ein Kopfschmerztagebuch sollte mindestens einen Monat umfassen und neben der Schmerzstärke und Schmerzmedikation auch die Schmerzlokalisation und die typischen Begleiterscheinungen der verschiedenen Kopfschmerzformen (Übelkeit, Lichtscheu etc.) miterfassen.

Gerade in der Kopfschmerzdiagnostik spielt das Schmerztagebuch eine besondere Rolle, da die Patienten nicht selten unter verschiedenen Kopfschmerzformen leiden. Die lange Dokumentationsdauer ist notwendig, weil Kopfschmerzen zu den sporadisch oder episodenhaft auftreten Schmerzformen gehören können. Bei chronischen Kopfschmerzformen ist die lange Tagebuchführung hilfreich, um z. B. einen Kopfschmerz durch Substanzübergebrauch erfassen zu können.

Frage 278

Wann sollte ein Patient ein Schmerztagebuch führen?

Ein Schmerztagebuch ist ein wesentlicher Teil des diagnostischen Prozesses, daher sollte der Patient idealerweise schon vor der Vorstellung in einer spezialisierten Einrichtung mit dem Führen eines Schmerztagebuchs beginnen.

Außerdem sollte der Effekt von therapeutischen Maßnahmen mithilfe eines Schmerztagebuchs dokumentiert werden. Hierbei sollte man die Dokumentationsfrequenz an den erwarteten Wirkungseintritt und die Wirkungsdauer der Maßnahme anpassen. So sollte nach Umstellungen der Medikation die Schmerzintensität eher 3-mal täglich über einen längeren Zeitraum dokumentiert werden, nach interventionellen Verfahren eher hochfrequent über einen kürzeren Zeitraum.

Frage 279

Wie ist nach den folgenden Aufzeichnungen im Schmerztagebuch die analgetische Wirksamkeit des Medikaments A (Retard-Formulierung) zu bewerten (► Abb. 6.8)?

Es ist kein reproduzierbarer analgetischer Effekt des Medikaments erkennbar.

Schmerztagebücher sind ein wesentlicher Bestandteil der Kontrolle der Wirksamkeit von Analgetika. Hierbei ist die Kenntnis der Galenik bzw. Wirkdauer eines Präparats von entscheidender Bedeutung. Auch wenn in diesem Fall eine kurzfristige Linderung der Beschwerden um eine Stufe auf der NRS nach Einnahme des Medikaments erfolgt, ist dieser kurzfristige Effekt mit einer Retard-Galenik nicht vereinbar, sondern könnte durch einen Placeboeffekt ausgelöst sein.

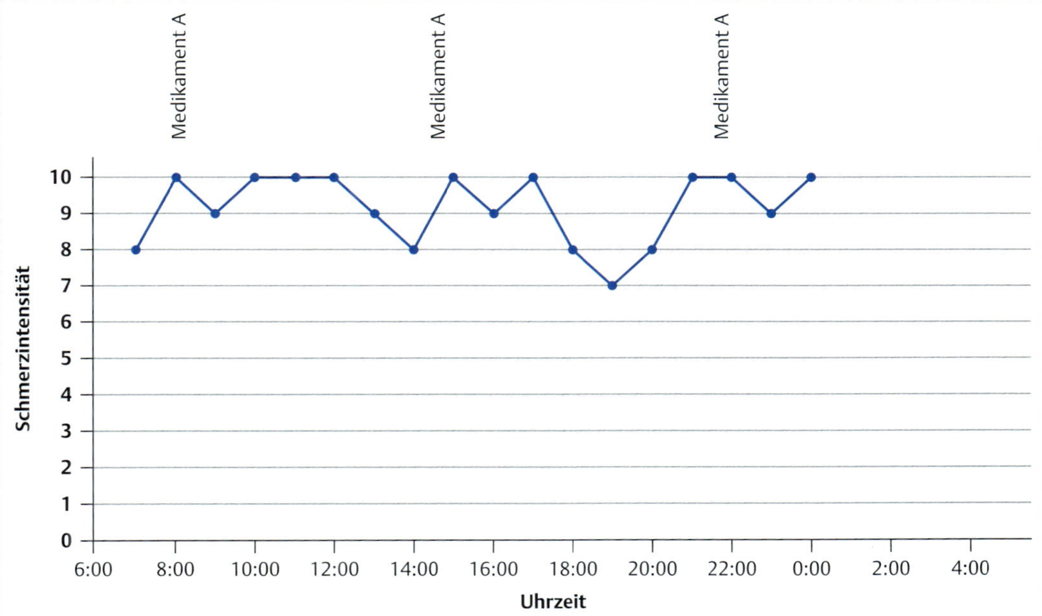

Abb. 6.8 Schmerztagebuch zu Frage 279.

Frage 280

Welche Therapieempfehlung könnte angesichts der folgenden Aufzeichnungen im Schmerztagebuch hinsichtlich der Einnahmefrequenz des Medikaments sinnvoll sein (▶ Abb. 6.9)?

Das Schmerztagebuch deutet auf eine Wirksamkeit des Analgetikums von 8 h bei einer 12-h-Einnahmefrequenz hin (End of Dose Failure), sodass eine 3-mal tägliche Einnahme z. B. zu den Uhrzeiten 8:00, 16:00 und 24:00 sinnvoll erscheint.

Frage 281

Ein Patient mit Rückenschmerzen und Hüftschmerzen stellt sich erstmals in einer spezialisierten Schmerzambulanz vor. Welche Schlüsse lassen sich aus den folgenden Schmerztagebuchaufzeichnungen ziehen (▶ Abb. 6.10)?

Das Schmerztagebuch deutet auf einen belastungsabhängigen Schmerz hin. Eventuell könnte die Linderung der Beschwerden nach einer gewissen „Einlaufphase“ auf einen Arthroseschmerz hindeuten.

Grundsätzlich sollte man diagnostische Schlüsse aus einem Schmerztagebuch – wie auch aus der Schmerzzeichnung – nur zurückhaltend ziehen. Die ausgeprägte Belastungsabhängigkeit der Beschwerden in diesem Beispiel könnte auf eine mechanische Schmerzkomponente hindeuten, wobei eine Schmerzlinderung nach einer gewissen Einlaufphase typisch für Arthrosebeschwerden ist.

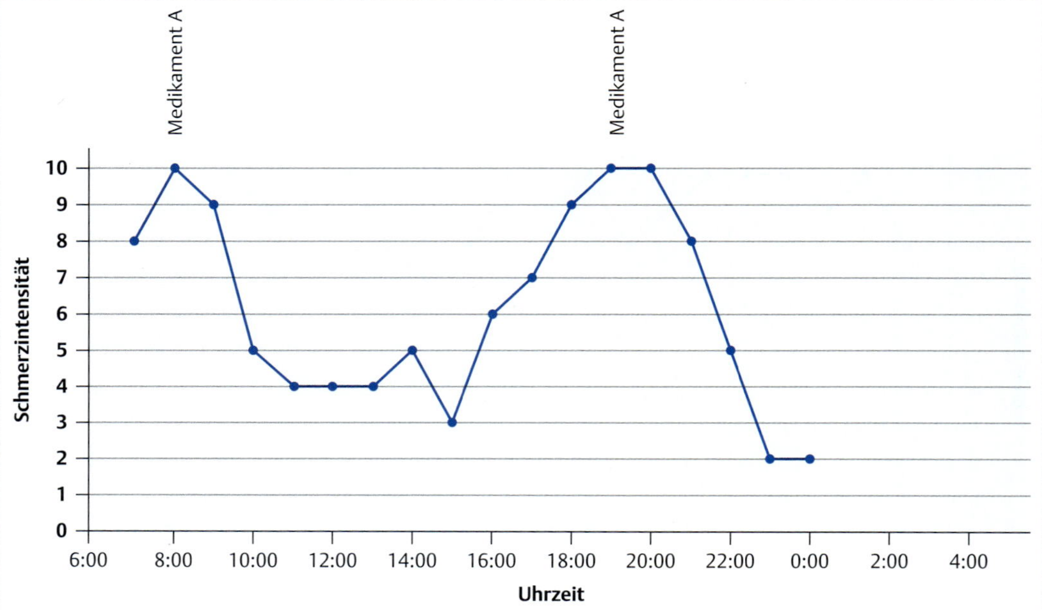

Abb. 6.9 Schmerztagebuch zu Frage 280.

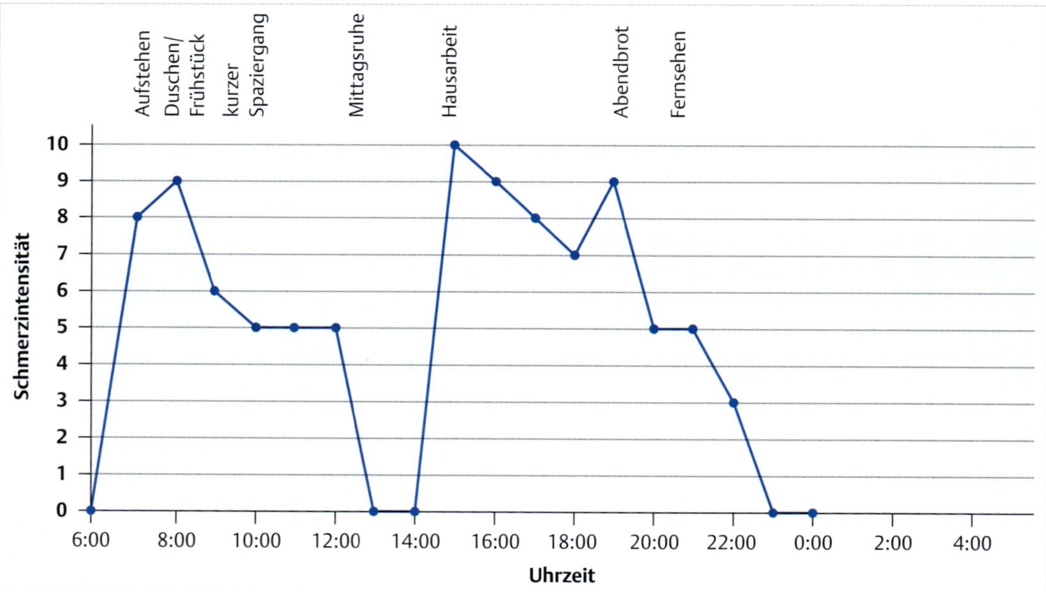

Abb. 6.10 Schmerztagebuch zu Frage 281.

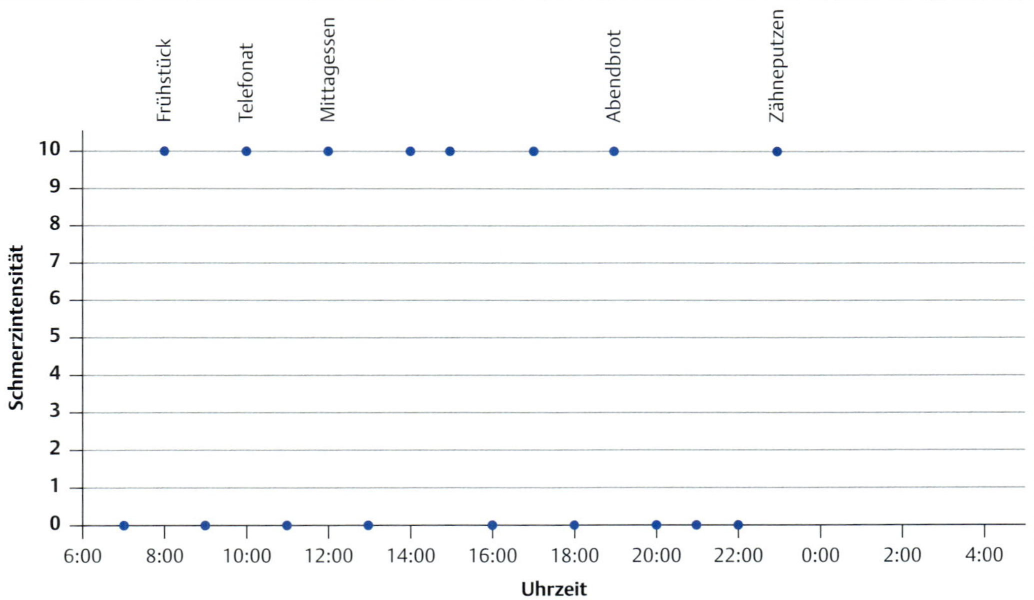

Abb. 6.11 Schmerztagebuch zu Frage 282.

Frage 282

Für welches Krankheitsbild könnten die folgenden Aufzeichnungen im Schmerztagebuch eines Patienten mit Gesichtsschmerzen sprechen (▶ Abb. 6.11)?

Die Triggerbarkeit der Schmerzen und die hohe Schmerzintensität mit dazwischenliegenden schmerzfreien Phasen sprechen für eine Trigeminusneuralgie.

Eine Trigeminusneuralgie ist durch uniforme einschießende Schmerzen im Innervationsgebiet eines oder mehrerer Äste des N. trigeminus gekennzeichnet, die durch typische Aktivitäten wie Essen, Trinken oder Sprechen triggerbar sind. Zur Wertung von Schmerztagebüchern in der Diagnostik s. auch Frage 265.

Frage 283

Bei einem Patienten mit einem CRPS (komplexen regionalen Schmerzsyndrom) der oberen Extremität wurde eine Stellatumblockade durchgeführt. Welche Schlüsse kann man aus dem folgenden Schmerztagebucheintrag ziehen (▶ Abb. 6.12)?

Das Schmerztagebuch zeigt keine Schmerzlinderung um mehr als 50 %, sodass die Diagnose eines sympathisch unterhaltenen Schmerzsyndroms nicht gestellt werden kann.

Zur Diagnosesicherung eines sympathisch unterhaltenen Schmerzes (Sympathetically Maintained Pain, SMP) wird eine Schmerzlinderung von mehr als 50 % nach einer suffizienten Sympathikusblockade gefordert. Allerdings gelingt es durch eine Stellatumblockade nicht immer, eine vollständige Ausschaltung der sympathischen Innervation im gesamten oberen Quadranten zu erzielen, sodass zum Ausschluss eines SMP eine Effektivitätskontrolle mit dem Nachweis eines vollständigen Verlustes der sympathischen Reflexe an der oberen Extremität erfolgen muss. Das Vorliegen einer Horner-Trias ist als Effektivitätskontrolle nach Stellatumblockaden nicht ausreichend.

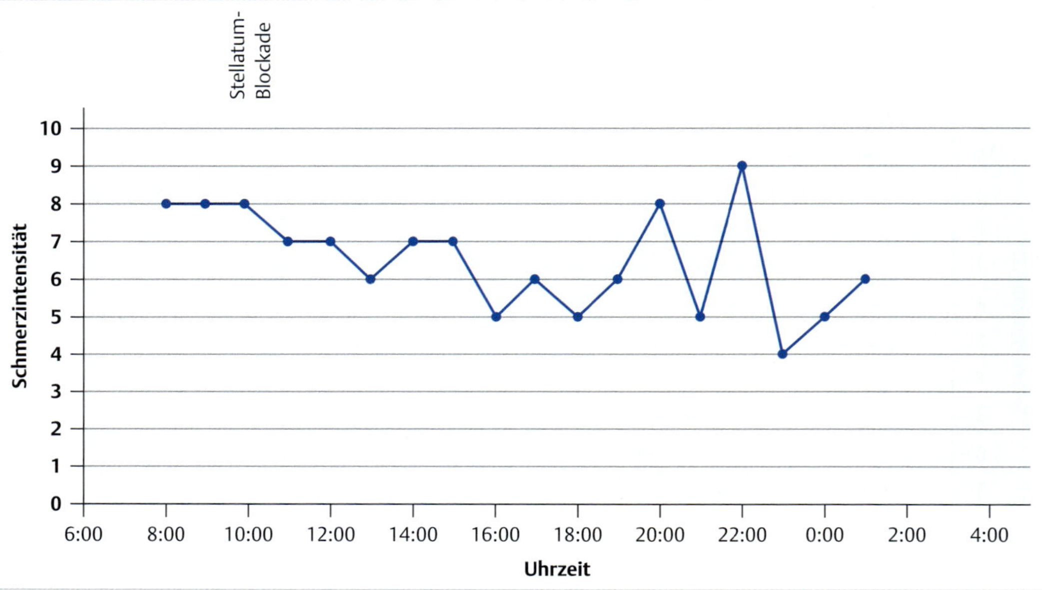

Abb. 6.12 Schmerztagebuch zu Frage 283.

Frage 284

Welche Schlüsse lassen sich aus dem folgenden Schmerztagebucheintrag ziehen (► Abb. 6.13)?

Das Schmerztagebuch spricht für einen Patienten, der Einflussfaktoren, die sein Schmerzgeschehen beeinflussen könnten, nicht wahrnehmen kann. Dies gilt sowohl für körperliche als auch psychische Einflussfaktoren und die Beeinflussung des Schmerzes durch Analgetika.

Die geringe Modulation der Schmerzintensität ist eine Komponente, die im Mainzer Stadienmodell der Schmerzchronifizierung (MPSS) einen Hinweis auf eine höhergradige Schmerzchronifizierung darstellt. Dieses Schmerztagebuch würde in der zeitlichen Achse des Modells zu einem Achsenstadium III führen.

Frage 285

Welche Verdachtsdiagnose lässt sich anhand des folgenden Kopfschmerztagebucheintrags stellen (► Abb. 6.14)?

Der beidseitige dumpf/drückende Dauerkopfschmerz spricht in Verbindung mit der Einnahme von Analgetika an mehr als 10 Tagen im Monat für einen Kopfschmerz durch Substanzübergebrauch.

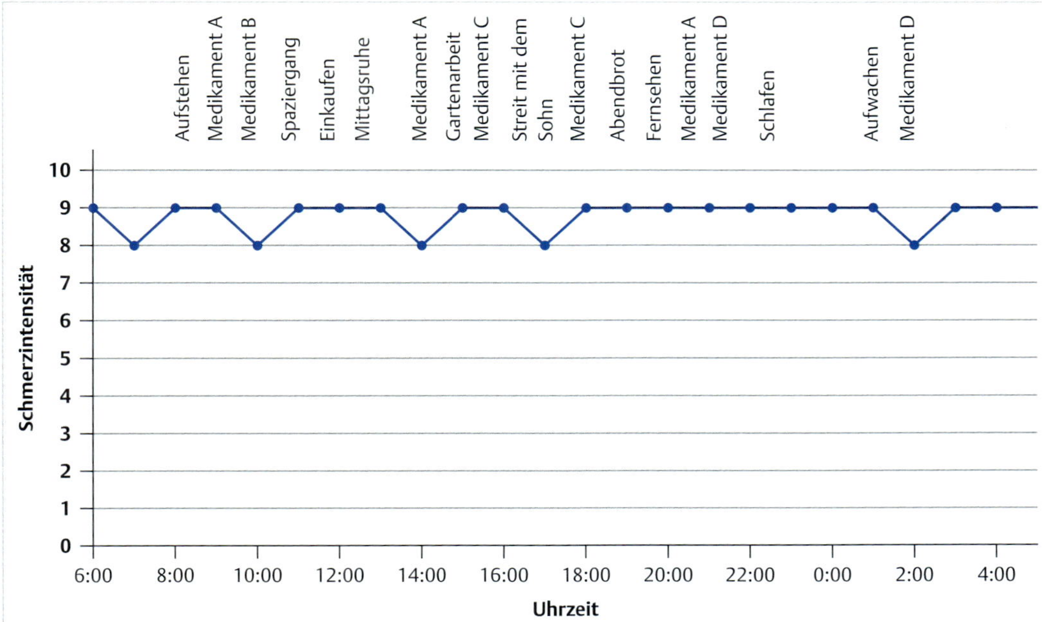

Abb. 6.13 Schmerztagebuch zu Frage 284.

Tag	Stärke	Dauer	pulsierend/ pochend	dumpf/ drückend	eimseitig	beidseitig	Ebrechen/ Übelkeit	Lichtscheu	Lärmscheu	Sehstörungen	Augentränen	Medikation
Mo	3			•		•						
Di	3			•		•						
Mi	5			•		•	•					NSAID
Do	5			•		•						NSAID
Fr	2			•		•						
Sa	5			•		•						NSAID
So	2			•		•						
Mo	3			•		•						
Di	4			•		•						
Mi	7			•		•	•			•		NSAID
Do	6			•		•						NSAID
Fr	2			•		•						
Sa	2			•		•						
So	7			•		•						
Mo	6			•		•	•		•			NSAID
Di	5			•		•						
Mi	2			•		•						
Do	6			•		•		•				NSAID
Fr	7			•		•						NSAID
Sa	7			•		•						NSAID
So	2			•		•						
Mo	3			•		•	•					
Di	5			•		•						NSAID
Mi	1			•		•						
Do	5			•		•						NSAID
Fr	4			•		•						
Sa	3			•		•						
So	7			•		•						NSAID

Abb. 6.14 Kopfschmerztagebuch zu Frage 285.

Tag	Stärke	Dauer	pulsierend/ pochend	dumpf/ drückend	eimseitig	beidseitig	Ebrechen/ Übelkeit	Lichtscheu	Lärmscheu	Sehstörungen	Augentränen	Medikation
Mo												
Di												
Mi												
Do												
Fr	8	6 h	●		●					●		
Sa	8	24 h	●		●		●	●	●			●
So	6	12 h	●		●			●	●			●
Mo												
Di												
Mi												
Do												
Fr												
Sa												
So												
Mo												
Di												
Mi												
Do	5	2 h	●		●		●	●		●		●
Fr												
Sa												
So												
Mo												
Di												
Mi	5	3 h	●		●		●	●				●
Do												
Fr												
Sa												
So												

Abb. 6.15 Kopfschmerztagebuch zu Frage 286.

Frage 286

Welche Verdachtsdiagnose lässt sich anhand der folgenden Aufzeichnungen im Kopfschmerztagebuch stellen (► Abb. 6.15)?

Der attackenförmige Halbseitenkopfschmerz mit pochendem Charakter und den Begleitsymptomen Übelkeit/Erbrechen und Licht- und Lärmscheu sowie Sehstörungen zu Beginn der Attacke spricht für eine klassische Migräne mit Aura. Die 2. und 3. Attacke konnten möglicherweise durch die frühzeitige Einnahme eines Triptans kupiert werden.

Frage 287

Welche Verdachtsdiagnose kann man anhand des folgenden Kopfschmerztagebucheintrags stellen (► Abb. 6.16)?

Der attackenförmige halbseitige Kopfschmerz stärkster Intensität mit einer Dauer von 10–90 min, verbunden mit tränenden Augen, kann auf einen Clusterkopfschmerz hindeuten. Dazu passt auch die Häufung der Anfälle in einem Zeitabschnitt.

Tag	Stärke	Dauer	pulsierend/ pochend	dumpf/ drückend	eimseitig	beidseitig	Ebrechen/ Übelkeit	Lichtscheu	Lärmscheu	Sehstörungen	Augentränen	Medikation
Mo												
Di												
Mi												
Do												
Fr												
Sa												
So												
Mo												
Di												
Mi												
Do												
Fr												
Sa												
So												
Mo												
Di												
Mi												
Do	10	2 × 15 min	•		r						•	
Fr	10	30 min	•		r						•	
Sa	10	10/20 min	•		r						•	
So	10	45 min	•		r						•	
Mo	10	1,5 h	•		r						•	
Di	10	10/40 min	•		r						•	
Mi	10	10 min	•		r						•	
Do	10	25 min	•		r						•	
Fr	10	25/45 min	•		r						•	
Sa	10	15 min	•		r						•	
So	10	60 min	•		r						•	

Abb. 6.16 Kopfschmerztagebuch zu Frage 287.

Frage 288

Welche Schlüsse lassen sich aus den folgenden Aufzeichnungen im Kopfschmerztagebuch ziehen (▸ Abb. 6.17)?

Die unterschiedlichen Charakteristika der dokumentierten Kopfschmerzen sprechen für eine Kombination verschiedener Kopfschmerzformen, die z. B. zu einem Kopfschmerz von Spannungstyp und einer Migräne passen könnten.

Frage 289

Wie ist der folgende Schmerztagebucheintrag während einer Testphase einer intrathekalen Opioidtherapie hinsichtlich der Konsequenz der Implantation einer Morphinpumpe zu bewerten (▸ Abb. 6.18)?

Die jeweils nur kurzfristigen Effekte der Dosissteigerungen der intrathekalen Opioidtherapie weisen darauf hin, dass ein langfristiger Therapieerfolg durch dieses Verfahren nicht zu erwarten ist. Daher sollte in diesem Fall von der Implantation einer Morphinpumpe abgesehen werden.

Vor der Implantation einer intrathekal fördernden Opioidpumpe sollte die Effektivität des Verfahrens durch eine mindestens einwöchige Testphase mit einem ausgeleiteten Spinalkatheter nachgewiesen werden. In diesem Zeitraum sollte auch eine (zunächst) stabile Dosierung des intrathekal applizierten Opioids gefunden werden, die zu einem stabilen Schmerzniveau führt. Meist wird die Wirksamkeit des interventionellen Therapieverfahren während der Testphase eher überbewertet, da die Patienten unter stationären Bedingungen typischerweise geringeren psychischen und physischen Belastungen ausgesetzt sind.

Tag	Stärke	Dauer	pulsierend/ pochend	dumpf/ drückend	einseitig	beidseitig	Erbrechen/ Übelkeit	Lichtscheu	Lärmscheu	Sehstörungen	Augentränen	Medikation
Mo												
Di												
Mi												
Do												
Fr	8	12 h	•		•		•	•	•			
Sa	9	24 h	•		•			•	•			
So	5	8 h	•		•			•	•			
Mo												
Di												
Mi												
Do	3	8 h		•		•						
Fr												
Sa												
So												
Mo	4	8 h		•		•						
Di												
Mi												
Do												
Fr												
Sa												
So												
Mo												
Di												
Mi	8	12 h	•		•			•	•	•		•
Do												
Fr												
Sa												
So												

Abb. 6.17 Kopfschmerztagebuch zu Frage 288.

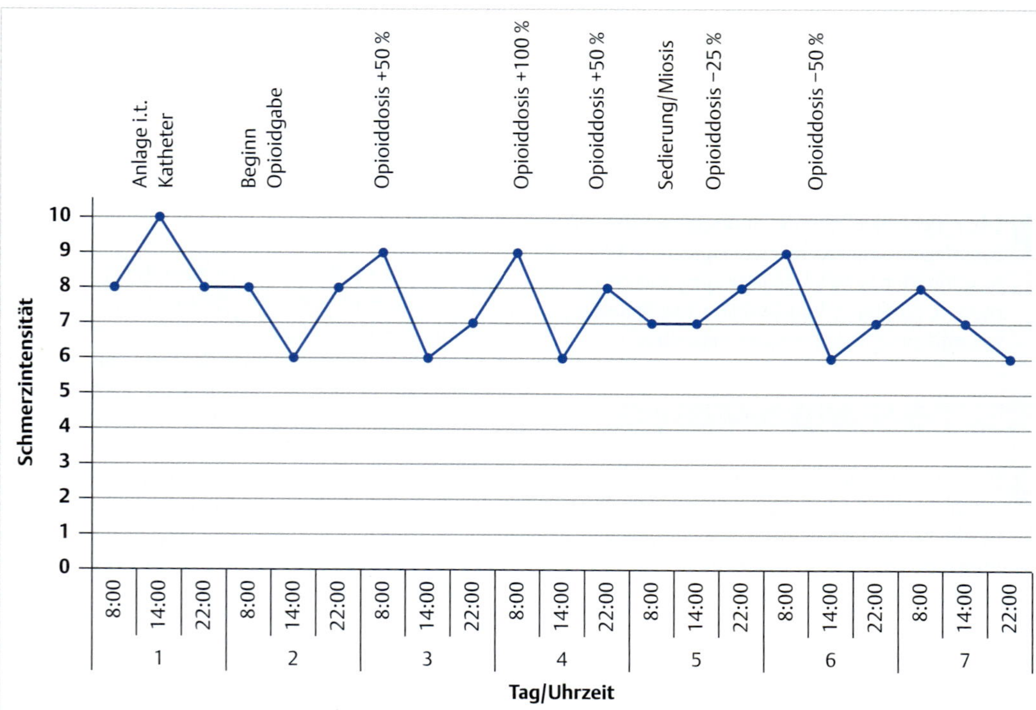

Abb. 6.18 Schmerztagebuch zu Frage 289.

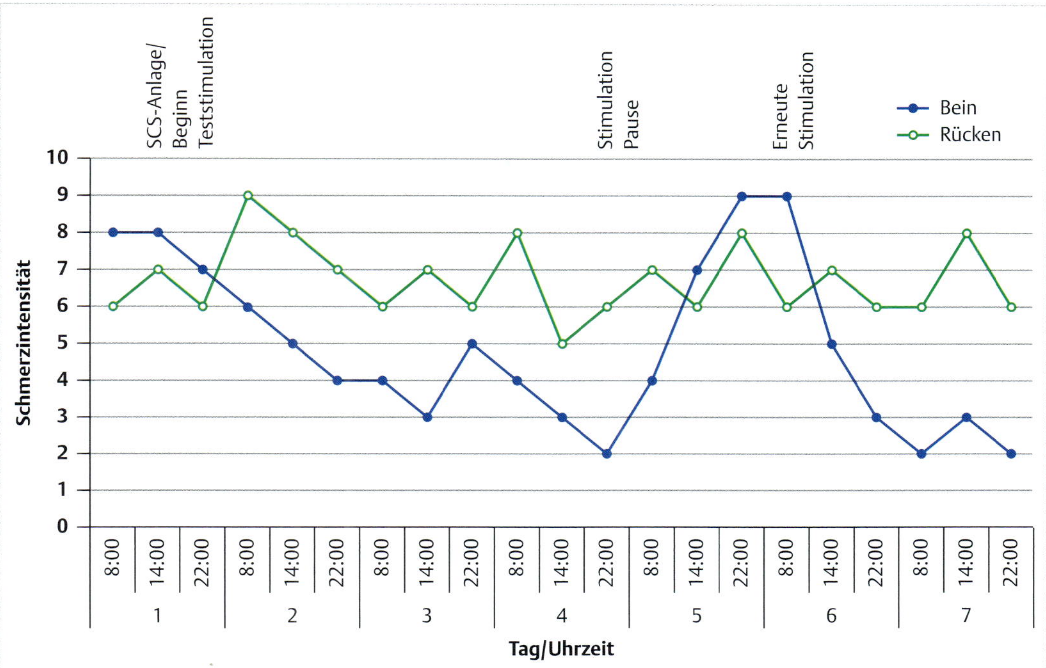

Abb. 6.19 Schmerztagebuch zu Frage 290.

Frage 290

Wie ist der folgende Schmerztagebucheintrag während einer Testphase einer Rückenmarkstimulation (Spinal Cord Stimulation, SCS) hinsichtlich der Konsequenz der Implantation eines Impulsgebers zu bewerten (▸ Abb. 6.19)?

Das Schmerztagebuch weist auf eine günstige Beeinflussung der Beinschmerzen bei fehlendem Einfluss auf die Rückenschmerzen hin. Allein angesichts des Schmerztagebuchs kann daher keine Entscheidung hinsichtlich der Indikation zu einer dauerhaften SCS-Therapie getroffen werden. Hierzu sind weitere Informationen nötig, z. B. über eine Verbesserung der Funktionalität, des Allgemeinbefindens oder der Lebensqualität.

Vor Implantation eines SCS-Geräts sollte eine einwöchige Testphase mit Nachweis einer relevanten Schmerzlinderung durch das invasive schmerztherapeutische Verfahren erfolgen. Das Beispiel spiegelt die Wirksamkeit von SCS bei radikulären Schmerzen und den typischerweise geringen Effekt bei lokalen Rückenschmerzen wider. Die Linderung der neuropathischen Schmerzkomponente kann auch bei unverändert starken lokalen Rückenschmerzen zu einer deutlichen Verbesserung der Lebensqualität führen, sodass die Indikation zu einer langfristigen SCS-Therapie gegeben sein kann. Eine Verbesserung der Lebensqualität und/oder Funktionalität sollte durch geeignete Testinstrumente validiert und dokumentiert werden.

Frage 291

Wie sind Angaben von Schmerzintensitäten in der Nachtschlafphase trotz weitgehend ungestörter Nachtruhe zu bewerten?

Angaben zu Schmerzen während der Schlafphasen haben meist einen appellativen Charakter und sind unter diesem Aspekt auch in die Therapieplanung einzubeziehen.

Schmerzempfinden setzt definitionsgemäß Bewusstsein voraus. Somit sind Schmerzangaben in Schlafphasen an sich nicht sinnvoll. Häufig geben Patienten allerdings durchgehend die Schmerzstärke an, mit der oder durch die sie erwachen. Somit sind diese Angaben für die Therapieplanung von Bedeutung, da sie das Empfinden der Patienten widerspiegeln.

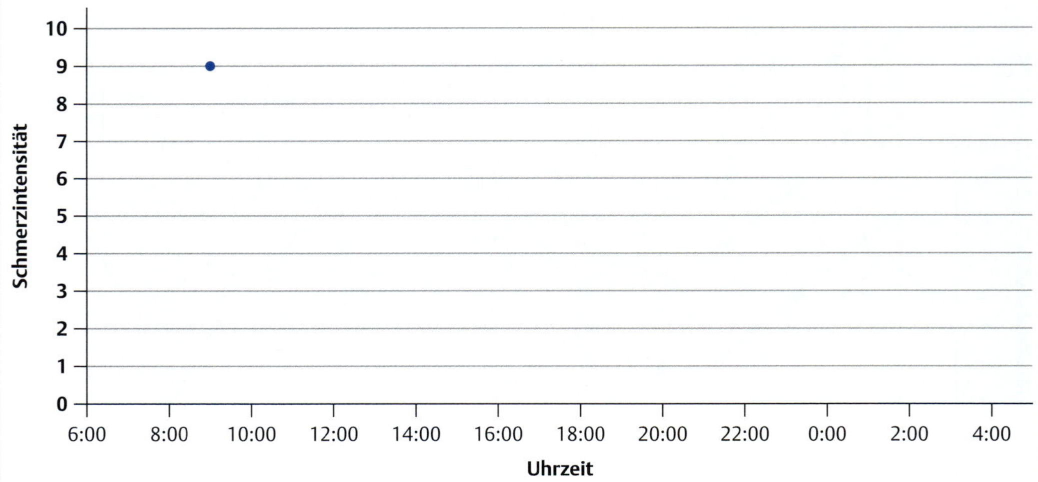

Abb. 6.20 Schmerztagebuch zu Frage 291.

Frage 292

Wie ist folgender Schmerztagebucheintrag zu bewerten, bei dem der Patient nur eine einzige Angabe macht (▸ Abb. 6.20)?

Dieses Schmerztagebuch ermöglicht verschiedene Schlussfolgerungen. Entweder hat der Patient Schwierigkeiten mit dem Abstraktionsvermögen, das notwendig ist, um mit einer NRS umzugehen, oder er ist nicht ausreichend motiviert, ein Schmerztagebuch zu führen. Andererseits könnte der Eintrag auch auf eine fehlende Wahrnehmung von Einflussfaktoren auf den Schmerz hindeuten. Nicht zuletzt ist aber auch an eine unzureichende Instruktion oder Aufklärung zum Führen des Schmerztagebuchs zu denken.

7 Pharmakologische Schmerztherapie

7.1 Opioide und Cannabinoide

Andreas Kopf

Frage 293

Wie inhibieren Opioidrezeptoren die Konduktion von Schmerzen?

Opioide gehören zur Gruppe der G-Protein-gekoppelten Rezeptoren und hemmen prä- und postsynaptisch die Schmerzleitung.

Opioidrezeptoren vermitteln prä- und postsynaptisch am Übergang vom 1. zum 2. Neuron – aber auch in der Peripherie – eine Hemmung nozizeptiver Impulse. Präsynaptisch kommt es durch verminderten Ca-Einstrom zur Reduktion der Freisetzung von aktivierenden Neurotransmittern, postsynaptisch entsteht durch eine Erhöhung des K-Einstroms eine Hyperpolarisation der Nervenzellmembran. Die Opioidrezeptoren sind an inhibitorische G-Proteine gekoppelt. Durch Bindung an den Rezeptor wird die membranständige Adenylatzyklase gehemmt und damit die Umwandlung von ATP in cAMP. In der Folge ist die Aktivität der Proteinkinase A und konsekutiv die Phosphorylierung bestimmter Ionenkanalproteine vermindert.

Frage 294

An welchen Rezeptoren wirken Opioide?

Die Opioidwirkungen werden v. a. über μ- und κ-Rezeptoren vermittelt.

Die analgetische Wirkung wird v. a. über μ_1- und κ-Rezeptoren vermittelt. Für zwei der wichtigsten opioidtypischen unerwünschten Wirkungen (Atemdepression und Euphorie) ist überwiegend der μ_2-Rezeptor verantwortlich. Bisher ist es nicht gelungen, einen selektiven μ_1-Rezeptoragonisten zu synthetisieren. Der μ_1-Rezeptor ist spinal und supraspinal lokalisiert und löst – zumindest teilweise – auch Hypothermie, Euphorie und Miosis aus.

Typische Agonisten für beide μ-Rezeptortypen sind das körpereigene Endorphin und Enkephalin, die Opioidagonisten Morphin und Fentanyl sowie der Partialagonist Buprenorphin. Der κ-Rezeptor ist ebenfalls für die spinale Analgesie verantwortlich. Ein selektiver κ-Rezeptoragonist würde bei gering ausgeprägter Atemdepression und Sedation eher eine dysphorische Wirkung entfalten und damit kein Suchtpotenzial haben. Pentazocin war ein relativ selektiver Agonist, der sich aber aufgrund von halluzinatorischen und sympathikotonen Wirkungen nicht bewährt hat und vom Markt genommen wurde. Weitere Opioidrezeptoren sind der δ-Rezeptor (schwache spinale Analgesie), der ε- und Orphan-Rezeptor (unbekannte Funktionen) sowie der σ-Rezeptor, der nicht mehr als Opioidrezeptor klassifiziert wird.

Frage 295

Wo sind die Opioidrezeptoren lokalisiert?

Opioidrezeptoren sind im zentralen Nervensystem (ZNS) und im peripheren Nervensystem (PNS) lokalisiert.

Opioidrezeptoren befinden sich im Hinterhorn des Rückenmarks (Substantia gelatinosa), dem periaquäduktalen Grau, im Thalamus, Hypothalamus, Hirnstamm, limbischen System und der Großhirnrinde.

Bei inflammatorischer Reaktion kommt es auch an den Nerventerminalen zu einer Exprimierung endogener Liganden. Die Synthetisierung von Opioiden, die nicht die Blut-Hirn-Schranke passieren, wäre daher eine interessante therapeutische Option zur Verminderung systemischer opioidtypischer Nebenwirkungen. Ein weiterer, noch experimenteller Ansatz wäre, Opioide so molekular zu konfigurieren, dass sie nur in einem sauren Milieu aktiviert werden und daher weniger oder keine ZNS-Nebenwirkungen entfalten würden.

Frage 296

Welche Applikationswege für Opioide können wann genutzt werden?

Die Applikationsalternativen sind intravenös, subkutan, oral, intrathekal, epidural, transmukosal und transdermal. Der primäre Applikationsweg sollte immer oral oder sublingual sein – bei stabilem Opioidbedarf oder bei Schwierigkeiten der oralen Aufnahme oder bei Veränderung der gastrointestinalen Transportzeit (z. B. Kurzdarm-

syndrom) alternativ auch transdermal. Bei Intestinalversagen und wechselndem Opioidbedarf ist in ambulanter Therapiesituation bei Tumorschmerz und palliativer Situation häufig die subkutane Applikation ausreichend und praktikabel. Nur bei nachgewiesen intolerablen unerwünschten Wirkungen von 2 oder 3 verschiedenen Opioiden und einem opioidsensiblen Schmerz ist die neuraxiale Applikation indiziert (epidural oder intrathekal entsprechend der erwarteten Therapiedauer).

Die transmukosale oder intranasale Gabe von Opioiden ist inzwischen mit verschiedenen Fentanylpräparaten möglich und kann bei Tumorschmerz mit unzureichender Anschlagzeit eines nicht retardierten oralen Opioids bzw. bei Durchbruchschmerzen indiziert sein.

Die genannten Fentanylpräparate können nur zum Einsatz kommen, wenn bereits eine Daueropioidmedikation besteht, außerdem muss ihre Dosis individuell titriert werden (d. h., die Tumorschmerzregel, dass die Bedarfsmedikation ca. 10–15 % der kumulativen Tagesdosis ausmachen soll, ist hier nicht anwendbar).

Frage 297

? Nennen Sie Indikationen für die lokale und topische Applikation von Opioiden.

! **Da entzündliche Prozesse in kurzer Zeit die Translokation von Opioidrezeptoren vom Spinalganglion zur Nerventerminale induzieren, können Opioide auch lokal analgetisch wirken.**

i *Daher besteht bei besonderen therapeutischen Situationen die Möglichkeit, Opioide auch lokal zu applizieren. Am besten untersucht ist die intraartikuläre Applikation von Morphin (5 mg Morphinsulfat). Aufgrund der durch die Gelenkkapsel abgeschlossenen Situation kann die lokal sehr hohe Morphinkonzentration eine ausgeprägte und langanhaltende Analgesie auslösen, die durch eine antiinflammatorische Wirkung verstärkt wird.*

Die topische Anwendung von Opioiden ist weniger gut untersucht. Fallserien deuten darauf hin, dass insbesondere bei Mukositis (z. B. 40 µg Fentanyl wiederholt als Mundspülung), aber auch bei exulzerierenden Tumoren oder chronischen Ulzera (0,1 %iges Morphingel) lokale Opioidrezeptoren eine wirksame Analgesie vermitteln können.

Frage 298

? Wie ist die Wirksamkeit von Opioiden bei Tumor-, neuropathischen und bei chronischen Schmerzstörungen einzuschätzen?

! **Opioide wirken bei Tumorschmerzen i. d. R. gut, bei neuropathischen Schmerzen teilweise und bei chronifizierten Schmerzen (z. B. beim chronischen unspezifischen Rückenschmerz) selten.**

i *Bei Tumorschmerzen kann man davon ausgehen, dass – bei Verwendung der sogenannten WHO-Stufenleiter – bis zu 85 % der Patienten eine ausreichende Analgesie erreichen können. Bei neuropathischen Schmerzen ist die NNT (Number Needed to Treat = Anzahl der Patienten, die behandelt werden müssen, damit ein Patient eine Schmerzreduktion von 50 % hat) von Opioiden schlechter als die von sogenannten Koanalgetika, wie trizyklischen Antidepressiva oder Antikonvulsiva. Therapieleitlinien empfehlen daher, primär Koanalgetika zu verschreiben und ggf. Opioide „add-on" zu verwenden.*

Bei unspezifischen chronischen Nichttumorschmerzen sind Opioide zwar oft initial wirksam, bei längerfristiger Gabe hat aber nur ein kleiner Teil der Behandelten eine nachweislich anhaltende Schmerzlinderung und Funktionsverbesserung. Eine Indikationsliste für Opioide beim Nichttumorschmerz findet sich in der LONTS-Leitlinie. Eine „Daumenregel" wäre, dass Opioide nur bei Exprimierung von Opioidrezeptoren wirksam sein können – dieses tritt v. a. bei inflammatorischen Schmerzen (v. a. postoperativ, Tumorinfiltration, rheumatische Arthritis im Schub) auf.

Frage 299

? Wie wirken die neuraxial applizierten Opioide und was ist bei deren Anwendung zu beachten?

! **Bei neuraxialer Opioidgabe lässt sich durch vergleichsweise niedrige systemische Opioidkonzentrationen die Verträglichkeit der Opioide verbessern. Hydrophile Opioide sind dafür besonders geeignet.**

i *Opioide, die epidural oder intrathekal appliziert werden, binden an die Opioidrezeptoren im Hinterhorn des Rückenmarks und inhibieren so hochpotent die sensorische Afferenz. Hydrophile Opioide haben bei einer längeren Anschlagzeit gegenüber lipophilen Opioiden eine deutlich höhere Potenz im Unterschied zur systemischen Applikation. So kann die intravenöse Morphindosis bei epiduraler Applikation um den Faktor 5 und bei intrathekaler Gabe um einen weiteren Faktor von 10 reduziert werden (1 mg Morphin intrathekal entspricht ca. 100–150 mg Morphin per os), während die systemische Einsparung von Opioiden durch das (lipophile) neuraxiale Sufentanil nur gering ist (ca. 20 %).*

Die Indikation für eine neuraxiale Opioidapplikation ist bei chronischen (v. a. Tumor-)Schmerzen bei intolerablen unerwünschten Opioidwirkungen und gleichzeitig guter Opioidsensibilität der Schmerzen gegeben. Außerdem und bei akuten (perioperativen) Schmerzen zur Einsparung von Lokalanästhetika.

Zu beachten ist, dass nicht alle Opioide für eine rückenmarknahe Gabe zugelassen sind (z. B. Fentanyl) und dass eine potenzielle Neurotoxizität für Remifentanil und Piritramid beschrieben worden ist. Weiterhin ist zu beachten, dass es bei lipophilen Opioiden zu einer frühen und bei hydrophilen Opioiden auch zu einer späten Atemdepression kommen kann. Bei opioidnaiven Patienten wird daher bei Verwendung von hydrophilen Opioiden eine 24-stündige Überwachung der respiratorischen Funktion nach Injektion gefordert, wenn eine Einmaldosis von 150 µg Morphin intrathekal bzw. 1,5 mg epidural überschritten wird.

Frage 300

? Was sind die typischen unerwünschten Wirkungen bei epiduraler oder intrathekaler Opioidgabe?

! **Die typischen unerwünschten Wirkungen von neuraxialen Opioiden – zusätzlich zu den typischen Opioidnebenwirkungen – sind die frühe und späte Atemdepression, Pruritus und Harnverhalt.**

i *Die „späte“ Atemdepression kann bei Gabe hydrophiler Opioide noch nach 8–12 h (bis 24 h) auftreten. Grund dafür ist die rostrale Liquorzirkulation, v. a. bei repetitiver Dosierung, hohem Lebensalter, opioidnaiven Patienten und Hypovolämie. Die „frühe“ Atemdepression, typisch bei lipophilen Opioiden, ist wahrscheinlich eher durch die schnelle systemische Resorption bedingt.*

Pruritus wird – in Abhängigkeit von der Befragungstechnik – von 1–100 % der Patienten berichtet, und zwar mehr bei Verwendung hydrophiler als lipophiler Opioide. Meist ist der Pruritus nicht behandlungsbedürftig. Bei hohem Leidensdruck ist eine Opioidrotation zu empfehlen (z. B. auf Hydromorphon).

Auch eine Urinretention ist häufig (15–25 %) und bei der perioperativen epiduralen Analgesie weniger die Folge des beigefügten Lokalanästhetikums. Rasche Abhilfe lässt sich nur durch Katheterisierung erreichen. Bei Langzeitanwendung von neuraxialen Opioiden ist die Inzidenz der Urinretention deutlich niedriger. Die Inzidenz beeinträchtigender Sedierung und von Übelkeit und Erbrechen liegt ebenfalls bei ca. 15–25 % (und damit niedriger als bei der oralen Gabe) und ist meist durch Toleranzeffekte schnell rückläufig.

Frage 301

? Wie führen Opioide zu Übelkeit und Erbrechen?

! **Übelkeit und Erbrechen werden durch Aktivierung zentraler Chemorezeptoren ausgelöst.**

i *Das „Brechzentrum“ ist in der Medulla oblongata im Stammhirn lokalisiert. Eingehende Signale kommen aus dem Magen-Darm-Trakt, dem Vestibularorgan, dem Seh- und Geruchsorgan sowie aus der Area postrema. Hier befinden sich viele Chemorezeptoren, die über einen dopaminergen Weg Übelkeit und Erbrechen induzieren. Die Chemorezeptorenaktivierung scheint eher unspezifisch und nicht von der Rezeptoraffinität der Pharmaka abhängig zu sein.*

Frage 302

? Welches sind die beiden Hauptmechanismen der opioidvermittelten Obstipation? Kommt es zu einer Toleranzentwicklung im Verlauf der Therapie?

! **Die Obstipation ist die häufigste unerwünschte Wirkung einer Opioidtherapie (bis 60 %). Ursachen der obstipierenden Wirkung von Opioiden sind eine Magenentleerungsstörung durch Pyloruskonstriktion sowie eine intestinale Motilitätshemmung. Es findet keine Toleranzentwicklung statt, sodass je nach individuellem Risikoprofil eine Obstipationsprophylaxe indiziert ist.**

Da ca. zwei Drittel aller Opioidbehandelten eine Obstipation entwickeln (OIC = opioidinduzierte Obstipation), sollte je nach individueller Situation bereits bei Therapiebeginn eine Obstipationsprophylaxe eingeleitet werden. Bei niedrigem Mobilisationsgrad und geringer enteraler Flüssigkeitsaufnahme (z. B. bei geriatrischen Patienten) scheint das osmotisch wirksame Macrogol der Laktulose überlegen zu sein.

Die allgemeinen Therapieempfehlungen „ballaststoffreiche Ernährung" und „Bewegung" werden in ihrer Bedeutung für die Obstipation eher überschätzt. Grundsätzlich erhalten Patienten mit Transitstörungen trotzdem ballaststoffreiche Ernährung. Die Therapieempfehlungen spiegeln „Expertenmeinungen" wider. Es fehlen kontrollierte Studien, die verschiedene Laxanzien-Therapieregimes miteinander verglichen hätten. Inwieweit eine Opioidrotation oder alternative Opioidapplikationswege die Obstipation positiv beeinflussen können, ist nicht sicher. Es gibt aber in der Literatur Hinweise, dass die Obstipation bei Verwendung von transdermalem Fentanyl geringer ausgeprägt sein könnte als z. B. bei Morphin.

Initial werden osmotisch wirksame Laxantien (z. B. Macrogol, Laktulose) und/oder stimulierend wirksame Laxantien (z. B. Natriumpicosulfat, Bisacodyl) empfohlen. Ziel ist mindestens alle 3 Tage Stuhlgang und eine vollständige Entleerung des Enddarms zu erreichen.

In einem aktualisierten Stufenschema werden die peripher wirksamen μ-Opioid-Rezeptorantagonisten (PAMORA) Naloxegol und Naldemedin, die im Gegensatz zu Methyl-Naltrexon auch oral verfügbar sind, bereits in Stufe 2 und in Stufe 3 in Kombination mit osmotisch wirksamen (z. B. Macrogol) oder stimulierend wirksamen Laxanzien (z. B. Natriumpicosulfat) empfohlen. In Stufe 4 können weitere Maßnahmen ergriffen werden, wie Klysma, Einläufe, Einsatz des prokinetisch wirksamen Prucaloprid (5-HT4-Agonist) oder Einsatz von Erythromycin.

Für Tilidin und Oxycodon stehen Kombinationspräparate zur Verfügung, in denen der Opioidrezeptorantagonist zusammen mit dem Agonisten eingenommen wird (Naloxon wird dabei im hepatischen First-Pass-Effekt inaktiviert). Aufgrund des hohen hepatischen First-Pass-Effekts kommt es nur zu einer intraluminären gastrointestinalen Wirkung des Opioidantagonisten. Dieses Prinzip wurde schon vor 3 Jahrzehnten in dem Stufe-II-Opioid Tilidin/Naloxon (z. B. Valoron N) verwirklicht, damals allerdings nur, um die Aufnahme des Tilidins in die Betäubungsmittel-Verschreibungsverordnung (BtMVV) zu vermeiden. Eine weitere Variante ist die Kombination von Oxycodon mit einem retardierten Naloxon. Da der Antagonist in der Leber zu 98 % eliminiert wird, inhibiert er die (darmmotilitätshemmende) Wirkung von Oxycodon im Gastrointestinaltrakt, ohne die analgetische Wirkung im ZNS zu mindern. Die Wirkung des Naloxons hinsichtlich der Verbesserung der intestinalen Motilität ist dosisabhängig.

Frage 303

Wie schätzen Sie das Risiko von Sturzgefahr und Fahruntüchtigkeit unter Opioiden ein?

Opioide schätzt man im Vergleich zu den sogenannten Koanalgetika im Allgemeinen als weniger beeinträchtigend hinsichtlich Fahrtüchtigkeit und Gangsicherheit ein. Vergleichsstudien konnten dies nicht bestätigen.

Für Opioide beträgt das relative Risiko beispielsweise von Schenkelhalsfrakturen 2,12 und ist damit höher als das für Benzodiazepine und Antikonvulsiva und vergleichbar mit dem von Antidepressiva. Am geringsten ausgeprägt ist das Frakturrisiko unter Buprenorphin (OR 0,86). Hinsichtlich des Gefährdungsindex für Fahruntüchtigkeit gibt es keine Unterschiede bei der Verschreibung von Opioiden, Antikonvulsiva und Antidepressiva (bei deutlich erhöhtem Risiko mit Benzodiazepinen). Deshalb muss für alle genannten Pharmakaklassen eine Fahruntauglichkeit für die Zeit der Dosistitration und für die ersten 10 Tage nach Erreichen der Wirkdosis ausgesprochen werden.

Zusätzlich sind bei Opioiden Arzneimittelinteraktionen mit Antidepressiva, antiretroviraler Medikation und CYP3A4-inhibierenden Pharmaka zu beachten, bei denen es zu unvorhergesehenen Serumkonzentrationsänderungen kommen kann. Insbesondere bei älteren Patienten ist die Aufklärung über ein erhöhtes Sturzrisiko (mit den konsekutiv möglichen Komplikationen) notwendig, damit der Patient Vor- und Nachteile abwägen kann.

Frage 304

Was ist bei der Opioidmedikation bei Patienten mit Nieren- bzw. Leberinsuffizienz zu beachten?

Während eine Leberinsuffizienz nur bei fast vollständigem Ausfall der hepatischen Metabolisierungskapazität zu einer Opioidkumulation führt, kann schon eine mittelgradige Niereninsuffizienz zu unerwünschten Opioidwirkungen durch Kumulation führen und sollte daher zu einer Dosisanpassung oder Opioidrotation veranlassen.

Bei Leberinsuffizienz kann die orale Bioverfügbarkeit oraler Opioide ansteigen, da der hepatische First-Pass-Effekt vermindert ist. Gleichzeitig kommt es aber auch zu einer kompensatorischen Steigerung alternativer Metabolisierungswege. Morphin und Oxycodon sind aufgrund ihrer aktiven Metaboliten daher weniger geeignet. Die Methadon-Serumspiegel sind von der hepatischen Funktion unabhängig. Hydromorphon und Fentanyl haben zwar keine aktiven Metaboliten, müssen jedoch dosisreduziert werden.

Bei Niereninsuffizienz kommt es bei Verwendung von Morphin zu unkontrollierten Wirkverstärkungen, da der Morphinmetabolit Morphin-6-Glukuronid kumuliert. Auch Oxycodon kumuliert. Hydromorphon und Fentanyl kumulieren wenig, Buprenorphin und Methadon haben den Vorteil, dass bei dialysierten Patienten auch während der Dialyse stabile Serumspiegel bestehen.

Unabhängig von einer vorbestehenden Niereninsuffizienz kann die Gabe von Opioiden zu peripheren Ödemen führen. Der wahrscheinlich häufigste Mechanismus dafür ist eine erhöhte Kapillarpermeabilität ausgelöst durch eine unspezifische Histaminfreisetzung.

Frage 305

Unterscheiden sich die kontextsensitiven Halbwertzeiten der einzelnen Opioide?

Ja, die kontextsensitive Halbwertszeit der Opioide ist substanz- und anwendungszeitspezifisch.

Die kontextsensitive Halbwertszeit bezeichnet die Wirkdauer eines Medikaments in Abhängigkeit von seiner Anwendungsdauer, d. h. sie beschreibt u. a. die zu erwartende Wirkdauer von Opioiden nach Beendigung einer kontinuierlichen Infusion. Die Plasmakonzentration bzw. die Wirksamkeit eines Opioids reduziert sich in dieser Zeit auf die Hälfte des Ausgangswerts.

Mit zunehmender Dauer der Anwendung kommt es zu längeren Halbwertszeiten. Dieser Effekt ist beispielsweise bei Fentanyl stark und bei Alfentanil schwach ausgeprägt. Ein Sonderfall bei den Opioiden ist Remifentanil, dessen kontextsensitive Halbwertszeit der Halbwertszeit entspricht (d. h. unabhängig von der vorherigen Infusionsdauer ist), denn Remifentanil kann rasch und kontinuierlich durch unspezifische Esterasen extrahepatisch metabolisiert werden.

Frage 306

Beschreiben Sie die Metabolisierung von Morphin.

Die wichtigsten Metaboliten von Morphin sind das antinozizeptive Morphin-6-Glukuronid (M6G) und das pronozizeptive Morphin-3-Glukuronid (M3G).

Morphin wird hepatisch glukuronidiert. M6G ist der Hauptmetabolit und für die analgetische Wirkung von Morphin verantwortlich. Die Glukuronidierung erfolgt durch die UDP-Glukuronosyltransferase-2B7 (UGT2B7). M6G kann bei Niereninsuffizienz kumulieren und z. B. zu psychotomimetischen Nebenwirkungen führen, weshalb Morphin bei Niereninsuffizienz vermieden werden sollte. M3G ist kein aktiver Opioidagonist und kann ebenfalls bei Niereninsuffizienz kumulieren. Bei gleichzeitig hoher Morphindosierung kann die M3G-Kumulation zu einer Verminderung der Krampfschwelle mit Myoklonien führen, sowie zu einer Hyperalgesie. Therapie der Wahl ist die sofortige Opioidrotation. Die prokonvulsive Wirkung von M3G wird wahrscheinlich nicht durch Opioidrezeptoren, sondern über das GABA- bzw. glyzinerge System vermittelt.

Frage 307

Was wissen Sie über den Morphinmetabolismus bei Neugeborenen und Säuglingen?

Auch bei der Morphinmedikation von Neugeborenen und Säuglingen gilt der Grundsatz, dass „Kinder keine kleinen Erwachsenen sind".

Bei Neugeborenen ist aufgrund der geringeren renalen Clearance für hydrophile Opioide die Halbwertszeit länger. Säuglinge bis zum 6. Lebensmonat haben zudem eine geringere hepatische Metabolisierung und damit ein höheres Risiko für Kumulationseffekte und somit für Atemdepression. Die Überwachung muss daher entsprechend intensiver sein als bei Erwachsenen.

Frage 308

Ein Patient erhält retardiertes Morphin in Tablettenform als Basismedikation. Für Schmerzzunahmen wünscht er eine zusätzliche Bedarfsmedikation. Welches Analgetikum in welcher Dosierung würden Sie primär empfehlen?

Bei Patienten mit Tumorschmerzen ist die Verordnung einer Bedarfsmedikation immer indiziert, bei Patienten mit Nichttumorschmerzen nur in begründeten Ausnahmen und mit einer Dosiskontingentierung.

Zur Therapie der Durchbruchschmerzen kann eine schnell freisetzende Form eines Opioids zur bukkalen oder intranasalen Anwendung eingesetzt werden. Das z. B. hierzu geeignete orale transmukosale Fentanylzitrat (OTFC) ist nur bei Tumorschmerzen zugelassen. Die grundsätzliche Medikation der ersten Wahl ist aber eine nicht retardierte orale Darreichungsform eines Opioids. Die Dosis der Bedarfsmedikation sollte 10–15 % der kumulativen Tagesäquivalenzdosis des verwendeten Hintergrundopioids betragen. Im Sinne einer kontinuierlichen Dosisanpassung sollte bei mehr als 3 Bedarfsdosen täglich die Dosis des Hintergrundopioids nach oben angepasst werden und bei fehlendem Abruf einer Bedarfsmedikation nach unten. Zwischen 2 Bedarfsmedikationseinnahmen sollte ein Mindestabstand in Abhängigkeit von der Dosisanschlagzeit festgelegt werden, z. B. 30 min für Morphin oder 45 min für Oxycodon.

Bei chronischen Nichttumorschmerzen sollte man nach Abschluss der Dosistitrationsphase zudem entweder ganz auf eine Bedarfsmedikation verzichten oder diese kontingentieren (z. B. maximal 10 Bedarfsdosen/Woche).

Frage 309

Was ist eine „Notfall-Morphintitration" und wie kann sie durchgeführt werden?

Eine Notfall-Morphintitration ist z. B. bei akuter Schmerzexazerbation bei einem Tumorpatienten mit Tumorprogress indiziert. Die Titration erfolgt in definierten Dosisschritten intravenös bis zum Erreichen der Schmerzkontrolle („tolerabler Schmerz", nicht „kein Schmerz").

Bei massivem Tumorprogress, analgetischer Unterbehandlung oder einer (versehentlichen) Analgetikapause (z. B. bei wiederholtem Erbrechen) kann es zu einer akuten Schmerzexazerbation kommen. Bei einer Schmerzintensität von > 7 von 10 NAS bzw. „Schmerz intolerabel" wäre dann eine orale Neueinstellung für den Patienten nicht zumutbar.

Mit einer intravenösen Morphintitration lässt sich in solchen Situationen schnell und sicher eine Schmerzkontrolle erreichen. Bei niedrigpotenter oder fehlender Vormedikation mit Opioiden ist die schrittweise Titration in 2,5-mg-Schritten mit 7,5 min Pause zwischen den Titrationsschritten bis zum Erreichen von NAS 3–4 (bzw. „tolerabler Schmerz") geeignet, um innerhalb kurzer Zeit eine ausreichende Schmerzkontrolle herzustellen. Bei hochdosierter Vormedikation können die ersten Titrationsschritte auch höher dosiert werden.

Nur bei Tumorpatienten (nicht bei postoperativen Schmerzexazerbationen) ist es möglich, die anschließend notwendige Dosis der Dauermedikation zu kalkulieren. In einem ersten Schritt wird die kumulative Titrationsdosis bestimmt (z. B. 10 mg Morphin i. v.), in einem zweiten Schritt der Tagesbedarf kalkuliert (10 mg Morphin bei 6 h Wirkdauer: × 4 = 40 mg) und abschließend die orale Tagesdosis errechnet (bei einer Bioverfügbarkeit von Morphin in Höhe von 30 %: 40 mg Morphin × 3 = 120 mg). Das heißt, in diesem Beispiel würde der mit einer Morphintitration behandelte Patient 3 × 40 mg Morphin retard erhalten (zuzüglich einer Bedarfsmedikation von 15 mg). Diese kalkulierte Dosis muss kurzfristig überprüft werden (nach 12–24 h).

Frage 310

Welche Besonderheiten muss man bei der Verwendung von transmukosalem Fentanyl beachten?

Im Unterschied zu den oralen nicht retardierten Opioiden wird die Bedarfsdosis nicht anhand des kumulativen Tagesverbrauchs, sondern durch individuelle Dosistitration ermittelt.

Da unvorhersehbare spontane (stimulusunabhängige) und provozierte (stimulusabhängige) paroxysmale Durchbruchschmerzen häufig innerhalb von wenigen Minuten ihr Schmerzmaximum erreichen und nur kurze Zeit (ca. 15–30 min) dauern, ist eine antizipatorische Medikation mit Retardzubereitungen häufig nicht ausreichend. Man muss davon ausgehen, dass ca. jeder 4. bis 5. Tumorschmerzpatient solche Durchbruchschmerzen (Breakthrough Pain) erlebt. Fast jeder Tumorschmerzpatient hat belastungsabhängige Schmerzexazerbationen (Incidental Pain).

Eine ideale Opioidformulierung zur Behandlung solcher Durchbruchschmerzen sollte demnach einen schnellen Wirkungsanstieg (hohe Bioverfügbarkeit und Lipophilie), eine ausreichende Wirkstärke (analgetische Potenz) sowie eine rasche Elimination ohne aktive Metaboliten (kurze Halbwertszeit bzw. Wirkungsdauer) besitzen. Diesen Forderungen kommt der reine μ-Agonist Fentanyl nahe. Da bei oral-enteraler Gabe ein ausgeprägter First-Pass-Effekt besteht, wurden in der Vergangenheit alternative Applikationswege mit Fentanylzubereitungen erprobt, die den First-Pass-Effekt umgehen. Da Fentanyl – im Gegensatz zu den oralen Opioid-Bedarfsmedikationen – eine hohe Lipophilie besitzt, kann es schnell transmukosal resorbiert werden.

Das oral-transmukosale Fentanylzitrat (OTFC) zur Einreibung als Stick („Lollipop") in die Wangenschleimhaut weist eine absolute Bioverfügbarkeit von etwa 50 % auf, wobei 25 % Fentanyl direkt über die bukkale Schleimhaut und weitere 25 % intestinal – zeitverzögert – resorbiert werden.

Durch neuere galenische Technologien (OraVescent- und FAST-Technologie) konnte die Bioverfügbarkeit und Anschlagzeit von Fentanyl gesteigert werden. Bei der Fentanyl-Bukkaltablette (FBT) beträgt die absolute Bioverfügbarkeit etwa 65 %, bei der Fentanyl-Sublingualtablette (SLF) etwa 70 %. Die Fentanylpräparate zur intranasalen Applikation als Spray (INFS) scheinen eine besonders hohe absolute Bioverfügbarkeit (fast 90 %) und niedrige Anschlagzeit zu besitzen. Der analgetische Wirkungseintritt liegt bei den transmukosalen Bedarfsopioiden im Bereich von ca. 10–15 min, die Wirkungsdauer bei bis ca. 2 h. In Vergleichsstudien mit nicht retardierten oralen Opioiden konnten – teilweise allerdings geringe – Vorteile für die transmukosalen Fentanylpräparate gezeigt werden.

Frage 311

Wie ist die Kinetik der transdermalen Opioide?

Das Maximum der klinischen Wirkung wird erst nach einem längeren Zeitintervall erreicht. Nach Aufkleben des Pflasters wird das Opioid über die Haut aufgenommen und es bildet sich in den oberen Hautschichten ein lokales Depot. Erst nach Ausbildung des subkutanen Depots kommt es zu einer beschleunigten systemischen Resorption des Opioids.

Relevante Plasmakonzentrationen werden nach 8–16 h erreicht, Steady-State-Plasmakonzentrationen nach 12–24 h. Nach Entfernen des Opioidpflasters fällt die Plasmakonzentration nur langsam ab, bis zur Halbierung der Plasmakonzentration vergehen im Mittel 15–22 h. Daher ist die transdermale Applikation nicht zur Ersteinstellung geeignet, sondern sollte erst nach Beendigung der Titrationsphase bei erwartbar kontinuierlichem Opioidbedarf begonnen werden.

Zur Behandlung von perioperativen Schmerzen sind transdermale Systeme aufgrund einer erhöhten Inzidenz von respiratorischer Depression (wegen des unvorhersehbaren Opioidbedarfs) kontraindiziert. Bei Vormedikation mit transdermalen Systemen und erwartbar hohen intraoperativen Volumenumsätzen sollte die transkutane Applikation – aufgrund der veränderten kutanen Perfusion bei Zentralisierung – auf eine intravenöse Gabe umgestellt werden. Dies gilt auch für Patienten mit erhöhter Körpertemperatur aufgrund der dann beschleunigten systemischen Freisetzung.

Zu beachten ist, dass die Pflastersysteme i. d. R. „überladen" sind, sodass auch nach bestimmungsgemäßem Gebrauch und Entfernung des Pflasters ein Restgehalt verbleibt, der teilweise mehr als 50 % der ursprünglichen Gesamtdosis enthält. Geraten diese Pflaster in falsche Hände (z. B. Kinder), kann es zu gefährlichen Verläufen kommen.

Frage 312

Was versteht man unter Opioidtoleranz und opioidinduzierter Hyperalgesie?

Hierunter versteht man durch Wechselwirkungen von Opioiden mit dem Organismus hervorgerufene neurobiologische Mechanismen, die zu einer Wirkungsabschwächung des Opioids oder sogar zu einer Zunahme von Schmerzen führen können. Das Risiko steigt mit höheren Morphinäquivalentdosen und mit längerer Einnahmezeit.

Die Hauptmechanismen für eine Toleranzentwicklung sind der Rezeptorverlust durch Internalisierung von Opioidrezeptoren, woran insbesondere das Regulatorprotein β-Arrestin beteiligt ist sowie die Aktivierung pronozizeptiver Mechanismen, z. B. die Aktivierung von NMDA-Rezeptoren. Umfang und Gewichtung dieser Vorgänge sind abhängig von genetischen und anderen Begleitfaktoren. So kommt es z. B. bei Personen mit Katechol-O-Methyltransferase-Polymorphismus (val-158-met) zu einem schnelleren Wirkungsverlust der Opioide. Experimentelle Untersuchungen zeigen einen langsameren Wirkungsverlust durch verstärktes Rezeptor-Recycling unter entzündlichen Bedingungen oder bei gleichzeitiger Aktivierung von benachbarten Rezeptoren, z. B. von Cannabinoid- oder Serotoninrezeptoren.

Die opioidinduzierte Hyperalgesie ist ein in der klinischen Praxis seltenes pharmakodynamisches Phänomen und beschreibt eine vermehrte Schmerzsensibilität (Hyperalgesie) während der Opioidtherapie (mit typischerweise exponentiellem Dosisanstieg) oder nach abrupter Beendigung einer – auch kurzfristigen – Opioidtherapie.

Frage 313

Wie lässt sich mit klinischer Toleranz gegenüber Opioiden umgehen?

Die wichtigste Maßnahme ist die sorgfältige Indikationsstellung.

Der Einsatz von Opioiden muss gut begründet sein. Akute Schmerzen, bei denen Opioide nur über kurze Zeiträume eingesetzt werden, sowie Tumor- und entzündlicher Schmerz sind gut geeignete Indikationen.

Chronische funktionelle Schmerzsyndrome sind wenig geeignete Indikationen für eine Opioidtherapie. Die 2016 publizierten Empfehlungen der US-amerikanischen Centers of Disease Control (CDC) für den Umgang mit chronischen Schmerzen sehen vor, dass chronische Schmerzen bevorzugt mit nicht pharmakologischen Verfahren und Nichtopioiden behandelt werden, und die erst nach sorgfältiger Abwägung von Vor- und Nachteilen eingesetzten Opioide nur in Kombination mit einem multimodalen Therapieansatz Verwendung finden sollten. Die Toleranzentwicklung findet hier oft nur scheinbar statt, d. h. unspezifische psychotrope Wirkungen der Opioide lassen als Toleranzeffekt nach und vermitteln so den Eindruck einer Toleranzentwicklung, während es eigentlich keine analgetische, sondern „nur" eine psychotrope Opioidwirkung war, die der Patient als „wirksam" wahrgenommen hatte.

Eine wichtige Strategie zur Vermeidung oder Behandlung einer manifesten Opioidtoleranz ist die Auswahl der Opioide. Niedrigpotente Opioide und Opioide in Kombination mit Naloxon und Partialagonisten (z. B. Buprenorphin) haben möglicherweise ein geringeres Risiko, Toleranzmechanismen auszulösen.

Weitere Strategien, die sich gegen die Entwicklung von Toleranz richten, sind multimodale Therapieansätze (auch nicht medikamentös), die zeitweise Dosisreduktion und die Opioidrotation. Auch der (vorübergehende) Einsatz von NMDA-Rezeptorantagonisten kann erwogen werden.

Frage 314

Nennen Sie 3 von 6 Kriterien für ein Abhängigkeitssyndrom, die laut ICD-10 mindestens für ein Jahr vorliegen müssen, um die Diagnose Abhängigkeitssyndrom stellen zu können.

Die Differenzierung von Abhängigkeit, Sucht und Fehlgebrauch ist wichtig, um Missverständnisse zwischen Patienten und (Mit-)Behandler zu vermeiden. Der Begriff „Sucht" wird in der medizinischen Literatur nicht mehr verwendet und ist durch „Abhängigkeitssyndrom" ersetzt worden.

Mit einem Abhängigkeitssyndrom i. S. von „Sucht" wird ein nicht substanzgebundener Impulskontrollverlust bezeichnet. Abhängigkeit i. e. S. wird als „verschiedene Formen des Angewiesenseins auf bestimmte Substanzen oder Verhaltensweisen" definiert. Um einen stärkeren oder weniger starken Abhängigkeitscharakter be-

schreiben zu können, kann man zwischen „psychischer Abhängigkeit" und „körperlicher Abhängigkeit" unterscheiden. Bereits die körperliche Abhängigkeit, die z. B. auch bei Einsatz von Antikonvulsiva oder β-Rezeptorblockern auftreten kann, kann bei plötzlichem Absetzen nach längeren Therapiephasen (ab >3 Wochen) und höherer Dosierung (ab >60 mg orale Morphinäquivalente) zu Entzugssymptomen führen.

Die Kriterien für ein Abhängigkeitssyndrom gemäß ICD-10 lauten:

- *starkes, oft unüberwindbares Verlangen (Craving) oder Zwang, die Substanz einzunehmen*
- *verminderte Kontrolle über den Substanzgebrauch (d. h. über Beginn, Beendigung und Menge des Konsums)*
- *körperliche Entzugssymptome bei Absetzen oder Reduktion der Substanz*
- *Toleranzentwicklung: es werden immer größerer Mengen benötigt, damit die gewünschte Wirkung eintritt*
- *Einengung auf den Substanzgebrauch, fortschreitende Vernachlässigung anderer Verpflichtungen, Aktivitäten, Vergnügen oder Interessen; viel Zeitaufwand, um die entsprechende Substanz zu erhalten*
- *anhaltender Gebrauch der Substanz(en) wider besseren Wissens über die Schädlichkeit und trotz eintretender schädlicher Folgen*

„Fehlgebrauch" ist keine ICD-Klassifikation, sondern wird zur Bezeichnung von nicht bestimmungsgemäßem Gebrauch einer Substanz zur Optimierung des Allgemeinbefindens verwendet (bei Opioiden z. B. die – oft iatrogene – Verwendung zur Stimmungsstabilisierung oder Schlafförderung bei depressiver Störung).

Frage 315

Wie hoch ist die Prävalenz für Opioidmissbrauch bei Patienten mit chronischen Nichttumorschmerzen?

Sie liegt zwischen 18 % und 43 %. Eine in 2021 publizierte Metaanalyse, in die Daten von mehr als 50 000 Patienten eingeflossen sind, zeigte eine mittlere Prävalenz von 36,3 %.

Nicht die Verordnung per se ist das Hauptrisiko für die Entwicklung einer Abhängigkeit, sondern die (mentalen) Begleiterkrankungen, die man im Vorfeld abfragen muss. Hierzu gehört auch eine gezielte Diagnostik in Bezug auf Substanzmissbrauch inklusive Nikotin. Ergibt sich hieraus ein Risikoprofil, ist die Indikation infrage zu stellen. Kommt es doch zur Verordnung, sollten klare, ggf. auch vertragsähnliche Abmachungen getroffen werden, die z. B. ausschließen, dass es z. B. mehrere Verschreiber gibt, Absagen von regelmäßigen Wiedervorstellungen auftreten oder (angeblich) verloren gegangene Rezepte ersetzt werden müssen etc.

Frage 316

Muss ein Patient mit chronischen Nichttumorschmerzen vor einer Langzeitanwendung von Opioiden von einem Psychiater gesehen werden?

Entsprechend der offenen Empfehlung der Leitlinie zur Langzeitanwendung von Opioiden bei Nichttumorschmerz sollte ein Arzt mit der Zusatzbezeichnung „Spezielle Schmerzmedizin" oder fallbezogen ein Facharzt für Psychiatrie bzw. psychosomatische Medizin und Psychotherapie oder ein psychologischer Psychotherapeut bei bestimmten Risikofaktoren hinzugezogen werden.

Folgende Faktoren gelten als Risikofaktoren:

- *Es sind wesentlich mehr Opioide nötig, als es für die Symptomatik der Regelfall ist (z. B. als in einschlägigen RCTs verwendet wird, z. B. mehr als 120 mg Morphinäquivalente pro Tag).*
- *Die physische Funktionsfähigkeit lässt sich innerhalb von ca. 6 Wochen nicht steigern.*
- *Fehlgebrauchs- oder Missbrauchsverhalten wird gezeigt.*
- *Verhaltensweisen oder Symptome einer Abhängigkeitserkrankung treten auf.*

Eine Beratung mit einer der oben genannten Fachdisziplinen sollte auch erfolgen, wenn die Kriterien für psychische Störungen erfüllt sind. Dies gilt für prämorbide Störungen genauso wie für Störungen, die infolge von chronischen Schmerzen oder Schmerzbehandlungen aufgetreten sind.

Schmerzkonferenzen lassen sich ebenfalls als Beratungsinstrument einsetzen.

Frage 317

Erläutern Sie den Belohnungseffekt bei Einnahme von Opioiden.

Die Einnahme von Opioiden kann das Erleben eines Belohnungseffekts (Reward) hervorrufen. Dieser Effekt mit Erleben von Euphorie entsteht durch Bindung der Opioide an GABAerge Interneurone, die normalerweise die Produktion von Dopamin im limbischen System inhibieren. In der Folge wird diese Inhibition unterbrochen und es kommt zu einer erhöhten Dopaminaktivität im Nucleus accumbens (Teil des mesolimbischen Systems).

Der Belohnungseffekt kann bei Opioidmedikation auftreten und muss nicht notwendigerweise von Nachteil sein. In einer palliativen Situation kann dies auch ein erwünschter Nebeneffekt sein. Problematisch wird der Belohnungseffekt insbesondere bei Patienten mit chronischen unspezifischen Schmerzen bzw. chronischen Schmerzstörungen mit somatischen und psychischen Faktoren, wenn er zum überwiegend aufrechterhaltenden Faktor der Opioidbehandlung wird (als Fehlgebrauch) oder bei Patienten, bei denen sich ein Abhängigkeitssyndrom (als Suchtgebrauch) entwickelt hat. Um den (letztlich iatrogenen) Fehlgebrauch zu vermeiden, sollte man immer neben der analgetischen Wirkung auch andere Opioidwirkungen – insbesondere „Stimmungsstabilisierung" – abfragen und bei Dosissteigerungsbedarf innerhalb einiger Monate nach Therapiebeginn die Opioidindikation reevaluieren.

Bei der Entstehung eines Abhängigkeitssyndroms werden verschiedene psychologische Modelle postuliert, die jedoch mit Einschränkungen zu betrachten sind, da sie nicht jede Abhängigkeitsentwicklung allein erklären können und nicht bei jeder Abhängigkeitsentwicklung zutreffen. Entsprechend der positiven Verstärkertheorie (Positive Reinforcement) wird eine Zunahme des Belohnungseffekts bei chronischer Einnahme von Opioiden angenommen. Negative Verstärkung (Negative Reinforcement) tritt ein, wenn der abhängige Patient aus Angst vor negativen Folgen der Nichteinnahme die Opioidmedikation aufrechterhält.

Frage 318

Welche Empfehlungen kennen Sie für die Behandlung von Patienten mit perioperativen Schmerzen, die in einem Methadon-Substitutionsprogramm eingeschlossen sind?

Patienten im Methadon-Substitutionsprogramm sind eine therapeutische Herausforderung. Bestimmte Regeln helfen, einen kooperativen Patienten und eine ausreichende und rückfallsichere perioperative Analgesie zu erreichen.

Mit (Levo-)Methadon substituierte Patienten sollten aus „edukativen" Gründen die tägliche Dosis Methadon bzw. L-Methadon über die gesamte perioperative Periode weiterhin kontinuierlich einnehmen. Die Substitution ist – auch bei hohen Dosierungen – nicht dafür geeignet, den perioperativen Schmerz zu kontrollieren! Der zusätzliche Opioidbedarf zur Behandlung der postoperativen Schmerzen sollte mit einem anderen Opioid erfolgen – mit dem Ziel, in absehbarer Zeit wieder zur Substitutionsdosis allein zurückzukehren. Der Zweck des Einsatzes des jeweiligen Opioids bleibt damit für den Patienten klar erkennbar. Die für die Analgesie notwendige Opioiddosis und -behandlungszeit kann bis zum Faktor 4 gegenüber einem nicht substituierten Patienten erhöht sein.

Obwohl in der Literatur kein verbessertes Outcome nachgewiesen werden konnte, kann das Verwenden von Regionalanästhesie und einer u. a. gegen Nervenschmerzen gerichtete und anxiolytisch wirksamen Komedikation bzw. Augmentation (Gabapentin oder Pregabalin) sinnvoll sein.

Eine besondere Bedeutung kommt der präoperativen Patientenedukation zu, z. B. als konsiliarische Vorstellung beim Schmerzdienst im Anschluss an das Narkosevorgespräch. Im Konsilgespräch sollte das geplante Vorgehen ausführlich erklärt und das Einverständnis dafür eingeholt werden. Insbesondere sollte man auf Ängste vor einem Rückfall bei abstinenten Patienten eingehen, der sich durch Vermeiden schneller intravenöser Applikation aller psychotomimetisch wirksamen Pharmaka verhindern lässt (bspw. Kurzinfusion statt Bolusgabe für Opioide und zur Anästhesieinduktion).

Für die Verwendung einer PCA besteht keine Kontraindikation, sofern der Patient ausreichend ausgeprägte internale Kontrollmechanismen hat.

Frage 319

Welche Besonderheiten sind bei Patienten in einem Substitutionsprogramm mit Buprenorphin zu beachten?

Zur Substitution mit hochdosiertem Buprenorphin gibt es nur wenige Expertenmeinungen. Problematisch ist die hohe Rezeptoraffinität von Buprenorphin, die einerseits zu Entzugssymptomen und andererseits zu Überdosierungen führen kann.

Die zum Stichtag 01.07.2023 dem Substitutionsregister des BfArM gemeldeten Substitutionsmittel weisen auf den hohen Gebrauch von Methadon und Levomethadon mit zusammen ca. 72 % hin, aber Buprenorphin ist mit ca. 24 % das am zweithäufigsten eingesetzte Substitutionsmittel in Deutschland, das in Form von Sublingualtabletten auch in einer fixen Kombination mit Naloxon zur Verfügung steht.

Die Substitutionsdosis ist gegenüber den geläufigen analgetischen Dosierungen deutlich erhöht und liegt in den meisten Fällen zwischen 8 und 12 mg, es kommen aber auch Dosen von bis zu 32 mg vor. Inzwischen steht auch eine Depotformulierung zur subkutanen Gabe zur Verfügung zur wöchentlichen oder monatlichen Anwendung. Darüber hinaus gelangen Buprenorphin-haltige, subkutane Implantate mit eine Wirkdauer von 6 Monaten zur Anwendung.

Aufgrund der hohen Rezeptoraffinität ist eine zusätzliche Gabe eines anderen Opioids möglicherweise weniger effektiv als erwartet und aufgrund des Ceiling-Effekts von Buprenorphin eine zusätzliche Buprenorphinmedikation möglicherweise nicht mehr analgetisch wirksam. Zudem hält die Opioidrezeptorbesetzung durch hochdosiertes Buprenorphin noch Tage nach dem Absetzen von Buprenorphin an. In szintigrafischen Studien konnten allerdings auch bei hohen Substitutionsdosen noch unbesetzte Opioidrezeptoren nachgewiesen werden. Aus diesem Grund kann durch den Einsatz eines weiteren μ-Opioid-Rezeptoragonisten – z. B. in der perioperativen Schmerztherapie – noch eine relevante Schmerzlinderung erwartet werden. Darüber hinaus sind in solchen Konstellationen die Verwendung von Ko-Analgetika und Methoden der Regionalanästhesie relevant. Eine kompetente und hochfrequente Überwachung des Patienten ist zu gewährleisten.

Frage 320

Definieren Sie Pseudoabhängigkeit (Pseudo Addiction).

Der Begriff „Pseudoabhängigkeit“ beschreibt ein kommunikatives Missverständnis. Wiederholtes und vorzeitiges Einfordern von Schmerzmitteln durch einen mit Schmerzmitteln unterbehandelten Patienten wird seitens der Behandler als „Drug Seeking Behaviour“ interpretiert. Das Verhalten tritt nach adäquater Dosierung und Reduktion der Schmerzintensität nicht mehr auf.

Bei der Pseudoabhängigkeit handelt es sich also um die Folge eines inadäquaten Schmerzmanagements und einer fehlerhaften Arzt-Patienten-Kommunikation. Als Behandler sollte man daher immer eine ausreichende Schmerzanamnese erheben, um eine Stigmatisierung des Patienten zu vermeiden:

- *Welcher Schmerztyp liegt vor und ist er opioidsensibel?*
- *Ist ein adäquater Therapieversuch unternommen worden, um die Schmerzintensität zu kontrollieren?*
- *Gibt es eine bisher nicht dokumentierte Opioidvormedikation?*
- *Gibt es in der Vorgeschichte des Patienten Hinweise auf eine Suchterkrankung?*
- *Ändert sich das Patientenverhalten bei Erreichen einer adäquaten Schmerzintensität?*

Frage 321

Worauf bezieht sich der Begriff „Opioidphobie“?

Opioidphobie beschreibt die negative Einstellung gegenüber der Verwendung von Opioiden, insbesondere aufgrund von Ängsten hinsichtlich einer Suchtentwicklung.

Seit dem Ende des Zweiten Weltkrieges hat der zunehmende Missbrauch von Opioiden zu einer kritischen Einstellung auch hinsichtlich der medizinischen Anwendung bei Tumorschmerzpatienten geführt. Die Single Convention von 1961 hat als Selbstverpflichtung der UN (erfolglos) versucht, zwischen Missbrauch und medizinischem Gebrauch zu unterscheiden – die Verschreibungsrate von Opioiden nahm kontinuierlich ab. Erst seit der Veröffentlichung des WHO-Stufenschemas 1986, das die Be-

handler von Tumorschmerzpatienten dazu aufforderte, Opioide einzusetzen, wenn Nichtopioide unzureichend sind, kam es wieder zu einem kontinuierlichen Anstieg der verordneten Opioidmengen. Allerdings konnte bislang nur in wenigen Ländern (Westeuropa, Nordamerika, Australien, Neuseeland und Japan) eine ausreichende Opioidverfügbarkeit erreicht werden. Die PPSG (Pain and Policy Study Group Wisconsin) der WHO überprüft und veröffentlicht regelmäßig den weltweiten Versorgungsstand mit Opioiden. Für die mangelhafte Opioidverfügbarkeit in den meisten Weltregionen sind Defizite ärztlicher Aus- und Fortbildung, restriktive rechtliche Regelungen und Ängste seitens der Patienten ursächlich. Daher müssen Anstrengungen, die Opioidverfügbarkeit zu verbessern, auf allen 3 Ebenen ansetzen.

Parallel muss der Übergebrauch von Opioiden bei chronischen Nichttumorschmerzen verhindert werden, der in einigen Ländern in den letzten Jahren evident geworden ist. Sogenannte Opioid Stewardship Programme können helfen, Opioide indikationsgerecht und zeitlimitiert einzusetzen und eine „Morphinisierung" von größeren Patientenanzahlen zu verhindern.

Frage 322

? Manche Patienten berichten auch bei langsamer Opioidreduktion von Entzugssymptomen. Woran muss man differenzialdiagnostisch denken?

! **Entzugssymptome sind für den Behandler nicht von Angstsymptomen zu unterscheiden. Bei unerwarteten Entzugssymptomen sollte daher differenzialdiagnostisch an eine Angststörung oder somatisierte Depression gedacht werden.**

i *Opioide wurden in der Mitte des letzten Jahrhunderts – bei fehlender spezifischer Medikation – auch bei schweren depressiven und Angststörungen eingesetzt.*

Entsprechende Risikopatienten haben dann eine Langzeitopioidtherapie, die letztlich nicht zu einer funktionellen und analgetischen Verbesserung führt, sondern zu einer Verbesserung des Allgemeinbefindens mit emotionaler Stabilisierung. Konsekutiv kann die Opioidmedikation eine depressive oder Angstkomorbidität „maskieren".

Bei Dosisreduktionsversuchen kann es dann zu einer „Demaskierung" mit Unruhegefühlen, Schlaflosigkeit, Palpitationen, Schweißigkeit und motorischer Unruhe kommen. Da diese Symptome auch bei einem physischen Entzug auftreten können, kann es fälschlicherweise zu einer Weiterbehandlung mit Opioiden kommen. Daher sollten „Entzugssymptome" auch bei langsamer Dosisreduktion differenzialdiagnostisch an eine demaskierte psychiatrische Komorbidität denken lassen, die dann entsprechend kausal behandelt werden sollte.

Frage 323

? Was ist bei der Ausstellung eines Rezepts für Opioide zu beachten?

! **Die aktuelle Betäubungsmittel-Verschreibungsverordnung (BtMVV) wurde am 20. Januar 1998 ausgefertigt (BGBl. I S. 74, 80) und die letzte Änderung ist am 20.02.2025 in Kraft getreten.**

Die BtMVV wurde durch wiederholte Aktualisierungen im letzten Jahrzehnt deutlich vereinfacht. Die BtMVV-Rezepte können formlos von jedem approbierten Arzt (mit Kopie der Approbation) von der Bundesopiumstelle in Bonn angefordert werden. Bei der Rezeptausfertigung sind nur noch wenige Regeln zu beachten: vollständige Patientendaten, Datum, Substanzname, Substanzdosis, Verschreibungsmenge in Zahlen und ausgeschrieben, Unterschrift, lesbare Unterschrift und Anschrift des Verschreibers sowie die Tagesdosierung (bzw. der Hinweis „Anwendung gemäß schriftlicher Anweisung"). Die Rezepte sind zugriffsicher aufzubewahren, ebenso die (mittleren) Rezeptdurchschläge.

i *Die Verschreibungsmenge ist für einen Zeitraum von 30 Tagen limitiert. Bis zu zwei Betäubungsmittel können unter Einhaltung der von der Bundesopiumstelle definierten Höchstmengen verschrieben werden (zwei Wirkstärken eines Opioids gelten dabei als ein Betäubungsmittel). Die Höchstmengen für einige wichtige Opioide sind: Buprenorphin 800 mg, Fentanyl 500 mg, Hydromorphon 5000 mg, Levomethadon 1500 mg, Morphin 20 000 mg, Oxycodon 15 000 mg und Tilidin 18 000 mg. Eine Abweisung von der festgesetzten Höchstmenge muss nicht mehr mit „A" gekennzeichnet werden.*

Frage 324

? Welche Rolle spielt das Endocannabinoidsystem (ECS) bei der Schmerzregulation?

! **Das ECS ist neben dem Opioid-System eine wichtige Säule der Schmerzregulation und der endogenen Schmerzkontrolle. Es kann im Wesentlichen durch drei Hauptkomponenten definiert werden: Liganden (z. B. Anandamid, AEA; 2-Arachinodylglycerol, 2-AG), Cannabinoid-Rezeptoren (CB1-, CB2-Rezeptoren) und die Enzyme, die für Synthese und Abbau (z. B. Fettsäureamidhydrolase, FAAH; Monoacylglycerol-Lipase, MAGL) dieser Liganden sorgen. Das ECS ist im gesamten Organismus weit verbreitet, besonders auch im Nerven- und Immunsystem.**

i *Bei anhaltendem nozizeptiven Input verändert sich die Funktion des ECS, was auch für schlecht definierte chronische Schmerzzustände (z. B. das Fibromyalgiesyndrom) zutrifft. In diesem Zusammenhang wird ein ECS-Defizienz-Syndrom diskutiert.*

In der Cannabispflanze finden sich Wirkstoffe, Phytocannabinoide, die direkt über die Interaktion mit den Cannabinoidrezeptoren (wichtigster Vertreter Tetrahydrocannabinol, THC) oder indirekt über die Veränderung der Endocannabinoid-Enzymaktivität (wichtigster Vertreter Cannabidiol, CBD) ihre Wirkung entfalten.

Frage 325

? Wie kann man den inhibitorischen und analgetischen CB1-Mechanismus erklären?

! **Die Aktivierung der präsynaptischen CB1-Rezeptoren führen zu einer depolarisationsinduzierten Exzitationshemmung der hochgefahrenen glutamatergen Übertragung und damit zu einer Reduktion der nozizeptiven Aktivität im ZNS.**

i *Als Folge des Ca^{2+}-Einstroms in die postsynaptische Zelle wird dort die Synthese und Freisetzung von AEA und 2-AG „on demand" stimuliert. Im Sinne von retrograden Botenstoffen diffundieren diese Endocannabinoide konsekutiv zu präsynaptischen CB1-Rezeptoren, wodurch eine Ca^{2+}-Kanalinhibition und damit weniger Glutamatfreisetzung resultieren, was einen antinozizeptiven Effekt hat. Grundsätzlich findet dieser Mechanismus auch an GABAergen Übertragungen statt. Aus diesem Grund kann es je nach aktueller Ausprägung des ECS auch zu Erregungszuständen kommen. Man spricht hier auch von einem „Fine-Tuning" des Nervensystems. Exogen zugeführte CB1-Rezeptor-Agonisten (z. B. THC) können deshalb in niedrigen Dosen entspannende und schmerzlindernde Effekte auslösen und in höheren Dosierungen erregende und angstauslösende Effekte.*

Frage 326

? An welchen Rezeptoren binden THC und CBD primär und wie unterscheiden sich daher die Wirkeffekte der beiden Cannabisinhaltsstoffe?

! **THC entfaltet seine Wirkungen vor allem über die Interaktion mit CB1- und CB2-Rezeptoren. CBD hat eine schwache Wirkung an CB2-Rezeptoren. Über die Hemmung der FAAH kommt es indirekt zu einer Erhöhung des Endocannabinoidtonus. Darüber hinaus stimuliert das CBD auch 5HT 1A-Rezeptoren. Beide Substanzen weisen auch Effekte an den ionotropen Cannabinoidrezeptoren (z. B. TRPV1/2) auf.**

i *Aufgrund der hohen Affinität für CB1- und CB2-Rezeptoren hat THC vor allem analgetische, psychotrope, muskelrelaxierende und antiemetische Effekte. Weiterhin werden der Augeninnendruck reduziert und die Darmmotilität beeinflusst. Weniger häufig bzw. stark ausgeprägt sind antianorektische Wirkungen sowie immunmodulatorische und antiinflammatorische Effekte. CBD führt im klinischen Kontext eher nicht zu einer relevanten Analgesie, kann aber möglicherweise die psychotropen Effekte von THC abmildern und dosisabhängig eine Anxiolyse herbeiführen. Präklinische Modelle deuten darauf hin, dass hierfür insbesondere die Stimulation der 5HT 1A-Rezeptoren durch CBD verantwortlich ist. Während in präklinischen Modellen oder in Bezug auf inflammatorische Marker für verschiedene Phytocannabinoide (vor allem CBD; Cannabigerol, CBG; CBD + THC) relevante antientzündliche Effekte gezeigt worden sind, konnte dies in Bezug auf klinische Parameter in klinischen Studien bislang nicht eindeutig nachgewiesen werden.*

Frage 327

? Wie unterscheidet sich die Kinetik von inhalativen Cannabisprodukten wie Cannabisblüten und oralen (Dronabinol, ölige Extrakte) oder sublingualen (Nabiximols) Zubereitungen?

! **Die Cannabinoid-Kinetik unterscheidet sich je nach Verabreichungsweg und Darreichungsform.**

i *Bei oraler bzw. transmukosaler Applikationsform kommt es zu einem verzögerten Wirkbeginn nach 30–120 min mit anschließend langsamem Plasmakonzentrationsabfall über 6–8 h, was der Wirkdauer entspricht. Die Bioverfügbarkeit ist mit 5–12 % eher niedrig durch den hepatischen First-Pass-Effekt. Allerdings entsteht mit 11-OH-THC ein aktives Stoffwechselprodukt, das stärker als THC die Blut-Hirn-Schranke überwindet und auch mehr psychotrope Eigenschaften als THC aufweist. Bei Menschen, bei denen hohe Konzentrationen 11-OH-THC auftreten, können dadurch mehr Nebenwirkungen auftreten – im Unterschied zur inhalativen Aufnahme von Cannabinoiden. Bei der Inhalation (Rauchen, Verdampfen) von Cannabisblüten erfolgt bei einer Bioverfügbarkeit von 15–25 % die Resorption innerhalb von 2–8 min und es werden fast unmittelbar 3- bis 20-mal höhere Plasmakonzentrationen als bei oraler bzw. transmukosaler Gabe erreicht, die rasch abfallen, wodurch eine Wirkzeit von 2–3 h erreicht wird.*

THC und geringer CBD werden vom Cytochrom-P450-System, insbesondere CYP2C und CYP3A4 metabolisiert, die auch von THC und CBD gehemmt werden. Starke CYP3A4-Inhibitoren (Verapamil, Clarithromycin) bzw. -Induktoren (Rifampicin, Carbamazepin) können die Plasmaspiegel von THC und 11-OH-THC erhöhen bzw. erniedrigen. Zu klinisch relevanten Arzneimittelinteraktionen kommt es allerdings wahrscheinlich erst bei einer oralen Aufnahme von THC > 30 mg/d und bei einer oralen Aufnahme von CBD > 300 mg/d.

Die Elimination von THC erfolgt renal und mit dem Stuhl meist innerhalb weniger Tage. Die Abbauprodukte können durch Umverteilungsprozesse aus dem Fettgewebe längere Zeit nachgewiesen werden, z. B. 3–7 d.

Frage 328

? Wie ist die Evidenzlage für Cannabisblüten und THC (Dronabinol, Vollextrakte) bzw. die Kombination von THC und CBD (so genannte balancierte Vollextrakte)?

! **Aus gesundheits- und ordnungspolitischen Gründen wurden 2017 die betäubungsmittelrechtlichen Vorgaben dahingehend geändert, dass medizinische Cannabisblüten fortan als verkehrs- und verschreibungsfähige Betäubungsmittel geführt und in das SGB V als unter bestimmten Bedingungen erstattungsfähige Arzneimittel aufgenommen wurden. Damit können sie, wie auch THC-haltige Extrakte, ärztlich verordnet werden. Weiterhin müssen das Vorliegen einer „schwerwiegenden Erkrankung“ und eine „nicht ganz entfernt liegende Aussicht auf eine spürbare positive Einwirkung auf den Krankheitsverlauf …“ bestehen, um eine Kostenzusage durch die Krankenkasse zu erreichen. D.h., es fand bisher kein Zulassungsprozess mit wissenschaftlichen Wirksamkeitsnachweisen statt. Die in einer 5-jährigen Begleiterhebung der Bundesopiumstelle beim BfArM erhobenen Daten waren nicht darauf angelegt, einen solchen Wirksamkeitsnachweis zu erbringen. Sie konnten nur zeigen, dass „Schmerzen“ mit 76,4 % der Verschreibungen die führende Indikation für den Einsatz von Cannabinoiden darstellten, gefolgt von „Neoplasien“ (14,5 %) und „Spastik“ (9,6 %).**

i *In einer systematischen Übersichtsarbeit und Metaanalyse von randomisierten und kontrollierten Studien (RCTs), die 2021 im BMJ publiziert worden ist (Wang et al. 2021), wurde gezeigt, dass die Anwendung von oralen Cannabinoiden bei chronischen Schmerzen nicht nur mit einer etwa 20 %igen Chance auf eine Schmerzlinderung um ≥ 30 % verbunden ist, sondern auch eine Verbesserung der körperlichen Funktion und der Schlafqualität bewirken kann. Dabei konnten diese Effekte unabhängig von der Schmerzart (neuropathischer Schmerz vs. nicht neuropathischer Schmerz, Tumorschmerz vs. Nichttumorschmerz) beobachtet werden. Eine systematische Übersichtsarbeit und Metaanalyse von Bialas et al., in der Daten von ca. 2500 Patienten aus Langzeitbeobachtungsstudien zu Cannabinoiden (überwiegend inhalative Anwendung) eingeflossen sind, zeigte hochsignifikante Verbesserungen in Bezug auf Schmerzintensität, Funktion, Schlafqualität, Depres-*

sion, Angst und allgemeine Lebensqualität. Zudem konnten 16,2 % der Patienten unter der Cannabinoidtherapie ihre Opioidmedikation beenden.

Die aus einem sehr heterogenen Material von RCTs in anderen systematischen Übersichtsarbeiten und Metaanalysen erhobenen Befunde ergeben generell ein sehr gemischtes Bild, bei der NNTB (Number Needed to Treat for Benefit) zwischen 2 und 24 für eine 30 %ige Schmerzlinderung gefunden wurden. Entsprechend bewerten die Positionspapiere verschiedener Fachgesellschaften den Empfehlungsgrad von „nicht empfohlen" bis „Drittlinientherapie" bei chronischen neuropathischen Schmerzen. CBD als Monotherapie scheint in Bezug auf die Schmerzlinderung keine relevanten Zusatzeffekte, auch bei Tumorpatienten, zu erzeugen.

Klinisch-experimentelle Befunde konnten zeigen, dass die Wirksamkeit von THC auf den chronischen neuropathischen Schmerz umso stärker ausfiel, je aktiver das dysfunktionale kortikomesolimibische Konnektom war, das als zentrales Korrelat chronischer Schmerzen gelten kann. Da dieses Konnektom auch mit chronischem Stress verbunden ist, kann auch die entspannende Wirkung von THC einen Einfluss auf das Therapieergebnis haben.

Frage 329

? Was sind typische unerwünschte Wirkungen von Cannabinoiden?

! **Unerwünschte Wirkungen von Cannabinoiden treten vergleichsweise wenige auf. Es gibt jedoch einige seltene Nebenwirkungen, die beachtet werden müssen.**

i *Die häufigsten Nebenwirkungen sind Schwindel/Benommenheit/Müdigkeit mit ca. 25 %. Andere Nebenwirkungen wie Konzentrationsstörungen, Gleichgewichtsstörungen, Übelkeit und Erschöpfung werden von unter 10 % der Patienten berichtet. Über sehr seltene Nebenwirkungen – wie Wahnauslösung, depressive Episode und Suizidalität, das Cannabis-Hyperemesis-Syndrom sowie tachykarde Rhythmusstörungen – muss aufgeklärt werden. Bei Patienten mit einem Psychoserisiko in der Vorgeschichte besteht eine Kontraindikation zur Verabreichung von Cannabinoiden.*

Durch langsames Eintitrieren, langsame Dosiserhöhung und niedrige Enddosen („start low, go slow, keep low") kann die Mehrzahl der genannten Nebenwirkungen vermieden werden.

Frage 330

? Welche Informationen werden für das Stellen eines Kostenübernahmeantrags für Cannabinoide benötigt?

! **Es muss die Schwere der Erkrankung dargestellt werden (z. B. Funktionsstörungen, die mindestens mit einem Grad der Behinderung von 50 vergleichbar sind). Der Patient muss „austherapiert" sein bzw. muss der Einsatz von Cannabinoiden im Für und Wider von Wirkungen und potenziellen Risiken nach begründeter Ansicht des den Antrag begleitenden Behandlers den verbleibenden Behandlungsmethoden überlegen sein. Zudem muss es eine aus der Studienlage heraus ableitbare Aussicht auf eine spürbare positive Einwirkung der beantragten Cannabinoide auf den Krankheitsverlauf geben. Jeder Antrag auf Kostenübernahme muss daher gut begründet sein.**

i *Die Krankenkassen müssen bei ambulanten Patienten innerhalb von 5 Wochen über die Kostenanträge der Patienten entscheiden, bei den stationären Patienten und den Patienten, die sich in der spezialisierten ambulanten Palliativversorgung befinden, innerhalb von 3 Tagen. Für die Entscheidungsfindung spielen bei den Kostenträgern auch Faktoren der Wirtschaftlichkeit eine wichtige Rolle.*

Neben der schmerzrelevanten Diagnose mit dem Erkrankungsbeginn, Komorbiditäten und der beabsichtigten Verschreibung müssen die bislang eingesetzten Analgetika und Analgesieverfahren ohne Effekt bzw. mit intolerablen Nebenwirkungen aufgelistet werden (mit dem Hinweis, dass die Therapie in ausreichender Dauer und ausreichender Dosis erfolgt war). Zudem sollte erklärt werden, warum eine interdisziplinäre multimodale Schmerztherapie (IMST) nicht erfolgreich bzw. nicht indiziert war. Weiterhin sollte die konkrete Symptomatik mit ihren Auswirkungen auf die Alltagsfunktionalität beschrieben werden. Abschließend sollte eine epikritische Empfehlung erfolgen, in der intolerable Schmerzen und funktionale Beeinträchtigung, fehlende bzw. kontrollierte psychiatrische Komorbidität und die Erfolglosigkeit bisheriger Therapieansätze deutlich gemacht werden.

Voraussichtlich ist ab Oktober 2024 bei bestimmten ärztlichen Berufsgruppen der Antrag auf Kostenübernahme nicht mehr notwendig. Im Gegenzug steigt das Risiko zukünftiger Regressansprüche. Seit dem 01. April 2024 können Cannabinoide (mit Ausnahme von Nabilon) auf Normalrezepten verordnet werden.

Frage 331

Welche patientenseitigen Risikofaktoren für einen Fehlgebrauch von Cannabinoiden sind bekannt?

Aufgrund der in den letzten Jahren bewusstgewordenen Überverschreibung von Opioiden bei chronischen Nichttumorschmerzen in den vergangenen zwei Dekaden gibt es – unterstützt durch Influencer – die Tendenz, Patienten auf Cannabinoide umzustellen. Dabei sollte beachtet werden, dass das Risiko eines iatrogenen Fehlgebrauchs bei Cannabinoiden mit Opioiden vergleichbar ist.

In Studien aus Israel, wo die Cannabinoidverschreibung eine lange Tradition hat, ist „problematischer Gebrauch" von medizinischem Cannabis beschrieben worden. Der relative Anteil von Patienten mit den Merkmalen männliches Geschlecht, Arbeitslosigkeit, jüngeres Alter, emotionale Instabilität und Drug Seeking Behaviour ist signifikant erhöht gegenüber Patienten ohne Cannabinoidverschreibung. Zusätzlich konnte in einer retrospektiven Studie gezeigt werden, dass es zudem häufiger Patienten mit Polypharmazie und Komedikation mit Opioiden und Benzodiazepinen betraf.

7.2 Nichtopioide

Gesine Picksak, Dirk O. Stichtenoth

Frage 332

In welche Gruppen lassen sich Analgetika einteilen?

Opioidanalgetika und Nichtopioid-Analgetika

Aufgrund ihres Wirkungsmechanismus und den daraus resultierenden erwünschten und unerwünschten Wirkungen werden die Analgetika in 2 Gruppen, die Opioid- und die Nichtopioid-Analgetika, unterteilt. Letztere lassen sich wiederum unterteilen in:

- *analgetisch-antipyretische Analgetika; wichtigste Vertreter: Paracetamol und Metamizol*
- *nicht steroidale Antirheumatika (NSAR): nach der aktuellen pharmakologischen Nomenklatur gemäß des Wirkmechanismus (s. u.) als COX-Inhibitoren bezeichnet*

Frage 333

Was ist der Wirkmechanismus der NSAR?

Hemmung der Cyclooxygenase (COX)

Die analgetischen, antipyretischen und antiphlogistischen Wirkungen, aber auch die Nebenwirkungen auf Gastrointestinaltrakt, Niere, Herz-Kreislauf-System, Lunge und Blutplättchen beruhen auf der Hemmung der Cyclooxygenase, dem Schlüsselenzym der Prostanoidsynthese. Unter dem Begriff Prostanoide werden die verschiedenen Prostaglandine, Prostazykline und Thromboxane zusammengefasst.

Frage 334

Gehören Coxibe zu den NSAR?

Ja.

Alle nicht steroidalen Antirheumatika sind Cyclooxygenase-Hemmstoffe. Die Cyclooxygenase liegt in 2 Isoenzymen vor: Einer COX-1 mit überwiegend homöostatischen Aufgaben und einer COX-2, die sowohl proinflammatorische als auch homöostatische Funktionen vermittelt. Herkömmliche NSAR hemmen sowohl die COX-1 als auch die COX-2. Coxibe hemmen selektiv die COX-2.

Frage 335

Welchen Vorteil bieten die selektiven COX-2-Inhibitoren (Coxibe) gegenüber den herkömmlichen, COX-unselektiven NSAR?

Weniger unerwünschte Wirkungen bei gleicher Wirksamkeit

Coxibe besitzen bei gleicher Wirksamkeit einen Sicherheitsvorteil für den oberen und unteren Gastrointestinaltrakt, die Lunge und die Plättchenfunktion. Kein Vorteil besteht bezüglich der renalen und kardiovaskulären Nebenwirkungen von NSAR.

Frage 336

Sind die Risikofaktoren für schwerwiegende NSAR-induzierte gastrointestinale Schäden definiert?

Ja.

Bekannte Risikofaktoren sind vorbestehende Magen-Darm-Ulzera, Alter über 65 Jahre, Therapie mit Glukokortikoiden, schlechter Allgemeinzustand, hoher NSAR-Bedarf, Helicobacter-pylori-Infektion. Das Risiko für Blutungen aus gastrointestinalen Läsionen steigt durch Therapie mit Antikoagulanzien oder Thrombozytenaggregationshemmern.

Frage 337

Ist der untere Gastrointestinaltrakt auch von NSAR-Nebenwirkungen betroffen?

Ja.

40 % aller schweren oder tödlichen gastrointestinalen NSAR-Nebenwirkungen manifestieren sich im Dünndarm und Kolon.

Frage 338

Gibt es spezifische Maßnahmen zur Vermeidung der gastrointestinalen NSAR-Nebenwirkungen?

Ja, eine gastroprotektive Begleittherapie mit Protonenpumpeninhibitoren oder die Gabe eines Coxibs.

Die Kombination eines herkömmlichen NSAR mit einem Protonenpumpeninhibitor oder die Gabe eines Coxibs reduziert das Risiko für Ulzera im oberen Gastrointestinaltrakt um ca. 50 %. Coxibe reduzieren auch das Risiko für den unteren Magen-Darm-Trakt, wo eine Prophylaxe mit Protonenpumpeninhibitoren nicht wirksam ist.

Frage 339

Sind nicht orale NSAR-Applikationsformen zum Vermeiden gastrointestinaler Schleimhautläsionen sinnvoll?

Nein.

Bei äquipotenter Dosierung haben Zäpfchen und parenterale Applikationsformen der NSAR keinen Vorteil bezüglich der schwerwiegenden gastrointestinalen Nebenwirkungen, weil Ulzera nicht durch lokale Schädigung, sondern durch die systemische Hemmung der Prostanoidsynthese hervorgerufen werden.

Frage 340

Sind die Risikofaktoren für renale NSAR-Nebenwirkungen bekannt?

Ja.

Bekannte Risikofaktoren sind vorbestehende pathologische oder altersbedingte Nierenfunktionsstörungen, Dehydratation, Herzinsuffizienz, Leberzirrhose, Zustand nach größeren Operationen, Therapie mit Diuretika, ACE-Hemmstoffen, Angiotensin-Rezeptorantagonisten, Spironolacton oder mit nephrotoxischen Substanzen (z. B. Aminoglykoside, Ciclosporin).

Frage 341

Gibt es spezifische Maßnahmen zum Vermeiden renaler NSAR-Nebenwirkungen?

Nein.

Bei Vorliegen renaler Risikofaktoren sollten, wenn überhaupt, NSAR in der niedrigstmöglichen Dosis unter engmaschiger Kontrolle verabreicht werden. Beträgt die glomeruläre Filtrationsrate weniger als 30 ml/min, sind NSAR kontraindiziert.

Frage 342

Wann wird Indometacin trotz seiner Nebenwirkungen heute noch eingesetzt?

Als Reservemittel bei starken Entzündungsschmerzen, z. B. wie Gichtarthritis oder Morbus Bechterew sowie zur Prophylaxe heterotoper Ossifikationen. In letzterer Indikation ist Indometacin trotz seines Gefährdungspotenzials bei bestimmten Gelenkoperationen (z. B. Acetabulumfraktur) Referenzsubstanz, da zu Indometacin die meisten Daten vorliegen.

Indometacin penetriert als stark wirksamer unselektiver COX-Hemmer mit einer variablen Halbwertszeit (3–10 h) gut in das Entzündungsgewebe und Nervensystem. Limitiert wird die Therapie mit Indometacin durch seine ausgeprägten gastrointestinalen und zentralnervösen Nebenwirkungen (Kopfschmerz, Schwindel).

Frage 343

Besitzen auch herkömmliche NSAR kardiovaskuläre Nebenwirkungen?

Ja.

Alle NSAR haben ein kardiovaskuläres Risiko. Alle NSAR führen zu Ödemen und Hypertonie, die eng mit dem Risiko für Herzinsuffizienz und Myokardinfarkt korrelieren.

Frage 344

Haben NSAR neben ihrer analgetischen und antiphlogistischen Wirkung auch eine progressionshemmende Wirkung bei rheumatoider Arthritis?

Nein.

Die Wirkung ist stets eine rein symptomatische – NSAR ersetzen keine Basistherapie der rheumatoiden Arthritis. Bei axialer Spondyloarthritis (Morbus Bechterew) deuten Studien dagegen darauf hin, dass NSAR die radiologische Progression bremsen können.

Frage 345

Welche Analgetika werden bei Migräne eingesetzt?

- **Acetylsalicylsäure** (ASS)
- **Ibuprofen**
- **Paracetamol**

Bei der Migränetherapie ist zwingend die ausreichend hohe Dosierung der Analgetika zu beachten. In der Regel wird die doppelte Dosierung bei NSAR bzw. Paracetamol empfohlen. Das entspricht 1000 mg Acetylsalicylsäure, 800 mg Ibuprofen und 1000 mg Paracetamol.

Frage 346

Welche Gefahr besteht bei regelmäßiger Anwendung von Analgetika?

Bei andauernder bzw. längerfristiger (**regelmäßiger**) **Einnahme von Schmerzmitteln kann sich ein Analgetikakopfschmerz entwickeln.**

Frage 347

Welches Analgetikum wirkt spasmolytisch?

Metamizol

Als Mechanismus der Spasmolyse in hohen Metamizol-Dosierungen gelten die Öffnung von Kaliumkanälen sowie ein verminderter Einstrom von Kalzium in die glatten Muskelzellen.

Frage 348

Hemmen alle Salicylate die Plättchenaggregation?

Nein.

Nur die acetylierten Salicylate wie Acetylsalicylsäure bewirken durch Acetylierung der Cyclooxygenase 1 (COX-1) eine irreversible Hemmung der Plättchenaggregation. Salicylsäure und Disalicylsäure haben diese Wirkung nicht.

Frage 349

Welche Wirkung der übrigen Nichtopioid-Analgetika weisen Paracetamol und Metamizol nicht auf?

Entzündungshemmung

Der Wirkmechanismus von Paracetamol und Metamizol ist nicht vollständig geklärt. Beide weisen gute analgetische und antipyretische, jedoch kaum antiphlogistische Eigenschaften auf.

Frage 350

Welches ist die bedeutsamste unerwünschte Wirkung von Paracetamol?

Leberschädigung in hoher Dosierung – insbesondere ist das akute Leberversagen bei Paracetamolintoxikation gefürchtet.

Die tägliche Maximaldosis von 4 g Paracetamol sollte nicht überschritten werden, bei längerer Anwendung sind maximal 3 g Paracetamol pro Tag indiziert. Als Antidot steht N-Acetylcystein zur Verfügung.

Frage 351

Welche unerwünschte Wirkung der Pyrazole, insbesondere von Metamizol, ist bei der Verordnung besonders zu berücksichtigen?

Neutropenie/Agranulozytose

Die gefährlichste unerwünschte, sehr seltene Wirkung von Metamizol ist eine Neutropenie bis hin zur Agranulozytose. Diese immunvermittelte Nebenwirkung kann bei vorheriger Sensibilisierung auch nach einmaliger Einnahme auftreten. Der Rote-Hand-Brief zu Metamizol vom 9.12.2024 empfiehlt Patientinnen und Patienten über dieses Risiko, dessen Symptome und ggf. erforderliche Maßnahmen (Einnahmestopp, Ärztin/Arzt aufsuchen und informieren) aufzuklären; eine routinemäßige Überwachung des Blutbildes wird nicht mehr empfohlen.

Frage 352

Welche pseudoallergische Reaktion können NSAR hervorrufen?

Auslösung eines Asthmaanfalls

Besonders bei disponierten Personen ist bei Einnahme eines NSAR auf das Analgetika-Asthma hinzuweisen. Durch die Hemmung der Prostanoidsynthese steht ein höherer Anteil von Arachidonsäure für den Lipoxygenaseweg zur Verfügung, durch den verstärkt bronchokonstriktorische Leukotriene gebildet werden. Es kommt zu einer pseudoallergischen Reaktion, die einen Asthmaanfall auslösen kann.

Frage 353

Besteht bei NSAR-induziertem Asthma eine Kreuzreaktion zwischen verschiedenen NSAR?

Im Prinzip ja.

Das NSAR-induzierte Asthma wird durch Hemmung der COX-1 hervorgerufen. Coxibe werden i. d. R. toleriert. Jedoch gilt die für alle NSAR bestehende Kontraindikation „NSAR-Asthma" weiterhin auch für Coxibe.

Frage 354

Besitzt die intramuskuläre Gabe zur systemischen Therapie mit NSAR Vorteile gegenüber der oralen Gabe?

Nein.

Die verbreitete, oft von Patientinnen und Patienten erwartete i. m.-Injektion bietet gegenüber der oralen Einnahme keinen relevanten Vorteil bezüglich Wirkeintritt und -stärke, birgt jedoch eine erhöhte Gefahr anaphylaktischer Reaktionen und ein zusätzliches Risiko lokaler Gewebsschädigung mit Muskel-, Blutgefäß- oder Nervenschädigungen sowie Infektionen.

Frage 355

Sind NSAR-haltige Cremes und Gele sinnvoll?

Ja, zur Behandlung von Zerrungen und Prellungen.

Halbfeste Zubereitungen mit einem NSAR als Wirkstoff (Diclofenac, Ibuprofen, Ketoprofen etc.) wirken lokal schmerzlindernd, entzündungshemmend und kühlend. Zu den möglichen unerwünschten Wirkungen gehören Hautausschläge und allergische Reaktionen. Das Risiko für systemische Nebenwirkungen ist wegen der sehr geringen Blutkonzentrationen im Gegensatz zur oralen Einnahme von NSAR gering.

Frage 356

Was zeichnet die Pharmakokinetik der NSAR aus?

- **gute Resorption**
- **hohe Plasmaproteinbindung**
- **hepatische Elimination**

Alle NSAR werden nach oraler Einnahme sehr gut resorbiert, die Plasmaproteinbindung ist mit über 95 % hoch. Die Elimination, präsystemisch wie definitiv, erfolgt in der Leber durch – von NSAR zu NSAR unterschiedliche – Cytochrom-P450-abhängige (CYP) und CYP-unabhängige Metabolisierungswege. Die inaktiven Metaboliten werden teils im Urin, teils über die Galle ausgeschieden.

Frage 357

Muss man die NSAR-Dosierung bei eingeschränkter Leber- oder Nierenfunktion anpassen?

Ja.

Bei Leberfunktionsstörungen kann es zu einem Anstieg der wirksamen NSAR-Konzentration kommen, weshalb die Dosis reduziert werden muss. Die Nierenfunktion spielt für die Ausscheidung keine Rolle, erst bei schwerer Niereninsuffizienz ist mit einer Akkumulation der NSAR zu rechnen. Bei eingeschränkter Nierenfunktion müssen NSAR trotzdem mit großer Vorsicht gegeben werden, weil eine vorbestehende Nierenfunktionsstörung der bedeutendste Risikofaktor für das NSAR-induzierte Nierenversagen ist.

Frage 358

Welches Syndrom kann der Wirkstoff Acetylsalicylsäure bei Kindern auslösen?

Reye-Syndrom

Das Reye-Syndrom ist eine akute Enzephalopathie, die häufig 3–5 Tage nach einer Infektion des oberen Respirationstrakts und der Einnahme von Acetylsalicylsäure auftritt. Zumeist sind Kinder im Alter bis 12 Jahren betroffen.

Frage 359

Ist Dyspepsie ein verlässliches Warnzeichen vor Ulzera bei NSAR-Therapie?

Nein.

Dyspeptische Beschwerden korrelieren nicht mit der schwerwiegenden gastrointestinalen Toxizität von NSAR, vielmehr sind etwa 60 % aller NSAR-induzierten Ulzera asymptomatisch.

Frage 360

Warum ist das individuelle Ansprechen auf die einzelnen NSAR unterschiedlich ?

Es bestehen große interindividuelle Schwankungen in Bioverfügbarkeit und Halbwertszeit aufgrund genetisch und anderweitig bedingter Unterschiede in der Metabolisierungskapazität. Dies erklärt das Phänomen, dass das individuelle Ansprechen auf die einzelnen NSAR trotz äquieffektiver Dosierung verschieden gut ist.

Frage 361

Kann bei einer Dauertherapie mit herkömmlichen NSAR auf niedrigdosierte ASS verzichtet werden, da COX-unselektive NSAR die Plättchenaggregation hemmen?

Nein, die Therapie mit niedrigdosiertem ASS muss auch bei NSAR-Therapie fortgesetzt werden.

Im Gegensatz zur irreversiblen Inaktivierung der Thrombozyten-COX-1 durch ASS, die eine für mehrere Tage anhaltende Hemmung der Plättchenaggregation zur Folge hat, inhibieren alle anderen herkömmlichen NSAR die COX-1 (Gleiches gilt für die COX-2) nur reversibel und gewährleisten somit keine zuverlässige Hemmung der Plättchenfunktion.

Frage 362

Hemmt Metamizol die Plättchenaggregation?

Ja.

Metamizol bewirkt eine ausgeprägte, reversible Hemmung der Plättchenaggregation. Dies kann zu verstärkten Blutungen, z. B. postoperativ, führen.

7.3 Koanalgetika

Gesine Picksak, Dirk O. Stichtenoth

Frage 363

Was sind Koanalgetika?

Koanalgetika sind Pharmaka, deren primäre Indikation nicht die Schmerztherapie ist, die aber in Kombination mit Analgetika zur Schmerzlinderung beitragen.

Bei Verordnung eines Koanalgetikums sollte man immer die speziellen Indikationen berücksichtigen. Im Einzelfall ist das Koanalgetikum durch Ausprobieren zu ermitteln. Die Dosierung der Koanalgetika liegt deutlich unterhalb der der Primärindikation, wobei die Dosistitration mehrere Wochen umfassen kann.

Frage 364

Welche Wirkstoffgruppen zählen zu den Koanalgetika?

- **Antidepressiva**
- **Antiepileptika**
- **Bisphosphonate**
- **Glukokortikoide**
- **Lokalanästhetika**
- **Myotonolytika**
- **Neuroleptika**

Die Auswahl des Koanalgetikums erfolgt in Abhängigkeit vom Schmerztyp. Die substanzspezifischen Kontraindikationen und Wechselwirkungen sind dabei zu beachten.

Frage 365

Wie können durch Knochenmetastasen verursachte Schmerzen behandelt werden?

Mit Bisphosphonaten

Bisphosphonate hemmen die Knochenresorption durch die Osteoklasten. Bisphosphonate sind indiziert bei Hyperkalzämie infolge ausgedehnter Knochenmetastasierung oder bei durch maligne Tumoren induzierter Knochendestruktion ohne Knochenmetastasen. Unter der Medikation nimmt die Inzidenz osteolytischer Hyperkalzämien und pathologischer Frakturen (nicht bei allen Tumoren) ebenso wie der Analgetikabedarf ab.

Frage 366

Wann sind neurotrope Spasmolytika indiziert?

Bei Schmerzen, die durch Spasmen oder Koliken der glatten Muskulatur verursacht werden

Neurotrope Spasmolytika, z. B. N-Butylscopolaminiumbromid, bewirken durch den Angriff am parasympathischen Nervensystem ein Erschlaffen der glatten Muskulatur – v. a. des Magen-Darm-Trakts sowie der Gallen- und Harnwege, die Spasmen und Koliken lassen nach.

Frage 367

Welche Wirkstoffe werden zur medikamentösen Migräneprophylaxe eingesetzt?

- **β-Adrenorezeptorenblocker**
- **Kalziumantagonisten**
- **Antidepressiva**
- **Antiepileptika**
- **monoklonale Antikörper gegen Calcitonin-Gene Related Peptide (CGRP) oder dessen Rezeptor**

Der genaue Wirkmechanismus der Wirkstoffe ist häufig nicht bekannt. Die Wirkstoffe werden entsprechend den zusätzlichen Indikationen individuell unter Beachtung der Kontraindikationen ausgewählt. Als Beispiel sei Metoprolol genannt, das bei Menschen mit Hypertonie, koronarer Herzkrankheit oder chronischer Herzinsuffizienz zu bevorzugen ist.

Frage 368

Wie unterscheiden sich die Antiepileptika in ihren Wirkmechanismen?

Angriff am Kalzium- oder Natriumkanal

Die Wirkmechanismen sind Blockade spannungsabhängiger Natriumkanäle auf sensibilisierten nozizeptiven Neuronen (Carbamazepin) oder die Modulation spannungsabhängiger Kalziumkanäle auf nozizeptiven Neuronen (Gabapentin, Pregabalin).

Frage 369

Wie wirken die Antidepressiva gegen Schmerzen?

Durch die Hemmung der Noradrenalin-Wiederaufnahme

Trizyklische Antidepressiva werden heute als nicht selektive Monoamin-Wiederaufnahme-Inhibitoren (NSMRIs) bezeichnet. Als solche hemmen sie unselektiv auch die Noradrenalin-Wiederaufnahme. Selektive Serotonin- und Noradrenalin-Reuptake-Inhibitoren (SSNRI) hemmen die Serotonin- und Noradrenalin-Wiederaufnahme. Trizyklische Antidepressiva hemmen zusätzlich spannungsabhängige Natriumkanäle, was zu ihrer Wirkung bei neuropathischen Schmerzen beiträgt.

Frage 370

Worauf ist bei der Therapie mit Koanalgetika hinzuweisen?

Auf den verzögerten Wirkeintritt

Die Verträglichkeit von Koanalgetika ist bei einer einschleichenden Therapie besser. Damit ist natürlich auch ein verzögerter Eintritt der therapeutischen Wirkung verbunden.

Frage 371

Für welche Indikation ist Pregabalin zugelassen?

Abhängig vom Handelspräparat: neuropathische Schmerzen, partielle Epilepsien oder generalisierte Angststörungen

Das Originalpräparat Lyrica ist z. B. zur Behandlung von peripheren und zentralen neuropathischen Schmerzen im Erwachsenenalter zugelassen, z. B. bei diabetischer Polyneuropathie oder Post-Zoster-Neuralgie. Außerhalb der Schmerztherapie ist Lyrica zugelassen zur Zusatztherapie von partiellen Anfällen sowie zur Behandlung von generalisierten Angststörungen bei Erwachsenen.

Frage 372

Bei welchen Schmerzen haben sich Glukokortikoide bewährt?

Bei Knochenschmerzen und Kompression

Glukokortikoide wirken antiödematös, antiphlogistisch, euphorisierend, antiemetisch und appetitsteigernd. Sie sind v. a. indiziert, wenn ein peritumoröses Ödem Schmerzen auslöst oder wenn schmerzsensible Strukturen durch Tumorgewebe und Entzündung komprimiert werden. Darüber hinaus werden sie bei erhöhtem intrakraniellem Druck, Nerven-, Rückenmarkskompression und Leberkapselspannungsschmerz eingesetzt.

Kontraindikationen und Wechselwirkungen sind dabei zu beachten.

Frage 373

Was ist die Indikation für ein Koanalgetikum?

Indikationen sind Schmerzen mit eingeschränkter Analgetikasensibilität.

Die ergänzende Gabe eines Koanalgetikums ist in allen 3 Stufen des WHO-Schemas möglich. Die Auswahl des Koanalgetikums erfolgt in Abhängigkeit vom Schmerztyp. Die substanzspezifischen Kontraindikationen und Wechselwirkungen müssen dabei beachtet werden.

Frage 374

Welche trizyklischen Antidepressiva werden häufig als Koanalgetika eingesetzt?

Amitriptylin und Clomipramin

Ist neben der schmerzstillenden Wirkung eine sedierende Wirkung erwünscht, wird Amitriptylin verordnet. Steht eine antriebssteigernde Wirkung im Vordergrund, wird Clomipramin verordnet. Bei beiden Wirkstoffen liegen die schmerztherapeutischen Dosierungen unter den antidepressiven Dosierungen. Der koanalgetische Wirkeintritt ist i. d. R. zwar verzögert, aber vor der antidepressiven Wirkung zu erwarten.

Frage 375

Was kann den Wechsel von einem trizyklischen Antidepressivum zu einem anderen Koanalgetikum notwendig werden lassen?

Antimuskarinerge Nebenwirkungen

Trizyklische Antidepressiva verursachen eine Reihe von antimuskarinergen („anticholinergen") Nebenwirkungen, z. B. Mundtrockenheit, Mydriasis, Akkommodationsstörung, Obstipation, Miktionsstörungen, Libidoverlust sowie Potenzstörungen, die therapielimitierend sein können.

Frage 376

Für welche Schmerzarten eignen sich Antiepileptika besonders gut als Koanalgetikum?

Für Neuralgien

Antiepileptika setzt man bevorzugt bei stechenden, plötzlich einschießenden, elektrisierenden Schmerzen ein, z. B. bei Trigeminusneuralgien und postherpetischen Neuralgien, Phantomschmerzen und Tumorinfiltrationen im Nervenplexus.

Frage 377

Worauf muss man bei der Dosierung der Antiepileptika besonders achten?

Auf Plasmaspiegelbestimmungen

Das therapeutische Drugmonitoring ist für eine effiziente und sichere Therapie mit Antiepileptika unabdingbar. Gegebenenfalls ist die Dosierung entsprechend dem gemessenen Plasmaspiegel anzupassen.

Frage 378

Welche Nebenwirkung haben Antidepressiva häufig?

Müdigkeit

Patientinnen und Patienten sind zu Beginn der Therapie mit einem trizyklischen Antidepressivum darüber aufzuklären, dass die Tagesdosis des Antidepressivums aufgrund der sedierenden Komponente am Abend eingenommen werden sollte. Damit wird die Compliance gefördert und die Schmerztherapie gesichert.

Frage 379

Welche Wirkstoffgruppe hat einen synergistischen Wirkeffekt auf Analgetika?

Glukokortikoide

Glukokortikoide bewirken durch Reduktion entzündungsfördernder Zytokine eine Entzündungshemmung (abschwellende Wirkung). Zudem hemmen Glukokortikoide die Expression der Phospholipase A und der Cyclooxygenase-2 (COX-2) und damit der Schlüsselenzyme des Arachidonsäurestoffwechsels. Zentrale Effekte auf neurale Transmittersysteme wirken stimmungsaufhellend und häufig appetitsteigernd.

Frage 380

Wie wirkt das Neuroleptikum Haloperidol als Koanalgetikum?

Antiemetisch, schmerzdistanzierend, sedierend

Das Neuroleptikum Haloperidol wirkt in geringen Dosierungen antiemetisch und wird in der Schmerztherapie häufig zur Schmerzdistanzierung sowie ggf. zur Sedierung eingesetzt.

Frage 381

Sind Triptane nur als orale Arzneiformen verfügbar?

Nein.

Triptane sind als Tabletten, Schmelztabletten, Suppositorien, Nasenspray und als subkutane Injektion verfügbar. Je nach gewünschtem Wirkungseintritt und den Begleitumständen, z. B. Erbrechen, kann dementsprechend die geeignete Arzneiform individuell ausgewählt werden.

Frage 382

Welcher Wirkstoff wird als vielversprechende additive Maßnahme in der Schmerztherapie eingesetzt?

Dronabinol

Dronabinol ist ein Stereoisomer von 9-Tetrahydrocannabinol (THC) und unterliegt seit dem Jahr 2024 nicht mehr dem Betäubungsmittelrecht. Es bindet unselektiv an Cannabinoidrezeptoren (CB_1 und CB_2). Beim adjuvanten Einsatz von Dronabinol werden positive Effekte bei der Therapie der Multiplen Sklerose, bei Gewichtsverlust, Übelkeit und Erbrechen v. a. während einer Chemotherapie sowie bei therapierefraktärem Juckreiz berichtet.

Frage 383

Wie wird Amitriptylin als Koanalgetikum dosiert?

Deutlich geringer als bei der antidepressiven Therapie

Als Koanalgetikum wird Amitriptylin i. d. R. mit 10–25 mg pro Tag vorzugsweise am Abend dosiert.

Frage 384

Welche Wirkstoffgruppe kann man zusätzlich in Einzelfällen bei neuropathischen Schmerzen einsetzen?

Lokalanästhetika

Bei neuropathischen Schmerzen können in Einzelfällen systemische oder topische Lokalanästhetika (z. B. Lidocain) zum Einsatz kommen. Auf die begrenzte Wirkdauer der Lokalanästhetika ist hinzuweisen.

Frage 385

Welche zentral wirksamen Myotonolytika kommen statt des 2013 vom Markt genommenen Tetrazepams zum Einsatz?

Tizanidin, Tolperison und Methocarbamol

Tizanidin agiert als α_2-Adrenorezeptor-Agonist mit antispastischer, myotonolytischer und analgetischer Wirkung. Tolperison blockiert Natriumkanäle und hemmt damit die Neurotransmitterfreisetzung an den präsynaptischen, afferenten Neuronen und somit spinale Reflexe. Methocarbamol hemmt die Reflexleitung im Rückenmark und bestimmte Hirnareale, was zu einer Erschlaffung der verspannten Muskulatur führt.

Frage 386

Welche Wirkstoffgruppe wird zur Therapie der Migräne eingesetzt?

Triptane

Triptane führen zu einer Konstriktion der im Migräneanfall dilatierten Gefäße, hemmen die Neuropeptidfreisetzung und unterbrechen die trigeminale nozizeptive Transmission.

Frage 387

Dürfen Glukokortikoide abrupt abgesetzt werden?

Nein.

Eine über mehrere Tage hinausgehende Therapie mit Glukokortikoiden sollte nie abrupt beendet werden. Die durch eine Glukokortikoidtherapie bedingte Suppression der Nebennierenrindenfunktion führt zu mangelnder Stressanpassung mit der Gefahr einer lebensgefährlichen Addison-Krise. Ein weiterer Grund ist das Wiederaufflammen der mit Glukokortikoiden behandelten Erkrankung bei zu schnellem Absetzen.

Frage 388

Was muss man bei der Kombination von Carbamazepin mit weiteren Medikamenten beachten?

Wechselwirkungen

Carbamazepin verursacht eine Induktion verschiedener abbauender Leberenzyme (Cytochrom-P450-Isoenzyme). Hierdurch beschleunigt es wenige Tage nach Therapiebeginn den Abbau von vielen anderen Arzneistoffen.

Frage 389

Was muss zwischen Ärztin/Arzt und Patientin/Patient während der Schmerztherapie vorhanden sein?

Empathie und sehr gute Kommunikation

Der Aufbau eines kommunikativen Vertrauensverhältnisses zwischen Ärztin/Arzt und Patientin/Patient, einschließlich der Angehörigen, ist außerordentlich wichtig. Die Fähigkeit, über die Krankheit, Behandlung, Prognose und Lebensqualität zu kommunizieren, kann den Unterschied ausmachen zwischen einem Leben in Angst und Verzweiflung oder einem Leben mit Hoffnung und Zukunft. Kommunikation ist wichtig, um Vertrauen zu gewinnen, Empathie auszudrücken, aber auch, um unrealistische Erwartungen zu vermeiden. Ärztliches und Pflegepersonal müssen daher ausreichend Zeit für die umfassende Betreuung haben.

Frage 390

Zur Verkürzung von Rückenschmerzepisoden wird häufig welche nicht medikamentöse therapeutische Maßnahme ergriffen?

Körperliche Aktivität

Körperliche Aktivität kann die Rückenschmerzepisoden verkürzen und Arbeitsunfähigkeit vermeiden. Die Vorbereitung der Zeit nach der Behandlung sollte integrativer Teil des Therapieplans sein, wobei das primäre Ziel die Überleitung von Therapieinhalten in selbstständig durchgeführte Aktivitäten ist. Weitere Maßnahmen am Arbeitsplatz (ergonomische Gestaltung, Verhaltensprävention, Förderung der Arbeitsplatzzufriedenheit) können zur weiteren Prävention angewandt werden.

7.4 Adjuvante Therapien

Gesine Picksak, Dirk O. Stichtenoth

Frage 391

Was bedeutet adjuvante Therapie in der Schmerztherapie?

Prophylaxe bzw. Behandlung von potenziellen Nebenwirkungen der Schmerzmedikation

Eine frühzeitige und ausreichende Behandlung von Nebenwirkungen ist für den Erfolg der Schmerztherapie und die Lebensqualität bedeutsam.

Frage 392

Wie lassen sich die Beschwerden einer strahlenbedingten Mukositis mit einfachen Mitteln lindern?

Mit medizinischem Honig

Etwa 20 ml Honig 15 min vor sowie 6 h nach der Bestrahlung können eine Mukositis weniger stark ausgeprägt werden lassen oder verhindern.

Frage 393

Welcher Wirkstoff wird häufig als Antiemetikum simultan zur Analgetikatherapie verordnet?

Metoclopramid

Metoclopramid wirkt antagonistisch an den Dopaminrezeptoren, v. a. an den D_2-Rezeptoren in der Area postrema, weshalb es auch als Antiemetikum eingesetzt wird.

Frage 394

Ab wann sollte man Laxanzien parallel zum Opioid verordnen?

Von Therapiebeginn an

Opioide haben eine ausgeprägte obstipierende Wirkung, die sowohl durch eine Herabsetzung der Darmmotilität und der intestinalen Sekretion als auch durch ihre Effekte auf zerebrale und spinale Rezeptoren bedingt ist. Daher sollten Laxanzien von Beginn der Therapie an verordnet werden.

Frage 395

Welche Wirkstoffe sind zur Prophylaxe der schwerwiegenden unerwünschten Wirkungen von NSAR am Gastrointestinaltrakt geeignet?

Protonenpumpeninhibitoren oder Misoprostol

Protonenpumpeninhibitoren, z. B. Omeprazol, reduzieren das Risiko für Ulzera im oberen Gastrointestinaltrakt um ca. 50 %. Misoprostol schützt genauso zuverlässig vor Ulzera, hat aber den Nachteil, dass es in therapeutischer Dosierung bei 20–40 % der Behandelten zu Bauchschmerzen und Durchfall führt. Keinen Schutz vor Magenulzera bieten H_2-Antagonisten, Antazida oder Sucralfat.

Frage 396

Wann sollte man einen Protonenpumpeninhibitor bei längerfristig angesetzter NSAR-Therapie verordnen?

Bei Vorliegen von 2 oder mehr gastrointestinalen Risikofaktoren

Risikofaktoren für Magen- und Duodenalulzera sind frühere Magen-Darm-Ulzera, Alter über 65 Jahre, Therapie mit Glukokortikoiden, Therapie mit Antikoagulanzien, Therapie mit niedrigdosierter Acetylsalicylsäure, Clopidogrel oder anderen Plättchenaggregationshemmern, schlechter Allgemeinzustand, hoher NSAR-Bedarf, Helicobacter-pylori-Infektion und Stress.

Frage 397

Wovon hängt die Auswahl des Antiemetikums ab?

Von der Ursache von Übelkeit und Erbrechen und praktischen Aspekten

Neben der Ursache von Übelkeit und Erbrechen hängt die Wahl des Antiemetikums auch von dessen Wirkungsweise und der Verfügbarkeit von oralen, rektalen und parenteralen Applikationsformen ab. Unter Umständen ist auch die Kombination von Antiemetika mit unterschiedlichen Angriffspunkten und/oder Glukokortikoiden sinnvoll.

Frage 398

Welche frei verkäufliche Medikamentengruppe darf als einzige mit auf einem BtM-Rezept verordnet werden?

Laxanzien

Da alle Opioide als Nebenwirkung eine mehr oder minder ausgeprägte Obstipation hervorrufen, darf zu Lasten der Krankenversicherungen ein Laxans (z. B. Macrogol) mit auf dem BtM-Rezept verordnet werden.

Frage 399

Gibt es bei den Laxanzien ein Stufenschema?

Ja.

Die S 3-Leitlinie Langzeitanwendung von Opioiden bei chronischen nicht-tumorbedingten Schmerzen (LONTS) empfiehlt ausreichende Flüssigkeits- und Ballaststoffzufuhr als Basismaßnahmen. In Stufe 1 werden osmotisch wirksame (z. B. Macrogol) oder antiresorptive Laxanzien (z. B. Bisacodyl) gegeben. In Stufe 2 werden diese Wirkprinzipien kombiniert, ggf. um Suppositorien (z. B. Glyzerol) erweitert. Peripher wirksame Opioidantagonisten kommen in Stufe 3 zum Einsatz. Bei Erfolglosigkeit dieses Stufenschemas besteht vor dem manuellen Ausräumen des Darms die Möglichkeit, ein Klistier einzusetzen.

Frage 400

Welche nicht medikamentösen Maßnahmen können in der Schmerztherapie ergriffen werden?

- **Physiotherapie**
- **physikalische Maßnahmen**
- **Entspannungsverfahren und/oder begleitende Akupunktur**

Die frühzeitige und ausreichende Behandlung von Nebenwirkungen ist für den Erfolg der Schmerztherapie und die Lebensqualität bedeutsam. Der prophylaktische und systematische Einsatz von adjuvanten Therapien ist deshalb bei jedem Kontakt mit Patientinnen und Patienten zu erwägen.

7.5 Medikamenten-interaktionen

Gesine Picksak, Dirk O. Stichtenoth

Frage 401

Welche Wirkstoffgruppe kann die Wirkung von NSAR beeinträchtigen?

Antazida

Antazida binden an viele Arzneistoffe und verringern so auch die gastrointestinale Resorption von NSAR. Eine zeitlich versetzte Einnahme des Antazidums um 2 h kann die NSAR-Resorption normalisieren. Hinweis: Antazida sind nicht zur Prophylaxe NSAR-induzierter Ulzera geeignet – im Gegenteil: Es besteht die Gefahr der Maskierung der Ulkus-Symptomatik.

Frage 402

Was ist bei der Kombination eines Opioids mit zentralwirksamen Medikamenten und/oder Alkohol zu beachten?

Wirkungsverstärkung

Wirkstoffe, die auf das Gehirn eine dämpfende Wirkung ausüben, z. B. Barbiturate, Benzodiazepine oder Alkohol, können zu Atemdepression führen.

Frage 403

Zu welcher unerwünschten Wirkung kann die Kombination eines NSAR mit einem ACE-Inhibitor/AT_1-Antagonisten und/oder einem Diuretikum führen?

Akutes Nierenversagen

Durch die COX-Hemmung kommt es zu einer verminderten renalen Prostanoidsynthese. Diuretika reduzieren den renalen Plasmafluss. Eine deutliche Abnahme der unter ACE-Inhibitoren/AT_1-Antagonisten verminderten glomerulären Filtrationsrate ist die Folge.

Frage 404

Durch welche Komedikation wird die ulzerogene Wirkung der NSAR verstärkt?

Durch eine Glukokortikoidtherapie

Die antiproliferative Wirkung der Glukokortikoide führt zur Hemmung des Zellwachstums in vielen Organen. Wegen der Hemmung von Reparaturprozessen werden NSAR-bedingte Schleimhautläsionen nicht ausreichend repariert, es entstehen mehr und größere Ulzera.

Frage 405

Welche Medikamente reduzieren die Wirksamkeit von Codein?

Hemmstoffe des Leberenzyms Cytochrom-P450-Isoenzym (CYP) 2D 6

Codein selbst wirkt nicht analgetisch, es muss erst durch CYP2D 6 in den aktiven Metaboliten Morphin umgewandelt werden. Bei Hemmung von CYP2D 6 durch selektive Serotonin-Reuptake-Inhibitoren (z. B. Fluoxetin, Paroxetin), Chinidin, Cinacalcet oder Bupropion kann keine ausreichende analgetische Wirkung zustande kommen.

Frage 406

Was ist bei der Kombination von Opioiden mit trizyklischen Antidepressiva, z. B. Amitriptylin, zu beachten?

Addition der unerwünschten Wirkungen und erhöhte Wirkkonzentrationen

Beide Wirkstoffgruppen wirken sedierend und senken die Krampfschwelle. Der Metabolismus beider Wirkstoffgruppen erfolgt über das CYP-Enzym 2D 6, durch die gegenseitige Abbauhemmung ist mit erhöhten Wirkkonzentrationen zu rechnen.

Frage 407

Was passiert bei der Einnahme von NSAR zusammen mit Alkohol?

Es kommt zur Potenzierung des Alkoholeffekts.

Bei gleichzeitiger Einnahme von NSAR und Alkohol kommt es zur Hemmung der Alkoholdehydrogenase, dem alkoholabbauenden Enzym, in der Magenmukosa. Der Effekt des Alkohols ist schneller, deutlicher und länger zu spüren.

Frage 408

Welches Risiko besteht bei der Kombination eines NSAR mit Sulfonylharnstoffen?

Erhöhtes Hypoglykämierisiko

NSAR verdrängen Sulfonylharnstoffe aus der Plasmaeiweißbindung. Dadurch steigt vorübergehend der Anteil des wirksamen, freien Sulfonylharnstoffs bis zur Einstellung eines neuen Steady-States an.

Frage 409

Was muss man bei der Kombination von NSAR und Phenprocoumon bedenken?

Erhöhtes Blutungsrisiko

NSAR verdrängen Phenprocoumon aus der Plasmaeiweißbindung, dadurch steigt vorübergehend bis zur Einstellung eines neuen Steady-States die freie Konzentration von Phenprocoumon an. Gleiches gilt für Warfarin und Acenocoumarol. Dieser Effekt erhöht bei NSAR-Therapiebeginn die Blutungsgefahr.

Allgemein steigert die gastrointestinale Schädigung durch NSAR die Gefahr von Blutungen im Gastrointestinaltrakt unter Vitamin-K-Anatogonisten, direkten oralen Antikoagulantien und Heparinen. Zusätzlich stellt die Hemmung der Plättchenaggregation durch die unselektive COX-Hemmung herkömmlicher NSAR einen Risikofaktor für Blutungen dar.

Frage 410

Was muss man bei der Kombination von selektiven Serotonin-Reuptake-Inhibitoren (SSRI) mit NSAR beachten?

Erhöhtes Blutungsrisiko

SSRIs hemmen die Thrombozytenaggregation. Dadurch können bei 0,1–1 % der Behandelten kleinere bis lebensbedrohliche Blutungen auftreten. Dieses Risiko addiert sich zur Plättchenaggregationshemmung durch NSAR, die zudem Schleimhautläsionen im gesamten Gastrointestinaltrakt hervorrufen. Dadurch steigt das Risiko für schwere Blutungen, insbesondere im Gastrointestinaltrakt.

Frage 411

Wie geht man vor, um die Risiken der Kombination von selektiven Serotonin-Reuptake-Inhibitoren (SSRI) mit NSAR zu reduzieren?

Strenge Indikationsstellung, Protonenpumpeninhibitor und/oder Coxibe

Sofern weder eine Alternative zu SSRI noch zu NSAR besteht, ist eine Gastroprotektion mit einem Protonenpumpeninhibitor (PPI) angezeigt – allerdings bieten PPI keinen Schutz für den unteren Gastrointestinaltrakt. Eine Option in dieser Situation ist die Gabe eines Coxibs anstelle eines traditionellen NSAR, da Coxibe die Plättchenaggregation nicht hemmen und eine geringere Rate an gastrointestinalen Nebenwirkungen aufweisen.

Frage 412

Kommt es zu einer Erhöhung des ulzerogenen Risikos bei der Kombination eines inhalativen Glukokortikoids mit einem NSAR?

Nein.

Bei den modernen inhalativen Glukokortikoiden (Beclometason, Budesonid, Fluticason) besteht bei indikationsgerechter Anwendung kein erhöhtes gastrointestinales Risiko, da nur sehr geringe Mengen systemisch wirken. Gleiches gilt für die modernen nasal anzuwendenden Glukokortikoide wie Flunisolid.

Frage 413

Welches lebensgefährliche Syndrom kann bei der Kombination von Tramadol mit selektiven Serotonin-Reuptake-Inhibitoren (SSRI) auftreten?

Serotoninsyndrom

Unter dem Serotoninsyndrom versteht man eine Kombination von verschiedenen vegetativen und neurologischen Symptomen, die durch einen erhöhten Serotoninspiegel hervorgerufen werden. Mögliche neurologische Symptome sind Verwirrtheit, Rigor, Tremor, Akathisie und Myoklonien bis hin zu Krampfanfällen und Parästhesien. Außerdem kann es zu Somnolenz bis hin zum Koma kommen. Zu den möglichen vegetativen Symptomen gehören Schwitzen, Diarrhö, Übelkeit und Erbrechen, Tachykardie sowie Schmerzen im Abdomen.

Frage 414

Wie lassen sich Interaktionen mit Analgetika vermeiden?

Durch die Vermeidung nicht notwendiger Kombinationen

Sollten doch mehrere Wirkstoffe miteinander kombiniert werden müssen, sollte der Interaktionscheck bereits vor der Abgabe der Arzneimittel an die Patientin bzw. den Patienten z. B. durch die Apotheke erfolgen. Gegebenenfalls kann man dann vor Therapiebeginn auf andere Wirkstoffe ohne oder mit geringerem Interaktionspotenzial ausweichen.

Frage 415

Was muss ich Patientinnen und Patienten mitteilen, wenn sich eine Arzneimittelinteraktion nicht verhindern lässt?

Aufklärung über mögliche unerwünschte Wirkungen

Lässt sich eine Interaktion zwischen Arzneimitteln nicht verhindern, muss über diese Wechselwirkung, mögliche Warnsymptome und eventuell zu ergreifende Vorsichtsmaßnahmen aufgeklärt werden.

Frage 416

Sind die Analgetikainteraktionen abhängig von der Arzneiform?

Ja.

Je nach Arzneiform, z. B. Pflaster, Retardtablette, Tablette, parenterale Applikationsform, Salbe, können die Interaktionen sehr unterschiedlich ausgeprägt sein. Die Arzneiform ist somit beim Interaktions-Check zu berücksichtigen.

Frage 417

Auf welche Medikamente muss man beim Interaktionscheck ein besonderes Augenmerk legen?

Auf frei verkäufliche NSAR und Paracetamol

Viele NSAR (z. B. Acetylsalicylsäure, Ibuprofen, Diclofenac) und Paracetamol sind frei verkäuflich. Bei Fehlgebrauch und Unwissenheit über Wechselwirkungen mit der verschriebenen Medikation besteht die Gefahr schwerwiegender, u. U. tödlicher unerwünschter Wirkungen.

Frage 418

Welche unerwünschte Wirkung ist bei der Kombination von niedrigdosierter Acetylsalicylsäure (ASS) mit Ibuprofen zu erwarten?

Abschwächung der ASS-Kardioprotektion

Für Ibuprofen wurde gezeigt, dass es durch Blockade der ASS-Bindungsstelle in der COX-1 deren irreversible Acetylierung durch ASS verhindert, ohne selbst ausreichend die Plättchenaggregation zu hemmen. Dieser experimentelle Befund wurde durch epidemiologische Studien bestätigt, die ein erhöhtes Herzinfarktrisiko bei Komedikation von Ibuprofen mit ASS zeigen. Lässt sich die Kombination nicht vermeiden, kann die Interaktion durch die Einnahme von ASS 2 h vor Ibuprofen umgangen werden.

Diclofenac, Meloxicam und Coxibe zeigen diese Interaktion nicht.

Das nicht zu den NSAR-zählende Metamizol mindert ebenfalls die irreversible Acetylierung durch ASS, da Metamizol reversibel an die COX-1 in den Blutplättchen bindet.

Frage 419

Warum wird Pregabalin als Kombinationspartner häufig eingesetzt?

Es zeigt nur wenige Interaktionen.

Pregabalin wird nahezu unverändert über die Nieren ausgeschieden und praktisch nicht verstoffwechselt. Pregabalin wird auch nicht an Bluteiweiße gebunden transportiert. Daher sind pharmakokinetische Interaktionen unwahrscheinlich. Aufgrund seiner sedierenden Eigenschaften kann es aber die Wirkung von Alkohol und anderen zentral dämpfenden Wirkstoffen verstärken.

Frage 420

Warum sollten Paracetamol und Alkohol nicht miteinander kombiniert werden?

Die Hepatotoxizität steigt.

Alkohol wirkt selbst leberschädigend und erhöht die Toxizität des Paracetamols, da durch Induktion des Cytochrom-P450-Enzyms 2E1 vermehrt toxische Paracetamol-Metabolite gebildet werden.

Frage 421

Kann die Nahrungsaufnahme die Medikamentenwirkung beeinflussen?

Ja.

Nicht nur die Nahrungsaufnahme an sich beeinflusst die Arzneistoffresorption, auch die einzelnen Nahrungsbestandteile müssen hierbei berücksichtigt werden. Beispielsweise wird Indometacin bei kohlenhydratreicher Ernährung schlechter resorbiert als bei einer eiweißreichen Ernährung.

7.6 Verordnung von Opioiden und Cannabinoiden

Rainer Sabatowski

Frage 422

Über welchen Zeitraum dürfen Betäubungsmittel (BtM) verordnet werden und gibt es Höchstmengen, die zu beachten sind?

Der reguläre Verordnungszeitrahmen beträgt 30 Tage. Für die verschiedenen Substanzen existieren festgesetzte Höchstmengen.

Betäubungsmittel darf man nur für einen Zeitraum von 30 Tagen auf einem BtM-Rezept (§ 2 BtMVV) verordnen. Hierbei dürfen nicht mehr als 2 Betäubungsmittel unter Einhaltung der Höchstmenge rezeptiert werden. Dabei gelten verschiedene Wirkstärken ein und desselben Wirkstoffs als ein BtM. Die Höchstmengen betragen z. B. für Morphin 20 000 mg und für Oxycodon 15 000 mg. Allerdings darf man in begründeten Einzelfällen und unter Wahrung der erforderlichen Sicherheit des Betäubungsmittelverkehrs für einen Patienten, der in Dauerbehandlung ist, von den Vorschriften abweichen hinsichtlich a) der Zahl der verschriebenen Betäubungsmittel und b) der festgesetzten Höchstmengen. Die bisher erforderliche Kennzeichnung mit dem Buchstaben „A“ ist nicht mehr erforderlich.

Frage 423

Was sind Betäubungsmittel und in welche 3 Gruppen im Sinne des Betäubungsmittelgesetzes (BtMG) werden sie eingeteilt? Nennen Sie Beispiele.

Unter dem Oberbegriff Betäubungsmittel wird neben Opioiden noch eine Vielzahl anderer Substanzen zusammengefasst. Die Aufteilung erfolgt in:

- **nicht verkehrsfähige BtM (z. B. Heroin)**
- **verkehrs-, aber nicht verschreibungsfähige BtM (z. B. Thebain)**
- **verkehrs- und verschreibungsfähige BtM (z. B. Morphin)**

Historisch versteht man unter dem Begriff Betäubungsmittel Opium, Morphin und alle daraus hergestellten halbsynthetischen Stoffe sowie Kokain. Heutzutage zählen jedoch noch andere Substanzklassen dazu, z. B. Halluzinogene, Weckamine und Schlafmittel.

Betäubungsmittel teilt man in 3 Klassen ein. Hierzu zählen sogenannte nicht verkehrsfähige BtM. Diese sind durch ein hohes Missbrauchspotenzial gekennzeichnet und dürfen in Deutschland nicht zu therapeutischen Zwecken eingesetzt werden. Sie dürfen weder verschrieben noch verabreicht oder Personen zum unmittelbaren Verbrauch überlassen werden. Beispiele hierfür sind, laut Anlage I des BtMG, u. a. Lysergid (LSD), Mescalin und Diacetylmorphin (Heroin).

Ausnahmen von dieser Regelung kann das Bundesinstitut für Arzneimittel und Medizinprodukte (BfArM) erteilen, wenn die Anwendung der Substanzen zu wissenschaftlichen oder anderen im öffentlichen Interesse liegenden Zwecken dient. Die 2. Klasse umfasst die sogenannten verkehrs-, aber nicht verschreibungsfähigen Substanzen. Zu dieser Gruppe gehören, gemäß Anlage II des BtMG, u. a. Rohstoffe und Grundstoffe, die in der pharmazeutischen Industrie zur Anwendung kommen. Beispiele hierfür sind Pflanzenbestandteile der Coca-Pflanze (Erythroxylum coca) und Thebain. Die 3. Klasse (Anlage III, BtMG) beinhaltet alle verkehrs- und verschreibungsfähigen Substanzen, z. B. Oxycodon, Hydromorphon, Morphin, Fentanyl. Diese müssen auf einem Betäubungsmittelrezept verordnet werden. Eine Besonderheit ist bei der Verordnung des Kombinationspräparates Tilidin/Naloxon zu beachten. So kann die retardierte Form auf einem regulären Kassen-/Privatrezept verschrieben werden; dagegen ist dies für die nicht retardierte Form nicht möglich, hier muss ein Betäubungsmittelrezept ausgestellt werden.

Frage 424

Müssen Cannabisarzneimittel auf einem Betäubungsmittelrezept verordnet werden?

Mit der Ausnahme von Nabilon können Cannabisarzneimittel auf einem regulären Kassen- oder Privatrezept verordnet werden.

Cannabisarzneimittel können seit dem 1.04.2024 auf einem regulären Kassen- oder Privatrezept für Arzneimittel verschrieben werden. §§ 2 und 4 der Arzneimittelverschreibungsverordnung gelten entsprechend. Zu den Cannabisarzneimitteln zählen Pflanzen, Blüten und sonstige Pflanzenteile der zur Gattung Cannabis gehörenden Pflanzen, die aus einem Anbau stammen, der zu medizinischen Zwecken unter staatlicher Kontrolle erfolgt, sowie Delta-9-Tetrahydrocannabinol einschließlich Dronabinol und Zubereitungen aller vorgenannten Stoffe. Bei Nabilon handelt es sich dagegen um ein vollsynthetisches Cannabinoid, das weiterhin den betäubungsmittelrechtlichen Regelungen unterliegt und auf einem Betäubungsmittelrezept verschrieben werden muss. Zur Verordnung gemäß dem Medizinal-Cannabisgesetz sind nur Ärztinnen oder Ärzte im Rahmen einer ärztlichen Behandlung berechtigt bzw. dürfen diese im Rahmen einer ärztlichen Behandlung verabreichen. Zahnärzte sowie Tierärzte haben diese Berechtigung nicht.

Frage 425

Welche Angaben sind auf einem BtM-Rezept erforderlich, das Sie einem Patienten mitgeben? Welche Teile hiervon sind handschriftlich nötig? In welchem Zeitraum nach Ausstellung des BtM-Rezepts muss dieses beliefert (eingelöst) werden?

- **Name und Adresse des Patienten**
- **Ausstellungsdatum**
- **Angaben zum verordneten Medikament und Einnahmehinweis**

Bis auf die Unterschrift des ausstellenden Arztes kann alles mit der Maschine gedruckt werden. Ein BtM-Rezept darf nur innerhalb von 7 Tagen nach Ausstellung beliefert werden.

Auf einem BtM-Rezept (§ 9 BtMVV) sind folgende Angaben zu machen:

- *vollständiger Name und Anschrift des Patienten*
- *Ausstellungsdatum*
- *Arzneimittelbezeichnung*
- *Menge des verschriebenen Arzneimittels (Gramm oder Milligramm, Stückzahl der abgeteilten Form)*
- *Einnahmeanweisung (diese kann entfallen, wenn eine Einnahmeanweisung dem Patienten schriftlich mitgegeben wurde. In diesem Fall muss das Rezept mit der Formulierung „gemäß schriftlicher Anweisung“ gekennzeichnet sein.)*

- *bei einer Notfall-Verschreibung der Buchstabe „N“*
- *Name des verschreibenden Arztes inkl. der Berufsbezeichnung und Anschrift mit Telefonnummer*
- *Unterschrift des Arztes (bzw. im Vertretungsfall noch zusätzlich der Vermerk „i.V.“)*

Alle Angaben müssen auf allen 3 Teilen des Rezepts übereinstimmen und lesbar sein. Bis auf die Unterschrift können alle anderen Angaben auf dem Rezept maschinell erstellt werden.

Eine Belieferung, d. h. ein Einlösen des Rezepts in der Apotheke, muss innerhalb von 7 Tagen nach Ausstellung des Rezepts erfolgen. Nach Ablauf dieses Zeitraums dürfen die Rezepte nicht mehr beliefert werden.

Frage 426

? Was ist bei einer geplanten Reise ins Ausland zu beachten, wenn Patienten mit Betäubungsmitteln behandelt werden?

! **Der Patient darf das aufgrund ärztlicher Verschreibung erworbene BtM in der für die Dauer der Reise angemessenen Menge als Reisebedarf aus- oder einführen. Die Mitnahme von BtM durch beauftragte Personen ist nicht zulässig, da BtMs ausschließlich für den eigenen Bedarf mitgeführt werden dürfen. Es ist eine Bescheinigung für das Mitführen von BtMs mitzugeben (Schengener Abkommen). Für Länder außerhalb des Schengener Raums sind die jeweiligen Bedingungen bei den Landesvertretungen zu erfragen. Entsprechende Vordrucke können auf der Website der Bundesopiumstelle aufgerufen und ausgefüllt werden (www.bfarm.de/DE/Bundesopiumstelle/Betaeubungsmittel/Reisen-mit-Betaeubungsmitteln/_node.html).**

i *Müssen ärztlich verordnete BtMs bei einer geplanten Reise mit ins Ausland genommen werden, so sind besondere Regelungen zu beachten. Bei Reisen bis zu 30 Tagen in die Mitgliedstaaten des Schengener Abkommens (Belgien, Dänemark, Estland, Finnland, Frankreich, Griechenland, Island, Italien, Lettland, Lichtenstein, Litauen, Luxemburg, Malta, Niederlande, Norwegen, Österreich, Polen, Portugal, Schweden, Schweiz, Slowakei, Slowenien, Spanien, Tschechische Republik, Ungarn) kann die Mitnahme der BtMs mit einer vom behandelnden Arzt und der Landesgesundheitsbehörde (oder einer von ihr beauftragten Stelle) beglaubigten Bescheinigung (Bescheinigung für das Mitführen von Betäubungsmitteln im Rahmen einer ärztlichen Behandlung) erfolgen. Diese Bescheinigung hat eine Gültigkeitsdauer von maximal 30 Tagen. Das entsprechende Formular kann z. B. über die Homepage der Bundesopiumstelle (www.bfarm.de/DE/Bundesopiumstelle/_node.html) heruntergeladen werden.*

Diese Regelung gilt nur für Personen, die im eigenen Staat ansässig sind. Darüber hinaus gilt die Regelung auch für Personen aus dem Schengener Bereich, die nach Deutschland einreisen. Diesen ist es auch erlaubt, BtMs einzuführen, die in ihrem Herkunftsland, nicht aber in Deutschland verkehrs- und verschreibungsfähig sind. Andererseits dürfen in Deutschland ansässige Personen keine in Deutschland nicht verkehrs- und verschreibungsfähigen Substanzen aus den Nachbarstaaten mit einführen. Patienten, die für einen längeren Zeitraum ins Ausland reisen (> 30 Tage) und im Falle der Nichtverfügbarkeit des erforderlichen BtM im Reiseland werden ersucht, sich vor Reiseantritt einen Arzt oder eine Apotheke im Reiseland zu suchen und diesen/diese zu veranlassen, eine Einfuhrgenehmigung für die nötige Menge zu beantragen.

Falls ein Patient in ein Land außerhalb des Schengener Abkommens reisen möchte, sollte er sich vor Reiseantritt bei den zuständigen diplomatischen Vertretungen erkundigen, um so die spezifischen Einreisemodalitäten zu klären. Es ist auf jeden Fall zu empfehlen, vom verschreibenden Arzt eine mehrsprachige Bescheinigung mitzuführen, die Angaben zu Einzel- und Tagesdosierungen, Wirkstoffbezeichnung und Dauer der Reise enthält. Auch diese Bescheinigung sollte von der zuständigen Landesgesundheitsbehörde beglaubigt werden. Allgemeine Informationen und teilweise auch landesspezifische Regularien können auf der Seite des International Narcotics Control Board (INCB; www.incb.org) eingesehen werden. Zu beachten ist, dass möglicherweise für einzelne BtM in einigen Ländern eine Zulassung fehlen kann, sodass die Einreise mit diesen Medikamenten nicht gestattet ist oder ggf. vorab eine Importgenehmigung zu beantragen ist.

Darüber hinaus ist zu beachten, dass BtM-Verschreibungen, die auf den in Deutschland ausgegebenen BtM-Rezepten verschrieben wurden, nur von Apotheken mit Sitz in Deutschland beliefert werden. Ob eine Einlösung außerhalb von Deutschland möglich ist, richtet sich nach den jeweiligen Vorschriften der einzelnen Länder. Das BfArM rät jedoch von diesem Vorgehen ab, da die Versorgung mit ärztlich verordneten BtMs im Ausland bei diesem Vorgehen möglicherweise nicht sichergestellt werden kann. Eine Verordnung von BtM aus anderen EU-Staaten oder weiteren Drittländern kann in deutschen Apotheken grundsätzlich nicht eingelöst werden.

Auch wenn in Deutschland Cannabinoide mit der Ausnahme von Nabilon nicht mehr unter die Regularien der Betäubungsmittel fallen, wird aufgrund unterschiedlicher Regularien in den Reiseländern (und auch Transitländern!) empfohlen, auch für diese Arzneimittel Bescheinigungen, wie für die Opioide notwendig, auszufüllen und amtlich beglaubigen zu lassen.

Frage 427

Ist die Verordnung eines zur Substitution zugelassenen Betäubungsmittels bei opioidabhängigen Schmerzpatienten möglich und was ist dabei zu beachten?

Besteht eine Opioidabhängigkeit bei einem Schmerzpatienten, so kann durchaus eine Indikation zur Substitutionsbehandlung gegeben sein. Hierbei sind insbesondere die Vorschriften des § 5 der BtMVV zu beachten. Verordnet werden können diese Substanzen nur von einem Arzt mit entsprechender suchtmedizinischer Zusatzqualifikation und die Rezepte sind mit einem „S" zu kennzeichnen. BtM-Rezepte zur Substitution dürfen (bis auf begründete Ausnahmen, vgl. § 5 Abs. 8 BtMVV) nicht dem Patienten ausgehändigt werden, sondern sind vom Arzt oder von eingewiesenem und beauftragtem Personal persönlich der Apotheke vorzulegen.

Eine Substitution ist bei opiatabhängigen Patienten möglich, wobei sich hier der Begriff Opiat nicht nur auf die natürlichen, sondern auch auf (halb-)synthetische Substanzen bezieht (Abhängigkeit vom Opioidtyp). Ziel der Substitution ist u. a. ein schrittweises Wiederherstellen der Betäubungsmittelabstinenz und eine Stabilisierung sowie Besserung des Gesundheitszustands.

Substitutionsmittel dürfen nur im Rahmen eines komplexen Behandlungskonzepts verordnet werden, das psychiatrische, psychotherapeutische Behandlungs- sowie psychosoziale Betreuungsmaßnahmen umfasst. Es ist darüber hinaus zu beachten, dass nur Ärzte mit Zusatzqualifikation zur Substitution ermächtigt sind, und dass jeder Patient unverzüglich beim Substitutionsregister (vgl. § 5a BtMVV) zu melden ist. Zu den als Substitutionsmittel zugelassenen Medikamente zählen: Levomethadon, Methadon und Buprenorphin. Codein und Dihydrocodein sollen nur in begründeten Ausnahmefällen verordnet werden. Die Verordnung von Diamorphin darf nur unter strengen Auflagen und in eigens dafür zugelassenen Einrichtungen erfolgen.

Das Substitutionsmittel ist primär zum unmittelbaren Verbrauch (Anwendung unter Aufsicht) abzugeben. Erst nach Stabilisierung des Patienten kann eine Verschreibung über die bis zu 7 Tage benötigte Menge erfolgen und diese dem Patienten ausgehändigt werden (Take-Home-Verschreibung).

Auch bei opioidabhängigen Schmerzpatienten müssen die unter § 5 und § 5a BtMVV beschriebenen Rahmenbedingungen eingehalten werden. Eine Verordnung eines Substitutionsmittels ohne entsprechende Kennzeichnung auf dem Betäubungsmittelrezept ist nicht zulässig.

I

8 Nicht pharmakologische Schmerztherapie

8.1 Physiotherapie

Michael J. Fischer

8.1.1 Physikalische Therapie und Rehabilitation bei Gonarthrose

Frage 428

? Sie wollen zum Verbessern der Schmerzverarbeitung bei einem Patienten mit schmerzhafter Gonarthrose trotzdem eine aerobe Bewegungstherapie verordnen. Was eignet sich am besten.

! **Wassergymnastik**

i *Wissenschaftliche Studien zeigen einen deutlichen Effekt bei der Schmerzreduktion, ebenso kommt es zu einer verbesserten Funktionsfähigkeit. Vor allem kann bei der Wassergymnastik die allgemeine körperliche Leistungsfähigkeit unter Gewichtsentlastung trainiert werden, ohne die Kniegelenke weiter zu belasten.*

Frage 429

? Bei Gonarthrose entwickelt sich aus dem Belastungs- und Anlaufschmerz ein Dauerschmerz. Gibt es aus physikalisch-medizinischer Sicht vor einer kurativ-operativen Behandlungsstrategie sinnvolle therapeutische Ziele?

! **Ja.**

i *Die therapeutischen Ziele bestehen in einer Verlangsamung der Krankheitsprogression, Schmerzreduktion, Vermeiden einer Gelenkkontraktur, Kräftigen der Oberschenkelmuskulatur, Wiederherstellen einer muskulären Balance sowie Harmonisieren des Gangbilds.*

8.1.2 Physikalische Medizin und Rehabilitation bei myofaszialem Schmerzsyndrom

Frage 430

? Nennen Sie die diagnostischen Kriterien für einen aktiven myofaszialen Triggerpunkt.

!
- **Ertasten eines Hartspannstrangs**
- **Auffinden des schmerzhaftesten Punkts im Hartspannstrang**
- **Der Patient erkennt bei Kompression des Triggerpunktes den Schmerz als „seinen" Schmerz.**
- **Auslösen von Übertragungsschmerzen**

i *Der Patient erkennt den durch die Untersuchung ausgelösten Schmerz als einen Schmerz, der Teil seiner Beschwerden ist. Zudem kommt es sehr häufig bei der sogenannten „schnellenden" Palpation quer zum Faserverlauf zu einer sichtbaren Muskelzuckung (Twitch Reaction). Der Übertragungsschmerz ist für jeden myofaszialen Triggerpunkt einzigartig und kann ein wertvoller anamnestischer Hinweis zum Auffinden des myofaszialen Triggerpunkts sein.*

Frage 431

? Nennen Sie Techniken zur Behandlung von aktivierten myofaszialen Triggerpunkten?

!
- **detonisierende Querdehnung**
- **Querfriktionen**
- **postisometrische Relaxationstechniken zur Quer- und Längsdehnung**
- **Faszientechniken**
- **Infiltrationen mit Lokalanästhetikum**
- **Dry Needling**
- **Spray- und Stretch-Techniken**

i *Ziele der angeführten Techniken sind die Wiederherstellung des physiologischen Muskeltonus, die Herstellung der muskulären Balance und die Verbesserung der lokalen metabolischen Situation.*

Frage 432

Gibt es bildgebende Verfahren, um myofasziale Triggerpunkte darzustellen?

Nein.

Die Diagnostik beruht auf Anamnese und klinischer Untersuchung. Zudem müssen sämtliche Differenzialdiagnosen ausgeschlossen werden.

Frage 433

Welche Differenzialdiagnosen müssen Sie bei einem Patienten mit myofaszialem Schmerzsyndrom (aktivierter Muskeltriggerpunkt im M. infraspinatus) mit Schmerzausstrahlung bis in die Finger beachten?

- **Kompression des Nervus subscapularis**
- **Radikulopathie/Nervenwurzelkompression C 6**
- **Arthritis im Schultergelenk**

Cave: Bei Nervenaffektionen und entzündlichen Gelenkerkrankungen können zusätzlich sekundär reflektorisch ebenfalls aktivierte myofasziale Triggerpunkte vorhanden sein.

8.1.3 Physikalische Therapie und Rehabilitation bei chronischen Schmerzen

Frage 434

Welche Behandlungsziele sollten bei chronischen Schmerzpatienten aus Sicht der physikalisch-rehabilitativen Medizin vorrangig sein.

- **Schmerzverarbeitung beeinflussen**
- **Erhöhen der allgemeinen körperlichen Aktivität**
- **Wiederherstellen der körperlichen Funktionsfähigkeit**
- **Minderung der psychosozialen Erkrankungsfolgen**
- **Verbessern der beruflichen Funktionsfähigkeit**
- **Wiederherstellen der Erwerbsfähigkeit**

Ein umfassendes, interdisziplinäres Schmerzmanagement ist entscheidend. Die Behandlung mit typischen Analgetika allein ist für chronische Schmerzen nicht ausreichend.

Frage 435

Nennen Sie verschiedene Verfahren zur muskulären Entspannung bei chronischen Schmerzpatienten.

- **Atemtechniken**
- **EMG-Biofeedback**
- **progressive Muskelrelaxation**
- **autogenes Training**

Mithilfe der durch die aufgeführten Techniken erlernten Muskelentspannung können psychische und somatische Befindlichkeitsstörungen beeinflusst und gemindert werden. Diese Formen der körperorientierten Therapien nutzen die komplexen psychosomatischen und somatopsychischen Funktionszusammenhänge zur Behandlung von Schmerzen.

Frage 436

Welches sind die wichtigsten Mediatoren/Parameter, die man bei chronischen Schmerzpatienten mit einem allgemeinen Bewegungsprogramm und Gerätetraining gezielt trainiert.

- **Dekonditionierung**
- **Koordination**
- **Kraft**
- **Ausdauer**
- **Dehnfähigkeit/Flexibilität der Muskulatur**

Als wichtiger Mechanismus der Schmerzchronifizierung wird das sogenannte „Fear-Avoidance-Modell“ gesehen. Durch die Angst, Schmerzen zu erleiden, kommt es zum Vermeiden von körperlichen Aktivitäten und zu einer sukzessiven Verminderung der Parameter, z. B. körperliche Leistungsfähigkeit, Kraft und Ausdauer.

Frage 437

Für Patienten mit chronischen Schmerzen ist es vorteilhaft, wenn sie im Rahmen eines ganzheitlichen Behandlungsprogramms Bewegungsübungen durchführen. Welche Arten von Bewegungsübungen gibt es?

- **aktive**
- **aktiv-assistierte**
- **koordinative**
- **passive**

- propriozeptive neuromuskuläre Faszilitation
- gegen Widerstand

Vor allem sollte darauf geachtet werden, dass die Patienten im Sinne einer Veränderung der Lebensgewohnheiten ein allgemeines Fitness- und Bewegungsprogramm in ihren Alltag einbauen.

8.1.4 Physikalisch-medizinische Verfahren und Therapieformen

Frage 438

Nennen Sie Kontraindikationen für eine Ultraschalltherapie (z. B. Phonophorese)?

- **akute entzündliche Gelenkpathologien**
- **offene Wunden**
- **Herzschrittmacher**
- **Thrombophlebitis, Varikosis**
- **Malignome**
- **postoperativ über dem OP-Gebiet**

Der Haupteffekt der Beschallung ist die Wärmebildung. An der Gewebegrenze zwischen Knochen und Muskel kommt es bei bestimmten Frequenzen zu einer Erwärmung von bis zu 46 °C.

Frage 439

Auf welche anatomische Strukturen/Organe sollte eine Ultraschalltherapie nicht gerichtet werden?

- **Gehirn**
- **graviden oder menstruierenden Uterus**
- **Augen**
- **Rückenmark**
- **Epiphysenfugen**

Außerdem sollte der Ultraschall nicht auf Bereiche mit Herzschrittmachern oder Laminektomie-Narben gerichtet werden.

Frage 440

Erläutern Sie den Unterschied zwischen Phonophorese und Iontophorese.

- **Iontophorese: Einführung von Medikamenten in den Körper durch die Haut auf elektrolytischem Weg durch Nutzung von galvanischem Strom oder Impulsströmen**
- **Phonophorese: Einbringen eines Medikaments mittels Ultraschalls**

Bei der Iontophorese muss das Medikament in ionisierter Form vorliegen, da sonst eine gerichtete Wanderung im elektrischen Feld nicht möglich ist.

Frage 441

Nennen Sie Kontraindikationen für eine TENS-Therapie.

- **zerebraler Insult**
- **Schrittmacher**
- **Unverträglichkeit von Klebeelektroden**
- **offene Hautstellen**
- **auf Schleimhäuten**
- **über den Augen**
- **über dem Sinus caroticus**
- **bei Schwangerschaft nicht im Bauch- und Lendenbereich**

Durch die Anwendung von TENS können während der Schwangerschaft Wehen ausgelöst werden.

Frage 442

Nennen Sie Kontraindikationen für kryotherapeutische Anwendungen.

- **Herzerkrankungen, Angina pectoris**
- **Kälteallergie**
- **Durchblutungsstörungen (pAVK) und Morbus Raynaud**
- **anamnestisch Erfrierungen im Gebiet**
- **offene Wunden nach 48–72 h**
- **regenerierende Nerven**

Hauptindikationen für eine Kryotherapie sind akute Entzündungen, Schmerz, Traumen, Verbrennungen und Spastizität.

Frage 443

Nennen Sie Kontraindikationen für thermotherapeutische Anwendungen (z. B. Fango, Paraffin, Handbäder).

- **offene oder blutende Wunden**
- **Durchblutungsstörungen**
- **tiefe Venenthrombose**
- **Dysästhesien**

- Hypästhesien
- Ödeme
- Malignome der Haut oder des Lymphsystems

Die analgetische Wirkung der Thermotherapie beruht auf folgenden Mechanismen: Gegenreizeffekt der Haut, Reduktion des ischämischen Schmerzes durch Vasodilatation, Modulation von Schmerzmediatoren, Endorphinreaktion, Änderung der Nervenleitgeschwindigkeit und Permeabilität der Zellmembranen.

Frage 444

Nennen Sie Krankheitsbilder, bei denen die Anwendung von diadynamischem Strom schmerzlindernd wirkt.

- **rheumatische Erkrankungen**
- **arthrogene/myogene/neurogene Schmerzzustände**
- **Durchblutungsstörungen**
- **CRPS**

Beim diadynamischen Strom handelt es sich um Mischstrom aus Impulsströmen und unterschwelligem Gleichstrom.

Frage 445

Beschreiben Sie die Wirkung eines Kohlensäurebads.

- **Abnahme des Tonus der glatten Gefäßmuskulatur**
- **hellrote Hautfärbung durch Weitstellung der Kapillaren und Arteriolen**
- **Absinken des systolischen und diastolischen Blutdrucks und der Herzfrequenz**
- **Herabsetzung der Empfindlichkeit der Kälterezeptoren**
- **Erhöhung der Empfindlichkeit der Wärmerezeptoren**

CO_2 diffundiert 100-mal stärker als Wasser in die Haut und bewirkt eine Dilatation der präkapillären Arteriolen. CO_2-Bäder können auch als Gasbäder zum Einsatz kommen.

Frage 446

Welche Maßnahmen sind nötig, um ein rasches Fortschreiten von schmerzhaften Kontrakturen und Deformitäten bei Patienten mit Muskeldystrophie (Typ Duchenne oder Becker) zu verhindern?

- **aktive und passive Bewegungsübungen**
- **Dehntechniken für Gelenke und Muskeln**
- **Haltungsschulung**
- **Orthesenversorgung**

Die Hauptziele sind der möglichst lange Erhalt der Geh- und Stehfähigkeit, das Verzögern von Bewegungseinschränkungen der Hüft-, Knie- und Sprunggelenke sowie der Skoliosebildung und die Unterstützung der Lungenfunktion.

Frage 447

Welche nicht invasiven Behandlungsmöglichkeiten stehen beim Morbus Osgood-Schlatter zur Verfügung?

- **Ruhigstellung und verminderte körperliche Aktivität**
- **Dehntechniken für den M. quadriceps**
- **Kryotherapie**
- **Versorgung mit Neopren-Orthese, seltener Gips**

Die Kryotherapie hat neben antiphlogistischen, hämodynamischen und neuromuskulären Wirkungen auch eine analgetische Wirkung. Der Effekt beruht auf eine afferent-reflektorische Hemmung des C-Faser-Systems. Die Quer- und Längsdehnung des M. quadriceps führt zu einer Herabsetzung des Muskeltonus und zu einer Verminderung der Zugbelastung an den knöchernen Strukturen.

Frage 448

Welche Maßnahmen gehören neben der medikamentösen Therapie zum Behandlungskonzept alter osteoporotischer Sinterungsfrakturen im Bereich der Wirbelsäule?

- **Orthesenversorgung**
- **Sturzprophylaxe**
- **Bewegung und dosiertes Sportprogramm**
- **Eigenübungsprogramm**

- **vorsichtige detonisierende Massagen**
- **richtige Dosierung der Reiz- und Erholungsphase**

Die Versorgung mit Rückenorthesen soll den gesamten Rumpf stützen und eine Reduzierung von unkontrollierten Bewegungen erreichen.

8.1.5 Manualmedizin bei schmerzhaften Funktionsstörungen

Frage 449

Nennen Sie Kontraindikationen für eine Traktionsmobilisation an der Wirbelsäule.

- **frische Verletzungen und Frakturen**
- **akute entzündliche Veränderungen**
- **Tumoren im Bereich der Wirbelsäule**
- **Gefäßanomalien**
- **Zunahme der Beschwerden bei Traktion**

Die Traktionsmobilisation stellt eine sanfte Behandlungstechnik aus der manuellen Medizin dar. Diese Technik eignet sich besonders bei schmerzhaften Funktionsstörungen des Bewegungsapparats und ist allgemein gut verträglich. Bei korrekter Anwendung führt sie zur Lösung der Funktionsstörung.

Frage 450

Ist eine manualmedizinische Behandlung bei onkologischen Patienten kontraindiziert?

Grundsätzlich nicht

Ein maligner Tumor stellt nur eine relative Kontraindikation dar. Es dürfen keine Manipulationsbehandlungen in einer von Tumorgewebe befallenen Region erfolgen. Es können aber entfernte, nicht befallene Regionen ohne Gefahr einer pathologischen Fraktur oder Metastasierung mithilfe von Weichteiltechniken behandelt werden.

Frage 451

Welche muskuloskelettalen Befunde sind bei schmerzhaften Zuständen des Bewegungsapparats zu erheben?

- **Veränderung des Joint-Play, Gelenkblockaden, Bewegungsausmaß der Gelenke**
- **Verhärtungen, Verspannungen und myofasziale Triggerpunkte der Muskulatur**
- **Faszienfehlspannungen**
- **schmerzhafte ligamentäre Strukturen**
- **Tendinosen, Reizung der Sehnenansätze**
- **Statik und Dysbalancen in den Muskelverkettungen**
- **Bindegewebsverquellungen**

Nur durch eine umfassende Befunderhebung kann gezielt eine geeignete Behandlung erfolgen, ohne kausale Zusammenhänge und Verkettungen zu übersehen.

Frage 452

Warum sind gerade in der Schwangerschaft lumbovertebrale Schmerzen und Iliosakralgelenkblockierungen (ISG-Blockierung) häufig?

- **Lockerung der Bänder im Sinne einer Hyperlaxizität**
- **Gewichtszunahme**
- **veränderte Statik durch Bauch- und Brustumfangvergrößerung**
- **Kompensationsbewegung der LWS/Hyperlordose**

Die Prävalenz von Rückenschmerzen während der Schwangerschaft wurde in großen Querschnittsstudien mit 50 % beschrieben.

Frage 453

Welche Behandlungsmöglichkeiten haben Sie bei einer schwangeren Patientin mit einem lumbalen Schmerzsyndrom?

- **oberflächliche milde Wärmeanwendungen**
- **vorsichtige Dehntechniken für die Mm. pectorales**

- niedrigstufige isometrische Muskelkräftigungsübungen für paravertebrale thorakale Muskeln, M. externus obliquus und M. rectus abdominis
- Haltungskorrekturen
- Stabilisationsübungen
- mobilisierende Gelenktechniken

Häufige Untersuchungsbefunde sind segmentale Funktionsstörungen der Facettengelenke im Bereich der lumbalen Wirbelsäule und in den Sakroiliakalgelenken (SIG).

Frage 454

Welche muskuloskelettalen Weichteiltechniken stehen zur Behandlung von schmerzhaften Zuständen des Bewegungsapparats zur Verfügung?

- **postisometrische Relaxation**
- **Behandlung von Faszien**
- **Dehnung und Druck im Gewebe**
- **Hautdehnung**
- **Behandlung von Periostpunkten**
- **Mobilisation von Gelenken**

Die Behandlung der Weichteile ist aufgrund der funktionell reflektorischen Verbindungen zum Bewegungsapparat und den Eingeweiden sehr wichtig. Insbesondere im chronischen Stadium einer Schmerzerkrankung finden im Bindegewebe und in den Weichteilen große Veränderungen statt.

Frage 455

Wie behandeln Sie eine Steißbeinblockierung?

- **Patient in Bauchlage**
- **postisometrische Dehntechnik für den M. levator ani**
- **muskuläre Detonisation des M. glutaeus maximus**
- **Steißbein mit Zeigefinger (per rectum) und Daumen fassen**
- **Mobilisation ventrodorsal und dorsoventral**

Die Verbindung zwischen Kreuzbein und Steißbein ist eine Synchondrose, d. h. keine echte gelenkige Verbindung. Trotzdem ist die digitale mobilisierende Behandlung sehr wirksam. Unterstützend kann ein aufblasbarer Gummiring verordnet und der Patient zu Eigendehnübungen der verspannten Gesäßmuskulatur angeleitet werden.

Frage 456

Welche Strukturen müssen bei einem Patienten mit der Diagnose „Chronic Pelvic Pain“ manuell untersucht werden?

- **Muskulatur**
- **ligamentäre Strukturen**
- **Ansatzstellen der Muskulatur**
- **knöcherne Strukturen**
- **Faszien**
- **gelenkige und gelenkähnliche Verbindungen**

Neben der urologischen, gynäkologischen, psychosomatischen und radiologischen Untersuchung des Patienten stellt die manualmedizinische Untersuchung einen wichtigen Bestandteil in der Diagnostik dar. Gerade myofasziale Muskeltriggerpunkte und Gelenkblockierungen lassen sich durch eine Bildgebung nicht darstellen und erfordern eine manuelle Untersuchung. Folgende Muskeln sollten untersucht werden:

- *M. iliopsoas*
- *M. glutaeus medius*
- *M. rectus femoris*
- *M. tensor fasciae latae*
- *M. quadratus lumborum*

Zusätzlich sollte man folgende Bänder untersuchen:

- *sakrotuberales Band*
- *sakroiliakales Band*
- *sakrokokzygeales Band*
- *iliolumbales Band*

Frage 457

Zur manuellen Untersuchung des Beckens gehört das Untersuchen des Steißbeins. Welche Befunde sind in Bezug auf eine pathologische Funktionsstörung des Steißbeins zu erheben?

- **Schmerzhaftigkeit der Steißbeinspitze**
- **Spannungszustand und Federung des Steißbeins**
- **sakrokokzygeale Verbindung**
- **myofaszialer Triggerpunkt im M. levator ani**
- **Hypertonus des M. glutaeus maximus**
- **dermale Hyperalgesiezone und bindegewebige Verquellung über dem Kreuzbein**

Patienten mit einem Chronic-Pelvic-Pain-Syndrom aufgrund einer Funktionsstörung des Steißbeins profitieren sehr von einer mobilisierenden Behandlung desselben. Diese Patientengruppe hat meist einen langen Leidensweg über viele Monate und Jahre hinter sich, wobei viele Behandlungen und Arztwechsel keine Linderung der Beschwerden bringen konnten.

Frage 458

Welche Muskeln müssen vorrangig bei Beckenfunktionsstörungen (Verwringung, ISG- bzw. SIG-Blockierungen) auf Verkürzungen, Hypertonus und myofasziale Triggerpunkte untersucht werden?

- **M. iliopsoas**
- **M. glutaeus medius**
- **M. rectus femoris**
- **M. tensor fasciae latae**
- **M. quadratus lumborum**

Bei muskulären Dysbalancen müssen verkürzte Muskeln gedehnt, hypertone Muskeln detonisiert und abgeschwächte Muskeln gekräftigt werden.

8.2 Gegenirritationsverfahren

*Dominik Irnich, vormals beteiligt: Wolfram Stör**

Frage 459

Was wird unter Gegenirritationsverfahren in der Schmerztherapie verstanden?

Unter Gegenirritationsverfahren wird die Aktivierung der körpereigenen Schmerzhemmung durch mechanische, thermische Reize oder chemische Reize verstanden.

Der Begriff Gegenirritationsverfahren ist ein allgemeiner Überbegriff für verschiedene nicht medikamentöse Therapieverfahren, deren analgetische Wirkungen durch eine periphere Reizung afferenter Nervenfasern mittels mechanischer, thermischer oder chemischer sensorischer Reize vermittelt wird. Die Reizung peripherer Afferenzen führt unter anderem zu einer Aktivierung inhibitorischer Interneurone auf spinaler Ebene, welche den ebenfalls aus der Peripherie über C- oder Aδ-Nervenfasern ankommenden noxischen Reiz hemmt. So konnte für den Nadelreiz im Sinne der Akupunktur sogar die spinale Fazilitation bei neuropathischen und inflammatorischen Schmerzen, welche ein wesentlicher Chronifizierungsmechanismus ist, unterdrückt werden. Es konnte auf molekularer Ebene gezeigt werden, dass durch die Akupunktur die Ausschüttung der Neurotransmitter Substanz P, CGRP und ATP reduziert wird, die Überexpression von NMDA und AMPA inhibiert wird und die Gliazellaktivierung gehemmt wird. Je nach Art und Intensität des therapeutischen Reizes der Gegenirritation wird als zusätzlicher schmerzhemmender Mechanismus die endogene absteigende Schmerzhemmung aktiviert. Gegenirritationsverfahren können je nach Modalität weitere direkte oder indirekte analgetische Mechanismen auslösen und sind in der Regel nebenwirkungsarm.

Frage 460

Welche sensorischen Reize nutzen Gegenirritationsverfahren

- **Druck als stumpfer Reiz (z. B. Massage, Berührung) oder als spitzer Reiz (z. B. Akupunktur, Neuraltherapie)**
- **Vibration**
- **Kälte, Kühle, Eis**
- **Hitze, Wärme**
- **chemische Reize, z. B. bei Wickeln und Auflagen**

Allen Gegenirritationen ist gemeinsam, dass sie in unterschiedlichem Maße auf Rezeptoren in Haut, Unterhautgewebe, Bindegewebe, Gefäße oder Muskulatur wirken. Viele Verfahren nutzen eine Kombination sensorischer Reize. Zu den klassischen Gegenirritationsverfahren zählen unter anderem Massage, transkutane elektrische Nervenstimulation (TENS), Akupunktur, Akupressur, Neuraltherapie, sanfte Berührungsverfahren wie Reiki und Shiatsu, Wickel und Auflagen sowie Kneipp-Therapie-Verfahren. Für den therapeutischen Erfolg ist eine der Konstitution, dem Krankheitsbild und der Schmerzstärke angepasste Reizstärke wesentlich. Die Theorien der verschiedenen Verfahren geben dazu konkrete Hinweise auf empirischer Basis (z. B. Fülle, Leere). Reizstärke und Reizart entscheiden ebenso über den Therapieerfolg wie der Reizort.

Frage 461

Welches ist der wirksamste Reizort für eine Gegenirritation?

Diese Frage kann nicht einfach beantwortet werden, sondern hängt von den verschiedensten Faktoren ab. Es gibt folgende Möglichkeiten:
- **lokal**
- **segmental peripher, d. h. im betroffenen Dermatom, Myotom oder Sklerotom**
- **segmental paravertebral**
- **betroffene Extremität, aber entfernt vom Schmerzort**
- **kontralateral des Schmerzgeschehens**
- **multilokulär bis hin zum Ganzkörperreiz**

Die Identifikation des Reizorts erfordert physiologische Überlegungen, theoretische Kenntnisse über das angewendete Verfahren, praktische Erfahrung des Anwenders und die Mitarbeit des Patienten. Wissenschaftliche Grundlagen für die Wirkungen der Gegenirritation an den genannten Orten liegen zwar vor, erlauben jedoch häufig nicht den Rückschluss auf ein spezifisches Reizverfahren. Grundsätzlich gilt, dass die lokale Reizung bei Hyperästhesie und Allodynie in manchen Fällen schmerzverstärkend sein kann, sodass sich in diesem Fall die segmentale Reizung außerhalb des Schmerzgebiets oder auch die kontralaterale Reizung anbietet. Wichtig ist die Rückmeldung des Patienten während der Therapie und im Verlauf, da nicht selten die Reizstärke angepasst werden muss. Repetitive Reizungen z. B. 1–2-mal Woche können zur nachhaltigen Desensibilisierung führen.

Frage 462

Was ist Akupunktur?

Akupunktur ist die Reizung von differenten Arealen der Haut, Unterhaut und Muskeln durch dünne Stahlnadeln zur Schmerzlinderung und Umstimmungstherapie.

Akupunktur basiert auf einem traditionellen Medizinkonzept, das vor ca. 2200 Jahren in China kodifiziert wurde. Es handelt sich um ein symptomorientiertes Medizinsystem mit eigenen Erklärungsmustern für Ursachen, Zusammenhänge und Wirkungen. Zum Konzept gehören die differenten Einstichpunkte (Akupunkturpunkte), die perlschnurartig in einer gedachten Ordnung aufgereiht über die Körperoberfläche verteilt sind (Meridiane oder Leitbahnen). Den Einstichpunkten werden bestimmte Nah- und Fernwirkungen zugeschrieben, die sich z. T. neurophysiologisch nachvollziehen lassen. Akupunktur ist ein invasives medizinisches Therapieverfahren. Sie kann bei verschiedenen Indikationen wissenschaftlich nachgewiesene therapeutische Wirkungen erzielen. Ihre Anwendung im medizinischen Kontext erfordert eine fundierte Ausbildung in der Akupunktur selbst und die ärztliche Kompetenz der Diagnose- und Indikationsstellung sowie die Kenntnis der therapeutischen Wirkungen und seltener unerwünschter Wirkungen dieses medizinischen Verfahrens im Gesamtkonzept einer rationalen und evidenzbasierten medizinischen Behandlung.

Frage 463

Was ist die transkutane elektrische Nervenstimulation (TENS)

TENS ist die Stimulation mittels Hautelektroden und gehört zu den Verfahren der niedrig-frequenten Elektrotherapie als Teil der physikalischen Therapie.

Die Kenntnis der therapeutischen Anwendung von Strom geht auf altertümliche Heilerfahrungen mit elektrisch geladenen Fischen (Zitteraale, Zitterrochen und Zitterwelse) zurück. Diese besitzen ein Organ, Elektroplax genannt, welches elektrische Spannungen erzeugt, die an das Wasser oder andere Lebewesen abgegeben werden können.

1967 wurden auf der Basis der Gate-Control-Theorie und der Kenntnis der Elektrostimulationsakupunktur erstmals Stromgeneratoren mit entsprechenden Klebeelektroden entwickelt. Es werden biphasische Rechteckimpulse mit einer Impulsbreite von 50–200 µs angewendet. Die niederfrequente Stimulation (2–15 Hz) wirkt vorwiegend über die Endorphinausschüttung, die höherfrequente Stimulation (80–200 Hz) aktiviert die serotonerg-adrenerg vermittelte deszendierende Schmerzhemmung.

Durch Kombination von hochfrequenter Stimulation mit niederfrequenten Impulszügen (Bursts) sollen die Wirkung beider Frequenzen kombiniert und Gewöhnungseffekte des Organismus reduziert werden.

Frage 464

? Wie ist die Akupunkturwirkung neurophysiologisch zu erklären?

!
- **lokale Wirkung**
- **segmentale und heterosegmentale Wirkung**
- **zentrale Wirkung**

i *Peripher kommt es zur Ausschüttung verschiedener Substanzen und Neurotransmitter (z. B. Substanz P, Calcitonin Gene-Related Peptide (CGRP), Adenosin, Interleukine) mit Erhöhung der lokalen Durchblutung und Aktivierung der Reizweiterleitung.*

Auf spinaler Ebene kommt es zur Aktivierung segmentaler und heterosegmentaler Hemmsysteme im anterolateralen Trakt des Rückenmarks, wahrscheinlich durch Stimulation von C-, Aδ- und Aβ-Fasern. Eine inhibitorische Wirkung auf pronozizeptive Gliazellen, welche bei der Chronifizierung von Schmerzen ebenfalls eine Rolle spielen, konnte gezeigt werden

Zentral erfolgt die Freisetzung von β-Endorphin, Serotonin, Noradrenalin, ACTH und anderen Modulatoren der Schmerzverarbeitung. Untersuchungen zeigen Akupunktur-Wirkungen u. a. auf das limbische System, den (Hypo-)Thalamus, das PAG und verschiedene kortikale Strukturen (somatosensorisch, multimodal, assoziativ) sowie auf die Opioidrezeptoren-Dichte.

Frage 465

? Welche Bedeutung hat die transkutane elektrische Nervenstimulation (TENS) in der Schmerztherapie?

! **TENS bietet vielfache Vorteile in der Behandlung akuter und chronischer Schmerzen. Neben nachgewiesenen analgetischen Wirkungen mit geringer Rate unerwünschter Wirkungen liegt die besondere Stärke in der Selbstanwendung durch den Patienten, welche die internale Kontrollüberzeugung (Selbsthilfe) erhöhen kann.**

i
- *Die Indikation für TENS sind akute und chronische Schmerzen jeglicher Art, da sowohl lokale, spinale als auch zentrale antinozizeptive Effekte nachgewiesen sind.*
- *Entscheidend für den Erfolg der Therapie ist die Aufklärung und Motivation des Patienten sowie die Einweisung des Patienten. Dabei sollten verschiedene Anlagemöglichkeiten der Elektroden und wesentliche Frequenzen getestet werden.*
- *Die Lage der Elektroden richtet sich nach Schmerzlokalisation, segmentaler Schmerzausstrahlung, Verlauf betroffener Nerven und der Lage von Akupunktur- bzw. Triggerpunkten.*
- *Die Stimulation beträgt 1–4-mal ½–1 h/d. Die Stimulationsstärke liegt individuell unterhalb der Schmerztoleranzschwelle, meist zwischen 5 und 30 mA.*
- *TENS-Geräte bieten oft eine verwirrend hohe Anzahl verschiedener Frequenzen für die jeweils spezifische Wirkungen postuliert werden, wofür nur eine geringe wissenschaftliche Evidenz vorliegt. Für die Einweisung und den späteren Gebrauch reichen in der Regel 3 Frequenzen: Die niederfrequente Stimulation (2–15 Hz, v. a. Endorphinausschüttung), die höherfrequente Stimulation (80–200 Hz, deszendierende Schmerzhemmung) sowie die sogenannte HAN-Frequenz mit ständigem Wechsel zwischen den beiden Stimulationsarten. Zusätzlich kann getestet werden, ob intermittierende Impulspakete (Bursts) die Wirkung verstärken und verlängern.*
- *Der Übergang zu den verschiedenen Verfahren der Elektrotherapie z. B. zur Muskelstimulation ist fließend.*

Frage 466

? Kann Akupunktur auf innere Organe wirken?

! **Eingeweide und Haut stehen in Wechselwirkung, da beide mit ihren Afferenzen auf segmentaler Ebene konvergieren.**

i *Durch die Konvergenz entsteht eine Schmerzprojektion in bestimmte Hautareale bei inneren Erkrankungen. Autonome Efferenzen sind teilweise ebenfalls auf segmentaler Ebene verschaltet und können daher durch den Hautreiz beeinflusst werden. Ihre Verschaltung umfasst jedoch mehrere Segmente, weshalb vegetative Störungen nicht so scharf begrenzt wahrgenommen werden wie sensible oder motorische segmentale Störungen.*

Frage 467

Gib es einen Nachweis für die klinische Wirksamkeit der Akupunktur?

Ja! Es gibt ca. 700 randomisierte kontrollierte Studien zur Akupunktur, die der Methode bei bestimmten Indikationen beste Wirksamkeit bescheinigen.

Für die Indikationen postoperative Zahnschmerzen, Übelkeit und Erbrechen, chronischer Schmerz am Bewegungssystem (mindestens HWS, LWS, Schulter, Schmerzen bei Kniegelenksarthrose) und Migräne ist die Wirksamkeit der Akupunktur mit Evidenzlevel 1A gemäß Evidenz-basierter Medizin (EBM) erwiesen. Es gibt positive Hinweise in randomisierten kontrollierten Studien für die Wirksamkeit der Akupunktur auf verschiedene Formen chronischer Schmerzen (Kopfschmerz vom Spannungstyp, CMD, Epikondylopathie, Fibromyalgiesyndrom). Antidepressive und anxiolytische Wirkungen sind ebenfalls nachgewiesen.

Methodologisch konnte gezeigt werden, dass Kontrollverfahren wie die sogenannte „Placeboakupunktur“, Minimalakupunktur oder Scheinakupunktur je nach Lokalisation und Stichtiefe eigene starke Wirkungen entfalten können und diese nicht das aus Medikamentenstudien geforderte inerte Placebo darstellen. Eine echte Placebokontrolle ist bei der Akupunktur genauso wenig möglich wie bei der Psychotherapie und der manuellen Therapie. Im Vergleich zu Standardtherapieverfahren zeigt die Akupunktur in der Schmerztherapie mehrheitlich mindestens ebenbürtige Wirkungen.

Frage 468

Ist es wichtig, dass bei der Akupunktur der Punkt genau getroffen wird?

In den klassischen Texten wird von spezieller Wirksamkeit der Punkte auf bestimmte Symptombilder ausgegangen. Die historischen Beschreibungen sind jedoch nicht immer eindeutig nachvollziehbar. Klinische Studien belegen nur zum Teil, dass nur spezielle Punkte die gewünschte Wirkung entfalten.

Einen spezifischen Wirkungsnachweis gibt es für den Punkt Perikard 6 (Pe 6) am volaren Unterarm bei postoperativer Übelkeit und Erbrechen sowie aus Grundlagenstudien für einige weitere Punkte (z. B. Di 4, Di 11).

Eine Überlegenheit der Nadelung an echten Punkten gegenüber (oberflächlicher) Nadelung an Stellen, die nicht als klassische Punkte gewertet werden, gibt es gemäß einer individuellen Patienten-Metaanalyse von 17 922 Patienten für die Indikationen Kopfschmerz, Rücken (HWS, LWS), Schulter und Schmerzen bei Kniegelenksarthrose. Bei vielen weiteren Indikationen gibt es Hinweise, dass die „echte“ Punktlokalisation nach TCM bessere Ergebnisse bringt, allerdings ist die Studienlage nicht eindeutig. Einige moderne Techniken, wie Triggerpunktakupunktur und Mikrosystemakupunktur, gehen von einer Variabilität der Punktlage aus und lokalisieren die Punkte nach Befund (tastbarer Triggerpunkt, Sensibilität), sodass hier die klassische Punktlokalisation nur eine Orientierung darstellt.

Frage 469

Welche Probleme ergeben sich bei der klinischen Erforschung von Gegenirritationsverfahren?

Es gibt in vielen Fällen keine inerten, also völlig reizlosen Verfahren zur Kontrolle.

Vielen Gegenirritationsverfahren ist gemeinsam, dass der Therapeut im wissenschaftlichen Experiment nicht verblindet werden kann. Ergebnisse der Akupunkturforschung haben der Erforschung des Placeboproblems neue Impulse gegeben. Gute Akupunkturforschung vergleicht daher i. d. R. meist in 3-armigen Studien die allgemeine klinische Wirksamkeit (Effectiveness) mit der spezifischen Wirkung einzelner Punkte oder Punktkonzepte (Efficacy) gegen eine Nichtintervention oder bewährte Standardintervention. Dabei hat sich ergeben, dass die Minimalakupuktur – fälschlicherweise oft als Placeboakupunktur bezeichnet – bei manchen Indikationen ebenfalls bedeutende klinische Effekte aufweist, die teilweise so stark sind wie bei konventionellen Standardverfahren.

Die Eigenheiten der Akupunktur, die weit über den Nadelstich hinausgehen, z. B. die starke Individualisierung von Anamnese und Befund, Umdeutung eines schmerzhaften Reizes, Konzentration auf nicht betroffene Körperstellen, intensive Arzt-Patienten-Beziehung, direkte Be„hand“lung des Patienten u. a., wirken offenbar als starke nadelstichunabhängige Begleiteffekte.

Frage 470

Gibt es Nachweise für die Akupunkturwirkung auf pathologische zentrale neuronale Umbauprozesse (Neuroplastizität)?

In Studien mit funktioneller Kernspintomografie (fMRT) konnten Hinweise gesammelt werden, dass spezifische Akupunkturreize neuroplastische Veränderungen rückgängig machen können.

An Probanden mit neurologischen Defiziten bei Karpaltunnelsyndrom konnten in der fMRT spezifische Hirnveränderungen nachgewiesen werden: Die Separationsfähigkeit auf mechanische Reize auf Zeigefinger und Mittelfinger war deutlich eingeschränkt, was auch in der fMRT als pathologische Überlappung der beiden Projektionsareale sichtbar wurde. Nach einer Behandlung mit Verum-Akupunktur bildete sich die Überlappung der Projektionsareale wieder zurück parallel zu einer wiedergewonnenen klinischen Separationsfähigkeit und Symptomverbesserung, nicht jedoch nach einer oberflächlichen, nicht invasiven Stimulation der Haut. Dies kann als ein Hinweis der „Löschung des Schmerzgedächtnisses“ durch Akupunktur gewertet werden, die durch Schein-Akupunktur nicht erreicht wurde.

Frage 471

Was versteht man unter Ohrakupunktur?

Diese moderne Form der Akupunktur ist eine sogenannte Somatotopie, d. h. die gesamte Topografie des Körpers wird wie in einem Hologramm im kleinen Bereich, in diesem Fall in der Ohrmuschel, nochmals abgebildet.

Die definierte Beziehung zwischen Körperregionen und Regionen der Ohrmuschel wurde systematisch in den 1950er-Jahren in China und im Westen erforscht. Daraus hat sich ein zuverlässig wirkendes zweites System der Akupunktur entwickelt. Ohrakupunktur kann in Kombination mit den klassischen Punkten der Körperakupunktur oder allein eingesetzt werden. Ihre besonderen Wirkbereiche sind die Behandlung akuter Schmerzen des Bewegungssystems, emotionaler und vegetativer Störungen und in der Suchttherapie. Ihre Vorteile gegenüber der klassischen Körperakupunktur sind die einfache Erlernbarkeit und Handhabung sowie die schnelle Wirksamkeit. Nachteilig ist die begrenzte Indikationsbreite und in vielen Fällen schlechtere Langzeitwirksamkeit.

Es gibt weitere Somatotopien in anderen Körperregionen (z. B. Schädel, Hand, Unterschenkel, Mund), die ergänzend ebenfalls Anwendung finden, wenn sich mit klassischer Akupunktur und Ohrakupunktur die gewünschten Erfolge nicht erzielen lassen. Man bezeichnet die Nadelung an Somatotopien Mikrosystemakupunktur.

Frage 472

Kann Akupunktur bei chronischen Schmerzen eingesetzt werden?

Richtig und wiederholt eingesetzt, erweist sich Akupunktur bei vielen chronischen Schmerzsyndromen als wirksam: Die Responderrate liegt zwischen 50 und 75 %. Der Schmerz lässt sich signifikant reduzieren.

Bei chronischen Schmerzen scheint nicht nur die Schmerzintensität, sondern auch die Schmerzunannehmlichkeit deutlich durch Akupunktur reduziert zu werden. So berichten Patienten häufig, dass sie den Schmerz genauso verspüren wie vorher, jedoch besser damit umgehen können und dadurch eine bessere Lebensqualität erreichen.

Die Akupunkturwirkung baut sich langsam auf. Es sollten daher 10–20 Behandlungen bei chronischen Schmerzsyndromen ins Auge gefasst werden. Die Behandlung sollte wöchentlich erfolgen. Grundsätzlich sollte die Akupunktur bei chronischen Schmerzen als Teil einer multimodalen Therapie eingesetzt werden, die auf einem biopsychosozialen Schmerzverständnis beruht.

Frage 473

Wirkt Akupunktur bei Kopfschmerzen?

Die Wirksamkeit von Akupunktur bei Migräne und Spannungskopfschmerz ist erwiesen. Auch bei myofaszialbedingten Kopf-, Gesichts- und Nackenschmerzen wirkt Akupunktur gut.

Bei Migräne beträgt die Ansprechrate in klinischen Studien mindestens 50 %. Die Punktspezifität scheint bei dieser Erkrankung nicht ausgeprägt zu sein. Pe-

riodenassoziierte Migräne spricht ebenfalls auf Akupunktur an, während periodengebundene Migräne geringe Ansprechraten aufweist. Bei myofaszialen Schmerzen ist besonders die Lokalbehandlung der myofaszialen Triggerpunkte in Erwägung zu ziehen.

Frage 474

? Wie sieht eine typische Akupunkturbehandlung bei chronischem Kopfschmerz aus?

! **Vor Beginn der Behandlung stehen Anamnese, ggf. Untersuchung, Schmerzmessung, Aufklärung und Festlegung des Behandlungsziels. Ein Behandlungszyklus besteht aus 10–15, selten mehr als 20 Behandlungen. Die Behandlungsdauer selbst beträgt mindestens 20 min.**

i *Zur Akupunkturbehandlung gehört die Frage nach den Beschwerden und ihren Modalitäten (wo, wie, wie viel, warum, wodurch etc.?). Gegebenenfalls folgt eine klinische Untersuchung zum Ausschluss begleitender organischer Störungen. Eine Zungen- oder Pulsdiagnose gehört zum klassischen Untersuchungsinstrumentarium, Reliabiliät und Validität sind jedoch begrenzt. Vor Behandlungsbeginn sollte eine Schmerzmessung sowohl bezüglich Intensität als auch bezüglich Frequenz und Schmerzaffekt durchgeführt werden. Üblicherweise erfolgen 10 bis maximal 20 Behandlungen im ersten Behandlungszyklus. Man verwendet zwischen 5–20, in manchen Fällen 1–40 Nadeln je Behandlungssitzung. Der Patient ruht anschließend mindestens 20 min, ggf. erfolgt eine weitere Stimulation der Nadeln während der Ruhezeit.*

Ein Behandlungserfolg sollte sich nach 5–8 Behandlungen abzeichnen. Üblicherweise zeigt sich die Richtigkeit des angewandten Behandlungskonzepts bereits nach wenigen Behandlungen durch besseres Allgemeinbefinden und Besserung evtl. gestörter vegetativer Funktionen, auch wenn der Schmerz selbst noch nicht nachlässt.

Behandlungskonzepte, bei denen nicht spätestens nach 6–10 Behandlungen eine Besserung eintritt, sind kritisch zu hinterfragen – nicht nur bei der Kopfschmerzbehandlung. Bei Migräne, aber auch bei chronischem Spannungskopfschmerz kann eine Wiederholungsbehandlung, dann mit 5–10 Behandlungssitzungen, nach Monaten oder Jahren notwendig werden. Eine Dauertherapie ist bei chronischen Kopfschmerzen und bei fast allen anderen mit Akupunktur zu behandelnden Störungen ungewöhnlich.

Frage 475

? Welchen Stellenwert hat die Akupunktur bei Rückenschmerzen?

! **Wissenschaftliche Hinweise für eine Wirksamkeit der Akupunktur liegen vor, langfristige Effekte bei chronischen Rückenschmerzen sind aber einzig für die multimodale Schmerztherapie belegt.**

i *Für die Akupunktur bei akuten Rückenschmerzen sprechen die klinische Relevanz der gezeigten Effekte, eine hohe Patientenakzeptanz und Zufriedenheit, die geringe Nebenwirkungsrate sowie die hohe Verfügbarkeit bei flächendeckender Verbreitung von Ärzten mit Zusatzbezeichnung Akupunktur.*

Bei chronischen Rückenschmerzen kann festgestellt werden, dass Akupunktur zusätzlich zur üblichen Routinebehandlung („Usual Care") im Vergleich zur alleinigen Routinebehandlung mit klinisch relevanten Zusatzeffekten einhergeht. Studien der Modellvorhaben zeigen darüber hinaus eine Überlegenheit der Akupunktur gegenüber einer „konventionellen" Therapie. Im Vergleich zu Sham-Akupunktur (oberflächliche Nadelung an Nichtakupunkturpunkten oder nicht penetrierende „Placebonadeln" an Verum-Punkten) zeigt eine große individuelle Patientenmetaanalyse eine Überlegenheit der Akupunktur mit einer Effektstärke von 0,37 (Fixed-Effects Estimate) bzw. 0,52 (Random-Effects Estimate).

Frage 476

? Wie werden myofasziale Triggerpunkte behandelt?

! **Myofasziale Triggerpunkte lassen sich mit einer Vielzahl von Therapien behandeln. Dazu gehören spezielle manuelle Techniken (z. B. Swiss Approach als Mehrstufentherapie vom Bindegewebe bis zur Faszie), physikalische Verfahren (Laser, Ultraschall, Stoßwelle, Schröpfen), verschiedene Gegenirritationsverfahren (z. B. TENS). Die Behandlung mit therapeutischer Lokalanästhesie oder mit Akupunkturnadeln als „Dry Needling" hat sich besonders bewährt.**

i *Zur erfolgreichen Behandlung gehört, dass zunächst der erkrankte Muskel und die Nachbarmuskeln getastet und der oder die Triggerpunkte sorgfältig lokalisiert werden. Dann wird eine dünne Akupunk-*

turnadel, evtl. mithilfe einer Führungshülse, vorsichtig bis an die Muskelfaszie vorgeschoben. Oft genügt schon die Berührung der Muskelfaszie für die typische Local Twitch Response, die sich bei zutreffender Diagnose immer auslösen lässt. Gelegentlich empfindet der Patient dies als unangenehm und hat hinterher ein Muskelkatergefühl. Anschließende Dehnübungen verbessern den therapeutischen Effekt. Myofasziale Triggerpunktbehandlung gehört zu den häufigsten und erfolgreichsten Anwendungen der Akupunktur.

Frage 477

? Kann man Akupunktur bei somatoformen Schmerzstörungen einsetzen?

! **Ein begrenzter Behandlungsversuch kann auf jeden Fall gemacht werden, da Akupunktur sowohl bei psychischen Störungen als auch bei chronischen Schmerzen gut wirkt. Es ist jedoch darauf zu achten, dass keine weitere Organfixierung des Patienten durch die Akupunktur gefördert wird.**

i *Das traditionelle Konzept der Akupunktur bezieht auch emotionale Störungen in das Ursachen- und Wirkkonzept der Methode mit ein. Dem entspricht auch die klinische Erfahrung: Akupunktur wirkt häufig stimmungsaufhellend und emotional ausgleichend. Dies lässt sich auch neurophysiologisch nachvollziehen, da Akupunktur nachweisbar die Freisetzung von vielen Neurotransmittern stimuliert. Aus der klinischen Forschung gibt es Hinweise, dass Akupunktur bei Depression – sowohl der Major-Form als auch nach Schlaganfall – als Monotherapie vergleichbar erfolgreich ist wie medikamentöse Monotherapie; allerdings war in Studien bei diesen Indikationen die Verum-Akupunktur der Kontrollakupunktur (Sham-Akupunktur) nicht generell überlegen.*

Bei somatoformen Schmerzen besteht jedoch die Gefahr, dass durch den Bezug zu Punkten, Meridianen und Organnamen der chinesischen Medizin bei den Patienten eine organische Fixierung verstärkt werden kann. Dem soll der Therapeut durch klare Hinweise auf die psychische Wirksamkeit der Akupunktur entgegentreten.

Frage 478

? Kann Akupunktur perioperativ eingesetzt werden?

! **Mögliche Indikationen mit nachgewiesener Evidenz für den perioperativen Einsatz der Akupunktur sind Schmerz, Anxiolyse, Übelkeit und Erbrechen. Die Stabilisierung der intra- und postoperativen Herz-, Lungen- und Kreislauffunktion sowie die Behandlung des Refluxes werden auch als Indikation angegeben, allerdings ist diesbezüglich die Studienlage unbefriedigend.**

i *Am besten untersucht ist der postoperative Schmerz. Eine Metaanalyse von 15 randomisierten kontrollierten Studien dokumentiert eine signifikante Reduktion der postoperativen Schmerzen, des Opioidverbrauchs um bis zu 30 % und der opioidinduzierten unerwünschten Wirkungen (Übelkeit, Sedierung, Schwindel, Juckreiz, Harnverhalt). Es gibt Hinweise, dass insbesondere die präoperative Akupunktur postoperativ relevante Effekte zeigt.*

Eine weitere Metaanalyse untersuchte den intraoperativen Analgetikaverbrauch und die Anästhesiequalität und bringt widersprüchliche Ergebnisse, allerdings zeigte sich eine hochsignifikante Einsparung beim intraoperativen Fentanylverbrauch.

In Einzelstudien konnte eine signifikante Reduktion präoperativer Angst mit Ohrakupunktur bei Erwachsenen und Müttern von zur Operation anstehenden Kindern erreicht werden. Allgemein anerkannt ist die signifikante Reduktion von postoperativer Übelkeit (relatives Risiko (RR): 0,72), Erbrechen (RR 0,71) und Antiemetikaverbrauch (RR 0,76) durch Stimulation am Akupunkturpunkt Perikard 6 (Pe 6).

Frage 479

? Ist Akupunktur nebenwirkungsfrei?

! **Nein. Akupunktur ist ein invasives Verfahren mit definierten und bekannten Nebenwirkungen. Diese sind aber äußerst gering und fast alle harmlos. Akupunktur ist somit ein sehr sicheres und nebenwirkungsarmes, aber nicht nebenwirkungsfreies Verfahren.**

In wissenschaftlichen Erhebungen zeigt Akupunktur abhängig von der Fragestellung eine relativ hohe Nebenwirkungsrate von insgesamt 8 %, wobei der Einstichschmerz teilweise mitberücksichtigt wird. Die Häufigkeit des Auftretens des Einstichschmerzes ist nachvollziehbar, da ein gewisser Schmerzreiz per se notwendig ist, um den Akupunkturerfolg hervorzurufen. Insofern ist ein Teil dieser Untersuchungen zu kritisieren, da es sich bei Schmerzen im Zusammenhang mit der Akupunktur um eine für den Therapieerfolg oft nötige Wirkung handelt. Es stimmen aber alle Autoren darin überein, dass Akupunktur insgesamt ein sehr sicheres und nebenwirkungsarmes Verfahren ist.

Wesentliche Gefahren gehen von Organverletzungen aus. In der ART-Studie der Modellvorhaben der deutschen gesetzlichen Krankenkassen wurden 2 Fälle von Pneumothorax dokumentiert, d. h. ca. 1 Fall je 100 000 Patienten bzw. je 1 Mio. Behandlungssitzungen. In der Weltliteratur sind in den letzten 50 Jahren weniger als 5 Todesfälle durch Organverletzung nach Akupunktur dokumentiert, die auf grob fehlerhaftes Verhalten des Behandlers zurückzuführen waren. Infektionen nach Nadelstich sind prinzipiell möglich, scheinen aber seit der Verwendung von Einmalnadeln keine Bedeutung mehr zu haben. Hämatome treten oft auf (in 3 %), sind i. d. R. aber harmlos.

Frage 480

Darf man Akupunktur bei Schwangeren einsetzen?

Ja. Es sind dabei aber bestimmte Regeln zu beachten und die Akupunktur bei Schwangeren sollte erfahrenen Akupunkteuren vorbehalten bleiben.

Akupunktur ist ein Reizregulationsverfahren. Der Organismus einer Schwangeren reagiert funktionell anders. Dies ist auch bei der Akupunkturbehandlung zu beachten: Es soll keine starke Stimulation an Punkten des Unterleibs erfolgen. Auch in den übrigen Körperregionen ist die Stimulationsstärke anzupassen. Einzelne Punkte, z. B. der Punkt Dickdarm 4 (Di 4) zwischen Daumen und Metakarpale 2 sollen in der Schwangerschaft nicht stark stimuliert werden.

Akupunktur hat einen festen Platz zur Behandlung der Hyperemesis gravidarum und ggf. zur Reduktion von Anspannung und Erwartungsangst vor der Entbindung.

Frage 481

Muss man den Patienten vor Akupunkturbehandlung aufklären?

Akupunktur ist ein invasiver Eingriff mit sehr geringem Nebenwirkungsspektrum. Dennoch ist eine Aufklärung vor der Akupunktur erforderlich. Sie muss nicht schriftlich erfolgen.

Die Aufklärung muss folgende Gesichtspunkte ansprechen, sofern sie auf die geplante Behandlungssituation zutreffen:

- *Möglichkeit der Erstreaktion („Erstverschlimmerung")*
- *Möglichkeit der erwünschten Ermüdung und Entspannung, die besondere Aufmerksamkeit im Straßenverkehr erfordert (Patienten sind nach Akupunktur i. d. R. verkehrstauglich). Bei besonders starker Ermüdung empfiehlt es sich, den Patienten nach der Akupunktur noch einige Minuten warten zu lassen, bevor er sich ans Steuer setzt.*
- *Über Einstichschmerz und ein mögliches Hämatom muss informiert werden.*
- *Vor einer tiefen Nadelung im Thoraxbereich ist auf die Möglichkeit eines Pneumothorax hinzuweisen. (Die in den letzten 20 Jahren dokumentierten Fälle von Pneumothorax nach Akupunktur verliefen durchwegs harmlos und konnten i. d. R. ambulant behandelt werden.)*

Der Patient muss den Ablauf der Behandlung kennen und angewiesen werden, sich nicht zu bewegen, während die Nadeln positioniert sind. Schwangerschaft und Blutungsneigung müssen erfragt werden, da sie evtl. eine besondere Behandlungstechnik erfordern. Die Behandlung mit gerinnungshemmenden Medikamenten ist jedoch keine Kontraindikation der Akupunktur. Auch unter therapeutischem INR oder NOAK ist eine Nadelstichakupunktur bei Verwendung feiner Nadeln problemlos möglich.

Frage 482

Kann Akupunktur im Rahmen der kassenärztlichen Versorgung eingesetzt werden?

Ja, der gemeinsame Bundesausschuss (GBA) hat Akupunktur zur Behandlung von chronischen, über 6 Monate andauernde untere Rückenschmerzen und Gonarthroseschmerzen seit dem 18.04.2006 für die kassenärztliche Versorgung zugelassen.

Die Entscheidung ging auf die Ergebnisse der Modellvorhaben Akupunktur aus den Jahren 2002–2004 zurück. Diese hatten für den Gonarthroseschmerz eine eindeutige Überlegenheit der Verum-Akupunktur gegenüber der Minimalakupunktur und auch gegenüber der Standardtherapie gezeigt. Die Zulassung der Akupunktur für LWS-Beschwerden erfolgte, weil die Akupunktur – und weitgehend auch die Kontrollakupunktur – fast doppelt so gute Responderraten zeigten als die Standardtherapie.

Dagegen wurde die Akupunktur zur Behandlung chronischer Kopfschmerzen nicht in die kassenärztliche Versorgung aufgenommen, obwohl Akupunktur und Kontrollakupunktur ähnlich wirksam waren wie eine medikamentöse Prophylaxe.

Frage 483

Was ist Laserakupunktur?

Laserakupunktur ist die Stimulation der Akupunkturareale durch Laserlicht. Diese muss man aber korrekterweise als Laserakupunkturstimulation bezeichnen, da hierbei niedrige Energie emittiert wird (100–500 mJ), welche vorwiegend die Haut stimuliert. Mit höherer energetischer Lichtstimulation lassen sich auch Triggerpunkte behandeln (1–4 J).

Die Laserakupunktur ist eine Ergänzung zur klassischen Nadelakupunktur für sehr empfindliche Patienten und Kinder. Es wird empfohlen, einen Dauerstrichlaser (Continuous Wave, CW) in der Stärke zwischen 2 und 50 mW zu verwenden. Die Frequenz und die Wellenlänge des ausgesandten Laserlichts sind durch die technischen Eigenschaften des verwendeten Halbleiters definiert. Es werden solche Wellenlängen ausgewählt, deren Licht in Wasser absorbiert wird, um eine biologische Wirksamkeit im Organismus zu erreichen. Akupunkturlaser mit gepulstem Lichtstrahl haben wahrscheinlich eine geringere Wirksamkeit, da die Lichtintensität wesentlich geringer ist als bei Dauerstrichlasern.

Klinische Erfolge mit diesem Verfahren sind zu beobachten und in klinischen Studien dokumentiert. Nadelakupunktur ist aber nach wie vor die Standardtherapie.

Frage 484

Welche Möglichkeiten bietet die klassische Naturheilkunde als Gegenirritation?

Es gibt eine Vielzahl klassischer Gegenirritationen durch heiße, warme, kalte, kühle, feuchte und trockene Wickel und Auflagen. Auch hautreizende Substanzen, z. B. Senf, können gute Wirkungen entfalten.

Man unterscheidet zwischen den folgenden Anwendungen:
- *heiße Wickel und Auflagen mit intensiver Wärmeanwendung*
- *temperierte Wickel und Auflagen mit milder Wärmeanwendung*
- *hautreizende Wickel und Auflagen*
- *kühle oder kalte Wickel und Auflagen*

Die Anwendung von Wickeln und Auflagen erfordert die Evaluation der allgemeinen Konstitution und der aktuellen Kondition des Patienten. Im Allgemeinen gilt: Je stärker die Beschwerden, desto stärker sollte der Reiz sein. Ebenso wichtig ist es aber, bei der ersten Anwendung die Reaktion des Patienten genau zu beobachten, sowohl die vegetative Gesamtreaktion als Ausdruck der Aktivierung von Sympathikus und Parasympathikus als auch die lokale Reaktion mit Erhöhung der Durchblutung, Effekte auf das Schmerzempfinden, Hautreaktion und v. a. Muskelspannung.

Frage 485

Helfen Wickel bei Rückenschmerzen?

Empirisch begründet, können Wickel sehr gute Dienste bei Rückenschmerzen leisten, allerdings fehlt die Bestätigung aus wissenschaftlichen Studien.

Feuchtheiße Wickel und Auflagen sind v. a. bei sich kühl und steif anfühlender Wirbelsäule indiziert oder auch zum Vorbereiten und Unterstützen von Bewegungsübungen. Die Hitze kann z. B. mittels Kartoffelauflage, Heublumensäckchen oder Leinsamenkompressen als Gelenkwickel sowie als Bauch-, Brust- oder Nierenauflage aufgebracht werden.

Ist der Rückenschmerz auf eine muskuläre Überlastung zurückzuführen, empfiehlt sich eine feuchtheiße Kartoffelauflage. Die intensive Wärme führt zu einer Entspannung der tieferen Muskelschichten. Kartoffeln sind ausgezeichnete Wärmespeicher, wobei die ausdampfende Feuchtigkeit die Wärme gut leitet und diese dann langsam abgegeben wird. Zu den Wirkstoffen der Kartoffel zählen Solanin und Stärke sowie kleine Mengen von Zitronen-, Apfel- und Milchsäure.

Zu den temperierten Wickeln zählen Ölkompressen, Zwiebelauflagen, körperwarme Quarkauflagen, Bienenwachskompressen, Kamillenkompressen sowie Dampfkompressen. Die Indikation bei Rückenschmerzen ist dann gegeben, wenn generell Wärme guttut.

Frage 486

Was sind hautreizende Wickel und Auflagen und wie werden sie in der Schmerztherapie eingesetzt?

Akute Schmerzen des Bewegungssystems lassen sich mit hautreizenden Wickeln und Auflagen unter Verwendung von Senf, Meerrettich oder auch Ingwer lindern. Durch die zusätzliche Hautreizung können teilweise auch noch längerfristige reflektorische Wirkungen erzielt werden.

Die sehr hautreizenden Auflagen mit Senfmehl und Meerrettich sollten zunächst nicht länger als 4–6 min und nicht öfter als 1-mal täglich sowie nicht länger als 5 Tage hintereinander angewendet werden. Die Ingwerauflage sollte maximal 20–30 min aufgebracht werden. Hautreizende Wickel und Auflagen sind nicht zu verwenden bei akuten Entzündungen, Allergien auf verwendete Substanzen, Überempfindlichkeit der Haut oder geschädigter Haut, Niereninsuffizienz oder Sensibilitätsstörungen.

Frage 487

Kann die Neuraltherapie auch als Gegenirritationsverfahren verstanden werden?

Ja, insbesondere die Anwendung der intrakutanen Quaddel entfaltet Effekte, die die endogene Schmerzhemmung anregen.

Die Neuraltherapie besteht aus der Segmenttherapie mit lokaler Behandlung mit Lokalanästhetika im erkrankten Segment und der Störfeldtherapie als ubiquitär mögliche Nutzung von Lokalanästhetika. Die Segmenttherapie umfasst die Intrakutaninjektion (Quaddel) und tiefere Injektionen an Muskeln, Sehnen, Bändern und Knochen, die (druck-)schmerzhaft imponieren.

Insbesondere die streng intrakutan gesetzte Quaddel kann auf segmentaler Ebene spinal vermittelte Antinozizeption aktivieren. Diese klinische Erfahrung muss jedoch noch durch Studien besser untermauert werden.

Frage 488

Was bedeutet Segmentmassage?

Die Segmentmassage ist eine Form der Reflextherapie bzw. ein Gegenirritationsverfahren. Sie beinhaltet die manuelle Behandlung über Haut, Bindegewebe, Muskulatur und Periost innerhalb eines bestimmten Organsegments und wurde vor ca. 100 Jahren erstmalig beschrieben.

Die Segmenttherapie wendet Griffe der klassischen Massage an, z. B. Knetungen, Friktionen und Vibrationen. Man geht davon aus, dass über die Aktivierung des kutiviszeralen Reflexbogens Wirkungen auf das entsprechende innere Organ entfaltet werden. Dazu gehören die Schmerzlinderung und die Steigerung der Durchblutung. Als Indikationen werden (schmerzhafte) Durchblutungsstörungen und Folgezustände von Verletzungen und degenerativen Veränderungen angegeben. Ein spezifischer Wirksamkeitsnachweis steht für die Therapie aus – aus physiologischer Sicht erscheint dieser Therapieansatz jedoch plausibel.

Frage 489

Was ist Schröpfen? Können damit Schmerzen gelindert werden?

Schröpfen ist eine der ältesten Therapieverfahren der Medizingeschichte und Teil verschiedener traditioneller Heilsysteme. Das Wirkprinzip ist das Schaffen eines Unterdrucks mittels eines Schröpfkopfs. Es sind lokale und segmental-reflektorische Wirkungen zu erwarten. Bei einigen Indikationen, v. a. bei Beschwerden des Bewe-

gungsausmaßes, lassen sich die Schmerzen erfahrungsgemäß lindern. Es gibt aktuell 2 Pilotstudien und eine randomisierte Studie, die positive Hinweise geben. Ein Wirksamkeitsnachweis steht aus.

Schröpfen ist Bestandteil folgender Heilsysteme:
- *traditionelle chinesische Medizin*
- *Ayurveda*
- *tibetische Medizin*
- *klassische Naturheilkunde*
- *arabische Medizin*
- *Humoralpathologie*

Man unterscheidet das trockene und das blutige Schröpfen. Verwendet werden heutzutage v. a. Glasschröpfköpfe mit einem Gummiball zum Erzeugen des Unterdrucks. Ein Unterdruck kann auch mittels Hitze oder Evakuierungspumpe erzeugt werden.

Eine Sterilisation ist nach Kontakt mit Blut und/oder anderen Körperflüssigkeiten vorgeschrieben. Blutiges Schröpfen ist nach traditioneller Sichtweise des Heilsystems indiziert z. B. bei „Fülle" oder bei „heißer Gelose". Trockenes Schröpfen über muskulären Triggerpunkten, Schwellungen oder Verletzungen kann zur Schmerzlinderung führen.

Als Wirkmechanismen werden lokale Effekte (Durchblutungssteigerung, Muskeldetonisierung) und das Aktivieren der segmentalen Hemmung angenommen. Schröpfkopfmassage über der Paravertebralmuskulatur bei Rückenschmerzen ist eine beliebte Anwendung. Schröpfen als Selbst- oder Partnerbehandlung lässt sich bei chronischen Schmerzen einsetzen, um dem Patienten Möglichkeiten zur Selbstkontrolle der Schmerzen zu geben.

8.3 Entspannungsverfahren und kognitive Verhaltenstherapie

Benjamin Schönbach, Lena Weniger,
vormals beteiligt: Anja Schütze, Ulrike Kaiser**

8.3.1 Entspannungsverfahren

Frage 490

Nennen Sie die gängigsten Entspannungsverfahren, die in der Schmerzpsychotherapie zum Einsatz kommen.

- **progressive Muskelentspannung nach Jacobson (PMR)**
- **Biofeedback**
- **imaginative Verfahren**
- **meditative Verfahren**
- **Hypnose, autogenes Training**

Welches dieser Verfahren eingesetzt wird, hängt im Wesentlichen von zwei Faktoren ab:
- *Zielstellung: Beispielsweise das Biofeedback schult anhand der Visualisierung gezielt die Körperwahrnehmung, ist für Patient*innen jedoch nicht allein durchführbar.*
- *Vorerfahrung/Präferenzen von Patient*innen: Am wichtigsten ist, dass Patient*innen sich auf das Verfahren einlassen können, da nur dies die langfristige Umsetzung ermöglicht. Oftmals ist es jedoch von Behandlungsseite nötig, sie dazu zu motivieren, ein Verfahren erst einmal über einen längeren Zeitraum auszuprobieren (Übungseffekte).*

Frage 491

Welche Effekte sollen mit dem Einsatz von Entspannungsverfahren erzielt werden?

Mit dem Erlernen und der regelmäßigen Anwendung eines Entspannungsverfahrens soll eine Entspannungsreaktion herbeigeführt werden, um automatisierte und/oder ungünstige Abläufe (funktioneller, muskulärer, psychologischer oder physiologischer Art) zu unterbrechen und damit einen neuen Umgang zu ermöglichen. Gleichzeitig werden die Modulationsfähigkeit und die Selbstwirksamkeit („Ich kann selbst etwas tun!") gefördert.

Konkret tragen Entspannungsverfahren zu einer kurz- wie langfristigen allgemeinen Tonusreduktion bei, die Körperwahrnehmung wird verbessert, Stressbewältigungskompetenzen erweitert und das allgemeine Wohlbefinden kann gesteigert werden. Dabei können Entspannungsverfahren auch gezielt zur Ablenkung vom Schmerz und Linderung von Schlafstörungen eingesetzt werden. Notwendig dafür ist eine regelmäßige und langfristige Anwendung.

Frage 492

Was kennzeichnet eine Entspannungsreaktion auf physiologischer Ebene und woran merken die Patient*innen dies?

Allgemein kommt es zur Aktivierung bzw. Erhöhung der Aktivität des Parasympathikus. Bemerkbar ist das an einer Abnahme des Muskeltonus, Verlangsamung des Herzschlags, tieferen und langsameren Atmung, Beruhigung der Gedanken, Abnahme der Schweißproduktion. Ggf. setzen Verdauungsgeräusche ein.

Übergeordnet kann man von neuromuskulären, kardiovaskulären, respiratorischen, elektrodermalen und zentralnervösen Veränderungen sprechen.

Frage 493

Was ist besonders wichtig für das Erlernen von Entspannungsverfahren?

In erster Linie geht es um einen regelmäßigen und langfristigen Einsatz. Vor allem bei ungeübten Personen braucht es i. d. R. Zeit, bis Entspannungsverfahren die gewünschten Effekte zeigen können. Über Konditionierungsprozesse setzt die Entspannungsreaktion im Zeitverlauf früher und deutlicher ein; je höher die Übungsfrequenz, desto schneller können Effekte erzielt werden. Als Faustregel ist der Einsatz mindestens 2–3 × pro Woche zu möglichst gleichen Zeitpunkten empfehlen.

Jede Person kann Entspannungsverfahren erlernen, es braucht jedoch unterschiedlich viel Zeit und Geduld, das persönlich passende Verfahren zu finden und zu lernen, sich auf die Instruktionen einzulassen bzw. Entspannungsreaktionen zuzulassen. Entspannungsverfahren können auch kombiniert eingesetzt werden. Kontraindikationen bestehen nur wenige, z. B. bei (akuten) Psychosen und fortgeschrittener Demenz.

Frage 494

Welche Hindernisse können beim Einsatz von Entspannungsverfahren auftreten?

- **Schmerzverstärkungen, z. B. durch Fokussierung auf schmerzende Körperbereiche**
- **Aufkommen unangenehmer Erinnerungen oder Gefühle bzw. traumaassoziierter Inhalte**
- **verstärkte Wahrnehmung eigener Körperfunktionen**
- **Patient*in schläft ein**

*Imaginative Verfahren sollten z. B. bei traumatisierten Patient*innen nur mit besonderer Vorsicht zum Einsatz kommen.*

Die Wahrnehmung eigener Körperfunktionen kann erst einmal Angst oder innere Unruhe verstärken. Hier bedarf es der objektiven Einordnung und der Entängstigung.

Das Einschlafen ist an sich kein Ziel von Entspannungsverfahren (es geht um die Entspannung im Wachzustand), kommt jedoch v. a. bei sehr erschöpften Menschen häufig vor und verliert sich mit zunehmender Übung.

Frage 495

Welchem Prinzip folgt die progressive Muskelentspannung nach Jacobson (PMR)?

Gezielte Anspannung und Entspannung verschiedener Muskelgruppen, um auf physischer, psychischer und neuronaler Ebene eine Entspannungsreaktion hervorzurufen.

Dafür werden zunächst gezielt 16 verschiedenen Muskelgruppen nacheinander kurz angespannt (5–7 s) und wieder entspannt (30–40 s); im Verlauf wird die Anzahl der Muskelgruppen reduziert. Bei gutem Lerneffekt fällt auch die aktive Anspannungsphase weg und Patient*innen nehmen vorhandene Anspannungen bewusster wahr und reduzieren diese. Dadurch kann Anspannung im Alltag leichter reguliert werden.

Die Methode macht sich das physiologische Phänomen zunutze, dass sich ein Muskel nach einer Beanspruchung automatisch entspannt, um sich für neue Leistungen zu regenerieren.

Dieses Verfahren ist leicht zu erlernen und verfügt daher über eine hohe Compliance. Es zählt zu den in der Schmerztherapie am besten untersuchten und am häufigsten eingesetzten Entspannungstechniken.

Frage 496

Was versteht man unter autogenem Training?

Autogenes Training ist ein autosuggestives Verfahren.

*Die körperlichen Zustände, die einen Entspannungszustand kennzeichnen, z. B. Schwere als Zeichen der Muskelentspannung und Wärme als Zeichen der Gefäßentspannung, werden zunächst durch externe Anleitung, später durch Patient*innen selbst in Form von Formeln gezielt suggeriert (innerlich vorgesprochen). Das Verfahren ist überwiegend im deutschsprachigen Raum bekannt und findet in der Schmerztherapie seltener Anwendung als die progressive Muskelrelaxation.*

Frage 497

Welche Ziele verfolgt das Biofeedback innerhalb der Schmerztherapie?

- **Verbesserung der Wahrnehmung körpereigener Vorgänge**
- **Verbesserung der Kontrolle über körpereigene Vorgänge**
- **Verbesserung der Selbstwirksamkeit**
- **Verbesserung der Entspannungsfähigkeit**
- **Unterstützung beim Erlernen eines Entspannungsverfahrens**
- **Kontrolle schmerzrelevanter körperlicher Funktionen**

*Biofeedback ist an sich kein Entspannungsverfahren im eigentliche Sinne. Es zielt darauf ab, körpereigene Prozesse besser wahrnehmen und steuern zu können, was bei der Entspannung hilfreich sein kann. Dafür werden mittels geeigneter Sensoren bestimmte Parameter (z. B. Muskeltonus, Atemtiefe) gemessen und Patient*innen visuell zugänglich gemacht. Dadurch werden auch Veränderungen an den Parametern (z. B. durch gezielte Atemübungen) sichtbar.*

Gerade für Betroffene mit einem rein somatisch orientierten Krankheitsmodell ist dieses Verfahren geeignet, um einen Zugang zu psychosozialen Einflussfaktoren zu schaffen (z. B. durch die Anwendung von Stressprovokationstests).

Frage 498

Was kann man sich unter imaginativen Verfahren vorstellen?

Mithilfe von Anleitung werden innere Bilder und Vorstellungen erzeugt. Dabei werden psychophysiologische Prozesse in Gang gesetzt. Diese Vorstellungen und der Zusammenhang zu Psyche und Körper können im Rahmen der Therapie genutzt und weiterentwickelt werden.

Bildgebende Verfahren haben klar Zusammenhänge zwischen der Vorstellung von Bildern und der Aktivierung entsprechender Hirnareale nachgewiesen. Eine positive Veränderung innerer Bilder geht somit mit einer günstigeren Schmerzverarbeitung einher.

Frage 499

Beschreiben Sie eine Schmerzimaginationsübung.

Bei der Schmerzimaginationsübung werden Patient*innen angeleitet, sich die Schmerzen als möglichst konkrete Form vorzustellen. Dabei sollen sie auf verschiedene Aspekte achten, z. B. Größe, Oberflächenbeschaffenheit, Temperatur. Anschließend soll versucht werden, das Schmerzbild zu verändern, z. B. es kleiner oder weicher werden zu lassen, etwas Angenehmes danebenzusetzen o. ä.

*Diese Übung soll zur Schmerzreduktion beitragen und die Selbstwirksamkeit steigern. Manchen Patient*innen gelingt es sogar, den Schmerz dadurch ganz verschwinden zu lassen. Wie alle Verfahren ist auch dies ein übendes Verfahren, sodass die Fähigkeit, das Bild entstehen zu lassen und verändern zu können, über mehrere Sitzungen hinweg entwickelt werden kann.*

Frage 500

Wie können Patient*innen ärztlicherseits im Erlernen eines Entspannungsverfahrens unterstützt werden?

- **Überweisung zur Ergo- oder Physiotherapie mit Vermerk Erlernen Entspannungsverfahren**
- **auf Gesundheits-/Entspannungskurse der Krankenkassen hinweisen**
- **auf kostenlose Downloads für Anleitungen von Entspannungsverfahren über die Krankenkassen hinweisen**
- **gezielte Empfehlung von Entspannungs-Apps**

*Oftmals wissen Patient*innen nicht, wie sie die Empfehlung zur Entspannung im Alltag umsetzen sollen bzw. haben sie ungenaue Vorstellungen davon, welche Arten von Entspannung und Entspannungsverfahren es gibt. Je unerfahrener oder skeptischer jemand ist, desto eher sind durch andere Personen angeleitete Verfahren zu empfehlen (z. B. Kurse, Physio-/Ergotherapie), da dies die Compliance erhöht.*

Frage 501

? Worin unterscheiden sich klassische Entspannungsverfahren und Achtsamkeitsübungen?

! **Entspannungsverfahren haben das Ziel, Entspannungsreaktionen hervorzurufen und ein Gefühl von Entspanntheit zu fördern. Achtsamkeitsübungen dagegen zielen darauf ab, dass eine Person lernt, sich bzw. ihre Umgebung wertungsfrei und akzeptierend im Hier und Jetzt wahrzunehmen. Entspannungsreaktionen sind hier kein dezidiertes Ziel.**

i *Menschen beschreiben während bzw. nach der Durchführung von Achtsamkeitsübungen häufig auch die o.g. Entspannungseffekte. Tatsächlich ist dies ein Nebeneffekt dieser Wahrnehmungsübungen. Gleichzeitig lernen Patient*innen dabei, bewusst ihren Aufmerksamkeitsfokus weg vom Schmerz hin zu anderen Reizen zu lenken bzw. durch die akzeptierende Haltung Katastrophisierungstendenzen abzubauen.*

Frage 502

? Wie kann eine achtsamkeitsbasierte Übung konkret aussehen?

! **Bei einem Achtsamkeitsspaziergang geht es darum, dass man in langsamem Tempo gehend und auf nur einen Sinnesreiz fokussierend (i. d. R. Hören, Sehen, Fühlen, Riechen) die Umgebung wertungsfrei wahrnimmt. Dafür ist es hilfreich, zwischendurch stehenzubleiben oder sich hinzusetzen, um z. B. die Augen zu schließen und anderen Sinnen mehr Raum zu geben. In der Reflexion sollen Patient*innen ihre Wahrnehmungen wertungsfrei wiedergeben, also Begriffe wie „schön" oder „unangenehm" vermeiden und Assoziationen bzw. Erinnerungen außen vor zu lassen (Fokussierung im Hier und Jetzt).**

i *Achtsamkeitsübungen können auch in Innenräumen bzw. im Sitzen durchgeführt werden, indem man Patient*innen beispielsweise bei geschlossenen Augen Gegenstände in die Hand gibt. Diese sollen sie dann detailliert und mit wertungsfreien Begriffen beschreiben. I. d. R. führt dies zu einer veränderten Wahrnehmung und Veränderung der Aufmerksamkeitslenkung.*

Frage 503

? Inwiefern kommen Übungen aus z. B. Tai Chi, Qi Gong oder Yoga in der Schmerztherapie zum Einsatz?

! **Die genannten Formen sind kein regulärer Bestandteil von z. B. (teil-)stationären Schmerztherapieprogrammen. Viele Betroffene profitieren jedoch davon, da diese Bewegungsformen körperbezogen und achtsamkeitsfördernd sind. Dadurch können nicht schmerzende Körperbereiche und die Funktionsfähigkeit des Körpers wieder in den Aufmerksamkeitsfokus rücken, was i. S. der Selbstwirksamkeit positiven Einfluss auf das Schmerzerleben hat.**

i *In den genannten Verfahren geht es – grob zusammengefasst – um eine achtsame Durchführung von Bewegungen bzw. Bewegungsabläufen sowie die Abstimmung von Bewegung und Atmung. Dies fördert das Erleben im Hier und Jetzt, was z. B. Grübelschleifen unterbrechen kann. Gleichzeitig fokussieren die Ansätze den Körper als Ganzes und schulen die Selbst- bzw. Körperwahrnehmung.*

8.3.2 Kognitive Verhaltenstherapie bei Schmerzen

Frage 504

? Was ist Psychotherapie?

! **In der Psychotherapie werden professionell und gezielt psychologische Interventionen eingesetzt, um psychische Erkrankungen oder psychisch (mit)bedingte körperliche Erkrankungen zu behandeln.**

i *Eine Psychotherapie kann bei einer vorliegenden klinisch relevanten Störung, die mit Leidensdruck verbunden ist, eingesetzt werden. Im Zentrum steht die Beziehung zwischen Therapeut*in und Patient*in. Im Therapieprozess werden wissenschaftlich erprobte Methoden bewusst und geplant angewendet. Es gibt verschiedene Psychotherapieverfahren, wobei diese sich hinsichtlich der zugrunde liegenden Theorie, der Methoden und der Art und Weise der Umsetzung unterscheiden. Wissenschaftlich anerkannt sind die sogenannten „Richtlinienverfahren" Verhaltenstherapie, analytische Psychotherapie, tiefenpsychologisch fundierte Psychotherapie und systemische Psychotherapie.*

Frage 505

? Was sind allgemeine Wirkprinzipien einer Psychotherapie?

!
- **Problemaktualisierung (Probleme werden erlebbar)**
- **Problembewältigung (Unterstützung zur Bewältigung)**
- **Ressourcenaktivierung (Aufdeckung und Entwicklung von Fähigkeiten und Fertigkeiten)**
- **motivationale Klärung (Herausarbeitung unbewusster und bewusster Erlebens- und Verhaltensweisen)**

i *In Metaanalysen konnten die vier genannten allgemeinen Wirkfaktoren herausgestellt werden, welche im Rahmen der therapeutischen Beziehung in den verschiedenen Therapieansätzen mit unterschiedlichen Methoden adressiert werden.*

Frage 506

? Auf welchem grundlegenden Modell beruht die kognitive Verhaltenstherapie?

! **Das Erleben und Handeln von Menschen wird vornehmlich von ihrer subjektiven Wahrnehmung und Interpretation der Welt bestimmt.**

i *Als zentrale Einheit werden die Kognitionen (Gedanken, Bewertungen, Überzeugungen) in ihrer Funktion als steuerndes Element definiert. Darin beeinflussen sie Verhalten, Gefühle und Erleben des Menschen. In der kognitiven Verhaltenstherapie stehen Kognitionen bzw. ihre Veränderung und ihre Zusammenhänge zum sichtbaren Verhalten im Mittelpunkt.*

Frage 507

? Wie können dysfunktionale Kognitionen analysiert und modifiziert werden?

!
- **Vermitteln des Zusammenhangs von Kognitionen, Gefühlen, Verhalten und körperlichen Sensationen**
- **Vermittlung der zentralen Rolle von Kognitionen für das Schmerzerleben**
- **Identifikation und Bearbeitung dysfunktionaler Kognitionen**
- **Übungen und Transfer in den Alltag**

i *Kognitive Prozesse bestimmen sowohl das Schmerzerleben als auch die eingesetzten Bewältigungsansätze. Die Schmerzpsychotherapie fokussiert dysfunktionale krankheitsbezogene und selbstkonzeptionelle Kognitionen, die das Krankheitsverhalten und Beeinträchtigungserleben aufrechterhalten und einer zufriedenstellenden Bewältigung entgegenstehen. Beispiele sind rein somatische Krankheitsüberzeugungen oder Überzeugungen dahingehend, dass Bewegungen und Anstrengungen bei Schmerzen vermieden werden sollten. Die Veränderung von Gedanken kann durch verschiedene sogenannte Disputationstechniken vorgenommen werden.*

Frage 508

? Beschreiben Sie am Beispiel des Konzepts der Selbstwirksamkeitserwartung den Zusammenhang zwischen Kognitionen und Verhalten.

! **Selbstwirksamkeitserwartungen sind Überzeugungen, die für die Bewältigung einer spezifischen Situation erforderlichen Handlungen ausführen zu können. Sie bestimmen, ob Copingverhalten umgesetzt, wie viel Anstrengung dafür verwendet und wie lange dies bei Schwierigkeiten beibehalten wird.**

i *Selbstwirksamkeitsüberzeugungen spielen im Umgang mit Krankheiten eine wesentliche Rolle. Geht eine betroffene Person davon aus, das eigene Schmerzerleben positiv beeinflussen zu können, wird sie aktiver mit der Erkrankung umgehen und zielgerichtet Verhaltensweisen einsetzen, die ihr helfen, um mit den Beschwerden umzugehen. Zusammenhänge zwischen Selbstwirksamkeitserwartung und geringerer schmerzbedingter Beeinträchtigung, Schmerzstärke und Stress sind nachgewiesen.*

Frage 509

? Wann besteht die Indikation für eine Schmerzpsychotherapie?

! **Wenn Patient*innen aufgrund einer Schmerzerkrankung psychisch erheblich beeinträchtigt sind und wenn sie Defizite in der Schmerzbewältigung bzw. Lebensgestaltung aufweisen. Sinnvoll ist die Indikationsstellung auch dann, wenn zunächst gezielter an einer selbstwirksamen Schmerzbeeinflussung gearbeitet werden sollte, bevor allgemeinere psychotherapeutische Ansätze greifen können.**

*In einer Schmerzpsychotherapie stehen Schmerzen und der Umgang damit im Zentrum der Behandlung. Die Behandlung wird i. d. R. von besonders mit Schmerzerkrankungen geschulten oder erfahrenen Therapeut*innen durchgeführt. In Schmerzkliniken wird ebenfalls häufig fokussiert schmerzpsychotherapeutisch gearbeitet.*

Frage 510

Welche Informationsquellen werden in der klinisch-psychologischen Diagnostik genutzt?

Das klinisch-diagnostische Bild setzt sich zusammen aus den Informationen einer ausführlichen psychologischen Anamnese unter Einbezug von standardisierten Fragebögen und der parallel laufenden Verhaltensbeobachtung. Ergänzend sind Fremdbefunde und fremdanamnestische Informationen einzubeziehen.

Das beschriebene Vorgehen wird gut ergänzt durch standardisierte diagnostische Interviews zur Abklärung komorbider psychischer Störungen. Eine schmerzspezifische Anamnese zielt zusätzlich auf die Exploration schmerzspezifischer Inhalte und des Copings ab. Spezielle Fragebögen werden entsprechend der diagnostischen Fragestellung ausgewählt. Klinisch-psychologische Diagnostik kann nur von psychologisch ausgebildetem Fachpersonal geleistet werden.

Frage 511

Inwieweit spielt Interdisziplinarität in der psychologischen Diagnostik bei Schmerzerkrankungen eine Rolle?

Chronische Schmerzen müssen immer im Sinne eines biopsychosozialen Modells diagnostiziert und behandelt werden. Ein interdisziplinäres und ergebnisoffenes Herangehen schmerztherapeutisch geschulter ärztlicher, psychologischer und physiotherapeutischer Professionen ist am zielführendsten.

*Im Rahmen sogenannter Assessments werden Patient*innen mit chronischen Schmerzen von ärztlichem, psychologischem und physiotherapeutischem Fachpersonal ergebnisoffen untersucht. Zielstellungen sind die biopsychosoziale Befundung des Krankheitsbilds mit einer integrierten Diagnosestellung und Ableitung von Therapieempfehlungen.*

Frage 512

Welche Hemmnisse führen bei Patient*innen mit chronischen Schmerzen dazu, keine psychotherapeutische Behandlung aufzunehmen?

- **Stigma**
- **somatisches Krankheitsmodell**
- **Unsicherheiten und Ängste**
- **Verfügbarkeit und Wartezeit**

*Gründe, warum Patient*innen keine psychotherapeutische Unterstützung aufnehmen, obwohl diese hilfreich wäre, sind vielgestaltig. Gerade im Kontext von Schmerzerkrankungen spielen hierbei somatische Krankheitsüberzeugungen eine wesentliche Rolle. So gehen Betroffene davon aus, dass ausschließlich auf den Körper bezogene Ansätze zielführend sind. Entsprechende Überzeugungen manifestieren sich auch seitens des Behandlungssystems, als dass psychosoziale Aspekte oftmals unzureichend oder viel zu spät beachtet und integriert werden. Wenn Patient*innen erst spät nach weitreichender somatischer Diagnostik in eine Psychotherapie „geschickt" werden, sind Vorbehalte ausgeprägter. Darüber hinaus sind Patient*innen häufig nicht darüber informiert, was eine Psychotherapie ist oder wie diese abläuft.*

Frage 513

Wie können Sie diesen Hemmnissen, die eine psychotherapeutische Behandlung erschweren, entgegenwirken?

- **Vertretung eines biopsychosozialen Krankheitsmodells**
- **psychosoziale Faktoren von Beginn an mit in den Blick nehmen**
- **Formulierung zur Empfehlung einer psychotherapeutischen Unterstützung**
- **Aufklärung über Inhalte und Ablauf einer Psychotherapie**

*Hilfreich ist zunächst, Hemmnisse zu erfragen, um gezielt darauf eingehen zu können. Grundsätzlich sollte bei chronischen Schmerzen ein biopsychosoziales Krankheitsmodell verfolgt und psychosoziale Einflüsse auf das Krankheitsgeschehen von Beginn an berücksichtigt werden. Wenn sich Patient*innen in eine Psychotherapie „geschickt" fühlen, ist dies ungünstig, vor allem dann, wenn dies mit einer di-*

chotomen Krankheitsauffassung auf ärztlicher Seite einhergeht („Wenn es nichts Körperliches ist, dann muss es etwas Psychisches sein."). Günstig sind Formulierungen, die ein „Sowohl-als-auch-Modell" beinhalten. Betont werden können zudem Empfehlungen aus Leitlinien, die den Einsatz von Psychotherapie bei vielen Schmerzerkrankungen fokussieren.

Frage 514

Welche Bewältigungskompetenzen sind für Patient*innen mit chronischen Schmerzen sinnvoll?

- **Entspannungsverfahren**
- **Aufmerksamkeitsverlagerung**
- **Anpassung der körperlichen und sozialen Aktivitäten**
- **Analyse und Modifikation dysfunktionaler Kognitionen sowie schmerzmodulierender Faktoren**
- **Modifikation des Medikamenteneinnahmeverhaltens**
- **Umgang mit dem Gesundheitswesen bzw. operanten Aspekten der Schmerzaufrechterhaltung (z. B. Beziehungsgestaltung)**

*Die Therapie wird i. d. R. mit umfassenden Selbstbeobachtungen auf verschiedenen Ebenen eröffnet, welche Patient*innen oft erst erlernen müssen. Das Vermitteln der beschriebenen Interventionen wird zunehmend in den Alltag transferiert und am Ende der Therapie mit einem Rückfallplan versehen. Dies soll die Aufrechterhaltung des erwünschten Verhaltens sichern.*

Frage 515

Was bedeutet „Expositionsbehandlung" in der Schmerztherapie?

Patient*innen konfrontieren sich in der Regel mithilfe der Physiotherapeut*innen zunehmend mit der Angst vor Schmerzen, die durch eine bestimmte Bewegung ausgelöst wird. Dies wird graduiert so lange durchgeführt, bis die Angst nachgelassen hat und die Bewegung angstfrei ausgeführt werden kann.

*Konzeptionell gründet diese eigentlich aus der Angsttherapie stammende Intervention auf dem Modell der Fear-Avoidance (Angst-Vermeidung), das einen Zusammenhang zwischen Angst vor Schmerzauslösung und fortschreitender Immobilität sowie Schmerzaufrechterhaltung beschreibt. Durch die therapeutisch geführte Konfrontation und die Erkenntnis, dass der befürchtete Zusammenhang ausbleibt, gewinnen Patient*innen an Aktivitätsradius. Gleichzeitig werden mittelfristig Schonhaltungen aufgegeben und es resultieren Schmerzminderung sowie ein Zugewinn an Lebensqualität.*

Frage 516

Wie kann in der Psychotherapie der Transfer von Therapieinhalten in den Alltag der Patient*innen sichergestellt werden?

- **möglichst konkrete und realistische Planung**
- **Nachbesprechung und Anpassung erfolgreicher und nicht erfolgreicher Umsetzung**
- **Fortschritte herausarbeiten und verstärken**

*Die Integration von Therapieinhalten in den Alltag der Patient*innen spielt eine zentrale Rolle, um nachhaltig den Umgang mit dem Beschwerdebild positiv zu beeinflussen. Die Umsetzung von Bewältigungskompetenzen sollte in der Therapie konkret vorbesprochen und wenn möglich geübt werden. Es ist hilfreich, Hindernisse zu antizipieren und die Umsetzung im Nachgang auszuwerten, um Anpassungen vornehmen zu können. Fortschritte sind im chronischen Krankheitsbild oft kleinteilig und langwierig.*

Frage 517

Was beschreibt das Vorgehen der Aufmerksamkeitslenkung und wozu dient sie?

Der Strom der Aufmerksamkeit wird gezielt auf angenehme Inhalte gerichtet, die außen und innen vorkommen können. Dies dient der Bewältigung akuter Schmerzattacken.

*Die mit der Aufmerksamkeitslenkung auf angenehme Inhalte verbundene geschilderte Schmerzlinderung wird in der Therapie gezielt eingesetzt. Patient*innen lernen zuerst, den Strom der Aufmerksamkeit gezielt und konzentriert zu steuern. Inhalt-*

lich kommen sowohl angenehme äußere Erfahrungen (Spaziergänge, Naturbetrachtungen etc.) als auch angenehme innere Erfahrungen (Imaginationsübungen, Erinnerungen etc.) zum Einsatz.

Die Aufmerksamkeitslenkung sollte allerdings immer unter Berücksichtigung der Aktivitätenregulation angewendet werden.

Frage 518

Wie wird bei der Aktivitätenregulation vorgegangen?

- **Ausbalancierung von Aktivität und Ruhe im Alltag**
- **Überprüfung und Korrektur relevanter Ziele auf Realitätsnähe**
- **Aufbau positiv erlebter Aktivitäten**
- **Aufbau bzw. Aktivierung genussvollen Erlebens**
- **Überprüfung und Korrektur schmerzbezogener Ängste und Überzeugungen**

Ziel dieser Intervention ist eine bedürfnisorientierte, ausgewogene Alltagsgestaltung. Dabei sollen sowohl Aktivitäten als auch Ruhe- bzw. Genussmomente in ausreichendem Maße vertreten sein. Ebenso wichtig ist die Regulation des Gleichgewichts zwischen körperlichen und psychischen Bedürfnissen. Dabei kann das dysfunktionale Verhalten sowohl in der Überforderung als auch in der übermäßigen Schonung bestehen.

Frage 519

Welche neueren psychotherapeutischen Techniken und Ansätze können in der Schmerzpsychotherapie eingesetzt werden?

- **EMDR (Eye Movement Desensitization and Reprocessing)**
- **Hypnotherapie**
- **achtsamkeitsbasierte Ansätze**
- **ACT (Acceptance and Commitment Therapy)**

Psychotherapeutische Behandlungsmethoden entwickeln sich stetig weiter und werden im Behandlungsvorgehen kombiniert. Im Bereich der Behandlung chronischer Schmerzen werden zunehmend Erfolge durch den Einsatz einer ursprünglich traumatherapeutischen Technik (EMDR) erzielt. Weiterhin werden auch hypnotherapeutische Methoden, welche Trance und Suggestion nutzen, angewendet. Achtsamkeitsbasierte Ansätze dienen im Wesentlichen dazu, die Selbstwahrnehmung zu fördern und automatische Bewertungen abzubauen. Dies geht mit einem besseren Stressmanagement einher. Im Rahmen der ACT stehen Ziele wie Wertorientierung und Akzeptanzförderung im Mittelpunkt.

9 Therapiekonzepte

9.1 Interdisziplinäre multimodale Schmerztherapie und Schmerzassessment

*Rainer Sabatowski, vormals beteiligt: Bernhard Arnold**

Frage 520

Unterscheiden sich interdisziplinäre von multidisziplinären bzw. multimodalen Therapieansätzen?

Die Unterschiede liegen in der fachlichen Zusammensetzung des Behandlerteams bzw. der zum Einsatz kommenden therapeutischen Interventionen.

Unter einem multimodalen Therapieansatz versteht man den zeitgleichen Einsatz sich unterscheidender therapeutischer Interventionen, die sich durch unterschiedliche Mechanismen abgrenzen lassen. Dies kann durch z. B. den parallelen Einsatz zweier unterschiedlicher Medikamente (z. B. NSAR und Opioid) definiert sein. Dagegen stellt eine multidisziplinäre Behandlung die Situation dar, wenn zeitgleich oder aufeinander folgend Behandler unterschiedlicher Fachdisziplinen eine Behandlung durchführen (z. B. ärztliche Verordnung von Medikamenten und Krankengymnastik). Dabei ist ein Austausch über gemeinsame Ziele und Behandlungsstrategien nicht zwingend erforderlich. Die interdisziplinäre Therapie wird durch ein multidisziplinäres Team durchgeführt, das sich sowohl im Assessment als auch in der Therapie auf dem gemeinsamen Krankheitsverständnis des biopsychosozialen Schmerzmodells bezieht und ein gemeinsames Therapieziel verfolgt. Als Voraussetzung der Umsetzung der interdisziplinären Behandlung gelten regelmäßige Teamsitzungen und die Erarbeitung eines im Team abgestimmten Behandlungsplans bzw. gemeinsamer Therapieziele.

Frage 521

Welches Krankheitsmodell liegt der interdisziplinären multimodalen Schmerztherapie zugrunde?

Ein biopsychosoziales Krankheitsmodell

Die interdisziplinäre multimodale Schmerztherapie basiert auf dem biopsychosozialen Krankheitsmodell, das chronische Erkrankungen als mehrdimensionale Problematik mit somatischen Störungen, aber auch psychischen Begleitreaktionen bis hin zu Komorbiditäten und sozialen Folgen interpretiert. Das Krankheitsmodell geht auf den US-amerikanischen Psychiater George L. Engel zurück, der das Modell 1976 basierend auf Studien zur allgemeinen Systemtheorie ausformulierte. Eine Grundlage zur Formulierung dieses Modells, war die Beobachtung, dass das subjektive Empfinden eines Patienten, krank zu sein, oftmals nicht mit dem Vorliegen objektivierbarer körperlicher Befunde übereinstimmt. In verschieden Untersuchungen konnte diese Beobachtung verifiziert werden. So konnten mittels bildgebender Verfahren eine Diskrepanz zwischen den dabei erhobenen „Befunden“ und der tatsächlichen Symptomausprägung für die Modelle Knie- bzw. Rückenschmerz gezeigt werden. Das biopsychosoziale Krankheitsverständnis ist heutzutage ein für Patienten mit chronischen Schmerzen allgemein akzeptiertes Modell und begründet auch die Notwendigkeit eines interdisziplinär-multimodalen Therapieansatzes.

Frage 522

Was ist das Ziel interdisziplinär multimodaler Schmerztherapieprogramme?

Wiederherstellung der subjektiven und objektiven Funktionsfähigkeit

Das Ziel der interdisziplinären multimodalen Therapie ist nicht die Beseitigung der chronischen Schmerzproblematik bis hin zur Schmerzfreiheit. Vielmehr zielt sie auf die Befähigung des Patienten ab, seinen Alltag (privat und beruflich) zu bewältigen, sowie in möglichst großem Umfang Sozialkontakte und Freizeitgestaltung zu pflegen. Das subjektive Kontrollempfinden soll verbessert werden. Neben einer realistischen Einschätzung der eigenen Leistungsfähigkeit und -erwartung dienen dazu der Wiederaufbau von Vertrauen in die körperliche Funktionsfähigkeit und die Verbesserung der sozialen Integration, z. B. über die Wiederaufnahme sozialer Aktivitäten.

Frage 523

Warum wird die interdisziplinäre multimodale Schmerztherapie i. d. R. als Gruppenbehandlung angeboten?

Die Patientengruppe wirkt als zusätzliches therapeutisches Instrument.

Viele Patienten mit chronischen Schmerzen sehen sich als Außenseiter in ihrem sozialen Umfeld, da sie die Schmerzproblematik nicht wie von ihnen erwartet kontrollieren können, sondern einerseits ungewöhnlichen Einschränkungen unterliegen und andererseits regelmäßig in Rechtfertigungsnot gelangen. Hier ist die Erfahrung wichtig, dass es andere Menschen mit ähnlichen Schwierigkeiten und Erfahrungen gibt. Außerdem stellt die Gruppe ein neues soziales Umfeld dar, in der soziale Kompetenzen erprobt und ggf. geändert werden können.

Aus Sicht der Therapeuten ist die Patientengruppe selbst ein wichtiges therapeutisches Instrument durch den wechselseitigen Erfahrungsaustausch und die gegenseitige Beeinflussung der Patienten. Manche Erkenntnis kann leichter angenommen werden, wenn sie nicht vom Therapeuten, sondern von einem „Leidensgenossen" stammt. Die Gruppe kann als Regulativ bei dysfunktionalen Verhaltensweisen und auch als Reflexionsfeld für erzielte Veränderungen genutzt werden.

Frage 524

Wie umfangreich sollte eine interdisziplinäre multimodale Schmerztherapie sein, um bei Patienten mit chronischen Schmerzen gute Effekte zu erreichen?

Die Angaben in der Literatur sind uneinheitlich. In Deutschland sind Therapieprogramme von ca. 100 h reine Therapiezeit üblich (eher mehr).

2004 wurde von Guzmán et al. in der Cochrane Library ein Reviewartikel zu multimodaler Rückenschmerzbehandlung veröffentlicht, der sich auf 10 Studien aus den Jahren 1989 bis 1997 bezog. Auf Basis dieser Angaben wurde eine Effektivität bei einem Therapieumfang von mehr als 100 h für die interdisziplinäre multimodale Schmerztherapie bestätigt, bei weniger als 30 h wurde die Behandlung als ineffektiv eingestuft. Die hier gezogenen Grenzen wurden willkürlich gesetzt, da die untersuchten Studien zu inhomogen waren. Später durchgeführte Untersuchungen konnten diesen klaren Zusammenhang zwischen zeitlicher Therapieintensität und Ergebnisqualität nicht bestätigen.

Für „Sondergruppen" hinsichtlich der Schmerzerkrankung, dem Grad der Chronifizierung aber auch in Abhängigkeit vom Alter sind durchaus andere zeitliche Modelle vorstellbar und werden auch durchgeführt.

Frage 525

Welche Rolle spielt die Größe der Patientengruppen für die interdisziplinäre multimodale Schmerztherapie?

Die Gruppe muss groß genug sein, um als Gruppe zu wirken, und klein genug für eine individuelle und intensive Therapie.

Nach den Vorgaben des offiziellen Prozedurenkatalogs OPS-301 ist die Gruppengröße sowohl im teilstationären als auch im stationären Setting auf maximal 8 Patienten limitiert. Diese Begrenzung soll zum einen einem beliebigen Erweitern der Gruppengrößen aus wirtschaftlichen Gründen Grenzen setzen, zum anderen aber auch die Einhaltung der erforderlichen Therapieintensität bezogen auf den einzelnen Patienten sicherstellen. Begrenzungen von Gruppentherapieangeboten hinsichtlich der Gruppengröße finden sich häufiger, etwa ist in der Verhaltenstherapie eine Teilnehmerzahl von höchstens 8 Personen nach GOÄ zulässig. Die gleiche Begrenzung findet sich in der krankengymnastischen Gruppenbehandlung. Insofern ist auch ein Übertrag dieser Limitierung auf die interdisziplinäre multimodale Schmerztherapie konsequent.

Frage 526

Gibt es konsentierte und validierte Messinstrumente zur Erfassung der Behandlungsergebnisse in der interdisziplinären multimodalen Schmertherapie?

Zum jetzigen Zeitpunkt stehen keine für diese Therapieform spezifischen Fragebogen- bzw. Messinstrumente zur Verfügung.

Die Ergebnisse der interdisziplinären multimodalen Schmerztherapie müssen erfasst und objektiviert werden. Leider hat sich gezeigt, dass es bisher keinen allgemeinen Konsens über die Art der Instrumente gibt. Es liegen weder spezifische, für diese Therapieform/Patientenpopulation validierte Instrumente vor, noch werden gängige Messinstrumente, z. B. zur Erfassung der Schmerzintensität (z. B. NRS) oder der schmerzbedingten Beeinträchtigung (z. B. PDI), regelhaft in den wissenschaftlichen Untersuchungen bzw. Therapieevaluationen genutzt. Dies erschwert letztendlich die Mess- und Vergleichbarkeit dieser Therapieform. In einem internationalen Expertenkonsens unter Einbeziehung von Patientenvertretern wurden jedoch zumindest die Domänen definiert, die regelhaft erfasst und abgebildet werden sollten. Hierzu gehören: die Schmerzintensität und -häufigkeit, das emotionale Wohlbefinden, die Zufriedenheit mit sozialen Rollen und Aktivitäten, die Produktivität (sowohl im Bereich des Arbeitslebens als auch im privaten Kontext), die Wahrnehmung der Patienten über die erreichten Ziele und die physische Aktivität. Empfehlungen für spezifisch einzusetzende Fragebögen wurden nicht formuliert.

Frage 527

Sind interdisziplinäre multimodale Schmerztherapieprogramme zwingend an das Krankenhaus gebunden?

Nein, die Therapieform kann im Prinzip in jedem Versorgungssektor erfolgen.

Die Zuordnung in die verschiedenen Sektoren (ambulant, teilstationär, stationär) lässt sich anhand verschiedener Kriterien differenzieren. So gehört ein interdisziplinäres Assessment – vor der eigentlichen Therapie – obligatorisch dazu – unabhängig von der eigentlichen Sektorenzuordnung. Hinsichtlich der Prozesskriterien unterscheiden sich (teil-)stationäre von ambulanten Sektoren aber in der Behandlungsintensität und im Setting. So ist die Behandlungsintensität im ambulanten Bereich eher niederschwellig und die Behandlung sollte berufsbegleitend durchführbar sein, während in den anderen Sektoren eine hochintensive (d. h. täglich über einen definierten Zeitraum) Behandlung im Kontext einer Klinik durchgeführt wird. Diese Sektoren unterscheiden sich auch in Bezug auf deren therapeutische Zielsetzung: ambulanter Sektor = Chronifizierung aufhalten bzw. verhindern; (teil-)stationärer Sektor = „Functional Restoration". Deutlicher sind die Unterschiede in Bezug auf die Patientenkriterien. Für eine ambulante interdisziplinäre multimodale Schmerztherapie empfehlen sich Patienten mit einem niedrigen Chronifizierungsgrad (MPSS I–II) und einer niedrigen Schmerzgraduierung (v. Korff 0–2). Darüber hinaus sollte eine schmerzbedingte Arbeitsunfähigkeit nicht länger als 6 Wochen andauern und es sollten keine komplexen Komorbiditäten bestehen. Teilstationäre bzw. stationäre Behandlungssettings sind eher bei höherer Chronifizierung bzw. Schmerzgraduierung (MPSS II–III; v. Korff 2–4), längerer Arbeitsunfähigkeit und komplexen Komorbiditäten indiziert. Bei Fehlgebrauch von Opioiden/Cannabinoiden und/oder komplexen Situationen hinsichtlich einer notwendigen Pharmakotherapie wird primär eine stationäre Behandlung empfohlen.

Frage 528

Welche Fachdisziplinen sollte man mindestens in das therapeutische Team einbinden?

- **Medizin**
- **Psychotherapie inklusive übender Verfahren**
- **körperlich übende Disziplin(en)**

Die interdisziplinäre multimodale Schmerztherapie umfasst somatische, körperlich übende, psychologisch übende und psychotherapeutische Therapieverfahren. Entsprechend muss der Bereich der medizinischen ärztlichen Behandlung, der psychotherapeutischen Therapieverfahren sowie der körperlich aktivierenden Verfahren abgedeckt werden. Erforderlich sind demnach Arzt (obligat mit Zusatzbezeichnung „Spezielle Schmerztherapie"), ärztlicher oder psychologischer Psychotherapeut sowie zumindest ein Physiotherapeut. Ergänzend oder alternativ zum Physiotherapeuten könnten z. B. Ergo-, Moto- oder Sporttherapeuten eingebunden werden. Psychologisch übende Verfahren, also Entspannungstechniken, können auch durch Ko-Therapeuten angeboten werden, die jedoch eine entsprechende Zusatzweiterbildung aufweisen müssen. Hilfreich, aber nicht obligat, ist zudem die Beteiligung eines Sozialpädagogen.

Ferner ist darauf zu achten, dass die medizinischen bzw. psychotherapeutischen Aufgaben nicht durch ein und dieselbe Person erbracht werden. D. h. konkret, dass ein Arzt mit der Zusatzqualifikation „Psychotherapie" nicht beide Bereiche gleichzeitig abdecken kann.

Frage 529

Welche Qualifikationen müssen die Teammitglieder haben?

- **Facharzt mit Zusatzbezeichnung „Spezielle Schmerztherapie"**
- **approbierter Psychotherapeut**
- **Anerkennung nach dem Masseur- und Physiotherapeutengesetz**
- **staatlich anerkannte Ausbildung**

Für den verantwortlichen Arzt wird zwingend die Zusatzbezeichnung „Spezielle Schmerztherapie" gefordert, wobei dies gleichzeitig bedeutet, dass der verantwortliche Arzt Facharzt sein muss. Auch für die sonst beteiligten Mediziner soll die abgeschlossene Facharztausbildung gefordert werden.

Wird die Psychotherapie nicht ärztlich abgedeckt, sondern über einen Psychologen, so muss dieser die Ausbildung zum psychologischen Psychotherapeuten mit Approbation absolviert haben. Weitere psychologische Mitarbeiter, beispielsweise solche in Therapieausbildung, müssen diese Qualifikation nicht zwingend erbringen. Die Forderung nach Absolvierung einer Zusatzausbildung als psychologischer Schmerztherapeut wird von der Deutschen Schmerzgesellschaft e. V. empfohlen.

Für die eventuell eingebundenen Pflegekräfte gibt es mittlerweile das Curriculum der „Algesiologischen Fachassistenz; Pain Nurse"; eine ähnliche Qualifikation wurde für Physio- und Ergotherapeuten (Spezielle Schmerzphysiotherapie; Spezielle Schmerzergotherapie) entwickelt. Beide Qualifikationen werden bisher aber nicht offiziell eingefordert, sondern nur von der Fachgesellschaft empfohlen.

Frage 530

Wie gelingt es, eine integrative Teamstruktur aufzubauen?

Die eingebundenen Disziplinen vertreten ihr Fach gleichberechtigt. Zeitfenster für informellen Austausch werden vorgeplant. Die therapeutischen Inhalte werden abgestimmt.

Integrative Teamstrukturen für interdisziplinär multimodale Schmerztherapien umfassen ärztliche Mitarbeiter (davon mindestens ein ausgebildeter Schmerztherapeut), psychologische oder ärztliche Psychotherapeuten, Physio-, Ergo-, Moto- oder Sporttherapeuten etc. sowie Ko-Therapeuten, z. B. Pflegekräfte mit Zusatzausbildung „Algesiologische Fachassistenz; Pain Nurse". Dabei werden klassische hierarchische Strukturen aufgehoben – Grundlage integrativer Strukturen ist vielmehr ein respektvoller und gleichberechtigter Umgang miteinander.

Umgesetzt wird dies z. B. in vorgeplanten Zeitfenstern für den Informationsaustausch, in gemeinsamen Beschlüssen zum therapeutischen und organisatorischen Vorgehen, in der Erarbeitung eines mit allen Fachbereichen abgestimmten Krankheitsmodells und der daraus resultierenden Therapiestrategien sowie in regelmäßiger inhaltlicher Absprache während der laufenden Therapie. Dabei hat jedes Teammitglied das Recht und die Aufgabe, Therapiehindernisse und -fortschritte im Rahmen der Besprechung aus Sicht seines Fachbereichs zu präsentieren, aber auch eigene Bedürfnisse und Behandlungserschwernisse auf der Suche nach Unterstützung im Team zu artikulieren.

Frage 531

Wie lässt sich ein integratives Vorgehen institutionalisieren?

Therapieentscheidungen werden anhand vordefinierter, allgemein gültiger Kriterien getroffen; Zeitfenster ermöglichen allen Teammitgliedern die Teilnahme an Besprechungen.

Neben der Entwicklung abgestimmter Krankheitsmodelle und Therapiestrategien sowie der inhaltlichen Absprache ist es wichtig, Kriterien für anstehende Therapieentscheidungen auszuformulieren, die dann für alle Fachdisziplinen gleichermaßen gelten. Hierzu zählen insbesondere Ein- und Ausschlusskriterien für die interdisziplinäre multimodale Schmerztherapie, aber auch verbindliche Kriterien für die Zuweisung von Patienten zu unterschiedlichen Organisationsformen (voll- oder teilstationär) innerhalb der interdisziplinären multimodalen Therapie. Die Zeitfenster für Teambesprechungen werden so geplant, dass alle Teammitglieder an den Besprechungen teilnehmen können. In dieser Zeit findet also keine Therapie statt. Dennoch sind diese Zeiten ein wichtiger Bestandteil im gesamten Therapiekontext und müssen in der Gesamtkalkulation hinsichtlich des Personal- und Zeitbedarfs mitberücksichtigt werden.

Frage 532

Wie lassen sich inhaltliche und zeitliche Absprachen umsetzen?

Über einen vorgegebenen, zeitlich und inhaltlich abgestimmten Behandlungsplan

Die Behandlung erfolgt obligat nach einem vorgegebenen Behandlungsplan, der zumindest inhaltlich Spielraum für eine individuelle Betreuung des Patienten lassen muss. Dieser Behandlungsplan legt nicht nur den zeitlichen Ablauf der verschiedenen Therapieangebote fest, sondern er legt auch die Grundlage für die inhaltliche Absprache zwischen den einzelnen Disziplinen, wobei die Qualität der Behandlung mit der Intensität der Absprache steigt.

Übergeordnet bleibt das gemeinsam abgesprochene Therapieziel, das in Einzelziele für kürzere Zeitabschnitte unterteilt werden kann, bis hin zur detaillierten Absprache über das Vorgehen in einzelnen Stunden. Auch diese grundsätzliche Festlegung der Therapieinhalte sollte Raum lassen, um auf individuelle Bedürfnisse des Patienten oder spezifische Entwicklungen gezielt reagieren zu können. Die genaue Absprache zwischen den Therapeuten führt neben dem Effekt einer strafferen Patientenführung auch zu einem weitaus homogeneren Auftritt des Therapeutenteams gegenüber dem Patienten und vermeidet so weitgehend das Entstehen von Konflikten zwischen Therapeuten und Patienten.

Frage 533

Welche Patienten sollen in die interdisziplinäre multimodale Schmerztherapie einbezogen werden?

Patienten mit chronischen, bisher „therapierefraktären" Schmerzen und Patienten mit erhöhtem Risiko für eine Chronifizierung.

Die Indikation zur interdisziplinären multimodalen Schmerztherapie stellt sich bei Patienten mit Schmerzkrankheiten in fortgeschrittenem Chronifizierungsstadium, bei denen eine Mono- oder auch multidisziplinäre Behandlung nicht zum Therapieerfolg geführt hat. Die Indikation beschränkt sich dabei nicht auf einzelne Krankheitsbilder, sondern gilt grundsätzlich für alle Schmerzerkrankungen inklusive somatoformer Schmerzstörungen.

Weiterhin ergibt sich die Indikation zur interdisziplinären multimodalen Schmerztherapie bei Patienten am Beginn des Chronifizierungsprozesses, die ein erhöhtes Risiko für eine Chronifizierung aufweisen. Die frühzeitige Identifikation dieser Patientengruppe ist bisher noch nicht Standard in der medizinischen Versorgung, wird aber zunehmend im Rahmen von Selektivverträgen umgesetzt und von interdisziplinären Leitlinien, etwa der NVL Kreuzschmerz, gefordert.

Frage 534

Welche spezielle diagnostische Vorgehensweise sollte vor der interdisziplinären multimodalen Schmerztherapie erfolgen?

Ein interdisziplinäres Schmerzassessment

Das interdisziplinäre multimodale Assessment ist ein umfassendes Instrument, welches als Prärequisite einer komplexen interdisziplinären multimodalen Schmerztherapie eingesetzt und verstanden werden kann. Hier sollen im Rahmen der Vordiagnostik die Indikation überprüft und differenzierte Hinweise auf die spezifische Gestaltung und individuelle Maßnahmen im weiteren Therapieverlauf erarbeitet werden. Somit lässt sich das Assessment durchaus als erster Behandlungsschritt verstehen und dient der Optimierung der darauffolgenden Abläufe.

Frage 535

Wie kommt das Gesamtergebnis des Assessments zustande?

Durch eine Teambesprechung unter Einbeziehung aller beteiligter Disziplinen

Im Anschluss der getrennt durchgeführten Einzeluntersuchungen finden sich die Vertreter der verschiedenen Fachdisziplinen (möglichst zeitnah) zu einer gemeinsamen Teambesprechung zusammen. Die unterschiedlichen Informationen und Befunde werden vorgestellt und miteinander abgeglichen und diskutiert. Am Ende soll ein gemeinsames Modell zur Erklärung der Entstehung, Aufrechterhaltung bzw. Chronifizierung der Schmerzerkrankung formuliert werden und ggf. bereits eine Schmerzdiagnose (zumindest als Verdachtsdiagnose) gestellt werden. Es folgt eine im Team konsentierte Therapieempfehlung, die dem Patienten vermittelt wird.

Wichtig dabei ist, dass das Assessment „ergebnisoffen" gestaltet werden sollte. D.h. die Empfehlungen werden erst am Ende der verschiedenen Untersuchungen (im Team) erarbeitet, konsentiert und gegenüber dem Patienten vermittelt. Vermieden werden sollte auf jeden Fall, dass bereits während der einzelnen fachspezifischen Untersuchungen konkrete Behandlungsempfehlungen gegenüber dem Patienten geäußert werden. „Ergebnisoffen" bedeutet aber auch, dass die Empfehlungen nicht automatisch in einer interdisziplinären multimodalen Therapie münden müssen. Es können auch andere Empfehlungen ausgesprochen werden, z. B. Einleitung einer Rehabilitationsbehandlung, Operation, Einleitung weiterer spezifischer Diagnostik oder Fortführung der bisherigen ambulanten Behandlung.

Frage 536

? Gibt es Kontraindikationen zur interdisziplinären multimodalen Schmerztherapie?

! **Relative Kontraindikationen sind:**

- **Suchtproblematik**
- **eine die Therapie behindernde Psychopathologie**
- **eingeschränkte körperliche oder psychische Belastbarkeit**
- **sprachliche oder intellektuelle Defizite**
- **sekundärer Krankheitsgewinn**

i *Absolute Kontraindikationen gegen eine interdisziplinäre multimodale Schmerztherapie bestehen nicht. Als relative Ausschlusskriterien gelten eine aktuell bestehende Suchtproblematik, wobei ein Schmerzmittelfehlgebrauch ausgenommen wird, eine schwerwiegende und die Therapie beeinträchtigende Psychopathologie, wie etwa eine schwere depressive Störung, aber auch eine psychische Störung, die als Therapiehindernis in der Behandlung selbst oder bei der Beachtung formaler Vorgaben, wie rechtzeitiger Anwesenheit, wirken können.*

Zudem lässt eine reduzierte körperliche Belastbarkeit unter Umständen körperlich übende Verfahren nicht in ausreichendem Maße zu. Von besonderer Bedeutung ist die Beachtung sprachlicher oder intellektueller Einschränkungen, die der Vermittlung komplexer Zusammenhänge und der Therapieinhalte entgegenstehen. Ein häufiger Ausschlussgrund ist ein latenter oder manifester sekundärer Krankheitsgewinn, etwa in Form eines aktuellen Rentenbegehrens oder auch nur zur Entlastung von der Erwerbstätigkeit. In diesen Fällen empfiehlt es sich, die Problematik des darin ruhenden Zielkonflikts im Vorfeld anzusprechen und mit dem Patienten zu erörtern.

Frage 537

? Wie kann eine ausreichende Therapiemotivation abgeklärt werden?

! **Lediglich durch den persönlichen Eindruck der Untersucher**

i *Es gibt kein Messverfahren, das eine verlässliche Aussage über die Therapiemotivation von Patienten zulassen würde. Ausschlaggebend ist vielmehr der subjektive Eindruck der in das multidisziplinäre Assessment eingebundenen Therapeuten. Deshalb ist das Beurteilen der Therapiemotivation auch ein unerlässliches Thema im Rahmen der Teambesprechung zum Abschluss des Assessments. Sollte es dabei nicht zu einer abschließenden Beurteilung kommen, bietet sich als weitere Möglichkeit eine Therapieerprobung mit mehreren Therapietagen an, um die Veränderungsbereitschaft des Patienten zu beobachten und so auf die Motivation rückschließen zu können.*

Frage 538

? Welches sind die häufigsten maladaptiven Schmerzbewältigungsstrategien bei chronischen Schmerzpatienten?

!

- **ängstliches Vermeidungsverhalten**
- **Durchhaltestrategien**
- **Katastrophisieren**

i *Der Umgang von Patienten mit chronischen Schmerzen mit ihrem Beschwerdebild ist häufig nicht von einer konstruktiven Vorgehensweise geprägt. Vielmehr dominieren ängstliches Vermeidungsverhalten (Fear-Avoidance Beliefs) oder aber Durchhaltestrategien (Avoidance-Endurance-Modell). Im ersten Fall führen Schonhaltung und Verzicht auf körperliche Aktivität zwar vorübergehend zur Schmerzreduktion, aber auch zum Fortschreiten der körperlichen Dekonditionierung. Im zweiten Fall resultieren eine körperliche Überbelastung und fehlende Auseinandersetzung mit der Schmerzproblematik, sodass konstruktive Bewältigungsstrategien nicht entwickelt werden können. Eine weitere Bewältigungs- oder Copingstrategie ist das Katastrophisieren, also die Negativbewertung aktueller und die Negativerwartung zukünftiger Ereignisse.*

Frage 539

Welche medizinische Aufgabe hat der Arzt in der interdisziplinären multimodalen Schmerztherapie?

- **Ausschluss kausal therapierbarer Schmerzursachen**
- **Einleitung und Überwachung der analgetischen und sonstigen Medikation**
- **Diagnostik und Therapie akzidenteller Erkrankungen**
- **medizinische Anteile der Edukation**

Ärztliche Aufgabe ist es zunächst, im Rahmen des Assessments zu klären, ob möglicherweise zu beseitigende körperliche Ursachen der geschilderten Beschwerden in erforderlichem Umfang abgeklärt und ausgeschlossen wurden. Weiterhin ist der Arzt für die Indikation ergänzender diagnostischer und therapeutischer Maßnahmen verantwortlich, etwa der medikamentösen Einstellung. Während der laufenden Therapie sind Änderungen des Beschwerdebilds, neu hinzu getretene Beschwerden o. ä. medizinisch einzuordnen, dem Patienten zu erklären und ggf. darauf zu reagieren.

Weiterhin basiert ein wesentlicher Teil der Inhalte der Edukation auf medizinischem Wissen. Insofern legitimiert der Arzt einerseits die konservative Vorgehensweise, andererseits ist sein Fachbereich in das Gesamtkonzept der interdisziplinären multimodalen Schmerztherapie eingebunden, ohne dass der Arzt „Therapieführer" wäre. Trotzdem trägt er die Verantwortung für die Durchführung der medizinischen Behandlung.

Frage 540

Wie ist mit der medikamentösen Schmerzbehandlung im Rahmen multimodaler Therapieprogramme zu verfahren?

Die analgetisch-medikamentöse Vorbehandlung wird fortgeführt und ggf. im Laufe der Behandlung angepasst.

In der Regel wird eine vorab eingeleitete und effektive Analgetikatherapie auch im Kontext der interdisziplinären multimodalen Therapieprogramme fortgeführt. Die medikamentöse Einstellung sollte jedoch möglichst vor Beginn der Therapieprogramme abgeschlossen sein, da sonst eine möglicherweise erzielte Beschwerdelinderung seitens der Patienten vorrangig auf die medikamentöse Behandlung zurückgeführt wird und die Effekte der übrigen Therapiebausteine (z. B. Psychologie, Physiotherapie) nicht (ausreichend) Berücksichtigung finden.

Im Rahmen der Edukation empfiehlt es sich, auf die hohe Versagerrate und die niedrige Effektivität analgetischer Substanzen bei chronischen nicht tumorbedingten Schmerzzuständen einzugehen und insbesondere darauf hinzuweisen, dass – im Gegensatz zu den üblichen Erwartungen – Dosissteigerungen nicht zu einem Mehr an Schmerzdämpfung führen. Erklärungsbedürftig ist auch die Funktion der schmerzmodifizierenden Antidepressiva und deren Rolle in der Schmerzmedizin sowie die Wirkungsweise der Antiepileptika in der Behandlung neuropathischer Schmerzen.

Frage 541

Die multimodale Schmerztherapie ist ein konservatives Therapieverfahren. Sind interventionelle Maßnahmen im Rahmen dieser Therapie sinnvoll?

Interventionelle Verfahren sind nicht regelhafter Bestandteil der interdisziplinären multimodalen Therapie. Jedoch kann deren Durchführung in ausgewählten Einzelfällen durchaus sinnvoll sein.

Gegen die Durchführung interventioneller Verfahren (z. B. Nervenblockaden, Infusionen) spricht, dass es sich dabei um passive Maßnahmen handelt, die gegen das Therapiekonzept der (Eigen-)Aktivierung der Patienten stehen. Auch kann so die Verantwortung für das Befinden vom Patienten auf den Therapeuten übergehen, z. B., weil das Beachten von Belastungsgrenzen erschwert wird. Die Unterdrückung von Schmerzsignalen unterstützt zudem die Tendenz zum Durchhalten und verhindert Verhaltensänderungen. Nicht zuletzt können (fortgeführte) interventionelle Maßnahmen auch einen Beitrag zur Schmerzchronifizierung darstellen. Auf der anderen Seite können Interventionen auch als unterstützende Maßnahmen (nicht als „heilende" Maßnahmen) verstanden und angeboten werden. Eine vorüber-

gehende Schmerzdämpfung durch interventionelle Maßnahmen kann den Patienten in die Lage versetzen, auch körperlich belastende Übungen ohne relevante Einschränkungen durch Schmerzen zu absolvieren.

Wichtig im Entscheidungsprozess für oder gegen interventionelle Maßnahme ist es aber, dass jede einzelne Intervention zuvor im Team abgesprochen und konsentiert werden sollte.

Frage 542

Welche Aufgabe hat die Psychotherapie in interdisziplinären multimodalen Schmerztherapieprogrammen?

- **schmerzbezogenes Verhalten und Kognitionen aufzeigen**
- **Anregung zur Modifikation geben**
- **störungsspezifische Therapie psychischer Komorbiditäten**

Da eine kausale Ursachenbeseitigung bei Patienten mit chronischen Schmerzen nicht mehr möglich ist, kommt der Änderung von Verhaltensweisen, aber auch der grundsätzlichen Einstellung der Patienten zu Leistungsfähigkeit und -erwartung im Rahmen der Therapie eine tragende Rolle zu. Dies sind klassische Themen der Verhaltenstherapie – ebenso wie die Veränderung schmerzbegleitender Gedankengänge und schmerzbezogener Bewältigungsstrategien. Das theoretische Erarbeiten notwendiger Veränderungen in der psychologischen Schmerzbewältigungsgruppe wird im Rahmen interdisziplinär multimodaler Therapieprogramme gefolgt von thematisch zugeordneten körperlich übenden Therapiestunden, in denen praktisch erprobt werden kann, was zuvor theoretisch erörtert wurde. Hier zeigt sich der Benefit integrativen und abgestimmten Vorgehens besonders deutlich.

Darüber hinaus leidet ein weit überproportionaler Anteil der Patienten mit chronischen Schmerzen zusätzlich an krankheitswertigen seelischen Störungen, überwiegend unter affektiven Störungen, die im Rahmen dieser Programme in Einzel- oder Gruppensitzungen therapeutisch angegangen werden können. Zudem weist das Patientengut schmerztherapeutischer Einrichtungen einen ebenfalls sehr hohen Anteil an somatoformen Störungen auf.

Frage 543

Warum haben Entspannungstechniken einen so hohen Stellenwert im Rahmen interdisziplinär multimodaler Therapieprogramme?

Sie nutzen das Aufmerksamkeitslenken zur Schmerzdistanzierung, reduzieren Anspannung und vegetative Übererregbarkeit und bringen zusätzliche Erholungsphasen.

Entspannungstechniken werden im Rahmen interdisziplinär multimodaler Therapieprogramme nicht als psychotherapeutisches Hilfsmittel eingesetzt, etwa um Zugang zum Unterbewusstsein zu erhalten. Sie dienen vielmehr zuvorderst dem Training der Aufmerksamkeitslenkung, um die gedankliche Distanzierung gegenüber den Schmerzen einzuüben. Außerdem lassen sich mit Entspannungsübungen das häufig erheblich erhöhte Anspannungsniveau und die begleitende vegetative Symptomatik positiv beeinflussen. Weitere Begleiteffekte sind gezielt eingestreute Erholungsphasen im Alltag und ein verbesserter Nachtschlaf.

Nicht alle Patienten profitieren von allen Entspannungstechniken gleichermaßen. Während eine Vielzahl von Schmerzpatienten mit der Muskelrelaxation nach Jacobson gut zurechtkommt, gilt dies für das autogene Training nicht in vergleichbarem Ausmaß. Andererseits gibt es Patienten, die mit Muskelrelaxation nicht, mit autogenem Training aber sehr gut klarkommen. Deshalb bietet es sich an, verschiedene Entspannungstechniken im Rahmen interdisziplinär multimodaler Therapieprogramme einzusetzen.

Frage 544

Was ist unter Edukation zu verstehen?

Informationsvermittlung zum Störungsbild und zu störungsbedingtem Verhalten

Unter Edukation versteht man die Information des Patienten über sein Krankheitsbild und dessen Behandlung. Bei zusätzlichen Informationen und der Motivation zum Selbstmanagement durch krankheitsangepasstes Verhalten spricht man von Psychoedukation. Im Rahmen der multimodalen Schmerztherapie trifft der letztere Begriff an sich eher zu. Edukation und Psychoedukation werden üblicher-

weise im Gruppensetting durchgeführt. Vermieden werden sollte dabei aber ein „Frontalunterricht", vielmehr sollte auf die aktive Beteiligung der Patienten bei der Erarbeitung und Diskussion wichtiger Themen geachtet werden, ebenso auf den emotionalen Austausch innerhalb der Gruppe.

Strikte Vorgaben zu den Inhalten der Psychoedukation liegen nicht vor. Wichtige Themen bei den Patienten sind jedoch die Trennung zwischen akuten und chronischen Schmerzen unter Berücksichtigung körperlicher, aber auch psychischer, emotionaler und sozialer Aspekte und daraus resultierender Veränderungsstrategien, die Mechanismen der Schmerzchronifizierung wie muskuläre Reaktionen, Dekonditionierung, neuronale Plastizität sowie vegetative Reaktionen als Folge körperlicher, aber auch seelischer Belastungen.

Frage 545

? Welchen Sinn haben kunsttherapeutische Verfahren, z. B. Kreativtherapie im Rahmen interdisziplinärer multimodaler Therapieprogramme?

! **Kunsttherapeutische Verfahren bieten dem Patienten einen zusätzlichen Kommunikationsweg, um das eigene Befinden anders als mit Worten auszudrücken.**

i *Insbesondere in Fällen, in denen die Patienten nicht in der Lage sind, grundsätzliche und umfassende Aussagen zu ihrem Befinden zu machen, liefern kunsttherapeutische Verfahren u. U. wichtige Informationen, die im weiteren therapeutischen Prozess in Einzelsitzungen aufgegriffen werden können. Dabei sind Verfahren der Kreativtherapie mit vergleichsweise wenig Aufwand umzusetzen, andere Verfahren, wie Musiktherapie, benötigen eine umfangreichere Ausstattung.*

Frage 546

? Was bedeutet „ressourcenorientiert"?

! **Nutzen der verbliebenen oder bisher nicht ausgeschöpften Fähigkeiten des Patienten im therapeutischen Vorgehen mit dem Ziel einer optimierten Funktions- und Kontrollfähigkeit**

i *Eine ressourcenorientierte Vorgehensweise orientiert sich nicht an den als ursächlich angesehenen Defiziten oder strukturellen Schädigungen des Patienten, sondern vielmehr an den verbliebenen Fähigkeiten. Diese werden gezielt gefördert und so eingesetzt, dass schmerzbedingte Beeinträchtigungen möglichst kompensiert werden. Eine ressourcenorientierte Vorgehensweise zielt zudem darauf ab, bisher nicht genutzte oder auch nicht bekannte Fähigkeiten zu identifizieren und weiterzuentwickeln. In der Summe resultiert eine Verhaltensänderung, die sich sehr nah an gegebenen Eigenschaften des Patienten orientiert und so einen alltagsnahen Gebrauch erlaubt.*

Frage 547

? In der interdisziplinären multimodalen Schmerztherapie werden übende Verfahren stark betont. Was ist mit Massagen, Wärme- oder Elektrobehandlung?

! **Passive Maßnahmen mindern die Eigenverantwortlichkeit des Patienten und behindern damit die angestrebte Verhaltensänderung.**

i *Die interdisziplinäre multimodale Schmerztherapie dient nicht der Beseitigung eines körperlichen Schadens, sondern zielt vielmehr auf eine Wiederherstellung der objektiven und subjektiven Funktionsfähigkeit. Damit soll die Eigenkompetenz des Betroffenen erweitert und die Kontrollfähigkeit verbessert werden. Dies setzt voraus, dass der Patient in verschiedensten Übungssituationen die eigenen Leistungsgrenzen zunächst erfassen und dann erweitern kann. Dies gelingt nicht durch passive Maßnahmen, sondern ausschließlich durch Eigenaktivitäten des Patienten. Die therapeutische Begleitung gibt dabei dem Patienten die erforderliche Sicherheit, sich durch das erhöhte Aktivitätsniveau nicht zu schaden.*

Frage 548

? Wie beurteilen Sie die Wirtschaftlichkeit interdisziplinärer multimodaler Therapieprogramme?

! **Ein klarer Beleg konnte bisher mangels verfügbarer Daten nicht geführt werden, es gibt jedoch starke Hinweise für eine positive Kosten-Nutzen-Bilanz.**

Es gibt keine Untersuchung aus Deutschland, der eine patientenbezogene Kosten-Nutzen-Rechnung zu entnehmen wäre. Einer der wesentlichen Gründe, die einer solchen Berechnung entgegenstehen, liegt in der Schwierigkeit, die notwendigen Daten zusammenzuführen. Dennoch gibt es Daten aus verschiedenen Untersuchungen, die eine Kostenersparnis von mehreren tausend Euro pro Patient und Jahr nahelegen. Auch in Daten von Krankenkassen wird ein positiver Effekt auf die Therapiekosten beschrieben. Die Angabe zur Höhe der Kostenersparnis aus diesen Daten schwankt zwischen ca. 1000 bis zu 36 000 € pro Patient und Jahr, wobei letztgenannte Summe sowohl die direkten als auch die indirekten Krankheitskosten beinhaltet.

Frage 549

Welche Langzeitergebnisse lassen sich mit der interdisziplinären multimodalen Schmerztherapie erreichen?

- **Rückgang der Schmerzen und begleitender psychischer Symptome**
- **Verbesserung der Lebensqualität**
- **Rückkehr an den Arbeitsplatz in über 60 % der Fälle**

Als Messparameter bietet sich in der Schmerztherapie die Reduktion der Schmerzstärke an, daneben aber auch Kriterien wie die schmerzbedingte Beeinträchtigung, Depressivität und Angst sowie die Lebensqualität. Hierbei handelt es sich durchwegs um subjektive Angaben der Betroffenen. Als objektiver Parameter, der zusätzlich unter sozialmedizinischen und ökonomischen Aspekten eine hohe Relevanz aufweist, kann die Rückkehrrate an den Arbeitsplatz dienen. Für die interdisziplinär multimodale Schmerztherapie sind, eine ausreichend hohe Therapieintensität vorausgesetzt, für alle subjektiven Parameter mittlere bis hohe Effektstärken belegt – und zwar auch hinsichtlich der Langzeiteffekte. Die Rückkehrrate an den Arbeitsplatz liegt nach multimodaler Schmerztherapie bei 60 % oder höher.

9.2 Interventionelle Schmerztherapie

Kai Rossen, Dieter Siebrecht,
*vormals beteiligt: Sabine Schulzeck**

Frage 550

Was versteht man unter interventioneller Behandlung in der Schmerztherapie?

Behandlung mit:

- **Injektion von Lokalanästhetika oder anderen Medikamenten an Nervenstrukturen**
- **Beeinflussung von Nervenstrukturen durch Hitze- oder Kälteapplikation, z. B. thermische Denervierung, von kleinen Gelenken**
- **Injektionen von Substanzen an andere ins Schmerzgeschehen einbezogene Strukturen, z. B. Muskeln oder Gelenke**

Typische Beispiele sind die Infiltration von Lokalanästhetika oder Opioiden an den sympathischen Grenzstrang, die Grenzstrangneurolyse zum Erzielen einer andauernden Sympathikusausschaltung bei Durchblutungsstörungen, die kathetergestützte kontinuierliche rückenmarksnahe Opioidanalgesie oder die Injektion von Botulinumtoxin oder Kortikoiden in Strukturen des Bewegungsapparats oder der Haut.

Frage 551

Nennen Sie Beispiele für die interventionelle Schmerztherapie mit typischer Zuordnung zu bestimmten Fachdisziplinen.

- **Anästhesie: Nervenblockaden, Sympathikusblockade, Stellatum-GLOA (ganglionäre lokale Opioidapplikation)**
- **Orthopädie und interventionelle Radiologie: Injektionen in/an Gelenke und Nervenstrukturen**
- **Neurochirurgie: Chordotomie, Spinal-Cord-Stimulation**
- **Neurologie: Applikation von Botulinumtoxin**

Frage 552

? Für die Kostenübernahme einer periradikulären Injektionstherapie (PRT) durch eine gesetzliche Krankenversicherung gibt es seit 2013 in Deutschland bestimmte Vorbedingungen. Welche sind es und was ist der Grund hierfür?

!
- **Die Indikation muss von einem ausgewiesenen Schmerztherapeuten gestellt oder bestätigt werden.**
- **Die Behandlung soll in ein multimodales Konzept eingebunden sein und durch Koppelung mit anderen Therapiebausteinen effektiver werden.**
- **Mit der Regelung soll die inflationär angewachsene Zahl periradikulärer Injektionen auf therapeutisch sinnvolle Fälle begrenzt werden.**
- **Es besteht die Möglichkeit, die periradikuläre Injektion als „Individuelle Gesundheitsleistung" in Anspruch zu nehmen und die Kosten privat zu zahlen**

Frage 553

? Anhand welcher Parameter lässt sich ein Erfolg bei Nervenblockaden mit Lokalanästhetika bewerten?

! **Eine Schmerzreduktion und der Nachweis des Funktionsausfalls des blockierten Nervs zeigen ein positives Ergebnis der Nervenblockade an.**

i *Die Schmerzreduktion sollte am besten in einem 24-h-Protokoll dokumentiert werden, um Ausmaß und Zeitverlauf zu erfassen. Bei Blockaden peripherer Nerven wird die Lokalisation eines sensorischen Defizits und auch ggf. motorische Effekte beobachtet. Nach Durchführung von Sympathikusblockaden treten eine Zunahme der Hautdurchblutung, ein Temperaturanstieg und das Sistieren der Schweißbildung auf. Die erhobenen Befunde sollen mit der erzielten Schmerzreduktion in Beziehung gesetzt werden, um Placeboeffekte oder technisch bedingte Misserfolge, bei denen z. B. die jeweilige Substanz den gewünschten Zielort nicht erreicht hat, abzugrenzen.*

Frage 554

? Nennen Sie die wichtigsten Injektionsorte für Interventionen am Sympathikus.

!
- **Ganglion cervicale superius (GCS)**
- **Ganglion stellatum**
- **Interkostalnerven**
- **Plexus coeliacus**
- **lumbaler Grenzstrang**

i *Eine Stellatum-Blockade erfolgt häufig im Rahmen eines Komplexen regionalen Schmerzsyndroms (CRPS) der oberen Extremität, Interkostalnerven-Blockaden im Rahmen einer akuten Zosterinfektion, die Blockade des Plexus coeliacus im Rahmen eines Pankreaskarzinoms, Blockaden des lumbalen Grenzstrangs bei CRPS der unteren Extremität oder bei der peripheren arteriellen Verschlusskrankheit (AVK).*

Frage 555

? Welche Substanz wird typischerweise bei der Intervention am Ganglion cervicale superius injiziert und warum?

! **Typischerweise wird ein niedrig dosiertes Opioid, meist Buprenorphin, und kein Lokalanästhetikum injiziert, da hierdurch eine analgetische Wirkung erzielbar ist und potenziell gravierende Nebenwirkungen speziell durch eine Lokalanästhesie im Schädelbasisbereich vermieden werden.**

i *Die Injektion erfolgt in den Retropharyngealraum in die Nähe der Schädelbasis, somit in unmittelbare Nähe des ZNS – hier verlaufen wichtige nervale Strukturen, z. B. Hirnnerven.*

Frage 556

? Wie erkennt man anhand der Nomenklatur, ob Lokalanästhetika oder Opioide in der Intervention verwendet wurden?

! **Bei der Verwendung von Lokalanästhetika spricht man von „Blockaden". Die Infiltration von Opioiden wird „ganglionäre lokale Opioidapplikation" (GLOA) genannt.**

Von beiden Substanzgruppen ist eine vergleichbare analgetische Wirkung zu erwarten, allerdings führen Lokalanästhetika zu einem passageren Ausfall der Nervenfunktion.

Frage 557

Welche Schmerzregion kann man bei einer Intervention am Ganglion cervicale superius erreichen?

Im Ganglion cervicale superius erfolgt die Umschaltung der sympathischen Fasern für die Gesichts- und Kopfregion.

Frage 558

Nennen Sie typische Indikationen für eine Ganglion-cervicale-superius-GLOA.

- **exazerbierter anhaltender idiopathischer Gesichtsschmerz**
- **akute Zosterneuralgie im Bereich des Kopfs**
- **dekompensierte typische Trigeminusneuralgie**

Frage 559

Wie sieht ein typischer Behandlungsplan für eine Ganglion-cervicale-superius-GLOA bei einer dekompensierten Trigeminusneuralgie aus?

- **Diagnosestellung und Ausschluss von Differenzialdiagnosen**
- **nach erfolgreicher diagnostischer Blockade Einleitung einer Blockadeserie**
- **parallel Etablieren der medikamentösen und nicht medikamentösen Begleittherapie**
- **Abschluss der Blockadeserie**

Die interventionelle Schmerztherapie ist bei chronischen Schmerzsyndromen ein überbrückender Baustein im Prozess der Diagnosesicherung und Etablierung der meist erforderlichen komplexen, multimodalen Therapie.

Frage 560

Wie sieht der typische Zeitplan einer Blockadeserie aus?

Durchführung von 1–2 diagnostischen Interventionen, bei positivem Effekt weitere 5–10 Blockaden in zunächst 2–3-tägigem Abstand, dann mit zunehmendem Zeitintervall

Innerhalb von 2–3 Wochen ist meist die Rekompensation, diagnostische Klärung und die Etablierung der langfristig angelegten weiteren Therapie möglich.

Frage 561

Wie beurteilen Sie die Dauertherapie chronischer Schmerzsyndrome mit Interventionen, z. B. Ganglion-cervicale-superius-GLOA?

Ganglion-cervicale-superius-GLOA werden sehr zurückhaltend und nur für Ausnahmefälle mit Einbettung in ein umfassenderes Behandlungskonzept empfohlen.

Bei chronischen Schmerzen fördert eine stark auf Interventionen ausgerichtete Therapie die Fixierung auf ein rein somatisches Krankheitsverständnis, führt zur starken Abhängigkeit vom Behandler, zur Schwächung der Patientenautonomie, zu einer passiven Krankheitsbewältigung und erhöht die Gefahr von punktionsbedingten Komplikationen. Wiederholte Blockaden sollten daher nur in Einzelfällen, in großen Zeitabständen und unter Berücksichtigung dieser Überlegungen erfolgen.

Frage 562

Wann spricht man von einer „erfolgreichen" Stellatumblockade?

Beim Eintritt einer mindestens 30 %igen, der Wirkdauer des Lokalanästhetikums entsprechend langanhaltenden Schmerzreduktion und bei gleichzeitigen Zeichen einer Sympathikolyse auf der blockierten Seite ist die Blockade gelungen.

Während die Schmerzreduktion bei Verwenden eines langwirksamen Lokalanästhetikums über Stunden anhalten sollte, zeigt sich die Sympathikolyse anhand folgender Symptome:

- *gleichseitiges Horner-Syndrom*
- *Temperaturanstieg und aufgehobenes Schwitzen des gleichseitigen Arms und Gesichts*
- *Ausfall sympathischer Reflexe*

Ein nicht sympathisch unterhaltener Schmerz liegt dann vor, wenn es trotz nachweisbarer Sympathikolyse zu keiner signifikanten Schmerzreduktion kommt.

Frage 563

Wodurch unterscheidet sich die Stellatum-GLOA von der Stellatumblockade?

- **Art der injizierten Substanz**
- **potenzielle Nebenwirkungen und Komplikationen**
- **Umfang der Sicherheitsvorkehrungen**

Während bei der GLOA ein Opioid injiziert wird, verwendet man bei einer Blockade ein Lokalanästhetikum. Letzteres ermöglicht eine differenzierte Bewertung v. a. des technischen Blockadeerfolgs, birgt allerdings die Gefahr von Nebenwirkungen und bedrohlichen Komplikationen und erfordert daher entsprechende Vorsichtsmaßnahmen. Hinsichtlich der analgetischen Wirkung ist von beiden Substanzgruppen prinzipiell eine vergleichbare Wirkung zu erwarten.

Frage 564

Nennen Sie mögliche Komplikationen einer Stellatumblockade.

- **zerebraler Krampfanfall bei Injektion des Lokalanästhetikum in die A. vertebralis**
- **hohe Spinalanästhesie mit Lähmung der Atmung**
- **Pneumothorax**
- **Heiserkeit bei Recurrenslähmung**
- **Hämatombildung bei Gefäßverletzungen**
- **Ateminsuffizienz bei pulmonaler Vorschädigung oder kontralateraler Zwerchfelllähmung**

Die Stellatumblockade sollte nur in Reanimationsbereitschaft und wegen der Gefahr der Blockade des N. laryngeus recurrens und des N. phrenicus nur einseitig durchgeführt werden.

Frage 565

Welche Vorsichtsmaßnahmen treffen Sie vor der Durchführung einer Stellatumblockade?

- **Anwesenheit einer zweiten Fachkraft**
- **Anlage eines venösen Zugangs**
- **Vorhalten einer funktionierenden Reanimationseinheit inkl. Defibrillator, Intubations- und Beatmungsinstrumentarium**
- **Beachten der Kontraindikationen, insbesondere pulmonalen Erkrankungen**

Bei Beachten der genannten Vorkehrungen sind die relativ seltenen, aber potenziell lebensbedrohlichen Komplikationen einer Stellatumblockade i. d. R. gut beherrschbar.

Frage 566

Welche Indikationen gibt es für die Durchführung einer Plexus-coeliacus-Blockade?

- **Tumorschmerzen im Oberbauch, insbesondere bei Pankreaskarzinomen**
- **komplizierte Formen der chronischen Pankreatitis**
- **Leberkapselschmerz bei Raumforderungen der Leber**

Bei der Plexus-coeliacus-Neurolyse wird eine Ausschaltung der viszeralen Nozizeption der Oberbauchorgane (= Schmerz oberhalb des Bauchnabels) erreicht. Es gibt verschiedene Zugangswege zum Plexus coeliacus, u. a. von dorsal, von ventral oder auch von lateral. Um die Injektionsstelle genau zu lokalisieren, wird die Blockade unter radiologischer Diagnostik (CT oder Sonografie) durchgeführt. Die Fortschritte und vielfältigen Möglichkeiten der medikamentösen Schmerztherapie haben zu einer Einschränkung der Indikation geführt.

Frage 567

Nennen Sie typische Indikationen für eine Injektion eines Lokalanästhetikums an das 3. thorakale Sympathikusganglion (T3-Blockade).

- **Nichterreichen einer Sympathikolyse am Arm durch eine technisch korrekt durchgeführte Stellatumblockade**
- **Wunsch nach einer länger anhaltenden Sympathikolyse am Arm, z. B. für die Therapie eines CRPS**

Auch bei technisch korrekter Stellatumblockade kann der Arm ausgespart sein, wenn die den Arm versorgenden sympathischen Fasern bereits dem 3. thorakalen Ganglion (T3 Ggl.) entspringen (sogenannte Kuhn-Anastomose). Erst die T3-Blockade erzielt dann eine Sympathikolyse des Arms, z. B. für die Behandlung von sympathisch unterhaltenen Schmerzen der Hand.

Eine anhaltende Sympathikolyse kann z. B. beim CRPS für einen längeren Zeitraum – ca. 1–2 Wochen – gewünscht sein. In diesem Fall ist die T3-Katheteranästhesie auch bei „normaler" Sympathikusanatomie, d. h. Fehlen der Kuhn-Anastomose, eine Möglichkeit zum Erzielen einer anhaltenden Sympathikolyse, da die Dislokationstendenz des T3-Katheters deutlich geringer ist als die eines Katheters in der Region des Ganglion stellatum.

Frage 568

Ist das Auftreten eines Horner-Syndroms beweisend für eine Sympathikolyse am Arm?

Nein.

Beim Vorliegen einer Kuhn-Anastomose kann der Arm bei kranial deutlicher Sympathikolyse ausgespart sein.

Frage 569

Mit welchen Verfahren ist die Sympathikolyse am Arm nachweisbar?

- **deutlicher einseitiger Temperaturanstieg der Hautoberfläche**
- **Nachweis der aufgehobenen Transpiration**
- **Laser-Doppler-Messung der Hautdurchblutung vor und nach tiefer Inspiration**

Ein einseitiger Temperaturanstieg der Hautoberfläche weist auf den Eintritt einer Sympathikolyse hin, wenn vorher die Akren kühl waren. Der Nachweis der aufgehobenen Schweißsekretion kann schwierig und unpraktikabel sein. Daher gilt der mit dem Laser-Doppler erhältliche Nachweis einer nach tiefer Inspiration aufgehobenen Vasokonstriktion, eines sympathisch vermittelten Reflexes, als wichtiges Verfahren für diese Fragestellung.

Frage 570

Nennen Sie Indikationen für eine Blockade des Ganglion stellatums.

- **Schmerzen durch Tumorinfiltration im Bereich des Kopfs und des Halses**
- **Komplexes regionales Schmerzsyndrom Typ I der oberen Extremität**
- **Zosterneuralgie**

Frage 571

Welche therapeutische Alternative bietet sich zur Neurolyse insbesondere am zervikalen/thorakalen Sympathikus an?

Rückenmarks-Elektrostimulation (englisch: Spinal Cord Stimulation bzw. SCS-Therapie).

Bei Durchführung der SCS-Therapie sind ähnliche Effekte wie bei einer Sympathikolyse nachweisbar, sodass sie sich als nicht destruktives alternatives Verfahren bei nicht möglicher oder nicht gewünschter Alkohol-Neurolyse am Sympathikus anbietet. Allerdings sind Aufwand und Kosten deutlich höher.

Frage 572

Was versteht man unter einer diagnostischer, was unter einer therapeutischen Grenzstrangblockade?

Bei einer diagnostischen Grenzstrangblockade wird ein passager wirkendes Lokalanästhetikum injiziert, bei der therapeutischen Blockade eine neurolytische Substanz zur langanhaltenden Ausschaltung der Sympathikus-/Nervenfunktion.

Vor dem Einbringen eines Neurolytikums bei der therapeutischen Blockade erfolgt zum Abschätzen des erreichbaren erwünschten Therapieeffekts und etwaiger Nebenwirkungen die diagnostische Blockade mit einem Lokalanästhetikum. Bei unerwünschten gravierenden Nebenwirkungen oder einem Ausbleiben des erwünschten Effekts ist die Wirkung des Lokalanästhetikums nicht mit einer Neurodestruktion verbunden und reversibel.

Frage 573

Bei welcher Erkrankung wird am häufigsten die Indikation für eine neurolytische lumbale Grenzstrangblockade gestellt?

Die lumbale Sympathikusblockade wird v. a. bei Durchblutungsstörungen in den Beinen (peripheren arteriellen Verschlusskrankheit) durchgeführt.

Während die Therapie chronischer nicht ischämischer Schmerzen der unteren Extremität mit neurolytischen Blockaden am lumbalen Grenzstrang aufgrund langfristig eher enttäuschender Ergebnisse zurückhaltend zu sehen ist, gibt es für die pAVK eine Therapieempfehlung – auch aufgrund kontrollierter Studien. Hier gilt nach Ausschöpfung chirurgischer oder angioplastischer Möglichkeiten die neurolytische lumbale Grenzstrangblockade als wichtige Therapieoption.

Frage 574

Welche typischen Komplikationen können bei rückenmarksnahen Interventionen auftreten?

- **Blutung**
- **epiduraler Abszess**
- **Meningitis**
- **punktionsbedingte Läsion des Nervengewebes**
- **Fremdkörperinfektion**
- **Dislokation des Materials**

Die potenziell gravierenden Komplikationen erfordern eine ausreichende Erfahrung, ein sorgfältiges steriles Arbeiten – insbesondere bei der Implantation von Fremdmaterial –, eine enge Indikationsstellung und eine sorgfältige Überwachung der Therapie, da bleibende schwere Schädigungen drohen, z. B. eine persistierende Querschnittläsion.

Frage 575

Nennen Sie Vorbedingungen für rückenmarksnahe Interventionen.

- **intakte Gerinnung**
- **keine lokalen und möglichst auch keine allgemeinen Infektionen**
- **gut informierter und mitarbeitender Patient**

Bezüglich des Gerinnungsstatus und der Berücksichtigung einer laufenden Antikoagulanzien-Therapie existieren differenzierte Leitlinien (z. B. der Deutschen Anästhesiologischen Gesellschaft). Angesichts des Infektionsrisikos sollte eine enge Indikationsstellung erfolgen. Bei Compliance-Problemen resultiert eine relativ hohe Rate an Misserfolgen und Komplikationen.

Frage 576

Nennen Sie Nebenwirkungen, die durch eine Plexus-coeliacus-Blockade auftreten können?

- **Diarrhöen**
- **Hypotension**
- **lokale Schmerzen**

Durch die Ausschaltung der vegetativen Fasern im Bauchraum kann es zu transienten oder dauerhaften Nebenwirkungen kommen, insbesondere Blutdruckabfall und Diarrhöen. Eine Plexus-coeliacus-Blockade ist in vielen Fällen mehrere Monate wirksam und kann im Rahmen eines palliativen Therapiekonzepts eingesetzt werden

Frage 577

Welche Substanz kann zur Durchführung einer chemischen Neurolyse verwendet werden?

- **hochprozentiger Alkohol (mind. 50 %)**
- **Verwendung von ehemals gebräuchlichem Phenol ist obsolet.**

Phenol ist hochtoxisch, karzinogen und teratogen und darf nicht mehr am Menschen verwendet werden.

Frage 578

Nennen Sie Bedingungen für eine intrathekale Langzeit-Opioidtherapie.

In ausgewählten Fällen kann einen intrathekale Langzeit-Opioidtherapie bei Patienten mit chronischen, opioidsensitiven Schmerzen angewandt werden. Dabei sollten eine versuchte systemische Opioidtherapie durch Nebenwirkungen limitiert gewesen und sinnvolle Therapiealternativen ausreichend berücksichtigt worden sein.

Die intrathekale Opioidtherapie ist ein aufwendiges, kontrovers diskutiertes Verfahren. Aufwand, Kosten und potenziell gravierende Nebenwirkungen verbieten die großzügige, breite Anwendung in der Therapie chronischer Schmerzen. Instabile oder erwartungsgemäß instabile Schmerzzustände sind weitere relative Kontraindikationen für dieses Verfahren.

Frage 579

Nennen Sie die wichtigsten Komplikationen der intrathekalen Opioidtherapie.

- **Fremdkörperinfektion**
- **Fehlbefüllung einer implantierten Pumpe**
- **Katheterprobleme**

Fremdkörperinfektionen im Bereich einer implantierten Pumpe oder des Kathetersystems erfordern ebenso wie Pumpenfehlfunktionen die Explantation des Systems, weil eine Meningitis droht.

Zur Fehlbefüllung der Pumpe kommt es meist z. B. bei unerkannter subkutaner Punktion vorwiegend bei Adipositas. Folge sind hohe Opioidspiegel mit toxischer Wirkung durch Somnolenz und Atemdepression.

Zu Katheterproblemen gehören Dislokation, Diskonnektion, Leckage und Okklusion, mechanische Myelonläsionen und Granulombildungen im Bereich der Katheterspitze, die zu bleibenden neurologischen Schäden führen können.

9.3 Neurochirurgische Verfahren

Majd Alkhatib, Johann Klein, Tareq Adnan Juratli

9.3.1 Rückenschmerzen, Extremitätenschmerzen, Neurostimulation

Frage 580

Welche neurochirurgisch-operativen Verfahren können in der Behandlung von chronischen Schmerzen eingesetzt werden?

Es gibt verschiedene neurochirurgische Techniken, die bei chronischen Schmerzen in Betracht gezogen werden können. Diese Verfahren lassen sich in ablative und neuromodulative Techniken unterteilen

Ablative Verfahren zielen darauf ab, bestimmte Nervenbahnen, die Schmerzsignale leiten, zu unterbrechen. Beispiele sind das Spinalganglion, der Tractus spinothalamicus, der Thalamus und der anteriore cinguläre Kortex. Ablative Verfahren haben den Vorteil eines einfacheren postoperativen Managements und der Vermeidung von langfristigen, Hardware-bedingten Risiken.

Neuromodulative Verfahren zielen darauf ab, durch invasive oder nicht invasive Modulation neuronaler Signale Schmerzen zu reduzieren. Beispiele hierfür sind die Rückenmark- und die tiefe Hirnstimulation. Neuromodulative Verfahren sind oft wegen ihrer Reversibilität und Anpassbarkeit die bevorzugte Wahl.

Frage 581

Ein 45-jähriger Patient mit schweren neuropathischen Schmerzen nach einer Plexus-brachialis-Verletzung berichtet über unzureichende Schmerzkontrolle durch bisherige Therapien. Welche ablative chirurgische Option könnte in diesem Fall in Betracht gezogen werden?

Dorsal-Root-Entry-Zone-Läsionierung (DREZ-otomie) hat sich als besonders wirksam bei der Kontrolle von durch den Plexus brachialis verursachten neuropathischen Schmerzen erwiesen.

Die DREZ-otomie zielt darauf ab, die überaktiven Neuronen im Hinterhorn des Rückenmarks zu zerstören, welche beginnen, unkontrolliert zu feuern, nachdem sie ihren peripheren sensorischen Input verloren haben.

Über eine Laminektomie oder Hemilaminektomie wird unter elektrophysiologischem Monitoring mittels somatosensorisch und motorisch evozierten Potenzialen (SSEP und MEP) die DREZ anatomisch identifiziert. Diese ist die elektrophysiologisch stille Zone zwischen dem Hinterstrang und dem kortikospinalen Trakt. Die DREZ-otomie kann mechanisch mit einer chirurgischen Klinge mit anschließender bipolarer Koagulation, mit Laser oder mit Radiofrequenz-Thermokoagulation bei einer Temperatur von 70 °C (Dauer ca. 10 s) durchgeführt werden.

Die DREZ-otomie bietet eine bessere Schmerzkontrolle als viele Neuromodulationsverfahren, mit langfristigen Erfolgsraten von 50–75 %.

Frage 582

Eine 65-jährige Patientin leidet an chronischen Rückenschmerzen, die auf einer Arthrose der Facettengelenke zurückzuführen sind. Konservative Behandlungsansätze haben keine ausreichende Linderung gebracht. Welche minimalinvasive Option könnte empfohlen werden?

Die Facettengelenksdenervierung ist eine sehr effektive, minimalinvasive Methode zur Behandlung des Facettensyndroms.

Bei chronischen Facettgelenkschmerzen, insbesondere bei Versagen konservativer Therapien, ist die Facettgelenksdenervierung eine sehr effektive, minimalinvasive Behandlungsoption. Davor sollten zwei Testblockaden, „Medial Branch Blocks", mit einem Lokalanästhetikum zur Diagnosesicherung durchgeführt werden.

Bei der Facettgelenksdenervierung wird der Ramus medialis, der die Schmerzsignale vom Facettengelenk weiterleitet, mittels Thermokoagulation verödet. Dies kann zu einer schnellen und langanhaltenden Schmerzreduktion führen.

Frage 583

Ein 50-jähriger Patient leidet an anhaltenden, konservativ nicht beherrschbaren Schmerzen im Bereich des Iliosakralgelenks. Welche minimalinvasive chirurgische Therapie könnte in diesem Fall in Betracht gezogen werden?

Die ISG-Denervierung (Denervierung des Iliosakralgelenks oder Kreuzdarmbeingelenks) ist ein minimalinvasiver Eingriff zur Behandlung konservativ nicht beherrschbarer Schmerzen beim ISG-Syndrom.

Für das Iliosakralgelenk-Syndrom (ISG-Syndrom) kann eine Denervierung des Iliosakralgelenks mittels Thermokoagulation eine wirksame Behandlungsoption sein. Vor dem Eingriff sollten diagnostische Testblockaden, „Lateral Branch Blocks", durchgeführt werden, um die Reaktion des Patienten zu evaluieren. Wenn diese eine temporäre Linderung bieten, kann die Denervierung durch Thermokoagulation des Ramus lateralis, der für die Innervation des Gelenkes, der Gelenkkapsel und der dorsalen Bänder zuständig ist, durchgeführt werden. Der Eingriff erfolgt durch die Einführung von Elektroden, die gezielt erhitzt werden, um die Schmerzweiterleitung zu unterbrechen.

Frage 584

Ein 70-jähriger Patient mit bildgebend bestätigter lumbaler Spinalkanalstenose klagt seit über zwölf Wochen über starke Lumboischialgien und Bewegungseinschränkungen. Konservative Therapien haben nur begrenzte Linderung gebracht. Was wäre die optimale Therapie für diesen Patienten?

Eine mikrochirurgische Dekompression des Spinalkanals sollte angeboten werden und ist anhand der aktuellen Datenlage von Vorteil gegenüber konservativer Therapie.

Für Patienten mit einer Spinalkanalstenose, die auf konservative Therapien nicht anspricht, wird eine mikrochirurgische Dekompression des Spinalkanals empfohlen. Diese Operation hat in Studien – wie dem Spine Patient Outcomes Research Trial (SPORT) – gezeigt, dass sie im Vergleich zu nicht operativen Behandlungen signifikante Verbesserungen in Bezug auf Schmerz, Funktion und Lebensqualität (gemessen am SF-36 und Oswestry Disability Index) bietet.

Frage 585

Eine 68-jährige Patientin hatte eine erfolgreiche Spondylodese bei degenerativer Spondylolisthese mit Facettengelenkzyste und Spinalkanalstenose im Segment LWK 4/5. Neun Monate postoperativ entwickelt sie hartnäckige, bewegungsabhängige gluteale Schmerzen. Welche Differenzialdiagnosen müssen in Betracht gezogen werden?

- **Pseudarthrose**
- **Anschlussdegeneration**
- **Iliosakralgelenksyndrom**

Eine symptomatische Pseudoarthrose nach Wirbelsäulenversteifungen ist eine wichtige Ursache der postoperativen Morbidität und ist neben Low-Grade-Infektionen die häufigste Ursache für eine spätere Reoperation. Eine symptomatische Pseudoarthrose entsteht, wenn die knöcherne Fusion nicht erfolgreich war, was zu Instabilitätsschmerzen und einer Lockerung des Materials führen kann. Andere mögliche Ursachen sind Low-Grade-Infektionen oder eine Anschlussdegeneration im benachbarten Segment. Die Diagnose wird oft durch eine Dünnschicht-CT unterstützt, die die knöcherne Fusion besser beurteilen kann als eine herkömmliche Röntgenaufnahme.

Eine Degeneration des benachbarten Segments LWK 5/SWK 1 (Anschlussdegeneration) kann durch Affektion der S 1-Wurzel zu glutealen Schmerzen führen.

Eine weitere mögliche Ursache für die glutealen Schmerzen, insbesondere nach Wirbelsäulenoperationen, ist das Iliosakralgelenksyndrom.

Frage 586

Für welche Patienten eignet sich leitliniengemäß eine Neuromodulationstherapie im Sinne einer SCS (epidurale Rückenmarkstimulation)?

- **refraktäre Angina pectoris**
- **diabetische Polyneuropathie**
- **pAVK Grad 2b und 3 nach Fontaine**
- **persistierendes spinales Schmerzsyndrom Typ I und II (PSPS I und II, früher: postoperativer Rücken-Bein-Schmerz (FBSS))**
- **CRPS Typ I und II**

Die Neuromodulation ist ein reversibles interventionelles Verfahren bei Patienten mit konservativ nicht ausreichend behandelbaren, chronischen Schmerzen. Vor allem Patienten mit neuropathischen oder sympathisch unterhaltenen oder ischämischen Schmerzen profitieren von diesem Verfahren. Die Neurostimulation lindert die Schmerzen über segmentale spinale Effekte und supraspinale modulierende Mechanismen. Kontrollierte, randomisierte Studien haben gezeigt, dass Neurostimulation zusätzlich zur konservativen Therapie bei Rücken-Bein-Schmerzen mit Radikulopathie, refraktärer Angina pectoris, pAVK, CRPS I/II und diabetischer Polyneuropathie die Ergebnisse in Bezug auf Schmerzlinderung signifikant verbessert.

Frage 587

Welche Kriterien müssen Patienten erfüllen, um sie für eine Neurostimulationstherapie bei postoperativ persistierenden spinalen Schmerzen zu berücksichtigen?

Die Neuromodulation sollte bei prädominantem radikulären Schmerz eingesetzt werden, wenn die multimodale konservative Therapie ohne dauerhaften Erfolg ist und keine Kontraindikationen auf psychotherapeutischem Gebiet bestehen.

Für eine SCS kommen Patienten mit vorwiegend neuropathischen Schmerzen, die kausal „austherapiert" sind, in Betracht. Die Patienten sollten im Vorfeld ein inadäquates Ansprechen auf optimierte konservative Behandlungen (medikamentös, physiotherapeutisch, psychologisch, psychiatrisch und psychosomatisch) aufweisen. Auch bei Patienten mit starken systemischen Nebenwirkungen auf die medikamentöse Therapie sollte diese Therapieart in Erwägung gezogen werden. Als Kontraindikationen für eine SCS gelten u. a. nicht ausreichend behandelte psychische Störungen sowie chirurgische Gründe (floride systemische Infektionen oder schwere Gerinnungsstörung). Eine medikamentöse Therapie mit Antikoagulanzien muss kurzfristig prä- und postoperativ unterbrochen werden. Zuletzt muss sichergestellt sein, dass der Patient das Verfahren versteht und das System bedienen kann. Die Erfolgsrate einer SCS bei persistierenden Schmerzen nach Wirbelsäulenoperation ist umso höher, je früher die Therapie begonnen wird. Die durchschnittliche Schmerzreduktion ist größer als nach erneuter Wir-

belsäulenoperation. Angesichts der nicht ausreichend belegten Wirkung einer langfristigen Opioidtherapie bei nicht Neoplasie-bedingten Schmerzen und häufiger Nebenwirkungen kann eine SCS-Testung vor Eskalation der pharmakologischen Therapie auf ein starkes Opioid durchgeführt werden.

Frage 588

Wegen eines sehr engen spinalen Epiduralraums und postoperativer Verwachsungen kann bei einem Patienten eine SCS-Stabelektrode nicht vorgeschoben werden. Welche Alternative gibt es?

Implantation einer Plattenelektrode

Eine Plattenelektrode kann alternativ zu einer Stabelektrode in Intubationsnarkose über einen offenen Zugang gelegt werden. Da sie eine größere Fläche abdeckt, ist eine intraoperative Lagekorrektur entsprechend der Ausdehnung der Parästhesien nicht erforderlich. Die Implantation einer Plattenelektrode erfolgt in mikrochirurgischer Technik über eine Teilentfernung eines Wirbelbogens (Laminektomie/Laminotomie).

Frage 589

Ein Patient mit Beinschmerzen nach mehreren Wirbelsäulenoperationen, der bislang sehr gut von einer Rückenmarkstimulation profitierte, beklagt einen plötzlichen Wirkungsverlust. Welche Differenzialdiagnosen kommen in Betracht und welche Diagnostik ist zu veranlassen?

Differenzialdiagnosen:
- **Batterieerschöpfung**
- **Elektrodendislokation**
- **Elektrodendefekt**

Diagnostik:
- **Impulsgeber auslesen**
- **ggf. Röntgen**

Wenn durch Auslesen des Impulsgebers eine Batterieerschöpfung ausgeschlossen ist, müssen die Impedanzen gemessen werden. Sind sie erhöht, kann eine Störung am Kontakt zwischen Elektrode und Impulsgeber oder zwischen Elektrode und Verlängerungskabel vorliegen oder es kann ein Elektrodendefekt aufgetreten sein. Sind die Impedanzen normwertig, muss eine Röntgenaufnahme zur Überprüfung der Elektrodenposition angefertigt werden.

Frage 590

Ein Patient leidet seit einem Verkehrsunfall an chronischen Schmerzen bei komplettem Querschnittssyndrom und wird Ihnen zur SCS-Testung überwiesen. Wie gehen Sie vor?

In diesem Fall sollte von einer SCS-Testung abgeraten werden.

Anders als beim inkompletten ist beim kompletten Querschnittssyndrom keine Schmerzreduktion durch eine Rückenmarkstimulation zu erwarten. Hier sollte eher die Indikation für eine intrathekale Medikamententestung geprüft werden.

Frage 591

Wann ist eine Rückenmarkstimulation bei peripherer arterieller Verschlusskrankheit (pAVK) indiziert?

Bei Stadium 2b und 3 nach Fontaine, wenn eine angiologische Intervention bzw. Revaskularisation nicht möglich ist

Neben einer Linderung der Schmerzsymptomatik verbessert eine Rückenmarkstimulation bei pAVK die Durchblutung durch Rekrutierung der vaskulären Reservekapazität und steigert die Wahrscheinlichkeit auf Erhalt der Extremität. Dazu reicht eine unterschwellige Stimulation, sodass keine Parästhesien entstehen. Die Implantation kann in Allgemeinanästhesie erfolgen, da die Elektrode nach anatomischen Kriterien platziert wird. Üblicherweise wird die SCS bei pAVK nicht getestet, sondern in einer Sitzung komplett implantiert.

Frage 592

Welchen Stellenwert hat die Rückenmarkstimulation bei Angina pectoris?

Sie ist nach Ausschöpfung medikamentöser und revaskularisierender (chirurgischer und endovaskulärer) Verfahren bei stabiler Angina pectoris indiziert.

Zur SCS bei Angina pectoris werden die Elektroden in Lokalanästhesie auf Höhe BWK1–3 platziert. Die Rückenmarkstimulation führt bei KHK-bedingter Angina pectoris nicht nur zu einer Schmerzreduktion, sondern hat kardioprotektive Effekte. Die kardiovaskuläre Morbidität, der Nitratverbrauch, die Häufigkeit von Krankenhausaufenthalten und die Anzahl kardialer Interventionen werden gesenkt, die Lebensqualität wird verbessert. Die Erfolgsrate der SCS bei diesem Krankheitsbild liegt bei rund 80 %. Ein Myokardinfarkt wird durch eine SCS nicht maskiert.

Frage 593

Welches neuromodulatorische Verfahren empfehlen Sie einem Patienten mit komplexem regionalem Schmerzsyndrom (CRPS), das konservativ nicht erfolgreich behandelt werden kann?

Rückenmarkstimulation oder Dorsal-Root-Ganglion-Stimulation (DRG-S)

Bei CRPS Typ I erreichen etwa ⅔ der konservativ erfolglos behandelten Patienten durch eine Rückenmarkstimulation eine Schmerzreduktion um mindestens 50 %. Aufgrund reduzierter Medikamenteneinnahme und Arztbesuche konnte in diesem Patientenkollektiv auch eine deutliche Kostenreduktion durch die SCS nachgewiesen werden.

Im Falle eines CRPS Typ II scheint die Rückenmarkstimulation ähnlich effektiv zu sein, jedoch ist die Studienlage diesbezüglich eingeschränkt. Alternativ zur SCS kann hier auch eine direkte Nervenstimulation erfolgreich sein, indem eine Stabelektrode am Epineurium des betroffenen Nervens fixiert wird. Jedoch treten dabei häufig Dislokationen der Elektrode auf.

Das Spinalganglion (DRG) befindet sich am distalen Ende der Spinalwurzel im lateralen Epiduralraum. Das DRG beherbergt die Zellkörper der sensorischen Neuronen und beteiligt sich aktiv an der Entstehung bestimmter Formen chronischer Schmerzen. Durch elektrische Stimulation des DRG kann die Erregbarkeit von DRG-Neuronen modulieren und damit die Schmerzsignale reduzieren. Die DRG-Stimulation ist zur Behandlung von CRPS Typ I und II der unteren Extremitäten besonders geeignet.

Frage 594

Ein 58-jähriger Patient soll wegen therapierefraktärer chronischer Schmerzen eine SCS-Implantation erhalten. Er fragt nach den möglichen Risiken, insbesondere nach der Wahrscheinlichkeit eines intraspinalen Hämatoms.

Die Inzidenz symptomatischer intraspinaler Hämatome nach der Implantation eines Spinal-Cord-Stimulators liegt in den meisten Studien deutlich unter 1 %, sowohl bei der perkutanen Implantation von Stabelektroden als auch bei der offenen Implantation von Plattenelektroden.

Eine Verletzung des epiduralen venösen Plexus könnte eine epidurale Blutung verursachen. Diese Komplikation ist jedoch sehr selten und scheint auch unter fortgesetzter Einnahme von Acetylsalicylsäure (ASS) nicht signifikant erhöht zu sein. Antikoagulanzien sollten dennoch rechtzeitig vor der Operation abgesetzt werden.

9.3.2 Kopf- und Gesichtsschmerzen

Frage 595

Welcher Eingriff ist bei medikamentös refraktärer klassischer Trigeminusneuralgie am ehesten indiziert?

Mikrovaskuläre Dekompression nach Jannetta

Der klassischen Trigeminusneuralgie liegt in den meisten Fällen eine Kompression des Nervus trigeminus durch ein Blutgefäß kurz vor seinem Eintritt in den Hirnstamm zugrunde. Bei der mikrovaskulären Dekompression wird über einen Zugang zum Kleinhirnbrückenwinkel der Gefäß-Nerven-Konflikt dargestellt und ein Stück eines synthetischen Materials (z. B. Teflon bzw. Goretex) oder Muskel zwischen den Nervus trigeminus und das ihn komprimierende Gefäß eingelegt. Unmittelbar nach der Operation profitieren mehr als 90 % der Patienten deutlich, nach zehn Jahren bis zu 74 %.

Frage 596

? Warum sollte auch bei klinisch eindeutiger Trigeminusneuralgie eine Schädel-MRT durchgeführt werden?

! **Einerseits zur Darstellung des Gefäß-Nerven-Konflikts, andererseits zum Ausschluss anderer Ursachen der Symptomatik; hierbei sollte zur besseren Darstellung des Nervus trigeminus eine CISS-Sequenz angefertigt werden.**

i *Eine MS-Plaque (Multiple Sklerose) an der Trigeminuswurzel oder eine Nervenkompression durch einen Tumor können ein Schmerzsyndrom verursachen, das klinisch nicht von einer klassischen Trigeminusneuralgie zu unterscheiden ist. Bei der MRT-Diagnostik der Trigeminusneuralgie wird eine CISS-Sequenz (Constructive Interference in Steady State) angefertigt, da sie eine hohe Sensitivität in der Darstellung von Hirnnerven aufweist.*

Frage 597

? Ein 62-jähriger Patient mit einer Trigeminusneuralgie, die anfänglich gut auf Carbamazepin ansprach, berichtet über eine zunehmende Unwirksamkeit der Medikation. Andere Medikamente brachten ebenfalls keine ausreichende Linderung. Eine MRT zeigte keine Raumforderung und in der CISS-Sequenz keinen Gefäß-Nerven-Kontakt. Der Patient fragt nach operativen Optionen.

! **Sowohl eine mikrovaskuläre Dekompression als auch eine perkutane Rhizotomie des Ganglion Gasseri können in Betracht gezogen werden.**

i *Auch wenn die MRT keinen Gefäß-Nerven-Kontakt zeigt, schließt dies das tatsächliche Vorliegen eines solchen nicht vollständig aus. Zudem gibt es seltene Fälle, bei denen eine Trigeminusneuralgie durch arachnoidale Adhäsionen ausgelöst wird, die in der MRT nicht sichtbar sind. Ein negativer MRT-Befund bei typischer Symptomatik stellt daher keine Kontraindikation für eine operative Exploration des Nervus trigeminus dar, jedoch sollte der Patient über die möglicherweise reduzierte Erfolgswahrscheinlichkeit aufgeklärt werden. Als Alternative kann eine perkutane Rhizotomie angeboten werden.*

Frage 598

? Eine 65-jährige Patientin mit klassischer Trigeminusneuralgie berichtet trotz medikamentöser Therapie und einer vorangegangenen mikrovaskulären Dekompression weiterhin über starke Schmerzen. Zudem sucht ein weiterer 85-jähriger Patient mit Trigeminusneuralgie nach minimalinvasiven Behandlungsmöglichkeiten, da eine größere Operation aufgrund seines Alters und bestehender Komorbiditäten nicht in Frage kommt. Welche destruktiven Verfahren könnten für diese Patienten geeignet sein, und wie funktionieren sie?

! **Bei beiden Patienten könnten destruktive Verfahren wie die Radiofrequenz-Thermokoagulation (RFTC), die perkutane Ballonkompression (PBC) und die Glycerin-Rhizotomie (GR) in Betracht gezogen werden.**

i *Diese Verfahren sind minimalinvasiv und zielen darauf ab, die Schmerzweiterleitung im Ganglion Gasseri zu unterbrechen, was zu einer effektiven Schmerzlinderung führen kann. Sie sind besonders nützlich, wenn eine mikrovaskuläre Dekompression nicht ausreichend wirksam war oder aufgrund von Komorbiditäten zu risikoreich erscheint.*

- *RFTC (Radiofrequenz-Thermokoagulation): Dieses Verfahren ermöglicht eine somatotopische Kartierung des Nervus trigeminus und eine selektive Läsion der betroffenen Nervenäste. Es erfordert jedoch einen wachen und kooperativen Patienten während des Eingriffs. RFTC ist weniger geeignet für die Behandlung von Schmerzen des 1. Trigeminusasts, da das Risiko einer „Anesthesia dolorosa" erhöht ist.*
- *PBC (perkutane Ballonkompression): Dieses Verfahren ist weniger selektiv, aber einfacher durchzuführen, da es keinen wachen Patienten erfordert. Ein Ballonkatheter wird über das Foramen ovale in das Cavum Meckeli eingeführt und komprimiert das Ganglion mechanisch. Es ist besonders nützlich bei Schmerzen des 1. Trigeminusasts.*
- *GR (Glycerin-Rhizotomie): Bei diesem Verfahren werden die trigeminalen Fasern chemisch durch die Instillation von Glycerin geschädigt. GR wird aufgrund ihres geringen Risikos für trigeminomotorische Dysfunktionen bevorzugt bei Patienten mit trigeminomotorischer Schwäche eingesetzt, hat jedoch eine geringere sofortige Schmerzlinderung und höhere Rezidivraten im Vergleich zu den anderen Verfahren.*

Diese Verfahren sind besonders geeignet für Patienten, bei denen eine mikrovaskuläre Dekompression aufgrund von Alter oder anderen Risikofaktoren nicht durchführbar ist, oder bei denen eine Trigeminusneuralgie im Rahmen einer Multiplen Sklerose vorliegt.

Frage 599

Was sind die Nachteile destruierender Verfahren zur Behandlung neuropathischer Gesichtsschmerzen?

Es kann zu bleibenden Sensibilitätsstörungen und selten zu Schmerzverstärkung kommen.

Alle drei destruierenden Verfahren zur Behandlung neuropathischer Gesichtsschmerzen führen in der Regel zu einer fazialen Hypästhesie, was jedoch im Vergleich zur Schmerzlinderung in vielen Fällen als akzeptabel angesehen wird.

Eine bleibende Hypästhesie im Gesicht könnte bei retroganglionärer Glycerin-Rhizotomie in ca. 50 % der Fälle auftreten, bei stereotaktischer Bestrahlung bis 30 %.

Selten, aber schwerwiegend ist eine Zunahme der Schmerzen.

Frage 600

Welches Vorgehen empfehlen Sie einem Patienten mit Okzipitalisneuralgie, die durch Medikamente und lokale Injektionen nicht suffizient behandelt werden kann?

Okzipitalnervstimulation

Bei der Okzipitalnervstimulation wird eine Elektrode subkutan in den Bereich der Okzipitalnerven eingebracht und mit einem Impulsgeber verbunden.

9.3.3 Tiefe Hirnstimulation zur Schmerztherapie

Frage 601

In ausgesuchten Fällen kann eine tiefe Hirnstimulation zur Schmerztherapie indiziert werden. Welche Zielpunkte kommen hierfür hauptsächlich infrage?

- **sensorische Thalamuskerne (VPL/VPM)**
- **das periventrikuläre oder periaquäduktale Grau (PVG/PAG)**
- **der anteriore cinguläre Kortex (ACC)**

Chronische Schmerzen gehören zu den ältesten Indikationen für tiefe Hirnstimulation und werden seit rund 60 Jahren auf diese Weise behandelt. Zu den Indikationen gehören Phantomschmerzen, Schmerzen nach Plexus-brachialis-Läsionen sowie nach Schlaganfall, Kopf- und Gesichtsschmerzen. In der Behandlung von Rücken- und Beinschmerzen wurde sie von der Rückenmarkstimulation verdrängt. Stimulation der sensorischen Thalamuskerne ist wirksamer bei neuropathischen, des periventrikulären oder periaquäduktalen Graus bei nozizeptiven Schmerzen. ACC-Stimulation wird hauptsächlich bei Schmerzen nach Schlaganfall verwendet. Da es an hochwertigen Studien mangelt, bleibt die tiefe Hirnstimulation jedoch eine seltene Methode in der Schmerztherapie und ausgesuchten Patienten vorbehalten.

Frage 602

Welche physiologischen Funktionen der sensorischen Thalamuskerne, des periventrikulären/periaquäduktalen Graus und des anterioren cingulären Kortex erklären ihren Einsatz als Zielpunkte der tiefen Hirnstimulation zur Schmerztherapie?

Schmerzwahrnehmung, -verarbeitung und -hemmung

Der sensorische Thalamus erhält Afferenzen aus dem Tractus spinothalamicus und projiziert in den somatosensorischen Kortex; er ist somit an der Schmerzwahrnehmung beteiligt. Das periventrikuläre/periaquäduktale Grau enthält enkephalinerge Neuronen, deren Stimulation indirekt zur Aktivierung von Opioidrezeptoren im Rückenmark führt, wodurch die Schmerzweiterleitung über den Tractus spinothalamicus gehemmt wird. Der anteriore cinguläre Kortex ist an der Schmerzverarbeitung und der affektiven Reaktion auf Schmerz beteiligt.

9.3.4 Intrathekale Medikamentenapplikation

Frage 603

Wie ist die Äquivalenzdosis zwischen oraler, intravenöser und intrathekaler Morphinapplikation?

- **etwa 300:1 oral zu intrathekal**
- **etwa 100:1 intravenös zu intrathekal**

300 mg Morphin oral sind analgetisch äquivalent für ca. 100 mg Morphin intravenös, 20 mg epidural oder 1 mg intrathekal.

Frage 604

Welche Medikamente sind für die kontinuierliche intrathekale Applikation in Deutschland zugelassen?

- **Morphin**
- **Ziconotid**
- **Baclofen**

Grundsätzlich sind derzeit in Deutschland nur die drei o. g. Medikamente zur dauerhaften intrathekalen Gabe mit Pumpen zugelassen. In einigen europäischen Ländern und den USA ist auch Hydromorphon zugelassen. Weitere Medikamente mit Evidenz der Wirksamkeit in der Schmerztherapie intrathekal sind Bupivacain, Clonidin, Fentanyl und Sufentanil. Wegen fehlender Zulassung zur intrathekalen Applikation können diese Mittel aber nur im Rahmen individueller Heilversuche eingesetzt werden und bedürfen einer besonderen Aufklärung des Patienten.

Frage 605

Was sind die Indikationen zur Austestung der intrathekalen Medikamentengabe?

- **Nicht-Tumorschmerzen mit steigendem Opioidbedarf**
- **Tumorschmerzen mit steigendem Bedarf an Opioiden und einer Lebenserwartung über 3 Monate**
- **persistierendes spinales Schmerzsyndrom (chronische Rückenschmerzen nach Wirbelsäulenoperation), hier v. a. bei erfolgloser Neurostimulation**
- **jegliche chronischen Schmerzen, die durch die orale, transdermale oder sonstige Gabe von Medikamenten nicht beherrschbar erscheinen, z. B. spinaler Wurzelausriss, CRPS, Osteoporose**

Die kontinuierliche intrathekale Morphinapplikation findet ihren Einsatz bei nozizeptiven, neuropathischen und Tumorschmerzen. Vor allem Patienten mit kolorektalen, urologischen und gynäkologischen Tumoren oder Wirbelsäulenmetastasen profitieren von dieser Therapiemodalität. Als Voraussetzung gilt eine Lebenserwartung von länger als 3 Monaten.

Nicht in Erwägung kommt diese Methode bei Kopf- oder Gesichtsschmerzen, bei verlegtem Spinalkanal wie nach Traumata, bei aktiven Infektionen oder bei somatoformen Schmerzsyndromen.

Frage 606

Was ist die Rationale für die intrathekale Morphinapplikation bei chronischen Schmerzen im Vergleich zur dauerhaften oralen Gabe?

Durch die intrathekale Applikation wird eine äußerst effiziente Behandlung der Schmerzen erreicht – mit Dosierungen, die etwa 300-fach niedriger sind als bei oraler Morphingabe. Infolgedessen werden systemische Nebenwirkungen seltener hervorgerufen.

Morphin überwindet die Blut-Hirn-Schranke nur in eingeschränktem Maße. Daher sind bei schweren Formen chronischer Schmerzen hohe orale Dosierungen erforderlich, um einen zumindest mäßigen Therapieerfolg zu erreichen. Allerdings sind hohe Dosierungen oft mit schwerwiegenden systemischen Nebenwirkungen vergesellschaftet. Die intrathekale Verabreichung ermöglicht es dem Medikament, die Blut-Hirn-Schranke zu umgehen, und dadurch in wesentlich geringeren Dosierungen in weit höherer Konzentration an den relevanten Rezeptoren verfügbar zu sein.

Frage 607

Ein 60-jähriger Patient mit chronischen, therapierefraktären Schmerzen, die auf eine spinale Erkrankung zurückzuführen sind, wurde für eine intrathekale Therapie in Betracht gezogen. Welche Prinzipien liegen dieser Therapie zugrunde, wie funktioniert das Pumpensystem, und wann ist ein Pumpenwechsel erforderlich?

Die intrathekale Therapie besteht aus einem implantierbaren System mit drei Hauptkomponenten: einer programmierbaren Pumpe, einem Katheter und einem externen Programmiergerät.

Die mechanische, programmierbare Pumpe mit einstellbarem Durchfluss wird von einer Lithiumbatterie betrieben, deren Lebensdauer durchschnittlich 5–7 Jahre beträgt. Die Pumpe enthält ein nachfüllbares Reservoir mit einem Fassungsvermögen von 20–40 ml. Die Pumpe infundiert das Medikament kontinuierlich über einen Katheter in den intrathekalen Raum und kann über eine Antenne mit einem externen Programmiergerät kommunizieren, um Dosierungen anzupassen oder zusätzliche Dosen zu verabreichen. Bei Bedarf können auch patientenkontrollierte Analgesie-Modi (PCA) aktiviert werden, die dem Patienten ermöglichen, bei Bedarf zusätzliche Bolusdosen zu verabreichen. Das Medikamentenreservoir muss je nach Medikament und Dosierung alle 3–6 Monate nachgefüllt werden.

Frage 608

Welche Notfallmaßnahmen solle man bei einem Patienten mit dem Verdacht auf eine Morphinüberdosierung bei liegendem intrathekalen Pumpensystem ergreifen?

- **lebenserhaltende Maßnahmen: Atmung, Atemwege, Kreislauf: intensivmedizinische Überwachung**
- **intravenöse Gabe von Naloxon (0,4–2 mg). Aufgrund der kurzen Halbwertzeit von Naloxon ist eine wiederholte Verabreichung nötig.**
- **Entleerung der Medikamentenpumpe: Notieren der entnommenen Menge, Zeitpunkt und Datum**
- **Aspirieren des Katheterinhalts und danach von ca. 30–40 ml Liquor über den Sideport der Pumpe. Alternativ kann eine Lumbalpunktion zur Entnahme der o. g. Liquormenge erfolgen. Dabei soll der Liquor zu Spiegelbestimmung asserviert werden.**

Frage 609

Ein 52-jähriger Patient leidet ein Jahr nach einem traumatischen Bandscheibenvorfall am zervikothorakalen Übergang trotz regelmäßiger Krankengymnastik und oraler Baclofentherapie weiterhin an schmerzhafter Spastik in den Beinen, die seine Gehfähigkeit stark beeinträchtigt. Wie sind die Erfolgsaussichten einer intrathekalen Baclofenpumpe zu bewerten?

Dieser Patient hat sehr gute Aussichten, von einer intrathekalen Baclofenpumpe deutlich zu profitieren.

Patienten mit Spastik spinaler Ursache, wie sie bei diesem Patienten nach einem spinalen Trauma vorliegt, reagieren oft hervorragend auf eine intrathekale Baclofenbehandlung. Diese Therapie kann neben einer Reduktion der Spastik und der damit verbundenen Schmerzen auch zu einer Verbesserung der Mobilität und der Blasenfunktion führen.

Spezieller Teil

10 Perioperative Schmerztherapie

10.1 Grundprinzipien der perioperativen Schmerztherapie

*Esther Pogatzki-Zahn, Alexander Schnabel, vormals beteiligt: Jan Sönke Englbrecht**

Frage 610

Gibt es Vorgaben zur Akutschmerztherapie im Krankenhaus, die in stationären und ambulanten Einrichtungen vorzuhalten sind, um die Qualität der Akutschmerztherapie zu verbessern?

Ja! Hierbei geht es unter anderem um das Vorhalten von Personal speziell für die Akutschmerztherapie, Patienteninformation, Schmerzerfassung, Dokumentation, Entlassmanagement und Qualitätsmanagement.

Im Gemeinsamen Bundesausschuss (GB-A) wurde am 17.09.2020 in der Qualitätsmanagementrichtlinie beschlossen, dass „stationäre und vertragsärztliche Einrichtungen, in denen Interventionen durchgeführt werden, die mit postoperativem Akutschmerz einhergehen können, indikationsspezifische interne schriftliche Regelungen entwickeln und anwenden sollen. Diese umfassen in Abhängigkeit von der Größe der Einrichtung und der Komplexität der Eingriffe auch die Darstellung und Zuordnung personeller und organisatorischer Ressourcen und Verantwortlichkeiten und sollen mit allen an der Versorgung beteiligten Fachdisziplinen und Professionen abgestimmt werden. Dabei sollen Akutschmerzen – möglichst mit validierten Instrumenten – standardisiert aus Patientensicht erfasst, ggf. im akuten Therapieverlauf wiederholt erfasst und bürokratiearm dokumentiert und nach einem individuellen Behandlungsplan behandelt werden. Die Patienten werden in die Therapieentscheidung aktiv mit einbezogen (Banz AT 08.12.2020 B2).“

Frage 611

Im Rahmen von Qualitätskontrollen wird immer wieder der Begriff „QUIPS“ genannt. Worum handelt es sich dabei?

Bei QUIPS handelt es sich um ein multizentrisches Benchmarkprojekt zur ergebnisorientierten Verbesserung der postoperativen Schmerztherapie (QUIPS = Projekt zur Qualitätsverbesserung in der postoperativen Schmerztherapie).

Am ersten postoperativen Tag werden anhand standardisierter Erhebungsbögen Parameter der Ergebnisqualität sowie bestimmter klinisch-demografischer Daten erfasst. Jede Klinik erhebt die Daten eigenständig, idealerweise (personell und zeitlich) unabhängig von der Therapie des Patienten. Zu den ergebnisbezogenen Daten gehören neben Schmerzintensität in Ruhe und bei Belastung auch funktionelle Auswirkungen durch Schmerzen, Symptome, die mögliche Nebenwirkungen einer Schmerztherapie darstellen können etc. Dies ermöglicht eine differenzierte und umfassende Betrachtung der Qualität der Schmerztherapie, die über die reine Schmerzintensität hinausgeht. Diese Daten (zusammen mit einigen demografischen Daten, OP-Art etc.) werden in ein Computerprogramm eingegeben und dort analysiert. Jede Klinik kann ihre Daten abrufen und (anonymisiert) mit anderen teilnehmenden Kliniken über das Computersystem vergleichen. Dadurch sind verschiedenste Auswertungen zeitnah und schnell möglich, sodass z. B. auf Defizite sofort reagiert und gezielt Verbesserungsmaßnahmen eingeführt oder überprüft werden können. Investiert werden muss eine gewisse Personalressource zur Erfassung und Eingabe der Daten in einen Computer und ein jährlicher Betrag pro Zentrum (unabhängig vom Umfang der Befragung in einer Klinik pro Jahr), um die Datenbearbeitung, Analyse und Rückmeldung möglich zu machen. Die Teilnahme an QUIPS wird von den Fachgesellschaften und Berufsverbänden DGAI/BDA und DGCH/BDC empfohlen, da mit QUIPS eine ergebnisorientierte, vergleichende Defizitanalyse möglich ist, was wiederum zielorientierte Maßnahmen zur Qualitätsverbesserung erlaubt.

Frage 612

Welchen Fokus sollten die Schmerztherapiekonzepte haben, die in den Kliniken idealerweise als „Standard Operating Procedure“ vorliegen und für alle Klinikmitarbeiter frei zugänglich sind?

Aus evidenzbasierter Sicht wird die Erstellung prozedurenspezifischer Standards empfohlen. Zu berücksichtigen sind dabei auch präoperative und prophylaktische Maßnahmen.

Ein operationsspezifischer Fokus von postoperativen Schmerztherapiekonzepten für häufig durchgeführte Operationen (z. B. laparoskopische Cholezystektomie) bzw. Operationen, die bekanntermaßen zu starken postoperativen Schmerzen führen können (z. B. Thorakoskopie/Thorakotomie) gilt aktuell als Goldstandard. Die PROSPECT-Gruppe (Procedure-specific Postoperative Pain Management; zusammengesetzt aus Expertinnen und Experten der Anästhesie, Chirurgie) der europäischen Regionalanästhesiegesellschaft (ESRA) erstellt evidenzbasierte prozedurenspezifische strukturierte Empfehlungen bzw. aktualisiert diese regelmäßig. Dabei gliedern sich die Empfehlungen in einen prä-, intra- und postoperativen Bereich. Die Empfehlungen sind auf der Homepage der ESRA zu finden (https://esraeurope.org/prospect/).

Frage 613

Wer ist fachlich für die postoperative Schmerztherapie zuständig?

Die fachliche Zuständigkeit muss innerhalb einer Klinik zwischen den Abteilungsleitern festgelegt werden. Hilfreich ist eine schriftliche Fixierung der vereinbarten Zuständigkeiten.

Die S3-Leitlinie „Behandlung akuter perioperativer und posttraumatischer Schmerzen" stellt eindeutig klar, dass die Organisation der perioperativen und posttraumatischen Schmerztherapie und Befugnisse für die einzelnen an der Schmerztherapie beteiligten Berufsgruppen schriftlich festgelegt werden sollte (www.awmf.org/leitlinien/detail/ll/001–025.html).
Die häufigste Konstellation sieht so aus, dass auf der chirurgischen Bettenstation der Chirurg zuständig ist für die postoperative Schmerztherapie. Ausnahmen bilden Patienten mit invasiven und aufwendigen Analgesieverfahren, die in den meisten Kliniken durch einen (anästhesiologisch geführten) Akutschmerzdienst versorgt werden. Im Aufwachraum und auf Intensivstationen, die anästhesiologisch geleitet werden, ist der Anästhesist für die Schmerztherapie bei allen Patienten in Zusammenarbeit mit dem Chirurgen zuständig. Er sollte idealerweise (in Absprache mit dem Operateur) Empfehlungen für die Weiterbehandlung des Patienten auf der Station geben. Diese sollten schriftlich erfolgen und mit dem anschließend zuständigen Stationsarzt besprochen werden. Andere Organisationsmodelle sind aber ebenfalls möglich.

Frage 614

Welche Aufgaben hat ein Akutschmerzdienst?

Ein Akutschmerzdienst sollte Aufgaben hinsichtlich Patientenbetreuung, Fortbildung und Qualitätskontrolle einschließlich Intervention bei Defiziten verantwortungsvoll übernehmen und diese disziplin- und berufsgruppenübergreifend in der Klinik ausfüllen.

Akutschmerzdienste (ASD) sind bei Durchführung bestimmter Verfahren unabdingliche Voraussetzung. Darüber hinaus können (und sollen) sie die allgemeine Situation der Akutschmerztherapie in einer Klinik durch Fortbildungen, Qualitätskontrollen und Einführung neuer Therapiekonzepte deutlich nach vorne bringen. Konkrete Aufgaben eines Akutschmerzdienstes sind:

- *Betreuung der Patienten mit speziellen Analgesieverfahren (z. B. Periduralkatheter) mittels geplanter täglicher Visiten und zusätzlichen Visiten nach Bedarf*
- *Kommunikation mit den Operateuren, v. a. in der Phase der Umstellung auf weniger invasive oder weniger aufwendige Verfahren, die durch den Chirurgen dann im Verlauf weitergeführt werden müssen*
- *24-h-Präsenz*
- *Betreuung von „Problempatienten" (z. B. Patienten mit unerwartet starken postoperativen Schmerzen, unerwartet hohem Analgetikaverbrauch, Patienten mit chronischen Schmerzen)*
- *Einführung und Überwachung von Qualitätsstandards mit*
  - *Erhebung und Dokumentation von Schmerzscores*
  - *Registrierung unerwünschter Ereignisse*
  - *Erarbeitung von Kriterien, wann eine Betreuung durch den ASD notwendig ist*
- *Fortbildung für Ärzte und Pflegepersonal*
- *Dokumentation und Qualitätssicherung*

Frage 615

Welche patientenbezogenen Aspekte sollten erfasst werden, um eine gute Behandlungsqualität von postoperativen Schmerzen zu gewährleisten?

Neben Ruhe- und Belastungsschmerzen sollten auch Nebenwirkungen, die mit Schmerzen und der Therapie von Schmerzen in Beziehung stehen können (z. B. Übelkeit und Erbrechen, Bewegungseinschränkungen, Harnverhalt) erhoben werden.

Schmerzen nach Operationen – wie alle anderen Schmerzen auch – lassen sich sehr gut mittels einer NRS oder einer VAS erheben. Idealerweise sollte man die Skalen präoperativ erklären und damit auch bereits den präoperativen Schmerz erheben. Nach der Operation sollten Ruhe- und – dies ist besonders wichtig – belastungsabhängige Schmerzen erfragt werden. Nur wenn letztere adäquat therapiert sind, kann der Patient mobilisiert werden, Physiotherapie effektiv nutzen und es können andere Faktoren greifen, die für eine gute und schnelle („fast-track") Rehabilitation erforderlich sind. In den letzten Jahren etablieren sich aber immer mehr zusätzliche Outcomefragen, z. B. der Wunsch nach mehr Schmerztherapie (der nicht sehr gut korreliert mit der Stärke der Schmerzen auf einer Skala von 0–10, dafür aber gut mit der Zufriedenheit der Patienten).

Das Erfragen von Nebenwirkungen ist aus verschiedensten Gründen ebenfalls sehr wesentlich. Umfragen bei Patienten haben ergeben, dass gerade Übelkeit und Erbrechen zu den vom Patienten besonders beachteten Nebenwirkungen der postoperativen Schmerztherapie gehören. Patienten werden durch Nebenwirkungen wie Übelkeit und Erbrechen, aber auch Bewegungseinschränkungen, Schwindel oder Müdigkeit, nicht nur unzufriedener, sondern zusätzlich ebenfalls in ihrer Aktivität eingeschränkt. Bei stationären Operationen kann das den Aufenthalt verlängern, bei ambulanten Operationen sogar eine stationäre Aufnahme verursachen. Manche Patienten verzichten auch lieber auf die Zufuhr von Schmerzmitteln, als dass sie Nebenwirkungen ertragen wollen. Hier ist es wichtig, diesen Zusammenhang zu erkennen und die Nebenwirkungen zu behandeln.

Frage 616

Welche Nichtopioid-Analgetika sind geeignet, um Schmerzen nach Operationen effektiv zu reduzieren?

Zu den in Deutschland gängigsten Nichtopioid-Analgetika, die zur perioperativen Schmerztherapie eingesetzt werden, zählen Metamizol, Ibuprofen und Paracetamol. Alle sind sowohl als orale als auch als intravenöse Formulierung verfügbar.

Die Effektivität von Metamizol, Ibuprofen (und anderen NSARs) und Paracetamol nach Operationen ist nachgewiesen. Die Effektivität ist nicht abhängig von der Art der Operation, aber von der Substanzklasse. NSARs und Metamizol sind effektiver als Paracetamol (▶ Tab. 10.1). Deshalb empfiehlt die S3-Leitlinie „Behandlung akuter perioperativer und posttraumatischer Schmerzen" auch die Gabe der beiden ersteren Substanzen/Substanzgruppen als Mittel der ersten Wahl und Paracetamol nur dann, wenn Kontraindikationen bei Patienten eine Metamizol- oder NSAR-Gabe nicht möglich machen.

Tab. 10.1 Effektivität der Nichtopioid-Analgetika im Vergleich. Ergebnisse einer Metaanalyse zur Effektivität oraler Nichtopioid-Analgetika nach Operationen bei Erwachsenen. Dargestellt ist die NNT (Number Needed to Treat) für eine mindestens 50 %ige Schmerzreduktion über 4–6 h nach Gabe des Analgetikums im Vergleich zu Placebo (Moore RA, Derry S, Aldington D et al. Single dose oral analgesics for acute postoperative pain in adults – an overview of Cochrane reviews. Cochrane Database Syst Rev 2015; 28: 9: CD008 659).

Substanz	Dosis (mg)	NNT (95 %-KI)
Diclofenac	50	3,7 (2,9–4,7)
Paracetamol	975–1000	3,6 (3,2–4,1)
Naproxen	500/550	2,7 (2,3–3,3)
Celecoxib	400	2,6 (2,3–3,0)
Ibuprofen	400*	2,5 (2,4–2,6)
Metamizol	500**	2,3 (1,9–3,1)
Diclofenac	100	1,9 (1,7–2,3)
Etoricoxib	120***	1,8 (1,7–2,0)
Ibuprofen + Paracetamol	200 + 500	1,6 (1,5–1,8)

*Daten für 300 mg liegen nicht vor
**Daten für 1000 mg liegen nicht vor
***Etoricoxib in der Tagesdosierung von 120 mg wird nur für die Behandlung der akuten Gichtarthritis empfohlen. Bei postoperativen Schmerzen sollte die Tagesdosis von 90 mg nicht überschritten werden.

Tab. 10.2 Risiken, auch bei der Kurzzeittherapie, durch die Gabe von Nichtopioid-Analgetika.

Substanzgruppe	potenzielle Nebenwirkungen/Risiken auch bei Kurzzeitgabe perioperativ
traditionelle NSAR	thromboembolische und kardiovaskuläre Komplikationen (bei Risikopatienten) Komplikationen des oberen Gastrointestinaltrakts (bei Risikopatienten, z. B. alte Patienten, Patienten mit Begleiterkrankungen) Nephrotoxizität (bei Risikopatienten) allergische Reaktionen bei Risikopatienten thromboprophylaktische Wirkung von ASS ist ggf. aufgehoben (Naproxen und Ibuprofen)
COX-2-Hemmer	thromboembolische und kardiovaskuläre Komplikationen (bei Risikopatienten) Nephrotoxizität (bei Risikopatienten)
Paracetamol	Hepatotoxizität Risiko für Asthma und atopische Erkrankungen (Ekzeme, Rhinokonjunktivitiden) möglicherweise erhöht Hypotension
Metamizol	Agranulozytose Hypotension anaphylaktische Reaktion Metamizol kann bei gleichzeitiger Anwendung den thrombozytenaggregationshemmenden Effekt niedrig dosierter Acetylsalicylsäure vermindern.

Frage 617

Gibt es Unterschiede im Auftreten unerwünschter Nebenwirkungen von Nichtopioid-Analgetika, wenn diese nur unmittelbar postoperativ für 1–5 Tage oder für einen längeren Zeitraum eingenommen werden.

Ja!

Grundsätzlich gilt, dass alle Nichtopioid-Analgetika nicht für eine Dauertherapie zugelassen sind. Bezüglich der Nebenwirkungen hat sich gezeigt, dass im Gegensatz zu einer Dauertherapie das Risiko für das Auftreten der unten genannten Komplikationen sehr gering ist, wenn die Einnahme nur eine kurze begrenzte Zeit erfolgt. Dementsprechend empfiehlt eine kürzlich publizierte PROSPECT-Empfehlung auch nach Sternotomie die Behandlung mit NSAR über einen kurzen Zeitraum postoperativ (▸ Tab. 10.2)

Frage 618

Welche systemisch verabreichten Adjuvanzien können in der postoperativen Schmerztherapie sinnvoll eingesetzt werden?

Ketamin, Kortison, Clonidin, Dexmedetomidin, Lidocain

Die aktuelle S 3-Leitlinie „Behandlung akuter perioperativer und posttraumatischer Schmerzen“ empfiehlt bei Patientinnen und Patienten mit mittleren oder größeren operativen Eingriffen bzw. einem hohen Risiko für starke oder anhaltende operative Schmerzen die perioperative Anwendung von Ketamin im Rahmen eines multimodalen Therapiekonzeptes. Insbesondere bei Patienten mit Opioidvormedikation erwies sich eine perioperative Ketaminbehandlung als hilfreich, da der postoperative Opioidverbrauch deutlich reduziert werden konnte bei gleichbleibend gutem Analgesieniveau. Die Alpha-2-Rezeptorantagonisten Dexmedetomidin und Clonidin sind analgetisch wirksam und ihre Wirkung wurde im Rahmen einer opioidfreien Narkose zusammen mit weiteren Adjuvantien (z. B. Lidocain oder Magnesium) nachgewiesen. Dexmedetomidin erwies sich auch in Kombination mit Regionalanästhesien als sinnvoll, da die Analgesiedauer um ca. 5 h verlängert werden konnte. Allerdings sollte die Anwendung bei Patienten mit einem Risiko für Bradykardien einer strengen Indikationsstellung folgen. In vielen PROSPECT-Empfehlungen (z. B. Hüft-TEP) wird die Gabe von Kortison (bis zu 15 mg) im Rahmen eines multimodalen Analgesiekonzepts hervorgehoben. Kürzlich haben Studien gezeigt, dass die perioperative Kortisontherapie auch bei Diabetikern nicht mit einem höheren Risiko für Komplikationen (z. B. Wundinfektionen) assoziiert ist.

II

Frage 619

Welches Nichtopioid-Analgetikum sollte perioperativ Kindern verabreicht werden?

Wenn möglich, sollte Ibuprofen gegeben werden. Paracetamol ist weniger effektiv und möglicherweise mit mehr Nebenwirkungen/Risiken behaftet als ursprünglich angenommen und somit Mittel der 2. Wahl.

Grundsätzlich sind NSAR bei Kindern dem Paracetamol hinsichtlich ihrer Effektivität (genau wie auch bei Erwachsenen) deutlich überlegen. Hinzu kommt, dass in den letzten Jahren einige gerade auch für Kinder relevante Risiken durch Paracetamol postuliert wurden. Hierzu zählt insbesondere das in mehreren großen Arbeiten dargestellte erhöhte Erkrankungsrisiko an Asthma (und anderen atopischen Erkrankungen), wenn Kinder als Kleinkinder (und auch früher, z. B. intrauterin) oder später (bis ins Erwachsenenalter hinein) Paracetamol erhalten haben. Auch wenn dieser Zusammenhang primär aufgrund von Datenbankuntersuchungen postuliert wird, unterstreichen verschiedene zusätzliche Fakten (z. B. große Fallzahlen, dosisabhängiger Effekt) diesen Zusammenhang. Hinzu kommt, dass auch ein möglicher mechanistischer Zusammenhang besteht: Glutathion, das durch Paracetamoleinnahme vermindert wird, spielt eine wichtige Rolle bei der Abwehr gefährlicher Antioxidanzien. Nach Paracetamolgabe können somit Sauerstoffradikale anfallen und zu einer gestörten Mukusproduktion in den Lungen, einer gesteigerten Kontraktion der glatten Muskulatur und einer erhöhten Bronchialreaktivität führen. Weitere Risiken sind eine Lebertoxizität bis hin zum Leberausfallkoma. Paracetamol ist bei Kindern die Hauptursache für die Indikation einer Lebertransplantation. Gefährlich bei Kindern ist v. a. eine Überdosierung durch Fehlanwendung (z. B. zu hohe kumulative Einzeldosierungen, Fehldosierung bei i. v.-Gabe durch Verwechselung von ml und mg, Gabe von Kombinationspräparaten, in denen Paracetamol enthalten ist). Insgesamt sollte deshalb als Mittel der ersten Wahl bei Kindern perioperativ (zumindest im Alter von > 3 Lebensmonaten) das wirksamere und gut verträgliche Ibuprofen gewählt werden.

Frage 620

Welche Dosierung für intravenöses Paracetamol wird laut S 3-Leitlinie „Behandlung akuter perioperativer und posttraumatischer Schmerzen" für Kleinkinder perioperativ empfohlen?

Die Dosierung sollte Alter, Körpergewicht, Dauer der Therapie, Tagesmaximaldosis und Dosierungsintervalle berücksichtigen.

Die in ▸ Tab. 10.3 angegebenen Richtwerte für Paracetamol dürfen bei Kindern nicht überschritten werden.

Anhand von PK- und PD-Daten, die in einer randomisierten, Placebo-kontrollierten Studie zu intravenösem Paracetamol bei Neugeborenen und Säuglingen mit akuten postoperativen Schmerzen ermittelt werden konnten, wurden die in ▸ Tab. 10.3 dargestellten Empfehlungen zur intravenösen Dosierung abgeleitet.

Frage 621

Sollte jedem Patienten, der zur Operation Metamizol erhält, postoperativ ein großes Blutbild zur Erkennung einer potenziellen Agranulozytose abgenommen werden?

Nein.

Da die Agranulozytose nicht zu einem bestimmten Zeitpunkt auftritt und mit einer Blutentnahme keine Sicherheit besteht, dass keine Agranulozytose vorliegt, ist eine routinemäßige Blutentnahme nicht sinnvoll. Bei begründetem Verdacht auf eine Agranulozytose sollte dies aber natürlich erfolgen (Differenzialblutbild) – und wenn aus anderen Gründen Laborwerte abgenommen werden, sollte auf eine Bestimmung der Leukozyten- bzw. Granulozytenzahl

Tab. 10.3 Richtwerte für die Dosierung von Paracetamol bei Kindern.

Alter	Loading Dose	Erhaltungsdosis	Tagesmaximaldosis
Frühgeburt (32.–28 Tage)	20 mg/kg KG	12,5 mg/kg KG (6-stündlich)	50 mg/kg KG
29 Tage bis 2 Jahre (< 50 kg KG)	20 mg/kg KG	15 mg/kg KG (6-stündlich)	60 mg/kg KG
> 50 kg KG		1000 mg (6-stündlich)	4000 mg/d

zum Ausschluss einer Agranulozytose geachtet werden. Patienten sollen über die Symptome einer Agranulozytose aufgeklärt und medizinisches Personal hinsichtlich klinischer Symptome sensibilisiert werden. Dies ist wichtig, um bei entsprechender Symptomatik die Metamizolbehandlung abzubrechen und umgehend einen Arzt für eine Blutbildkontrolle aufzusuchen. Auch sollte bei einer Behandlung mit Metamizol ein Vermerk im Entlassungsbrief erfolgen, sodass bei Symptomen die Diagnose schneller gestellt werden kann.

Frage 622

Stimmt es, dass Opioide nach einer Operation wenn möglich nur intravenös verabreicht werden sollen?

Nein, ganz im Gegenteil. Wenn möglich, sollten Opioide nach einer Operation oral verabreicht werden.

Die orale Gabe vermeidet Nebenwirkungen und Komplikationen, die durch schnelles Anfluten der Opioide eher entstehen, und ermöglicht eine länger anhaltende Analgesie. Ein Risiko für eine Abhängigkeit von Opioiden kann ggf. ebenfalls durch orale Opioide reduziert werden. Wichtig ist, dass eine ausreichende Absorption aus dem Gastrointestinaltrakt möglich ist; bei gastrointestinalen Eingriffen ist dies möglicherweise nicht immer der Fall. Welches Opioid dabei genutzt wird, hängt von verschiedenen Faktoren ab (z. B. bei Niereninsuffizienz eher Hydromorphon, nicht Morphin). Dosierungen sind an den Bedarf anzupassen, wobei immer auf das Ziel einer kompensierten Schmerztherapie, und nicht auf eine Schmerzfreiheit, abgezielt werden sollte. Nebenwirkungen sind zu beachten. Wenn intravenöse Opioide notwendig sind, insbesondere auf der Normalstation (in der PACU ist dies natürlich anders), sollte eine patientenkontrollierte Analgesie eingesetzt werden. Intramuskuläre Opioidgaben sind obsolet!

Frage 623

Ist Buprenorphin ein Opioid, das postoperativ vermieden werden muss?

Nein, Buprenorphin kann Patienten, die es schon vor der Operation eingenommen haben, weiter verabreicht werden (besondere Beachtung sollte Buprenorphin nur bei sehr hohen Dosierungen finden, z. B. bei Substitutionspatienten). Durch die sublinguale Resorption der Tablettenform bietet es sich darüber hinaus sehr gut als Opioid der 1. Wahl bei Patienten mit Kontraindikationen gegen eine orale Opioidapplikation auf der allgemeinen Pflegestation an.

Buprenorphin ist ein partieller Agonist am μ-Rezeptor. Gleichzeitig weist Buprenorphin v. a. bei hohen Dosierungen eine antagonistische Wirkung auf, weshalb auch der Begriff gemischter Agonist/Antagonist zutrifft. Besonders in hohen Dosierungen kann Buprenorphin deshalb die Morphinwirkung aufheben – auch ein Ceiling-Effekt wird diskutiert. In der Klinik kann dabei in klinisch relevanten Dosierungen (z. B. bei Patienten mit Buprenorphinpflastern) ggf. beobachtet werden, dass die zur perioperativen Analgesie benötigte Dosierung zusätzlicher reiner μ-Agonisten höher ist als bei Patienten ohne ein Buprenorphinpflaster. Wirklich klinisch relevant wird dies aber nur bei Patienten mit hohen Buprenorphindosierungen, die im Rahmen einer Substitutionsbehandlung mit Buprenorphin behandelt werden. Buprenorphin hat zudem eine hohe Rezeptoraffinität und eine Antagonisierung mit Naloxon kann deshalb schwierig sein.

Bei opioidnaiven Patienten ist Buprenorphin ein gutes und effektives Analgetikum. Vor allem interessant ist es in der postoperativen Schmerztherapie aufgrund der sublingualen Resorption. Buprenorphin sublingual (z. B. Buprenorphin 0,2 mg entspricht ca. 15 mg Morphin) lässt sich deshalb gut bei Patienten mit Schluckbeschwerden oder oraler Resorptionsstörung als Einzeldosis alle 6–8 h verabreichen. Die Sublingualtablette muss dabei unter die Zunge gelegt werden und löst sich innerhalb von 5–10 min auf. Die Tablette darf nicht geteilt, nicht gemörsert, nicht gekaut, nicht gelutscht oder geschluckt werden. Buprenorphin sollte nicht bei Patienten mit einer Leberinsuffizienz zum Einsatz kommen, bietet sich aber bei niereninsuffizienten Patienten an, da eine unveränderte Pharmakokinetik nachweisbar ist.

Frage 624

Eine Wundrandinfiltration mit Lokalanästhetika ist einfach, kann von den Operateuren am Ende einer Operation durchgeführt werden und bringt einen analgetischen Vorteil nach der Operation. Stimmt das?

Ja, das stimmt, aber nicht für alle Operationen.

Die Wundrandinfiltration ersetzt nicht die Regional- oder Periduralanalgesie bei den Operationen, bei denen sie empfohlen ist. Empfohlen wird eine Wundrandinfiltration aber dann, wenn Regional- oder Periduralverfahren nicht möglich oder auch nicht nötig sind. Evidenzbasierte Empfehlungen gibt es aber nur für einige Operationen; bei anderen ist eine Überlegenheit gegenüber Placebo in klinischen Studien bisher nicht nachgewiesen (oder nicht untersucht) worden. Zu den Operationen, bei denen die Wundrandinfiltration empfohlen wird, gehören z. B. Sectiones, laparoskopische Cholezystektomien, perkutane Nephrektomien, laparoskopische Eingriffe am Magen (hier als intraperitoneale Instillation), Sternotomien und inguinale Herniotomien. Substanzen und Dosierungen, die in der klinischen Anwendung zum Einsatz kommen, sind in der Regel Ropivacain 0,2 % oder Bupivacain 0,2 % bis zu 2 mg/kg KG Gesamtdosis.

Frage 625

Welche Vorteile bietet eine thorakale Periduralanalgesie gegenüber der systemischen Gabe von Analgetika?

Durch eine thorakale Periduralanalgesie kann neben einer optimalen Therapie (belastungsabhängiger) postoperativer Schmerzen auch die gastrointestinale und pulmonale Erholung und (v. a. bei Risikopatienten) die Mortalität nach großen Eingriffen positiv beeinflusst werden.

Die Vorteile einer Periduralanalgesie bei der Therapie akuter postoperativer Schmerzen (insbesondere Belastungsschmerzen) sind unbestritten. Als wesentlicher zusätzlicher Benefit einer thorakalen Epiduralanalgesie wird auch die Abnahme pulmonaler, gastrointestinaler und ggf. sogar kardiovaskulärer Komplikationen als sicher angesehen. All dies erklärt, warum die Periduralanalgesie heute nicht mehr von sogenannten „Fast-Track-Verfahren" wegzudenken ist (z. B. in der offenen Kolonchirurgie). Dabei beschleunigt die Periduralanalgesie die frühe orale Ernährung sowie die forcierte Mobilisation und damit die Rekonvaleszenz der Patienten. Eine große Metaanalyse von Pöpping zeigte erstmals auch einen Zusammenhang zwischen dem Einsatz einer Epiduralanalgesie (über mindestens 24 h postoperativ) und der Verminderung tödlicher Komplikationen.

Ob eine Periduralanalgesie ebenfalls dazu beitragen kann, die Chronifizierung postoperativer Schmerzen zu reduzieren, ist bisher ungeklärt. Falls aber die Intensität akuter postoperativer Schmerzen ein Prädiktor für persistierende, chronische Schmerzen nach Operation sein sollte, ist die Periduralanalgesie als effektivstes Verfahren wahrscheinlich zumindest indirekt von Vorteil.

Frage 626

Auf welcher Wirbelkörperhöhe ist der Epiduralkatheter vor Operationen zu platzieren?

Die Punktionshöhe richtet sich nach der Art des operativen Eingriffs, wobei die Katheter immer im Zentrum der betroffenen Wirbelsäulensegmente platziert werden sollten. In ▶ Tab. 10.4 sind als Orientierung die Punktionshöhen für einige gängige Operationen aufgelistet.

Tab. 10.4 Platzierung des Epiduralkatheters vor chirurgischen Eingriffen.

Eingriff	Punktionshöhe
Kardiochirurgie	Th 2–4
Thorakotomie	Th 4–6
Ösophagusresektion, auch Roboter-assistierte minimal-invasive Ösophagektomie	Th 5–7
Oberbaucheingriff (Magen, Pankreas)	Th 6–9
Laparotomie (offene Kolon-OP, Nephrektomie)	Th 6–10
thorakaler Aorteneingriff	Th 10–12
Rektumresektion, ausgedehnte gynäkologische/urologische Operationen	Th 10–12
Hüftoperation, Hemipelvektomien	Th 12–L 1
geburtshilfliche Schmerztherapie, Sektio	L 2–3

Frage 627

Sollten Epiduralkatheter auch bei laparoskopischen Eingriffen noch angewendet werden?

Ja und Nein.

Aufgrund der in ▸ Tab. 10.5 beschriebenen Komplikationen wird die Periduralanalgesie durchaus kritisch gesehen. Bedingt durch die zunehmend laparoskopische Abdominalchirurgie sind die Schmerzen z. T. geringer und die stationären Liegezeiten der Patienten deutlich verkürzt worden. Die PROSPECT-Gruppe empfiehlt aktuell bei laparoskopischer Kolektomie nicht mehr die Anlage eines Epiduralkatheters. Eine im November 2023 publizierte S 3-Leitlinie zum perioperativen Management von gastrointestinalen Tumoren (www.leitlinienprogramm-onkologie.de/fileadmin/user_upload/Downloads/Leitlinien/POMGAT/Version_1/LL_POMGAT_Langversion_1.0.pdf) hat aber geschlussfolgert, dass bei abdominellen Tumoroperationen weiterhin die Anlage eines Periduralkatheters der Goldstandard ist. Ähnlich wurde die Situation auch für laparoskopische Operationen eingeschätzt; allerdings war die Studienlage hierfür begrenzt. Vermutlich erscheint eine kürzere Liegedauer (z. B. 3 statt 5 Tage) sinnvoll zu sein, dass aufgrund des geringeren Gewebetraumas mit einer schnelleren Rekonvaleszenz zu rechnen ist. Unklar ist allerdings, ob diese Ergebnisse anders zu bewerten sind, wenn Studien ausschließlich bei Patienten durchgeführt werden, die ein hohes Risiko für starke postoperative Schmerzen aufweisen. Dieselbe Leitlinie empfiehlt bei minimalinvasiven Kolonresektionen oder (tiefen) anterioren Rektumresektionen zur perioperativen Analgesie einen TAP-Block (Transversus abdominis Plane Block) als Alternative zur Epiduralanalgesie. Die Epiduralanalgesie war in den 4 Studien, die dieser Empfehlung zugrunde liegen, zwar dem TAP-Block analgetisch überlegen; dieser Effekt war aber nicht klinisch relevant. Aufgrund des gleichzeitig geringeren Risikos kann deshalb ein TAP-Block (mit einem Katheter, über den ca. 48 h ein Lokalanästhetikum infundiert wird) als Analgesieverfahren für diese Operationen empfohlen werden.

Tab. 10.5 Risiko für Komplikationen bei der Periduralanalgesie.

Komplikation	Risiko
epidurales Hämatom	**1:150 000–200 000**
Geburtshilfe	1:200 000
Orthopädie lumbal	1:3600
Kardiochirurgie unter HLM	ca. 1:1500–1700
epiduraler Abszess	**1:145 000**
bleibende neurologische Schäden	1:240 000
reversible neurologische Schäden	1:6500
Meningitis (überwiegend bei Spinalanästhesie)	**1:53 000**
durch Lokalanästhetika induzierte Komplikationen	**1:1500**

Frage 628

Welche Kontraindikationen bestehen bei der Anlage eines Periduralkatheters?

absolute Kontraindikationen:

- **Infektion im Punktionsgebiet oder dessen näherer Umgebung**
- **klinisch relevante Gerinnungsstörungen**
- **unkorrigierte Hypovolämie**
- **Lokalanästhetika-Allergie**
- **Ablehnung durch den Patienten**

relative Kontraindikationen:

- **isolierte Nervenläsionen oder Polyneuropathie im Ausbreitungsgebiet (wichtig, falls die Periduralanalgesie doch durchgeführt werden soll, ist eine akkurate und schriftlich fixierte Dokumentation der präoperativen neurologischen Defizite notwendig)**
- **erhöhter intrakranieller Druck bzw. Verdacht auf ICP-Erhöhung**
- **schwere Veränderungen der Wirbelsäule**
- **Erkrankungen des kardiovaskulären Systems, bei denen ein Abfall des systemischen Gefäßwiderstands vermieden werden sollte**
- **unkontrollierbare Atemwege (z. B. Kieferverdrahtung)**
- **Immunsuppression**
- **Sepsis**
- **unkooperative und psycholabile Patienten**
- **(zu erwartende) Kommunikationsprobleme (Cave: neurologische Verlaufskontrolle und Risikoprophylaxe)**

Es sollte immer eine individuelle Risiko-Nutzen-Abwägung erfolgen, auch hinsichtlich der Operationsparameter, z. B. der Ausdehnung und Länge der Operation.

Grundsätzlich wird ein Periduralkatheter nur beim wachen Patienten gelegt; dies gilt insbesondere für eine Punktion oberhalb L 2/L 3. Ist die erforderliche Kooperation des Patienten nicht gegeben (z. B. bei Kindern, Patient ist schmerzbedingt nicht lagerungsfähig), erscheint die Periduralanästhesie zusätzlich zur Allgemeinanästhesie nach sorgfältiger Risiko-Nutzen-Abwägung aber sinnvoll, dann kann ein in der Technik erfahrener Facharzt den Periduralkatheter auch beim anästhesierten Patienten platzieren. Voraussetzungen sind eine entsprechende Aufklärung und die schriftliche Dokumentation der Risiko-Nutzen-Abwägung.

Frage 629

Welche Medikamente bieten sich zur perioperativen periduralen Applikation an?

Lokalanästhetika allein oder in Kombination mit einem Opioid

Lokalanästhetika sollten die Basis der Epiduralanalgesie darstellen. Für die peridurale Anwendung bestehen nur geringe Unterschiede hinsichtlich der Potenz und des Differenzialblocks (Ausschaltung sensorischer Fasern bei erhaltener motorischer Funktion) zwischen den langwirkenden Lokalanästhetika. Hierzu zählen Bupivacain, Levobupivacain und Ropivacain. Bupivacain ist bei Verwendung niedriger Dosen, Dosierungen und Konzentrationen über Jahrzehnte bewährt und kann ebenso wie Ropivacain gut verwendet werden.

Die epidurale Opioidapplikation zusammen mit dem Lokalanästhetikum auf allgemeinen Pflegestationen (bzw. das notwendige Monitoring während der Applikation) ist zwar momentan umstritten, erscheint aber bei Gabe eines lipophilen Opioids in niedrigen Konzentrationen bei Nicht-Risiko-Patienten vertretbar. Eine alleinige Opioidzufuhr epidural sollte allerdings unterbleiben. Ebenfalls darf kein systemisches Opioid gleichzeitig zur epiduralen Gabe verabreicht werden.

Die Kontrolle des Therapieerfolgs sowie die Dokumentation von Nebenwirkungen und Hinweisen auf Risiken müssen durch entsprechend ausgebildetes Personal (Akutschmerzdienst) regelmäßig erfolgen und die Daten mit dem Stationspersonal gut kommuniziert werden. Das Personal muss ebenfalls über Risiken und die bei Verdacht notwendigen Vorgehensweisen informiert und eng in die Betreuung dieser Patienten eingebunden werden.

Frage 630

Ist eine Kombination von Lokalanästhetikum und Opioid zur Periduralanalgesie sinnvoll?

Opioide führen zu einer Potenzierung der Lokalanästhesiewirkung und zu einer signifikant besseren Analgesie bei epiduraler Applikation.

Aufgrund eines synergetisch-analgetischen Effekts wird eine Reduktion der Einzelsubstanzen und damit eine Senkung der substanzspezifischen Nebenwirkungen erreicht. So ist häufig eine ausreichende Analgesie ohne motorische Blockade möglich.

In Deutschland sind Morphin und Sufentanil zur periduralen Anwendung zugelassen. Morphin hat eine längere analgetische Wirkung als Sufentanil, weshalb es zur Single-Shot-Injektion eher geeignet ist. Wegen der langsamen Morphinelimination (aufgrund seiner hohen Hydrophilie verteilt es sich gut im Liquor) aus dem Liquor kann es aber auch in diesem Zeitraum zu einer protrahiert auftretenden Atemdepression kommen. Im Gegensatz dazu ist nach der Injektion des lipophilen Opioids Sufentanil eine derart verzögert auftretende Atemdepression bisher nicht beschrieben. Deshalb sollte Sufentanil zur kontinuierlichen Applikation im Rahmen einer patientenkontrollierten Epiduralanalgesie (PCEA) auf allgemeinen Pflegestationen der Vorzug gegeben werden. Zu beachten ist aber, dass Sufentanil in geringem Umfang systemisch resorbiert wird und zu Nebenwirkungen wie Übelkeit (v. a. bei Frauen) führen kann. Wird dies zu einem relevanten Problem, sollte auf das epidurale Opioid verzichtet werden. Potenziell besteht auch die Gefahr systemischer sedierender Effekte bis hin zur Atemdepression. Um dieses Risiko weitestgehend zu minimieren, sollte die zusätzliche systemische Gabe jeglicher Opioide unterlassen werden.

Frage 631

Gibt es neben Lokalanästhetika und Opioiden auch Adjuvanzien für die epidurale Applikation?

Ja, aber die wenigsten Substanzen sind in Deutschland für die epidurale Anwendung zugelassen und Langzeiterfahrungen zur evtl. Neurotoxizität fehlen.

Clonidin als α_2-Agonist wird epidural v. a. für die Therapie chronischer Schmerzzustände eingesetzt. Der analgetische Wirkort von Clonidin sind die Synapsen des Tractus medullospinalis in der Substantia gelatinosa des Rückenmarks, auf zerebraler Ebene in erster Linie die α_2-Rezeptoren des Locus coeruleus. Ob Clonidin auf Opioidrezeptoren wirkt oder nicht, wird kontrovers diskutiert. Die epidurale Applikation von Clonidin verlängert die postoperative Analgesie bei insgesamt verminderter Dosis von Opioiden und Lokalanästhetika. Für die rückenmarknahe Anwendung ist Clonidin jedoch nicht zugelassen.

Ketamin stimuliert auf spinaler Ebene Opioid-, Adreno- und serotoninerge Rezeptoren. Die klinischen Ergebnisse mit spinal appliziertem Ketamin sind jedoch widersprüchlich. Eine Neurotoxizität ist nicht ausgeschlossen, v. a. im Kindesalter.

Frage 632

Nach welchem Zeitraum würden Sie einen Periduralkatheter wieder entfernen?

Die optimale Dauer der postoperativen Analgesie mit einem Periduralkatheter ist nicht eindeutig geklärt. Bei allgemeiner Nutzen-Risiko-Abwägung und komplikationslosem postoperativem Verlauf erscheint eine Therapiedauer von bis zu 4 Tagen – auch abhängig von der Art und Ausdehnung der Operation – sinnvoll zu sein.

Innerhalb der ersten 4 postoperativen Tage ist die Schmerzintensität am größten, die Senkung pulmonaler, kardialer und gastrointestinaler Komplikationen erwiesen und die Periduralanalgesie anderen Analgesieverfahren eindeutig überlegen. Ab dem 5. Tag steigt die Infektionsgefahr deutlich an, sodass eine Katheterliegedauer von mehr als 5 Tagen nur in begründeten Ausnahmefällen (z. B. bei außergewöhnlich starken Schmerzen, geplanten Wiederholungsoperationen) gerechtfertigt ist. Ähnlich wie intraventrikuläre Sonden oder Katheter, bei denen 85 % der Infektionen nach dem 5. Tag beginnen, sollten deshalb auch Epiduralkatheter nur nach kritischer Risiko-Nutzen-Abwägung länger als 4–5 Tage belassen werden. Verbandwechsel unter sterilen Bedingungen und das Vermeiden von häufigen Manipulationen/Diskonnektionen am Epiduralkatheter sind unabdingbare Vorsichtsmaßnamen.

Frage 633

Welche Voraussetzungen müssen in einem Krankenhaus getroffen werden, wenn kontinuierliche und/oder patientenkontrollierte Periduralanalgesieverfahren auf allgemeinen Pflegestationen eingesetzt werden?

Die S3-Leitlinie „Behandlung akuter perioperativer und posttraumatischer Schmerzen“ empfiehlt mit höchstem Empfehlungsgrad, dass rückenmarksnahe und periphere Regionalanalgesie nur dann auf Normalstation durchgeführt werden sollen, wenn klare Regelungen zu Verantwortlichkeiten schriftlich vorliegen und qualifiziertes Personal zur Betreuung dieser Verfahren vorhanden ist.

Regionalanalgesieverfahren und hier insbesondere Periduralanalgesieverfahren, aber auch opioidbasierte intravenöse (patientenkontrollierte) Verfahren, haben gewisse Risiken, die es erforderlich machen, dass eine kontinuierliche Überwachung mit zeitnaher Identifizierung von Risiken, und (eintretenden) Komplikationen gewährleistet ist. Diese Überwachung setzt qualifiziertes Personal voraus, das in der Regel am besten über einen Akutschmerzdienst vorgehalten wird. Die Aufgaben eines Akutschmerzdienstes sind weiter oben bereits aufgeführt worden. Für die Betreuung der Patienten mit Regionalanalgesieverfahren, insbesondere auch der Epiduralanalgesie, oder mit intravenösen „Schmerzpumpen“, ist nicht nur Kompetenz des Akutschmerzdienstes von entscheidender Bedeutung. Wichtig ist hier auch noch einmal zu betonen: Für die schnelle Identifikation von (Anzeichen von) Komplikationen ist das Stationspersonal von entscheidender Bedeutung. Der Akutschmerzdienst soll deshalb auch die Funktion der Weitergabe von Informationen, der Lehre und Fortbildung des Themas Schmerz in einer Klinik haben; er ist derjenige, der in der gesamten Klinik Fortbildungen zur Therapie von Schmerzen durchführen und Schulungen des Stationspersonals durchführen sollte. Auch sollte er als Konsiliardienst für Akutschmerzpatienten nach Operationen ohne Katheterverfahren zur Verfügung stehen, deren Therapie sich als komplexer darstellt. Hierfür muss laut G-BA-Beschluss (siehe oben) Zeit und Personal vorbehalten werden.

Frage 634

Worauf müssen Sie achten, wenn ein Periduralkatheter nach einer Operation entfernt werden soll?

Das Entfernen eines Periduralkatheters nach einer Operation erfordert eine vorherige Kontrolle der wichtigsten Gerinnungsparameter, einschließlich Thrombozytenzahl, und die Beachtung von gerinnungshemmenden Substanzen, einschließlich Antithrombotika, auch bei Gerinnungsparametern im Normbereich.

Die Arbeitsgruppe Regionalanästhesie und geburtshilfliche Anästhesie der Deutschen Gesellschaft für Anästhesiologie und Intensivmedizin hat eine S1-Leitlinie „Rückenmarksnahe Regionalanästhesien und Thrombembolieprophylaxe/antithrombotische Medikation" in der 3. überarbeiteten Version herausgegeben (https://register.awmf.org/assets/guidelines/001-005l_S1_Rueckenmarksnahe-Regional-anaesthesien-Thrombembolieprophylaxe-anti-thrombotische-Medikation_2021-10_1.pdf). Diese ist unbedingt bei der Anlage als auch beim Ziehen/Manipulieren des Periduralkatheters zu beachten. Hierbei gilt die Faustregel: Bei prophylaktischer Dosierung des Antikoagulans sollen zwei Halbwertszeiten (HWZ) zwischen Gabe der Substanz und Kathetermanipulation eingehalten werden. Nach zwei Halbwertszeiten beträgt die Restaktivität des Antikoagulans noch 25 %, sodass weiterhin ein gewisser Thromboseschutz bei reduziertem Blutungsrisiko besteht. Bei Substanzen, die über die Niere ausgeschieden werden, ist bei zunehmender Niereninsuffizienz eine Verlängerung (3–5 HWZ) notwendig. Falls ASS ≤ 100 mg/d parallel eingenommen wird (oder innerhalb von 7 Tagen vor der Operation eingenommen wurde), sollte das Antikoagulans 4–5 HWZ vor Punktion/Kathetermanipulation pausiert werden.

Frage 635

Was machen Sie, wenn der Patient über eine einseitige Wirkung der Periduralanästhesie klagt?

Ursache für das Auftreten einer einseitigen (oder unzureichenden seitendifferenten) Analgesie bei im Epiduralraum liegendem Katheter ist wahrscheinlich das Abweichen des Periduralkatheters in ein Foramen intervertebrale. Da dies meist durch ein initial zu weites Vorschieben des Katheters in den Epiduralraum bedingt ist, kann das Zurückziehen des Katheters die mangelnde Analgesie auf einer Seite beheben.

Für das Zurückziehen des Katheters müssen entsprechende Sicherheitsmaßnahmen (Zeitpunkt des Zurückziehens abhängig von der Thromboembolieprophylaxe und Sicherstellung einer adäquaten Gerinnung, s. o.) ergriffen werden, damit es nicht zu Komplikationen kommt (z. B. Blutung mit Gefahr eines epiduralen Hämatoms). Kann durch das Zurückziehen des Katheters keine Verbesserung erzielt werden und ist auch eine Bolusapplikation nicht erfolgreich (bzw. kommt es zu einer zusätzlichen motorischen Blockade auf der einen Seite und weiterhin zu keiner Analgesie auf der kontralateralen Seite), so muss auf ein anderes Analgesieverfahren umgestellt und der Epiduralkatheter entfernt werden.

Frage 636

Ein Patient mit liegendem Periduralkatheter klagt über unstillbaren Juckreiz. Was kann die Ursache sein und wie therapieren Sie?

Das Auftreten von Juckreiz bei epiduraler Opioidgabe ist nicht selten, die Therapiebedürftigkeit allerdings deutlich geringer als das Auftreten. Behandelt werden kann der Pruritus z. B. mit Ondansetron oder ggf. Naloxon.

Die Inzidenz von Pruritus im Rahmen einer PCEA mit Lokalanästhetikum und Opioid beträgt 4–16 % und ist etwa um ein Drittel höher als bei der systemischen Opioidtherapie. Die Ursachen für den opioidinduzierten Juckreiz sind nicht genau bekannt. Patienten, die über Juckreiz klagen, sind häufig wenig beeinträchtigt durch diese Nebenwirkung. Falls aber doch Therapiebedarf besteht, gibt es eine Reihe von Möglichkeiten. Die Gabe eines 5-Hydroxytryptamin-

Typ-3-Antagonisten (5-HT3-Antagonist, z. B. Ondansetron) wird empfohlen, ist aber in maximal 50 % der Fälle effektiv. Eine weitere Möglichkeit ist die Gabe von Opioidrezeptor-Antagonisten (z. B. Naloxon niedrigdosiert i. v.). Hierbei ist aber auf die Antagonisierung der Analgesie (auch bei epiduraler Gabe) zu achten. Sollten diese Maßnahmen nicht helfen, muss auf eine Infusionslösung ohne Opioid umgestellt werden.

Frage 637

? Ein Patient mit liegendem Periduralkatheter klagt über eine neu und akut aufgetretene Stuhlinkontinenz. Was kann die Ursache sein und wie gehen Sie vor?

! **Neben einer medikamenteninduzierten (durch Lokalanästhetika bedingten) motorischen Blockade kommt eine epidurale Raumforderung (Hämatom/Abszess) als Ursache infrage und muss dringend abgeklärt werden.**

i *Als erstes sollte die Medikamentenapplikation über den Periduralkatheter sofort gestoppt und eine intensive neurologische Untersuchung mit exakter Dokumentation der Symptomatik erfolgen. Nur so lässt sich zu einem frühen und damit für den Patienten prognostisch günstigen Zeitpunkt feststellen, ob die Symptomatik durch ein beginnendes Epiduralhämatom (oder eine andere Raumforderung, die weiter abgeklärt werden muss) oder durch das Lokalanästhetikum hervorgerufen wird. Nach 30–60 min sollte diese Untersuchung wiederholt werden. Falls die Symptomatik deutlich rückläufig ist, wird auf ein Lokalanästhetikum mit geringerer Konzentration gewechselt oder die Laufrate reduziert. Bei persistierender oder sogar zunehmender Symptomatik (ggf. zusammen mit Schmerzen im Bereich der Epiduralkathetereinstichstelle, zunehmenden sensorischen Ausfällen und weiteren neurologischen Symptomen) ist das weitere Vorgehen die unmittelbare bildgebende Diagnosefindung. Das diagnostische Verfahren der ersten Wahl bei Verdacht auf ein epidurales Hämatom ist die Kernspintomografie (MRT). Wenn diese nicht möglich ist, wird alternativ eine Myelografie durchgeführt. Eine CT reicht zur Diagnosefindung nicht aus, weil sie in einer Vielzahl von Fällen falsch negative Ergebnisse bietet. Abhängig von dem Ergebnis erfolgt dann im interdisziplinären Konsens (Anästhesie, Neurochirurgie, Radiologie) ggf. eine chirurgische Intervention (Laminektomie). Falls kein Neurochirurg vor Ort ist, sollte der Patient durch einen erfahrenen Orthopäden eine Entlastungslaminektomie erhalten. Da die Zeit entscheidend für die Prognose ist (ein mehr als 8 h bestehendes, auf das Rückenmark drückendes epidurales Hämatom hat eine ausgesprochen schlechte Prognose), sollte in jeder Klinik ein Algorithmus zum richtigen Vorgehen bei Verdacht auf Ausbildung eines epiduralen Hämatoms erstellt und jedem Behandler zugänglich gemacht werden.*

Frage 638

? Was sollte auf jeden Fall ausgeschlossen werden, wenn Patientinnen und Patienten mit einem periduralen Katheter über eine ausgeprägte motorische und sensorische Blockade klagen?

! **Eine akzidentelle spinale Fehllage**

i *Eine spinale Fehllage eines Periduralkatheters kann diagnostiziert werden, wenn sich Liquor über den Katheter aspirieren lässt. Dieser wird nachgewiesen, indem man Glukose im Aspirat über ein Blutzuckermessgerät nachweisen kann. Die Medikamentenzufuhr über den Katheter sollte umgehend gestoppt und zeitnah entsprechend der Gerinnung entfernt werden. Im Nachgang ist auf das Auftreten von Postpunktionskopfschmerzen zu achten.*

Frage 639

? Welcher Trend ist in den letzten Jahren in der ultraschallgesteuerten Regionalanästhesie zu beobachten?

! **In den letzten Jahren liegt der Fokus stark auf diversen Faszienblockaden bzw. Blockaden rein sensibler Nerven, die nur mit einem geringen Risiko für das Auftreten von Motorblockaden verbunden sind.**

i *Eine uneingeschränkte Motorik ist in der Extremitätenchirurgie für die postoperative Phase von größter Bedeutung. Entsprechend kommen zunehmend Blockaden zum Einsatz, die mit einem geringen Risiko für das Auftreten von motorischen Blockaden assoziiert sind: PENG-Block (Pericapsular Nerve Group Block) in der Hüftchirurgie, IPACK (Infiltration between Popliteal Artery and Capsula of the Knee) statt N.-ischiadicus-Blockade in der Kniechirurgie, Ad-*

duktorenkanalblockade statt N.-femoralis-Blockade in der Kniechirurgie, Brustwand-Block (M.-serratus-anterior-Block, superfizialer Parasternalblock) statt Periduralkatheter, Bauchwandblockaden (M.-transversus-abdominis-Plain-Block, M.-quadratus-Lumborum-Block) statt Periduralkatheter.

Frage 640

? Bei der ersten postoperativen Kontrolle eines Patienten, der nach einer Sprunggelenksoperation zur postoperativen Schmerztherapie einen N.-ischiadicus-Katheter erhalten hat, stellen Sie eine Fußheberschwäche am operierten Bein fest. Wie gehen Sie weiter vor?

! **Die Schmerzpumpe sollte gestoppt und eine engmaschige (stündliche) Kontrolle der motorischen Funktion durchgeführt und dokumentiert werden. Außerdem sollte eine Rücksprache mit dem chirurgischen Kollegen erfolgen, um frühzeitig Informationen über intraoperative Besonderheiten (z. B. lange Blutsperrenzeit) zu erhalten. Vorübergehend sollte dem Patienten bei auftretenden Schmerzen ein kurzwirksames Opioid als Bedarfsmedikation verabreicht werden. Nur bei rückläufiger Symptomatik sollte man den Katheter wieder zur postoperativen Schmerztherapie nutzen. Ein länger als 24 h nicht benutzter peripherer Katheter sollte entfernt werden.**

Frage 641

? Was versteht man unter einer Stärkung der Selbstwirksamkeit bei Patienten nach einer Operation.

! **Es hat sich in den letzten Jahren herausgestellt, dass die meisten Patienten viel zufriedener mit der Schmerztherapie sind, wenn sie nicht von Schmerzen nach der Operation überrascht werden, sondern realistisch auf Schmerzen und die Möglichkeiten, ihnen zu begegnen, vorbereitet werden. Die Schmerzreduktion erfolgt dann deutlich besser, der Opioidverbrauch sinkt und sogar die Lebensqualität steigt. Dabei ist es wichtig, diese vor allem edukativen Maßnahmen an den Bedarf der Patienten, deren Erwartungen und Möglichkeiten anzupassen. Deshalb gibt es auch die folgende Empfehlung in der S 3-Leitlinie „Behandlung akuter perioperativer und posttraumatischer Schmerzen": Die Informationsvermittlung soll die Selbstwirksamkeit der Patientinnen und Patienten stärken und helfen, die Erwartungen der Patientinnen und Patienten dem wahrscheinlichen Schmerzverlauf anzupassen. Diese Informationsvermittlung sollte über das übliche Maß der Aufklärung in einem anästhesiologischen oder chirurgischen Aufklärungsgespräch hinausgehen und darüber hinaus auch vor Entlassung der Patienten zu einer lückenlosen Fortführung der Schmerztherapie ohne ein Gefühl der Hilflosigkeit oder Überforderung der Patienten.**

10.2 Konzepte der perioperativen Schmerztherapie

Esther Pogatzki-Zahn

Frage 642

? Ein in den letzten Jahrzehnten propagiertes Therapieprinzip mit der Bezeichnung „balancierte (multimodale) Analgesie" bietet sich zur Behandlung postoperativer Schmerzen an – was versteht man unter diesem Konzept?

! **Das Konzept der balancierten (multimodalen) Analgesie bezeichnet eine (sinnvolle) Kombination verschiedener Substanzen, die zusammen effektiver als eine Substanzgabe alleine die Schmerzen nach Operationen reduzieren.**

i *Das primäre Ziel dieses Konzepts ist die Verbesserung der Analgesiequalität aufgrund additiver oder sogar synergistischer Effekte von Substanzen, die kombiniert werden. Weitere Ziele sind die Reduktion von Nebenwirkungen und Risiken, die Verbesserung der durch Schmerzen beeinträchtigten Funktionen, wie z. B. die Verbesserung der Mobilisierbarkeit des Patienten sowie eine frühere Entlassung des Patienten aus dem Krankenhaus. Nicht zuletzt kann neuerdings auch als weitreichendes Ziel eine Verminderung der Chronifizierung postoperativer Schmerzen als Ziel einer balancierten perioperativen Schmerztherapie hinzugefügt werden.*

Bei der balancierten (multimodalen) Analgesie werden in der Regel Nichtopioid-Analgetika (NOPA) zur Basisanalgesie eingesetzt, idealerweise regelmäßig nach Schema (▶ Abb. 10.1). Reicht dies zur Schmerzreduktion nicht aus, sollte z. B. ein Opioid zusätzlich zum Einsatz kommen. Eine Kombination

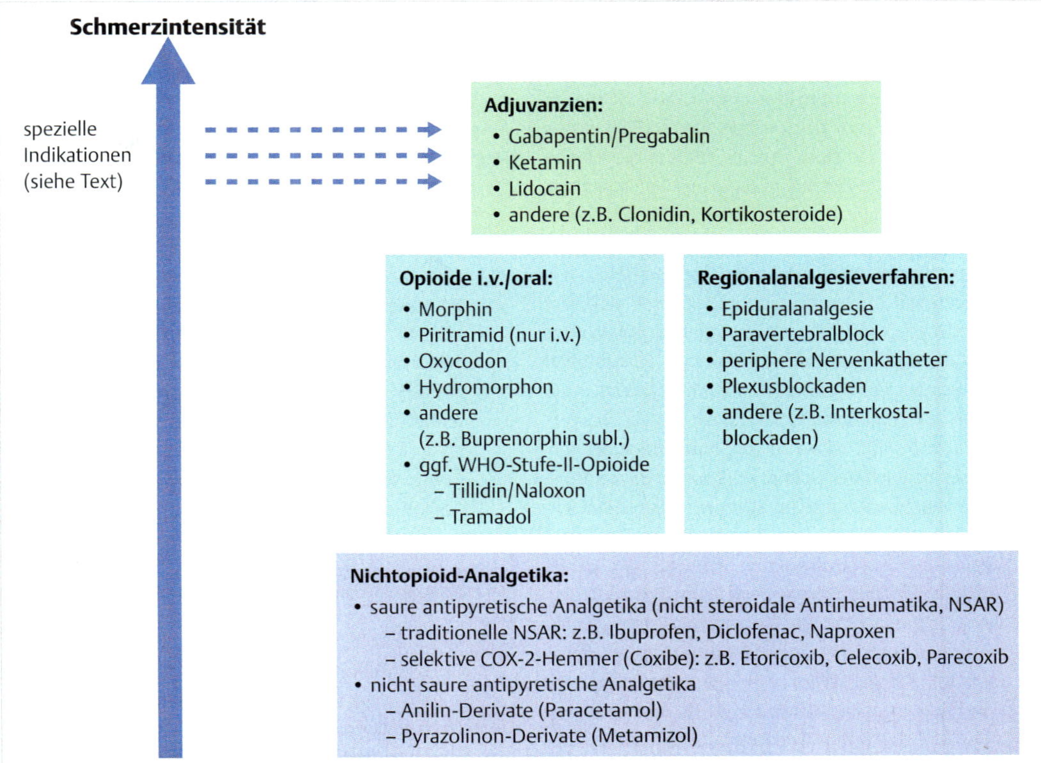

Abb. 10.1 Balancierte (multimodale) Analgesie. Das Prinzip der balancierten, multimodalen Analgesie beinhaltet eine Kombination verschiedener Analgetika/Adjuvanzien und Regionalanalgesieverfahren. Idealerweise sollte mit einem Nichtopioid-Analgetikum als Basisanalgesie im Rahmen eines festen Verordnungsschemas begonnen werden. Wenn nötig, sollten Opioide oder Regionalanalgesieverfahren (je nach OP-Indikation und Patient) zusätzlich verabreicht werden. Adjuvanzien sind primär bei speziellen Indikationen zusätzlich indiziert (z. B. bei einem Patienten mit chronischen Schmerzen mit längerer präoperativer Opioideinnahme, bei einschießenden Schmerzen, Phantomschmerzen, gastrointestinalen Eingriffen ohne PDA). Eine Kombination von Substanzen in einer Box (z. B. 2 Nichtopioid-Analgetika (vor allem, wenn sie aus der gleichen Analgetikagruppe kommen wie z. B. zwei NSARs), 2 verschiedene Opioide, z. B. wenn diese in verschiedenen Applikationen verabreicht werden) sind eher die Ausnahme, da sich Nebenwirkungen potenzieren können. Auch von der Kombination einer Regionalanalgesie mit einem Opioid (v. a. dann, wenn über das Regionalanalgesieverfahren auch ein Opioid verabreicht wird) wird abgeraten.

mit weiteren Substanzen, z. B. den sogenannten Adjuvanzien (z. B. Ketamin), ist ebenfalls denkbar, v. a. bei bestimmten Indikationen (vgl. hierzu weitere Fragen in diesem Kapitel). Nicht kombiniert werden dürfen Substanzen mit gleichen Wirkmechanismen, da sich zwangsläufig auch die Nebenwirkungen addieren (z. B. Ibuprofen und Diclofenac).

Frage 643

? Was sind realistische Ziele einer perioperativ verabreichten Kombination aus einem Nichtopioid-Analgetikum und einem Opioid und wie erreicht man sie?

! **Ideal wäre eine Addition der Effekte bei Einsparung von Opioiden und dadurch verminderten Nebenwirkungen.**

Klinische Effekte sind dabei abhängig vom Nichtopioid-Analgetikum. Die wahrscheinlich effektivste Kombination perioperativ ist die gleichzeitige Gabe eines NSARs (einschließlich eines COX-2-Hemmers, das wahrscheinlich gleichwertig oder noch effektiver ist) und die Gabe eines Opioids. Metamizol scheint, obwohl hier die Datenlage aufgrund der fehlenden Zulassung in den USA und anderen, v. a. angloamerikanischen Ländern unzureichend ist, ähnlich effektiv zu sein wie NSAR. Metamizol ist allerdings (wie Paracetamol auch) nicht antiphlogistisch wirksam und damit potenziell weniger effektiv hinsichtlich der Reduktion entzündlicher Prozesse. Paracetamol hat deutlich geringere bis keine klinisch relevanten Effekte in Kombination mit einem Opioid im Vergleich zu NSAR/Coxiben sowohl hinsichtlich der Analgesie als auch der Opioidreduktion, sodass auf die Gabe von Paracetamol im Rahmen einer balancierten Analgesie i. d. R. eher verzichtet werden kann. Neben der Schmerzreduktion erreicht man durch NSAR/Coxibe (und wahrscheinlich auch durch Metamizol, nicht aber durch Paracetamol) eine signifikante und zugleich relevante Einsparung der Opioidmenge, die zusätzlich vom Patienten abgerufen wird (um ca. ein Drittel der Dosis in den ersten 24 h), und damit eine Verringerung der opioidinduzierten Nebenwirkungen, wie Übelkeit und Erbrechen.

Frage 644

Welche Nichtopioid-Analgetika können laut S3-Leitlinie „Behandlung akuter perioperativer und posttraumatischer Schmerzen“ sinnvoll perioperativ kombiniert werden?

Eine niedrig dosierte Kombination aus Ibuprofen und Paracetamol hat eine sehr gute Wirksamkeit bei verminderter Nebenwirkungsrate und kann als Alternative zur alleinigen Gabe (in höheren Dosierungen) erwogen werden.

In der S3-Leitlinie „Behandlung akuter perioperativer und posttraumatischer Schmerzen“ wird diese Fragestellung erstmals behandelt. Die Kombination von Ibuprofen mit Paracetamol in relativ niedrigen Dosierungen (z. B. 200 mg Ibuprofen und 500 mg Paracetamol) wies in mehreren klinischen Studien einen stärkeren analgetischen Effekt als die Einzeldosis alleine und war relativ gleichwertig einer Einzelgabe in der normal (höheren) Dosis. Während in der 2015 erschienen Metaanalyse dies bereits gezeigt werden konnte, die hier eingegangenen Studien allerdings fast ausschließlich bei Zahnextraktionsoperationen durchgeführt worden sind, gibt es seit einigen Jahren Studien, die diesen synergistischen Effekt der niedrigdosierten Kombination von Ibuprofen und Paracetamol auch bei z. B. orthopädischen Operationen (z. B. Hallux-Valgus Operationen, Hüftoperationen) zeigen (vgl. S3-Leitlinie „Behandlung akuter perioperativer und posttraumatischer Schmerzen“). Neben der effektiveren Schmerzreduktion, und auch das ist klinisch relevant, kommt es zu einer Reduktion der Nebenwirkungen der NSAR/Coxibe als Einzelsubstanz in hohen Dosierungen. Weitere Kombinationen in niedrigen Dosierungen (z. B. NSAR/Metamizol oder Metamizol/Paracetamol) sind leider nicht oder nur rudimentär untersucht, und es wird tatsächlich auch nicht erwartet, dass diese Substanzen in Kombination supraadditive Effekte aufweisen.

Frage 645

Welche Rolle spielen Gabapentinoide in der Therapie postoperativer Schmerzen?

Gabapentinoide (Gabapentin, Pregabalin) bringen perioperativ keine klinisch relevanten Vorteile und sollten deshalb sowie aufgrund von Nebenwirkungen nicht routinemäßig eingesetzt werden.

Mittlerweile gibt es eine Vielzahl an Studien, die den Effekt von Gabapentinoiden bei Patienten in der perioperativen Phase zur Reduktion von akuten Schmerzen (und/oder einer Verminderung des Risikos für die Ausbildung von chronischen Schmerzen) untersucht haben. Die derzeit größte Metaanalyse, die auch in der S3-Leitlinie „Behandlung akuter perioperativer und posttraumatischer Schmerzen“ zur Identifizierung der Evidenz herangezogen werden konnte, zeigt zwar eine signifikante Reduktion der Schmerzintensität; dieser Effekt ist jedoch ausgesprochen gering und somit nicht klinisch relevant. Zudem konnten vermehrt Nebenwirkungen wie Schwindel und Sehstörungen bei den Patienten, die mit Gabapentinoiden behandelt worden sind, nachgewiesen werden. Ein Routineeinsatz von Gabapentinoiden zur Therapie akuter postoperativer Schmerzen ist damit nicht indiziert. Die gleiche Metaanalyse konnte ebenfalls keine Patientengruppen herausarbeiten, die möglicherweise von einer Gabapentinoidgabe profitieren könnten; auch bestimmte Operationen, bei denen der Effekt möglicherweise klinisch relevant sein könnte, konnten nicht identifi-

ziert werden. Somit muss der Einsatz von Gabapentinoiden in der perioperativen Phase, wenn überhaupt, Einzelfällen vorbehalten bleiben.

Es ist ebenfalls wichtig, auf das in der S 3-Leitlinie „Behandlung akuter perioperativer und posttraumatischer Schmerzen" erwähnte potenzielle Missbrauchsrisiko von Pregabalin hinzuweisen. Dieses Risiko ist insbesondere relevant bei längeren Gaben von Pregabalin und bei Suchterkrankungen in der Vorgeschichte. Die Patientinnen und Patienten sollten zu Beginn der Behandlung mit Pregabalin deshalb über das Risiko einer Abhängigkeit aufgeklärt werden. Auch der Hinweis, dass es sich bei der perioperativen Gabe von Gabapentinoiden über einen Off-Label Use handelt, ist relevant.

Frage 646

Eine 55-jährige Patientin muss sich einer Thorakotomie bei Lungenmetastasen im Oberlappen rechts unterziehen. Sie hat bereits mehrere Operationen hinter sich und lehnt einen Periduralkatheter perioperativ aufgrund von Mehrfachpunktionen und schwierigen Katheteranlagen bei den Voroperationen ab. Die Patientin ist kardial gesund, Nieren- und Leberfunktion sind unauffällig. Sie leidet unter rezidivierenden Gastritiden, möglicherweise auch stressbedingt. Ein Magenulkus ist vor 3 Jahren nach einer Operation aufgetreten und bei der Diagnostik ist ebenfalls eine Refluxösophagitis diagnostiziert worden. Die Patientin nimmt seit 3 Jahren regelmäßig ein Antidepressivum (Mirtazapin) ein und hat verschiedenste Allergien, u. a. auch gegen Metamizol und Paracetamol. Für welches Vorgehen zur Reduktion von perioperativen Schmerzen würden Sie sich entscheiden.

Bei dieser Patientin fehlt die Möglichkeit der Gabe eines Nichtopioid-Analgetikums und die eigentlich geplante Epiduralanalgesie kann nicht durchgeführt werden. Eine intravenöse Gabe von Lidocain intraoperativ und ggf. auch weitergeführt in die postoperative Phase kann bei dieser Patientin möglicherweise den intraoperativen Opioidverbrauch reduzieren und zusammen mit einer postoperativen patientenkontrollierten PCIA zu einer kompensierten postoperativen Schmerzsituation führen.

Die S 3-Leitlinie „Behandlung akuter perioperativer und posttraumatischer Schmerzen" empfiehlt, dass eine Lidocaininfusion zur Behandlung von postoperativen Schmerzen erwogen werden kann, wenn eine Periduralanästhesie oder ein peripherer Nervenkatheter zwar empfohlen, aber medizinisch kontraindiziert oder technisch nicht möglich ist oder von der Patientin/vom Patienten abgelehnt wird. Insgesamt ist der Benefit einer Lidocaininfusion während der Operation auf postoperative Schmerzen als nicht sehr groß einzustufen. Die Effekte waren zwar in einzelnen Studien ganz gut, insgesamt zeigen aber die zusammengefassten Daten nur einen kurzen und relativ geringen Effekt. Aus diesem Grund kann Lidocain auch nur sehr restriktiv perioperativ empfohlen werden. Bei Patienten, bei denen aber eine Periduralanalgesie aufgrund der Größe des Eingriffs und der Stärke der postoperativen Schmerzen indiziert ist, sind ohne dieses Regionalanalgesieverfahren deutlich stärkere Schmerzen zu erwarten. Da diese Patientin zusätzlich Allergien gegen verschiedenste Nichtopioid-Analgetika hat, ist bei dieser Patientin eine nicht routine-mäßige Alternative zu erwägen; hier stellt z. B. die Lidocaininfusion eine Möglichkeit dar, um den Opioidverbrauch zu reduzieren und die Analgesie zu verbessern. Empfohlen wird ein Bolus von 1,5 mg/kg Lidocain vor Schnitt nach Narkoseeinleitung und eine intraoperative kontinuierliche Lidocaininfusion von 1,5 mg/kg/h. Die Lidocaininfusion kann (unter Überwachung) auch noch für 24 h postoperativ weitergeführt werden (ca. 1–1,3 mg/kg/h). Mögliche Begleiterscheinungen einer intravenösen Lidocaingabe sind zentralnervöse Nebenwirkungen wie Ohrgeräusche, Schwindel, Nystagmus, Sehstörungen und auch generalisierte Krampfanfälle sowie Atemdepression und Beeinträchtigungen des Herz-Kreislauf-Systems (u. a. Bradykardie, negative Inotropie, direkte Vasodilatation, Herzstillstand). Da Lidocain i. v. einen Off-Label-Gebrauch darstellt, muss darüber vor der Operation aufgeklärt werden.

Frage 647

Welche Empfehlung gibt die S 3-Leitlinie „Behandlung akuter perioperativer und posttraumatischer Schmerzen" zum perioperativen Einsatz von Ketamin?

Bei Patientinnen und Patienten mit mittleren bis größeren operativen Eingriffen/einem hohen Risiko für starke oder anhaltende postoperative Schmerzen sollte im Rahmen einer multimodalen/balancierten Analgesie perioperativ Ketamin verabreicht werden.

10

Die S3-Leitlinine „Behandlung akuter perioperativer und posttraumatischer Schmerzen" begründet ihre Empfehlungen auf mehreren Metaanalysen, in denen gezeigt werden konnte, dass Ketamin, wenn es vor, während und/oder nach einer Operation verabreicht wird, eine effektive Schmerzreduktion mit Opioideinsparungen bewirkt. Der Effekt war allerdings sehr heterogen, was vermuten lässt, dass es bestimmte Patientengruppen gibt, die besser und andere, die schlechter von einer Ketamingabe profitieren. Außerdem wurde auch in diesen Metaanalysen deutlich, dass Ketamin durch seine psychomimetischen und halluzinatorischen Effekte Nebenwirkungen hervorruft, die von Patienten als unangenehm wahrgenommen werden. Deshalb wird der Einsatz von Ketamin nur dann empfohlen, wenn der Risiko-Nutzen-Effekt angemessen erscheint, und der Benefit der Ketamingabe das Risiko von Nebenwirkungen übersteigt.

Ein besonders hoher Nutzen von Ketamin konnte in einer Metaanalyse für eine bestimmte Gruppe von Patienten gezeigt werden, und zwar für diejenigen Patienten, die präoperativ bereits über längere Zeit Opioide eingenommen haben. Bei Patienten mit präoperativer Opioideinnahme hatte Ketamin eine sehr ausgeprägte und klinisch relevante opioidsparende Wirkung, die verbunden war mit einem verringerten Risiko einer Sedierung. Die durchschnittliche Reduzierung der oralen Opioideinnahme um knapp 100 mg Morphinäquivalent innerhalb der ersten 24 h und doppelt so viel 48 h nach der Operation war überraschend hoch und macht deutlich, dass gerade Patienten mit Opioideinnahme bereits vor einer Operation von Ketamin profitieren.

Frage 648

Wie sieht das optimale Therapiekonzept mit Ketamin aus, um eine bestmögliche Wirkung bei geringen Nebenwirkungen zu erzielen?

Leider gibt es weder eindeutige Dosis-Wirkungs-Studien zum perioperativen Einsatz von Ketamin noch klare Überlegenheiten von Therapiekonzepten, die aus Studienvergleichen bisher herausgearbeitet werden konnten.

Aus den Studien zur perioperativen Ketamingabe mit dem Ziel einer zusätzlichen Reduktion von Schmerz und/oder des Opioidverbrauchs sind die Angaben zu Dosis und Dauer der Gabe sehr unterschiedlich; gerade die Studien, die in die Metaanalyse zur Identifizierung des Benefits von Ketamin bei Patienten mit Opioidvormedikation eingeschlossen werden konnten, werden aber einige mögliche Applikationsmuster deutlich. In den meisten Studien wurde ein präoperativer Bolus unmittelbar vor OP-Beginn, in der Regel ca. 0,5 mg/kg KG Ketaminrazemat oder 0,25 mg/kg KG S(+)-Ketamin, verabreicht. Die meisten dieser Studien schlossen anschließend eine zusätzliche Infusion von Ketamin an; hier wird eine Infusion von 0,5–0,75 mg/kg KG/h Ketaminrazemat oder 0,4–0,6 mg/kg KG/h S(+)-Ketamin intraoperativ laut S3-Leitlinie „Behandlung akuter perioperativer und posttraumatischer Schmerzen" empfohlen. Die Infusion von S(+)-Ketamin sollte 30 min bzw. bei Ketaminrazemat 45 min vor dem erwarteten Operationsende aufgrund des sedierenden Effekts von Ketamin reduziert oder beendet werden. In einigen (aber eher wenigen) Studien erfolgt auch eine Infusion von Ketamin nach der Operation; dies sollte abhängig von Wirkung und Nebenwirkung dosiert und mit der Gabe von Benzodiazepinen kombiniert werden, um die Nebenwirkungen bei wachen Patienten so gering wie möglich zu halten.

Frage 649

Unterschiedliche Operationen machen es erforderlich, dass spezielle Therapieoptionen, die bei anderen Operationen nicht empfohlen werden, eingesetzt werden. Was ist der Grund für diese Unterschiede und woher weiß ich, welche Therapieoptionen für welche Operationen besonders gut geeignet sind?

Grundsätzlich wirken die Basisanalgetika wie Nichtopioid-Analgetika (NOPA) und Opioide bei allen Operationen sehr ähnlich. Was sich aber unterscheiden kann, ist die auf Grundlage der Effektivität und eines Risiko-Nutzen-Abwägens geeignete Anwendung von Regionalanalgesieverfahren, von Adjuvanzien oder von operativen Maßnahmen, die zur Schmerzreduktion beitragen können.

Um für bestimmte Operationen komplette Therapieschemata zu identifizieren, die (evidenzbasiert) am besten geeignet sind, Schmerzen zu reduzieren, und dies ohne ein unverhältnismäßig großes Risiko für Nebenwirkungen und Komplikationen, hat sich eine internationale Arbeitsgruppe aus Anästhesisten und Chirurgen unter der Schirmherrschaft der Europäischen Gesellschaft für Regionalanalgesie (ESRA) etabliert, die sogenannte prozedurenspezifische Therapiekonzepte erstellt. Diese evidenzbasierten Empfehlungen werden anhand von spezifischen Methoden der evidenzbasierten Medizin und einem modifizierten Delphi-Verfahren generiert, und mit allen Hintergrundinformationen frei verfügbar und übersetzt in verschiedene Sprachen auf der ESRA-Webseite der ESRA veröffentlicht (https://esraeurope.org/prospect/). Die deutsche S3-Leitlinie „Behandlung akuter perioperativer und posttraumatischer Schmerzen" hat diesen Aspekt aufgegriffen und gibt ausführliche Empfehlungen zu speziellen Therapiemaßnahmen in fast allen wesentlichen operativen Bereichen. Da diese Empfehlungen von der ESRA alle 4–5 Jahre aktualisiert werden und in den letzten Jahren eine Vielzahl von Operationen hinzugekommen sind, lohnt es sich aber auch, für in der S3-Leitlinie „Behandlung akuter perioperativer und posttraumatischer Schmerzen" nicht behandelte Operationen auf die Webseite der ESRA zu gehen, um klinikinterne Standards für die Therapie von Schmerzen nach bestimmten Operationen zu erarbeiten. Auch wenn nicht alle Empfehlungen immer in jeder Klinik umgesetzt werden können, und für bestimmte Patienten auch weitergehende Therapiemaßnahmen in Betracht gezogen werden müssen, geben sie wertvolle Hinweise für „Best-Practice"-Empfehlungen.

Frage 650

Welche Bedeutung haben prozedurenspezifische Therapiekonzepte in der praktischen Umsetzung und was muss grundsätzlich beachtet werden?

In einer Klinik sollten Therapiekonzepte für sehr häufige, typische Operationen erstellt bzw. aus den bereits vorhandenen Empfehlungen übernommen und abhängig von den Gegebenheiten in einer Klinik umgesetzt werden. Dabei ist wesentlich, dass alle beteiligten Disziplinen (Anästhesie/Chirurgie) und Berufsgruppen (Ärztinnen und Ärzte/Pflegepersonal/Physiotherapeutinnen und Physiotherapeuten) diese Konzepte kennen und anwenden und idealerweise auch an ihrer Etablierung mitgewirkt haben, um ein einvernehmliches Umsetzen zu gewährleisten.

Die prozedurenspezifische Analgesie soll die Therapie postoperativer Schmerzen sowohl verbessern als auch vereinfachen. Letzteres wird dadurch gewährleistet, dass klare Konzepte etabliert werden und das so vorgegebene Vorgehen einheitlich, transparent und (da anhand evidenzbasierter Empfehlungen entwickelt) effektiv ist. Voraussetzung dafür, dass erstellte Therapiekonzepte auch im Klinikalltag umgesetzt werden können, ist ihre Praktikabilität. So muss sich das Konzept z.B. an klinikinternen Möglichkeiten orientieren und kann deshalb nur Maßnahmen integrieren, deren Durchführung gesichert ist. Beispielsweise macht es keinen Sinn, eine Regionalanalgesietechnik als Standard zu erklären, die als Verfahren der ersten Wahl für eine bestimmte Operation empfohlen wird, wenn diese Technik in der Klinik nicht regulär durchgeführt wird. Ähnliches gilt für die personelle und technische Ausstattung. So muss z.B. eine ausreichende Anzahl von PCA-Pumpen vorhanden sein, wenn die PCA zum Standard bei bestimmten Operationen erklärt wird. Auch die Anzahl und der Umfang einzelner Therapiekonzepte müssen überschaubar bleiben. Deshalb sollten v.a. allgemeingültige Algorithmen und spezielle Therapiekonzepte für sehr häufig in einer Klinik durchgeführte Operationen entwickelt werden. Nicht zuletzt sollte insgesamt nur eine überschaubare Anzahl von Analgetika im Rahmen dieser Algorithmen zum Einsatz kommen, um Verwirrungen zu vermeiden. Die Umsetzbarkeit der Therapiekonzepte sollte nach Erstellung überprüft und auch nachhaltig gewährleistet werden.

Frage 651

Welches schmerztherapeutische Verfahren würden sie einem Patienten im Prämedikationsgespräch empfehlen, bei dem eine komplexe Wirbelsäulenoperation im thorakalen Bereich durchgeführt werden soll?

Patienten mit einer komplexen Wirbelsäulenoperation profitieren neben der Gabe von NOPA und Opioiden zusätzlich von intraoperativem Ketamin und einem Periduralkatheter, der durch die Chirurgen unter Sicht eingelegt wird. Über diesen kann, postoperativ betreut durch einen Akutschmerzdienst, die Analgesie mittels niedrigdosierter Lokalanästhetika (mit oder ohne Opioide) für einige Tage weitergeführt werden. Eine Periduralanalgesie führt zu einer besseren Analgesiequalität als eine intravenöse Analgesie und ermöglicht eine deutlich bessere Mobilisierung des Patienten. Opioidbedingte Nebenwirkungen werden reduziert. Risiken durch den Epiduralkatheter müssen natürlich beachtet und eine adäquate Betreuung der Patienten bis zu

24 h nach Entfernen des Katheters gewährleistet werden. Eine enge Kooperation zwischen Chirurginnen und Chirurgen und den Protagonisten im Akutschmerzdienst ist hier ebenfalls von großer Bedeutung, um maximale Sicherheit und bestmögliche Effektivität zu ermöglichen.

Frage 652

Ist bei einer lumbalen Ein-Segment-Wirbelsäulenoperation ebenfalls ein Epdiuralkatheter indiziert?

Nein! Bei der über ein bis drei Segmente durchgeführten Laminektomie reicht neben der Gabe eines NOPAs und eines Opioids als Rescue-Analgesie die Wundinfiltration oder Instillation mit Lokalanästhetika aus.

Mehrere Studien haben die Instillation oder Infiltration mit Lokalanästhetika, durchgeführt vom Chirurgen kurz vor dem Wundverschluss, als lokale Anästhesietechnik bei Patienten mit einer Laminektomie untersucht. Die Effekte waren in 3 von 4 Studien, die auch eine gute Qualität aufwiesen, gut (https://esraeurope.org/prospect/procedures/laminectomy-2020/summary-recommendations-19/). Da es sich hier um sehr einfache, unkomplizierte Techniken mit begrenztem Risiko für Nebenwirkungen handelt, ist dieses Verfahren eine relativ niedrigschwellige Möglichkeit, Schmerzen und Analgetika in den ersten 16–24 h zu reduzieren.

Frage 653

Bei einer 68-jährigen Patientin muss aufgrund einer Gangrän des Fußes bei einer komplexen Gefäßerkrankung der Unterschenkel amputiert werden. Die Patientin hatte bereits eine Vorfußamputation vor 2 Jahren, das Krankheitsbild hat sich jedoch deutlich verschlechtert. Die Patientin klagt über ausgeprägte Schmerzen im Fuß und Unterschenkel, bekommt bereits 8 mg retardiertes Hydromorphon alle 12 h und Pregabalin 150 mg morgens und abends. Was planen Sie für diese Patientin als perioperatives Schmerzkonzept?

Die Patientin sollte einen Nervenkatheter bekommen; hier eignet sich ein Nervus-ischiadicus-Katheter, über den kontinuierlich ein Lokalanästhetikum (z. B. Ropivacain 0,2 %) infundiert wird. Zusätzlich sollte intraoperativ niedrig dosiertes Ketamin verabreicht werden. Dieses reduziert nicht nur den Wundschmerz nach einer Operation, sondern auch das Risiko für Phantomschmerzen.

Die S 3-Leitlinie „Behandlung akuter perioperativer und posttraumatischer Schmerzen" empfiehlt bei Amputationen eine periphere Nervenblockade oder eine Periduralanästhesie, wobei die Wahl des Regionalanalgesieverfahrens nach individueller Nutzen-Risiko-Abwägung erfolgen sollte. Ob eines dieser Verfahren effektiver als das andere ist, ist nicht geklärt. Da aber die Risiken eines peripheren Regionalanalgesieverfahrens niedriger sind, bieten sich spezielle periphere Nervenblockaden am ehesten an. Somit werden Opioide eingespart oder sogar eine zusätzliche Opioidgabe vermieden. Die vor der Operation verordnete Medikation soll erst einmal weitergeführt werden. Beim Entfernen des Katheters muss der Patientin allerdings in der Regel ein Bedarfsopioid zusätzlich zur Verfügung gestellt werden. Die Dosis der retardierten Opioide, die die Patientin bereits vor der Operation eingenommen hat, können im weiteren Verlauf je nach Schmerzsituation ebenfalls reduziert werden.

Frage 654

Die Hallux-Valgus-Operation verursacht ausgeprägte Schmerzen in den ersten postoperativen Tagen. Welche Möglichkeiten haben sich als effektiv herausgestellt, diese Schmerzen zu reduzieren?

Neben der Gabe von Nichtopioid-Analgetika sollten systemische Steroide, ein Fußblock, und bei Bedarf Opioide verabreicht werden. Ist ein Fußblock nicht möglich, kann eine Infiltration mit Lokalanästhetika eingesetzt werden.

Die Hallux-Valgus-Operation ist eine extrem schmerzhafte Operation, und bedarf deshalb einer effektiven Schmerztherapie. Die S 3-Leitlinie „Behandlung akuter perioperativer und posttraumatischer Schmerzen" hat auf Grundlage der PROSPECT-generierten Evidenz und unter Berücksichtigung von Risiko-Nutzen-Abwägungen nicht nur eine Empfehlung für ein Regionalanalgesieverfahren (1. Wahl ein Fußblock, 2. Wahl eine Wundinfiltration) machen können, sondern auch systemische Steroide zusätzlich empfohlen (https://esraeurope.org/prospect/procedures/hallux-valgus-repair-surgery-2019/abbreviations-13/). Systemische Steroide sollen dabei präoperativ verabreicht werden, sofern keine Kontraindikation vorliegt; am effektivsten war der Effekt bei 8 mg Dexamethason oral 60 min vor der Operation und einer zweiten Gabe 24 h nach der Operation.

Frage 655

Würden Sie einem Patienten bei laparoskopischen gastrointestinalen Eingriffen eine Epiduralanalgesie empfehlen?

Da die Verbesserungen der Schmerztherapie eher gering und andere Vorteile bisher nicht eindeutig belegbar sind, kann eine Epiduralanalgesie zur postoperativen Schmerztherapie bei minimalinvasiven Eingriffen derzeit nicht generell empfohlen werden.

In verschiedenen Studien konnte man z. B. bei der laparoskopischen Kolektomie zwar eine bessere Kontrolle postoperativer Schmerzen, aber keine Verbesserung der perioperativen Morbidität feststellen. Bei der laparoskopischen Cholezystektomie wird eine Verbesserung der Schmerzbehandlung im Vergleich zur systemischen Opioidgabe kontrovers diskutiert. Bei der laparoskopischen Sigmoidektomie konnte in Studien zwar eine verbesserte postoperative Analgesie erreicht werden, aber ob eine Epiduralanästhesie für diese Art von Eingriffen unter Berücksichtigung der Risiken und Komplikationen indiziert ist, wird kontrovers diskutiert. Zu beachten ist aber, dass Schmerzen nach laparoskopischen Eingriffen oft unterschätzt werden. Adäquate alternative Konzepte sind deshalb für diese Operationen zu entwickeln.

Frage 656

Die Appendektomie gehört zu den eher „kleineren" Operationen, insbesondere dann, wenn sie laparoskopisch durchgeführt werden kann. Trotzdem sind Appendektomien in den ersten Tagen oft mit starken Schmerzen assoziiert. Welche Verfahren bieten sich an, um postoperative Schmerzen bei Appendektomien effektiv zu reduzieren und unterscheiden sich Empfehlungen für schmerztherapeutische Verfahren bei offenen gegenüber laparoskopischen Operationen?

Neben den üblichen Nichtopioid-Analgetika wird bei der laparoskopischen Appendektomie die Instillation von Lokalanästhetika, bei der offenen Appendektomie ein einseitiger TAP-Block empfohlen. Kann kein TAP-Block durchgeführt werden, kann eine Lokalanästhetikainfiltration in Haut und Faszie erfolgen.

Die Studienlage zu den TAP-Blocks bei der offenen Appendektomie ist relativ eindeutig; allerdings sind die meisten dieser Studien an Kindern und Jugendlichen durchgeführt worden. Trotzdem empfiehlt PROSPECT den TAP-Block für Erwachsene ebenfalls, da die Operationstechniken bei Jugendlichen und Erwachsenen sehr ähnlich sind. Da der TAP-Block spätestens nach 16–24 h seine Wirkung verliert, sollten Opioide als Bedarf angeordnet werden. Es versteht sich natürlich von selber, dass Nichtopioide nach der Operation für mindestens 48 h nach der Operation fest verabreicht und dann an den Bedarf des Patienten angepasst werden.

Frage 657

Wann ist ein Epiduralkatheter bei einem Patienten zu entfernen, der postoperativ Rivaroxaban als Antithrombosemittel erhält?

Bei Gabe der empfohlenen 10-mg-Dosierung 1-mal täglich (alle 24 h) darf ein liegender Epiduralkatheter nicht früher als 18 h nach der letzten Einnahme von Rivaroxaban entfernt werden. Die nächste Einnahme von Rivaroxaban darf nicht früher als 6 h nach Entfernung des Katheters erfolgen.

Bei Rivaroxaban handelt es sich um ein Medikament zur Prophylaxe venöser Thromboembolien bei erwachsenen Patienten nach z. B. elektivem Hüft- oder Kniegelenkersatz. Wie alle anderen antithrombotischen Substanzen kann auch Rivaroxaban das Risiko eines epiduralen Hämatoms bei Durchführung von rückenmarksnahen Regionalanalgesieverfahren erhöhen. Für die Anwendung von Rivaroxaban zusammen mit einem Epiduralkatheter wird deshalb das Einhalten eines Mindestzeitintervalls empfohlen, sodass das Entfernen des Katheters zum Zeitpunkt des Talspiegels von Rivaroxaban erfolgt und das Blutungsrisiko damit reduziert wird. Bei Gabe der empfohlenen 10-mg-Dosierung 1-mal täglich (alle 24 h) darf ein liegender Epiduralkatheter nicht früher als 18 h nach der letzten Einnahme von Rivaroxaban entfernt werden. Die nächste Einnahme von Rivaroxaban darf nicht früher als 6 h nach Entfernen des Katheters erfolgen. Darüber hinaus muss nach einer traumatischen Punktion die nächste Gabe von Rivaroxaban um 24 h verschoben werden. Das enge Zeitintervall von 18 h nach der letzten und 6 h vor der nächsten Rivaroxabangabe macht es ausgesprochen schwierig, im Klinikalltag das Zeitfenster korrekt einzuhalten (man hat, wenn man es genau nimmt, kein richtiges Zeitfenster). Aus diesem Grund ist die Gabe von Rivaroxaban bei geplanter Epiduralanalgesie postoperativ (oder umgekehrt) gut abzuwägen und kann nicht regulär empfohlen werden.

Frage 658

Welches Behandlungskonzept ist angezeigt bei Patientinnen, die sich einer viszeralchirurgischen onkologischen Operation unterziehen lassen müssen?

Eine kontinuierliche Epiduralanalgesie sollte intra- und postoperativ zur perioperativen Analgesie bei offenen viszeralchirurgischen onkologischen Eingriff eingesetzt werden.

Im Jahr 2024 konnte die S 3-Leitlinie „Perioperatives Management bei gastrointestinalen Tumoren (POMGAT)" veröffentlicht werden, die das postoperative Management bei der Resektion gastrointestinaler Tumoren verbessern soll (www.leitlinienprogramm-onkologie.de/fileadmin/user_upload/Downloads/Leitlinien/POMGAT/Version_1/LL_POMGAT_Langversion_1.0.pdf). Ein Kapitel hat sich dabei der postoperativen Schmerztherapie gewidmet. Eine der wesentlichen Fragen in diesem Kapitel beschäftigte sich mit der Effektivität der Epiduralanalgesie (EA) im Vergleich zur systemischen Schmerztherapie bei viszeralchirurgischen onkologischen Operationen. Die zur Bearbeitung dieser Frage eingeschlossenen RCTs konnten zeigen, dass eine kontinuierliche EA den Belastungsschmerz innerhalb der ersten 48 h deutlicher reduziert als eine systemische Analgesie mittels Opioiden, und dies zu jedem Zeitpunkt in klinisch relevantem Ausmaß. Auch der Opioidverbrauch konnte deutlich reduziert werden und dies führte zu einer verminderten Sedierung der Patienten. Die EA erhöht allerdings möglicherweise das Risiko von Juckreiz, Hypotension und Harnverhalt. Interessant ist, dass in den Studien die Liegedauer der Patienten im Krankenhaus durch eine EA um fast zwei Tage reduziert werden konnte. Es konnte deshalb festgehalten werden, dass der Effekt der EA in dieser Metaanalyse für den Einsatz einer EA bei Patienten mit offenen onkologisch-viszeralchirurgischen Eingriffen spricht. Bei minimal-invasiven chirurgischen Eingriffen, sog. MIC-Eingriffen, kann laut der POMGAT-Leitlinie dann eine Epiduralanalgesie eingesetzt werden, wenn deren Einsatz aufgrund von Risikokonstellationen (lange OP-Zeiten, zu erwartender hoher postoperativer Opioidverbrauch) Erfolg verspricht.

Frage 659

Welches perioperative Analgesieverfahren ist bei offener Thorakotomie das Verfahren der ersten Wahl?

Thorakale Periduralanalgesie kombiniert mit einem Nichtopioid-Analgetikum

Schmerzen nach offenen Thorakotomien werden von Patienten als sehr stark eingeschätzt. Sie entstehen wahrscheinlich aus der Kombination einer Überdehnung der Interkostalgelenke, der Fraktur von Rippen und Schädigung der Interkostalnerven im Rahmen operationsinduzierter Gewebetraumatisierung. Zusätzlich entstehen häufig ipsilaterale Schulterschmerzen, die wahrscheinlich durch das Gewebetrauma im Mediastinum, Zwerchfell und Perikard mit nozizeptiver Leitung über den N. phrenicus mitbedingt sind. Auch die spezielle Seitenlagerung kann zur Ausbildung von Schulterschmerzen beitragen. Infolge der starken thorakalen Schmerzen kommt es bei Patienten nach Thorakotomie zur Einschränkung der Atemexkursion, zu fehlenden effektiven Hustenstößen und zu einer erschwerten Mobilisation. Dies wiederum erhöht die Rate postoperativer Komplikationen, wie die Ausbildung von Pneumonien, Atelektasen und respiratorischer Insuffizienz. Die Epiduralanalgesie stellt hier das effektivste Verfahren dar. Die Punktion und Katheterlage sollte thorakal erfolgen. Ein niedrigdosiertes Lokalanästhetikum in Kombination mit einem Opioid gewährleistet eine suffiziente Analgesie und ist der Applikation der Einzelsubstanzen überlegen. Schulter- oder Rückenschmerzen können – gemäß eines balancierten Analgesiekonzepts – durch die zusätzliche Gabe eines Nichtopioid-Analgetikums gelindert werden.

Frage 660

Welche Nichtopioid-Analgetika sind zur postoperativen Schmerztherapie nach Tonsillektomie geeignet?

Metamizol und Coxibe

Metamizol und Coxibe sollten nach Eingriffen im Oropharynx gegenüber traditionellen NSAR bevorzugt werden, da sie nur einen vernachlässigbaren Einfluss auf die plasmatische Gerinnung oder die Thrombozytenfunktion haben. Paracetamol ist hinsichtlich der Effektivität allen anderen Nichtopioid-Analgetika unterlegen. Bei allen Nichtopioid-Analgetika müssen spezielle Risiken und Nebenwirkungen beachtet werden. Bei Kindern sind COX-2-Hemmer bisher nicht zugelassen. Eine Metaanalyse zum Nachblutungsrisiko bei Gabe von traditionellen NSAR zur Tonsillektomie im Kindesalter weist (bei niedriger Studien- und Patientenzahl) auf eine Erhöhung der durch Blutungskomplikationen hervorgerufenen Reoperationsrate hin. Kinder, die NSAR perioperativ erhielten, zeigten allerdings auch weniger Übelkeit und Erbrechen, sodass die Autoren dieser Metaanalyse (wie auch die evidenzbasierten Empfehlungen der Australisch-Neuseeländischen Gesellschaft) die Gabe von NSAR bei Kindern zur Tonsillektomie nicht kategorisch ablehnen. Metamizol ist in Australien/Neuseeland nicht zugelassen, stellt aber in Deutschland (ab dem 6. Lebensmonat) eine gute Alternative bei Kindern dar.

Frage 661

Welche adjuvante Medikamentengruppe bietet sich zur postoperativen Schmerztherapie bei HNO-/MKG-Eingriffen zusätzlich an?

Als adjuvante Schmerztherapie bietet sich die Gabe von Kortikosteroiden an.

Die Gabe eines Kortikosteroids vermindert die postoperativen Schmerzen und Weichteilschwellung und erhöht das postoperative Wohlbefinden nach HNO-/MKG-Eingriffen. Mehrere Studien untersuchten die Effektivität einer Kortikosteroidgabe bei verschiedenen HNO-/MKG-Eingriffen. Neben einer verbesserten Analgesiequalität wurden geringere Nebenwirkungen (Übelkeit/Erbrechen) und ein reduzierter Analgetikakonsum festgestellt. Die optimale Dosierung ist bisher allerdings unklar. Während eine Dosierung von unter 0,1 mg/kg KG keinen Effekt zu haben scheint, ist eine Dosis von über 0,2 mg/kg KG nicht notwendig. Die Gabe sollte vor der Operation oder zumindest unmittelbar nach Schnitt erfolgen. Nebenwirkungen sind bisher nicht bekannt. Die meisten Studien wurden allerdings nicht zur Erfassung von Risiken und Nebenwirkungen konzipiert und die untersuchten Patientenzahlen sind zu gering. Denkbar sind v. a. Wundheilungsstörungen aufgrund der immunsupprimierenden Wirkung. Es gibt auch Hinweise auf eine erhöhte Nachblutungsgefahr bei Tonsillektomien durch die Gabe von Dexamethason im Kindesalter. Eine Dosis von 0,15 mg/kg KG sollte deshalb bei Kindern nicht überschritten werden.

Frage 662

Wann ist laut S3-Leitlinie „Behandlung akuter perioperativer und posttraumatischer Schmerzen" der Einsatz von patientenkontrollierter Analgesie zur parenteralen Applikation von Opioiden indiziert?

Eine patientenkontrollierte Analgesie soll als bevorzugtes Analgesieverfahren gewählt werden, wenn Opioide parenteral verabreicht werden.

Am bekanntesten ist die patientenkontrollierte Analgesie als intravenöses Analgesieverfahren (PCIA). Mikroprozessorgesteuerte Pumpen ermöglichen dabei dem Patienten die Selbstapplikation eines meist hochpotenten Opioids, z. B. Piritramid (in Deutschland am häufigsten eingesetzt). Jedoch sind auch anderer starke Opioide (z. B. Morphin, Hydromorphon, Oxycodon) vergleichbar effektiv, möglicherweise sogar mit einer geringeren Inzidenz und/oder Schwere von Nebenwirkungen (wird z. B. für Oxycodon postuliert).

Bei der PCIA kann der Patient einen voreingestellten Opioidbolus via Knopfdruck abrufen. Um eine Überdosis so weit wie möglich zu vermeiden, ist eine sogenannte „Lock-out"-Zeit eingestellt, in der der Patient zwar auf den Auslöser drücken kann, aber keinen Bolus erhält. Darüber hinaus sollte eine Maximaldosis pro Stunde eingestellt werden (z. B. maximal 3 Boli pro Stunde). Bei der intravenösen Analgesie sollte eine Basalrate, wenn möglich unterbleiben. Eine Ausnahme bilden Patienten mit chronischen Schmerzen mit Opioidvormedikation, die längere Zeit besteht, aber postoperativ in der üblichen Form

Tab. 10.6 Am Universitätsklinikum Münster verwendete PCIA-Einstellungen.

Patientenkontrollierte intravenöse Analgesie (PCIA)	
Herstellung der Lösung (100 ml Gesamtlösung für PCIA):	
Piritramid: 73,3 ml NaCl 0,9 % + 26,7 ml Piritramid (200 mg; entspr. 2 mg/ml Piritramid)	
Morphin: 90 ml NaCl 0,9 % + 10 ml Morphin (200 mg; entspr. 2 mg/ml Morphin)	
Oxycodon: 90 ml NaCl 0,9 % + 10 ml Oxycodon (100 mg; entspr. 1 mg/ml Oxycodon)	
Einstellung der Pumpe bei Erwachsenen (unabhängig von der Substanz)	**Einstellung der Pumpe bei Kindern (i. d. R. wird 2 mg/ml Morphin (s. o.) verwendet)**
Bolus: 1 ml	> 50 kg KG: • Bolus: 1 ml • Sperrintervall: 10 min • Limit: 4 Boli pro Stunde
Sperrintervall: 10 min	30–50 kg KG: • Bolus: 0,5 ml (ggf. auf 1 ml erhöhen je nach Bedarf) • Sperrintervall: 20 min • Limit: 4 Boli pro Stunde
Limit: 4 Boli pro Stunde	< 30 kg KG: • Bolus: 0,03–0,05 mg/kg • Sperrintervall: 20 min • Limit: 4 Boli pro Stunde

(oral, transdermal etc.) nicht weitergeführt werden kann. In diesen Fällen kann man die notwendige intravenöse Tagesdosis (nach normalerweise oraler oder transdermaler Applikation muss diese für die i. v.-Gabe entsprechend berechnet werden!) halbiert über 24 h als Basisrate i. v. verabreichen und eine – dem Bedarf des Patienten angepasste – Bolusmenge via Knopfdruck durch den Patienten abrufen lassen.

Am Universitätsklinikum Münster werden die in ▶ Tab. 10.6 aufgeführten PCIA-Einstellungen verwendet. Wichtig ist zu betonen, dass die PCIA immer durch einen Schmerzdienst betreut, täglich visitiert und Wirkungen und Nebenwirkungen täglich (ggf. auch öfter) optimiert werden müssen.

Frage 663

Welche Vorteile hat die patientenkontrollierte Analgesie?

Der Hauptvorteil der PCIA ist die optimale Anpassung des Bedarfs an die individuelle Schmerzintensität und an die Aktivität des Patienten ohne zeitliche Verzögerung. Primäres Ziel ist, die Analgesiequalität zu verbessern, sekundäres Ziel ist, die Nebenwirkungen und Risiken zu vermindern.

Der Patient kann durch Selbstapplikation einer vorbestimmten Dosis den Spiegel des Analgetikums oberhalb der minimalen Effektivität und unterhalb der Schwelle für unerwünschte Nebenwirkungen halten. Dies hat im Gegensatz zu anderen Applikationsformen einen individuellen und damit optimierten Dosierungsverlauf der Analgetika mit Vermeidung von Schmerzspitzen durch Unterdosierung und von Nebenwirkung durch Überdosierung zur Folge. Des Weiteren hat die aktive Einbeziehung des Patienten in die Schmerzbehandlung meist einen positiven Einfluss auf das Schmerzerlebnis. Der Patient ist durch das Bewusstsein, seine Schmerzen selbst therapieren zu können, aktiv in den Schmerztherapieprozess involviert und fühlt sich nicht äußeren Umständen und Gegebenheiten ausgesetzt. Wichtig ist, dass die Dosis des insgesamt zugeführten Opioids durch patientenkontrollierte Analgesieverfahren häufig nicht gesenkt werden kann. Dies beruht darauf, dass der Patient durch seine Anforderungen das Niveau der Schmerzen relativ niedrig halten kann, dafür aber eine gewisse Menge an Analgetika anfordern muss und dies auch tut (und zwar auch zu Zeiten, in denen ein Patient, der nach Schema behandelt wird, unterdosiert ist und Schmerzen erleidet). Allerdings kommt es auch nicht zu relativen „Überdosierungen", die bei Patienten mit Behandlung nach Schema nach den meist höheren Einzeldosen häufig auftreten (und ggf. mit Nebenwirkun-

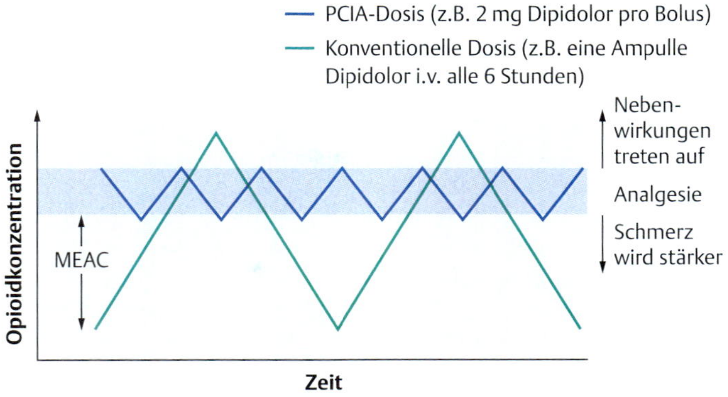

Abb. 10.2 PCIA versus konventionelle Analgesie. Schematischer Vergleich zwischen PCIA und konventioneller Analgesie. Bei der PCIA kann sich der Patient selbst so titrieren, dass seine Schmerzen adäquat reduziert sind. Nebenwirkungen und höhere Schmerzscores treten bei richtiger Anwendung und guter Betreuung durch einen Schmerzdienst nicht oder zumindest deutlich seltener auf als bei konventioneller Dosierung (z. B. einer Kurzinfusion). Bei letzterer kommt es durch die initiale Injektion einer relativ zu hohen Dosis zu Nebenwirkungen, während vor der Nachinjektion der Schmerz oft stark ansteigt, weil die Wirkung nachlässt, aber die Nachinjektion noch nicht erfolgen darf. MEAC = minimale effektive Analgesiekonzentration (sollte idealerweise im Aufwachraum oder auf der Observationseinheit unter geeignetem Monitoring aufgesättigt werden).

gen verbunden sind). Insgesamt wird der Patient mit einer PCIA bedarfsgerecht und – bei gleichem Verbrauch, aber geringeren Nebenwirkungen – deutlich effektiver therapiert (▶ Abb. 10.2).

Frage 664

Kann eine patientenkontrollierte Analgesie auch im Rahmen eines Regionalanalgesieverfahrens erfolgen?

Die patientenkontrollierte Analgesie (PCA, PCIA) kann auch im Rahmen von epiduralen Verfahren als patientenkontrollierte epidurale Analgesie (PCEA) oder als peripheres Katheterverfahren durchgeführt werden.

Die patientenkontrollierte Epiduralanalgesie (PCEA) ist ein weit verbreitetes Analgesieverfahren. Sie ist mindestens genauso effektiv wie eine reine kontinuierliche Epiduralanalgesie, erhöht aber die Patientenzufriedenheit bei leicht reduzierten Nebenwirkungen und ist einer rein patientenkontrollierten Bolusgabe als Epiduralanalgesie überlegen. Ein Beispiel für die Pumpeneinstellung zeigt ▶ Tab. 10.7.

Die wenigen Studien mit patientenkontrollierter peripherer Nervenblockadetechnik zeigen eine gleich gute Analgesiequalität im Vergleich zur kontinuierlichen Gabe eines Lokalanästhetikums. Ein Vorteil könnte aber die Reduktion von Nebenwirkungen sein. Nachteile sind bisher nicht bekannt, sodass dieses Verfahren sicher eine interessante Alternative darstellen. Beispiel für ein patientenkontrolliertes Verfahren mittels peripherer Nervenkatheter (Universitätsklinik Münster):

- *Die Pumpen werden individuell nach Patientengewicht programmiert.*
- *Als Lokalanästhetikum in den Pumpen wird Ropivacain 0,2 % verwendet.*
- *Die Hälfte der empfohlenen Höchstdosis (0,25 mg/kgKG/h) wird als kontinuierliche Rate appliziert.*
- *Die andere Hälfte der empfohlenen Höchstdosis wird in 2 Boli mit einer Sperrzeit von 30 min aufgeteilt.*
- *Die kontinuierliche Rate kann alternativ auch als fester Bolus stündlich (im sogenannten PIP-Modus) appliziert werden.*

Tab. 10.7 Beispiel für die patientenkontrollierte Epiduralanalgesie am Universitätsklinikum Münster. Die Infusionslösung enthält Bupivacain 0,175 % oder Ropivacain 0,2 %. Bei Erwachsenen < 70 Jahren und Kindern mit einem Gewicht > 30 kg wird 0,75 µg Sufentanil/ml zugesetzt.

Patientengruppe	kontinuierliche Rate**	Bolus	Sperrzeit
Erwachsene	5 ml/h	2 ml	20 min
Kind, Gewicht > 50 kg	5 ml/h	2 ml	20 min
Kind, Gewicht 30–50 kg	3–5 ml/h	2 ml	20 min
Kind, Gewicht < 30 kg*	0,2–3 ml/h	0,5–2 ml	20–30 min

*Kinder < 5 Jahren können keine Bolusgaben abrufen.
**Die angegebenen kontinuierlichen Laufraten stellen die üblichen initialen Laufraten dar. Im Verlauf der Therapie werden diese Raten dem Bedarf des Patienten angepasst (i. d. R. zwischen 2 und 9 ml/h). Diese Anpassung und die gesamte Betreuung des Patienten mit PCEA erfolgt durch den Akutschmerzdienst.

Frage 665

Patienten nach mittelgroßen Eingriffen erhalten häufig (z. B. infolge der Risiko-Nutzen-Abwägung, Art der Operation) keine Regionalanalgesieverfahren. Gibt es ein Analgesiekonzept, das diesen Patienten trotzdem eine ausreichende Schmerztherapie zukommen lässt und konzeptionell gut in den Klinikalltag zu integrieren ist?

Zusätzlich zu einem Nichtopioid-Analgetikum kann Patienten nach mittelgroßen Eingriffen (z. B. einem primären Hüftgelenkersatz) ohne postoperatives Regionalanalgesieverfahren ein retardiertes Opioid in Kombination mit einem schnell wirksamen, unretardierten Opioid verabreicht werden.

Die Kombination eines fest zu bestimmten Zeiten (z. B. morgens und abends, abhängig von der Wirkdauer) verabreichten retardierten starken Opioids in Kombination mit einer bedarfsorientierten Gabe eines schnell wirksamen starken Opioids bei Schmerzspitzen hat sich als sehr effektives orales Analgesieschema herausgestellt und ist in Deutschland mittlerweile weit verbreiteter Standard. Ein derartiges Schema erlaubt es den Pflegekräften auf den Stationen, nach primärer Anordnung des zuständigen Arztes (z. B. Oxycodon-Schema nach Plan, ▸ Abb. 10.3) im festgesetzten Rahmen dem Patienten die Bedarfsmedikation auszuhändigen, ohne dass jedes Mal eine vorherige Rücksprache mit einem Arzt notwendig wird. Die (niedrigdosierte) Gabe des retardierten Opioids ermöglicht eine Grundanalgesie, die entsprechend der Schmerzintensität durch den Arzt angepasst werden soll. Sie sollte bei unkomplizierten Verläufen auf 2–3 Tage (ggf. auch kürzer) beschränkt bleiben und sich nach dem Bedarf des Patienten richten. Entsprechendes gilt für die Dosis der Bedarfsmedikation, die im Verlauf auch allein, d. h. ohne retardiertes Opioid, verabreicht werden kann. Voraussetzung für eine effektive und sichere Therapie ist eine gute Schulung des Pflege- und ärztlichen (operativ tätigen) Personals. Eine regelmäßige Kontrolle der Analgesiequalität sowie der Nebenwirkungen und Komplikationen ist obligatorisch bei jedem Patienten, der ein solches Analgesieverfahren bekommt. Zusätzliche sedierend wirkende Medikamente oder andere Analgesieverfahren dürfen nicht gleichzeitig zum Einsatz kommen.

Frage 666

Ein Patient mit seit Jahren bestehenden chronischen Rückenschmerzen stellt sich bei Ihnen zum totalen Kniegelenkersatz vor. Aufgrund seiner chronischen Schmerzen erhält er seit mehr als 2 Jahren die Kombination aus einem retardierten oralen Opioid und einem Nichtopioid-Analgetikum. Was empfehlen Sie zur postoperativen Schmerztherapie?

Der Patient sollte seine gewohnte Medikation zur Therapie der chronischen Rückenschmerzen am OP-Tag sowie im postoperativen Verlauf weiter einnehmen. Außerdem erfolgt die Anlage eines peripheren Nervenkatheters, z. B. des N. femoralis und des N. ischiadicus.

Bei Patienten mit chronischen Schmerzen, die präoperativ schon entsprechende Schmerzmedikamente (Opioide, Adjuvanzien, Nichtopioide) erhalten, sollten diese am OP-Tag und im weiteren postoperati-

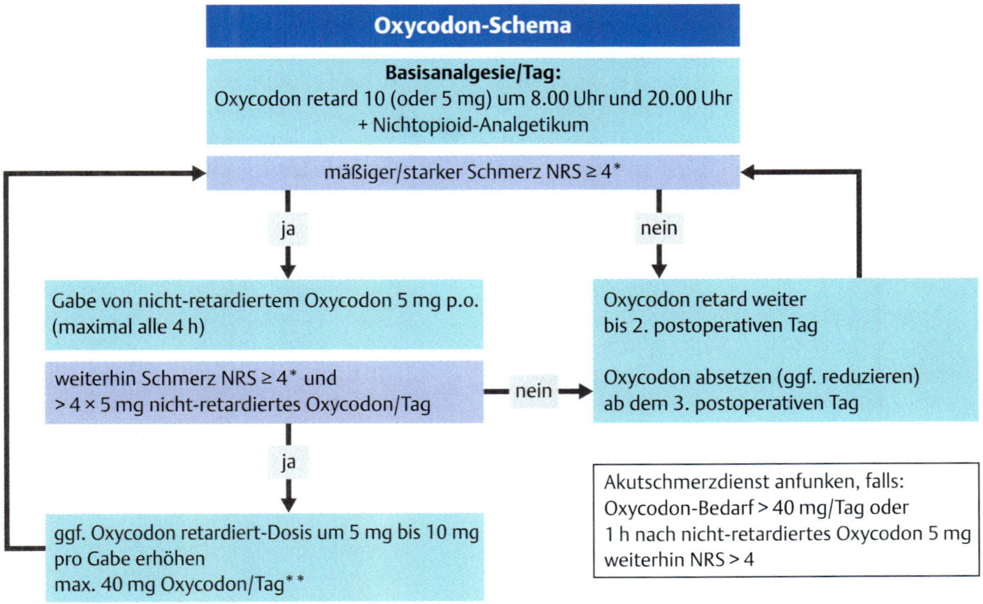

Wichtig: Nach jeder Opioidgabe müssen Wirkung und Nebenwirkungen erhoben und dokumentiert werden.

* Die Ursache bestehender oder ansteigender postoperativer Schmerzen sollte durch den behandelnden chirurgischen Kollegen untersucht werden. DD: Wundschmerz, enge Verbände, Infektionen, Blutungen/Hämatom, schlechte Lagerung, Kompartment, volle Blase, Ileus etc.

** Erfolg oder Misserfolg der veränderten Basisanalgesie müssen überprüft werden.
Bei Kreatinin-Clearance < 50 ml/min auf Hydromorphon umsteigen

Abb. 10.3 Bedarfsadaptiertes Analgesiekonzept am Universitätsklinikum Münster.

ven Verlauf weitergegeben werden. Die fortgesetzte Gabe des Opioids vermeidet Entzugserscheinungen, die das abrupte Absetzen eines länger als 3 Monate eingenommenen Opioids hervorrufen kann. Entzugssymptome können nicht nur zu deliranten Zuständen und/oder schweren Erregungszuständen führen, sondern gehen häufig auch mit hypertensiven Krisen, Tachykardien und lebensbedrohlicher Herzinsuffizienz einher. Falls eine orale Gabe perioperativ nicht möglich ist, sollte man auf eine Alternativroute (z. B. intravenös) umstellen. Der Operationsschmerz sollte, wenn möglich, primär durch ein Regionalanalgesieverfahren behandelt werden. Opioide bei Patienten mit bereits vorbestehender Opioidmedikation sind deutlich schwieriger zu dosieren. In den meisten Fällen brauchen opioidgewöhnte Patienten deutlich mehr (zusätzliche) Opioide als opioidnaive Patienten. Nebenwirkungen und Risiken treten häufig vermehrt auf, sodass die Balance zwischen guter Analgesie und schweren Nebenwirkungen oft sehr schwierig werden kann. Falls möglich, sollte bei diesen Patienten ebenfalls der Einsatz eines Regionalanalgesieverfahrens und/oder von Ketamin intraoperativ erwogen werden.

Frage 667

? Ein Patient mit chronischen Kniegelenkschmerzen stellt sich bei Ihnen zum totalen Kniegelenkersatz vor. Aufgrund seiner chronischen Knieschmerzen erhält er seit mehr als 3 Jahren die Kombination aus einem retardierten oralen Opioid und einem NOPA. Wie gehen Sie postoperativ vor?

! **Wie der vorhergehende Patient sollte auch dieser Patient seine gewohnte Medikation zur Therapie der chronischen Knieschmerzen am OP-Tag weiter einnehmen. Zur Analgesie erhält er einen peripheren Nervenkatheter, z. B. des N. femoralis, oder einen Adduktorkanalblock.**

Zum Vermeiden von Entzugssymptomen sollte der Patient sein Opioid zunächst in der bestehenden Dosierung weiter nehmen. Bei gutsitzendem peripherem Nervenkatheter und gutem Operationserfolg wird der Opioidbedarf postoperativ ggf. abnehmen. Aus diesem Grund kann und sollte relativ früh an eine Dosisreduktion des Opioids gedacht werden. Dies verhindert u. a. auch eine Überdosierung durch Regionalanalgesie plus Opioid. Eine Dosisreduktion von mehr als 20–25 % der Tagesdosis alle 1–2 Tage sollte allerdings nicht überschritten werden. Kommt es trotzdem zu Entzugssymptomen, kann die zusätzliche Gabe von Clonidin (Beginn mit 25–50 µg 3-mal täglich oral, ggf. Steigerung nach Wirkung und abhängig von Nebenwirkungen) hilfreich sein. Genauso müssen aber auch Anzeichen für eine unerwartete Unterdosierung (falsche Dosisangaben des Patienten, Dosiseskalation von Opioiden postoperativ bei opioidgewöhnten Patienten etc.) beachtet und eine mögliche, höhere Dosierung als errechnet/erwartet in Betracht gezogen werden. Insgesamt muss eine genaue Differenzierung zwischen Unter- und Überdosierung vorgenommen, der Patient bei einer Umstellung der Opioidtherapie engmaschig kontrolliert und die Dosis an den Bedarf adaptiert werden.

Frage 668

Wie sollte man mit transdermalen Opioiden perioperativ umgehen?

Eine präoperativ etablierte transdermale Opioidbehandlung sollte i. d. R. auch perioperativ beibehalten werden.

Grundsätzlich sollten Opioidpflaster, v. a. dann, wenn sie schon länger als 3 Monate vor der Operation vom Patienten angewendet worden sind, perioperativ nicht entfernt, sondern entsprechend der präoperativen Dosis weitergeführt werden. Dies gilt insbesondere für transdermales Fentanyl. Eine direkte Wärmeeinwirkung im Bereich des Pflasters ist dabei strikt zu vermeiden. Nur in Situationen, bei denen perioperativ Resorptionsstörungen angenommen werden können (z. B. starkes Schwitzen bei Fieber, Auskühlen bei langen Operationen oder großen Operationen mit starken Veränderungen des intravasalen Flüssigkeitshaushaltes und zu erwartenden Störungen der Homöostase (Hypotension, Katecholamintherapie)) muss die transdermale Applikation präoperativ beendet und perioperativ der Grundbedarf i. v. substituiert werden. Sollte eine transdermale Opioidtherapie doch unterbrochen werden, so ist es wichtig, die langsame Abflutung bzw. Anflutung in die weitere Therapie mit einzubeziehen. In der Regel gelangen nach der Pflasterentfernung noch für 12–24 h klinisch wirksame Opioiddosen aus dem intra- und subdermalen Gewebe in die Zirkulation. Nach Stabilisation der postoperativen Situation sollte der Übergang zur transdermalen Therapie mit entsprechender Dosisanpassung erfolgen. Hierbei ist zu beachten, dass transdermale Systeme eine Latenzzeit von 12–16 h haben, um ihre analgetischen Effekte maximal zu entfalten. Diese Zeit muss individuell bei jedem Patienten überbrückt werden.

Transdermales (oder auch orales) Buprenorphin kann als partieller Antagonist bei einem zusätzlichen perioperativen Opioidbedarf Schwierigkeiten verursachen. Dies ist allerdings nur bei höheren Dosierungen klinisch relevant. Es kann intraoperativ zu einer Wirkabschwächung von Opioiden, wie Morphin oder Fentanyl kommen. Ob eine präoperative Umstellung des Buprenorphins auf reine µ-Rezeptoragonisten erforderlich ist, muss individuell entschieden werden. Patienten mit hohen Buprenorphindosierungen sollten postoperativ durch den Akutschmerzdienst visitiert und idealerweise von diesem mitbetreut werden.

Frage 669

Eine ehemalige heroinabhängige Patientin erhält Methadon im Rahmen eines Substitutionsprogramms. Jetzt kommt sie geplant zu einer Explantation einer infizierten Hüft-TEP und ggf. Spacereinbau. Wie soll das perioperative Schmerzmanagement bei dieser Patientin aussehen?

Bei dieser Patientin bietet sich eine Regionalanalgesie, idealerweise mittels Katheterverfahren (z. B. Katheter-Epiduralanalgesie) an. Zusätzlich sollte ein Nichtopioid-Analgetikum verabreicht werden. Das Methadon sollte man perioperativ weiter geben und die Vitalparameter abhängig von der Gesamtsituation der Patientin engmaschig überwachen.

Für Patienten mit einer ehemaligen (oder noch bestehenden) Suchterkrankung gelten – auch wenn diese Patienten individuell sehr heterogen auf Narkose und Operation reagieren – einige Grundregeln, die in jedem Fall zu beachten sind.

- *Präoperative Anamnese und Konsultation durch den Akutschmerzdienst und/oder eines Arztes mit Erfahrung in der Behandlung von Suchtpatienten wird bei Sucht- und Substitutionspatienten dringend empfohlen. Idealerweise sollte man auch den ambulant betreuenden Arzt telefonisch kontaktieren und den Therapieverlauf sowie Compliance und Erfahrungen mit Voroperationen des Patienten besprechen. Präoperativ (ein vertrauensaufbauendes Gespräch mit dem Patienten ist hier besonders wichtig) und postoperativ sollte der Akutschmerzdienst mit in die Therapie eingebunden werden.*
- *Die Methadontherapie bietet keine Analgesie perioperativ. Im Gegenteil kann die Ansprechbarkeit von Opioiden perioperativ deutlich reduziert und der Bedarf damit über dem zu Erwartenden sein. Es ist deshalb empfehlenswert, alle erdenklich möglichen Therapieoptionen zur Einsparung von Opioiden zu erwägen. Hierzu gehören in erster Linie eine effektive Therapie mit Nichtopioid-Analgetika und das Abwägen eines (kontinuierlichen) Regionalanalgesieverfahrens. In diesem hier dargestellten Fall bietet sich eine Epiduralanalgesie an – wenn die Gerinnungsparameter und Thrombozytenzahl im Normbereich sind. Hinzu kommt bei Patienten mit einer Methadonsubstitutionstherapie die Gefahr einer Über- oder Unterdosierung von Methadon (u. a. auch durch die zusätzliche Gabe oder das Weglassen von Methadon, aber auch von Medikamenten mit Enzyminduktion und dadurch veränderter Methadonmetabolisierung) mit entsprechenden Komplikationen. Aus diesem Grund sollte an der Therapie des Patienten so wenig wie möglich verändert werden.*

Frage 670

Die ehemalige heroinabhängige Patientin mit der Methadonsubstitution (s. vorhergehende Frage) kann aufgrund eines unzureichenden Quick-Werts keine Periduralanalgesie erhalten. Zudem lehnt sie jegliches Regionalanalgesieverfahren ab. Wie könnte ein alternatives Therapiekonzept aussehen.

Eine Kombination aus fixer Nichtopioid-Analgesie (z. B. Metamizol 1 g alle 6 h, ggf. auch in Kombination mit Ibuprofen 600 mg bei normaler Nierenfunktion) und Opioiden ist angezeigt. Der Opioidbedarf kann als i. v.-PCA begonnen und nach 1–2 Tagen mittels oraler Gabe von retardierten Opioiden weitergeführt werden. Der Zusatz von Clonidin, Lidocain i. v. oder Ketamin ist zu erwägen, um den Opioidbedarf zu senken und ggf. potenzielles Craving zu vermindern.

Neben der angesprochenen Reduktion des Opioidbedarfs durch Zusatzmedikationen dürfen einem Suchtpatienten auf keinen Fall Opioide bei verbleibenden Schmerzen vorenthalten werden. Eine potenzielle Suchtreaktivierung besteht insbesondere bei Schmerz und Stress perioperativ. Opioide in niedrigen Dosierungen bei Bedarf (wie über eine PCIA möglich, auch und gerade, wenn sie durch den Patienten schmerzassoziiert erfolgt) sind wahrscheinlich weniger komplikationsträchtig als starke Schmerzepisoden und notwendig werdende hohe Einzeldosierungen von Opioiden. Reine μ-Rezeptoragonisten (Morphin, Piritramid, Hydromorphon) sind dabei am ehesten geeignet. Gemischte Agonisten/Antagonisten oder partielle Agonisten sollte man vermeiden. Die Bolusdosis ist individuell anzupassen. Das orale Methadon muss allerding ebenfalls weitergeführt werden. Falls dies nicht möglich ist, muss Methadon entweder subkutan ersetzt (Dosisanpassung erforderlich) oder eine zusätzliche (i. d. R. kontinuierliche) Opioidgabe systemisch erfolgen. Jede Umstellung von Methadon auf ein anderes Opioid birgt aber eine hohe Gefahr der Über- oder Unterdosierung. Eine engmaschige, vertrauensvolle Betreuung des Patienten sowie eine individuell angepasste Überwachung sind natürlich in jedem Falle bei Suchtpatienten obligatorisch.

Frage 671

Welches Konzept ist zur Therapie der Nebenwirkung PONV empfehlenswert?

Konzepte zur Therapie von Übelkeit und Erbrechen sollten in jeder Klinik etabliert werden, da diese Nebenwirkungen neben der Senkung der Patientenzufriedenheit auch häufig zur Reduktion der Analgesiequalität führen. Effektiv sind 5-HT 3-Antagonisten, Droperidol, Dimenhydrinat und ggf. Dexamethason.

Übelkeit und Erbrechen sind typische Nebenwirkungen nach Gabe von Opioiden, die in jeder Dosierung – auch schon in Dosierungen, die keine ausreichende Analgesie hervorrufen – auftreten können. Diese Nebenwirkungen sind entsprechend zu behandeln (geeignete Wirkstoffe s. ▸ Tab. 10.8), da die Patienten häufig lieber auf eine optimale Analgesie verzichten

Tab. 10.8 Substanzen, die bei opioidinduzierter Übelkeit und Erbrechen eingesetzt werden.

Substanz	Wirkmechanismus	Dosierung zur Therapie nach OP	mögliche (typische) Nebenwirkungen
5-HT 3-Antagonisten (Ondansetron, Tropisetron, Dolasetron, Granisetron)	Serotonin-Antagonisten am 5-HT 3-Rezeptor	Ondansetron: 4–8 mg alle 12 h Dolasetron: 12,5 mg alle 12 h	ggf. Kopfschmerzen, Hemmung der gastrointestinalen Motilität
Droperidol	Blockade von Dopaminrezeptoren	0,625–1,25 mg i. v.	QT-Zeit-Verlängerung (in hohen Dosierungen nachgewiesen)
Dimenhydrinat	Histamin-Antagonist	als Therapeutikum umstritten i. v.: 0,5–1 mg/kg alle 8–12 h Dauerinfusion: 1 Amp./500 ml über 12 h Supp.: 1–2 mg/kg alle 12 h	Sedierung
Dexamethason	antiinflammatorische und immunmodulatorische Effekte	als Prophylaxe guter Effekt (8 mg) als Therapeutikum umstritten (8–20 mg)	Nachblutungen (Cave: z. B. bei Tonsillektomien)

als unter Übelkeit und Erbrechen zu leiden. Da der Wirkmechanismus der eingesetzten Substanzen aus den verschiedenen Gruppen unterschiedlich ist, lassen sich diese, falls notwendig, auch miteinander kombinieren. Wenn eine dieser Substanzen prophylaktisch eingesetzt worden ist, sollte man eine Substanz aus einer anderen Gruppe als Therapeutikum wählen – dies erhöht die Wahrscheinlichkeit der Effektivität.

Frage 672

Akute postoperative Schmerzen können unter bestimmten Umständen länger andauern als erwartet; abhängig von der Art der Operation können sich auch chronische Schmerzen entwickeln. Welche Operationen haben ein besonders hohes Risiko für die Entwicklung chronischer postoperativer Schmerzen und welche Schmerzkonzepte können helfen, chronische Schmerzen bei diesen Operationen zu verhindern?

Bei ca. 10 % aller Patienten entwickeln sich chronische Schmerzen nach der Operation und davon wiederum bei 10 % so starke, dass dies die Lebensqualität der Patienten deutlich beeinträchtigt. Das Risiko für chronische postoperative Schmerzen ist bei Operationen mit Nervenverletzungen besonders hoch; so entwickeln sich bei ca. 30 % der Patienten nach einer Thorakotomie oder Brustoperation bei Mammakarzinom (z. B. mit axillärer Lymphnotenentfernungen) chronische postoperative Schmerzen, bei Knie- oder Hüftoperation sind es deutlich weniger, aber mit ca. 10 % noch immer viele.

Schmerzen nach Operationen werden in der Regel im postoperativen Verlauf kontinuierlich geringer, bis sie nach Tagen bis spätestens einigen Wochen, abhängig von der Operation, ganz verschwunden sind. Es gibt aber Patienten, bei denen eine komplette Schmerzfreiheit auch nach Monaten nicht erreicht wird, oder sich chronische Schmerzen nach anfänglich gut therapeutisch ansprechenden akuten Schmerzen im Verlauf entwickeln.

Aufgrund der hohen Inzidenz chronischer postoperativer Schmerzen und ihrer Bedeutung, u. a. auch aufgrund der Beeinträchtigung der Patienten wurde innerhalb der neu in die ICD-11-Codierung aufgenommene eigenständige Krankheitsgruppe „chronischer Schmerz" auch eine Untergruppe „chronischer postoperativer und posttraumatischer Schmerz" integriert. Die formale Definition für dieses Krankheitsbild ist, dass es sich um Schmerzen handelt, die 3 Monate oder länger nach einer Operation (noch) bestehen, im Bereich der Operation und/ oder angrenzend zu dieser (bzw. in Head-Zonen) auftreten, und (wichtig!) die vor der Operation nicht oder nicht so stark aufgetreten sind. Zudem muss der Schmerz kausal in Zusammenhang mit der Operation stehen.

Viele dieser Punkte sind nicht so eindeutig in viele der vorherigen Studien zum postoperativen Schmerz eingegangen, sodass aufgrund unterschiedlicher Definitionen die Inzidenzen in Studien oft nicht einheitlich sind. Warum sich bei einigen Patienten chronische postoperative Schmerzen entwickeln und bei anderen nicht, obwohl sie die gleiche Operation hatten, ist ebenfalls noch nicht geklärt. Obwohl eine Vielzahl von Studien Faktoren untersucht haben, die das Risiko erhöhen, sind die Ergebnisse hierzu nicht eindeutig. Dies liegt u. a. an der Konzeption der Studien, die häufig sehr selektiv bei der Untersuchung der Risikofaktoren vorgegangen sind. Erschwerend kommt hinzu, dass einige Patienten neuropathische, andere nozizeptive chronische postoperative Schmerzen aufweisen, und sich deren Mechanismen einschließlich der Risikofaktoren unterscheiden können.

Man ist sich aber heute ziemlich einig darüber, dass die Entwicklung chronischer Schmerzen ein multifaktorieller Prozess ist, der eine Vielzahl von Faktoren beinhaltet. Zu den präoperativ schon zu identifizierenden Risikofaktoren gehören dabei ein (eher niedriges) Alter, präoperative Schmerzen im Operationsgebiet und auch Schmerzen anderswo, psychologische und mentale Faktoren, funktionelle Beeinträchtigungen, und auch präoperative Opioideinnahme über längere Zeit. Dieses biopsychosoziale Krankheitsmodell erinnert sehr stark an die Chronifizierungsmechanismen anderer Schmerzen, z. B. dem chronischen Rückenschmerz. Es ist deshalb nicht verwunderlich, dass bisher einzelne Medikamente, die perioperativ verabreicht wurden, um chronische postoperative Schmerzen zu verhindern, nur marginal effektiv waren. Vielversprechender scheinen komplexe Präventionskonzepte, die vor der Operation bereits beginnen und Patienten mit einem Risiko für chronische postoperative Schmerzen mit Hilfe einer interdisziplinären, multimodalen Präventionsstrategie (i. d. R. durch einen Transitional Pain Service) perioperativ und für längere Zeit nach der Operation, auch wenn sie schon aus der Klinik entlassen worden sind, nachbetreuen. Randomisiert-kontrollierte Studien hierzu fehlen aber noch.

Frage 673

? Ist eine Opioidgabe bei Frauen nach Sectio möglich und wenn ja, welches Opioid sollte man bevorzugt verabreichen?

! **Auf Opioide muss und darf – falls nötig – bei Frauen nach Sectio, auch wenn sie stillen wollen, nicht zwangsläufig verzichtet werden. Natürlich gilt hier besonders der so viel benutzte Satz: So wenig wie möglich, aber so viel wie nötig. Besonders bei stillenden Frauen ist deshalb eine Gabe nach Bedarf und mit so geringen Spitzenspiegeln wie möglich ideal.**

i *Der Zeitpunkt der Opioidgabe in Relation zum Stillen und auch in Relation zur Zeit nach dem Kaiserschnitt (in den ersten 24 h nach Sectio, also vor dem eigentlichen Milcheinschuss, noch relativ unbedenklich) ist ein möglicher guter Anhaltspunkt, um die Gefahr beim Neugeborenen möglichst niedrig zu halten. Lipidlösliche Substanzen sind weniger günstig und auf Pethidin und Codein sollte bei stillenden Frauen ganz verzichtet werden. Bei höheren Opioiddosierungen oder repetitiver Gabe sollten die Vitalzeichen beim Neugeborenen überwacht oder die Muttermilch verworfen werden.*

10.3 Chronifizierungsrisiken

Joachim Erlenwein,
vormals beteiligt: Hans Jürgen Gerbershagen*

Frage 674

? Wie wird chronischer postoperativer Schmerz definiert?

! **In der ICD-11 wird chronischer postoperativer Schmerz (Chronic Postsurgical Pain, CPSP) als Schmerzproblematik definiert, die sich nach einem chirurgischen Eingriff im Bereich des Operationsgebiets entwickelt oder verstärkt. Dieser muss über den Heilungsprozess hinaus anhalten (mindestens 3 Monate) und nicht besser durch eine andere Ursache (z. B. Infektion, Malignität) erklärt werden. Auch darf die Schmerzproblematik nicht durch andere bereits vorbestehende Schmerzen erklärt werden.**

Bis zur Entwicklung der ICD-11 gab es keine offizielle interdisziplinär und international einheitlich anerkannte Definition des CPSP. Das machte die Abgrenzung und Einordnung von Patienten besonders schwierig. Das zugrunde liegende klinische Bild kann eine Vielzahl von Entitäten umfassen, die teils schlecht abzugrenzen sind (z. B. ungünstige funktionelle Veränderungen, die postoperativ automatisiert oder zusätzlich kompliziert werden, beispielsweise durch Vernarbungen, Kontrakturen, Bewegungseinschränkungen nach Versteifungseingriffen).

Frage 675

Erklären Sie Mechanismen, die dazu führen können, dass akute postoperative Schmerzen persistieren und chronifizieren.

Chronifizierung ist ein multifaktorielles Geschehen und es bestehen viele Mechanismen und Risikofaktoren für die Entwicklung chronischer postoperativer Schmerzen. Chronischer postoperativer Schmerz muss, wie jede andere chronische Schmerzproblematik auch, unter biopsychosozialem Verständnis betrachtet werden. Dementsprechend wirken Faktoren aus diesen drei Ebenen zusammen ein.

Auf körperlicher Ebene können beispielweise intraoperative Gewebe- und/oder Nervenverletzungen bzw. auch postoperative Folgen (z. B. Narbenbildung, Bewegungseinschränkung, reduzierte Gelenkbeweglichkeit, kompensatorische Haltungs- und Bewegungsänderungen) einwirken. Intraoperative Gewebeschäden spielen vermutlich in vielen Fällen eine zentrale Rolle bei der Entwicklung von Veränderungen im peripheren und zentralen somatosensorischen System. Infolge des nozizeptiven Inputs oder in Folge von Nervenschädigungen kommt es zu Sensibilisierungsmechanismen und neuroplastischen Veränderungen, z. B. zu Aktivitätsveränderungen exzitatorischer, schmerzverstärkender Rezeptor- und Transmittersysteme (z. B. Methyl-D-Aspartat-Rezeptoren und ihrem Liganden Glutamat). Neben den somatischen Aspekten überwiegen im Rahmen der Chronifizierung psychosoziale Faktoren (z. B. emotionale Faktoren wie Angst, Depression, negatives Stresserleben, Persönlichkeitsdisposition mit maladaptiven Strategien der Schmerz- und Krankheitsbewältigung) und kognitive Aspekte mit Fokussierung, Katastrophisieren sowie Verhaltensaspekten wie Durchhalteverhalten oder Vermeidungsverhalten. Im Kontext von CPSP mag die Operation oft ein mitauslösender Faktor sein, erklärt aber sicherlich nicht allein die Chronifizierung.

Frage 676

Nach welchen Operationen entwickeln Patienten besonders häufig chronische postoperative Schmerzen?

- **Thorakotomie**
- **Mastektomie mit axillärer Lymphknotenresektion**
- **Extremitätenamputation**
- **Inguinalhernien-Operation**
- **Sternotomie**
- **Wirbelsäuleneingriffe**

Die oben aufgelisteten Eingriffe sind die bisher am besten untersuchten Operationen in Bezug auf CPSP. Weitere Eingriffe die gut untersucht sind und eine relevante Häufigkeit von CPSP aufweisen, sind Sectio caesarea, radikale Prostatektomie, Kraniotomie und Cholezystektomie. Intraabdominelle Eingriffe wie Cholezystektomien sind jedoch schwierig zu untersuchen, da die Differenzialdiagnose anderer abdomineller Schmerzursachen schwierig sein kann.

Orthopädische Eingriffe sind ebenfalls häufig problematisch in Bezug auf CPSP zu analysieren, weil die Patienten vor orthopädischen Eingriffen häufig über präoperative chronische Schmerzen im Operationsbereich klagen. Studien liegen über Knie-Operationen, Hüftendoprothesen und Wirbelsäulenoperationen vor. Eine Differenzierung zu postoperativen, neu aufgetretenen Schmerzen ist nicht immer einfach.

Frage 677

Wie hoch ist die Inzidenz des CPSP?

Je nach Art des Eingriffs wurde die Inzidenz in Veröffentlichungen mit bis zu 50 % angegeben, jedoch bei uneinheitlich genutzten Definitionen.

Aufgrund der erst jüngst vorhandenen einheitlichen Definition über die ICD-11 wurden in Untersuchungen teils uneinheitliche Definitionen bei der Erfassung in den Studien zur Häufigkeit verwendet. Über alle Patienten kann man davon ausgehen, dass ca. 10 % der Menschen nach einer Operation langanhal-

tende schmerzbedingte Funktionseinschränkungen haben und ca. 2–3 % chronische Schmerz mit langanhaltender Beeinträchtigung der Lebensqualität aufweisen.

Frage 678

Wie können Risikofaktoren für CPSP systematisch betrachtet werden?

Risikofaktoren lassen sich in patientenbezogen und nicht patientenbezogen einteilen. Eine andere Sichtweise gruppiert in prä-, intra- und postoperative Faktoren ein.

Bei präoperativen Risikofaktoren handelt es sich zum größten Teil um demografische und psychosoziale Faktoren sowie präoperativen Schmerz. Intraoperative Risikofaktoren sind z. B. Operationstechniken und Nervenläsion. Postoperative Faktoren sind starke postoperative Schmerzen sowie psychologische Faktoren. Einige Risikofaktoren wurden bei der überwiegenden Zahl von operativen Eingriffen identifiziert. Jedoch gibt es auch viele operationsspezifische Risikofaktoren bei den unterschiedlichen Operationsarten, die eher eingriffsspezifisch sind und nicht über alle Operationen als solche angesehen werden können.

Frage 679

Welche präoperativen Risikofaktoren sind mit der Entwicklung von CPSP assoziiert?

- **präoperativ vorbestehende (chronische) Schmerzen**
- **Opioidvormedikation**
- **Angst**
- **Depressivität**
- **Katastrophisieren**
- **jüngeres Erwachsenenalter**
- **weibliches Geschlecht**
- **Rauchen**
- **niedriges Bildungsniveau**

Präoperativer (chronischer) Schmerz scheint eine wichtige Rolle als Risikofaktor bei der Entwicklung von CPSP zu spielen. Nicht nur das Vorhandensein von präoperativen chronischen Schmerzen, sondern auch die Ausprägung der präoperativen Schmerzchronifizierung (Mainzer Schmerzchronifizierungsstadien) steht mit dem Risiko von persistierenden Schmerzen nach einer Operation im Zusammenhang. Dabei spielt es keine Rolle, ob der präoperative Schmerz im Operationsgebiet lokalisiert ist oder nicht.

Dieser Umstand ist wenig verwunderlich, da in dieser Gruppe Chronifizierung besteht und i. d. R. psychosoziale Faktoren bzgl. der Schmerzstörung einwirken. CPSP und „sonstiger“ chronischer Schmerz kann und sollte krankheitskonzeptionell nicht so getrennt betrachtet werden, wie es oft in der Literatur anmutet.

Alle weiteren aufgelisteten demografischen und psychologischen Risikofaktoren stehen ebenfalls mit dem Auftreten von starken akuten postoperativen Schmerzen im Zusammenhang. Inwieweit kausale Assoziationen mit der Entwicklung von CPSP bestehen, ist unbekannt.

Frage 680

Kennen Sie intraoperative Risikofaktoren für die Entstehung von CPSP?

Die intraoperative Nervenläsion ist einer der wichtigsten intraoperativen Risikofaktoren. Aber auch die Operationsdauer und Operationstechnik spielen eine Rolle.

Die Durchtrennung von Nerven steht häufig im Zusammenhang mit anhaltenden postoperativen Schmerzen. Extremitätenamputationen, Thorakotomien oder die Mastektomie mit axillärer Lymphknotenentfernung führen deswegen häufiger zu neuropathischem CPSP.

Zu den intraoperativen Risikofaktoren gehören auch verschiedene Operationstechniken, die jedoch kontrovers diskutiert werden, weil sie von der Erfahrung des Operateurs abhängig sein können. So können laparoskopische Inguinalhernien-Operationen zu weniger Nervenläsionen führen als offene Eingriffe, ebenso wie eine intraoperative Darstellung des N. intercostobrachialis bei Mastektomie oder eine interkostale Nahttechnik bei Thorakotomie zur Vermeidung einer direkten Nervenkompression. Je länger die Operationsdauer, desto größer das Risiko.

Frage 681

? Nennen Sie die wichtigsten postoperativen Risikofaktoren für die Entstehung von CPSP.

!
- **Der wichtigste mit CPSP assoziierte Faktor ist die akute postoperative Schmerzintensität.**
- **Postoperative Schmerzen mit hoher Intensität und länger anhaltende postoperative Phasen**
- **mit stärkeren Schmerzen gehen mit höherem Risiko einher.**

i *Kein Risikofaktor zeigt sich bei allen Operationsarten so konsistent vergesellschaftet mit der Entstehung von CPSP wie die Intensität der akuten postoperativen Schmerzen. Darum versuchen viele Studien durch intensivierte (multimodale) Behandlungsansätze die Inzidenz und Intensität von CPSP durch die Reduktion der akuten unmittelbaren postoperativen Schmerzen zu vermindern. Dabei scheinen nicht einzelne Schmerzspitzen relevant zu sein, sondern eher der zeitliche Anteil starker Schmerzen über die frühe postoperative Behandlungsphase.*

Frage 682

? Welche Schmerzmechanismen können CPSP zugrunde liegen?

! **Als Schmerzmechanismen unterscheidet man nozizeptiven, neuropathischen und noziplastischen Schmerz. Alle diese können den Schmerzen bei CPSP zugrunde liegen.**

Frage 683

? Führt eine suffiziente Therapie von starken akuten postoperativen Schmerzen zur sicheren Prävention von CPSP?

! **Auch bei bestmöglicher postoperativer Schmerztherapie lässt sich die Entstehung von CPSP nicht immer verhindern.**

i *Es ist bisher nicht geklärt, inwieweit der Zusammenhang zwischen der Intensität akuter postoperativer Schmerzen und dem Auftreten von CPSP kausal bzw. assoziativ ist. Genauso wie andere chronische Schmerzsyndrome ist das Entstehen von CPSP multikausal, sodass das Vermeiden eines Risikofaktors (hier im Beispiel starker akuter Schmerz) in Studien nicht immer erfolgreich war. Jedoch ist dieser Ansatz aufgrund der hohen Konsistenz dieses Risikofaktors der bisher vermutlich effektivste verfügbare Ansatz. Aus klinischer Perspektive ist zudem von hoher Bedeutung, dass betroffene Patienten, bzw. ungünstige Verläufe frühzeitig erkannt werden und möglichst frühzeitig schmerzmedizinische Expertise einbezogen wird, bzw. interdisziplinäre Diagnostik und interdisziplinär multimodale Therapie initiiert wird.*

Frage 684

? Haben Kinder ein höheres Risiko, dass sich ein CPSP entwickelt, als Erwachsene?

! **Nein, ihr Risiko ist nicht erhöht, aber sie sind ebenfalls betroffen.**

i *Auch wenn die Inzidenzen von CPSP aufgrund der unterschiedlichen Definitionen von CPSP stark variieren, zeigen sich in Einzelstudien zum Thema ebenfalls relevante Anteile mit CPSP, wenn auch der Anteil bisher etwas geringer zu sein scheint. Dies kann aber auch an der aktuell nur sehr geringen Studienlage mit jeweils kleinen Fallgruppen zum Thema bei Kindern liegen.*

Frage 685

? Wie diagnostizieren und behandeln Sie CPSP?

! **Persistierende Schmerzen nach Operationen können viele Ursachen haben. Es muss versucht werden, verursachende Faktoren, die zugrunde liegenden Schmerzmechanismen sowie aufrechterhaltende Faktoren zu identifizieren. Die Diagnostik sollte interdisziplinär erfolgen unter Berücksichtigung biopsychosozialer Faktoren.**

i *Die Differenzialdiagnosen für persistierende Schmerzen sind sehr von der Art des Eingriffs abhängig. Über die konkrete Behandlung von CPSP bei verschiedenen operativen Eingriffen liegen zumeist nur Fallberichte vor. Da sich die Behandlung häufig als schwierig erweist, setzt man v. a. auf die Prävention des CPSP. Aber letztendlich werden diese genau wie andere chronische Schmerzen unter biopsychosozialer Perspektive behandelt.*

Frage 686

Welche Differenzialdiagnosen muss man bei chronischen Schmerzen nach Inguinalhernien-Operationen ausschließen?

Chirurgische, orthopädische, urologische, gastroenterologische, gynäkologische, neurologische, sportmedizinische und vaskuläre Differenzialdiagnosen sind zu beachten.

Für die Diagnose des CPSP nach Leistenhernien-Operationen müssen andere Ursachen des chronischen Leistenschmerzes ausgeschlossen werden:

Ursachen im Kontext der erfolgten Operation:

- *Hernien-Rezidiv*
- *Zustand nach offener Inguinalhernien-Operation*
- *Nervenkompression, Nervenläsion, Neurom (meist des N. genitalis), Kompression/Läsion des R. anterior des ventralen Spinalnervs*
- *aufgerolltes Mesh, Gewebeläsion durch chirurgische Klammer, Periostitis pubis*
- *laparoskopische Operation*

muskuloskelettal:

- *Hüftarthrose*
- *avaskuläre Nekrose*
- *Pelvic Stress Fracture*
- *Synovitis*
- *iliopektineale Bursitis*
- *Spondylolisthesis*
- *Spondylolyse*
- *Diskushernie*
- *Zerrung des M. rectus*
- *Adduktor-Tendinitis*
- *Iliopsoas-Tendinitis*
- *Symphysitis*

urogenital:

- *Postvasektomie-Schmerzsyndrom (Einklemmungsphänomene des N. genitalis)*
- *Zystitis*
- *Epididymitis*
- *Harnwegsinfekt*
- *Prostatitis*
- *Nephrolithiasis*

gynäkologisch:

- *Endometriose*
- *Uterus myomatosus*
- *Tuben-/Ovar-Erkrankungen*

gastrointestinal:

- *Appendizitis*
- *Adhäsionen*
- *Divertikulitis*

vaskulär:

- *Hämatom*
- *Stenose oder Aneurysma der A. femoralis/A. iliaca*
- *Thrombose*
- *Schmerz bei Gefäßprothese*
- *Varicosis pelvis*
- *Pseudoaneurysma*

Frage 687

Chronische Schmerzen nach Operationen sind ein relevantes Gesundheitsproblem. Welche Ansätze könnten das Auftreten nicht reduzieren?

Es gibt mehrere Ansätze, die sich positiv auf die Reduktion von CPSP auswirken. Wichtige Ansätze sind (insb. bei elektiven Eingriffen im Kontext vorbestehender chronischer Schmerzen, z. B. in der Wirbelsäulenchirurgie) die interdisziplinäre Indikationsstellung, die präoperative Identifikation von Risikofaktoren und die frühe Einbeziehung schmerzmedizinischer Expertise. Ökonomisch wäre ein wichtiger Faktor, um die Verfügbarkeit nicht invasiver Therapiemaßnahmen zu verbessern, die Verbesserung der Vergütung nicht invasiver Gesundheitsleistungen.

Frage 688

Kennen Sie Maßnahmen zur Prävention postoperativer Chronifizierung?

Edukation von Patienten hat einen hohen Stellenwert zur Prävention von Chronifizierung. Je nach Eingriffsspektrum sind einzelne spezielle Analgesietechniken und/oder operative Techniken mit positiven Effekten nachgewiesen. Im Vordergrund steht die konsequente Reduktion postoperativer Schmerzen.

Epiduralanalgesie senkt das Risiko chronischer postoperativer Schmerzen bei Thorakotomien, paravertebrale Blockaden reduzieren das Risiko bei Brusteingriffen, laparoskopische und minimalinvasive Techniken reduzieren das Gewebetrauma, Axilladissektionen sollten unter Schutz neuronaler Strukturen durchgeführt werden.

Frage 689

Was ist die Hauptursache für die Entstehung von CPSP nach Mastektomie?

Schmerzen nach Mastektomie entstehen v. a. durch die Verletzung von Nerven bei der axillären Lymphknotenresektion.

Die Entstehung von CPSP nach Mastektomie steht v. a. im Zusammenhang mit der bei einer axillären Lymphknotenresektion möglichen Verletzung von Nerven aus dem brachialen Plexus. Am häufigsten sind die Schmerzen an der lateralen vorderen Brustwand, im axillären Bereich und am medialen Oberarm lokalisiert.

Frage 690

Können Gabapentinoide das Auftreten von persistierenden Schmerzen reduzieren?

Die gegenwärtige Evidenz, dass Gabapentinoide möglicherweise die Inzidenz der neuropathischen Schmerzkomponente von chronischen postoperativen Schmerzen reduzieren könnten, ist nicht überzeugend.

Die perioperative Gabe von Gabapentinoiden hat einen minimalen Effekt auf postoperative Schmerzen, zeigt jedoch teilweise Opioid-einsparende Effekte.

Es scheint, dass Gabapentinoide die Entwicklung eines chronischen postoperativen Schmerzsyndroms (CPSP) nicht verhindern, aber möglicherweise die Inzidenz von CPSP mit neuropathischer Komponente beeinflussen könnten. Lediglich Daten aus Subanalysen weisen darauf hin, dass Pregabalin einen schmerzreduzierenden und Opioid-einsparenden Effekt haben könnte. Jedoch berichten die Patienten häufiger über Schläfrigkeit und temporäre Sehstörungen. Eine generelle Empfehlung zu einer breiten Anwendung kann derzeit nicht gegeben werden.

Frage 691

Welchen Effekt hat eine perioperative Ketamingabe auf die Entstehung von CPSP?

Ketamin kann den perioperativen Opioidverbrauch und die postoperative Schmerzintensität reduzieren. Es bestehen bisweilen Hinweise, jedoch keine überzeugenden Daten, dass dadurch auf die Inzidenz von CPSP gesenkt wird.

Es gibt einzelne Hinweise, dass sich perioperatives Ketamin insgesamt positiv auswirkt. Neben der Reduzierung von Opioidbedarf und Schmerzintensität wirkt es immunmodulatorisch. Es wird vermutet, dass dieser Effekt sowohl auf die Schmerzreduktion als auch auf die Reduzierung von Sensibilisierungsprozessen zurückzuführen ist. Erste stratifizierte Untersuchungen zeigen, dass Ketamin besonders bei großen und schmerzhaften Operationen und bei Patienten mit präoperativem Schmerz und präoperativer Opioideinnahme die postoperative Chronifizierung vermutlich abschwächen kann. Unklar sind erforderliche Dosierungen und perioperative Dauer der Anwendung.

Frage 692

Wie sind Phantomschmerzen nach Amputationen von Extremitäten einzuschätzen?

Phantomschmerzen sind unmittelbar nach Extremitätenoperationen sehr häufig und bei ca. 80 % aller Betroffenen festzustellen.

Im Zeitverlauf reduziert sich die Inzidenz nur mäßig. Der Anteil mit hoher Intensität der Phantomschmerzen reduziert sich jedoch. Dennoch ist davon auszugehen, dass ca. 10 % der Amputierten auch 6 Monate nach der Operation und darüber hinaus noch Schmerzen mit hoher Intensität aufweisen.

Frage 693

Welche Differenzialdiagnosen gilt es bei Postamputationsschmerz zu berücksichtigen?

Nicht alle schmerzhaften Empfindungen nach einer Amputation sind auf Phantomschmerzen zurückzuführen. Differenzialdiagnostisch zu berücksichtigen sind dabei insb. Stumpfschmerzen und Phantomsensationen.

Stumpfschmerzen können beispielsweise im Kontext von Wundheilungsstörungen, Osteitis, Osteomyelitis, lokalen Durchblutungsstörungen, Neuromen oder Seromen stehen. Auch können die ungünstige Präparation des Stumpfs, fehlendes Muskel- oder Fettpolster oder unpassender Sitz der Prothese ursächlich sein. Ein Stumpf verändert sich auch mit der Zeit, sodass ggf. Anpassungsbedarf besteht. Veränderte Bewegungsmuster und Kompensation der fehlenden

Extremität sowie eingeschränkte Mobilität können mit muskuloskelettalen Schmerzen einhergehen (z. B. nicht spezifischer Rückenschmerz, Piriformis-Syndrom, Arthrose angrenzender benachbarter Gelenke).

Schmerzfreie Empfindungen des nicht mehr vorhandenen Körperteils bezeichnet man als Phantomsensationen. Diese umfassen z. B. das Empfinden der Körperstellung bzw. Lage der ehemalig vorhandenen Extremität im Raum oder das Gefühl, dass sich das Körperteil bewegt. Phantomsensationen werden von fast allen Amputierten berichtet, haben aber keinen pathologischen Wert.

Frage 694

Welche Behandlungsmöglichkeiten von Phantomschmerzen kennen Sie?

Im Vordergrund steht die Wiederherstellung des Körperschemas und der möglichst gute Erhalt der Alltagsfunktion.

Eine gute Prothesenversorgung ist von hoher Bedeutung für eine möglichst gute Alltagsfunktion. Spiegeltherapie, virtuelle Verfahren (Virtual Reality, Augmented Reality) und sensorisches Training zeigen die besten Effekte. Medikamentös ist die Studienlage unzureichend. Eine gewisse Evidenz gibt es – analog zur Behandlung neuropathischer Schmerzen – für den Einsatz von Gabapentinoiden und Opioiden. Operativ besteht in einigen Fällen in Zentren die Möglichkeit einer Rekonstruktion mit gezielter Muskelreinnervation im Absetzungsbereich, über die die Kontrolle einer bionischen Prothese sensorisch erfolgen kann.

11 Schmerzmedizinische Notfälle

*Kai Rossen, Dieter Siebrecht, vormals beteiligt: Sabine Schulzeck**

Frage 695

Welche unterschiedlichen Formen eines „schmerzmedizinischen Notfalls“ sind prinzipiell denkbar?

Zu unterscheiden sind Notfallsituationen, bei denen Schmerz das Leitsymptom einer bedrohlichen somatischen Erkrankung ist, oder Situationen, bei denen ggf. zunächst nicht klar zu benennende Störungen zu einer krisenhaften Entgleisung einer chronischen Schmerzerkrankung führen, sodass besondere schmerztherapeutische Maßnahmen erforderlich werden.

Frage 696

Bei welchen somatischen Begleitsymptomen muss man starke Rückenschmerzen als schmerzmedizinischen Notfall der Kategorie I ansehen?

- **Meningismus**
- **Blasen- oder Mastdarmstörungen**
- **neu aufgetretene Sensibilitätsstörungen oder Paresen**

Die genannten Symptome weisen auf eine akute ernsthafte infektiöse Erkrankung des Hirns oder der Meningen hin, auf eine Kaudasymptomatik, z. B. durch einen massiven medialen Bandscheibenvorfall oder eine Myelonschädigung als Folge eines Traumas, einer Blutung oder eines Tumors, und erfordern eine energische umgehende Diagnostik und ggf. operative oder interventionelle Therapiemaßnahmen.

Frage 697

Eine 45-jährige Patientin mit einer Tumorerkrankung wird ins Krankenhaus gebracht. Aus der Krankengesichte geht hervor, dass die Patientin an einem fortgeschrittenen Ovarialkarzinom mit ausgeprägter abdomineller Metastasierung erkrankt ist. Seit einigen Tagen leide sie unter zunehmender Schmerzexazerbation im Bereich des Abdomens, Übelkeit, Erbrechen und Obstipation. Klinisch und radiologisch wird eine komplette maligne Obstruktion des Darms nachgewiesen. Die Patientin gibt ausdrücklich an, keine weiterführende Diagnostik und keine invasiven Therapiemaßnahmen zu wünschen. Wie können die Symptome der Patientin behandelt werden?

- **suffiziente Schmerztherapie mit Nichtopioiden und Opioiden**
- **antiemetische Therapie mit Antipsychotika oder Antihistaminika**
- **Reduktion der gastrointestinalen Sekretion mit Anticholinergika und Somatostatinanaloga**
- **Glukokortikoide als Therapieversuch zur Passagewiedereröffnung**
- **darmstimulierende Medikamente wie Metoclopramid vermeiden**
- **evtl. nasogastrale Ablaufsonde und Ablauf-PEG**

Für die symptomatische Behandlung bei Patienten mit einer fortgeschrittener Krebserkrankung und mit einer malignen Obstruktion des Darms sollen abdominelle Schmerzen mit Nichtopioiden (z. B. Metamizol) und Opioiden behandelt werden. Antiemetisch werden Antipsychotika (z. B. Haloperidol) oder Antihistaminika eingesetzt. Anticholinergika, z. B. Butylscopolamin und Somatostatinanaloga, können zur Reduktion der gastrointestinalen Sekretion verwendet werden. Als Therapieversuch zur Passagewiedereröffnung können zudem Glukokortikoide verabreicht werden (siehe Erweiterte S 3-Leitlinie Palliativmedizin).

Im Vordergrund der medikamentösen Therapie steht die Linderung von Übelkeit, Erbrechen und abdominellen Schmerzen.

Darmstimulierende Medikamente sollten bei manifester gastrointestinaler Obstruktion abgesetzt werden. Liegt eine Obstruktion im Duodenum vor, kann die Anlage eines Duodenalstents die Symptomatik verbessern. Symptomatische Maßnahmen sind sekretionshemmende Medikamente, Schmerztherapie, Entlastung durch eine Magensonde, Behandlung von Übelkeit und Erbrechen. Obstruktionen können auch intermittierend bestehen, mit zeitweiser Rückbildung der Symptome und es kann zu spontanen Rückbildungen, auch ohne Therapie, kommen.

Frage 698

Bei welchen somatischen Begleitsymptomen muss man starke Bauchschmerzen als schmerzmedizinischen Notfall der Kategorie I ansehen?

- **abdominelle Abwehrspannung**
- **fehlende oder klingende Darmgeräusche**
- **Schocksymptomatik**

Diese Symptome weisen auf eine bedrohliche Erkrankung des Gastrointestinaltrakts hin, z. B. auf Magenperforation, Ileus, Peritonitis, Darmischämie oder auf eine Dissektion der abdominellen Aorta, und erfordern eine umgehende, meist chirurgische Intervention.

Frage 699

Ein Ihnen bekannter Patient mit einem ossär metastasierten Prostatakarzinom und Schmerzen im Hüft-Becken-Bereich kann seit 2 Tagen schmerzbedingt nicht mehr aus dem Bett aufstehen. An welche Differenzialdiagnosen denken Sie vorrangig?

- **dekompensierter Tumorschmerz bei Osteolysen**
- **pathologische Fraktur im Becken oder Oberschenkelbereich**

Starke, plötzlich neu aufgetretene bewegungsabhängige Schmerzen erklären sich häufig als Komplikationen vorliegender ossärer Metastasen im Sinne einer pathologischen Fraktur.

Frage 700

Welche Beispiele für durch Analgetika verursachte Notfälle in der Schmerzmedizin kennen Sie?

- **hypovolämischer oder anaphylaktischer Schock durch schnelle Infusion von Metamizol**
- **Somnolenz, Koma und Atemdepression im Rahmen einer Opioidüberdosierung**
- **Leberversagen nach Paracetamol-Überdosierung**
- **akutes Nierenversagen bei schon eingeschränkter Nierenfunktion durch Ibuprofen**
- **Somnolenz, Koma und Atemdepression bei einer Opioidakkumulation im Rahmen einer vorhandener Nierenfunktionsstörung**

Frage 701

Ein Ihnen bekannter Schmerzpatient mit länger bestehender oraler Morphintherapie wegen Schmerzen bei schwerer Arthrose zeigt eine neuerdings starke Müdigkeit bis Somnolenz und Bradypnoe. Sie denken an eine Opioidüberdosierung. Was können die Ursachen hierfür sein und wie gehen Sie vor?

Mögliche Ursachen sind:

- **Einnahme einer zu hohen Dosis akzidentell, suizidal oder im Sine eines Fehlgebrauchs**
- **zusätzliche (Opioid-)Analgetikaverordnung durch Mitbehandler**
- **Dekompensation einer Niereninsuffizienz**

Maßnahmen:

- **Sicherung der Vitalfunktionen**
- **Klinikeinweisung**
- **ggf. Gabe eines Opioidantagonisten**

Die akzidentelle Opioidüberdosierung im Rahmen einer chronischen Morphintherapie ist eher selten zu beobachten. Die Dekompensation einer gestörten Nierenfunktion, z. B. bei Gabe nephrotoxischer Substanzen oder im Rahmen einer Dehydratation, führt zur Akkumulation des aktiven Morphinmetaboliten Morphin-6-Glukuronid mit unerwünschten Opioideffekten. Die Klinikeinweisung und notfallmedizinische Maßnahmen sind erforderlich.

Frage 702

Ein Tumorpatient mit länger bestehender oraler Morphintherapie und ambulanter palliativmedizinischer Versorgung zeigt eine neu aufgetretene starke Müdigkeit bis Somnolenz und Bradypnoe. Wie gehen Sie vor?

Es erfolgt eine anamnestische und klinische Exploration der aktuellen Krankheitssituation und des Patientenwillens. Erst danach entscheiden Sie, ob eine Klinikeinweisung erfolgen soll oder palliativmedizinische Maßnahmen angezeigt sind.

Bei einem Tumorpatienten können die Symptome einer Opioidüberdosierung im Sterbeprozess auftreten. Immer wieder wird darüber diskutiert, ob Patienten in ambulanter palliativmedizinischer Versorgung überhaupt ins Krankenhaus aufgenommen werden sollten. Unnötige Klinikeinweisungen können oft vermieden werden, wenn im Vorfeld ein Notfallplan erstellt wird.

II

Frage 703

? Sie werden zu einer Patientin gerufen, die unter einer langjährig bekannten Migräne leidet. Sie schildert massive, plötzlich aufgetretene Kopfschmerzen, die sie in der jetzigen Art nicht kenne. Die Patientin liegt im Bett. Welche Untersuchungen führen Sie durch?

! **Es sollte eine neurologische Untersuchung erfolgen, insbesondere Prüfung einer Nackensteifigkeit.**

i *Neue, nicht bekannte Symptome oder Schmerzen können auf andere, bedrohliche Ursachen der Kopfschmerzen hinweisen, z. B. auf eine Subarachnoidalblutung, und erfordern die neurologische Befundaufnahme. Eine Klinikeinweisung und notfallmedizinische Maßnahmen können erforderlich sein.*

Frage 704

? Sie werden zu einem Patienten gerufen, der eine implantierte Pumpe zur intrathekalen Opioidtherapie hat. Die letzte Füllung erfolgte am vorherigen Tag. Der Patient ist somnolent, seine Atemfrequenz beträgt 8–12/min. Welche Maßnahmen sind zu ergreifen?

!
- **Überwachen des Patienten und Sichern der Vitalfunktionen**
- **Einweisung in die Klinik, dort Entleeren der Pumpe, Überprüfen des Residualvolumens zum Ausschluss einer Fehlpunktion**
- **ggf. Gabe eines Opioidantagonisten**
- **Urinscreening auf andere Medikamente**

i *Eine Fehlpunktion im Rahmen einer Füllung ist die häufigste Ursache für die beschriebene Symptomatik und lässt sich durch Bestimmung des Residualvolumens feststellen. Ist aus der Pumpe annähernd das vorher applizierte Volumen zu erhalten, ist eine Fehlinjektion in das umgebende Gewebe und eine gravierende Pumpendysfunktion sehr unwahrscheinlich.*

Differenzialdiagnostisch ist an die Wirkung anderer Medikamente, an eine (fremdkörperbedingte) Infektion des ZNS und an akute, von der Schmerzerkrankung unabhängige Störungen zu denken.

Frage 705

? Sie werden zu einer tief komatösen Patientin gerufen, die Ihnen als Patientin mit chronischen Schmerzen bekannt ist und die schon einmal einen Suizidversuch mit Benzodiazepinen und Opioiden durchgeführt hat. Welche Antidote stehen zur Verfügung?

! **Naloxon und Flumazenil**

i *Naloxon antagonisiert die Wirkung von Opioiden, Flumazenil die Benzodiazepinwirkung.*

Frage 706

? Wie beurteilen Sie den Einsatz von Antidoten in dieser Situation und was müssen Sie beachten?

! **Die symptomatische Sicherung der Vitalfunktionen durch Intubation und Beatmung wird i. d. R. als Erstmaßnahme empfohlen. Antidote müssen vorsichtig und fein titriert eingesetzt werden.**

i *Da auch andere Ursachen für die Störung infrage kommen und Antidote zu Komplikationen, z. B. krisenhaftem Blutdruckanstieg und zerebralen Krämpfen führen können, sollten diese als Erstmaßnahme zurückhaltend nur bei starker Bedrohung des Patienten eingesetzt werden.*

Frage 707

? Paracetamol ist in der Kinderschmerztherapie ein Mittel erster Wahl und liegt seit einigen Jahren auch in einer parenteral applizierbaren Darreichung vor. Welche Gefahren sind damit verbunden und wie berücksichtigen Sie dies in Ihren Anordnungen?

!
- **Hinweis auf die Gefahr der Überdosierung**
- **genaue Angabe des Applikationswegs und der jeweiligen Dosis für die Applikationsart**
- **Angabe der maximalen Tagesdosis**

Bei der parenteralen Anwendung werden höhere Spiegel als z. B. bei der rektalen Applikation erreicht. Dies ist bei Festlegung der Dosis zu berücksichtigen (15 vs. 30 mg/kg Körpergewicht). Daher sind die Anweisungen bezüglich der zu verabreichenden Dosis in ml und mg detailliert auszuführen. Auch die maximale Tagesdosis für Paracetamol (60 mg/kg Körpergewicht) sollte man nennen.

Frage 708

Ein Patient mit chronischen Rückenschmerzen ruft den Arzt im Bereitschaftsdienst wegen einer massiven Schmerzzunahme seit einigen Stunden. Der Patient hat eine Dauermedikation mit einem Opioid und einem Antidepressivum. Die Schmerzzunahme schildert er im Zusammenhang mit einem Familienstreit und dem Aufspringen aus dem Sessel. Er drängt auf die Injektion eines Rheumamittels, die ihm schon einmal gut geholfen habe, die Sie ihm aber ungern applizieren wollen. Welche Argumente haben Sie?

Die erhöhte Rate von allergischen Nebenwirkungen bei parenteraler Gabe und die Gefahren durch Komplikationen sprechen gegen eine intramuskuläre Injektion. Antirheumatika werden oral gut resorbiert.

Frage 709

Eine Patientin mit einer bisher medikamentös gut eingestellten typischen Trigeminusneuralgie hat seit 3 Tagen stärkste unerträgliche Schmerzen trotz Verdoppelung ihrer bisherigen Dosis von 1200 mg Carbamazepin. Welche praktikable Möglichkeit zur Akutintervention haben Sie im ambulanten Rahmen?

- **parenterale Gabe von Phenytoin**
- **alternativ Lidocain, Sumatriptan oder Pimozid (alle 2. Wahl)**
- **ggf. Durchführung einer GCS-GLOA**

Die Gabe von Phenytoin intravenös entspricht den Empfehlungen aus der aktuellen AWMF-Leitlinie zur Therapie von akuten Exazerbationen. Aber auch Lidocain intranasal/intraoral, Sumatriptan subcutan oder intranasal oder Pimozid (alle 2. Wahl) stehen zu Verfügung. Als interventionelle Maßnahme kommt die durch Studien diesbezüglich nicht abgesicherte, aber doch auch empfohlene GCS-GLOA (3. Wahl) infrage.

Frage 710

Ein bettlägeriger Patient mit weit fortgeschrittenem Bronchialkarzinom und bekannten multilokulären ossären Metastasen klagt über starke Rückenschmerzen. In den letzten Tagen habe er mehrfach erbrochen, sodass nicht sicher ist, ob seine orale Opioidmedikation aufgenommen wurde. Der Patient möchte unbedingt zu Hause bleiben, sein Venenstatus ist desolat. Welche Möglichkeiten der Applikation haben Sie?

- **subkutan**
- **transdermal**
- **nasal**
- **bukkal**

Die subkutane Opioidinjektion oder -infusion ist – gerade in der Finalphase – eine wichtige Option zur Weiterführung einer Schmerztherapie. Auch trandermale, nasale oder bukkale Applikation von Opioiden ist möglich, allerdings ist eine Retardwirkung hierdurch kaum gegeben. Bei der Dosierung für die Subkutaninjektion kann von einer Äquivalenzdosis von ⅓ der oralen Dosis ausgegangen werden.

Frage 711

Eine Patientin mit bekanntem Fibromyalgiesyndrom und durchgemachten schweren depressiven Episoden schildert seit einigen Wochen eine Zunahme ihrer Schmerzen am ganzen Körper. Bei der Befragung ergeben sich deutliche Hinweise auf eine erneute schwere depressive Episode. Die Patientin lehnt zunächst eine Aufnahme in eine psychiatrische Klinik ab und fragt stattdessen nach einer stationären Aufnahme in Ihre Schmerzklinik. Wie gehen Sie vor?

Aufnahme in der Schmerzklinik und Hinzuziehen eines psychiatrischen Konsiliarius

Bei Patientinnen und Patienten mit chronifizierten Schmerzen und psychiatrischer Komorbidität bieten die Möglichkeiten einer stationären Schmerztherapie durchaus die Aussicht auf eine Rekompensation und ggf. die Vermeidung einer nicht gewünschten psychiatrischen Aufnahme. Allerdings sollte frühzeitig ein psychiatrisches Konsil erfolgen, um eine Einschätzung zu erreichen und die Therapie abzustimmen. Dies sollte man möglichst vor der stationären Aufnahme mit dem Patienten besprechen.

Frage 712

Ein Patient unter L-Polamidon-Substitution schreit nach einer Varizenoperation im Aufwachraum vor Schmerzen. Nach fraktionierter Gabe von 2 Ampullen Dipidolor gibt er seine Schmerzstärke weiterhin mit NRS 10 an, schläft zwischenzeitlich aber wiederholt kurzfristig ein. Seine tägliche Substitutionsdosis habe er vergessen einzunehmen. Wie gehen Sie vor?

- **Gabe eines Nichtopioid-Analgetikums und telefonische Kontaktaufnahme mit dem Substitutionsarzt oder Einsicht in den Substitutionspass**
- **Gabe einer verminderten Tagesdosis** (z. B. 50 %) **an L-Polamidon und weitere Überwachung**

Das Einschätzen dieser Situation ist schwierig. Unter- und Überdosierung des Opioids sind bei diesem offensichtlich unzuverlässigen Patienten möglich. Zwar sind verstärkte Schmerzen nach kleinem Operationstrauma und die unzureichende Wirkung des Dipidolors erklärt, wenn tatsächlich die L-Polamidon-Einnahme „vergessen" wurde. Allerdings ist die Aussage des Patienten zweifelhaft und sein Einschlafen spricht gegen eine stärkere Entzugssymptomatik. Wahrscheinlich ergeben die Informationen vom Substitutionsarzt neue Hinweise. Sind diese nicht zu bekommen, erscheint die Gabe einer kleineren Dosis von L-Polamidon sinnvoll – allerdings muss eine weitere Überwachung erfolgen. Ein Nichtopioid-Analgetikum ist auf jeden Fall indiziert.

Frage 713

Ein Patient mit chronischen Schmerzen mit einer relativ hochdosierten Opioiddauermedikation erhält wegen einer akuten Cholezystitis einen laparoskopischen Eingriff. Postoperativ hat er trotz Metamizol und patientenkontrollierter Opioidgabe mit angepasst hohem Bolus stärkste Schmerzen im Wundgebiet. Welche Therapieoptionen haben Sie?

- **weitere titrierende Opioidgabe bis zum Auftreten eines Effekts oder limitierender Nebenwirkungen**
- **Gabe von Ketamin in niedriger Dosierung** (unter Überwachung beginnend mit 0,15 mg/kg Körpergewicht)
- **zusätzliche Regionalanalgesieverfahren, z. B. über einen Epiduralkatheter**

Verstärkte postoperative Schmerzen und ein schlechtes Ansprechen auf Opioide sind bei hoher Opioidvormedikation nicht ungewöhnlich. Die Gabe von Ketamin wird bereits intraoperativ empfohlen und kann auch postoperativ als additives Analgetikum eingesetzt werden, erfordert allerdings eine niedrige Dosierung und eine Überwachung.

Die perioperative Katheterperiduralanalgesie ist für die beschriebene Konstellation das Verfahren der ersten Wahl und ist möglichst bereits präoperativ zu etablieren. Allerdings werden regionale Verfahren von den entsprechenden Patienten häufig abgelehnt und es muss zum Vermeiden einer Entzugssymptomatik auch bei Einsatz einer Regionalanästhesie unbedingt eine weitere Opioidsubstitution erfolgen.

Frage 714

Nennen Sie Gründe für eine dringliche stationäre Schmerztherapie bei einer bekannten chronischen Schmerzsymptomatik.

Dekompensation der Schmerzen mit

- **z. B. wiederholter Anforderung des Notarztes**
- **Hinweisen auf eine erhebliche Compliance-Störung**
- **Ausweitung der Schmerzsymptomatik ohne plausible Ursachen**
- **(latenter) Suizidalität**
- **erheblichen psychosozialen Stressoren**

Bei einer chronischen Schmerzsymptomatik ist auch bei einer therapierefraktären, mit erheblicher Beeinträchtigung einhergehenden Problematik selten eine dringliche stationäre Therapie nötig. Obige Beispiele beschreiben dringliche Konstellationen. Bei meist komplexer Problematik bei Dekompensation einer chronischen Schmerzerkrankung ist i. d. R. eine baldige stationäre Therapie anzustreben.

12 Tumorschmerz

Rüdiger Scharnagel, Ulrich Schuler

Frage 715

Wie häufig sind Tumorschmerzen?

Die Gesamtprävalenz von Schmerzen liegt bei ca. 55 %, im individuellen Krankheitsverlauf und bei metastatischer Erkrankung haben bis zu 85 % der Patienten Schmerzen.

Zahlenangaben variieren je nach Methodik, Schwellenwert und Patientenrekrutierung der Erhebung. Unter Berücksichtigung auch kurativ behandelter Stadien ist die Prävalenz in einer großen Metaanalyse mit 53 % (CI 43–63 %) angegeben worden. In den letzten Wochen des Lebens weisen allerdings nahezu alle Patienten mit neoplastischen Erkrankungen mehr oder weniger starke Schmerzen auf, die allerdings meist gut beherrschbar sind. Aus der Perspektive der Betroffenen stehen andere Probleme (Fatigue, existenzielle Aspekte) meist im Vordergrund.

Frage 716

Was sind Ursachen von Schmerzen bei Patienten mit Tumoren?

Die Schmerzen sind tumorbedingt, therapiebedingt oder tumorunabhängig.

Wie bei Schmerzen anderer Ätiologie kann man nozizeptive Ursachen (anhaltende Gewebeschädigung durch den Tumor oder tumorbedingte Inflammation, sei es somatisch oder viszeral) von neuropathischen Ursachen (durch Schädigung von zentralen oder peripheren Nervenstrukturen) unterscheiden. Insbesondere letztere können auch durch therapiebedingt sein, z. B. Neuropathien nach Chemotherapie.

Angesichts der hohen Prävalenz von nicht malignen Schmerzsyndromen ist auch unter Patienten mit Tumorerkrankungen der Anteil mit Schmerzen ohne Bezug zur Grunderkrankung nicht zu vernachlässigen.

Frage 717

Bei welchen Schmerzen ist an eine Erstmanifestation eines Tumors zu denken?

Insbesondere Beschwerden im Rückenbereich können auch ein Hinweis auf ein Pankreaskarzinom oder Nierenzellkarzinom sein. Zur Anamneseerhebung jedes neu aufgetretenen Schmerzes gehören Fragen nach vorausgegangenen Tumorerkrankungen und Tumorsymptomen.

Jede Schmerzsymptomatik erfordert eine Ursachenabklärung. Die Erstmanifestation einer Tumorerkrankung kann v. a. dann verkannt werden, wenn (a) außer Schmerzen keine andere wesentliche Symptomatik besteht und (b) Schmerzen durch andere Syndrome scheinbar erklärt werden können. Rückenbeschwerden durch retroperitoneale Tumorprozesse (Pankreas, Niere) können gelegentlich in die Irre führen. Bei jedem neu auftretenden Schmerz muss die Anamnese vorausgehende Tumorerkrankungen erfassen und an die Möglichkeit einer Metastasierung als Ursache erwogen werden.

Schmerzen, die konstant sind und mit der Zeit schlimmer werden, können ein Anzeichen für einen Tumor sein. Unveränderte oder zunehmende Schmerzen, die nicht auf übliche Behandlungen ansprechen, sollten genauer untersucht werden. Auch Schmerzen, die den Patienten nachts oder in Ruhephasen wecken, können Hinweise auf eine ernstere Ursache wie einen Tumor sein. Begleitsymptome, wie unerklärlicher Gewichtsverlust, Fieber, Müdigkeit, können ebenfalls auf eine Krebserkrankung hindeuten.

Frage 718

Welche Angaben sind für eine Tumorschmerzdiagnose mindestens zu fordern?

Es sollten Angaben zu Ursache, Typ, Lokalisation, Intensität und Begleitsymptomen der Schmerzen erhoben werden.

Schmerzauslösenden Mechanismen sind relevant für die medikamentöse Therapie. Vor allem in fortgeschrittenen Erkrankungsstadien spielen neben nozizeptiven auch neuropathische Schmerzmechanismen eine Rolle. Im Zuge einer sorgfältigen Schmerzanamnese zum Erfassen von Lokalisation, Intensität und Begleitsymptomen können Analogskalen oder standardisierte Fragebögen eingesetzt zum Einsatz kommen. Diese Instrumente dienen auch zur Kontrolle des Therapieverlaufs.

Frage 719

Was versteht man unter dem Begriff „Total Pain"?

Neben physischen Faktoren spielen psychische (emotionale), soziale und spirituelle Probleme eine Rolle.

Dame Cicely Saunders (1918–2005), eine der Begründerinnen der modernen Palliativmedizin, hat das Konzept „Total Pain" entwickelt, um das komplexe Zusammenwirken von physischen, emotionalen und psychologischen, sozialen und spirituellen Problemen zu erfassen, unter dem Patienten mit fortgeschrittenen Erkrankungen leiden. Entsprechend des ganzheitlichen Ansatzes von Palliative Care wird Schmerz nicht eindimensional physisch, sondern im Zusammenwirken dieser Faktoren verstanden und interdisziplinär sowie multiprofessionell behandelt.

Frage 720

Was hat sich in den Kernaussagen der WHO-Empfehlungen zur Tumorschmerztherapie verändert?

Das traditionelle WHO-Stufenschema, bei dem der Einsatz von Analgetika in drei Stufen erfolgt (Nichtopioid-Analgetika, schwache Opioide, starke Opioide), wird nun flexibler gehandhabt. Es wird erkannt, dass Patienten je nach Schmerzintensität direkt mit stärkeren Analgetika behandelt werden können, ohne vorher alle Stufen durchlaufen zu müssen.

Wichtig ist nach wie vor die Gabe in festen Intervallen („by the clock"). Die traditionelle Forderung „by the mouth" richtet sich nicht gegen transdermale Systeme, sondern v. a. gegen nicht indizierte parenterale und kontraindizierte intramuskuläre Therapien. Nicht invasive orale/transdermale Applikationsformen sind einfach und komplikationsarm in der Anwendung und fördern die Patientenautonomie. Da es sich bei chronischen Schmerzen i. d. R. um Dauerschmerzen handelt, erfordern diese eine Dauertherapie. Daher sind retardierte/langwirksame Formulierungen vorzuziehen. Hier können bei praktikablen Einnahme- (bzw. Wechsel-)Intervallen konstante therapeutische Wirkspiegel aufrechterhalten werden. Unter Einbeziehen des analgetischen Stufenschemas der WHO soll im Hinblick auf das Nebenwirkungs- und Interaktionspotenzial sowie die Toxizität einzelner Substanzen eine individuell angepasste Therapie erfolgen.

Frage 721

Was sind die konkreten Inhalte des WHO-Stufenschemas?

Traditionell werden Nichtopioid-Analgetika der Stufe 1 von schwach wirksamen Opioiden der Stufe 2 und stark wirksamen Opioiden der Stufe 3 abgegrenzt. Auf jeder Stufe können Adjuvanzien (Koanalgetika) eingesetzt werden. Inzwischen werden Stufe-3-Opioide in niedriger Dosierung der Stufe 2 zugeordnet.

Entsprechend der Schmerzintensität lässt sich die Therapie innerhalb der 3 Stufen individuell anpassen. Dabei müssen die Stufen nicht zwingend nacheinander durchlaufen werden. Bei primär mittelstarken bis starken Schmerzen und/oder zu erwartendem raschem Krankheitsprogress ist der primäre Einsatz einer Substanz der Stufe 3 sicher und effektiv möglich. Bei Vorliegen eines neuropathischen Schmerzes sollte man auf jeder Stufe den Einsatz eines adjuvanten Medikaments (Koanalgetikums) erwägen.

In neueren Leitlinien wurden niedrig dosierte Stufe-3-Medikamente der Stufe 2 gleichgesetzt bzw. zugeordnet. Die WHO hat dies 2018 ebenfalls übernommen. Als niedrig dosiert gelten orale Morphin- (oder Äquivalenz-)Dosen bis 30 mg/d. Für Tramadol und Tilidin/Naloxon (Stufe 2) wird empfohlen, Tagesdosierungen ≥ 400 mg nicht zu überschreiten.

Frage 722

Dürfen verschiedene Opioide in der Tumorschmerztherapie kombiniert werden?

In der Vergangenheit wurde oft empfohlen, Opioide nicht zu kombinieren. Spätestens seit der Einführung schnellwirksamer Fentanylpräparate ist klar, dass diese auch mit anderen retardierten Opioiden kombiniert werden können.

Schnellwirksame transmukosale Fentanylpräparate können mit der Basistherapie durch andere stufengleiche Opioide kombiniert werden (allerdings sind sie erst ab einer oralen Morphinäquivalenztagesdosis von ≥ 60 mg zugelassen). Analog können, wenn die Darreichungsform situativ günstig erscheint, z. B. Morphintropfen oder -trinkampullen mit anderen Opioiden kombiniert werden. Eine neuere Entwicklung ist die niedrigdosierte Gabe von (Levo-)Methadon zusammen mit einem bereits eindosierten anderen Opioid. (Levo-)Methadon scheint eine günstige Wirkung auf neuropathische Schmerzen zu haben, ein Effekt, der auch ohne vollständigen Wechsel auf die Substanz genutzt werden kann. Vorteilhaft kann dabei auch eine Verminderung dosisabhängiger kardialer Nebenwirkungen dieser Substanz sein.

Frage 723

Was versteht man unter Durchbruchschmerzen und welche therapeutischen Konsequenzen leiten sich daraus ab?

Durchbruchschmerzen sind definiert als eine vorübergehende Exazerbation von ansonsten stabilen und adäquat kontrollierten Basisschmerzen. Zur Behandlung des Durchbruchschmerzes sollte eine einfach anzuwendende Bedarfsmedikation mit schnellem Wirkungseintritt und kurzer Wirkdauer zur Verfügung stehen.

Durchbruchschmerzen können spontan oder ereignisabhängig (z. B. Husten, Bewegung) auftreten. Sie erreichen sehr schnell eine maximale Intensität und sind meist selbstlimitierend. Durchbruchsschmerzen sind abzugrenzen vom sogenannten „End-of-Dose Failure“ als Folge einer unzureichenden Dosierung oder eines unangemessenen Dosierungsintervalls der analgetischen Basismedikation. Die Therapie erfolgt i. d. R. mit einem nichtretardierten Opioid, vorzugsweise oral, transmukosal oder intranasal – alternativ auch intravenös oder subkutan. Die erforderliche Dosis zur Behandlung einer Durchbruchschmerzepisode muss immer individuell titriert werden.

Manche Autoren sehen Vorteile in anderen, nahezu synonymen Begrifflichkeiten wie „Schmerzspitzen“ und „episodischer Schmerz“. Schmerzexazerbation wird von Patienten oft nicht verstanden, bei „Durchbruch“ werden u. U. bedrohliche Assoziationen getriggert.

Frage 724

Worin besteht die Komplexität von Tumorschmerzen und wann spricht man von „Mixed Pain“?

Sowohl nozizeptive als auch neuropathische Mechanismen können schmerzauslösend sein. Häufig liegt auch ein Mixed Pain vor, d. h. es bestehen gleichzeitig nozizeptive und neuropathische Schmerzen.

Somatische oder viszerale Nozizeptorschmerzen treten infolge physikalischer Reize oder Entzündungsreaktionen auf. Daneben können durch Tumorinfiltration Läsionen im peripheren oder zentralen Nervensystem entstehen. In diesem Zusammenhang finden sich Zeichen einer peripheren und/oder zentralen Sensibilisierung mit spontanen oder evozierbaren Schmerzen sowie Allodynie und Hyperalgesie.

Frage 725

Wann ist an einen drohenden Querschnitt zu denken und welche Entscheidungen sind bei drohendem Querschnitt relevant?

Zunächst bestehen lokale, später radikulär ausstrahlende Schmerzen, dann motorische und sensible Ausfälle. Eine notfallmäßige Abklärung operativer und strahlentherapeutischer Interventionen ist nötig.

Etwa 90 % der betroffenen Patienten haben Schmerzen, die im klassischen Verlauf zunächst umschrieben im Bereich der relevanten Wirbel, später mit radikulärer Ausstrahlung beschrieben werden. Nächtliche Zunahme sowie Auslösung durch Valsalva-Manöver und Bewegung (mit Stauchung) sind zu erfragen. Motorische Defizite sind häufiger als sensorische – Sphinkterdysfunktion ist ein spätes Symptom. Bei klinischem Verdacht und noch inkomplettem Querschnitt muss eine notfallmäßige MRT-Diagnostik und Abklärung bestehender Therapieoptionen binnen weniger Stunden erfolgen, um die Gehfähigkeit ggf. zu erhalten.

Frage 726

Welche therapeutischen Optionen bestehen bei einlaufendem Querschnitt?

- **Dexamethason**
- **Strahlentherapie**
- **invasiv operative Verfahren (Laminektomie, Stabilisierungen)**
- **bei empfindlichen Histologien auch systemische Therapie**

Dexamethason (oder ein anderes Glukokortikoid) kann überbrückend eingesetzt werden, wobei eine klare Dosisempfehlung nicht aus randomisierten Studiendaten ableitbar ist. Eine Initialdosis von 10–12 mg Dexamethason i. v., gefolgt von 16 mg/d oral, aufgeteilt in 2–4 Einzeldosen kann als initiale Orientierung dienen. Bei erst kurzzeitig bestehendem oder inkomplettem Querschnitt muss binnen weniger Stunden eine interdisziplinäre Entscheidung zwischen den möglichen Therapiemodalitäten erfolgen. Hierin gehen ein die CT/MRT-Morphologie und Ausdehnung im Bereich der Wirbelsäule und des Spinalkanals, die daraus resultierenden operativen Möglichkeiten sowie die Histologie und Gesamtprognose (Metastasen andernorts etc.).

Oft ist eine Kombination aus primärer Operation und Strahlentherapie sinnvoll. Allerdings lässt sich ein voll ausgebildeter Querschnitt, der seit mehreren Tagen besteht, durch diese Maßnahmen nicht mehr bessern.

Frage 727

Welche Ursachen von Knochenschmerzen können im Verlauf einer Tumorerkrankung auftreten?

- **Knochenmetastasen**
- **Folgen der therapieassoziierten Osteoporose**
- **Knochenmarkbefall**

Knochenschmerzen bei Tumorpatienten sind meist durch eine röntgenologisch fassbare Metastasierung (osteolytisch und/oder osteoplastisch) bedingt. Daneben können therapiebedingte Osteoporosen v. a. durch Hormontherapie und Steroide begünstigt werden. Beides kann zu Frakturen führen. Ein diffuser Knochenmarkbefall kann zu massiven, meist dumpfen Schmerzen führen, ohne im konventionellen Röntgen fassbar zu sein. Letzteres ist oft mit Zeichen der Gerinnungsaktivierung und/oder Hämolyse assoziiert.

Frage 728

Welche Risiken bestehen durch Knochenmetastasen, was versteht man unter skelettalen Ereignissen?

Knochenmetastasen können zu pathologischen Frakturen führen. Diese werden mit dem Begriff „skelettales Ereignis“ beschrieben, der auch die Indikation zur Bestrahlung und/oder chirurgischen Behandlung sowie den tumorbedingten Querschnitt umfasst.

In Studien zur Prävention von ossären Komplikationen hat sich der Begriff des skelettalen Ereignisses (SRE, Skeletal Related Event) eingebürgert, der i. d. R.

1. *pathologische Frakturen,*
2. *die Notwendigkeit der Strahlentherapie oder*
3. *die Notwendigkeit chirurgischer Maßnahmen am Knochen sowie*
4. *tumorbedingte Rückenmarkskompression umfasst.*

Nicht immer wird 5. die Entwicklung einer Hyperkalzämie oder 6. der Nachweis neuer (nicht lokal behandlungsbedürftiger) ossärer Metastasen dazu gezählt.

Frage 729

Wie lassen sich skelettale Ereignisse verhindern oder verzögern?

Durch die Gabe von Bisphosphonaten oder Denosumab

Die Stoffklasse der Bisphosphonate hemmt Osteoklasten durch eine Inhibition der Farnesyl-Diphosphat-Synthase (z. B. Zoledronat). Denosumab ist ein humaner monoklonaler Antikörper, der den RANK-Liganden bindet. Dieses Protein ist essenziell für die Entwicklung, Funktion und das Überleben von Osteoklasten. Beide vermögen die Entwicklung von SREs bei Patienten mit Tumorerkrankungen zu verzögern bzw. verhindern. Zusätzlich lassen sich damit Schmerzen durch Knochenmetastasen vermindern. Denosumab weist eine etwas bessere Akutverträglichkeit und im Trend höhere Wirksamkeit als Zoledronat auf. Beiden Substanzen können zu Nekrosen im Bereich der Ober- und Unterkiefer führen (ONJ, Osteonecrosis of the Jaw). Inzwischen ist belegt, dass das Bisphosphonat Zoledronat auch in einem Dosisintervall von 3 Monaten wirksam ist.

Frage 730

Was ist vor dem schmerztherapeutischen Einsatz von Bisphosphonaten und Denosumab zu bedenken?

Zahnärztliche bzw. kieferorthopädische Vorstellung wegen des Risikos der Kieferosteonekrose

Vor der Behandlung mit Denosumab oder Bisphosphonaten sollte (außer im Notfall bei Hyperkalzämie) bei Patienten eine zahnärztliche Untersuchung mit angemessenen prophylaktischen zahnmedizinischen Maßnahmen erwogen werden. Dies gilt insbesondere dann, wenn weitere Risikofaktoren vorliegen (z. B. Kortikosteroide, schlechter Zahnstatus, mangelhafte Mundhygiene und Therapie mit antiangiogenetischen Substanzen). Während der Behandlung sind invasive dentale Eingriffe möglichst zu vermeiden. Im Falle von oralen Beschwerden sollte rasch ein Zahnarzt oder ein mit Kieferosteonekrosen erfahrener Kieferorthopäde hinzugezogen werden.

Frage 731

Welche Rolle spielt die Strahlentherapie in der Schmerztherapie v. a. bei Knochenmetastasen?

Einfach durchzuführende Schmerzbestrahlungen können die Intensität von Schmerzen deutlich reduzieren. Das Maximum der Wirkung tritt erst nach 3–4 Wochen auf.

Eine Bestrahlung von Tumorgewebe bessert i. d. R. die von dieser Läsion ausgehende Schmerzsymptomatik. Eine Schmerzbestrahlung, insbesondere bei ossären Läsionen, kann sich in vielen Fällen auf eine einzige Sitzung beschränken (Dosis von 8 Gy). Das Maximum der Wirkung wird i. d. R. erst nach 3–4 Wochen beobachtet, in Einzelfällen tritt eine Linderung auch rascher ein. Wenn die strahlentherapeutische Indikation bei einer isolierten Manifestation auch eine Verbesserung der Prognose zum Ziel hat, werden höhere Dosen fraktioniert in einer größeren Zahl von Sitzungen verabreicht.

Frage 732

Welche nuklearmedizinischen Optionen bestehen bei disseminierten metastatisch bedingten Knochenschmerzen?

Bei disseminierten osteoplastischen Metastasen (z. B. Prostatakarzinom) kann eine Radionuklidtherapie eine anhaltende Besserung der Schmerzen bewirken.

Insbesondere bei osteoplastischen Metastasen lassen sich β-strahlende Radionuklide einsetzen, die sich entweder als Kalziumanaloge (^{89}Sr; Strontium) oder gekoppelt an Bisphosphonate (^{153}Sm-EDTMP, Samarium) im Knochen einlagern. Voraussetzung ist, die Einlagerung zuvor mittels einer Knochenszintigrafie zu dokumentieren. Als α-Strahler eignet sich beim Prostatakarzinom auch Radium-223 (^{223}Ra). Vor allem bei sehr schmerzhafter, multilokulärer oder disseminierter Skelettmetastasierung und intakter Hämatopoese ist die Einbeziehung dieser nuklearmedizinischen Methoden zu erwägen.

Die Radionuklidtherapie führt bei etwa 70 % der Patienten zu einer Besserung der Symptomatik, gelegentlich wird allerdings eine initiale Zunahme beobachtet. Wichtigste Nebenwirkung ist die Reduktion von Leukozyten und Thrombozyten (zu erwarten sind ⅓–⅔ des Ausgangswerts), was die gleichzeitige Gabe von vielen Chemotherapeutika verbietet.

Frage 733

Sind bei Patienten mit laufender systemischer Tumortherapie Wechselwirkungen mit analgetischen Substanzen zu berücksichtigen?

12

Es gibt Hinweise auf eine Wirkungsabschwächung von Immuntherapeutika (Checkpoint-Inhibitoren) durch Paracetamol. Retrospektive Auswertungen lassen gleiches für Cannabinoide vermuten. V.a. Supportivtherapeutika können CYP3A4 beeinflussen und damit Spiegel von z.B. Buprenorphin und Fentanyl beeinflussen.

Paracetamol scheint die Immunabtwort zu beeinflussen, weshalb auch z.B. die prophylaktische Einnahme zur Reduktion von Impfnebenwirkungen nicht empfohlen wird. Auch im Kontext von Tumor-Immuntherapien scheint dies eine Rolle zu spielen. Weniger klar ist, ob auch Cannabinoide mit ihren immunmodulierenden Eigenschaften nachteilige Effekte haben, was retrospektive Auswertungen zumindest nahelegen. Im Kontext einiger Therapien kann es zum Einsatz von CYP3A4-Inhibitoren (Triazole, Makrolidantibiotika) kommen, die wiederum die Metabolisierung, z.B. von Fentanyl und Buprenorphin, hemmen können.

Frage 734

Was ist bei Schmerzen im Rahmen einer mechanischen gastrointestinalen Obstruktion zu beachten?

Einerseits erfordert die gastrointestinale (GI) Obstruktion eine suffiziente Schmerztherapie andererseits kann ein Subileus durch eine Komponente der opioidassoziierten Obstipation verschlechtert werden. Intestinal resorbierte Analgetika scheiden als Therapieoptionen aus.

Frühsymptome einer GI-Obstruktion sind gelegentlich periumbilikale Krämpfe, in späteren Stadien wird über tiefe viszerale Schmerzen geklagt. Neben rascher Abklärung der operativen Möglichkeiten, Entlastungssonden (nasal oder PEG) ist eine suffiziente Schmerztherapie unter Einschluss von Opioiden anzustreben. Andererseits kann bei vorbestehender Opioidtherapie und tolerablen Schmerzen auch das Ausloten einer Reduktionsmöglichkeit bzw. die lokale Antagonisierung durch Methylnaltrexon oder andere PAMORAs (Peripherally-acting μ-Opioid Receptor Antagonists; z.B. Naloxegol) zur Wiederherstellung der Passage beitragen. Die Übergänge zwischen opioidbedingter Obstipation, Subileus und Ileus können bei Peritonealkarzinose fließend sein. Dexamethason und antisekretorische Therapie (Octreotid, Butylscopolamin) sind hilfreich.

Frage 735

Was ist bei schmerzenden Tumorwunden zu beachten?

Exulzerierende Tumorwunden sind ein Beispiel für den Begriff „Total Pain“ und erfordern eine multiprofessionelle Zusammenarbeit.

Exulzerierende Tumorwunden beeinflussen die Lebensqualität über den körperlichen Schmerz hinaus v.a. durch Geruchsbildung, verändertes Selbstbild und soziale Isolation. Der sichtbare Tumorprogress kann den Schmerz psychisch verstärken, aber auch lokale Entzündung und Blutung tragen zur Symptomatik bei. Auch wenn in Ruhe Schmerzen erträglich sind, kann ein Verbandswechsel zu einer ausgeprägten Exazerbation führen, die eine prophylaktische Analgesie, meist analog der Therapie von Durchbruchschmerzen, erforderlich macht. Die Versorgung muss all diesen Faktoren Rechnung tragen (nicht verklebende Wundauflagen, Verwenden von Antiseptika, Vermeiden von Blutungen, Exsudatmanagement, sinnvolle Intervalle des Verbandswechsels, Überwachung durch erfahrene Wundschwestern /-pfleger).

Frage 736

Welche Ursachen auf Patientenseite können eine suboptimale Tumorschmerztherapie nach sich ziehen?

- **Angst vor physischen und psychischen Nebenwirkungen**
- **Abhängigkeit**
- **Abneigung gegen Medikamente generell**
- **Schuldgefühle und andere psychische Faktoren**

Patienten, die trotz eines Therapieangebots nicht in ausreichender Menge Analgetika einnehmen und residuale Schmerzen aufweisen, geben hierfür i.d.R. folgende Gründe an:

- *Suchtängste*
- *Erfahrungen von Nebenwirkungen*
- *generelle Abneigung gegen Medikamente*

Daneben spielen komplexe psychologische Faktoren eine Rolle (u.a. Schmerz als Strafe, zur Stärkung der Persönlichkeit). Bei einem geringen Prozentsatz spielt auch eine Rolle, Warnsignale des Körpers wahrnehmen zu wollen.

Frage 737

Wie hoch ist die Gefahr, dass durch die Anwendung von Opioiden in den letzten Lebenswochen u. U. die Dauer des Überlebens verkürzt werden kann?

Bei Steuerung der Therapie durch erfahrene Personen ist die Gefahr einer Lebensverkürzung i. d. R. nicht gegeben.

In der öffentlichen Diskussion ethischer Probleme am Lebensende spielt eine angenommene Lebensverkürzung durch die Gabe starker Schmerzmittel (z. B. infolge einer resultierenden Atemdepression) eine gewisse Rolle (Begriffe: indirekte Sterbehilfe, Doktrin des doppelten Effekts). Klinische Studien hierzu sind schwierig. Eine Reihe von retrospektiven Auswertungen zu dieser Frage zeigt keinen Zusammenhang zwischen Geschwindigkeit der Dosiseskalation und der verbleibenden Überlebensdauer. Die Studien deuten eher darauf hin, dass eine adäquate Schmerztherapie die Prognose verbessert.

Frage 738

Welche Rolle spielen Opioide bei der palliativen Sedierung?

Ein Einsatz von Morphin in der alleinigen Indikation der Sedierung ist nicht begründet. Zur alleinigen Sedierung sind Benzodiazepine Mittel der Wahl.

Palliative Sedierung lässt sich definieren als medikamentöse Bewusstseinsdämpfung mit dem Ziel, dass die Zeit bis zum Tod annehmbarer und erträglicher wird, wenn eine Symptomlinderung auf andere Art nicht möglich ist. Die einzige zugelassene Indikation der Opioide ist der Schmerz. Außerhalb der Zulassung (aber mit langer Erfahrung und guter Begründung aus Studien) wird im palliativen Setting auch Atemnot mit niedrig dosierten Opioiden therapiert. Daraus folgt, dass auch terminal ein Einsatz und eine Dosiseskalation von Opioiden in sedierende Bereiche nur erfolgen dürfen, wenn dies durch Schmerzen (oder Luftnot) gerechtfertigt ist. Bei anderen Symptomen wird i. d. R. wegen der guten Steuerbarkeit Midazolam eingesetzt.

Frage 739

Was ist bei der Behandlung mit NSAR zu beachten?

Es sollte die niedrigste effektive Dosierung mit den längst möglichen Dosierungsintervallen gewählt werden. Die Daueranwendung erfordert bei Patienten mit einer Krebserkrankung die Verordnung eines Protonenpumpenhemmers (PPI).

Die Anwendung der Substanzen erfordert im Hinblick auf ihre potenzielle Organtoxizität eine sorgfältige Nutzen-Risiko-Abwägung. Bei der Kombination mit oralen Antikoagulanzien besteht ein erhöhtes Blutungsrisiko und bei der Kombination mit Steroiden ist ein erhöhtes gastrointestinales Risiko zu beachten. Bei Monotherapie mit einem NSAR soll eine PPI- Prophylaxe von gastrointestinalen Blutungen an sich nur bei zusätzlichen Risikofaktoren für die Entwicklung von Magengeschwür und Magenblutung erfolgen. Eine aktive Tumorerkrankung dürfte hierfür als Grund i. d. R. ausreichen. (andere: Alter ≥ 65 Jahren, Ulkusanamnese, eine gleichzeitige Einnahme gerinnungsaktiver Medikamente, ein schwerer Verlauf einer Allgemeinerkrankung, z. B. Typ-2-Diabetes). Von der Kombination von NSAR mit Diuretika und Hemmern des Renin-Angiotensin-Systems wird wegen des Risikos für ein akutes Nierenversagen abgeraten.

Frage 740

Welche Indikationen gibt es für Metamizol und was muss man bei der Tumorschmerztherapie im Umgang mit dieser Substanz beachten?

Aufgrund der guten analgetischen und spasmolytischen Wirkung ist die Hauptindikation der nozizeptive viszerale Schmerz. Zu beachten ist das kurze Applikationsintervall und die Gefahr von Schockreaktionen bei parenteraler Gabe.

Vorteilhaft ist die Verfügbarkeit verschiedener Darreichungsformen (Injektionslösung, Tropfen, Tabletten). Es steht keine Retardformulierung zur Verfügung. Wegen der Gefahr von pharmakologisch vermittelten Schockreaktionen bei parenteraler Gabe sollte man die orale Applikation bevorzugen. Die Angaben zur Inzidenz einer Agranulozytose sind uneinheitlich und eine Risikoabschätzung schwierig.

Der Einsatz der Substanz in der Tumorschmerztherapie ist aber prinzipiell indiziert. Bei Patienten mit Störungen der Knochenmarksfunktion (z. B. hämatologische Erkrankungen, laufende Zytostatikabehandlung) sollten regelmäßige Blutbildkontrollen erfolgen.

Frage 741

Wie erfolgt die initiale Dosistitration mit Medikamenten der WHO-Stufe 3 beim opioidnaiven Patienten in der Tumorschmerztherapie?

Die initiale Dosistitration erfolgt in der Regel oral. Dabei können retardierte oder nichtretardierte Applikationsformen zum Einsatz kommen. Bei Notwendigkeit einer schnellen Schmerzlinderung ist die intravenöse Titration effektiver.

Nach den Empfehlungen der EAPC (European Association for Palliative Care) erfolgt die initiale Dosisfindung durch die 4-stündliche Gabe von schnell freisetzendem Morphin in niedriger Dosierung (z. B. 5–10 mg). Zur Behandlung von Durchbruchschmerzen sollte die gleiche Dosis zur Verfügung stehen. Die Bedarfsmedikation kann stündlich eingenommen werden. Die Dosistitration kann auch primär mit niedrig dosierten retardierten oder langwirksamen Applikationsformen erfolgen. Dadurch lässt sich möglicherweise die Behandlung vereinfachen und die Compliance und Effektivität verbessern.

Frage 742

Welche Faktoren bestimmen die Auswahl eines Opioids zur Therapie von Tumorschmerzen?

Die Auswahl des Opioids sollte sich an Begleiterkrankungen, wie Leber- und Nierenfunktionsstörungen bzw. Passage- und Resorptionsstörungen orientieren. Auch persönliche Erfahrungen im Umgang mit den einzelnen Substanzen spielen eine Rolle.

Bei Nierenfunktionsstörungen sollten bevorzugt Opioide zum Einsatz kommen, die keine aktiven Metaboliten bilden, die über die Niere ausgeschieden werden (z. B. Buprenorphin, Fentanyl, Hydromorphon). Dabei muss neben einem engmaschigen Monitoring von Wirkung und Nebenwirkungen eine sorgfältige Dosistitration und evtl. eine Anpassung des Dosierungsintervalls erfolgen. Im Hinblick auf schwere Leberfunktionsstörungen kann aufgrund der dadurch erhöhten Bioverfügbarkeit von Morphin und Hydromorphon das Dosisintervall verlängert werden. Levomethadon oder Oxycodon sollte man nicht anwenden. Bei vorhandenen bzw. drohenden Passage- oder Resorptionsstörungen kann primär eine transdermale oder parenterale Applikationsform indiziert sein.

Frage 743

Was sind Gründe für einen Opioidwechsel?

Ein Opioidwechsel erfolgt bei unzureichender Schmerzdämpfung trotz adäquater Dosierung oder nicht tolerablen Nebenwirkungen.

Obwohl der Wechsel zu einer anderen Substanz (auch als „Opioidrotation" bezeichnet) unter den o. g. Voraussetzungen ein etabliertes therapeutisches Vorgehen ist, gibt es keine hinreichende Evidenz für die Überlegenheit einzelner Substanzen nach WHO-Stufe 3 im Hinblick auf eine verbesserte Wirkung oder geringere Nebenwirkungen.

Frage 744

Beschreiben Sie das etablierte Vorgehen beim Opioidwechsel (Opioidrotation).

Bei der Opioidrotation wird die äquianalgetische Morphindosis (orales Morphinäquivalent) bestimmt. Zu Therapiebeginn werden 50–75 % der errechneten Dosis des neuen Medikaments verabreicht. Dabei ist auf die Bereitstellung einer Bedarfsmedikation zur Dosistitration zu beachten.

Die Wirkstärke der Opioide wird im äquianalgetischen Verhältnis zu Morphin ausgedrückt. Es handelt sich hierbei um Näherungswerte, die individuell deutlich abweichen können. Die Reduktion gegenüber der errechneten Dosis ist insbesondere im ambulanten Setting zu empfehlen, aber potenziell mit vorübergehend vermehrten Schmerzen assoziiert. Unter guten Überwachungsbedingen muss dies nicht zwingend erfolgen.

Frage 745

❓ Welche therapeutischen Alternativen nach WHO-Stufe 3 stehen in Deutschland zu retardiertem oralem Morphin zur Verfügung?

❗ **Als Alternativen stehen Hydromorphon, Oxycodon, Tapentadol, Fentanyl, Buprenorphin und Levomethadon zur Verfügung.**

ℹ *Als therapeutische Alternativen für die orale Anwendung gibt es Hydromorphon, Oxycodon (letzteres auch in fixer Kombination mit Naloxon), Tapentadol und Levomethadon. Darüber hinaus steht Fentanyl zur transdermalen Anwendung zur Verfügung. Buprenorphin gibt es in beiden Darreichungsformen. Dabei handelt es sich bei Hydromorphon, Tapentadol und Oxycodon um retardierte, bei Fentanyl, Buprenorphin und Levomethadon um langwirksame Applikationsformen.*

Frage 746

❓ Wie erfolgt die Dosisermittlung der oralen opioidhaltigen Bedarfsmedikation zur Behandlung von Durchbruchsschmerzen?

❗ **Die Behandlung einer Durchbruchschmerzepisode erfolgt i. d. R. proportional zur (retardierten) Basistherapie als Einzeldosis einer nichtretardierten Substanz. Empfehlungen reichen von 5–20 % oder als Fraktion von 1/12 bis 1/6.**

ℹ *Die Empfehlungen streuen weit. Die ASCO empfiehlt eine Range von 5–20 %, die Dosis kann somit auch der Schwere der Episoden angepasst werden. Eine randomisierte Studie fand keinen Unterschied zwischen 1/12 und 1/6 der Tagesdosis.*

Für die transmukosalen Fentanylpräparate wird die individuelle Dosistitration in den Fachinformationen generell empfohlen (s. u.).

Frage 747

❓ Was ist beim Einsatz der schnellfreisetzenden Fentanylformulierungen zu beachten?

❗ **Die Indikation zur Anwendung der transmukosalen oder nasalen Applikationsformen von Fentanyl beschränkt sich auf die Behandlung des Durchbruchschmerzes bei chronischen Tumorschmerzen, die mit Opioiden behandelt werden.**

ℹ *Die Substanzen sollen nur beim opioidtoleranten Tumorschmerzpatienten zum Einsatz kommen. Patienten gelten als opioidtolerant, wenn sie mindestens 60 mg orales Morphin täglich oder eine äquianalgetische Dosis eines anderen Opioids für mindestens eine Woche erhalten. Die Substanzen sollen beim opioidnaiven Patienten nicht angewendet werden.*

Eine Dosistitration zur erfolgreichen Behandlung einer Durchbruchsschmerzepisode erfolgt individuell. Es sollte immer mit der niedrigsten Dosis des gewählten Präparats begonnen werden. Mehrere Studien sehen aber eine tagesdosisproportionale Einzelgabe als ebenbürtige Möglichkeit an.

Frage 748

❓ Worin bestehen die pharmakologischen Besonderheiten von Levomethadon und welche praktischen Konsequenzen leiten sich daraus ab?

❗ **Levomethadon ist ein μ-Rezeptoragonist und wirkt möglicherweise auch als NMDA-Rezeptorantagonist sowie als präsynaptischer Serotonin-Wiederaufnahme-Hemmer.**

ℹ *Bei unzureichendem Ansprechen oder nicht zu tolerierenden Nebenwirkungen unter Morphin bzw. bei Vorliegen neuropathischer Schmerzen kann ein Therapieversuch mit Levomethadon erfolgreich sein. Aufgrund seiner hohen Plasmaeiweißbindung und des großen Verteilungsvolumens hat die Substanz bei wiederholter Gabe eine lange Wirkdauer und neigt zu Kumulationseffekten. Während initial eine 4-stündliche Applikation nötig ist, verlängert sich das Dosisintervall nach 72 h auf 8-stündlich. Ein mögliches Dosierungsschema findet sich in* ▸ *Tab. 12.1.*

Frage 749

❓ Wann ist eine parenterale Schmerztherapie mit Morphin oder Hydromophon indiziert und wie erfolgt die initiale Dosisfindung?

❗ **Eine parenterale Therapie wird erforderlich, wenn die orale oder transdermale Applikation nicht möglich bzw. die Symptomlinderung darunter unzureichend ist. Initial werden 30 % der oralen Morphintagesdosis (respektive Hydromorphondosis) verabreicht.**

II

Tab. 12.1 Dosierungsschema für L-Polamidon (Nauck F, Ostgathe C, Dickerson ED. A German model for methadone conversion. Am J Hosp Palliat Care 2001; 18: 200–202).

	Levomethadon basal	Levomethadon Bedarf
Tag 1	2,5–5 mg 4-stündlich	2,5–5 mg max. stündlich
Tag 2–3	weiter wie Tag 1 oder bei unzureichender Schmerzreduktion: Dosissteigerung um bis zu 30 % 4-stündlich	max. stündlich anlog Basaldosis
Tag 4	Dosisintervall auf 8-stündlich verlängern	max. 3-stündlich analog Basaldosis
ab Tag 5	weiter wie Tag 4 oder bei unzureichender Schmerzreduktion: Dosissteigerung um bis zu 30 % der Tagesdosis	max. 3-stündlich analog Basaldosis

Neben einer unzureichenden Symptomlinderung kann der Wechsel des Applikationswegs bei ausgeprägter Mukositis, unstillbarem Erbrechen, Passage- oder Resorptionsbehinderungen sowie in der Finalphase erforderlich sein. Es kann ein subkutaner oder intravenöser Zugangsweg gewählt werden. Bei Verwenden von Infusionspumpen sollte man neben einer Basalrate immer eine Bolusfunktion programmieren. Aufgrund der ähnlichen Bioverfügbarkeit sind primär 30 % der oralen Tagesdosis von Morphin oder Hydromorphon über 24 h zu verabreichen. Da die Bioverfügbarkeit der vorausgehenden oralen Therapie individuell variabel sein kann, ist eine besondere Beobachtung in Bezug auf eine Über- oder Unterdosierung anzuraten.

Frage 750

Welchen Stellenwert haben neuraxiale Blockaden in der Tumorschmerztherapie?

Eine neuraxiale Therapie mit Opioiden ist ausschließlich bei Versagen einer systemischen Therapie infolge unzureichender Analgesie oder intolerabler Nebenwirkungen indiziert.

Eine rückenmarksnahe Opioidapplikation im Kontext der Tumorschmerztherapie sollte aufgrund der niedrigen Evidenz im Hinblick auf einzelne Verfahren und deren Wirksamkeit dem begründeten Einzelfall vorbehalten bleiben. Als absolute Kontraindikationen gelten Gerinnungsstörungen sowie Infektionen im Bereich der Punktionsstelle. Äquivalenzdosierungen können individuell erheblich schwanken, daher ist initial eine engmaschige Überwachung der Vitalparameter nötig.

Frage 751

Welche therapeutischen Strategien zur Prophylaxe oder Therapie einer opioidinduzierten Obstipation kennen Sie?

Zur Prophylaxe einer opioidinduzierten Obstipation sollten immer Laxanzien zum Einsatz kommen. Daneben sind Basismaßnahmen im Sinne einer adäquaten Flüssigkeitszufuhr und möglichst ausreichender Bewegung nötig.

Die medikamentöse Behandlung der Obstipation folgt einem Stufenschema. Primär werden meist osmotisch wirksame Substanzen eingesetzt. Aufgrund des günstigeren Nebenwirkungsprofils ist Macrogol der Lactulose vorzuziehen. In den nächsten Stufen kommen jeweils stimulierende Substanzen, Lubrikanzien sowie Suppositorien oder Klistiere zum Einsatz. Liegt eine schwerwiegende überwiegend opioidbedingte Obstipation vor, können orale peripherer µ-Opioidrezeptorantagonisten (Peripherally Acting Morphine Receptor Antagonist, PAMORA) wie Naloxegol oder Naldemedine (sekundär-)prophylaktisch eingesetzt werden. Methylnaltrexon s. c. kann bei bestehender Obstipation eine Defäkation auslösen, zuvor sollte verhärteter Stuhl in der Ampulle durch Klistier oder Suppositorien aufgeweicht werden.

Frage 752

Wie behandelt man Übelkeit und Erbrechen unter einer laufenden Opioidtherapie und woran ist bei beiden Symptomen differenzialdiagnostisch zu denken?

Bei opioidnaiven Patienten sollten primär immer Antiemetika verordnet werden. Bei anhaltender Symptomatik erfolgt die Kombination verschiedener antiemetischer Substanzen oder der

Wechsel des Opioids bzw. des Applikationswegs. Differenzialdiagnostisch sollte man medikamentenunabhängige Ursachen ausschließen, z. B. Passagestörung, Hyperkalzämie, Hirndruck oder Angst.

Antiemetika sollten antizipatorisch und in ausreichender Dosis verabreicht werden. Medikament der ersten Wahl ist Metoclopramid. Bei unzureichender Wirkung können Neuroleptika (z. B. Haloperidol, Olanzapin), Antihistaminika (z. B. Dimenhydrinat, Cave: ausgeprägte Sedierung), Serotoninantagonisten oder Kortikosteroide zum Einsatz kommen. Insbesondere in der Palliativsituation haben sich Levomepromazin und Olanzapin als Breitspektrum-Antiemetika bewährt. Anticholinerge Substanzen sollten dabei nicht mit Prokinetika kombiniert werden, da sie deren Wirkung aufheben.

Frage 753

Was ist bei der Behandlung neuropathischer Tumorschmerzen zu beachten?

Bei der Behandlung neuropathischer Tumorschmerzen, die nicht ausreichend opioidsensibel sind, sollte eine Kombinationstherapie aus Opioiden und Adjuvanzien erfolgen.

Laut aktueller Leitlinienempfehlung sollen als Adjuvanzien (Koanalgetika) vor allem die Substanzen Amitriptylin, Gabapentin und Pregabalin zum Einsatz kommen, wobei es bei dieser Indikation für Gabapentin die beste Evidenz gibt. Es ist mit einer Kumulation der zentralnervösen Nebenwirkungen zu rechnen. Deshalb sollte eine sorgfältige Dosistitration erfolgen und die Dosis des Opioids ggf. reduziert werden. Das wirksame adjuvante Koanalgetikum wird individuell ermittelt. Die therapeutische Wirkung unter adäquater Dosierung ist nach 1–4 Wochen abzuschätzen. Ebenfalls zu erwägen ist der Einsatz von Levomethadon, dem eine besondere Wirksamkeit bei neuropathischen Schmerzen zugeschrieben wird.

Frage 754

Was begründet den Stellenwert von Kortikosteroiden in der Tumorschmerztherapie?

Glukokortikoide können bei Hirnmetastasierung, Nervenkompression, Kapselspannungsschmerzen sowie gastrointestinaler Obstruktion hilfreich sein.

Üblicherweise wird Dexamethason aufgrund seiner fast rein glukokortikoiden Wirkung eingesetzt, die Indikation beruht auf der antiödematösen und antiphlogistischen Wirkung. Die Indikationen Hirndruck und gastrointestinale Obstruktion sind evidenzbasiert, in anderen üblichen Einsatzgebieten sind die Studienergebnisse in Bezug auf die Schmerzlinderung deutlich weniger überzeugend. Der Glaube an die Wirkung bei „Leberkapselschmerz" scheint ein deutsches Phänomen zu sein, das Argument taucht in der internationalen Literatur nicht auf. Oft werden die mit Glukokortikoiden verbundenen positiven Effekte auf die Stimmung, den Appetit und das Allgemeinbefinden auch bei geringer analgetischer Wirkung als ausreichende Rechtfertigung angesehen.

In die Indikation sollte mit einbezogen werden, ob noch realistische Ziele mittels Immuntherapeutika zur Diskussion stehen, da durch Glukokortikoide deren Wirkung abgeschwächt werden kann.

13 Neuropathischer Schmerz

13.1 Polyneuropathie

Roman Rolke

II

Frage 755

Was sind Risikofaktoren für das Entstehen einer diabetischen Polyneuropathie?

Nach einer großen europäischen Multicenterstudie (EURODIAB) entwickelte sich bei rund ¼ von 1172 Patienten (Diabetiker ohne Neuropathie) im Verlauf eine Neuropathie, die allerdings nicht automatisch schmerzhaft war. Als Risikofaktoren für die Entstehung dieser diabetischen Polyneuropathie fanden sich in erster Linie typische vaskuläre Risikofaktoren, z. B. das Vorliegen irgendeiner kardiovaskulären Erkrankung, eine arterielle Hypertonie, erhöhte Triglyzeride, erhöhtes Körpergewicht und Body-Mass-Index oder eine zusätzliche Raucheranamnese.

Die Leitlinien der Deutschen Diabetesgesellschaft nennen als weitere Risikofaktoren u. a. Lebensalter, Diabetesdauer, Schweregrad der Hyperglykämie und Hypoinsulinämie beim Typ-2-Diabetes. Hyperglykämie und Hyperlipidämie aktivieren dabei multiple Schädigungsmechanismen in sensorischen Neuronen. Glukose, Lipoproteine sowie diabetesmodifizierte, also glykosylierte und oxidierte Proteine interagieren mit multiplen Zelloberflächenrezeptoren. Internalisierte Glukose und Lipoproteine können dabei intrazellulär kumulieren und mitochondriale Stoffwechselwege stören. Der resultierende oxidative Stress schädigt Mitochondrien und andere Zellorganellen, sodass es zum Zelluntergang dieser Neurone kommen kann.

Die Ergebnisse der EURODIAB-Studie legen die Vermutung nahe, dass für die Entstehung der diabetischen Polyneuropathie neben metabolischen Faktoren auch eine vaskuläre Genese eine Rolle spielt – möglicherweise als eine Mikroangiopathie der Vasa nervorum, die zu Mikroinfarkten in Nerven führen könnte.

Frage 756

Führt das Vorliegen einer Polyneuropathie bei einem Patienten immer zu Schmerzen?

In der Mehrzahl der Fälle – je nach Ätiologie – verlaufen Polyneuropathien schmerzlos.

Bei Patienten mit z. B. Diabetes mellitus entwickelt sich in ca. 30 % der Fälle eine Polyneuropathie. Etwa die Hälfte bis ein Drittel dieser Patienten zeigt im Verlauf zusätzlich Schmerzen, während sich nur bei etwa 9 % der Patienten mit gestörter Glukosetoleranz eine schmerzhafte Polyneuropathie entwickelt (vgl. Leitlinie der Deutschen Diabetesgesellschaft). Schmerzen im Bereich der Beine können als neuropathische Schmerzen in Zusammenhang mit der Nervenschädigung entstehen oder auch als sekundäre myofasziale Schmerzen durch eine muskuläre Fehlbelastung – auch wenn die Neuropathie primär schmerzlos verläuft. Vor allem die hereditären motorisch-sensiblen Neuropathien (HMSN oder Charcot-Marie-Tooth-Erkrankung, CMT) verlaufen über lange Zeit schmerzlos, da besonders markhaltige Nervenfasern betroffen sind (Aβ-Fasern), die die Wahrnehmung von Berührung vermitteln und nicht von Schmerz.

Frage 757

Was sind die häufigsten Ätiologien von schmerzhaften und schmerzlosen Polyneuropathien?

Neben dem Vorliegen einer diabetischen schmerzhaften Polyneuropathie findet sich am häufigsten eine nutritiv bedingte äthyltoxische Polyneuropathie. Andere metabolisch bedingte Polyneuropathien können sich bei Hyperurikämie, Urämie, Hypothyreose und Hyperlipidämie entwickeln. Unter den hereditären Neuropathien sind die motorisch-sensiblen Neuropathien (HMSN Typ I–IV) und die Amyloidpolyneuropathie am wichtigsten.

Weitere Ursachen können Vitaminmangel (u. a. Vitamin B_1, B_6, B_{12}, Folsäure) oder ein paraneoplastisches Geschehen sein. Auch die Therapie einer Tumorerkrankung kann zu einer Chemotherapie-assoziierten Polyneuropathie führen. Entzündlich bedingte Neuropathien kom-

men am häufigsten bei Borreliose und HIV sowie Autoimmunerkrankungen vor (Lupus erythematodes, Sarkoidose). Ein Sonderfall ist die akute Neuropathie im Rahmen eines immunvermittelten (oft GM1-AK) Guillain-Barré-Syndroms oder die chronisch inflammatorische demyelinisierende Polyneuropathie.

Die Therapie einer neu diagnostizierten schmerzhaften Polyneuropathie sollte immer durch eine sorgfältige klinische, elektrophysiologische und Labordiagnostik ergänzt werden. Bei positiver Familienanamnese kann eine genetische Diagnostik sinnvoll sein. Eine kombinierte Nerven-/Muskelbiopsie ist nur in besonderen Fällen sinnvoll, um z. B. die Diagnose einer Amyloidpolyneuropathie zu stellen.

Frage 758

Was sind die klinischen Zeichen einer schmerzhaften Polyneuropathie?

Je nach Befallsmuster der peripheren Nervenfasern finden sich mit einer strumpfförmigen Verteilung oft brennende Schmerzen im Bereich der Füße sowie fakultativ dort ein gleichzeitiges sensibles Defizit (sensible Minuszeichen wie Taubheitsgefühl, Kribbelparästhesien) sowie motorische Ausfälle (Paresen der distalen Fuß- mehr als Beinmuskeln), abgeschwächte Muskeleigenreflexe und vegetative Ausfälle (vermindertes Schwitzen, trockene und rissige Haut, gestörtes Nagelwachstum). Im Verlauf kann die Polyneuropathie assoziiert sein mit einem diabetischen Fußsyndrom.

Im Fall einer überwiegenden Small-Fiber-Neuropathie kommt es zu einer bevorzugten Schädigung dünner Nervenfasern (C- und Aδ-Fasern), die zu einem meist brennenden Schmerz führt. Wenn die Funktion dick bemarkter Aβ-Fasern weitgehend intakt ist, kann das Berührungsempfinden an den Füßen normal sein. In diesem Fall wird auch die konventionelle Elektrophysiologie (Neurografie) unauffällig bleiben. Hier kann z. B. eine Hautbiopsie hilfreich sein, um eine Small-Fiber-Neuropathie nachzuweisen und nicht irrtümlich z. B. von einer somatoformen Schmerzstörung auszugehen.

Frage 759

Wie sieht das Verteilungsmuster schmerzhafter Polyneuropathien aus?

Typisch ist z. B. für die schmerzhafte diabetische Polyneuropathie ein distal-symmetrisches Verteilungsmuster, das die Füße stärker als die Hände betrifft. Der Rumpf oder das Gesicht sind typischerweise nicht betroffen. Andere autoimmun vermittelte Neuropathien zeigen nicht selten auch eine asymmetrische Verteilung, z. B. im Sinn einer Mononeuropathia multiplex, wenn einzelne periphere Nerven unterschiedlicher Lokalisation betroffen sind. Eine Besonderheit stellt die Chemotherapie-induzierte Polyneuropathie dar, weil je nach auslösender Substanz die Hände und Füße gleichermaßen stark von der distal betonten Schädigung betroffen sein können. Manche Small-Fiber-Neuropathien können überall am Körper auch fleckförmige Sensibilitätsausfälle oder Schmerzen hervorrufen. Hier wird dann von einer nicht längenabhängigen Neuropathie gesprochen.

Bei den häufigsten Polyneuropathien sind nicht nur die sensiblen Ausfälle oder die Schmerzausbreitung, sondern typischerweise auch Paresen oder Reflexabschwächungen distal-symmetrisch verteilt. Eine seltene Verlaufsform der diabetischen Polyneuropathie zeigt sich als lumbosakrale Radikuloplexopathie, die sich mit oft rasch progredienten und starken Schmerzen im Rücken-, Gesäß- und Oberschenkelbereich entwickelt.

Frage 760

Welche diagnostischen Maßnahmen stehen bei der Erstabklärung bei schmerzhafter Polyneuropathie im Vordergrund?

- **Anamnese (Familienanamnese, Schmerzanamnese)**
- **klinischer Befund (sensibles und motorisches Ausfallsmuster, Reflexe, vegetative Ausfälle wie vermindertes Schwitzen oder regionale, distal betonte Abnahme der Behaarung)**
- **konventionelle Elektrophysiologie mit Neurografie und Labordiagnostik zur Differenzialdiagnostik**

- **bei unauffälliger konventioneller Elektrophysiologie sollte bei Verdacht auf eine Small-Fiber-Neuropathie eine Hautbiopsie angestrebt werden**
- **Eine Nerven - oder Muskelbiopsie ist nur in Ausnahmefällen erforderlich.**
- **Bei Hinweisen auf eine positive Familienanamnese sollte früh an eine humangenetische Diagnostik gedacht werden.**

Eine neurografische und myografische Untersuchung beim Neurologen kann Auskunft über das Ausmaß und die Dauer der Nervenschädigung geben, was klinisch allein oft schwierig abzuschätzen ist.

Frage 761

Die unterschiedliche Ausprägung von Nervenfaserschädigungen wird mit Begriffen wie Neurapraxie, Axonotmesis oder Neurotmesis beschrieben. Was versteht man darunter?

Alle Begriffe beschreiben Formen der Nervenschädigung:

- **Man spricht von Neurapraxie, wenn im Rahmen der Schädigung (z. B. Quetschung) die Kontinuität sowohl des Axons als auch des Hüllgewebes (Endoneurium, Perineurium, Epineurium) erhalten ist.**
- **Bei einer Axonotmesis ist es zu einer Durchtrennung von Axonen bei erhaltenem Hüllgewebe gekommen.**
- **Die Neurotmesis ist die schwerste Form einer Nervenschädigung und beschreibt die gemeinsame Durchtrennung von Axonen und Hüllgewebe.**

Frage 762

Welche Möglichkeiten der klinischen und apparativen Diagnostik bestehen bei der Abklärung einer schmerzhaften Polyneuropathie?

- **klinische Prüfung von Sensibilität, Motorik und Reflexen**
- **quantitative sensorische Testung (QST)**
- **Neurografie, ggf. kombiniert mit einer Myografie**
- **Wichtig ist auch eine breite Labordiagnostik.**

Für die Sensibilitätsprüfung soll neben dem Bestreichen der Haut zum Testen der Berührungsfähigkeit auch das Vibrationsempfinden mit einer Stimmgabel (Rydel-Seiffer, 64 Hz, 8/8-Skala) am Malleolus medialis oder dem Großzehengrundgelenk untersucht werden. Als standardisierte klinische Sensibilitätsprüfung mit kalibrierten Reizen steht an vielen größeren Zentren in Deutschland die quantitative sensorische Testung (QST) zur Verfügung. Hier wird z. B. das Temperaturempfinden für warme und kalte Reize getestet, um die Funktion dünner Nervenfasern nicht invasiv zu untersuchen.

Wichtig ist auch eine konventionelle Neurografie mit Bestimmung motorischer und sensibler Nervenleitgeschwindigkeiten. Dabei kann auf eine mehr axonale, demyelinisierende oder gemischte Polyneuropathie geschlossen werden. In der Myografie zeigen sich bei Polyneuropathien Zeichen der muskulären Denervation mit z. B. Spontantätigkeit und Faszikulationen. Bei länger bestehender Neuropathie sind die Muskelantworten teils deutlich überhöht. Ergänzend zur Elektrophysiologie sollte eine breite Labordiagnostik erfolgen. Nervenbiopsien sind nur für Spezialfragen wichtig.

Frage 763

Wie sieht die im Tagesverlauf unterschiedliche Schmerzdynamik bei Polyneuropathie aus?

Die neuropathischen Schmerzen finden sich meist mit Betonung über den Füßen. Im Tagesverlauf und unter leichter körperlicher Belastung werden die Schmerzen – bedingt durch Ablenkung – weniger deutlich wahrgenommen als nachts oder in Ruhe.

Die Schmerzdynamik im Tagesverlauf mit Betonung der Schmerzen in Ruhe unterscheidet diese von den Schmerzen z. B. bei Arthrose oder myofaszialem Syndrom, die vorwiegend unter Belastung auftreten und sich in Ruhe bessern.

Frage 764

Durch welche klinischen Zeichen kann die Schmerzempfindlichkeit bei Polyneuropathie gekennzeichnet sein?

Gerade in der Frühphase der Entstehung einer diabetischen Polyneuropathie können die Füße gerötet und überwärmt sein. Neben Ruheschmerzen entwickeln sich oft auch evozierte Schmerzen mit einer gesteigerten Schmerzempfindlichkeit für Hitzereize (Hitzehyperalgesie) und stumpfen Druck (Druckhyperalgesie) im Rahmen einer peripheren Sensibilisierung von Schmerzfasern (Nozizeptoren). Sobald sich eine zentrale (spinale) Sensibilisierung im schmerzverarbeitenden System entwickelt, finden sich auch Schmerzen nach leichter Berührung (dynamische mechanische Allodynie) sowie nach dem Aufbringen spitzer mechanischer Reize (Nadelreiz- oder Pinprick-Hyperalgesie). Im Verlauf der Neuropathie entwickelt sich mit fortschreitendem Axonuntergang auch dick bemarkter Nervenfasern ein Taubheitsgefühl mit taktiler und thermischer Hypästhesie.

Frage 765

Welche Besonderheiten weist die Neuropathie im Rahmen eines Morbus Fabry auf?

Es handelt sich hier um eine hereditäre Polyneuropathie im Rahmen einer angeborenen lysosomalen Speichererkrankung bei Mangel an α-Galaktosidase A. Klinisch zeichnet sich die Erkrankung durch Schmerzen an den distalen Extremitäten schon im frühen Schulalter aus. Studien belegen in der Entwicklung der Neuropathie zunächst eine Beteiligung dünner Nervenfasern (Small-Fiber-Neuropathie) als Ursache der oft als brennend empfundenen Schmerzen. Gegenüber allen anderen hereditären Neuropathien ist beim Morbus Fabry der Umstand besonders, dass eine Enzymersatztherapie zur Verfügung steht.

Inzwischen gibt es vermehrt Belege für die initiale und auch später im Vordergrund stehende Schädigung dünner Nervenfasern (Small-Fiber-Neuropathie) bei Morbus Fabry.

Frage 766

Nennen Sie Beispiele für immunvermittelte, entzündliche Neuropathien, die mit Schmerzen einhergehen können.

Bei akut einsetzendem Krankheitsverlauf mit Zeichen eines vorausgehenden Infekts (Diarrhö oder Atemwegsinfekt ca. 2–3 Wochen zuvor) sollte auch an das Vorliegen eines Guillain-Barré-Syndroms (hier mit sensibler Beteiligung) gedacht werden. Bei eher chronischem Verlauf über mehr als 3 Monate mit begleitenden motorischen Ausfällen kann auch eine chronisch inflammatorische demyelinisierende Polyneuropathie (CIDP) vorliegen, die allerdings meist schmerzlos verläuft. Ein weiteres Beispiel stellt wahrscheinlich die Critical-Illness-Polyneuropathie dar, die z. B. bei Patienten nach oder während der Behandlung auf einer Intensivstation auftreten kann, wenn diese dort u. a. eine Sepsis durchgemacht haben.

Eine andere immunvermittelte Neuropathie ist die multifokale motorische Neuropathie mit multifokalen Leitungsblöcken, die aber nicht mit sensiblen Auffälligkeiten einhergeht.

Frage 767

Was ist eine Small-Fiber-Neuropathie (SFN) und wie ist diese klinisch gekennzeichnet?

Beispielsweise in der Frühphase der diabetischen Polyneuropathie werden von betroffenen Patienten nicht selten bereits brennende Schmerzen im Bereich der Füße berichtet, obwohl das über dick bemarkte Nervenfasern (Aβ-Fasern) vermittelte Berührungsempfinden intakt ist. Ursache ist die frühe Schädigung dünner Nervenfasern (C- und Aδ-Fasern), die neben Schmerzen u. a. auch die Wahrnehmung von Temperatur vermitteln. Klinisch kann zu diesem Zeitpunkt das Erkennen warmer und kalter Reize beeinträchtigt sein. Eine SFN kann aufgrund zahlreicher weiterer Ursachen entstehen, sogar im Rahmen eines Neuro-Long-Covid-Syndroms. Unterschieden werden kann eine längenabhängige und nicht längenabhängige SFN. Typisch sind distal betonte oberflächliche Brennschmerzen, die aber auch über den Körper mehr fleckförmig verteilt auftreten können.

II

Der sichere Nachweis einer Small-Fiber-Neuropathie ist schwierig. Zum Überprüfen der überwiegend klinisch gestellten Diagnose kann an spezialisierten Zentren eine Hautbiopsie durchgeführt werden, die eine reduzierte intraepidermale Nervenfaserdichte zeigt. Daneben können mithilfe einer quantitativen sensorischen Testung (QST) die Wahrnehmungsschwellen für warme und kalte Temperaturreize quantifiziert werden. Elektrophysiologisch stehen elektrisch ausgelöste, sogenannte schmerzevozierte Potenziale (engl. PREPs = Pain-Related Evoked Potentials) zur Verfügung, um die Funktion von dünn bemarkten Aδ-Fasern zu objektivieren.

Frage 768

Wie behandeln Sie eine schmerzhafte Polyneuropathie, beispielsweise bei Diabetes?

Nach den Leitlinien der Deutschen Diabetesgesellschaft werden Antidepressiva vom Typ der Trizyklika (TCA) sowie der Serotonin-/Noradrenalin-Reuptake-Inhibitoren (SNRI) neben der Gabe von Antikonvulsiva empfohlen. Leitwirkstoffe sind hier Amitriptylin (TCA), Duloxetin (SNRI) sowie Pregabalin oder Gabapentin als Kalziumkanalmodulatoren. Als topische Therapie können neben täglichen Lidocain-Pflastern alternativ auch alle 3 Monate für 30–60 min Patches mit hochdosiertem Capsaicin (8 %ig) aufgebracht werden. Erst nachrangig können auch Opioide zum Einsatz kommen. Bei sonst schwer einstellbaren neuropathischen Schmerzen kann auch die Gabe eines THC-dominanten medizinischen Cannabinoids erwogen werden.

Die Deutsche Diabetesgesellschaft und auch die Deutsche Gesellschaft für Neurologie beschreiben in ihren Leitlinien regelmäßig aktualisierte Behandlungsempfehlungen.

Frage 769

Wie wirken trizyklische und Antidepressiva vom SNRI-Typ auf Schmerzen im Rahmen einer Polyneuropathie?

Als oft verordnetes trizyklisches Antidepressivum kann Amitriptylin genannt werden, das u. a. als Natriumkanalblocker auf die neurale Erregungsbildung einwirken kann. Entscheidend für die Amitriptylin-Wirkung sind aber ebenso wie für die SNRI weitere Effekte als Serotonin-/Noradrenalin-Reuptake-Inhibitoren. Dabei spielt die Noradrenalin-Reuptake-Hemmung dieser Substanzen eine wichtige Rolle, da eine verbesserte Verfügbarkeit von Noradrenalin zu einer Verstärkung von aus dem Hirnstamm absteigenden Schmerzhemmsystemen führen kann und so die Verarbeitung und Weiterleitung von Schmerzimpulsen durch spinale Hinterhornneurone und damit neuropathische Schmerzen bei Polyneuropathie reduziert werden.

Die Reuptake-Hemmung von Serotonin der o. g. Wirkstoffe scheint für die Linderung neuropathischer Schmerzen von untergeordneter Bedeutung zu sein. Anders als der Neurotransmitter Noradrenalin spielt Serotonin sowohl eine Rolle bei aus dem Hirnstamm absteigenden Schmerzhemmsystemen (deszendierende Hemmung) als auch schmerzverstärkenden (fazilitierenden) Systemen, sodass der Nettoeffekt auf die Schmerzverarbeitung vernachlässigt werden kann.

Frage 770

Wie tragen Antikonvulsiva zu einer Symptomlinderung bei schmerzhafter Polyneuropathie bei?

Zum einen können Antikonvulsiva vom Typ der Natriumkanalblocker (z. B. Carbamazepin) das ektope Entstehen von Aktionspotenzialen an peripheren Nerven reduzieren. Zum anderen führen Kalziumkanalmodulatoren (wie Pregabalin) indirekt zu einer kalziumabhängigen, verminderten präsynaptischen Freisetzung von Glutamat und damit zu einer verminderten Erregung des ersten zentralen Schmerzneurons im Hinterhorn des Rückenmarks.

Antikonvulsiva gehören neben den Antidepressiva zu den wichtigsten systemischen Substanzen zur Behandlung von Schmerzen bei Polyneuropathie.

Frage 771

Kennen Sie Ursachen für eine Polyneuropathie, die auch mit zentralen neuropathischen Veränderungen einhergehen können?

Die Polyneuropathie im Rahmen eines Vitamin-B_{12}-Mangels kann ebenfalls zu einer Schädigung des Hinterstrangsystems am Rückenmark führen, der sogenannten funikulären Myelose.

Therapie der Wahl ist eine Vitamin-B_{12}-Substitution, die je nach Ursache des Vitamin-B_{12}-Mangels initial parenteral erfolgen sollte. Die entstandenen neuropathischen Veränderungen sind nur zum Teil reversibel.

Frage 772

Ihnen stellt sich ein Patient mit bekanntem Diabetes mellitus und bislang milde ausgeprägter Polyneuropathie vor, der nach Neueinstellung auf eine hochdosierte Insulintherapie über sich rasch entwickelnde und starke Schmerzen mit Betonung über den distalen Extremitäten berichtet. Welche Verdachtsdiagnose haben Sie?

Aufgrund des engen zeitlichen Zusammenhangs zwischen dem Einsetzen starker Schmerzen und dem Beginn der Insulinbehandlung besteht der Verdacht auf Vorliegen einer Insulinneuritis.

Frage 773

Welcher Zusammenhang kann zwischen einem Neuro-Long-Covid-Syndrom und einer schmerzhaften Polyneuropathie bestehen?

Im Rahmen eines Neuro-Long-Covid-Syndroms kann es infolge einer gestörten Immunreaktion nach durchgemachter Corona-Infektion beispielsweise zur Entstehung von Autoantikörpern kommen, die zu einer Schädigung dünner peripherer sensibler Nerven mit der Folge der Entwicklung einer schmerzhaften Neuropathie beitragen.

In einer Studie von Levine bei kryptogener SFN wies fast die Hälfte der Patienten Serumantikörper auf, wobei 37 % IgM-Antikörper gegen TS-HDS (Trisulfated Heparin Disaccharide) und 15 % IgG-Antikörper gegen FGFR-3 (Fibroblast Growth Factor Receptor-3) hatten. TS-HDS-Antikörper waren bei SFN-Patienten häufiger als bei den Kontrollpersonen. Sowohl TS-HDS- als auch FGFR-3-Antikörper wurden häufiger bei Frauen und bei einer Neuropathie gefunden, die keine Längenabhängigkeit der Nerven aufwies. TS-HDS-Autoantikörper sind auch infolge einer Corona-Infektion bei Patienten mit Neuro-Long-Covid beschrieben.

Frage 774

Können neue Immuntherapien bei der Behandlung von Krebspatienten Probleme hinsichtlich einer Neuropathie-Entwicklung bewirken?

Ja! Es gilt inzwischen als gut gesichert, dass etwa Immuncheckpoint-Inhibitoren, z. B. Ipilimumab, Nivolumab und Pembrolizumab, teils schwere periphere und zentrale neurologische Nebenwirkungen hervorrufen können. Beispiele sind eine axonale sensomotorische Polyneuropathie, die akute oder chronische inflammatorische demyelinisierende Polyneuropathie (AIDP bzw. CIDP), eine (Poly-)Radikulitis oder auch viszerale Neuropathien mit Störungen der Darmfunktion.

13.2 Zosterneuralgie

Michael Bernateck

Frage 775

Wie wird die Zosterneuralgie definiert?

Die Zosterneuralgie ist ein akuter neuropathischer Schmerz, der unmittelbar mit einer neurotropen Infektion mit Varizella-Zoster-Viren (VZV) durch die Reaktivierung der in den Spinalganglien persistierenden VZV insbesondere im zeitlichen Zusammenhang mit einer Resistenzminderung des Organismus entsteht.

Der vor der Neuralgie auftretende vesikupapulöse Hautausschlag ist in einzelnen spezifischen Dermatomen anzutreffen. Zumeist treten die spezifischen Hautveränderungen einseitig und nur sehr selten bilateral auf. Der Inhalt der Bläschen ist ansteckend! Er übergibt die VZV aber nur auf Menschen, die noch nicht Träger des Virus sind.

Frage 776

Welche Schmerzqualität weist die Zosterneuralgie auf?

Es besteht ein brennender, zum Teil reißender Dauerschmerz im betroffenen Dermatom der Haut, teilweise mit Schmerzfortleitung in andere Körperregionen.

Ebenso liegen in den meisten Fällen eine Hyperalgesie und eine Allodynie (die Patienten ertragen nicht einmal die Kleidung auf der Haut) im Bereich der betroffenen Segmente vor. Aus diesem Grund ist die Zosterneuralgie der typische Repräsentant der neuropathischen Schmerzqualität.

Frage 777

Wie kann die Diagnose gesichert werden?

Die Diagnose lässt sich durch eine klinisch-dermatologisch-neurologische Untersuchung und durch laborchemische Verfahren sichern.

Der laborchemische Virusnachweis der akuten Infektion gelingt durch die quantitative Messung von VZV-PCR oder HSV-VZV-PCR aus Abstrichmaterial bzw. Liquor. Die laborchemischen Ergebnisse müssen mit den klinischen Befunden korreliert werden. Bei klinisch typischem Krankheitsbild kann auf die Laborbestätigung verzichtet werden.

Frage 778

Wie unterscheidet sich die Zosterneuralgie von der Post-Zoster-Neuralgie?

Bei der Post-Zoster-Neuralgie persistieren die neuropathischen Schmerzen im Ausbreitungsgebiet des von der Reinfektion betroffenen Dermatoms mehr als 3 Monate. Während die Zosterneuralgie im Rahmen der „Ersterkrankung" auftritt, wird die Post-Zoster-Neuralgie häufig auch als eigenständige „Zweiterkrankung" bezeichnet.

Nach einer jahrelangen Ruhephase (Latenzphase) können verschiedene Auslöser besonders bei einer Schwächung des zellulären Immunsystems, wie dies mit zunehmendem Alter gehäuft auftritt, eine neuerliche Virusvermehrung ermöglichen. Diese bleibt entweder symptomlos oder bewirkt nun die Zweiterkrankung mit „Gürtelrose" oder ohne Bläschenbildung als „Zoster sine herpete". Der rasche Anstieg von Antikörpern im Sinne einer sogenannten „Boosterung" führt dazu, dass es nur in einem oder wenigen Ganglien zu einer ausgeprägten Virusvermehrung kommt und die Erreger entlang der entsprechenden Nerven in das jeweilige Nervensegment absteigen können (Virusdeszension). Zumeist im Bereich des Körperstamms kommt es daher zu jener halbseitig gürtelförmigen Ausbreitung, der die Erkrankung den Namen „Gürtelrose" verdankt.

Frage 779

Welche Faktoren bzw. Begleiterkrankungen können die Zoster-Reaktivierung begünstigen?

- **psychischer Stress**
- **immunsuppressive Therapien (z. B. Basistherapeutika bei rheumatologischen Grunderkrankungen)**
- **HIV und andere Immundefekt-Syndrome**
- **Paraneoplasien**

Neben der Diagnosestellung und Einleitung der entsprechenden medikamentösen Therapie sollte daher auch nach der Ursache einer Zosterinfektion bzw. Reaktivierung gefahndet werden. Neben fieberhaften Infekten kann hinter der Gürtelrose auch das Prodromalstadium eines paraneoplastischen Syndroms stecken. Aus diesem Grunde ist eine zielgerichtete Umfelddiagnostik empfehlenswert.

Frage 780

Welcher Impfstoff wird von der STIKO zur Prävention von Herpes zoster und postherpetischer Neuralgie empfohlen und für welchen Personenkreis gelten die Empfehlungen?

Der Totimpfstoff Shingrix ist die aktuelle Standardimpfung gemäß STIKO.

In Deutschland sind zwei unterschiedliche Impfstoffe gegen Herpes zoster zugelassen und verfügbar: Seit 2013 ein attenuierter Lebendimpfstoff (Zostavax), zugelassen für Personen ab 50 Jahren) und seit 2018 ein adjuvantierter Herpes-zoster-subunit-Totimpfstoff (Shingrix, zugelassen ab 18 Jahren). Dieser Impfstoff besteht aus dem rekombinanten Oberflächenglykoprotein E (gE) des Varizella-Zoster-Virus und einem Wirkverstärker (AS 01B). Der Herpes-zoster-Lebendimpfstoff wird von der STIKO aufgrund der eingeschränkten Wirksamkeit und seiner begrenzten Wirkdauer nicht mehr als Standardimpfung empfohlen. Des Weiteren ist der Lebendimpfstoff nicht zur Impfung von Personen mit geschwächtem Immunsystem geeignet. Der Herpes-zoster-Totimpfstoff ist von der STIKO seit 2018 als

Standardimpfung für alle Personen ab 60 Jahren empfohlen. Zusätzlich empfiehlt die STIKO die Impfung mit dem Totimpfstoff als Indikationsimpfung für Personen ab 50 Jahren mit erhöhter gesundheitlicher Gefährdung für das Auftreten einer Herpes-zoster-Reinfektion (z. B. Patienten mit HIV, rheumatoider Arthritis, Lupus erythematodes und anderen Autoimmunerkrankungen mit immunsuppressiver Therapie oder z. B. auch Patienten mit chronischer Niereninsuffizienz und Diabetes mellitus).

Frage 781

Welche medikamentöse Therapie leiten Sie ein, wenn Sie die Diagnose VZV-Infektion mit Zosterneuralgie gestellt haben?

Die antivirale Therapie muss möglichst frühzeitig eingeleitet werden, innerhalb von 48–72 h nach der ersten Manifestation der Virus-Bläschen auf der Haut.

Dieses Krankheitsbild kann als ein Notfall in der Schmerzmedizin bezeichnet werden, da die weitere Prognose unmittelbar von der unverzüglich eingeleiteten Therapie abhängt. Die Therapie kann auch zu einem späteren Zeitpunkt noch eingeleitet werden, solange neue Bläschen entstehen, bei immunsupprimierten Patienten, aber auch bei Zoster ophthalmicus oder Zoster oticus.

Therapievorschläge:

- *Aciclovir i. v.: 3 × 8–10 mg pro kg KG für 7–10 Tage*
- *Aciclovir p. o.: 5 × 800 mg für 7 Tage*
- *Brivudin p. o.: 1 × 125 mg für 7 Tage*

Frage 782

Welche Therapie leiten Sie ein, wenn es zum Auftreten von neuropathischen Schmerzen kommt?

Eine kombinierte antineuropathisch wirksame medikamentöse Behandlung gemäß Therapieleitlinien „Neuropathischer Schmerz".

Die Leitlinien empfehlen in erster Linie den Einsatz von trizyklischen Antidepressiva (Amitriptylin), Kalziumkanalblockern (Gabapentin, Pregabalin), balancierten Serotonin- und Noradrenalin-Wiederaufnahme-Hemmern (Duloxetin), den topischen Einsatz von Lokalanästhetika (Lidocain-5 %-Pflaster) im Sinne einer Natriumkanalblockade und die Verwendung von Capsaicin-Pflaster 8 % mit spezifischer hochselektiver agonistische Wirkung am TRPV1-Rezeptor (Transient Receptor Potential Vanilloid 1).

Frage 783

Was ist bei nicht ausreichender Schmerzkontrolle zu tun?

Opioide einsetzen

In Abhängigkeit von der Schmerzintensität kann zusätzlich mit Opioiden der Stufe 2 (z. B. Tramadol oder Tilidin/Naloxon), ggf. aber auch sofort mit Opioiden der Stufe 3 (z. B. Morphin, Hydromorphon, Tapentadol oder Buprenorphin) behandelt werden.

Frage 784

Gibt es invasive Therapieverfahren bei Zoster- und Post-Zoster-Neuralgie?

Ja, z. B. die Stellatum-Blockade.

Bei Zoster- und Post-Zoster-Neuralgie im Gesichtsbereich kann – allerdings nur bei zuvor bereits vergeblich versuchter hochdosierter und kombinierter oraler medikamentöser Therapie – eine Stellatum-Blockade mit Lokalanästhetika oder eine ganglionäre lokale Opioidanalgesie (GLOA) mit Buprenorphin in Betracht gezogen werden. Generell treten invasive Behandlungsverfahren hier immer weiter in den Hintergrund.

13.3 CRPS

Michael Bernateck

Frage 785

Was sind die charakteristischen klinischen Symptomkategorien zur Diagnostik des CRPS?

- **ödematöse Schwellung im Bereich der betroffenen Hand einschließlich der Fingergelenke**
- **Hyperalgesie/Allodynie**
- **Asymmetrie der Hauttemperatur und Schweißdrüsenaktivität**
- **eingeschränkte Gelenkfunktion mit Dystonie, Tremor oder Schwäche**
- **Veränderungen im Nagel- und Haarwachstum**

In der initialen CRPS-Krankheitsphase spielen proinflammatorische Zytokine, z. B. TNF-α, Interleukin 2 und 6, eine Schlüsselrolle und triggern die Symptomatik einer immunologisch vermittelten periartikulären Entzündung (sogenannte „Heilentzündung" nach Sudeck). Im weiteren Verlauf entwickelt sich zumeist das klinische Bild eines Mixed-Pain-Syndroms, bestehend aus neuropathischen, nozizeptiven und noziplastischen Anteilen.

Frage 786

Ist das CRPS überwiegend eine Erkrankung der Frauen oder der Männer?

Der Frauen

Frauen sind doppelt so häufig betroffen wie Männer (Verhältnis 3:1) und die obere Extremität ist 3-mal so häufig betroffen wie die untere. Die Altersverteilung folgt annähernd einer Normalverteilung mit einem Maximum zwischen dem 40. und 50. Lebensjahr, aber auch bei Kinder und ältere Menschen kann sich ein CRPS entwickeln.

Frage 787

Was sind die wichtigsten Differenzialdiagnosen des CRPS?

- **septische Arthritis**
- **reaktive Arthritis**
- **Arthritis urica**

Durch eine sorgfältige Anamnese, körperliche und laborchemische Untersuchung und ggf. durch bildgebende Verfahren können die wichtigsten Differenzialdiagnosen relativ schnell und sicher ausgeschlossen werden.

Frage 788

Ist das CRPS immer schmerzhaft?

Nein, nicht immer, aber sehr häufig.

Schmerz und Hyperalgesie sind Kardinalsymptome eines CRPS. Rund 70 % der Patienten berichten über spontane Schmerzen. Die Qualität dieser Schmerzen wird meist als brennend, ziehend oder stechend, also neuropathischer Natur angegeben. In vielen Fällen sind die Schmerzen nachts akzentuiert. Regelmäßig findet man evozierbare Schmerzen, z. B. eine starke Überempfindlichkeit auf leichte schmerzhafte Reize, Hyperalgesie oder Schmerzen bei Berührung (Allodynie).

Frage 789

Was ist die derzeit empfohlene apparative Untersuchungsmethode zum Unterstützen und Präzisieren der Diagnose CRPS?

3-Phasen-Skelett-Szintigrafie

Die 3-Phasen-Skelett-Szintigrafie kann schon frühzeitig vor dem Auftreten eindeutiger Röntgensymptome Hinweise auf ein CRPS geben. Zeichen der Hyperperfusion in der Frühphase und des vermehrten Uptakes des Technetium-Methylen-Diphosphats (MDP) periartikulär in der dritten Phase werden in etwa 80 % der Fälle gefunden. Die 3-Phasen-Skelett-Szintigrafie ergibt innerhalb der ersten 3–6 Monaten nach Beginn der Symptomatik wenig falsch-positive CRPS-Diagnosen (Spezifität ca. 80 %), falsch-negative Diagnosen sind jedoch häufig (Sensitivität ca. 50 %). Auch mit der Szintigrafie kann also eine CRPS-Ausschlussdiagnostik nicht sicher erreicht werden, dennoch ist sie derzeit noch der diagnostische „Goldstandard".

Frage 790

Gibt es weitere Zusatzdiagnostik in Zweifelsfällen?

Ja.

Es kann z. B. mittels Laser-Temperatur-Messung eine längerfristige Messung der Hauttemperatur im Seitenvergleich detektiert werden (Differenz mehr als 1–2 °C), um den Grad der Krankheitsaktivität besser dokumentieren zu können und davon auch weitere Therapieentscheidungen abhängig machen zu können. Das Nativröntgen (im Seitenvergleich!) kann kleinfleckige gelenknahe Entkalkungen insbesondere im Bereich der Epi- und Metaphysen abbilden. Die MRT-Untersuchung ist nicht beweisend für eine CRPS, kann aber weitere wertvolle Hinweise zur Differenzialdiagnostik liefern (z. B. bisher noch nicht erkannte strukturelle Läsionen in der vom CRPS betroffenen Extremität).

Frage 791

? Was ist der für die Krankheitsprognose des CRPS wichtigste Parameter?

! **Möglichst zeitnahe Diagnosestellung und Therapieeinleitung**

i *Insbesondere in der frühen Krankheitsphase des CRPS lässt sich durch entsprechende am Pathomechanismus orientierte antiinflammatorische Therapieverfahren eine sehr gute Symptomkontrolle und sogar die Remission erreichen. Parallel hierzu muss die multimodale Therapie koordiniert umgesetzt werden (Handrehabilitation, Handergotherapie, ggf. psychosomatische Mitbehandlung).*

Frage 792

? Für welche medikamentösen Verfahren zur Behandlung des CRPS gibt es randomisierte kontrollierte Studien?

!
- **Glukokortikoide**
- **Bisphosphonate**
- **Vitamin C**

i *Neben dieser am Pathomechanismus orientierten Behandlung ist häufig der Einsatz von Antikonvulsiva, Trizyklika und ggf. Opioiden erforderlich, um eine ausreichende Analgesie zu erzielen.*

Frage 793

? Welche Bedeutung haben invasive Verfahren in der Behandlung des CRPS?

! **Invasive Verfahren treten in den Hintergrund.**

i *Beim CRPS handelt es sich um eine komplexe zentralnervöse Erkrankung mit Veränderung der zerebralen Somatotopie der betroffenen Extremitäten, verbunden mit Sympathikushyperaktivität und peripherer Inflammation.*

Der Einsatz von invasiven Verfahren, z. B. Plexus-Katheter-Anlage, wird in den meisten Fällen der Pathogenese nicht gerecht und diese können sogar zu einer Distanzierung der betroffenen Extremität im Sinne eines Neglect-like-Syndroms führen.

In Einzelfällen können invasive Verfahren zur verbesserten Umsetzung der physikalischen Therapie und zur manualmedizinischen Beübung zum Einsatz kommen, insbesondere beim CRPS-Subtyp mit klinisch führendem neuropathischem Schmerz, der durch nicht invasive Behandlungsverfahren innerhalb der ersten 2–4 Wochen nicht kontrolliert werden konnte.

Frage 794

? Was ist bei den Verfahren der physikalischen Therapie und Rehabilitation (manuelle Therapie, manuelle Lymphdrainage, Handergotherapie, Spiegeltherapie u. a.) zur Behandlung des CRPS besonders zu beachten?

! **Alle Verfahren der physikalischen Therapie und Rehabilitation sollten zumeist unterhalb der Schmerzschwelle erfolgen.**

i *Insbesondere die manuelle Therapie und die manuelle Lymphdrainage sollten unterhalb der Schmerzschwelle erfolgen, da ansonsten eine Reaktivierung der Symptomatik ausgelöst werden kann. Ein Feedback zwischen Behandler und Patient ist von entscheidender Bedeutung. Sollte die CRPS-Symptomatik nach stattgehabter rehabilitativer Therapie zunehmen, dann ist die Intensität der Behandlung entsprechend anzupassen. Ein neues Verfahren ist die Pain Exposure Physical Therapy. Nach intensiver Edukation über das vorliegende Krankheitsbild werden die CRPS-Patienten ermutigt, Schritt für Schritt die Belastung der betroffenen Extremität zu steigern, sofern das Einverständnis der Patienten vorliegt. Dabei kann die Schmerzschwelle individuell auch überschritten werden. Der Einsatz von VR-Brillen (Virtual Reality) zur Behandlung der bei CRPS gestörten Körperwahrnehmung ist aktuell Gegenstand von Forschungsprojekten.*

13.4 Phantomschmerz

Gudrun Goßrau

Frage 795

? Wie präsentiert sich der Phantomschmerz klinisch?

! **Phantomschmerz wird allgemein als neuropathischer Schmerz klassifiziert. Das basiert auf der Annahme, dass periphere oder zentrale Neurone in ihrer Funktionalität verändert sind. Er präsentiert sich spontan oder evoziert.**

Phantomschmerz tritt meist nach Amputationen von Gliedmaßen auf, kann aber auch nach Amputationen von Augen, Brust, Testis, Penis, Rektum, Zunge oder Zähnen auftreten. Phantomschmerzen präsentieren sich oft als minutenlange Schmerzattacken von bohrend/drückend/brennender Qualität. Phantomschmerz tritt häufiger bei Patienten auf, die bereits vor der Amputation unter chronischen Schmerzen litten. In vielen Fällen ähnelt der Phantomschmerz dem Schmerz, der bereits vor der Amputation in der jeweiligen Körperregion bestand. Seltener kommt es zu Phantomschmerz, wenn die Amputation bereits in jungem Alter erfolgte.

Die Daten zum Langzeitverlauf der Phantomschmerzen sind widersprüchlich, es gibt Hinweise auf Schmerzreduktion mit zunehmender Zeit nach der Operation, aber auch Berichte von einer anhaltend hohen Schmerzprävalenz. Ungeklärt ist auch die Frage, ob Phantomschmerz bei Frauen häufiger vorkommt als bei Männern.

Frage 796

Wie häufig kommt Phantomschmerz vor?

50–80 % aller Amputierten klagen über Phantomschmerzen.

Die Amputation einer Gliedmaße ist üblicherweise gefolgt von Empfindungen, dass das amputierte Körperteil noch vorhanden ist. Diese nicht schmerzhaften Phantomsensationen beinhalten die Wahrnehmungen bestimmter Positionen oder Bewegungen, aber auch Temperaturempfindungen, Pruritus und Parästhesien. Schmerzhaften Empfindungen im Bereich der amputierten Gliedmaße kommen nicht bei allen Patienten vor. Die Häufigkeit wird studienabhängig mit 50–80 % angegeben.

Frage 797

Wann beginnt der Phantomschmerz?

Manche Patienten nehmen die Phantomschmerzen direkt nach der Amputation wahr. Andere berichten über den Schmerzbeginn mehrere Jahre nach der Amputation.

Es gibt nur wenige Studien zur zeitlichen Entwicklung der Phantomschmerzen und zu den Gründen für ein früheres oder späteres Auftreten. Bekannt ist, dass starke prä- und postoperative Schmerzen das Risiko für einen Phantomschmerz innerhalb eines Jahres nach erfolgter Amputation erhöhen.

Frage 798

Was passiert beim Phänomen des „Telescoping“ und des „Fading“ bei Patienten nach Amputation?

Etwa 30 % der Patienten mit Amputation berichten über ein Telescoping, das Schrumpfen des Phantoms hin zur residuellen Gliedmaße. Auch beschreiben viele Patienten das Fading, das gedankliche Verblassen der amputierten Gliedmaße.

In vielen Fällen verschwindet die Phantomwahrnehmung und verschmilzt mit der Stumpfwahrnehmung. Heute ist bekannt, dass Telescoping mit verstärktem Phantomschmerz einhergeht. Im Gliedmaßenresiduum kommt es zu einer verstärkten Perzeption externer Reize. Das ließ sich anhand der erhöhten 2-Punkt-Diskrimination und der erniedrigten Schmerzwahrnehmungsschwelle im Vergleich zur nicht betroffenen Gliedmaße nachweisen.

Frage 799

Welche Faktoren tragen zur Ätiologie der Phantomschmerzen bei?

Sowohl zentral- als auch peripher-nervöse Faktoren bestimmen die Entwicklung von Phantomschmerzen. Psychologische Faktoren spielen keine kausale Rolle, können aber den Verlauf der Schmerzerkrankung beeinflussen. Allgemein geht man davon aus, dass Veränderungen an verschiedenen Regionen der Neuraxis zum Phänomen des Phantomschmerzes beitragen.

Bereits vor der Amputation ist ein verstärkter sensorisch-noxischer Input von der betroffenen Gliedmaße vorhanden. Dieser führt zur Entwicklung eines kortikalen Schmerzgedächtnisses und zur gesteigerten Erregbarkeit. Durch die Amputation mit Durchtrennung der peripheren Nerven wird eine Veränderung der C-Faser-Funktion induziert, zum Teil degenerieren die C-Fasern, aber auch ein verstärkter C-Faser-Input auf Rückenmarksebene ist möglich.

Zusätzlich kann die Nervenschädigung zum Aussprossen der verletzten Nerven mit Neurombildung führen. Gesteigerte A-Faser-Funktion und Fehlfunktion führt zum zufälligen sensorischen Input aus der Stumpfregion. Die Folge ist eine abnorme Reizübertragung im Hinterhornganglion sowie im Hinterhorn des Rückenmarks. Begleitend führt eine sympathische Aktivierung von Nozizeptoren, niedrigschwelligen Mechanorezeptoren und Triggerung ephaptischer Transmission zur weiteren Sensibilisierung. Zentralnervös korreliert die Reorganisation der Amputationszone im somatosensorischen Kortex mit dem Ausprägungsgrad der Phantomschmerzen.

Frage 800

Wie lassen sich Phantomschmerzen evidenzbasiert behandeln?

Es gibt keine isolierte Therapie für Phantomschmerzen. Die Behandlung umfasst die koordinierte Anwendung pharmakologischer, konservativer und adjuvanter Therapien. Begleitend sind die Kontrolle der Prothesen- und Silikonstrumpfversorgung sowie die Stumpfpflege essenziell. Hier sollte man auch auf Veränderungen, z. B. Neurombildung, heterotope Ossifikationen und verruköse Hyperplasien achten. Im positiven Fall ist dann die weitere fachärztliche Therapie mit Maßnahmen bis hin zu lokalen Injektionen und Neuromresektion erforderlich. Zusammengefasst ist ein multidisziplinärer Behandlungsansatz Therapiestandard.

Frage 801

Welche Substanzgruppen werden bei der Pharmakotherapie der Phantomschmerzen eingesetzt?

Orientierend an der Pharmakotherapie neuropathischer Schmerzen werden zur Behandlung von Phantomschmerzen in erster Linie eingesetzt:

- **Antidepressiva**
- **Antikonvulsiva**
- **Opioide**

Für den Einsatz von Gabapentin als Antikonvulsivum mit Wirkung auf neuronale Kalziumkanäle liegt positive Evidenz vor. Der Einsatz von Antikonvulsiva mit Wirkung auf neuronale Natriumkanäle, z. B. Carbamazepin oder Lamotrigin, kann aufgrund klinischer Erfahrung und pathophysiologischer Konzepte gerechtfertigt werden, obwohl keine kontrollierten Studien dazu vorliegen. Positive Therapieeffekte einiger Opioide, wie Tramadol und Morphin sind belegt.

Darüber hinaus ließen sich für Opioide positive Effekte auf das kortikale somatosensorische Schmerzgedächtnis feststellen. Unter den Antidepressiva fällt die erste Wahl auf die Trizyklika, da hier eine vergleichsweise hohe Zahl an Therapierespondern nachgewiesen wurde. Außerdem kommen die Serotonin-Noradrenalin-Wiederaufnahme-Hemmer Venlafaxin und Duloxetin zum Einsatz. Dagegen werden selektive Serotonin-Wiederaufnahme-Hemmer aufgrund mangelnder Wirksamkeit nicht eingesetzt. Hinsichtlich der lokalen Botulinumtoxininjektion liegen positive Berichte vor, jedoch keine kontrollierten randomisierten Studien.

Folgende Substanzen sind für die Therapie schwerer/chronischer/neuropathischer Schmerzen zugelassen: Amitriptylin, Nortriptylin, Gabapentin, Pregabalin, Tramadol, Oxycodon, Morphin retardiert, Tapentadol, Lidocain-Pflaster (Cave: Zulassung nur für PHN), Capsaicin-Hochdosispflaster (Indikation: peripherer neuropathischer Schmerz), Duloxetin (Indikation: schmerzhafte diabetische Neuropathie), Carbamazepin (Indikation: schmerzhafte diabetische Neuropathie, Trigeminusneuralgie).

Frage 802

Welche chirurgischen und interventionellen Maßnahmen können nötig sein?

Obwohl keine kontrollierten Studien für den Einsatz interventioneller Maßnahmen bei Phantomschmerzen vorliegen, kann in Einzelfällen eine solche Therapie sinnvoll sein. Sympathikusblockaden können bei Patienten mit Hinweisen für sympathisch unterhaltene Phantomschmerzen und ausgeprägten Durchblutungsstörungen eine Option darstellen. Die Datenlage für Neurostimulationsverfahren, z. B. der Rückenmarksstimulation, ist auf Studien mit kleiner Fallzahl beschränkt. Hier ist ein genaues Prüfen der Indikation unter Berücksichtigung schmerzmoderierender Begleiterkrankungen erforderlich. Neuroablative Verfahren, z. B. Rhizotomien, gelten als obsolet.

Frage 803

Welche konservativen und adjuvanten Therapien werden beim Phantomschmerz eingesetzt?

Es kommen Desensibilisierungstechniken, wie TENS, Perkussion, Massage als sensomotorisches Training zum Einsatz. Die Spiegeltherapie mit dem Ziel der Normalisierung der somatosensorischen kortikalen Reorganisation ließ sich in Studien als wirksames Verfahren nachweisen. Weitere Bewegungstechniken, wie Bewegungsbeobachtung, Imaginationsverfahren und Biofeedback, zeigten ebenso positive Effekte auf die Schmerzintensität. Über Schmerzreduktion nach Hypnose wird in älteren Fallserien berichtet. Psychische Begleiterkrankungen, insbesondere auch nach traumatischen Amputationen, umfassen u. a. Anpassungsstörungen, depressive Syndrome und Traumafolgestörungen. In diesen Fällen ist eine Psychotherapie indiziert.

Frage 804

Welche präventiven Maßnahmen können die Inzidenz von Phantomschmerzen reduzieren?

Epidurale Analgesie wird zur Prophylaxe von Phantomschmerzen empfohlen. Eine postoperative Calcitonin-Behandlung kann Phantomschmerzen reduzieren. Für eine perioperative Prophylaxe mit Ketamin oder Memantin liegen widersprüchliche Ergebnisse vor. Der perioperative Einsatz von Regionalanästhesieverfahren zeigte keine Reduktion der Phantomschmerzen.

Frage 805

Welche anatomischen und molekularen Mechanismen tragen nach heutigem Kenntnisstand zur Entstehung von Phantomschmerzen bei?

Anatomische Veränderungen treten zunächst in der Peripherie an der Phantomgliedmaße auf, z. B. als Neurome und Narben, auf spinaler und supraspinaler Ebene in Form von Sensibilisierung und Plastizität des Dorsalhorns und afferenter Schmerzbahnen, auch langfristige topografische Reorganisation, z. B. im postzentralen Gyrus. Die molekularen Reorganisationsprozesse umfassen Hyperaktivierung von NMDA-Rezeptoren im spinalen Dorsalhorn und Verstärkung entzündlicher Regelkreisläufe peripher und zentral. Auf molekularer Ebene sind im Gehirn Natriumkanäle, der neuronale Wachstumsfaktor BDNF (Brain-Derived Neurotrophic Factor) und Adenosintriphosphat-Rezeptoren, die an Entzündung im Gewebe beteiligt sind, in die Entstehung von Phantomschmerz involviert.

Frage 806

Spiegeltherapie wird in der Behandlung von Phantomschmerzen eingesetzt. Was wird bei dieser Therapie gemacht?

Bei der Spiegeltherapie wird die intakte Gliedmaße vor einem vertikal in der mittleren Sagittallinie stehenden Spiegel positioniert. Dadurch wird die Illusion einer intakten Gliedmaße auf der amputierten Seite erweckt. Die Patienten beginnen meist mit Bewegungen der intakten Gliedmaße und stellen sich dabei diese Bewegung mit der Phantomgliedmaße vor. Es gibt Belege zur Wirksamkeit bei Phantomschmerzen, insgesamt ist die Evidenz jedoch nicht eindeutig.

Frage 807

Welche nichtmedikamentösen Ansätze gibt es in der Behandlung von Phantomschmerzen?

Es gibt relativ wenig wissenschaftliche Evidenz zu nichtmedikamentösen Ansätzen in der Behandlung von Phantomschmerzen. Die transkutane elektrische Nervenstimulation (TENS) wird in niedrigen Frequenzen und mit hoher Intensität eingesetzt, Spiegeltherapie, Biofeedback, Rückenmarkstimulation (SCS) auch andere Neuromodulationsverfahren wie die periphere Nervenstimulation (PNS) werden genutzt. Für virtuelle Realität-gestützte Techniken gibt es erste Fallstudien. Jedoch fehlen große Studien mit Randomisierung für alle genannten Verfahren.

13.5 Zentrale Schmerzen

Gunnar Wasner

Frage 808

Was versteht man unter zentralen Schmerzen?

Zentrale Schmerzen entstehen als direkte Folge einer Schädigung oder Erkrankung somatosensorischer Nervenstrukturen im zentralen Nervensystem.

Nach der allgemein anerkannten Definition der International Association for the Study of Pain (IASP) gehören zentrale Schmerzen zu den neuropathischen Schmerzsyndromen. Sie sind definiert als Schmerzen, die als direkte Folge einer Schädigung oder Erkrankung somatosensorischer Nervenstrukturen im zentralen Nervensystem auftreten, also im Gehirn oder im Rückenmark. Man geht davon aus, dass die Affektion der schmerzleitenden Nervenbahnen im zentralen Nervensystem für das Auftreten von zentralen Schmerzen prädisponiert. Das bedeutet aber nicht, dass jeder Patient mit einer solchen Läsion automatisch Schmerzen bekommt. Depressionen und Angststörungen sind wesentliche Risikofaktoren für die Entstehung zentraler Schmerzen. Die Inzidenz von zentralen Schmerzen liegt in Abhängigkeit von der Grunderkrankung zwischen 5 und 40 %. Da zentrale Schmerzen definitionsgemäß eine direkte Folge der Läsion bzw. der Erkrankung sind, gehören Schmerzen, die sekundär nach einer zentralen Erkrankung auftreten, nicht dazu. So sind beispielsweise spastizitätsbedingte Schmerzen nach einer Querschnittsläsion oder zentrale Veränderungen als Folge einer peripheren Nervenläsion, z. B. Sensibilisierungsprozesse, keine zentralen Schmerzen.

Frage 809

Welche Erkrankungen können zu zentralen Schmerzen führen?

Alle Erkrankungen, die zu einer Schädigung der somatosensorischen Nerven in Gehirn oder Rückenmark führen, können prinzipiell zu zentralen Schmerzen führen.

Verschiedene neurologische Erkrankungen, z. B. Hirninfarkt, chronische ZNS-Erkrankungen (Multiple Sklerose, Neuromyelitis-optica-Spektrum-Erkrankungen), Querschnittsläsionen oder Schädel-Hirn-Traumata, können zentralen Schmerzen zugrunde liegen. Bei etwa 20 % der Patienten mit MS (bei einer Neuromyelitis-optica-Spektrum-Erkrankung deutlich mehr) und bei 30 % der Patienten mit Querschnittsläsionen entwickeln sich zentrale Schmerzen – im Gegensatz zu einer Prävalenz von etwa 11 % aller Patienten mit Hirninfarkt. Dennoch macht der „Central Poststroke Pain" etwa 90 % aller zentralen Schmerzsyndrome aus, was an der hohen Inzidenz von Hirninfarkten liegt (160–240/100 000 Einwohner in Deutschland). Etwa 25–33 % der Patienten haben thalamische Läsionen (bevorzugt im Nucleus ventralis posterolateralis). Nur in diesen Fällen sollte der Begriff des Thalamusschmerzes verwendet werden.

Auch Hirnstammläsionen prädisponieren zur Entwicklung eines zentralen Schmerzsyndroms. Bei 10–20 % der Patienten mit Morbus Parkinson tritt ein zentrales Schmerzsyndrom auf. Da beim Parkinsonsyndrom allerdings keine Schädigung zentraler schmerzleitender Nervenbahnen vorliegt, sondern schmerzverarbeitende Hirnareale von der Erkrankung betroffen sind, sollte man vom zentralen Parkinsonschmerz anstelle von zentralen neuropathischen Schmerzen sprechen.

Ursachen zentraler Schmerzen sind:

- *vaskuläre Läsionen im Gehirn, Hirnstamm oder Rückenmark*
- *ischämischer Infarkt*
- *Blutung*
- *vaskuläre Malformation*
- *Multiple Sklerose*
- *andere Autoimmunerkrankungen von Gehirn und Rückenmark*
- *traumatische Rückenmarkverletzungen*
- *traumatische Hirnverletzungen*
- *Syringomyelie und Syringobulbie*
- *Tumoren*
- *bakterielle und virale Entzündungen*
- *Epilepsie*
- *Parkinson-Syndrom*

Frage 810

Seit wann sind zentrale Schmerzen bekannt?

Bereits Ende des 19. Jahrhunderts gab es die ersten Fallbeschreibungen von Patienten mit zentralen Schmerzsyndromen.

Die Erstbeschreibung eines zentralen Schmerzsyndroms datiert auf das Jahr 1883, als Greiff einen Patienten beschrieb, der unter „reißenden" Schmerzen nach einem Hirninfarkt litt. Einige Jahre später formulierte Edinger die Hypothese über zentral generierte Schmerzen als Folge einer zerebralen Ischämie.

Das klassische Konzept des Thalamussyndroms wurde 1906 von Dejérine und Roussy begründet. Ihre Patienten waren durch die Symptome einer leichten kontralateralen Hemiparese, Hemihypästhesie, Hemiasterognosis und Hemichoreathetose in Kombination mit stärksten Schmerzen der betroffenen Körperhälfte gekennzeichnet. Bei allen Patienten ließ sich eine Läsion im Bereich des ventroposterolateralen Teils des Thalamus nachweisen. Weitere brillante frühe klinische Beschreibungen zentraler Schmerzsyndrome als Folge zerebrovaskulärer Ereignisse finden sich bei Head und Holmes 1911 sowie Riddoch 1938 (s. Kap. 22). Im Verlauf der Jahre wurde deutlich, dass nicht nur thalamische Läsionen, sondern auch andere zentrale Läsionen, z. B. im Hirnstamm oder im Rückenmark, Ursache zentraler Schmerzen sein können.

Frage 811

Unter welchen Symptomen leiden Patienten mit zentralen Schmerzen?

Zentrale Schmerzen äußern sich in der typischen Trias neuropathischer Schmerzen:

- **brennende Spontanschmerzen**
- **evozierte Schmerzen**
- **einschießende Schmerzattacken**

Wie bei anderen neuropathischen Schmerzsyndromen treten dauerhafte Spontanschmerzen und evozierte Schmerzen auf. Meistens dominiert der Spontanschmerz das klinische Bild und wird u. a. mit den Charakteristika „brennend" oder „stechend" belegt. Der Schmerz kann oberflächlich oder tief lokalisiert sein. Die Intensität zentraler Schmerzen ist mäßig bis stark. Interessanterweise berichten die Patienten über eine Schmerzverstärkung bei geistiger, psychischer oder emotionaler Beanspruchung, wie Stress oder Lärm.

Der Schmerz führt zu körperlichen Einschränkungen. Eine direkte Bewegungsabhängigkeit der Schmerzen spricht allerdings gegen zentrale und für das Vorliegen von nozizeptiven Schmerzen. Mehr als 70 % aller Patienten mit zentralem Poststroke-Schmerz leiden unter evozierten Schmerzen, wobei mechanische Hyperalgesien prinzipiell häufiger vorkommen als thermische. Innerhalb der Patienten, die unter zentralen Schmerzen leiden, fand sich eine Kältehyperalgesie bei 23 % der Patienten mit Schlaganfall und bei 14 % der Patienten mit Multipler Sklerose.

Sowohl mechanische Allodynie als auch die Kältehyperalgesie sind häufige Symptome zentraler Schmerzsyndrome. Die Hitzehyperalgesie ist ein typisches Symptom einer peripheren Sensibilisierung und findet sich dementsprechend selten nach einer ZNS-Läsion. Trotz all dieser Auffälligkeiten gibt es keine pathognomonische Befundkonstellation, die für den zentralen Schmerz spezifisch wäre. Selbst isoliert auftretende einschießende paroxysmale Schmerzattacken können Ausdruck zentraler Schmerzen sein. Zu berücksichtigende Komorbiditäten zentraler Schmerzen sind Depressionen, Angst- und Schlafstörungen.

Frage 812

In welchen Körperregionen treten zentrale Schmerzen auf?

Zentrale Schmerzen sind in Körperregionen mit sensiblen Defiziten lokalisiert.

Zentrale Schmerzen treten im Areal der durch die zentrale Läsion bedingten sensiblen Störungen auf. So ist ein unilateraler Schmerz typisch für ein Thalamussyndrom, während bilaterale Schmerzen im Bereich der unteren Extremitäten nach Querschnittsläsionen auftreten. Die Größe des Areals, in dem die Schmerzen empfunden werden, kann sich mit dem Areal des sensorischen Defizits decken, ist meistens aber kleiner.

Frage 813

Wann treten zentrale Schmerzen nach einer Läsion auf?

Zentrale Schmerzen treten meist im zeitlichen Abstand nach einer Läsion im Nervensystem auf.

Zentrale Schmerzen können gleich zu Beginn der Grunderkrankung vorhanden sein, treten häufiger aber erst mit einer Latenz nach dem initialen Trauma auf. So lag die Zeit zwischen Trauma und dem Auftreten von zentralen Schmerzen unterhalb der Läsion bei Querschnittspatienten durchschnittlich bei 1,8 (±1,7) Jahren. Nach einem Hirninfarkt entstehen die Schmerzen innerhalb der ersten 3–6 Monate.

Nach einer Untersuchung von Andersen et al. 1995 (s. Kap. 22) berichten 63 % der Patienten mit Schlaganfall und zentralen Schmerzen, dass die Symptomatik innerhalb des ersten Monats begonnen hatte, bei jeweils weiteren 19 % trat sie innerhalb der Monate 2–6 bzw. 7–12 auf. Trotz dieser Daten lässt sich im Einzelfall der Beginn der Schmerzen nicht vorhersagen.

Beim Auftreten zentraler Schmerzen mehrere Jahre nach der initialen Nervenläsion sollte eine Zweiterkrankung, u. a. mittels MRT, ausgeschlossen werden (z. B. Entwicklung einer posttraumatische Syringomyelie bei Querschnittsläsion oder eines Reinfarkts beim „Central Poststroke Pain“).

Frage 814

Woran muss man bei jungen Patienten mit einer Trigeminusneuralgie denken?

Eine Trigeminusneuralgie bei jungen Patienten kann Symptom einer Multiplen Sklerose sein.

Etwa 60 % der Patienten mit Multipler Sklerose berichten über Schmerzen, die während der Erkrankung auftreten. Der Anteil an zentralen Schmerzen beträgt 20 %. Eine Trigeminusneuralgie tritt bei 5 % der Patienten auf und ist nicht selten Erstsymptom als Folge einer Hirnstammläsion in der zentralen Trigeminusbahn. Dementsprechend sollte man beim Auftreten einer Trigeminusneuralgie bei jungen Patienten immer an eine symptomatische Ursache denken.

Frage 815

Leiden Patienten mit zentralen Schmerzen auch unter anderen Schmerzen?

Abhängig und unabhängig von der Grunderkrankung können zusätzliche Schmerzen auftreten.

Das Auftreten weiterer chronischer Schmerzen zusätzlich zu zentralen Schmerzen ist häufig. Das liegt einerseits daran, dass die Inzidenz chronischer Schmerzen mit dem Lebensalter zunimmt, insbesondere nozizeptive Schmerzen im Gelenk- und Bewegungsapparat. So leiden beispielsweise ¾ aller Patienten mit Parkinson unter chronischen Schmerzen. Andererseits ist die Grunderkrankung häufig mit weiteren Schmerzen vergesellschaftet. Eine Unterscheidung zwischen den verschiedenen Schmerzsyndromen ist wesentlich für eine optimale Schmerztherapie. Ein typisches Beispiel dafür sind Schmerzen nach einer Querschnittsläsion. Insgesamt haben 70–80 % der Querschnittsgelähmten chronische Schmerzen.

Eine Mechanismen-orientierte Klassifikation chronischer Schmerzsyndrome unterscheidet zwischen zentralen Schmerzen, nozizeptiven Schmerzen und anderen neuropathischen Schmerzen, die nach einer Querschnittslähmung entstehen können (▸ Tab. 13.1). Der Schmerz unterhalb der Läsion, der sogenannte „Below-Level Pain“, ist ein zentraler Schmerz als direkte Folge der Querschnittsläsion. Der Schmerz auf Höhe der Läsion, der sogenannte „At-Level Pain“, kann ebenfalls eine direkte Folge der Querschnittsläsion sein, aber auch Folge einer Nervenwurzelläsion oder einer Kombination von beidem. Schmerzhafte Spasmen in den Extremitäten oder seltener auch im Bereich des Rumpfs bei hohen Querschnittsläsionen sind typische nozizeptive Schmerzen, ebenso wie eine oft anzutreffende schmerzhafte posttraumatische Instabilität des Haltungsapparats, die zu chronischen bewegungsabhängigen Rückenschmerzen führt.

Querschnittsgelähmte Patienten leiden überproportional häufig an weiteren neuropathischen Schmerzen oberhalb der Läsion, z. B. an Engpass-Syndromen (z. B. Karpaltunnelsyndrom), die als Folge einer vermehrten physischen Aktivität und damit auch mit der Belastung durch die Benutzung des Rollstuhls oder dem mechanischen Transfer vom Stuhl ins Bett in Verbindung gebracht werden. Etwa ⅓ der Querschnittspatienten leiden unter Bauchschmerzen oder anderen viszeralen Schmerzen, die

II

Tab. 13.1 Mechanismen-orientierte Klassifikation chronischer Schmerzsyndrome nach einer Querschnittslähmung. Neuropathische Schmerzen unterhalb der Läsion (Below-Level Pain, fett gedruckt) zählen zu den zentralen Schmerzsyndromen; die Schmerzen auf Höhe der Läsion (At-Level Pain) können sowohl peripherer als auch zentraler Genese sein.

Schmerzlokalisation	Schmerzgenese
nozizeptive Schmerzen	
muskuloskelettal	Traumen oder Entzündungen von Knochen, Gelenken, Muskeln
	sekundär nach Überlastung
viszeral	Bauch-, Blasen-, Nierenerkrankungen
neuropathische Schmerzen	
oberhalb der Läsion	Nervenkompressionssyndrome
	komplexes regionales Schmerzsyndrom (CRPS)
auf Höhe der Läsion	Nervenwurzel-Kompression
	Syringomyelie
	spinale Läsion
	kombinierte Wurzel- und spinale Läsion
unterhalb der Läsion	**spinale Läsion (zentraler Schmerz)**

keinen direkten Zusammenhang mit dem Auftreten von neuropathischen Schmerzen zeigen, aber vermutlich in enger Assoziation mit einer posttraumatisch gestörten Innervation des Gastrointestinaltrakts stehen.

Frage 816

? Wie entstehen zentrale Schmerzen?

! **Die genaue Pathophysiologie ist unbekannt. Die Läsion der schmerz- und temperaturleitenden zentralen Neurone scheint eine wichtige Voraussetzung zur Entwicklung zentraler Schmerzen zu sein.**

i *Die genaue Pathophysiologie der Entstehung zentraler Schmerzen ist bislang nicht ausreichend geklärt. Übereinstimmend zeigen zahlreiche Studien, dass eine Läsion der zentralen schmerzleitenden Nervenbahnen, d. h. der spinothalamokortikalen Afferenzen, eine notwendige Voraussetzung für die Schmerzentstehung ist. Andererseits führt eine solche Läsion keineswegs zwangsläufig zum Entstehen zentraler Schmerzen, da sich dieselben sensorischen Defizite bei schmerzfreien Patienten nach zentraler Läsion nachweisen ließen. Insofern erscheint eine Läsion der zentralen Schmerzbahnen zwar eine notwendige Voraussetzung, jedoch für sich genommen ist sie keine ausreichende Erklärung für die Schmerzentstehung.*

Übereinstimmend wird postuliert, dass pathologische Spontanaktivität in schmerzleitenden Neuronen maßgeblich an der Schmerzentstehung beteiligt ist. Das kann durch verschiedene Mechanismen geschehen, zum einen durch Degeneration hemmender GABAerger Interneurone, z. B. nach Rückenmarksläsionen. Dadurch kommt es zu einer Enthemmung von schmerzleitenden Neuronen. Zum anderen kommt es am Läsionsort zu Entzündungsprozessen, Aktivierung von Gliazellen, zur Expression spannungsabhängiger Natriumkanäle und zu Fehlinnervationen bei Nervenregeneration. Darüber hinaus kommt es zu plastischen Veränderungen im Kortex. Diese Mechanismen bedingen die Spontanaktivität nozizeptiver Afferenzen, sowie Hyperalgesie und Allodynie.

Frage 817

? Wie werden zentrale Schmerzen diagnostiziert?

! **Die typische neuropathische Schmerzsymptomatik, passende klinische Befunde und der Nachweis einer zentralen Läsion führen zur Diagnose.**

i *Zur Abgrenzung neuropathischer Schmerzsyndrome von nozizeptiven Schmerzkategorien, zur Unterscheidung zentraler neuropathischer Schmerzen von peripheren neuropathischen Schmerzen und zur ätiologischen Differenzialdiagnose sind eine sorgfältige Anamnese und Diagnostik wesentlich. Ein einfaches, aber oft hilfreiches Unterscheidungskriterium ist, dass nozizeptive Schmerzen im Gegensatz zu den neuropathischen Schmerzen oft bewegungsabhängig sind. Ein Goldstandard zum Beweis zentraler Schmerzen existiert nicht. Entsprechend den Diagnosekriterien sind folgende Aspekte entscheidend:*

- *Die typisch neuropathischen Schmerzen sollen sich einem anatomisch plausiblen Areal befinden.*
- *Die Anamnese soll vereinbar sein mit einer relevanten Läsion oder Erkrankung des zentralen Nervensystems.*

- *Im betroffenen Areal lassen sich typische pathologische Befunde erheben.*
- *Mittels apparativer Untersuchungsverfahren lässt sich die entsprechende Läsion oder Erkrankung im zentralen Nervensystem nachweisen.*

Frage 818

Welche typischen Befunde lassen sich bei zentralen Schmerzen erheben?

Hypalgesie und Thermhypästhesie und teilweise evozierte Schmerzen im schmerzhaften Areal.

Im betroffenen Areal finden sich bei einigen Patienten evozierte Schmerzen in Form einer Allodynie oder einer Hyperalgesie auf mechanische oder thermische Reize. Darüber hinaus ist das Auftreten zentraler Schmerzen fast ausnahmslos mit einer Störung der Somatosensorik im betroffenen Areal vergesellschaftet. Wie oben beschrieben (s. Frage 816), kommt einer Läsion zentraler schmerz- und temperaturleitender Afferenzen eine wesentliche Bedeutung zu. Aus diesem Grund ist eine Störung der Schmerz- und Temperatursensibilität im Sinne einer Hypalgesie bzw. einer Thermhypästhesie ein wichtiges diagnostisches Merkmal bei Patienten mit zentralen Schmerzen.

Frage 819

Welche apparativen diagnostischen Methoden kommen zum Einsatz?

- **quantitative sensorische Testung**
- **Bildgebung**
- **elektrophysiologische Untersuchung**

Zur Quantifizierung der sensiblen Defizite bzw. der evozierten Schmerzen kann eine quantitative sensorische Testung (QST) erfolgen. Die QST untersucht die Funktion nozizeptiver und anderer dünner Nervenfasern. Dabei wird das betroffene Hautareal mit verschiedenen standardisierten, typischerweise auf- und absteigenden Reizen stimuliert. 13 verschiedene Testverfahren stehen dabei zur Verfügung. Die Reize werden als über- und unterschwellig bewertet, indem der Patient berichtet, welchen Reiz er wahrnimmt und welchen nicht. Es handelt sich um ein psychophysikalisches Verfahren, das auf die Mitarbeit des Patienten angewiesen ist. Durch Normdaten-Vergleich und den individuellen Seitenvergleich bei unilateralen Schmerzsyndromen lassen sich die jeweiligen Reizantworten als pathologische Minderfunktion oder pathologische Überfunktion einordnen.

Um die Diagnose eines zentralen Schmerzes eindeutig stellen zu können, sollte eine anatomische zentrale Läsion mittels bildgebender Diagnostik (v. a. MRT) oder eine funktionelle Läsion des afferenten Systems mit neurophysiologischen Methoden nachgewiesen werden. Es ist aber zu bedenken, dass die somatosensorisch evozierten Potenziale (SEP) nur die Funktion der Hinterstränge und des lemniskalen Systems analysieren, die bei einigen Patienten unbeeinträchtigt sein können. Das spinothalamische System, das bei zentralen Schmerzen grundsätzlich betroffen ist, lässt sich mit sogenannten „Schmerz-evozierten Potenzialen" erfassen. Der Schmerz wird dabei elektrisch oder mit einem Laser induziertem Hitzereiz ausgelöst. Diese Methode wird allerdings noch überwiegend zu Forschungszwecken angewandt. Naheliegender ist daher der Einsatz der oben beschriebenen quantitativ sensorischen Testung (QST).

Frage 820

Wie werden zentrale Schmerzen prinzipiell therapiert?

medikamentös, nicht medikamentös und interdisziplinär

Für die zentralen Schmerzsyndrome gelten die allgemeinen Therapieprinzipien für die Behandlung chronischer Schmerzen. Die Therapieziele sollten von Beginn an immer realistisch besprochen werden, weil sich Schmerzfreiheit typischerweise nicht erreichen lässt. Im Vordergrund steht die pharmakologische Therapie, aber auch nicht medikamentöse Maßnahmen haben einen Stellenwert. So können kognitive Verhaltenstherapie, Neuro-Feedback und Virtual Reality angewandt werden, wobei letztere meist Zentren vorbehalten sind. Neuromodulatorische Verfahren kommen als Ultima Ratio bei ausgewählten Patienten zum Einsatz. Der Behandlungsansatz ist prinzipiell interdisziplinär, einerseits, weil die Patienten häufig auch unter weiteren, z. B. nozizeptiven Schmerzen leiden. Andererseits bestehen zu behandelnde Komorbiditäten, wie Depressionen und Angststörungen. Schließlich macht die leider häufig vorliegende Therapieresistenz eine langfristige Anbindung der Patienten erforderlich – einschließlich physiotherapeutischer, ergotherapeutischer und psychologischer Betreuung.

Frage 821

Welche Medikamente kommen bei zentralen Schmerzen zum Einsatz?

- **Antikonvulsiva**
- **Antidepressiva**
- **Tramadol**

Die symptomatische pharmakologische Behandlung der ätiologisch unterschiedlichen zentralen neuropathischen Schmerzsyndrome unterscheidet sich nicht grundsätzlich und ist von der medikamentösen Therapie peripherer neuropathischer Schmerzen abgeleitet. Als einzige Ausnahme kann die Trigeminusneuralgie im Rahmen der Multiplen Sklerose gelten, die symptomatisch wie eine idiopathische Trigeminusneuralgie behandelt wird.

Zum Einsatz kommen Antikonvulsiva, Antidepressiva und Tramadol als einziges Opiat wegen einer kleinen positiven Studie. Insgesamt gibt es nur wenige positive kontrollierte Medikamentenstudien zur Wirksamkeit bei zentralen Schmerzen. Das Antikonvulsivum Pregabalin ist am besten untersucht und war wirksam bei Patienten mit zentralen Schmerzen nach einer Querschnittslähmung. Cannabinoide werden nicht empfohlen, einzig ein Kombinationspräparat aus THC und CBD als Mundspray zeigte einen möglichen Effekt auf zentrale Schmerzen bei der Multiplen Sklerose.

In kleinen Studien bei zentralen Schmerzen unterschiedlicher Ätiologie erwiesen sich das trizyklische Antidepressivum Amitriptylin, der selektive Serotonin- und Noradrenalin-Wiederaufnahmehemmer Duloxetin, das Antikonvulsivum Lamotrigin zumindest teilweise als wirksam. Bei im Vordergrund stehenden einschießenden Schmerzattacken ist ein Therapieversuch mit dem Antikonvulsivum Carbamazepin sinnvoll. Letztlich können unter Berücksichtigung des Nebenwirkungsspektrums und der Komorbidität auch andere bei peripheren neuropathischen Schmerzen wirksame Medikamente zum Einsatz kommen. Auch Medikamentenkombinationen können im Anschluss an eine Monotherapie sinnvoll und hilfreich sein, wenn dadurch verschiedene schmerzhemmende Mechanismen bedient werden.

Frage 822

Welche Bedeutung haben Stimulationsverfahren und neurodestruktive Verfahren für die Therapie?

Nicht invasive und invasive Stimulationsverfahren spielen eine untergeordnete Rolle, neurodestruktive Verfahren kommen nicht mehr zum Einsatz.

In Einzelfällen werden nicht invasive Stimulationsverfahren angewandt, wie die transkutane elektrische Nervenstimulation (TENS), die transkranielle Gleichstromstimulation (tDCS) oder die repetitive transkranielle Magnetstimulation (rTMS). In Einzelfällen lassen sich hier Erfolge erzielen, wobei die aktuelle Studienlage nicht zu einer breiten Anwendung rät.

Sehr selektiv und nur an Zentren werden Indikationen für invasive Simulationsverfahren gestellt, wie die Rückenmarkstimulation (Spinal Cord Stimulation, SCS), die tiefe Gehirnstimulation (Deep Brain Stimulation, DBS) sowie die Motorkortexstimulation. Letzteres kann bei ansonsten therapierefraktären zentralen Arm- oder Gesichtsschmerzen wirksam sein.

Destruktive Verfahren im Nervensystem wurden zur Therapie zentraler Schmerzen an vielen verschiedenen anatomischen Lokalisationen der nozizeptiven Strukturen durchgeführt. Die Erfolge waren in den meisten Fällen nur von kurzer Dauer und diese Verfahren werden daher nicht mehr empfohlen.

13.6 HIV-Neuropathie

Gudrun Goßrau

Frage 823

Wie präsentiert sich die sensible Neuropathie bei HIV-Patienten klinisch?

Am häufigsten präsentieren sich HIV-assoziierte sensorische Neuropathien als distal-symmetrische Polyneuropathie.

Klinisch beginnen diese Neuropathien ähnlich mit symmetrischen Missempfindungen in den Zehen, die sich nach proximal ausbreiten. In den betroffenen Regionen liegen meist auch eine Hypästhesie für taktile Reize und eine Hypalgesie vor. Da es sich um sensible Neuropathien handelt, sind Paresen nicht vorhanden und sollten daher immer eine erweiterte Differenzialdiagnostik nach sich ziehen. Die Achillessehnenreflexe können abgeschwächt oder ausgefallen sein. Ebenso kann das Vibrationsempfinden im Stimmgabeltest eingeschränkt sein. Häufig wird ein schmerzhaftes Brennen beschrieben. Im Verlauf kann die obere Extremität analog betroffen sein.

Frage 824

Wie häufig kommt die sensible Neuropathie bei HIV-Patienten vor?

Es ist davon auszugehen, dass ⅓–½ der HIV-Infizierten eine Neuropathie aufweisen.

Die HIV-assoziierte distal-sensorische Polyneuropathie ist die häufigste neurologische Komplikation der HIV-Erkrankung. Inzidenzraten variieren in Abhängigkeit von der untersuchten Kohorte. Dabei haben Patienten > 40 Jahre, mit niedrigerem CD4-Zell-Nadir, initial hoher Viruslast, begleitendem Diabetes mellitus, Alkoholkonsum und einer Einnahme von Proteaseinhibitoren oder nukleosidanalogen Reverse-Transkriptase-Hemmer ein höheres Risiko, eine Neuropathie zu entwickeln. Eine Studie wies darauf hin, dass eine regelmäßige Statin-Einnahme mit einem signifikant reduzierten Risiko der HIV-Neuropathie verbunden ist.

Frage 825

Welche diagnostischen Maßnahmen sind erforderlich?

Zunächst sollte die Anamnese unter besonderer Berücksichtigung nicht HIV-1-assoziierter Risikofaktoren einer Polyneuropathie erhoben werden. Dabei ist auch die Medikamentenanamnese unter besonderer Berücksichtigung der Einnahmedauer und Dosierung der antiretroviralen Therapie wichtig. Ein neurologischer Status und erweitertes Basislabor unter besonderer Berücksichtigung der Blutzuckeruntersuchungen (HbA_{1c}), Vitamin-B_{12}- und Folsäure-Spiegel, ggf. Vaskulitisparameter und Erregerserologie (CMV, VZV, EBV, HSV) schließen sich an. Die Elektroneurografie und bei Verdacht auf Small-Fiber-Beteiligung auch die quantitativ sensorische Testung helfen zur weiteren Charakterisierung der Neuropathie.

Wenn nach diesen Untersuchungen der Verdacht auf eine nicht rein sensorische HIV-Neuropathie besteht, können u. a. Liquordiagnostik, Elektromyografie, SEP zur Abgrenzung einer HIV-1-assoziierten Myelopathie, Funktionstests des autonomen Nervensystems und Hautstanz-/Nervenbiopsie erforderlich sein.

Frage 826

Welche kausalen Therapieansätze bei sensiblen HIV-Neuropathien gibt es?

Die HIV-Neuropathie kann durch verschiedene virusassoziierte Mechanismen hervorgerufen werden. Allerdings wird das klinische Bild dadurch kompliziert, dass viele der antiretroviralen Therapien (sowohl Reverse-Transkriptase-Hemmer als auch Proteaseinhibitoren) eine klinisch nicht zu unterscheidende Neuropathie induzieren können.

Bei medikamentös-toxisch induzierten Polyneuropathien ist der Wechsel der HIV-Therapie mit dem Infektiologen zu diskutieren. Im Fall der HIV-1-induzierten sensiblen Polyneuropathie ist dagegen das Anpassen der antiretroviralen Therapie interdisziplinär zu planen.

Frage 827

Welche symptomatischen Therapien der neuropathischen Schmerzen bei sensiblen HIV-Neuropathien sind wirkungsvoll?

Evidenz für eine Reduktion der neuropathischen Schmerzen existiert für die lokale Capsaicinbehandlung (8 %) und Cannabisinhalation. Allerdings ist die Cannabisinhalation nicht als Routinetherapie zu empfehlen. Traditionelle Nichtopioid-Analgetika, wie NSAR, zeigen kaum oder keinen Effekt in der Behandlung der schmerzhaften HIV-Neuropathie. Aber auch Studien zum analgetischen Effekt von Antidepressiva (z. B. Amitriptylin, Duloxetin) oder Antikonvulsiva (z. B. Lamotrigin, Pregabalin) zeigten keinen signifikanten Effekt im Vergleich zur Placebobehandlung. Eine Studie mit Gabapentin führte zu positiven Ergebnissen, jedoch handelt es sich um eine relativ kleine Fallzahl.

Opioide lassen sich als zusätzliche Therapie in schweren und therapierefraktären Fällen in Betracht ziehen. In Anbetracht ihrer nicht spezi-

fischen Effekte, ihres Missbrauchspotenzials und ihrer Nebenwirkungen sollten sie keinesfalls als Standardtherapie eingesetzt werden. Aufgrund der begrenzten Möglichkeiten erfolgt die Therapie häufig polypragmatisch mit Kombination verschiedener Pharmaka in individueller Abwägung von Nutzen und Risiken.

Regenerative Therapieansätze mit L-Carnitin zeigten keine spezifischen Effekte, Nervenwachstumsfaktor NGF ist klinisch nicht verfügbar bei auch nicht eindeutiger Datenlage zur Effizienz. Für nicht pharmakologische Therapien wie Akupunktur oder Hypnose ist die Datenlage hinsichtlich spezifischer analgetischer Effekte bisher nicht eindeutig.

Frage 828

? Welche Herausforderungen gibt es in der Schmerztherapie von Patienten mit HIV-Infektion?

! **HIV-Infizierte haben je nach Methodik der Erhebung in 25–90 % der Fälle chronische Schmerzen.**

i *Häufig sind das chronisch multilokuläre Schmerzen. Das führt trotz effizienter antiviraler Therapie zu reduzierter Lebensqualität und Behinderung im Alltag. Auch bei Menschen mit HIV sind chronische Schmerzen multifaktoriell und werden durch die chronische Entzündung, durch HIV-induzierte Neuropathie und medikamentöse Nebenwirkungen geprägt. Die Schmerzen treten dabei unabhängig von der Viruslast und dem Status der CD4 + -T-Lymphozyten auf. Exakte Mechanismen, die dem zugrunde liegen, sind bisher wenig erforscht. Damit greifen klinische Therapieansätze bisher bei anderen chronischen Schmerzen genutzte Therapien auf und sind damit oft nicht spezifisch. In den USA kommt es in diesem Zusammenhang häufig zum Einsatz von Opioiden, was in der Summe zur Zunahme der Abhängigkeiten und überhöhten Dosierungen führt.*

Frage 829

? Welche Punkte sind im klinischen Management von HIV-Infizierten mit chronischen Schmerzen zu beachten?

! **Eine HIV-Infektion kann zu chronischen Schmerzen führen, unabhängig von der Viruslast und/oder der CD4 + -T-Lymphozytenzahl. Entsprechend können chronische Schmerzen bei HIV-Infizierten die Alltagsfähigkeit einschränken.**

i *Verschiedene Mechanismen können Schmerzen bei HIV-Infizierten auslösen. Dazu zählen: Entzündungsreaktionen ausgelöst durch virale Proteine, sensorischen Neuropathie ausgelöst von Reverse-Transkriptase-Inhibitoren oder Proteaseinhibitoren. Außerdem verstärkt Alkohol die Hyperalgesie, die bei Therapie mit Reverse-Transkriptase-Inhibitoren beobachtet wird. Experimentelle Daten zeigen, dass ein Opioid-Agonismus eine Allodynie bei HIV zunehmen lassen kann, deshalb sollten Opioide zurückhaltend eingesetzt werden.*

14 Chronischer nicht spezifischer Rückenschmerz

Marc Merten, vormals beteiligt: Joachim Strube, Anne Willweber-Strumpf**

Frage 830

Wie ist der chronische nicht spezifische Rückenschmerz charakterisiert?

Schmerzen im Bereich des Rückens, länger als 12 Wochen anhaltend, zwischen Rippenbogen und Gesäßfalten lokalisiert, mit oder ohne Ausstrahlung in Gesäß oder Beine, für die keine spezifische Ursache gefunden werden kann.

Rückenschmerzen sind eine der häufigsten Ursachen für eine ärztliche Konsultation. Ihre Symptomatik und Ursachen sind äußerst komplex. Dem biopsychosozialen Modell folgend sind somatische, psychische und soziale Faktoren an der Entstehung und Aufrechterhaltung in unterschiedlicher Gewichtung beteiligt, ohne dass eine spezifische Verursachung zugeordnet werden kann. Rückenschmerzen werden nach Ursache, Dauer, Schweregrad und Chronifizierungsstadium klassifiziert.

Frage 831

Welche spezifischen Ursachen können Sie bei chronischen Rückenschmerzen nennen?

Zu den spezifischen Ursachen für chronische Rückenschmerzen gehören Infektionen, Tumore, osteoporotische Sinterungsfrakturen, Bandscheibenvorfälle und rheumatische Erkrankungen.

Diese spezifischen Ursachen erfordern eine gezielte diagnostische Abklärung und Therapie. Infektionen wie Spondylodiszitis, Tumoren oder Metastasen in der Wirbelsäule, osteoporotische Frakturen, Bandscheibenvorfälle mit Nervenwurzelkompression und entzündliche Erkrankungen wie die Spondylitis ankylosans können ernste Komplikationen verursachen. Eine spezifische Ursache bedarf einer spezifischen Diagnostik.

Frage 832

Was versteht man unter „Red Flags“ in Bezug auf Rückenschmerzen?

„Red Flags“ sind Symptome oder Begleitumstände von Rückenschmerzen, die auf eine ernste zugrunde liegende Ursache hinweisen und dringenden diagnostischen oder therapeutischen Handlungsbedarf erfordern.

Beispiele für „Red Flags“ sind:

- *posttraumatische Frakturen:*
  - *Rückenschmerzen nach einem Unfall mit größerer Krafteinwirkung oder Sturz*
  - *Auch Bagatelltraumata, insbesondere bei älteren Patient*innen, bei Patient*innen mit Osteoporose oder systemischer Steroidtherapie, sind frakturgefährdet.*
- *Tumoren:*
  - *aktuelles Tumorleiden oder in der Historie, B-Symptomatik wie ungewollter Gewichtsverlust (10 % innerhalb der letzten 6 Monaten), Appetitlosigkeit oder schnelle Ermüdbarkeit*
  - *nächtliche Schmerzen, die durch Ruhe nicht gelindert werden können, und Schmerzen, die konstant an Intensität zunehmen und nicht durch Rückenlage oder auf Schmerzmittel ansprechen*
- *Infektionszeichen:*
  - *Fieber, Schüttelfrost, Nachtschweiß*
  - *Vorgeschichte von Immunsuppression oder intravenösem Drogenkonsum*
  - *durchgemachte bakterielle Infektionen*
  - *kürzlich erfolgte infiltrative Maßnahmen an der Wirbelsäule*
- *neurologische Defizite:*
  - *Blasen- oder Mastdarmfunktionsverlust (Inkontinenz oder Verhalt)*
  - *perineale/perianale Hypästhesie (Reithosenanästhesie)*
  - *schwere Schwäche oder Taubheit in den Beinen, was auf ein Cauda-equina-Syndrom hindeuten könnte*

- ◦ *Radikulopathien: einem Dermatom folgende Ausstrahlung der Schmerzen mit oder ohne Sensibilitätsstörungen (Taubheit, Kribbelparästhesien) in diesem Gebiet und Paresen der Kennmuskeln; Nachlassen des Schmerzes mit zunehmendem Funktionsverlust als Hinweis auf einen Wurzeltod*

Frage 833

? Kennen Sie auch extravertebragene Ursachen für Kreuzschmerzen?

!
- **abdominelle und viszerale Prozesse, z. B. Cholezystitis, Pankreatitis**
- **Gefäßveränderungen, z. B. Aortenaneurysmen**
- **gynäkologische Ursachen, z. B. Endometriose**
- **urologische Ursachen, z. B. Urolithiasis, Nierentumoren, perinephritische Abszesse**
- **neurologische Erkrankungen, z. B. Polyneuropathien**
- **psychosomatische und psychiatrische Erkrankungen**

i *Extravertebragene Kreuzschmerzen sind Schmerzen im Bereich der Lendenwirbelsäule, die durch Organe in topografischer Nähe ausgelöst werden, welche nicht unmittelbar zu den knöchernen, muskulären oder diskoligamentären Strukturen der Wirbelsäule gehören. Die Häufigkeit wird auf ca. 2 % geschätzt.*

Frage 834

? Wie lassen sich akute, subakute und chronische Rückenschmerzen voneinander abgrenzen?

! **Akute Rückenschmerzen halten bis zu 6 Wochen, subakute bis zu 12 Wochen an. Ab 12 Wochen bestehen chronische Rückenschmerzen.**

i *Die Definitionen akut, subakut und chronisch sind statischer Natur und spiegeln ausschließlich den zeitlichen Verlauf wider.*

Frage 835

? Welche Rolle spielt das biopsychosoziale Modell in der Behandlung chronischer Rückenschmerzen?

! **Das biopsychosoziale Modell beschreibt, dass sowohl biologische als auch psychologische und soziale Faktoren zur Entstehung und Aufrechterhaltung chronischer Rückenschmerzen beitragen.**

i *Therapieansätze sollten daher multimodal sein und neben der medikamentösen Therapie auch physikalische Therapie, Psychotherapie und soziale Unterstützung umfassen. Biologische Faktoren beinhalten körperliche Veränderungen wie Muskelverspannungen oder Fehlhaltungen sowie segmentale Funktionsstörungen. Psychologische Faktoren umfassen Stress, Angst, Depression und das Verhalten im Umgang mit den Schmerzen. Soziale Faktoren sind beispielsweise Arbeitsplatzbedingungen, soziale Unterstützung und familiäre Dynamiken.*

Frage 836

? Welche medikamentösen Therapieoptionen kennen Sie für die Behandlung chronischer nicht spezifischer Rückenschmerzen?

! **Zu den medikamentösen Optionen gehören nicht steroidale Antirheumatika (NSAR), COX-2-Hemmer, Paracetamol und in bestimmten Fällen Opiode, Muskelrelaxanzien oder Antidepressiva.**

i *Die Indikation besteht einerseits, wenn zur Umsetzung der aktivierenden Maßnahmen eine medikamentöse Schmerztherapie als hilfreich erachtet wird, andererseits, wenn trotz regelrechter Durchführung dieser Maßnahmen eine nicht tolerable, schmerzbedingte funktionelle Beeinträchtigung bestehen bleibt. Sie ist rein symptomatisch.*

Relevante Risiken mit zum Teil auch erheblichen gesundheitlichen Folgen bestehen insbesondere bei der Langzeitanwendung. Dies macht eine sorgfältige Abwägung von Nutzen und Risiken der medikamentösen Behandlung bereits bei der Indikationsstellung notwendig und es kann nur nach ausführlicher Aufklärung eine individuelle Empfehlung für eine medikamentöse Therapie ausgesprochen werden.

Die Wahl der Medikamente sollte individuell angepasst und Nebenwirkungen sowie Kontraindikationen berücksichtigt werden. Diese sollten ausschließlich oral verabreicht werden.

Frage 837

Wann sind Opioide eine Therapieoption?

Wenn unter einer zeitlich befristeten Therapie (4–12 Wochen) eine klinisch relevante Reduktion der Schmerzen und/oder des körperlichen Beeinträchtigungserlebens bei fehlenden oder geringen Nebenwirkungen eingetreten ist.

Die Opioidtherapie soll beendet werden, wenn das vereinbarte Therapieziel nicht erreicht wird.

Frage 838

Wann sind bildgebende Verfahren bei nicht spezifischen Rückenschmerzen nach Ausschluss von „Red Flags" indiziert?

Bei Patient*innen mit anhaltenden aktivitätseinschränkenden oder progredienten Kreuzschmerzen (nach 4–6 Wochen) trotz leitliniengerechter Therapie soll die Indikation für eine bildgebende Diagnostik überprüft werden, aber nicht routinemäßig erfolgen.

Übermäßiger Einsatz von Bildgebung ohne klare Indikation kann zu unnötigen Behandlungen und Ängsten bei den Patienten führen und damit eine Chronifizierung fördern. Bildgebende Verfahren wie Röntgen, CT oder MRT sind wichtig zur Diagnose von strukturellen Veränderungen, Infektionen oder Tumoren, sollten jedoch zurückhaltend eingesetzt werden, um Überdiagnosen und Überbehandlungen zu vermeiden. Empfohlen wird ein gezielter Einsatz basierend auf einer gründlichen klinischen Untersuchung und einer klaren Indikation. Bei unverändertem Beschwerdebild soll keine erneute Bildgebung erfolgen.

Frage 839

Welche nicht medikamentösen Therapieoptionen gibt es für chronische Rückenschmerzen?

Nicht medikamentöse Optionen umfassen beispielsweise Physiotherapie, Bewegungstherapie, manuelle Therapie, Verhaltenstherapie sowie Entspannungsverfahren.

Ein multimodaler Ansatz, der verschiedene Therapieformen kombiniert, hat sich als besonders effektiv erwiesen. Physiotherapie verbessert die Beweglichkeit und Muskelkraft, Bewegungstherapie hilft bei der Aufrechterhaltung der körperlichen Aktivität, manuelle Therapie umfasst Techniken wie Massagen oder chiropraktische Behandlungen. Verhaltenstherapie hilft dabei, maladaptive Schmerzbewältigungsstrategien zu ändern und den Umgang mit chronischen Schmerzen zu verbessern. Entspannungsverfahren wie PMR nach Jacobson helfen bei der Reduktion der Schmerzen und Verbesserung der körperlichen Funktionsfähigkeit.

Frage 840

Wie wird die Schmerzintensität bei chronischen Rückenschmerzen gemessen?

Die Schmerzintensität wird mit der numerischen Ratingskala (NRS) oder der visuellen Analogskala (VAS) gemessen, welche das subjektive Schmerzempfinden der Patient*innen erfassen.

*Mithilfe dieser Skalen kann die Schmerzintensität quantifiziert und die Wirksamkeit der Behandlung bewertet werden. Patient*innen geben ihre Schmerzintensität auf einer Skala von 0 (kein Schmerz) bis 10 (stärkster vorstellbarer Schmerz) an. Diese Einschätzungen sollten regelmäßig wiederholt werden, um den Verlauf der Schmerzen und die Effektivität von Behandlungsmaßnahmen zu dokumentieren.*

Tab. 14.1 Graduierung chronischer Schmerzen nach von Korff.

Grad 0	keine Schmerzen (keine Schmerzen in den vergangenen sechs Monaten)
Grad I	Schmerzen mit geringer schmerzbedingter Funktionseinschränkung und niedriger Intensität (Schmerzintensität < 50 und weniger als 3 Punkte schmerzbedingte Beeinträchtigung)
Grad II	Schmerzen mit geringer schmerzbedingter Funktionseinschränkung und höherer Intensität: (Schmerzintensität > 50 und weniger als 3 Punkte schmerzbedingte Beeinträchtigung)
Grad III	mittlere schmerzbedingte Funktionseinschränkung (3–4 Punkte schmerzbedingte Beeinträchtigung, unabhängig von der Schmerzintensität)
Grad IV	hohe schmerzbedingte Funktionseinschränkung (5–6 Punkte schmerzbedingte Beeinträchtigung, unabhängig von der Schmerzintensität)

Frage 841

Wie erfolgt die Einteilung der Schwere von chronischen Rückenschmerzen?

Die Einteilung erfolgt mittels Graduierungsschema nach von Korff und unterscheidet Kreuzschmerzen nach dem Ausmaß der Schmerzintensität und der schmerzbedingten Beeinträchtigung der täglichen Aktivitäten. Diese beinhaltet 5 Schweregrade 0–IV.

Graduierung chronischer Schmerzen nach von Korff (▸ Tab. 14.1):

- *Schmerzintensität: Berechnung des Mittelwerts aus momentaner, aus durchschnittlicher und maximaler Schmerzintensität (NRS 0–10) multipliziert mit 10*
- *Beeinträchtigung: Berechnung des Mittelwerts aus Beeinträchtigung im Alltag, Freizeitaktivität und Arbeitsfähigkeit (NRS 0–10) multipliziert mit 10 (Disability Score) sowie Anzahl der Tage an denen sich die Patienten in den letzten 3 Monaten unfähig fühlten, ihren üblichen Aktivitäten nachzugehen (Disability-Tage). Beides wird von 0–3 klassifiziert und dann addiert und ergibt so die Disability-Punkte.*

Die Graduierung ergibt sich aus der der Kombination aus Schmerzintensität und Disability-Punkten.

Frage 842

Sind Cannabinoide eine Therapieoption?

Nein, Cannabinoide sollten in der Regel nicht eingesetzt werden.

Die Datenlage zum Einsatz von Cannabinoiden in der Behandlung von nicht spezifischem Rückenschmerz ist nicht ausreichend, um eine sinnvolle Indikation für diesen Bereich ableiten zu können. Es sollte vielmehr versucht werden, nicht-pharmakologische Therapiemaßnahmen in den Vordergrund der Behandlung zu stellen.

Frage 843

Welche Funktion haben interdisziplinäre multimodale Behandlungsprogramme bei chronischen Rückenschmerzen?

Als „interdisziplinäre multimodale Schmerztherapie" (IMST) wird die gleichzeitige, inhaltlich, zeitlich und in der Vorgehensweise aufeinander abgestimmte umfassende Behandlung von Patient*innen mit chronifizierten Schmerzsyndromen bezeichnet, in die verschiedene somatische, körperlich übende, psychologisch übende und psychotherapeutische Verfahren nach vorgegebenem Behandlungsplan mit identischem, unter den Therapeuten abgesprochenem Therapieziel eingebunden sind.

*Die Behandlung wird von einem Team aus Ärzt*innen einer oder mehrerer Fachrichtungen, Psycholog*innen bzw. Psychotherapeut*innen und weiteren Disziplinen wie Physiotherapeut*innen, Ergotherapeut*innen, Mototherapeut*innen und anderen in Kleingruppen von maximal 8 Patienten erbracht. Unter ärztlicher Leitung stehen die beteiligten Therapieformen und Disziplinen gleichberechtigt nebeneinander. Obligat ist eine gemeinsame Beurteilung des Behandlungsverlaufs innerhalb regelmäßiger vorgeplanter Teambesprechungen unter Einbindung aller Therapeuten. Zentrales Behandlungsziel ist die Wiederherstellung der objektiven und subjektiven*

Funktionsfähigkeit („Functional Restoration") mit Steigerung der Kontrollfähigkeit und des Kompetenzgefühls der Betroffenen. Länger anhaltende Effekte im Sinne einer Verbesserung der Lebensqualität und der Wiederherstellung der Arbeitsfähigkeit sind nur für multimodale interdisziplinäre Behandlungsmaßnahmen nachgewiesen.

Frage 844

Welche Gesellschaftsgruppen sind im Hinblick auf Rückenschmerzen und deren Chronifizierung besonders gefährdet?

Allgemein kann man sagen, dass etwa 85 % aller Menschen in Deutschland mindestens einmal im Leben unter Kreuzschmerzen leiden. Frauen sind in allen Altersgruppen häufiger betroffen. Ältere Menschen sowie Personen mit einem niedrigeren Sozialstatus (gemessen an Bildung, beruflicher Stellung und Einkommen) leiden häufiger an Rückenschmerzen.

Risikogruppen für die Entwicklung von chronischen Rückenschmerzen sind:

- *Menschen mit zunehmendem Alter*
- *Frauen*
- *Berufstätige in körperlich belastenden Berufen*
- *Personen mit niedrigem sozioökonomischem Status*

Insbesondere Personen über 60 Jahre sind häufiger von chronischen Rückenschmerzen betroffen. Reduktion der Muskelkraft, Veränderungen im Bewegungsapparat, Bewegungsmangel und Komorbiditäten können als Gründe benannt werden. Frauen sind in allen Altersgruppen häufiger betroffen als Männer. Körperlich belastende Berufe, z. B. in der Pflege, sind durch die ständige Belastung des Rückens einem erhöhten Risiko ausgesetzt. Arbeitsplatzbezogene Faktoren – wie monotone Bewegungen und Zwangshaltungen – spielen ebenfalls eine Rolle. Schlechtere Arbeitsbedingungen, eingeschränkter Zugang zu Gesundheitsversorgung und häufigere psychische Belastungen – wie Stress oder Angstzustände – finden sich vermehrt bei Menschen mit einem niedrigen sozioökonomischen Status.

Frage 845

Wie beeinflusst die Schlafqualität chronische Rückenschmerzen?

Eine schlechte Schlafqualität kann die Wahrnehmung von Schmerzen verstärken und die Erholung behindern. Chronische Rückenschmerzen können ihrerseits zu Schlafstörungen führen, wodurch ein Teufelskreis aus Schmerz und schlechtem Schlaf entsteht.

*Patient*innen mit chronischen Rückenschmerzen sollten auf eine ergonomische Schlafumgebung achten, z. B. durch die Wahl einer geeigneten Matratze und eines Kissens. Auf Schlafhygiene, wie feste Schlafenszeiten und das Vermeiden von Stimulanzien vor dem Schlafengehen, ist zu achten. Bei Vorliegen von Schlafstörungen können schlaffördernde Antidepressiva verabreicht werden.*

Frage 846

Nennen Sie psychosoziale Risikofaktoren für die Chronifizierung nicht spezifischer Kreuzschmerzen.

- **Depressivität, Distress (negativer Stress, vor allem berufs-/arbeitsplatzbezogen)**
- **schmerzbezogene Kognitionen: z. B. Katastrophisieren, Hilf-/Hoffnungslosigkeit, Angst-Vermeidungs-Überzeugungen (Fear-Avoidance Beliefs)**
- **passives Schmerzverhalten: z. B. ausgeprägtes Schon- und Angst-Vermeidungs-Verhalten**
- **überaktives Schmerzverhalten: beharrliche Arbeitsamkeit (Task Persistence), suppressives Schmerzverhalten**
- **schmerzbezogene Kognitionen: Gedankenunterdrückung (Thought Suppression)**
- **Neigung zur Somatisierung**

Psychosoziale Faktoren, sogenannte „Yellow Flags", können das Risiko für eine Chronifizierung von Kreuzschmerzen erhöhen und für den Krankheitsverlauf eine entscheidende Rolle spielen, insbesondere kognitiv-emotionale und verhaltensbezogene Merkmale.

Frage 847

Was versteht man unter „Blue and Black Flags"?

Hierbei handelt es sich um arbeitsplatzbezogene Risikofaktoren, die das Entstehen chronischer Kreuzschmerzen begünstigen. Dabei werden von den Beschäftigten subjektiv empfundene Belastungen am Arbeitsplatz (physisch oder psychosozial) den „Blue Flags" zugeordnet, während objektivierbare soziale Rahmenbedingungen seitens der Arbeitgebenden bzw. Versorgungssysteme und objektiv messbare Arbeitsplatzfaktoren in den Bereich der „Black Flags" fallen.

Blue Flags:

- *Ängste und Überzeugungen in Bezug auf die Arbeit: Vorstellung, dass die Arbeit körperlich belastend und schädlich ist*
- *Unzufriedenheit mit der Arbeit: negative Einstellungen zur Arbeit, Konflikte mit Kolleg*innen und Vorgesetzten (z. B. Mobbing)*
- *mangelnder sozialer Rückhalt am Arbeitsplatz durch Kolleg*innen und Vorgesetzten*

Black Flags:

- *gesetzliche oder wirtschaftliche Hindernisse: Versicherungs- oder Rentenprozesse*
- *schwierige Rahmenbedingungen auf der Arbeit: rigide Arbeitsregelungen ohne Anpassungsmöglichkeiten*
- *Hürden des Gesundheitssystems: begrenzter Zugang zu Therapien oder Behandlungsmöglichkeiten*

Frage 848

Nennen Sie Beispiele für iatrogene Faktoren, die eine Chronifizierung von Rückenschmerzen fördern.

- **mangelhafte Akzeptanz der multikausalen Genese (biospychosozial)**
- **Überbewertung somatischer/radiologischer Befunde bei nicht spezifischen Schmerzen (dem Alter entsprechende Abnutzungserscheinungen)**
- **lange, schwer begründbare Krankschreibung**
- **Förderung passiver Therapiekonzepte**
- **übertriebener Einsatz diagnostischer Maßnahmen**

*Im medizinischen Versorgungssystem werden die Laientheorien der Patient*innen im Rahmen des Angst-Vermeidungs-Modells oftmals unterstützt, indem z. B. vermittelt wird, dass Heilung durch passive oder monomodale Maßnahmen, Spritzen und Krankschreibung erreichbar sei. Ärzt*innen und Therapeut*innen sollten sich bewusst machen, dass ihre eigenen Überzeugungen nicht nur ihr Handeln bestimmen, sondern auch das Krankheitsverständnis und die Behandlung ihrer Patient*innen beeinflussen und somit eine Chronifizierung fördern können.*

Frage 849

Kennen Sie Maßnahmen, um nicht spezifische Kreuzschmerzen und deren Chronifizierung zu verhindern?

- **körperliche Aktivität und Bewegung**
- **Patientenedukation**
- **geeignete Maßnahmen am Arbeitsplatz**

Hierbei gilt es, die multifaktorielle Genese von Kreuzschmerzen zu berücksichtigen und das Bewusstsein dahingehend zu schärfen. Bei der körperlichen Bewegung kommt es eher auf die Regelmäßigkeit der Bewegung als auf bestimmt Bewegungsformen an, sie soll ausgleichend zu oftmals einseitiger Bewegung bei auch körperlich aktiver Tätigkeit am Arbeitsplatz sein. Die Wissensvermittlung sollte immer in Kombination mit aktivierenden Maßnahmen erfolgen. Maßnahmen am Arbeitsplatz sind ergonomische Gestaltung, Verhaltensprävention und Förderung der Arbeitsplatzzufriedenheit.

Frage 850

Welche Punkte sollten bei der Anamnese abgefragt werden?

- **Schmerzcharakteristika:**
  - **Wo ist der Schmerz lokalisiert und strahlt der Schmerz aus?**
  - **Wie fühlt sich der Schmerz an? → Patienten den Schmerz mit eigenen Worten beschreiben lassen**
  - **Gibt es neurologische Plus- oder Minus-Symptome?**
  - **Seit wann besteht der Schmerz?**

- Gibt es auslösende, verstärkende oder lindernde Maßnahmen?
- Verändert sich der Schmerz im Laufe des Tages/der Nacht?
- Ist die Gehstrecke/der Alltag eingeschränkt?
- Gab es in der Vergangenheit Schmerzepisoden?

- Frage nach Hinweisen auf extravertebragene Ursachen
- Frage nach Hinweisen auf spezifischen Ursachen mit dringendem Handlungsbedarf
- Frage nach psychosozialen und arbeitsplatzbezogenen Ursachen

Die Anamnese spielt bei chronischen Rückenschmerzen eine zentrale Rolle. Da Rückenschmerzen durch eine Vielzahl von verschiedenen Ursachen ausgelöst werden, hilft die Anamnese dabei, diese einzugrenzen. Darüber hinaus gilt es, „Red Flags" zu erkennen, die einen spezifischen Handlungsbedarf erforderlich machen. Ebenso sollten psychosoziale und arbeitsplatzbezogene Risikofaktoren von Beginn der Kreuzschmerzen an und im Behandlungsverlauf berücksichtigt werden.

Frage 851

Die Patient*in berichtet über eine Schmerzausstrahlung ins Bein. Wie gehen Sie weiter vor?

Bei einer Schmerzausstrahlung ins Bein muss eine neurologische Ursache für die Beschwerdesymptomatik ausgeschlossen werden. Hierzu sollte die Anamnese bezüglich muskulärer Schwäche, Gefühlsstörungen und Blasen- und/oder Mastdarmfunktionsstörungen vertieft werden. Im Anschluss erfolgt die körperliche Untersuchung mit Beurteilung von Muskelkraft der jeweiligen Kennmuskeln, Sensibilitätsprüfung durch Bestreichen der Haut und Reflextestung jeweils im Seitenvergleich.

Die Sensibilitätsprüfung erfolgt entlang der Beine und des Gesäßes, hier empfiehlt sich die Zuhilfenahme von Dermatomkarten.

Prüfung der Muskelkraft und Muskeleigenreflexe der den Nervenwurzeln zugeordneten Kennmuskeln: Extension der Großzehe (L5), Extension des Fußes im Sprunggelenk (L4–L5), Flexion des Fußes im Sprunggelenk (S1, Achillessehnenreflex), Knieextension (L2–L4, Patellarsehnenreflex), Hüftadduktion (L3), Hüftflexion (L1–L2), Babinski-Reflex zur Abgrenzung zentraler Läsionen.

Frage 852

Erklären Sie den Begriff Bewegungssegment im Zusammenhang mit Rückenschmerzen.

Ein Bewegungssegment besteht aus zwei benachbarten Wirbeln und den dazwischenliegenden Strukturen, die ihre Bewegung ermöglichen und bildet somit eine funktionelle Einheit. Störungen oder Überlastungen, also Dysfunktionen in einem oder mehreren Bewegungssegmenten der Lendenwirbelsäule und/oder des Iliosakralgelenkes können Ursache von Rückenschmerzen sein.

Die einem Bewegungssegment zugehörigen anatomischen Strukturen sind 2 benachbarte Wirbel (Knochen), die dazwischenliegende Bandscheibe, die verbindenden Facettengelenke, passive Stabilisatoren wie Bänder und Sehnen, aktiv stabilisierende Muskeln sowie die nervalen Strukturen.

Frage 853

Wann soll bei nicht spezifischen Rückenschmerzen die Diagnostik psychosozialer Einflussfaktoren erfolgen?

Die Diagnostik psychosozialer Einflussfaktoren sollte in der primärärztlichen Versorgung nach 4 Wochen leitliniengerechter Behandlung ohne relevante Schmerzreduktion erfolgen. Dauern die Schmerzen länger als 12 Wochen an, sollte eine umfassende Diagnostik psychosozialer Einflussfaktoren möglichst im Rahmen eines interdisziplinär multimodalen Assessments erfolgen.

Frage 854

Welche körperliche Befunderhebung soll die Untersuchung umfassen?

- **Inspektion**
- **Palpation der Muskulatur auf Schmerzhaftigkeit und Verspannung**
- **lokaler Druck- oder Klopfschmerz der Processus spinosi**
- **Beweglichkeitsprüfung (Ante-, Retro-, Lateralflexion der LWS)**
- **Lasègue-Test**
- **Untersuchung der Hüftgelenke**
- **Untersuchung der Sakroiliakalgelenke**
- **fakultativ Finger-Boden-Abstand und Zeichen nach Schober**

Der körperliche Befund dient der plausiblen lokalen Zuordnung der Schmerzsymptomatik und dem Erfassen von Hinweisen für eine spezifische Verursachung.

Die Befundung des Sakroiliakalgelenks erfasst Funktions- (Vorlaufphänomene) und Provokationstests (Palpationsschmerz).

Frage 855

Welche Bedeutung kommt den degenerativen Veränderungen in der Genese der chronischen nicht spezifischen Rückenschmerzen zu?

Im Nativröntgenbild dokumentierte Randzackenbildungen, Arthrosen der Facettengelenke oder osteochondrotische Veränderungen sind keine spezifische Ursache von Rückenschmerzen.

Die Mineralisation von Sehnen und Bändern, die sich als Randzacken radiologisch darstellen, ist wie die Facettenarthrosen oder osteochondrotische Veränderungen ein physiologisches Alterungsphänomen mit einer Auftretenshäufigkeit in Korrelation von 1 zum Alter und ohne spezifische Aussage zur Relevanz einer Schmerzsymptomatik.

Frage 856

Was steht hinter dem Terminus „funktionelle Instabilität"?

Bei der funktionellen Instabilität können die dekonditionierten, insuffizienten Mm. multifidi und die transversale Bauchmuskulatur die Stabilität der Wirbelsäule segmental nicht mehr gewährleisten. Besonders anfällig ist der biomechanisch hoch belastete lumbosakrale Übergang. Häufig findet sich in der Bildgebung im MRT eine fettige Degeneration dieser Muskeln.

Frage 857

Beschreiben Sie das sogenannte „Fear-Avoidance-Modell" (Angst-Vermeidungs-Konzept).

Durch Angst vor Schmerzen kommt es zu einer Vermeidung potenziell schmerzhafter Aktivitäten, was zu einer ausgeprägten körperlichen Dekonditionierung, negativen Affekten und Arbeitsunfähigkeit führt.

*Hierbei spielen insbesondere Kognitionen eine bedeutsame Rolle. Viele Patient*innen glauben, dass Aktivität, Belastung und Bewegung dem Rücken schaden und dadurch Schmerzen ausgelöst oder verstärkt werden. Es entwickelt sich eine gelernte Assoziation zwischen Schmerz und körperlicher Aktivität, die zu einer angstmotivierten Vermeidung von Aktivität und Belastung und schließlich zur körperlichen Dekonditionierung, Immobilisierung, negativen Affekten und Arbeitsunfähigkeit führt. Das Vermeidungsverhalten ist sehr löschungsresistent, da die Patient*innen nicht mehr die Erfahrung machen können, dass zwischen Bewegung und Schmerz keine zwangsläufige Verbindung besteht.*

Frage 858

Nennen Sie wichtige Inhalte der Edukation von Patient*innen bei chronischen nicht spezifischen Rückenschmerzen.

- **Aufklärung über die grundsätzliche Unbedenklichkeit von körperlicher Aktivität**
- **Aufklärung über die leistungsangepasste Dosierung körperlicher Aktivität und Regeln für die Dosissteigerung**
- **Aufklärung über die vorzugsweise Verbesserung der Ausdauer, weniger der Kraftsteigerung**
- **Bedeutung der regelmäßigen Aktivität (mindestens 2-mal pro Woche mehr als 15 min) für den Trainingseffekt**
- **Hinweis auf die Berücksichtigung persönlicher Präferenzen bei der Wahl der Aktivitäten**
- **Bedeutung regelmäßiger kurzer Erholungspausen im Alltag**
- **Bedeutung einer ausgewogenen Balance zwischen Be- und Entlastung**
- **Zieldefinition: Leistungssteigerung ohne Schmerzsteigerung, nicht Beseitigung der Schmerzen**

Ziel der Edukation ist es, Angst abzubauen, das Gesundheitsverhalten positiv zu beeinflussen und einen körperlich aktiven Lebensstil zu fördern. Edukative Interventionen sollten so früh wie möglich eingesetzt werden, um eine Chronifizierung der Rückenschmerzen möglichst zu verhindern.

Frage 859

Welche Bedeutung haben invasive Verfahren in der Behandlung chronischer nicht spezifischer Rückenschmerzen?

Invasive Verfahren sollten den als „spezifisch“ diagnostizierten akuten und chronischen Rückenschmerzen vorbehalten bleiben.

*Operationen und auch Injektionen (Facetten, ISG, Lamina, PRT, regionale Katheterverfahren) sind ohne spezifische Indikation kontraindiziert. Dies gilt insbesondere (definitionsgemäß) für die chronischen nicht spezifischen Rückenschmerzen. In zahlreichen Therapiekonzepten sind sie trotzdem eingebunden, häufig sogar als Träger der Behandlung. Hierdurch wird eine somatische Fixierung von Patient*in und Behandler*in in der Kausalattribution gefördert, die dem biopsychosozialen Krankheitsmodell als Grundlage einer umfassenden Therapieplanung konträr entgegensteht. Degenerative Veränderungen sind im Gesamtkontext der Beschwerden zu sehen, die durchaus das Potenzial haben, typische spezifische klinische Beschwerden auszulösen.*

15 Gelenk- und Muskelschmerz

Michael Bernateck

II

Frage 860

Wie ist das typische Beschwerdebild einer Arthrose?

Die Patienten klagen über morgendliche Anlaufschmerzen und Gelenksteifigkeit, die sich, im Gegensatz zur Arthritis, nach 10–20 min unter Bewegung und/oder Wärmeanwendungen wieder zurückbildet.

Durch die konsequente Anamnese hinsichtlich Zeitpunkt und Dauer der Beschwerden, Besserung unter Bewegung und des Einsatzes von Wärme oder auch Kälte kann die entscheidende Differenzierung zwischen Arthrose und Arthritis relativ einfach erfolgen.

Frage 861

Eine 47-jährige Patientin mit rheumatoider Arthritis stellt sich mit plötzlich aufgetretenen Schmerzen im linken Kniegelenk und Schwellung im rechten Unterschenkel vor. An welche Ursache denken Sie? Welche Untersuchungen veranlassen Sie?

Rupturierte Baker-Zyste rechtes Kniegelenk → Arthrosonografie der Kniegelenke beidseits und Duplex-Sonografie der Beinvenen

Bei Patienten mit rheumatoider Arthritis kommt es häufig zur Ausbildung einer Baker-Zyste mit Rupturierung, die eine tiefe Beinvenenthrombose vortäuschen kann. Hierbei handelt es sich um eine hernienartige Ausstülpung der Synovialis des Kniegelenks in die Muskellogen des Unterschenkels. Bei längerem Bestehen einer größeren Flüssigkeitsansammlung popliteal und in den Unterschenkellogen kann durch Kompression des Venensystems sekundär eine Venenthrombose induziert werden. Aus diesem Grund sollten sowohl das tiefe Beinvenensystem als auch die Kniegelenke untersucht und eine entsprechende Therapie eingeleitet werden.

Frage 862

An welche Diagnose denken Sie bei einer schmerzlosen Kniegelenksschwellung mit erhöhtem CRP und BKS?

Lyme-Arthritis

Die Lyme-Arthritis ist eine Spätmanifestation der Borreliose. Wahrscheinlich wird die Diagnose bei Zeckenstich-Anamnese mit Erythema chronicum migrans, Gonarthritis und positiver Serologie. Die Diagnose lässt sich mittels PCR sichern. Differenzialdiagnostisch empfiehlt sich eine Synovia-Analyse, um nach Kristallen und bakteriellen Erregern zu fahnden.

Frage 863

Welche Gelenke sind bei der rheumatoiden Arthritis (RA) in der Regel nicht betroffen?

Distale interphalangeale Gelenke (DIP, Fingerendgelenke)

Das typische Befallsmuster der RA am Handskelett umfasst die proximalen interphalangealen Gelenke (PIP, Fingermittelgelenke) 1–4, das Interphalangealgelenk (IP) des Daumens und die metakarpophalangealen Gelenke (MCP, Fingergrundgelenke) 1–5. Dabei kommt es zu weichen und somit synovialitischen Gelenkschwellungen. Die Fingerendgelenke sind bei der RA nicht betroffen. Sind die Fingerendgelenke verdickt oder derb geschwollen, dann kann bereits klinisch von einer Fingergelenkspolyarthrose Typ Heberden gesprochen werden. Es gibt Mischbilder aus Fingergelenkspolyarthrose Typ Heberden und Bouchard (PIP-Gelenke betroffen) und RA. Daher sind dann neben der klinischen Untersuchung die Röntgendiagnostik (im Seitenvergleich) und Labordiagnostik (CRP, Rheumafaktor, CCP-AK u. a.) zur weiteren Differenzialdiagnostik erforderlich.

Frage 864

Eine 87-jährige Patientin wird aus dem Pflegeheim in die Notaufnahme eingewiesen. Seit 4 Tagen kann sie wegen Schmerzen im rechten Kniegelenk nicht mehr mobilisiert werden. Zudem wurden febrile Temperaturen gemessen. Sie vermuten einen Gelenkinfekt. Welches sind die typischen lokalen Symptome eines Gelenkinfekts?

Lokale Symptome sind Schmerzen, Rötung, Schwellung, Überwärmung.

Neben den lokalen Symptomen führen Allgemeinsymptome, wie Fieber und Schüttelfrost, zur Diagnose septische Arthritis. Eine Gelenkpunktion einschließlich Synovia-Analyse zur weiteren Differenzierung ist zwingend erforderlich. Die kausale Schmerztherapie wäre hier eine Antibiotikatherapie gemäß Antibiogramm in Kombination mit einer symptomatischen Schmerztherapie mit einem Opioid (z. B. Tramadol, ggf. Opioid Stufe 3) und einem Nichtopioid (z. B. hochdosiertes Metamizol). Bei Nachweis von Erregern, z. B. Staphylococcus aureus, ist eine notfallmäßige operative Gelenkspülung erforderlich.

Frage 865

Ein 65-jähriger Mann klagt über heftige Schmerzen im Schulter- und Beckengürtel, die sich innerhalb von wenigen Tagen entwickelt hätten. Die BKS ist stark erhöht. An welches Krankheitsbild denken Sie und wie sollte behandelt werden?

Polymyalgia rheumatica

Die Polymyalgia rheumatica ist gekennzeichnet durch Muskelschmerzen und Muskelsteifigkeit, die symmetrisch im Bereich der Schulter- und Beckenregion auftreten. Diese Erkrankung ist gehäuft assoziiert mit einer Riesenzell-Arteriitis (z. B. Arteriitis temporalis). Die Therapie der Wahl besteht in der Gabe von Glukokortikoiden in einer Dosis von 0,5–1 mg/kg Körpergewicht. Bei Vorliegen einer Polymyalgia rheumatica kommt es unter der Therapie mit Glukokortikoiden zu einer dramatischen Befundverbesserung innerhalb von 24 h (diagnostisches Kriterium). Bei optimaler Versorgung mit Glukokortikoiden, ggf. in Kombination mit Methotrexat oder Azathioprin, heilt die Erkrankung innerhalb von Monaten bzw. wenigen Jahren vollständig aus.

Frage 866

Was verbirgt sich hinter dem sogenannten „Beighton Score"?

P. H. Beighton entwickelte eine 9-Punkte-Screening-Methode zur Detektion einer primären Gelenkhypermobilität (pGH).

Patienten mit einem Hypermobilitätssyndrom leiden vorwiegend an Arthralgien, Lumbalgien und rezidivierenden Gelenkluxationen. Die pGH-Symptome spiegeln das im Organismus weit verbreitete Vorkommen des Kollagens und die weitreichenden Konsequenzen von Kollagendefekten wider. Neben den Wirbelsäulen- und Gelenksymptomen treten gehäuft extraartikuläre, kutane und viszerale Beschwerden auf, z. B. Nervenkompressionssyndrome, gestörte Narbenbildung, Striae distensae sowie Hernien, Beckenbodeninsuffizienz und Abortneigung.

Frage 867

Was ist ein myofaszialer Triggerpunkt?

Punktförmige Verhärtungen des Muskelgewebes, die bei Palpation schmerzen und in definierte Areale ausstrahlen können (Referred Pain)

Pathohistologisch sind Triggerpunkte eine Anhäufung von Sarkomer-Kontrakturen. Über eine periphere Sensibilisierung kommt es dort zu verstärkten Aktionspotenzialen und Schmerzimpulsen über mehrere Segmente, sodass sich der Schmerzreiz seinem Entstehungsort nicht mehr sicher zuordnen lässt. Interessanterweise decken sich viele Triggerpunkte mit traditionellen Akupunkturpunkten.

Frage 868

Wie wird nach dem aktuellen Kenntnisstand der Begriff „Faszie" definiert und welche Aufgaben werden diesem Gewebe bei der Auslösung bzw. Verstärkung von Gelenk- und Muskelschmerzen zugwiesen?

Faszie bezeichnet die Weichteilkomponenten des Bindegewebes, die den ganzen Körper als ein umhüllendes und verbindendes Spannungsnetzwerk durchdringen. Hierzu gehören alle kollagenen faserigen Bindegewebe, insbesondere Gelenk- und Organkapseln, Sehnenplatten, Muskel-

septen, Bänder, Sehnen, Retinacula sowie die „eigentlichen Faszien“ in der Gestalt von flächigen festen Bindegewebsschichten, z. B. die Plantarfaszie an der Fußsohle.

Neben verschiedenen klinischen Konzepten der Faszienmanipulationen hat auch die Grundlagenforschung weitere Erkenntnisse gesammelt, die dem faszialen Gewebe eine wichtige Rolle beim Auslösen, Unterhalten und Verstärken von Schmerzen im Bewegungssystem zuordnet, da es von zahlreichen peripheren nozizeptiven Nervenendigungen durchzogen und von Nozizeptoren besiedelt wird, die mit Gelenkrezeptoren und Muskelspindeln kommunizieren. Tierexperimentell konnte durch die Induktion von Entzündungen ein Mehrbesatz von Nozizeptoren z. B. in der Fascia thorakolumbalis nachgewiesen werden. Techniken aus der Hydrotherapie, der manuellen Therapie, Chirotherapie und Osteopathie werden nun mit Faszien-Techniken individuell je nach klinischer Symptomatik des Patienten kombiniert.

Frage 869

Entsteht Muskelkater durch eine Übersäuerung des betroffenen Muskels durch Laktat?

Nein, das war eine frühere Vermutung, die sich nicht bestätigt hat.

Muskelkater entsteht durch muskuläre Überlastungen, z. B. bei unregelmäßigem Krafttraining oder beim Bremsen von Bewegungen, sogenannte exzentrische Kontraktion, z. B. beim Bergabgehen. Dabei kommt es zu kleinen Einrissen in den Z-Scheiben des Sarkomers (Mikrotraumata). Inflammatorische Prozesse, die durch die Mikrofissuren in Gang gesetzt werden, führen zu den z. T. unangenehmen Dehnungsschmerzen des Muskelkaters.

16 Viszerale Schmerzen

Sigrid Elsenbruch, Matthias Karst

Frage 870

Was sind viszerale Schmerzen?

Schmerzen aus den Eingeweiden (inneren Organen) des Körpers

Alle inneren Organe des Körpers werden als viszerale Organe zusammengefasst. Dazu gehören neben Herz und Gefäßen die Organe des respiratorischen Systems (Lunge, Bronchien, etc.), des oberen und unteren Gastrointestinaltrakts (Magen, Darm, Leber, Gallenblase etc.), urogenitale und reproduktive Organe (Niere, Blase, Gebärmutter, Ovarien etc.) sowie Organe des respiratorischen Systems (Lunge, Bronchien etc.). Liegen an diesen Organen Entzündungen oder andere krankhafte Veränderungen vor, können akute oder chronische viszerale Schmerzen entstehen. Allein wegen seiner Größe werden die meisten viszeralen Schmerzen auf den Magen-Darm-Trakt projiziert. Anders als sogenannte „somatische" Schmerzen aus der Körperperipherie, insbesondere Schmerz an Regionen der Körperoberfläche wie der Haut, lassen sich viszerale Schmerzen nur schlecht exakt lokalisieren. Sie werden eher als dumpf und diffus wahrgenommen, können auch krampfartig auftreten und über mehrere Dermatome ausstrahlen. Häufig werden viszerale Schmerzen als unangenehmer und bedrohlicher empfunden, selbst bei vergleichsweise geringer Intensität.

Frage 871

Warum sind viszerale Schmerzen anders als somatische Schmerzen?

Die Innervierung der viszeralen Organe und ihre zentrale Repräsentanz sind unterschiedlich.

Während die nervale Versorgung der Organe der Körperperipherie zumeist über einen spinalen Abschnitt mit dem Zentralnervensystem erfolgt und diese zentral vor allem in der somatosensorischen Großhirnrinde (somatosensorischer Kortex, S 1) repräsentiert sind, verfügen die viszeralen Organe über verschiedene Rezeptoren mit unterschiedlichen funktionellen Eigenschaften. Es gibt verschiedene Wege extrinsischer afferenter Nervenbahnen, die vagale sowie spinale splanchnische und pelvische Afferenzen mit differenzierten Funktionen der viszeralen Perzeption, Schmerzmodulation sowie der Schmerzübertragung umfassen. Für die zentrale Repräsentation viszeraler Schmerzen ist insbesondere die Insel mit ihren engen Verbindungen zu anderen Hirnregionen wichtig, die an der komplexen emotionalen und kognitiven Schmerzmodulation beteiligt sind, wie beispielsweise die Amygdala, das Cingulum sowie der präfrontale Kortex. Besonders im Kontext von Unterbauchschmerzen aus dem Darm beim Reizdarmsyndrom hat sich die Bedeutung der sogenannte Darm-Hirn Achse mit vielfältigen afferenten und efferenten Verbindungswegen etabliert, wobei das enterische Nervensystem (ENS) in der Darmwand als eigenständiges, jedoch eng vernetztes Nervensystem („Bauchhirn") eine wichtige Rolle spielt.

Frage 872

Was sind „viszerale Schmerzsyndrome"?

Chronische Schmerzen in einem oder mehreren viszeralen Organen

Liegen für Schmerzen in einem oder mehreren viszeralen Organen keine eindeutigen organischen (entzündlichen, tumorösen, mechanischen) Ursachen vor und dauern diese Schmerzen mehr als 3 Monate, spricht man von Schmerzsyndromen. Häufige und typische viszerale Schmerzsyndrome sind der nicht kardiale Thoraxschmerz (Non-Cardiac Chest Pain, NCCP), die funktionelle Dyspepsie („Reizmagen") und das Reizdarmsyndrom (RDS), die seit Neuestem als Störungen der Darm-Hirn-Interaktion bezeichnet werden. Das Pelvipathiesyndrom in der Gynäkologie und der retrosternale Schmerz ohne erkennbare kardiale Ursache in der Kardiologie (Syndrom X) sind ebenfalls häufige viszerale Schmerzsyndrome. Andere sind das Post-Cholezystektomie-Syndrom (Schmerzen nach Entfernung der Gallenblase) oder das Post-Hysterektomie-Syndrom (Schmerzen nach Entfernen der Gebärmutter).

Frage 873

Wie untersucht man solche viszeralen Schmerzen?

Nach Ausschluss organischer Ursachen durch physiologische oder experimentelle organspezifische Provokation

In der Regel kann man viszerale Schmerzen bei Betroffenen mit solchen Schmerzsyndromen dadurch auslösen, dass man das entsprechende Organ, z. B. den Darm, durch eine physiologische oder supraphysiologische Stimulation belastet, z. B. eine Nahrung mit Ballaststoffanteil. Dies ist auch experimentell möglich, indem z. B. ein die Motilität des Darms steigerndes Medikament appliziert wird (Neostigmin), ein Ballon in dem entsprechenden Darmabschnitt kontrolliert aufgebläht wird oder andere lokale Provokationstests zum Einsatz kommen (Bernstein-Test zum Auslösen retrosternaler Schmerzen in der Speiseröhre, Drink-to-full-Test zur Magendehnung). Wenn das schmerzende Organ entfernt wurde (Post-Cholezystektomie-, Post-Hysterektomie-Syndrom), ist dies natürlich nicht möglich – und nur schwer möglich ist dies bei schwer zugänglichen Organen, z. B. der Bauchspeicheldrüse, der Leber, der Niere, dem Herzen und den Gefäßen.

Frage 874

Wer führt solche Provokationstests durch?

In der Regel die Fachärztinnen und Fachärzte der jeweiligen Disziplin

*Gastroenterolog*innen, sofern sie sich für gastrointestinale Funktionstests interessieren, sollten in der Lage sein, typische viszerale Schmerzen im Magen-Darm-Trakt zu provozieren. Das beste Instrument für einen Provokationstest ist eine Ballondehnung mittels Barostat. In anderen medizinischen Teildisziplinen (Kardiologie, Nephrologie) gehören solche Provokationstests oft zur diagnostischen Routine.*

Frage 875

Wie häufig sind viszerale Schmerzsyndrome?

Aufgrund ihrer Vielzahl sind viszerale Schmerzsyndrome sehr häufig. Allein die Prävalenz des Reizdarmsyndroms wird auf etwa 3–5 % geschätzt, wobei Frauen häufiger betroffen sind als Männer.

Einer Metaanalyse zufolge stellen sich etwa 3 % der Allgemeinbevölkerung beim Hausarzt zur Abklärung von Bauchschmerzen vor. Bei Fachärztinnen und Fachärzten, insbesondere der Disziplinen Gastroenterologie, Gynäkologie und Urologie, werden mindestens 20 % der Patientenkontakte durch die Diagnostik und Therapie von viszeralen Schmerzen bestimmt.

Unter den viszeralen Schmerzsyndromen mit Symptomen aus dem Gastrointestinaltrakt ist das Reizdarmsyndrom das häufigste viszerale Schmerzsyndrom. Allerdings suchen nur ca. 20 % der Betroffenen wegen dieser Beschwerden ärztliche Hilfe auf. Aufgrund überlappender klinischer Manifestation und hoher Komorbidität verschiedener chronischer viszeraler Schmerzsyndrome, beispielsweise der Endometriose oder des Pelvipathiesyndroms mit dem Reizdarmsyndrom, kann es je nach Fachdisziplin sehr unterschiedlich beurteilt und behandelt werden.

Frage 876

Kommen viszerale und somatische Schmerzen auch kombiniert vor?

Es gibt ein gehäuftes gemeinsames Auftreten von viszeralen und somatischen Schmerzen.

Allein die allgemeine hohe Prävalenz somatischer und viszeraler Schmerzsyndrome in der Allgemeinbevölkerung legt nahe, dass es einen erheblichen Überlappungsbereich geben muss, würde doch ansonsten fast die gesamte Bevölkerung an chronischen Schmerzen leiden. Vielfältige psychische (Depression und Angst) und somatische Komorbiditäten sind bei allen Schmerzsyndromen häufig.

Überzufällig häufig leiden Personen mit einem Reizdarmsyndrom (RDS) auch an einem Fibromyalgiesyndrom (FMS) und Patienten mit FMS berichten überzufällig häufig funktionelle Magen-Darm-Beschwerden. Es ist bislang ungeklärt, ob es sich dabei um eine gemeinsame Pathogenese handelt oder um den Ausdruck einer allgemeinen Schmerzüberempfindlichkeit (Hyperalgesie).

Frage 877

Wie entstehen viszerale Schmerzsyndrome?

Bei der Ätiologie wirken biologische, psychologische sowie soziale Faktoren zusammen und insbesondere Entzündungen im jeweils betroffenen Bereich sind als Auslöser gut dokumentiert.

Bei den meisten viszeralen Schmerzsyndromen handelt es sich um sehr heterogene Krankheitsbilder, für die ein biopsychosoziales Krankheitsmodell zugrunde gelegt wird, in dem ein komplexes Zusammenspiel verschiedener Risikofaktoren und auslösender Bedingungen zur Entstehung und Aufrechterhaltung der Symptome führt. Für das Reizdarmsyndrom sind belegte Beispiele für prädisponierende Faktoren frühere Entzündung/Infektion des Organs sowie genetische Faktoren und auch das weibliche Geschlecht, elterliche Einstellungen und Verhaltensweisen zu Krankheit und Gesundheit, negative oder traumatische Lebensereignisse wie Missbrauchserfahrungen, chronischer Stress sowie erhöhte Ausprägungen im Bereich Neurotizismus. Psychische Komorbiditäten wie Angststörungen und Depressionen stellen sowohl Risikofaktoren als auch eine mögliche Folge des Reizdarmsyndroms dar. Als auslösende Bedingungen scheinen v. a. Faktoren relevant zu sein, welche die Physiologie und das Mikrobiom des Darms beeinflussen, z. B. Stress, Magen-Darm-Infektionen oder Antibiotikagabe. Besonders deutlich wird dies bei dem sogenannten „postinfektiösen Reizdarmsyndrom“ (Post-Dysenterie-Syndrom), das 10–30 % derjenigen betrifft, die eine schwere bakterielle oder virale Gastroenteritis durchlaufen haben.

Frage 878

Welche Rolle spielt das Mikrobiom des Darms bei viszeralen Schmerzen?

Veränderungen des Mikrobioms sind an der Pathophysiologie des Reizdarmsyndroms beteiligt, mit bislang noch nicht vollständig erforschten Therapieimplikationen.

Im Sinne einer bidirektionalen Interaktion (s. auch Frage 872) kommt es zu einem intensiven Austausch zwischen dem Mikrobiom des Darms und dem Zentralnervensystem (ZNS). Mikroorganismen oder ihre Bestandteile können (u. a. über Aktivität an enteroendokrinen Zellen) mukosale und immunologische Funktionen und das in der Darmwand lokalisierte sensorische und vagale Nervensystem beeinflussen. Umgekehrt kann eine veränderte Aktivität im ZNS (z. B. bei Depression oder Stress) über eine funktionelle neuronale Dysregulation die Zusammensetzung des Darm-Mikrobioms nachteilig beeinflussen.

Liegt eine ungünstige Zusammensetzung der Mikroorganismen im Darm vor, spricht man von einer Dysbiose. Darunter versteht man u. a. einen Mangel an Mikroorganismen, die kurzkettige Fettsäuren (Short-Chain Fatty Acids, SCFAs) produzieren, die zur Integrität der Darmwand beitragen. Bei einer Dysbiose kann es zu einer erhöhten Schmerzempfindlichkeit viszeraler Organe, immunologischen Veränderungen und einer Beeinflussung der intestinalen Motilität kommen. Das Mikrobiom kann direkt adressiert werden mithilfe diätetischer Ansätze (z. B. ballaststoffreiche Ernährung), durch den Einsatz von Prä- und Probiotika (s. auch Frage 883) und Antibiotika (Off-Label-Gebrauch von Rifaximin) sowie durch einen fäkalen Mikrobiomtransfer (FMT), der bei präliminärer Evidenz bislang in den Leitlinien des Reizdarmsyndroms nicht empfohlen wird. Interessanterweise findet sich eine Dysbiose auch bei anderen viszeralen Schmerzzuständen, z. B. bei der Endometriose, und bei anderen chronischen Schmerzen, z. B. bei dem Fibromyalgiesyndrom. Als wichtiger Mechanismus für diesen Befund kann die Verstärkung der Mikroglia-Aktivität durch die Dysbiose verstanden werden, wodurch es zu einer erhöhten Schmerzempfindlichkeit kommt.

Frage 879

Welche Rolle spielt die Psyche bei viszeralen Schmerzen?

Psychologische Faktoren spielen bei der Entstehung, Aufrechterhaltung und der Therapie eine erhebliche Rolle.

Alle akuten und chronischen Schmerzzustände lösen erhebliche emotionale Reaktionen aus und sind häufig von Ängsten und anderen psychischen Zuständen begleitet. Wegen des im Vergleich zu somatischen Schmerzen eher diffusen Charakters und der schlechteren Lokalisierbarkeit sind diese Reaktionen bei viszeralen Schmerzen möglicherweise noch verstärkt. Gleichzeitig führen psychische Zustände, wie eine Veränderung der Stimmung (z. B. Angst, Anspannung, akuter Stress, Traurigkeit) oder eine gesteigerte auf Symptome fokussierte Aufmerksamkeit zur verstärkten Wahrnehmung viszeraler sensorischer Signale im Sinne einer Allodynie und/oder Hyperalgesie. Vermutlich ist die viszerale Wahrnehmung (Interozeption) in besonderem Maße vulnerabel für kognitive und emotionale Schmerzmodulation. Viszerale Schmerzen können darüber hinaus zu ausgeprägtem Vermeidungsverhalten führen, z. B. das Vermeiden bestimmter Nahrungsmittel oder sozialer Rückzug, was im Kontext verhaltenstherapeutischer Behandlungsansätze von Bedeutung ist.

Frage 880

Wie diagnostiziert man viszerale Schmerzsyndrome?

Durch Ausschluss organischer Ursachen der Schmerzen

Anders als akute oder chronische viszerale Schmerzen mit bekannter Organpathologie („strukturelle Schmerzen") sind sogenannte „funktionelle" viszerale Schmerzsyndrome wie das Reizdarmsyndrom häufig eine diagnostische Herausforderung. Trotz vielfältiger Bemühung einer „positiven Diagnose" basiert die Diagnostik der viszeralen Schmerzsyndrome v. a. auf dem Ausschluss organischer (u. a. mechanischer, entzündlicher, tumoröser) Ursachen für die Schmerzen. Das auf den individuell vorliegenden Symptomen basierende Vorgehen für den sicheren Ausschluss organischer Ursachen ist in den Leitlinien der jeweiligen Schmerzsyndrome beschrieben (siehe z. B. die 2021 aktualisierte S3-Leitlinie für das Reizdarmsyndrom) und fußt auf einer sorgfältigen Anamnese, einschließlich Schmerztagebuch und unter Beachtung psychosozialer Faktoren wie Stress und Symptome möglicher komorbider Affektstörungen, klinischen Untersuchungen (z. B. abdominelle Bildgebung, endoskopische Verfahren, gynäkologische Untersuchung, Funktionstests) sowie Laboruntersuchungen (Blut, ggfs. Urin und Stuhl). Provokationstests (physiologische oder experimentelle organspezifische Provokation) können ebenfalls zum Einsatz kommen. Eine systematische, einheitliche Diagnostik wird dadurch erschwert, dass nur ein Teil der Betroffenen mit einem Reizdarmsyndrom fachärztlich in der Gastroenterologie gesehen wird, ein nicht unerheblicher Teil wird von Allgemeinmedizinerinnen behandelt, und insbesondere bei auffälliger psychischer Komorbidität wird auch primär in der Psychosomatik oder Psychiatrie diagnostiziert, mit jeweils eigenen diagnostischen Klassifikationen.

Frage 881

Kann man viszerale Schmerzen objektivieren?

Methoden zur Quantifizierung viszeraler und somatischer Schmerzen sind vergleichbar.

Bildgebende Verfahren zur Erfassung der zentralnervösen Verarbeitung von Schmerzreizen im Gehirn (mittels z. B. PET, fMRI, MEG) haben nachgewiesen, dass experimentelle Stimulation der Viszera ebenso wie somatische Stimulation zuverlässig die Aktivierungsmuster im Gehirn verändert. Die durch schmerzhafte viszerale und somatische Reize induzierte Aktivierung lässt sich zum einen in überlappenden oder identischen Hirnregionen bzw. Netzwerken finden. Zum anderen gibt es jedoch auch Hirnnetzwerke, die stärker in Reaktion auf viszerale Reize mit Aktivierungsveränderungen reagieren. Dazu gehören Netzwerke, die an der Integration sensorischer Signale mit emotionalen und kognitiven Faktoren beteiligt sind und insbesondere die Amygdala, anteriore Insula, anteriores Cingulum sowie Locus coerulus beinhalten, was der erhöhten Aufmerksamkeit für die subjektive Bedrohung durch viszerale Schmerzen entspricht. Zusätzlich wird – stärker als beim somatischen Schmerz – ein zentrales autonomes Netzwerk aktiviert, das Hypothalamus, periaquäduktales Grau, die Medulla und den N. tractus solitarius einschließt.

Frage 882

Kann man viszerale Schmerzen messen?

Viszerale Schmerzen werden wie somatische Schmerzen gemessen.

Bei der Schmerzmessung übliche Mess-Skalen, z. B. visuelle Analogskalen oder Likert-Skalen, finden auch bei viszeralen Schmerzen Anwendung, ebenso psychometrische Tests und Körperskizzen zur Erfassung des betroffenen Schmerzareals.

Frage 883

Wie behandelt man viszerale Schmerzen?

Bei akuten und chronisch strukturellen (organisch erklärbaren) vs. funktionellen viszeralen Schmerzen (z. B. Reizdarmsyndrom) werden unterschiedliche Therapiestrategien verfolgt.

Spasmolytika (z. B. Baclofen) sind insbesondere bei akuten, krampfartigen strukturell bedingten Schmerzen eine kausale Therapie. Bei strukturell bedingten Schmerzen maligner oder nicht maligner Genese gelten grundsätzlich vergleichbare Behandlungsempfehlungen wie bei anderen Schmerzformen, wobei jedoch die spezifischen unerwünschten gastrointestinalen Effekte von Analgetika besonders zu beachten sind. Nichtopioid-Analgetika, bevorzugt Metamizol, Paracetamol und nicht steroidale Antirheumatika (NASR), können als Basistherapie eingesetzt werden, Opioidanalgetika bei unzureichender Wirkung unter Beachtung insbesondere der opioidinduzierten Obstipation.

NSAR, Metamizol und insbesondere Opioide sollten zur Behandlung funktioneller Schmerzsyndrome wie dem Reizdarmsyndrom nicht eingesetzt werden. Hier erfolgt die Therapie zumindest initial symptomorientiert, wobei sich spezifische Begleitsymptome, z. B. Stuhlgangsveränderungen, teilweise besser behandeln lassen als der Abdominalschmerz. Es stehen vielfältige Therapieansätze zur Verfügung, die von Pharmakotherapie bis hin zur darmbezogenen Hypnose und der Psychotherapie reichen. Insbesondere die Schmerzsymptomatik ist effektiv durch niedrig dosierte trizyklische Antidepressiva (TCA) und durch Psychotherapie behandelbar. Auch eine positive Beeinflussung der Darmmikrobiota (durch lokal wirkende Antibiotika oder Prä- und Probiotika) und ernährungsbasierte Maßnahmen (z. B. Diäten mit niedrigem Anteil an fermentierbaren Mono-, Di,-, und Oligosacchariden und Polyolen, sogenannte FODMAPs) haben sich grundsätzlich als wirksam erwiesen.

Die pharmakologischen Ansätze beim Reizdarmsyndrom fokussieren auch auf die jeweils vorherrschende Begleitsymptomatik: z. B. bei Obstipation, wenn Laxanzien nicht geholfen haben, Verwendung des Guanylatzyklase-C-Agonisten Linaclotid, wodurch auch Bauchschmerzen und Blähungen sich bessern können. Bei Durchfall können neben TCA auch Loperamid eingesetzt werden und bei schmerzhaften Blähungen verkapseltes Pfefferminzöl.

Frage 884

Wirken klassische Nichtopioid-Analgetika bei viszeralen Schmerzen?

Mittel der Wahl bei akuten starken viszeralen Schmerzen ist das Metamizol, das auch einen relaxierenden Effekt auf die glatte Muskulatur von Hohlorganen ausüben kann. Bei entzündlichem Schmerzanteil (z. B. bei Nierensteinkolik) können auch nicht steroidale Antirheumatika (NSAR) eingesetzt werden. Ist die Schmerzlinderung hierdurch unzureichend, kann zusätzlich ein Opioid Verwendung finden.

Der Einsatz von Metamizol ist mit dem in Mitteleuropa selten auftretenden Risiko der Agranulozytose verbunden. Eine entsprechende Risikoaufklärung ist vorzunehmen. Beim Einsatz von Metamizol sollte die Schmerzintensität ≥ 6 auf der von 0 bis 10 reichenden visuellen Analogskala (VAS) liegen. Bei der Verwendung von NSAR sollten die Risiken für gastrointestinale, kardiovaskuläre, renale und pulmonale Nebenwirkungen Berücksichtigung finden. NSAR-Dosierungen können durch die Kombination mit Paracetamol reduziert werden. Bei viszeralen Schmerzen, die mit Obstipation einhergehen, dürfen Opioide nur mit besonderer Vorsicht eingesetzt werden.

Frage 885

Wirken opioiderge Analgetika?

Opioide können akute viszerale Schmerzen zentral und peripher beeinflussen, sollten bei chronischen funktionellen Viszeralschmerzen (z. B. Reizdarmsyndrom) jedoch nicht eingesetzt werden – mit Ausnahme von Loperamid, das bei durchfallbetontem Reizdarmsyndrom eingesetzt werden kann.

Da die zentralen Mechanismen der Verarbeitung von viszeralen und somatischen Schmerzen sich nicht grundsätzlich unterscheiden, haben opioiderge Analgetika auf viszerale Schmerzen prinzipiell ebenfalls eine hemmende Wirkung. Allerdings sind Opioidanalgetika mit dem Risiko verbunden, dass gastrointestinale Nebenwirkungen, insbesondere Obstipation, aber auch Übelkeit und Erbrechen auftreten können. Darüber hinaus können sie das Mikrobiom ungünstig beeinflussen. Bei längerem Gebrauch kann es zur klinischen Toleranz kommen und je nach patientenspezifischem Risiko auch zu einer Abhängigkeit.

Frage 886

Lassen sich andere, zentral wirksame Substanzen bei viszeralen Schmerzen sinnvoll einsetzen?

Trizyklische Antidepressiva (TCA), haben eine gut dokumentierte Wirksamkeit bei chronischen viszeralen Schmerzen.

Bereits in geringen Dosen können sie die Empfindungs- und Schmerzschwelle anheben und somit die viszerale Hyperalgesie mindern. Bei der Auswahl ist zu beachten, dass TCA in der Regel eine obstipierende Wirkung haben und daher für Betroffene mit Obstipation eher auf selektive Serotonin-Wiederaufnahme-Hemmer (SSRI) oder Serotonin-Noradrenalin-Wiederaufnahme-Hemmer (SNRI) zurückgegriffen werden kann, wenn gleichzeitig eine psychische Komorbidität vorliegt.

Frage 887

Wie wirken Antidepressiva?

TCA und SNRI hemmen die Wiederaufnahme von Serotonin und Noradrenalin im synaptischen Spalt. Beide sind Neurotransmitter von deszendierenden Schmerzhemmbahnen.

Die Wirksamkeit dieser Antidepressiva ist weitgehend gesichert. Wenn die Schmerzen mit einer Obstipation vergesellschaftet sind (obstipationsdominantes Reizdarmsyndrom), sollten die anticholinerg wirkenden TCA zurückhaltend eingesetzt werden. Antidepressiva vom SSRI-Typ (selektive Serotonin-Wiederaufnahme-Hemmer) wirken bereits in Dosierungen unterhalb einer effektiven Antidepression, da der Serotoninstoffwechsel auch für die Regulation der Darmmotorik und -sensorik im enterischen Nervensystems eine Rolle spielt: 90 % der Serotoninsynthese im menschlichen Körper findet in den enterochromaffinen Zellen des Darmnervensystems statt. SSRI wirken daher vermutlich auch direkt auf die viszerale Aktivität. SSRI und SNRI sind aber im Gegensatz von TCA bei funktionellen Schmerzsyndromen nicht zugelassen. Liegt begleitend eine psychische Komorbidität (z. B. Depression) vor, können diese Wirkstoffe in ihrer Indikation verordnet werden.

Frage 888

Wirken psychologische Therapieansätze beim Reizdarmsyndrom?

Psychotherapie und Hypnose wirken beim Reizdarmsyndrom, auch unabhängig von der psychischen Komorbidität.

Die langfristige Wirksamkeit psychotherapeutischer Maßnahmen ist sehr gut belegt, auch unabhängig von dem Vorhandensein einer psychischen Komorbidität, beispielsweise einer Angststörung oder Depression, die keine Voraussetzung für den Einsatz eines psychotherapeutischen Verfahrens bei dem Reizdarmsyndrom darstellt. Verschiedene psychotherapeutische Verfahren zeigen eine positive Wirkung, jedoch liegt die meiste Evidenz für die kognitive Verhaltenstherapie vor, die sich sowohl als Einzeltherapie als auch als Gruppentherapie und Internetbasiert als effektiv erwiesen hat. Verschiedene Formen der Entspannungstherapie oder Ansätze zur Stressreduktion sollten in der Regel nicht als Monotherapie durchgeführt werden, können aber individuell als adjuvante Maßnahmen sinnvoll sein. Psychoedukation und angeleitete Selbsthilfestrategien können den Krankheitsverlauf günstig beeinflussen. Die Wirksamkeit der Hypnose – als spezielle bauchgerichtete Hypnose („Gut-directed Hypnosis") – wurde in vielen Studien belegt, die in Deutschland auch als digitale Gesundheitsanwendung zur Verfügung steht. Im Gegensatz hierzu liegen für die Akupunktur widersprüchliche Therapieergebnisse vor, sie kann aber zur Steigerung der Lebensqualität eingesetzt werden. TENS kann seiner Natur nach nicht wirken, da es auf der Blockade afferenter Nervenbahnen basiert, die im Fall viszeraler Schmerzen über mehrere spinale Segmente verteilt sind und auch den N. vagus umfassen.

Frage 889

Gibt es eine Placeboanalgesie bei viszeralen Schmerzen?

Wie bei somatischen Schmerzen gibt es eine Placeboanalgesie.

Placeboanalgesie meint die Reduktion der Schmerzen durch positive Therapieerwartungen unter Placebogabe oder in Reaktion auf eine Scheinbehandlung. Dies ist auch für experimentell applizierte viszerale Schmerzen nachgewiesen und geht mit einer reduzierten Aktivierung schmerzrelevanter Hirnareale einher. Ebenso ist für akute viszerale Schmerzreize experimentell eine durch negative Therapieerwartungen induzierte Nocebo-Hyperalgesie berichtet worden. Placebo- und Noceboeffekte sind prägnante Beispiele für die kognitive und emotionale Schmerzmodulation. Es wird vermutet, dass viszerale Schmerzen für diese Effekte besonders empfänglich sein könnten.

Frage 890

Wie ist die Prognose von Patienten mit viszeralen Schmerzen?

Betroffene mit funktionellen viszeralen Schmerzsyndromen haben eine höhere (!) Lebenserwartung.

Aufgrund der bei Patienten mit viszeralen Schmerzsyndromen häufigen körperlichen Untersuchungen, insbesondere häufigerer (wenngleich unnötiger) Endoskopien, ist das Risiko eines zu spät entdeckten Karzinoms geringer als in der Allgemeinbevölkerung. Daher haben Betroffene mit einem Reizdarmsyndrom insgesamt eine leicht erhöhte Lebenserwartung.

17 Kopf- und Gesichtsschmerzen

Charly Gaul

II

Frage 891

Erläutern Sie den Unterschied zwischen primären und sekundären Kopfschmerzen. Nennen Sie Beispiele.

Primären Kopfschmerzen liegt keine strukturelle Ursache zugrunde, sekundäre Kopfschmerzen sind Folge anderer Erkrankungen, also symptomatische Kopfschmerzen.

Primären Kopfschmerzen liegt keine strukturelle Ursache zugrunde, d. h. mittels bildgebender oder anderer Untersuchungen lässt sich keine Ursache aufdecken. Beispiele primärer Kopfschmerzerkrankungen sind: Migräne, Kopfschmerz vom Spannungstyp, Clusterkopfschmerz und seltene andere primäre Kopfschmerzerkrankungen. Bei der Migräne besteht ein komplexer genetischer Hintergrund, der zur familiären Häufung führt. Primäre Kopfschmerzen können aus der Anamnese diagnostiziert werden, zusätzlich ist ein unauffälliger klinisch-neurologischer Befund zu fordern.

Sekundären Kopfschmerzen liegen anderen Erkrankungen zugrunde, hierbei kann es sich um „harmlose" Ursachen (z. B. Begleitkopfschmerz eines viralen Infekts), jedoch auch um ernsthafte Ursachen (z. B. Meningitis) handeln. Beim sekundären Kopfschmerz lassen sich definitionsgemäß Ursachen eruieren, die gezielt behandelt werden sollten.

Bei einem Erstkontakt als Notfall ist es für das weitere Vorgehen entscheidend, zu klären, ob es sich um eine primäre oder sekundäre Kopfschmerzerkrankung handelt.

Frage 892

Welche Fragen sollte eine Kopfschmerzanamnese beinhalten?

Die Kopfschmerzanamnese sollte die Art des Kopfschmerzes, das Zeitmuster des Auftretens, Begleitsymptome und den mit den Kopfschmerzen verbundenen Leidensdruck des Patienten erfassen.

In der Anamnese von Kopfschmerzen sollte man nach dem ersten Auftreten, dem zeitlichen Verlauf (Attackendauer, Attackenhäufigkeit, saisonale Häufung) fragen. Wichtig für das diagnostische Einordnen ist es, einen Dauerkopfschmerz von einem Kopfschmerz, der in abgrenzbaren Attacken auftritt zu unterscheiden. Erfragt werden sollten:

- *die Kopfschmerzqualität (drückend, pulsierend, stechend, elektrisierend)*
- *die Schmerzstärke (z. B. mit der numerischen Ratingskala von 0–10)*
- *die bisherige Behandlung (Wirksamkeit von Analgetika? Wirksamkeit von Triptanen? Bereits eingesetzte Prophylaxen?)*

Zusätzlich wichtig sind das Erfragen von Begleiterkrankungen (z. B. arterielle Hypertonie), die komplette Medikation (nicht nur die Schmerzmedikation), das Erfassen psychischer Komorbiditäten (am häufigsten: Angststörung und Depression), bisherige Diagnostik (z. B. Bildgebung). Ergänzend hilfreich ist ein Kopfschmerztagebuch, in dem die Kopfschmerzattacken und die Einnahmehäufigkeit und Wirksamkeit der Akutmedikation dokumentiert werden.

Frage 893

Nennen Sie Warnhinweise für einen symptomatischen Kopfschmerz.

Wichtigster Hinweis auf symptomatische/sekundäre Kopfschmerzen ist ein auffälliger klinisch-neurologischer Befund.

Ein plötzlicher, innerhalb von Sekunden einsetzender Vernichtungskopfschmerz („Kopfschmerz wie noch nie") ist ein Hinweis auf eine Subarachnoidalblutung. Rasch entstehende Kopfschmerzen mit Fieber und Vigilanzstörung weisen auf eine Meningitis oder Enzephalitis hin. Bei Schädelverletzungen muss man an intrakranielle Blutungen (z. B. Subduralblutung) denken. Subakut entstehende Wesensveränderung oder epileptische Anfälle sowie Visusstörungen sind Hinweise auf einen Tumor, eine Blutung, eine Enzephalitis oder eine Sinusthrombose. Akuter Kopfschmerz mit Ausstrahlung in den Hals mit einem begleitenden Horner-Syndrom ist ein Hinweis auf eine

Karotisdissektion. Ein akuter in den Hals ausstrahlender okzipitaler Kopfschmerz kann auf eine Vertebralisdissektion hinweisen. Kopfschmerzen bei Wechsel der Körperlage sind ein Hinweis auf einen orthostatischen Kopfschmerz, z. B. bei Liquorverlust und intrakranieller Hypotension. Kopfschmerzen, die nach dem 50. Lebensjahr erstmals auftreten, sind grundsätzlich verdächtig auf einen sekundären Kopfschmerz und erfordern weiterführende Diagnostik.

17.1 Primärer Kopfschmerz und seine Differenzialdiagnosen

Charly Gaul

Frage 894

Nennen Sie die diagnostischen Kriterien der Migräne.

Migräne ist typischerweise durch halbseitige Kopfschmerzen mit begleitender vegetativer Symptomatik und einer Dauer von 4–72 h gekennzeichnet.

Die Klassifikation der Internationalen Kopfschmerzgesellschaft fordert das Vorliegen von:

- *mindestens 5 Attacken, in denen der Kopfschmerz 4–72 h anhält*
- *Zwei der folgenden Kriterien müssen bei Kopfschmerzen erfüllt sein:*
  - *einseitig lokalisiert*
  - *pulsierender Charakter*
  - *mittlere oder starke Schmerzintensität*
  - *bei körperlicher Routineaktivität zunehmend*
- *Eines der folgenden Kriterien muss während der Kopfschmerzen erfüllt sein:*
  - *Übelkeit und/oder Erbrechen*
  - *Licht- und Geräuschempfindlichkeit*
  - *fakultativ Geruchsempfindlichkeit*
- *Die Kopfschmerzen können nicht besser durch eine andere Diagnose erklärt werden.*

Frage 895

Erläutern Sie den Ablauf eines Migräneanfalls.

Ein typischer Migräneanfall besteht aus Prodromalsymptomen (fakultativ), Aurasymptomatik (bei ca. 15 % der Patienten), Kopfschmerzphase und Nachsymptomen (fakultativ).

An Prodromalsymptomen berichten Patienten häufig Heißhungerattacken, intensives Gähnen oder eine Gereiztheit. Bei 15 % der Patienten kommt es zur Aura. Hierbei handelt es sich um ein sich über Minuten ausbreitendes neurologisches Reiz- oder Ausfallssymptom, das maximal eine Stunde anhält. Am häufigsten ist die visuelle Aura, seltener kommt es zur aphasischen Aura (Wortfindungsstörungen) oder zur halbseitigen Sensibilitätsstörung oder Schwäche. Die Aura geht dann in die Kopfschmerzphase über. Typisch ist ein einseitiger, pulsierender Kopfschmerz, ein beidseitiger Kopfschmerz schließt die Diagnose einer Migräne nicht aus. An die Kopfschmerzen kann sich eine Erholungsphase mit Schlafbedürfnis oder Harndrang anschließen.

Frage 896

Erläutern Sie Klinik und Pathophysiologie der Migräneaura.

Bei der Migräneaura handelt es sich um ein zeitlich begrenztes neurologisches Symptom, das meist vor einem Migräneanfall auftritt.

Die pathophysiologische Grundlage der Migräneaura ist eine über die Hirnoberfläche (Kortex) laufende elektrische Depolarisationswelle (Cortical Spreading Depression, CSD). Die Symptome einer Migräneaura breiten sich über mehrere Minuten aus und bilden sich auch wieder über Minuten zurück. So lassen sie sich meist klinisch gut gegen schlagartig auftretende neurologische Defizite (Schlaganfall, TIA) abgrenzen.

Am häufigsten kommt es zur visuellen Aura (Gesichtsfelddefekt, Flimmerskotom). Auch Sprachstörungen (motorische Aphasie, Wortfindungsstörungen), eine sensible Aura (Parästhesie oder Taubheit aufsteigend an einer Extremität oder im Gesicht) sowie eine motorische Aura (halbseitige Schwäche bis zur Hemiparese) können auftreten. Die Dauer der Migräneaura beträgt typischerweise 30–60 min, tre-

ten mehrere Aurasymptome hintereinander auf, verlängert sich die Auradauer entsprechend.

Die Triptaneinnahme im Migräneanfall sollte erst bei Auftreten der Kopfschmerzen und nicht bereits während der Aura erfolgen.

Frage 897

Was unterscheidet sich die kindliche Migräne von der Migräne beim Erwachsenen?

Kindliche Migräneanfälle sind i. d. R. kürzer, häufiger bilateral und häufiger von drückendem Schmerzcharakter.

Migräneanfälle dauern bei Kindern meist nur wenige Stunden. Kinder klagen häufiger über beidseitige Kopfschmerzen, die häufig nicht als pulsierend angegeben werden. Die Unterscheidung zwischen Kopfschmerzen vom Spannungstyp und Migräne ist deshalb u. U. erschwert. Es besteht ein ausgeprägtes Schlaf- und Rückzugsbedürfnis, im Gesicht fällt eine Blässe mit dunklen Augenringen auf, zusätzlich können Bauchschmerzen oder Schwindel im Vordergrund stehen. Darüber hinaus gibt es kindliche Vorläufersymptome der Migräne (zyklisches Erbrechen, abdominelle Migräne, gutartiger paroxysmaler Schwindel). Substanz der ersten Wahl zur medikamentösen Therapie von Migräneanfällen im Kindesalter ist Ibuprofen.

Frage 898

Was versteht man unter einer chronischen Migräne?

Chronische Kopfschmerzen werden definiert als Kopfschmerzen an 15 oder mehr Tagen im Monat über mindestens 3 Monate.

Eine zunächst episodische Migräne (d. h. Kopfschmerz an weniger als 15 Tagen im Monat) kann im Verlauf in eine chronische Migräne (Kopfschmerz an 15 oder mehr Tagen im Monat) übergehen. Auch die Rückentwicklung von chronischer zu episodischer Migräne ist möglich. Wichtigster Risikofaktor ist die häufige Einnahme von Schmerzmitteln oder Triptanen. Weitere Risikofaktoren sind eine begleitende Depression und Übergewicht. Auch eine unzureichend wirksame Akutmedikation erhöht das Risiko der Chronifizierung, deshalb sollte bei Patienten mit häufigen Attacken auch die Akutmedikation überprüft und optimiert werden.

Frage 899

Welche Akutbehandlungsempfehlung geben Sie für eine Migräne beim ansonsten gesunden Erwachsenen?

Die Akutmedikation sollte frühzeitig und hochdosiert in der Attacke eingenommen werden.

Therapie der ersten Wahl sind Analgetika wie Acetylsalicylsäure, Ibuprofen, Naproxen, Diclofenac. Medikamente der zweiten Wahl sind Metamizol und Paracetamol. Insgesamt empfiehlt sich eine hochdosierte Einnahme (z. B. ASS 1000 mg). Auch die Einnahme von Kombinationsanalgetika mit ASS, Paracetamol und Koffein ist gut wirksam, ein Kopfschmerz durch Analgetikaübergebrauch kann hier jedoch rascher entstehen als unter einfachen Analgetika. Abgeraten wird von Kombinationen mit Codein. Sinnvoll ist insbesondere bei Übelkeit die zusätzliche Einnahme eines Antiemetikums, um die Resorption der Analgetika zu beschleunigen.

Sind einfache Analgetika nicht ausreichend, wird der Einsatz eines Triptans empfohlen. Triptane wirken über 5-HT-Rezeptoren gegen den Migräneanfall. Auch hier zeigt eine frühzeitige Einnahme eine bessere Wirkung. Die Triptane unterscheiden sich in Wirkstärke und Halbwertszeit. Bei Triptanen mit kurzer Halbwertszeit kann es zum Auftreten von Wiederkehrkopfschmerz kommen. Bei unzureichender Wirksamkeit der Akutmedikation lassen sich Analgetikum und Triptan kombinieren (z. B. Sumatriptan 100 mg plus Naproxen 500 mg). Kontraindikationen der Triptane sind ein unbehandelter Hypertonus und kardiovaskuläre Vorerkrankungen. Ergotamine sollte man zur Migränetherapie nicht mehr einsetzen. Der Einsatz von Triptanen ist nasal (Zolmitriptan, Sumatriptan) ab dem 12. Lebensjahr entsprechend der Zulassung möglich. Für Patienten mit kardiovaskulären Kontraindikationen gegen den Einsatz von Triptanen steht mit Lasmiditan zwischenzeitlich der erste Vertreter der Ditane zur Verfügung. Ditane wirken am 5HT-1F-Rezeptor, der im Gegensatz zu den 5-HT-1B- und -1D-Rezeptoren, an denen Triptane wirken, keine Vasokonstriktion auslöst. Lasmiditan kann außerdem bei Patienten wirksam sein, die kein Ansprechen auf ein Triptan zeigen. Lasmiditan zeigt eine den Triptanen vergleichbar gute Wirkung. Da es zum Auftreten von Schwindel und Benommenheit kommen kann, darf 8 h nach Einnahme kein Kraftfahrzeug geführt werden, worüber obligat aufgeklärt werden muss.

Frage 900

Aus welchen beiden wichtigen Bestandteilen besteht eine Migräneprophylaxe?

Gemeinsam sollten nicht medikamentöse und medikamentöse Verfahren zum Einsatz kommen. Der vorübergehende Einsatz von Pharmaka soll zur Reduktion der Kopfschmerzfrequenz führen und im Verlauf reduziert oder abgesetzt werden können, wenn die nicht medikamentösen Strategien zu greifen beginnen. Eine Prophylaxe wird als erfolgreich bewertet, wenn sich die Kopfschmerzfrequenz halbiert, was man 2–3 Monaten nach Beginn der Therapie beurteilen kann.

Wichtig sind eine Aufklärung der Patienten über Stress- und Zeitmanagement, das Einhalten regelmäßiger Pausen und ausreichender Schlaf. Zur nicht medikamentösen Prophylaxe sind bei regelmäßiger Anwendung die progressive Muskelrelaxation nach Jacobson, Biofeedback und aerober Ausdauersport wirksam. Der Stellenwert der Akupunktur ist unklar, in Studien war sie ebenso wirksam wie eine medikamentöse Prophylaxe, jedoch war eine Scheinakupunktur ebenfalls wirksam. Die Datenlage zu physiotherapeutischen oder manualtherapeutischen Verfahren ist nicht ausreichend, bei einem Teil der Patienten scheinen solche Verfahren gut zu wirken.

Zur medikamentösen Prophylaxe werden β-Rezeptorblocker, Trizyklika, Antikonvulsiva (Topiramat) sowie Flunarizin eingesetzt. β-Rezeptorblocker sind das Prophylaktikum der ersten Wahl. Wichtig ist es, den Patienten darüber zu informieren, dass die Wirkung erst nach einigen Wochen einsetzt. Als wirksam gilt eine Prophylaxe, wenn sie die Kopfschmerzhäufigkeit um 50 % reduziert. Kopfschmerzfreiheit ist ein unrealistisches Therapieziel. Die Behandlung sollte über 6–9 Monate erfolgen, dann kann die Dosis reduziert bzw. ein Auslassversuch erfolgen. Weitere Möglichkeiten sind Pestwurzextrakt (aktuell in Deutschland nicht verfügbar), Mutterkraut und Magnesium, Riboflavin (Vitamin B_2) und Q10, die z. B. in Kombinationspräparaten als Nahrungsergänzungsmittel angeboten werden.

Bei der Auswahl des Prophylaktikums sind Begleitdiagnosen zu berücksichtigen. Ungünstig ist ein β-Rezeptorblocker bei Diabetes mellitus sowie Flunarizin oder Topiramat bei einer bereits bestehenden Depression. Topiramat darf bei Frauen im gebärfähigen Alter nur noch nach obligater Risikoaufklärung eingesetzt werden, es muss eine hochwirksame („doppelte") Kontrazeption sichergestellt sein, sonst ist der Einsatz von Topiramat kontraindiziert, da neben einem Fehlbildungsrisiko ein zwei- bis dreifach erhöhtes Risiko für das Auftreten neuropsychiatrischer Erkrankungen beim Kind (Autismus, ADHS) bestehen. Günstig wirkt Amitriptylin bei ohnehin bestehenden Schlafstörungen. Topiramat kann man insbesondere dann erwägen, wenn das Risiko der Gewichtszunahme vermieden werden soll, es muss wegen Nebenwirkungen aber mit einer Abbruchquote von etwa einem Drittel der Patienten gerechnet werden.

Frage 901

Welche Besonderheiten zeigt die menstruelle Migräne?

Migräneanfälle der menstruellen Migräne dauern meist länger an und sprechen schlechter auf die Akuttherapie an.

Meist sind menstruationsgebundene Migräneattacken länger und schwerer. Auch bei einer menstruellen Migräne ist eine medikamentöse Prophylaxe sinnvoll. Von guter Wirksamkeit kann die durchgehende Einnahme eines oralen Kontrazeptivums ohne „Pillenpause" sein. Empfohlen wird außerdem eine Kurzzeitprophylaxe mit Naproxen, beginnend am Tag minus 1 oder 2 vor der Menstruation. Alternativ gibt es auch die Möglichkeit, ein langwirksames Triptan (Naratriptan oder Frovatriptan) zur Prophylaxe über ca. 5 Tage (ohne Zulassung für diese Indikation) einzusetzen.

Frage 902

Wie ist der Status migraenosus definiert? Welche Therapie wählen Sie beim Status migraenosus?

Von einem Status migraenosus spricht man, wenn eine Migräneattacke länger als 72 h anhält.

Zur Therapie des Status migraenosus können Acetylsalicylsäure 1000 mg (bei unzureichender Verfügbarkeit Ausweichsubstanzen, z. B. Ibuprofen i. v. und Dexketoprofen i. v.) und Metoclopramid intravenös eingesetzt werden. Für Migräneattacken, die länger als 3 Tage anhalten, ist die Wirksamkeit von Kortison (z. B. Prednison 1 mg/kg KG) nachgewiesen. Auch Sumatriptan 6 mg subkutan und Metamizol intrave-

nös (langsam infundiert) können eingesetzt werden. Paracetamol i. v. zeigte in einer Studie keine bessere Wirksamkeit als Placebo. Bei der Behandlung eines Status migraenosus ist immer auch das Vorliegen von Hinweisen auf (andere) symptomatische Kopfschmerzen zu prüfen.

Frage 903

Welche Besonderheiten bestehen bei der Migräne in der Schwangerschaft?

Die Häufigkeit von Migräneattacken geht in der Schwangerschaft meist deutlich zurück, dies betrifft insbesondere die Migräne ohne Aura. Eine Migräne mit Aura kann in der Schwangerschaft auch neu beginnen oder zunehmen.

Die Migräne hat keine ungünstige Auswirkung auf den Verlauf einer Schwangerschaft. Die Behandlung erfolgt mit Paracetamol, im 1. und 2. Trimenon ist auch der Einsatz von Ibuprofen oder Diclofenac möglich. Aus großen Schwangerschaftsregistern lasst sich ableiten, dass der Einsatz von Triptanen in der Schwangerschaft nicht teratogen ist (ohne Zulassung für diese Indikation). Die Datenlage ist hier für Sumatriptan am umfangreichsten. Ergotamine sind kontraindiziert. Bei schweren Migräneattacken kann auch Kortison in der Schwangerschaft eingesetzt werden.

In der Stillzeit muss man beachten, dass Sumatriptan in die Muttermilch übergeht. Deshalb sollte über mindestens 12 h nach Einnahme nicht gestillt werden.

Frage 904

Welche Substanzen werden zur medikamentösen Migräneprophylaxe beim Erwachsenen empfohlen?

Empfohlen wird der Einsatz von β-Rezeptorblockern, Kalziumantagonisten, trizyklischen Antidepressiva, Antikonvulsiva und Onabotulinumtoxin (nur bei chronischer Migräne). Seit 2018 finden CGRP-assoziierte Ansätze zunehmend an Bedeutung.

Therapeutikum der ersten Wahl ist ein β-Rezeptorblocker wie Metoprolol und Propranolol. Die Wirksamkeit anderer β-Rezeptorblocker (z. B. Bisoprolol) zur Migräneprophylaxe ist in klinischen Studien gezeigt worden, es bestehen aber nur für diese beiden Substanzen Zulassungen zur Migräneprophylaxe. Empfohlen werden initial eine niedrige Dosierung und eine langsame Dosissteigerung. Unter Therapie sollte eine EKG-Ableitung erfolgen, um AV-Blockierungen auszuschließen. Nach neueren Daten müssen β-Rezeptorblocker bei Patienten mit einer Depression nicht mehr als Kontraindikation angesehen werden. Gelegentliche Nebenwirkungen sind arterielle Hypotonie, Schlafstörungen, Bradykardie und Potenzstörungen.

Flunarizin kann in einer Dosis von 5 mg jeden 2. Tag bis zu 10 mg täglich eingesetzt werden. Müdigkeit und Gewichtszunahme sowie eine depressive Symptomatik sind häufige Nebenwirkungen. Valproinsäure sollte nicht mehr zur Migräneprophylaxe eingesetzt werden. Topiramat kann mit 1-mal täglich 25 mg begonnen werden, häufig sind Tagesdosierungen von 50 mg ausreichend. Neuropsychiatrische und kognitive Störungen sowie Sprachstörungen und Parästhesien können auftreten. Niereninsuffizienz und Nierensteine, Glaukom und Schwangerschaft stellen Kontraindikationen dar. Topiramat darf bei Frauen im gebärfähigen Alter nur noch nach obligater Risikoaufklärung eingesetzt werden, es muss eine hochwirksame („doppelte") Kontrazeption sichergestellt sein, sonst ist der Einsatz von Topiramat kontraindiziert, da neben einem Fehlbildungsrisiko ein zwei- bis dreifach erhöhtes Risiko für das Auftreten neuropsychiatrischer Erkrankungen beim Kind (Autismus, ADHS) bestehen. Bei zusätzlicher arterieller Hypertonie kann auch Candesartan eingesetzt werden (Off-Label-Use), das eine migräneprophylaktische Wirkung aufweist, die der eines β-Rezeptorblockers entspricht. Amitriptylin zählt zu den Migräneprophylaktika der zweiten Wahl, es empfiehlt sich insbesondere bei zusätzlich vorliegendem Kopfschmerz vom Spannungstyp und relevanten Schlafstörungen. Nur für die chronische Migräne ist die Behandlung mit Onabotulinumtoxin-Injektionen zugelassen.

Hohe Evidenz liegt für den Einsatz von monoklonalen Antikörpern gegen CGRP (Galcanezumab, Fremanzeumab und Eptinezumab) oder gegen den CGRP-Rezeptor (Erenumab) vor. Sie sind den aktuellen oralen Migräneprophylaxen hinsichtlich der Verträglichkeit und der Wirksamkeit überlegen, wie eine Vergleichsstudie zwischen Topiramat und Erenumab zeigen konnte. Die Wirkung setzt rasch ein und kann sich im längeren Behandlungsverlauf noch verbessern. Die Präparate werden subkutan (Erenu-

mab, Galcanezumab, Fremanezumab) durch den Patienten selbst oder intravenös (Eptinezumab) durch den Arzt verabreicht. Bei der Verordnung müssen die aktuell gültigen Regularien zur Kostenübernahme durch die Krankenkasse (z. B. Anzahl der zuvor eingesetzten Prophylaxen) beachtet werden. Bei Therapieversagen ist der Wechsel des Präparats sinnvoll. Mit Atogepant steht seit 03/2025 der erste CGRP-Rezeptor-Antagonist in Deutschland zur Migräneprophylaxe zur Verfügung. In den Zulassungsstudien zeigte sich eine ähnliche Wirksamkeit wie bei den monoklonalen Antikörpern.

Frage 905

Was wissen Sie über die chronische Migräne?

Eine chronische Migräne liegt vor, wenn Kopfschmerzen an mehr als 15 Tagen im Monat auftreten, bei denen mindestens an 8 Tagen migränetypische Symptome bestehen.

Die Diagnose einer chronischen Migräne umfasst deshalb Patienten, die nicht an allen Tagen migräneartige Kopfschmerzen aufweisen, die Abgrenzung zum chronischen Kopfschmerz zum Spannungstyp wurde aufgegeben. Gemäß den Kriterien der Internationalen Kopfschmerzklassifikation kann auch zusätzlich ein Übergebrauch von Akutmedikation bestehen, die Diagnose wird dann zusätzlich zur Migräne gestellt. Eine nachgewiesene Wirksamkeit bei chronischer Migräne haben Topiramat und Botulinumtoxin (PREEMPT-Studien). Auch für Amitriptylin gibt es Hinweise auf eine Wirksamkeit bei chronischer Migräne. Ein Wirksamkeitsnachweis besteht auch für alle 4 zugelassenen monoklonalen Antikörper gegen CGRP bzw. den CGRP-Rezeptor. Bei der Mehrzahl der Patienten mit chronischer Migräne ist eine alleinige medikamentöse Therapie nicht ausreichend. Es empfiehlt sich eine multimodale Therapie unter Berücksichtigung der Begleitkomorbidität.

Frage 906

Schildern Sie die klinische Symptomatik und die Diagnosekriterien eines Kopfschmerzes vom Spannungstyp.

Beim Kopfschmerz vom Spannungstyp handelt es sich um einen meist leichten bis mittelschweren dumpf-drückenden bilateralen Kopfschmerz.

Die Internationale Kopfschmerzgesellschaft unterscheidet einen sporadischen (weniger als 12 Kopfschmerztage im Jahr) und einen häufigen (mehr als 12 Kopfschmerztage im Jahr, jedoch weniger als 15 Kopfschmerztage pro Monat) episodischen Kopfschmerz vom Spannungstyp von einem chronischen Kopfschmerz vom Spannungstyp (mindestens 180 Kopfschmerztage pro Jahr). Bei der Mehrzahl der Betroffenen besteht eine erhöhte Druckempfindlichkeit der perikranialen Muskulatur bei manueller Palpation.

- *Die Kopfschmerzdauer liegt jeweils zwischen 30 Minuten und 7 Tage.*
- *Zwei der folgenden Kriterien müssen beim Kopfschmerz typischerweise erfüllt sein:*
  - *beidseitig, drückend*
  - *leichte bis mittlere Schmerzintensität*
  - *keine Zunahme bei körperlicher Aktivität*
- *Übelkeit oder Erbrechen, Licht- und Geräuschempfindlichkeit treten üblicherweise nicht auf (maximal ein Symptom ist möglich).*
- *Es besteht kein Hinweis auf das Vorliegen eines symptomatischen Kopfschmerzes.*

Frage 907

Wie behandeln Sie einen Kopfschmerz vom Spannungstyp?

Zur Akuttherapie werden Analgetika eingesetzt, in der Prophylaxe v. a. (trizyklische) Antidepressiva.

Zur Akuttherapie können Analgetika eingesetzt werden (Acetylsalicylsäure, Ibuprofen, Metamizol, Paracetamol, Naproxen und Kombination aus Acetylsalicylsäure, Paracetamol und Koffein). Zur Prophylaxe liegen die besten Daten zur Wirksamkeit vor für Amitriptylin (10–150 mg zur Nacht) und Tizanidin (2–18 mg täglich), wobei klinisch die Wirksamkeit von Amitriptylin und seiner Variante Nortriptylin eher überzeugt. Wirksam sind Mirtazapin, Clomipramin, Doxepin, Imipramin, Sulpirid und Valproinsäure. Eine uneinheitliche Datenlage besteht zu Topiramat und Venlafaxin. Klinische Studien deuten auf eine Wirksamkeit von Akupunktur hin. Botulinumtoxin ist beim Kopfschmerz vom Spannungstyp nicht wirksam.

Frage 908

Wann kann topisch Pfefferminzöl in der Behandlung von Kopfschmerzen eine Rolle spielen?

Beim Kopfschmerz vom Spannungstyp kann die lokale Applikation von Pfefferminzöl hilfreich sein.

Zumindest eine Placebo-kontrollierte Studie konnte die Wirksamkeit von Pfefferminzöl zeigen. Viele Patienten empfinden Einreibungen im Bereich der Schläfen und des Nackens beim Kopfschmerz vom Spannungstyp als hilfreich. Auch bei Kindern kann Pfefferminzöl zum Einsatz kommen. Dieses Vorgehen kann helfen, NSARs einzusparen, die häufig beim Kopfschmerz vom Spannungstyp nur unzureichend wirken oder die zu einem Medikamentenübergebrauchskopfschmerz führen können, wenn sie zu häufig (z. B. an mehr als an 10 Tagen im Monat) eingesetzt werden.

Frage 909

Welche Kopfschmerzarten werden zu den trigeminoautonomen Kopfschmerzen gezählt?

Zu den trigeminoautonomen Kopfschmerzen gehören:

- **episodischer und chronischer Clusterkopfschmerz**
- **paroxysmale Hemikranie**
- **Hemicrania continua**
- **SUNCT-Syndrom (Short-Lasting Unilateral Neuralgiform Headache with Conjunctival Injection and Tearing)**
- **SUNA-Syndrom (Short-Lasting Unilateral Neuralgiform Headache with Cranial Autonomic Features)**

Die trigeminoautonomen Kopfschmerzen sind alle durch einseitige Kopfschmerzattacken und gleichzeitig auftretende trigeminoautonome Symptome gekennzeichnet. Die Kopfschmerzarten unterscheiden sich durch Dauer und Häufigkeit der Attacken sowie ein unterschiedliches Ansprechen auf die Therapie. Bei der Hemicrania continua besteht ein halbseitiger Dauerkopfschmerz, der attackenartig zunehmen kann und bei dem es dann zum Auftreten autonomer Begleitsymptome kommt. Beim SUNCT- und SUNA-Syndrom handelt es sich um einen Kopfschmerz mit sehr häufigen sehr kurzen Attacken, die durch eine unterschiedliche Ausprägung der autonomen Begleitsymptome charakterisiert sind.

Frage 910

Beschreiben Sie das klinische Bild und nennen Sie die Diagnosekriterien des Clusterkopfschmerzes.

Beim Clusterkopfschmerz kommt es zu streng einseitigen, überwiegend periorbital lokalisierten Schmerzen von 15–180 min Dauer. Begleitet wird der Kopfschmerz von einer Rötung des Auges, Augentränen, Nasenlaufen oder Nasenkongestion, Schwitzen, Miosis, Ptosis, Druck auf dem Ohr und Bewegungsunruhe. Es können bis zu 8 Attacken am Tag auftreten.

Beim Clusterkopfschmerz besteht meist eine zirkadiane (bevorzugtes Auftreten in der Nacht) sowie eine zirkanuale Rhythmik (bevorzugtes Auftreten der Phasen (Bouts) in Frühjahr und Herbst). Die Schmerzen sind maximal stark und werden meist retroorbital lokalisiert, können aber auch in die Zähne ausstrahlen. Zum Teil berichten Patienten migränetypische Begleitsymptome (Übelkeit, Erbrechen, selten auch Auren). Die Mehrzahl der Clusterkopfschmerzpatienten betreibt einen Nikotinabusus. Bei bis zu 20 % der Patienten kommt es im Verlauf zum Seitenwechsel des Kopfschmerzes.

Frage 911

Wie unterscheiden Sie einen episodischen von einem chronischen Clusterkopfschmerz?

Typischerweise tritt der Clusterkopfschmerz episodisch in Bouts von durchschnittlich 8 Wochen auf. Von einem chronischen Clusterkopfschmerz spricht man, wenn es über mindestens ein Jahr (ohne Remissionsphase von mindestens 3 Monaten) zu Clusterattacken kommt.

Etwa 15 % der Clusterpatienten sind von einem chronischen Verlauf betroffen, diesem geht häufig ein langjähriger episodischer Verlauf voraus.

Frage 912

Gibt es sekundäre Manifestationen (symptomatisch) eines Clusterkopfschmerzes, und wenn ja, bei welchen Erkrankungen? Nennen Sie typische Differenzialdiagnosen.

Bei der Diagnostik des Clusterkopfschmerzes ist ein unauffälliger klinisch-neurologischer Befund zwischen den Attacken zu fordern. Unbedingt nötig ist die zerebrale Bildgebung zum Ausschluss symptomatischer Formen. Die häufigste Ursache eines symptomatischen Clusterkopfschmerzes sind hypophysäre Raumforderungen (z. B. ein Prolaktinom), weitere Ursachen können Dissektionen der hirnversorgenden Gefäße und mittelliniennahe Aneurysmen bzw. eine arteriovenöse Malformation sein sowie gutartige und bösartige Hirntumore. Weitere Differenzialdiagnosen sind Glaukomanfall und akute Sinusitis.

Frage 913

Berichten Sie über die Epidemiologie und Pathophysiologie des Clusterkopfschmerzes.

Der Clusterkopfschmerz ist der häufigste – der insgesamt seltenen – trigeminoautonomen Kopfschmerzen. Er tritt mit einer Häufigkeit von ca. 1:1000 in der Bevölkerung auf, Männer sind häufiger betroffen als Frauen.

Die Erstmanifestation liegt typischerweise im jungen Erwachsenenalter. Ursache des Clusterkopfschmerzes ist wahrscheinlich eine Dysregulation im dorsolateralen Hypothalamus.

Frage 914

Wie können Attacken des Clusterkopfschmerzes behandelt werden?

In der Attackentherapie des Clusterkopfschmerzes ist die Inhalation von reinem Sauerstoff (12 l/min über eine dicht sitzende Mund-Nasen-Maske, die mit einem Reservoir verbunden ist) bei ca. 80 % der Patienten gut wirksam. Alternativ können Triptane zum Einsatz kommen.

Gut wirksam ist Sumatriptan subkutan (6 mg). Ebenfalls wirksam sind Sumatriptan 20 mg nasal und Zolmitriptan 5 mg nasal. Orale Triptane haben i. d. R. eine zu langsame Anschlagzeit, können aber in Ausnahmefällen als Kurzzeitprophylaktikum (Off-Label) versucht werden. Dafür sind v. a. Triptane geeignet, die sich durch eine lange Eliminationshalbwertszeit auszeichnen, wie Frovatriptan (26 h) oder Naratriptan (8 h). 4 %ige Lidocain-Lösung intranasal bei rekliniertem und zur Seite gekipptem Kopf wirkt über eine Blockade des Ganglion sphenopalatinum bei einem kleineren Teil der Patienten gut.

Frage 915

Wie sieht die prophylaktische Therapie der Wahl aus? Welche Probleme können sich ergeben?

Zur prophylaktischen Therapie des Clusterkopfschmerzes wird als Therapie der ersten Wahl Verapamil eingesetzt. Typische Nebenwirkungen sind Obstipation, Bradykardie und Ödeme.

Unter EKG-Kontrolle wird Verapamil rasch aufdosiert (z. B. Dosissteigerung um 80 mg alle 3 Tage). Die Zieldosis liegt bei 480–560 mg am Tag, zum Teil sind Dosierungen bis 960 mg notwendig. Gut wirksam ist auch eine Kortikoidpulstherapie (Prednison 100 mg über 5 Tage, Dosisreduktion um jeweils 20 mg im Abstand von je 3 Tagen), um die Zeit bis zum Einsetzen der Wirkung von Verapamil zu überbrücken.

Zur Prophylaxe werden weiterhin eingesetzt: Topiramat (Off-Label-Use), Lithium und in Einzelfällen (schlechte Datenlage) Gabapentin, Valproinsäure und andere Substanzen. Bei akuter Exazerbation eines Clusterkopfschmerzes kann auch eine Hochdosis-Kortikoidtherapie (z. B. Methylprednisolon 500–1000 mg über einige Tage) zum Einsatz kommen.

Seit Jahrzehnten ist aus anekdotischen Berichten Betroffener bekannt, dass klassische psychedelische Substanzen (z. B. LSD, Psilocybin) in der Lage sind, akute Clusterkopfschmerzattacken zu beenden und darüber hinaus schon nach einigen wenigen Gaben prophylaktisch wirken können. Für niedrig dosiertes Psilocybin liegen inzwischen auch klinische Daten aus einer verblindeten Erweiterungsphase einer randomisierten Placebo-kontrollierten Studie vor, die eine signifikante Reduktion der Kopfschmerzattacken zeigte. Dabei scheint für diesen Effekt die halluzinatorische Bewusstseinsveränderung keine Not-

wendigkeit zu sein, wie auch eine klinische Fallserie mit einem nicht halluzinogenen LSD-Derivat zeigte. Für diese Substanzen liegt keine Zulassung vor, weshalb ihre Verwendung aktuell nicht empfohlen werden kann.

Frage 916

Erläutern Sie den Stellenwert invasiver und interventioneller Therapieverfahren beim Clusterkopfschmerz.

In randomisierten und offenen Studien wurde die Wirksamkeit von Okzipitalisblockaden mit Steroiden und Lokalanästhetika belegt. Neuromodulative Verfahren kommen nach sorgfältiger Indikationsstellung für chronische, therapierefraktäre Verläufe infrage. Sie sollten nur in erfahrenen Zentren eingesetzt werden.

Die Okzipitalisblockade mit Steroiden und Lokalanästhetika ist einfach und sicher durchzuführen. Chronische Clusterkopfschmerzpatienten, die refraktär auf die prophylaktische Therapie sind, können in Zentren zur Evaluation einer neuromodulativen Therapie vorgestellt werden. Praktisch nicht mehr eingesetzt wird die hypothalamische tiefe Hirnstimulation, in Einzelfällen eingesetzt wird die Stimulation des N. occipitalis. Für beide Verfahren sind Fallserien publiziert, die ein Ansprechen bei 50–80 % der Patienten zeigen. Technische Probleme, z. B. Elektrodendislokation und Infektion, können bei der Okzipitalisstimulation problematisch sein. Das Verfahren ist jedoch deutlich weniger invasiv als eine tiefe Hirnstimulation. Die Leitlinien empfehlen den Einsatz nur innerhalb klinischer Studien in ausgewiesenen Zentren. Alle anderen Verfahren sind rein experimentell und werden nicht empfohlen.

Frage 917

Wie unterscheidet sich eine paroxysmale Hemikranie von einem Clusterkopfschmerz?

Das klinische Bild der paroxysmalen Hemikranie ähnelt dem Clusterkopfschmerz sehr. Die Attacken sind jedoch mit einer Dauer von 2–30 min im Mittel kürzer. Darüber hinaus kommt es im Durchschnitt zu einer höheren Attackenfrequenz. Die paroxysmale Hemikranie spricht obligat auf Indometacin an und tritt bei Frauen häufiger auf als bei Männern.

Aufgrund der Überschneidungen in der Attackenlänge kann eine paroxysmale Hemikranie schwierig vom Clusterkopfschmerz abzugrenzen sein, da sich das übrige klinische Bild gleicht. Bei der paroxysmalen Hemikranie können jedoch bis zu 40 Attacken am Tag auftreten, eine tageszeitliche Rhythmik besteht üblicherweise nicht. Am wichtigsten ist das Ansprechen auf Indometacin. Ein Indometacintest sollte mit bis zu 3-mal 75 mg oral (Magenschutz mit Protonenpumpenhemmer!) über 1–2 Wochen erfolgen. Die Dosis kann dann schrittweise reduziert werden bis zu einer wirksamen Erhaltungsdosis, die i. d. R. unter 100 mg Tagesdosis liegt. Durch die Nebenwirkungen (schlechte gastrointestinale Verträglichkeit) ist der Einsatz von Indometacin limitiert. Bei Niereninsuffizienz darf Indometacin nicht zum Einsatz kommen.

Typische Nebenwirkungen sind Natrium- und Wasserretention sowie eine arterielle Hypertonie. Alternativ kann Verapamil oder ein COX-Hemmer versucht werden. Nicht alle Patienten, die ansonsten die Diagnosekriterien erfüllen, sprechen auf Indometacin an.

Frage 918

Was versteht man unter dem SUNCT-Syndrom?

SUNCT steht für Short-Lasting Unilateral Neuralgiform Headache with Conjunctival Injection and Tearing.

Die Attacken des SUNCT-Syndroms dauern 5–240 s an. Sie sind einseitig und werden von autonomen Begleitsymptomen, z. B. heftiger ipsilateraler, konjunktivaler Rötung und ausgeprägtem Tränenfluss begleitet. Die Attackenfrequenz liegt zwischen 3 und 200 Attacken am Tag. Differenzialdiagnostische Überschneidungen bestehen zum SUNA-Syndrom, zur paroxysmalen Hemikranie und zur Trigeminusneuralgie. Am ehesten spricht das SUNCT-Syndrom in der Behandlung auf Lamotrigin an (häufig hohe Dosierungen von z. B. 300 mg erforderlich).

Frage 919

Welche Kopfschmerzen werden in der Klassifikation unter „andere primäre Kopfschmerzen“ aufgeführt?

Zu den „anderen primären Kopfschmerzen" gehören der primär stechende Kopfschmerz, der primäre Hustenkopfschmerz, der primäre Kopfschmerz bei körperlicher Anstrengung, der primäre Kopfschmerz bei sexueller Aktivität (Orgasmuskopfscherz), der primär schlafgebundene Kopfschmerz, der primäre Donnerschlagkopfschmerz, der Münzkopfschmerz und der neu aufgetretene Dauerkopfschmerz (New Daily Persistent Headache).

Aus der Gruppe der anderen primären Kopfschmerzen sind stechende Kopfschmerzen bei körperlicher Anstrengung und sexueller Aktivität nicht selten. Bei beiden Krankheitsbildern kommt es durch spezifische Auslöser (Husten, Orgasmus) zu heftigen Kopfschmerzen. Für beide Krankheitsbilder gilt, dass symptomatische Formen nicht selten sind und deshalb eine zerebrale Bildgebung erforderlich ist. Dabei lassen sich insbesondere Veränderungen der hinteren Schädelgrube und des kraniozervikalen Übergangs finden. Prophylaktisch kann Indometacin versucht werden. Auch β-Rezeptorbetablocker sind häufig wirksam. Beim erstmaligen Auftreten eines primären Kopfschmerzes bei sexueller Aktivität ist auch an eine Subarachnoidalblutung zu denken, die ebenfalls häufig im Rahmen sexueller Aktivität auftreten kann. Kopfschmerz bei sexueller Aktivität betrifft Männer deutlich häufiger als Frauen.

Beim primären Donnerschlagkopfschmerz (Thunderclap Headache) kommt es zu einem heftigsten, plötzlichen Vernichtungskopfschmerz (Differenzialdiagnose: Subarachnoidalblutung).

Frage 920

Was ist eine Hemicrania continua und wie wird sie behandelt?

Bei der Hemicrania continua besteht ein halbseitiger kontinuierlicher Kopfschmerz, der in Attacken von 30–60 min exazerbieren kann. In den Attacken können leicht ausgeprägte trigeminoautonome Symptome bestehen. Für die Hemicrania continua wird ein obligates Ansprechen auf Indometacin gefordert, jedoch spricht ein Teil der Patienten, die die Diagnosekriterien erfüllen, nicht darauf an.

Frage 921

Welche Differenzialdiagnosen bestehen bei Kopfschmerzen im höheren Lebensalter?

Beginnt ein Kopfschmerz jenseits des 50. Lebensjahres, ist immer ein symptomatischer Kopfschmerz auszuschließen, auch wenn es gelegentlich späte Erstmanifestationen primärer Kopfschmerzen gibt!

Primäre Kopfschmerzen können – seltener – im höheren Lebensalter beginnen. Typisch für das höhere Lebensalter ist der primär schlafgebundene Kopfschmerz (Hypnic Headache), bei dem es aus dem Schlaf heraus zu Kopfschmerzattacken kommt. Diese können ein- oder beidseitig sein und halten mindestens 15 min an. Die Akuttherapie erfolgt mit Kaffee. Zur Prophylaxe kann man Koffein, Lithium und Topiramat versuchen. Differenzialdiagnostisch ist an einen Kopfschmerz bei Schlaf-Apnoe-Syndrom zu denken, zusätzlich kommt es meist zur Tagesmüdigkeit. Eine Riesenzellarteriitis (Arteriitis temporalis) ist eine typische sekundäre Kopfschmerzerkrankung des höheren Lebensalters.

Frage 922

Wie ist ein Kopfschmerz durch Analgetika- und/oder Triptanübergebrauch definiert?

Die Einnahme von Analgetika (z. B. Ibuprofen, Paracetamol) an 15 oder mehr Tagen pro Monat oder die Einnahme von Triptanen an 10 oder mehr Tagen pro Monat sowie Mischanalgetika (z. B. Paracetamol, Koffein, Acetylsalicylsäure) oder Opioiden an 10 oder mehr Tagen kann zu einem Medikamentenübergebrauch-Kopfschmerz führen, der an 15 oder mehr Tagen im Monat auftritt, oft täglich.

Unter einem Übergebrauch an Akutmedikation chronifiziert der Kopfschmerz, gleichzeitig verändert sich häufig das Schmerzbild. Oft verliert der Kopfschmerz dabei einen Teil der typischen Migränefeatures, wenn primär ein Migränekopfschmerz vorgelegen hat. Dadurch kann die Abgrenzung zum chronischen Kopfschmerz vom Spannungstyp im Einzelfall schwierig sein. Die zugrunde liegende Kopfschmerzerkrankung ist i. d. R. eine Migräne. Ein Medikamentenübergebrauch bei Kopfschmerz ist mit einer Prävalenz von 1 % in der Allgemeinbevölkerung selten, spielt aber bei Menschen mit täglichen Kopfschmerzen in bis zu 70 % eine Rolle, während sein Auftreten beim Clusterkopfschmerz nur im Zusammenhang mit einer zusätzlichen Migräneanamnese beschrieben ist. Die Diagnose eines Kopfschmerzes durch Medikamentenübergebrauch wird zusätzlich zur primären Kopfschmerzdiagnose gestellt.

Frage 923

? Sind Analgetika-Mischpräparate problematisch?

! **Mischpräparate, die Codein oder andere Opioide enthalten, sollten zur Kopfschmerzbehandlung wegen der möglichen Entstehung einer Abhängigkeit von Opioiden nicht zum Einsatz kommen. Koffeinhaltige Mischpräparate sind gut wirksam und werden u. a. als Therapie der ersten Wahl bei Migräne und Kopfschmerzen vom Spannungstyp empfohlen. Die Einnahme sollte jedoch auf maximal 10 Tage im Monat begrenzt bleiben, da sie im Vergleich zu Monosubstanzen (maximale Einnahme an 15 Tagen im Monat) rascher zum Kopfschmerz durch Medikamentenübergebrauch führen können.**

i *Opioide werden überwiegend als unwirksam beim primären Kopfschmerz angesehen, der Einsatz von opioidhaltigen Mischpräparaten ist daher nicht sinnvoll. Außerdem besteht bei regelmäßiger Einnahme (an 10 oder mehr Tagen/Monat) das Risiko der Entstehung eines Medikamentenübergebrauch-Kopfschmerzes. Darüber hinaus gibt es Hinweise darauf, dass ein Entzug von Analgetika-Mischpräparaten problematischer und länger verläuft als von Monosubstanzen. Die Wirksamkeit von Analgetika-Mischpräparaten ohne Opioide (typischerweise die Kombination aus Koffein, Paracetamol und Acetylsalicylsäure) hingegen ist gut belegt. Die Kombination ist den Einzelpräparaten in ihrer Wirksamkeit überlegen. Auch hier besteht die Problematik einer schnelleren Entstehung eines Kopfschmerzes durch Übergebrauch sowie des komplizierteren Entzuges. In experimentellen Untersuchungen zeigten sich nach Einnahme der Paracetamol-Koffein-Kombination eine bessere Konzentrationsfähigkeit und schnellere Reaktionszeiten und eine dadurch verbesserte Leistungsfähigkeit. Diese Eigenschaften des Mischanalgetikums kann die Motivation schwächen, das Einnahmeverhalten zu verändern.*

Frage 924

? Wie wird ein Kopfschmerz durch Analgetika- oder Triptanübergebrauch behandelt?

! **Notwendig sind eine sorgfältige Psychoedukation der Patienten, die Einleitung einer prophylaktischen Medikation sowie eine engmaschige Nachbetreuung.**

i *Die Patienten sollten ausführlich über einen Übergebrauch als wichtigen Risikofaktor der Chronifizierung primärer Kopfschmerzen aufgeklärt werden. Sinnvoll ist eine Medikamentenpause. Zum Behandeln von „Entzugskopfschmerzen" kann Prednisolon (1 mg/kg KG) über 5 Tage wirksam sein. Die Studienlage hierzu ist uneinheitlich. Nachdem früher das Dogma galt, dass eine medikamentöse Prophylaxe erst nach „abgeschlossenem Entzug" wirksam sei, wird heute meist direkt mit der prophylaktischen Medikation begonnen. Hinweise auf die Wirksamkeit trotz fortgesetzten Übergebrauchs bestehen für Topiramat, Amitriptylin und Botulinumtoxin. Ein Wirksamkeitsnachweis besteht auch für die monoklonalen Antikörper gegen CGRP oder den CGRP-Rezeptor. Da die Rückfallrate hoch ist, empfiehlt sich ein multimodales Behandlungsprogramm mit ausführlicher Schulung der Patienten und engmaschiger Nachbetreuung. Mit einem erneuten Übergebrauch ist sonst nach 2 Jahren bei ca. 40 % der Patienten zu rechnen.*

Frage 925

? Wie ist ein posttraumatischer Kopfschmerz definiert und welche Verlaufstypen lassen sich unterscheiden?

! **Ein posttraumatischer Kopfschmerz beginnt innerhalb von 7 Tagen nach dem Unfallereignis und klingt im weiteren Verlauf i. d. R. ab. Beim persistierenden (chronischen) posttraumatischen Kopfschmerz halten die Kopfschmerzen über 3 Monate an.**

i *Der posttraumatische Kopfschmerz hat kein charakteristisches klinisches Bild. Unterschieden wird ein akuter posttraumatischer Kopfschmerz bei leichter und bei schwerer Kopfverletzung. Der Schweregrad und die Dauer der Kopfschmerzen korrelieren nicht mit der Schwere des Traumas. Phänomenologisch entspricht der Kopfschmerz am ehesten dem Bild eines Kopfschmerzes vom Spannungstyp oder einer Migräne, insbesondere wenn eine Migräne bereits vor dem Trauma bestand.*

Typischerweise treten beim posttraumatischen Kopfschmerz weitere Symptome auf: Depression, Angst, Reizbarkeit, Konzentrationsstörung, vegetative Symptome, Schlafstörung, Ermüdbarkeit, unspezifischer Schwindel, subjektive Beeinträchtigung von Konzentration und Ausdauer. Das Ausmaß der traumatischen Schädigung ist mittels Bildgebung zu untersuchen.

Posttraumatische Kopfschmerzen treten jedoch häufiger nach leichten als nach schweren Schädel-Hirn-Traumata auf. Bei Hinweisen auf neuropsychologische Auffälligkeiten sollte die entsprechende Leistungsdiagnostik erfolgen. Eine sorgfältige Erstbeurteilung und Dokumentation sind im Hinblick auf nachfolgende gutachterliche Fragestellungen unbedingt nötig. Rechtsstreitigkeiten um Schmerzensgeld, Berentung oder Entschädigung sind wichtige Faktoren einer Chronifizierung. Prognostisch ungünstige Faktoren sind: Alter > 40 Jahre, weibliches Geschlecht, vorausgegangene Schädel-Hirn-Traumata, weitere Verletzungen, niedriger sozioökonomischer Status und geringes Bildungsniveau. Etwa 30 % der Patienten chronifizieren (Dauer länger als 3 Monate).

Frage 926

? Wie behandeln Sie einen posttraumatischen Kopfschmerz?

! **Notwendig sind eine sorgfältige Psychoedukation des Patienten, sorgfältige Diagnostik, um den Schweregrad einer möglichen strukturellen Hirnschädigung einzuschätzen und der unmittelbare Beginn der Behandlung.**

i *Die Aufklärung des Patienten sollte die per se günstige Prognose beinhalten, insbesondere ängstliche und depressive Patienten sollte man engmaschig sehen. Das rechtzeitige Hinzuziehen psychologischer oder psychiatrischer Betreuung ist notwendig. Rasche körperliche Aktivität, suffiziente Akutschmerztherapie (vorübergehend Einsatz von nicht steroidalen Antiphlogistika) sowie der frühzeitige Einsatz von Trizyklika, z. B. Amitriptylin, Doxepin oder Mirtazapin, sind wirksame Therapiebausteine.*

17.2 Gesichtsschmerz

Charly Gaul

Frage 927

? Berichten Sie über die typische Symptomatik einer Myoarthropathie des Kausystems bzw. kraniomandibulären Dysfunktion.

! **Kaufunktionsstörungen und Kiefergelenksknacken müssen nicht zwangsläufig mit Schmerzen einhergehen. Sie sind insgesamt häufig und auch bereits bei Kindern zu finden. Typisch sind schläfenbetonte Kopfschmerzen und ein Palpationsschmerz der Kaumuskulatur.**

i *Pressen und Knirschen mit den Zähnen (Parafunktion) sind häufig Ausdruck erhöhter Stressbelastung („der Tag wird nachts durchgekaut“). Die frühere Annahme, dass eine Okklusionsstörung zu dauerhaften Gesichtsschmerzen führt (Costen-Syndrom), ist nicht haltbar. Pressen und Knirschen führen zur Überbeanspruchung des Kauapparats, insbesondere der Kaumuskeln (myofaszialer Schmerz besonders am Morgen). Häufig kommt es zur Schmerzzunahme beim Kauen, der Kopf- und Gesichtsschmerz kann einseitig betont sein. Schwindel und Tinnitus können auftreten. Klinisch finden sich eine druckschmerzhafte Kaumuskulatur (M. masseter, Temporalisansätze), Veränderungen an den Zähnen (Abrasion) und narbige oder blutige Bissspuren an der Wangenschleimhaut. Ein isoliertes Kiefergelenksgeräusch („Knacken“) ist ohne Krankheitswert.*

Frage 928

? Wie wird eine Myoarthropathie der Kaumuskulatur bzw. kraniomandibuläre Dysfunktion behandelt?

! **Am ehesten hilfreich ist ein multimodaler Therapieansatz aus physiotherapeutischer, psychologischer und medikamentöser Therapie.**

i *Wirksam ist eine ausführliche Aufklärung des Patienten über das Krankheitsbild sowie die prinzipielle Harmlosigkeit und Reversibilität der Beschwerden. Belastende Lebensumstände, Stress sowie eine begleitende Depression oder Angststörung sind häufig. Es sollte deshalb eine Anleitung zum Umgang mit Stress erfolgen. Zahnärztlicherseits kann eine*

Aufbiss-Schiene angefertigt werden. Für das systematische vorausgehende Vermessen der Kieferbewegung konnte bislang kein Wirknachweis erbracht werden, zum Anfertigen einer einfachen Aufbiss-Schiene ist sie nicht notwendig. Sinnvoll sind progressive Muskelrelaxation nach Jacobson oder ein anderes übendes Verfahren und Biofeedback. Bei starken Schmerzen kann vorübergehend ein NSAR zum Einsatz kommen, langfristig am ehesten ein Trizyklikum (z. B. Amitriptylin oder/und Nortriptylin) in niedriger Dosierung. Spezifische Erkrankungen des Kiefergelenks bedürfen der zahnärztlichen/kieferchirurgischen Betreuung.

Frage 929

Was versteht man unter einem Burning-Mouth-Syndrom (Syndrom des brennenden Mundes/Zungen-/Mundschleimhautbrennen)?

Brennschmerzen im Bereich der Zunge und des Mundes sind häufig. Sie können idiopathisch oder sekundär auftreten.

Die Ursache des Zungenbrennens ist nicht gut verstanden. Möglicherweise handelt es sich um eine lokale Neuropathie, was das neuropathische Schmerzbild erklären hilft. Sekundäres Zungenbrennen tritt auf bei Erkrankungen der Zunge, Veränderung von Speichelmenge und Zusammensetzung, Infektionen durch Pilze und bakteriellen Infektionen ebenso bei nicht infektiösen Schleimhauterkrankungen, Leukoplakie, Karzinomen, mechanischen Irritationen, Traumatisierungen als Folge einer Prothesenstomatitis, Verletzungen des N. lingualis, Mangel an den Vitaminen B_1, B_2, B_5, B_6 und B_{12}, Eisenmangelanämie, Zinkmangel, Diabetes mellitus, Depression sowie als Nebenwirkung verschiedener Antidepressiva und von AT-II-Rezeptor-Antagonisten. Es gibt Hinweise auf die Wirkung von trizyklischen Antidepressiva, kognitiver Verhaltenstherapie, α-Liponsäure, Capsaicin und Clonazepam.

Frage 930

Beschreiben Sie das Schmerzbild einer Trigeminusneuralgie und nennen Sie die Diagnosekriterien.

Unter einer Neuralgie versteht man einen kurzen (Sekundendauer) messerstichartig, elektrisierend einschießenden Schmerz im Versorgungsgebiet eines Nervs. Bei der Trigeminusneuralgie sind meist der 2. und/oder 3. Ast betroffen, seltener der 1. Trigeminusast. Typisch sind spontan auftretende Schmerzattacken sowie evozierte Attacken durch Zähneputzen, Sprechen und Kauen. Meist lässt sich eine Triggerzone nachweisen, deren Berührung Schmerzattacken auslöst. Der Schmerz wird oberflächlich wahrgenommen, die Attacken verlaufen stereotyp. Bei einer klassischen (früher: idiopathischen) Trigeminusneuralgie besteht kein sensibles Defizit.

Die klassische Trigeminusneuralgie ist eine Erkrankung höheren Alters, die Inzidenz steigt ab dem 60. Lebensjahr, Frauen sind häufiger betroffen als Männer. Bei längerem Verlauf kann eine zusätzliche Neuropathie des N. trigeminus mit einem Dauerschmerz auch zwischen den Attacken hinzutreten.

Frage 931

Was versteht man unter einem Tic douloureux?

Unter einem Tic douloureux versteht man Kontraktionen der Gesichtsmuskulatur beim Auftreten schmerzhafter Paroxysmen einer Trigeminusneuralgie.

Diese Symptomatik ist durch eine Mitaktivierung der fazialen Muskulatur erklärbar. Sie spricht wie der Schmerz der Trigeminusneuralgie auf Carbamazepin an. Differenzialdiagnostisch muss auch an einen Spasmus hemifacialis gedacht werden, der mit Botulinumtoxininjektionen meist gut behandelbar ist.

Frage 932

Welche Ursache hat eine klassische Trigeminusneuralgie?

Häufigste Ursache einer klassischen Trigeminusneuralgie ist ein neurovaskuläres Kompressionssyndrom.

Bei Patienten mit einer klassischen Trigeminusneuralgie lässt sich eine Gefäß-Nerven-Kompression meist durch eine Arterie (seltener durch eine Vene) am Nervenstamm des N. trigeminus beim Austritt aus dem Hirnstamm („Root Entry Zone") nachweisen. Man geht davon aus, dass die Gefäßpulsation zur Demyelinisierung am Übergang vom zentralen zum peripheren Myelin führt. Dadurch kann es zum

Überspringen von sensorischen afferenten Nervenfasern auf schmerzleitende Afferenzen kommen (ephaptische Erregungsübertragung).

Frage 933

Nennen Sie Ursachen einer symptomatischen Trigeminusneuralgie.

Symptomatische Trigeminusneuralgien können bei Entzündungen (z. B. Multiple Sklerose), Raumforderungen (z. B. Tumoren im Kleinhirnbrückenwinkel) oder Verletzungen des N. trigeminus im Verlauf auftreten.

Sekundäre Trigeminusneuralgien treten bei jüngeren Patienten hauptsächlich im Rahmen einer hirnstammnahen Demyelinisierung bei Multipler Sklerose auf, weitere Auslöser sind Akustikusneurinome, Meningeome, Metastasen, Hirnstamminfarkte und Angiome im Bereich des Hirnstamms. Liegt ein Dauerschmerz vor oder besteht ein sensibles Defizit, kann die Diagnose einer Trigeminusneuropathie gestellt werden. Eine klinische Unterscheidung zwischen einer klassischen und einer symptomatischen Trigeminusneuralgie ist nicht möglich. Der sichere Ausschluss einer symptomatischen Trigeminusneuralgie erfordert immer die Bildgebung.

Frage 934

Was ist die Therapie der ersten Wahl bei Trigeminusneuralgie?

Da die Schmerzattacken nur kurz anhalten, ist keine Akuttherapie möglich. Die medikamentöse Prophylaxe erfolgt mit Antikonvulsiva (Carbamazepin).

Beim ersten Auftreten führt Carbamazepin rasch bei ca. 90 % der Patienten zum Rückgang der Schmerzattacken. Im Langzeitverlauf wirkt es nur noch bei ca. 50 % der Patienten. Um eine gute Verträglichkeit zu erreichen, wird die Therapie mit 200 mg retardiertem Carbamazepin zur Nacht begonnen. Eine raschere Aufdosierung unter Inkaufnahme von Nebenwirkungen (Müdigkeit, Schwindel, Gangunsicherheit) ist möglich. Da Carbamazepin ein Enzyminduktor ist, ist in den ersten Wochen häufig eine Dosiserhöhung nötig. Blutbild, Elektrolyte und Leberwerte sollten kontrolliert werden. Die Therapie orientiert sich an Wirkung und Nebenwirkung (Zieldosis 600–1200 mg, aufgeteilt auf 2 Einzeldosierungen) Gelegentlich kommt es unter Carbamazepin zu akuten Hautreaktionen, diesbezüglich besteht mit Oxcarbazepin eine Kreuzreaktivität bei ca. 25 % der Patienten.

Frage 935

Welche weiteren medikamentösen Therapiemöglichkeiten stehen bei der Trigeminusneuralgie zur Verfügung?

Vergleichbar gut wie Carbamazepin wirkt Oxcarbazepin.

Oxcarbazepin zeigt etwas weniger Nebenwirkungen, geht jedoch mit einem höheren Risiko von Hyponatriämien (ca. 20 %) einher.

Baclofen kann in Kombination mit Carbamazepin oder Oxcarbazepin die Wirkung manchmal verbessern. Meist ebenfalls ergänzend können Gabapentinoide (Gabapentin, Pregabalin) eingesetzt werden. Gabapentin wird begonnen mit einer Dosierung von 300 mg täglich (Zieldosierungen 900 und 1800 mg). Eine weitere Substanz der zweiten Wahl ist Phenytoin, das intravenös auch zum raschen Aufdosieren zum Einsatz kommen kann, in der Langzeitanwendung jedoch aufgrund von Nebenwirkungen problematisch ist. Auch Topiramat und Lamotrigin können eingesetzt werden. Bei Lamotrigin ist auf die langsame Eindosierung (25 mg Erhöhung alle 2 Wochen) zu achten. Einzelfallerfahrungen weisen auf eine gute Wirkung und Verträglichkeit von Lacosamid hin. Bei einem Teil der Patienten sind Kombinationen der Antikonvulsiva notwendig, auch Amitriptylin lässt sich ergänzend einsetzen.

Bei Attacken im 2. Ast des N. trigeminus kann intranasales Lidocain zum Einsatz kommen. Bei vielen Patienten besteht nach intranasaler Lidocainapplikation für einige Stunden Attackenfreiheit, sodass Essen, Zähneputzen und Rasieren problemlos möglich sind.

Oft wirksam und gut verträglich ist der topische Einsatz von Ambroxol 20 % Creme, die Nav1.8-Kanäle inhibiert.

Frage 936

Wann ist eine chirurgische Therapie bei einer Trigeminusneuralgie angezeigt?

Chirurgische Verfahren kommen beim Versagen der medikamentösen Therapie und bei sekundären Trigeminusneuralgien infrage.

Die klassische Trigeminusneuralgie verläuft meist in Erkrankungsepisoden. Bei Schmerzfreiheit kann nach einigen Wochen ein vorsichtiger Dosisreduktionsversuch der Medikation erfolgen. Häufig kommt es jedoch dazu, dass nach mehreren Jahren wiederholt aufgetretener Erkrankungsphasen die ausreichende medikamentöse Kontrolle der Neuralgie auch mit einer Kombination nicht mehr möglich oder die Therapie durch das Auftreten von Nebenwirkungen limitiert ist.

Frage 937

Welche Verfahren kommen bei der chirurgischen Therapie der Trigeminusneuralgie zum Einsatz?

Eine kausale Therapie besteht in der mikrovaskulären Dekompression nach Jannetta.

Über eine subokzipitale retrosigmoidale Kraniektomie wird der Kleinhirnbrückenwinkel dargestellt und ein Tefloninterponat zwischen der Nervenaustrittszone und dem komprimierenden Gefäß eingebracht. Postoperativ sind über 80 % der so behandelten Patienten schmerzfrei. Im Langzeitverlauf kann es aber dennoch zum Wiederauftreten kommen (Rezidivrate nach 10 Jahren ca. 45 %). Außerdem sind Eingriffe im Bereich des Ganglion trigeminale möglich (Thermokoagulation, Ballonkompression). Die Ansprechrate liegt initial bei über 90 %. Auch hier kommt es im Langzeitverlauf zu Rezidiven. Bei der Trigeminusneuralgie im 1. Ast sollten diese Verfahren nicht zum Einsatz kommen, da es zu einer Anästhesie der Hornhaut kommen kann (Gefahr von rezidivierenden Ulzerationen).

Darüber hinaus stehen radiochirurgische Eingriffe (Gamma-Knife) zur Verfügung. Im Gegensatz zu den anderen Verfahren können hier einige Monate bis zum Eintritt der Schmerzfreiheit vergehen. Im Langzeitverlauf scheint die Bestrahlung gute Ergebnisse zu liefern. Sofern keine lokale Pathologie im Zahn- und Kieferbereich besteht, die die Symptomatik auslöst, sollten Extraktionen von Zähnen und operative Eingriffe im Kiefer bei Patienten mit Trigeminusneuralgie unterbleiben.

Frage 938

Welche anderen Neuralgien im Bereich des Kopfs kennen Sie noch?

Prinzipiell können im Versorgungsgebiet aller sensiblen Endäste im Kopf- und Gesichtsbereich Neuralgien entstehen, so z. B. die Glossopharyngeus- und Intermediusneuralgie.

Die Glossopharyngeus- und Intermediusneuralgie können mit heftigen einschießenden Schmerzparoxysmen in der Tiefe des Ohres bzw. des Gehörgangs auftreten. Zusätzlich treten häufig Schmerzen an Zungengrund, Rachenhinterwand, Kieferwinkel oder Tonsillenloge auf. Die Glossopharyngeusneuralgie wird durch Schlucken, Kauen, Sprechen, Husten und Gähnen getriggert. Kommt es zu Synkopen, ist der direkt benachbarte N. vagus mitbetroffen. Die Therapie gleicht der einer Trigeminusneuralgie. Es kommen aber auch symptomatische Verläufe vor, z. B. nach Verletzung dieser Nerven nach operativen Eingriffen (z. B. Tonsillektomie).

Frage 939

Beschreiben Sie das Schmerzbild sowie das Vorgehen bei einer Okzipitalisneuralgie.

Bei der Okzipitalisneuralgie kommt es zu heftigen, elektrisierend einschießenden Schmerzen im Bereich des Hinterkopfs. Typischerweise ist der Nervenaustrittspunkt druckempfindlich. Auch hier können Antikonvulsiva (z. B. Carbamazepin) zur Therapie eingesetzt werden, darüber hinaus ist eine lokale Blockade des N. occipitalis mit einem Lokalanästhetikum möglich.

Es sollten lokale pathologische Veränderungen – z. B. im Bereich des Schädelknochens – mittels Bildgebung ausgeschlossen werden.

Frage 940

Was versteht man unter einem Tolosa-Hunt-Syndrom?

Beim Tolosa-Hunt-Syndrom handelt es sich um eine unspezifische chronische Entzündung des Sinus cavernosus, die mit heftigen periorbitalen Schmerzen und Hirnnervenlähmungen einhergeht.

Über Wochen kommt es zu heftigsten einseitigen Schmerzen im Bereich der Orbita. Zusätzlich treten Paresen der 3., 4. und/oder 6. Hirnnerven auf. Mittels MRT lassen sich Granulome nachweisen. Unter einer hochdosierten Kortikoidtherapie verschwinden Schmerz und Lähmung innerhalb weniger Tage. Häufig ist es nötig, über Wochen bis Monate eine Kortikoidtherapie in niedriger Dosierung fortzuführen.

Frage 941

Was versteht man unter einem anhaltenden idiopathischen Gesichtsschmerz?

Der anhaltende idiopathische Gesichtsschmerz wurde früher als „atypischer" Gesichtsschmerz bezeichnet, um ihn vom „typischen" Gesichtsschmerz, der Trigeminusneuralgie, abzugrenzen.

Beim anhaltenden idiopathischen Gesichtsschmerz besteht ein dumpf-drückender Dauerschmerz, häufig unscharf in der Tiefe lokalisiert. Typischerweise kommt es im Verlauf zur Ausbreitung des betroffenen Schmerzareals und zu wechselnden Lokalisationen der Beschwerden. Frauen im mittleren und höheren Lebensalter sind deutlich häufiger betroffen als Männer. Es besteht eine deutliche Komorbidität zur Depression (und Angststörung). Die Patienten sollten ausführlich darüber aufgeklärt werden, dass die Symptome nicht auf eine strukturelle Ursache zurückgeführt werden können. Es besteht häufig ein Zusammenhang mit der kraniomandibulären Dysfunktion.

Frage 942

Wie lässt sich ein anhaltender idiopathischer Gesichtsschmerz behandeln?

Um bei diesem hartnäckigen Schmerzbild therapeutische Effekte zu erzielen, sollte man eine multimodale Behandlung anstreben.

Von zahnärztlichen und kieferchirurgischen Eingriffen ist dringend und nachhaltig abzuraten, diese wirken häufig schmerzverstärkend und begünstigen die Chronifizierung. Eine psychologische, ggf. psychiatrische Mitbetreuung ist häufig notwendig. Wirksam sind Stressbewältigungstraining, progressive Muskelrelaxation nach Jacobson und Trizyklika (z. B. Amitriptylin zur Nacht).

17.3 Sekundärer Kopfschmerz

Charly Gaul

Frage 943

An welche Erkrankung müssen Sie beim schläfenbetonten Kopfschmerz älterer Menschen denken?

Eine Riesenzellarteriitis (Arteriitis temporalis) ist eine typische Erkrankung älterer Menschen. Häufig geht sie mit einem schläfenbetonten Kopfschmerz einher. Die Arteriitis temporalis ist ein neurologischer Notfall.

Ursache der Riesenzellarteriitis (oder Arteriitis cranialis bzw. Morbus Horton) ist eine systemische Vaskulitis mit bevorzugtem Befall der A. temporalis. Die Riesenzellarteriitis tritt fast immer erst nach dem 50. Lebensjahr auf, das Durchschnittalter liegt bei 70 Jahren. Frauen sind 3-mal häufiger betroffen. Durch die entzündliche Verdickung der Gefäßwand kann es zu Gefäßverschlüssen und Minderdurchblutung kommen. So können dabei auftretende Schlaganfälle und eine Erblindung erklärt werden. Das typische Erstsymptom ist ein starker, häufig schläfenbetonter Kopfschmerz, der beim Kauen zunimmt (Claudicatio masticatoria), auch Sehstörungen können ein Erstsymptom sein. Häufig sind die Schläfenarterien prominent, pulslos und druckempfindlich. Weitere Symptome sind Augenmuskellähmung, Fieber, Gewichtsabnahme, Abgeschlagenheit, Müdigkeit, Muskelschmerzen und allgemeines Krankheitsgefühl.

Frage 944

Wie diagnostizieren und behandeln Sie eine Riesenzellarteriitis?

Die Standarddiagnosekriterien wurden durch das American College of Rheumatology (ACR) festgelegt:

- **Erkrankungsalter älter als 50 Jahre**
- **neu aufgetretene umschriebene Kopfschmerzen, druckschmerzhafte Temporalarterie mit abgeschwächter Pulsation**
- **Blutsenkungsgeschwindigkeit > 50 mm in der ersten Stunde („Sturzsenkung")**
- **histologischer Nachweis der Arteriitis**

Bei typischem klinischem Bild und einer Sturzsenkung besteht ein hochgradiger Verdacht auf eine Arteriitis temporalis. Die histologische Befundsicherung gelingt nicht immer, da die Arterie segmental befallen ist. Im Zweifel sollte therapiert werden. Die Duplexsonografie der Schläfenarterie gilt als sehr sensitiv („Halo-Zeichen"). Die Riesenzellarteriitis kann Teil einer systemischen Vaskulitis sein (Polymyalgia rheumatica), hier treten häufig generalisiert Muskelschmerzen auf. Die Basistherapie erfolgt mit Kortison, nach einer hochdosierten Akuttherapie erfolgt eine Erhaltungsdosis über mindestens ein Jahr. Um die Langzeitgabe von Steroiden zu meiden, können Basistherapeutika wie MTX und der Anti-IL-6-Rezeptor-Antikörper Tocilizumab eingesetzt werden.

Frage 945

An welche gefährliche Kopfschmerzursache müssen Sie bei plötzlich auftretenden einschießenden und anschließend anhaltenden Kopfschmerzen mit z. T. Ausstrahlung aus dem Bereich des Halses oder Nackens denken?

Eine potenziell lebensgefährliche Ursache von einseitigen Hals- und Kopfschmerzen kann eine Dissektion der hirnversorgenden Gefäße sein.

Aus dem Schmerzcharakter allein kann man nicht auf eine Gefäßdissektion schließen. Typisch ist bei einer Dissektion der A. carotis ein Ausstrahlen des Schmerzes zum Kieferwinkel, zum Ohr und zur Schläfe, insbesondere, wenn dazu ein Horner-Syndrom mit ipsilateraler Miosis und Ptose auftritt. Bei der Dissektion der A. vertebralis ist der Schmerz häufig im Bereich des Nackens und Hinterkopfs lokalisiert. Fokal neurologische Zeichen (Amaurosis fugax, Aphasie oder Hirnstammsyndrome) können hinzutreten. Gefäßdissektionen treten gehäuft bei jüngeren Menschen auf. Die Diagnose kann mittels einer Gefäßdarstellung in der Duplexsonografie, in der MR- oder CT-Angiografie gestellt werden. Das Risiko einer Dissektion ist bei Bindegewebserkrankungen (z. B. Marfan-Syndrom) und Beschleunigungsverletzungen der Halswirbelsäule erhöht. Der Schmerz wird rein symptomatisch behandelt, die Dissektion mittels Antikoagulation (Heparin, nachfolgend orale Antikoagulation).

Frage 946

Schildern Sie die typische Symptomatik eines Kopfschmerzes durch Liquorunterdruck.

Das Leitsymptom ist ein körperlageabhängiger (orthostatischer) Kopfschmerz, der wenige Minuten nach Flachlagerung verschwindet und sich beim Aufrichten innerhalb von wenigen Minuten erneut ausbildet. Typischerweise kommt Übelkeit hinzu.

Ein Kopfschmerz durch Liquorunterdruck kann spontan entstehen oder Folge einer Lumbalpunktion oder Spinalanästhesie sein. Das Verwenden atraumatischer und dünner Nadeln bei der Lumbalpunktion kann das Risiko eines Liquorunterdruck-Kopfschmerzes deutlich reduzieren. Zusätzlich können Hörstörung und Tinnitus hinzukommen. Ursächlich ist ein anhaltender Liquorverlust durch die Punktionsstelle, die sich nicht von selbst verschlossen hat. Auch nach schmerztherapeutischen paravertebralen Injektionen können bei iatrogener Verletzung der Dura Liquorunterdrucksyndrome resultieren. Die Diagnose lässt sich meist aus der Anamnese stellen. Gesichert werden kann sie mit einer erneuten Liquorpunktion. Hier zeigt sich ein deutlich erniedrigter Liquoreröffnungsdruck (< 12 cm Wassersäule). Kernspintomografisch finden sich häufig eine diffuse Kontrastmittelaufnahme und eine Erweiterung epiduraler Venen. Weitere Ursache für den Liquorverlust können Knochensporne, die die Dura penetrieren, Leckagen im Bereich der Wurzeltaschen oder Liquorabfluss durch Venen sein.

Frage 947

Wie lässt sich ein Kopfschmerz durch Liquorunterdruck behandeln und wie ist die Prognose?

Häufig reicht bei postpunktionellen Kopfschmerzen Bettruhe über wenige Tage, um die Symptomatik zu bessern, ergänzend können Koffein oder Theophyllin gegeben werden.

Bei einem kleinen Teil der Patienten halten die Beschwerden trotz dieser Maßnahmen an und es kann ein Blutpatch epidural appliziert werden. Hierzu werden 15–20 ml Eigenblut verwendet. Die Injektion sollte möglichst in der Nähe der Leckage liegen. In ausgeprägten Fällen, wenn auch wiederholte Blutpatches nicht wirksam waren, kann eine chirurgische Deckung der Hirnhäute nötig sein. Bei der spontanen intrakraniellen Hypotension kann sich die Suche nach einer Leckage aufwändig gestalten und die Beschwerden können sehr ausgeprägt und hartnäckig sein.

Frage 948

Wie bezeichnet man Kopfschmerzen bei erhöhtem Liquordruck, wie können diese Patienten klinisch auffallen und wie wird die Diagnose gestellt?

Eine Erhöhung des Liquordrucks kann mit Kopfschmerzen einhergehen. Die Kopfschmerzen können dabei dumpf drückend oder gerade wenn zusätzlich auch eine Migräne in der Familie vorliegt migräneartig sein.

Zur Liquordruckerhöhung kann es sekundär kommen, z. B. bei einer Störung des Liquorabflusses aufgrund einer Stenose oder Thrombose der Hirn-Sinus oder Venen. Außerdem gibt es die idiopathische intrakranielle Hypertension (IIH), für die sich keine eindeutige Ursache aufdecken lässt. An Risikofaktoren für diese Konstellation sind Übergewicht und z. B. die Einnahme von Hormonen bekannt. Aufgrund des erhöhten Liquordrucks kommt es häufig zur Ausbildung von Stauungspapillen und die Patienten können neben den Kopfschmerzen auch mit Sehstörungen wie Visusverlust und Gesichtsfeldeinschränkungen auffallen. Zur Diagnostik gehört die sorgfältige Spiegelung des Augenhintergrunds; in den letzten Jahren hat sich zusätzlich die Ultraschalldarstellung der Sehnerven etabliert, hierbei kann eine Erweiterung der Sehnervenscheiden auffallen. Im Gegensatz zum Liquoraufstau bei Raumforderungen kommt es nicht zur Aufweitung der Ventrikel. Die Bezeichnung „benigne intrakranielle Hypertension" wurde verlassen, da es durchaus ungünstige Erkrankungsverläufe auch mit dauerhafter Einschränkung der Sehfähigkeit gibt. Die definitive Diagnose kann durch eine Liquorpunktion mit Messen des Liquoröffnungsdrucks (im Liegen) erfolgen. Das probatorische Ablassen von Liquor führt bei korrekter Diagnose häufig zur vorübergehenden erheblichen Verbesserung der Kopfschmerzsymptomatik. Bei der idiopathischen intrakraniellen Hypertension wird als Medikation in der ersten Wahl Acetazolamid eingesetzt, welches die Liquorproduktion drosselt, eine Alternative stellt Topiramat dar (Off-Label). Langfristig ist bei bestehendem Übergewicht eine Gewichtsreduktion für die Prognose der Erkrankung von entscheidender Bedeutung. Gelingt diese nicht, sind auch Maßnahmen der bariatrischen Chirurgie bei persistierenden Kopfschmerzen und Sehstörungen zu erwägen. Bei drohendem Visusverlust können nach sorgfältiger Indikationsstellung in Zentren operative Maßnahmen wie eine Fensterung der Optikusscheide oder eine Liquorableitung über einen Shunt erwogen werden. Die operativen Verfahren stellen hier eine ultima ratio dar. Prognostisch entscheidend ist die Gewichtsreduktion.

Frage 949

Welche Probleme stellen sich bei der Diagnose eines zervikogenen Kopfschmerzes?

Die Abgrenzung von Nacken- und Kopfschmerzen aus anderen Ursachen zum zervikogenen Kopfschmerz ist ausgesprochen schwierig.

Der Kopfschmerz vom Spannungstyp und die Migräne gehen häufig mit Nackenschmerzen oder aus dem Nacken aufsteigenden Schmerzen einher. Grund ist wahrscheinlich die Verschaltung zervikaler Nervenwurzeln mit dem N. trigeminus (trigeminozervikaler Komplex). Für einen zervikogenen Kopfschmerz ist die Ursache des Kopfschmerzes im Bereich der Halswirbelsäule zu fordern, was schwer zu beweisen ist. Die Internationale Kopfschmerzklassifikation fordert hierzu die Anwendung diagnostischer Nervenblockaden. In der Praxis häufiger angewendet werden die Kriterien von Sjaastad. Gefordert wird hier ein streng einseitiger Kopfschmerz ohne Seitenwechsel, der sich durch Druck oder Bewegung der oberen

Halswirbelsäulenabschnitte verstärkt. Diagnostisch beweisend ist die Schmerzbeseitigung durch die lokalanästhetische Blockade der Nervenwurzeln C2 und C3 bzw. Blockade des N. occipitalis major.

In Abhängigkeit von den angelegten Diagnosekriterien ist der zervikogene Kopfschmerz selten, kann aber im Sinne eines Mischbildes sowohl bei Kopfschmerzen vom Spannungstyp als auch bei Migräne zusätzlich bestehen. Tritt er akut auf, muss eine Dissektion der A. vertebralis oder der A. carotis ausgeschlossen werden. Eine weitere wichtige Differenzialdiagnose ist die Hemicrania continua.

Frage 950

? Welche Behandlungsmöglichkeiten ergeben sich beim zervikogenen Kopfschmerz?

! **Wie die Diagnose ist auch die optimale Behandlung umstritten.**

i *Eingesetzt werden können NSAR, Muskelrelaxanzien, Krankengymnastik und auch manualtherapeutische Behandlungen. Die publizierten Studien sind überwiegend inhomogen, das optimale Therapiekonzept besteht am ehesten aus einer multimodalen Behandlung.*

Frage 951

? Welcher Zusammenhang besteht zwischen neurochirurgischen Eingriffen und Kopfschmerzen?

! **Kopfschmerzen nach neurochirurgischen Eingriffen am Schädel sind nicht selten (Post-Kraniotomie-Kopfschmerzen).**

i *Insbesondere nach Eingriffen an der hinteren Schädelgrube (z. B. Operation eines Akustikusneurinoms) können Kopfschmerzen auftreten. Möglicherweise spielt die Verletzung von Ästen des N. occipitalis hier eine besondere Rolle. Der Kopfschmerz ist häufig einseitig im Bereich der Kraniotomie, zusätzlich besteht meist eine Allodynie der Kopfhaut. Insgesamt sind solche Kopfschmerzen hartnäckig, der Einsatz von Trizyklika wie Amitriptylin, und von Gabapentinoiden, wie Pregabalin, kann versucht werden, ist jedoch nicht immer erfolgreich.*

Frage 952

? Wie ist der Zusammenhang zwischen arterieller Hypertonie und Kopfschmerz einzuschätzen?

! **Kopfschmerzen sind kein typisches Symptom eines Bluthochdrucks. Bei hypertensiven Entgleisungen kann es jedoch zu Kopfschmerzen kommen.**

i *Entscheidend für das Entstehen eines Kopfschmerzes beim Bluthochdruck scheint ein deutlicher Anstieg über das individuelle Blutdruckniveau zu sein. Eine leichte Blutdruckerhöhung oder ein chronisch erhöhter leichter bis mittelschwerer Bluthochdruck gehen nicht mit Kopfschmerzen einher. Eine krisenhafte Blutdruckentgleisung, z. B. im Rahmen eines Phäochromozytoms ist häufig mit Kopfschmerzen assoziiert. Der Kopfschmerz ist bei hypertensiver Entgleisung meist beidseitig drückend ausgeprägt. Zusätzlich kann es zu Desorientiertheit oder Somnolenz kommen. Beweisend ist das Verschwinden des Kopfschmerzes nach Normalisierung des Blutdrucks. Bedacht werden muss, dass gelegentlich auch zur Behandlung der koronaren Herzkrankheit eingesetzte Nitrate einen Kopfschmerz verursachen können.*

Frage 953

? Bei welchen ophthalmologischen Erkrankungen tritt typischerweise ein Kopfschmerz auf?

! **Das Glaukom geht typischerweise mit Kopfschmerz einher, begleitend finden sich hier eine konjunktivale Injektion, eine Trübung der Hornhaut sowie Sehstörungen.**

i *Durch die autonomen Begleitsymptome kann ein Glaukom mit einer Clusterkopfschmerzattacke verwechselt werden. Im Zweifel sollte eine Messung des Augeninnendrucks in der Akutphase erfolgen. Auch Brechungsfehler können mit Kopfschmerzen einhergehen. Eine routinemäßige Vorstellung aller Kopfschmerzpatienten beim Augenarzt ist jedoch nicht nötig. Akute entzündliche Erkrankungen des Auges, Verletzungen und Verätzungen der Hornhaut sowie eine Myositis der Augenmuskeln oder eine Retrobulbärneuritis können mit Kopfschmerzen und Augenbewegungsschmerzen einhergehen.*

18 Borreliose

Frank Dressler

Frage 954

Können akute Rückenschmerzen durch eine Borreliose verursacht werden?

Ja, z. B. durch ein Bannwarth-Syndrom mit brennendem Schmerz in einem Dermatom.

Die Meningopolyneuritis, die nach dem deutschen Erstbeschreiber Bannwarth-Syndrom genannt wird, wird durch eine frühe Neuroborreliose verursacht. Die klassischen Beschwerden sind brennende Schmerzen in einem Dermatom, am häufigsten am Rumpf. Selten kommt es auch zu Paresen. Manchmal sind die Schmerzen von grippalen Symptomen, wie – meist mäßiger – Temperaturerhöhung oder Kopfschmerzen begleitet. Das Krankheitsbild tritt v. a. bei Erwachsenen auf, während bei Kindern als Manifestationen der frühen Neuroborreliose Hirnnervenlähmungen oder eine Meningitis überwiegen.

Frage 955

Was ist in der Differenzialdiagnose von Kopfschmerzen ein starker Hinweis auf eine Neuroborreliose?

Nächtliche Schmerzen

Kopfschmerzen können viele Ursachen haben. Die typischen Kopfschmerzen einer Neuroborreliose treten auch nachts auf. Isolierte Kopfschmerzen sind kein typisches Symptom einer Neuroborreliose. Zur Sicherung der Diagnose einer Neuroborreliose ist eine Lumbalpunktion erforderlich, bei der nach einer lymphozytären Pleozytose, einer intrathekalen Bildung spezifischer Antikörper gegen Borrelia burgdorferi und nach einer Erhöhung des Chemokins CXCL 13 gesucht werden sollte.

Frage 956

Was ist die effektivste Therapie für Schmerzen, die durch eine Neuroborreliose verursacht werden?

Typisch ist eine rasche Besserung unter antibiotischer Therapie.

Charakteristisch ist das vollständige Verschwinden der durch eine Neuroborreliose verursachten Schmerzen innerhalb der ersten wenigen Tage nach Beginn der antibiotischen Therapie. Alle üblichen Schmerzmedikamente können symptomatisch eingesetzt werden.

Frage 957

Wie sicher ist die Zeckenstichanamnese zum Abklären von durch eine Borreliose verursachte Schmerzen?

Nicht sicher, da nur eine Minderheit der Borreliosepatienten den Zeckenstich bemerkt hat.

In allen klinischen Studien – insbesondere von Neuroborreliose- oder Lyme-Arthritis-Patienten – lässt sich trotz sorgfältiger Anamnese bei der Mehrzahl der Patienten kein Zeckenstich erfragen. Die die Borreliose übertragende Zecke möchte mehrere Tage an ihrem Wirt saugen und hat deshalb ein großes Interesse, unbemerkt zu bleiben. So enthält der Zeckenspeichel, der kontinuierlich in die Wunde abgegeben wird, neben Blutverdünnern auch Lokalanästhetika.

Frage 958

Können andere durch Zecken übertragene Erreger zu Schmerzen führen?

Ja, in einigen Teilen Europas werden auch die Frühsommer-Meningoenzephalitis (FSME) und selten das durch Borrelia miyamotoi verursachte Rückfallfieber oder die humane Ehrlichiose durch Zecken übertragen.

Auch zum Krankheitsbild der FSME gehören Kopf- oder Gliederschmerzen. Hier sind zu unterscheiden: die 1. Krankheitsphase mit unspezifischen Prodromi ähnlich einer Grippe einschließlich allgemeinem Krankheitsgefühl, Kopf- und Gliederschmerzen von der nach einem Intervall auftretenden 2. Krankheitsphase mit Enzephalitis, Meningitis, Myelitis oder spinaler Parese. Die FSME wird von den gleichen Zecken wie die Borreliose übertragen, kommt allerdings in geografisch enger begrenzten Gebieten vor, in Deutschland v. a. im Süden, aber auch in Österreich und der Schweiz. In den letzten Jahren ist es zu einer Ausweitung der FSME-Risikogebiete in Deutschland gekommen.

Vor allem aus Russland, aber auch aus den Niederlanden sind Fälle eines durch Borrelia miyamotoi verursachten Rückfallfiebers beschrieben.

Die Ehrlichiose ist noch seltener und befällt v. a. ältere Personen und Patienten mit schweren Grunderkrankungen oder Immunsuppression. Während diese Infektion bei gesunden Jüngeren meist asymptomatisch bleibt, treten bei Älteren oft starke Kopfschmerzen, aber auch Rücken-, Gelenk-, Muskel- oder Bauchschmerzen auf.

Selten wurden auch Doppelinfektionen mit den Erregern der FSME, der Ehrlichiose oder der Borreliose beschrieben.

Frage 959

Führt die Lyme-Arthritis zu besonders starken Schmerzen?

Nein, eher im Gegenteil.

Charakteristisch für eine Lyme-Arthritis, die eine der Spätmanifestationen einer Lyme-Borreliose ist, ist eine episodische, sich spontan bessernde, aber dann rezidivierende Schwellung eines oder weniger großer Gelenke, sehr häufig mit Kniebeteiligung, die durch eine deutliche, eher schmerzarme Schwellung imponiert. Bei einer besonders schmerzhaften Arthritis mit fast vollständiger Aufhebung der Beweglichkeit und Unmöglichkeit der Gewichtsübernahme auf das betroffene Gelenk muss differenzialdiagnostisch eine septische Arthritis erwogen werden.

Frage 960

Ist der Schmerzcharakter einer Lyme-Arthritis zur Differenzierung von einer rheumatoiden Arthritis geeignet?

Nein, nicht sicher.

Charakteristisch für die Lyme-Arthritis ist zwar der eher geringe Schmerz, wobei es aber Ausnahmen gibt. Es handelt sich wie bei der rheumatoiden Arthritis um einen entzündlichen Schmerz, der gern morgens oder in Ruhephasen wie nachts auftritt. Anders als bei der Arthrose gibt es eher keine klare Belastungsabhängigkeit bei entzündlichen Gelenkschmerzen.

Frage 961

Kann die Lyme-Borreliose zu akralen Parästhesien führen?

Ja.

Bei der Acrodermatitis chronica atrophicans, der erst viele Jahre nach der Infektion auftretenden späten Hautmanifestation einer Lyme-Borreliose mit initialer Hyperämie und später zunehmender zigarettenpapierartiger Hautatrophie, kommt es häufig zu einer akralen Polyneuropathie. Solche Beschwerden können auch bei einer Neuroborreliose auftreten.

Frage 962

Warum sind Zeckenstiche nicht schmerzhaft, wie z. B. Mücken- oder Wespenstiche?

Da die Zecken eine 3- bis 7-tägige Blutmahlzeit einnehmen möchten, soll der Wirt sie trotz des Einstichs nicht bemerken. Daher ist der Stechapparat einer Zecke sehr schmal und der bei der Mahlzeit abgegebene Zeckenspeichel enthält u. a. Lokalanästhetika.

Frage 963

Wie häufig sind Myalgien bei der Lyme-Borreliose?

Eher selten

Muskelschmerzen können bei einer Minderheit der Infizierten beim grippeähnlichen Krankheitsbild kurz nach dem Zeckenstich auftreten, wenn es u. a. zu – meist subfebrilen – Temperaturerhöhungen, Kopf- und Gelenkschmerzen kommen kann. Sehr selten ist später im Verlauf der Infektion eine Myositis mit Muskelschwäche und Muskelenzymerhöhungen.

Frage 964

Sind lange Arthralgiephasen typisch vor dem Auftreten einer Lyme-Arthritis?

Nein.

Typisch ist eher das Auftreten der Arthritis, also einer Gelenkschwellung mit schmerzhafter Bewegungseinschränkung, ohne vorhergehende Arthralgien, also reinen Gelenkschmerzen ohne Schwellung. Allerdings kommen Arthralgien manchmal im Rahmen eines grippeähnlichen Krankheitsbilds kurz nach dem Zeckenstich vor, und sie können in seltenen Fällen auch kurz vor der Arthritis auftreten.

Frage 965

Kann die Lyme-Borreliose zu einer Fibromyalgie führen?

Ja, selten.

Prinzipiell kann eine Lyme-Borreliose wie viele andere Infektionen auch einer späteren Fibromyalgie vorangehen, wobei dies aber nur bei einer kleinen Minderheit aller Fibromyalgiepatienten nachgewiesen wird.

Frage 966

Spricht eine durch eine Lyme-Borreliose ausgelöste Fibromyalgie auf Antibiotikatherapie an?

Nein.

In den bisherigen großen Studien zu diesem Thema war der Verlauf bei bereits früher wegen ihrer Borreliose antibiotisch behandelten Patienten mit Fibromyalgie oder chronischem Ermüdungssyndrom unter erneuter 4-wöchiger intravenöser antibiotischer Therapie nicht günstiger als unter Placebo.

Frage 967

Ist eine deutliche schmerzhafte Nackensteifigkeit charakteristisch für eine Neuroborreliose?

Nein, sie kann aber vorkommen.

Eine schmerzhafte Nackensteifigkeit mit meist mildem Meningismus kann ein Zeichen einer Neuroborreliose sein. Bei anderen bakteriellen Meningitiden sind diese Symptome fast immer ausgeprägter. Die Lyme-Meningitis ähnelt klinisch eher einer viralen Meningitis. Häufiger als eine Lyme-Meningitis ist im Erwachsenenalter eine Meningoradikuloneuritis als sogenanntes Bannwarth-Syndrom und bei Kindern eine Hirnnervenbeteiligung, v. a. der Hirnnerven VII, seltener aber auch II, III, IV, VI oder VIII.

19 Somatische, nicht klassifizierbare Schmerzstörung

19.1 Chronische Schmerzstörung mit somatischen und psychischen Faktoren (F45.41)

Benjamin Schönbach, Lena Weniger,
vormals beteiligt: Ulrike Kaiser, Anja Schütze**

Frage 968

In welchem Kapitel der ICD-10-GM (International Statistical Classification of Diseases and Related Health Problems, German Modification) ist die Diagnoseverschlüsselung Chronische Schmerzstörung mit somatischen und psychischen Faktoren (F45.41) zu finden?

Im Kapitel V – psychische und Verhaltensstörungen in der Krankheitsgruppe der neurotischen, Belastungs- und somatoformen Störungen.

Das Kapitel V der ICD-10 beinhaltet psychische und Verhaltensstörungen. Das Kapitel besteht aus 10 Abschnitten, in welche psychische Störungen gruppiert sind. Beispiele sind psychische und Verhaltensstörungen durch psychotrope Substanzen (F10–F19), affektive Störungen (F30–F39), neurotische, Belastungs- und somatoforme Störungen (F40–F48) sowie Persönlichkeits- und Verhaltensstörungen (F60–F69).

Frage 969

Was ist charakteristisch für die Gruppe der somatoformen Störungen (F45)?

Das Vorliegen körperlicher Symptome, die jedoch rein körperlich nicht bzw. nicht in diesem Ausmaß begründbar sind.

*Bei diesem Störungsbild geht es v. a. um die wiederholte Darbietung körperlicher Symptome, die jedoch – nach ausführlichen diagnostischen Untersuchungen – körperlich nicht begründbar sind, bzw. erklären die vorhandenen körperlichen Störungen nicht die Art und das Ausmaß der Symptome sowie den Leidensdruck der Patient*innen. Im Vordergrund stehen hartnäckige Forderungen der zu Behandelnden nach medizinischer Abklärung, auch wenn bereits durch mehrere Ärzt*innen bestätigt wurde, dass es keine hinreichende körperliche Erklärung für die Symptome gibt.*

Frage 970

Nennen Sie die ICD-10-GM-Kriterien, die erfüllt sein müssen, um die Diagnose der chronischen Schmerzstörung mit somatischen und psychischen Faktoren (F45.41) zu stellen.

Hauptkriterien:

- **mindestens 6 Monate bestehende Schmerzen**
- **ursprünglich auslösender somatischer Faktor wurde diagnostiziert**
- **Ausschluss von absichtlich erzeugtem Schmerz, vorgetäuschter Störung oder Simulation, Schmerz ausschließlich im Rahmen einer affektiven, Angst-, Somatisierungs- oder psychotischen Störung**
- **psychische Faktoren haben eine wesentliche Bedeutung für den Schweregrad, die Exazerbation und die Aufrechterhaltung der Schmerzen**
  - **Stress und Belastungssituationen**
  - **Verhalten aufgrund schmerzbezogener Angst**
  - **maladaptive Kognitionen**
  - **emotionale Belastungen**
  - **familiäre, soziale und existenzielle Konsequenzen**

Nach ICD-10-GM: Im Vordergrund des klinischen Bilds stehen seit mindestens 6 Monaten bestehende Schmerzen in einer oder mehreren anatomischen Regionen, die ihren Ausgangspunkt in einem physiologischen Prozess oder einer körperlichen Störung haben. Psychischen Faktoren wird eine wichtige Rolle für Schweregrad, Exazerbation oder Aufrechterhaltung der Schmerzen beigemessen, jedoch nicht die ursächliche Rolle für deren Beginn. Der Schmerz verursacht in klinisch bedeutsamer Weise Leiden und Beeinträchtigungen in sozialen, beruflichen oder anderen wichtigen Funktionsbereichen. Der Schmerz wird nicht absichtlich erzeugt oder vorgetäuscht (wie bei der vorgetäuschten Störung oder Simulation). Schmerzstörungen, insbesondere im Zusammenhang mit einer affektiven, Angst-, Somatisierungs- oder psychotischen Störung, sollen hier nicht berücksichtigt werden. Mindestens zwei psychische Faktoren müssen identifiziert werden.

Die Diagnose soll den biopsychosozialen Charakter der Schmerzen abbilden, insofern die meisten chronischen Schmerzsyndrome multifaktoriell bedingt und beeinflusst sind.

Frage 971

Nennen Sie typische Beispiele für somatische Auslösefaktoren der chronischen Schmerzstörung mit somatischen und psychischen Faktoren (F45.41).

- **Erkrankungen und/oder Funktionsstörungen des muskuloskelettalen Systems (z. B. Zustand nach Bandscheibenvorfall)**
- **pathologische Veränderungen des Nervensystems (z. B. Polyneuropathie)**
- **Mischformen sowie somatische Veränderungen unklarer Genese (z. B. CRPS)**
- **Migräne oder Kopfschmerz vom Spannungstyp**

Die Diagnose F45.41 bezieht sich auf Schmerzen, die maßgeblich durch einen somatischen Faktor ausgelöst und/oder aufrechterhalten werden, wobei psychosoziale Faktoren eine wichtige schmerzunterhaltende Rolle spielen. Beispiele für solche auslösenden Faktoren können vielfältig sein, oft beziehen sie sich auf Erkrankungen bzw. pathologische Veränderungen des muskuloskelettalen oder des Nervensystems.

Frage 972

Wie ist der Zusammenhang zwischen psychosozialen Faktoren und Schmerzen?

Schmerzen und psychosoziale Faktoren stehen in vielfältiger Wechselwirkung.

Chronische Schmerzen sind biopsychosozial zu verstehen. Als psychosoziale Faktoren können u. a. Stress, Ängste, Hilflosigkeit und fehlende soziale Unterstützung einen schmerzverstärkenden Einfluss ausüben. Ein aktives Coping, Akzeptanz, Selbstwirksamkeit und Unterstützung aus dem Umfeld haben eine schmerzverringernde Wirkung.

Neben körperlichen Faktoren treten nicht selten Überlastungs- und Hilflosigkeitserfahrungen in zeitlichem Zusammenhang zum Beginn des Schmerzgeschehens auf. Diese können neben dem Schmerz selbst zusätzlich z. B. in beruflichen oder privaten Konflikten, chronischen Belastungen oder Verlusterfahrungen begründet liegen. Im Verlauf der Schmerzerkrankung spielen psychosoziale Faktoren oft eine wesentliche Rolle. Der Umgang mit dem Schmerz und den damit verbundenen dysfunktionalen Gedanken- und Verhaltensmustern (z. B. Katastrophisieren, Inaktivität und Schonung) kann zum Stressor werden. Dies führt teufelskreislaufartig zu einer Verselbstständigung und Verstärkung der Schmerzen.

Frage 973

Nennen Sie typische Beispiele für psychische Faktoren der chronischen Schmerzstörung mit somatischen und psychischen Faktoren (F45.41).

- **Stress und Belastungssituationen**
- **Verhalten aufgrund schmerzbezogener Angst**
  - **Passivität**
  - **Schonverhalten**
  - **Fehlhaltung**
  - **Durchhaltestrategien**
- **maladaptive Kognitionen**
  - **gedankliche Einengung auf das Schmerzerleben**
  - **Durchhalteappelle**
  - **Katastrophisieren**
  - **rigide Attribution der Ursachen auf organische Faktoren**
  - **Angst-Vermeidungs-Überzeugungen**
- **emotionale Belastungen**
  - **Verzweiflung**
  - **Demoralisierung**
  - **Hilflosigkeit**
- **familiäre, soziale und existenzielle Konsequenzen**
  - **veränderte Rolle in der Familie**
  - **reduzierte Kontakte/sozialer Rückzug**
  - **Probleme im Beruf/Krankschreibung/Kündigung/vorzeitige Berentung**

Psychischen Faktoren wird hinsichtlich des Schweregrads, der Exazerbation und der Aufrechterhaltung von Schmerzen eine wichtige Rolle beigemessen. Psychische Faktoren sind äußerst vielgestaltig und bedürfen genauer Exploration. Mindestens 2 der oben genannten Faktoren müssen vorliegen. An der Auslösung der Schmerzen sind körperliche Faktoren substanziell beteiligt.

Frage 974

? Was ist unter Stress und Belastungssituationen als psychische Faktoren bei einer chronischen Schmerstörung mit somatischen und psychischen Faktoren (F45.41) zu verstehen?

! **Gemeint sind sich vielfältig darstellende Belastungssituationen, die in Kombination mit ungünstigen Verarbeitungsprozessen das Schmerzerleben negativ beeinflussen können. Zu denken ist insbesondere an überdauernde Stressoren. Beispiele sind u. a. Pflegesituationen von Angehörigen, familiäre und berufliche Mehr- oder Überbelastung oder auch chronische berufliche oder partnerschaftliche Konflikte. Die Bedeutung dieser Belastungen und der Umgang damit sind individuell sehr verschieden und herauszustellen.**

i *Stress und Belastungen können, v. a. wenn sie längerfristig auftreten, viele Krankheitsbilder ungünstig beeinflussen. Oft gehen diese mit Anpassungsleistungen der Patient*innen einher, die Überlastung durch Anstrengung und Durchhaltemuster hervorrufen können. In der Folge werden chronische Schmerzzustände, Erschöpfung und die Entwicklung psychischer Komorbiditäten begünstigt.*

Frage 975

? Wie sind Ängste und depressive Zustände von Patient*innen zu werten, wenn eine chronische Schmerzstörung mit somatischen und psychischen Faktoren (F45.41) vorliegt?

! **Sind Ängste ausschließlich auf Schmerzen bezogen, sind diese im Rahmen der F45.41 inkludiert. Sind die Kriterien für das Vorliegen anderer Angststörungen erfüllt, so sind diese zusätzlich zu diagnostizieren. Ebenso sind emotionale Belastungen im Rahmen der F45.41 abgebildet. Werden darüber hinaus Kriterien für das Vorliegen einer affektiven Störung erfüllt, dann ist diese gesondert zu verschlüsseln.**

i *Ängste und affektive Störungen sind per se häufig auftretende Störungsbilder. Zudem sind bei Patient*innen mit chronischen Schmerzen Ängste und affektive Störungen häufige Komorbiditäten. Eine umfangreiche psychologische Diagnostik ist zu empfehlen.*

Frage 976

? Welche Veränderungen werden in der ICD-11 für chronische Schmerzen enthalten sein?

! **In der ICD-11 bekommen chronische Schmerzen ein eigenständiges Kapitel, wobei der biopsychosoziale Charakter betont wird. Es wird zwischen „chronisch primären Schmerzen" und „chronisch sekundären Schmerzen" differenziert. Chronisch primäre Schmerzen stellen eine eigenständige Erkrankung dar, wobei die vermutete Ursache keine Rolle spielt. Bei chronisch sekundären Schmerzen lag zumindest zu Beginn eine somatische Grunderkrankung oder Schädigung vor.**

i *Mit den Veränderungen in der Klassifikation soll der wissenschaftlichen, diagnostischen und therapeutischen biopsychosozialen Grundlage chronischer Schmerzen Rechnung getragen werden. Eine Unterteilung in somatische oder psychisch bedingte Schmerzen entfällt somit, welche bereits länger wissenschaftlicher Evidenz entbehrt hat. Vielmehr wird in der Neuauflage berücksichtigt, dass chronische Schmerzen als eigenständige Erkrankung zu verstehen und zu behandeln sind.*

Frage 977

? In welchem Fall kann die Diagnose „psychische Faktoren oder Verhaltenseinflüsse bei andernorts klassifizierten Krankheiten (F54)" vergeben werden?

! **Diese Diagnose kann vergeben werden, um psychische Faktoren oder Verhaltenseinflüsse zu erfassen, die in der Ätiologie und im Verlauf körperlicher Erkrankungen eine wesentliche Rolle spielen. Es liegen dabei körperliche Erkrankungen vor, die in anderen Kapiteln der ICD-10 erfasst wurden. Die psychischen Störungen sind meist leicht ausgeprägt und rechtfertigen nicht die Zuordnung zu einer der anderen Kategorien des Kapitels V der ICD-10. Diese betreffen z. B. Sorgen, ängstliche Erwartungen und Stress. Im Unterschied zur F45.41 spielen diese psychischen Faktoren keine zentrale Rolle bei der Chronifizierung der Erkrankung, sondern üben einen eher leichten bis mittelstarken Einfluss aus. Beispiele hierfür sind Asthma (F54 und J45.–), Colitis ulcerosa (F54 und K51.–) oder Magenulkus (F54 und K25.–).**

19.2 Anhaltende somatoforme Schmerzstörung (F45.40)

Benjamin Schönbach, Lena Weniger,
vormals beteiligt: Ulrike Kaiser, Anja Schütze**

Frage 978

Nennen Sie Kriterien, anhand derer die anhaltende somatoforme Schmerzstörung F45.40 nach ICD-10 definiert wird.

- **andauernder, schwerer, quälender Schmerz, der durch einen physiologischen Prozess oder eine körperliche Störung nicht hinreichend erklärt werden kann**
- **emotionalen Konflikten oder psychosozialen Belastungen kommt die Hauptrolle für Beginn, Schweregrad, Exazerbation oder Aufrechterhaltung der Schmerzen zu**
- **gesteigerte persönliche oder medizinische Hilfe und Unterstützung sind die Folge**

Die psychosozialen Faktoren der Erkrankung sind den Betroffenen oft nicht bewusst und daher nur indirekt erschließbar.

Frage 979

Was versteht man unter der „somatosensorischen Amplifizierung" im Zusammenhang mit der somatoformen Schmerzstörung?

Bei der somatosensorischen Amplifizierung werden körperliche Prozesse übergenau beobachtet und ängstlich-bedrohlich interpretiert. Darüber kommt es tatsächlich zum Auftreten bzw. der Verstärkung körperlicher Funktionen (z. B. Herzklopfen), welche wiederum als bedrohlich wahrgenommen werden. Subjektiv mangelnde Einflussmöglichkeiten auf diese Prozesse komplettieren den Teufelskreislauf, wodurch es zur Symptomexazerbation und -chronifizierung kommt.

Eine generelle Katastrophisierungsneigung und ungünstige Einflüsse aus dem sozialen Umfeld (z. B. Unterstützung von Vermeidungsverhalten/übermäßige Schonung der Betroffenen, Hilflosigkeit oder Ärger) können diese Prozesse zusätzlich verstärken.

Frage 980

Was trägt dazu bei, dass es bei somatoformen Störungen häufig zu Behandlungsabbrüchen auf Seiten der Patient*innen kommt?

Die Patient*innen erkennen den maßgeblichen Einfluss psychosozialer Faktoren auf das Schmerzgeschehen nicht, weshalb sie vehement somatische Diagnostik und Behandlungen fordern. Damit kann das Krankheitsbild jedoch nicht adäquat behandelt werden. Ausbleibende Behandlungserfolge bzw. -therapieoptionen veranlassen sie schließlich zum Behandler*innenwechsel.

*Häufige Behandler*innenwechsel („Ärztehopping") können ein Hinweis darauf sein, dass ein rein somatischer Ansatz keine adäquate Therapie für das Krankheitsbild bietet. Psychosoziale Belastungsfaktoren sollten hier von Beginn an einfühlsam eruiert werden.*

Frage 981

Welche Aspekte der ärztlichen Behandlungsgestaltung können zur Aufrechterhaltung der somatoformen Schmerzstörung, der sogenannten Iatrogenisierung, beitragen?

- **fortlaufende rein somatische Diagnostik**
- **Fokussierung eines einseitig somatischen Krankheitsmodells und rein somatischer Therapieoptionen trotz fehlender somatischer Korrelate**
- **mangelnde Erhebung bzw. mangelnde Sensibilität für berichtete psychosoziale Belastungen und ihren Einfluss auf das Schmerzgeschehen**
- **mangelnde Reflexion von Beziehungskonflikten zu Patient*innen**

*V. a. eigener Ärger, z. B. aufgrund unzureichenden Behandlungserfolgs, wird oft auf Patient*innen bzw. mangelnde Compliance attribuiert. Dieser, aber auch eigene Hilflosigkeit, müssen unbedingt reflektiert werden, statt sie auszuagieren. Die eigene Psychohygiene (z. B. durch Unterstützung in einem Team oder durch Konsile) sind wesentlich für die adäquate Behandlung von somatoformen Störungen.*

Frage 982

Was sind wesentliche Ansatzpunkte in der Behandlung der anhaltenden somatoformen Schmerzstörung?

- **Aufbau einer vertrauensvollen Beziehung**
- **frühzeitiger Austausch mit Mitbehandler*innen**
- **Entwicklung eines adäquaten Krankheitsmodells**
- **Abbau dysfunktionalen Verhaltens und Denkens**
- **Aufbau von selbstwirksamen Bewältigungskompetenzen**
- **Verhinderung von Iatrogenisierung/Verfestigung des einseitig somatischen Krankheitsmodells**

*Psychosoziale Einflussfaktoren auf das Schmerzgeschehen sollten von Beginn an und einfühlsam eruiert werden. Somatische Diagnostik sollte erschöpfend, jedoch mit klarer Zielstellung und einem definierten Ende eingesetzt werden. Psychologische Konsile oder Mitbehandlung sollten frühzeitig initiiert und deren Beginn von ärztlicher Seite mitbegleitet werden, damit Patient*innen sich nicht abgeschoben fühlen.*

Frage 983

Warum sollte die Vergabe der Diagnose anhaltende somatoforme Schmerzstörung kritisch geprüft werden?

- **vgl. Veränderungen ICD-11: Schmerzstörungen werden fortan nicht mehr im Bereich der „psychischen Störungen" zu finden sein, sondern offiziell Schnittdiagnosen zwischen dem somatischen und psychischen Bereich als „Chronische primäre bzw. sekundäre Schmerzen" aufgeführt werden**
- **Schmerz ist immer ein biopsychosoziales Phänomen**
- **oft (fälschlicherweise!) als Ausschlussdiagnose verwendet**
- **Stigmatisierung der Betroffenen**

Die F45.40 wird oft als Ausschlussdiagnose verwendet. Die ICD-10 sieht jedoch die klare Benennung von auslösenden und aufrechterhaltenden psychosozialen Faktoren als essenziell für die Diagnosestellung an. Meist sind diese den Betroffenen, die selbst ein somatisches Krankheitsverständnis haben, jedoch nicht zugänglich, weshalb sie feinfühlig von den Behandelnden eruiert werden müssen.

Frage 984

Wie können Schmerzen und psychische Störungen in Zusammenhang stehen?

- **psychische Störungen als Mitauslöser für Schmerzen (z. B. Antriebsverlust bei Depression)**
- **Schmerzen als Symptom psychischer Störungen (z. B. Muskelschmerzen infolge der Daueranspannung bei der generalisierten Angststörung)**
- **Schmerzen als Auslöser für psychische Störungen (z. B. Verstärkerverlust und sozialer Rückzug aufgrund starker Schmerzen können in Depression resultieren)**
- **wechselseitige Beeinflussung**

Schmerzen und andere körperliche Symptome treten sehr häufig in Kombination mit psychischen Belastungen auf, die bis hin zu psychischen Störungen reichen können. Je nach Chronifizierungsdauer kann teilweise nur schwer unterschieden werden, was zuerst aufgetreten (bzw. von den Betroffenen wahrgenommen worden) ist. Wichtig ist in jedem Fall, die Beschwerden integrativ zu betrachten und zu behandeln.

Frage 985

Welche klinischen Beobachtungen/Eindrücke können auf eine somatoforme Schmerzstörung hinweisen?

- **emotionale/bildliche Sprache in der Beschreibung des Schmerzes**
- **Eingrenzung der Schmerzbereiche korrespondiert nicht mit physiologischen Gesetzmäßigkeiten, z. B. Versorgungsgebieten von Nerven**
- **enger zeitlicher Bezug von Beginn bzw. Exazerbation der Symptome zu objektiven psychosozialen Belastungen**

Psychosoziale Faktoren sind immer am Schmerzgeschehen beteiligt, erhalten jedoch bei der F45.40 einen besonderen Stellenwert als auslösende Faktoren für Erstauftreten bzw. Exazerbation der körperlichen Symptomatik. Dies und der fundierte Ausschluss eines körperlich zumindest teilweise plausibel erklärenden Korrelats für die Schmerzen sind wesentliche Unterschiede zur F45.41.

Frage 986

Grenzen Sie differenzialdiagnostisch die anhaltende somatoforme Schmerzstörung von der hypochondrischen Störung (F45.2) ab.

Bei der Hypochondrie stehen Ängste vor konkreten Krankheiten bzw. subjektiven Entstellungen im Vordergrund, die von Patient*innen klar benannt sein müssen.

Bei der somatoformen Schmerzstörung geht es um das Symptom des Schmerzes, für das die Betroffenen eine somatische Ursache annehmen. Es bestehen jedoch nicht zwingend bzw. vordergründig Ängste hinsichtlich spezifischer Krankheiten oder Diagnosen. Gehäufte Arztkontakte und Untersuchungsanliegen können bei beiden Störungen vorkommen.

Frage 987

Was können selbstwirksame Einflussmöglichkeiten auf das Beschwerdegeschehen i. S. einer anhaltenden somatoformen Schmerzstörung sein?

- **Erkennen und Ernstnehmen eigener psychosozialer Belastungen**
- **Verbesserung der Selbstwahrnehmung/Reflexionsfähigkeit (Bedürfnisse, Affekte, Grenzen)**
- **Einhaltung psychophysischer Belastungsgrenzen**
- **verbesserte Fähigkeiten zur Affektregulation und Entspannung**
- **verbesserte Bedürfniskommunikation**

Das Erlernen dieser Fertigkeiten braucht Zeit, Geduld und Unterstützung, z. B. im Rahmen interdisziplinärer oder psychotherapeutischer Behandlungsangebote.

19.3 Fibromyalgiesyndrom

Frank Petzke

Frage 988

Was ist das zentrale Symptom für die klinische Diagnose eines Fibromyalgiesyndroms (FMS)?

Das Vorliegen chronischer Schmerzen in mehreren Körperregionen (> 3 Monate) ohne bessere Ursache ist Voraussetzung für die Diagnose eines FMS.

Alle aktuellen Klassifikationen oder Definitionen des FMS setzen das Vorliegen chronischer Schmerzen in mehreren Körperregionen (Chronic Widespread Pain) als zentrales Merkmal voraus. Die Klassifikationskriterien des American College of Rheumatology (ACR) von 1990 sind mit ihrer Definition zwar noch gültig, werden aber heute nicht mehr empfohlen. Seit 2010 und modifiziert 2016 wird vom ACR für die klinische Diagnose ein Schmerzindex von ≥ 7 (von) 19 auf der regionalen Schmerzskala (Widespread Pain Index) vorgeschlagen. Hier beurteilen Patienten selbst das Vorliegen von Schmerzen an 19 maximal möglichen Schmerzorten. Zusätzlich wird gefordert, das mindestens 4 von 5 Körperregionen betroffen sind, definiert als jeweils bds. obere Extremität inkl. Schulterregion und untere Extremität inkl. Hüftregion sowie die Wirbelsäule. Dieser Aspekt wurde auch in der Definition von Chronic Widespread Pain in der ICD-11 aufgegriffen.

Frage 989

Was ist noch für die Stellung der klinischen Diagnose erforderlich?

Weitere Kernsymptome des FMS sind Schlafstörungen oder ein nicht erholsamer Schlaf sowie Müdigkeit oder Erschöpfungsneigung auf körperlicher und/oder geistiger Ebene.

Die ACR-Kriterien von 2016 erheben unter anderen diese Symptome und erfordern einen Symptomschwere-Score von ≥ 5.

Patienten mit FMS leiden neben den Schmerzen an zahlreichen weiteren körperlichen und seelischen Beschwerden. Kernsymptome sind u. a. nicht erholsamer Schlaf und Müdigkeit/Erschöpfung. Diese Tat-

sache wird auch in den ACR-Kriterien aus 2016 berücksichtigt. Der Symptomschwere-Score ist die Summe der subjektiven Beurteilung von Müdigkeit, nicht erholsamem Schlaf und kognitiven Problemen (jeweils 0 = nicht vorhanden bis 3 = extrem ausgeprägt) sowie dem Vorliegen von Kopfschmerzen, Bauchschmerzen und Depression (jeweils 0 = nicht vorhanden und 1 = vorhanden). Der Score reicht von 0 bis maximal 12. Dieser Fibromyalgie-Symptomfragebogen ist z. B. über die AWMF-Webseite erhältlich. Die klinische Diagnose beruht auf der Kombination von chronischen Schmerzen in mehreren Körperregionen mit typischem sonstigem Symptomkomplex.

Die definitive Diagnosestellung erfordert eine medizinische Untersuchung und den Ausschluss möglicher somatischer Ursachen, die die Symptomatik erklären können, eine reine Fragebogen-Diagnose ist nicht möglich.

Frage 990

? Welchen Stellenwert haben die sogenannten „Tender Points“?

! **Mindestens 11 positive von 18 Tender Points sind Teil der ACR-Klassifikationskriterien von 1990, werden aber für die Stellung der klinischen Diagnose nicht mehr verlangt und als sinnvoll erachtet.**

i *Die Tender Points waren nicht zur klinischen Diagnostik gedacht, sondern sollten als Teil einer Klassifikation für die Vergleich- und Abgrenzbarkeit von Patienten in wissenschaftlichen Studien dienen. Für solche Studien sind sie als Teil der ACR-Kriterien von 1990 aktuell noch relevant. Fast alle bisher durchgeführten Studien zur Therapie und Pathophysiologie beruhen auf diesen Kriterien. Eine über 80 %ige Übereinstimmung der alten und der neuen vorläufigen, modifizierten Kriterien konnte gezeigt werden. In der ICD-11 wird das FMS als eine Form von chronischen primären Schmerzen beschrieben und noziplastischer Schmerz als möglicher Mechanismus. Dies beinhaltet eine diffuse und generelle Erhöhung der Druckschmerzempfindlichkeit in Regionen mit Schmerzen (entsprechend WPI), ohne Relevanz von spezifischen Punkten.*

Frage 991

? Wie häufig ist das FMS und wer ist insbesondere davon betroffen?

! **In Deutschland liegt die Punktprävalenz des FMS bei 3–4 %, das Verhältnis von Frauen zu Männern beträgt etwa 1,5:1.**

i *Manche Studien mit den ACR-Kriterien von 1990 zeigen ein deutlich höheres Verhältnis von Frauen zu Männern, da die Tender Points aufgrund einer höheren Druckschmerzempfindlichkeit von Frauen zu einer Überschätzung des Frauenanteiles führen. Beim Einsatz der ACR-Kriterien seit 2010 ist der Unterschied zwischen den Geschlechtern weniger stark ausgeprägt.*

Frage 992

? Kann man das FMS von einer somatoformen Schmerzstörung unterscheiden?

! **Das FMS überlappt mit der somatoformen Schmerzstörung, kann aber nicht grundsätzlich mit dieser gleichgesetzt werden.**

i *Ähnlich wie das FMS ist auch das Konzept der somatoformen Störung umstritten und wurde bei der Neufassung der DSM-V-Klassifikation der American Psychiatric Association als Somatic Symptom Disorder und in der ICD-11 als Bodily Distress Disorder weiterentwickelt, beide Ansätze haben dabei keine psychopathologische Grundannahme. In Deutschland kommt in der Klinik weiterhin oft die ICD-10-Version der somatoformen Störung zum Einsatz. Zwar gibt es hier mit dem FMS einige Überlappungen, z. B. das Vorliegen quälender Schmerzen von mehr als 6 Monaten Dauer. Beim FMS wird allerdings eine konkrete und sinnvolle somatische Ausschlussdiagnostik vorgeschlagen und von einem körperlichen Anteil im Sinne eines primären chronischen Schmerzes ausgegangen eingebettet in ein grundsätzlich biopsychosoziales Erklärungsmodell. Entsprechend wird die zeitliche Verbindung des Beschwerdebeginns mit emotionalen und psychosozialen Konflikten oder eine ausgeprägte somatische Fixierung nur bei einem Teil der Patienten erfüllt, über 50 % der Patienten sind primär offen für die Krankheitsrelevanz psychischer Faktoren und nur bei 30–60 % findet sich eine manifeste komorbide Depressi-*

on. Grundsätzlich kann das FMS sinnvoller unter den funktionellen somatischen Syndromen eingeordnet werden, die sich durch einen typischen Symptomkomplex und dem (bisherigen) Fehlen eines erklärenden somatischen Krankheitsfaktors definieren lassen. Wichtig ist es dabei, den Patienten zu vermitteln, dass auch mit diesem Verständnis psychologische Ansätze der Behandlung hilfreich und sinnvoll sind.

Frage 993

? Welche Untersuchungen sind beim Verdacht auf das Vorliegen eines FMS sinnvoll?

! **Bei typischem Bild und fehlendem Hinweis auf sonstige Erkrankungen oder Ursachen ist über eine sorgfältige Basisdiagnostik hinaus eine weiterführende Diagnostik i. d. R. nicht notwendig. Es gibt weiterhin keine spezifischen diagnostischen Tests.**

i *Zur Basisdiagnostik gehören das Erstellen einer Schmerzskizze und das Ausfüllen des Fibromyalgie-Symptomfragebogens, das Erfragen weiterer typischer Symptome, eine vollständige Anamnese (inkl. Medikamente wie Lipidsenker, Aromatasehemmer, hochdosierte Opioide) und körperliche Untersuchung (inkl. neurologischem und orthopädischem Befund) sowie ein Basislabor mit BSG, CRP, kleinem Blutbild, Kreatinkinase, Kalzium, TSH und Vitamin-D-Spiegel, sinnvoll sind auch Leber- und Nierenwerte. Weiterführende Diagnostik sollte dann gezielt nach auffälligen Befunden der klinischen und Labor-Basisdiagnostik erfolgen. Eine routinemäßige Bestimmung von Autoantikörpern zum Ausschluss entzündlicher Erkrankungen wird nicht empfohlen.*

Die Diagnose eines FMS kann bei Vorliegen anderer Erkrankungen auch durchaus als komorbide Diagnose gestellt werden, sie ist keine Ausschlussdiagnose.

Frage 994

? Was sind die Ursachen eines FMS?

! **Die Pathophysiologie des FMS ist nicht geklärt.**

i *Vielfältige pathophysiologische Ansätze sind für das FMS untersucht. Es gibt Hinweise darauf, dass eine Störung der Schmerzverarbeitung im peripheren und/oder zentralen Nervensystems im Sinne noziplastischer Schmerzen vorliegt. Es fehlen allerdings bisher der Nachweis der Spezifität für das FMS und die Bestätigung des kausalen Zusammenhangs, z. B. durch Längsschnittuntersuchungen. Spezifischer zu nennen sind eine erhöhte Schmerzempfindlichkeit der FMS-Patienten, eine Störung der endogenen Schmerzhemmung, die Rolle peripherer Schmerzgeneratoren und Veränderungen zentralnervöser Transmitter und eine Dysfunktion des sympathischen Nervensystems. Aktuelle Befunde zeigten auch Veränderungen an kleinkalibrigen Nervenfasern (Aδ- und C-Fasern), eine typische Small-Fiber-Polyneuropathie mit neuropathischem Schmerzbild liegt jedoch nur in Einzelfällen vor.*

Frage 995

? Gibt es Risikoindikatoren für das Auftreten eines FMS – auch wenn diese in Bezug auf die Kausalität nicht eingeordnet werden können?

! **Das Vorliegen einer entzündlich rheumatischen Erkrankung und Lebensstilfaktoren wie Rauchen, Übergewicht und mangelnde körperliche Aktivität zeigen ein erhöhtes Krankheitsrisiko an.**

i *Das relative Risiko, mit einer entzündlichen rheumatischen Erkrankung auch an einem FMS zu erkranken, ist mit dem Faktor 5 deutlich erhöht. Die Zusammenhänge mit dem Lebensstil wurden insbesondere bei Patienten mit komorbider rheumatoider Arthritis und Lupus erythematodes gezeigt. Weitere relevante Indikatoren sind die Erfahrung körperlicher Misshandlung und sexuellen Missbrauchs in Kindheit und Erwachsenenalter, Stress am Arbeitsplatz, depressive Störungen, Schlafstörungen und ein Vitamin-D-Mangel. Ein Risikoindikator belegt jedoch keinen kausalen Zusammenhang.*

Frage 996

? Wie ist der Langzeitprognose bei Patienten mit FMS?

! **Die Mortalität ist durch eine Erkrankung mit einem FMS nicht erhöht. Im klinischen Verlauf gibt es keine kontinuierliche Verschlechterung, aber durchaus auch deutliche Verbesserungen, bei einer Teilgruppe allerdings nur geringe Bes-**

serungen über die Zeit. Die Beeinträchtigung für die Erkrankten ist zum Teil sehr hoch. Das Suizidrisiko ist insgesamt erhöht.

Diese Aussagen beruhen im Wesentlichen auf 2 Studien mit insgesamt etwa 10 000 Patienten und einem Beobachtungszeitraum von bis zu 15 Jahren. Das erhöhte Suizidrisiko könnte durch die relevante Komorbidität mit depressiven Erkrankungen (bis zu 80 %) und die hohe Beeinträchtigung der Lebensqualität (größer als bei rheumatoider Arthritis und anderen Schmerzerkrankungen) erklärt werden.

Frage 997

Gibt es Patienten, die an chronischen Schmerzen in mehreren Körperregionen leiden, aber nicht die Kriterien für ein FMS erfüllen?

Ja, diese Patienten konnten regelmäßig in bevölkerungsbasierten Untersuchungen beschrieben werden. Der Hauptunterschied zum FMS ist in der Regel eine geringere körperliche und seelische Symptombelastung über die Schmerzen hinaus.

Diese Konstellation spricht für das Vorliegen eines Kontinuums von lokalen zu regionalen und generalisierten Schmerzen und letztlich zum FMS. Im Verlauf dieses Kontinuums nehmen subjektiver Distress, körperliche und seelische Symptombelastung (in Anzahl und Intensität) zu. In der ICD-11 sind chronische Schmerzen an mehreren Körperregionen als eine eigene diagnostische (und nicht nur Schmerzausdehnung-definierende) Kategorie, die das FMS als besondere Form inkludiert. Eine Behandlung dieser Betroffenen kann sich an der des FMS orientieren.

Frage 998

Wie kann man den Schweregrad eines FMS einschätzen?

Die Schwere ergibt sich durch das Ausmaß und die Folgen der körperlichen und psychosozialen Beeinträchtigung, der vorhandenen und klinisch relevanten Komorbidität sowie der Inanspruchnahme medizinischer Ressourcen.

Es gibt kein gut validiertes Instrument zum Einschätzen des Schwergrads eines FMS. Die Einordnung wird analog dem Vorgehen bei funktionellen somatischen Syndromen oder dem Ausmaß der Chronifizierung von Schmerzen vorgenommen. Die Diagnosestellung eines FMS entspricht nicht automatisch einer erheblichen gesundheitlichen Beeinträchtigung.

Frage 999

Wie wird ein FMS behandelt?

Grundvoraussetzung für die Behandlung ist neben der aktiven Stellung der Diagnose die entsprechende Edukation zum Krankheitsbild und Einordnung in ein biopsychosoziales Ursachen- und und Behandlungskonzept. Es gibt keine spezifische Behandlung, mit der ein FMS grundsätzlich geheilt werden kann. Studien zeigen Effekte von Psychotherapie, Physiotherapie und physikalischen Verfahren, alternativen Verfahren, multimodalen Therapiekonzepten und Medikamenten.

Die Behandlung des FMS hat in erster Linie eine Kontrolle von Symptomen und die Reduktion der direkten und indirekten Folgeerscheinungen zum Ziel. Analog zu anderen chronischen Schmerzen soll einer weiteren Chronifizierung vorgebeugt und die Selbstwirksamkeit gestärkt werden. Deshalb ist gerade zum Zeitpunkt der Diagnosestellung eine ausführliche Information über das Krankheitsbild und die sinnvollen Behandlungsmaßnahmen nötig, um die Patienten früh für eine aktive Haltung zu motivieren und im Rahmen des biopsychosozialen Modells chronischer Schmerzen realistische Ziele und individuelle Behandlungsstrategien zu entwickeln.

Frage 1000

Welche Medikamente sind geeignet und welche Effekte haben sie?

Es gibt ausreichende Daten, die den zeitlich begrenzten Einsatz (3–6 Monate) von Duloxetin, Pregabalin und Amitriptylin unterstützen. Dabei ist nur Amitriptylin für die Behandlung chronischer Schmerzen zugelassen, eine Zulassung mit der Indikation FMS gibt es in Europa für kein Medikament. Medizinisches Cannabis wird in Be-

obachtungsstudien eher positiv bewertet, ausreichende Evidenz aus randomisiert-kontrollierten Studien liegt nicht vor.

Grundsätzlich erfolgte in den letzten Jahren eine Vielzahl von Medikamentenstudien für das FMS. In den USA sind Pregabalin, Duloxetin und Milnacipran mit der Indikation FMS zugelassen. In Europa wurde eine Zulassung nicht erteilt. Die meisten Studien haben eine beschränkte Beobachtungsdauer von bis zu 6 Monaten, darüber hinaus ist ein Therapieeffekt meist nicht gesichert. Bei Amitriptylin zeigte sich nach 6 Monaten ein Wirkverlust. Deshalb sollte die Wirksamkeit einer Pharmakotherapie regelmäßig überprüft werden. In Bezug auf die Dosierungen sind für Duloxetin bis 60 mg/d (keine erhöhte Wirksamkeit unter 90 mg/d) sinnvoll, für Amitriptylin 10–50 mg/d mit langsamer Eindosierung, für Pregabalin 150–450 mg/d (langsame Eindosierung und nur geringer zusätzlicher Effekt höherer Dosierungen). SSRI (Serotonin-Wiederaufnahme-Hemmer) haben nur sehr geringe Effekte auf das FMS. Bei relevanten Komorbiditäten, wie Depression oder Angststörungen, ist der Einsatz womöglich sinnvoller und der Off-Label-Einsatz weniger problematisch.

Für viele weitere Medikamente liegen entweder zu wenige, widersprüchliche oder nur kurzfristige Studienergebnisse vor. In Deutschland gibt es die Möglichkeit, Patienten mit schweren Verlaufsformen und nicht ausreichender Wirkung einer Vorbehandlung im Einzelfall medizinisches Cannabis (insbesondere zur oralen Gabe mit Dronabinol oder Vollextrakten) zu verschreiben. Patienten selbst schätzen die Wirksamkeit von Medikamenten insgesamt als kritisch ein.

Frage 1001

Ist die Gabe von Opioiden, Hypnotika oder NSAR effektiv?

Es gibt keine positiven Daten für NSAR oder Hypnotika zur Behandlung eines FMS. Für Opioide gibt es lediglich für Tramadol schwache Hinweise für eine kurzfristige Wirksamkeit, starke Opioide sind nicht indiziert. Eine längerfristige Anwendung ist nicht untersucht.

Patienten mit FMS bekommen zwar häufig NSAR verordnet und berichten über eine Eigenmedikation mit gewissem Effekt, die Studienlage unterstützt ein solches Vorgehen jedoch nicht. Ein gewisser Effekt der Medikation könnte jedoch in der Behandlung der o. g. peripheren Schmerzgeneratoren liegen oder bei komorbiden Schmerzproblemen, wie einer Arthrose. Die Patienten sollten sorgfältig über die Risiken dieser Einnahme informiert werden. Tramadol zeigte zwar kurzfristig einen Effekt, aber auch eine hohe Abbruchrate wegen Nebenwirkungen. Auch hier ist ein potenzieller Schaden (wie z. B. eine Abhängigkeit) sehr kritisch zu prüfen. Aus diesem Grund können Hypnotika nicht empfohlen werden, zur Regulierung der Schlafproblematik sind die in der vorangehenden Frage genannten Medikamente zu prüfen. Starke Opioide scheinen eher schädlich zu sein und sind in der klinischen Erfahrung meist nicht oder nur sehr kurzfristig wirksam.

Frage 1002

Welche psychologischen Therapieverfahren sind geeignet und wann sollten sie eingesetzt werden?

Psychologische Therapieverfahren sollten bei Vorliegen entsprechender Komorbiditäten zum Einsatz kommen. Für das FMS selbst ist insbesondere die kognitive Verhaltenstherapie geeignet, für Verfahren wie das Biofeedback, Hypnose und geleitete Imagination, gibt es schwache Hinweise für eine Wirksamkeit.

Die Wirksamkeit dieser Verfahren als alleinige Therapiemaßnahmen für das FMS war in Studien insgesamt mäßig. Auch die alleinige Durchführung von Entspannungsverfahren, wie der progressiven Muskelrelaxation nach Jacobsen, zeigt wenig Effekte. Eine Kombination mit anderen (körperlich orientierten) Verfahren im Sinne einer multimodalen Therapie scheint häufig effektiver, ist aber in Form strukturierter Programme nicht entsprechend flächendeckend verfügbar. Allerdings bestehen für den Einsatz dieser Verfahren keine Kontraindikationen und es sind keine relevanten negativen Effekte bekannt. Für tiefenpsychologische Verfahren gibt es nur anekdotische Hinweise.

Frage 1003

Welche physiotherapeutischen Maßnahmen sind bei FMS indiziert?

Grundsätzlich sind aktivierende Verfahren bei geeigneten Patienten wirksam, z. B. Ausdauertraining, Dehnungstraining und Krafttraining – auch in Kombination als Trocken- oder Wasser-

gymnastik. Dabei ist eine graduelle Steigerung der Intensität zu beachten, um einer Überlastung der Patienten vorzubeugen, eine geringe bis mittlere Intensität ist für positive Effekte ausreichend.

Für diese Verfahren liegt insgesamt eine gute Studienlage vor, wobei klinisch mit einer relevanten Abbruchrate zu rechnen ist. Wichtiges Ziel einer FMS-Behandlung muss es somit sein, die individuelle Toleranz für diese aktivierenden Therapien zu fördern und schrittweise aufzubauen, um einer Verschlechterung durch Überbelastung/Übertraining zu verhindern. Vielfach ist hier initial der Fokus auf einer verbesserten Wahrnehmung für Belastungsgrenzen und einem positiven Körpergefühl. Als Ausdauertraining sind z. B. schnelles Spazierengehen, Walking, Fahrradfahren, Tanzen und Aquajogging 2–3-mal pro Woche für mindestens 30 min geeignet, Kraft- oder Dehnungstraining z. B. 2-mal 60 min pro Woche. Diese Leistungen sind z. T. im Rahmen der kassenärztlichen Versorgung verfügbar und verordnungsfähig.

Frage 1004

Sind auch passive Maßnahmen geeignet?

Die Effekte passiver Maßnahmen, wie Massage, Lymphdrainage, Kältekammer oder Ganzkörperwärmetherapie sind gering und meist nicht anhaltend, für manche Patienten aber durchaus hilfreich. Von Patientenseite werden Ganzkörperwärmeanwendungen (z. B. Biosauna oder Infrarotkabinen) als hilfreich eingeschätzt.

Grundsätzlich kann man durch intensive passive Maßnahmen positive Effekte erzielen, z. B. durch Balneo- (Moor- und Dampfbäder, Sauna) und Hydrotherapie (Bewegungsbad im Warmwasser inkl. Whirlpool) in hoher Frequenz (5-mal pro Woche für 2–3 Wochen). Unklar ist dabei die längerfristige Wirksamkeit, problematisch ist die eingeschränkte Verfügbarkeit. Wichtig ist, auch solche Maßnahmen in den Kontext der Gesamtbehandlung zu setzen (z. B. als Einstieg in selbstwirksame und aktivierende Maßnahmen) und ggf. unterstützend und intermittierend einzusetzen, wenn die wirksameren aktivierenden Maßnahmen, die längerfristig auch nachhaltiger sind, bereits im Alltag umgesetzt werden.

Frage 1005

Welchen Stellenwert hat eine multimodale Therapie beim FMS und wie kann diese aussehen?

Die multimodale Therapie ist durch Kombination von aktivierenden physiotherapeutischen und psychologischen Verfahren im Rahmen eines strukturierten Therapieprogramms charakterisiert und für das FMS wirksam.

Die Kombination von aktivierenden und psychologischen Therapieverfahren zeigt für das FMS nachhaltige und klinisch relevante Effekte. Dabei wird für Ganztagesprogramme von einer Therapiedauer von 3 Wochen ausgegangen, ambulante Programme mit geringerer Intensität sollten mindestens 2 Therapieeinheiten von 120 min pro Woche beinhalten. Die verfügbaren Programme unterscheiden sich aktuell z. T. erheblich bezüglich der Anzahl und der Auswahl der eingesetzten Verfahren. Die Schwere des FMS und die Therapieintensität eines solchen Programms sollte man bei der Wahl berücksichtigen. Für schwere Verläufe oder bei drohender weiterer Chronifizierung trotz ausreichender Vortherapie ist auch eine teil-/stationäre interdisziplinäre multimodale Schmerztherapie (entsprechend OPS) indiziert.

Frage 1006

Welche alternativen Methoden lassen sich beim FMS sinnvoll einsetzen?

Die Akupunktur hat schwach positive Effekte, allerdings sind die Unterschiede zwischen „echter" und Schein-Akupunktur gering. Nicht selten wird Akupunktur beim FMS nicht toleriert. Meditative Bewegungstherapien wie Tai-Chi, Qi-Gong und Yoga sind gut geeignet.

Für manche Behandlungen, z. B. die Einnahme von Nahrungsergänzungsprodukten oder Diäten, gibt es keine ausreichende oder positive Datenlage, für andere, z. B. die Homöopathie, gibt es eine schwach positive Studienlage. Akupunktur zeigt zwar Effekte, der klinische Stellenwert ist insgesamt aber als eher gering einzuordnen. Hier kann nur individuell und nach Patientenpräferenz entschieden werden, eine Kostenübernahme bei der Diagnose FMS besteht nicht. Die meditativen Bewegungstherapien (auch Feldenkrais und Body-Awareness-Therapie) zeigten mittlere und längerfristige Effekte, waren aber auch nicht für alle Patienten geeignet (Abbruchrate ca. 20 % bei wahrscheinlich eher hochmotivierten Studienteilnehmern). MBSR (Mindfulness Based Stress Reduction oder achtsamkeitsbasierte Stressreduktion) ist als weitere zusätzlich Maßnahme für Patienten mit FMS sicher und sinnvoll, die Datenlage aber limitiert.

Frage 1007

Wer sollte das FMS längerfristig behandeln?

Eine kontinuierliche Begleitung durch einen interessierten und aufgeschlossenen Hausarzt oder Facharzt ist wichtig und Grundlage für eine stabile Behandlungssituation.

Die Steuerung der Behandlung eines FMS erfordert eine gute Betreuung bei einem „primären" Behandler, mit einer engen Kooperation bei ggf. notwendiger Fachbehandlung. In diesem Kontext ist eine Unterstützung der Patienten und das Anpassen der Behandlung an den meist wechselhaften Krankheitsverlauf möglich und eine Vermeidung von Überdiagnostik und häufigen Behandlerwechseln realistisch.

Ein wichtiger Aspekt ist die Betreuung in Bezug auf die Indikationsstellung für operative Eingriffe. Im Kontext eines FMS ist besonders kritisch zu klären, ob die Betroffenen von einer Operation bezüglich ihrer Schmerzen profitieren können, also in der Regel, ob ein klarer nozizeptiver Anteil vorliegt. Im perioperativen Schmerzmanagement sollte das FMS berücksichtigt werden.

19.4 post-COVID

Christina Lemhöfer

Frage 1008

Was versteht man unter post-COVID und welche Symptome haben diese Patienten?

Bei post-COVID handelt es sich um eine Erkrankung die nach einer Infektion mit SARS-CoV-2 auftreten kann und mit verschiedenen Symptomen einhergeht. Die häufigsten Symptome sind Fatigue, Dyspnoe und kognitive Einschränkungen.

Post-COVID condition wird derzeit von der WHO wie folgt definiert: Es ist das Fortbestehen oder die Entwicklung neuer Symptome drei Monate nach der ersten SARS-CoV-2-Infektion, die mindestens zwei Monate anhalten und nicht durch andere Diagnosen zu erklären sind. Es wurden über 200 verschiedene Symptome gemeldet, die sich auf den Alltag auswirken können. Long-COVID bezeichnet Symptome, die bis zu 12 Wochen bestehen. Es betrifft sowohl hospitalisierte als auch Patienten mit mildem Akutverlauf.

Frage 1009

Wie kann post-COVID diagnostiziert werden?

Bei post-COVID handelt es sich um eine Ausschlussdiagnose. Erkrankungen, die ebenfalls diese Symptome erklären könnten, müssen vor Diagnosestellung ausgeschlossen werden. Die Nutzung von standardisierten Assessments kann bei der Objektivierung von Symptomen helfen.

Die Grundlage für die post-COVID-Diagnose ist die o. g. Definition. Besonders die zeitliche Komponente mit einer Dauer von mehr als 12 Wochen sowie die vorausgegangene Infektion sollte beachtet werden. Eine ausführliche Anamnese zur Vorerkrankungen sowie die Nutzung von standardisierten Assessments, z. B. dem post-COVID-Score (▶ Tab. 19.1), aber auch symptomspezifische Fragebögen sollten genutzt werden, um die Diagnose zu stützen.

Frage 1010

Wie häufig treten Schmerzen im Rahmen von post-COVID auf und wie lange halten diese an?

Es fehlt weiterhin an einheitlichen Aussagen. Wahrscheinlich sind 15–20 % der Patienten mit post-COVID auch von Schmerzen, vorrangig Muskel- und Gelenkschmerzen, betroffen. Die Prävalenz nimmt über eine Zeit von zwei Jahren ab.

Durch die heterogene Studienlage ist es weiterhin nicht genau definierbar, wie viele Patienten betroffen sind. In Studien wird nicht immer nach verschiedenen Schmerzorten unterschieden und zudem auch nicht immer bestehende Vorerkrankungen berücksichtig. Betroffen sind vorrangig ältere Menschen sowie das weibliche Geschlecht. Kopfschmerzen als

Tab. 19.1 post-COVID-Score nach Bahmer et al.

aktuelle Symptome nach COVID-19	Punkte, wenn vorhanden
Geschmacks- oder Geruchsstörungen	3,5
Fatigue (chronische Erschöpfung, Müdigkeit)	7
mangelnde körperliche Belastbarkeit (z. B. Kurzatmigkeit bei Belastung, volle Leistungsfähigkeit nicht wieder erreicht)	4
Gelenk- oder Muskelschmerzen	6,5
Beschwerden im Hals-, Nasen- oder Ohrenbereich (z. B. Heiserkeit, Schmerzen oder Kratzen im Hals, laufende Nase)	5,5
Lungen- oder Atembeschwerden (z. B. Husten, pfeifende oder keuchende Atmung)	7
Herzbeschwerden (z. B. Extrasystolen, Herzrasen, Brustschmerzen)	3,5
Magen-Darm-Beschwerden (z. B. Bauchschmerzen, Durchfall, Erbrechen, Übelkeit)	5
Beschwerden oder Auffälligkeiten des Nervensystems oder Gedächtnis (z. B. Verwirrtheit, Schwindel, Kopfschmerzen, Konzentrationsstörung, Zittern)	6,5
Hautbeschwerden (z. B. Haarausfall, Ausschlag, Juckreiz)	2
Infektionszeichen (z. B. Schüttelfrost, Fieber, grippeartiges Gefühl)	3,5
Schlafstörungen (z. B. Einschlaf- oder Durchschlafstörungen, Schlaf nicht erholsam)	5
Bewertung: 2 bis ≤ 10,75 Punkte: mildes post-COVID-Syndrom (PCS) > 10,75 bis ≤ 26,25 Punkte: moderates PCS > 26,25 Punkte: schweres PCS	

Beispiel zeigen sich eher gehäuft direkt nach der Infektion und sind bereits in den ersten 12 Monaten deutlich rückläufig.

Frage 1011

Nennen Sie Schmerzarten und -orte, die bei post-COVID besonders häufig vorkommen.

Myalgien und Arthralgien treten am häufigsten auf, aber auch Kopf-, Bauch- und Brustschmerzen werden beschrieben. Alle Schmerzarten können vorkommen, gehäuft jedoch nach aktueller Literatur neuropathische Schmerzen.

Schmerzen treten häufig als Ganzkörperschmerz oder in der Kombination aus Myalgien und Arthralgien auf. Sie können, wie andere chronische Schmerzerkrankungen, zu Einschränkungen der Lebensqualität sowie Aktivität und Teilhabe führen.

Frage 1012

Wie sollten post-COVID-Schmerzen behandelt werden?

Die Behandlung erfolgt analog zu anderen chronischen Schmerzerkrankungen mit physikalischen, rehabilitativen, sowie multimodalen Ansätzen. Aktuelle Leitlinien zu Long-/post-COVID sowie zur Schmerzbehandlung sollten berücksichtigt werden.

Die Behandlung sollte symptomorientiert mit Blick auf Erhalt von Aktivität und Teilhabe erfolgen. Aktive Maßnahmen sind passiven vorzuziehen. Bei zusätzlich bestehender Fatigue sollte auf mögliche Symptomverschlechterungen im Sinne einer Post-Exertional-Malaise geachtet werden. Die strikte Nutzung des PACING-Konzepts geht mit größeren Effekten für die Patienten einher. Die Einbeziehung eines Schmerztherapeuten sowie des biopsychosozialen Schmerzmodells wird empfohlen.

20 Spezielle Therapiesituationen

20.1 Kinder

Frank Dressler

Frage 1013

Wie häufig sind Schmerzen bei Kindern und Jugendlichen?

Häufig, in einer 2009 publizierten Lübecker Befragung an über 2000 Kindern und Jugendlichen gaben über 80 % der 10- bis 18-jährigen Schüler an, in den letzten 3 Monaten unter Schmerzen gelitten zu haben.

In der Lübecker Befragung lagen die Zahlen bei 82,7 % bei Jungen und 87,5 % bei Mädchen, ein Jahr später bei 81,2 % bzw. 90,2 %. Als Ursache für den Geschlechterunterschied wurden Regelbeschwerden vermutet. Tägliche Schmerzen wurden von 6 % der Befragten angegeben, starke Schmerzen (VAS 7–10) berichteten 17,6 % der Jungen und 22,7 % der Mädchen.

Frage 1014

Was sind altersgerechte Schmerzskalen für Säuglinge?

- **kindliche Unbehagens- und Schmerzskala (KUSS)**
- **Berner Schmerzscore für Neugeborene**
- **Neonatal Pain and Sedation Score (N-PASS)**

Bei der kindlichen Unbehagens- und Schmerzskala werden 5 Parameter (Weinen, Gesichtsausdruck, Rumpfhaltung, Beinhaltung, motorische Unruhe) mehrfach über 15-Sekunden-Intervalle beurteilt und jeweils bis zu 2 Punkte vergeben. Ein Analgesiebedarf wird ab einem Wert von 4 gesehen.

Frage 1015

Ab welchem Alter lassen sich zur Schmerzbeurteilung Gesichterskalen mit Smileys einsetzen?

Empfohlen werden sie ab dem 5. Lebensjahr.

In der Regel können Kinder ab diesem Alter Gesichterskalen adäquat nutzen. Der eigene Gesichtsausdruck gilt beim jungen Kind als valider als sprachliche oder andere motorische Reaktionen.

Frage 1016

Ab welchem Alter können visuelle Analogskalen (VAS) sinnvoll eingesetzt werden?

Die meisten Jugendlichen können VAS sinnvoll nutzen.

Die Gesichterskalen setzt man z. T. auch mit 0–10er VAS gleich. Die bei Erwachsenen üblichen 0–10er VAS können die meisten Jugendlichen etwa ab Beginn des Besuchs weiterführender Schulen adäquat nutzen, wobei die individuelle Reife berücksichtigt werden sollte.

Frage 1017

Gibt es ein valides Instrument zur Messung chronischer Schmerzen bei Kindern und Jugendlichen in deutscher Sprache?

Ja, 2010 wurde der Deutsche Schmerzfragebogen für Kinder und Jugendliche (DSF-KJ) veröffentlicht.

Details dazu finden sich bei Schroeder et al. 2010 (s. Kap. 22).

Frage 1018

Welche Rolle spielt die Familie beim Schmerzerleben von Kindern und Jugendlichen?

Die Rolle der Familie ist sicher größer als bei Erwachsenen.

Eine Prägung des Schmerzerlebens im Kindesalter findet besonders durch die Eltern oder Geschwister und deren Umgang mit Schmerzen statt. Kinder sind leichter durch die Umgebungssituation beeinflussbar, was in Form von Ablenkung auch nutzbar ist.

Akute Schmerzereignisse werden deutlich besser verkraftet, wenn ein enger Körperkontakt mit einem Elternteil oder einer anderen Vertrauensperson besteht.

Frage 1019

Wie sollte eine kindgerechte Vorbereitung auf akute Schmerzereignisse erfolgen?

Hierzu sollte nach Möglichkeit enger Körperkontakt zu einem Elternteil gehören. Zur Erklärung sollen negative Begriffe wie Schmerz eher vermieden und positive Aspekte wie „schnell vorbei" betont werden.

Neben dem oben Genannten empfiehlt sich auch Kindern gegenüber immer ein ehrlicher Umgang. Es sollte nicht behauptet werden, dass etwas absehbar Schmerzhaftes nicht weh täte. Zur Ablenkung können Videos, Bilder, Bücher oder Spielzeuge dienen. Falls genügend Zeit ist, kann ein Lokalanästhetikum wie Lidocain vor einer Blutentnahme aufgetragen werden. Dies sollte mindestens 45 Minuten einwirken dürfen. Kleine Geschenke nach dem Eingriff können besonders bei Kindern helfen, die regelmäßig schmerzhafte Prozeduren, wie Blutentnahmen, ertragen müssen.

Frage 1020

Welche physikalischen Maßnahmen können gegen Schmerzen bei Kindern und Jugendlichen helfen?

- **Wärme**
- **Kälte**
- **Umschläge**
- **Massagen**
- **Lagerung**

Hierbei soll das Kind selbst sagen, welche der Maßnahmen angenehm ist. Für Wärme eignen sich Wärmflasche oder Körner- oder Kirschkernkissen, zur Kälteanwendung Kühlis oder kalte Umschläge. Lokale Verbrühungen oder Erfrierungen müssen natürlich vermieden werden. Für Umschläge hat sich u. a. Retterspitz bewährt.

Frage 1021

Welche psychologischen Methoden sind sinnvoll zur Schmerzbekämpfung bei Kindern und Jugendlichen?

- **klassische Konditionierung**
- **Entspannungstechniken**
- **Imagination**
- **Aufmerksamkeitslenkung**

Zum Teil lassen sich Methoden auch kombinieren. Neben den o.g. Verfahren können auch Yoga oder autogenes Training zum Einsatz kommen. Bei Patienten mit abnorm gesenkter Schmerzschwelle, z. B. bei chronischen Schmerzverstärkungssyndromen, ist auch eine Desensibilisierung sinnvoll.

Frage 1022

Was sind die typischen klinischen Zeichen eines komplexen regionalen Schmerzverstärkungssyndroms bei pädiatrischen Patienten?

Bewegungslosigkeit des betroffenen Körperteils, das kühl, blau verfärbt und geschwollen ist

Die extreme Schonhaltung imponiert, hinzu besteht ein Berührungsschmerz selbst bei leichtesten Impulsen. Betroffen ist meist ein Fuß oder eine Hand. Das Prädilektionsalter liegt bei 10–16 Jahren, ca. 70 % der Patienten sind weiblich.

Frage 1023

Was ist in der Therapie eines komplexen regionalen Schmerzsyndroms bei Jugendlichen anders als bei Erwachsenen?

Die medikamentöse Therapie spielt bei Jugendlichen kaum eine (erfolgreiche) Rolle.

Es sollte eine Überweisung zum erfahrenen Kinder- und Jugendrheumatologen oder Kinderschmerzspezialisten erfolgen. Erfolgreich ist eine Kombination aus psychologischer Begleitung zum Verständnis der Schmerzspirale und einer physikalischen Therapie zur Desensibilisierung. Besondere Expertise besteht in den stationären Einrichtungen in Datteln, Garmisch-Partenkirchen und Sendenhorst.

Frage 1024

Welche Eigenschaften machen Paracetamol zum beliebtesten Schmerzmedikament bei Kindern?

- **verfügbar als Saft, Tabletten, Zäpfchen und zur intravenösen Gabe**
- **Sicherheit**
- **fehlende Thrombozytenaggregationshemmung**
- **zugelassen bereits für Neugeborene**

Zu beachten ist der hepatische Abbau, das Präparat sollte also nicht bei chronisch Leberkranken eingesetzt werden.

Frage 1025

Ist die rektale Gabe von Paracetamol genauso günstig wie die orale Gabe?

Nein.

Der Wirkeintritt und der Plasmaspiegel sind bei rektaler Gabe schlechter vorhersagbar.

Frage 1026

Was ist das Mittel der ersten Wahl bei einer Migräneattacke eines erstmals bei Ihnen vorstelligen Jugendlichen?

Ibuprofen

Die übliche Dosierung liegt bei 10 mg/kg als Einzelgabe, maximal 800 mg. Triptane sind zur Therapie bei Jugendlichen inzwischen auch zugelassen. Eine Mitbetreuung durch Neuropädiater ist sinnvoll.

Frage 1027

Was ist beim Einsatz von Ibuprofen bei Neugeborenen zu beachten?

Das Medikament ist erst ab einem Alter von 3 Monaten und einem Gewicht von 6 kg zugelassen.

Frage 1028

Was macht Ibuprofen zum beliebtesten nicht steroidalen Entzündungshemmer bei Kindern und Jugendlichen?

- **verfügbar als Saft, Tabletten und Zäpfchen**
- **gute Wirksamkeit bei akzeptablen Nebenwirkungen**

In Studien zur Schmerzbekämpfung bei muskuloskelettalen Verletzungen war Ibuprofen wirksamer als Paracetamol oder Codein. Zu beachten ist der renale Abbau, sodass Patienten mit chronischen Nierenerkrankungen Ibuprofen und andere NSAR meiden sollten. Nebenwirkungen, meist gastrointestinale, sind im Kindes- und Jugendalter deutlich seltener als bei Erwachsenen. Eine relative Kontraindikation besteht bei chronisch entzündlichen Darmerkrankungen.

Frage 1029

Welcher nicht steroidaler Entzündungshemmer wird bei Patienten mit juveniler idiopathischer Arthritis bevorzugt eingesetzt?

Naproxen ist wie Ibuprofen als Saft oder Tabletten verfügbar, wirkt aber länger und somit sind 2 tägliche Gaben ausreichend. Bei Naproxen entfällt eine mittägliche Gabe, die bei Ibuprofen empfohlen ist.

Frage 1030

Welche Nebenwirkung verbietet die intravenöse Gabe von Metamizol bei Kindern im Push?

Kreislaufdepression bis hin zum Schock

Metamizol sollte intravenös immer als Kurzinfusion gegeben werden. Die übliche Dosierung ist 10 mg/kg oral oder intravenös.

Frage 1031

Welche Opioide sind zur postoperativen Schmerztherapie bei pädiatrischen Patienten besonders geeignet?

Geeignet sind schnell wirksame, gut steuerbare Opioide, z. B. Tramadol, Morphin und Piritramid.

Zur postoperativen Schmerztherapie bei Kindern und Jugendlichen gibt es eine AWMF-Leitlinie.

Frage 1032

Welche Überwachungsmaßnahmen sind unter einer Opioidtherapie bei Kindern und Jugendlichen nötig?

- **kontinuierliche Pulsoxymetrie**
- **Monitoring von Stuhlgang und Miktion**
- **Beurteilung von Schmerzen und Sedierung alle 1–4 h**
- **Registrierung anderer Schmerzmedikamente**

Frage 1033

Welches Opioid wird postoperativ bei pädiatrischen Patienten mit neuromuskulären Erkrankungen bevorzugt?

Tramadol

Es wirkt oft weniger atemdepressiv als andere Opioide.

Frage 1034

Welches Präparat wird bei postoperativen Schmerzen bei Kindern mit Anfallsleiden empfohlen?

Kombination aus Tilidin und Naloxon

Hierbei soll es eine geringere Anfallswahrscheinlichkeit geben. Zu beachten ist, dass die Tropfen 11,9 % Alkohol beinhalten.

Frage 1035

Was macht die Fentanyltherapie auch bei Kindern attraktiv?

Neben der raschen Wirkung ist von Vorteil, dass es Fentanyl als Lolli, Bukkaltabletten, intranasal und als Pflaster gibt. Zu beachten ist wie bei allen Opiaten das Abhängigkeitsrisiko.

Frage 1036

Welche Rolle hat Methadon in der Schmerztherapie bei Kindern und Jugendlichen?

Es wird in palliativen Situationen eingesetzt.

Aufgrund seiner guten oralen Resorbierbarkeit und der sehr langen Halbwertszeit kann Methadon in palliativen Situationen trotz der schlechten Steuerbarkeit vorteilhaft sein.

Frage 1037

Was ist das Mittel der Wahl bei epiduralen Anästhesien bei Kindern, z. B. bei Eingriffen am Penis oder Hoden?

Ropivacain

Ropivacain wird aufgrund seiner geringen Kardiotoxizität und dem seltenen Auftreten motorischer Blockaden empfohlen.

Frage 1038

Wie kann man für eine geplante Blutentnahme auf einfache Weise eine weitgehende Schmerzlosigkeit erreichen?

mit einem EMLA-Pflaster

EMLA (eutektische Mischung von Lokalanästhetika: Lidocain und Prilocain je 2,5 %) kann nach 45–240 min Einwirkzeit für Schmerzlosigkeit unter dem Pflaster sorgen. Es eignet sich auch für Impfungen oder Lumbalpunktionen, wobei aufgrund der Einstechtiefe aber keine komplette Analgesie erreicht wird. EMLA ist zugelassen ab der 37. Reifewoche, also nicht bei Frühgeborenen.

Frage 1039

Welche einfachen Maßnahmen sorgen für weniger Schmerzen bei Neugeborenen bei Blutentnahmen?

Saugen lassen und vorherige Massage des Körperteils

Sowohl die Gabe von Muttermilch als auch Glukose, aber auch nicht nutritives Saugen vor einer Blutentnahme und während der Entnahme (z. B. Neugeborenes am Kleinfinger eines Elternteils saugen lassen) führen zu einer signifikant geringeren Schmerzäußerung. Hierzu gibt es eine Evidenz nach Cochrane. Zu weniger Schmerzen bei kapillären Blutentnahmen aus der Ferse kommt es, wenn diese vorher massiert wurde oder wenn vorher ein enger Hautkontakt bestanden hat (sogenannte Känguru-Pflege).

Frage 1040

Welche zusätzlichen Maßnahmen helfen bei schmerzhaften Eingriffen, z. B. einer Knochenmarkpunktion?

Midazolam oder Lachgas können bei solchen Eingriffen sehr hilfreich sein.

Midazolam sorgt meist für eine deutliche retrograde Amnesie. Lachgas ist bei kleineren chirurgischen Eingriffen häufig geeignet, eine Narkose zu vermeiden. Beides ersetzt aber nicht eine adäquate analgetische Therapie!

20.2 Alter und Demenz

Martin Gleim

Frage 1041

Nennen Sie einige Gründe, die das Ausfüllen von Fragebögen durch alte Patienten erschweren bzw. unmöglich machen.

- **kognitive Einschränkungen**
- **Verminderung des Sehvermögens**
- **motorische Ungeschicklichkeit**

Durch o. g. Einschränkungen kann die Validität der ausgefüllten Fragebögen, z. B. des Deutschen Schmerzfragebogens, leiden. Es empfiehlt sich in diesen Fällen, den Fragebogen zusammen mit dem Patienten zu ergänzen oder komplett auf den Fragebogen zu verzichten und die gewünschten Informationen im Gespräch zu erfragen. Hier hat es sich gelegentlich bewährt, ein strukturiertes Interview zu führen, d. h. anhand einer vorher erstellten Liste sicher zu stellen, dass keine wichtigen Punkte ausgelassen werden.

Frage 1042

Wie kann man Schmerzen bei kommunikationsgestörten Patienten erfassen?

Je weniger eine verbale Äußerung des Patienten möglich ist, desto mehr muss sich die Schmerzerfassung und Anamnese auf die Beobachtung des Patienten verlegen.

Es erfordert einige klinische Erfahrung, um sagen zu können, dass ein Patient mit hoher Wahrscheinlichkeit Schmerzen hat, wenn keine verbale Kommunikation mehr möglich ist. Im Wesentlichen ist das Augenmerk auf spontane Äußerungen (Schreien, Grimassieren, Schonhaltung etc.), Reaktionen auf Pflegemaßnahmen (Schreien, Flucht) und das Verhalten im täglichen Leben (Appetit, Schlafverhalten.) zu legen. Hilfreich können evaluierte Instrumente sein, wie der EPCA-2, BESD und BISAD.

Auch wenn derartige Fragebögen nicht bei allen Patienten eingesetzt werden, schärft das gelegentliche Ausfüllen die Sinne für das Erkennen von nonverbalen Schmerzäußerungen.

Frage 1043

Wie wird die Dosierung von Analgetika bei betagten Patienten angepasst?

Es gibt keine allgemeingültige Regel. Dosisanpassungen für alte Patienten sind den aktuellen Fachinformationen zu entnehmen.

Da im Alter die Eliminationsfähigkeit von Leber und Niere in der Regel abnehmen und durch Abnahme des Verteilungsraums bei gleichen Dosen eher höhere Blutspiegel resultieren, sollte bei Fehlen von altersangepassten Dosisempfehlungen die Therapie zunächst mit einer geringeren Dosis begonnen werden („Start low, go slow“).

Frage 1044

Welche Erklärung gibt es, dass die Inzidenz von Schmerzen im Alter zunimmt?

Bestimmte schmerzhafte Erkrankungen treten bevorzugt im höheren Lebensalter auf. Hierzu gehören degenerative Erkrankungen des Bewegungsapparats, Tumorerkrankungen, rheumatische Erkrankungen, Zosterneuralgien.

Frage 1045

Welche Gründe gibt es für die oft beobachtete Angst von älteren Patienten, ihre Schmerzen angemessen behandeln zu lassen?

- **Schwierigkeiten, ihre Bedürfnisse klar zu formulieren**
- **Annahme, dass Schmerzen im Alter schicksalhaft seien**
- **Angst vor schmerzhaften diagnostischen Eingriffen und stationäre Einweisung**

Frage 1046

Welche spezifischen Behandlungsziele lassen sich für die Schmerztherapie bei alten Menschen formulieren?

- **Schmerzreduktion bei erhaltener kognitiver Leistungsfähigkeit**
- **Erhaltung der Mobilität, der Unabhängigkeit**
- **Pharmakotherapie, die zu keiner Erhöhung der Sturzgefährdung führt**

Die meisten zentral wirksamen Pharmaka -Antidepressiva, Antikonvulsiva und Opioide – führen zu einer signifikanten Steigerung der Sturzgefährdung.

Frage 1047

Warum findet man bei älteren Patienten häufiger eine Medikamentenunverträglichkeit als bei jüngeren?

- **veränderte Abbauwege**
- **Arzneimittelinterferenzen speziell bei der im Alter verbreiteten Polymedikation**

Besonders häufig sind Induktion oder Hemmung der Cytochrom-P450-Isoenzyme. Im Verdachtsfall sind die einschlägigen Datenbanken oder jeweiligen Fachinformationen zu beachten.

Frage 1048

Welche nicht medikamentösen Verfahren der Schmerztherapie kommen für ältere Patienten in Frage?

- **TENS**
- **physikalische Therapie**
- **Physiotherapie**

Insbesondere wegen der oft nebenwirkungsreichen Pharmakotherapie sollte die nicht medikamentösen Verfahren der Schmerztherapie in Betracht gezogen werden.

Frage 1049

Gibt es Besonderheiten bei der Verordnung von Opioiden für alte Patienten?

Im Prinzip gelten die gleichen Indikationen wie bei jüngeren Patienten. Die ohnehin schon bestehende Obstipation und die Einschränkung der kognitiven Fähigkeiten erfordern jedoch häufig nur sehr niedrige und oftmals nicht ausreichend analgetisch wirksame Dosen.

Wegen der insgesamt schlechten Verträglichkeit von Opioiden (Obstipation, Gleichgewichtsstörungen, kognitive Einschränkungen) sollte das Schwergewicht auf Nichtopioide und nicht medikamentöse Verfahren gelegt werden.

Frage 1050

Welche adjuvanten Analgetika können bei älteren Patienten eingesetzt werden?

Antidepressiva und Antikonvulsiva haben die gleichen Indikationen wie bei jüngeren Patienten. Häufig ist wegen zu starker Sedierung eine geringere Dosis anzusetzen.

Vermehrte orthostatische Beschwerden, Senkung der Reaktionsgeschwindigkeit und Schwindel erhöhen die Sturz- und Frakturgefahr, sodass das Risiko-Nutzen-Verhältnis besonders sorgsam abgewogen werden muss.

20.3 Schwangerschaft und Stillzeit

Gesine Picksak, Dirk O. Stichtenoth

Frage 1051

Welches Analgetikum ist Mittel der Wahl in der Schwangerschaft und Stillzeit?

Paracetamol

Alle bis heute vorliegenden Daten zusammengefasst, gibt es beim Menschen keine ernsthaften Hinweise auf Teratogenität bzw. Embryo-/Fetotoxizität. Damit ist Paracetamol bei gegebener Indikation in jeder Phase der Schwangerschaft und Stillzeit innerhalb des üblichen Dosisbereichs akzeptabel.

Frage 1052

Welches Antidepressivum als Koanalgetikum ist Mittel der Wahl in der Schwangerschaft und Stillzeit?

Amitriptylin

Ist eine Therapie mit einem trizyklischen Antidepressivum indiziert, ist das gut untersuchte Amitriptylin die erste Wahl. Alle bis heute vorliegenden Daten zusammengefasst, ergeben beim Menschen keine ernsthaften Hinweise auf Teratogenität bzw. Embryo-/Fetotoxizität. Nach Gabe höherer Dosierungen von Amitriptylin vor der Geburt wurden beim Neugeborenen Entzugserscheinungen in Form von Anpassungsstörungen der Herz- und Atemfunktion, Harn- und Stuhlentleerung sowie Unruhe beobachtet.

Frage 1053

Dürfen gut erprobte NSAR, wie Ibuprofen, Diclofenac und Acetylsalicylsäure in der Schwangerschaft eingesetzt werden?

Ja, aber nach der 20. Schwangerschaftswoche mit besonderer Vorsicht und nicht im 3. Trimenon.

Wenn ein NSAR in Schwangerschaft und Stillzeit erforderlich ist, gilt Ibuprofen vor Diclofenac als Mittel der Wahl. Ab der 20. Schwangerschaftswoche kann es zu fetalen Nierenfunktionsstörungen mit Oligohydramnion kommen, auch eine Verengung des Ductus arteriosus wurde berichtet. Entsprechende Kontrollen sind erforderlich. Im 3. Trimenon sind alle NSAR kontraindiziert, es drohen der vorzeitige Verschluss des Ductus arteriosus, pulmonale Hypertonie, Nierenversagen und Oligohydramnion sowie nekrotisierende Enterokolitis und gastrointestinale Blutungen.

Acetylsalicylsäure darf als Analgetikum bis zum 3. Trimenon eingesetzt werden, als Antiphlogistikum (Dosis über 3 g/d) ist Acetylsalicylsäure in und außerhalb der Schwangerschaft obsolet. Zur Thrombozytenaggregationshemmung darf Acetylsalicylsäure 100 g/d bei entsprechender Indikation während der gesamten Schwangerschaft verordnet werden.

Frage 1054

Worauf ist bei der Opioidgabe kurz vor der Entbindung zu achten?

Auf die atemdepressive Wirkung beim Neugeborenen

Nach Gabe von Opioiden im 3. Trimenon wurde über eine verminderte fetale Atembewegung berichtet. Unter der Geburt verabreicht, können Opioide zur Atemdepression beim Neugeborenen führen.

Frage 1055

Sollten analgetische Mischpräparate in der Schwangerschaft eingenommen werden?

Nein.

Während einer Schwangerschaft sollten – falls überhaupt nötig – nur bewährte, lang erprobte Medikamente in möglichst niedriger therapeutischer Dosis als Monotherapie zum Einsatz kommen.

Frage 1056

Lassen sich selektive COX-2-Hemmer (Coxibe) in der Schwangerschaft und Stillzeit einsetzen?

Nein.

Aufgrund mangelnder Erfahrung sind selektive COX-2-Hemmer in Schwangerschaft und Stillzeit zu meiden. Die versehentliche Einnahme unter Unkenntnis der Schwangerschaft rechtfertigt jedoch weder einen Schwangerschaftsabbruch noch eine invasive Diagnostik.

Frage 1057

Worauf ist bei der Langzeitanwendung von Opioiden in der Schwangerschaft zu achten?

Entzugssymptome beim Neugeborenen

Neugeborene und Säuglinge von Müttern unter Opioid-Dauertherapie können in den Tagen und Wochen nach der Geburt eine schwere Entzugssymptomatik entwickeln, die mit Krampfanfällen einhergeht und ohne adäquate Behandlung letal verlaufen kann. Nach erfolgreicher Therapie sind bleibende Defekte nach derzeitigem Wissensstand nicht zu erwarten.

Frage 1058

Kann Tramadol in der Stillzeit als Dauermedikation eingesetzt werden?

Nein.

Zur Dauereinnahme von Tramadol während der Stillzeit liegen keine ausreichenden Daten vor. Tramadol sollte allenfalls in einzelnen Dosen eingesetzt werden. Bei Kindern mit Apnoeneigung ist trotz des geringen Übergangs in die Muttermilch Vorsicht geboten.

Frage 1059

Worauf sollte man eine chronische Schmerzpatientin bei der Planung einer Schwangerschaft hinweisen?

Die Schmerzmedikation sollte kritisch überprüft werden.

Die Schmerzmedikation sollte überdacht und kritisch auf Teratogenität, Embryo- und Fetotoxizität überprüft werden. Gegebenenfalls ist eine Umstellung der Schmerzmedikation vor der geplanten Schwangerschaft anzustreben. Gut untersuchte Analgetika sind in der Schwangerschaft zu bevorzugen. Auf neue Arzneimittel ohne nachgewiesenen Vorteil oder schlecht untersuchte Wirkstoffe sollte, wie auch außerhalb der Schwangerschaft, verzichtet werden.

Frage 1060

Wie sollte man Schmerzen v. a. in der Schwangerschaft therapieren?

Bei akuter Symptomatik sollte die zugrunde liegende Ursache therapiert werden.

Oftmals liegt eine Kombination unterschiedlicher Schmerzmechanismen vor. Vor einer symptomatischen Schmerzbekämpfung sollten kausal therapierbare Ursachen so weit wie möglich ausgeschlossen werden. Ein einheitliches Schema zur Schmerztherapie in der Schwangerschaft gibt es nicht.

20.4 Medikamentenentzug

Kai Rossen, Dieter Siebrecht,
*vormals beteiligt: Sabine Schulzeck**

Frage 1061

Was sind häufige Gründe für einen Medikamentenentzug in der Schmerztherapie?

Medizinische Indikationen für die Durchführung eines Medikamentenentzuges sind in der Schmerztherapie Kopfschmerz bei Medikamentenübergebrauch und nicht indizierte bzw. nicht wirksame Opioidtherapie.

Von Medikamentenübergebrauch bei Kopfschmerzen kann man ausgehen, wenn an mindestens 15 Tagen pro Monat über mindestens 3 Monate chronische Kopfschmerzen auftreten und dabei an mindestens 15 Tagen im Monat Analgetika oder an mindestens 10 Tagen im Monat Migränemittel, Opioide oder Kombinationsanalgetika eingenommen werden. Bis zu 3 % der Bevölkerung sollen hiervon betroffen sein.

Indikation zur Durchführung eines Opioidentzugs sind hohe Schmerzstärken trotz versuchter hoher Opioiddosis, therapierefraktäre Belastung durch Nebenwirkungen, eine Opioid-induzierte Hyperalgesie, süchtiges Verhalten und eine geplante rückenmarksnahe Opioidtherapie. In spezialisierten Schmerzkliniken sind Entzugstherapien ein Schwerpunkt der Behandlungsfälle.

Frage 1062

Welche Medikamente eignen sich zur Prophylaxe von Entzugssymptomen beim Opioidentzug?

- **Clonidin**
- **Antidepressiva**
- **niedrigpotente Neuroleptika**

Während Clonidin am besten auf die Symptome der adrenergen Überaktivierung zielt, lassen sich die sedierenden Effekte der Antidepressiva und niedrigpotenten Neuroleptika besonders bezüglich der Unruhezustände und häufig auftretenden Schlafstörungen nutzen.

Frage 1063

Welche Dosisreduktion hat sich beim Absetzen von Opioiden im stationären Setting bewährt?

Die Dosisreduktion erfolgt am günstigsten in einem logarithmischen Modus, d. h. initial Reduktion um 30–50 % der Ausgangsdosis, dann täglich weitere Reduktion um 10–15 % der Vortagsdosis.

Bei niedriger Opioiddosis (< 60 mg/d) und guter Compliance kann die schrittweise Entwöhnung von den Opioiden evtl. ambulant erfolgen. Ansonsten empfiehlt sich eine stationäre Entzugsbehandlung, die unter engmaschiger Überwachung mit adäquater Prophylaxe bzw. Behandlung von Nebenwirkungen durchgeführt wird. Günstig ist es, wenn zuvor ein Patientenvertrag abgeschlossen und ein Drug Monitoring durchgeführt werden.

Frage 1064

Welche Rolle spielt die Motivation des Patienten beim Medikamentenentzug und welche Konsequenzen ergeben sich hieraus?

Die Motivation des Patienten ist die wichtigste Vorbedingung zur Durchführung des Entzugs und zum Aufrechterhalten einer längerfristigen Abstinenz.

Allein aufgrund der leichten Verfügbarkeit verschiedener Analgetika ist ein Entzug ohne eine Eigenmotivation der Patientinnen und Patienten nicht durchführbar. Fremdmotivation durch An- und Zugehörige kann eine Entzugsbehandlung initiieren, reicht für eine anhaltende Verhaltensänderung des Betroffenen häufig aber nicht aus.

Frage 1065

Nennen Sie typische Entzugssymptome beim Opioidentzug bei Schmerzpatienten.

- **Unruhe**
- **Schmerzzunahme**
- **Schlafstörungen**
- **Hypertonie und/oder Tachykardie**
- **Reizbarkeit**
- **Diarrhö**
- **Schwitzen oder Frieren**
- **Restless-Legs-Symptome**

- *Alle Nebenwirkungen können auch noch in den ersten 2–4 Wochen nach dem eigentlichen*
- *Entzug auftreten.*

Frage 1066

Wie sind Schlafstörungen beim Opioidentzug zu bewerten und zu behandeln?

Schlafstörungen sind typische Entzugssymptome. Nicht medikamentöse Maßnahmen und Bestärkung beim „Aushalten" sind Mittel der ersten Wahl.

Opioide haben komplexe Wirkungen auf den natürlichen Schlafrhythmus. Dieser muss sich erst wieder einstellen. Bei erheblicher Beeinträchtigung und Versagen der nicht medikamentösen Maßnahmen können sedierende Antidepressiva zum Einsatz kommen.

Frage 1067

Welche Medikamente haben sich bei starken Beschwerden bei einem Entzug von Kopfschmerzmitteln bewährt?

- **Amitriptylin und Kortikoide**
- **beim Migräneanfall Metoclopramid und intravenöses Acetylsäurelysinat**

Eine begleitende Therapie mit Amitriptylin oder Kortison kann in Einzelfällen sinnvoll sein. Wenn Symptome einer Angsterkrankung oder Depression vorliegen, muss man diese medikamentös und/oder psychotherapeutisch mitbehandeln.

Frage 1068

Welchen Stellenwert hat eine multimodale Begleittherapie im Rahmen eines Analgetika-/Medikamentenentzugs?

Die multimodale Begleittherapie hat beim Medikamentenentzug einen hohen Stellenwert.

Entzugssymptome lassen sich durch psychologische Betreuung, Entspannungstraining, möglichst aktive Physiotherapie und tagesstrukturierende Maßnahmen oft deutlich lindern oder werden besser akzeptiert. Die zugrunde liegende Schmerzsymptomatik wird häufig günstig beeinflusst und nützliche Instrumente der nicht medikamentösen Schmerztherapie werden implementiert, was die Abstinenz oder den bestimmungsgemäßen Einsatz der Analgetika langfristig ermöglicht.

Frage 1069

Nennen Sie Indikationen für einen Medikamentenentzug im stationären Rahmen.

- **frustraner ambulanter Entzugsversuch trotz hoher Motivation**
- **hohe Belastung durch psychosoziale schmerzrelevante Faktoren**
- **multiple Substanzabhängigkeit**
- **schwere somatische oder psychische Begleiterkrankungen**

Frage 1070

Wodurch unterscheidet sich der Medikamentenentzug im Rahmen einer Opioidbehandlung grundsätzlich von dem beim Übergebrauch von Kopfschmerzmitteln?

Die Dosis von Opioiden wird schrittweise reduziert. Nicht-Opioid-Analgetika können abrupt abgesetzt werden.

Anders als bei den Opioiden drohen beim akuten Stopp der Zufuhr von Nichtopioid-Analgetika keine bedrohlichen Entzugssymptome, wie Krämpfe, hypertensive Krisen oder andere gravierende vegetative Symptome. Eine schrittweise Reduktion von Nichtopioid-Analgetika ist schwer kontrollierbar, außerdem führt die vollständige Medikamentenabstinenz der Kopfschmerzpatientinnen und -patienten schneller zur Linderung/zum Sistieren der Kopfschmerzen und zur Verifizierung der Diagnose.

Kerncurriculum Schmerztherapie

III

21 Kerncurriculum Schmerztherapie

Andreas Kopf

III

Wir hoffen, dass Ihnen die Lektüre dieses Buchs in der Vorbereitung zur Prüfung „Spezielle Schmerztherapie" von Nutzen war und Sie viele der Erkenntnisse, die Sie im Rahmen Ihrer schmerzmedizinischen Ausbildung erfahren haben, auch in Zukunft in der Behandlung Ihrer Patienten umsetzen können. Aber es bedarf noch weiterer Anstrengungen, um auch für die Zukunft die schmerzmedizinische Versorgung der Patienten auf einem hohen Niveau gewährleisten zu können. Dies betrifft nicht nur die Ausbildung weiterer ärztlicher Kollegen*innen nach abgeschlossener Facharztqualifikation, sondern sollte schon viel früher beginnen. Es ist außerordentlich wichtig, schmerzmedizinische Themen bereits in der studentischen Lehre zu implementieren. Dies kann z. B. im Rahmen eines eigenen Querschnittfachs bzw. im Rahmen eines mit der Palliativmedizin gemeinsamen Querschnittfachs umgesetzt werden. Neben der Wissensvermittlung kann so dargestellt werden, dass schmerzmedizinische Themen in den meisten klinischen Fächern von großer Bedeutung sind. Darüber hinaus sollten in der studentischen Lehre auch eine Sensibilisierung und ethische Grundhaltung gegenüber diesem Thema bzw. den Patienten mit Schmerzen vermittelt werden. Um Sie bei dieser wichtigen Aufgabe zu unterstützen, wurde im Auftrag der Deutschen Schmerzgesellschaft e. V. das „Kerncurriculum Schmerztherapie für die Lehre" entwickelt. Sie finden in diesem Anhang die wichtigsten Eckpunkte dieses Curriculums. Das detaillierte Curriculum kann darüber hinaus jederzeit über die Homepage der Deutschen Schmerzgesellschaft (www.dgss.org) abgerufen werden und ist inzwischen auch Mustercurriculum der Europäischen Schmerzgesellschaft EFIC (https://www.europeanpainfederation.eu/).

Die Ad-hoc-Kommission Studienordnungen der Deutschen Schmerzgesellschaft e. V. war in der Erstellung und Überprüfung der neuen ÄApprO und des NKLM 2.0 beteiligt. Damit konnte sichergestellt werden, dass alle relevanten Lernziele aus dem Kerncurriculum Schmerzmedizin für die Lehre auch zukünftig in der ärztlichen Ausbildung implementiert sind. In der neuen ÄApprO, die ca. 2026 eingeführt werden wird, ist die Schmerzmedizin nun als Fach und nicht mehr als Querschnittfach vertreten. Das Kerncurriculum wird seit 2015 von einem Lehrbuch für Studierende (und Weiterbildungsassistent*innen) begleitet. Die aktualisierte und erweiterte 2. Auflage wird 2025 erscheinen und in vielen medizinischen Fakultäten mithilfe einer Campuslizenz auch frei verfügbar und erhältlich sein.

21.1 Kerncurriculum Schmerztherapie für die Lehre für das Querschnittfach 14 Schmerztherapie nach der neuen Approbationsordnung

- erarbeitet durch die Ad-hoc-Kommission „Studienordnungen"
- federführende Autoren: A. Kopf, H. Rittner, R. Sabatowski und R.-D. Treede
- beschlossen am 01.02.2008 durch das Präsidium der Deutschen Gesellschaft zum Studium des Schmerzes e. V.
- überarbeitet 2013 und beschlossen am 19. September 2013 durch das Präsidium der Deutschen Schmerzgesellschaft e. V.

Mit freundlicher Genehmigung der Deutschen Schmerzgesellschaft Berlin

21.1.1 Vorbemerkung

Das Kerncurriculum zielt nicht auf die Vermittlung wünschenswerter schmerzmedizinischer Inhalte im Gesamtstudium ab, sondern wurde zielgerichtet für das neue Querschnittfach 14 „Schmerzmedizin" konzipiert, kann aber auch als Vorlage für die Lernzielentwicklung in einem longitudinalen Studiengang verwendet werden. Es wird daher davon ausgegangen, dass wesentliche schmerzmedizinische Lernziele auch in anderen Fächern und Querschnittfächern gelehrt werden. Entsprechende Verweise im Curriculumstext weisen darauf hin.

Da die Schmerzmedizin vorwiegend interdisziplinär und am Krankenbett vermittelt wird, sollen wesentliche Aspekte der Schmerzmedizin an häufigen und modellhaften Schmerzerkrankungen vermittelt werden.

Dem Kerncurriculum kommt einerseits die Aufgabe zu, voneinander unabhängige Dozenten verschiedener Disziplinen im Querschnittfach 14 über die gemeinsame „Philosophie" des Wissenskanons Schmerz zu informieren und Themenüberschneidungen zu vermeiden. Andererseits enthält das Kerncurriculum einen für die Studierenden nützlichen Überblick über die als essenziell angesehenen Lernziele, die durch kurze Einführungen und Erklärungen transparent werden.

Die Kapitel und Überschriften im Kerncurriculum wurden entsprechend der praktisch-klinischen Bedeutung zur Erlangung der Allgemeinen Arztreife ausgewählt. Hieraus ergibt sich die Betonung von „Chronifizierung von Schmerzen“ als einer der Hauptthemenblöcke. Überschneidungen mit anderen Haupt- und Querschnittfächern werden vermieden und wo nötig, wie bspw. hinsichtlich des Tumorschmerzes und der Palliativmedizin, betont.

Die Lernziele wurden entsprechend einer anerkannten Taxonomie formuliert[1]. Es wird davon ausgegangen, dass es fakultätsspezifisch zu einer Auswahl und formalen Anpassung entsprechend der lokalen Gegebenheiten (Lehreumfang Q 14, beteiligte Dozenten, etc.) kommen muss. Es handelt sich daher nicht um einen „nationalen Lernzielkatalog“, sondern um ein Mustercurriculum!

Um neue Erkenntnisse und Erfahrungen in der Schmerzmedizin in das Kerncurriculum integrieren zu können, ist eine regelmäßige Aktualisierung des Kerncurriculums vorgesehen. Die vorliegende erste Revision seit 2008 war nötig, um für die Implementierung des neuen Pflichtlehrequerschnittfaches Schmerzmedizin (Q 14) die Lernziele zu aktualisieren und zweitens, um das Kerncurriculum mit dem im Juni 2013 von der Europäischen Schmerzgesellschaft EFIC veröffentlichten Europäischen Mustercurriculums Schmerzmedizin für die Lehre zu homogenisieren.

[1] Lernziele werden in ein Ordnungsschema nach dem Lernbereich eingeordnet. Man unterscheidet kognitives, affektives und psychomotorisches Verhalten. Die Lernzieltaxonomie im kognitiven Bereich nach Bloom ist die bedeutendste. Der kognitive Bereich schließt Verhaltensweisen wie Wissen, Erinnern, Denken, Problemlösen, Begriffsbildung und kreatives Denken ein. Für das Curriculum sind „Wissen“ (= Kenntnisse), „Verstehen“ (= Erkenntnisse) und „Anwenden“ (= Praxislösung) relevant:
a) Wissen: terminologisches Wissen, Wissen einzelner Fakten, Prinzipien, Theorien und Strukturen (NW von Medikamenten, Behandlungsoptionen)
b) Verstehen: Erlernte Information wird in einem anderen Kontext durch Extrapolieren und Interpretieren wieder erkannt (Identifizierung eines Risikopatienten für Schmerzchronifizierung, Zusammenhänge zwischen Analgesie und postoperativem Stresssyndrom).
c) Anwenden: Konfrontation mit einem neuen Problem, dass durch eine passende Abstraktion zu lösen ist (Erstellung einfacher individueller Therapiepläne, Ausfüllen eines BtmVV-Rezeptes)
Literatur: Bloom B. Taxonomy of Educational Objectives, The Classification of Education Goals, Handbook I: Cognitive Domain. London: Longman; 1971/Dtsch Arztebl 2004; 101: 28

21.1.2 Strukturvorschlag für das Querschnittfach 14 Schmerztherapie

- Dozenten: möglichst multidisziplinär, idealerweise interdisziplinär mit Tandem-Dozenten
- Vermittlung der Hauptaussagen des Kerncurriculums (fakultativ – in Abhängigkeit von örtlich höherer Stundenzahl für die Lehre der Schmerzmedizin – Vertiefung und Ausweitung auf weiterführende schmerzmedizinische Lehrinhalte – Ergänzung von Vorlesung und praktischem Unterricht durch Selbststudium mithilfe des Kerncurriculums (Kerncurriculum entspricht dem Lernzielkatalog))
- Lehrformate (▸ Tab. 21.1): themeneinführende Vorlesung (idealerweise Fallvorstellungen) und Unterricht am Krankenbett ergänzt um vertiefende Seminare: jeweils 6 Unterrichtseinheiten Vorlesung mit Fallvorstellung und Unterricht am Krankenbett (UaK): Demonstrationsgruppen à max. 3–6 Studierende mit Anamnese und anschließender fallbezogener Nachbesprechung
- empfohlener minimaler Lehreumfang von Q 14: 18 Lehrstunden (die Lehre von Q 14 sollte sich im Sinne der Lernspirale und für die Studierenden nachvollziehbar auf voran- und nachgehende Lehre beziehen)

21.1.3 Gliederung Kerncurriculum Schmerztherapie für die Lehre

s. ▸ Tab. 21.2

21.1.4 Lernziele

Jeder klinisch tätige Arzt wird mit Schmerzproblemen seiner Patienten konfrontiert. Schmerzen sind der häufigste Grund, warum Patienten einen Arzt aufsuchen. Daher sollte jeder Arzt Schmerzen richtig diagnostizieren und mit einfachen Algorithmen bzw. Interventionen behandeln können.

Die Novelle der ärztlichen Approbationsordnung vom 17. Juli 2012 hat die Schmerzmedizin als Querschnittfach 14 in die Pflichtlehre aufgenommen. Für die Erstellung und Bearbeitung von Lernzielen an den Fakultäten wird daher ein Mustercurriculum benötigt. Vorhandene Curricula und Lernzielkataloge sind ungeeignet, für die Lehre herangezogen zu werden. Dieses Kerncurriculum richtet sich daher an Studierende, Dozenten und Lehrbeauftragte im klinischen Studienabschnitt mit dem Ziel, für den zukünftig ambulant oder stationär tätigen Arzt in zusammenfassender und

Tab. 21.1 Übersicht über die Themenblöcke und deren Zuordnung.

Themenblock	Vorlesung	UaK	Kapitel Kerncurriculum
I	Einführung: Schmerzphysiologie und -psychologie, Anamnese und Untersuchung	Anamnese mit Übungen zur Kommunikation und Interaktion	1.1 bis 1.3
II	Akutschmerz	Akutschmerz	2
III	Tumorschmerz	Tumorschmerz	3
IV	neuropathischer Schmerz	neuropathischer Schmerz	4.1 bis 4.2
V	Chronifizierung von Schmerzen	Chronifizierung von Schmerzen	5.1 bis 5.2
VI	besondere Therapiesituationen*	besondere Therapiesituationen*	6.1 bis 6.3

*entsprechend des lokalen Schwerpunkts

Tab. 21.2 Gliederung Kerncurriculum Schmerztherapie für die Lehre.

Kapitel	Vorlesung
1	**Einführung**
1.1	Grundlagen der Schmerzmedizin
1.1.1	Definition von Schmerzen
1.1.2	Ethische und rechtliche Grundlagen
1.1.3	Physiologie von Schmerzen
1.1.4	Psychologie von Schmerzen • Affektive Faktoren • Kognitive und Verhaltensfaktoren • Mechanismen zur Entstehung von somatoformen Schmerzen • Soziale und biografische Einflüsse • Psychische Komorbidität • Placeboresponse
1.1.5	Klassifikation von Schmerzen: akuter vs. chronischer Schmerz
1.1.6	Klassifikation von Schmerzen: nozizeptiver vs. neuropathischer Schmerz
1.1.7	Behandlungsindikationen: akuter vs. chronischer Schmerz
1.1.8	Typische Komorbidität von Schmerzen
1.2	Befunderhebung
1.2.1	Allgemeine Schmerzanamnese • Strukturiertes Anamnesegespräch • Körperliche Untersuchung • Apparative Diagnostik • Differenzialblockaden
1.2.2	Messinstrumente (Analogskalen, Fragebögen, Schmerztagebücher)
1.3	Grundprinzipien der Schmerzbehandlung
1.3.1	Kausales vs. symptomatisches Therapieprinzip
1.3.2	Pharmakologische vs. Nicht pharmakologische Schmerzbehandlung • Pharmakologische Schmerztherapie (Opioide, Nichtopioid-Analgetika, Koanalgetika) • Nicht pharmakologische Schmerztherapie (Psychotherapie, Gegenirritationsverfahren, Physiotherapie) • Invasive vs. nicht invasive Schmerztherapie • Multimodale Schmerztherapie
1.3.3	Edukation
1.3.4	Multimodale Schmerztherapie

Tab. 21.2 Fortsetzung

Kapitel	Vorlesung
2	**Akutschmerz: postoperativer und posttraumatischer Schmerz** • Postoperatives Stresssyndrom • Grundprinzipien der Akutschmerztherapie • Stufenkonzept der Akutschmerztherapie • Schmerznotfall • Stellenwert spezieller Verfahren
3	**Tumorschmerz** • Ätiologie von Tumorschmerzen • WHO-Stufenschema • Grundregeln der Tumorschmerztherapie (inkl. nicht medikamentöser Behandlungsmöglichkeiten) • Betäubungsmittelverschreibungsverordnung
4	**Neuropathischer Schmerz** Definition und Diagnose von Hyperalgesie und Allodynie
4.1	Beispiel Polyneuropathie
4.2	Beispiel Zosterneuralgie
5	**Schmerzchronifizierung: Differenzierung akute vs. chronische Schmerzen** Definition, Abbildung in der ICD
5.1	Beispiel chronischer nicht spezifischer Rückenschmerz
5.2	Beispiel Kopfschmerz bei Medikamentenübergebrauch
6	**Spezielle Therapiesituationen**
6.1	Kinder • Kommunikation • Spezielle Pharmakologie
6.2	Alter und Demenz • Kommunikation bei Demenz • Spezielle Pharmakologie
6.3	Schwangerschaft und Stillen: Spezielle Risiken für das ungeborene und gestillte Kind
6.4	Abhängigkeit und Sucht: Definitionen, Risikoeinschätzung

verständlicher Form das Kernwissen und die Kernkompetenzen zur Erkennung und Behandlung von Schmerzen darzustellen und Grundlage für die Konzeption der Lehre von Schmerzmedizin zu sein.

Die Autoren gehen davon aus, dass auch außerhalb des Querschnittfaches 14 schmerzmedizinische relevante Lernziele operationalisiert und – vorzugsweise multidisziplinär – gelehrt werden (bspw. Kopfschmerzen in der Neurologie, Diagnostik und Therapie psychischer Störungen in der Medizinischen Psychologie, Psychosomatik und rehabilitationsmedizinische Inhalte in der Physikalischen Medizin), sodass sich das vorliegende Kerncurriculum auf modellhafte Schmerzerkrankungen beschränken kann. Ebenso wird von einer fakultätsspezifischen kooperativen Abstimmung der Inhalte des Querschnittfachs 14 Schmerzmedizin mit dem Querschnittfach 13 Palliativmedizin ausgegangen. Die Curriculumsinhalte müssen in geeigneter Form durch Unterricht am Krankenbett, Hauptvorlesungen bzw. Fallvorstellungen, Seminarveranstaltungen und (OSCE-) Prüfungen angeeignet und überprüft werden.

Im Gegensatz zur „speziellen Schmerztherapie“, die eine gebietsbezogene Diagnostik und Therapie chronisch schmerzkranker Patienten umfasst, soll der angehende Arzt die „allgemeine Schmerzmedizin“ erlernen. Er soll in die Lage versetzt werden, bei unkomplizierten Patienten Leiden durch neuropathische, akute posttraumatische bzw. postoperative und Tumorschmerzen zu lindern, chronisch Schmerzkranke zu erkennen, einer Schmerzchronifizierung durch Prävention vorzubeugen und ggf. eine adäquate Weiterbehandlung zu veranlassen. Weiterhin soll deutlich werden, dass Schmerzen ein multidimensionales und komplexes Phänomen sind, das zielgerichtete Diagnostik und effektives Management durch den Behandler erfordert.

Der zukünftige Arzt soll verstehen, dass Schmerzmedizin – insbesondere bei komplexeren und chronifizierten Schmerzerkrankungen – nur in interdisziplinären Netzwerkstrukturen und mit multimodalem Therapieansatz erfolgreich sein kann.

Die Studierenden sollen in erster Linie:

- Patienten mit Schmerzen identifizieren und Schmerzen messen können
- den Schmerz in seinen Auswirkungen auf das Leben und Erleben des Patienten verstehen lernen
- Analgesiemethoden, die bei der Mehrzahl der Patienten eine effektive Schmerzkontrolle ermöglichen, kennen, anwenden, sowie in Stufenpläne einordnen können
- die Effektivität der Schmerztherapie evaluieren können
- die kommunikativen Anforderungen bei der Behandlung komplexer Schmerzerkrankungen kennen
- Indikationen für psychosomatische Grundversorgung, Psychotherapie und andere nicht pharmakologische Therapieoptionen kennen und anwenden können.

Insbesondere sollen die Studierenden Hauptsyndrome von Schmerzen unterscheiden und in unkomplizierten Fällen spezifisch behandeln können:

- akuter posttraumatischer/postoperativer Schmerz
- akuter Kopfschmerz
- Tumorschmerz
- neuropathischer Schmerz
- chronifizierter Schmerz
- Schmerzen bei psychischen Erkrankungen

Wesentliche *kognitive* Lernziele für den Studierenden sind die pathophysiologischen Konsequenzen ungenügend behandelter akuter Schmerzen, die Tumorschmerztherapie und ihre Bedeutung als Schnittstelle zur ambulanten und stationären Palliativmedizin, die Besonderheiten des neuropathischen Schmerzes und die Stratifizierung von Patienten mit Schmerzen in einfach behandelbare Schmerzsyndrome ohne Chronifizierungsmechanismen und in nur komplex behandelbare Schmerzsyndrome mit Chronifizierungsmechanismen.

Wesentliche *anwendungsbezogene* Lernziele sind das selbständige Erstellen einer gezielten Schmerzanamnese unter Berücksichtigung der biopsychosozialen Dimensionen von Schmerz, die Durchführung einer einfachen symptomorientierten körperlichen Untersuchung, die BtmVV-konforme Rezeptierung und die beispielhafte Erstellung einfacher Analgesieschemata für den postoperativen, neuropathischen und Tumorschmerz.

Wesentliche *emotionale* Lernziele sind die Kenntnis von möglichen (unbewussten) Interaktionen und Hilflosigkeitsgefühlen gegenüber Patienten mit chronischen Schmerzen, die Wahrnehmung der Dynamik und Bedeutung von Tumorschmerzen für den Patienten, insbesondere bezüglich existentieller Fragen und des Schmerzerlebens.

Das Curriculum Schmerzmedizin in der Lehre lässt sich dabei von folgenden Prinzipien leiten:

- Patienten haben ein Recht auf eine strukturierte und suffiziente Schmerzbehandlung.
- Schmerzdiagnostik und Schmerztherapie sind integraler Bestandteil jeden ärztlichen Handelns.
- Schmerz ist eine biopsychosoziale Erkrankung.
- Schmerz muss quantitativ und hinsichtlich seiner funktionalen Konsequenzen regelmäßig erfragt und dokumentiert werden.
- Schmerzmanagement benötigt eine interdisziplinäre und interprofessionelle Sichtweise.
- Kontinuierliche Fortbildung, Überprüfung der eigenen Therapiealgorithmen und Anwendung ethischer Prinzipien werden als Teil der professionellen Haltung zur Schmerzmedizin vorausgesetzt.

Weiterführende Literatur

IV

22 Literatur und weiterführende Informationen

[1] **Andersen** G, Vestergaard K, Ingeman-Nielsen M et al. Incidence of central post-stroke pain. Pain 1995; 61: 187–193

[2] **Andresen** V et al. Aktualisierte S2k-Leitlinie chronische Obstipation der Deutschen Gesellschaft für Gastroenterologie, Verdauungs- und Stoffwechselkrankheiten (DGVS) und der Deutschen Gesellschaft für Neurogastroenterologie & Motilität (DGNM). Z Gastroenterol 2022; 60: 1528–1572

[3] **Arbeitsgemeinschaft** der Wissenschaftlichen Medizinischen Fachgesellschaften e.V. (AWMF). Leitlinie: Behandlung akuter perioperativer und posttraumatischer Schmerzen. Enwicklungsstufe: S3, Registernummer: 001-025. Online: https://register.awmf.org/de/leitlinien/detail/001-025 (letzter Zugriff: 18.03.2025)

[4] **Arbeitsgemeinschaft** der Wissenschaftlichen Medizinischen Fachgesellschaften e.V. (AWMF). Leitlinie: Diagnostik und Therapie des Zoster und der Postzosterneuralgie. Entwicklungsstufe: S2k, Registrierungsnummer: 013-023. Online: https://register.awmf.org/de/leitlinien/detail/013-023 (letzter Zugriff: 18.03.2025)

[5] **Arbeitsgemeinschaft** der Wissenschaftlichen Medizinischen Fachgesellschaften e.V. (AWMF). Leitlinie: Epidurale Rückenmarkstimulation zur Therapie chronischer Schmerzen. Entwicklungsstufe: S3, Registrierungsnummer: 041-002. Online: "https://register.awmf.org/de/leitlinien/detail/008-023 (letzter Zugriff: 18.03.2025)

[6] **Arbeitsgemeinschaft** der Wissenschaftlichen Medizinischen Fachgesellschaften e.V. (AWMF). Leitlinie: Fibromyalgiesyndrom: Definition, Pathophysiologie, Diagnostik und Therapie. Entwicklungsstufe: S3, Registrierungsnummer: 041-004. Online: https://register.awmf.org/de/leitlinien/detail/145-004 (letzter Zugriff: 18.03.2025)

[7] **Arbeitsgemeinschaft** der Wissenschaftlichen Medizinischen Fachgesellschaften e.V. (AWMF). Leitlinie: Opioide, Langzeitanwendung zur Behandlung bei nicht tumorbedingten Schmerzen (LONTS). Entwicklungsstufe: S3, Registernummer: 041-003. Online: https://register.awmf.org/de/leitlinien/detail/145-003 (letzter Zugriff: 18.03.2025)

[8] **Arbeitsgemeinschaft** der Wissenschaftlichen Medizinischen Fachgesellschaften e.V. (AWMF). Leitlinie: Palliativmedizin für Patienten mit einer nicht heilbaren Krebserkrankung, Langversion 2.2 – September 2020 (2025 in Überarbeitung). Entwicklungsstufe: S3, Registernummer: 128/001OL. Online: www.awmf.org (letzter Zugriff: 12.03.2025)

[9] **Aaron** RV, Ravyts SG, Carnahan ND et al. Prevalence of Depression and Anxiety Among Adults With Chronic Pain: A Systematic Review and Meta-Analysis. JAMA Netw Open 2025 3; 8(3): e250268

[10] **Bahmer** T, Borzikowsky C, Lieb W et al. Severity, predictors and clinical correlates of Post-COVID syndrome (PCS) in Germany: a prospective, multi-centre, population-based cohort study. EClinicalMedicine 2022; 51: 101549

[11] **Baron** R, Binder A, Wasner G. Neuropathic pain: diagnosis, pathophysiological mechanisms, and treatment. Lancet Neurol 2010; 9: 807–819

[12] **Baron** R, Koppert W, Strumpf M, Willweber-Strumpf A. Praktische Schmerzmedizin. Interdisziplinäre Diagnostik – Multimodale Therapie. Heidelberg, Springer; 2013

[13] **Basler** HD, Hüger D, Kunz R et al. Beurteilung von Schmerz bei Demenz (BESD) Untersuchung zur Validität eines Verfahrens zur Beobachtung des Schmerzverhaltens. Schmerz 2006; 20: 519–526

[14] **Berman** BM, Langevin HM, Witt CM et al. Acupuncture for chronic low back pain. N Engl J Med 2010; 363: 454–461

[15] **BfArM** - ICD-11 in Deutsch - Entwurfsfassung. Internet: https://www.bfarm.de/DE/Kodiersysteme/Klassifikationen/ICD/ICD-11/uebersetzung/_node.html; Stand: 26.03.2025

[16] **Bialas** P, Fitzcharles MA, Klose P, Häuser W. Long-term observational studies with cannabis-based medicines for chronic non-cancer pain: A systematic review and meta-analysis of effectiveness and safety. Eur J Pain 2022; 26: 1221–1233

[17] **Boccard** SG, Pereira EA, Aziz TZ. Deep brain stimulation for chronic pain. Journal of Clinical Neuroscience 2015; 22: 1537–1543

[18] **Brinjikji** W, Luetmer PH, Comstock B et al. Systematic literature review of imaging features of spinal degeneration in asymptomatic populations. Am J Neuroradiol 2015; 36: 811–816

[19] **Bundesärztekammer** (BÄK), Kassenärztliche Bundesvereinigung (KBV), Arbeitsgemeinschaft der Wissenschaftlichen Medizinischen Fachgesellschaften (AWMF). Nationale Versorgungsleitlinie Kreuzschmerz – Langfassung. Version 1.X, 2010. Online: https://register.awmf.org/de/leitlinien/detail/nvl-007 (letzter Zugriff: 18.03.2025)

[20] **Bushnell** MC, Ceko M, Low LA. Cognitive and emotional control of pain and its disruption in chronic pain. Nature Rev Neurosci 2013; 14: 502–511

[21] **Caraceni** A, Hanks G, Kaasa S et al. European Palliative Care Research Collaborative (EPCRC); European Association for Palliative Care (EAPC). Use of opioid analgesics in the treatment of cancer pain: evidence-based recommendations from the EAPC. Lancet Oncol 2012; 13(2): e58–68

[22] **Davis** MP, Davies A, McPherson ML et al. Opioid conversion in adults with cancer: MASCC-ASCO-AAHPM-HPNA-NICSO guideline. Support Care Cancer 2025; 33(3):243.

[23] **Deer** TR, Smith HS, Burton AW et al. Comprehensive consensus based guidelines on intrathecal drug delivery systems in the treatment of pain caused by cancer pain. Pain Physician 2011; 14: E283–312

[24] **Diener** HC, Holle D, Solbach K, Gaul C. Medication-overuse headache: risk factors, pathophysiology and management. Nat Rev Neurol 2016; 12: 575–583

[25] **Diener** HC, Weimar C, Berlit P et al. Leitlinien für Diagnostik und Therapie in der Neurologie. 5. Auflage Stuttgart: Thieme; 2012

[26] **Diezmann** A. Entspannungsverfahren bei chronischem Schmerz. Schmerz 2011; 25: 445–453

[27] **Eipe** N, Penning J, Yazdi F et al. Perioperative use of pregabalin for acute pain – a systematic review and meta-analysis. Pain 2015; 156: 1284–1300

[28] **Fallon** M, Giusti R, Aielli Fet al. ESMO Guidelines Committee. Management of cancer pain in adult patients: ESMO Clinical Practice Guidelines. Ann Oncol 2018; 29 Suppl 4: iv166-iv191

[29] **Fillingim** RB. Individual differences in pain: understanding the mosaic that makes pain personal. Pain 2017; 158 Suppl 1: S11-S18

[30] **Finnerup** NB, Attal N, Haroutounian S et al. Pharmacotherapy for neuropathic pain in adults: a systematic review and meta-analysis. Lancet Neurol 2015; 162–173

[31] **Finnerup** NB, Haroutounian S, Kamerman P et al. Neuropathic pain: an updated grading system for research and clinical practice. Pain 2016; 157: 1599–1606

[32] **Fitzcharles** MA, Cohen SP, Clauw DJ et al. Nociplastic pain: towards an understanding of prevalent pain conditions. Lancet 2021; 397: 2098–2110

[33] **Frettlöh** J, Herrmann C. Kognitiv-behaviorale Therapie. In: Kröner-Herwig B, Frettlöh J, Klinger R, Nilges P, Hrsg. Schmerzpsychotherapie. 8. Aufl. Berlin: Springer; 2017

[34] **Gatchel** RJ, McGeary DD, McGeary CA et al. Interdisciplinary chronic pain management. Past, Present, and Future. American Psychologist 2014; 69: 119–130

[35] **Gaul** C, Diener HC. Kopfschmerzen. Pathophysiologie, Klinik, Diagnostik, Therapie. 1. Aufl. Stuttgart: Thieme; 2016

[36] **Geisslinger** G, Gudermann T, Hinz B et al. Mutschler Arzneimittelwirkungen; Pharmakologie – Klinische Pharmakologie – Toxikologie. 11. Aufl. Stuttgart: Wissenschaftliche Verlagsgesellschaft; 2020

[37] **Geniusas** S. Phänomenologie chronischen Schmerzes und ihre Auswirkungen auf die Medizin. In: Maio G, Bozzaro C, Eichinger T, Hrsg. Leid und Schmerz. Konzeptionelle Annäherungen und medizinethische Implikationen. München: Verlag Karl Alber; 2015: 180–201

[38] **Gerbershagen** HJ, Aduckathil S, van Wijck AJ et al. Pain intensity on the first day after surgery: a prospective cohort study comparing 179 surgical procedures. Anesthesiology 2013; 118: 934–944

[39] **Gerbershagen** HU. Quality of life research in pain patients. In: Guggenmoos-Holzmann I, Bloomfield K, Brenner H et al., Hrsg. Quality of life and health. 1. Aufl. Berlin: Blackwell; 1995: 107-124

[40] **Gustin** SM, Peck CC, Wilcox SL et al. Different pain, different brain: thalamic anatomy in neuropathic and non-neuropathic chronic pain syndromes. J Neurosci 2011; 31: 5 956–5 964

[41] **Gustin** SM, Wrigley PJ, Youssef Amet al. Thalamic activity and biochemical changes in individuals with neuropathic pain after spinal cord injury. Pain 2014; 155: 1027–1036

[42] **Guzmán** J, Esmail R, Karjalainen K et al. Multidisciplinary bio-psycho-social rehabilitation for chronic low-back pain. Cochrane Database Syst Rev 2002; 1: CD000 963

[43] **Hammer** GB, Maxwell LG, Taicher BM et al. Randomized Population Pharmacokinetic Analysis and Safety of Intravenous Acetaminophen for Acute Postoperative Pain in Neonates and Infants. J Clin Pharmacol. 2020; 60(1): 16-27

[44] **Häuser** W. 2. Aktualisierung der S3 Leitlinie „Langzeitanwendungen von Opioiden bei chronischen nicht-tumorbedingten Schmerzen „LONTS". Schmerz 2020; 34: 204–244

[45] **Häuser** W, Schmutzer G, Henningsen P et al. Chronische Schmerzen, Schmerzkrankheit und Zufriedenheit der Betroffenen mit der Schmerzbehandlung in Deutschland. Ergebnisse einer repräsentativen Bevölkerungsstichprobe. Schmerz 2014; 28: 483–492

[46] **Headache** Classification Committee of the International Headache Society (IHS). The International Classification of Headache Disorders. 3 rd edition. Cephalalgia 2018; 38: 1–211

[47] **Head** H, Holmes G. Sensory disturbances from central lesions. Brain 1911; 34: 102–254

[48] **Hicks** CL, von Baeyer CL, Spafford PA, van Korlaar I, Goodenough B. The Faces Pain Scale – Revised: toward a common metric in pediatric pain measurement. Pain 2001; 93: 173–183

[49] **Huppertz** HI, Zemel L, Dressler F: Lyme disease. In Petty RE, Laxer RM, Lindsley CB, Wedderburn LM (eds.): Textbook of Pediatric Rheumatology. 7th edition, Elsevier, 2016; 551–562

[50] **ICD-10.** Kapitel V: Psychische und Verhaltensstörungen. Online: https://klassifikationen.bfarm.de/icd-10-gm/kode-suche/htmlgm2024/index.htm#V (letzter Zugriff: 18.03.2025)

[51] **ICD-10.** Übersicht: Online: www.dimdi.de/ (letzter Zugriff: 18.03.2025)

[52] **International** Association for the Study of Pain. Taxonomy. Im Internet: www.iasp-pain.org/Taxonomy (letzter Zugriff: 18.03.2025)

[53] **Irnich** D, Hrsg. Leitfaden Triggerpunkte. 1. Aufl. München: Urban & Fischer, Elsevier GmbH; 2009

[54] **Jones** IA, LoBasso MA, Wier J et al. Perioperative Dexamethasone in Diabetic Patients: A Systematic Review and Meta-Analysis of Randomized, Placebo-Controlled Trials. Anesth Analg. 2024; 139(3): 479-489

[55] **Kapural** L, Yu C, Dous MW, et al. Comparison of 10-kHz High-Frequency and Traditional Low-Frequency Spinal Cord Stimulation for the Treatment of Chronic Back and Leg Pain: 24-Month Results From a Multicenter, Randomized, Controlled Pivotal Trial. Neurosurgery 2016; 79: 667

[56] **Karst** M. Das Schmerz-Buch. Neue Wege wagen. 1. Aufl. Hannover: Schlütersche; 2014

[57] **Karst** M, Fink M. Acupuncture - a biomedical information therapy: A translational analysis. Medical Acupuncture 2016; 26

[58] **Karst** M, Jasper S, Bernateck M et al. Diagnostik und Therapie chronischer Schmerzsyndrome. Psychother Psychosom Med Psychol 2012

[59] **Kasch** R, Truthmann J, Hancock MJ et al. Association of Lumbar MRI Findings with Current and Future Back Pain in a Population-based Cohort Study. Spine 2022; 47: 201–211

[60] **Kebaish** KJ, Wang JC, Piple AS et al. Is Dexamethasone Administration During Total Hip and Knee Arthroplasty Safe in Diabetic Patients? J Am Acad Orthop Surg. 2025; 1; 33 (5): 242-252

[61] **Köhler** L, Mau W, Zeidler H. Ulkusrisiko und -prophylaxe bei der Therapie mit nichtsteroidalen Antirheumatika. Med Klin 1997; 92: 726–735

[62] **Kraft** K, Stange R, Hrsg. Lehrbuch Naturheilverfahren. 1. Aufl. Stuttgart: Hippokrates; 2009

[63] **Kröner-Herwig** B, Frettlöh J, Klinger R, Nilges P, Hrsg. Schmerzpsychotherapie. Grundlagen – Diagnostik – Krankheitsbilder – Behandlung. 8. Aufl. Berlin: Springer; 2017

[64] **Kröner-Herwig** B, Frettlöh J, Klinger R et al., Hrsg. Schmerzpsychotherapie. Berlin, Heidelberg: Springer 2017

[65] **Kropp** P, Meyer B, Dresler T et al. Entspannungsverfahren und verhaltenstherapeutische Interventionen zur Behandlung der Migräne. Leitlinie der Deutschen Migräne- und Kopfschmerzgesellschaft. Nervenheilkunde 2016; 35: 502–515

[66] **Ladha** KS, Vachhani K, Gabriel G et al. Impact of a Transitional Pain Service on postoperative opioid trajectories: a retrospective cohort study. Reg Anesth Pain Med, DOI:10.1136/rapm-2023- 104709

[67] **Leitlinienprogramm** Onkologie (Deutsche Krebsgesellschaft, Deutsche Krebshilfe, AWMF). Perioperatives Management bei gastrointestinalen Tumoren (POMGAT), Langversion 1.0, 2023, AWMF-Registernummer: 088–010OL. Online: https://www.leitlinienprogramm-onkologie.de/fileadmin/user_upload/Downloads/Leitlinien/POMGAT/Version_1/LL_POMGAT_Langversion_1.0.pdf (letzter Zugriff: 18.03.2025)

[68] **Leone** M, Cecchini AP, Messina G et al. Long-term occipital nerve stimulation for drug-resistant chronic cluster headache. Cephalalgia 2017; 37: 756-763

[69] **Loeser** JD, Treede RD. The Kyoto protocol of IASP Basic Pain Terminology. Pain 2008; 137: 473–477

[70] **Maeßen** T, Korir N, Van de Velde M et al. Pain management after cardiac surgery via median sternotomy: A systematic review with procedure-specific postoperative pain management (PROSPECT) recommendations. Eur J Anaesthesiol 2023; 40: 758–768

[71] **McMahon** SB, Malcangio M. Current challenges in glia-pain biology. Neuron 2009; 64: 46–54

[72] **McRoberts** WP, Wolkowitz R, Meyer DJ et al. Peripheral nerve field stimulation for the management of localized chronic intractable back pain: results from a randomized controlled study. Neuromodulation: Technology at the Neural Interface 2013; 16: 565–575

[73] **Meyer-Frießem** CH, Lipke E, Weibel S et al. Perioperative ketamine for postoperative pain management in patients with preoperative opioid intake: A systematic review and meta-analysis. J Clin Anesth. 2022; 78: 110 652

[74] **Moore** RA, Derry S, Aldington D et al. Adverse events associated with single dose oral analgesics for acute postoperative pain in adults – an overview of Cochrane reviews. Cochrane Database Syst Rev 2015; Issue 10, DOI: 10.1002/14 651 858.CD011 407.pub2

[75] **Moore** RA, Derry S, Aldington D et al. Single dose oral analgesics for acute postoperative pain in adults – an overview of Cochrane reviews. Cochrane Database Syst Rev. 2015; 28, DOI: 10.1002/14 651 858.CD008 659.pub3

[76] **Morello** R, Jean A, Alix M et al. A scale to measure pain in non-verbally communicating older patients: the EPCA-2 Study of its psychometric properties. Pain 2007; 133: 87–98

[77] **Nardelli** D, Gambioli F, de Bartolo MI et al. Pain in Parkinson's disease: a neuroanatomy-based approach. Brain Commun 2024; 6: fcae210

[78] **Nauck** F, Ostgathe C, Dickerson ED. A German model for methadone conversion. Am J Hosp Palliat Care 2001; 18: 200–202

[79] **Nicholas** MK, Asghari A, Blyth FM. What do the numbers mean? Normative data in chronic pain measures. Pain 2008; 134: 158–173

[80] **Nijs** J, Torres-Cueco R, van Wilgen CP et al. Applying modern pain neuroscience in clinical practice: criteria for the classification of central sensitization pain. Pain Physician. 2014; 17: 447–457

[81] **Nilges** P, Essau C. DASS Depressions-Angst-Stress-Skalen – deutschsprachige Kurzfassung. In: ZPID; 2021: doi:10.23 668/psycharchives.4 579

[82] **Nilges** P, Rief W. F45.41 Chronische Schmerzstörung mit somatischen und psychischen Faktoren. Eine Kodierhilfe. Schmerz 2010; 24: 209–212

[83] **Nowak** H, Zech N, Asmussen S et al. Effect of therapeutic suggestions during general anaesthesia on postoperative pain and opioid use: multicentre randomised controlled trial. BMJ 2020; 10: 371: m4 284

[84] **Ogal** HP, Stör W, Hrsg. Bildatlas der Akupunktur. 4. Aufl. Berlin: KVM – Der Medizinverlag; 2009

[85] **Paice** JA, Bohlke K, Barton D et al. Use of Opioids for Adults With Pain From Cancer or Cancer Treatment: ASCO Guideline. Clin Oncol 2023; 41(4): 914–930.

[86] **Palmer** RC, Jones IA, Sculco PK et al. Perioperative Systemic Corticosteroids in Modern Total Hip and Knee Arthroplasty: A Primer for Clinical Practice. JBJS Rev. 2024; 16: 12(9)

[87] **Pöpping** DM, Elia N, Van Aken HK et al. Impact of epidural analgesia on mortality and morbidity after surgery: systematic review and meta-analysis of randomized controlled trials. Ann Surg 2014; 259: 1056–1067

[88] **Radbruch** L, Loick G, Kiencke P et al. Validation of the German version of the Brief Pain Inventory. J Pain Symptom Manage 1999; 18: 180–187

[89] **Raja** SN, Carr DB, Cohen M et al. The revised International Association for the Study of Pain definition of pain: concepts, challenges, and compromises. Pain 2020; 161: 1976–1982

[90] **Riddoch** G. The clinical features of central pain. Lumleian Lecture. Lancet 1938; 234: 1093–1098, 1150–1156, 1205–1209

[91] **Rolke** R, Baron R, Maier C et al. Quantitative sensory testing in the German Research Network on Neuropathic Pain (DFNS): standardized protocol and reference values. Pain 2006; 123: 231–243

[92] **Rosenberger** DC, Pogatzki-Zahn EM. Chronic post-surgical pain - update on incidence, risk factors and preventive treatment options. BJA Educ 2022; 22: 190–196

[93] **Rosner** J, de Andrade DC, Davis KD et al. Central neuropathic pain. Nat Rev Dis Primers 2023; 9: 73

[94] **Sandkühler** J. Learning and memory in pain pathways. Pain 2000; 88: 113–118

[95] **Schaible** H-G, Ebersberger A, Natura G. Update on peripheral mechanisms of pain: beyond prostaglandins and cytokines. Arthritis Res Ther 2011; 13: 210

[96] **Schaible** H-G, Richter F. Pathophysiology of Pain. Langenbeck's Arch Surg 2004; 389: 237–243

[97] **Schroeder** S, Hechler T, Denecke H et al. Deutscher Schmerzfragebogen für Kinder, Jugendliche und deren Eltern. Schmerz 2010; 24: 23–37

[98] **Stephan** M, Karst M, Bernateck M. Medikamentöse Behandlungsstrategien bei chronischen Schmerzen. Psych up2date 2014; 8: 37–48

[99] **Stör** W, Irnich D. Acupuncture: basics, practice, and evidence. Schmerz 2009; 23: 405–417

[100] **Sweet** JA, Mitchell LS, Narouze S et al. Occipital nerve stimulation for the treatment of patients with medically refractory occipital neuralgia: congress of neurological surgeons systematic review and evidence-based guideline. Neurosurgery 2015; 77: 332–341

[101] **Treede** RD, Rief W, Barke A et al. Chronic pain as a symptom or a disease: the IASP Classification of Chronic Pain for the International Classification of Diseases (ICD-11). Pain 2019; 160: 19–27

[102] **Vachon-Presseau** E, Centeno MV, Ren W, et al. The emotional brain as a predictor and amplifier of chronic pain. J Dent Res 2016; 95: 605–612

[103] **Van** der Linden R, Bolt T, Veen M. 'If it can't be coded, it doesn't exist'. A historical-philosophical analysis of the new ICD-11 classification of chronic pain. Studies in History and Philosophy of Science 2022; 94: 121–132

[104] **Venegas** H, Schaible H-G. Descending control of persistent pain: inhibitory or facilitatory? Brain Res Rev 2004; 46: 295–309

[105] **Von** Korff M, Ormel J, Keefe FJ et al. Grading the severity of chronic pain. Pain 1992; 50: 133–149

[106] **Wancura-Kampik** I. Segment-Anatomie – Segment-Akupunktur. Deutsche Zeitschrift für Akupunktur 2010; 53: 6–10

[107] **Wang** L, Hong PJ, May C et al. Medical cannabis or cannabinoids for chronic non-cancer and cancer related pain: a systematic review and meta-analysis of randomised clinical trials. BMJ 2021; 374: n1034

[108] **Wasner** G. Central pain syndromes. Curr Pain Headache Rep 2010; 14: 489–496

[109] **Wasner** G, Deuschl G. Pains in Parkinson disease–many syndromes under one umbrella. Nat Rev Neurol 2012; 8: 284–294

[110] **Wasner** G, Lee BB, Engel S et al. Residual spinothalamic tract pathways predict development of central pain after spinal cord injury. Brain 2008; 131: 2387–2400

[111] **Watson** JC, Sandroni P. Central Neuropathic Pain Syndromes. Mayo Clin Proc. 2016; 91: 3 720–3 785

[112] **Waurick** K, Zarbock A, Gogarten W et al. Rückenmarksnahe Regionalanästhesien und Thrombembolieprophylaxe/antithrombotische Medikation. S 1-Leitlinie, AWMF-Register-Nr. 001–005. Online: https://register.awmf.org/assets/guidelines/001-005l_S 1_Rueckenmarksnahe-Regionalanaesthesien-Thrombembolieprophylaxe-antithrombotische-Medikation_2021-10_1.pdf (letzter Zugriff: 08.01.2025)

[113] **Waxman** SG, Zamponi GW. Regulating excitability of peripheral afferents: emerging ion channel targets. Nature Neurosci 2014; 17: 153–163

[114] **WHO** guidelines for the pharmacological and radiotherapeutic management of cancer pain in adults and adolescents. Geneva: World Health Organization; 2018. Licence: CC BY-NC-SA 3.0 IGO. https://iris.who.int/ (Zugriff am 12.03.2025)

[115] **Woolf** CJ, Salter MW. Neuronal plasticity: increasing the gain in pain. Science 2000; 288: 1765–1768

[116] **www.iasp-pain.org** (letzter Zugriff: 18.03.2025)

Sachverzeichnis

A

B

C

D

E

F

G

H

I

K

T

V

Z

Lernfeld 3

Hygienemaßnahmen organisieren und Medizinprodukte aufbereiten

Hygienemaßnahmen organisieren und Medizinprodukte aufbereiten

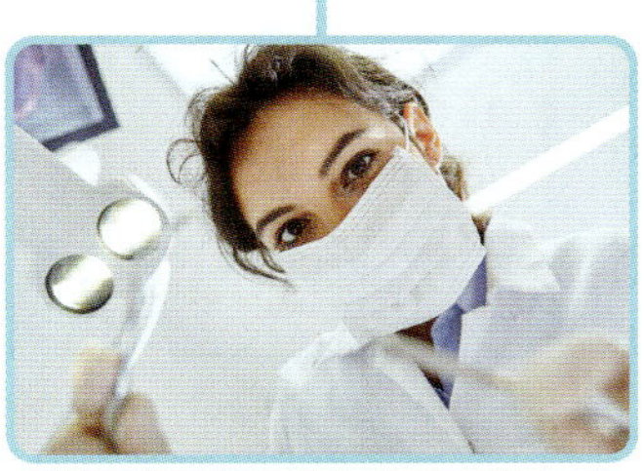

Vorbeugen

- Händedesinfektion
- Impfung
- Schutzbekleidung

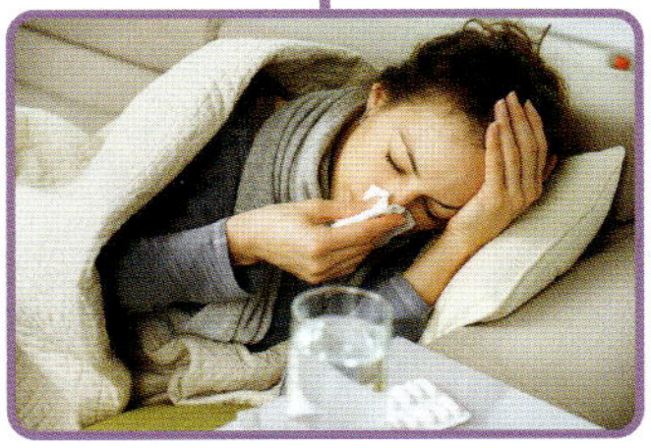

Mikrobiologie

- Bakterien
- Viren
- Pilz
- Protozoen

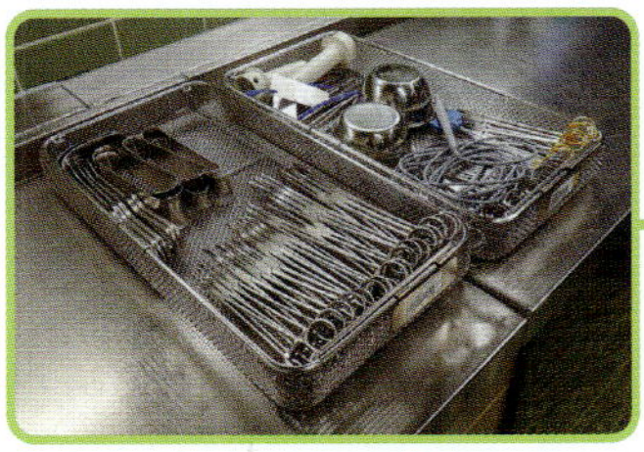

Medizinprodukte sachgerecht aufbereiten

- Desinfektion/Sterilisation
- Instrumentenkreislauf
- Hygieneplan

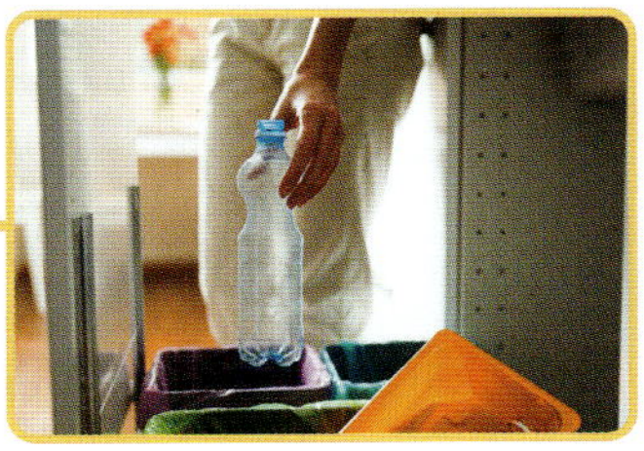

Umgang mit Praxisabfällen/ aktiver Umweltschutz

- Abfallgruppen
- Entsorgung
- Nachhaltigkeit

1 Einführung

Seit einigen Jahren nehmen Hygienemaßnahmen einen immer größeren Raum in der Tätigkeit des zahnärztlichen Personals ein. Die Gründe hierfür sind neu aufgetretene Infektionskrankheiten, das Wissen um die Möglichkeiten ihrer Vermeidung und die daraus in Gesetzen und Richtlinien festgelegten höheren Ansprüche an medizinisches Material und Personal. Doch hat das Einhalten von Hygienemaßnahmen nicht nur rechtliche, sondern auch moralische und ethische Aspekte, denn der Patient begibt sich vertrauensvoll in Behandlung und erwartet vom medizinischen Personal verantwortungsvolles Arbeiten. Man soll den Patienten nur mit den Instrumenten behandeln, mit denen man auch selbst behandelt werden möchte. In diesem Lernfeld sollen die Grundlagen für die hygienisch einwandfreie Aufbereitung vermittelt werden.

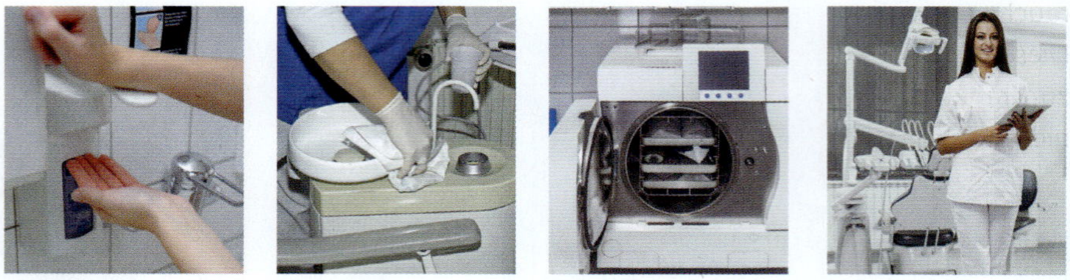

Desinfektion | Reinigung | Sterilisation | Lagerung

Bild 1: Maßnahmen zur Sicherung der Hygiene in einer Zahnarztpraxis

Der Begriff Hygiene wird in der Bevölkerung oftmals nur mit Sauberkeit und Reinlichkeit in Verbindung gebracht. Dabei umfasst die Hygiene viel mehr. Hygiene bedeutet Gesundheitslehre und schließt alle Maßnahmen zur Erhaltung, Förderung und Wiedererlangung von **Gesundheit** ein.

Definition

Der Begriff **Gesundheit** wird von der Weltgesundheitsorganisation (World Health Organisation, WHO) definiert als Zustand des völligen körperlichen, geistigen, seelischen und sozialen Wohlbefindens.

In Abgrenzung dazu wird **Krankheit** als Fehlen von Gesundheit definiert, d. h. als Störung des Wohlbefindens und der normalen Lebensvorgänge. Verantwortlich ist ein krankmachender Reiz. Dies können beispielsweise Krankheitserreger sein, aber auch bestimmte Lebensumstände.

Aus diesem Grund umfasst die Hygiene auch Bereiche wie Umwelt-, Sozial- und Psychohygiene:

- Die **Umwelthygiene** befasst sich mit den schädigenden Einflüssen durch die Umwelt, wie Luftverschmutzung, Trinkwasserverunreinigung und Bodenverschmutzung. Demzufolge spielt der Umweltschutz hier eine große Rolle.
- Die **Sozialhygiene** beschäftigt sich mit krankmachenden Lebensumständen im gesellschaftlichen Zusammenleben, z. B. Mobbing.
- Die **Psychohygiene** dient der Vorbeugung von seelischen Erkrankungen.

Der Erhalt der Gesundheit und die Vorbeugung von Krankheit ist eins der wichtigsten Ziele bei der Ausübung eines medizinischen Berufs.

Definition

Als **Hygiene** werden alle Maßnahmen bezeichnet, die der Erhaltung, Förderung und Festigung der Gesundheit und der Vermeidung von Krankheit dienen.

2 Vorbeugung von Krankheiten

Maßnahmen zur Vorbeugung werden allgemein unter den Begriffen **Prophylaxe** oder **Prävention** zusammengefasst.

Prävention
von lat. praevenire: zuvorkommen

Prophylaxe
von griech. prophylásso: von vornherein ausschließen

Unter **Prävention** werden die vorbeugenden Maßnahmen verstanden, die ergriffen werden, um ein unerwünschtes Ergebnis zu verhindern. Gleichbedeutend wird der Begriff **Prophylaxe** verwendet.

Die **medizinische Prävention** verfolgt das Ziel, Krankheiten zu verhindern. **Präventive Maßnahmen** haben daher den Zweck, die Faktoren, die zum Entstehen einer Krankheit führen, frühzeitig zu erkennen und auszuschalten.

Bekannte Beispiele für präventive Maßnahmen sind z. B. die Ausweitung des Nichtraucherschutzes in vielen europäischen Ländern oder das tägliche Zähneputzen. Diese Maßnahmen beruhen auf der Erkenntnis, dass aktives oder passives Rauchen zu Krankheiten, wie z. B. Lungenkrebs, führen kann und dass ein sauberer Zahn nicht krank wird.

2.1 Formen der Prävention

Die Prävention wird in Abhängigkeit von der Gesundheit des Patienten in drei Stufen unterteilt:

- **Primäre Prävention:**
  Die primäre Prävention dient der Gesunderhaltung des Menschen und umfasst alle Maßnahmen, die das Entstehen einer Erkrankung verhindern. Beispiele für primäre Prävention sind eine gesunde Ernährung, der Verzicht auf Genussmittel sowie regelmäßiger Sport. Typische primäre Präventionsmaßnahmen in der Zahnmedizin sind die Fissurenversiegelung, d. h. das Auffüllen der Furchen auf der Zahnoberfläche zur Verhinderung von Nahrungsablagerungen sowie die Fluoridierung von Zähnen, d. h. das Auftragen fluorhaltiger Mittel zur Zahnhärtung.
- **Sekundäre Prävention:**
  Darunter werden alle Maßnahmen verstanden, die dazu dienen, Erkrankungen frühzeitig zu erkennen und einer Behandlung zuzuführen. Dadurch wird verhindert, dass eine Erkrankung ihre Symptome und Beschwerden voll entwickelt. Zu diesem Zeitpunkt kann der Patient entweder gesund sein, er kann sich im Frühstadium einer Erkrankung befinden oder die Krankheit kann fortgeschritten sein, sie wurde aber noch nicht erkannt. Beispiele für die sekundäre Prävention sind Krebsfrüherkennungsuntersuchungen oder auch die zahnärztliche Kontrolluntersuchung.
- **Tertiäre Prävention:**
  Die tertiäre Prävention setzt ein, wenn der Patient krank ist und die Erkrankung festgestellt wurde. Die eingeleiteten präventiven Maßnahmen dienen dem Zweck, die Verschlimmerung der Erkrankung zu verhindern, die Folgen zu behandeln und den Patienten zu heilen.

Letztlich soll das Wiederauftreten der Krankheit verhindert und der Patient wieder seinen Alltag – möglichst wie gewohnt – bewältigen können. Dies wird unter dem Begriff **Rehabilitation** zusammengefasst. In der Zahnmedizin ist beispielsweise die Anfertigung von Zahnersatz eine Rehabilitationsmaßnahme.

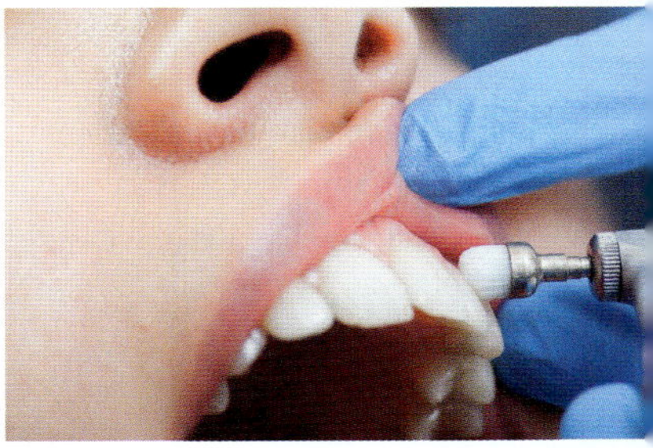

Bild 1: Primäre Prävention

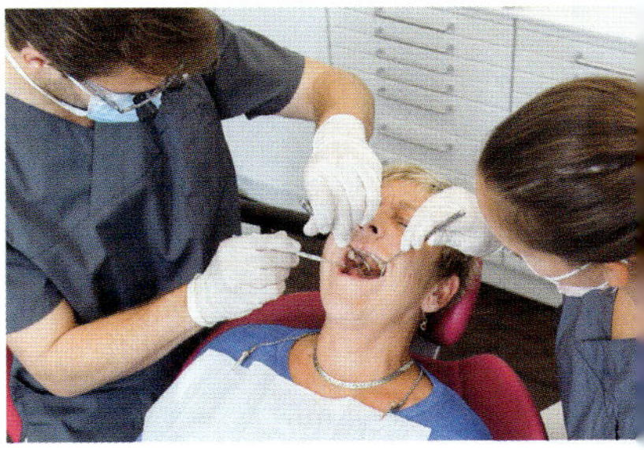

Bild 2: Sekundäre Prävention

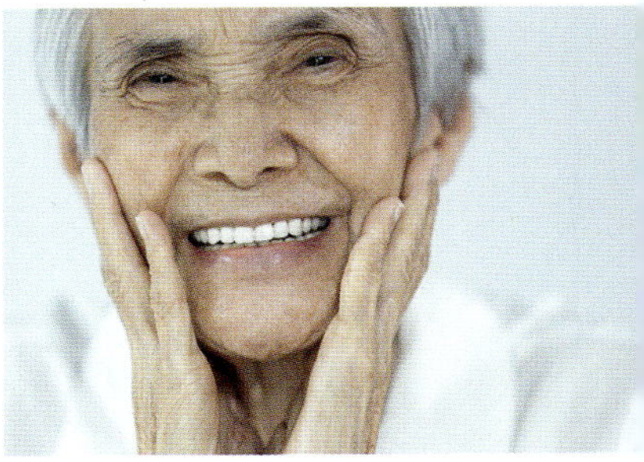

Bild 3: Tertiäre Prävention in der Zahnmedizin: Patientin mit Zahnersatz

Stufe der Prävention	Ziel der präventiven Maßnahmen	Zustand des Patienten
Primäre Prävention	Gesunderhaltung	gesund
Sekundäre Prävention	Früherkennung von Erkrankungen	gesund oder Frühstadium
Tertiäre Prävention	Behandlung von Erkrankungen	krank

Tabelle 1: Stufen der Prävention

Nicht jede dieser Vorgehensweisen ist eindeutig einer bestimmten Stufe der Prävention zuzuordnen. So kann beispielsweise eine professionelle Zahnreinigung (PZR) primär präventiv sein, wenn der Patient mundgesund ist. Liegt aber bereits eine Gingivitis vor, eine bakteriell verursachte Entzündung des Zahnfleisches, die auf den Knochen überzugreifen droht, ist die PZR der sekundären Prävention zuzuordnen. Hat der Patient hingegen bereits eine Behandlung der Erkrankung des Zahnhalteapparates (Parodontalbehandlung, siehe LF 8) hinter sich, so erfolgt die PZR im Rahmen der tertiären Prävention.

Die **präventive Medizin** umfasst die Maßnahmen, die dazu dienen, eine Erkrankung zu verhindern, sie im Frühstadium festzustellen, eine Verschlimmerung der Erkrankung zu verhindern, die Folgen zu behandeln und den Patient zu heilen.

Neben der präventiven Medizin gibt es die kurative und die palliative Medizin:

kurativ
heilend, von lat. curare: heilen

palliativ
lindernd, von lat. pallium: Deckmantel

- Die **kurative Medizin** verfolgt das Ziel, den Patienten zu heilen. Hierbei überschneiden sich die sekundäre und tertiäre Prävention mit der kurativen Medizin.
- Die **palliative Medizin** erleichtert das Leiden von unheilbar kranken Patienten.

2.2 Risikofaktoren

Unter einem Risikofaktor versteht man einen Lebensumstand oder eine Gewohnheit eines Patienten, die das Risiko für eine Erkrankung erhöht.

Dabei muss unterschieden werden zwischen Faktoren, die der Patient selbst beeinflussen kann, wie z. B.die in Kapitel 3 angegebenen Verhaltensweisen. Wieder andere Faktoren sind nicht oder wenig beeinflussbar, wie z. B. Alter, Geschlecht oder Wohnort mit das dort herrschende Klima.

Ungesunde Ernährung, Bewegungsmangel und Rauchen sind Risikofaktoren für die in unserer Gesellschaft häufig auftretenden Erkrankungen Bluthochdruck, Übergewicht (Adipositas), Herz-Kreislauf-Erkrankungen und Krebs.

Auch für die zwei häufigsten Erkrankungen des Kauorgans, Karies und Parodontitis gibt es Risikofaktoren: schlechte Mundhygiene und falsche Ernährung.

Aufgaben

1. Erklären Sie den Begriff Hygiene mit eigenen Worten. Was bedeutet Hygiene für Sie?
2. Erstellen Sie eine zusammenfassende Grafik zu den verschiedenen Formen der Prävention und erläutern Sie die Zeichnungen kurz.

3 Erhalt der eigenen Gesundheit

Die Erkenntnisse der Hygiene bilden die Grundlage dessen, was jeder Einzelne zur Erhaltung seiner Gesundheit durchführen kann und sollte. Das betrifft die Ernährung, den Konsum von Genussmitteln, die Körperpflege, die Wahl und Pflege der Kleidung sowie die allgemeine Lebensführung, die das Verhalten während der Arbeitszeit und in der Freizeit mit einschließt. Das Einhalten der Hygiene bildet somit die Grundlage für eine gesunde Lebensführung.

3.1 Ernährung

Als vorteilhaft wird eine ausgewogene Ernährung mit viel Rohkost und Obst angesehen. Wasser sollte in einer Menge von ca. 2 Litern pro Tag aufgenommen werden.

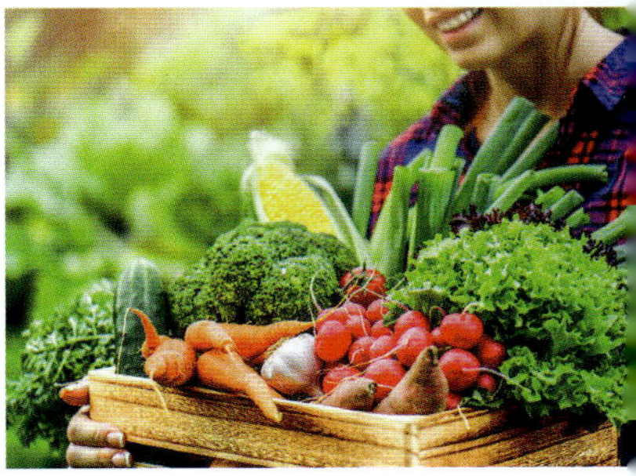

Bild 1: Gesunde Ernährung

Eine fehlerhafte Ernährung kann viele Krankheiten hervorrufen. Folgen sind beispielsweise Übergewicht, Diabetes mellitus oder Krankheiten des Herz-Kreislauf-Systems. Die Entstehung solcher Erkrankungen wird zum großen Teil auf Mängel in der modernen Ernährung zurückgeführt. Eine ausgewogene Ernährung sollte alle vom Körper benötigten Nahrungsbestandteile im richtigen Verhältnis enthalten. Sowohl der Mangel als auch der Überfluss einzelner Nahrungsbestandteile kann Krankheiten verursachen.

Zudem gibt es einige Essstörungen, die auf psychischen Erkrankungen beruhen. Dazu zählt z. B. die Magersucht (Bulimie).

3.2 Genussmittel

Genussmittel, wie z. B. Alkohol, Tabak oder Zucker dienen dem Genuss und können, in kontrollierter und bewusster Weise zu sich genommen, Lebensfreude schenken. Ein falscher und vor allem übermäßiger Konsum hingegen kann schwerwiegende Folgen haben.

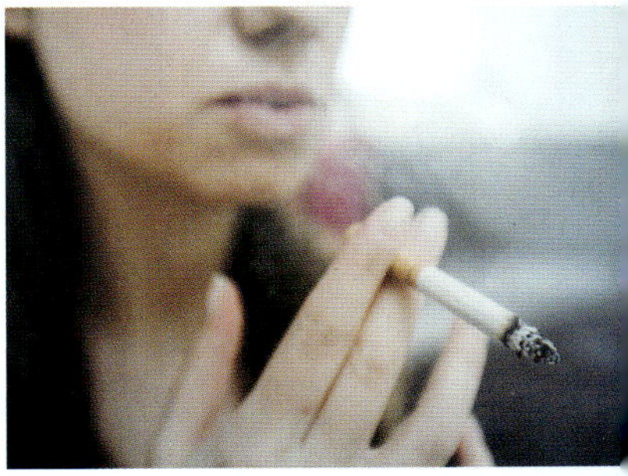

Bild 2: Rauchen birgt viele Risiken.

Alkohol- und Tabakgenuss führen oftmals zur Abhängigkeit und schädigen bei maßlosem Konsum die Gesundheit.

- **Rauchen** kann z. B. schwerwiegende bösartige Erkrankungen wie Lungenkrebs oder Schädigungen des Herz-Kreislauf-Systems verursachen. Zahnmedizinisch gesehen beschleunigt Rauchen die Parodontitis (Entzündung des Zahnhalteapparates). Auch der Erfolg von Implantaten (künstlichen Zahnwurzeln) wird durch Rauchen gefährdet.
- Ein übermäßiger Genuss von **Alkohol** kann zu einer Schädigung des Nervensystems und zu Leberschäden führen.

Die durch Genussmittel verursachten Schäden heilen auch bei vollständigem Absetzen des Genussmittels erst spät und häufig nur unvollständig oder gar nicht aus.

Ein verantwortungsvoller Umgang mit Genussmitteln fördert den Erhalt der eigenen Gesundheit.

3.3 Körperpflege

Die Basis der Körperpflege ist die regelmäßige tägliche Körperreinigung, die Wohlbefinden und Entspannung schenkt. Menschen empfinden einen ihnen gegenüberstehenden gepflegten Menschen als angenehmer als einen ungepflegten

Besondere Beachtung bei der Körperpflege verdienen die Bereiche von Hautfalten, die aufgrund der feuchten und warmen Umgebung für Pilzerkrankungen besonders anfällig sind. Dazu gehören vor allem die Haut zwischen den Beinen und den Zehen. Nach der Reinigung ist die Haut hier besonders sorgfältig zu trocknen.

Die Pflege von **Händen und Fingernägeln** ist besonders bei Angehörigen medizinischer Berufe wichtig. Kurz gehaltene Fingernägel sind hygienischer als lange und die Nagelhaut sollte regelmäßig zurückgeschoben werden. Zum einen können kurze Nägel leichter gereinigt werden, zum anderen werden so Verletzungen des Patienten bei der Behandlungsassistenz sicherer vermieden.

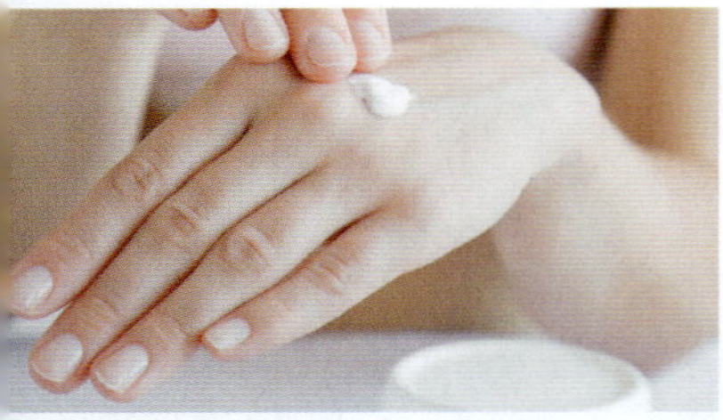

Bild 1: Saubere, kurze Fingernägel ohne Lack sind ideal in der Praxis.

Die moderne systematische Körperpflege kann aber auch Probleme mit sich bringen. Bei intensivem Gebrauch von heißem Wasser und seifenhaltigen Waschzusätzen werden die Fette, die die Haut geschmeidig halten, ausgewaschen. Gleichzeitig neutralisiert die Seife die in der Haut enthaltenen Säuren, den sogenannten Säureschutzmantel, der das Bakterienwachstum eindämmt. Die entfettete Haut trocknet aus, wird rissig, spröde und anfälliger für Erkrankungen. Zur Vermeidung dieser Hygienenebenwirkungen sollte bei Waschzusätzen darauf geachtet werden, dass sie rückfettende Wirkstoffe enthalten und den Säureschutzmantel der Haut erhalten.

3.4 Kleidung

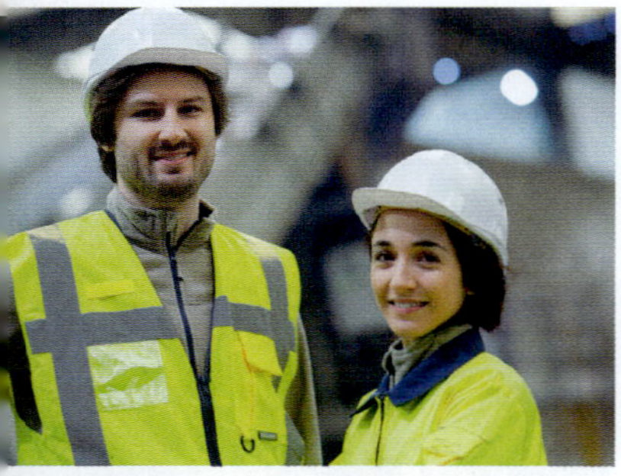

Bild 2: In manchen Berufen ist Schutzkleidung vorgeschrieben.

Kleidung dient in erster Linie als **Schutz** vor den Einwirkungen der Umwelt (z. B. Kälte, Feuchtigkeit). Sie soll vor Wärmeverlusten schützen und eine Durchnässung verhindern, ohne das Wohlbefinden zu beeinflussen. Hingegen muss die vom Körper abgegebene Feuchtigkeit verdunsten können und die vom Körper produzierte Wärme darf sich nicht unter der Kleidung aufstauen.

In Hautbereichen, die ständig feucht und warm sind, können hartnäckige Krankheiten entstehen. Ein Beispiel wäre etwa Fußpilz. Ein weiteres Beispiel für den Einfluss der Kleidung auf die Gesundheit: Bei Kindern beeinträchtigen zu kleine Strümpfe und Schuhe das Wachstum des Fußskelettes.

Im Abschnitt 8.1 dieses Kapitels wird auf die notwendige Arbeits- und Schutzkleidung zahnmedizinischen Personals näher eingegangen.

3.5 Verhalten während der Arbeitszeit

Berufliche Arbeit ist oft mit einseitigen körperlichen und psychischen Belastungen verbunden. Diese Belastungen können zu Gesundheitsstörungen führen, wenn sie nicht ausgeglichen werden.

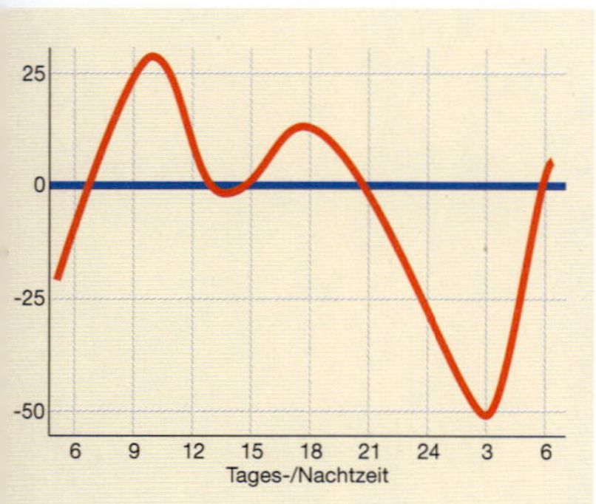

Bild 3: Leistungsfähigkeit im Tagesverlauf

Bei der Zahnmedizinischen Fachangestellten kommt es besonders bei der Assistenz am Behandlungsstuhl zu einer **Belastung der Wirbelsäule**. ZFA sollten daher darauf achten, stets möglichst gerade zu sitzen und regelmäßig in den Pausen sowie in der Freizeit Ausgleichsübungen für die Wirbelsäule zu machen.

Der **Umgang mit schwierigen Patienten** kann oft die Seele und Stimmung belasten. Hier ist wichtig, diese Probleme mit dem Praxisinhaber oder einer Kollegin zu besprechen, damit man damit nicht allein ist.

Ein wichtiger zu beachtender Faktor bei der Planung von Behandlungen ist die wechselnde Leistungsfähigkeit des Menschen im Tagesverlauf. Die **Leistungsfähigkeit** nimmt im Tagesverlauf ab und wieder zu (Bild 3).

3.6 Freizeitgestaltung und Sport

Eine regelmäßige sportliche Betätigung ist vor allem Berufstätigen anzuraten, die einer vorwiegend sitzenden Beschäftigung nachgehen. Dazu gehören heute auch die ZFA, da die meisten Behandlungen im Sitzen durchgeführt werden. Der Kreislauf kann z. B. durch Ausdauertraining aktiviert werden. Dabei sollte eine Sportart ausgewählt werden, die einseitige Arbeitsbelastungen auszugleichen hilft. Laufen, Schwimmen oder regelmäßiges Fahrradfahren sind beispielsweise Ausdauersportarten, die helfen, den typischen Zivilisationskrankheiten wie Übergewicht, Hypertonie (Bluthochdruck, siehe LF 7, Kap. 3.6), Herzinfarkt oder Schlaganfall, vorzubeugen, wenn Sie mehrmals in der Woche ausgeübt werden.

In der Freizeit ist auf regelmäßige und ausreichende Ruhe- und Schlafphasen zu achten, um eine ausreichende Leistungsfähigkeit im Berufsleben zu erhalten.

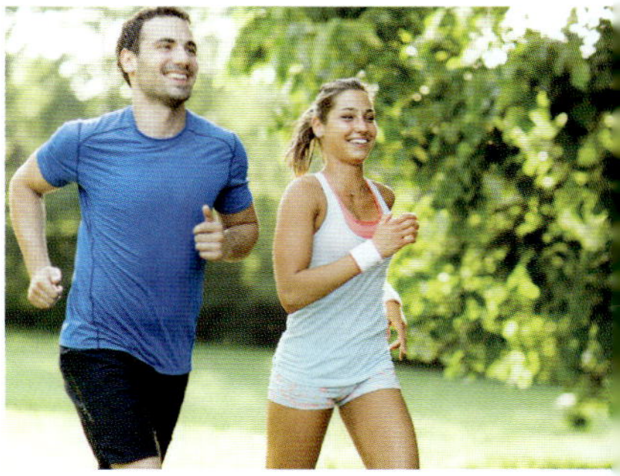

Bild 1: Regelmäßiger Sport ist ein wichtiger Ausgleich zum Berufsalltag.

4 Vorsorgeuntersuchungen

Vorsorgeuntersuchungen dienen zur frühzeitigen Erkennung von gesundheitlichen Schäden, die durch Belastungen bei der Arbeit, im täglichen Leben oder während einer Schwangerschaft entstehen können.

Die gesetzlichen Krankenkassen bieten ein umfangreiches Vorsorgeprogramm, beginnend mit den Vorsorgeuntersuchungen für Schwangere, Mütter und Kinder. In einem Kinder-Untersuchungsheft werden die **verpflichtenden Vorsorgeuntersuchungen U1–U9** zur ärztlichen Kinderfrüherkennung dokumentiert. Die **Jugendgesundheitsuntersuchungen J1 und J2** sollen körperlichen oder psychischen Fehlentwicklungen auf dem Weg ins Erwachsenenleben vorbeugen und die Vollständigkeit der Impfungen gewährleisten. Sie finden im Alter von 12–17 Jahren statt.

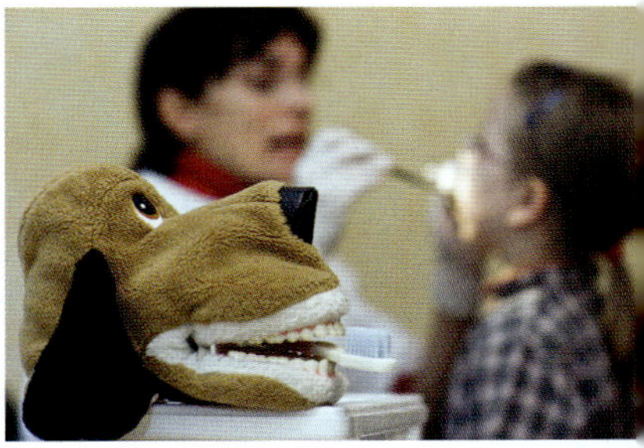

Bild 2: Zahnärztliche Untersuchungen sind bereits im Kindergarten nötig.

Im Erwachsenenalter werden dann für unterschiedliche Altersgruppen Untersuchungen zur Erkennung von Herz-Kreislauf- und Krebserkrankungen empfohlen. Darüber hinaus sollte ein regelmäßiger allgemeiner Check-up erfolgen.

Arbeitsmedizinische Vorsorgeuntersuchungen bei Jugendlichen und Erwachsenen sind gesetzlich vorgeschrieben. Sie sollten von Ärzten für Arbeitsmedizin durchgeführt werden.

Hierbei handelt es sich im Gegensatz zu den oben angeführten altersbezogenen Untersuchungen um eine anlassbezogene Früherkennung.

Im Bereich der Zahnmedizin werden Vorsorgeuntersuchungen als Reihenuntersuchungen in Kindergärten und Schulen durchgeführt.

Zahnmedizinische Vorsorgeuntersuchungen

Wegen der hohen Erkrankungsrate an Karies unter Kindern gibt es ein System ineinandergreifender Prophylaxemaßnahmen für den zahnärztlichen Bereich in öffentlichen Einrichtungen oder Zahnarztpraxen:

- Kleinkinduntersuchungen in den Zahnarztpraxen,
- halbjährliche Reihenuntersuchungen in Kindergärten und Schulen durch den öffentlichen Gesundheitsdienst bzw. die örtlichen Zahnärzte,
- halbjährliche Untersuchungen in der Zahnarztpraxis.

Die Kleinkinduntersuchungen sowie die Reihenuntersuchungen in Kindergärten und Schulen dienen dazu, Kinder mit Karies einer Behandlung und der Individualprophylaxe in den Praxen zuzuführen. Als Individualprophylaxe bezeichnet man speziell auf den Patienten abgestimmte Maßnahmen zur Vorbeugung von Karies und Zahnbetterkrankungen (siehe dazu auch Lernfeld 4).

Für Erwachsene gibt es ein solches System nicht. Da durch die jährliche Kontrolluntersuchung beim Zahnarzt der Zuschuss der gesetzlichen Krankenkassen zum Zahnersatz erhöht wird, nehmen viele Patienten diese wahr. Darüber hinaus bieten viele Krankenkassen attraktive Bonusprogramme an.

Präventionsleistungen für Kinder

Zahnärztliche Früherkennungsuntersuchungen (FU)

Bema-Nr.	Leistung	Punkte
FU 1	Zahnärztliche Früherkennungsuntersuchung eines Kindes vom 6. bis zum vollendeten 33. Lebensmonat, jeweils eine a) 6. bis vollendeten 9. Lebensmonat b) 10. bis vollendeten 20. Lebensmonat c) 21. bis vollendeten 33. Lebensmonat	27
FUPr	Praktische Anleitung der Betreuungsperson zur Mundhygiene beim Kind – nur im Zusammenhang mit FU 1	10
FU 2	Zahnärztliche Früherkennungsuntersuchung eines Kindes vom 34. bis zum vollendeten 72. Lebensmonat (Die FU 2 ersetzt die bisherige BEMA-Nr. FU) – einmal je Kalenderjahr	25
FLA	Fluoridlackanwendung zur Zahnschmelzhärtung eines Kindes vom 6. bis zum vollendeten 72. Lebensmonat – 6. bis vollendete 33. Lebensmonat unabhängig vom Kariesrisiko: zweimal je Kalenderhalbjahr – 34. bis vollendete 72. Lebensmonat einmal je Kalenderhalbjahr, bei hohem Kariesrisiko: zweimal je Kalenderhalbjahr	14

Eine zahnärztliche Früherkennungsuntersuchung ist in der GOZ nicht explzit beschrieben. Je nach Umfang können hierfür, unter Beachtung der jeweiligen Bestimmungen, folgende Leistungen berechnet.werden:

1. Berechnungsmöglichkeit

GOZ-Nr.	Leistungsbeschreibung
GOZ-Nr. 0010 GOÄ-Nr. Ä1 GOÄ-Nr. Ä41	Eingehende Untersuchung Beratung Unterweisung der Bezugsperson

2. Berechnungsmöglichkeit

GOZ-Nr.	Leistungsbeschreibung
GOÄ-Nr. Ä6 GOÄ-Nr. Ä1 GOÄ-Nr. Ä41	Vollständige Untersuchung Beratung Unterweisung der .Bezugsperson

3. Berechnungsmöglichkeit

GOZ-Nr.	Leistungsbeschreibung
GOÄ-Nr. Ä6 GOÄ-Nr. Ä1 GOÄ-Nr. Ä41 GOÄ-Nr. K1	Vollständige Untersuchung Beratung Unterweisung der Bezugsperson Zuschlag zu Untersuchungen bei Kindern bis zum vollendeten 4. Lebensjahr

5 Medizinische Mikrobiologie

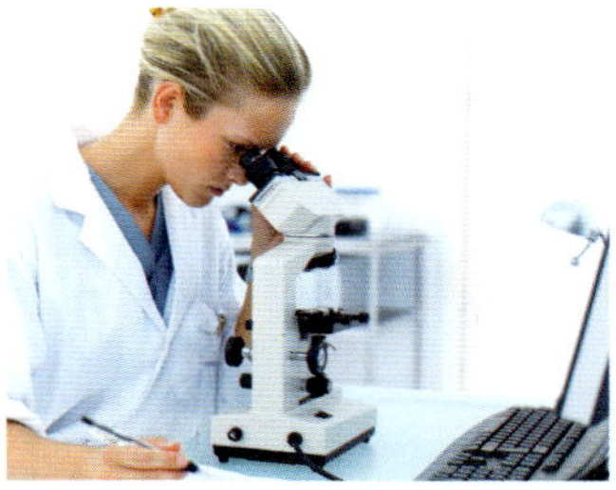
Bild 1: Arbeit mit dem Mikroskop

Die medizinische **Mikrobiologie** beschäftigt sich mit den **Mikroorganismen**. Dies sind Kleinstlebewesen, die mit bloßem Auge nicht erkennbar sind. Einige von ihnen sind im Lichtmikroskop sichtbar, für andere werden stärkere Vergrößerungen benötigt. Hierzu benutzt man ein Elektronenmikroskop (Bild 1).

Vor der näheren Betrachtung einzelner Gruppen von Mikroorganismen sind einige biologische Grundlagen zu erläutern.

5.1 Zusammenleben von Organismen

Mikrobiologie
Lehre von den Kleinstlebewesen (Mikroorganismen)

Organismus
Lebewesen

In der Natur sind verschiedene Formen des Zusammenlebens von Organismen bekannt. Dieses Zusammenleben kann durchaus zu beiderseitigem Nutzen sein. Ein Beispiel ist der Vogel, der auf einem Nashornrücken sitzt. Er findet in den Falten der Nashornhaut Insekten, die er frisst und befreit dadurch das Nashorn davon. Hier genießen beide Tiere einen Vorteil. Diese Art von Zusammenleben wird Symbiose genannt.

Parasitismus
ein Lebewesen lebt auf Kosten eines anderen

Das Gegenteil davon ist der **Parasitismus**. Hier lebt ein Lebewesen auf Kosten eines anderen. Ein Beispiel hierfür sind Misteln. Dabei handelt es sich um eine Pflanze, die auf anderen Bäumen wächst und diese schädigt, indem sie ihnen lebenswichtige Nährstoffe entzieht. Das schädigende Lebewesen in dieser Beziehung nennt man Parasit, das geschädigte Wirt.

Symbiose
Zusammenleben von Organismen, bei dem beide profitieren.

Im menschlichen Organismus findet man sowohl Parasitismus als auch **Symbiose**. Im Bereich der Parasiten unterscheidet man zwischen **Ektoparasiten**, die auf der Körperoberfläche leben und **Endoparasiten**, die sich im Inneren des Körpers ansiedeln. Ektoparasiten sind z. B. Flöhe, Haarläuse oder Zecken. Zu den Endoparasiten zählen z. B. Bandwürmer, die im Darm leben oder Blutparasiten (mikroskopisch kleine Einzeller, Protozoen, siehe auch Kap. 5.4), die Krankheiten wie Malaria verursachen. Auch Viren gelten als Parasiten, vgl. hierzu Kap. 5.4.2.

Als ein Beispiel für eine Symbiose im menschlichen Körper können Darmbakterien genannt werden, die dafür sorgen, dass das für die Blutgerinnung wichtige Vitamin K in den Körper aufgenommen werden kann. Hier findet also eine Symbiose eines Mikroorganismus mit dem Menschen statt. Daraus ist erkennbar, dass nicht jeder Mikroorganismus ein Krankheitserreger ist.

Aufgaben

1. Finden Sie mindestens je zwei Beispiele für parasitäre und symbiotische Beziehungen von Lebewesen in der Natur. Stellen Sie die Ergebnisse in der Klasse vor.
2. Was versteht man unter Ekto- und Endoparasiten?

5.2 Pathogenität

apathogen
nicht krankmachend

pathogen
krankmachend

obligat pathogen
auf jeden Fall krankmachend

fakultativ pathogen
möglicherweise krankmachend

Man unterscheidet die **pathogenen** von den **apathogenen** Mikroorganismen. Pathogene Mikroorganismen lösen Infektionskrankheiten beim Menschen aus. Die Eigenschaft, eine Krankheit auslösen zu können, wird als **Pathogenität** bezeichnet.

Bei den pathogenen Erregern muss man unterscheiden zwischen **obligat** (verpflichtend) **pathogenen** und **fakultativ** (möglicherweise) **pathogenen** Erregern. Bei ersteren tritt nach Kontakt fast immer eine Erkrankung auf. Hierzu gehören z. B. Erreger von Kinderkrankheiten. bei den fakultativ pathogenen Erregern entwickelt sich die Erkrankung nur unterbestimmten Umständen, z. B. wenn sich der Erreger im Körper stark vermehren kann oder eine geschwächte Körperabwehr vorliegt.

Virulenz
Stärke der krankmachenden Wirkung eines Erregers

Aber auch die Menge der Erreger, die auf einen Organismus treffen, kann entscheidend sein: So gibt es Erreger, die bereits in kleiner Konzentration gefährliche Krankheiten verursachen, während andere erst bei hohen Konzentrationen zu Erkrankungen führen. Diese Stärke der krankmachenden Wirkung wird **Virulenz** genannt. Ein hoch virulenter Erreger ist also ein stark krankmachender Erreger.

5.3 Die Zelle

Zelle
die kleinste Baueinheit eines Organismus

DNA bzw. DNS
Erbsubstanz von Lebewesen

DIGITAL+

In der Biologie bezeichnet man die kleinste selbstständige Baueinheit eines Organismus als Zelle. Eine menschliche/tierische Zelle wird von einer Hülle, der **Zellmembran**, begrenzt. Chemische Prozesse kontrollieren an dieser Grenze, was in die Zelle hineingelangt oder heraustransportiert wird. Hier erfolgt der **Stoffaustausch** chemischer Verbindungen, wie z. B. Sauerstoff oder Kohlendioxid. Die Aufnahme von festen Stoffen in die Zelle nennt man **Phagozytose**. Die Abgabe von Flüssigkeiten nennt man **Sekretion**. Das Innere der Zelle nennt man **Zytoplasma**. Es enthält Wasser, gelöste Stoffe und die **Zellorganellen**. Im Gegensatz zur tierischen Zelle besitzt die pflanzliche Zelle eine starre Zellwand.

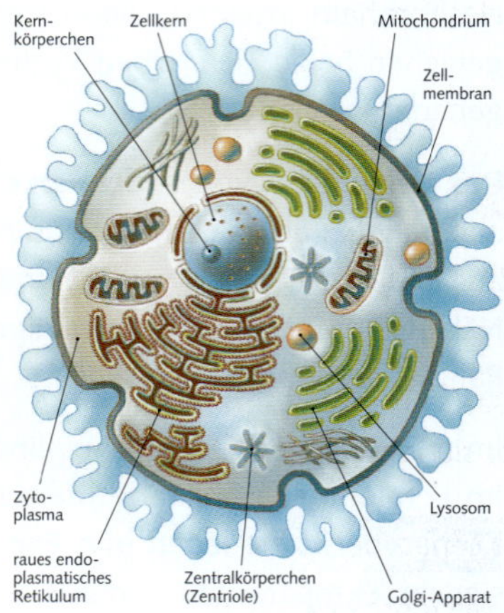

Bild 1: Zelle und Zellorganellen

Zu den Zellorganellen gehören

1. **Endoplasmatisches Retikulum (ER):** Dieses netzartige Röhrensystem dient dem Stofftransport innerhalb der Zelle. An einem speziellen Teil, dem rauen ER sitzen auf der Außenfläche die Ribosomen, die für den Aufbau von körpereigenem Eiweiß verantwortlich sind.
2. **Golgi-Apparat:** Hier erfolgt der Aufbau (Synthese) von Sekreten.
3. **Mitochondrien:** Man bezeichnet sie als „Kraftwerke" der Zelle, da hier der Aufbau energiereicher Verbindungen stattfindet.
4. **Lysosomen:** In diesen Bläschen erfolgt der Abbau von Fremdstoffen.
5. **Zentriolen:** Diese bauen bei der Zellteilung ein Fasergeflecht zur Trennung der Chromosomen auf.

Dabei gibt es Unterschiede zwischen einer menschlichen/tierischen und einer pflanzlichen Zelle. Beide Zellarten haben einen Zellkern (Nukleus). In diesem befindet sich die Erbsubstanz in Form von Chromosomen. Chemisch besteht sie aus Desoxyribonukleinsäure (engl. Desoxyribonuclein Acid), abgekürzt DNA.

Jede Körperzelle eines Menschen oder Tieres enthält die gleiche DNA. Bei der Fortpflanzung wird die Hälfte der DNA an das Kind weitergeben, wobei das Kind dann die eine Hälfte seiner Erbsubstanz vom Vater und die andere von der Mutter erhält.

Mikroorganismen unterscheiden sich untereinander durch den Aufbau ihrer äußeren Begrenzung und die Art und Weise, wie ihre Erbsubstanz gespeichert wird.

Zellen können sich durch Zellteilung vermehren, wachsen und entwickeln und besitzen einen eigenen Stoffwechsel. Aus der einen befruchteten Eizelle im Mutterleib entsteht so ein menschlicher Organismus, bestehend aus unterschiedlichen Geweben.

Man unterscheidet vier Grundgewebe:

1. **Epithelgewebe**, hierzu gehören Haut und Schleimhaut, aber auch Zähne, Haare und Nägel.
2. **Binde- und Stützgewebe**, hierzu zählen z. B. Knochen und Knorpel
3. **Nervengewebe**
4. **Muskelgewebe**

Aus verschiedenen Geweben entstehen Organe und aus vielen Organen ein Organismus.

Aufgabe

1. Erstellen Sie eine Schemazeichnung einer Zelle und beschriften Sie diese!

5.4 Einteilung der Mikroorganismen

Zu den Mikroorganismen gehören:

- Bakterien
- Pilze
- Viren
- Protozoen

Darüber hinaus gelten die sogenannten Prionen als Krankheitserreger. Hierbei handelt es sich aber nicht um Mikroorganismen, sondern nur um infektiöse Eiweißteile.

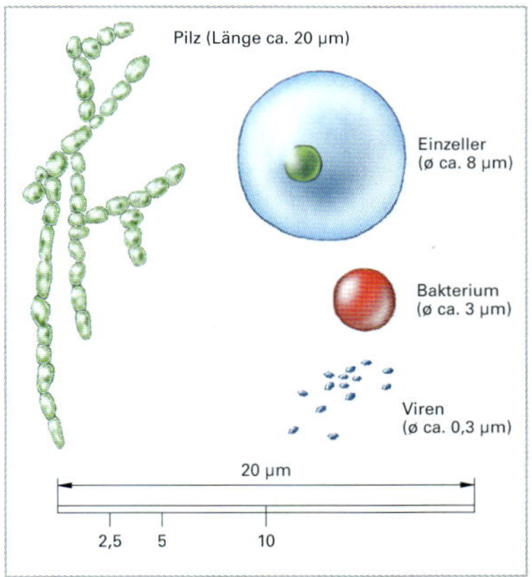

Bild 1: Größenverhältnis verschiedener Mikroorganismen

DIGITAL+

Merke

Mikroorganismen werden eingeteilt in Bakterien, Viren, Protozoen und Pilze.

5.4.1 Bakterien

Definition

Bakterien sind einzellige Mikroorganismen. Sie besitzen, wie eine pflanzliche Zelle, eine starre Zellwand aber keinen Zellkern. Die Erbsubstanz liegt frei in der Zelle.

Neben den in der Definition genannten Gemeinsamkeiten zeigt die Außenhülle verschiedener Bakterien oft unterschiedliche Charakteristika. Manche Bakterien haben zum Schutz eine **Schleimkapsel**, die sie umgibt. Bei anderen wiederum findet man Strukturen, die es ihnen ermöglichen, sich an einer Schleimhaut anzuheften. Diese Werkzeuge zur Anheftung nennt man **Fimbrien**. Manche Bakterien sind auch zur Fortbewegung fähig. Hierzu nutzen sie längere Anhängsel, die **Geißeln**.

Sporen
(inaktive) Dauerform von Bakterien

Bakterien vermehren sich durch Teilung. Es gibt Bakterien, die sich in zwanzig Minuten teilen, sodass innerhalb einer Stunde aus einer Bakterie bereits acht werden. Mit einer so hohen Teilungsrate können sich Bakterien schnell im Körper ausbreiten, vermehren und eine Krankheit auslösen.

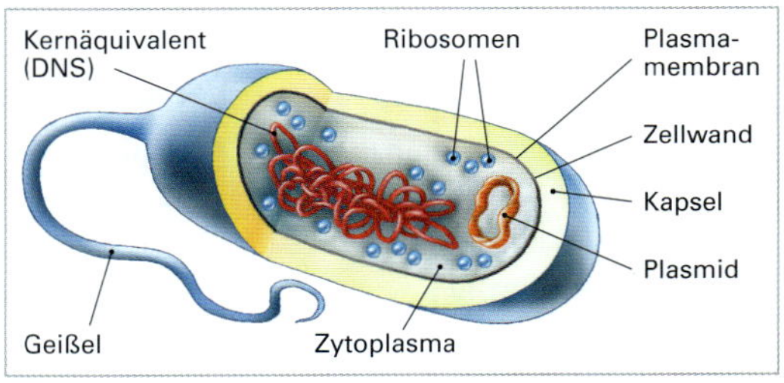

Bild 2: Bakterium

Viele Bakterien wählen zum Überleben unter ungünstigen Lebensbedingungen eine widerstandsfähige Dauerform, die sogenannten **Sporen**. In dieser Form können Bakterien auch unter extremen klimatischen Verhältnissen, wie großer Hitze in der Wüste oder Kälte am Nordpol, weiter existieren.

Werden die Umweltverhältnisse wieder günstiger, wandeln sich die inaktiven Sporen in ihre aktive Form um, werden also wieder zu Bakterien, und können so eine Krankheit auslösen.

Bei einer **bakteriellen Erkrankung** entsteht die schädigende Wirkung oftmals durch entstandene Gifte **(Toxine)**. Dabei können diese Gifte direkt von den Bakterien freigesetzt werden. In diesem Fall nennt man sie **Exotoxine** (exo = nach außen). In anderen Fällen werden die Toxine beim Zerfall des Bakteriums freigesetzt. Dann spricht man von **Endotoxinen** (endo= von innen).

Bakterielle Erkrankungen können auf verschiedenen Wegen nachgewiesen werden. Durch Blutuntersuchungen kann man zwischen bakteriellen und viralen Erkrankungen unterscheiden. Darüber hinaus kann man Bakterien unter dem Lichtmikroskop erkennen. In manchen Fällen ist es notwendig, eine beim Patienten entnommene Probe einer Körperflüssigkeit auf einem Nährboden aufzutragen und zu beobachten, ob eine sogenannte **Bakterienkultur** oder -kolonie, also eine Vermehrung entsteht. Durch verschiedene Nährböden kann z. B. gezielt nach bestimmten Arten oder Stämmen, d. h. Gruppen, von Bakterien gesucht werden.

Bakterien werden nach den folgenden verschiedenen Kriterien unterteilt.

Form

Kokken
kugelförmige Bakterien

Wenn Bakterien kugelförmig vorliegen, werden sie als Kokken bezeichnet. Sind sie hingegen länglich, werden sie Stäbchen genannt.

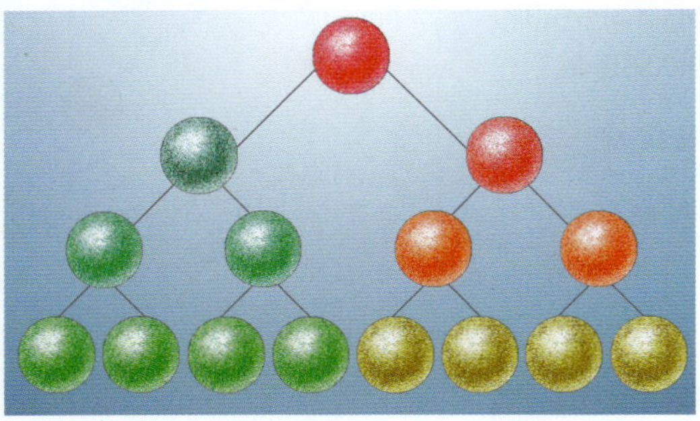

Bild 1: Bakterienvermehrung

Die kugelförmigen **Kokken** werden nach ihrer Anordnung (Bild 2) weiter unterteilt in:

- einzelne Kokken,
- Diplokokken, wenn sie paarweise auftreten,
- Streptokokken, wenn sie kettenförmig aneinander lagern,
- Staphylokokken, wenn sie traubenförmig angeordnet sind.

Alle anderen Bakterienformen werden als **Stäbchen** bezeichnet. Man unterscheidet:

- gerade Stäbchen,
- einfach gekrümmte Stäbchen,
- spiralig gekrümmte Stäbchen.

Stäbchen
länglich geformte Bakterien

Spiralig gekrümmte Stäbchen können sich bewegen, indem sie sich um ihre Körperachse drehen. Einige andere Stäbchenbakterien sind mit sogenannten Geißeln ausgestattet, die bei der Fortbewegung nützlich sind.

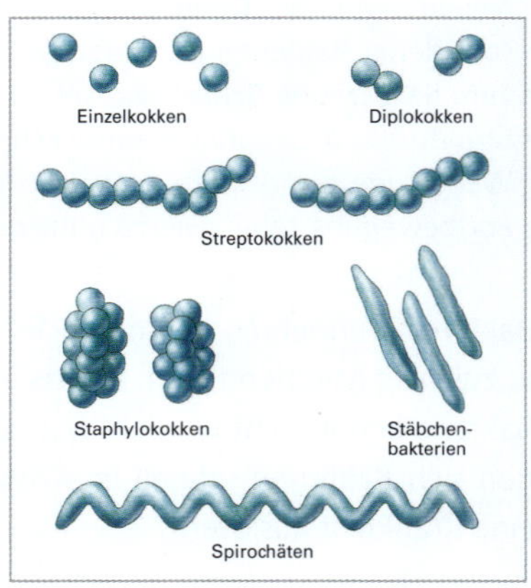

Bild 2: Bakterienformen

Verhalten gegenüber Sauerstoff

DIGITAL+

aerob
Sauerstoff zum Überleben benötigend

anaerob
keinen Sauerstoff zum Überleben benötigend

Es werden aerobe von anaeroben Bakterien unterschieden. **Aerobe** Bakterien brauchen zum Überleben Sauerstoff für ihren Stoffwechsel. Der Wegfall, bzw. die Abwesenheit von Sauerstoff tötet sie ab. **Anaerobe** Bakterien hingegen überleben nur unter Sauerstoffmangel. Anstelle von Sauerstoff benötigen sie den chemisch ähnlichen Schwefel für ihren Stoffwechsel.

Bei den anaeroben Bakterien unterscheidet man zwischen Bakterien, die ausschließlich unter Sauerstoffmangel existieren können. Dies nennt man **obligat (verpflichtend) anaerob.** Können anaerobe Bakterien gegebenenfalls unter Sauerstoffzufuhr überleben, nennt man dies f**akultativ (möglicherweise) anaerob.**

Bei anaeroben Bakterien entsteht als Stoffwechselprodukt nicht Wasser, sondern der unangenehm riechende Schwefelwasserstoff.

Praxisinfo

In der zahnmedizinischen Praxis kommt man zum Beispiel bei einem faulig zerfallenen Zahnnerv (Pulpa) mit Schwefelwasserstoff in Berührung. In dem luftdicht abgeschlossenen Pulparaum können anaerobe Bakterien besonders gut überleben. Bei Beschwerden wird ein solcher abgestorbener Nerv eröffnet. Oftmals kann dann der unangenehme Geruch des Schwefelwasserstoffs wahrgenommen werden.

Verhalten bei der Gramfärbung

Der dänische Bakteriologe Hans-Christian Gram (1853–1938) entwickelte eine Färbemethode für Bakterien, nach der sich diese in zwei Gruppen einteilen lassen:

- Bakterien, die sich blau anfärben, haben eine dicke Zellwand und werden als **grampositiv** bezeichnet.
- Bakterien, die rot angefärbt werden, haben eine dünne Zellwand. Sie sind **gramnegativ**.

Die Gramfärbung ist auch heute noch wichtig, da gramnegative Bakterien nicht auf das bakterienabtötende Penicillin reagieren. Der Arzt muss in solch einem Fall andere Medikamente verschreiben.

Behandlung bakterieller Erkrankungen

Im Jahr 1928 züchtete der britische Bakteriologe **Alexander Fleming** Bakterienkulturen an. Auf einigen davon entwickelten sich Schimmelpilze der Gruppe **Penicillium**. Er stellte fest, dass diese die in der Kultur gewachsenen Bakterien zerstört hatten. Fleming hatte damit durch Zufall das erste **Antibiotikum** entdeckt und nannte es nach den Schimmelpilzen Penicillin. Bis zum ersten Einsatz sollte es allerdings noch Jahre dauern.

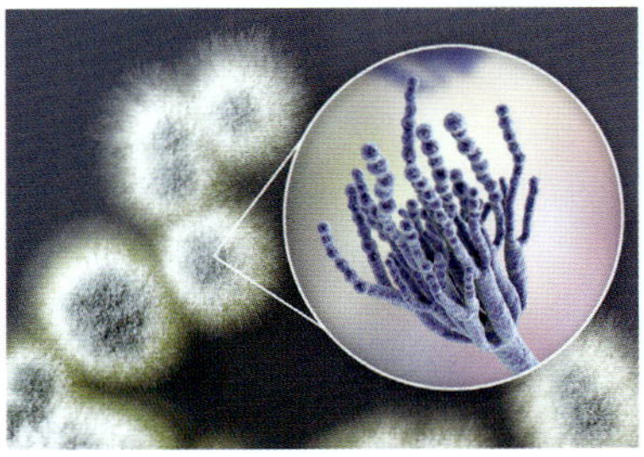

Bild 2: Schimmelpilz Penicillium

Auch heute werden bakterielle Erkrankungen in der Regel mit Antibiotika behandelt. Diese können z. B. bei sich teilenden Bakterien den Aufbau einer neuen Zellwand verhindern. Es gibt aber auch andere Mechanismen, über die Antibiotika wirken. Bei modernen Antibiotika handelt es sich nur noch selten um natürliche Substanzen wie den Schimmelpilz, sondern oftmals um chemisch hergestellte Mittel. Durch den übermäßigen Einsatz von Antibiotika kommt es bei vielen Bakterien aber zu einer **Resistenzbildung**, d. h. sie werden unempfindlich gegenüber diesen Medikamenten und diese wirken dann nicht mehr.

Durch Züchtung einer Bakterienkultur auf einem Nährboden und anschließender Behandlung mit Antibiotika kann oftmals das am besten wirksame Mittel ausfindig gemacht werden.

5.4.2 Viren

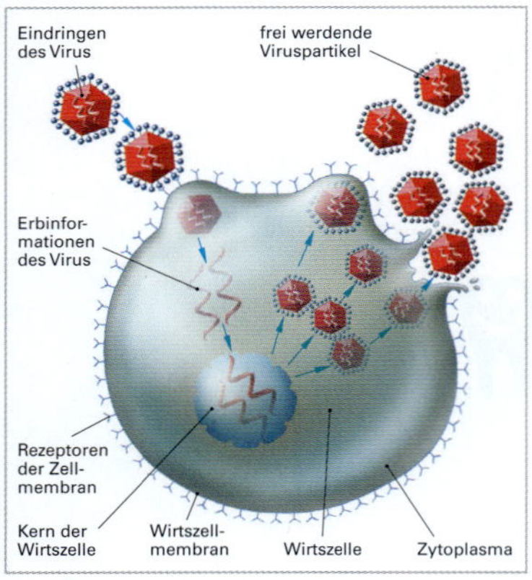

Bild 1: Virus einer Zelle

DIGITAL+

Definition

Viren (Einzahl Virus) sind keine echten Zellen bzw. Lebewesen. Sie bestehen nur aus einer Hülle, dem sogenannten Kapsid, und darin enthaltener Erbsubstanz. Manche Viren haben einen zusätzlichen Eiweißmantel.

Viren sind allein nicht zur Vermehrung fähig. Sie dringen in andere Körperzellen ein und bauen ihre Erbsubstanz in die der geschädigten Zelle ein. Aufgrund dieser Veränderung ihrer Erbsubstanz produziert die Zelle nun neue Viren. Da die Körperzelle durch das Virus geschädigt wird, bezeichnet man ein Virus auch als **Zellparasit** und die geschädigte Zelle als **Wirtszelle**.

Der Befall der Wirtszelle kann unterschiedliche Folgen haben. Die Wirtszelle kann absterben und neue Viren freisetzen. In anderen Fällen wird die Wirtszelle vom Körper als Krankheitserreger erkannt und von der körpereigenen Immunabwehr zerstört. Bestimmte Viren können auch zu bösartigen Tumoren führen. Bekanntestes Beispiel sind einige Virusstämme aus der Gruppe der Humanen Papillomaviren (HPV), die z. B. Gebärmutterhalskrebs auslösen können. Deshalb werden Mädchen und Jungen vor dem ersten Geschlechtsverkehr gegen HPV geimpft.

Merke

Viren sind Zellparasiten, die zur Vermehrung auf eine Wirtszelle angewiesen sind.

RNS/RNA
Ribonukleinsäure = RNS (deutsch)
Ribonucleic acid = RNA (englisch)

DNS/DNA
Desoxyribonukleinsäure
= DNS (deutsch)
Desoxyribonucleic acid
= DNA (englisch)

Die Erbsubstanz des Virus (englisch RNA = Ribonucleic acid) kann dabei in zwei verschiedenen chemischen Formen vorliegen, entweder als Desoxyribonukleinsäure (DNS) oder Ribonukleinsäure (RNS). Manche Viren enthalten DNA, manche RNA.

Eine virale Erkrankung tritt oftmals erst lange Zeit nach der Infektion auf. Ein Beispiel hierfür ist AIDS (siehe Kap. 6.4.2). Manche Viren bleiben über lange Zeit im Körper und können immer wieder neue Erkrankungen auslösen. Beispiel hierfür ist der Herpes labialis, der schmerzhafte Bläschen an der Lippenhaut und Schleimhaut der Mundhöhle bildet. Bei der Kinderkrankheit Windpocken können die auslösenden Varizellen-Viren nach Jahren eine Gürtelrose (Herpes Zoster) verursachen. Hier bilden sich schmerzhaft Bläschen auf der Haut.

Virale Erkrankungen sind oft langwierig und schwerwiegender als bakterielle. Die Bekämpfung der Ursache erfolgt durch Virustatika (Medikamente, die die Vermehrung und Freisetzung des Virus verhindern). In einigen Fällen ist aber nur eine Behandlung der Symptome, z. B. durch fiebersenkende Mittel möglich.

DNA
eine Nukleinsäure, die die Erbinformation enthält.

RNA
eine Nukleinsäure, die die genetische Information der DNA in Proteine umsetzt.

mRNA
= Messenger RNA, eine Nukleinsäure, auf die die genetische Information kopiert, später ausgelesen und zum Aufbau neuer Eiweiße übertragen wird.

Proteinbiosynthese

In der **DNA** sind unsere Körpermerkmale in Form von Eiweißen gespeichert. Da sich unsere Zellen permanent erneuern müssen, findet ein ständiges Kopieren (Transkription) und Übersetzen (Translation) dieser Informationen statt, damit neue Eiweiße gebildet werden können. Im Zellplasma wird der Eiweiß-Bauplan aus der DNA auf **mRNA** (Boten- oder Übertragungs-RNA) kopiert, ausgelesen und schließlich zurück übersetzt. Aus diesem neuen Bauplan wird neues Eiweiß gebildet, das für den Aufbau neuer Zellen oder für biochemische Prozesse im Körper verantwortlich ist. Die Proteinbiosynthese beschreibt also die Transkription, Translation und den Aufbau von neuen Eiweißstrukturen im Körper.

Viren machen sich die Proteinbiosynthese zunutze: Sie schleusen ihre eigene Erbinformation in die Zelle ein und sorgen dafür, dass anstatt neuer Körperzellen Viren produziert werden.

Im **PCR-Test** (Polymerase Chain Reaction) wird das vorhandene Genmaterial des Virus (das z. B. bei einem Corona-Test mit dem Wattestäbchen nur in sehr geringer Menge vorhanden ist) so oft vervielfältigt, dass es nachweisbar wird. Ein positiver PCR-Test bedeutet im Fall eines Corona-Tests also, dass Erbinformation des Virus sicher vorhanden ist. Eine weitere Methode, einen Virus im Körper zu erkennen ist, Abwehrstoffe (Antikörper), die der Körper gegen den Virus gebildet hat, im Blut nachzuweisen.

5.4.3 Protozoen/tierische Einzeller

Definition

Bei **Protozoen** handelt es sich um tierische Einzeller. Sie haben also die typischen Zeichen einer tierischen Zelle, d. h. keine Zellwand und einen Zellkern.

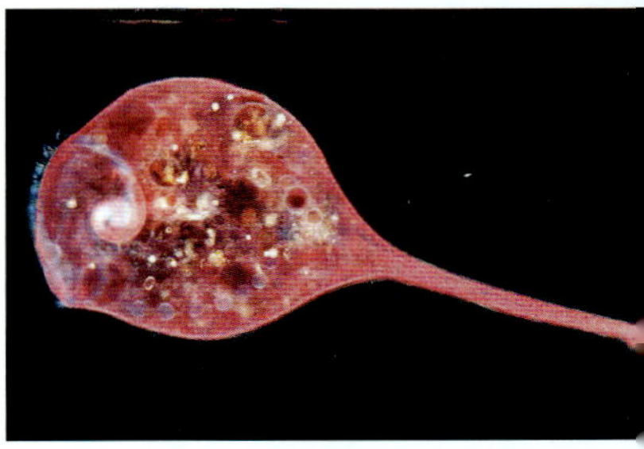

Bild 1: Ein Einzeller: Blaues Trompetentierchen

Beispiele für durch Protozoen ausgelöste Erkrankungen sind die **Malaria**, eine bisher nur in den Tropen aufgetretene Erkrankung, die häufig einen chronischen Verlauf nimmt, und die **Toxoplasmose**. Dabei handelt es sich um eine Infektionskrankheit, die mit grippeähnlichen Symptomen einhergeht. Nach einer überstandenen Toxoplasmose besitzt der Körper eine lang andauernde Abwehrkraft.

Bei einer Schwangerschaft ist es wichtig festzustellen, ob die Schwangere eine Abwehr gegen Toxoplasmose besitzt, da eine Infektion während der Schwangerschaft zu schwersten Schädigungen des Embryos führen kann.

Eine Übertragung der Toxoplasmose-Erreger kann durch Katzenkot oder rohes Fleisch erfolgen. Daher ist im Rahmen einer Schwangerschaft der Kontakt mit beidem unbedingt zu vermeiden.

5.4.4 Pilze

Definition

Pilze bilden eine Gruppe von Lebewesen, die nicht eindeutig den Pflanzen oder Tieren zugeordnet werden kann. Als typisches pflanzliches Merkmal besitzen sie eine starre Zellwand, ihnen fehlt aber die für Pflanzen typische Grünfärbung durch den Farbstoff **Chlorophyll**, wodurch sie keine **Fotosynthese** betreiben können. Bei der Fotosynthese werden Wasser und Kohlendioxid unter Zuhilfenahme von Sonnenlicht umgewandelt in Sauerstoff und Zucker.

Es gibt etwa 200 000 Arten von Pilzen, von denen aber nur etwa 20–100 für den Menschen krankheitserregend sind. Bekannte Beispiele sind der Fußpilz oder in der Mundhöhle die Candidose, ausgelöst durch den Pilz Candida albicans. Die Candidose bezeichnet man auch als Soor. Pilze befallen in der Regel die Haut oder Schleimhaut, selten die inneren Organe. Allgemein nennt man eine durch Pilze ausgelöste Infektionskrankheit auch **Mykose**. (Siehe auch LF 8, Kap.2.5.3).

Mykose
durch einen Pilz ausgelöste Krankheit

Im Gegensatz zu vielen Pflanzen wird beim Pilz nicht zwischen Wurzeln, Spross und Blättern getrennt und man unterscheidet **Faden- und Sprosspilze**. Die Fadenpilze bestehen aus einem Vegetationskörper, dem sogenannten **Thallus**. Mikroskopisch betrachtet besteht dieser aus den fadenartigen **Hyphen**, deren Gesamtheit man als **Mycel** bezeichnet. Am Ende der Hyphen kommt es immer wieder zu Zellteilungen und damit zum Wachstum. Bei den **Sprosspilzen**, die aus einer Zelle bestehen kapseln sich immer neue Zellen durch Teilung ab. Die bekanntesten Fadenpilze sind

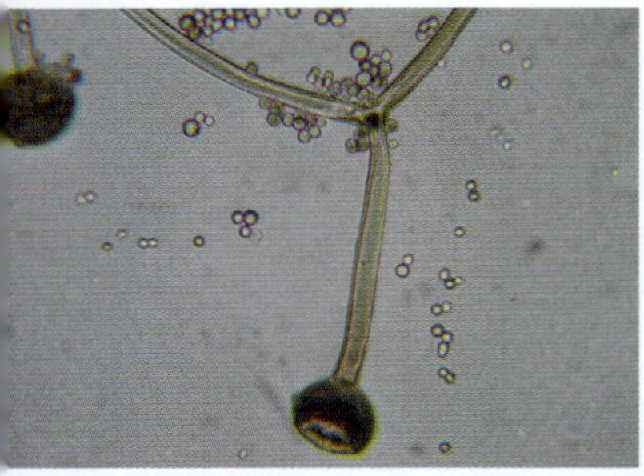

Bild 1: Pilz im frühen Entwicklungsstadium (Spore)

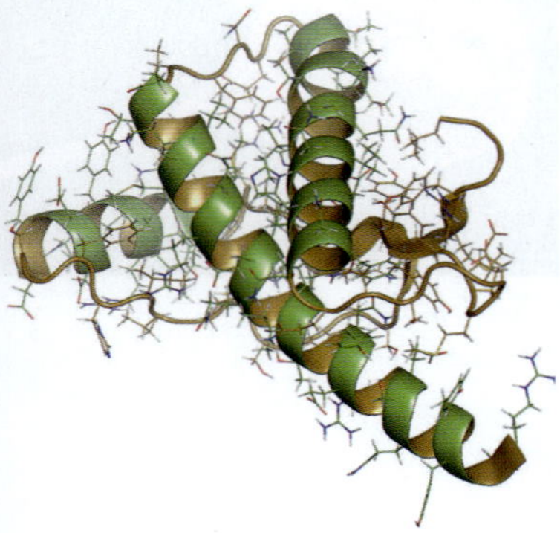

Bild 2: Humanes Prionprotein

die **Schimmelpilze**, die bekanntesten Sprosspilze die **Hefepilze**, wie z. B. **Candida albicans**. Pilze vermehren sich über **Sporen**, die wie ein Samen abgegeben werden und sich über die Luft verteilen.

Die Pilzspore darf nicht mit der Bakterienspore, einer widerstandsfähigen Dauerform, verwechselt werden.

5.4.5 Prionen

Definition

Prionen gehören nicht zu den Mikroorganismen. Sie sind weder Zellen, noch haben sie Zellbestandteile wie die Viren. Es sind lediglich krankheitsauslösende Eiweißmoleküle. Manchmal sind es nur einzelne Moleküle, die in die Zelle eindringen und die zelleigenen Eiweiße verändern.

Prionen sind schwierig zu isolieren und therapeutisch zu bekämpfen. Auch gegenüber Hygienemaßnahmen sind sie sehr widerstandsfähig, weshalb bei der Gefahr einer Prionenverschmutzung eines medizinischen Instruments hohe Anforderungen an die Reinigung und Vorbereitung für einen neuen Einsatz gestellt werden.

Die in den 1990er-Jahren in England aufgetretene Erkrankung BSE, damals umgangssprachlich „Rinderwahnsinn" genannt, die bei Rindern zu einer schwammigen Zersetzung des Gehirn- und Nervengewebes und damit zu Ausfällen und dem Tod des betroffenen Tieres führte, wird einer Prioneninfektion zugeordnet.

Man geht davon aus, dass die Creutzfeldt-Jakob-Krankheit, die beim Menschen ähnlich verläuft wie BSE bei Rindern, ebenfalls durch Prionen ausgelöst wird.

Inwieweit eine Übertragung von BSE auf den Menschen durch den Verzehr von verseuchtem Rindfleisch möglich war, ist bis heute nicht eindeutig geklärt. Lange Zeit wurde davon ausgegangen, andererseits ist keine deutliche Zunahme der Creutzfeldt-Jakob-Erkrankung zu verzeichnen. Dennoch hat das Auftreten von BSE zu Veränderungen in der Verarbeitung von Rindfleisch in ganz Europa geführt.

	Bakterium	Protozoe	Pilz	Pflanze
Kern	–	+	+	+
Zellwand	+	–	+	+
Fotosynthese	–	–	–	+

Aufgaben

1. Erstellen Sie eine Tabelle, in der Sie verschiedene Mikroorganismen nach Aufbau, Größe, Vermehrung und Krankheiten unterscheiden.
2. Erklären Sie den Vorgang der Virusvermehrung mit Ihren eigenen Worten. Nehmen Sie dabei die Abbildung in Abschnitt 5.4.2 zu Hilfe.
3. Recherchieren Sie zum Begriff Antibiotikum und erklären Sie, worum es sich dabei handelt. Teilen Sie Ihre Ergebnisse in der Gruppe.
4. Ordnen Sie die Begriffe entweder Bakterien oder Viren zu: Spore, PCR-Test, Gramfärbung, Kokken, Zellparasit, Kapsid, aerob!
5. Nennen Sie Nachweismethoden für eine Bakterien- und eine Virusinfektion!

6 Infektionskrankheiten

Viele der uns bekannten Krankheiten sind **Infektionskrankheiten**, die durch einen Krankheitserreger ausgelöst werden. Ein Krankheitserreger wird als **Antigen** bezeichnet. Gegen dieses Antigen produziert der menschliche Körper Abwehrstoffe, sogenannte **Antikörper**. Diese Antikörper neutralisieren das Antigen bzw. töten es ab. Es kommt zum Abklingen der Symptome.

Infektion
Ansteckung, Eindringen eines Krankheitserregers in einen Organismus

Antigen
Krankheitserreger

Antikörper
Abwehrstoff

6.1 Verlauf einer Infektionskrankheit

Eine Infektionskrankheit zeigt einen typischen, in fünf Stadien unterteilten Verlauf.

- Am Anfang steht die **Infektion**, das Antigen dringt in den Körper ein.
- Bis zum Ausbruch der Krankheit vergeht nun einige Zeit. Diese Phase zwischen Infektion und Ausbruch der Krankheit wird als **Inkubationszeit** bezeichnet. Dieser Abschnitt kann unterschiedlich lang sein. Er kann Stunden, Tage, Monate oder in manchen Fällen sogar Jahre betragen.
- Es folgt das **Prodromalstadium**. In dieser Phase zeigt der Körper erste Krankheitssymptome, jedoch ist die Krankheit bezüglich ihrer Symptome noch nicht voll ausgebrochen.
- Darauf folgt die **eigentliche Krankheit** mit dem klinischen Vollbild, d. h. die typischen Symptome sind nun feststellbar.
- Die Phase des Abklingens bis zur vollständigen Heilung wird **Rekonvaleszenz** genannt.

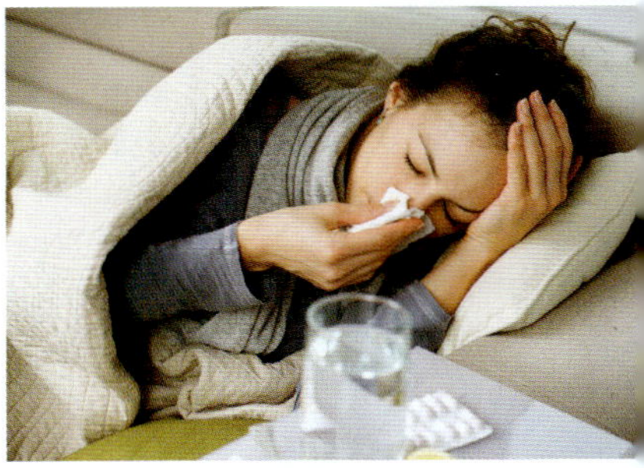

Bild 2: Infektionskrankheit mit typischen Symptomen

Infektion	Eindringen des Krankheitserregers in den Körper
Inkubationszeit	Zeitraum von der Infektion bis zum Ausbruch der Erkrankung
Prodromalstadium	Vorstadium vor der eigentlichen Erkrankung
Infektionskrankheit	Vollbild der Erkrankung mit den typischen Symptomen
Rekonvaleszenz	Erholungsphase

Tab. 1: Verlauf einer Infektionskrankheit

Nicht jedes Eindringen eines Krankheitserregers **(Antigen)** in den Körper führt zum Ausbruch einer Infektionskrankheit.

Zunächst muss eine Krankheitserreger **pathogen** sein. Dann ist die Stärke der krankmachenden Wirkung **(Virulenz)** entscheidend sowie die Menge der übertragenen Krankheitserreger. Auf Seiten des infizierten Organismus spielt die Widerstandsfähigkeit **(Resistenz)** sowie die Anfälligkeit **(Disposition)** eine Rolle. Ungesunder Lebenswandel, hohes Alter oder Grunderkrankungen erhöhen die Disposition und verringern die Resistenz.

Infektionen können lokal begrenzt am Körper auftreten (z. B. eine infizierte Extraktionswunde) oder den gesamten Körper befallen (z. B. eine Grippe). In diesem Fall spricht man von einer systemischen Infektion. Werden die Krankheitserreger weiter über die Blutbahn verteilt, kann es zu einer schwerwiegenden Erkrankung verschiedener Organe kommen. In diesem Fall spricht man von einer **Sepsis**.

Merke

Symptome einer Infektionskrankheit können sein: allgemeines Krankheitsgefühl, Fieber, Abgeschlagenheit, Gliederschmerzen, Lymphknotenschwellungen.

In der folgenden Tabelle sind ausgewählte Krankheiten dargestellt, die durch Mikroorganismen ausgelöst werden.

Erreger	Bakterien	Viren	Protozoen	Pilze
Krankheiten	• Karies • Diphterie • Keuchhusten • Tetanus • Tuberkulose • Typhus • Lues (Syphilis) • Gonorrhö (Tripper) • Scharlach	• Herpes simplex • Masern • Röteln • Windpocken • Kinderlähmung (Poliomyelitis) • Grippe • Mumps • Hepatitis • Aids	• Toxoplasmose • Malaria	• Candidose (Soor) • Tinea pedium (Fußpilz)

Tab. 1: Infektionskrankheiten und ihre Erreger

Praxisinfo

Nosokomiale Infektionen

Hierunter versteht man Infektionen, die ein Patient im Rahmen eines Aufenthalts im Krankenhaus oder in einer Pflegeeinrichtung erwirbt. Oftmals sind dies Infektionen mit Bakterien, die nicht mehr auf ein Antibiotikum ansprechen. Man spricht in diesem Fall von **multiresistenten Erregern**. Der bekannteste ist der **MRSA** (Multi-resistenter Staphylococcus aureus).

Ausbreitung von Infektionskrankheiten

Tritt eine Erkrankung im gehäuften Maß in einer Region zeitlich begrenzt auf, so spricht man von einer **Epidemie**. Ein Beispiel ist ein Ausbruch der damals als ausgerottet geltenden Pocken im Jahr 1962 im Eifelstädtchen Monschau.

Bei einem zeitlich begrenzten, örtlich aber unbegrenzten Auftreten spricht man von einer **Pandemie**. Hierbei treten die Erkrankungen oft weltweit auf, wie z. B. 1919 die spanische Grippe und 2019 Corona.

Bei einem örtlich begrenzten, zeitlich aber unbegrenzten Auftreten spricht man von einer **Endemie**. Hierunter fallen z. B. Tropenerkrankungen, die in Europa nicht vorkommen.

6.2 Immunität

Viele Infektionskrankheiten hinterlassen beim Patienten einen lebenslangen Schutz vor einer Neuinfektion. Der Körper ist gegen diese Krankheit **immun**, den entsprechenden Zustand nennt man Immunität.

Definition

Die Unempfindlichkeit des Körpers gegenüber einem Erreger der durch ihn hervorgerufenen Erkrankung wird **Immunität** genannt.

Hat der menschliche Körper einmal den passenden Antikörper gegen ein Antigen aufgebaut, so bleibt die Information für den Bau dieses Antikörpers in einer Art Immungedächtnis gespeichert. Dies sind bestimmte Zellen des Immunsystems, die sogenannten Plasmazellen. Wird der Körper nun erneut mit einem Antigen infiziert, für dessen Antikörper bereits Informationen vorliegen, so ist er schneller in der Lage, Antikörper in ausreichender Menge zu produzieren, sodass die Krankheit nicht mehr ausbricht. Typische Krankheiten, die dafür bekannt sind, sind die sogenannten Kinderkrankheiten, wie z. B. Mumps oder Masern.

6.3 Impfung

Es ist möglich, die Immunität gegen einen Krankheitserreger künstlich zu erreichen – durch eine Impfung. Der Patient ist dann immun, ohne die Erkrankung durchgemacht zu haben.

Praxisinfo

Geschichte der Impfungen

1796 führte der englische Arzt Edward Jenner die erste Impfung durch. Er hatte gehört, dass Melkerinnen oft an harmlosen Kuhpocken erkrankten, aber nur selten an gefährlichen Menschenpocken. Daraufhin infizierte er eine Jungen zunächst mit Kuhpocken und wenige Wochen später mit Menschenpocken. Der Junge erkrankt nicht. Augenscheinlich war er gegen die Krankheit immun. Nach dem lateinischen Wort für Kuh, Vacca, nannte Jenner sein Verfahren Vaccination und bis heute wird ein Impfstoff Vakzin genannt.

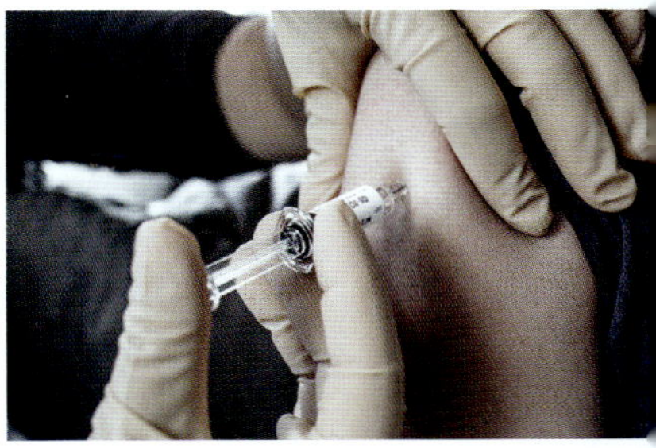

Bild 1: Impfung

Es werden verschiedene Impfverfahren unterschieden:

- aktive Impfung
- passive Impfung
- Simultanimpfung

Aktive Impfung

Bei der aktiven Impfung werden dem Körper abgeschwächte oder abgetötete Krankheitserreger gespritzt. Diese enthalten gerade genügend Informationen über den eigentlich krankmachenden Erreger, damit der Körper Antikörper gegen diesen Fremdkörper aufbaut und die entsprechenden Informationen im Immungedächtnis speichert. Im Falle einer tatsächlichen Infektion können dann schnell Antikörper produziert werden. Hierbei handelt es sich um **Plasmazellen** und **T-Gedächtniszellen**, zwei Untergruppen der **weißen Blutkörperchen**.

T-Gedächtniszelle
Teil des Abwehrsystems des Körpers: erhöht nach einmaligem Kontakt die Reaktionsfähigkeit auf den betreffenden Erreger (Antigen).

Da der Körper einige Zeit braucht, um Antikörper aufzubauen, wirkt diese Impfung nicht sofort, bietet dann aber einen langanhaltenden Schutz.

Merke

Man spricht von einer aktiven Impfung, weil der Organismus selbst aktiv wird und Antikörper produziert.

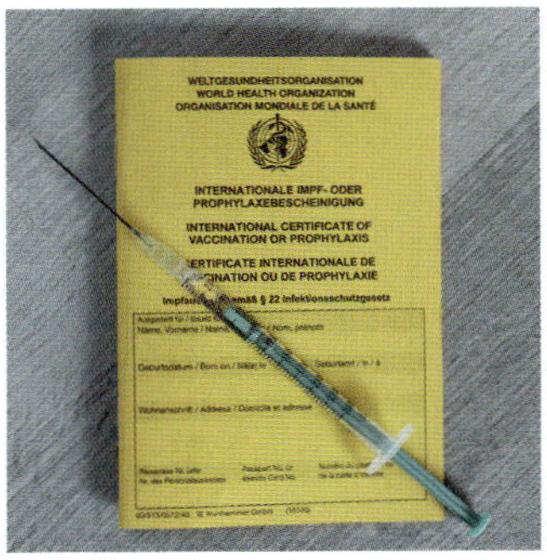

Bild 2: Impfpass

Passive Impfung

Hierbei werden dem Körper sofort fertige Antikörper zugeführt. Damit besteht auch ein sofortiger Schutz. Weil die Antikörper, wie viele Stoffe und Zellen im menschlichen Körper, nach einer gewissen Zeit abgebaut werden, lässt der Impfschutz jedoch nach kurzer Zeit nach.

Merke

Da der Organismus nicht selbst Antikörper produziert, also passiv bleibt, heißt diese Form passive Impfung.

Simultanimpfung

simultan
gleichzeitig

Bei dieser Form werden eine passive und eine aktive Impfung **simultan** (zur selben Zeit) durchgeführt. Dadurch besteht ein sofortiger Schutz, der dann aber auch lange anhält.

Anwendungsgrundsätze von Impfungen

- Soll ein langanhaltender Schutz erreicht werden, so erfolgt eine **aktive Impfung**. Beispiel: Impfungen gegen Kinderkrankheiten oder bei Personen mit beruflich erhöhtem Infektionsrisiko erfolgen aktiv.
- Ist nur ein zeitlich begrenzter Infektionsschutz notwendig, so kann eine **passive Impfung** erfolgen. Beispiel: Es wird passiv geimpft, wenn eine Person sich für kurze Zeit in einem Reisegebiet (meist im Ausland) aufhält, in dem Infektionsgefahr für eine Erkrankung besteht, die in der Heimat nicht auftritt.
- Die **Simultanimpfung** lässt sich am besten anhand der Vorbeugung einer Tetanuserkrankung erklären. Tetanus (Wundstarrkrampf) ist eine Erkrankung, die zu Muskellähmungen führt. Dadurch kann es im Extremfall zu einem Atemstillstand kommen, der zum Tode führt. Die Erreger (Tetanussporen) finden sich überall in der Umwelt, sodass prinzipiell jede verschmutzte Wunde eine Infektionsgefahr darstellt.
- Wenn ein Patient nicht gegen Tetanus geimpft ist und sich eine infektionsgefährdete Wunde zuzieht, braucht er einen sofortigen Schutz. Die Impfung beinhaltet deshalb einen Anteil an passiver Impfung und einen Anteil aktiver Impfung, weil diese Simultanimpfung die Wirksamkeit erhöht. Durch gezielte Impfungen der Bevölkerung ist Tetanus in Europa nahezu verschwunden.

Impfung
Immunisierung

Auffrischungsimpfung

▶ Siehe www.rki.de

Bei einigen Krankheiten empfiehlt es sich, den Impfschutz regelmäßig zu erneuern, d. h. aufzufrischen. Die Impfempfehlungen, also wann man welche Impfungen auffrischen sollte, werden von der STIKO herausgegeben. Das ist die Ständige Impfkommission des Robert-Koch-Instituts (RKI).

Mehrfachimpfungen

Bei vielen Impfungen sind für einen ausreichenden Impfschutz mehrere Impfungen notwendig. Diese erfolgen in einem zeitlichen Abstand von Wochen oder Monaten. Hierdurch wird das Immunsystem sozusagen „trainiert" und das Immungedächtnis verbessert.

Praxisinfo

Impfkalender

Die Ständige Impfkommission (STIKO) des Robert-Koch-Instituts gibt Impfempfehlungen heraus, die regelmäßig angepasst werden. Hierbei stehen die Impfungen für Kleinkinder und Jugendliche im Vordergrund.

Praxisinfo

Impflmpfungen im zahnmedizinischen Bereich

Für Beschäftigte im **zahnmedizinschen Bereich** wird eine Impfung gegen **Hepatitis B** empfohlen. Es gibt eine Pflicht zur **Masernimpfung** für alle nach 1970 Geborenen. Zu Zeiten der Corona-Pandemie gab es zeitweise ebenfalls eine Pflicht zur Impfung gegen **COVID-19**.

6.4 Ausgewählte Infektionserkrankungen

Als Beispiele für Infektionserkrankungen sollen im Folgenden die Krankheiten Hepatitis (Abschnitt 7.4.1) und Aids (Abschnitt 7.4.2) vorgestellt werden, da diese bei der Arbeit in Arzt- und Zahnarztpraxen besonders relevant sind.

Zuvor ein kurzer Exkurs zu notwendigen Begriffen, die in Verbindung mit Krankheiten im Allgemeinen und zum Verständnis der nachfolgenden Inhalte wichtig sind:

Begrifflichkeiten zu Krankheiten im Allgemeinen

akut/chronisch:

Bei Krankheiten werden grundsätzlich die akute und die chronische Form unterschieden.

- Die **akute Form** zeigt eine starke Ausprägung der Krankheitssymptome mit deutlich reduziertem Allgemeinzustand.
- Hingegen sind beim **chronischen Verlauf** die Symptome weniger stark ausgeprägt. Die chronische Form kann aber aufgrund des lang anhaltenden Krankheitszustands nicht zu reparierende Schäden zur Folge haben.

akut
schnell bzw. plötzlich auftretend

chronisch
langsam bzw. über lange Zeit andauernd

Entzündung -itis:

Endet die Bezeichnung einer Erkrankung auf der Silbe -itis, so handelt es sich um eine **Entzündung**. Bekannte Beispiele sind die Bronchitis (Entzündung der Luftwege), die Hepatitis (Leberentzündung) oder die Pulpitis (Entzündung des Zahnmarks, Pulpa).

Endung -itis
Entzündung

6.4.1 Hepatitis

Bei der **Hepatitis** handelt es sich um eine Entzündung der Leber. Diese kann verschiedene Auslöser haben. Die am meisten verbreitete Form ist die **Virushepatitis**. Auch hier gibt es wiederum verschiedene auslösende Viren, die alphabetisch geordnet werden. So kennt man heute die Hepatitis A bis G. Die Viren werden dementsprechend bezeichnet als Hepatitis-A-Virus, Hepatitis-B-Virus usw., und abgekürzt als HAV, HBV usw. Die heute bekanntesten Virushepatitiden (Mehrzahl von Hepatitis) sind die Hepatitis A, B und C.

- Die **Hepatitis A** ist die typische Nahrungsmittelhepatitis, die durch verunreinigte Nahrungsmittel übertragen wird. Oftmals erfolgt eine Infektion auf Reisen, vor allem in südliche Länder. Eine Hepatitis A heilt in der Regel folgenlos aus.
- Der Übertragungsweg bei der **Hepatitis B und C** ist ein anderer. Die Viren werden durch Körperflüssigkeiten übertragen. Mögliche Infektionswege sind z. B. Nadelstichverletzungen oder Geschlechtsverkehr. Somit besteht auch in der Zahnarztpraxis die Gefahr einer Infektion mit Hepatitis B und C.

Hepatitis
Entzündung der Leber, von griech. Hepar: Leber und -itis (Entzündung)

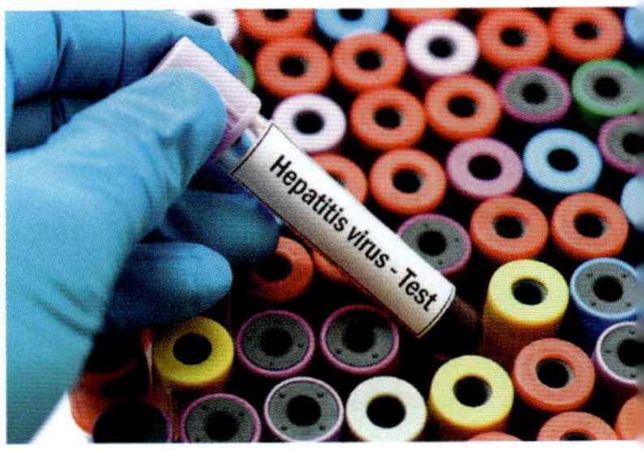

Bild 1: Eine endgültige Hepatitis-Diagnose wird in der Regel durch eine Blutuntersuchung gestellt.

- Die **Hepatitis D** kommt nur mit der B-Form zusammen vor.
- Die **Hepatitis E** ist eine außerhalb Europas vorkommende Nahrungsmittelhepatitis.

Die **Symptome der akuten Hepatitis** sind:

- allgemeine Krankheitszeichen wie Abgeschlagenheit, Müdigkeit, Fieber, Übelkeit oder Brechreiz
- Typisch ist eine Abneigung gegen bestimmte Nahrungsmittel, wie z. B. Alkohol oder Fleisch.
- Im weiteren Verlauf kann es zu einem sogenannten **Ikterus** kommen. Hierbei werden aus zerstörtem Lebergewebe Farbstoffe freigesetzt. Das führt zu einer Gelbfärbung der Haut.

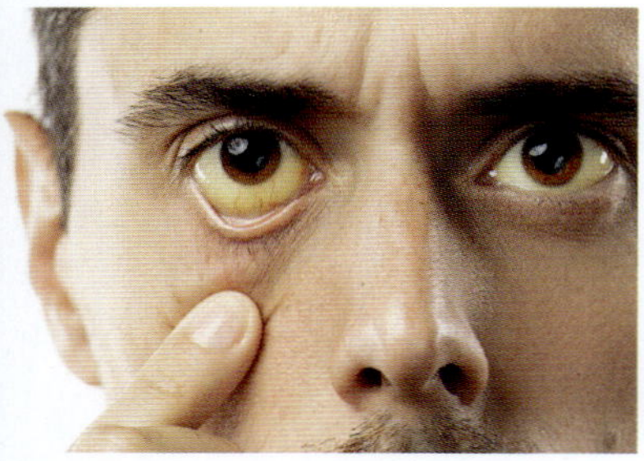

Bild 1: Ikterus (Gelbfärbung) von Haut und Skleren (Lederhäute des Auges).

Im Gegensatz zur Hepatitis A kann die Hepatitis B in 10 % und die Hepatitis C sogar in 70–80 % der Fälle in eine chronische Form übergehen. Von einer **chronischen Hepatitis** spricht man, wenn die Erkrankung länger als sechs Monate andauert. Als Folge kann daraus nicht nur Leberkrebs, sondern auch eine Leberzirrhose entstehen. Hierbei wird zerstörtes Lebergewebe durch narbiges Bindegewebe ersetzt. Beides führt zu einer Funktionsstörung der Leber und im Extremfall zum Tod.

Gegen Hepatitis A und B gibt es sowohl eine aktive als auch eine passive Immunisierung. Gegen Hepatitis C und E kann nicht geimpft werden.

Praxisinfo

Da Hepatitis-B- und Hepatitis-C-Viren durch den Kontakt mit Körperflüssigkeiten übertragen werden, besteht für das zahnärztliche Team beim Kontakt mit dem Blut eines erkrankten Patienten stets die Gefahr einer Infektion. Zum Beispiel kann es beim ungeschickten Umgang mit gebrauchten Kanülen oder zahnärztlichen Instrumenten zu einer Verletzung kommen (siehe dazu auch S. 77 Gefahr in der zahnärztlichen Praxis).

Zahnmedizinische Fachangestellte werden daher bei der Aufnahme ihrer Tätigkeit über Maßnahmen zur Immunisierung unterrichtet.

Die Therapie der akuten Hepatitis ist in der Regel auf die Behandlung der Symptome ausgerichtet. Hinzu kommen eine strenge Diät und **antivirale** Medikamente.

antiviral
wirksam gegen Viren

Definition

Die **Hepatitis** ist eine schwerwiegende entzündliche Erkrankung der Leber, nach der dauerhafte Schäden, wie z. B. eine Leberzirrhose zurückbleiben können. Als Spätfolge bildet sich oftmals Leberkrebs.

In der folgenden Tabelle werden die verschiedenen Formen der Hepatitis mit Übertragungsweg, Verlauf und Möglichkeiten der Vorbeugung bzw. Impfung noch einmal übersichtlich zusammengefasst.

Form	Impfung	Übertragung	Inkubationszeit	Verlauf	Vorbeugung
Hepatitis A	ja, aktiv und passiv	verunreinigte Nahrung oder Wasser	10–50 Tage	heilt in der Regel folgenlos aus	Nahrungsmittelhygiene
Hepatitis B	ja, aktiv und passiv	Geschlechtsverkehr, Blutkontakt	30–180 Tage	Ausheilung möglich, in 10 % chronisch Spätfolgen: Leberzirrhose, Leberkrebs	geschützter Geschlechtsverkehr, Hygiene

Form	Impfung	Übertragung	Inkubationszeit	Verlauf	Vorbeugung
Hepatitis C	nein	Blutkontakt, Geschlechtsverkehr seltener	20–180 Tage	Ausheilung möglich, in 70–80 % chronisch Spätfolgen: Leberzirrhose, Leberkrebs	geschützter Geschlechtsverkehr, Hygiene (wie bei Hepatitis B)
Hepatitis D	ja, aktiv	nur in Kombination mit Hepatitis B, gleiche Übertragung	20–60 Tage	Ausheilung möglich, aber oft chronischer Verlauf Spätfolgen: Leberzirrhose, Leberkrebs	geschützter Geschlechtsverkehr, Hygiene (wie bei Hepatitis B)
Hepatitis E	nein	verunreinigte Nahrung oder Wasser (wie bei Hepatitis A)	15–60 Tage	heilt in der Regel folgenlos aus (wie Hepatitis A)	Nahrungsmittelhygiene (wie bei Hepatitis A)

Tab 1: Verschiedene Formen der Hepatitis

6.4.2 Aids

Aids, ausgelöst durch den HI-Virus (abgekürzt HIV) hat eine Sonderstellung unter den Infektionskrankheiten, da es eine unheilbare und unter Umständen tödlich verlaufende Krankheit ist und die Ansteckung über Blut und manche Körperflüssigkeiten erfolgt – was sie besonders für die Arbeit in der (Zahn-)Arztpraxis bedeutsam macht.

Aids
engl. Acquired Immunodeficiency Syndrome: erworbenes Immunschwäche-Syndrom

HIV
Humaner Immundefizienz (= Immundefekt)-Virus

Bei Aids handelt es sich um eine Viruserkrankung, bei der das Immunsystem des Patienten so stark geschwächt wird, dass er letztlich an ansonsten ungefährlichen Krankheiten, sogenannten Bagatellerkrankungen, versterben kann.

Infektiös sind vor allem Blut, Sperma und Vaginalsekret, sodass eine Übertragung in der Regel durch Blutübertragung bzw. Blutkontakt oder Geschlechtsverkehr mit einem Infizierten erfolgen kann, wenngleich der Virus in allen Körperflüssigkeiten enthalten ist.

Für eine Ansteckung scheint die hohe Menge an Viren in Blut und Geschlechtssekreten maßgeblich zu sein. Kein Infektionsrisiko stellen Körperkontakte im alltäglichen sozialen Miteinander, die gemeinsame Benutzung von Geschirr, Besteck u. ä. sowie die gemeinsame Benutzung sanitärer Einrichtungen dar. HIV wird nicht über Speichel, Tränenflüssigkeit, Tröpfcheninfektion, durch Insektenstiche oder über Nahrungsmittel oder Trinkwasser übertragen. Die Kontamination von intakter Haut mit virushaltiger (Körper-)Flüssigkeit führt ebenso wenig zu einer Übertragung[1].

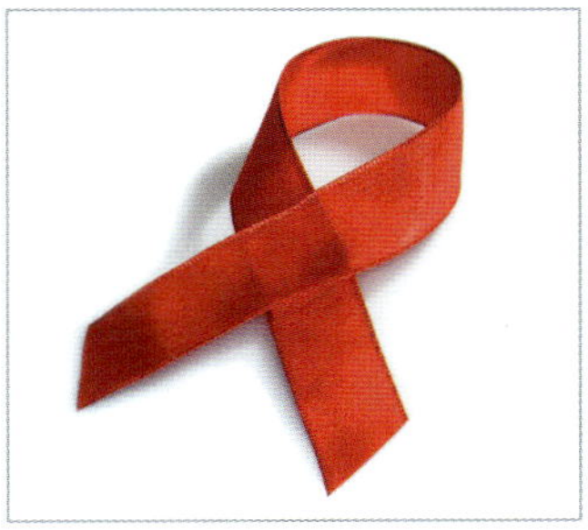

Bild 1: Symbol der Solidarität mit HIV-Positiven am Welt-Aids-Tag

Es gibt bis heute keine Impfung gegen HIV. Aids ist nicht heilbar, die Ausbreitung des Virus im Körper kann nur durch eine lebenslange Einnahme von Medikamenten eingedämmt werden. Diese haben jedoch oft starke Nebenwirkungen. Auch können sie mit der Zeit ihre Wirksamkeit verlieren (der Virus kann resistent werden). Patientinnen und Patienten gelten auch unter der Einnahme ihrer Medikamente bezogen auf Blut, Sperma und Vaginalsekret als infektiös.

Mediziner stellten fest, dass es für Aids-Erkrankungen bestimmte Risikogruppen gab. Dazu gehörten:

- an Hämophilie Erkrankte, umgangssprachlich „Bluter" genannt: Patienten, denen zur Behandlung einer Blutgerinnungsstörung Medikamente verabreicht wurden, die Bestandteile des Blutes anderer Personen enthielten
- Drogenabhängige, die untereinander ihr Spritzenbesteck tauschten
- Personen mit wechselnden Sexualpartnern, die keine Kondome verwenden

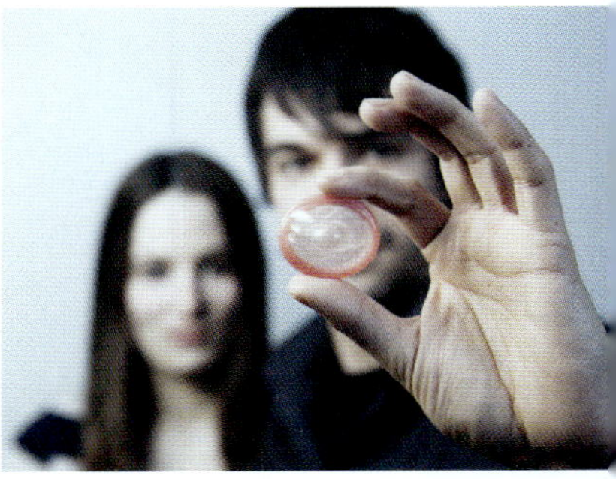

Bild 2: Aufklärung über geschützten Geschlechtsverkehr hilft HIV-Neuinfektionen zu vermeiden

1 https://www.rki.de/DE/Content/Infekt/EpidBull/Merkblaetter/Ratgeber_HIV_AIDS.html;jsessionid=25AA8C02D9F2B46AF1D173F2CC4948A8.internet121#doc2374480bodyText5

Prinzipiell besteht das Risiko einer HIV-Infektion aber auch für Menschen, die keiner Risikogruppe angehören, die aber keine Infektionsschutzmaßnahmen ergreifen. Durch Aufklärung über geschützten Geschlechtsverkehr, Verwendung sauberer Spritzenbestecke und die strenge Untersuchung aller Blutkonserven konnte die Anzahl der Neuinfektionen deutlich gesenkt werden, das Risiko einer Infektion besteht aber weiterhin.

Virulenz
Stärke der krankmachenden Wirkung eines Erregers

Der HI-Virus besitzt aber bei weitem nicht die **Virulenz** von z. B. Hepatitis B- oder C-Virus.

Verlauf

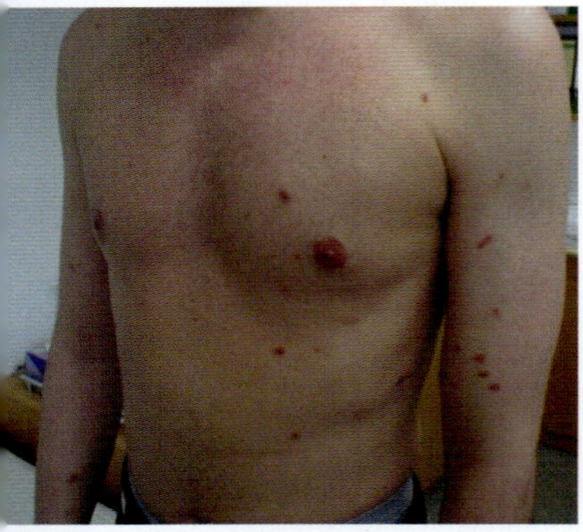

Bild 1: Aids-induziertes Karposi-Sarkom

Nach der Infektion kommt es zunächst zu einer akuten Reaktion in Form grippeähnlicher Symptome mit Lymphknotenschwellungen, die von den Patienten meist als Grippe eingeordnet wird. Danach erfolgt die bereits erwähnte lange Inkubationszeit, weshalb die Infektion oftmals lange unbemerkt bleibt. Der Virusträger (der infizierte Mensch) kann in dieser Zeit andere Menschen weiter infizieren.

Kommt es zum Ausbruch von Aids, treten verstärkt Infektionen auf, die das Immunsystem nicht in den Griff bekommt. Leichte Erkrankungen haben einen unerwartet starken Verlauf. Darüber hinaus treten für Aids typische Erkrankungen auf, wie z. B. das Karposi-Sarkom. Hierbei handelt es sich um bösartige bläulich rote Bindegewebstumore. Beim Auftreten mehrerer dieser für Aids typischen Erkrankungen spricht man vom sogenannten Vollbild. Der Patient ist dann endgültig an Aids erkrankt.

Definition

Das erworbene Immunmangelsyndrom **Aids** ist eine durch das HI-Virus verursachte Infektionskrankheit, bei der das Immunsystem angegriffen und schließlich zerstört wird.

Gefahr in der zahnärztlichen Praxis

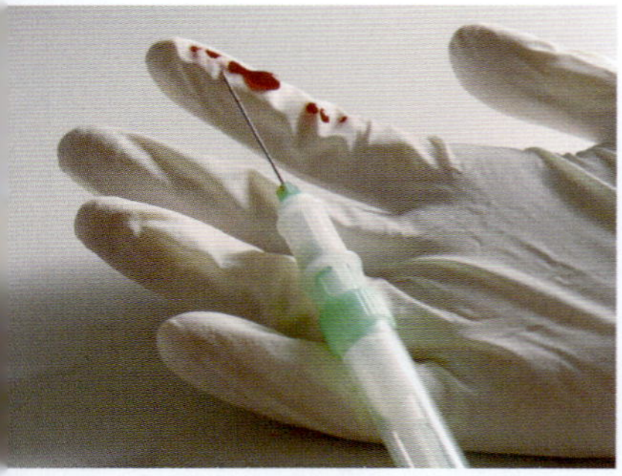

Bild 2: Infektionsgefahr Nadelstich

Die Gefahr einer HIV-Infektion besteht hier vor allem bei einer **Nadelstichverletzung**, d. h. bei einer Verletzung durch eine bei einem infizierten Patienten gebrauchte Kanüle. Die Wunde sollte ausgeblutet und desinfiziert werden. Darüber hinaus sollte eine **Postexpositionsprophylaxe** durchgeführt werden. Hier erhält der Verletzte antivirale Medikamente, wodurch die Virusinfektion verhindert werden kann. Diese prophylaktische Maßnahme sollte auch bei der Gefahr einer Hepatitis-Infektion durchgeführt werden.

Der endgültige Ausschluss einer Infektion ist nur durch einen Aids-Test möglich. Hierbei wird nicht nach dem Virus gesucht, sondern die Infektion nachgewiesen, indem man untersucht, ob der Patient Antikörper gegen den HI-Virus entwickelt hat. Da der Aufbau der Antikörper einige Zeit in Anspruch nimmt, kann die Infektion mittels dieses Tests erst Wochen oder Monate nach dem eventuell infizierenden Ereignis nachgewiesen oder ausgeschlossen werden. Bei einer erfolgten Infektion bezeichnet man den Patienten als HIV-positiv.

Abschließend muss festgestellt werden, dass bei einer Nadelstichverletzung die Gefahr einer Hepatitis-Infektion deutlich höher ist als die für HIV. Es gibt Untersuchungen, die von einer Wahrscheinlichkeit von 0,5 % oder darunter ausgehen – das heißt, in einem von 200 Fällen findet eine HIV-Infektion durch eine mit infiziertem Blut verunreinigte Nadelspitze statt. Trotz dieser vergleichsweise geringen Wahrscheinlichkeit sollte die Infektionsgefahr nicht verharmlost und bei einer Verletzung durch eine Nadel die nötigen Maßnahmen eingeleitet werden.

Corona-Erkrankung (COVID-19)

Bei der Erkrankung COVID-19 (corona-virus-disease-2019), umgangssprachlich als Corona oder Covid bezeichnet, handelt es sich um eine vom Virus SARS-CoV-2 ausgelöste Infektionskrankheit. Die Infektion erfolgt als Tröpfcheninfektion, wobei eine Schmierinfektion durch kontaminiert Oberflächen nicht ausgeschlossen werden kann. Die Inkubationszeit beträgt mehrere Tage, kann aber auch bis zu zwei Wochen andauern.

Definition

SARS = severe acute respiratory syndrome,
deutsch: schweres akutes respiratorisches Syndrom

Die Symptomatik ist unspezifisch und weist ein breites Spektrum auf. Die Krankheitsverläufe können nahezu ohne Symptome über grippeähnliche Verläufe bis hin zu Lungenentzündungen und Atemnot sein. Auch Verlust des Geruchs- und Geschmackssinns sind typisch.

Praxisinfo

Historischer Rückblick: Von der Epidemie zur Pandemie und Endemie

Die ersten Krankheitsfälle von COVID-19 traten Ende 2019 in der chinesischen Stadt Wuhan auf. Es dauerte, bis die Krankheitsfälle als das Auftreten einer neuen Erkrankung erkannt wurden. Zunächst entstand dort eine Epidemie, bevor sich die Erkrankung weltweit ausbreitete und am 11. März 2020 von der WHO zur Pandemie erklärt wurde. In Deutschland traten die ersten Fälle im Februar 2020 auf. Aufgrund der hohen Virulenz des Erregers und vieler schwerwiegender Krankheitsverläufe, die zu langwierigen Intensivbehandlungen führten, wurde in vielen europäischen Staaten das gesellschaftliche Zusammenleben stark eingeschränkt. Schulen, Restaurants und Einzelhandelsgeschäfte mussten schließen. Durch die Entwicklung von Impfstoffen und die flächendeckend beginnenden Impfungen in Jahr 2021 entspannte sich die Situation und die Pandemie wurde nach und nach für beendet erklärt. Da COVID-19 aber immer wieder auftritt und damit zeitlich nicht begrenzt ist, kann man von einer Endemie sprechen. Man geht von über 600 Millionen Erkrankungen und bis zu 20 Millionen Todesfällen aus.

Eine ursächliche Behandlung ist nicht möglich, so dass eine rein symptomatische Therapie erfolgt. Dies kann in schwerwiegenden Fällen und Atemnot zu lang andauernden künstlichen Beatmungen führen. In der Folge kann es zu chronischen Verläufen kommen, dem sogenannten Long-Covid. Durch die Impfkampagnen ist die Anzahl schwerwiegender Verläufe deutlich gesunken.

Als vorbeugende Maßnahmen wurden vor allem in der Zeit der Pandemie vermehrt Quarantäne-Maßnahmen angeordnet. Darüber hinaus galt es Social Distancing, also das Vermeiden sozialer Kontakte und das Abstandhalten durchzuführen. Als ein wirksamer Schutz zeigte sich das Tragen von Masken, am besten FFP2.

Aufgaben

1. Erläutern Sie den typischen Verlauf einer Infektionskrankheit mit Ihren eigenen Worten.
2. Schauen Sie in Ihrem eigenen Impfpass nach, gegen welche Erkrankungen Sie geimpft sind. Überlegen Sie, ob es sich dabei um aktive oder passive Impfungen handelt.
3. Fassen Sie die Folgen einer chronischen Hepatitis zusammen.
4. Recherchieren Sie den Begriff Postexpositionsprophylaxe. Sammeln Sie Ihre Ergebnisse in der Kleingruppe und präsentieren Sie diese in der Klasse.

7 Infektionswege

Bei einer Infektion dringen Mikroorganismen in ein Lebewesen ein. Dabei werden verschiedene Infektionswege beschritten, die von unterschiedlichen Infektionsquellen ausgehen. Zur Infektionsvorbeugung müssen diese Wege erkannt werden. Die drei Begriffe **Infektionsquelle, Übertragungsweg** und **Empfänger** bezeichnet man auch als **Infektionskette**.

Infektion
Eindringen von Krankheitserregern in den Organismus

Als **Infektionsquelle** kommt in der Praxis prinzipiell nur der **Patient** infrage, von dem eine Erkrankung auf den nächsten Patienten oder das Personal übertragen wird. Dabei erfolgt die Infektion in den seltensten Fällen direkt (von einem Menschen zum nächsten), sondern meist mittelbar (indirekt) durch das Personal, verschmutzte Kleidung, Geräte, Instrumente oder auch Abfälle.

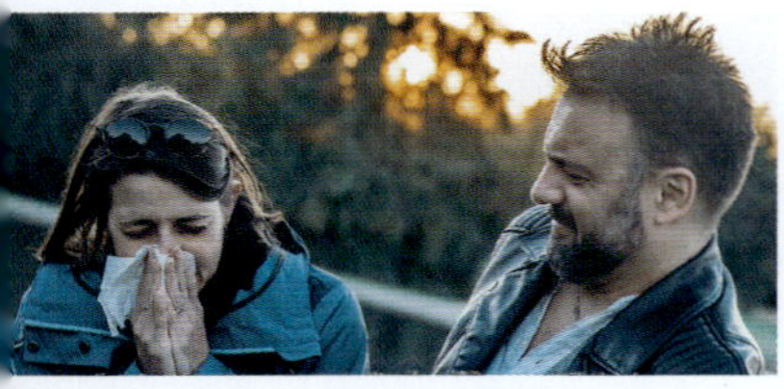

Bild 1: Eine häufige Infektionsquelle sind Mitmenschen, die krank sind.

Als Substanzen, die Krankheitserreger übertragen können, kommen die Atemluft (Aerosole), der Speichel, Schweiß, Blut oder Eiter in Frage. Das Eindringen erfolgt in der Regel über die Haut oder die Schleimhäute (z. B. Magen-Darm-Trakt oder die Schleimhäute im Genitalbereich bei sexuell übertragbaren Krankheiten). Eine offene Wunde erleichtert dabei das Eindringen. In seltenen Fällen können Krankheitserreger auch aktiv in den Körper gelangen, z. B. bei einem Insektenstich. Alle diese von außen stammenden Infektionen nennt man **exogen**. Es gibt auch **endogene** (von innen) Infektionen. In diesen Fällen stammt der Erreger aus der natürlichen Keimflora und und sorgt zum Beispiel bei einer Abwehrschwäche für eine Erkrankung mit Erregern, die normalerweise nicht krankmachen würden.

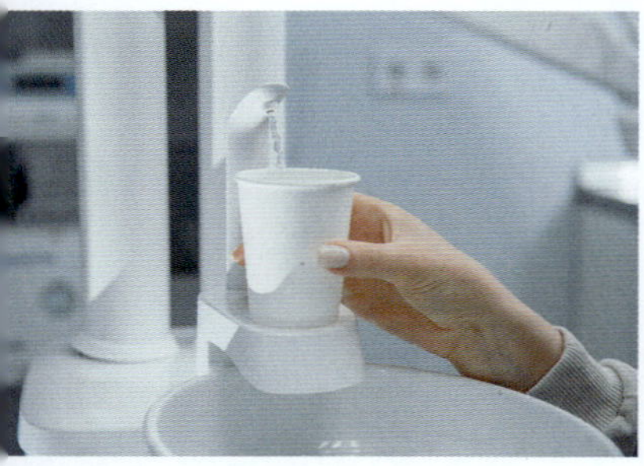

Bild 2: In der zahnärztlichen Praxis müssen die Leitungen regelmäßig durchgespült werden.

Praxisinfo

Wasserführende Systeme

Bei zahnärztlichen Behandlungen wird Wasser als Kühl- und Spülmedium genutzt. Dies gelangt über einen Anschluss an das Trinkwassernetz in die Behandlungseinheit und wird dann als **Betriebswasser** bezeichnet. Diese muss die gleiche Qualität wie das Trinkwasser haben. Diese wird anhand der **koloniebildenden Einheiten** (KBE) bestimmt. Unter KBE versteht man Mikroorganismen (einzeln oder mehrere zusammenhängende), die auf einem Nährboden eine Kolonie bilden können. In Trinkwasser gilt ein Maximalwert von 100 KBE/ml. Da das Betriebswasser in den Behandlungseinheiten oft längere Zeit nicht fließt (über Nacht, am Wochenende, im Urlaub), kann es an den Innenwänden der Leitungen zur Bildung von Biofilmen und damit Verunreinigungen. Um dies zu verhindern, sollten zu Beginn des Arbeitstages die Leitungen durchgespült werden. Darüber hinaus sollen gemäß Herstellerangaben Entkeimungsmaßnahmen erfolgen. Das Betriebswasser der Behandlungseinheiten ist dann regelmäßig auf KBE zu untersuchen.

Kommt es zu einer Infektion über das Betriebswasser, so handelt es sich um eine Nahrungsmittelinfektion.

Bei größeren chirurgischen Operationen oder Patienten mit erhöhtem Infektionsrisiko kann es sinnvoll sein, eine externe Kühlung durch sterile Kochsalzlösung mittels eines Chirurgiemotors durchzuführen.

Merke

Direkte Infektion: von einer Person auf die andere Person

Indirekte Infektion: über eine Zwischenstation, wie zB. Kleidung, verschmutztes Instrument, Abfälle

Man unterscheidet vier Infektionswege:

- **Tröpfcheninfektion:** Bei diesem Übertragungsweg muss die Größe der Tröpfchen beachtet werden: Wenn der Durchmesser größer 5 Mikrometer ist (1/1000 Millimeter), sinken die Tröpfchen sehr schnell zu Boden. Sind sie aber kleiner, so schweben sie oft noch stundenlang in der Luft. Sie können sich dann auch über weite Strecken verteilen. Da Viren sehr klein sind, ist dies oft der Übertragungsweg für virale Infektionen. Die Übertragung geschieht also durch erregerhaltige Tröpfchen beim Husten oder Niesen, aber auch durch Sprühnebel (Aerosol) von Turbinen oder Winkelstücken.
- **Schmierinfektion:** Hierbei handelt es sich oft um eine indirekte Übertragung, da infektiöse Stellen selten mit der ungeschützten Hand berührt werden. Vielmehr kommt es zur Übertragung durch aufeinanderfolgende Berührungen des gleichen Gegenstands. Die Infektion erfolgt durch verschmiertes keimbeladenes Material an Mehrfachhandtüchern, Tupfern, Handschuhen oder Türgriffen. Eine direkte Schmier- oder Kontaktinfektion findet z. B. bei sexuell übertragbaren Krankheiten statt.
- **Wasser- und Nahrungsmittelinfektion:** Nahrungsmittel können nicht nur mit Keimen beladen sein, in manchen Fällen können sich diese auch auf ihnen vermehren, wie z. B. Salmonellen auf rohen Eiern oder schlecht gegartem Fleisch. In der Praxis können Infektionen entstehen, z. B. durch das Kühlwasser der Behandlungseinheit (siehe Praxisinfo im vorherigen Abschnitt).
- **perkutane Infektion:** Übertragung von Krankheitserregern durch die Haut (perkutan), z. B. bei Nadelstichverletzungen oder Bissen. Neben der Nadelstichverletzung in der Praxis tritt eine perkutane Infektion auch bei Insektenstichen oder offenen Wunden auf.
- Wird ein Gegenstand, ein Raum oder eine Person mit chemischen Substanzen, Krankheitserregern oder radioaktiven Materialien verunreinigt oder verschmutzt, so sagt man, er ist **kontaminiert**.

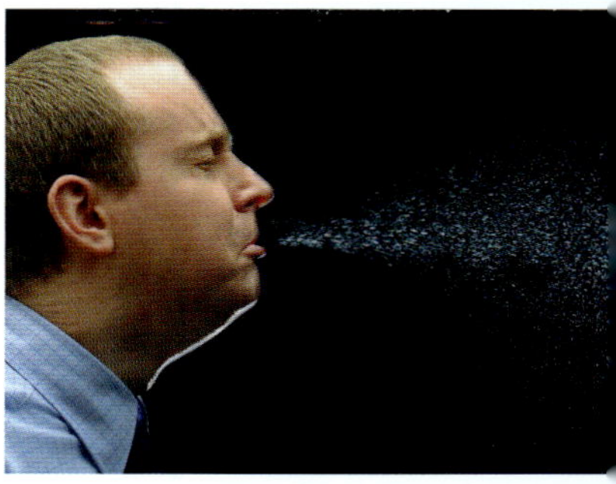

Bild 1: Tröpfchennebel beim Niesen

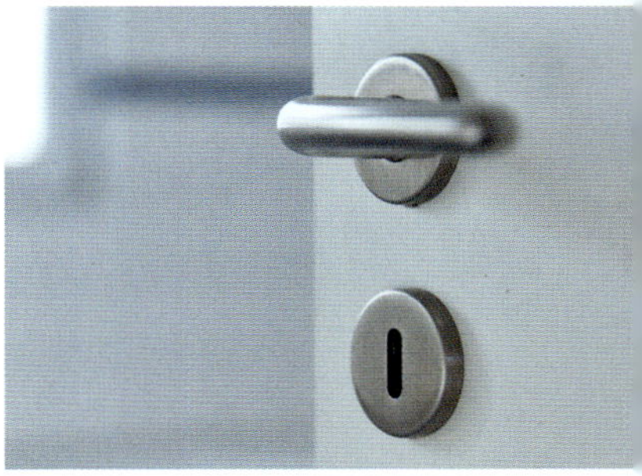

Bild 2: Eine Türklinke kann eine Quelle für Schmierinfektionen sein.

Definition

Der Begriff **Kontamination** bezeichnet die Verunreinigung eines Objekts, eines Raums oder einer Person durch z. B. schädliche Substanzen oder Mikroorganismen.

Wird die Verunreinigung beseitigt, spricht man von **Dekontamination**.

Die Verhinderung der Verschmutzung von vornherein wird **Nichtkontamination** genannt.

Praxisinfo

Postexpositionsprophylaxe

Als Postexpositionsprophylaxe bezeichnet man Maßnahmen, um nach einem Kontakt mit einem Erreger das Ausbrechen der Krankheit zu verhindern oder deren Verlauf abzumildern. Ein Beispiel aus der Praxis wäre, wenn nach einer Nadelstichverletzung der Verdacht auf eine mögliche Infektion mit Hepatitis C oder HIV besteht. Die Ersthilfe besteht darin, die Wunde gut ausbluten zu lassen und dann zu desinfizieren. Nach der Ersthilfe kann es sinnvoll sein, den Verletzten mit einem antiviralen Medikament zu behandeln, um die Infektion zu vermeiden. Diese Maßnahmen müssen, da es sich um einen Arbeitsunfall handelt, für den die Berufsgenossenschaft zuständig ist, von einem Durchgangsarzt (D-Arzt) durchgeführt werden. Dessen Kontaktdaten sollten in der Praxis zugänglich sein. Darüber hinaus ist eine genaue Dokumentation des Unfallgeschehens notwendig.

Aufgabe

1. Versuchen Sie, verschiedene Infektionswege in der Praxis zu beschreiben und listen Sie auf, wie diese unterbrochen werden, um eine Infektion zu verhindern.

8 Maßnahmen zum Infektionsschutz in der Praxis

Der deutsche Arzt **Robert Koch** (1843–1910) erkannte erstmals, dass viele Mikroorganismen Erreger von Krankheiten sind und bekämpft werden müssen. Seitdem wurden zahlreiche Methoden entwickelt, um Mikroorganismen zu vernichten oder unschädlich zu machen. Die richtige Anwendung dieser Methoden zum Schutz der Patienten und des Behandlungsteams ist eine der wichtigsten Aufgaben einer Zahnmedizinischen Fachangestellten.

Die rechtliche Grundlage des Infektionsschutzes bilden Gesetze und Verordnungen des Staates sowie der Berufsgenossenschaft. Wichtige Verordnungen sind:

- Biostoffverordnung (BioStoffV)
- Technische Regeln für biologische Arbeitsstoffe (TRBA 250)
- Gefahrstoffverordnung (GefStoffV)
- Europäische Medizinprodukteverordnung (MDR)
- Medizinprodukterecht-Durchführungsgesetz (MPDG)
- Medizinprodukte-Betreiberverordnung (MPBetreibV)

In diesem Kapitel werden zunächst die Prinzipien des Infektionsschutzes in der Praxis erläutert, bevor dann die Arbeitsabläufe der Hygienemaßnahmen in der Zahnarztpraxis anhand von Medizinprodukten und deren Aufbereitung dargestellt werden.

Dabei steht im Vordergrund, die Kontamination durch Abdeckung oder Schutz der sensiblen Bereiche zu verhindern.

8.1 Persönliche Schutzausrüstung (PSA)

Bei zahlreichen täglichen Arbeiten der Zahnmedizinischen Fachangestellten in der Praxis kann es zu Verschmutzungen, Beschädigungen oder zur bakteriellen Verunreinigung der Kleidung kommen. Während der Patientenbehandlung besteht zudem die Gefahr von Augenverletzungen durch herumfliegende Teilchen oder einer **aerogenen** Infektion durch keimbelasteten Spraynebel.

aerogen
auf dem Luftweg

Die konsequente Anwendung von persönlichen Schutzmaßnahmen ist deshalb nach den Richtlinien der Berufsgenossenschaft zwingend erforderlich.

Als persönliche Schutzmaßnahmen werden empfohlen **(PSA = Persönliche Schutzausrüstung)**:

- Arbeitskleidung
- Mund-Nasen-Schutz
- FFP2-Masken
- Arbeitsschuhe
- Schutzbrille bzw. Schutzschild
- Schutzhandschuhe

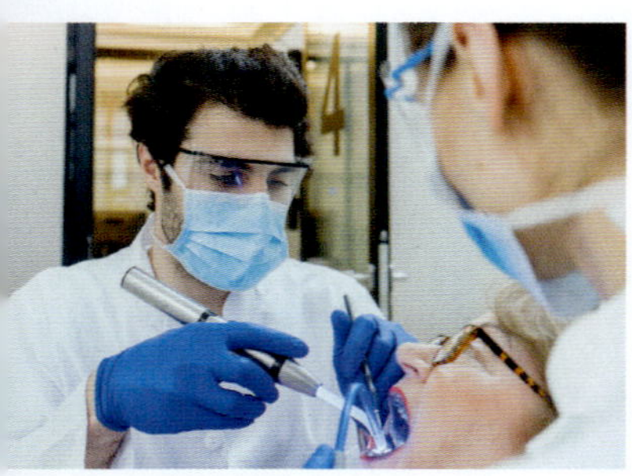

Bild 1: Schutzausrüstung während der Behandlung

Bei Eingriffen mit starker Infektionsgefährdung sind zusätzlich eine Haube für die Haare und ein Gesichtsschutz zu tragen.

Kleidung

Zunächst sind die Begriffe **Arbeitskleidung** und **Schutzkleidung** voneinander zu unterscheiden.

Definition

Arbeitskleidung wird anstelle oder in Ergänzung zur Privatkleidung bei der Arbeit getragen. Sie hat keine Schutzfunktion. Zur Arbeitskleidung gehört auch Berufskleidung, also z. B. auch, wenn Mitarbeiter einer Einzelhandelskette die gleiche Jacke tragen.

Schutzkleidung hat den Zweck, Beschäftigte bei der Arbeit, bzw. deren Arbeits- und Privatkleidung vor einer Kontamination durch biologische Arbeitsstoffe zu schützen.

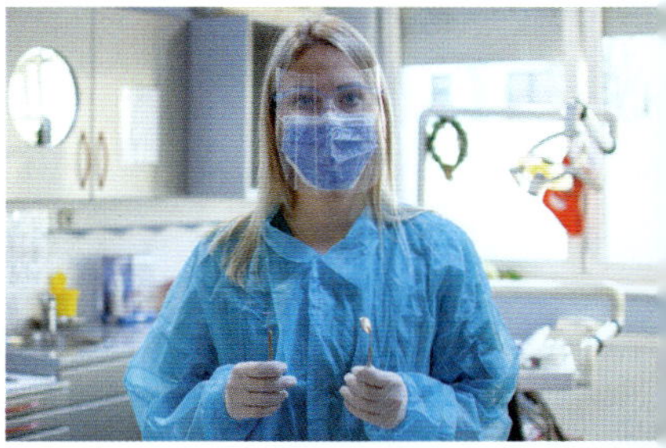

Bild 1: Schutzkleidung in der Zahnarztpraxis

Der Arbeitgeber hat ausreichend persönliche Schutzausrüstung zur Verfügung zu stellen und für Möglichkeiten einer getrennten Aufbewahrung von Schutzkleidung und Privatkleidung Sorge zu tragen, damit es nicht zu einer Kontamination kommt.

Schutzkleidung sollte die Vorderseite des Rumpfes bedecken und kurzärmelig sein (Bild 1), da lange verschmutzte Ärmel zu einer Schmierinfektion beim nächsten Patienten führen könnten. Bei manchen Eingriffen sind zum Infektionsschutz zwar lange Ärmel anzuraten, diese Kleidung sollte aber nach Ende des Eingriffs ausgetauscht werden.

Die Praxiskleidung ist regelmäßig zweimal wöchentlich zu wechseln, bei sichtbarer Verschmutzung sofort. Verschmutzte, kontaminierte Praxiskleidung soll im Kochwaschgang bei 90 Grad gewaschen werden. Sollten die Textilien dafür nicht geeignet sein, so sollen keimabtötende Waschmittel genutzt werden.

Bei der Behandlung hoch infektiöser Patienten und auch bei Arbeiten, bei denen besondere Verschmutzungen zu erwarten sind, ist **zusätzliche Schutzkleidung** zu tragen. Einwegkittel oder Schürzen können über der sonstigen Schutzkleidung angezogen werden (Bild 2).

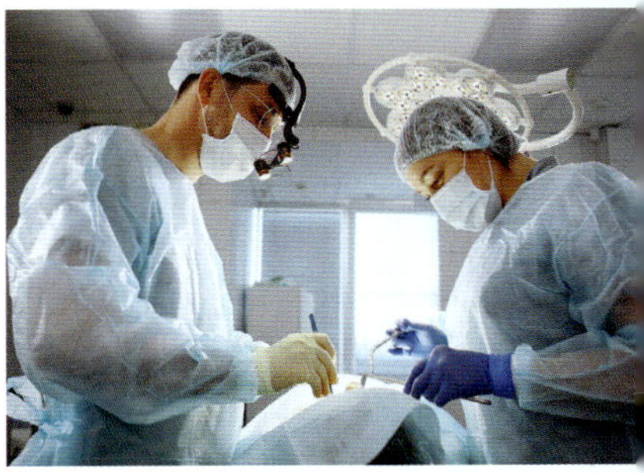

Bild 2: Zusätzliche Schutzkleidung bei besonderer Verschmutzung oder Infektionsgefahr

Schuhe

Aus Gründen der Unfallverhütung müssen Arbeitsschuhe geschlossen sein. Offene Sandalen sind für Zahnmedizinische Fachangestellte in der Praxis nicht erlaubt, denn es könnte zu Verletzungen kommen, wenn z. B. spitze Instrumente auf die ungeschützten Zehen fallen.

Mund-Nasen-Schutz und Brille

Diese beiden schützen das Gesicht während der Behandlung vor Spritzern und herumfliegenden Teilchen, die ohne den Schutz in Mund, Nase oder Augen eindringen und durch Haut oder Schleimhaut den Körper mit Krankheitserregern infizieren könnten. Der Mund-Nasen-Schutz bietet nur einen geringen Schutz vor dem Einatmen von Aerosolen (Flüssigkeitstropfen in der Luft). Um sich hiervor zu schützen, ist eine FFP-Maske (FFP=Filtering Face Piece) zu tragen. Je nach Filterwirkung unterscheidet man FFP1-3, wobei für den zahnmedizinischen Bereich FFP2 angeraten wird. Bei der Corona-Pandemie war das Tragen von FFP2-Masken zeitweise verpflichtend. Wichtig ist, dass die Maske von einem autorisierten Institut mit dem CE-Kennzeichen zertifiziert ist, um die notwendige Filterwirkung zu bestätigen.

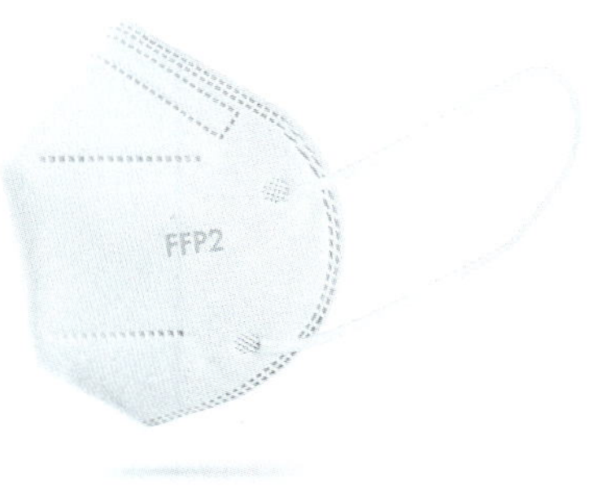

Bild 3: FFP2-Maske

Die zeitweise im Gebrauch befindlichen KN95-Masken haben eine ähnliche Wirkung wie FFP2. Hierbei handelt es sich nur um ein anderes Gütesiegel, das im asiatischen und australischen Raum üblich ist.

Die Schutzbrille sollte große Gläser haben und seitlich zum Gesicht hin abgeschlossen sein.

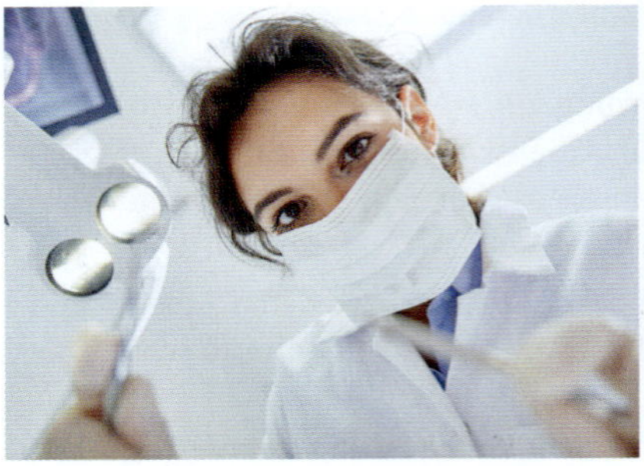

Bild 1: Mund-Nasen-Schutz

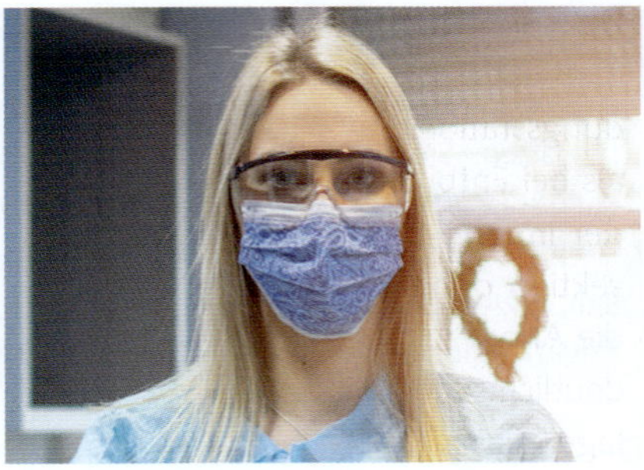

Bild 2: Schutzbrille

Haare

Langes Haar wird zusammengebunden bzw. -gesteckt oder mit einer Haube geschützt, da es die Zahnmedizinische Fachangestellte bei der Arbeit stören und durch Aerosole zu stark mit Keimen belastet werden kann.

Schutzhandschuhe

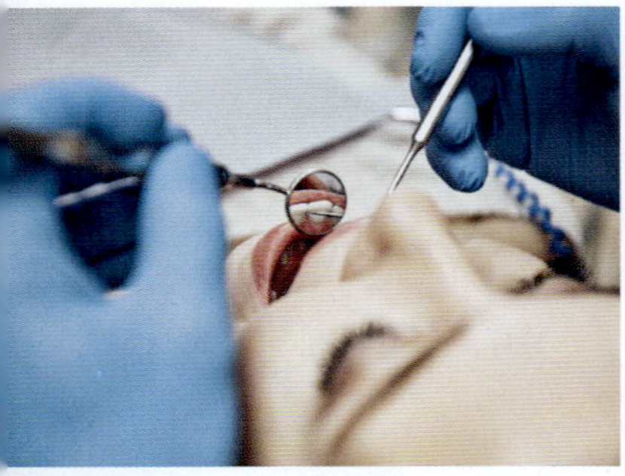

Bild 3: Schutzhandschuhe

Einweghandschuhe gehören standardmäßig zur Schutzbekleidung, um die Hände vor Verletzungen und mikrobieller Kontaminationen zu schützen.

- Für die **Behandlung von Patienten** werden dünnwandige, ungepuderte, eng anliegende, flüssigkeitsdichte Handschuhe benötigt.
- **Wartungsarbeiten und Reinigungsarbeiten** an Instrumenten werden mit dickwandigen, flüssigkeitsdichten Handschuhen vorgenommen. Um ein Hineinlaufen von auf den Handschuhen befindlicher Flüssigkeit zu verhindern, sollte die Öffnung der Handschuhe den Unterarm teilweise bedecken und der Rand umklappbar sein.
- Für **chirurgische Eingriffe** werden dünnwandige sterile Handschuhe benötigt. Diese Handschuhe werden in einer Sterilverpackung geliefert, aus der sie leicht entnommen und angezogen werden können, ohne dass die Außenflächen kontaminiert werden.

steril
keimfrei, frei von Mikroorganismen

Die Einweghandschuhe sind üblicherweise aus Latex gefertigt. Für Latexallergiker gibt es Ersatzmaterialien, z. B. die weniger flexiblen Nitril- oder Polyäthylenhandschuhe.

Aufgaben

1. Fassen Sie die Aufgaben der einzelnen Bestandteile der PSA noch einmal tabellarisch zusammen.
   Welchen Unterschied gibt es zwischen einem Mund-Nasenschutz und einer FFP2-Maske?
2. Benennen Sie die Grundzüge der Desinfektion.

8.2 Desinfektion und Sterilisation

Noch im frühen 19. Jahrhundert war jeder chirurgische Eingriff mit einem hohen Risiko für den Patienten verbunden. Auf eine Operation folgte häufig eine Wundinfektion, die in vielen Fällen zum Tod führte. Das Wissen um Infektionsquellen und Erreger war vollkommen unbekannt.

Der österreichisch-ungarische Arzt **Ignaz Semmelweis** war einer der Wegbereiter für die heutigen Hygienemaßnahmen. Er stellte fest, dass in einer öffentlichen Entbindungsstation deutlich mehr Frauen nach der Entbindung an Kindbettfieber starben als bei Entbindungen im häuslichen Bereich. Er führte das auf mangelnde Hygiene der im Krankenhaus tätigen Ärzte zurück, die oftmals direkt von einer Leichensektion ohne Reinigung der Hände zur Untersuchung der Frauen gingen. Durch die Anordnung von Hygienemaßnahmen konnte er die Sterblichkeit auf der Station deutlich senken. 1861 veröffentlichte er seine Erkenntnisse, die aber von vielen Kollegen als Unfug bezeichnet wurden. Zeit seines Lebens wurde Semmelweis angefeindet, erkrankte an Depressionen und starb 1865. Die Würdigung seines Lebenswerks erlebt er nicht mehr.

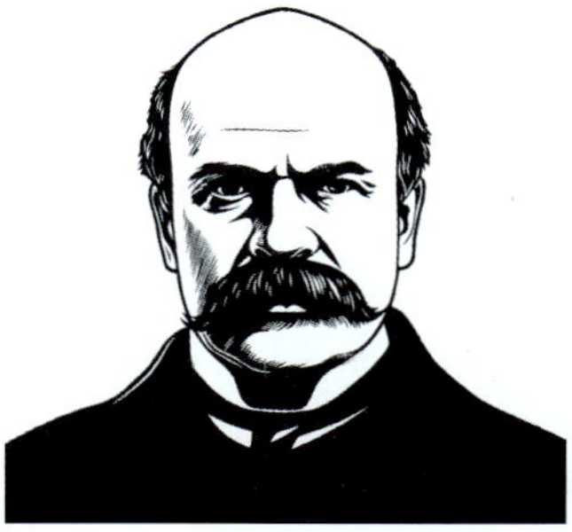

Bild 1: Ignaz Semmelweis

Der englische Chirurg **Joseph Lister** (1827–1912) war der erste Arzt, der die pathogenen Mikroorganismen auf Operationswunden bekämpfte. Dafür tränkte er zunächst die Wundverbände mit Karbolsäure (Phenol). Später hüllte er den gesamten Operationsraum in einen Nebel aus Karbolsäure. Mit diesen Maßnahmen konnte er die Todesrate seiner Patienten durch eine Sepsis (Blutvergiftung) drastisch verringern. Wegen der schädlichen Nebenwirkungen der Karbolsäure erkannte man jedoch bald nach der Einführung dieser Maßnahmen, dass es sinnvoller ist, von vornherein zu verhindern, dass eine Operationswunde überhaupt mit Mikroorganismen infiziert wird. Dazu darf die Wunde während des gesamten operativen Eingriffes nur mit absolut keimfreien Instrumenten und Materialien berührt werden. Das Vorgehen, absolut keimfrei zu arbeiten, wird Asepsis (Keimfreiheit) genannt.

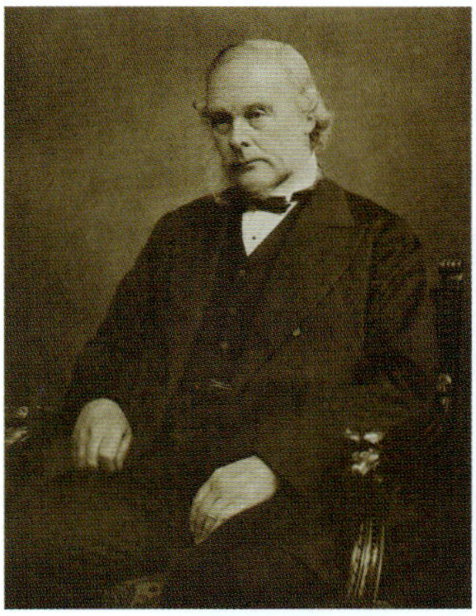

Bild 2: Joseph Lister

Sepsis
Blutvergiftung

Definition

Unter dem Begriff **Asepsis** wird die Herstellung des Zustands von Keimfreiheit verstanden. **Antisepsis** hingegen bezeichnet Maßnahmen, die der Vernichtung oder Hemmung von Krankheitserregern dienen.

Nachdem Lister die Sterblichkeit seiner Patienten durch antiseptische Maßnahmen drastisch senken konnte, hat sich die Hygiene ständig weiterentwickelt. Heute sind zahlreiche Methoden und Techniken bekannt, mit denen pathogene Mikroorganismen zuverlässig vernichtet bzw. unschädlich gemacht werden können. Durch ein System von aufeinander abgestimmten Hygienemaßnahmen sind Patienten heute vor Infektionen im Krankenhaus oder in der Arztpraxis weitgehend sicher.

Zu diesen **Hygienemaßnahmen** gehören:

- Sanitation
- Desinfektion
- Sterilisation

Definition

Unter **Sanitation** versteht man Reinigungsmaßnahmen zur Verringerung der krankmachenden Keime.

Die Maßnahmen der Sanitation sind für die in der zahnärztlichen Praxis gebrauchten Gegenstände und Instrumente oftmals nicht ausreichend.

Desinfektion

Die von Lister eingeführte Antisepsis mit chemischen Mitteln bewirkt eine Abtötung der pathogenen Mikroorganismen auf den Wunden der Patienten. Er erkannte jedoch, dass es genauso wichtig ist, auch die pathogenen Mikroorganismen auf den Händen der Operateure und den Instrumenten unschädlich zu machen. Die Maßnahmen, mit denen dies erreicht wird, werden als Desinfektion bezeichnet.

Definition

Desinfektion bedeutet, etwas in einen Zustand zu versetzen, in dem es nicht mehr infizieren kann.

Toxin
Giftstoff, der von einem Lebewesen produziert wird

irreversibel
nicht umkehrbar

Bei der Desinfektion werden Mikroorganismen abgetötet oder aber so weit geschädigt, dass sie keine Schadstoffe und Toxine mehr produzieren und sich nicht mehr vermehren können. Dieser Zustand wird als irreversible Inaktivierung bezeichnet (zu den Desinfektionsverfahren und -maßnahmen siehe Kapitel 9).

Sterilisation

Für den Operationsbereich reichen die Maßnahmen der Sanitation und Desinfektion alleine nicht aus. Um dem Patienten größtmögliche Sicherheit vor Infektionen zu geben, müssen alle pathogenen und apathogenen Mikroorganismen auf den verwendeten Instrumenten, Abdecktüchern, Verbandmaterialien usw. abgetötet werden. Man spricht in diesem Fall von Sterilisation.

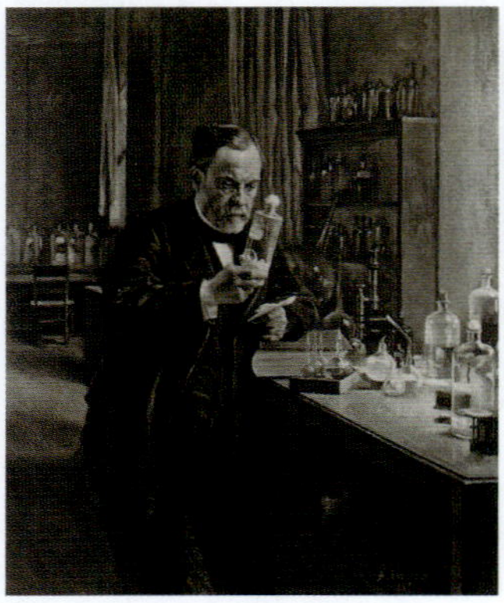

Bild 1: Louis Pasteur

Definition

Die **Sterilisation** ist eine Hygienemaßnahme, die dazu dient, etwas vollständig von Mikroorganismen zu befreien. Hierbei werden sowohl pathogene als auch apathogene Keime vernichtet. Es ist also eine Maßnahme zum Erreichen völliger Keimfreiheit (Asepsis).

Der französische Mikrobiologe **Louis Pasteur** (1822–1895) hat im 19. Jahrhundert entdeckt, dass man für die vollständige Abtötung aller Mikroorganismen sehr hohe Temperaturen benötigt. Diese werden jedoch nicht von allen Materialien und Oberflächen vertragen. Deshalb wurden weitere Verfahren entwickelt, mit denen auch temperaturempfindliche Materialien keimfrei gemacht werden können (zu den Sterilisationsmaßnahmen siehe Kapitel 10).

Während der Grad der Desinfektion bei verschiedenen Verfahren unterschiedlich sein kann, gibt es für die Sterilisation eine sogenannte Deutsche Industrie-Norm (DIN-Norm), in der geregelt ist, welche Anforderungen an die Sterilisation von Medizinprodukten gestellt werden (siehe Kapitel 11).

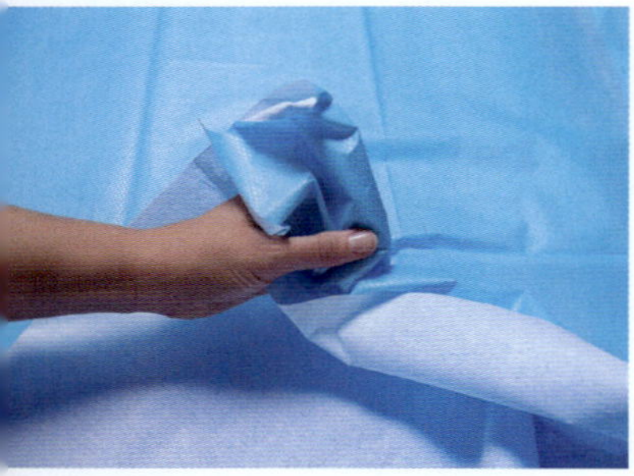

Bild 2: Sterile Abdeckung

Trotz aller ausgereiften Sterilisationstechnik lässt sich auch heute noch nicht alles sterilisieren. **Nicht sterilisierbar sind:**

- bestimmte elektronische Geräte
- Fußböden und Wände der Operations- bzw. Behandlungsräume
- die Haut der Mitglieder des Operations- bzw. Behandlungsteams

Diese Bereiche bzw. Geräte werden sorgfältig desinfiziert und, wenn nötig, anschließend mit sterilen Tüchern, steriler Kleidung o. Ä. abgedeckt.

Praxisinfo

Desinfektion steht an erster Stelle

Heute ist es Standard, dass alle verwendeten Instrumente einer Zahnarztpraxis nach Gebrauch gereinigt, desinfiziert und wenn nötig oder möglich sterilisiert werden. Bei der Desinfektion unterscheidet man maschinelle (standardisierte Programme in einem Gerät) und manuelle (von Hand ausgeführte) Verfahren. Bei beiden erfolgt zuerst immer eine Reinigung und dann die Desinfektion. Hier ist bei den manuellen Verfahren besondere Vorsicht bei den Reinigungsarbeiten notwendig, um Verletzungen zu vermeiden, da zu diesem Zeitpunkt das Instrument noch infektiös ist.

1. Reinigung → 2. Desinfektion → 3. Sterilisation

Bild 1: Richtige Reihenfolge bei der Aufbereitung

Von den sterilisierten Instrumenten müssen nur diejenigen bis zu ihrer Verwendung am Patienten steril erhalten werden, die **mit offenen Wunden in Kontakt** kommen bzw. die im Verlauf von operativen Eingriffen zum Einsatz kommen. Diese Instrumente werden vor ihrer Sterilisation in besonderen Behältern bzw. in Folie eingeschweißt und verpackt (siehe dazu Kapitel 10).

Definition

Die Abfolge der einzelnen Arbeitsschritte zur Wiederbereitstellung der zahnärztlichen Instrumente wird als **Aufbereitung** bezeichnet.

Instrumente, die **nicht mit offenen Wunden in Kontakt** kommen, werden nicht steril verpackt. Sie werden nach der Sterilisation sauber und trocken in geschlossenen Schränken aufbewahrt.

Negativer Aspekt der Maßnahmen zum Infektionsschutz

Die konsequente Anwendung der Hygienemaßnahmen im medizinischen Bereich hat zur Folge, dass sich Mikroorganismen anpassen und widerstandsfähiger werden. Vor allem in Krankenhäusern werden immer wieder Keime entdeckt, die gegen bestimmte Desinfektionsmittel und Antibiotika resistent geworden sind. Infiziert sich ein Patient mit einem solchen widerstandsfähigen Krankheitserreger, so wird dies als Hospitalismus bezeichnet.

resistent
unempfindlich

Hospitalismus
Infektion mit resistenten Krankenhauskeimen

Aufgaben

1. Erklären Sie, aus welchem Grund nur diejenigen Instrumente steril verpackt bzw. eingeschweißt werden, die mit offenen Wunden in Kontakt kommen.
2. Sie beobachten, dass Krista, eine neue Auszubildende in Ihrer Praxis, einige benutzte Instrumente unter fließendem Wasser von Rückständen und Blut befreit und diese dann in eine Desinfektionslösung legt. Hat Krista richtig gehandelt? Begründen Sie Ihre Antwort?

9 Desinfektionsverfahren und -maßnahmen

Alle Arbeitsmittel in der Praxis, die in irgendeiner Form für die Behandlung von Patienten eingesetzt werden, müssen in einem hygienisch optimalen Zustand, d.h. möglichst keimfrei, sein. Wie bereits angesprochen, können jedoch nicht alle Instrumente und auch nicht die Hände der behandelnden Zahnmedizinischen Fachangestellten und Zahnärzte sterilisiert werden. Ist eine Sterilisation nicht möglich, wird daher wenigstens gereinigt und desinfiziert. Alle Instrumente, an denen man sich verletzen kann, müssen vor der Reinigung und Sterilisation einer Desinfektion unterzogen werden.

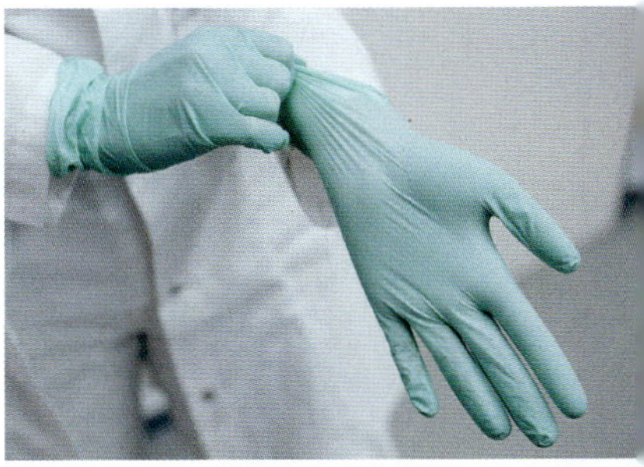

Bild 2: Nitril-Handschuhe sind beständig gegen die meisten Desinfektionsmittel, die in Zahnarztpraxen verwendet werden.

9.1 Desinfektionsverfahren und Umgang mit Desinfektionsmitteln

Das Abtöten bzw. Unschädlichmachen der pathogenen Keime bei Desinfektionsmaßnahmen kann mittels physikalischer Verfahren oder chemischer Substanzen erfolgen.

Physikalische Verfahren sind:

- Hitze
- UV-Strahlen

Chemische Substanzen sind:

- Aldehyde, z. B. Formaldehyd
- Alkohole, z. B. Ethanol, Isopropylalkohol (in Konzentration von 70 % als Spiritus dilutus bezeichnet)
- Halogene, z. B. Jod, Natriumhypochlorit (NaOCL)
- Oxidationsmittel, z. B. Wasserstoffperoxid (H_2O_2)
- oberflächenaktive Substanzen, z. B. Tenside
- Phenole, z. B. Karbolsäure, Chlorphenol
- Säuren, z. B. Peressigsäure

Wenn in der Praxis von **Desinfektionsmitteln** oder **Desinfektionslösungen** die Rede ist, sind chemische Substanzen gemeint.

Die in der Zahnarztpraxis verwendeten Instrumente und Materialien vertragen nicht jedes Desinfektionsmittel. Hinzu kommt, dass nicht jedes Desinfektionsmittel alle Mikroorganismen abtöten kann. Manche Präparate hemmen nur die Vermehrung bestimmter Mikroorganismen. Hinweise auf den **Wirkungsbereich eines Desinfektionsmittels** finden sich in den jeweiligen Produktbeschreibungen, wobei die in den Praxen verwendeten Desinfektionsmittel einen bestimmten Wirkungsbereich erreichen müssen, um zugelassen zu werden. Beispielsweise muss ein Händedesinfektionsmittel wirksam sein gegen **Hepatitis C** und **HIV**. Je nach Wirkungsbereich werden folgende Eigenschaften unterschieden:

Benennung der Eigenschaft	Bedeutung
bakterizid	Bakterien abtötend
fungizid	Pilze abtötend
tuberkulozid	Tuberkelbakterien abtötend
viruzid	Viren abtötend
bakteriostatisch	das Bakterienwachstum hemmend
fungistatisch	das Pilzwachstum hemmend
tuberkulostatisch	das Wachstum von Tuberkelbakterien hemmend

Tabelle 1: Eigenschaften von Desinfektionsmitteln, Wirkungsbereich

Konzentration	Desinfektionsmittel	Destilliertes Wasser
1 %	10 ml	990 ml
2 %	20 ml	980 ml
5 %	50 ml	950 ml
10 %	100 ml	900 ml
50 %	500 ml	500 ml

Tabelle 2: Dosiertabelle für Desinfektionsmittellösungen

Merke

Für die ordnungsgemäße Anwendung eines Desinfektionsmittels müssen Konzentration, Dosierung und Einwirkzeit genauestens eingehalten werden.

Desinfektionsmittel wurden früher in Pulverform oder als flüssiges Konzentrat im Handel angeboten. In beiden Fällen mussten daraus in der Praxis Lösungen hergestellt werden, deren **Konzentration** exakt mit den Herstellerangaben übereinstimmte. Dazu wurden die konzentrierten Desinfektionsmittel mit destilliertem Wasser zu einer Desinfektionsmittellösung verdünnt. In der obenstehenden Tabelle sind verschiedene typische **Dosierungen** für die Herstellung von 1 Liter Desinfektionslösung aufgeführt.

Konzentration
Mengenanteil einer Substanz in einem Gemisch bzw. einer Flüssigkeit

Heutzutage werden Desinfektionsmittel in der Regel als Fertiglösungen angeboten.

Praxisinfo

Rechtlich werden Desinfektionsmitteln als **Biozidprodukte** (zur Bekämpfung schädlicher Organismen) eingeordnet. Teilweise haben aber früher von den Behörden zugelassene Produkte Bestandsschutz und gelten als Arzneimittel oder Medizinprodukte. Nur die letzteren dürfen unter bestimmten Umständen durch einen Zahnarzt hergestellt werden. Bereits das Umfüllen aus Großgebinden in kleinere Gebinde ist an strenge Regeln gebunden. Deshalb ist das Herstellen einer Desinfektionslösung aus einem Konzentrat in der Praxis in der Regel nicht vorgesehen, weshalb meist Fertiglösungen genutzt werden.

Damit ein Desinfektionsmittel Mikroorganismen abtöten kann, muss es hinreichend lange einwirken. Die benötigte **Einwirkzeit** ist von Präparat zu Präparat unterschiedlich und abhängig von der Konzentration. Die vom Hersteller für eine bestimmte Konzentration angegebene Einwirkzeit ist unbedingt einzuhalten.

In Deutschland müssen alle in der Zahnarztpraxis verwendeten chemischen Desinfektionsmittel für ihren Zweck von der Bundesanstalt für Arbeitsschutz und Arbeitsmedizin (BAuA) zugelassen werden. Voraussetzungen hierzu sind in der Regel eine ausreichende Wirksamkeit gegen Hepatitis-B-Viren und den HI-Virus sowie die Angabe der Einwirkungsdauer. Wichtig für den Gebrauch in der Zahnarztpraxis ist die Nennung des Mittels in der Liste der Deutschen Gesellschaft für Hygiene und Mikrobiologie (DGHM) bzw. des Verbunds für angewandte Hygiene e.V. (VAH).

baua: Bundesanstalt für Arbeitsschutz und Arbeitsmedizin

Bild 1: Logo Bundesanstalt für Arbeitsschutz und Arbeitsmedizin (BAuA)

Praxisinfo

Grundregeln der Desinfektion

1. Die zu desinfizierende Oberfläche muss vollständig benetzt werden. Hierbei ist zu beachten, dass grobe Verschmutzungen die Benetzung nicht verhindern.
2. Die vorgeschriebene Einwirkzeit ist einzuhalten.
3. Die richtige Anwendungskonzentration muss beachtet werden. Da in der Regel Fertiggebinde genutzt werden, ist die Konzentration bereits richtig vorgegeben.
4. Die verwendeten Desinfektionsmittel müssen VAH bzw. DGHM gelistet sein.
5. Das Wirkungsspektrum muss der geplanten Anwendung entsprechen.
6. Das Desinfektionsmittel muss korrekt gelagert und die Haltbarkeit beachtet werden.
7. Es ist darauf zu achten, ob seitens des Herstellers ein Umfüllen bzw. das Herstellen einer Lösung aus einem Konzentrat vorgesehen ist.

Aufgaben

1. Suchen Sie auf den Behältnissen der in Ihrer Praxis verwendeten Desinfektionsmittel den Hinweis auf die DGHM-/VAH-Listung und die Hinweise zur Wirksamkeit gegen HIV/HBV.
2. Fassen Sie die Grundzüge der Desinfektion zusammen!

9.2 Desinfektionsmaßnahmen in der Zahnarztpraxis

In diesem Kapitel werden Desinfektionsmaßnahmen für die verschiedenen Bereiche in der Zahnarztpraxis vorgestellt. In den Abschnitten 10.2.1 und 10.2.2 geht es um die Desinfektion des Körpers, in den Abschnitten 10.2.3 und folgenden um die Desinfektion von Gegenständen.

9.2.1 Händehygiene

Die Hände von Zahnarzt und Zahnmedizinischen Fachangestellten stellen bei der Behandlung von Patienten ein besonderes hygienisches Problem dar. In Poren und Hautfalten siedeln zahlreiche Mikroorganismen der natürlichen Hautflora. Zusätzlich werden die Hände ständig mit Mikroorganismen aus der Umgebung kontaminiert.

Hautflora
Gesamtheit der nicht pathogenen Mikroorganismen, die ständig auf der Haut siedeln (bestimmte Bakterien und Pilze)

Hygienemaßnahmen, wie z. B. Händewaschen oder Händedesinfektion, entfetten und schädigen die Haut. Geschädigte Haut ist rau und bietet Bakterien mehr Schlupfwinkel als gesunde. Deshalb sind Pflegemaßnahmen genauso wichtig wie die Desinfektion vor bzw. nach der Behandlung.

Waschplatz

Am Waschplatz sollte ein Waschbecken und ein Wasserhahn mit berührungsfreier Fernbedienung (Fußbetätigung oder Lichtschranke) oder einem Hebel zur Aktivierung mit dem Unterarm installiert sein, damit man keinen Wasserhahn-Hebel mit kontaminierten Fingern anfassen muss (Bild 1). Das Reinigungsmittel wird aus einem Direktspender entnommen (Bild 2). Der Hebel des Direktspenders sollte ebenfalls mit dem Unterarm bedient werden können.

Das verwendete Waschmittel sollte rückfettende Substanzen besitzen, damit der Säureschutzmantel der Haut erhalten wird. Ein zweiter Direktspender wird für das Händedesinfektionsmittel benötigt.

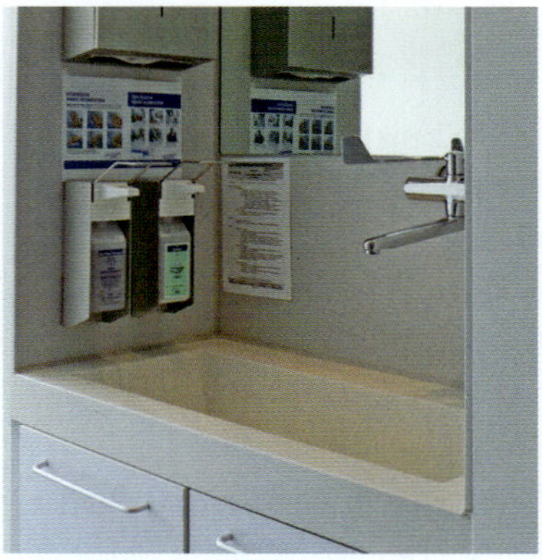

Bild 1: Waschplatz

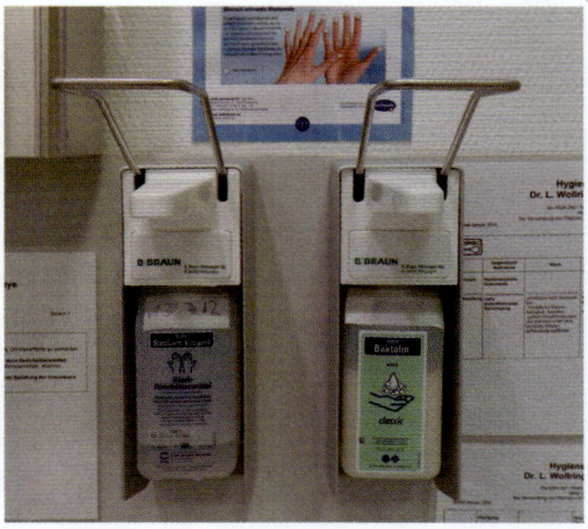

Bild 2: Direktspender am Waschplatz

Zum Trocknen der Hände werden in einem Handtuchspender Einmalhandtücher bereitgehalten, die weich und sehr saugfähig sein sollten.

Im Laufe des Praxisalltags ist es ratsam, die Hände nur zu waschen, wenn sie sichtbar verschmutzt sind. Bei grundsätzlich sauberen Händen reicht die Händedesinfektion.

Hygienische Händedesinfektion

Nach einer Behandlung, bei der die Hände mikrobiell kontaminiert worden sind, muss die Weiterverbreitung der Mikroorganismen verhindert werden. In diesem Fall werden die Hände vor dem Waschen desinfiziert. Die Desinfektion der Hände nach der Behandlung wird als hygienische Händedesinfektion bezeichnet. Ziel der hygienischen Händedesinfektion ist es, die Verschleppung von pathogenen Mikroorganismen zu verhindern. Bei fühlbarer oder sichtbarer Verschmutzung werden die Hände anschließend gewaschen.

Vorgehen: Die gesamte Oberfläche der Hände wird mit 3–5 ml des jeweils verwendeten Desinfektionsmittels eine halbe bis zwei Minuten bzw. der vom Hersteller angegebenen Einwirkzeit gemäß intensiv eingerieben. Das früher vorgeschriebene starre Vorgehen aufeinander folgender Schritte wurde zum Teil variiert und mittlerweile in die Verantwortung einzelner gestellt. Einige wichtige Punkte müssen jedoch unbedingt beachtet werden:

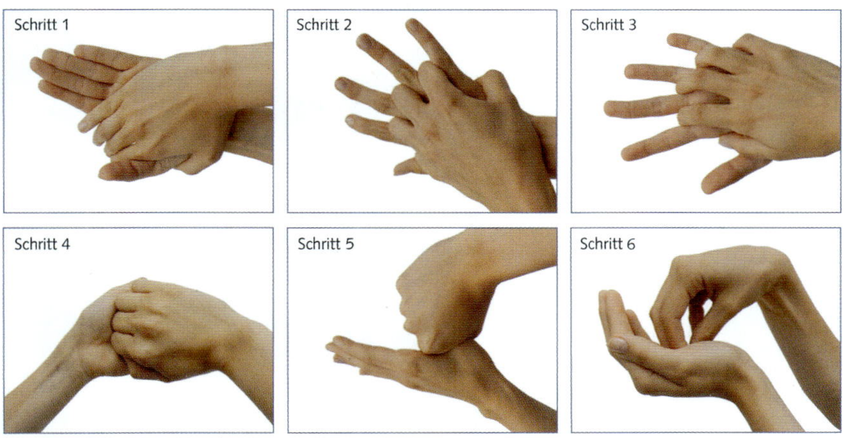

Bild 1: Vorgehen bei der hygienischen Händedesinfektion

Alle Areale der Hände müssen ausreichend mit dem Desinfektionsmittel benetzt sein.

Das Desinfektionsmittel muss für mindestens (!) 30 Sekunden eingerieben werden. Alle Hautpartien sollen dabei erfasst werden.

Erhöhte Aufmerksamkeit ist den Fingerkuppen und Daumen zu schenken (Schritte 5 und 6), da diese am häufigsten mit Keimen in Kontakt kommen (hohe Keimdichte).

Während der gesamten Einwirkzeit müssen die Hände feucht bleiben.

Das Desinfektionsmittel entfaltet nur dann seine volle Wirksamkeit, wenn die vorgeschriebene Einwirkzeit auch eingehalten wird. Verschmutzte Hände dürfen erst danach gewaschen werden.

Zu beachten ist, dass ermittelt werden muss, wie oft der Spender zu betätigen ist, um die notwendige Menge Desinfektionsmittel zu erhalten.

Chirurgische Händedesinfektion

Vor größeren chirurgischen Eingriffen muss eine besonders sorgfältige Desinfektion der Hände vorgenommen werden (Tabelle 1). Diese Art der Händedesinfektion wird als chirurgische Händedesinfektion bezeichnet.

Vor der chirurgischen Händedesinfektion werden die Hände und Unterarme besonders gründlich mit Seife gewaschen (30–60 Sekunden). Dadurch öffnen sich die Hautporen, so dass das anschließend angewandte Desinfektionsmittel tiefer einwirken kann. So soll auch für länger andauernde Operationen eine ausreichende Keimarmut der Hände gewährleistet sein. Die Hände und Unterarme werden nach der Reinigung für die Dauer der angegebenen Einwirkzeit bei den Händen beginnend über die Unterarme bis zu den Ellbogen benetzt. Dabei ist die Anzahl der verwendeten Portionen des Desinfektionsmittels nicht von Belang, so lange die Hautfläche während der gesamten Einwirkzeit benetzt bleibt. Nach dem Trocknen der Lösung werden sterile Handschuhe angezogen.

Maßnahme	Bild
1. Waschen der Hände und Unterarme bis zum Ellbogen etwa 1 Minute mit einem Handwaschpräparat. Der Seifenspender wird dabei ausschließlich mit dem Ellbogen betätigt. Bei starker Verschmutzung erfolgt eine zusätzliche Reinigung mit einer sterilen Nagelbürste. Anschließend werden die Hände gründlich abgespült.	Schritt 1 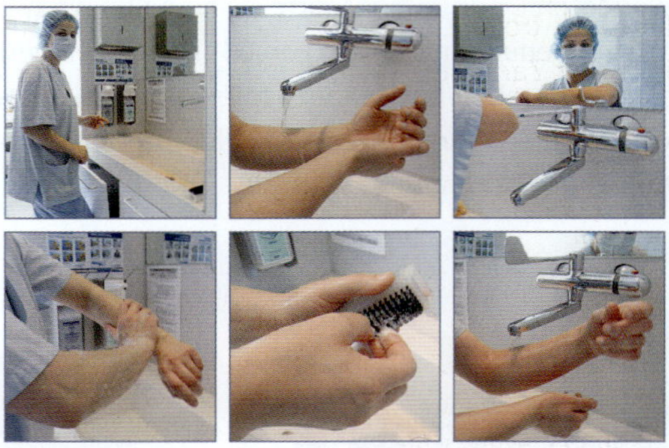
2. Abtrocknen von den Fingerspitzen zu den Ellbogen mit einem keimarmen Einwegtuch aus dem Spender.	Schritt 2 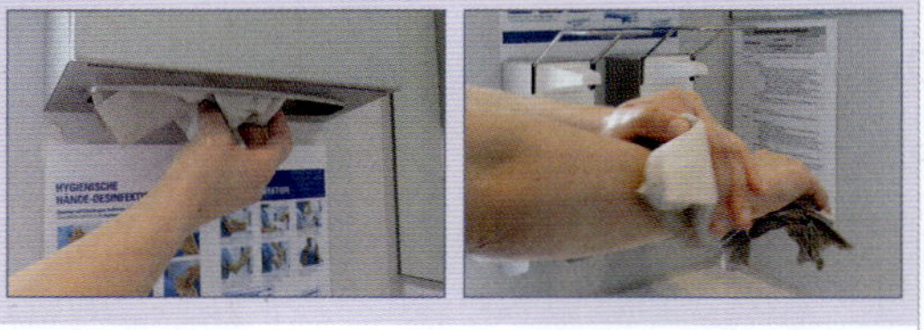
3. Vollständige Benutzung der Hände und Unterarme mit Desinfektionslösung während der vom **Hersteller vorgegebenen Einwirkzeit**, jedoch mindestens 30 Sekunden, in der Regel aber 1–3 Minuten. Hierbei geht man bei der Benetzung in drei Abschnitten vor: • Hände und Unterarme bis zu den Ellenbogen • Hände bis über die Handgelenke (Handschuhlänge) • Hände mit Hauptaugenmerk auf Fingerkuppen, Fingerzwischenräume und Nagelfalz	Schritt 3 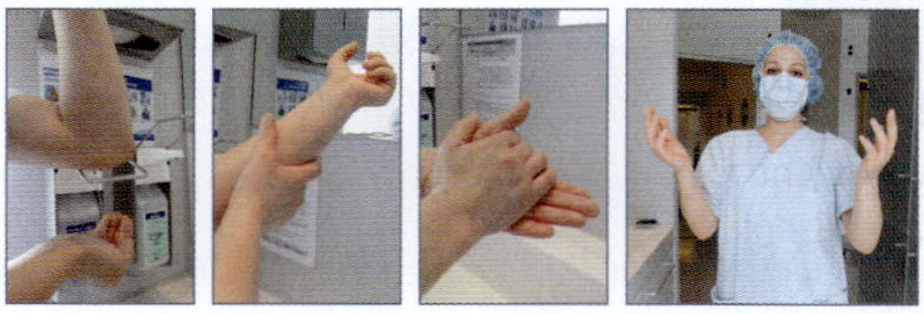

Tabelle 1: Schritte der chirurgischen Händedesinfektion

Händepflege

Die **Hände** von Zahnmedizinischen Fachangestellten und Zahnärzten werden durch die häufigen Reinigungs- und Desinfektionsmaßnahmen besonders schnell rau und spröde. Mikroorganismen haben dann besonders gute Besiedlungsmöglichkeiten. Spröde Hände stellen auch ein erhöhtes Infektionsrisiko für den Patienten dar. Regelmäßige Hautpflege durch Einmassieren einer fetthaltigen Creme (zwei bis drei

Mal pro Tag) kann die Haut geschmeidig halten. Da fetthaltige Cremes eventuell die Wirkung der Händedesinfektionsmittel aufheben, sollten sie nur bei längeren Pausen und am Arbeitsende zur Anwendung kommen.

Praxisinfo

Wohl und Übel von Schutzhandschuhen

Zahnmedizinische Fachangestellte tragen häufig Schutzhandschuhe. Diese bieten aber nicht nur Schutz, sondern können auch eine Belastung sein. Denn bei längerem Tragen entsteht darin Feuchtigkeit, der sogenannte „Handschuhsaft“. Dieser weicht die Haut auf und entzieht ihr die Fette. Und das, wo die Haut durch Reinigungs- und Desinfektionsmaßnahmen ohnehin schon stark beansprucht ist. Zum Schutz der Haut ist es daher auch wichtig, dass die Zeitspanne des Tragens von Schutzhandschuhen auf das Mindeste und Nötigste minimiert wird.

Fingernägel sind hygienische Problemzonen, da sich der Bereich unterhalb der Fingernägel nicht richtig reinigen und desinfizieren lässt. Sie sollten deshalb so kurz gehalten werden, dass sie beim Blick auf die Handinnenfläche die Fingerkuppen nicht überragen.

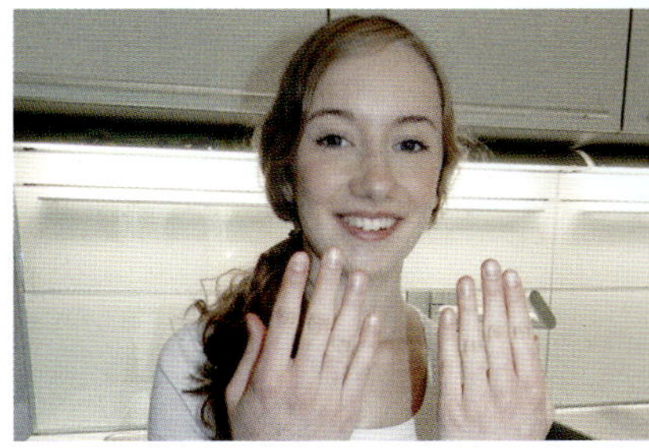

Bild 1: Kurze und unlackierte Fingernägel

Nagellack trocknet die Nägel aus und macht sie spröde. Bei der Arbeit sollten die Nägel der Zahnmedizinischen Fachangestellten daher immer unlackiert sein.

Als **Handtücher** kommen im gesamten Praxisbereich, d. h. sowohl in den Behandlungsräumen als auch auf den Toiletten, nur Einmalhandtücher in Betracht.

Aufgaben

1. Erklären Sie, welche Faktoren für eine erfolgreiche Händedesinfektion wichtig sind.
2. Überlegen Sie: Warum können spröde Hände der Zahnmedizinischen Fachangestellten ein erhöhtes Infektionsrisiko für den Patienten darstellen?

9.2.2 Schleimhautdesinfektion

Patienten mit schlechter Mundhygiene, bei denen nicht sicher ist, ob sie an infektiösen Krankheiten leiden oder die potenziell mit dem Coronavirus (SARS-CoV-2) infiziert sind, können eine Gefahr für das zahnärztliche Team darstellen.

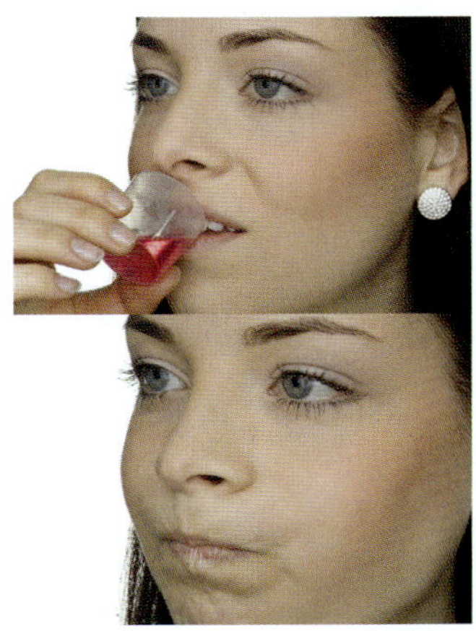

Bild 2: Schleimhautdesinfektion

Bei dieser Patientengruppe ist es sinnvoll, die Mundhöhle zu desinfizieren, bevor mit rotierenden Instrumenten und Spray gearbeitet wird. Dazu wird dem Patienten ein Mundspülglas oder -becher mit einer Desinfektionslösung gegeben, mit der er zwei Minuten lang ausgiebig umspült. Als Desinfektionslösung eignet sich Chlorhexidindigluconat (CHX).

9.2.3 Flächendesinfektion

Die Arbeitsflächen und Geräte in den Behandlungsräumen, die vom Spraynebel kontaminiert werden, müssen regelmäßig desinfiziert werden, um Keimübertragungen von einem Patienten auf den anderen zu vermeiden.

Die Flächendesinfektion wird als Scheuer-Wischdesinfektion bzw. Wischdesinfektion durchgeführt. Eine Sprühdesinfektion gilt heute nicht mehr als ausreichend, da eine gleichmäßige Verteilung des Desinfektionsmittels durch bloßes Aufsprühen auf die zu desinfizierenden Flächen nicht gewährleistet ist.

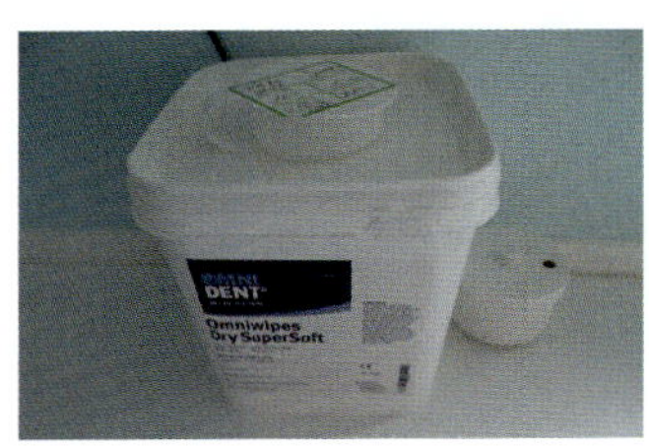

Bild 3: Desinfektionstuchspender

Die **Wischdesinfektion** wird mit Tüchern durchgeführt, die mit einem Desinfektionsmittel getränkt sind (Bild 3). Arbeitsflächen, Behandlungsstuhl, OP-Leuchte und die anderen benutzten Geräte müssen nach jeder Behandlung gesäubert und desinfiziert werden.

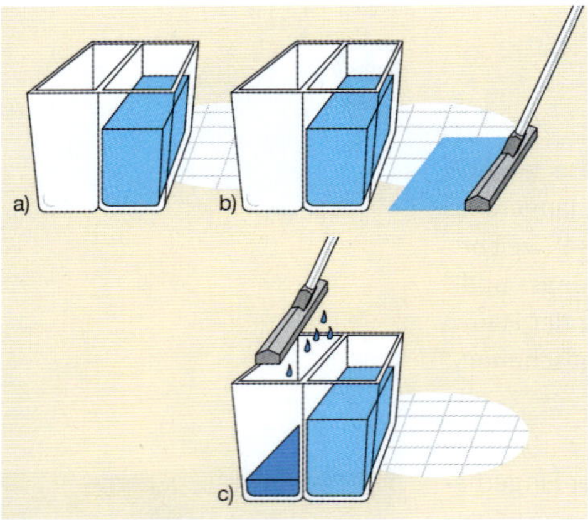

Bild 1: Zwei-Eimer-Methode der Fußbodendesinfektion

Dazu wird die Oberfläche mit dem getränkten Einmaltuch unter leichtem Druck abgerieben (Nass-Wischen). Beim Vorliegen gröberer Verschmutzungen ist die Fläche zuerst mit einem Desinfektionsmitteltuch vorzureinigen, welches dann gegen ein neues Tuch getauscht wird.

Üblicherweise reicht eine Reinigung der **Fußböden** am Ende eines Arbeitstages ohne Desinfektionsmittel. Nur bei sichtbarer Verschmutzung des Fußbodens mit Blut oder anderen organischen Verunreinigungen muss sofort gereinigt und gleichzeitig desinfiziert werden. Die Fußbodenreinigung wird nach der Zwei-Eimer-Methode vorgenommen: Aus dem Eimer mit dem Sauberwasser wird das Wischwasser mit einem Schrubber entnommen und auf dem Fußboden verteilt. Das wieder aufgenommene Wasser wird in den Schmutzwassereimer gegeben (Bild 1).

Aufgabe

1. Führen Sie in der Klasse gemeinsam einen Versuch durch: Füllen Sie Wasser in eine Sprühflasche und sprühen Sie es auf verschiedene glatte, harte Oberflächen, z. B. Metall oder Kunststoff. Beobachten Sie, was mit dem Wasser auf der Oberfläche geschieht. Begründen Sie, basierend auf Ihren Beobachtungen, warum bei einer Sprühdesinfektion eine gleichmäßige Verteilung des Desinfektionsmittels auf manchen Oberflächen nur schwer möglich ist.

9.2.4 Desinfektion der Absauganlage

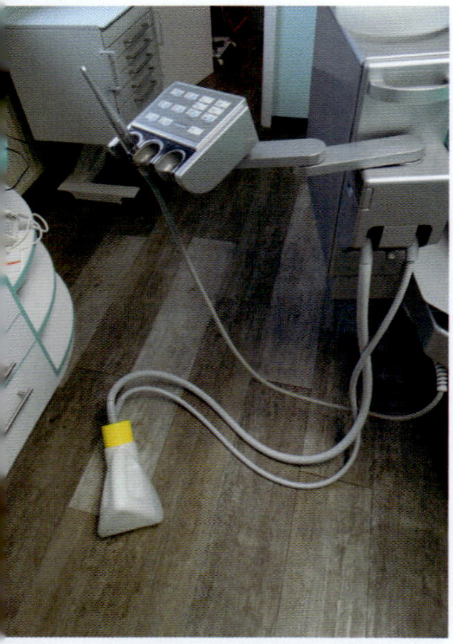

Bild 2: Desinfektion der Absauganlage

Bei der Absauganlage sind sowohl die äußeren als auch die inneren Flächen zu desinfizieren.

Die Schlauchablage und die Schläuche werden nach jeder Behandlung äußerlich desinfiziert.

Für die Reinigung und Desinfektion der inneren Flächen wird am Ende eines jeden Arbeitstages eine desinfizierende Reinigungslösung aus einem speziellen Behälter aufgesaugt und die Anlage so durchgespült (Bild 2).

9.2.5 Desinfektion von Medizinprodukten

Alle Instrumente, die bei der Behandlung am Patienten benutzt werden, gehören zu den Medizinprodukten. Hier wird unterschieden zwischen Einmalprodukten, die entsorgt werden (siehe Kapitel 12 Umgang mit Praxisabfällen) und Instrumenten, die wiederverwendet werden. Letztere müssen aufbereitet, d. h. für den erneuten Einsatz vorbereitet werden. Ziel ist hierbei, die Übertragung von Krankheitserregern zu verhindern. Die gesetzlichen Vorschriften sind dabei im Medizinprodukterecht-Durchführungsgesetz, welches das Medizinproduktegesetz abgelöst hat, verankert. Hieraus ergeben sich die entsprechenden Richtlinien und Arbeitsanweisungen für die Praxis, die in Kap. 11.1 und 11.2 ausführlich dargestellt werden.

Im Folgenden werden zunächst die **grundlegenden Verfahren** erläutert. Nicht alle Instrumente müssen immer alle Verfahren durchlaufen. Hierbei werden die Medizinprodukte in verschiedene Gruppen eingeteilt, bei denen unterschiedliche Aufbereitungsvorgänge angewendet werden. Die Fragestellung der Einteilung der Medizinprodukte wird anschließend erläutert.

Desinfektion von Abformungen

Bei Abformungen besteht eine besonders große Gefahr, dass lange Infektionsketten aufgebaut werden. Da viele Zahnarztpraxen kein eigenes Labor besitzen und die Abformungen nicht selbst mit Gips ausgießen, werden diese zur Modellherstellung in ein Dentallabor geschickt. So besteht die Möglichkeit, dass Abformungen mit anhaftenden Mikroorganismen nicht nur die Zahntechniker infizieren, sondern weiter in andere Praxen verschickt werden und dort Patienten oder Personal infizieren. Aus diesem Grund soll keine undesinfizierte Abformung die Praxis verlassen.

Merke

Abformungen sollen nicht undesinfiziert in den Laborbereich gelangen, auch wenn sie in der Praxis selbst ausgegossen werden.

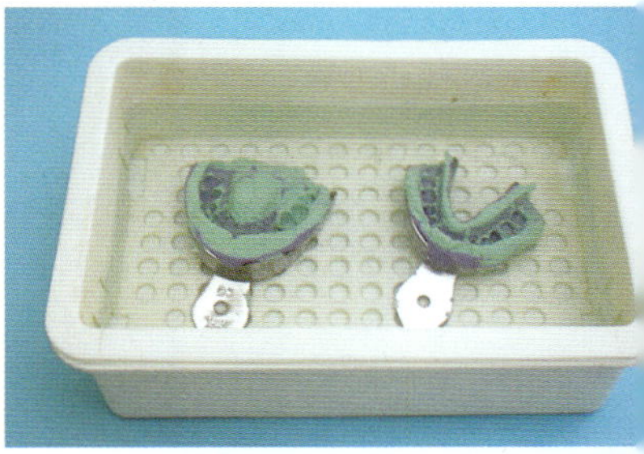

Bild 1: Desinfektionsbad für Abformungen

Bei der Desinfektion von Abformungen ist die Wahl des Desinfektionsmittels besonders wichtig, da manche Mittel die Abformmassen schädigen bzw. sich nicht mit Modellgips vertragen. Auf keinen Fall dürfen dieselben Desinfektionsmittel verwendet werden wie für die Instrumentendesinfektion.

Für die Desinfektion von Abformungen können zwei unterschiedliche Verfahren angewendet werden:

- Tauchbad
- Sprühdesinfektion im Gerät

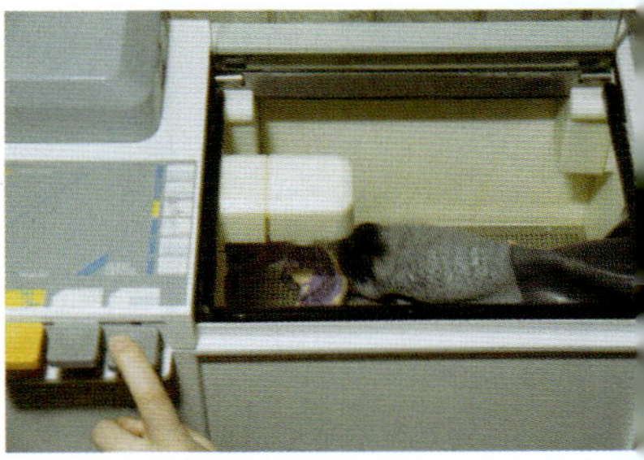

Bild 2: Desinfektionsgerät für Abformungen

Das **Tauchbad** entspricht der Wannendesinfektion von Instrumenten (Bild 1). Dabei wird ein Desinfektionsmittel verwendet, das weder die Abformmassen schädigt noch die Qualität des verwendeten Modellgipses beeinträchtigt. Die Abformung wird eingelegt und nach der Einwirkzeit des Desinfektionsmittels gereinigt und mit Gips ausgegossen oder für den Versand verpackt.

Praktisch ist ein automatisches **Desinfektionsgerät** (Bild 2). Hierin werden die Abformungen zuerst mit einem Wasser-Spray gereinigt, sodann mit Druckluft getrocknet und anschließend mit einem Desinfektionsspray eingesprüht. Nach der vorgeschriebenen Einwirkzeit wird das Desinfektionsmittel mit Wasser abgespült. Da die Abformungen hier in einer geschlossenen Kammer behandelt werden, besteht für die Zahnmedizinische Fachangestellte keine gesundheitliche Gefahr durch Einatmen von keimbeladenen Aerosolen bzw. Desinfektionsmittel-Aerosolen (wie sonst bei einer Sprühdesinfektion).

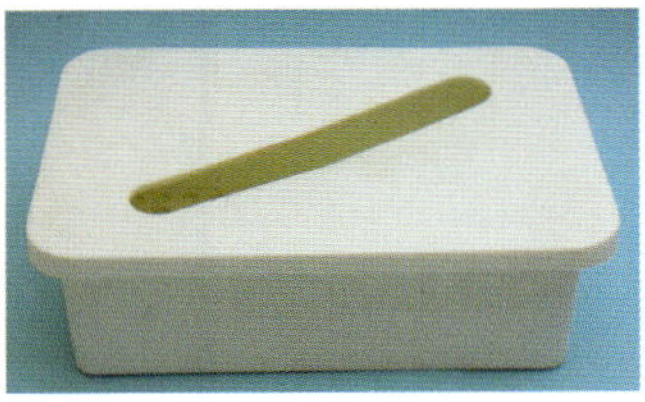

Bild 3: Wanne mit Einwurfschlitz

Praxisinfo

Zahnärtzliche Werkstücke

Bei zahnärztlichen Werkstücken (Zahnersatz, KFO-Klammern) ist zu unterscheiden, ob sie ins oder aus dem Labor geliefert werden.
Weg ins Labor: Nach Entnahmen aus dem Mund abspülen, dann Desinfektion im Tauchbad, dann noch mal abspülen.
Weg aus dem Labor: Sprühdesinfektion oder Desinfektion im Tauchbad, dann Abspülen.

Instrumentendesinfektion

Zahnärztliche Instrumente sind nach der Behandlung mit Speichel kontaminiert, oft auch mit Blut oder Eiter. Vor der Reinigung müssen diese Instrumente zunächst desinfiziert, d. h., in einen Zustand versetzt werden, in dem sie nicht mehr infizieren können und somit keine Gefahr für das Praxispersonal darstellen.

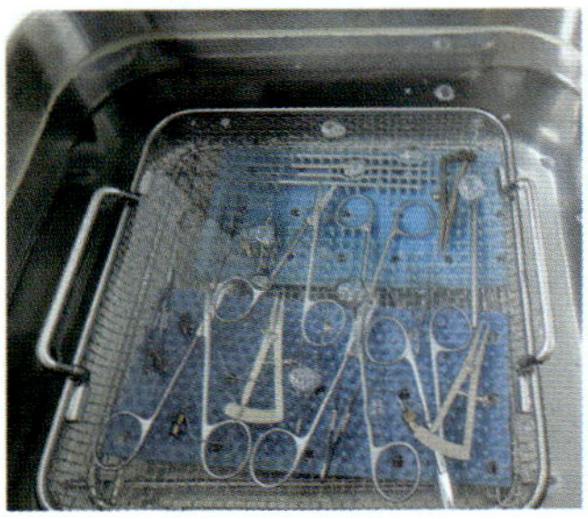

Bild 4: Gefüllte Desinfektionswanne

Für die Durchführung der Desinfektion gibt es zwei Möglichkeiten:

- chemisches Verfahren in Form der Wannendesinfektion
- physikalisches Verfahren in Form der Thermodesinfektion

Wannendesinfektion

Die Wannendesinfektion wird in einer Kunststoffwanne vorgenommen, die einen herausnehmbaren Instrumentenkorb und einen Deckel mit Einwurfschlitz besitzt (Siehe Seite 99 Bild 3 und 4). Die Wanne wird mit einem Instrumentendesinfektionsmittel, das auch reinigend wirkt, gefüllt. Dieses muss in der Regel aus einem Konzentrat angesetzt werden (siehe Kap. 9.1).

Tray
Tablett für Instrumente am Behandlungsplatz

Nach der Patientenbehandlung sollen die benutzen Instrumente nach Möglichkeit direkt vom Tray in die Wanne abgekippt werden, ohne sie noch einmal anfassen zu müssen.

Die Instrumente müssen mindestens für die vom Hersteller angegebene Einwirkzeit in der Lösung liegen, bevor sie herausgenommen und gereinigt werden können – wobei das zuletzt eingelegte Instrument die Liegezeit bestimmt. Nur dann ist eine ausreichende Desinfektionszeit gewährleistet. Die Einwirkzeit ist abhängig von der Konzentration der Lösung. Wichtig ist, dass die Instrumente komplett von der Lösung bedeckt sind.

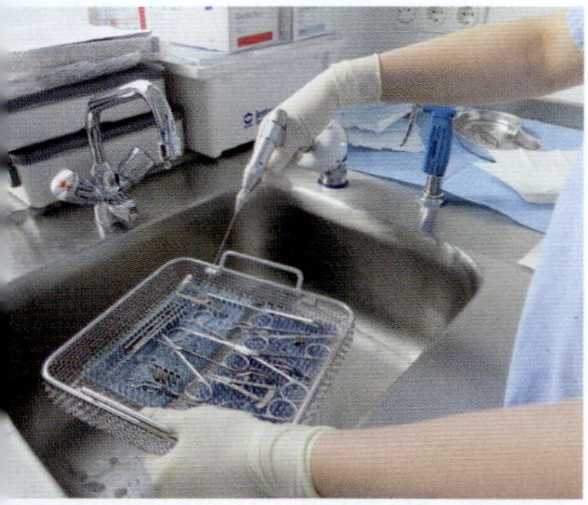

Bild 1: Reinigung der Instrumente nach der Desinfektion

Die Lösung muss regelmäßig nach Anweisung neu angesetzt werden, oftmals täglich. Bei starken Verschmutzungen mit Blut und Eiter ist die Lösung sofort zu erneuern.

Für die anschließende, eventuelle zusätzlich erforderliche Reinigung wird der Instrumentenkorb aus der Wanne gehoben und die Instrumente werden im Korb von Hand unter fließendem Wasser abgespült (Bild 1). Danach können sie aus dem Korb herausgenommen, mit einer Bürste nachgereinigt und mit Wasser nachgespült werden. Nun sind sie noch sorgfältig zu trocknen und auf ordnungsgemäße Funktion zu überprüfen. Für die Reinigung der Instrumente müssen feste flüssigkeitsdichte Handschuhe getragen werden.

Merke

Folgende Punkte sind bei der **Wannendesinfektion** zu beachten:

- Die Instrumentendesinfektion erfolgt vor der Reinigung von Hand (das Mittel in der Wanne hat ebenfalls reinigende Wirkung.).
- Die Instrumente sind ohne Zwischenlagerung sofort in das Bad einzulegen.
- Das Desinfektionsmittel sollte in vorgeschriebener Verdünnung täglich frisch angesetzt werden.
- Alle Instrumente müssen vollständig von der Spüllösung bedeckt sein.
- Die vom Hersteller angegebene Einwirkzeit ist streng einzuhalten.

validieren
prüfen, ob etwas den Anforderungen entspricht

Prinzipiell muss festgehalten werden, dass die Wannendesinfektion als nicht validiertes Verfahren der im Folgenden beschriebenen physikalischen Thermodesinfektion unterlegen ist. Unter Validierung versteht man hierbei, dass die Wirksamkeit eines Verfahrens geprüft wird und das Erreichen des angestrebten Ziels, in diesem Fall der Desinfektion, bewiesen ist. Dies ist im Fall der Wannendesinfektion im Gegensatz zur Thermodesinfektion nicht oder nur sehr aufwendig möglich.

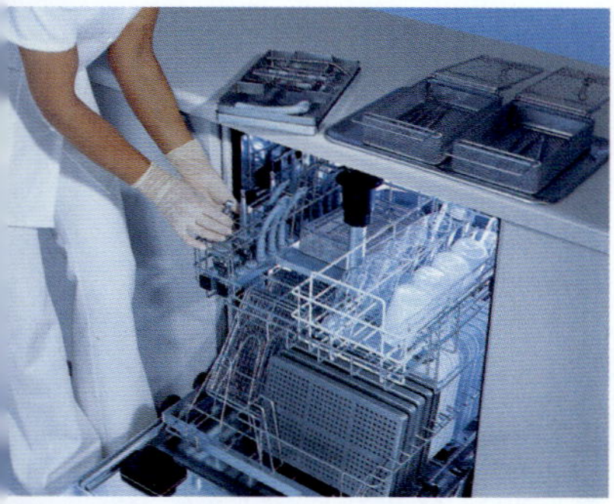

Bild 2: Reinigungs- und Desinfektionsgerät, Thermodesinfektor®

Thermodesinfektion

Die Thermodesinfektion erfolgt mit einem Reinigungs- und Desinfektionsgerät (RDG), auch Thermodesinfektor genannt.

Benutzte Instrumente, die mit dem Reinigungs- und Desinfektionsgerät behandelt werden sollen, dürfen eine kurze Zeit nach der Behandlung zwischengelagert werden. Danach nimmt die Zahnmedizinische Fachangestellte die benutzten Instrumente mit einer Instrumentenfasszange (Kornzange) vom Tray und legt sie in die Körbe des RDG. Für einige Instrumente gibt es spezielle Körbe oder Vorrichtungen zum besseren Halt, damit sie beim Spülvorgang nicht aneinander schlagen und sich gegenseitig beschädigen.

Bei ihrer Entnahme aus dem Gerät sind sie auf Sauberkeit zu kontrollieren und eventuell nachzureinigen. Danach erfolgt, je nach Instrument, noch die besondere Pflege, wie z. B. ein Nachschärfen.

thermisch
die Wärme betreffend

Merke

Folgende Punkte sind bei der **Thermodesinfektion** zu beachten:

- Vor der Desinfektion dürfen die Instrumente gelagert werden.
- Die Instrumente sind ohne Vorbehandlung in das Gerät einzulegen.
- Nur rostfreie Instrumente dürfen thermodesinfiziert werden.
- Kunststoffe, die nicht hitzebeständig sind, können nicht im Thermodesinfektor behandelt werden.

Funktionsweise des RDG

Ein RDG hat die Aufgabe Medizinprodukte validierbar, d. h. nachweisbar, zu reinigen und zu desinfizieren. Hierfür können Standardprogramme eingestellt werden. RDGs werden in unterschiedlichen Bautypen hergestellt. In der Zahnarztpraxis kommen in der Regel Frontlader zum Einsatz, d. h. die Be- und Entladung des Geräts erfolgt von der gleichen Seite. Es gibt auch Geräte mit zwei Öffnungen. Diese werden von unterschiedlichen Seiten be- und entladen, meist in getrennten Räumen, so dass man unreine und reine Seite trennen kann. Bei einem Standardprogramm im RDG unterscheidet man sechs Arbeitsschritte:

1. **Vorreinigung:** Entfernung grober Verschmutzungen mit kaltem Wasser ohne Zusätze
2. **Reinigung:** Entfernung der restlichen Verschmutzungen mit VE-Wasser und chemischen Zusätzen (VE=vollentsalzt, dieses Wasser hat noch einen höheren Reinheitsgrad als destilliertes Wasser.)
3. **Neutralisation:** da durch die chemischen Zusätze der Reinigung der pH-Wert zu hoch ist, wird er jetzt durch Zusätze von Säure wieder neutralisiert.
4. **Spülung:** Entfernung von Restchemikalien
5. **Desinfektion:** Thermische Desinfektion mit heißem Wasserdampf aus VE-Wasser mit dem empfohlenen A0-Wert von 3000, in der Regel 5 min bei 90 Grad
6. **Trocknung und Entfernung** der Restfeuchte

Der A0-Wert

Als Maß für die Desinfektionsleistung eines Verfahrens mit feuchter Hitze, wie z. B. im Thermodesinfektor, wurde in der Norm EN DIN ISO 15883-1 der A0-Wert eingeführt. Man kann diesen bei der Validierung eines Verfahrens mit Temperaturfühlern, auch Temperaturlogger genannt, messen. Dabei handelt es sich um die Summe der über eine bestimmte Zeit auf die Oberfläche von Instrumenten wirkende Temperatur. Der Wert gibt die Sekundenzahl bei 80 Grad Celsius an. Ein A0-Wert von 600 entspricht also einer Einwirkzeit von 600 Sekunden, also zehn Minuten bei 80 Grad. Durch Erhöhung der Temperatur kann die Zeit herabgesetzt werden. Die Desinfektionsleistung des A0-Werts von 600 kann auch durch eine Minute bei 90 Grad erreicht und damit der Vorgang verkürzt werden. Dieser Wert kann für bestimmte

Bakterien, Pilze und empfindliche Viren durchaus ausreichend sein. Will man aber hitzeunempfindliche Viren sicher desinfizieren, so wird dies erst durch A0-Werte von 3000 erreicht. Dieser wird auch generell für die Desinfektion von chirurgischen Instrumenten empfohlen. In den gängigen Thermodesinfektoren wird dies durch eine Einwirkzeit von fünf Minuten bei 90 Grad Celsius erreicht.

Aufgaben

1. Überlegen Sie, welche Instrumente in Ihrer Praxis im RDG desinfiziert werden und welche nicht.
2. Listen Sie auf, wann und wie die Desinfektion der Instrumente in Ihrer Praxis erfolgt.

Desinfektion besonderer Instrumentengruppen

rotierend
drehend

oszillierend
schwingend

Einige Instrumentengruppen erfordern besondere Vorgehensweisen bei der Desinfektion. Dazu gehören rotierende, oszillierende und endodontische Instrumente sowie Übertragungsinstrumente und Turbinen.

Rotierende und oszillierende Instrumente

Rotierende Instrumente (wie z. B. Rosenbohrer oder Diamanten) und oszillierende Instrumente (wie z. B. die Spitze des Zahnsteinentfernungsgerätes) sind nach der Behandlung mit einer Pinzette aus dem Übertragungsinstrument (Hand- und Winkelstücke) bzw. aus der Turbine zu entnehmen und in eine desinfizierende Bohrerbadflüssigkeit einzulegen. Das Gefäß hierfür wird **Fräsator** genannt – ein rundes Keramik- oder Kunststoffgefäß mit Siebeinsatz, das mit dem Bohrerbad gefüllt ist. Es handelt sich hier also um eine Wannendesinfektion. Nach Ablauf der Einwirkungszeit werden die Instrumente mit dem Siebeinsatz aus dem Bohrerbad genommen, zum Abtrocknen auf eine saugfähige Unterlage geschüttet und gesäubert. Danach erfolgt eine Sterilisation.

Dies ist notwendig, da einerseits das Verfahren im Bohrerbad in seiner Wirksamkeit nicht getestet werden kann (nicht validierbar ist) bzw. bei in der Chirurgie verwendeten Fräsen eine Sterilisation zwingend erforderlich ist. Die Verfahren hierfür werden weiter unten erläutert (siehe Kapitel 10). Selbstverständlich ist auch eine Desinfektion im Thermodesinfektor möglich.

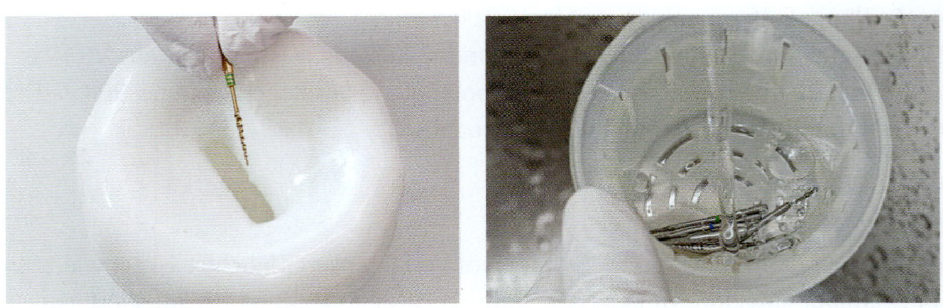

Bild 1: Fräsator und Siebeinsatz

Merke

Bestimmte rotierende Instrumente wie z. B. Polierbürstchen sind Einmalinstrumente, die nach Gebrauch entsorgt werden.

Manche rotierende Instrumente sind für das Bohrerbad ungeeignet, da die Lösung das Material schädigt. Gummipolierer, montierte Steinchen sowie Instrumente mit

Aluminiumschaft werden deshalb besser in einem speziellen Sieb des Reinigungs- und Desinfektionsgeräts behandelt.

Endodontische Instrumente

Endodontische Instrumente zur Aufbereitung von Wurzelkanälen sind als besonders kritisch zu betrachten, da sich Blut und Gewebereste in den feinen Ausbuchtungen festsetzen und deren Beseitigung nicht mit dem Auge zu beurteilen ist. Zunächst empfiehlt sich eine Desinfektion im Bohrerbad. Dennoch ist hiernach eine maschinelle Reinigung und Desinfektion im RDG notwendig. Danach folgt die Sterilisation (siehe Kapitel 10).

Wichtig ist, dass die Anzahl der Aufbereitungszyklen für endodontische Instrumente begrenzt ist und auch von der Größe des Instruments abhängt. Wird diese Anzahl überschritten, so steigt die Bruchgefahr. Der Umstieg auf Einmalinstrumente ist daher durchaus ratsam.

Übertragungsinstrumente und Turbinen

Hand- und Winkelstücke, auch als Übertragungsinstrumente bezeichnet sowie Turbinen werden bei der Patientenbehandlung nicht nur äußerlich, sondern teilweise auch innen, in den luft- und wasserführenden Röhrchen, kontaminiert. Sie benötigen wegen ihrer Mechanik eine andere Behandlung als z. B. Handinstrumente.

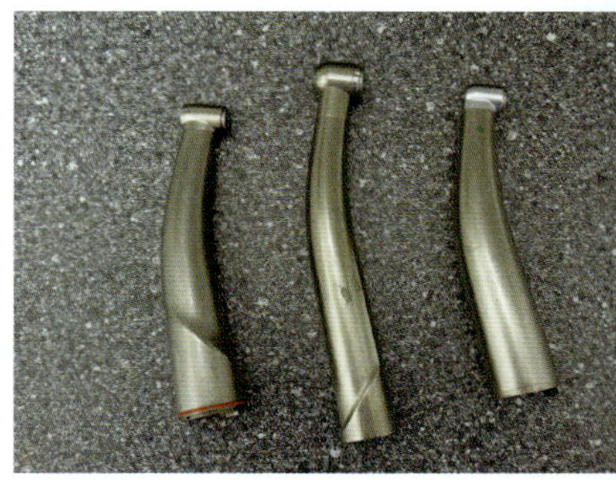

Bild 1: Übertragungsinstrumente

Hierbei gibt es verschieden Verfahren:

- **Manuell:** Die Instrumente werden zuerst äußerlich gereinigt und wischdesinfiziert, um anschließend auch innerlich gereinigt, desinfiziert und geölt zu werden. Für die äußere Reinigung und Desinfektion eignen sich Flächendesinfektionsmittel. Für die Desinfektion der Innenteile kommen heute verschiedene Verfahren infrage: Entweder erfolgt diese in einem speziellen Gerät oder per Hand durch mit entsprechenden Aufsätzen versehene Sprühdosen. Es ist wichtig, dass mit dem gewählten Verfahren aus hygienischer Sicht nicht nur eine Reinigung und Ölung, sondern auch eine Desinfektion erfolgt. Oftmals sind diese Verfahren nur durch eine Restproteinbestimmung zu validieren. Bei diesem sehr aufwändigen Verfahren wird Flüssigkeit durch das Gerät gespritzt und diese anschließend auf Rückstände untersucht.
- **Maschinell:** Eine Desinfektion von Turbinen und Übertragungsinstrumenten kann auch im Reinigungs- und Desinfektionsgerät erfolgen. Hierfür werden diese auf spezielle Adapter aufgesteckt.

Ist eine Sterilisation notwendig, so erfolgt diese im Autoklaven (siehe Abschnitt 10.2, Seite 105).

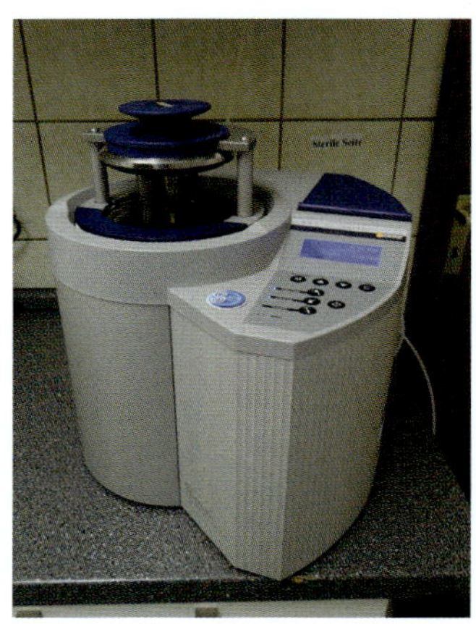

Bild 2: Sterilisator für Übertragungsinstrumente

Die geschilderten Aufbereitungsvorgänge bei Übertragungsinstrumenten und Turbinen nehmen relativ viel Zeit in Anspruch. In der Regel müssen diese Instrumente aber schnell wieder zum Einsatz kommen, da sie in einer durchschnittlich ausgestatteten Zahnarztpraxis nicht in großen Mengen vorliegen. Daher hat die Industrie spezielle Geräte für Übertragungsinstrumente entwickelt, die in kurzer Zeit eine Desinfektion, Reinigung und Sterilisation vornehmen (Bild 2). So kann auch mit einer geringen Zahl an Übertagungsinstrumenten eine optimale Hygiene gewährleistet werden.

10 Sterilisationsmaßnahmen

Für medizinische Eingriffe, bei denen die Körperoberfläche des Patienten verletzt wird, reichen desinfizierende Maßnahmen bei den verwendeten Instrumenten nicht aus, um den nächsten Patienten mit Sicherheit vor Infektionen zu schützen. Hier ist zusätzlich eine Sterilisation erforderlich.

steril
keimfrei, frei von Mikroorganismen

Instrumente, die bei operativen Eingriffen verwendet werden, müssen darüber hinaus auch zum Zeitpunkt ihrer Verwendung absolut steril sein. Deshalb werden bei der hygienischen Aufbereitung dieser Instrumente Verfahren angewendet, die die Sterilität auch nach der Sterilisation erhalten (siehe dazu Kapitel 10.3).

Aufgabe

1. Überlegen Sie, bei welchen zahnärztlichen Behandlungen die Schleimhaut bzw. Haut und damit die Körperoberfläche des Patienten verletzt wird. Halten Sie Ihre Ergebnisse fest.

Für die Sterilisation gibt es mehrere unterschiedliche Verfahren. Bei fast allen Verfahren wird mit erhöhter Temperatur gearbeitet, nur die Sterilisation durch radioaktive Strahlen kommt ohne Erhitzung der zu sterilisierenden Gegenstände aus. Die Auswahl des Sterilisationsverfahrens hängt entscheidend von der Empfindlichkeit der zu sterilisierenden Gegenstände gegenüber hohen Temperaturen ab.

Zur Sterilisation stehen im Bereich der Medizin **vier Verfahren** zur Verfügung:

- Sterilisation durch trockene Hitze (Heißluftsterilisation)
- Sterilisation mit feuchter Hitze (Dampfsterilistaion)
- Sterilisation mit Chemikalien (Gassterilisation)
- Sterilisation mit radioaktiver Strahlung (Gammasterilisation)

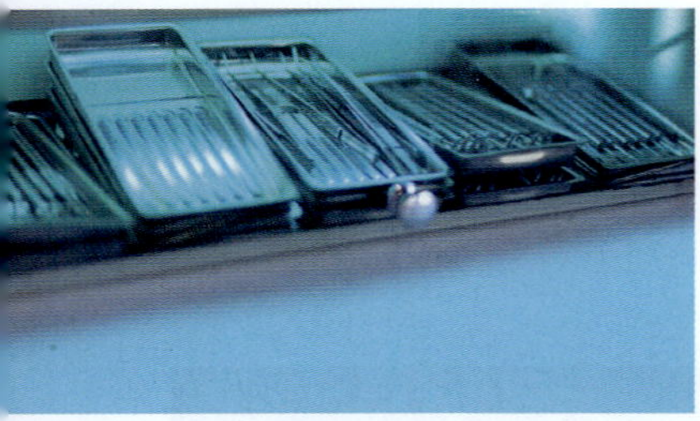

Bild 1: Strahlensterilisation mit Gammastrahlung

Bei den beiden letztgenannten können die Temperaturen sehr niedrig gehalten werden, sodass sie sich für die Aufbereitung temperaturempfindlicher Produkte eignen.

Die **Gassterilisation** mit Ethylenoxid findet Anwendung im Klinikbetrieb zur Aufbereitung von medizinischen Geräten, wie z. B. einer Beatmungsmaschine.

Die **Sterilisation durch Strahlung** wird angewendet bei Herstellung bzw. Verpackung von Einmalartikeln wie Spritzen oder Kanülen. Diese sind selbstverständlich immer steril verpackt. Häufig findet sich darauf der Aufdruck „Gamma sterilisiert".

Beide Verfahren sind aufgrund des hohen apparativen Aufwands für die zahnärztliche Praxis nicht geeignet. Deshalb kommt im täglichen Praxisbetrieb nur die Sterilisation mithilfe von trockener oder feuchter Hitze zur Anwendung.

Sterilisationsverfahren

• Sterilisation durch trockene Hitze (Heißluftsterilisation) • Sterilisation mit feuchter Hitze (Dampfsterilisation)	• Sterilisation mit Chemikalien (Gassterilisation) • Sterilisation mit radioaktiver Sterilisation (Gammasterilisation)
↓	↓
nur geeignet für die Aufbereitung hitzebeständiger Materialien/Geräte	geeignet für die Aufbereitung temperaturempfindlicher Materialien

Bild 2: Eignung von Sterilisationsverfahren

10.1 Sterilisation durch trockene Hitze – Heißluftsterilisation

Bei den Sterilisationsverfahren, die mit trockener Hitze arbeiten (Heißluftsterilisation), wird das Sterilisiergut ohne Zusatz von Wasser stark erhitzt. Da trockene Luft Wärme nicht gut leitet, muss die Sterilisationstemperatur sehr hoch sein, um alle Mikroorganismen sicher abzutöten. Wegen der hohen Sterilisationstemperaturen sind Verfahren, die mit trockener Hitze arbeiten, nur eingeschränkt anwendbar. Hinweis: Heißluftsterilisatoren werden heutzutage nicht mehr standardmäßig in der zahnärztlichen Praxis eingesetzt.

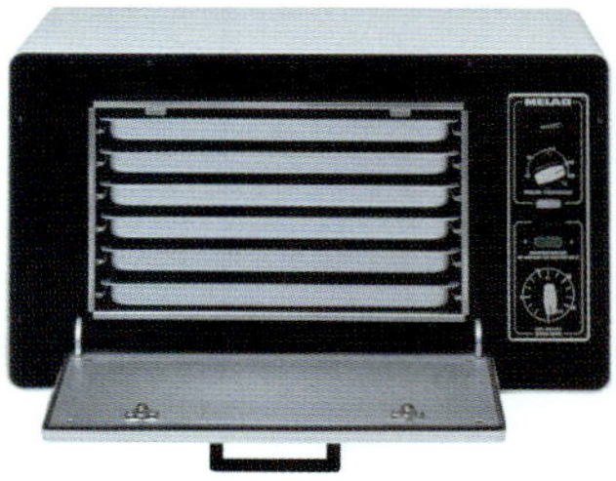

Bild 1: Heißluftsterilisator

Die Heißluftsterilisation funktioniert nach dem Prinzip des Backofens. Die in den Heißluftsterilisator eingelegten Instrumente werden durch heiße, trockene Luft erhitzt. Dabei werden die anhaftenden Mikroorganismen abgetötet. Die benötigte Abtötungszeit hängt von der verwendeten Sterilisiertemperatur ab:

Merke

Bei der Heißluftsterilisation gilt allgemein: Je höher die Temperatur, desto kürzer die Abtötungszeit.

160 °C → 2 Stunden   180 °C → 30 Minuten   200 °C → 10 Minuten

Die angegebenen Zeiten sind die reinen Abtötungszeiten, nicht die Betriebszeiten des Gerätes für einen vollständigen Sterilisationszyklus.

Die **Betriebszeit eines Heißluftsterilisators** setzt sich zusammen aus:

- **Anheizzeit:** Zeit zwischen dem Einschalten des Sterilisators und dem Erreichen der geplanten Sterilisiertemperatur
- **Ausgleichszeit:** Zeit nach dem Erreichen der Sterilisiertemperatur, bis alle Teile des Sterilisiergutes die erforderliche Temperatur erreicht haben
- **Abtötungszeit:** Zeit, die benötigt wird, um alle Mikroorganismen abzutöten
- **Abkühlzeit:** Zeit, die benötigt wird, bis das Sterilisiergut wieder abgekühlt ist

Der Heißluftsterilisator eignet sich hauptsächlich für die Sterilisation von einfachen Metallinstrumenten, wird heute aber nur noch selten angewandt, da er nicht für alle in der Zahnarztpraxis genutzten Instrumente eine ausreichende Sterilisationsleistung bietet.

10.2 Sterilisation in feuchter Hitze – Dampfsterilisation

Wasserdampf enthält bei gleicher Temperatur sehr viel mehr Wärmeenergie als Luft. Der heiße Wasserdampf kondensiert auf der Oberfläche von kälteren Gegenständen und heizt sie dadurch schneller auf, als es trockene Luft könnte. Eine Sterilisation in heißem Dampf benötigt deshalb weniger Zeit und niedrigere Temperaturen als eine Sterilisation in trockener Hitze.

kondensieren
sich verflüssigen; vom gasförmigen in den flüssigen Zustand übergehen

Wasserdampf von 100 °C, wie er beim Kochen in der Küche entsteht, kann aber nicht alle Mikroorganismen abtöten. Für die Sterilisation muss der Wasserdampf also noch heißer sein.

Den benötigten sehr heißen Wasserdampf erhält man, wenn man Wasser in einem geschlossenen Behälter erhitzt, aus dem der entstehende Dampf nicht entweichen kann.

Die Druckerhöhung im Inneren des Behälters über den normalen Luftdruck hinaus führt zu einer Erhöhung der Siedetemperatur des Wassers und damit zu einer Erhöhung der Wasserdampftemperatur. Im Haushalt nutzt man dieses Prinzip beim Schnellkochtopf.

Merke

Die Dampfsterilisation funktioniert nach dem Prinzip eines Schnellkochtopfes.

Wird der Luftdruck verdoppelt, so siedet Wasser erst bei 121 °C, wird er verdreifacht, so siedet es bei 134 °C (siehe Tabelle). Die offizielle Maßeinheit für die Messung von Druck ist Pascal (Pa). Sie ist benannt nach dem französischen Physiker Blaise Pascal (1623–1662). Die Maßeinheit hPa bedeutet Hektopascal (1 hPa = 100 Pa). 1013 hPa entsprechen dem normalen Luftdruck auf Meereshöhe.

Luftdruck		Siedetemperatur Wasser	Abtötungszeit
Luftdruck normal	1013 hPa	100 °C	–
Luftdruck verdoppelt	2026 hPa	121 °C	20 min
Luftdruck verdreifacht	3039 hPa	134 °C	5 min

Tabelle 1: Zusammenhang: Luftdruck, Wasser-Siedetemperatur und Sterilisationszeit

Autoklav
Sterilisator, der mit Wasserdampf unter Überdruck sterilisiert

Ein Dampfsterilisator, der mit Wasserdampf unter Überdruck sterilisiert, wird als **Autoklav** bezeichnet. Beim Autoklaven wird die Luft vollständig aus der Sterilisationskammer entfernt, sodass sich neben dem Sterilisiergut nur noch Wasser und Wasserdampf in der Sterilisationskammer befinden. Der überhitzte Wasserdampf ohne Luftbeimengungen wird als **gespannter Wasserdampf** bezeichnet.

Wie oben bereits erwähnt, ist die Abtötungszeit des Autoklaven abhängig von Druck und Temperatur.

Merke

Beim Autoklaven gilt: Je höher der Druck, desto höher ist auch die Dampftemperatur und desto kürzer ist die Abtötungszeit.

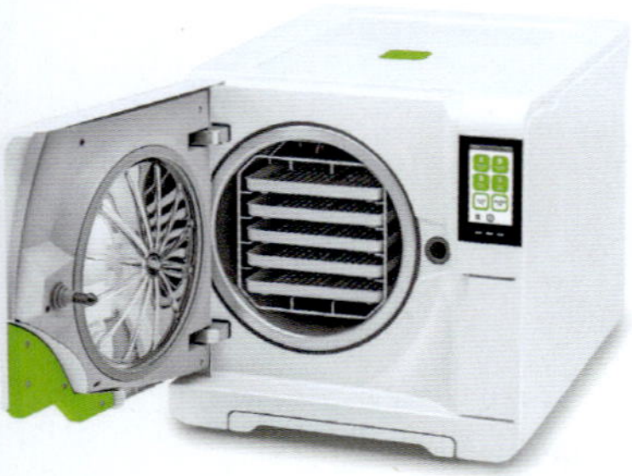

Bild 1: Autoklav

Die **Betriebszeit eines Autoklaven** teilt sich in folgende Abschnitte:

1. **Entlüftungsphase:** In dieser Phase wird zunächst Dampf in die Sterilisierkammer eingeführt, wodurch ein Überdruck entsteht. Das entstandene Luft-Dampf-Gemisch wird abgesaugt. Durch bis zu dreimaliger Wiederholung dieses Vorgangs wird sichergestellt, dass sich keine Luft mehr in der Kammer oder in Hohlräumen der Instrumente befindet.
2. **Aufheizphase:** Durch fortlaufende Einleitung von Wasserdampf kommt es zu einem Druck- und Temperaturanstieg in der Sterilisierkammer.
3. **Sterilisierphase:** Diese startet, wenn die im gewählten Programm vorgegebenen Sterilisierparameter erreicht sind (siehe Tab.1). Zur Sicherheit wird diese Phase meist um etwa eine halbe Minute verlängert. Diese Phase wird auch Haltezeit genannt.
4. **Druckablass:** Nach Abschluss der Haltezeit wird der Druck aus der Kammer abgelassen.
5. **Trocknungsphase:** Jetzt erfolgt die Trocknung des Sterilisierguts.
6. **Belüftung:** Durch den Belüftungsfilter gelangt sterile Luft in die Kammer und führt zu einem Ausgleich mit dem Umgebungsdruck, so dass sich die Tür öffnen lässt.

Autoklaven benötigen Wasser für die Sterilisation. Da das Wasser im Autoklaven stark erhitzt wird und verdampft, darf nur destilliertes oder vollentsalztes Wasser verwendet werden, damit das Gerät nicht verkalkt. Vor dem Starten des Sterilisierprogramms muss stets der Wasserstand kontrolliert und gegebenenfalls Wasser nachgefüllt werden.

Einige Geräte sind mit einer eigenen Enthärtungsanlage (zur Wasserenthärtung) ausgestattet. Hier muss regelmäßig dafür gesorgt werden, dass die Enthärtungsanlage betriebsbereit ist.

Nach dem Starten des Sterilisationsprogramms kann der Autoklav nicht mehr geöffnet werden, ohne dass das Programm unterbrochen wird. Nach dem Druckaufbau im Autoklaven wäre das Öffnen sogar gefährlich: Der ausströmende heiße Dampf würde zu Verbrühungen führen.

Falls die Instrumente nach der Sterilisation noch feucht sind, sollten sie im Autoklaven verbleiben, bis sie vollständig getrocknet sind. Dafür bleibt die Tür des Gerätes leicht geöffnet.

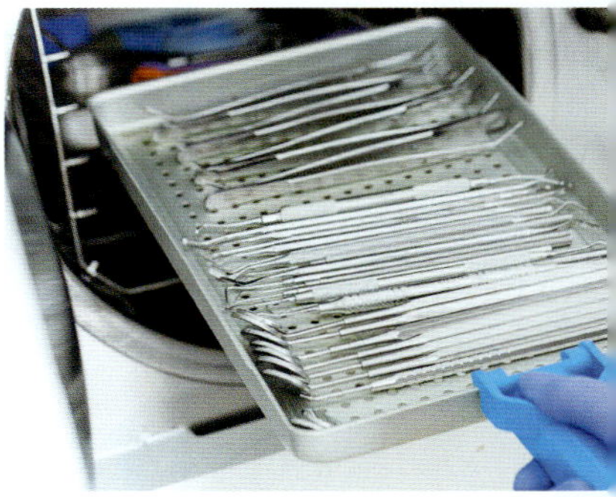

Bild 1: Traybeladung

10.2.1 Gerätetypen

Früher wurde für den Gebrauch in Zahnarztpraxen nur ein relativ einfacher Autoklaventyp auf dem Markt angeboten. Aufgrund von neuen Hygienerichtlinien haben die Hersteller inzwischen aufwändigere Autoklaven entwickelt, die auch kritisches Sterilisiergut sicher sterilisieren können.

Es werden drei Typen unterschieden:

- Klasse-N-Sterilisatoren
- Klasse-S-Sterilisatoren
- Klasse-B-Sterilisatoren

Klasse-N-Sterilisatoren sind Autoklaven alter Bauart. Sie arbeiten nach dem sogenannten Strömungsverfahren. Dabei treibt der sich entwickelnde Wasserdampf über ein Ventil die Luft aus dem Sterilisiergutraum. Zu dem Zeitpunkt, wenn nur noch Wasserdampf durch das Ventil entweicht, schließt sich dieses und beim weiteren Erhitzen des Wassers baut sich Druck auf. Nach der Sterilisation wird der Wasserdampf wieder kondensiert und das Wasser fließt zurück in den Vorratstank. Bei Klasse-N-Sterilisatoren kann es zu einer mangelhaften Sterilisation des Sterilisiergutes kommen durch:

- Restluft im Sterilisiergutraum, wenn verpacktes Sterilisiergut sterilisiert wird (Verpackung enthält Luft, die nicht entweichen kann),
- unzureichenden Druckaufbau, wenn nicht genügend Wasser im Vorratstank zur Verfügung steht.

Übertragungsinstrumente und Turbinen können mit diesen Geräten nicht richtig sterilisiert werden, da die innenliegenden Röhrchen nicht entlüftet werden.

Bei **Klasse-S-Sterilisatoren** wird die Luft aus der Sterilisierkammer verdrängt, indem mehrmals heißer Dampf unter hohem Druck in die Sterilisierkammer geleitet wird. Da bei diesem System durch das Wiederholen des Entlüftungsvorgangs die Restluft relativ zuverlässig ausgetrieben wird, können auch verpackte Instrumente sterilisiert werden (Bild 2). Das für die Sterilisation verwendete Wasser wird anschließend entsorgt.

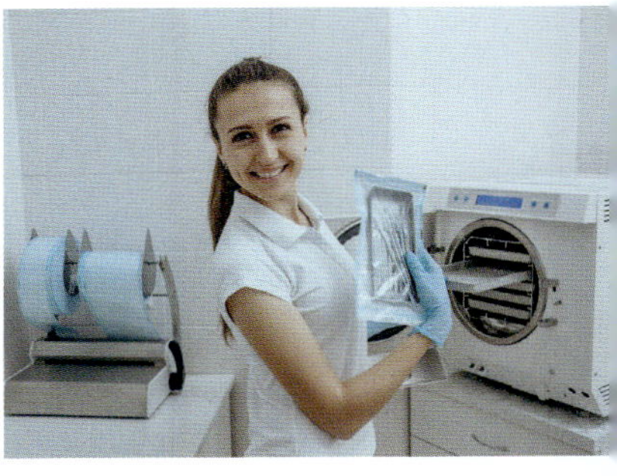

Bild 2: Verpackte Instrumente können in Klasse-B-Sterilisatoren sterilisiert werden.

Klasse-S-Sterilisatoren sind einfache und preiswerte Geräte. Sie haben jedoch relativ kleine Sterilisierguträume, sodass man in der Praxis häufiger sterilisieren muss. Sie werden hauptsächlich als Schnellsterilisatoren eingesetzt.

Dampfsterilisatoren der Klasse B sind gegenwärtig der Standard in der zahnärztlichen Praxis. Bei Klasse-B-Sterilisatoren wird mehrmals die Luft aus der Sterilisierkammer herausgepumpt und zwischenzeitlich mit Wasserdampf aufgefüllt. Die Luft wird also nicht nur durch den Dampf verdrängt, sondern aktiv entfernt. Dieses Verfahren wird als fraktioniertes Vakuum bezeichnet. Durch dieses Verfahren ist gewährleistet, dass die Luft auch aus Verpackungen und Instrumenten mit engen Hohlräumen (Hand- und Winkelstücke) vollständig entfernt wird. Durch Erzeugen eines Vakuums am Ende des Sterilisierprogramms wird das Sterilisiergut anschließend getrocknet. Das für die Sterilisation verwendete Wasser wird entsorgt, da es Ölreste und Schmutz aus den Übertragungsinstrumenten enthalten kann.

fraktioniert
unterbrochen

Vakuum
luftleerer Raum

Klasse-B-Sterilisatoren sind aufwendig im Betrieb. Wegen der besseren Sterilisation sind sie aber den einfacheren Klasse-N-Sterilisatoren vorzuziehen. In der Regel kommen heute in der zahnärztlichen Praxis B-Sterilisatoren zur Anwendung, da diese auch seitens der prüfenden Behörden gefordert werden.

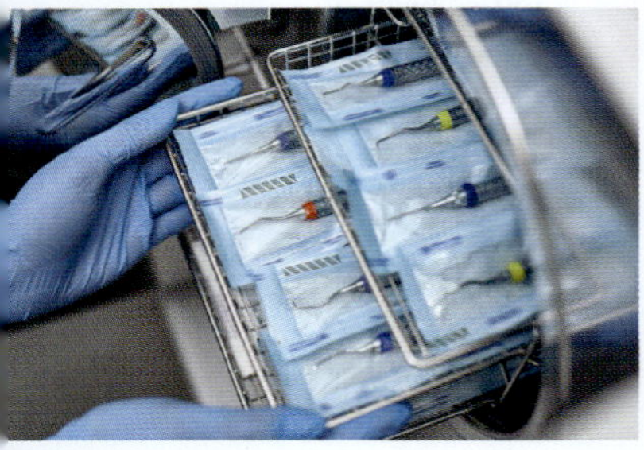

Bild 1: Sterilgut aus der Dampfsterilisation

Typ	Vorteile	Nachteile
Klasse-N	• preiswerte Geräte • Wiederverwendung des Wassers	• unsichere Sterilisation von Übertragungsinstrumenten und verpackten Instrumenten
Klasse-S	• preiswerte Geräte, die mit vorgeheiztem Dampf schnell sterilisieren • Sterilisation von Übertragungsinstrumenten und verpackten Instrumenten möglich	• kleiner Sterilisiergutraum
Klasse-B	• Verwendung von fraktioniertem Vakuum • Sterilisation von Übertragungsinstrumenten und verpackten Instrumenten möglich	• teure, wartungsintensive Geräte

Tabelle 1: Vor- und Nachteile der verschiedenen Autoklavtypen

10.2.2 Sterilisation von Medizinprodukten

Merke

Im Autoklaven sind alle gängigen Instrumente sterilisierbar, soweit sie die Hitze vertragen und nicht rosten.

Übertragungsinstrumente und Turbinen sind nur dann im Autoklaven sterilisierbar, wenn sie das entsprechende Zeichen tragen – in der Regel ist das ein Aufdruck der Temperaturangabe 134 °C. Ältere Modelle ohne entsprechenden Aufdruck sollten nicht sterilisiert werden.

Übertragungsinstrumente sollten nicht in Klasse-N-Sterilisatoren sterilisiert werden, da bei ihrer Sterilisation Öl und Schmutz freigesetzt werden, die im Sterilisierwasser verbleiben und bei der nächsten Sterilisation alle Instrumente verschmutzen.

Im Autoklaven können sterilisiert werden:

- unverpackte Instrumente
- in Folientüten und geschlossenen Trays verpackte Instrumente: nur Klasse-B- und Klasse-S-Sterilisatoren

- scharfe und schneidende Instrumente
- bestimmte Papiersorten, Stoff und hitzefeste Kunststoffartikel

Im Autoklaven können nicht sterilisiert werden:

- rostende Instrumente
- Übertragungsinstrumente und Turbinen älterer Bauart

Aufgaben

1. Erläutern Sie die Arbeitsweise eines Autoklaven.
2. Was passiert in den Arbeitsphasen eines Dampfsterilisators/Autoklaven? Erstellen Sie sich eine stichpunktartige Übersicht für Ihre Unterlagen, anhand der Sie die Arbeitsweise jederzeit erklären können.
3. Beschreiben Sie die Arbeitsschritte bei der Aufbereitung eines unkritischen, semikritischen und kritischen Instruments!

10.3 Sterilerhaltung von Instrumenten

Instrumente, die aus dem Sterilisator entnommen werden, bleiben in der Regel nicht dauerhaft steril, da sie durch Umgebungskeime aus der Luft wieder belastet werden. Es ist aber auch nicht nötig, alle Instrumente dauerhaft steril zu erhalten, sofern die vorher vorhandenen Keime abgetötet wurden.

Nur diejenigen Instrumente, die die Körperoberfläche des Patienten verletzen, also bei operativen Eingriffen eingesetzt werden, müssen zum Zeitpunkt der Anwendung steril sein.

Merke

Instrumente für die Endodontie, Chirurgie und Parodontologie müssen nach der Sterilisation bis zum Zeitpunkt der Verwendung steril aufbewahrt werden.

Es gibt unterschiedliche Möglichkeiten, Instrumente steril zu erhalten:

- Aufbewahrung in sterilen Sammelkassetten
- Aufbewahrung in sterilen Set-Trays
- Aufbewahrung in Folientüten

Aufbewahrung in sterilen Sammelkassetten

Instrumente, die steril aufbewahrt werden sollen, können direkt in geschlossenen Kassetten bzw. Sammelkassetten sterilisiert werden (Bild 1). Die sterilen Kassetten werden danach in einem separaten Schrank aufbewahrt. In einer Praxis, die mit solchen Sammelkassetten arbeitet, muss die Zahnmedizinische Fachangestellte vor einer Behandlung, für die sterile Instrumente benötigt werden, ein steriles Tray nehmen und darauf die benötigten Instrumente aus der Sterilkassette zusammenstellen: Die Sterilkassette wird dafür vorsichtig geöffnet und die Instrumente werden mit einer sterilen Instrumentenfasszange entnommen. Die Kassette wird nach der Entnahme sofort wieder sorgfältig verschlossen und verstaut. Die Instrumentenfasszange wird nach Gebrauch in einem mit Alkohol gefüllten Gefäß aufbewahrt.

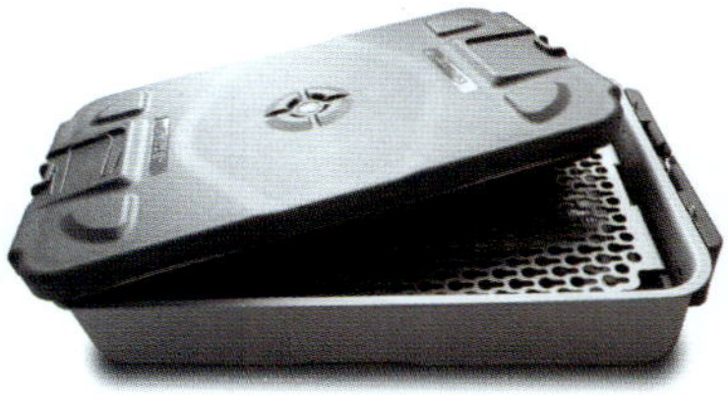

Bild 1: Tray-Kassette

Aufbewahrung in Set-Trays

Das Zusammenstellen von einzelnen sterilen Instrumenten vor einer Behandlung ist arbeitsaufwendig und stört den Praxisablauf. Aus hygienischer und ergonomischer

Sicht ist es sinnvoller, die Sammelkassetten schon vor der Sterilisation mit allen für die geplante Behandlung benötigten Instrumenten zu bestücken. Diese Kassetten werden als Set-Trays bezeichnet.

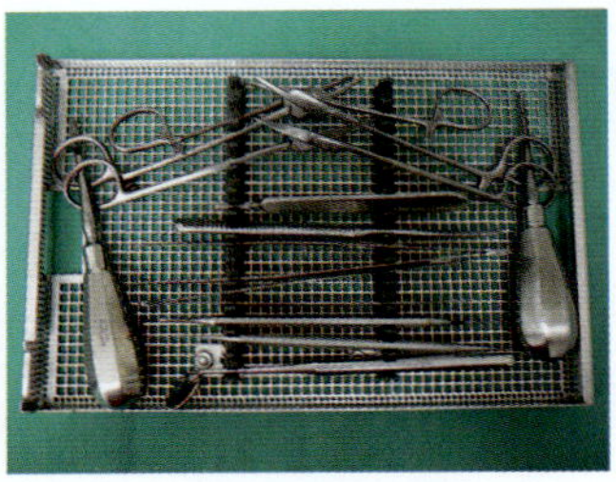

Bild 1: Chirurgisches Set-Tray

Die Verwendung von Set-Trays hat den Nachteil, dass alle Instrumente eines Trays nach Gebrauch wieder gereinigt, desinfiziert und sterilisiert werden müssen, auch wenn nur einzelne Instrumente aus der Kassette benutzt worden sind.

Für die konsequente Durchführung des Set-Tray-Systems bei allen Behandlungen benötigt eine Praxis sehr viele Instrumente. Aus diesem Grund werden Set-Tray-Systeme in den meisten Praxen nur für ausgewählte Behandlungen in der Chirurgie, Parodontologie und Endodontie bereitgehalten (Bild 1).

Merke

Bei ordnungsgemäßer Lagerung bleiben die Set-Trays 6 Monate verwendungsfähig. Ordnungsgemäße Lagerung bedeutet in der Zahnarztpraxis, z. B. in einem trockenen, sauberen Schrank getrennt von verschmutzten Instrumenten.

Aufbewahrung in Folientüten

Für bestimmte Behandlungen, z. B. die Extraktion von Zähnen, bei denen nur einzelne sterile Instrumente benötigt werden, empfiehlt es sich, die Instrumente vor der Sterilisation einzeln in Folientüten zu verpacken. Dies geschieht mittels eines Folienschweißgerätes (Bild 2).

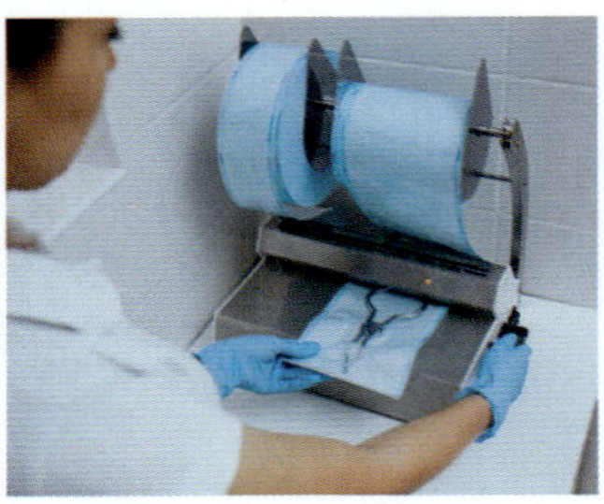

Bild 2: Folienschweißgerät

Folientüten bestehen auf einer Seite aus einer glasklaren Folie und auf der anderen Seite aus Papier. Das Papier ist luftdurchlässig, sodass bei der Dampfsterilisation die Luft entweichen und durch Wasserdampf ersetzt werden kann. Die gesäuberten und getrockneten Instrumente werden vor der Sterilisation eingeschweißt und nachher mit der Chargennummer und dem Datum der Sterilisation sowie dem Haltbarkeitsdatum versehen (Bild 3).

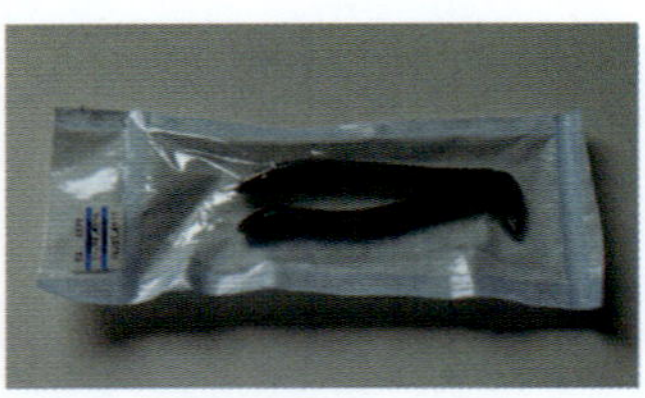

Bild 3: Eingeschweißte Extraktionszange

Die verwendeten Folienschweißgeräte müssen bestimmte Normen erfüllen. So ist nach DIN 58953 eine Schweißnahtbreite von mindestens 8 mm vorgeschrieben. Zudem muss die verschweißte Siegelnaht über die ganze Länge gleichmäßig dicht sein und darf keine Luftblasen enthalten.

Die Qualität des Einschweißvorgangs ist regelmäßig zu beurteilen. Hierzu dienen der Peel-Test, bei dem die aufgerissene Siegelnaht beurteilt wird, und der Seal-Test, bei dem die Schweißnaht mit einer standardisierten Naht verglichen wird.

Charge
Ladung

Peel
(to) peel: engl. abziehen, abschälen

Seal
(to) seal: engl. versiegeln, verschließen

Praxisinfo

Peel-Test

Der Peel-Test folgt der DIN EN 868-5 und wird wie folgt durchgeführt:

1. Nach Aufheizen des Siegelgerätes wird ein etwa 20 cm langer Folienabschnitt versiegelt.
2. Dieser wird dann sterilisiert.
3. Die Folie wird entlang der Siegelnaht in Peel-Richtung langsam auseinandergezogen. Dabei sollen weder Papier noch Folie einreißen oder sich größere Papierreste 8 bis 1 cm) an der Folie befinden.
4. Das Ergebnis soll dokumentiert werden.

Die Durchführung des Peel-Tests wird arbeitstäglich empfohlen.

Praxisinfo

Seal-Test

Der Seal-Test oder Seal-Check folgt ebenfalls der DIN EN 868-5 und erfordert entsprechende Teststreifen mit einem grauen Testfeld.

1. Nach Aufheizen des Siegelgerätes wird der Teststreifen mit dem grauen Testfeld nach oben eingelegt.
2. Der Teststreifen wird mittig im grauen Feld versiegelt.
3. Es erfolgt die Beurteilung der Siegelnaht auf Breite (mindestens 6 mm) und Unregelmäßigkeiten wie Blasen- oder Kanalbildung.

Die Durchführung des Seal-Tests sollte wöchentlich erfolgen.

Nach der Sterilisation im Autoklaven sind die Folientüten oft noch feucht und müssen so lange mit einem Tuch abgedeckt werden, bis sie vollständig trocken sind. Die trockenen Tüten sind unter Vermeidung einer Kontamination zu den Schränken zu transportieren, in denen sie bei ordnungsgemäßer, trockener und sauberer Lagerung 6 Monate lang verwendungsfähig bleiben. Bei doppelter Sterilverpackung verlängert sich die Lagerfrist bis zu 5 Jahren.

10.4 Kontrolle von Sterilisatoren

Sterilisatoren müssen täglich vor Beginn der Arbeit durch **Sichtkontrolle** auf den Funktionszustand der Sterilisationskammer und der Dichtungen überprüft werden. Verbindlich, falls nicht anders empfohlen, ist ein monatlicher **Vakuumtest**, der überprüft, ob die Sterilisationskammer des Gerätes dicht verschlossen ist.

Würde Luft von außen eindringen, so würde dies den Sterilisationsvorgang negativ beeinflussen. Der Grenzwert für die Leckrate, also den entweichenden Druck, beträgt 1,3 Millibar pro Minute (mbar/min). In der Regel ist der Vakuumtest ein standardisiert aufrufbares Programm, das wöchentlich durchgeführt werden sollte.

Ein weiterer Qualitätstest ist der **Bowie-Dick-Test**, bei dem die Dampfdurchdringung von porösen Textilien getestet wird. Dies geschieht in der Regel in großen Sterilisatoren im Krankenhaus. In diesen Fällen, muss der Test arbeitstäglich durchgeführt werden.

Zusätzlich kann bei jeder Charge Sterilisiergut ein **Testkörper** mit eingelegt werden, mit dem kontrolliert wird, ob die erforderliche Temperatur und der nötige Druck erreicht werden (Bild 1). So können Funktionsstörungen und Verfahrensfehler des Gerätes frühzeitig aufgedeckt werden.

Für den Testlauf von Autoklaven mit fraktioniertem Vakuum gibt es spezielle Testkörper mit einer Kunststoffspirale (Bild 1), in die ein sogenannter **Indikatorstreifen** eingelegt wird. Der Farbumschlag des Indikatorstreifens zeigt an, dass sowohl das erforderliche Vakuum, als auch die benötigte Durchdringung erreicht wurden (Bild 2).

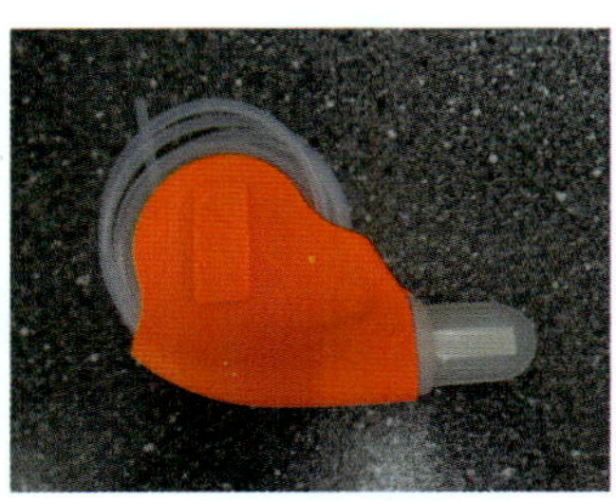

Bild 1: Testkörper (Helix-Test)

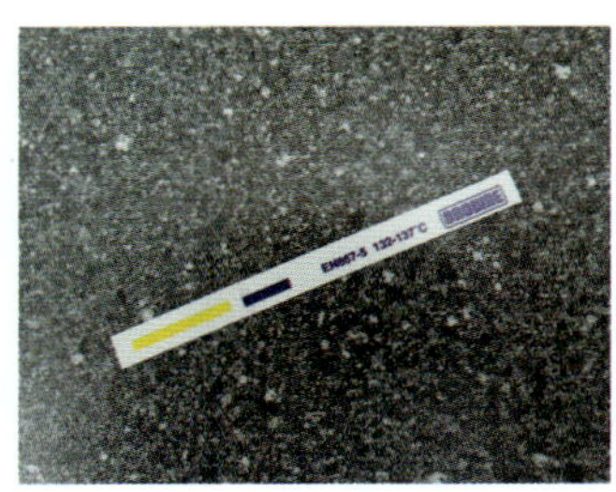

Bild 2: Indikatorstreifen

Die ordnungsgemäße Funktion eines Sterilisators während der einzelnen Sterilisationen wird anhand des **Sterilisationsprotokolls** dokumentiert, das vom Gerät ausgegeben wird. Das Protokoll kann digital archiviert oder ausgedruckt und in einem speziellen Ordner aufbewahrt werden.

Indikator
Anzeichen, Hinweiszeichen auf etwas

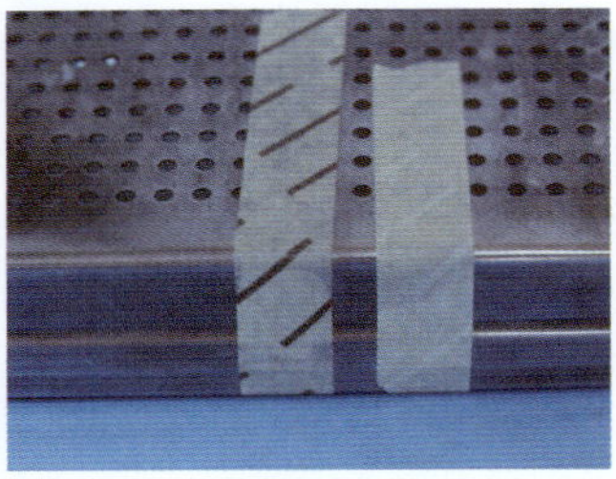

Bild 1: Klebestreifen als Behandlungsindikator, rechts vor, links nach der Sterilisation

Zusätzlich kann die ordnungsgemäße Sterilisation mithilfe von **Behandlungsindikatoren** nachgewiesen werden. Behandlungsindikatoren sind Farbstreifen, die bei Erreichen der erforderlichen Sterilisationstemperatur ihre Farbe wechseln. Sie zeigen an, ob das Sterilisiergut den Sterilisationszyklus durchlaufen hat. Behandlungsindikatoren werden z. B. als Klebebänder (Bild 1), selbstklebende Punkte und Etiketten angeboten oder sind auf Sterilverpackungen direkt aufgedruckt. Für die jeweiligen Sterilisationsverfahren werden unterschiedliche Behandlungsindikatoren benötigt.

Bei den in Folientüten verpackten Instrumenten ist das **Sterilisierdatum** regelmäßig zu kontrollieren. Überlagerte Instrumente müssen ausgepackt, neu verpackt und wieder sterilisiert werden.

Merke

Sporen sind resistente Dauerformen von Bakterien, die hochgradig hitzeresistent sind.

Zur Durchführung der Funktionsprüfung werden Testsporenbriefchen von einem Hygieneinstitut bezogen. Im Rahmen einer normalen Sterilisation werden diese Briefchen nun an verschiedenen Stellen (unter, auf und im Sterilisiergut) in den Sterilisator eingelegt.

Die Testsporen werden nach dem Sterilisationsvorgang an das Hygieneinstitut zurückgeschickt, dort auf einen Nährboden gegeben und bebrütet. Keimen die Testsporen aus, ist das ein Zeichen dafür, dass sie noch leben und der Sterilisator nicht ordnungsgemäß funktioniert. In diesem Fall muss der Sterilisator repariert (mit anschließend erneuten Test) oder ersetzt werden.

Aufgabe

1. Erstellen Sie je einen Plan zum Schutz vor Kontamination und zur Dekontamination *(Reinigung, Desinfektion, Sterilisation)*.

11 Medizinprodukte sachgerecht aufbereiten

11.1 Medizinprodukte und Medizinprodukterecht-Durchführungsgesetz

Alle in einer Zahnarztpraxis angewendeten Instrumente sind sogenannte Medizinprodukte. Sie müssen bei ihrer Anwendung in einem funktionell und hygienisch einwandfreien Zustand sein.

Definition

Alle Instrumente, Geräte und Materialien, die zu Zwecken der Untersuchung, Verhütung, Überwachung, Linderung und Behandlung von Krankheiten oder Einschränkungen eingesetzt werden, werden als **Medizinprodukte** bezeichnet.

Die Richtlinien für die Herstellung und Wiederaufbereitung von Medizinprodukten wurden nach entsprechenden EU-Verordnungen im Medizinproduktegesetz festgelegt, das ab 2021 durch das Medizinprodukterecht-Durchführungsgesetz

(MPDG) ersetzt wurde. Damit unterliegen alle Arbeiten zur hygienischen Wiederaufbereitung der zahnärztlichen Geräte und Instrumente den Bestimmungen dieser Gesetze.

Praxisinfo

Mit der Instandhaltung und Wiederaufbereitung von Medizinprodukten (z. B. zahnärztlichen Instrumenten) dürfen nur Personen beauftragt werden, die aufgrund ihrer Ausbildung und praktischen Tätigkeit über die erforderlichen speziellen Sachkenntnisse verfügen (u. a. Sterilgutassistenten). Jeder Zahnmedizinischen Fachangestellten werden diese Kenntnisse in ihrer Ausbildung vermittelt. Die Sachkenntnisse werden abgeprüft und das Bestehen durch die zuständige Zahnärztekammer bestätigt. Liegt das Ende der Ausbildung lange zurück, so muss eine Nachschulung erfolgen.

Vor der Wiederaufbereitung eines Gerätes oder Instrumentes muss dieses einer **Risikobewertung** unterzogen werden, in welchem Maß eine Verschmutzung durch die geplante Nutzung erfolgt und aus der damit hervorgeht, wie es wieder aufzubereiten ist. Man unterscheidet hier zwischen unkritischen, semikritischen und kritischen Medizinprodukten. Dabei ist zu beachten, dass nicht der vorherige Einsatz des Instruments, sondern der vorgesehene, bestimmungsgemäße Gebrauch entscheidend für die Einordnung ist. Ein Instrument für die Füllungstherapie ist anders zu beurteilen als ein Instrument für einen chirurgischen Eingriff.

Definition

Unkritische Medizinprodukte sind Produkte, die nur in Kontakt mit unverletzter Haut kommen. Zu ihnen gehören z. B. außen anzulegende Teile eines Gesichtsbogens.

Semikritische Medizinprodukte sind Produkte, die mit Schleimhaut oder krankhaft veränderter Haut in Berührung kommen.

Kritische Medizinprodukte sind Produkte, die bei ihrem Gebrauch Haut oder Schleimhaut durchdringen.

Bei den semikritischen und kritischen Medizinprodukten unterscheidet man zusätzlich noch in die **Untergruppen A und B**.

- Bei Instrumenten der Gruppe A werden keine hohen Anforderungen an die Aufbereitung gestellt.
- Instrumente der Gruppe B stellen erhöhte Anforderungen an die Aufbereitung.

Bei näherer Betrachtung wird klar, dass z. B. ein Heidemannspatel weniger schwierig sauber und keimfrei zu halten ist, als die Innenteile eines Winkelstücks. Die Unterscheidung zwischen „keine hohen Anforderungen" und „erhöhte Anforderungen" kann so erklärt werden, dass bei den letzteren, also Instrumenten der Gruppe B, die erfolgreiche Aufbereitung nicht unmittelbar beurteilt werden kann. Dies ist vor allem bei Instrumenten mit Hohlräumen, wie z. B. einem Winkelstück, oder bei Instrumenten mit Schlössern oder Gelenken, wie z. B. einer Extraktionszange, der Fall.

Zusammenfassend lässt sich also sagen:

- Instrumente der Untergruppe **Semikritisch A** stellen keine besonderen Anforderungen an die Aufbereitung. Zu ihnen gehören Handinstrumente für allgemeine, präventive, zahnerhaltende oder kieferorthopädische Maßnahmen, die die Schleimhaut bzw. Haut nicht verletzen.
- Instrumente der Untergruppe **Semikritisch B** stellen erhöhte Anforderungen an die Aufbereitung. Zu dieser Gruppe gehören alle rotierenden und oszillieren-

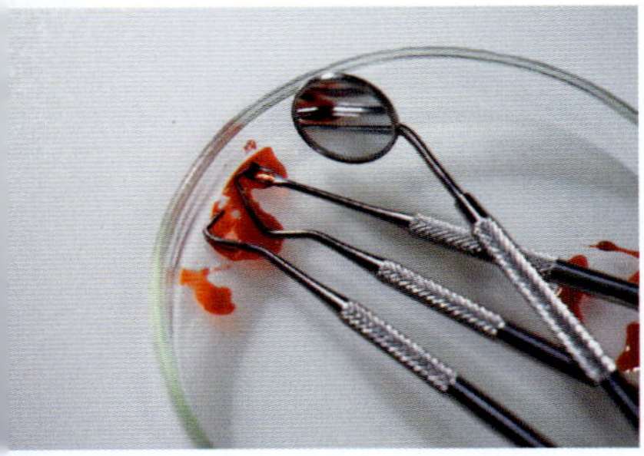

Bild 1: Instrumente, die mit Blut in Berührung gekommen sind, müssen besonders aufbereitet werden.

den Instrumente für die präventive, zahnerhaltende oder kieferorthopädische Behandlung sowie die zugehörigen Übertragungsinstrumente. Bei parodontologischen Behandlungen (Behandlungen am Zahnhalteapparat) werden die oszillierenden (schwingenden) Spitzen der Ultraschallgeräte zur Entfernung von subgingivalem Zahnstein (Konkremente) eingesetzt. Hier sollte eine Aufbereitung gemäß Bewertung kritisch B erfolgen. Zu ihr zählen weiterhin alle Zusatzgeräte mit Austritt von Flüssigkeiten, Luft und/oder Partikeln (z. B. Pulverstrahlgeräte).

- Instrumente der Untergruppe **Kritisch A** stellen keine besonderen Anforderungen an die Aufbereitung. Es sind Instrumente für invasive (eindringende) chirurgische, parodontologische und endodontische Maßnahmen.
- Instrumente der Untergruppe **Kritisch B** stellen erhöhte Anforderungen an die Aufbereitung. Zu ihnen zählen alle rotierenden und oszillierenden Instrumente für invasive chirurgische, parodontologische und endodontische Behandlungen sowie die zugehörigen Übertragungsinstrumente.

Bei den kritischen Instrumenten gibt es noch die Untergruppe **Kritisch C**. Diese Instrumente stellen hohe Anforderungen an die Aufbereitung, können aber nicht dampfsterilisert werden. Sie kommen in der Zahnarztpraxis nicht vor.

Praxisinfo

Einordnung in unkritisch, semikritisch und kritisch

Wichtig ist, dass die Einordnung praxisindividuell erfolgt. Das heißt, jede Praxis muss eine solche Einordnung für die in ihr verwendeten Instrumente vornehmen. Für die Einordnung ist nicht entscheidend, um welches Instrument es sich handelt, sondern wofür es eingesetzt wird. Der Spiegel für die Kontrolluntersuchung ist semikritisch, wird er aber bei einer Zahnentfernung eingesetzt ist er kritisch. Hat der Spiegel einen aufgedrehten Aufsatz gehört er zur Gruppe B, besteht er aus einem Stück gehört er zur Gruppe A.

Jeder Hersteller von Medizingeräten ist verpflichtet, seine Produkte mit **Hinweisen zur ordnungsgemäßen Wiederaufbereitung** zu versehen. Die Herstellerhinweise zur Wiederaufbereitung werden an zentraler Stelle in der Praxis gesammelt, sodass sie jederzeit einsehbar sind.

Alle Wiederaufbereitungsmaßnahmen für die Instrumente der verschiedenen Risikogruppen müssen nach standardisierten Methoden durchgeführt werden, die im **Hygieneplan** der Praxis aufgeschrieben sind (siehe dazu Kapitel 11.3).

Merke

- **Unkritische Medizinprodukte** werden in der Regel nur gereinigt und desinfiziert.
- Bei den **semikritischen Medizinprodukten** muss immer eine Reinigung und Desinfektion erfolgen. Eine Sterilisation ist nicht in allen Fällen erforderlich. Wann diese notwendig ist, ist von den Herstellerangaben und den praxisindividuellen Gegebenheiten abhängig.
- **Kritische Medizinprodukte** müssen gereinigt, desinfiziert und sterilisiert werden.

Die Bundeszahnärztekammer hat gemeinsam mit dem DAHZ (Deutscher Arbeitskreis für Hygiene in der Zahnmedizin) Empfehlungen erarbeitet, wie die in der Zahnmedizin genutzten Medizinprodukte einzustufen und dann aufzubereiten sind. Basis hierfür waren wiederum Empfehlungen des RKI (Robert-Koch-Institut), der dort angeschlossenen KRINKO (Kommission für Krankenhaushygiene und Infektionsprävention) und des BfArM (Bundesinstitut für Arzneimittel und Medizinprodukte).

Eine wichtige Rolle bei den Empfehlungen spielt dabei immer die Validierbarkeit eines Verfahrens.

Merke

Unter Validierung versteht man die Erbringung eines dokumentierten Nachweises, dass ein Prozess unter Praxisbedingungen die Anforderungen reproduzierbar erbringt.

Einfach ausgedrückt würde beispielsweise die Validierung eines Dampfsterilisators zeigen, dass die sterilisierten Instrumente nach dem Sterilisationsvorgangs wirklich sterilisiert wurden. Dadurch kann nachgewiesen werden, dass eine ausreichende Aufbereitung der Medizinprodukte erfolgte. Dies ist im Fall einer Überprüfung der Hygienemaßnahmen durch öffentliche Stellen oder in einem juristischen Verfahren von großer Wichtigkeit. Maschinelle Verfahren, ob im RDG oder im Autoklav, sind immer validierbar. Diese ist regelmäßig nach Empfehlungen des Herstellers oder des RKI, z. B. jährlich, durchzuführen. Manuelle Verfahren, wie z. B. die Wannendesinfektion, sind nicht oder nur mit großem Aufwand validierbar.

Bei der Validierung vor Inbetriebnahme unterscheidet man drei Fragestellungen.

Installationsqualifikation: Prüfung, ob Geräte und Zubehör, sowie die Umgebung für die Desinfektion oder Sterilisation geeignet sind und alles richtig installiert ist

Betriebsqualifikation: Prüfung der Funktionstüchtigkeit der Geräte und des Zubehörs

Leistungsqualifikation: Prüfung der ausgewählten Programme und Verfahren auf ihre reproduzierbare Wirksamkeit.

Die Wiederholung einer Validierung nach festgelegten Fristen nennt man **Revalidierung**.

Für die einzelnen **Risikogruppen** von Medizinprodukten lassen sich deshalb folgende Empfehlungen zusammenfassen:

Unkritische Medizinprodukte: Hier erfolgt eine Reinigung mit anschließender Desinfektion. Es können manuelle oder maschinelle Verfahren zum Einsatz kommen.

Semikritische Medizinprodukte: Hier erfolgt eine Reinigung und Desinfektion. Wird ein maschinelles Verfahren im RDG genutzt, so ist das Ergebnis validiert. Bei einem manuellen Verfahren oder in dem seltenen Fall, dass eine Validierung des RDG nicht regelmäßig durchgeführt wurde, ist ein nachfolgendes validierbares Verfahren anzuschließen, z. B. ein Sterilisationsvorgang im Autoklav 2. Dies gilt sowohl für semikritisch A als auch für semikritisch B.

Kritische Medizinprodukte: Hier erfolgt eine Reinigung, Desinfektion und Sterilisation mit Sterilverpackung und Lagerung bis zum nächsten Gebrauch. Im Gegensatz zu semikritischen Medizinprodukten gibt es hier für die Untergruppen A und B unterschiedliche Empfehlungen. Während für die Desinfektion der Untergruppe A manuelle Verfahren möglich sind, so werden für kritisch B maschinelle Verfahren angeraten. Behördlicherseits werden diese teilweise dann auch zwingend erfordert. Hintergrund ist dabei vor allem, dass die Innendesinfektion eines chirurgischen Hand- oder Winkelstücks bei manuellen Verfahren nicht ausreichend erscheint. Darüber hinaus wird grundsätzlich bei allen Aufbereitungsverfahren, ob semikritisch oder kritisch maschinellen Verfahren aufgrund der Reproduzierbarkeit der Vorrang gegeben.

Unkritisch	Semikritisch		Kritisch	
Kontakt mit unverletzter Haut	Kontakt mit Schleimhaut oder krankhaft veränderter Haut		Durchdringen von Haut oder Schleimhaut	
	Semikritisch A	**Semikritisch B**	**Kritisch A**	**Kritisch B**
z. B. • Außenteile des Gesichtsbogens • Anmischspatel	z. B. Instrumente für restaurative, präventive oder kieferorthopädische Maßnahmen • Heidemannspatel • Kugelstopfer • KFO-Zangen	z. B. Übertagungsinstrumente für restaurative, präventive oder kieferorthopädische Maßnahmen	z. B. Hilfsmittel für chirurgische Maßnahmen • Scharfe Löffel • Tamponadenstopfer	z. B. Übertragungsinstrumente bei chirurgischen Eingriffen • Wurzelkanalinstrumente • Knochenfräsen • Extraktionszangen
Reinigung, Desinfektion	Reinigung, Desinfektion, ggf. Sterilisation	Reinigung, Desinfektion, ggf. Sterilisation	Reinigung, Desinfektion, Sterilisation	Reinigung, Desinfektion, Sterilisation

Tabelle 1: Einordnung von Medizinprodukten und Wiederaufbereitungsmaßnahmen

Zur **Dokumentation** der ordnungsgemäßen Aufbereitung muss ein **Protokoll** geführt werden. Jede wiederaufbereitete Charge muss von einer dafür autorisierten Person durch Unterschrift im Protokoll freigegeben werden.

Aufgabe

1. Nehmen Sie selbst eine Einordnung von Medizinprodukten in Ihrer Praxis vor und finden für jede Untergruppe verschiedene Instrumente.

11.2 Instrumentenkreislauf

Für die hygienische Wartung der zahnärztlichen Instrumente folgt die Zahnmedizinische Fachangestellte einer immer gleichbleibenden Folge von 12 Schritten, dem sogenannten **Instrumentenkreislauf**. Da hier kein Arbeitsschritt ausgelassen werden darf, spricht man auch von der lückenlosen Hygienekette. Für die Aufbereitung wird ein eigener Aufbereitungsraum mit einer Bereichstrennung zwischen rein und unrein gefordert.

Instrumentenkreislauf – die lückenlose Hygienekette

Bei den Arbeiten im Rahmen des Instrumentenkreislaufs sollte die Zahnmedizinische Fachangestellte feste, flüssigkeitsdichte Handschuhe tragen.

1. Risikobewertung und Einstufung der Instrumente
2. Transport in den Aufbereitungsraum.
3. Abfallentsorgung
4. Sachgerechte Vorbereitung
5. Reinigung, Desinfektion, Trocknung
6. Prüfung auf Sauberkeit und Unversehrtheit
7. Pflege und Instandsetzung
8. Funktionsprüfung und Kennzeichnung
9. Sterilverpackung
10. Sterilisation
11. Freigabe
12. Lagerung

Dabei ist wichtig, dass der Zentralraum **streng in eine unreine und eine reine Seite getrennt** werden muss. Die Schritte 1 bis 8 erfolgen auf der unreinen, die Schritte 9–12 auf der reinen Seite.

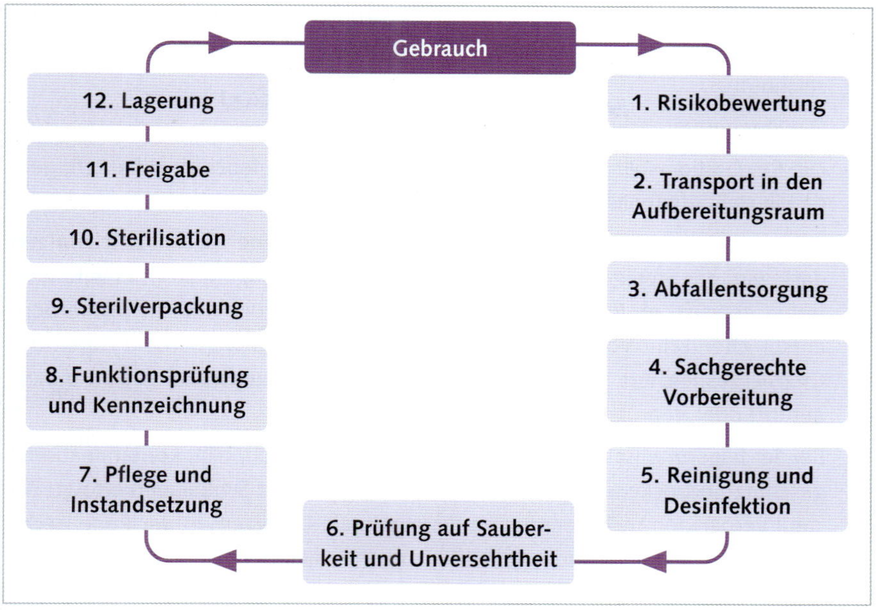

Bild 1: Instrumentenkreislauf

Erläuterungen zum Hygienekreislauf

1. Die Kriterien zur Einstufung der Instrumente in die Risikoklassen unkritisch, semikritisch A/B und kritisch A/B wurde in Kapitel 11.1 erläutert. Wichtig ist hierbei, dass das entscheidende Kriterium der bestimmungsmäßige Gebrauch ist, z. B. ob ein Instrument bestimmungsgemäß die Schleimhaut durchdringt (kritisch).
2. Vor der Sammlung und dem Transport der Instrumente sollten grobe Verschmutzungen entfernt werden. Am besten erfolgt sofort der Transport vom Behandlungstray in den Aufbereitungsraum. Wenn dies nicht möglich ist, sollten die Instrumente bis zur Aufbereitung trocken gelagert werden. Auch muss die maximale Zeit für eine Lagerung festgelegt werden, da es ansonsten durch Eintrocknen von Flüssigkeitspartikeln zu einer Störung der Desinfektion kommen kann. Werden die Instrumente außerhalb der Praxis aufbereitet, ist der Transport in geschlossenen Behältern notwendig.
3. Bei der Abfallentsorgung ist zu berücksichtigen, dass keine Gesundheitsgefährdung für andere innerhalb und außerhalb der Praxis entsteht. Darüber hinaus sind Aspekte des Umweltschutzes und der Ressourcenschonung zu beachten.
4. Bei der sachgerechten Vorbereitung sind vor allem die Herstellerangaben zu beachten, z. B. inwieweit ein Instrument zur Aufbereitung zerlegt werden muss.
5. Die unter Punkt 5 genannten Arbeitsschritte können entweder manuell oder maschinell durchgeführt werden. Sie wurden in Kap. 9 erläutert. Maschinellen Verfahren ist hier der Vorzug zu geben.
6. Dieser Arbeitsschritt erfolgt als Sichtkontrolle der Instrumente, wobei eine Lupe für die filigranen Bereiche kleiner Instrumente vorhanden sein soll.
   Da für semikritische Instrumente bei einer maschinellen Desinfektion und damit validierten Verfahren an dieser Stelle der Aufbereitungsprozess endet, ist auch der Prozess im RDG zu kontrollieren und freizugeben.
7. Hierbei erfolgt das Aussortieren von beschädigten und unbrauchbaren Instrumenten. Es wird entschieden, ob eine Instandsetzung, z. B. durch Nachschärfen möglich ist. Instrumente mit Gelenken oder Übertragungsinstrumente werden nach Herstellerangaben geölt.

8. Nach Prüfung der Funktion erfolgt bei Instrumenten mit begrenzter Zahl der möglichen Aufbereitungszyklen, z. B. Nervnadeln, eine entsprechende Kennzeichnung.
9. Die Sterilgutverpackung wurde in Kap. 10.3 erläutert.
10. Die Sterilisation sollte wie in Kap. 10.2 dargestellt mit feuchter Hitze erfolgen, da die Heißluftsterilisation nicht für alle Instrumente ausreichend ist.
11. Bei der Freigabe, die nur durch ZFAs mit abgeschlossener Ausbildung erfolgen darf, wird das Sterilgut kontrolliert (trocken? Verpackung intakt?). Es wird weiterhin geprüft, ob Prozessindikatoren auf der Siegelfolie oder in Testkörpern entsprechend der Vorgaben umgeschlagen sind. Dann werden die Daten der Charge gespeichert. Die Kennzeichnung des Haltbarkeitsdatums wird durchgeführt oder geprüft.
12. Bei der Lagerung ist zu beachten, dass diese hygienisch, d. h. kontaminationsgeschützt in trockenen, geschlossenen Schränken oder Schubladen erfolgt. Bei steril verpackten Instrumenten ist die maximale Lagerzeit, in der Regel sechs Monate, zu beachten und regelmäßig zu kontrollieren.

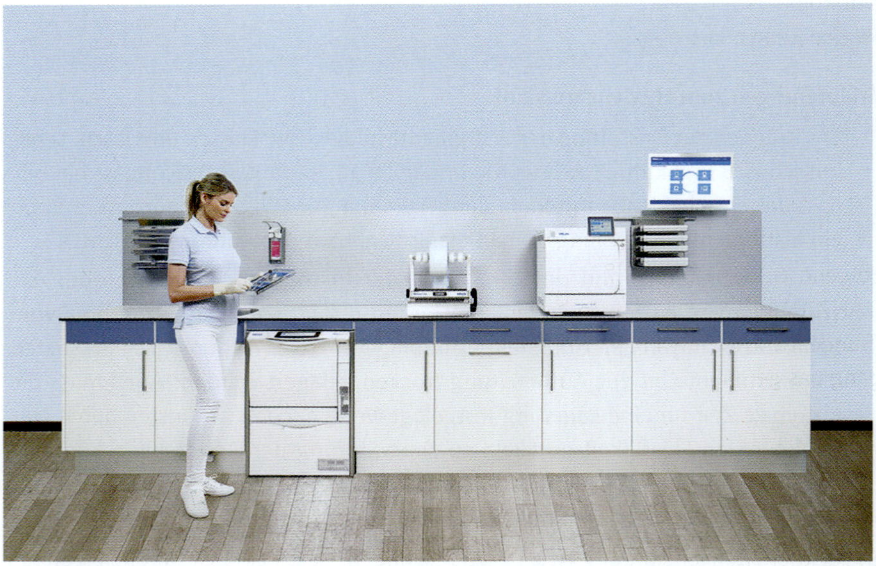

Bild 1: Aufbereitungsraum mit reiner und unreiner Seite

Aufgaben

1. Erstellen Sie einen Grundriss bzw. eine schematische Zeichnung für einen Aufbereitungsraum. Unterteilen Sie unreine und reine Seite und geben Sie an, welche Arbeiten in welchem Bereich verrichtet werden.
2. Worauf muss nach der Aufbereitung bei der Freigabe von Instrumenten geachtet werden.
3. Was bedeuet der Begriff *lückenlose Hygienekette*?
4. Auf welcher gesetzlichen Grundlage werden Medizinprodukte aufbereitet?

11.3 Hygieneplan

Hygienemaßnahmen werden nur dann routinemäßig richtig durchgeführt, wenn sie nach einem **bestimmten Schema** durchgeführt werden und die Zuständigkeiten für bestimmte Arbeiten in der Praxis genau festgelegt sind. Deshalb ist gesetzlich vorgeschrieben, dass in jedem medizinisch arbeitenden Betrieb (Krankenhaus, Labor, Arzt- und Zahnarztpraxis) ein **Hygieneplan** erstellt wird, in dem die verschiedenen hygienisch zu wartenden Objekte aufgeführt sind.

Im Hygieneplan muss zu jedem aufgeführten Objekt beschrieben sein,

- welche hygienischen Maßnahmen
- mit welchen Mitteln und
- in welchen Zeitabständen

durchgeführt werden sollen.

Dies ist wichtig, damit auch bei Personalwechsel ein gleichbleibender Hygienestandard gewährleistet ist. Es ist vorgeschrieben, dass nur solche Mittel bei der hygienischen Aufbereitung angewendet werden dürfen, die geprüft und als wirksam befunden worden sind. Diese Mittel sind in der Liste der **Deutschen Gesellschaft für Hygiene und Mikrobiologie** bzw. in der Liste des **Robert-Koch-Institutes** aufgeführt.

Im Hygieneplan sind aber nicht nur die Aufbereitungsmaßnahmen für Medizinprodukte aufgeführt, sondern auch andere Maßnahmen, wie z. B. zur Handhygiene oder der Fußbodenreinigung. Das Praxispersonal muss jährlich oder bei Bedarf, z. B. bei Änderungen oder Neueinstellungen, in den Hygienevorschriften unterwiesen werden.

Folgend ist beispielhaft eine nicht ausgefüllte Seite des Rahmenhygieneplans des DAHZ (Deutscher Arbeitskreis für Hygiene in der Zahnmedizin) und der BZÄK (Bundeszahnärztekammer) abgebildet. Hier muss praxisindividuell für jeden Vorgang das genutzte Verfahren ausgefüllt werden.

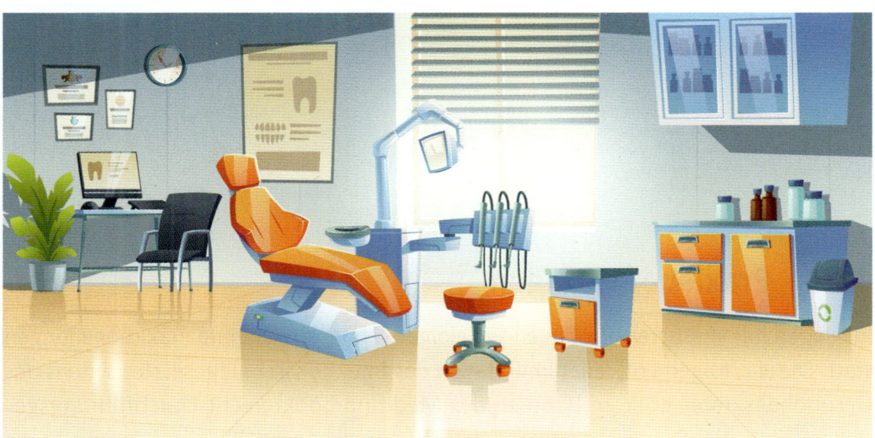

Bild 1: Im Hygieneplan wird festgelegt, welche Bereiche wann und in welcher Form gereinigt und desinfiziert werden.

Medizinprodukte kritisch A (maschinelle Verfahren)				
WAS	**WIE**	**WOMIT**	**ANWEISUNGEN**	**WER**
Instrumente und Hilfsmittel für chirurgische, parodontologische oder endodontische (invasive) Maßnahmen	**Verfahren 1.1:** Validiertes Verfahren im RDG **anschließend** **Verfahren 5:** Sterilisation im Dampfsterilisator (verpackt)	Gerät/Programm: Gerät/Programm:	• nach jeder Verwendung am Patienten • bei Bedarf nicht fixierende Vorreinigung (z. B. Zementreste mit Zellstofftupfer entfernen)	alle Beschäftigten, die mit der Aufbereitung von Medizinprodukten betraut sind
Extraktionszangen, Hebel, Ansätze und Handstücke für Laser- und Hochfrequenz-Chirurgiegeräte u. a. Rotierende oder oszilierende Instrumente (4)	**oder** **Verfahren 1.2.** Verfahren im RDG bei dem nur Reinigung validierbar ist **anschließend** **Verfahren 5:** Sterilisation im Dampfsterilisator (verpackt)	Gerät/Programm: Gerät/Programm:	• ggf. weitergehende Vorbereitung (z. B. Zerlegen) (Anweisungen zum Sterilisationsverfahren sind dem Hygieneplan vorangestellt)	
	Freigabe zur erneuten Anwendung	Dokumentation	• wurden bei der Aufbereitung Abweichungen vom korrekten Prozessablauf festgestellt, ist die Aufbereitung nach Behebung des Fehlers zu wiederholen	alle Beschäftigten mit Freigabeberechtigung
	staubgeschützte, trockene Lagerung	Schrank, Schublade	• nach Ende der Aufbereitung maximale Lagerfrist für Containerverpackung oder Klarsichtsterilgutverpackung: 6 Monate	alle Beschäftigten, die mit der Aufbereitung von Medizinprodukten betraut sind

(4) Die Einstufung dieser Instrumente in die Risikogruppe „kritisch A" ist möglich, wenn die Effektivität der Reinigung durch Inspektion unmittelbar ist, keinen erhöhten Aufwand bei der technisch-funktionellen Prüfung erforderlich ist oder die Anzahl der Anwendungen oder Aufbereitungszyklen nicht auf eine bestimmte Anzahl begrenzt sind.

Bild 1: Ausschnitt aus einem Hygieneplan

11.4 Praxisbegehungen

In einigen Kammerbereichen finden seit einigen Jahren sogenannte Praxisbegehungen statt. Diese erfolgen entweder im Rahmen des Infektionsschutzgesetztes seitens des Gesundheitsamtes oder im Rahmen des Medizinprodukterecht-Durchführungsgesetzes seitens der Bezirksregierung. Letztere können von der Bezirksregierung an die zuständige Zahnärztekammer übertragen werden.

Im Rahmen einer Praxisbegehung werden alle Maßnahmen des Infektionsschutzes in der Praxis geprüft. Dabei wird großes Augenmerk darauf gelegt, inwieweit diese Maßnahmen standardisiert und dokumentiert sind.

Darüber hinaus können das Gesundheitsamt und die Bezirksregierung anlassbezogene Begehungen durchführen, wenn der Verdacht auf Mängel bei den Hygienemaßnahmen besteht.

Merke

Wichtige und weitergehende Informationen zu den Praxisbegehungen finden sich in der Regel auf den Internetseiten der Zahnärztekammern und des Robert-Koch-Instituts.

12 Umgang mit Praxisabfällen

Die gesetzliche Grundlage der Abfallentsorgung bildet das Kreislaufwirtschaftsgesetz.

Die in Einrichtungen des Gesundheitswesens entstehenden Abfälle wurden früher in fünf Gruppen eingeteilt. Diese Einteilung wurde von den EU-weit geltenden sechsstelligen Abfallschlüsseln abgelöst, die weiter unter erläutert werden. Da oftmals noch auf die Einteilung in Abfallgruppe A-E zurückgegriffen wird, wird sie hier erläutert.

- Gruppe A: Hausmüll und hausmüllähnliche Abfälle
- Gruppe B: krankenhausspezifischer Abfall
- Gruppe C: infektiöser Abfall nach § 10a Bundesseuchengesetz
- Gruppe D: überwachungsbedürftiger Abfall, Fotochemikalien
- Gruppe E: ethischer Abfall, Körperteile, Gewebereste

Abfallgruppe A

Die Abfälle der Gruppe A stellen **keine Infektionsgefahr** dar und sind aus umwelthygienischer Sicht unbedenklich.

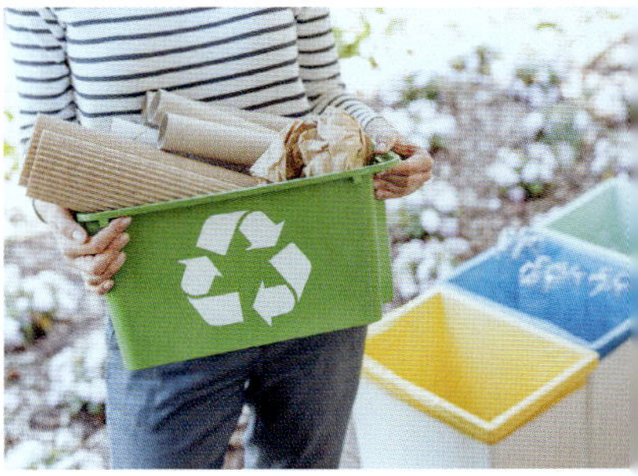

Bild 1: Wertstoffe des Hausmülls werden auch in der Zahnarztpraxis sortiert

Es handelt sich hierbei um Hausmüll (Papier, Glas, Kunststoffabfälle), hausmüllähnliche Gewerbeabfälle (Verpackungen, Kartonagen) sowie Küchen- und Kantinenabfälle.

Die Abfälle der Gruppe A nehmen den größten Anteil der Praxisabfälle ein. Rest- und Wertstoffe sollten auch in der Zahnarztpraxis konsequent sortiert werden: Bei der Sammlung von Altpapier ist darauf zu achten, dass nur sauberes Papier der Wiederverwertung zugeführt wird. Gebrauchte Hygienepapiere, wie Einmalhandtücher, sind nicht für das Recycling geeignet. Glasbehälter, wie Infusionsflaschen und Getränkeflaschen, werden gesammelt und im Glascontainer entsorgt.

Abfallgruppe B

Die Abfälle der Gruppe B können eine **Infektionsgefährdung** darstellen. Es sind Abfälle, die mit Blut, Sekreten oder Exkrementen behaftet sind, z. B. Watterollen und Tupfer. Auch Einwegartikel, wie Spritzen, Kanülen und Skalpelle, gehören dazu.

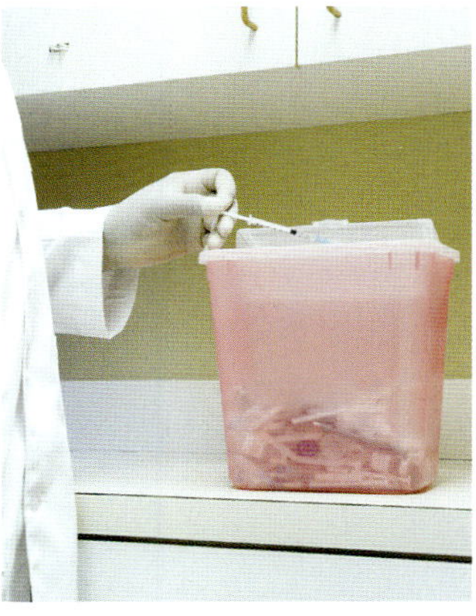

Bild 2: Spitze oder scharfe Gegenstände wie Kanülen und Skalpelle werden in stichfesten Behältern gesammelt.

Die kontaminierten Abfälle sind in fest verschlossenen Säcken von mindestens 0,15 mm Wandstärke zu sammeln. Die spitzen oder scharfen Gegenstände müssen getrennt in durchstichsicheren Behältern gesammelt werden.

Wenn diese Abfälle entsprechend gesichert sind, können sie – da dann keine Infektionsgefährdung mehr davon ausgeht – gemeinsam mit den Gruppe-A-Abfällen als Hausmüll entsorgt werden.

Abfallgruppe C

Von den Abfällen der Gruppe C geht eine **besondere Infektionsgefahr** aus. Es handelt sich dabei um Abfälle, die mit Mikroorganismen meldepflichtiger Krankheiten nach

§ 10a Bundes-Seuchen-Gesetz kontaminiert sind. Zu diesen Krankheiten gehören Tuberkulose (Lungenerkrankung), Meningitis (Hirnhautentzündung), Virushepatitis, Diphtherie und Tollwut. Abfälle dieser Gruppe kommen in Zahnarztpraxen äußerst selten vor. Im Autoklaven sterilisierte C-Abfälle können wie Gruppe A-Abfälle entsorgt werden.

Abfallgruppe D

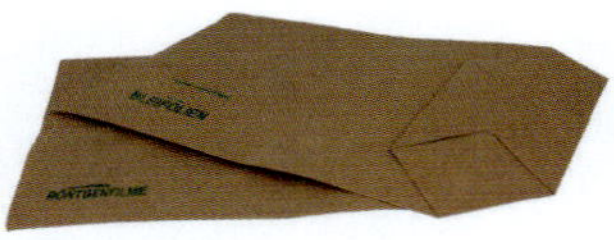

Bild 1: Reststofftüten für Bleifolien und Röntgenfilme-/bilder

Die Abfälle der Gruppe D sind besonders **überwachungsbedürftige, umweltschädigende** Abfälle. Dazu gehören in der Zahnarztpraxis: Amalgamreste, Bleifolien, Fotochemikalien, Röntgenfilme, Altmedikamente.

Legierung
Metallverbindung

Die in der Praxis verwendeten **Amalgame** (Legierungen, die Quecksilber enthalten) sind Legierungen aus mehreren Metallen, die als Wertstoffe angesehen werden können. Da Amalgam aber Quecksilber enthält und auch an die Luft abgibt, müssen die nicht verarbeiteten Überschüsse der Amalgamfüllungsmasse als Sondermüll bewertet und in speziellen Behältern unter Wasser gesammelt und aufbewahrt werden. Beim Legen und Ausbohren von Metallfüllungen werden die Metallabfälle abgesaugt und gelangen in die Absauganlage. Vor allem wegen des umweltproblematischen Amalgamanteils (Quecksilber) müssen die Metallabfälle vom Abwasser abgetrennt werden. In den meisten zahnärztlichen Einheiten geschieht das durch eine Zentrifuge, den sogenannten Amalgamabscheider, die im Arbeitselement der Zahnmedizinischen Behandlungseinheit eingebaut ist. Diese Abfälle werden als umweltproblematische Stoffe von den Entsorgern in der Praxis abgeholt.

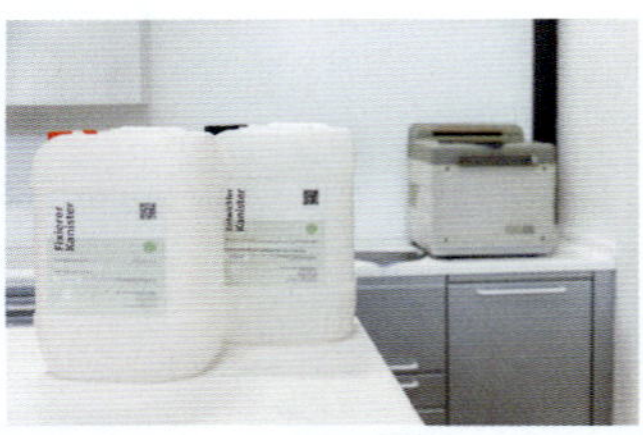

Bild 2: Sammelbehälter für Entwickler- und Fixierflüssigkeiten

Die in den Verpackungen der Zahnfilme enthaltenen **Bleifolien** werden gesammelt und dem zuständigen Entsorgungsunternehmen zwecks Recycling mitgegeben.

Verbrauchte **Fotochemikalien**, d. h. Entwickler- und Fixierlösung, dürfen nicht in das Abwasser eingeleitet werden, da sie Schwermetallsalze (Silberbromid) enthalten. Die Entsorgungsfirmen stellen Kanister zur getrennten Sammlung dieser Flüssigkeiten zur Verfügung und stellen bei der Abholung entsprechende Übernahmescheine aus.

Röntgenfilme dürfen nach Ablauf der Aufbewahrungspflicht entsorgt werden. Aus Gründen des Datenschutzes müssen Beschriftungen, die eine Zuordnung zu bestimmten Patienten zulassen, vor der Entsorgung entfernt werden. Da die Filme metallisches Silber (Schwermetall) enthalten, gehören sie in den Sondermüll und müssen ebenfalls den spezialisierten Entsorgungsfirmen übergeben werden.

Merke

Über die Entsorgung der oben genannten Abfälle muss eine **lückenlose Dokumentation** geführt werden. Dies erfolgt u. a. mittels der erwähnten Übernahmescheine, die von den Entsorgungsunternehmen ausgestellt werden.

Arzneimittel sind nur begrenzt lagerfähig und müssen nach Ablauf ihres Haltbarkeitsdatums entsorgt werden. Ihre Entsorgung ist regional unterschiedlich geregelt. Meist werden sie von der Lieferapotheke zur Entsorgung wieder zurückgenommen. In manchen Städten und Gemeinden dürfen die Altmedikamente auch in den Hausmüll gegeben werden. Das örtlich zuständige Amt für Abfallwirtschaft erteilt Auskunft über das ordnungsgemäße Vorgehen.

Abfallgruppe E

Abfälle der Gruppe E sind **medizinische Abfälle** wie Körperteile und Organabfälle einschließlich gefüllter Blutbeutel und Blutkonserven. Da diese Abfälle in der Zahnarztpraxis nicht anfallen, werden sie an dieser Stelle nicht behandelt. Es sei hier aber darauf hingewiesen, dass mit diesen Abfällen respektvoll umzugehen ist.

Praxisinfo

Extrahierte Zähne gehören nicht in diese Gruppe. Diese werden am besten dadurch entsorgt, in dem man sie den Patienten mitgibt. Enthält ein solcher Zahn allerdings eine Amalgamfüllung, ist er als Sondermüll anzusehen.

DIGITAL+

Abfallgruppe	Abfall	Entsorgung
A	keine besonderen Anforderungen an die Entsorgung • Hausmüll • desinfizierte Abfälle aus Gruppe C • Papier, Pappe, Verpackungsmaterial	Entsorgung mit Hausmüll laut kommunaler Vorschriften
B	Entsorgung unter Infektionsvorbeugung in der Praxis • spitze und scharfe Gegenstände • mit Blut und Eiter verschmutzte Gegenstände	Entsorgung in verschlossenen, durchstichsicheren Behältern bzw. Abfallsäcken
C	Entsorgung unter Infektionsvorbeugung innerhalb und außerhalb der Praxis • mit Erregern meldepflichtiger Erkrankungen kontaminierte Abfälle mit Verbreitungsgefahr	Desinfektion, danach Entsorgung in Gruppe A oder als Sonderabfall (Verbrennung)
D	Sondermüll • Fotochemikalien • Medikamente • Altfilme • Amalgam • Batterien	Entsorgung über Entsorgungsbetriebe oder Fachhandel
E	medizinische Abfälle, besondere Anforderungen aus ethischer Sicht • Amputate • Blutkonserven	Entsorgung laut Landesrecht

Tab. 1: Übersicht zu den Abfallgruppen der Einrichtungen des Gesundheitswesens und deren Entsorgung

Wie bereits oben erwähnt, wurde die Einteilung der Abfallgruppen im Gesundheitsbereich mit der Abfallverzeichnisverordnung, in deren Anhang das in der EU geltende Abfallverzeichnis umgesetzt wurde und in dem die als gefährlich eingestuften Abfälle als besonders überwachungsbedürftig nach deutschem Recht genormt wurden, geändert. Die Abfallgruppen werden hierbei mit einem sechsstelligen Zahlencode versehen. Abfälle, die mit Gefahren verbunden sind, erhalten zusätzlich einen Stern.

In der folgenden Tabelle finden Sie Beispiel für verschiedene Abfallgruppen und den Ihnen zugeordneten Abfallschlüssel.

18 01 01	spitze oder scharfe Gegenstände (außer 18 01 03)
18 01 02	Körperteile und Organe, einschließlich Blutbeutel und Blutkonserven (außer 18 01 03)
18 01 03*	Abfälle, an deren Sammlung und Entsorgung aus infektions-präventiver Sicht besondere Anforderungen gestellt werden
18 01 04	Abfälle, an deren Sammlung und Entsorgung aus infektions-präventiver Sicht keine besondere Anforderungen gestellt werden (z. B. Wund- und Gipsverbände, Wäsche, Einwegkleidung, Windeln)
18 01 06*	Chemikalien, die aus gefährlichen Stoffen bestehen oder solche enthalten
18 01 07	Chemikalien mit Ausnahme derjenigen, die unter 18 01 06 fallen
18 01 08*	Zytotoxische und zytostatische Arzneimittel
18 01 09	Arzneimittel mit Ausnahme derjenigen, die unter 18 01 08 fallen
18 01 10*	Amalgamabfälle aus der Zahnmedizin
15 01 XX	Verpackungsabfall
09 01 01*	Entwickler (Röntgen)
09 01 04*	Fixierbad (Röntgen)

* gefährlicher Stoff

Typisch für die Gruppe 18 01 01 sind Kanülen, Skalpelle und ähnliche Gegenstände, die zwar nicht als gefährlich eingeordnet werden, aber aufgrund der hohen Verletzungsgefahr in stich- und bruchfesten Einwegbehältnissen gesammelt, fest verschlossen, transportiert und entsorgt werden müssen. Extrahierte Zähne gelten nicht als Körperteile und gehören nicht zu Gruppe 18 01 02, müssen aber sofern sie Amalgamfüllungen erhalten unter Gruppe 18 01 10 entsorgt werden. Die Abfallentsorgung hat auch hierbei gemäß der Richtlinien für Sondermüll zu erfolgen, wobei auch die lokalen, unterschiedlichen Abfallsatzungen der Kreise und Kommunen Beachtung finden müssen. Der Praxisinhaber hat Maßnahmen zur Abfallentsorgung von der Anfallstelle bis zur Endbeseitigung zu organisieren und im Hygieneplan schriftlich festzulegen. Bei sachgerechter Behandlung gehen von Praxisabfällen keine größeren Gefahren aus, als von ordnungsgemäß entsorgtem Hausmüll. Hierbei ist zu beachten, dass die Abfallentsorgung individuell auf die Praxis abgestimmt werden muss. So entfällt z. B. die Abfallgruppe 09 01 01* in einer Praxis, die digital röntgt.

Aufgabe

1. Informieren Sie sich in Ihrer Praxis, wie die Abfallentsorgung geregelt ist und ob ein Abfallplan besteht.

13 Nachhaltigkeit in der Zahnarztpraxis

Die Bundeszahnärztekammer hat eine Informationsbroschüre zum Thema Nachhaltigkeit in der Zahnmedizin[1] herausgebracht, die zeigt, wie in der täglichen Praxisarbeit die Umwelt geschont und nachhaltig gewirtschaftet werden kann. Der Effekt dieser Bemühungen zielt nicht nur auf den Schutz der Umwelt ab, sondern spart auch Zeit und Kosten bei täglichen Arbeitsprozessen. Gemäß des Rahmenlehrplans von 2022 entfaltet der Aspekt auch für die Ausbildung Zahnmedizinischer Fachangestellter eine verstärkte Bedeutung.

Grundlagen

Eigentlich logisch: Wird die Anzahl von Zahnbehandlungen reduziert, verringert sich auch die Umweltbelastung. Daher sind die Prävention und Förderung von Zahngesundheit (z. B. durch Fluoridierung von Speisesalz, Versiegelung von Fissuren, Gruppenprophylaxe in Kindertageseinrichtungen und Schulen und zahnmedizinische Vorsorge) nicht nur grundlegend für die Zahngesundheit der Bevölkerung, sondern auch wichtige Bausteine für den Schutz der Umwelt. Doch was kann man sonst noch im Praxisalltag dazu beitragen, um Umweltschutz und Nachhaltigkeit zu fördern? Es gibt erstaunlich viele Maßnahmen, die schnell und unkompliziert durchgeführt werden können.

Grundsätzliche Maßnahmen

In der Praxis kann durch Maßnahmen wie Reduzierung von Wasser- und Energieverbrauch, gezieltes Recycling, Vermeidung unnötiger Transportwege durch ein geschicktes Waren-Bestellmanagement, Müllvermeidung und die Auswahl nachhaltig produzierter Produkte wesentlich zum Umweltschutz beigetragen werden. Hier die konkreten Vorschläge:

1 Die vollständige Broschüre findet sich hier: https://www.bzaek.de/berufsausuebung/nachhaltigkeit-in-der-zahnmedizin.html

Vermeidung unnötiger Emissionen

1. Patientinnen und Patienten über die Anfahrt mit öffentlichen Verkehrsmitteln (ÖPNV) informieren
2. (sichere) Abstellmöglichkeiten für Fahrräder anbieten
3. Zuschüsse für Fahrräder oder ÖPNV für das Praxisteam bieten
4. Mobiles Arbeiten oder nach Möglichkeit Online-Teambesprechungen anbieten
5. Termine von Familienmitgliedern nach Möglichkeit zusammenlegen, um Verkehrswege zu sparen

Ressourcen schonen/Abfall vermeiden

1. Bestellmanagement: Überschüsse vermeiden, damit nichts unnötig weggeworfen werden muss
2. Großpackungen bestellen
3. Einwegartikel vermeiden – i. d. R. ist es umweltschonender, einen Artikel wieder aufzubereiten als ihn wegzuwerfen.
4. umweltfreundliche Haushaltsreiniger für Küche und Bad verwenden
5. Medizinprodukte nur sterilisieren, wenn dies nach dem Medizinprodukterecht-Durchführungsgesetz vorgegeben ist
6. Durchfluss-Verringerer in Wasserhähnen anbringen
7. Recyclingpapier verwenden
8. Patientenpost nach Möglichkeit per E-Mail versenden
9. im Wartezimmer Zeitschriften auslegen, die über nachhaltiges Leben informieren
10. Patientinnen und Patienten über die Bemühungen für Nachhaltigkeit in Ihrer Praxis informieren.
11. Auf korrektes Recycling achten (aufgehängte Poster sind hilfreich)

Aufgaben

1. Gleichen Sie die Checkliste mit ihrer Praxis ab: Welche Maßnahmen könnten an Ihrem Arbeitsplatz durchgeführt werden, um zu mehr Umweltschutz beizutragen?
2. Führen Sie eine Recherche zu folgenden Themen durch und präsentieren Ihre Ergebnisse der Klasse. Stellen Sie dar, wo Sie die Informationen bekommen haben:
   a) Energieverbrauch im Praxisalltag verringern
   b) Wasser in der Zahnarztpraxis sparen
3. Entwerfen Sie ein Poster zur korrekten Mülltrennung.
4. Diskutieren Sie: Pro und Contra Einwegartikel in der Zahnarztpraxis

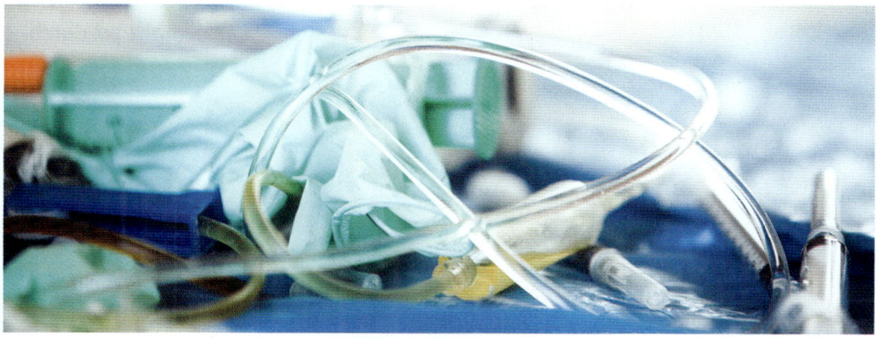

Bild 1: Die korrekte Entsorgung von Praxisabfällen dient der Sicherheit der Mitarbeitenden und der Patientinnen und Patienten.

Lernfeld 4

Kariestherapie begleiten

Kariestherapie begleiten

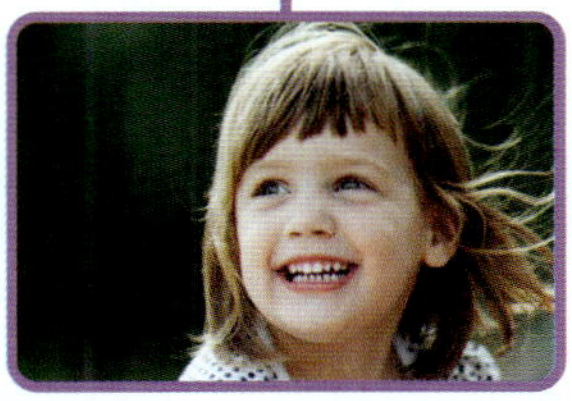

Zahn und Gebissentwicklung

- Zahndurchbruch der Milchzähne
- Zahndurchbruch der bleibenden Zähne
- Entwicklungsstörungen

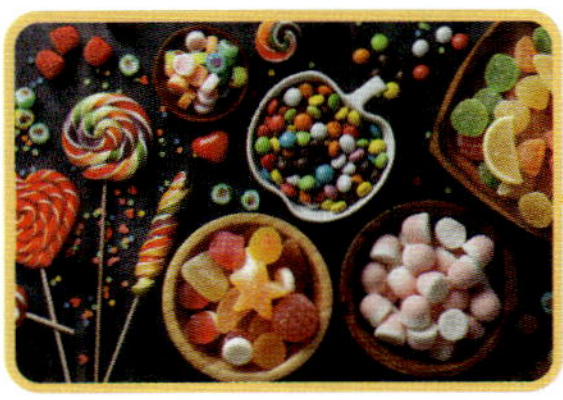

Karies – die häufigste Schädigung der Zahnhartsubstanz

- Kariesentstehung
- Kariesbegünstigende Faktoren
- Zahnbeläge, Plaque – der Hauptgrund für Karies
- Kariesverlauf, -formen und Entstehungsorte

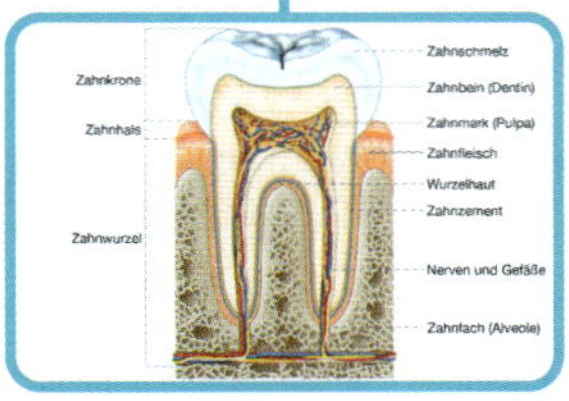

Zahnaufbau

- Zahnschmelz
- Wurzelzement
- Zahnbein
- Zahnmark
- Pulpa-Dentin-System

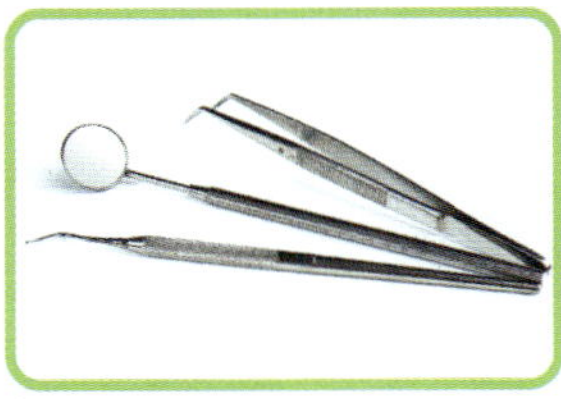

Kariesdiagnostik

- Untersuchungsmethoden
- Grundinstrumentarium zur Kariestherapie

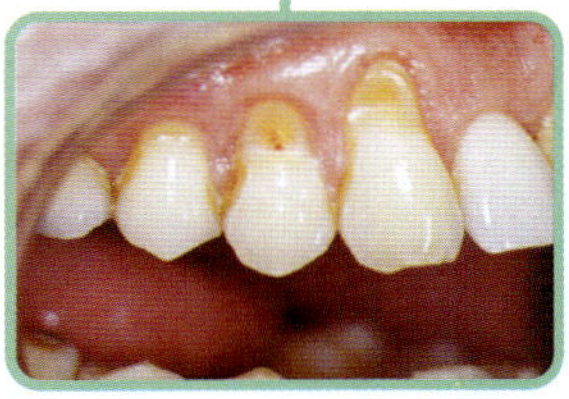

Schäden der Zahnsubstanz

- Verschiedene Schäden der Zahnsubstanz
- Wirkung von Säuren auf Zahnhartsubstanz

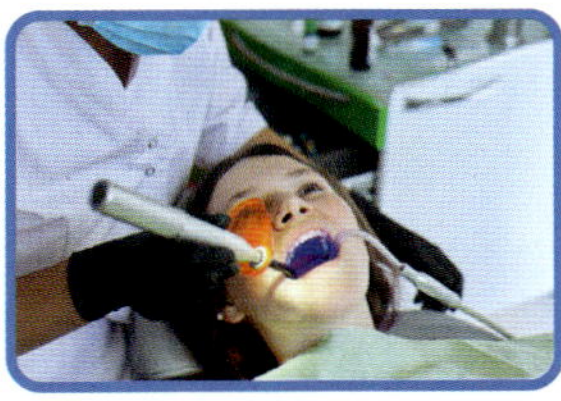

Füllungstherapie – Vorgehen und Materialien

- Instrumente zur Kariestherapie
- Untersuchung des Zahnes
- Kavitätenpräparation und Exkavieren der Karies
- Plastische Füllungsmaterialien
- Gestaltung der Füllung mit Formhilfen und Oberflächenpolitur
- Einlagefüllungen – Inlays
- Temporäre bzw. provisorische Füllungen
- Veneers

1 Zahn- und Gebissentwicklung

Bei der Geburt ist der Mensch noch zahnlos. Das ist sinnvoll, denn beim Stillen könnten die Zähne des Säuglings die Mutter verletzen. Trotzdem sind zu diesem Zeitpunkt schon alle Milchzähne im Kieferknochen vorhanden und auch die Keime der meisten bleibenden Zähne sind bereits angelegt.

Embryo
Bezeichnung des ungeborenen Kindes in der 1.–12. SSW (Adjektiv: embryonal)

Fötus bzw. Fetus
Bezeichnung des ungeborenen Kindes ab der 13. SSW (Adjektiv: fetal)

Die Zahnentwicklung beginnt schon beim **Embryo** ab der 6. Schwangerschaftswoche (SSW). Zum Zeitpunkt der Geburt liegen die Zähne bzw. die Zahnanlagen noch vollständig im Kiefer. Sie beginnen erst nach der kompletten Ausbildung der Zahnkrone aus dem Knochen herauszuwachsen und durchbrechen dann die Schleimhaut. Wenn sich die Zähne in der Mundhöhle zeigen, sind ihre Wurzeln noch nicht voll ausgebildet. Die Eintrittsstelle für Nerven und Blutgefäße an der Wurzelspitze, das **Foramen apicale** (siehe LF2, Seite 47), ist noch weit offen. Erst einige Zeit nach dem Zahndurchbruch kommt das Wurzelwachstum zum Abschluss, dann verkleinert sich das Wurzelspitzenloch.

Entwicklungsschritt	Zeitpunkt
Ausbildung der Zahnleiste mit 20 Zahnanlagen für das Milchgebiss	6. Schwangerschaftswoche
Ausbildung der Zahnknospen	6.–7. Schwangerschaftswoche
Ausbildung der Zahnkappen und der Ersatzzahnleiste für die bleibenden Zähne	8. Schwangerschaftswoche
Ausbildung der Zahnglocke	12. Schwangerschaftswoche
Beginn der Mineralisation der Zähne	ab 13. Schwangerschaftswoche

Tabelle 1: Übersicht der embryonalen und fetalen Zahnentwicklung

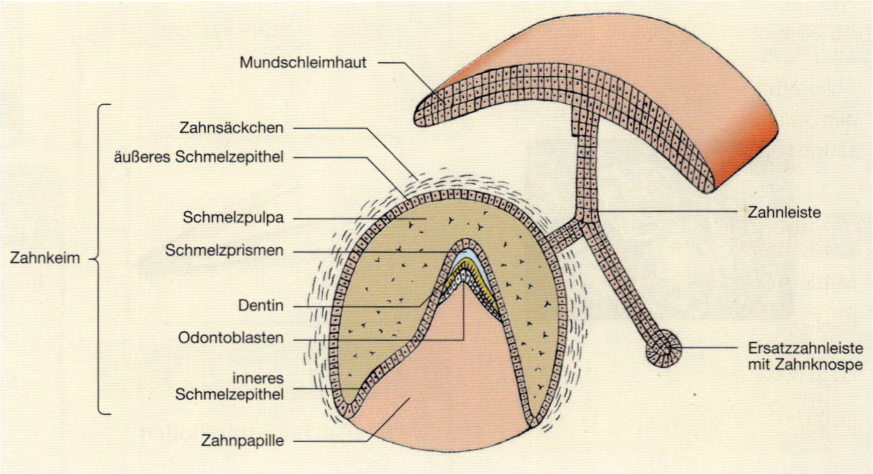

Bild 1: Zahnkeim im Stadium der Zahnglocke

Aus Einstülpungen der Mundschleimhaut entwickeln sich, bogenförmig angelegt, die Zahnleisten. Daraus entstehen die einzelnen Zahnanlagen, zuerst für die Milchzähne und kurz darauf die Ersatzzahnleisten für die bleibenden Zähne.

Wenn die Zahnkeime das sogenannte Glockenstadium erreichen, setzt die Bildung der Zahnhartsubstanzen ein. Zahnschmelz und Dentin formen allmählich die Zahnkrone.

Im Gebiss eines Hais werden beschädigte Zähne das ganze Leben lang fortlaufend durch neue Zähne ersetzt. Dies kann sich unzählige Male wiederholen. Beim Menschen gibt es nur zwei Zahnungsphasen. Man spricht dabei von der **ersten** und der **zweiten Dentition**.

Dentition
Zahndurchbruch (lat. dentitio)

Dentitio difficilis (Abkürzung: dent. diff.)
erschwerter Zahndurchbruch

1.1 Zahndurchbruch der Milchzähne

Der **Zahndurchbruch der Milchzähne** – die **erste Dentition** – beginnt ungefähr im 6. Lebensmonat mit den unteren mittleren Schneidezähnen und wird in der Regel im Alter von 2 ½ Jahren mit dem Durchbruch der zweiten **Milchmolaren** abgeschlossen. (s. Bild 1) Die unteren Zähne brechen meist früher als die oberen durch und die ersten Milchmolaren vor den Milcheckzähnen.

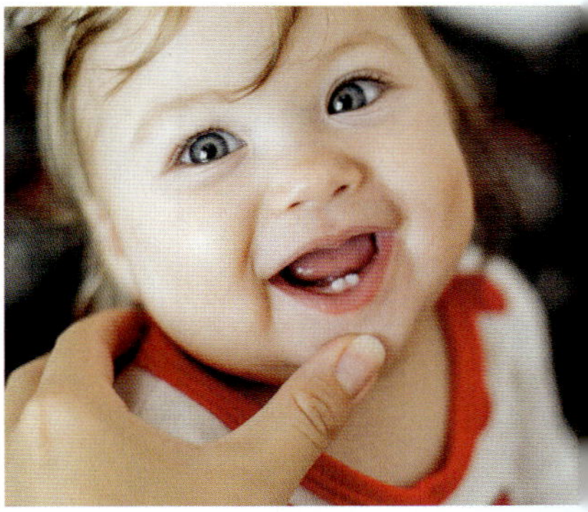

Bild 1: Beginn der ersten Dentition

Das Zahnen bei Kleinkindern geht häufig einher mit Schmerzen, Schlafstörungen, Fieber, Unruhe und vermehrtem Speichelfluss. Mit Verständnis und liebevoller Fürsorge können Eltern ihre Kinder in diesem Zustand unterstützen. Linderung verschaffen z. B. gekühlte Beißringe. Der damit ausgeübte Druck regt den Zahndurchbruch zudem zusätzlich an.

Das fortschreitende Wachstum der Kinder zeigt sich auch im Bereich des Schädels. Weil die Kieferknochen wachsen, entstehen etwa im Alter von vier Jahren größere Lücken zwischen den Zähnen. Diese Lücken sind notwendig, damit die größeren bleibenden Zähne später genügend Platz haben.

Molar
Mahlzahn

Beim vorzeitigen Verlust von Milchzähnen verlangsamt sich das Wachstum des Kiefers in diesem Bereich, da der Kieferknochen durch die fehlende Kaufunktion nicht mehr ausreichend stimuliert (angeregt) wird. Manchmal rückt zudem der neben der Lücke stehende Milchzahn heran und engt die Zahnlücke ein. Dann hat der nachfolgende bleibende Zahn nicht mehr genügend Platz.

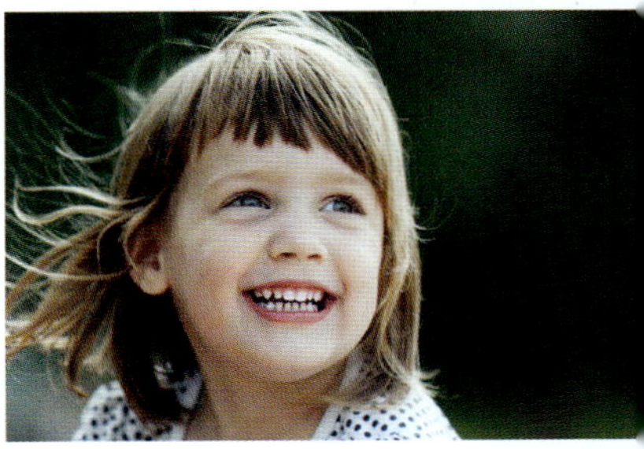

Bild 2: Milchgebiss mit vergrößerten Zahnzwischenräumen

Merke

Milchzähne haben eine **Platzhalterfunktion**. Ihr vorzeitiger Verlust beeinflusst sowohl den späteren Durchbruch als auch die Zahnstellung der bleibenden Zähne. Milchzähne sollten deshalb möglichst bis zum natürlichen Zahnwechsel erhalten werden.

DIGITAL+

Zahn und Durchbruchszeit	Zeitraum des Durchbruchs
Mittlere Schneidezähne	ca. 6. Monat
Seitliche Schneidezähne	8.–12. Monat
Erste Molaren	12.–16. Monat
Eckzähne	16.–20. Monat
Zweite Molaren	20.–30. Monat
Durchbruchreihenfolge: 1er – 2er – 4er – 3er – 5er	

Tabelle 1: Durchbruchszeiten der Milchzähne

Äußerlich entsprechen Milchzähne in ihrer Form weitgehend den bleibenden Zähnen, sie sind aber naturgemäß kleiner als diese (s. Bild 1). Im Vergleich zu bleibenden Zähnen ist die Schmelzschicht der Milchzähne deutlich dünner, dafür nimmt die Pulpa viel mehr Raum ein.

Praxisinfo

Warum heißen die ersten Zähne Milchzähne?

Milchzähne, diese Bezeichnung ist in vielen Sprachen wörtlich genau so zu finden: milk teeth im Englischen, denti da latte auf Italienisch oder dents de lait auf Französisch, die Liste der Beispiele könnte noch lange fortgesetzt werden.

Der Name lässt sich zum einen durch die bläulich-weiße, milchähnliche Farbe erklären, die sich eindeutig von der Farbe bleibender Zähne unterscheidet. Zum anderen spielt es sicher eine Rolle, dass die Zähne im Säuglings- bzw. Kleinkindalter durchbrechen, einem Lebensabschnitt in dem Milch zur Hauptnahrung eines Menschen zählt.

1.2 Zahndurchbruch der bleibenden Zähne

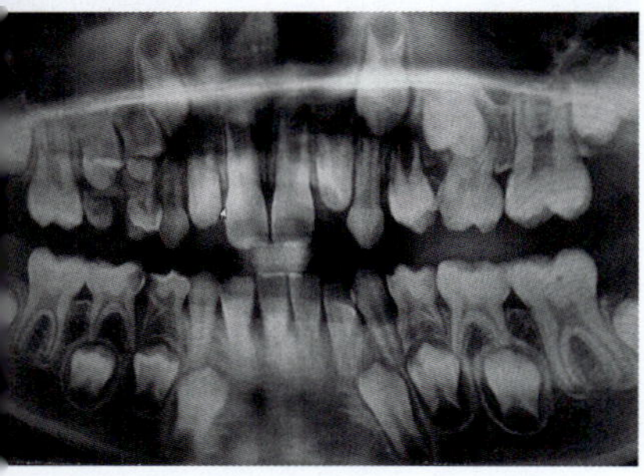

Bild 1: Röntgenaufnahme eines Wechselgebisses.

Milcheckzähne und Milchmolaren sind noch vorhanden, bleibende Schneidezähne und erste bleibende Molaren bereits durchgebrochen. Im Kieferknochen erkennbar die restlichen bleibenden Zähne.

Die **bleibenden Zähne** entwickeln sich zeitlich nach den Milchzähnen aus der **Ersatzzahnleiste**, d. h. ihre Entstehung beginnt schon im Mutterleib. Sie wachsen und mineralisieren weiter im Kiefer, um schließlich ab etwa dem sechsten Lebensjahr durchzubrechen. Es beginnt die **zweite Dentition**.

1.2.1 Das Wechselgebiss

Der erste bleibende Zahn ist der erste Molar (6er), der im Alter von 5 bis 6 Jahren hinter der Milchzahnreihe in der Mundhöhle erscheint. Er wird auch als **Sechsjahrmolar** bezeichnet und ist ein sogenannter **Zuwachszahn**, weil er nicht an die Stelle eines Milchzahnes tritt, sondern zusätzlich die Zahnreihe ergänzt.

Die Milchzähne werden nach und nach durch bleibende ersetzt. Bis etwa zum 12. Lebensjahr haben Kinder ein sogenanntes **Wechselgebiss**, in welchem sowohl Milchzähne als auch bleibende Zähne vorzufinden sind.

Unter dem Druck der nachwachsenden bleibenden Zähne, werden die Wurzeln der Milchzähne abgebaut. Kurz vor dem Durchbruch der bleibenden Zähne haben die Milchzähne keine Wurzeln mehr. Sie werden dann locker und fallen aus.

Definition

Zuwachszähne sind im Milchgebiss nicht vorhanden, sie brechen distal der Milchzähne durch.

6er, 7er und 8er

Ersatzzähne nehmen den Platz von Milchzähnen ein.

1er, 2er, 3er, 4er und 5er

Praxisinfo

Das Wechselgebiss erfordert besondere Pflege. Während des Durchbruchs ist das Zahnfleisch häufig entzündet und empfindlich. Daher wird die Region beim Putzen gerne „geschont".

Die natürliche Selbstreinigung ist beeinträchtigt solange die Zahnkrone noch nicht vollständig durchgebrochen ist.

Nach dem Durchbruch werden zusätzlich Mineralien in den Schmelz eingelagert, d. h. zu diesem Zeitpunkt haben die Zähne noch nicht ihre volle Widerstandskraft gegen zahnschmelzschädigende Substanzen wie Säuren.

Warum wackeln Milchzähne? Haben Milchzähne keine Wurzeln?

Milchzähne haben sehr wohl Wurzeln, ohne hätten sie im Kiefer gar keinen Halt. Schließlich ist das Wurzelzement, die äußere Schicht der Zahnwurzel, Teil des Zahnhalteapparates. Im Wurzelzement sind die Haltefasern verankert, die den Zahn mit dem Knochen verbinden. Dies ist sowohl bei Milchzähnen als auch bei bleibenden Zähnen gleich.

resorbieren
auflösen, aufnehmen

Milchzahnresorption
Abbau der Milchzahnwurzel

Auf Seite 130, Bild 1, Röntgenaufnahme eines Wechselgebisses, ist gut zu erkennen, dass die bleibenden Zähne unmittelbar in der Nähe der Wurzelspitzen der Milchzähne angelegt sind. Während die bleibenden Zähne wachsen und im Begriff sind durchzubrechen, veranlasst der menschliche Körper den Abbau der Milchzahnwurzel, die „im Weg steht". Man nennt diesen Vorgang Wurzelresorption. Dafür setzt der Körper spezialisierte Zellen ein, die Gewebe auflösen können (s. Seite 134 Blasten/Klasten). Am Ende dieses Vorganges ist vom Milchzahn nahezu nur noch die Krone übrig. Ohne Zahnwurzel, kein Halt. Der Milchzahn wird locker und fällt so fast von selbst aus.

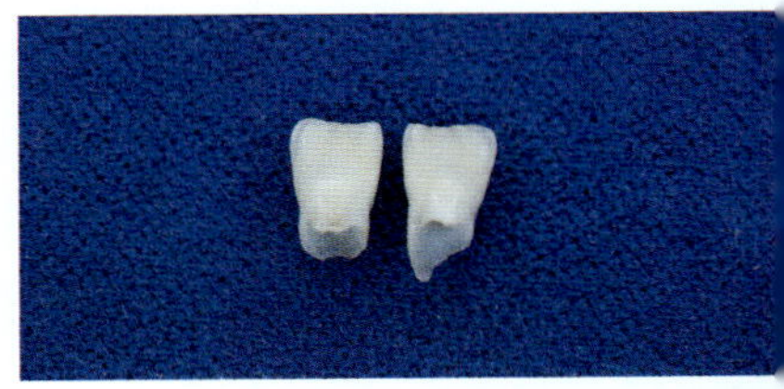

Bild 1: Ausgefallene Milchzähne

1.2.2 Das bleibende Gebiss

Der Durchbruch der bleibenden Zähne vollzieht sich in einer bestimmten Abfolge:

DIGITAL+

Zahn und Durchbruchszeit	Zeitraum
Erster Molar	5.–7. Jahr
Mittlere Schneidezähne	6.–8. Jahr
Seitliche Schneidezähne	7.–9. Jahr
Erste Prämolaren	10.–12. Jahr
Eckzähne	9.–12. Jahr
Zweite Prämolaren	10.–12. Jahr
Zweite Molaren	12.–13. Jahr
Dritte Molaren	ab 16. Jahr
Durchbruchreihenfolge: 6er – 1er – 2er – 4er – 3er – 5er – 7er – 8er	

Tabelle 1: Durchbruchszeiten der bleibenden Zähne

Sind die bleibenden Zähne in der Mundhöhle durchgebrochen, setzt sich ihre Entwicklung fort:

- **Reifung** und weitere Mineralisation der Zahnhartsubstanz im Bereich der Krone
- **Wurzelwachstum** wird vollendet.

Da sich Mädchen in ihrer Kindheit und Jugend etwas schneller entwickeln als Jungen, ist der Zahnwechsel bei ihnen auch meistens etwas früher beendet.

1.3 Entwicklungsstörungen

Gelegentlich ist die Zahnentwicklung oder der Zahndurchbruch gestört und zeigt Abweichungen von der Norm bzw. Unregelmäßigkeiten **(Anomalien)**.

Anomalie
Abweichung von der Regel

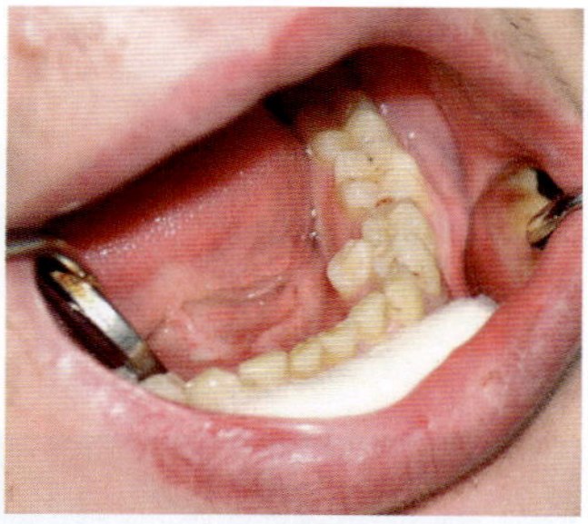

Bild 1: überzähliger Zahn

Übersicht der häufigsten Entwicklungsstörungen

Verfrühter Zahndurchbruch: In seltenen Fällen sind schon bei Geburt einzelne oder mehrere Zähne durchgebrochen.

Verspäteter Zahndurchbruch: Verzögerungen von mehr als sechs Monaten sollten bezüglich ihrer Ursache zahn- und allgemeinmedizinisch abgeklärt werden.

Abweichungen in der Zahnzahl:

Anodontie: völlige Zahnlosigkeit durch Nichtanlage der Zähne

Hypodontie = Zahnunterzahl: Nichtanlage einzelner Zähne (häufig 8er oder 2er)

Hyperdontie = Zahnüberzahl:

Mesiodens: überzähliger Schneidezahn zwischen den oberen Schneidezähnen

„Neuner“: überzählige Molaren, die distal der 8er angelegt sind

Abweichungen in der Zahngröße, Zahnform:

zu kleine Zähne (Mikrodontie), zu große Zähne (Makrodontie) – betrifft meist einzelne Zähne.

Doppelzahnbildung: Wenn sich Zahnanlagen unvollständig verdoppeln, entstehen daraus Zähne, die beispielsweise zwei zusammenhängende Zahnkronen aufweisen.

Zapfenzahn: Die Zahnkrone ist zapfenförmig fehlgebildet.

Fehlentwicklungen in der Zahnstruktur: Ungenügende Ausbildung der Zahnhartsubstanz z. B. durch übermäßige oder ungenügende Mineralisation; Verfärbungen, Fleckenbildung, Einziehungen oder Ausstülpungen der Zahnhartsubstanz.

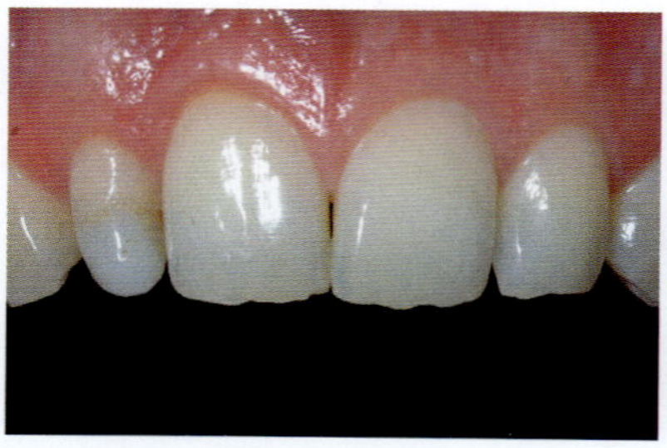

Bild 2: Zapfenzahn

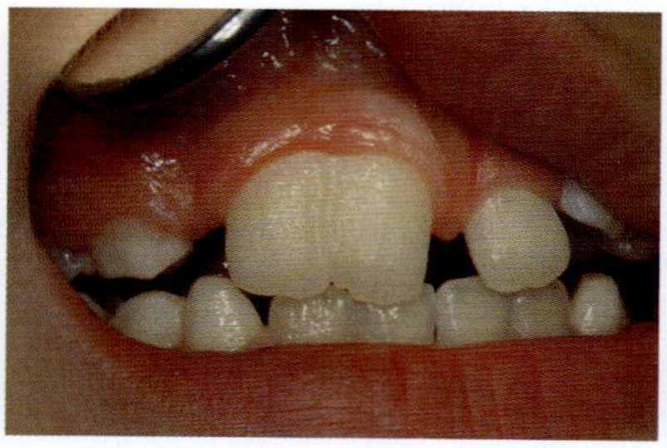

Bild 3: Doppelzahnbildung – Zahnverschmelzung

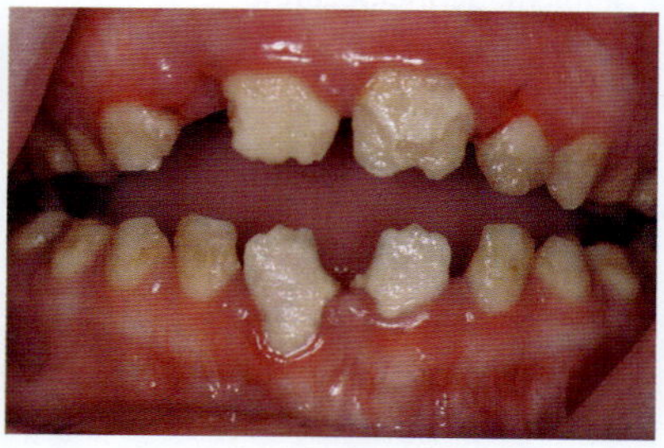

Bild 4: Unvollständige Schmelzbildung

Aufgaben

1. In welchem Alter bricht das Milchgebiss durch?
2. Welcher bleibende Zahn bricht zuerst aus? Wann bricht er durch?
3. Was bezeichnet man als Wechselgebiss? In welchem Alter haben Kinder ein Wechselgebiss?
4. Einer der bleibenden Zähne wird häufig auch als 12-Jahres-Molar bezeichnet. Welcher Zahn ist gemeint?
5. Milchzähne werden von Eltern oft als nicht so wichtig angesehen. Erklären Sie den Eltern eines Kleinkindes, weshalb die Mundhygiene und der Erhalt der Milchzähne große Bedeutung hat.

2 Zahnaufbau

Betrachtet man rein äußerlich einen Zahn, stellt man fest, dass sich das Zahngewebe im Bereich der Krone und der Wurzel unterscheidet. Die Zahnkrone ist umhüllt von einer glänzenden, glatten Schicht, während die Zahnwurzel eher matt ist und eine rauere Oberfläche aufweist. Der Übergang von einer Struktur zur anderen ist klar abgegrenzt.

Im Querschnitt ist unterhalb der äußeren Schicht eine dritte Zahnhartsubstanz zu erkennen. Sie ist um den Hohlraum im Zahninneren herum angelegt und begrenzt somit das darin befindliche Weichgewebe.

Die **Histologie** unterscheidet vier Arten von Zahngewebe:

Histologie
Lehre von den Geweben des Körpers

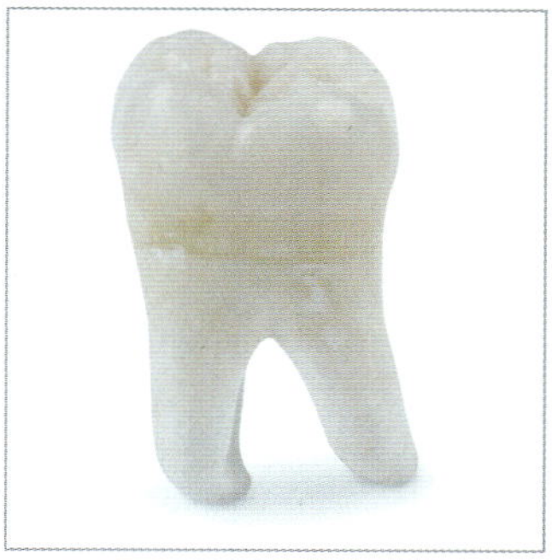

Bild 1: menschlicher Zahn

Die Oberfläche des Zahnschmelzes ist glänzend, das Wurzelzement ist matt, der Übergang, die sogenannte Schmelz-Zement-Grenze ist deutlich erkennbar.

Hartsubstanzen

- Zahnschmelz (Enamelum)
- Wurzelzement (Cementum)
- Zahnbein (Dentin)

Weichgewebe

- Zahnmark (Pulpa)

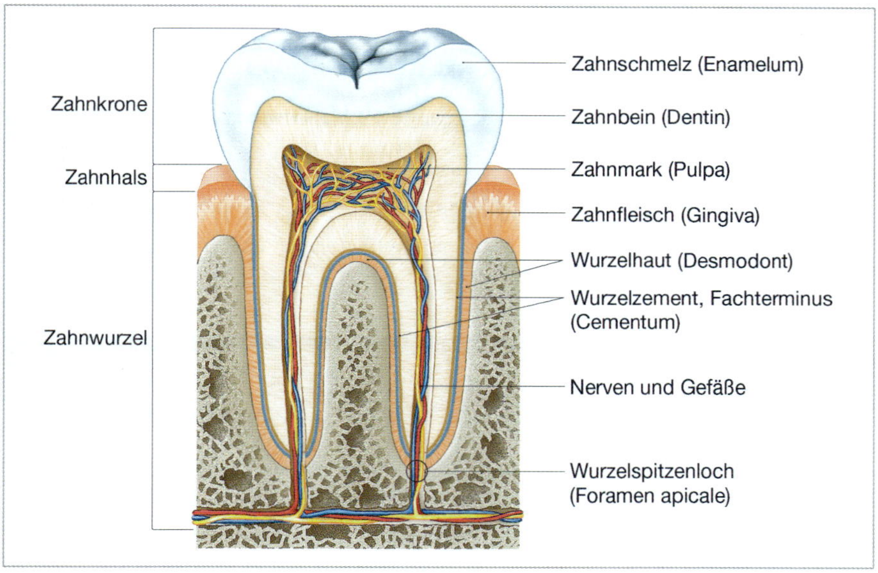

Bild 2: Darstellung der Zahngewebe

2.1 Zahnschmelz

Der Zahnschmelz **(Enamelum)** bildet die äußere Schicht der Zahnkrone. Im Bereich der Höckerspitzen und der Schneidekanten ist die Schmelzschicht besonders dick, zum Zahnhals hin läuft sie dünn aus.

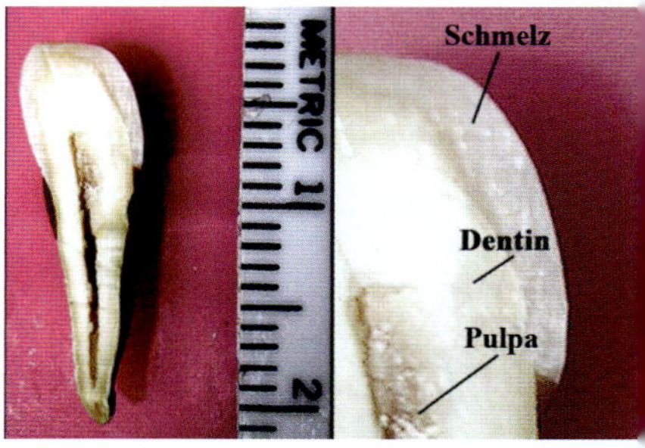

Bild 3: Längsschnitt durch einen menschlichen Zahn

Zahnschmelz ist die härteste Substanz im menschlichen Körper. Dies erklärt sich durch seine Zusammensetzung und seinen Aufbau. Schmelz besteht zu ca. 95 Prozent aus Mineralstoffen, vor allem Kalzium-, Phosphor- und Fluoridverbindungen.

Grundbaustein sämtlicher Zahnhartsubstanzen ist das **Hydroxylapatit**.

Hydroxylapatit
Grundbaustein sämtlicher Zahnhartsubstanzen $Ca_5(PO_4)_3(OH)$.

Im Zahnschmelz findet sich diese chemische Verbindung aus Kalzium und Phosphor in Form von Kristallen, die in sechskantigen Stäbchen angeordnet sind – den sogenannten **Schmelzprismen**, (siehe nachfolgende Seite, Bild 1). Die Schmelzprismen sind eng miteinander verzahnt und verlaufen durch die gesamte Schmelzschicht, vom Dentin bis an die Zahnoberfläche. Die Anordnung der Kristalle verschafft dem Zahnschmelz auch sein lichtdurchlässiges Aussehen. Die Zahnfarbe wird eigentlich durch das darunterliegende Dentin bestimmt.

Der restliche Anteil von ca. 5 Prozent besteht hauptsächlich aus Wasser und geringen Spuren von organischem Gewebe. Zahnschmelz enthält kein lebendes Weichgewebe, ist also eine zellfreie, tote Substanz, die weder Schmerz noch andere Reize wahrnehmen kann.

organisch
die belebte Natur betreffend

anorganisch
die unbelebte Natur betreffend, z. B. zählen Mineralien dazu

Definition

Zahnschmelz ist die härteste Substanz des menschlichen Körpers, besteht aus kristallinem Hydroxylapatit und ist kein lebendes Gewebe.

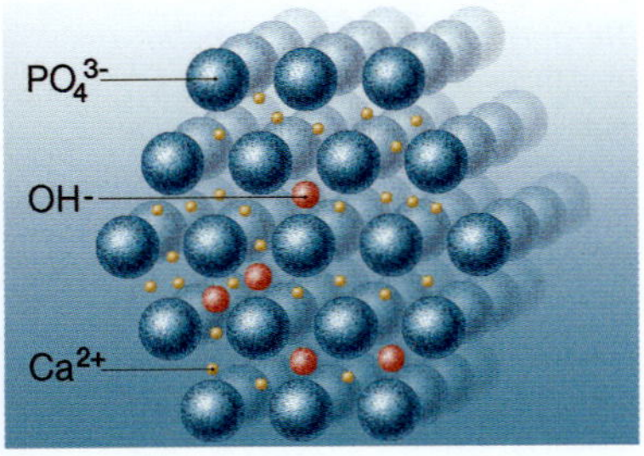

Bild 1: Darstellung der Schmelzprismen

Zahnschmelz wird von besonderen Zellen, den sogenannten **Ameloblasten**, aufgebaut und ist zum Zeitpunkt des Zahndurchbruchs bereits vollständig ausgebildet. Nachdem sie ihre Aufgabe erfüllt haben, gehen alle Ameloblasten zugrunde, daher kann Schmelz zu einem späteren Zeitpunkt nicht erneuert werden. Nach dem Durchbruch kann Zahnschmelz noch Mineralstoffe aus dem Speichel aufnehmen, z. B. Fluorid. Durch die Fluoridaufnahme wandelt sich das Hydroxylapatit in Fluorhydroxylapatit um, welches den Zahn widerstandsfähiger gegen Säuren macht.

Merke

Blasten (in Zusammensetzungen): Bezeichnung für Zellen die Gewebe **herstellen** z. B. Ameloblasten, Odontoblasten, Cementoblasten

Klasten (in Zusammensetzungen): Bezeichnung für Zellen die Gewebe **abbauen** z. B. Dentoklasten, Osteoklasten

Merke

Blasten **b**auen, **K**lasten **k**lauen.

Als härteste Körpersubstanz zeigt der Zahnschmelz große Widerstandskraft gegenüber **Kaudruck**, **Abrieb** und **Säure**. Dies hat aber auch Grenzen. Wirken die ausgeübten Kräfte nicht senkrecht auf die Schmelzprismen, kann das zu Abplatzungen und Bruch führen. Solche sogenannten Scherkräfte offenbaren die recht spröde Beschaffenheit dieser Zahnhartsubtanz. Säuren haben unter einem ph-Wert von ca. 5,5 eine zersetzende Wirkung auf den Zahnschmelz.

2.2 Wurzelzement

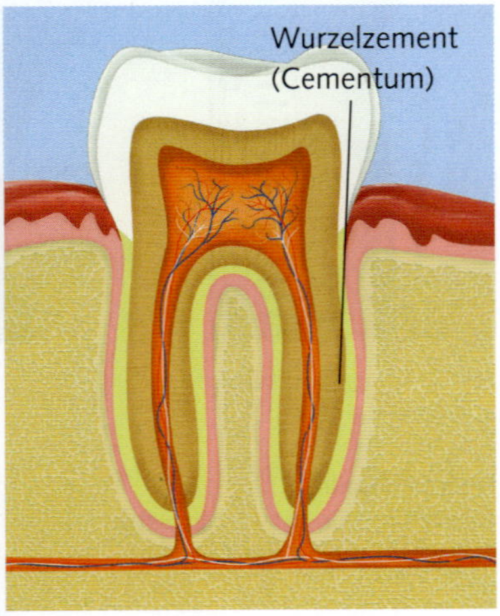

Bild 2: Wurzelzement (Cementum)

Das **Wurzelzement** (**Cementum**) bildet die äußere Hülle der Zahnwurzel. Die insgesamt dünne Zementschicht ist an der Wurzeloberfläche weitgehend gleichmäßig ausgebildet. Ausnahmen findet man im Bereich des Zahnhalses – hier läuft die Schicht dünn aus – und an der Wurzelspitze – hier ist sie etwas dicker.

Wurzelzement ist das weichste unter den Zahnhartgeweben, es hat den geringsten Gehalt an Mineralstoffen (ca. 65 Prozent) und den höchsten Gehalt an organischer Substanz (ca. 27 Prozent). In seiner Beschaffenheit und Härte ähnelt das Wurzelzement dem menschlichen Knochen.

Wurzelzement ist ein lebendes Gewebe, das keine eigenen Blutgefäße besitzt. Es wird von den Blutgefäßen der Wurzelhaut (Bild 2) mit Nährstoffen versorgt. Da es von der Blutversorgung der Pulpa unabhängig ist, bleibt es auch vital, wenn die Pulpa abstirbt.

Bezüglich seiner Funktion gehört das Wurzelzement zum Zahnhalteapparat. Unzählige Fasern verankern jeden Zahn in seinem knöchernen Fach. Die sogenannten Sharpey-Fasern sind zur einen Seite mit dem Wurzelzement zur anderen Seite mit dem Alveolarknochen verwachsen.

Auf einer Fläche dieser Größe befinden sich auf der Zahnwurzel bis zu 30 000 einzelne Fasern. Sie sind auf der einen Seite im Wurzelzement eingewachsen und auf der anderen Seite im Alveolarknochen. Das Wurzelzement ist Teil des Zahnhalteapparates.

Das Wurzelzement wird von den **Cementoblasten** gebildet. Es kann lebenslang auf- und umgebaut werden.

Definition

Wurzelzement ist ein knochenähnliches Hartgewebe, das die Wurzeloberfläche bedeckt. Es gehört sowohl zum Zahn als auch zum Zahnhalteapparat.

Merke

Der Übergang von Zahnschmelz zur Zahnwurzel wird als **Schmelz-Zement-Grenze** bezeichnet und befindet sich im gesunden Gebiss unterhalb der Gingiva.

2.3 Zahnbein

Zahnbein, die gebräuchlichere Bezeichnung dafür ist **Dentin**, befindet sich unterhalb der Schmelz- und der Zementschicht. Dentin ist sowohl im Bereich der Krone als auch im Bereich der Zahnwurzel vorhanden und stellt somit die Hauptmasse eines Zahnes.

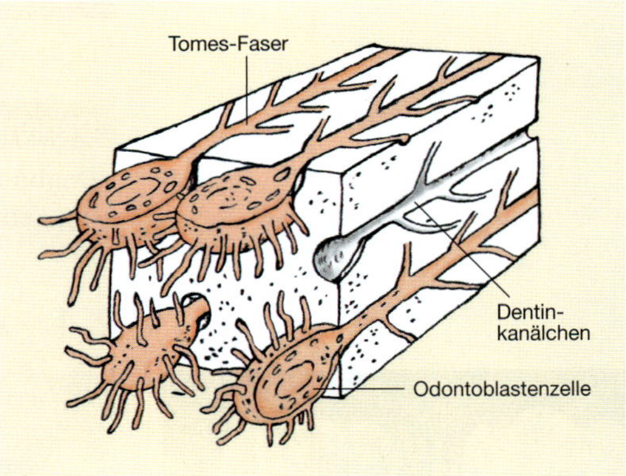

Bild 1: Odontoblasten

Dentin ist die zweithärteste Körpersubstanz und ähnelt in seiner Zusammensetzung dem Knochen und dem Wurzelzement. Der Mineralanteil im Dentin liegt bei ca. 70 Prozent, die **Hydroxylapatitkristalle** sind allerdings kleiner und anders angeordnet als im Schmelz. All das macht Dentin weicher aber auch elastischer (weniger spröde) als Zahnschmelz.

Unter dem Mikroskop betrachtet, lässt sich feststellen, dass Dentin von zahlreichen Kanälchen **(Dentintubuli)** durchzogen wird. Genau betrachtet, ist die Anzahl und die Dichte dieser Dentinkanälchen in der Nähe der Pulpa etwa doppelt bis dreimal so hoch wie in Schmelznähe.

Praxisinfo

Da die Schmelz- und Zementschicht im Bereich des Zahnhalses sehr dünn ist, nutzt sie sich an dieser Stelle schneller ab. Dadurch wird die darunter liegende, sensible Dentinschicht freigelegt. Über die Dentinkanälchen werden Schmerzreize direkt an die Pulpa weitergeleitet.

Patienten nehmen Reize, wie zum Beispiel heiß, kalt oder süß am Zahnhals besonders schmerzhaft wahr. Je näher zur Pulpa eine Reiz ausgelöst wird, desto intensiver der Schmerz.

Dentintubuli
Kanälchen im Dentin

Tomes-Fasern
Fortsätze der Odontoblasten

Dentinliquor
Flüssigkeit in den Dentinkanälchen

Die dentinbildenden Zellen werden **Odontoblasten** genannt (s. Bild 1). Sie bestehen aus einem Zellkörper, der sich in der äußeren Pulpaschicht befindet und aus einem Fortsatz der in einem Dentinkanälchen liegt. In jedem Dentinkanälchen befindet sich ein lebender Odontoblastenfortsatz umgeben von Gewebsflüssigkeit, diese wird Dentinliquor genannt. Entlang der Odontoblastenfortsätze **(Tomes-Fasern)** verlaufen auch Nervenfasern. Dies macht Dentin zu einem lebenden Gewebe, das sehr empfindlich auf Reize reagiert. Druckveränderungen oder Bewegungen in der Dentinflüssigkeit werden als Schmerz wahrgenommen.

Merke

Tomes-Fasern (Odontoblastenfortsätze) befinden sich in den Dentinkanälchen.

Sharpey-Fasern verankern den Zahn im Alverolarfach.

vital
lebendig, lebenswichtig

avital/devital
leblos, abgestorben

Vita
das Leben

Dentin ist ein lebendes Gewebe. Im Gegensatz zum Zahnschmelz kann Dentin am vitalen Zahn zeitlebens weitergebildet werden (siehe Tabelle 1).

Primärdentin	Dentin, das während der Zahnentwicklung und bis zur vollständigen Wurzelbildung gebildet wird.
Sekundärdentin	Dentin, das nach Abschluss des Wurzelwachstums zeitlebens gebildet wird. Diese kontinuierliche Neubildung von Dentin führt dazu, dass die Pulpahöhle mit zunehmendem Alter kleiner wird.
Reizdentin bzw. Tertiärdentin	Dentin, das auf einen Reiz hin verstärkt gebildet wird. Es ist der Versuch, die Pulpa vor chemischen, mechanischen oder bakteriellen Reizen zu schützen. Reizdentin ist in seiner Zusammensetzung und Qualität dem Sekundärdentin unterlegen. In der Zahnmedizin macht man sich diese Reaktion der Odontoblasten zunutze und versucht, durch Kalziumhydroxideinlagen die Bildung von Tertiärdentin anzuregen (s. LF 5, Kap. 6 „Tiefe Karies").

Tabelle 1: Arten von Dentin

Definition

Dentin ist das lebende Hartgewebe im Inneren des Zahnes. Es verdickt sich im Laufe des Lebens durch ständige Neubildung. Dabei verkleinert sich die Pulpahöhle.

2.4 Zahnmark

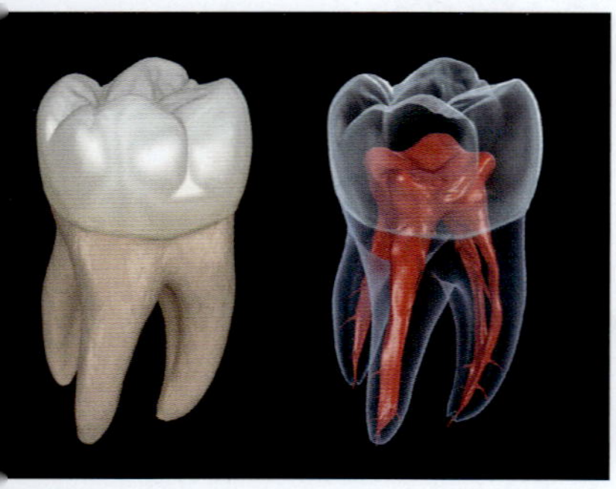

Bild 1: Pulpa

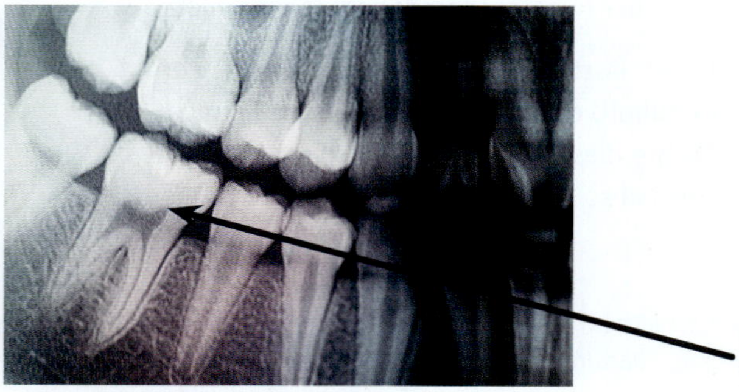

Pulpahörner gut sichtbar in Röntgenaufnahme

Bild 2: Röntgenaufnahme der Seitenzähne

Cavum
Hohlraum

Pulpakavum
Hohlraum im Inneren des Zahnes, von dem Weichgewebe der Pulpa ausgefüllt.

Das Weichgewebe, das den **Hohlraum** im Zahninneren vollständig ausfüllt, wird als Zahnmark **(Pulpa**, Bild 1) bezeichnet. Die Pulpa besteht zu etwa 75 Prozent aus Wasser und zu 25 Prozent aus organischem Material, d.h. aus Bindegewebe, Blutgefäßen, Lymphgefäßen und Nervenfasern.

Die Pulpa wird untergliedert in **Kronenpulpa** (mit den Pulpahörnern, Bild 2), die in der Zahnkrone liegt, und **Wurzelpulpa**, die von der Zahnkrone bis zum **Foramen apicale** reicht. Sie hat zahlreiche Verästelungen, die teilweise zur Seite hin in die Wurzelhaut einstrahlen. Im Bereich der Wurzelspitze verzweigt sich die Pulpa in viele Seitenkanälchen.

Die Pulpa reagiert sehr empfindlich auf äußere Reize. Mit Kälte kommt das Weichgewebe ganz gut zurecht, allerdings wird Wärme schlecht vertragen. Temperaturen von über 40 °C in dieser Region lösen **irreversible** Schäden aus, die als Folge das Absterben der Pulpa mit sich bringen. Bakterielle Infektionen durch Karies stellen eine weitere Gefährdung der Pulpa dar. Die sich daraus ergebenden Folgen werden ausführlich im Lernfeld 5 behandelt.

reversibel
umkehrbar

irreversibel
nicht umkehrbar

Verletzungen der Pulpa ohne Infektion, wie sie z. B. bei einem Bruch **(Fraktur)** der Zahnkrone mit Eröffnung der Pulpa vorkommen, werden durch zahnärztliche Behandlung meist erfolgreich geheilt, d. h. die Pulpa kann vital erhalten werden.

Fraktur
Bruch

frakturiert
gebrochen

Praxisinfo

Die Wärmeempfindlichkeit der Pulpa erklärt, weshalb eine geeignete Absaugtechnik in der Assistenz so wichtig ist. Während einer Präparation entsteht durch den Abrieb große Wärme. Nun gilt es einerseits, durch das Absaugen dem behandelnden Zahnarzt eine gute Sicht im Arbeitsgebiet zu ermöglichen, andererseits darf das Wasser aus dem Spray nicht zu früh abgesaugt werden, sonst würde es das rotierende Instrument nicht ausreichend kühlen.

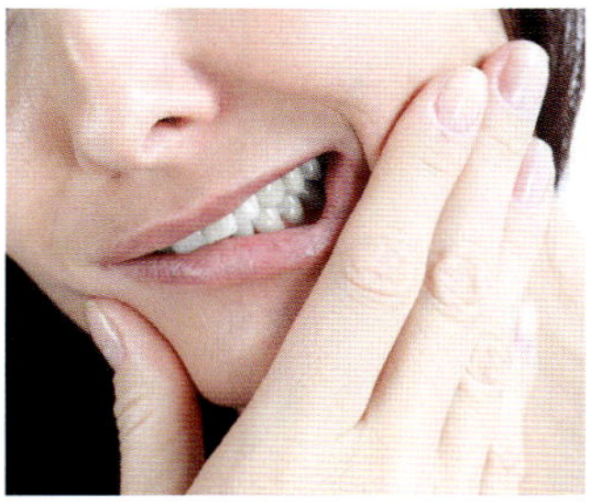

Bild 1: Die Pulpa reagiert empfindlich auf Wärme.

2.5 Pulpa-Dentin-System

Die Zellkörper der Odontoblasten befinden sich in der Randschicht der Pulpa, an der Grenze zum Dentin. Sie werden von der Pulpa genährt und erneuert. Solange das Pulpagewebe eines Zahnes gesund und vital ist, kann Sekundärdentin entstehen. In den Dentinkanälchen befinden sich die Odontoblastenfortsätze sowie Nervenfasern der Pulpa. Diese leiten Reize ins Zahninnere weiter. Es ist offensichtlich, dass zwischen den beiden Zahngeweben Pulpa und Dentin eine sehr enge Wechselwirkung besteht, daher betrachtet sie die Zahnmedizin heute eher als eine Einheit und spricht vom **Pulpa-Dentin-System** oder dem **Endodont**.

Endodontium (kurz Endodont)
Bezeichnung für das Pulpa-Dentin-System (auch Pulpa-Dentin-Einheit)

Definition

Die **Pulpa** ist für die Sinnesempfindung des Zahnes und für die Neubildung von Dentin zuständig. Bei einer Infektion stirbt das Pulpagewebe ab.

Aufgaben

1. Ordnen Sie die Zahnhartgewebe absteigend nach
   a) ihrem Mineralgehalt,
   b) ihrem Anteil (Masse) am Zahn,
   c) ihrem Wassergehalt.
2. Welche Zahngewebe werden als lebend bezeichnet, welche als tot?
3. Erstellen Sie eine zusammenfassende Tabelle. Vergleichen Sie darin die Zahnhartsubstanzen hinsichtlich
   - Lage,
   - Mineralanteil,
   - Nachbildung möglich/oder nicht,
   - Bezeichnung der bildenden Zellen.
4. Der geringere Anteil an Mineralien im Dentin bewirkt auch eine stärkere Anfälligkeit gegenüber Säuren. Ab welchem pH-Wert wird Dentin von Säure zersetzt?
5. Erläutern Sie, weshalb die Vitalität eines Zahnes hauptsächlich mit Kälte und nicht mit Wärme getestet wird?
6. Wie erklären Sie, dass eine Schmelzfüllung auch ohne Betäubung durchgeführt werden kann, während eine ins Dentin reichende Füllung ohne Betäubung schmerzhaft ist?

3 Schäden der Zahnsubstanz

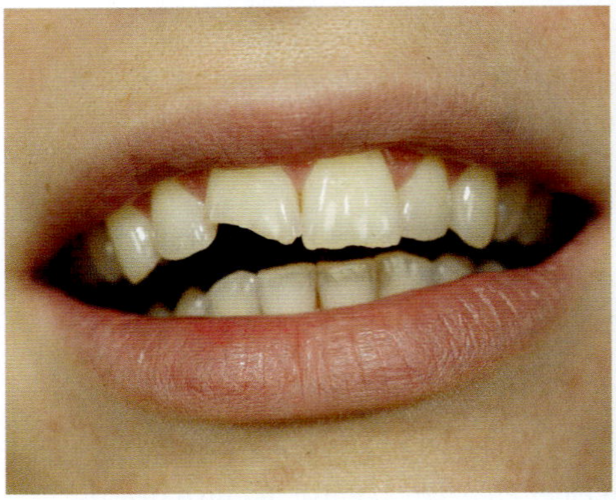

Bild 1: Frontzahn-Trauma

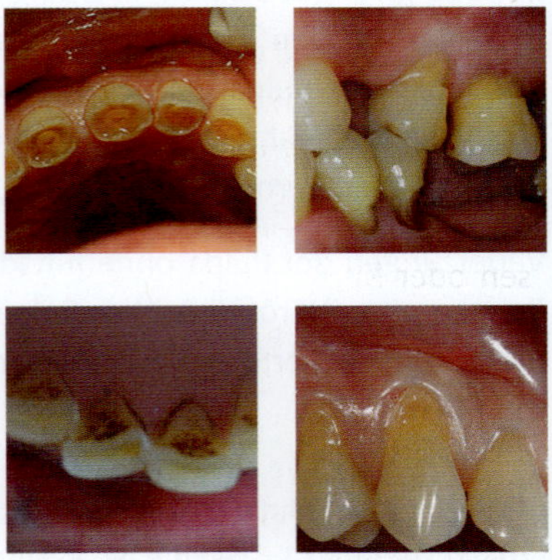

Bild 2: Attrition, Erosion, Abrasion und Abfraction

3.1 Verschiedene Schäden der Zahnsubstanz

Die Zahnhartsubstanzen zählen zu den härtesten Geweben im menschlichen Körper. Was kann den Zahn schädigen?

3.1.1 Gewalteinwirkung

Trauma
Gewalteinwirkung

Äußere Gewalteinwirkung **(Trauma)** oder unsachgemäße Belastung der Zähne (z. B. Nüsse aufknacken mit den Zähnen oder Kronkorken mit den Zähnen öffnen usw.) können Verletzungen der Hartsubstanz hervorrufen, die sich typischerweise als Bruch (Fraktur) zeigen.

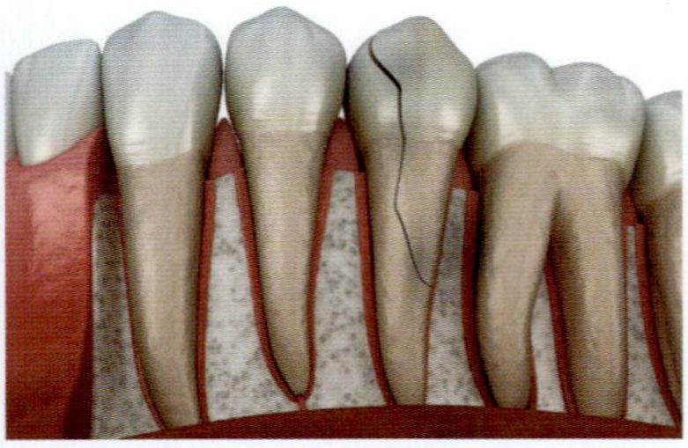

Bild 3: Längsfraktur mit Beteiligung der Wurzel

Man unterscheidet:

- Schmelzfraktur
- Schmelz-Dentin-Fraktur
- Schmelz-Dentin-Fraktur mit Eröffnung der Pulpa
- Längsfraktur mit Beteiligung der Wurzel

Während in den ersten drei Fällen der Schaden durch zahnärztliche Behandlung behoben werden kann, bleibt bei einer Längsfraktur häufig nur noch die Entfernung des betroffenen Zahnes.

Verletzungen im Milch- oder im frühen Wechselgebiss können Auswirkungen auf die Anlagen der bleibenden Zähne haben. Die so verursachten Schädigungen werden jedoch häufig erst nach dem Zahndurchbruch sichtbar.

3.1.2 Alterung

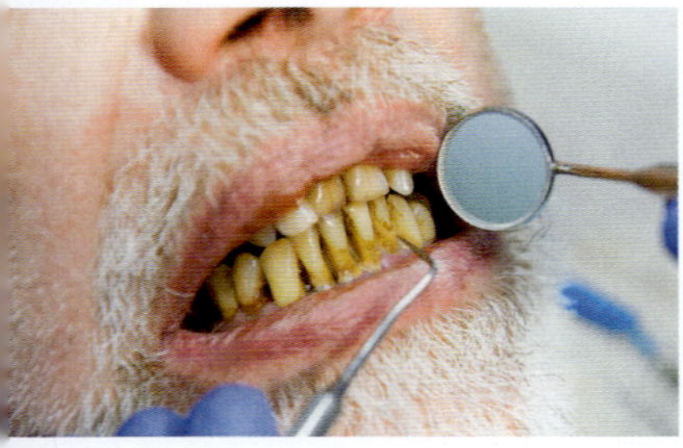

Bild 4: Altersgebiss

Auch Zähne altern im Laufe des Lebens. Im Schmelz werden Abnutzungsspuren erkennbar, die äußere Kronenschicht wird insgesamt dünner und Verfärbungen lassen die Zähne dunkler wirken.

Dennoch behalten immer mehr Menschen ihre eigenen Zähne bis ins hohe Alter. Zahnlosigkeit ist heutzutage nicht mehr die Regel. Dies ist einerseits auf die Möglichkeiten der modernen Zahnmedizin und andererseits auf das allgemein verbesserte Prophylaxebewusstsein der Patienten zurückzuführen.

3.1.3 Attrition

Als Attrition wird der Verlust von Zahnhartsubstanz durch Abrieb der Zähne gegeneinander bezeichnet. Zu erkennen ist Attrition an glatten, hochglänzenden, scharf begrenzten Schliffflächen, die sich auch am Gegenzahn feststellen lassen.

Im geringen Maße ist Attrition ein natürlicher, physiologischer Vorgang. Durch Pressen oder Knirschen kann die Schädigung jedoch krankhafte Ausmaße annehmen und im Extremfall zu stark verkürzten Zähnen führen.

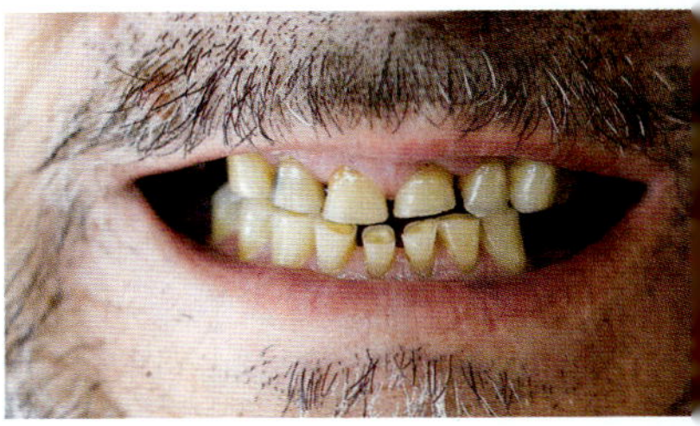

Bild 1: Attrition

physiologisch
gesund, natürlich, die natürlichen Lebensvorgänge betreffend

Physiologie
Lehre von den natürlichen Lebensfunktionen des Körpers

3.1.4 Abrasion

Abrasion bezeichnet den Verlust von Zahnhartsubstanz durch Abrieb an körperfremden Materialien.

Nahrung und normale Kautätigkeit verursachen heutzutage nur eine geringe **Abnutzung** der Zähne, die als **Demastikation** bezeichnet wird.

Häufiger stellt man Schäden fest, die durch stark abrasive Zahnpasta, horizontale Schrubbtechnik, hohen Putzdruck und harte Zahnbürsten hervorgerufen werden. Sie treten vor allem im Zahnhalsbereich als **keilförmige Defekte** auf.

Die schlechte Angewohnheit, immer wieder auf bestimmte Gegenstände zu beißen oder damit gegen bestimmte Stellen am Zahn zu schlagen (Piercing, Pfeife beim Pfeifenraucher u. Ä.), verursacht ebenfalls unübersehbare Abriebspuren.

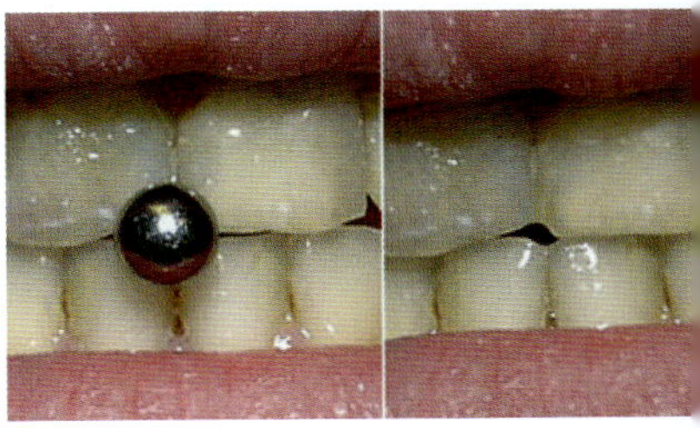

Bild 2: Durch ein Piercing verursachte Abrasion

abrasiv
scheuernd

3.1.5 Erosion

Erosion bezeichnet den Verlust von Zahnhartsubstanz durch Einwirkung von **Säuren**, jedoch ohne Beteiligung von Bakterien.

Erosionen zeigen sich als muldenförmige Abtragungen auf der Zahnoberfläche. Der Schmelz wirkt glasig-glänzend, das gelbliche Dentin darunter schimmert deutlich dunkler durch.

Erosionen entstehen, wenn der Zahn wiederholten Säureangriffen ausgesetzt wird. Zu der genauen Wirkungsweise der Säuren siehe Kap. 3.2.

Praxisinfo

Säuren lösen Mineralien auf. Diese Eigenschaft ist im Haushalt sehr nützlich und beschert z. B. glänzende Fliesen und Armaturen. Entstandene Kalkablagerungen lassen sich mithilfe von säurehaltigen Reinigungsmitteln ohne großen Kraftaufwand einfach wegwischen. In der Mundhöhle wirken Säuren genauso, allerdings lösen sie hier keine Ablagerungen auf, sondern die Zahnsubstanz selbst. Auch in der zahnärztlichen Behandlung werden Säuren eingesetzt, z. B. ätzt man den Zahn an, um über die so hervorgerufenen Rauigkeiten einen besseren Halt für Kunststofffüllungen zu erreichen.

Die genaue Lage einer Erosion verrät einiges über die Ursachen, die zu dieser Schädigung geführt haben. Erosionen an labialen Flächen deuten auf eine Ursache von außen hin **(exogene Ursache)**, orale Flächen sprechen für eine Säureeinwirkung von innen **(endogene Ursache)**. Unabhängig von der Ursache der schädigenden Säureeinwirkung werden Erosionen häufig auf den okklusalen Flächen festgestellt, und zwar als Dellen in den Höckern.

exogen
von außen einwirkend

endogen
von innen kommend

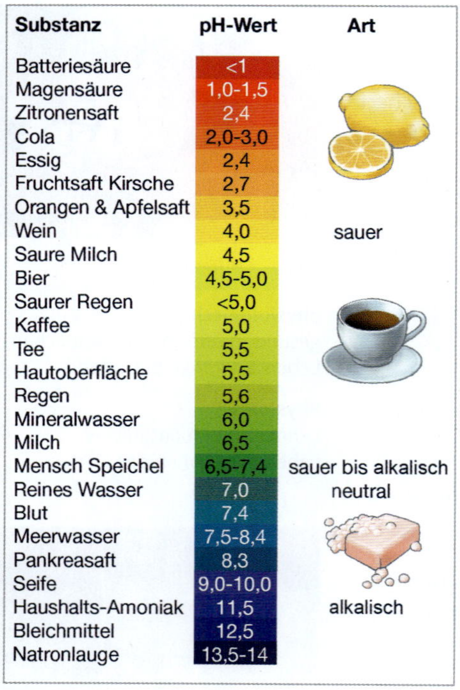

Bild 1: Der pH-Wert gibt an, wie sauer oder wie basisch eine Lösung ist.

Exogene Ursachen:

- häufiger Konsum säurehaltiger Speisen oder Getränke
- Medikamenteneinnahme
- beruflich bedingte Erosionen (heutzutage sehr selten), z. B. in der Chemieindustrie bei Tätigkeiten mit Säuredämpfen oder bei professionellen Weintestern

Endogene Ursachen:

- Reflux (Rückfluss von Magenflüssigkeit in Speiseröhre und Mundhöhle)
- chronisches Erbrechen, z. B. bei Essstörungen

Die Mehrzahl der heute festgestellten Erosionen ist auf Ernährungsgewohnheiten zurückzuführen. Werden Patienten danach gefragt, sind die meisten davon überzeugt, sich „normal" zu ernähren. Nicht jedem ist bewusst, wie sauer (bezogen auf den pH-Wert) zum Beispiel sein Lieblingsgetränk ist (siehe dazu die folgende Tabelle). Darüber hinaus sind Erosionen im Anfangsstadium nicht leicht zu erkennen. Je nach Lage am Zahn dauert es Monate und länger bis sich Schmerzen oder Überempfindlichkeiten bemerkbar machen.

Nahrungsmittel	pH-Wert	Nahrungsmittel	pH-Wert
Essig	3,0	Apfelsaft	3,4
Cola	2,6	Grapefruitsaft	3,1
Cola light	2,7	Orangensaft	3,7
Cola zero	2,8	Multivitaminsaft	3,6
Orangenlimonade	2,7	Früchtetee	2,6
Eistee	3,0	Mineralwasser mit Kohlensäure	5,3
Zitronenlimonade	2,5	Joghurt	4,0

Tabelle 1: Getränke/Nahrungsmittel und ihre pH-Werte

Erosionen werden aber nicht allein vom pH-Wert einer Speise oder eines Getränkes bestimmt. Mineralwasser oder Joghurt sind durchaus sauer, enthalten aber gleichzeitig viel Kalzium und andere Mineralien und wirken dadurch nicht demineralisierend auf die Zähne.

Daher ist es wichtig, den Patienten im Rahmen der Individualprophylaxe ausführlich über zahngesunde Ernährung zu beraten.

Praxisinfo

Die in der Zahnarztpraxis verwendeten Materialien haben unterschiedliche pH-Werte.

Das in der Füllungstherapie gebräuchliche Ätzgel hat zum Beispiel einen pH-Wert von unter 1. Es handelt sich hierbei um eine starke Säure, Phosphorsäure. Deshalb bezeichnet man das Vorgehen beim Legen einer Kunststoff-Füllung auch als Säure-Ätz-Technik.

Kalziumhydroxidpräparate, wie sie in der Endodontie eingesetzt werden, findet man am anderen Ende der pH-Skala. Sie sind stark basisch und weisen einen pH-Wert zwischen 11–12,6 auf.

3.2 Wirkung von Säuren auf die Zahnhartsubstanz

Wirkung von Säuren auf die Zahnhartsubstanz

Demineralisation – Remineralisation

Zahnschmelz, Dentin und Wurzelzement bestehen zu einem großen Teil aus Mineralien.

Demineralisation bezeichnet den Vorgang der Entkalkung. Das heißt, Mineralien werden unter der Einwirkung von Säuren aus dem Zahn herausgelöst.

Remineralisation hingegen bezeichnet den Vorgang des Wiedereinbaus von Mineralien in den Zahn.

Demineralisation bedeutet Mineralverlust.

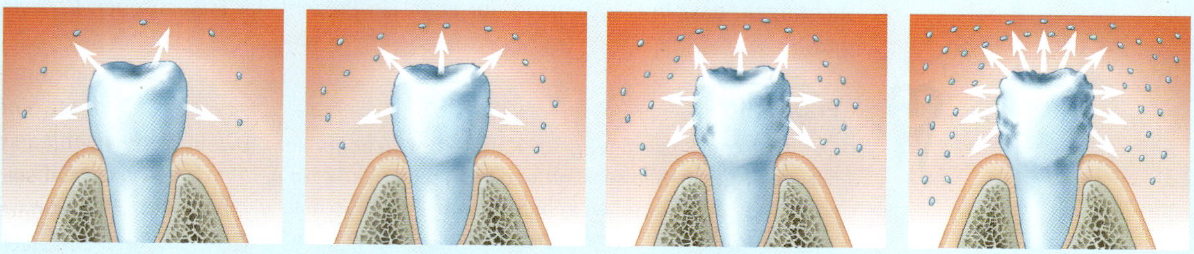

Solange ein saures Umfeld in der Mundhöhle besteht, werden fortlaufend Mineralien aus dem Zahn herausgelöst.

Schmelz wird unter einem pH-Wert von 5,5 aufgelöst.

Dentin wird schon ab einem pH-Wert von 6,5 aufgelöst.

Erst wenn keine Säure mehr zugefügt wird, kann Remineralisation stattfinden.

Remineralisation bedeutet Mineralrückgewinnung.

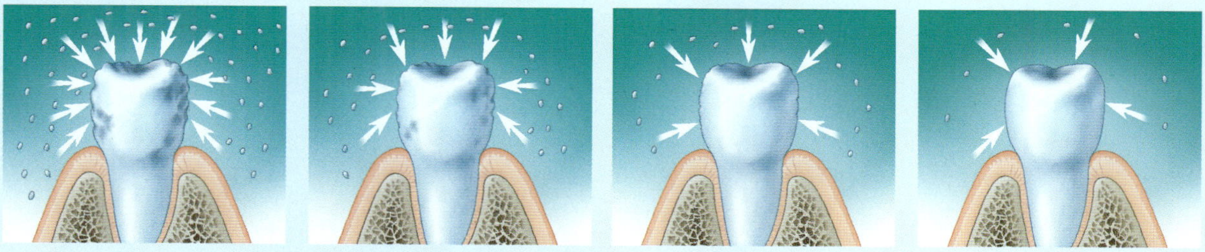

1. **Speichel verdünnt und neutralisiert die Säure. Der pH-Wert im Mund ändert sich in Richtung neutral.**
2. **Der Überschuss an gelöstem Kalzium, Phosphat und Fluorid kann nun wieder in den Zahnschmelz eingelagert werden.**

Speichel braucht mindestens 1 Stunde, um Schäden zu beheben, die in 30 Minuten entstanden sind.

Der Patient bestimmt durch sein Essverhalten selbst, wie lange oder wie häufig seine Zähne der Demineralisation ausgesetzt werden. Überwiegt die Demineralisation, entstehen Schäden, die durch Remineralisation nicht mehr zu beheben sind.

4 Karies – die häufigste Schädigung der Zahnhartsubstanz

Karies
Zahnfäule

Mikroorganismus
Kleinstlebenwesen (z. B. Bakterium)

Die häufigste Schädigung der Zahnhartsubstanz, die durch Säure verursacht wird, ist **Karies**. Auch hier findet in erster Linie eine Demineralisation statt – Mineralien werden unter Einwirkung von Säure aus dem Zahngewebe herausgelöst. Der entscheidende Unterschied zur Erosion besteht darin, dass die schädigenden Säuren nicht aus der Nahrung stammen, sondern von **Mikroorganismen** in der Mundhöhle produziert werden.

Karies in der Bevölkerung ist stark verbreitet. Manche Wissenschaftler meinen, es sei die am stärksten verbreitete Erkrankung weltweit. Tatsächlich zeigen Untersuchungen, dass in Deutschland nur etwa ein Prozent der Erwachsenen kariesfrei sind.

Praxisinfo

Die deutsche Bezeichnung für Karies lautet Zahnfäule. Obwohl dieser Begriff das Krankheitsgeschehen sehr treffend beschreibt, wird er in der Praxis und in der Öffentlichkeit generell nur selten gebraucht. Überlegen Sie mal, wie Ihre Patienten reagieren würden, wenn der Zahnarzt bei der nächsten Untersuchung feststellen würde: „Sie haben an mehreren Zähnen Zahnfäule".

Definition

Karies wird beschrieben als Verlust von Zahnhartsubstanz durch Säureeinwirkung unter Beteiligung von Bakterien.

4.1 Kariesentstehung

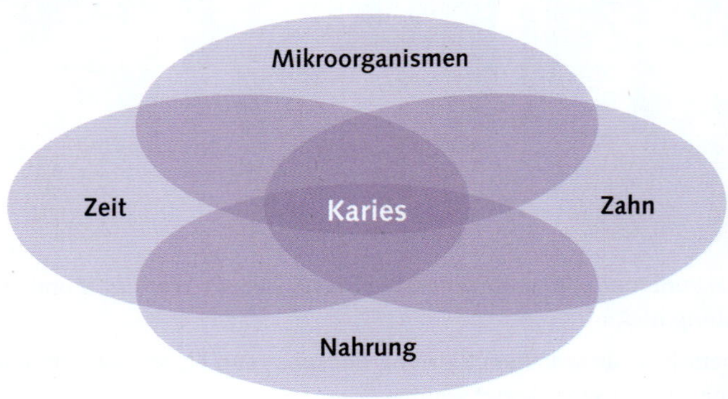

Bild 1: Hauptfaktoren in der Kariesentstehung

Der amerikanische Zahnmediziner W. D. Miller hat im Jahr 1890 den Grundstein für die moderne Kariesentstehungstheorie gelegt. Er erkannte, dass **Bakterien** am Entstehen einer Karies maßgeblich beteiligt sind.

Solange Bakterien ausreichend Nahrung zur Verfügung steht, bauen sie diese zu Milchsäure ab. Hält dieser Zustand für längere Zeit an, wird die Zahnhartsubstanz durch **Entkalkung** zerstört. Je länger und häufiger die Demineralisationsphasen auftreten, desto größer die Schädigung.

Miller prägte die Definition: Karies ist ein chemisch-parasitärer Prozess.

Die von Miller benannten Kariesfaktoren: **Zahn**, **Nahrung**, **Mikroorganismen**, **Zeit** haben auch heute noch Bestand (Seite 142, Bild 1).

Merke

Karies kann nur entstehen, wenn alle vier Voraussetzungen gleichzeitig gegeben sind – fehlt nur einer dieser Faktoren, wird es nicht zu Karies kommen.

Definition

Karies ist eine mikrobiell verursachte Krankheit, bei der die Zahnhartsubstanzen durch die von Bakterien gebildeten Säuren aufgelöst werden. Die dabei entstandene Zerstörung kann nicht ausheilen, die verloren gegangene Zahnhartsubstanz muss durch eine Füllung oder eine Krone ersetzt werden. Wird die Erkrankung nicht gestoppt und behandelt, so schreitet sie fort und führt zum Absterben der Pulpa und letztendlich zum Verlust des Zahnes.

Aufgaben

Erklären Sie, worauf sich die Begriffe „chemisch" und „parasitär" in der Kariestheorie nach Miller beziehen.

4.2 Kariesbegünstigende Faktoren

Heutzutage betrachtet die Zahnmedizin die Ursachen für die Entstehung und den Verlauf von Karies wesentlich weitgreifender als Millers Erklärungsmodell vom Ende des 19. Jahrhunderts es tat. Karies wird heute als eine multifaktorielle (= aus vielen unterschiedlichen Gründen entstandene) Erkrankung gesehen. Das bedeutet, dass zahlreiche unterschiedliche Umstände auf das Krankheitsgeschehen einwirken. Sie können es verstärken, beschleunigen oder auch positiv beeinflussen.

Merke

Karies ist eine multifaktorielle Erkrankung.

kariogen
Karies fördernd, Karies verursachend

antikariogen
Karies hemmend

4.2.1 Individuelle Faktoren

Natürlich ist das Vorhandensein eines Zahnes die grundlegende Voraussetzung, damit Karies entsteht. Kein anderes Organ erkrankt daran. Darüber hinaus ist die Entstehung von Karies ein komplexer Vorgang. Von Patient zu Patient lassen sich individuelle Unterschiede im Mundraum beobachten, die das Kariesgeschehen fördern **(kariogen)** oder hemmen **(antikariogen)** können.

Eine **raue Zahnoberfläche** sowie **tiefe**, **unzugängliche Fissuren** begünstigen nicht nur die Haftung der bakteriellen Plaque, sondern erschweren auch die Reinigung der Zahnoberfläche.

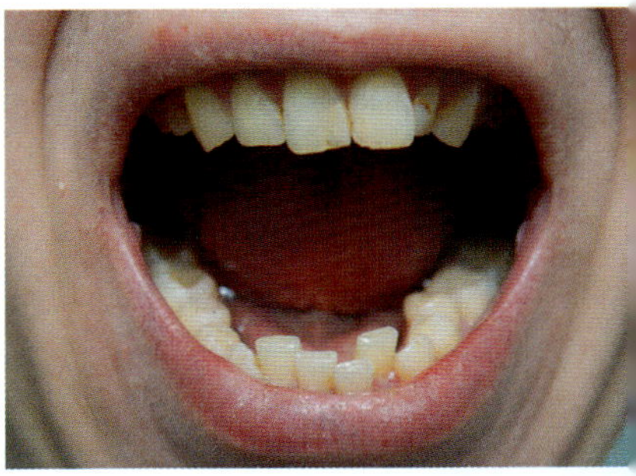

Bild 1: Verschachtelte Zahnstellung im Unterkiefer

▶ Plaque – bakterieller Zahnbelag → siehe Kap. 4.3.2

Ähnlich wirken eine **verschachtelte Zahnstellung** (Bild 1) oder festsitzender Zahnersatz. Bei **eng stehenden Zähnen** oder unter festsitzendem Zahnersatz sind Stellen vorhanden, die weder durch die Zunge noch durch die normale Zahnbürste erreicht werden. Auch festsitzende kieferorthopädische Apparaturen stellen besondere Anforderungen an die Mundhygiene.

Zur gründlichen Reinigung solcher **Nischen** müssen zusätzlich zur gewohnten Zahnbürste weitere Hilfsmittel wie Zahnseide, Zwischenraumbürstchen u. Ä. verwendet werden.

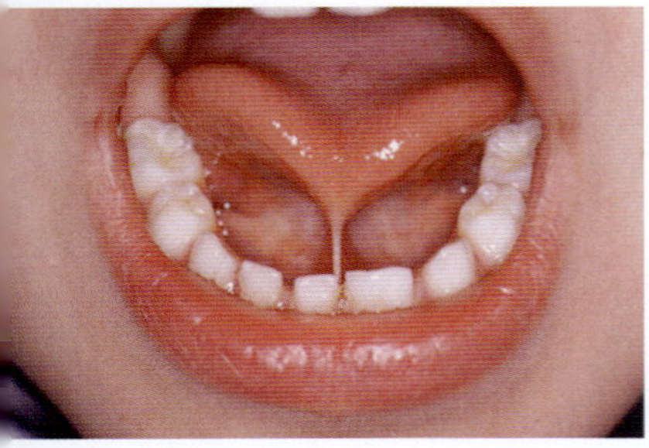

Bild 1: Zu kurzes Zungenbändchen

▶ Xerostomie –Mundtrockenheit → siehe LF 10.1

Durch die Bewegungen der Lippen, der Wangen und der Zunge erfolgt eine ständige **Selbstreinigung** der Zahnflächen. Ist dieses Bewegungsspiel beeinträchtigt, z. B. durch die eingeschränkte Beweglichkeit der Zunge wegen eines zu kurzen Zungenbändchens, führt dies auch zu einer schlechteren Reinigungswirkung (Bild 1).

Speichel (siehe auch Infokasten Seite 145–146) erfüllt zahlreiche schützende Funktionen im Mundraum (siehe Zusatzinfo). Ist die produzierte Speichelmenge zu gering, können Nahrungsreste und Säuren nicht gründlich und schnell genug aus der Mundhöhle ausgespült werden, die **Spülwirkung** ist entsprechend herabgesetzt.

Allgemein führt zu wenig Speichel zu **Mundtrockenheit** (Xerostomie). Dieser Zustand verursacht zahlreiche unangenehme Symptome und steigert zudem erheblich das Karies- und Erosionsrisiko.

Auch bei normaler Speichelfließrate kommt es durch eine vermehrte **Mundatmung** zur Austrocknung der Mundschleimhäute und der Plaque. Das bedeutet eine Einschränkung in der natürlichen Mundhygiene, weil die Selbstreinigung der Zähne im trockenen Zustand, ohne Mitwirkung des Speichels, nicht erfolgen kann.

Einige Menschen haben eine verringerte **Pufferkapazität** des Speichels. Bei ihnen enthält der Speichel zu wenig Bikarbonat, sodass die mit der Nahrung aufgenommenen Säuren nicht ausreichend gepuffert werden. Das hat zur Folge, dass Säuren länger und intensiver die Zahnoberfläche entkalken können.

Definition

Die **Pufferkapazität** beschreibt die Eigenschaft des Speichels, Säuren zu neutralisieren. Dabei steigt der pH-Wert im Mundraum aus dem sauren in den neutralen Bereich.

Sind im Speichel ausreichend anorganische Bestandteile wie Kalzium-, Phosphat- und Fluoridverbindungen vorhanden, werden diese bald wieder in den oberflächlich entkalkten Zahn eingebaut – es erfolgt die **Remineralisation**.

Auch jenseits der Mundhöhle lassen sich im **individuellen Verhalten** der Patienten zahlreiche Aspekte ausmachen, die für das Entstehen von Karies eine Rolle spielen: Ernährungsgewohnheiten und -vorlieben, Mundhygieneverhalten, Bildungsstand, soziale Zugehörigkeit, Regelmäßigkeit der Zahnvorsorgeuntersuchungen.

Zusatzinfo

Die letzte bundesweit durchgeführte Mundgesundheitsstudie hat die Mundgesundheit der Deutschen untersucht und Licht- und Schattenseiten aufgezeigt.

Die Studie belegt, dass aktuell 81,3 Prozent der 12-Jährigen ein naturgesundes Gebiss haben. Das ist beeindruckend und positiv. Gleichzeitig zeigt die Untersuchung, dass nach wie vor die größte Karieslast auf eine kleine Gruppe entfällt. Das heißt, es gibt sehr viele Kinder mit einem kariesfreien Gebiss, aber auch eine kleine Gruppe mit einem bedenklich hohen Ausmaß an Karies.

Acht Jahre zuvor kam die vorherige Mundgesundheitsstudie zu dem Ergebnis: „Personen mit einem niedrigeren Bildungsstatus verhalten sich weniger gesundheitsorientiert und leiden in höherem Maße an Erkrankungen.“ Bezogen auf die Kariesverteilung in der Bevölkerung bedeutet es, dass immer noch große Unterschiede bestehen und dass geringe Bildung ein hohes Kariesrisiko darstellt sowohl für Erwachsene als auch für deren Kinder. Die neue Studie zeigt darüber hinaus, dass die Prävention inzwischen alle sozialen Schichten erreicht, was sich in einer allgemeinen Verbesserung der Mundgesundheit zeigt.

Quelle: Fünfte Deutsche Mundgesundheitsstudie (2014)

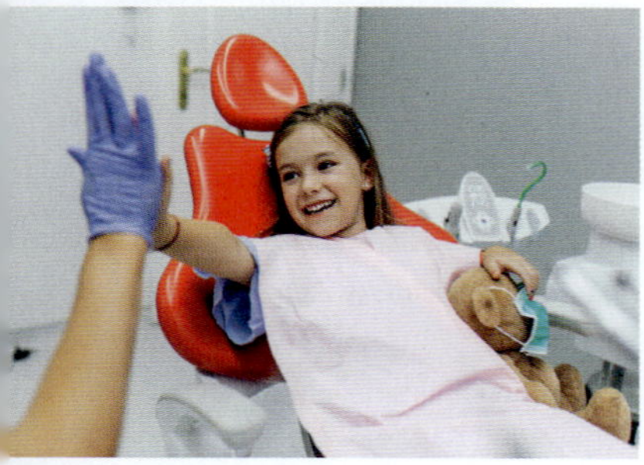

Bild 2: Regelmäßiges Zähneputzen ist schon bei den Milchzähnen wichtig.

Speichel

Speichel ist nicht nur ein **Sekret**, er ist das natürliche Schutzsystem in der menschlichen Mundhöhle. Er hat einen **pH-Wert von ca. 6,8**.

Speichel wird von den drei großen, paarig angelegten **Speicheldrüsen** sowie von hunderten kleinen, im ganzen Mundraum verteilten Speicheldrüsen produziert.

Wenn Speichel die Drüsen verlässt, ist er steril, wird aber sehr bald von **Mikroorganismen als Lebensraum** eingenommen. In Speichelproben ist daher stets eine große Anzahl vieler verschiedener Keimarten nachzuweisen.

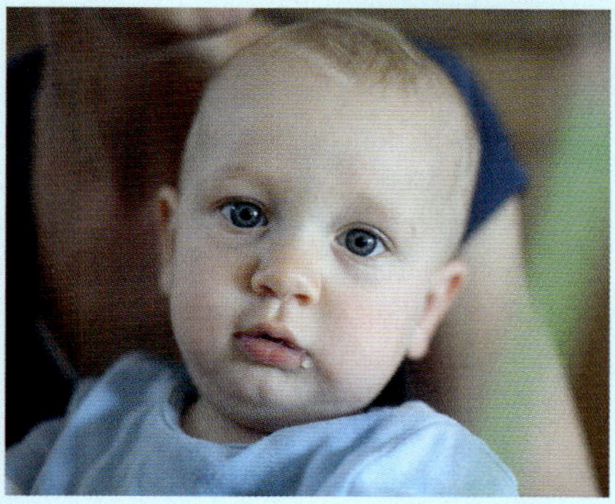

Bild 1: Speichel ist unser natürlicher Schutzfilm im Mund.

Sekret
Absonderung

▶ Lage und Bezeichnung der Speicheldrüsen
→ siehe LF 2, Seite 35

Speichel besteht aus:

- Wasser (99 %)
- Mineralstoffen (Kalzium, Phosphat, Fluorid, Natrium, Kalium, Chlorid)
- Muzinen
- Verdauungsenzymen
- antibakteriell wirksamen Substanzen

Enzymnamen enden häufig auf „-ase", z. B. α-Amylase – Verdauungsenzym im Speichel

Muzine
Schleimstoffe

Enzyme
Eiweißstoffe, die Vorgänge im Körper in Gang setzen oder beschleunigen

Speichelproduktion und Speichelfließrate:

Pro Tag sondert ein Mensch ca. 0,5–1,5 Liter Speichel ab. Nachts ist es deutlich weniger, die Speichelproduktion kommt nachts zuweilen sogar zum Erliegen.

Die **Speichelfließrate** ist nicht zu jeder Tageszeit gleich.

- Ohne Reiz wird stetig eine geringe Menge, sogenannter **Ruhespeichel**, produziert – beim Gesunden sind es 0,3 bis 0,4 ml/Min.
- Unter anregenden Umständen (siehe Tabelle unten) steigt die Fließrate auf 0,5 bis 3,5 ml/Min., man spricht vom sogenannten **stimulierten Speichel**.
- Fließraten unter 0,1 ml/Min. in Ruhe bzw. unter 0,5 ml/Min. bei Nahrungsaufnahme gelten als krankhaft.

stimuliert
angeregt

Stimulation
Anregung, Anreiz

Man unterscheidet drei **Abweichungen** von der normalen Speichelfließrate:

- Xerostomie = Mundtrockenheit
- Hyposalivation = verminderte Speichelmenge
- Hypersalivation = übermäßige Speichelmenge

Merke:
Je mehr Speichel die Zähne umfließt, desto besser sind diese geschützt, weil sie so nur kurze Zeit dem „Säurebad" ausgesetzt sind.

Speichelanregende Faktoren
• Geruch von Nahrung
• Anblick von Nahrung
• geistige Vorstellung von Nahrung
• Kaubewegungen
• Berührung der Mundschleimhaut
• Anteil von Zucker im Mund
• Anteil von Säure im Mund

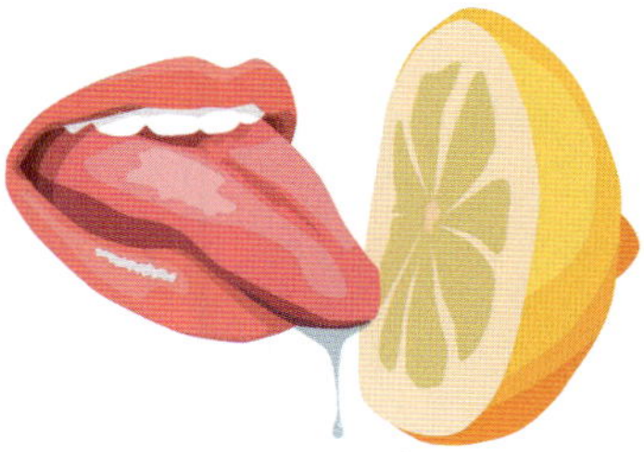

Bild 2: Saures regt den Speichelfluss an.

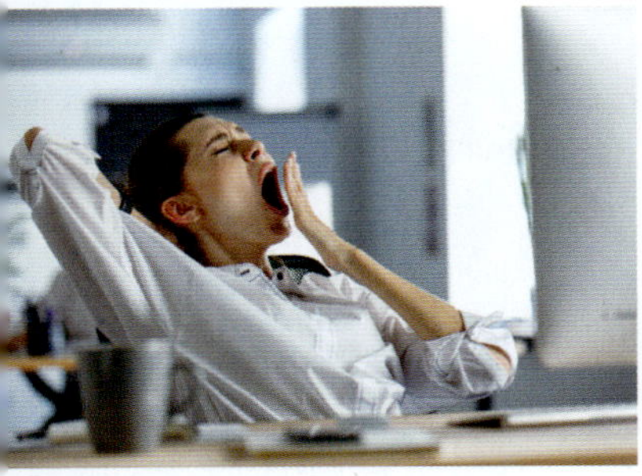

Bild 1: Müdigkeit setzt die Speichelproduktion herab.

serös
dünnflüssig

mukös
schleimhaltig

Mukosa
Schleimhaut

Faktoren, die die Speichelfließrate herabsetzen
• Schlaf • Angstzustände, Stress • Nebenwirkung zahlreicher Medikamente, z. B.: Psychopharmaka, Blutdrucksenker, Asthmamittel, Appetitzügler • Konsum von Rauschmitteln, z. B.: Cannabis, Amphetamine, N-Methylamphetamin („Meth"), Heroin • geringe Flüssigkeitsaufnahme • Schädigung des Drüsengewebes, z. B. durch Strahlentherapie • bestimmte Allgemeinerkrankungen, z. B. Depressionen, Diabetes mellitus • Verschluss des Speichelausführungsganges, z. B. durch Speichelsteine

Tabelle 1: Faktoren, die den Speichelfluss verändern

Auch die Beschaffenheit des Speichels variiert. Man unterscheidet wässrigen (serösen) Speichel, zähen, schleimhaltigen (mukösen) Speichel oder eben eine Mischung von beidem, sero-mukösen Speichel.

Speichel übernimmt in der Mundhöhle eine Reihe wichtiger Aufgaben:

- **Schutzfunktion:** Speichel überzieht Zähne und Mundschleimhaut mit einem dünnen Film, der sie feucht hält und schützt.
- **Spülwirkung:** Speichel spült Nahrungsreste sowie nicht festhaftende Beläge von den Zähnen weg und hält so die Mundhöhle sauber.
- **Pufferfunktion:** Speichel kann Säuren verdünnen und verfügt zugleich über Inhaltsstoffe, die Säuren neutralisieren.
- **Remineralisation:** Die im Speichel enthaltenen Kalzium-, Phosphat- und Fluoridverbindungen werden, sobald der pH-Wert im Mund im neutralen Bereich ist, wieder in entkalkte Zahnoberflächen eingebaut. Zuvor entstandene Schäden werden dadurch repariert.
- **Verdauungsfunktion:** Speichel macht aufgenommene Nahrung gleitfähig und „schmeckbar". Das im Speichel enthaltene Enzym α-Amylase, auch Ptyalin genannt, setzt die Verdauung von Kohlenhydraten in Gang.
- **Antimikrobielle Funktion:** Speichel enthält verschiedene Abwehrstoffe, die bestimmte Mikroorganismen in der Mundhöhle abtöten oder deren Wachstum hemmen.

Merke

Zusammenfassend lässt sich feststellen, dass folgende **individuelle Faktoren** das Kariesgeschehen beeinflussen:

- Oberflächenbeschaffenheit der Zähne
- verschachtelte Zahnstellung
- Platzmangel mit Nischen bei eng stehenden Zähnen
- eingeschränkte Selbstreinigung
- Speichelmenge und -zusammensetzung
- Mundatmung
- individuelles Verhalten
- sozialer Status

Zusatzinfo

Forscher des Pasteur Instituts in Frankreich haben im Jahr 2006 eine besondere Substanz im menschlichen Speichel nachgewiesen: **Opiorphin**. Es handelt sich dabei um ein körpereigenes Opioid, das eine ähnlich starke schmerzstillende Wirkung hat wie Morphium.

In einer Körperregion mit so vielen Nervenendigungen wie der Mundhöhle sind selbst kleinste Verletzungen äußerst schmerzhaft. Wird nun durch Kauen die Speichelproduktion angeregt, steigt auch die Menge Opiorphin im Mundraum. Jeder hat selbst schon festgestellt, dass nach dem Essen oder nach dem Lutschen eines Bonbons der Hals oder kleine Wunden im Mund weniger wehtun.

Darüber hinaus hat sich Opiorphin auch als ein starkes Mittel gegen Depressionen erwiesen, ohne jedoch unerwünschte Nebenwirkungen hervorzurufen.

4.2.2 Mikroorganismen

In der Mundhöhle leben hunderte Arten von Mikroorganismen – genauer: **Bakterien und Pilze**: Die wenigsten davon sind pathogen. Die kariesverursachenden Bakterien befinden sich hauptsächlich im Zahnbelag (siehe Infokasten Seite 140).

Mehrere Bakterienarten wirken am Kariesgeschehen mit, ihre Rolle im Krankheitsverlauf wird weiterhin erforscht. Aus Sicht der Wissenschaft ist es eindeutig, dass für die Entstehung und das Fortschreiten von Karies vor allem zwei Arten hauptverantwortlich sind: **Streptokokkus mutans** und **Laktobazillus**.

pathogen
krankmachend

In der Regel sind Mutans-Streptokokken und Laktobazillen nur ein sehr kleiner Anteil der **Plaqueflora**, unter besonders günstigen Lebensbedingungen vermehren sie sich jedoch sehr stark. Zuckerreiche Ernährung führt zu einer sogenannten **Bakterienselektion**. Das heißt: Für diejenigen Bakterien, die Karies verursachen, werden optimale Lebensbedingungen geschaffen, sodass sie sich besonders gut vermehren – so gut, dass andere Bakterien, die nicht kariogen sind, verdrängt werden. Dieses Bakterienwachstum fördert einen sauren pH-Wert im Mund.

Plaqueflora
Gesamtheit der Bakterien die natürlicherweise in der Plaque vorkommen

Selektion
Auswahl

Kariogene Bakterien weisen folgende Eigenschaften auf:

- Sie produzieren Säure.
- Sie selbst zählen zu den wenigen Bakterienarten, die eine säurehaltige Umgebung gut vertragen.
- Sie speichern Zucker innerhalb ihrer Zelle und haben so eine Nahrungsreserve für Notzeiten.
- Sie speichern Zucker außerhalb ihrer Zelle, was die zäh-klebrige Struktur des Plaquebelages ausmacht.

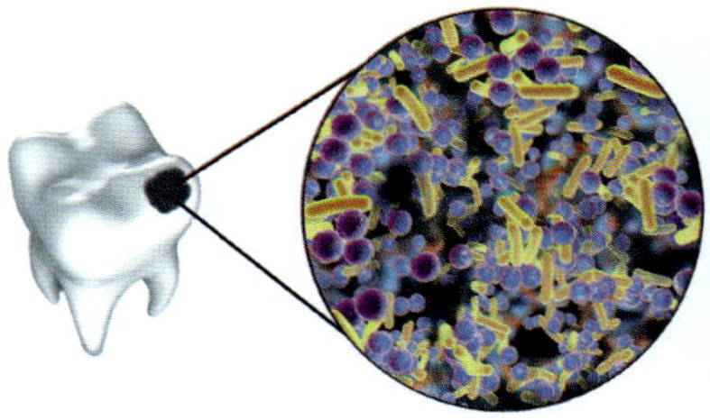

Bild 1: kariogene Bakterien

Zusatzinfo

Wie alle Bakterien vermehren sich Streptokokkus mutans und Laktobazillen durch Zellteilung. Unter günstigen Lebensumständen ist das etwa alle 20 bis 30 Minuten der Fall. So entstehen nach etwa einer halben Stunde aus einem Bakterium zwei, nach weiteren 30 Minuten sind es vier, nach weiteren 30 Minuten sind es acht und so weiter.

Aufgaben

Was schätzen Sie, wie viele Mikroorganismen entstehen aus einem Bakterium in zehn Stunden?

1 000? 10 000? 100 000? Eine Million? Weniger? Mehr?

4.2.3 Nahrung

Lebewesen verstoffwechseln **Nährstoffe**, d. h. sie nehmen mit der Nahrung **Kohlenhydrate**, **Fette**, **Eiweiße**, **Wasser**, **Vitamine** und **Mineralien** auf, nutzen einen Teil davon zur Energiegewinnung und als Aufbaumaterial und scheiden schließlich Unverdautes und Abbauprodukte aus.

Dieser Prozess verläuft bei kariesverursachenden Bakterien nicht anders, sie benötigen zum Leben Nahrung. Im Fall von Streptokokkus mutans und Laktobazillen sind dies **niedermolekulare Kohlenhydrate** (siehe nebenstehender Infokasten).

Kohlenhydrate werden auch als Zucker oder **Saccharide** bezeichnet. Sie können sowohl aus wenigen Bausteinen (Molekülen) bestehen, als auch in großen Ketten von miteinander verbundenen Molekülen vorkommen.

Niedermolekulare Kohlenhydrate – bestehen aus wenigen Molekülen. Dazu zählen:

- **Einfachzucker = Monosaccharide** bestehen aus nur einem Molekül, z. B.: Glukose (Traubenzucker), Fruktose (Fruchtzucker)
- **Zweifachzucker = Disaccharide** bestehen aus zwei Molekülen, z. B.: Saccharose (Haushaltszucker)

Hochmolekulare Kohlenhydrate – bestehen aus langen Molekülketten. Dazu zählen:

- **Vielfachzucker = Polysaccharide** sind Verbindungen aus vielen Molekülen, z. B. Stärke

Kurzinfo Kohlenhydrate

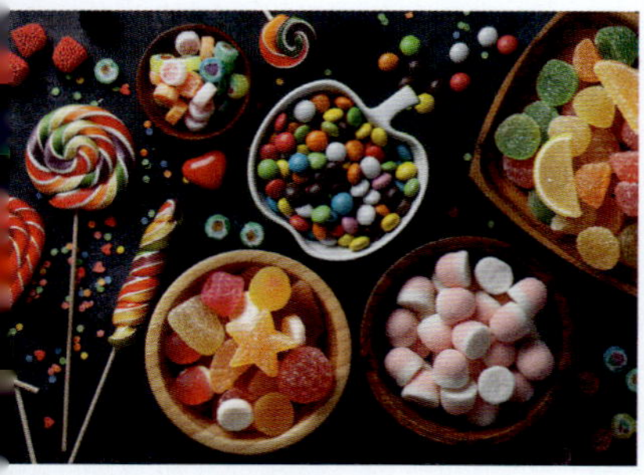

Bild 1: Zuckerbomben – süß und klebrig

Alle Einfach- und Zweifachzucker können von Plaquebakterien aufgenommen und in Säure umgewandelt werden. Die höchste kariogene Wirkung erreicht der **Haushaltszucker**. Mutans-Streptokokken können diesen Zucker besonders gut verwerten und stellen daraus zusätzlich die oben genannten speicherbaren Polysaccharide her. Einen Teil davon speichern sie innerhalb ihrer Zelle als Nahrungsvorrat, der andere Teil wird außerhalb der Bakterienzelle gespeichert und macht die Plaque festhaftend und zäh.

Substrat
Nährboden, Nahrung

Nahrungsmittel, die die Entstehung einer Karies fördern, werden in der Karieslehre als **Substrat** bezeichnet (Bild 1). Dabei ist nicht nur der Zuckergehalt dieser Nahrungsmittel von Bedeutung, sondern auch ihre Beschaffenheit. Klebrige, breiige Nahrung kann lange Zeit am Zahn verbleiben. Substrat, das anhaftet, ist schwerer aus der Mundhöhle wegzuspülen. Eine weiche Konsistenz der Nahrung fördert nicht die Kaubewegung und regt somit auch nicht den Speichelfluss an.

4.2.4 Zeit

Ein weiterer kariesbestimmender Faktor ist die Zeit. Damit Bakterien das Substrat aufnehmen, verarbeiten und die schädigenden Stoffwechselprodukte bilden können, braucht es Zeit. Zeit, in der Zahnbelag entstehen und reifen kann.

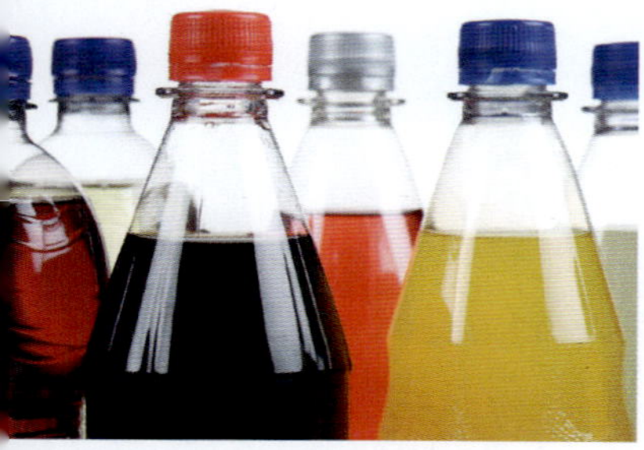

Bild 2: Zuckerhaltige Getränke sind häufig die Ursache von Karies.

Das Kariesgeschehen wird in zweierlei Hinsicht beeinflusst – einerseits durch die Verweildauer zuckerhaltiger Speisereste in der Mundhöhle, andererseits durch die Häufigkeit, mit der zuckerhaltige Nahrung, Getränke und Genussmittel konsumiert werden.

Jede Zufuhr von zuckerhaltigen Nahrungsmitteln führt zu einer etwa halbstündigen Säureeinwirkung (auch „Säurestoß" genannt) auf den Zahn. Etwa fünfhundert bis eintausend Säurestöße reichen für die Entstehung einer neuen Karies aus. Bei entsprechender Ernährung und mangelnder Mundhygiene wird diese Anzahl an Säurestößen schon innerhalb eines Vierteljahres erreicht.

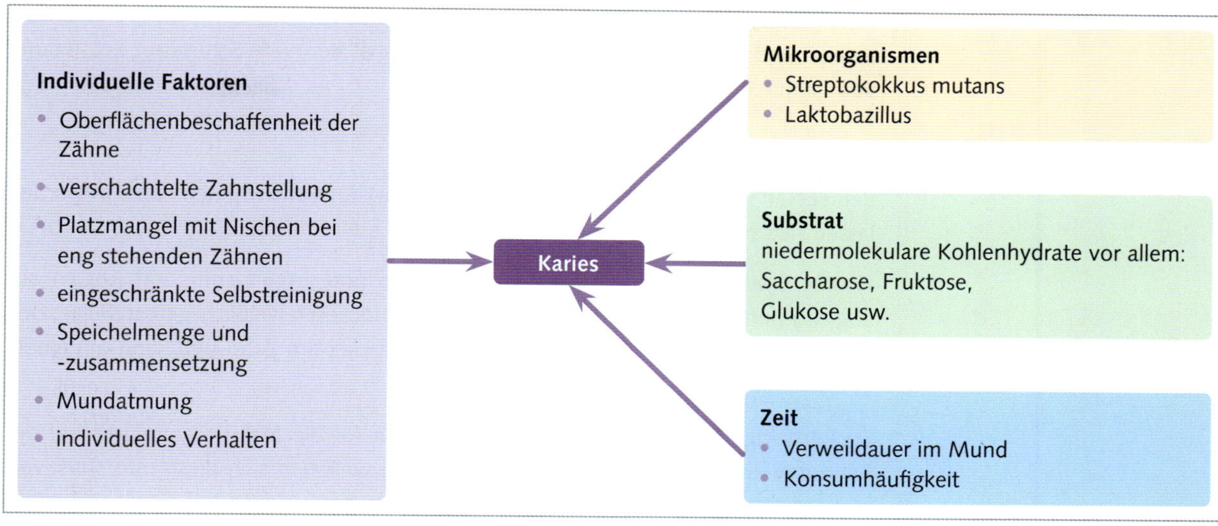

Bild 1: Karies ist eine multifaktoriell bedingte Erkrankung

Fazit

Karies wird hauptsächlich von den Mikroorganismen Streptokokkus mutans und Laktobazillus verursacht. Individuelle Faktoren, die häufige Zufuhr von zuckerhaltiger Nahrung sowie die ausreichende Einwirkzeit sind Voraussetzungen für die Ausbildung einer Karies (Bild 1).

Aufgaben

1. Beschreiben Sie in einfachen Worten, wie Karies entsteht. Welche Faktoren müssen unbedingt vorhanden sein und wie ist ihr Zusammenspiel?
2. Erstellen Sie ein Mindmap zum Thema „Kariesverursachende Bakterien".

4.3 Zahnbeläge, Plaque – die Hauptursache für Karies

Der Blick der modernen Zahnmedizin richtet sich nicht nur auf die einzelnen Faktoren im Kariesgeschehen, viel mehr wird auf deren Zusammenwirken geschaut. Wenn Zahn + Bakterien + zuckerhaltige Nahrung zusammen treffen, entsteht daraus nicht sofort und unmittelbar Karies. Der Weg zur Krankheit führt immer über die Zwischenstufe Zahnbelag. Karies und Parodontitis mit ihren Folgeerkrankungen gehen immer auf das Vorhandensein von krankmachenden Zahnbelägen zurück.

Plaque ist die Hauptursache für Karies. Plaque spielt aber zusammen mit den harten Belägen Zahnstein und Konkremente auch die zentrale Rolle im Verlauf der Gingivitis und der Parodontitis. Daher soll bereits an dieser Stelle eine Gesamtübersicht über die dentalen Beläge gegeben werden.

▶ Zahnstein und Konkremente → siehe Kap. 4.3.2

4.3.1 Weiche Zahnbeläge

Pellikel (Schmelzoberhäutchen)

Pellikel
Schmelzoberhäutchen

Unmittelbar nach der gründlichen Reinigung wird die Zahnoberfläche von einer Schicht aus Speichelbestandteilen (Muzine und Glykoproteine) überzogen. Dieses sogenannte **Schmelzoberhäutchen** (Pellikel) ist bakterienfrei und schützt den Zahn in gewissem Umfang vor Säuren. Die Pellikel ist der erste Belag, der sich auf einem sauberen Zahn bildet und ist **nicht krankmachend**.

Nach kurzer Zeit bereits heften sich Mikroorganismen aus der Mundhöhle an die Pellikel und beginnen dort ihr Wachstum, dies ist der erste Schritt zur Entstehung von Plaque.

Dentaler Biofilm (Plaque)

Beim Essen verbleiben **Speisereste (food debries)** auf und zwischen den Zähnen und lassen sich ohne weiteren Aufwand wegspülen oder entfernen.

Materia alba
weicher, abspülbarer Zahnbelag

Frische Speisereste, durchsetzt von Bakterien und angereichert mit Resten aus abgestorbenen Schleimhautzellen, bilden einen lockeren weißlich-gelben Belag, den man **Materia alba** nennt. Materia alba haftet locker am Zahn und kann mit einem Wasserstrahl weggespült werden.

Zuckerhaltige Nahrung und Getränke schaffen für die **Mikroorganismen** auf der Zahnoberfläche einen idealen Lebensraum, in welchem sich diese nun stark vermehren und ausbreiten können. Die Bakterien produzieren dabei selbst Zuckerverbindungen, mit denen sie um sich herum ein klebriges Gerüst bauen, dadurch haften sie besonders gut am Zahn. Weitere unterschiedliche Arten von Kleinstlebewesen „docken" nun an dieses Gerüst an und finden hier Lebensraum.

Plaque
festhaftender, bakterieller Belag

Der amerikanische Zahnarzt G. V. Black prägte für diesen Zahnbelag die Bezeichnung **Plaque**. Ein zäh-klebriger, gelblicher Belag, der nicht abgespült werden kann, sondern mit einer Zahnbürste zu entfernen ist.

Definition

Plaque ist ein bakterieller Belag, der bis zu 80 % aus Mikroorganismen bestehen kann.

Biofilm
Belag bestehend aus Mikroorganismen, die in einer selbst gebildeten Schleimschicht leben

Im Laufe von Stunden und Tagen wächst und reift die Plaque heran und wird aus vielen übereinander geschichteten **Lagen von Bakterien** gebildet, die allesamt miteinander in einer komplexen Lebensgemeinschaft zusammenwirken. Heutzutage verwendet man für Plaque häufig die Bezeichnung: **dentaler Biofilm**.

Zusatzinfo

Biofilme werden seit Jahren intensiv erforscht. Die Arbeit der Wissenschaftler brachte bisher erstaunliche Erkenntnisse über das Zusammenspiel der unterschiedlichen Mikrolebewesen in diesem besonderen Lebensraum. Heute wissen wir, dass die „Bewohner" im Biofilm miteinander kommunizieren, sich gegenseitig helfen und einander Schutz geben.

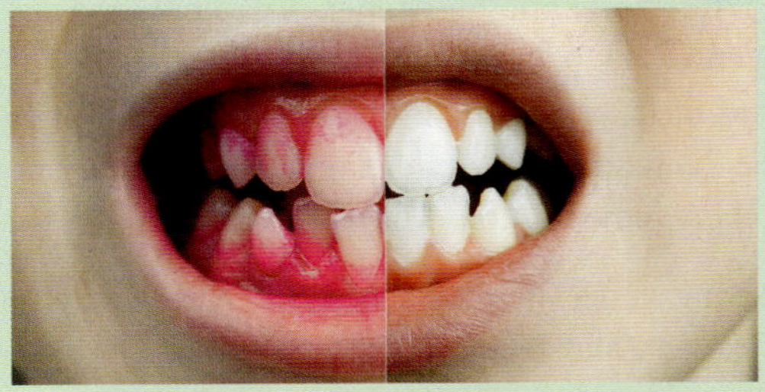

Bild 1: Zahnbeläge lassen sich anfärben. Der Patient kann nun deutlich erkennen, wo er besser putzen muss.

In dieser Lebensgemeinschaft erreichen einzelne Mikroorganismen eine Widerstandsfähigkeit, die sie alleine bei weitem nicht besitzen. Im Biofilm sind Bakterien extrem resistent gegen: Temperaturschwankungen, Austrocknung, Nahrungsmangel, Desinfektionsmittel, Antibiotika und die Abwehrreaktion des menschlichen Körpers. Solche Fähigkeiten erschweren enorm ihre Bekämpfung.

Der beste Schutz besteht darin, es gar nicht zur Bildung eines Belags kommen zu lassen. Dies macht deutlich, wie wichtig eine gute, gründliche Mundhygiene und eine zahngesunde Ernährung sind.

Bereits 24 Stunden nachdem eine Zahnoberfläche gründlich gereinigt wurde lässt sich darauf wieder eine stoffwechselaktive Plaqueschicht nachweisen.

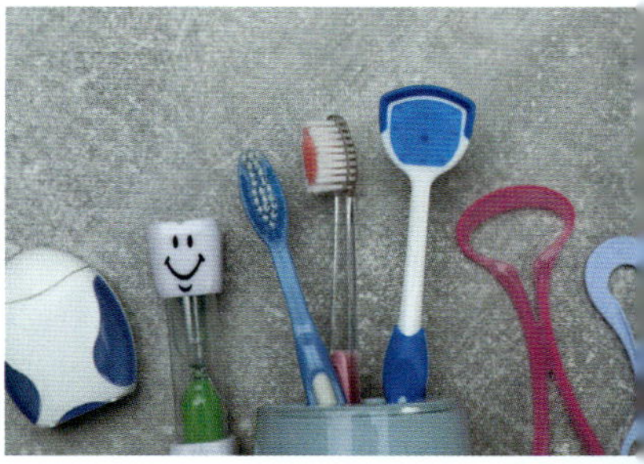

Bild 1: Mundhygieneartikel

Toxin
Giftstoff

Merke

Die Stoffwechselprodukte der Mikroorganismen in der Plaque sind für Zahn und Zahnhalteapparat schädlich.

- Plaquebakterien bilden Säuren, die zur Entkalkung der Zahnhartsubstanz führen und Karies verursachen.
- Plaquebakterien bilden **Toxine** (Giftstoffe), welche die Erkrankung und Zerstörung des Zahnhalteapparates hervorrufen.
- Plaquebakterien produzierten Schwefelverbindungen, die die Hauptursache für Mundgeruch sind.

Reife Plaque ist ein krankmachender Zahnbelag.

Praxisinfo

Weiche Beläge kann der Patient selbst durch geeignete Mundhygienemaßnahmen erfolgreich entfernen. Die Herausforderung besteht darin dies regelmäßig und systematisch zu tun und dabei keine Nischen zu übersehen. Bleiben Plaque-Reste haften, so reifen sie weiter und breiten sich schnell wieder aus. Harte Beläge müssen durch professionelle Maßnahmen in der Zahnarztpraxis entfernt werden.

4.3.2 Harte Zahnbeläge

Zahnstein

Plaque ist immer die Ausgangsstufe für Zahnstein. Ohne Plaque kann kein Zahnstein entstehen. Verbleibt Plaque am Zahn, werden nach und nach Mineralien aus dem Speichel in den Belag eingebaut (Bild 2). Aus kleinen Mineralisationskernen entstehen immer größere, mineralisierte Flächen und nach ca. 2–3 Wochen ist aus der ursprünglich weichen Plaque ein harter Belag entstanden, der sich nicht wegputzen lässt.

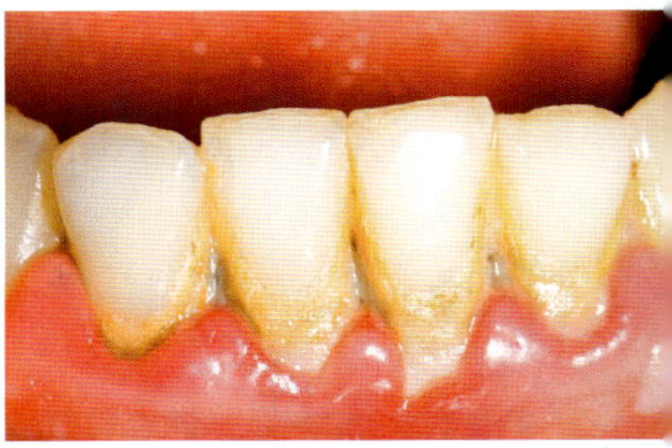

Bild 2: Zahnstein

Definition

Zahnstein ist verkalkte Plaque.

Zahnstein entsteht relativ schnell und liegt immer oberhalb des Zahnfleischsaumes. Er entsteht zuerst an den Stellen im Mund, wo Speichel die Plaque besonders gut mineralisieren kann. Dies ist gegenüber den Ausführungsöffnungen der großen Speicheldrüsen:

- linguale Flächen der Frontzähne Unterkiefer
- bukkale Flächen der Molaren im OK

Merke

Zahnstein ist ein supragingivaler Zahnbelag.

Die Oberfläche des gelblich-beigefarbenen Zahnsteins ist rau und immer von Plaque überzogen. Diese raue Beschaffenheit des Zahnsteins macht die vollständige Entfernung des aufliegenden bakteriellen Belages unmöglich. Mit der Zeit wird diese Schicht ebenfalls mineralisiert und die Menge an Zahnstein nimmt so kontinuierlich zu.

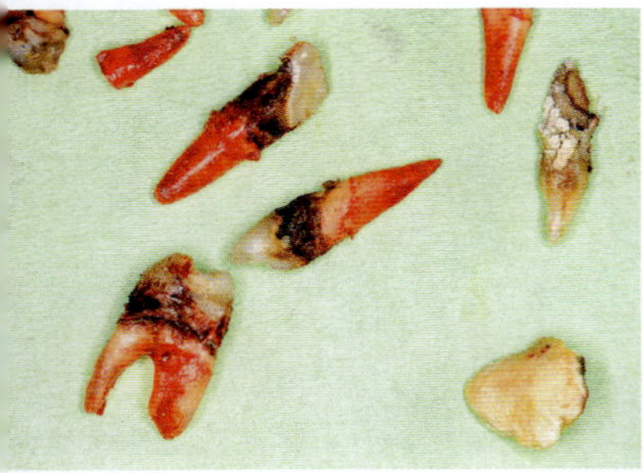

Bild 1: Konkremente

Konkremente

Erst durch Zahnstein wird die aufliegende Plaque unterhalb des Zahnfleisches getragen. In die nun subgingival gelangte Plaque werden ebenfalls Mineralien eingebaut, jedoch stammen diese nicht aus dem Speichel, sondern aus dem in der Zahnfleischtasche vorhandenen Sekret. Die dabei entstehenden Beläge werden als **Konkremente** bezeichnet. Sie können überall auf der Wurzeloberfläche vorkommen.

Merke

Konkremente sind subgingivaler Zahnbelag.

Konkremente werden sehr viel langsamer als Zahnstein gebildet, sind aber auch deutlich härter und schwerer zu entfernen. Die subgingivalen Mineralisationskristalle sind scharfkantig und spitz und reizen so zusätzlich das bereits entzündete Zahnfleisch. Entzündetes Gewebe hat eine erhöhte Blutungsneigung, sodass auch Blutbestandteile in die Konkremente gelangen und die braun-schwarze Färbung der Beläge hervorrufen.

Fazit

Zahnbeläge sind das Resultat des Zusammenkommens von Mikroorganismen und Nährstoffgrundlage auf einer Zahnoberfläche. In der Zeit, in der diese dort verbleiben, verändert sich die Zusammensetzung des Belags laufend. Nicht jede Stufe, jeder Zahnbelag ist gleichermaßen krankmachend. Der Verlauf einer Zahnerkrankung wird auch von weiteren Faktoren beeinflusst, dennoch spielen bakterielle Zahnbeläge immer eine zentrale Rolle im Krankheitsgeschehen.

Aufgaben

Sind Sie ein guter Manager? In der zahnmedizinischen Fachliteratur liest man immer wieder vom „häuslichen mechanischen Biofilmmanagement". Recherchieren Sie, worum es sich dabei handelt und erklären Sie diesen Ausdruck in allgemeinverständlichen Worten.

DIGITAL+

4.3.3 Übersicht der Zahnbeläge

Belag	Zusammensetzung	Aussehen	Konsistenz	Haftung am Zahn	Bakterielle Belastung	Krankmachende Wirkung
Pellikel	Schicht aus Speichelbestandteilen	farblos	weich	stark	keine	nein
Materia alba	Speisereste, Bakterien, Zellreste	weißlich-gelbe, lockere Auflagerung	weich	schwach, abspülbar	mittel	gering
Plaque	Bakterien in einem Gerüst aus Polysacchariden	gelblich	weich klebrig	stark, nicht abspülbar	sehr hoch	ja
Zahnstein	Plaque mit eingelagerten Mineralien (ca. 40 % Mineralienanteil)	gelblich-beige	hart rau	stark nicht abspülbar, nicht abwischbar	sehr hoch auf der Außenfläche	ja
Konkremente	Plaque mit eingelagerten Mineralien aus dem Taschensekret und Blutbestandteilen (ca. 60 % Mineralienanteil)	braun-schwarz	sehr hart rau scharfkantig	sehr stark	sehr hoch auf der Außenfläche	ja

Tabelle 1: Zahnbeläge – zusammenfassende Übersicht

4.4 Kariesverlauf

Auch wenn das Krankheitsgeschehen bei einer Karies nicht gleichmäßig verläuft – es kann Zeiten mit mäßiger oder auch starker Aktivität geben – folgen ohne Behandlung bestimmte Stadien bzw. Schweregrade immer in derselben Reihenfolge aufeinander.

Initialkaries

Die erste Stufe einer kariösen Läsion ist eine **Demineralisation**. Die bakteriell erzeugten Säuren lösen Mineralien aus dem Schmelz. Diese beginnende oberflächliche Entkalkung des Zahnschmelzes zeigt sich dann als kreidig-weißer Fleck, White spot (Kreidefleck) oder **Initialkaries** genannt (Bild 1). Ganz zu Beginn ist Initialkaries nur in trockenem Zustand erkennbar, später auch bei feuchter Zahnoberfläche.

Läsion
Schädigung, Verletzung

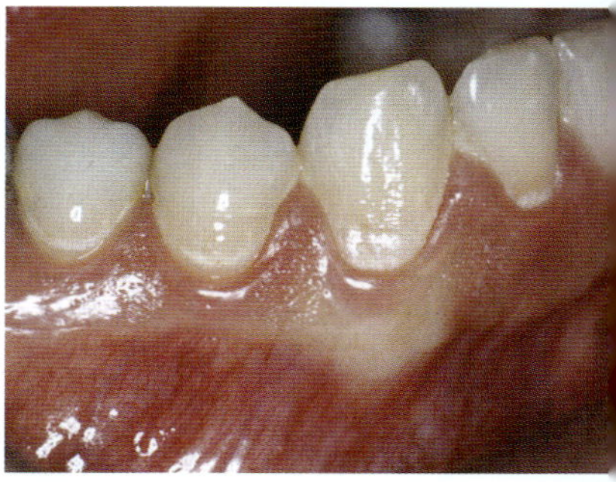

Bild 1: White spot – beginnende Karies

▶ Demineralisation/ Remineralisation siehe Kapitel 3.2

In diesem Stadium ist der Krankheitsprozess noch reversibel (umkehrbar). White-spot-Läsionen können also geheilt werden. Bei guter Reinigung und zusätzlicher Fluoridierung lagern sich Kalziumsalze aus dem Speichel wieder in die geschädigte Zahnoberfläche ein und reparieren diese. Die Wiedereinlagerung von Mineralstoffen in den Zahnschmelz wird als **Remineralisation** bezeichnet.

> **Merke**
> Farbstoffe aus Nahrungs- und Genussmitteln können aus einem weißen Kreidefleck einen sogenannten Brown-spot entstehen lassen, ohne dass dies am Ausmaß der Läsion etwas ändert. Es handelt sich dabei um eine Variante der Initialkaries.

Schmelzkaries

Bei weiterer Säureeinwirkung und Entkalkung brechen schließlich Schmelzkristalle aus der Zahnoberfläche heraus. Es entsteht ein Loch, dieser Vorgang wird als **Kavitation** bezeichnet.

Kavitation
Lochbildung, unumkehrbarer Verlust von Zahnhartsubstanz

Die nun vorliegende Beschädigung ist mit einer zahnärztlichen Sonde gut zu ertasten, darüber hinaus nimmt die kariöse Stelle eine bräunliche Farbe an.

Dieses Stadium der Karies, die **Caries superficialis** (Schmelzkaries), kann nicht mehr selbst ausheilen. Die Karies ist jetzt irreversibel (nicht umkehrbar).

Sobald die Oberfläche eingebrochen ist, können mehr Bakterien in die Tiefe eindringen. Die Zerstörung von Zahnhartsubstanz setzt sich fort und erreicht das Dentin.

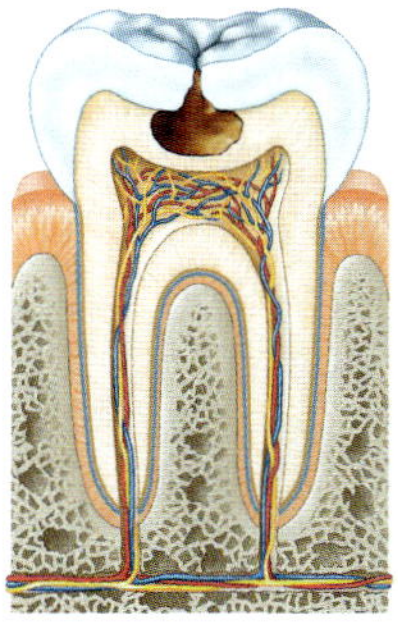

Bild 2: Unterminierende Karies

Dentinkaries

Dentin ist weicher als Schmelz und ist zusätzlich von Kanälchen durchzogen. Untersuchungen zeigen, dass sich Karies im Dentin doppelt so schnell ausbreitet, wie im Schmelz.

Häufig dehnt sich Karies im Dentin untergrabend aus. Äußerlich ist der Schaden im Schmelz gering und bleibt nahezu unverändert, manchmal nur als Verschattung erkennbar, jedoch im weicheren Dentin darunter nimmt das Ausmaß der Zerstörung stetig zu. Diese aushöhlende Ausbreitung unter der Schmelzschicht wird als **unterminierende Karies** bezeichnet (Bild 2).

unterminierend
untergrabend

Reicht die Karies in die Dentinschicht, liegt eine mittelschwere Karies vor, **Dentinkaries** oder **Caries media** genannt.

Sobald Kariesbakterien in das Dentin gelangen, kann man unmittelbar darauf bereits Reaktionen im Pulpa-Dentin-System nachweisen. Das sind: Entzündungsmerkmale im Pulpagewebe sowie die verstärkte Bildung von Reizdentin (Tertiärdentin) als Abwehrmaßnahme und Schutzbarriere vor den bakteriellen Eindringlingen.

Von nun an kann es vorkommen, dass der Patient bei kalten, heißen oder süßen Speisen Schmerzen verspürt (Seite 153, Bild 2).

Tiefe Karies

Unbehandelt wird sich die Karies immer tiefer ausbreiten bis in die Nähe der Pulpa, man spricht von einer **Caries profunda** (tiefe Karies, Abk.: Cp). Je weiter fortgeschritten das Kariesstadium, desto häufiger und intensiver können Schmerzen auftreten, bis hin zu dauerhaften Schmerzen und auch Nachtschmerzen. Dies ist ein unverkennbares Zeichen dafür, dass es unter der schädigenden Wirkung der Bakterien zu einer ausgeprägten Entzündung der Pulpa gekommen ist.

Caries profunda/Karies profunda
weit fortgeschrittene tiefe Karies

Praxisinfo

Erkennungsmerkmale einer Karies

Karies weist beim Ertasten mit der Sonde eine weiche, klebrige Konsistenz auf. Weich – aufgrund der aufgelösten Zahnhartsubstanz, Zahnfäule eben und klebrig – weil eine aktive Karies immer von Plaque bedeckt ist. Im Vergleich dazu ist gesunde Zahnhartsubstanz fest und hart, ebenso eine nicht aktive Karies, deren Oberfläche wieder mineralisiert wurde.

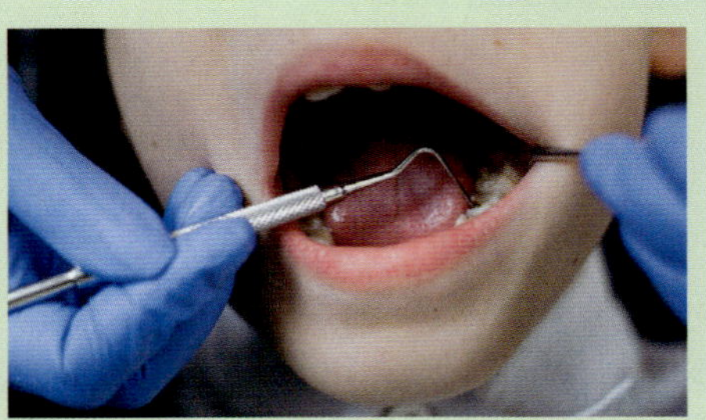

Bild 1: Karies hat eine weiche Konsistenz

Der Behandler beurteilt darüber hinaus, ob die gereinigte Zahnoberfläche vom Aussehen her matt, stumpf und rau wirkt – Zeichen für aktive Karies – oder glänzend und glatt erscheint, was auf das Gegenteil schließen lässt.

Die braune Verfärbung einer Zahnfläche kann unterschiedliche Ursachen haben. Nicht immer muss es Karies sein. Werden Farbstoffe aus Nahrungs- und Genussmittel in oberflächliche Zahnschichten eingelagert, führt dies zu Verfärbungen.

Zusammenfassung Kariesverlauf

White spot = Initialkaries = Kreidefleck

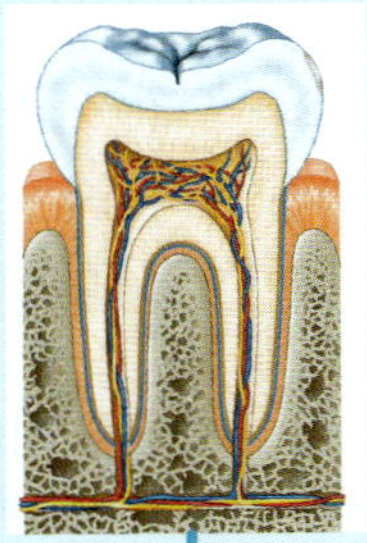

Betroffene Zahnhartsubstanz: Schmelz

- matt weißer Fleck
- oberflächliche Entkalkung
- keine ertastbare Schädigung
- ist umkehrbar durch Remineralisation

Therapiemöglichkeiten: Fluoridierung zur Unterstützung der Remineralisation

Caries superficialis = Schmelzkaries

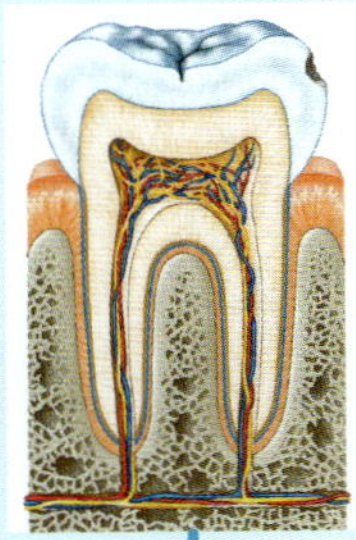

Betroffene Zahnhartsubstanz: Schmelz

- matte oder bräunlich-schwarze kariöse Veränderungen
- Schattenbildung (gräulich, bräunlich, bläulich)
- Kavitation
- nicht mehr umkehrbar

Therapiemöglichkeiten: Füllung, auch mikroinvasive Verfahren

Caries media = Dentinkaries

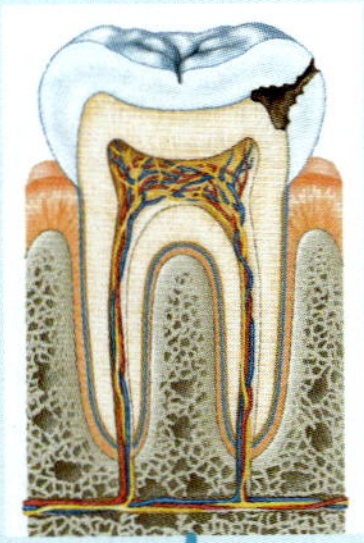

Betroffene Zahnhartsubstanz: Schmelz und Dentin

- Karies reicht bis in die Mitte der Dentinschicht
- häufig unterminierende Ausbreitung
- gelegentliches Schmerzempfinden

Therapiemöglichkeiten: Füllung

Caries profunda = Tiefe Karies

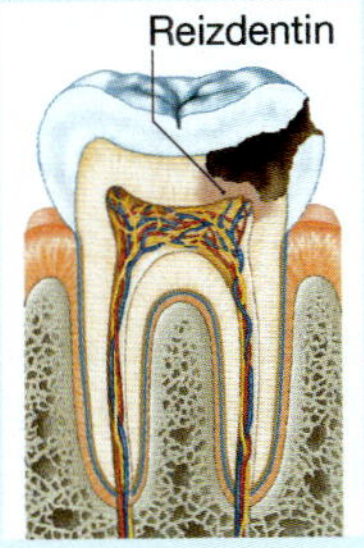

Betroffene Zahnhartsubstanz: Schmelz und Dentin

- die Karies reicht tief ins Dentin bis nahe zur Pulpa
- Schmerzempfinden
- Bildung von Reizdentin zum Schutz der Pulpa

Therapiemöglichkeiten: medikamentöse Überkappung der Pulpa, Füllung oder Aufbaufüllung

Aufgaben

1. Bei welchen Kariesstadien ist der Zahnschmelz betroffen? Bei welchen das Dentin?
2. Mit welcher Abwehrmaßnahme reagieren Odontoblasten, wenn Karies das Dentin erreicht?
3. Erklären Sie, weshalb Karies sich im Dentin so viel schneller ausbreiten kann als im Schmelz.

4.5 Kariesformen und Entstehungsorte

Das erstmalige Auftreten von Karies an einer Zahnfläche wird als **Primärkaries** bezeichnet.

Entwickelt sich Karies erneut am Rand einer Füllung oder Krone, so spricht man von **Sekundärkaries**, auch Randkaries.

Rezidiv
Rückfall, erneutes Auftreten einer Erkrankung

Prädilektionsstelle
bevorzugte Stelle

Kariesrezidiv benennt das Fortschreiten einer nicht vollständig entfernten Karies unter einer Füllung.

Karies entsteht immer in den Bereichen, in denen Plaque längere Zeit liegenbleibt bzw. anhaftet und nicht entfernt wird. Man bezeichnet diese Regionen als **Prädilektionsstellen**. Bei Kindern und Jugendlichen sind es hauptsächlich Fissuren und Grübchen, später kommen Approximalraum und zervikale Flächen hinzu. Aber auch überstehende Füllungs- und Kronenränder sowie freiliegende Wurzelflächen können die Anhaftung von Plaque und somit die Entstehung von Karies begünstigen.

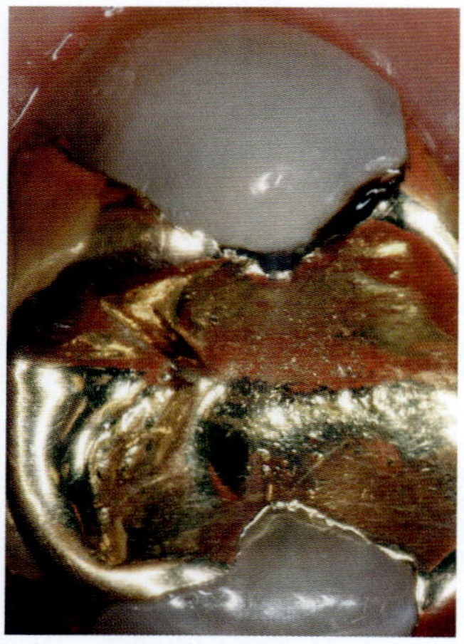

Bild 1: Randkaries und Inlay

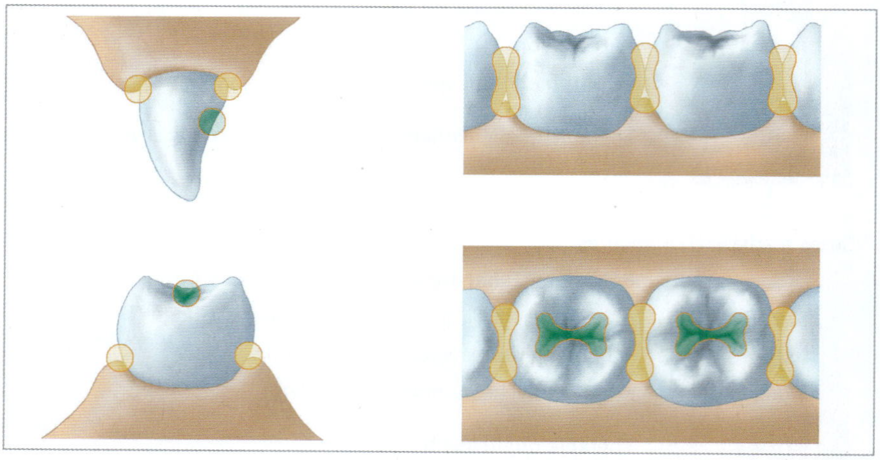

Bild 2: Bevorzugte Orte der Kariesentstehung

Fazit

Karies ist eine bakteriell verursachte Krankheit, die Zahnhartsubstanzen zerstört und nicht ausheilen kann. Karies beginnt an der Oberfläche und schreitet fort in die Tiefe.

Das Krankheitsgeschehen verläuft jedoch nicht gleichmäßig, es gibt Phasen starker, aber auch mäßiger Aktivität. In frühen Stadien kann es sogar zu einem Kariesstillstand kommen. Durch intensive Mundhygiene, zahnbewusste Ernährung und geeignete Fluoridzufuhr kann eine aktive Karies gestoppt werden. Durch das Wegbleiben der kariesauslösenden Faktoren kann anschließend eine Remineralisation der oberen Schmelzschichten stattfinden. Die betroffene Zahnfläche wird härter, glänzend und oft etwas dunkler, man spricht in diesem Fall von einer inaktiven Karies.

Überwiegen jedoch die schädigenden Einflüsse und können sich Plaquebakterien ungehindert vermehren, so wird die Zerstörung fortschreiten, es wird zu einer bakteriellen Infektion der Pulpa und zum Absterben des Pulpagewebes kommen.

Ohne zahnärztliche Behandlung führt Karies zu Folgeerkrankungen und letztlich zum Verlust des Zahnes.

5 Kariesdiagnostik

Bestimmte Stellen des Gebisses, an denen die Selbstreinigung durch Zunge und Speichel nur eingeschränkt möglich ist, sind für Karies besonders anfällig. (vgl. Kap. 4.5)

5.1 Untersuchungsmethoden

Der Zahnarzt untersucht diese Stellen besonders sorgfältig, da Karies hier leicht entstehen kann. Für die Kariesdiagnostik stehen folgende Untersuchungsmethoden zur Verfügung:

- Inspektion (Anschauen)
- Sondierung (Abtasten)
- Röntgenuntersuchung (Bissflügelaufnahme, Zahnfilm)
- Transillumination (Durchleuchtung)
- Laserfluoreszenzmessung

5.1.1 Inspektion

Die Inspektion des Gebisses mit bloßem Auge und Spiegel stellt den ersten Schritt der Kariesdiagnostik dar (Bild 1).

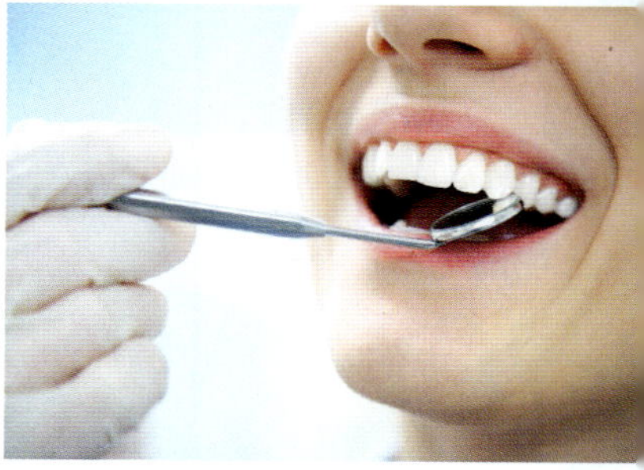

Bild 1: Inspektion mit Spiegel

Hierfür müssen die Zähne sauber und trocken sein. Eine **weit fortgeschrittene Karies (caries profunda)** ist durch Inspektion eindeutig an einem **Loch (Kavität)** der intakten Oberfläche des Zahnes zu erkennen. Deutlich schwieriger sind die **Frühformen der Karies (Initialkaries)** zu erkennen, da die Zahnoberfläche in diesem frühen Stadium noch intakt ist. Hier gibt es nur indirekte Anzeichen für Karies, wie z. B. eine braune bzw. schwarze Verfärbung der Zahnoberfläche. Kreidig weiße Entkalkungen im Bereich der Fissuren oder im Randleistenbereich können auf eine **Fissurenkaries (Karies im Bereich der Grübchen)** bzw. eine **Approximalkaries (Karies im Zahnzwischenraum)** hindeuten. Um diese Frühformen der Karies sicher erkennen zu können, werden zusätzlich zur Inspektion noch weitere Untersuchungsmethoden angewendet (siehe Kapitel 5.1.2 bis 5.1.5).

Kavität
Loch in der Zahnoberfläche

Kavitation
Lochbildung, Entstehung eines Loches

Fissur
Furchen und Grübchen auf der Zahnoberfläche

Approximalraum
Zahnzwischenraum

Cri dentaire
klirrendes Geräusch beim Sondieren einer gesunden Zahnoberfläche

5.1.2 Sondierung

Kratzt man mit einer Sonde vorsichtig auf der gesunden Zahnoberfläche, ist ein klirrendes Geräusch zu hören **(Cri dentaire)**, das durch die harte intakte Oberfläche des gesunden Zahnschmelzes bzw. Zahnbeins verursacht wird. Sondiert man auf einer krankhaft veränderten Zahnoberfläche, fehlt das klirrende Geräusch und die Zahnoberfläche fühlt sich nicht glatt und hart an, sondern kreidig und weich. Die Sondierung ist besonders zur Diagnostik einer Fissurenkaries geeignet. Bei der Sondierung muss darauf geachtet werden, dass mit der Sonde nur vorsichtig getastet wird, ohne Druck auf die Zahnoberfläche auszuüben, um diese nicht zu verletzen oder einzudrücken.

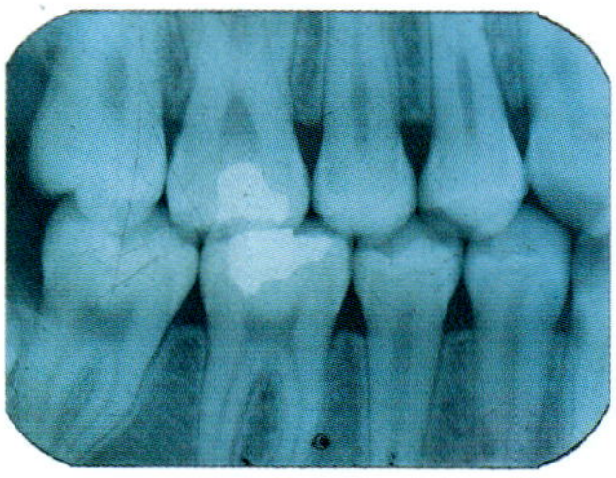

Bild 2: Bissflügelaufnahme

5.1.3 Röntgenuntersuchung

Bei unklaren Befunden in den Approximalräumen und Fissuren des Seitenzahnbereichs ist eine kleine Röntgenaufnahme zur Kariesdiagnostik sinnvoll. Hier haben sich sogenannte **Bissflügelaufnahmen** bewährt (Bild 2). Sie ermöglichen das sichere

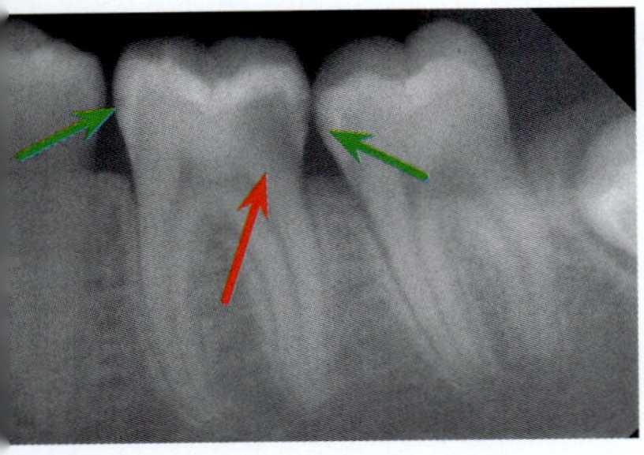

Bild 1: Röntgenaufnahme zur Kariesdiagnostik, Approximalkaries mesial und distal 36 sowie mesial 37

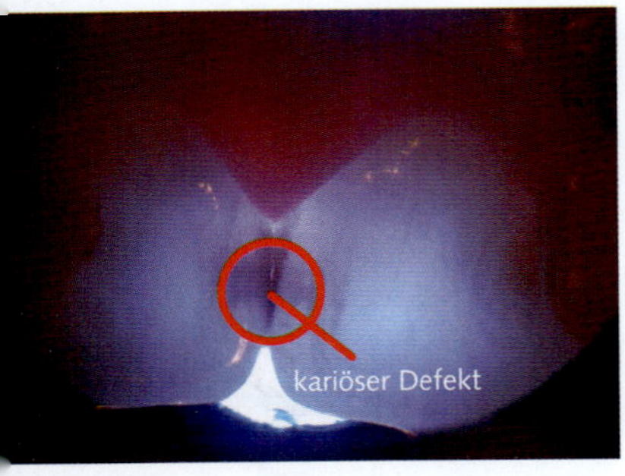

Bild 2: Transillumination einer Approximalkaries

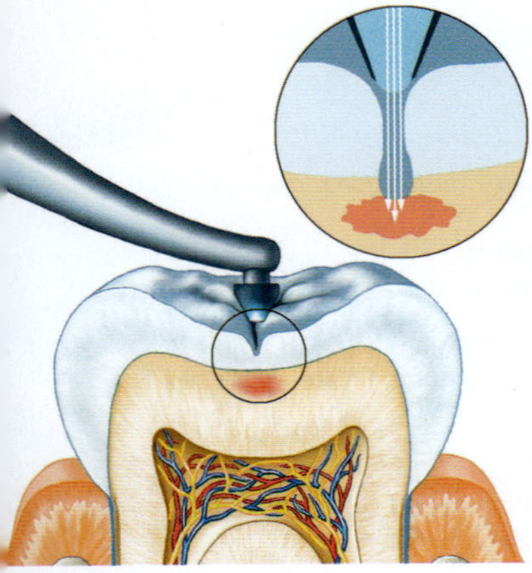

Bild 3: Laserfluoreszenzmessung

Fluoreszenz
Aufleuchten einer Substanz unter Bestrahlung

frühe Erkennen versteckter Karies vor allem im Approximalraum und im Fissurenbereich und ergänzen die klinische Untersuchung dadurch sehr gut. In Bild 1 ist bei Zahn 36 distal sehr gut eine tiefe Approximalkaries zu erkennen, die bis weit ins Dentin fortgeschritten ist (roter Pfeil). Als Zusatzbefund kann jeweils an Zahn 36 mesial und an Zahn 37 mesial eine Schmelzkaries festgestellt werden (grüne Pfeile).

5.1.4 Transillumination

Eine weitere Methode, mit der Karies in den Approximalräumen gut erkannt werden kann, ist die **Transillumination (Durchleuchtung)**. Insbesondere im Frontzahnbereich, in dem sich nur relativ umständlich eine Bissflügelaufnahme anfertigen lässt, findet die Transillumination Anwendung. Mit einer starken Lichtquelle wird die Zahnhartsubstanz durchleuchtet. Der kariöse Defekt erscheint im durchscheinenden Licht dunkel (Bild 2). Für die Durchleuchtung reichen meist die OP-Leuchte oder die Polymerisationslampe, optimal wäre aber eine spezielle Kaltlichtlampe.

5.1.5 Laserfluoreszenzmessung

Bei der Laserfluoreszenzmessung wird ein Laserstrahl auf die zu untersuchende Zahnverfärbung gerichtet, die unterschiedlich aufleuchtet, je nachdem ob sie gesund oder krankhaft verändert ist (Bild 3). Das reflektierte Licht wird vom Gerät gemessen und ausgewertet. Insbesondere Fissurenkaries lässt sich mit dieser Methode frühzeitig erkennen.

Die Abkürzung LASER bedeutet Light Amplification by Stimulated Emission of Radiation. Es handelt sich dabei um ein Gerät, das einen stark gebündelten, durch Strahlung verstärkten Lichtstrahl einer bestimmten Wellenlänge aussendet.

Merke

Karies wird durch Inspektion und Sondierung diagnostiziert. Ergänzende Hilfsmittel sind Röntgenaufnahmen, Transillumination und die Laserfloureszenzmessung.

Aufgaben

1. Zeigen Sie an einem Gebissmodell auf, an welchen Stellen Karies besonders häufig vorkommt. Verwenden Sie bei der Präsentation die relevanten Fachbegriffe.
2. Tauschen Sie sich in der Gruppe darüber aus, welche der genannten Methoden zur Kariesdiagnostik bei Ihnen in der Praxis angewendet werden.

5.2 Grundinstrumentarium zur Kariestherapie

Zum Grundinstrumentarium bei der Kariestherapie werden alle Instrumente gezählt, die bei der Kariesdiagnostik und beim Legen einer Füllung **immer** erforderlich sind.

5.2.1 Grundbesteck

Merke

Für jede zahnärztliche Maßnahme benötigt man das sogenannte Grundbesteck (siehe nächste Seite, Bild 1). Es besteht aus Spiegel, zahnärztlicher Sonde und zahnärztlicher Pinzette.

Der **Spiegel** wird benötigt, um Stellen zu beurteilen, die nicht direkt einsehbar sind (z. B. die distale Seite des Zahnes). Er dient außerdem der indirekten Beleuchtung des Arbeitsfeldes, da das auf den Spiegel treffende Licht der Behandlungsleuchte auf die Zahnoberfläche übertragen wird. Auch Weichteile wie z. B. die Zunge oder die Wange können mit dem Spiegel sehr gut abgehalten werden.

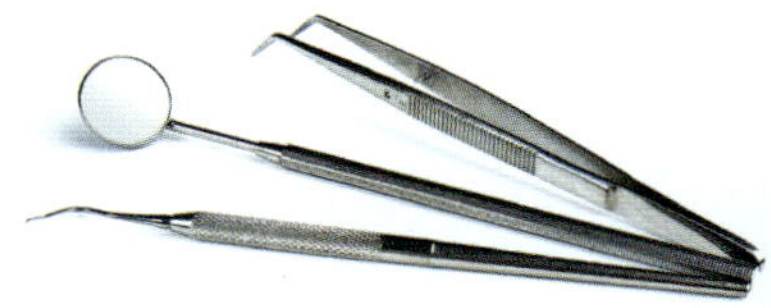

Bild 1: Grundbesteck

Die **zahnärztliche Sonde** wird verwendet, um die Zahnhartsubstanzen zu untersuchen. Mit ihr können kariöse Defekte ertastet werden (siehe Kapitel 5.1.2). Außerdem wird sie nach erfolgter Kariesexkavation benötigt, um zu beurteilen, ob die Karies vollständig entfernt wurde oder ob noch Restkaries vorhanden ist. Ist die Kavität nach Exkavation kariesfrei, ist bei Sondierung der Zahnsubstanz ein klirrendes Geräusch zu hören (Cri dentaire, siehe Kapitel 5.1.2). Auch die Kontrolle des Randschlusses bereits bestehender Füllungen oder Kronen erfolgt durch Sondierung mittels zahnärztlicher Sonde.

Exkavation
Kariesentfernung, Aushöhlung

Kavität
fertig beschliffene Hohlform im Zahn zur Aufnahme einer Füllung

Die **zahnärztliche Pinzette** hat ein abgewinkeltes Arbeitsende, das spitz zuläuft. Sie wird benutzt, um verschiedene Hilfsmittel wie z. B. Watterollen zu greifen und festzuhalten.

5.2.2 Dappen- und Kappengläser

Dappengläser bzw. -becher sind kleine Behälter aus Glas oder Kunststoff ohne Deckel (Bild 2). Sie werden zum Bereitstellen von unterschiedlichen Flüssigkeiten verwendet, die während der Behandlung benötigt werden, wie z. B. Wasserstoffperoxid oder Alkohol. Um ein Verwechseln der unterschiedlichen Flüssigkeiten zu vermeiden, gibt es die Behälter in vielen verschiedenen Farben. **Kappengläser** haben im Gegensatz zu den oben offenen Dappengläsern einen kappenförmigen Schraubverschluss (Bild 2).

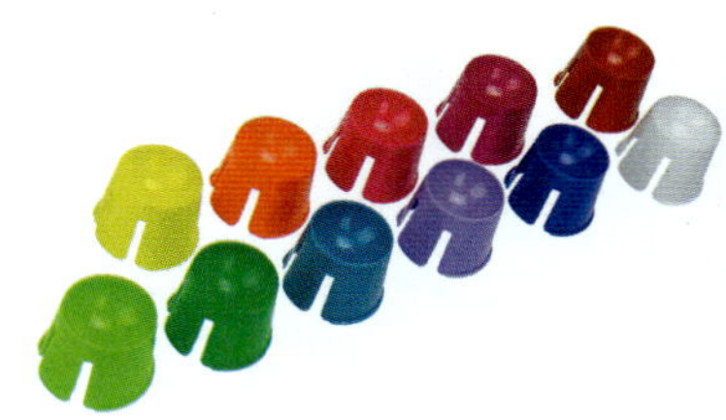

Bild 2: Dappenbecher

5.2.3 Watterollen und Wattepellets

Die meisten Füllungsmaterialien sind empfindlich gegenüber Feuchtigkeit. Deswegen muss das Arbeitsfeld während dem Einbringen einer Füllung möglichst speichelfrei gehalten werden. Diesen Vorgang bezeichnet man als **relative Trockenlegung** (siehe Lernfeld 4, 6.6.1). Hierfür benutzt man Watterollen (Bild 3), die zwischen Zahnreihe und Wange bzw. Zahnreihe und Zunge gelegt werden, um den Speichel abzuhalten und aufzusaugen. Im Approximalraum hat sich die Verwendung von kleinen Wattekügelchen, sogenannten Wattepellets, bewährt (Bild 3). Weitere Hilfsmittel, um ein trockenes Arbeitsfeld zu erreichen, sind **dry tips®** – pflasterähnliche Speichelabsorber, die auf der Schleimhaut haften und den Speichel an dieser Stelle aufnehmen (Bild 4) – und **Parotisrolls®**. Diese überlangen Watterollen lassen sich gut verformen und durch den Kunststoffkern im Inneren bleiben sie an der gewünschten Position (bukkal, labial, lingual) fixiert.

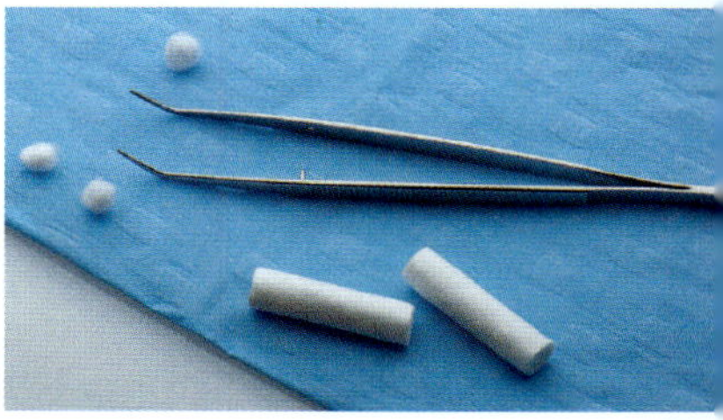

Bild 3: Watterollen, Wattepellets

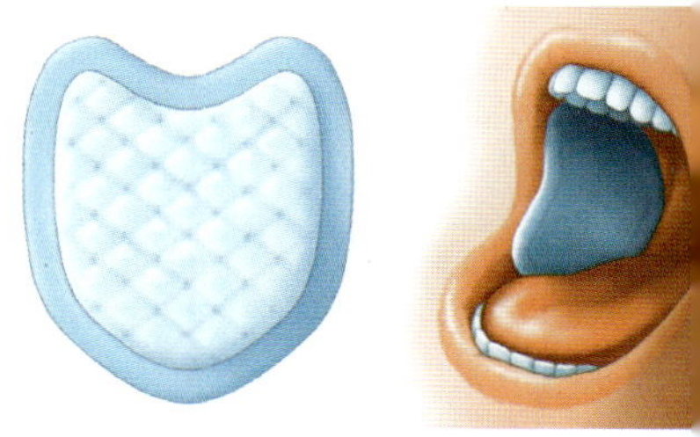

Bild 4: Speichelabsorber halten das Arbeitsfeld trocken.

Aufgaben

1. Erstellen Sie eine Tabelle, in der Sie in der linken Spalte die Bestandteile des Grundbestecks aufzählen und in der rechten Spalte mit eigenen Worten festhalten, wozu sie verwendet werden.
2. Watterollen und -pellets saugen Flüssigkeit im Mundinnenraum auf. Überlegen Sie, worauf die ZFA im Zusammenhang mit diesen Hilfsmitteln während einer Behandlung achten sollte.

6 Füllungstherapie – Vorgehen und Materialien

6.1 Allgemeine und spezielle Aufgaben

Vorbereitung des Behandlungsplatzes

Kurz bevor eine Behandlung beginnt, wird der Patient in das gesäuberte Behandlungszimmer geführt und in den Behandlungsstuhl gesetzt. Er bekommt eine Serviette umgelegt, ein Mundspülglas wird bereitgestellt und gefüllt. Dann wird ein Tray (Tablett) mit den für die geplante Behandlung benötigten Instrumenten bestückt und auf den Schwebetisch gesetzt. Bei einem neuen Patienten bzw. bei einem Patienten, der zur halbjährlichen Kontrolluntersuchung erscheint, braucht in der Regel nur das Untersuchungsbesteck aufgelegt zu werden: Spiegel, Pinzette und Sonde.

Merke

Das Standard-Untersuchungsbesteck besteht aus Spiegel, Pinzette und Sonde.

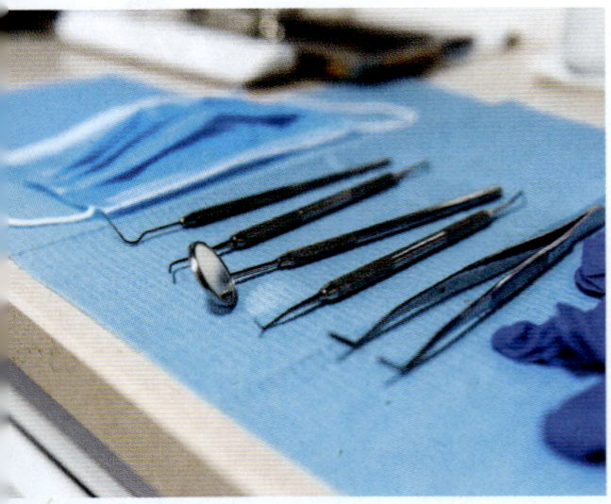

Bild 1: Standard-Untersuchungsbesteck

Das Behandlungsinstrumentarium wird in den meisten Praxen in den Schränken der Behandlungsräume gelagert und bei Bedarf zusammengestellt. Die Instrumente des Zahnarztes sind auf seiner Seite vor die Kopfseite des Behandlungsstuhles zu platzieren. Die Zahnmedizinische Fachangestellte muss die für eine geplante Behandlung benötigten Instrumente vor jeder Behandlung vollständig zusammenstellen und damit den Schwebetisch, das Zahnarztelement, das Arbeitselement und die Arbeitsfläche der Zahnmedizinischen Fachangestellten bestücken. Die Arbeitsplatzvorbereitung ist besonders einfach beim Set-Tray-System: Ein Set-Tray ist eine Kassette, die standardmäßig mit allen Instrumenten und Materialien bestückt ist, die bei einer Behandlung benötigt werden könnten (Bild 1). Die desinfizierten und gesäuberten Instrumente werden auf dem Tray zusammengestellt, dann sterilisiert und bis zum Gebrauch in besonderen Tray-Schränken steril aufbewahrt.

Merke

Die vollständige Instrumentierung des Arbeitsplatzes mit Instrumenten, Geräten und Materialien durch die Zahnmedizinische Fachangestellte ist eine wichtige Voraussetzung für die zügige Behandlung des Patienten.

Assistenz am Behandlungsstuhl

Die ständige Anwesenheit einer Zahnmedizinischen Fachangestellten und ihre Assistenz bei der Behandlung ermöglichen dem Zahnarzt ein schnelles und schonendes Behandeln des Patienten. Voraussetzungen für das Arbeiten am Patienten sind das Tragen von Schutzkleidung, die richtige Lagerung des Patienten und eine korrekte Arbeitshaltung.

Die Aufgaben der Zahnmedizinischen Fachangestellten bei der Behandlung von Patienten sind:

- Freihalten des Arbeitsfeldes durch eine professionelle Halte- und Absaugtechnik
- Anreichen der Instrumente
- Vorbereitung der benötigten Materialien

- Trockenlegung des Arbeitsfeldes
- Anfertigen von Abformungen
- Arbeit mit rotierenden Instrumenten

Schutzkleidung

Bei der Patientenbehandlung kommen die Zahnmedizinische Fachangestellte und der Zahnarzt mit Körperflüssigkeiten des Patienten, wie Speichel, Blut und Eiter, in Berührung. Die Kleidung wird auch bei größter Vorsicht damit verschmutzt (kontaminiert). Deshalb müssen die Zahnmedizinische Fachangestellte und der Zahnarzt, entsprechend den Forderungen der Unfallverhütungsvorschrift Gesundheitsdienst BGV C8, bei der Behandlung Schutzkleidung tragen.

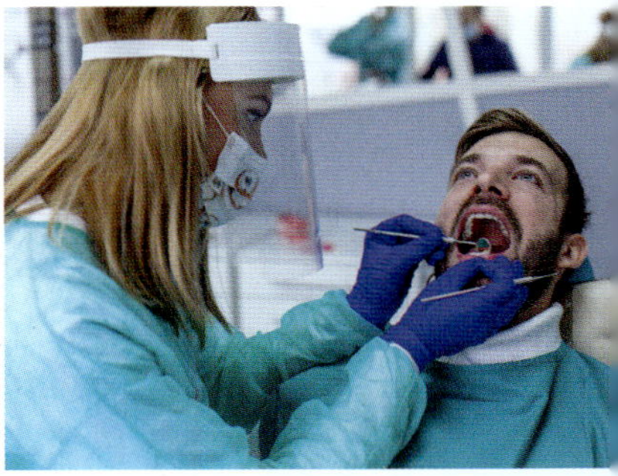

Bild 1: Arbeiten mit Schutzkleidung

Zur Schutzkleidung gehören:

- Kittel oder Jacke und Hose
- Mund-Nasen-Schutz
- Schutzbrille
- dünne, flüssigkeitsdichte Handschuhe
- geschlossene Arbeitsschuhe

(Ausführlichere Informationen zur Persönlichen Schutzausrüstung [PSA], zu der auch die Schutzkleidung gehört, findet sich in LF 3, Kap. 9.1).

6.2 Füllungstherapie – Vorgehen, allgemeine Grundsätze

Je nach Größe und Lage des Defektes gibt es verschiedene Möglichkeiten, einen kariös geschädigten Zahn mittels einer Füllung wiederherzustellen (Bild 1). Diese werden in erster Linie nach dem Füllungsmaterial unterschieden in:

- Füllungstherapie mit plastischen Füllungsmaterialien,
- Wiederherstellung des kariösen Defektes mit starren Inlays (Einlagefüllungen).

plastisch
formbar

starr
nicht formbar

In jedem Fall soll das **Füllungsmaterial** folgende **Eigenschaften** besitzen:

- biologische Verträglichkeit
- Undurchlässigkeit für alle Stoffe
- gute Haftung am Zahn
- Festigkeit und Härte
- geringe Wärmeleitung
- leichte Verarbeitung
- ästhetisch ansprechend im sichtbaren Bereich

Füllungstherapien mit unterschiedlichen Füllungsmaterialien sind in der zahnärztlichen Praxis die wohl am häufigsten durchgeführten Behandlungen. Dabei kommt den **plastischen (formbaren) Füllungsmaterialien** für die Kariestherapie eine besondere Bedeutung zu. Als plastische Füllungsmaterialien können **Zemente, Amalgam und Kunststoffe** verwendet werden. Weiterhin stehen Mischformen wie Compomer zur Verfügung. Füllungen mit plastischen Füllungsmaterialien werden am Patienten unmittelbar in einer Sitzung durchgeführt.

▶ Infos zu plastischen Füllungsmaterialien siehe Kapitel 6.9 ab Seite 173

Inlays sind **hochwertige, starre Füllungen** aus **Metall oder Keramik** (früher auch aus Kunststoff) und werden, im Gegensatz zu plastischen Füllungen, außerhalb des Mundes hergestellt und dann fertig ausgeformt in die speziell vorbereitete Kavität eingesetzt.

▶ Infos zu Inlays siehe Kapitel 6.14 ab Seite 186

Kavität
Hohlraum

Alle Füllungsarten werden auch als **Restauration** bezeichnet.

Restauration
Wiederherstellung

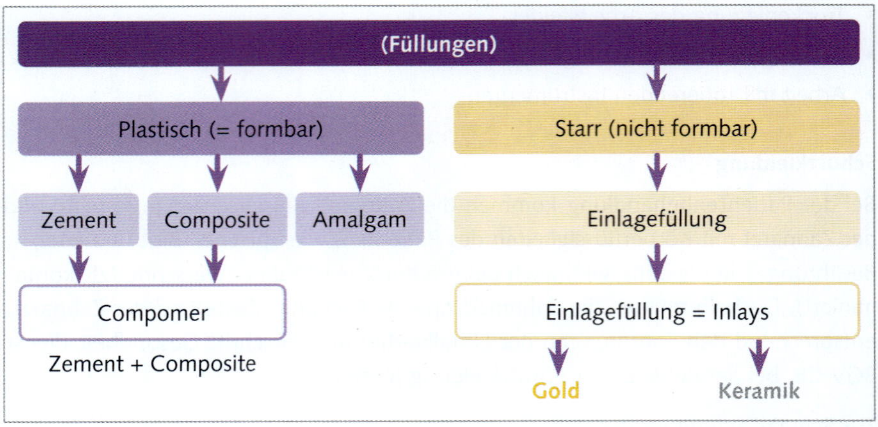

Bild 1: Füllungsalternativen

Die verschiedenen plastischen Füllmaterialien erfordern unterschiedliche Behandlungsabläufe. Gleichwohl kann man bei allen plastischen Füllungen folgende Behandlungsschritte erkennen:

- Untersuchung des Zahnes inkl. Röntgendiagnostik
- Kavitätenpräparation (mit oder ohne Anästhesie)
- Karies exkavieren
- Überprüfung der Kariesfreiheit
- Trockenlegung des Arbeitsfeldes (relativ oder absolut)
- ggf. Unterfüllung zum Schutz der Pulpa
- Zahn für die Füllung vorbereiten (Anätzen)
- Füllungsmaterial ggf. mit Formhilfen einbringen (da gibt es Unterschiede, je nach Art)
- Oberfläche der Füllung bearbeiten
- Aushärten (Unterschied selbsthärtendes Material oder lichthärtendes Material)
- Kontrolle der Okklusion (Bisshöhe)
- Politur

Im Folgenden werden diese Behandlungsschritte näher erläutert und Informationen zu den verschiedenen Füllungsmaterialien (plastisch und starr) gegeben. Diesen Ausführungen vorangestellt sind jedoch zunächst die Instrumente, die bei der Entfernung von Karies und der Vorbereitung des Zahns für die Füllung zum Einsatz kommen.

6.3 Instrumente zur Kariestherapie

rotierend
drehend

Zur Behandlung von kariösen Zahnschäden mit anschließender Füllungstherapie sind Antriebe für rotierende Instrumente, die rotierenden Instrumente selbst sowie eine Vielzahl von Handinstrumenten, die bei den jeweiligen Behandlungsschritten vorgestellt werden, notwendig.

6.3.1 Antriebsformen für rotierende Instrumente

Rotierende Instrumente sind die Hauptarbeitsinstrumente des Zahnarztes bei der Füllungstherapie. Diese Instrumente benötigen einen Antrieb, der entweder mit

Druckluft oder mit einem elektrischen Motor, dem sogenannten Mikromotor, erzeugt wird. Hierbei handelt es sich um zwei ganz unterschiedliche Prinzipien:

- Die **Druckluft** wird durch einen **Kompressor** produziert und treibt **zahnärztliche Turbinen** an. Dies ist äußerst effektiv, denn Turbinen erreichen eine sehr hohe Drehzahl zwischen 300 000 und 500 000 U/min.

U/min
Umdrehungen pro Minute (Drehzahl)

Merke

Ein Kompressor erzeugt Druckluft.

- **Mikromotoren** hingegen sind für den elektrischen Antrieb von **Winkelstücken** zuständig. Sie haben zwar mit 2 500–40 000 U/min eine erheblich geringere Drehzahl als Turbinen, gleichwohl können niedrigere oder höhere Drehzahlen hier durch Aufsetzen eines entsprechenden Winkelstücks erreicht werden (siehe unten). Ein Vorteil der Mikromotoren ist, dass sie sich im Gegensatz zum Turbinenantrieb stufenlos regulieren lassen.

Merke

Winkelstücke werden auf einen Mikromotor aufgesteckt, Turbinen arbeiten mit Druckluft.

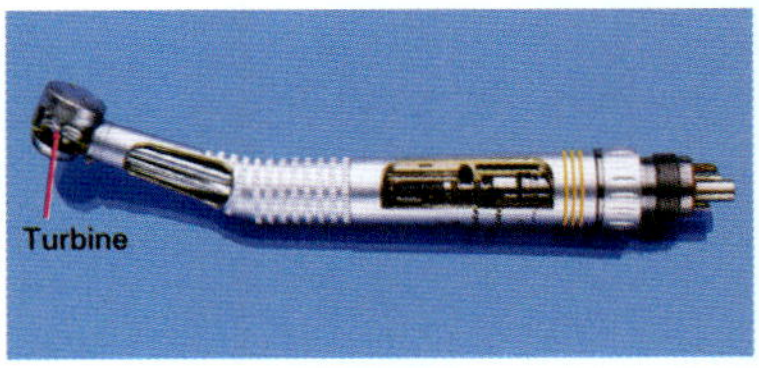

Bild 1: Zahnärztliche Turbine

Turbinen erlangen ihre hohe Drehzahl durch ein im Instrumentenkopf gelegenes kleines Schaufelrad, ähnlich eines Propellers (Bild 1). Im Leerlauf erreicht eine Turbine eine Drehzahl von 300 000–500 000 U/min, die jedoch bei leichtem Anpressdruck auf etwa um die Hälfte (150 000–250 000 U/min) absinkt.

Praxisinfo

Turbinen sind mechanisch relativ einfach aufgebaut und somit auch wartungsarm. Da sie mit Luft angetrieben werden, empfinden die Patienten das typische Geräusch der Turbine als sehr unangenehm, nicht wenige sogar als angsteinflößend. Es wird als hoher an- und abschwellender Pfeifton wahrgenommen.

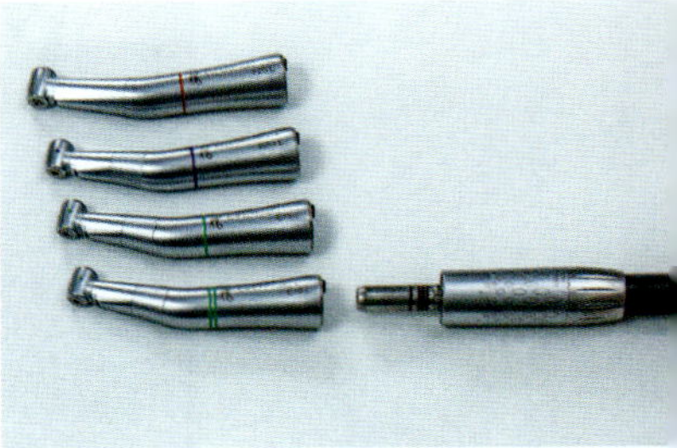

Bild 2: Mikromotor mit unterschiedlich schnellen Winkelstücken

Winkelstücke werden grundsätzlich mit einem Mikromotor betrieben (Bild 2). Sie werden sowohl für den sehr langsamen (bis 2 700 U/Min) und langsamen (bis 7 400 U/min) sowie mittleren Drehzahlbereich (bis 40 000/min) als auch für den hochtourigen Bereich (bis 200 000 U/min) angeboten. Das bedeutet, dass die Winkelstücke je nach Einsatzbereich umgesteckt werden müssen, da der eigentliche Antrieb, der Mikromotor, lediglich 40 000 U/min erreicht.

Zur Unterscheidung der Drehzahlbereiche, die mit dem Winkelstück erzielt werden können, sind die Winkelstücke mit verschiedenfarbigen Ringen markiert. Durch Übersetzung bzw. Untersetzung (ähnlich einer Gangschaltung beim Fahrrad) kann man dann unterschiedliche Drehzahlen erreichen, die zudem noch stufenlos durch den Mikromotor bis zum jeweiligen Spektrum verändert werden können.

Bei den **Winkelstücken** gibt es zur Unterscheidung folgende **Farbmarkierungen** (Bild 2):

- doppelt grün: sehr langsam drehend (Untersetzung 14,8:1) = 2 700 U/min
- grün: langsam drehend (Untersetzung 5,4:1) = 7 400 U/min
- blau: normal drehend (Übersetzung 1:1) = 40 000 U/min
- rot: schnell drehend (Übersetzung 1:5) = 200 000 U/min

Je nach zahnärztlichen Behandlungen werden unterschiedliche Drehzahlen der rotierenden Instrumente gefordert. Die Entfernung von Karies beispielsweise wird bei geringer Drehzahl durchgeführt, Polituren bei mittlerer Drehzahl, Präparation von Zähnen bei hoher Drehzahl. Dies kann durch die Verwendung der verschiedenen Winkelstücke idealerweise erreicht werden, während die Verwendung von Turbinen bauartbedingt nur identische Drehzahlen zulässt.

Praxisinfo

Bei der Arbeit mit hochtourigen rotierenden Instrumenten besteht die Gefahr einer Überhitzung der Zahnsubstanz. Nur mit einer guten Spraykühlung ist gewährleistet, dass die Pulpa nicht geschädigt wird. Deshalb haben die Schnelllaufwinkelstücke und Turbinen Spraydüsen, mit denen die rotierenden Instrumente rundherum gekühlt werden können (Bild 1). Eine ausreichende Kühlung ist dann gegeben, wenn ca. 50 ml/min Kühlwasser verbraucht werden. Zudem werden alle Turbinen und Winkelstücke heute mit Lichtleiter angeboten, die das Arbeitsfeld gut ausleuchten.

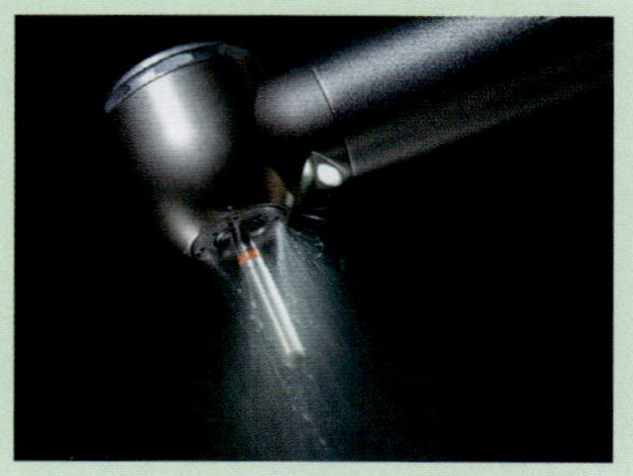

Bild 1: Spraydüsen und Lichtquelle

Als **weitere Antriebsform** stehen auch **gerade Handstücke** zur Verfügung, da diese aber eher bei prothetischen bzw. chirurgischen Maßnahmen eingesetzt werden, werden sie hier nicht näher beschrieben.

6.3.2 Rotierende Instrumente

Rotierende Instrumente gibt es in einer Vielzahl verschiedener Ausführungen, Materialien, Formen und Größen. Dabei handelt es sich um wenige Grundtypen in zahlreichen Formaten und mit unterschiedlichen Arbeitsenden (Bild 1). Die Instrumente zur Füllungstherapie bzw. zur Präparation werden hauptsächlich in Fräsen, diamantierte Schleifinstrumente, Finierer und Gummipolierer eingeteilt (siehe Tabelle 1).

Praxisinfo

Für Patienten gelten alle sich drehenden Instrumente in der zahnärztlichen Praxis als „Bohrer". Dies ist nicht korrekt. Selbst der ungeliebte Rosenbohrer bei der Kariesbehandlung ist eigentlich eine Fräse (siehe Tabelle unten). Es gibt zwar auch echte Bohrer unter den zahnärztlichen Instrumenten. Diese werden jedoch nicht zur Kariesbzw. Füllungsentfernung verwendet, sondern dienen u. a. bei Implantationen zur Vorbereitung des Knochens (siehe Lernfeld 6, Seite 285). Es wird – wie in der Praxis – der Name „Rosenbohrer" aber auch hier im Folgenden weiter verwendet.

Für die Zahnmedizinische Fachangestellte ist es wichtig, einen Überblick über die unterschiedlichen **Formen der rotierenden Instrumente** zu haben. Diese Formen sollen exemplarisch an Diamantschleifern dargestellt werden (Seite 165, Tabelle 1):

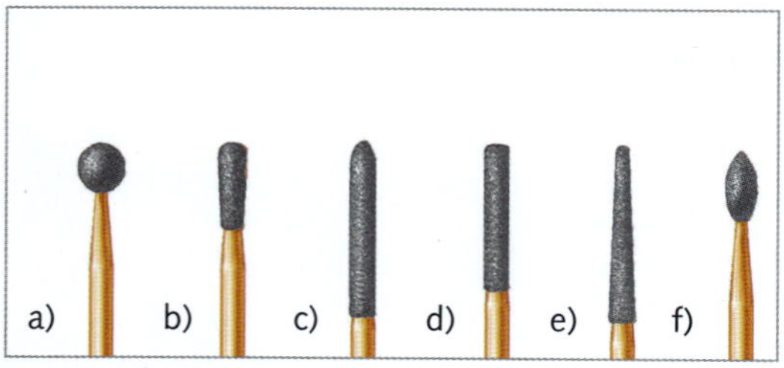

Bild 2: Unterschiedliche Schleifkörperformen

- **a) Kugel** für Präparationen bei der Füllungstherapie
- **b) Birne** für die Füllungstherapie
- **c) Torpedo** für die Hohlkehlpräparation bei Kronen
- **d) Zylinder** für die Stufenpräparation bei Kronen und Inlays
- **e) Konus** für das Separieren (Trennen) von Zähnen und die Tangentialpräparation bei Kronen
- **f) Knospe** für die Füllungsbearbeitung und Präparation von Kronen

Instrument	Beispiele
Fräsen Materialabtragende Instrumente zur Kariesentfernung sowie ab d) zur Entfernung von Amalgamfüllungen und Entfernung von Kronen und Brücken.	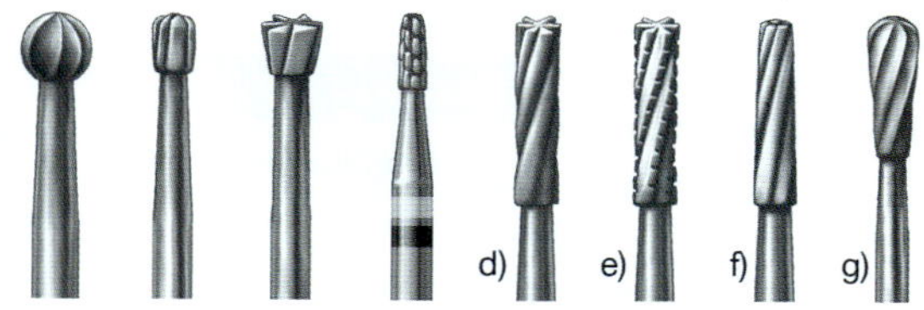
Diamantschleifer Präparationsinstrumente unterschiedlicher Form, die je nach Korngröße der Diamanten auch zum Glätten geeignet sind.	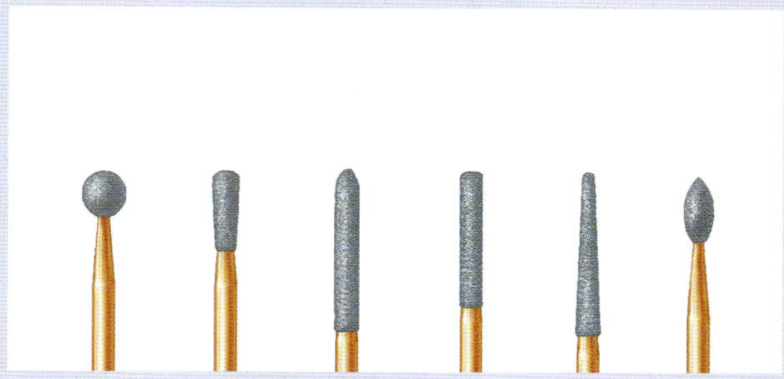
Finierer Zum Glätten von Füllungen und Kavitätenwänden bzw. Kronenpräparationen (siehe Kapitel 6.4).	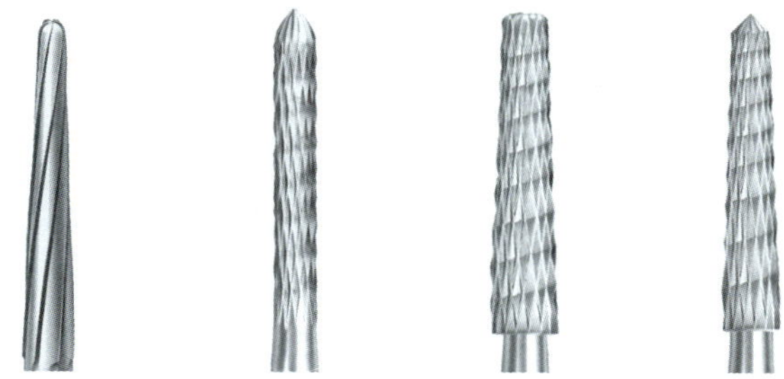
Polierscheiben und Steinchen Zur Feinbearbeitung bzw. zum feinen Beschleifen von Füllungen.	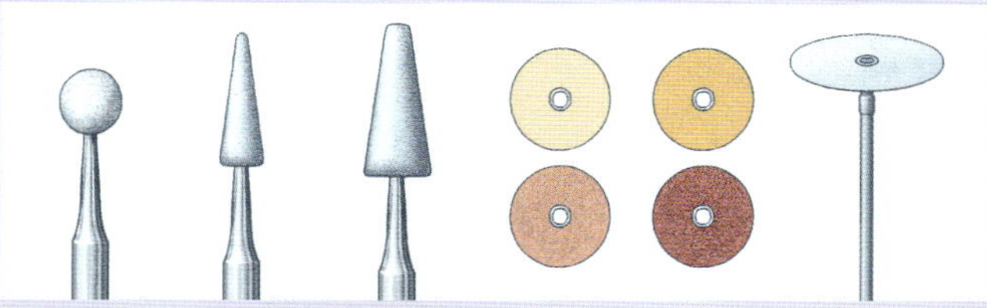
Gummipolierer Zur Glättung von Füllungen und deren Hochglanzpolitur.	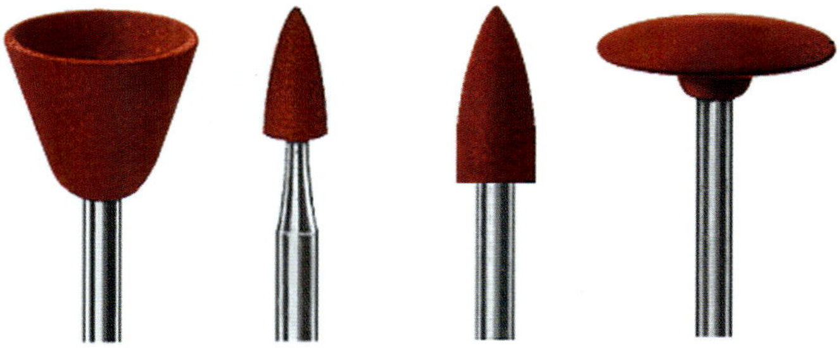

Tabelle 1: Verschiedene rotierende Instrumente

Praxisinfo

Fräsen und Finierer werden in der Regel aus Metall gefertigt. Zur Kariesentfernung stehen jedoch mittlerweile auch modernere Rosenbohrer aus Keramik zur Verfügung, die sich durch besondere Laufruhe und eine deutlich verlängerte Haltbarkeit auszeichnen.

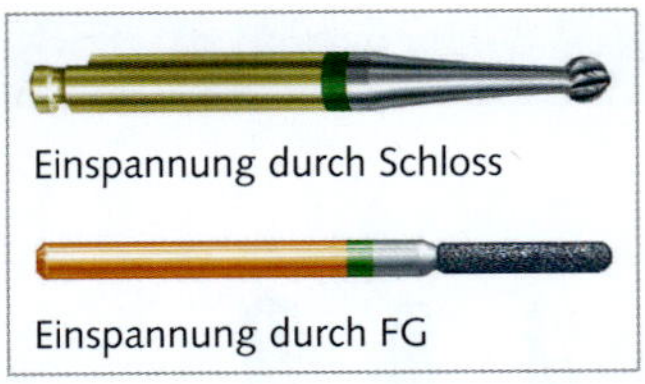

Bild 1: unterschiedliche Fixierung von Schleifkörpern

Die rotierenden Instrumente werden auf verschiedene Weise eingespannt. Während die Schleifkörper in Turbinen und roten Winkelstücken ausschließlich mittels **Reibhaftung** halten, haben die Instrumente für die blauen bzw. grünen Winkelstücke eine Art **Schloss**, mit dem sie fixiert werden (Bild 1).

Merke

Der Fachbegriff für Reibhaftung wird mit FG (englisch für: Friction Grip) abgekürzt.

Praxisinfo

Die Kariesentfernung mit rotierenden Instrumenten wird von den Patienten häufig als sehr unangenehm empfunden. Das liegt daran, dass Karies mit sehr langsam laufenden Rosenbohrern entfernt wird und es so für den Patienten subjektiv zu merklichen Vibrationen kommt. Zudem fürchten sich manche Patienten allein vor dem Geräusch, welches vor allem durch Turbinen erzeugt wird.

subjektiv
persönliches Empfinden

Vibration
Erschütterung

6.3.3 Kennzeichnung von rotierenden Instrumenten

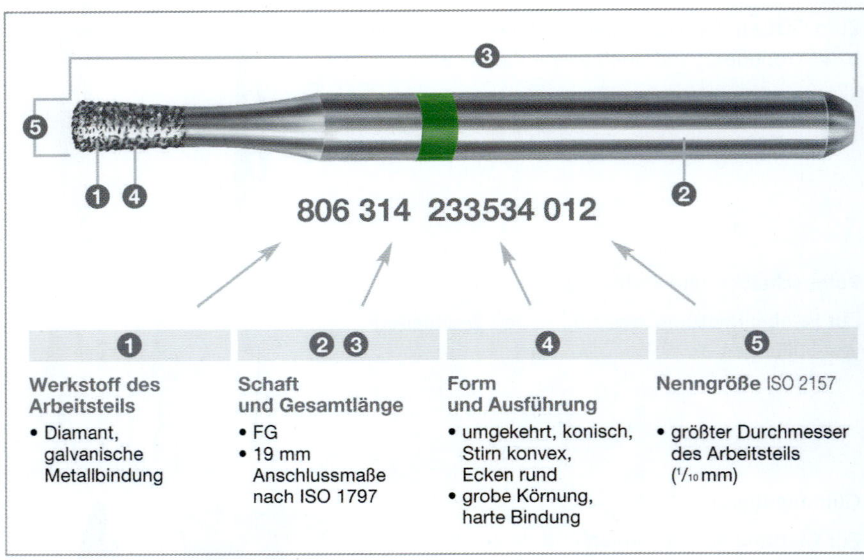

Bild 2: ISO-Nummernsystem für rotierende Instrumente

Da es eine Vielzahl unterschiedlicher Größen, Werkstoffe und Arbeitsenden von rotierenden Instrumenten gibt, ist ein **ISO-Nummernsystem** mit einem weltweit einheitlichen Bezeichnungssystem eingeführt worden, das von den meisten Herstellern verwendet wird. Es besteht aus einer 15-stelligen Ziffernkombination, deren einzelne Zahlen bestimmte Bedeutungen haben.

Hinter der Ziffernkombination verbergen sich (Bild 2):

- der Werkstoff,
- die Schaftart,
- die Schaftlänge,
- die Form und Ausführung,
- der größte Durchmesser des Arbeitsendes.

Mithilfe der ISO-Nummer kann ein Instrument schnell und sicher identifiziert werden. Für die Zahnmedizinische Fachangestellte ist das ISO-Nummernsystem wichtig für die Bestellung der gewünschten rotierenden Instrumente.

Zur Unterscheidung bezüglich ihrer Verwendung sind die diamantierten Schleifinstrumente mit verschiedenfarbigen Ringen gekennzeichnet (Bild 1). Diese Kennzeichnung bezieht sich auf die Größe der Körnung:

- schwarzer Ring: sehr grob
- grüner Ring: grob
- ohne Ring: mittel
- roter Ring: fein
- gelber Ring: sehr fein

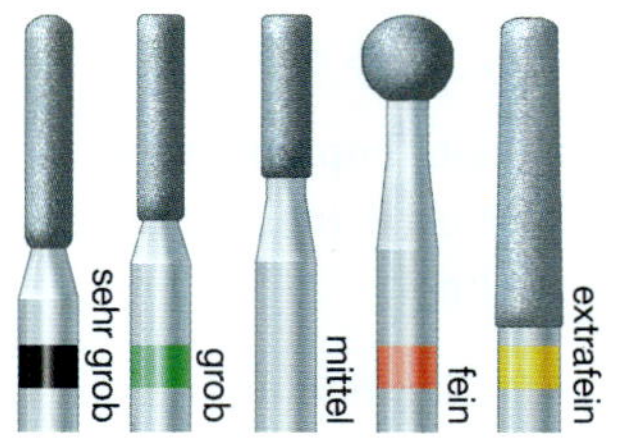

Bild 1: Farbcodierung auf rotierenden Instrumenten

Praxisinfo

Nur mit ordnungsgemäß funktionierenden Instrumenten kann schonend und zeitsparend gearbeitet werden. Stumpfe rotierende Instrumente führen dazu, dass erhöhter Druck angewendet werden muss. Dadurch entwickelt sich bei der Arbeit eine größere Hitze, die das Zahnmark schädigen kann. Die Zahnmedizinische Fachangestellte muss die Instrumente nach jedem Gebrauch genau auf ihre Funktionsfähigkeit untersuchen. Schadhafte Schleifkörper, d. h. Instrumente mit verbogenem Schaft, mit stumpfen oder beschädigten Schneiden werden vor der hygienischen Aufbereitung aussortiert und entsorgt.

▶ Hygienische Aufbereitung siehe LF 3

Merke

Die Schneiden der Bohrer und Fräsen können bei der Funktionsprüfung und Sortierung mit einer Lupe begutachtet werden. Scharfe Schneiden sehen dunkel aus, stumpfe Schneiden hingegen glänzend hell.

Aufgaben

1. Beschreiben Sie, in welche zwei großen Gruppen sich die Füllungsmaterialien einteilen lassen. Belegen Sie dies mit Beispielen.
2. Vergleichen Sie die Antriebsformen von Turbinen und Winkelstücken und benennen Sie die technischen Unterschiede.
3. Teilen Sie die unterschiedlichen rotierenden Instrumente bezüglich des jeweiligen Verwendungsgebiets ein.

6.4 Untersuchung des Zahnes

Zu Beginn jeder Füllungstherapie steht eine gründliche Untersuchung des betreffenden Zahnes. Neben der Füllungsgröße und -lage, die die Wahl des geeigneten Füllungsmaterials bestimmt, spielt die Ausdehnung der Karies eine entscheidende Rolle (siehe Kariesstadien, Kapitel 4.4, Seite 153). Äußerst hilfreich hierbei ist die Anfertigung von Röntgenbildern (Bissflügelaufnahmen, Bild 2, siehe LF 12 Röntgen Kap. 3.1.2), auf denen man sowohl die vorhandene Karies deutlich erkennen, als auch deren Abstand zur Pulpa einschätzen kann.

Es gibt weitere Möglichkeiten der Karieserkennung, die im Kapitel 5 beschrieben werden.

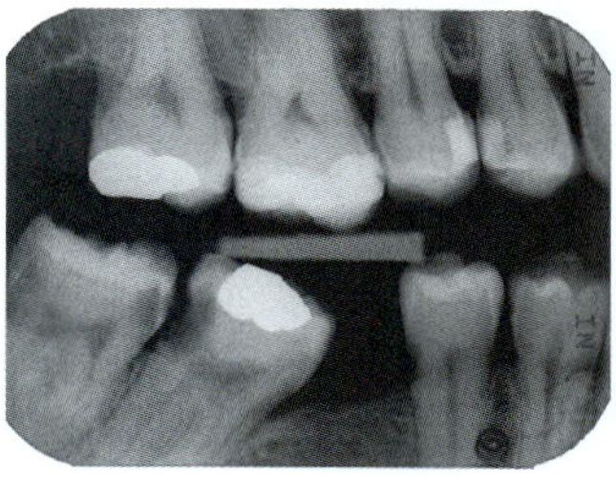

Bild 2: Bissflügelaufnahme zur Kariesdiagnostik

6.5 Kavitätenpräparation und Exkavieren der Karies

Während der zahnärztlichen Füllungstherapie sind die Behandlungsschritte Präparation und Exkavation nicht klar voneinander zu trennen, da man im Zuge der Präparation gleichzeitig auch Karies entfernen bzw. auch nach Exkavation der kariösen Zahnsubstanz die Umrissform der Füllung präparatorisch festlegen kann. Dies unterscheidet sich von Behandlungsfall zu Behandlungsfall.

6.5.1 Präparation der Kavität

Kavität
das gebohrte Loch, Umrissform

Als **Kavitätenpräparation** wird das vorbereitende Beschleifen eines Zahnes zur Aufnahme einer (neuen) Füllung bzw. das Herausbohren einer alten, defekten Füllung bezeichnet.

finieren
glätten

Die Präparation der Kavität wird mit rotierenden Instrumenten vorgenommen. Mithilfe von Diamantschleifern wird die Form der Kavität festgelegt. Zusätzlich können mit Finierern die Ränder geglättet werden (Seite 165).

Die approximalen Füllungsränder können zudem mit Handinstrumenten, sogenannten Gingivalrandschrägern (Bild 2), bearbeitet werden.

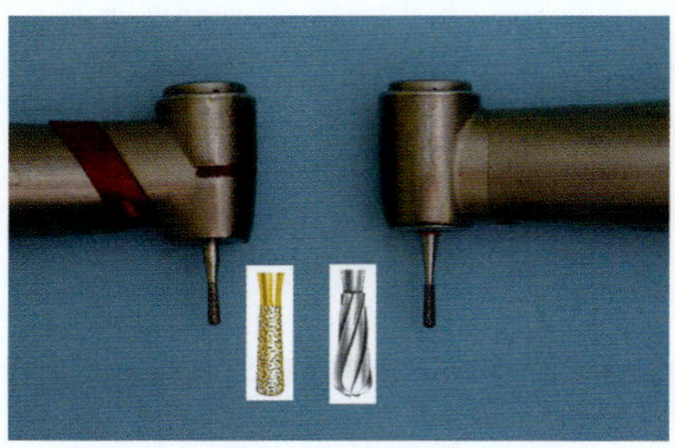

Bild 1: Präparationsinstrumente
a) Diamantschleifer, b) Finierer

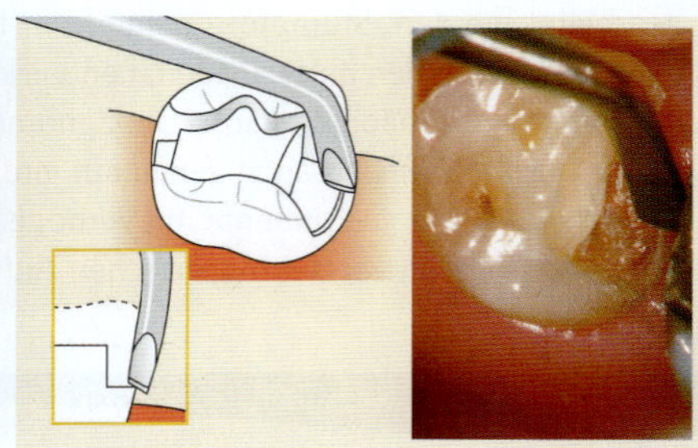

Bild 2: Gingivalrandschräger

Je nach Lage der Karies gibt es unterschiedliche Umrissformen für Füllungen. Diese **Kavitätenformen** wurden von dem amerikanischen Zahnarzt Greene V. Black schon im Jahre 1889 in Klassen eingeteilt (Tabelle 1). Die Klasseneinteilung spielt in der praktischen Behandlung von Patienten zwar keine große Rolle, sie wird aber in der wissenschaftlichen Literatur und in den Produktbeschreibungen der Füllungsmaterialien verwendet.

Klasse	1	2	3	4	5
Beschreibung	Okklusale Kavitäten im Seitenzahnbereich Foramen caecum Kavitäten	Approximale Kavitäten im Seitenzahnbereich	Approximale Kavitäten im Frontzahnbereich	Approximale Kavitäten im Frontzahnbereich mit Beteiligung der Schneidekante	Zahnhalskavitäten
Bild	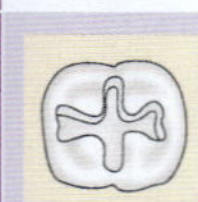 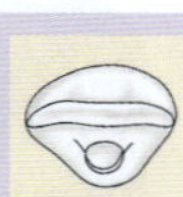	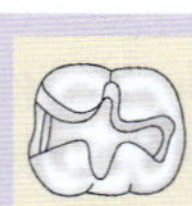	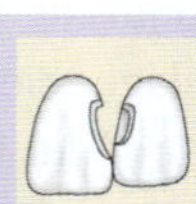	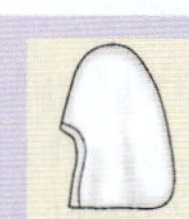	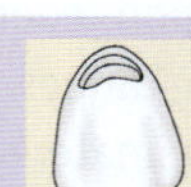

Tabelle 1: Kavitätenklassen nach Black

Praxisinfo

Bei jeder Präparation von Zahngewebe muss so schonend wie möglich vorgegangen werden. Dazu gehört, so wenig wie nötig von der Zahnhartsubstanz zu entfernen. Voraussetzung weiterhin ist eine ausreichende Wasserkühlung zum Schutz der hitzeempfindlichen Pulpa. Nachbarzähne sollten selbstverständlich nicht durch rotierende Instrumente verletzt werden. Das Ziel ist immer eine sogenannte minimalinvasive Kavitätenpräparation zum maximalen Erhalt gesunder Zahnsubstanz.

minimalinvasiv
gesundes Gewebe wird nicht bzw. so wenig wie möglich geschädigt

6.5.2 Karies exkavieren

Sobald durch die Präparation der Zugang zum kariösen Zahnmaterial geschaffen ist, kann die eigentliche Kariesentfernung stattfinden. Dabei ist die **Exkavation der erweichten Zahnhartsubstanz** mithilfe von rotierenden Instrumenten noch immer die bewährteste Methode.

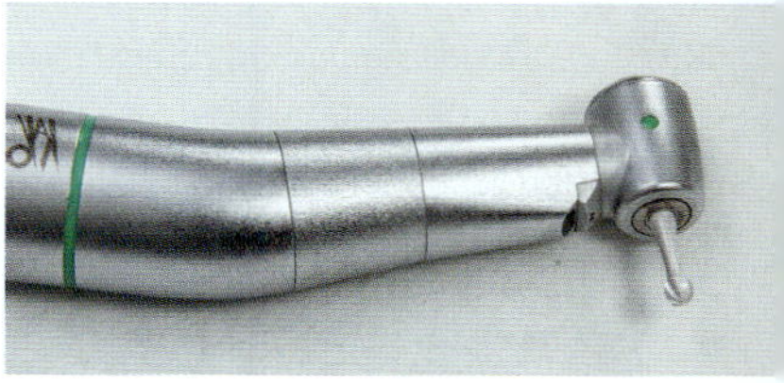

Bild 1: Rosenbohrer zur Kariesentfernung

Als rotierende Instrumente werden **langsam drehende** Rosenbohrer (Bild 1) eingesetzt, um die empfindliche Pulpa durch Reibungshitze nicht zu schädigen.

Exkavation
Aushöhlung, Kariesentfernung

Läsion
Schädigung, Verletzung

Bei einer sehr tiefen kariösen Läsion, bei der die Karies bis nahe an die Pulpa (Zahnnerv) heranreicht und die Gefahr einer Pulpaeröffnung besteht, kann die Karies auch vorsichtig per Hand mithilfe eines **Exkavators** entfernt werden (Bild 2).

Der Exkavator ist ein Handinstrument, das geformt ist wie ein kleiner, sehr scharfer Löffel. Kariös erweichtes Dentin wird damit vorsichtig ausgekratzt. Dieses Verfahren ist zwar zeitaufwändig, aber pulpenschonend.

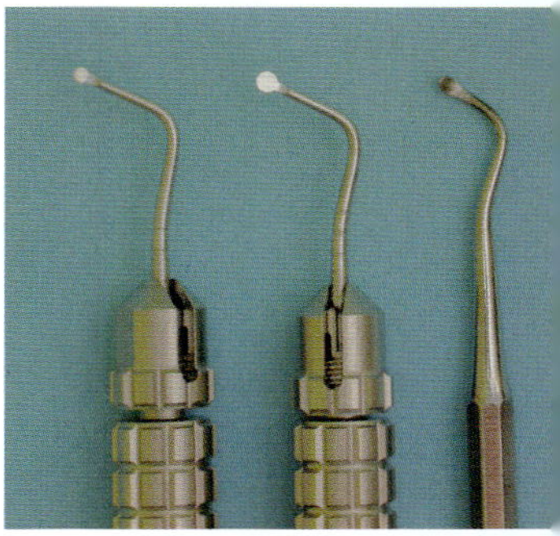

Bild 2: Verschiedene Exkavatoren

Praxisinfo

Handexkavatoren finden bevorzugt bei der Behandlung von Kindern Anwendung, um damit den häufig angstmachenden „Bohrer“ zu vermeiden.

6.5.3 Weitere Möglichkeiten der Kariesentfernung

Die Kariesentfernung mit rotierenden Instrumenten (und ggf. Handexkavatoren) ist nach wie vor die am häufigsten verwendete Methode. Es gibt jedoch noch weitere Instrumente bzw. Möglichkeiten zur Entfernung von Karies. Wenngleich sie eine eher untergeordnete Rolle spielen, sollen sie hier – der Vollständigkeit wegen – kurz vorgestellt werden sollen.

Oszillierende Instrumente

Eine Präparation von Zahnhartsubstanzen kann auch mit oszillierenden Instrumenten erfolgen. Das sind Instrumente, die hin- und herschwingen, d. h. eine feilende Bewegung ausführen. Dazu benötigt man spezielle Winkelstücke oder Ultraschallantriebe, die dazu verwendeten Aufsätze sind diamantiert (Bild 3).

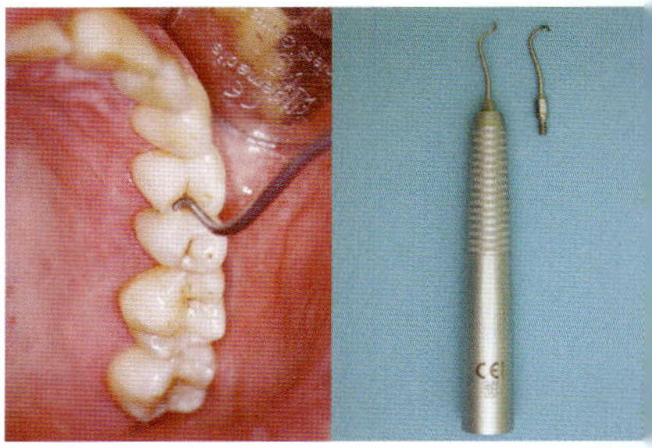

Bild 3: Oszillierende Instrumente

Ihren Einsatz finden oszillierende Instrumente in engen Approximalbereichen zum Schutz des Nachbarzahns. Sie eignen sich aber ebenso zum Polieren von Füllungsrändern im Zahnzwischenraum oder zum Glätten von Wurzeloberflächen bei parodontalen Behandlungen.

Laserbehandlung

Ebenfalls ist es möglich, kariöse Läsionen mittels Laserstrahlen zu behandeln.

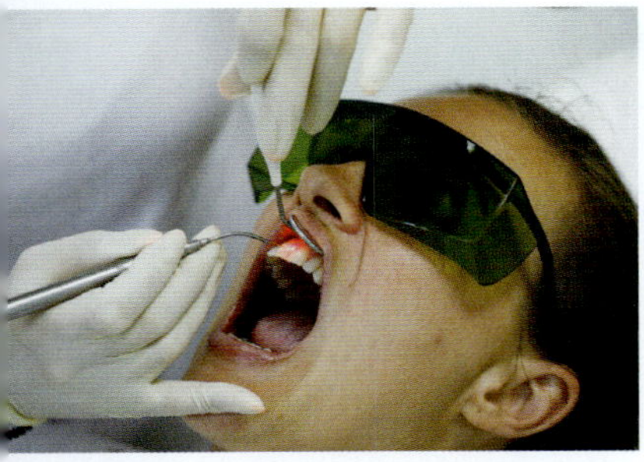

Bild 1: Behandlung mit Laserstrahlen

Merke

Laserstrahlen gehören zum Spektrum der elektromagnatischen Wellen

Das gebündelte Licht eines Lasers ist äußerst energiereich und „sprengt" die kariöse Zahnsubstanz aus dem Zahn heraus. Dies dauert zwar deutlich länger als die konventionelle Kariesentfernung mit rotierenden Instrumenten, wird aber von den Patienten als ungleich angenehmer empfunden.

Während der Behandlung mit einem Laser müssen sowohl der Patient sowie auch der Zahnarzt und die Assistenz besondere Schutzbrillen tragen (Bild 1).

Präparation
Vorbereitung, Bearbeitung

oszillierend
schwingend

Air Abrasion
luftgestütztes Abtragen (von Karies)

Pulverstrahlgeräte

Sollte die Kavität nur sehr klein sein, kann zur Kariesentfernung unter Umständen auf Pulverstrahlgeräte zurückgegriffen werden. Diese arbeiten mit Druckluft und schleudern kleine Kügelchen (aus z. B. Aluminiumoxid) in den Zahn. So werden die kariösen Stellen abgetragen. Diese Art der Kariesentfernung, die auch als Air-Abrasion bezeichnet wird, sollte nur unter Kofferdam und mit exzellenter Absaugtechnik vorgenommen werden, da das Verfahren sehr viel Staub entwickelt. Es ist zudem zeitaufwändig und nicht universell einsetzbar.

Chemomechanische Kariesentfernung

Die chemomechanische Kariesentfernung ist ein Verfahren, bei dem die Karies mithilfe eines speziellen chemischen Gels erweicht und dann mit Handinstrumenten ausgekratzt wird. Es wird kurz vor der Behandlung in einem Spritzensystem angemischt und tropfenweise in die Kavität gegeben. Nach einer kurzen Einwirkungszeit kann das oberflächlich erweichte kariöse Dentin mit einem Handinstrument aus der Kavität herausgekratzt werden. Dieser Vorgang wird so oft wiederholt, bis die Karies ganz entfernt ist. Mit diesem Verfahren kann besonders substanzschonend gearbeitet werden. Es kommt vor allem in der Kinderbehandlung und in der Behandlung von Angstpatienten zum Einsatz, da zur Kariesentfernung auf rotierende Instrumente weitestgehend verzichtet werden kann.

infiltrieren
eindringen

Demineralisation
Entzug von Mineralien

Kariesinfiltration

Sollte sich die Karies im absoluten Anfangsstadium (white spots siehe Kapitel 4.4) befinden, sind besondere dünnfließende Kunststoffe in der Lage, in den Zahn zu infiltrieren. Dadurch wird die beginnende Demineralisation versiegelt, damit keine weitere Entkalkung stattfinden kann. So wird ein Fortschreiten der Karies gestoppt, bevor ein Loch entsteht. Es ist nicht notwendig, die entsprechende Stelle mit rotierenden Instrumenten vorzubereiten, daher ist dieses Verfahren vollkommen schmerzfrei.

Praxisinfo

Der Wunsch des Patienten auf „bohrerfreie" Behandlung ist verständlich. Es bleibt aber festzuhalten, dass die hier genannten Alternativen zur Kariesentfernung allenfalls für kleine Defekte geeignet sind. In den allermeisten Behandlungssituationen lässt sich die Verwendung von rotierenden Instrumenten nicht gänzlich vermeiden, da eventuell alte Füllungen entfernt werden müssen, sich die Karies in schlecht zugänglichen Bereichen befindet oder fast immer die Umrissform der Füllung durch Beschleifen festgelegt werden muss. Dies lässt sich mit den meisten der hier vorgestellten weiteren Möglichkeiten nicht erreichen und macht die Verwendung von Diamantschleifern und/oder Rosenbohrern in der Regel unverzichtbar.

6.6 Überprüfung der Kariesfreiheit

Bei der Exkavation soll natürlich die gesamte Karies entfernt werden. Dabei muss der Zahnarzt gleichzeitig darauf bedacht sein, die Pulpa (Zahnnerv) nicht zu schädigen und möglichst viel gesunde Zahnsubstanz zu erhalten. Nach der Exkavation wird deshalb besonders sorgfältig kontrolliert, ob die Karies auch vollständig beseitigt worden ist. Für diese Überprüfung stehen dem Zahnarzt verschiedene Methoden zur Verfügung.

Inspektion und Sondierung

Eine sehr bewährte Methode der Karieserkennung liegt in der zunächst visuellen Kontrolle der Kavität durch den Zahnarzt. Dazu muss der Zahn speichelfrei sein. Eine gute Ausleuchtung des Arbeitsfeldes sowie eine Lupenbrille sind hierbei hilfreich (Bild 1). Unterstützend sollte mit einer Sonde das freiliegende Dentin auf Festigkeit überprüft werden (Bild 2). Wenn das durch die Karies erweichte Dentin entfernt ist, entsteht dabei ein klirrendes Geräusch, sofern das Zahnbein hart, d. h. gesund, ist.

Inspektion
Untersuchung, Betrachtung

visuell
mit den Augen

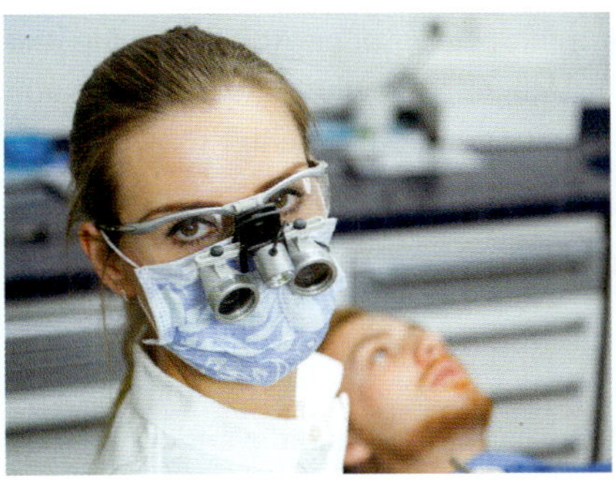

Bild 1: Lupenbrille

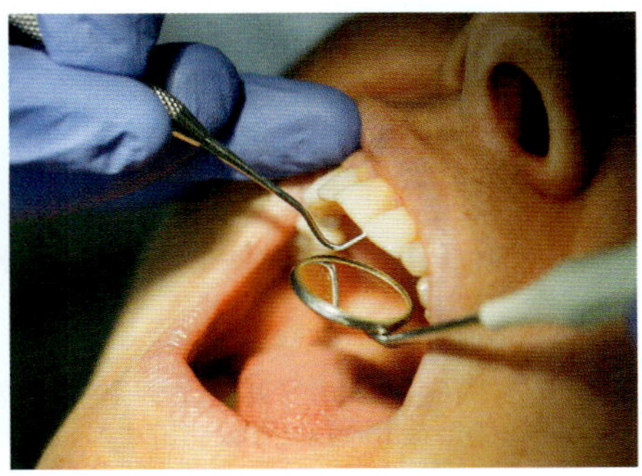

Bild 2: Prüfung der Kariesfreiheit mit einer Sonde

Anfärben der Karies

Kariöses Dentin lässt sich mit einer roten Farbstofflösung (z. B. Kariesdetektor) anfärben. Nach dem Ausspülen der Kavität behalten nur die kariösen Bereiche die rote Farbe (Bild 3a). Gesundes Dentin und gesunder Schmelz nehmen den Farbstoff nicht an. So kann optisch sehr sicher erkannt werden, an welchen Stellen sich noch kariöse Zahnsubstanz befindet (Bild 3b).

Diagnoselaser

Mit dem Laserstrahl eines Diagnoselasers wird das Dentin in der Kavität bezüglich dessen Festigkeit gemessen (Bild 4). Werden zu hohe Werte erreicht, ist noch kariöses Dentin vorhanden. Ebenso lässt sich mit diesem Gerät die Behandlungsbedürftigkeit dunkel verfärbter Fissuren feststellen. Dieses Verfahren wird auch Laser-Fluoreszens-Messung genannt.

Laser-Fluoreszenzmessung
lasergestütztes Verfahren zur Karieserkennung

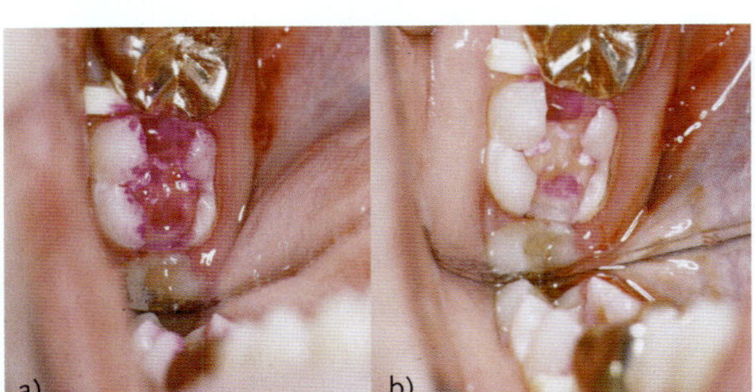

Bild 3: Kariesdetektor, a) aufgetragen, b) ausgespült

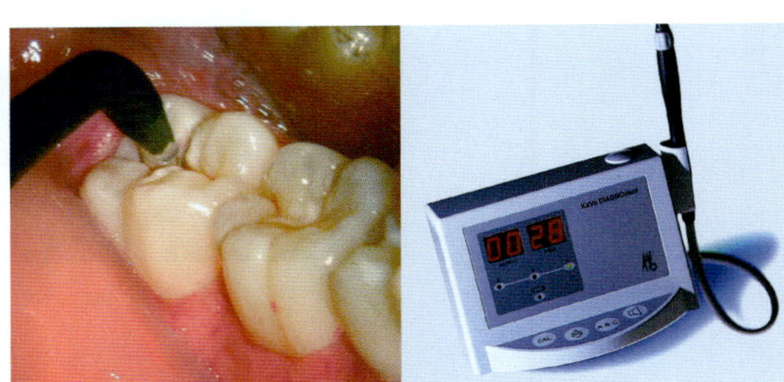

Bild 4: Messung mit dem Diagnoselaser

6.7 Trockenlegung des Arbeitsfeldes

Alle Füllungsmaterialien sind feuchtigkeitsempfindlich, allerdings in unterschiedlichem Maße. Eine Trockenlegung des Arbeitsfeldes ist bei der Füllungstherapie daher unumgänglich.

relativ
vergleichsweise, eingeschränkt

absolut
völlig, uneingeschränkt

Man unterscheidet prinzipiell zwei Arten der Trockenlegung:

- relative Trockenlegung
- absolute Trockenlegung

6.7.1 Relative Trockenlegung

Die relative Trockenlegung ist eine **unvollständige Trockenlegung**. Sie wird durchgeführt, wenn die verwendeten Füllungsmaterialien nicht übermäßig feuchtigkeitsempfindlich sind oder wenn eine absolute Trockenlegung aus technischen Gründen nicht möglich ist.

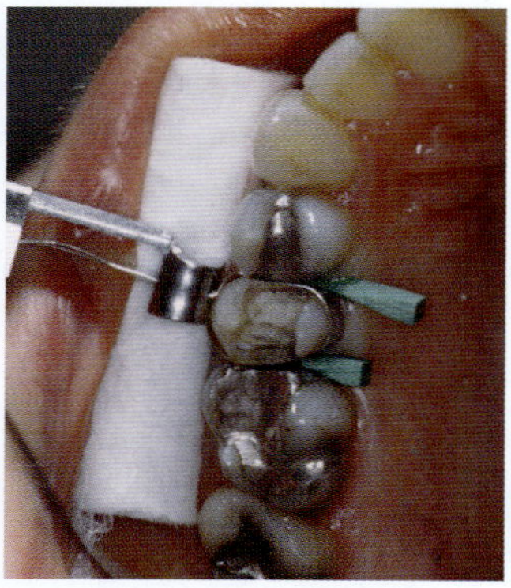

Bild 1: Relative Trockenlegung mit Watterollen

Der Speichel im Bereich des Arbeitsfeldes wird mit einer großen **Absaugkanüle** und durch einen Speichelzieher abgesaugt. Die Restfeuchtigkeit wird durch Einlegen von **Watterollen** in den Mundvorhof und den Unterzungenraum beseitigt (Bild 1).

6.7.2 Absolute Trockenlegung – Kofferdam

Für die absolute Trockenlegung wird ein **Kofferdam** (Spanngummituch) über die betreffenden Zähne gezogen – es sind dann nur die zu behandelten Zähne und ggf. deren Nachbarzähne sichtbar (Bild 2). Die Mundschleimhaut und die anderen Zähne bleiben unterhalb des Gummituchs.

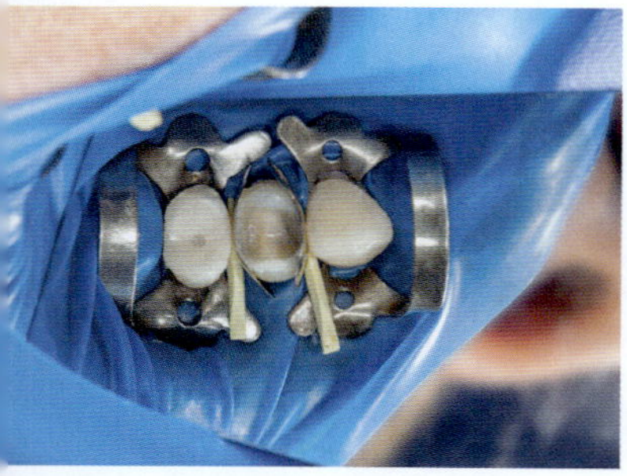

Bild 2: Kofferdam

Vorgehensweise:

1. Man nimmt ein Gummituch und markiert es mithilfe einer Schablone an den Stellen, wo Löcher für die trockenzulegenden Zähne eingestanzt werden sollen.
2. Die Löcher werden in unterschiedlicher Größe (kleine für die Schneidezähne, größere für die Prämolaren/Molaren) mit einer Kofferdam-Lochzange eingestanzt.
3. Das Gummituch wird nun über die Zähne gezogen und mithilfe der Kofferdam-Klammerzange wird eine Kofferdam-Klammer am Haltezahn befestigt.
4. Zum Schluss wird das Kofferdam-Gummi auf einen Kofferdam-Spannrahmen aufgespannt, damit es nicht bei der Arbeit stört (Bild 3 und 4).

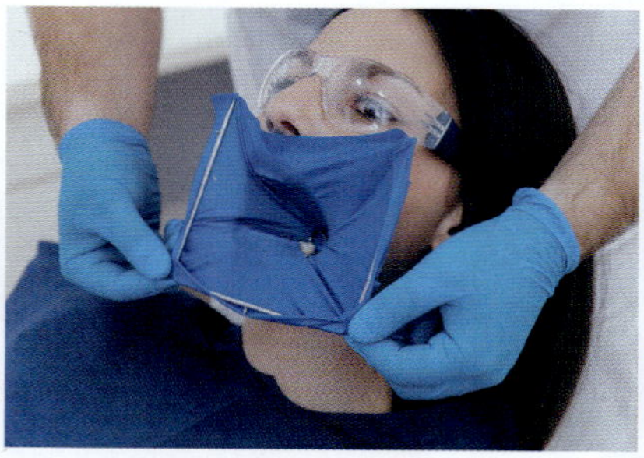

Bild 3: Kofferdam-Spannrahmen

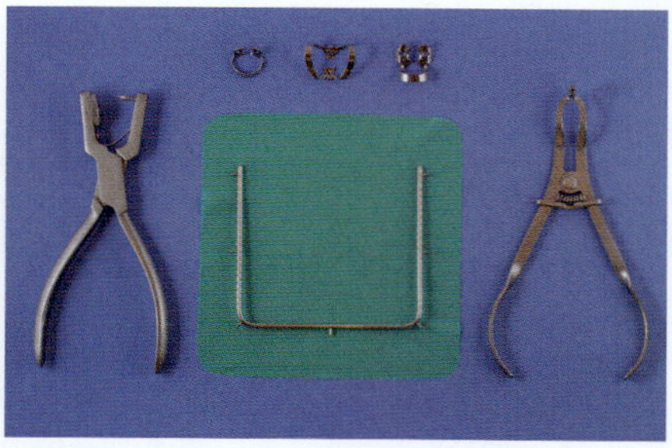

Bild 4: Kofferdam, Instrumente und Material

Praxisinfo

Eine absolute Trockenlegung ist vor allem beim Einbringen von Kunststofffüllungen empfehlenswert. Die angeätzten Zahnbereiche (siehe Kap. 6.10) sind sehr empfindlich gegen Feuchtigkeit wie Speichel und Blut. Sogar die ausgeatmete Luft des Patienten kann dazu führen, dass durch die darin enthaltene Feuchtigkeit der Verbund zwischen Zahn und Kunststofffüllung leidet.

Merke

Watterollen sind eine geeignete Absaugtechnik dienen der **relativen Trockenlegung**, Kofferdam (ein Spanngummituch) bedeutet **absolute Trockenlegung**.

6.8 Unterfüllung

Kein Füllungsmaterial hat die gleichen Eigenschaften wie die natürliche Zahnsubstanz. Kunststoffe beispielsweise können die Pulpa durch ihre chemische Zusammensetzung schädigen. Metallfüllungen leiten Kälte- und Wärmereize sehr gut weiter und können so Überempfindlichkeiten der behandelten Zähne verursachen. Bei der Verwendung von Füllungsmaterialien, die die Pulpa reizen, sowie bei besonders tiefen Kavitäten sollte die empfindliche Pulpa daher durch eine Unterfüllung geschützt werden.

Definition

Als **Unterfüllung** bezeichnet man eine Schutzschicht, die zwischen das Zahnbein und die Füllung gelegt wird. Zweck der Unterfüllung ist der Schutz der Pulpa vor chemischen und thermischen Reizen.

Bei **flachen Kavitäten** im Rahmen von Kompositfüllungen (Seite 175) kann auf Unterfüllungen verzichtet werden. Bei **tiefen Kavitäten** ist eine Unterfüllung angezeigt, die aber grazil gehalten werden soll, damit der erwünschte Verbund zwischen Kompositfüllung und Dentin nicht unnötig geschwächt wird.

grazil
zierlich

Als Unterfüllungsmaterialien stehen verschiedene **Zemente** zur Verfügung (siehe Kapitel 6.8.1). Zum Einsatz kommen auch sogenannte **Kavitätenliner**, die sehr fließfähig sind und zu einer randdichten Unterfüllung führen.

Kavitätenliner
„flüssige" Unterfüllung

Unterfüllungen können auch **medikamentöse Zusätze** enthalten, die die Pulpa beruhigen sollen. Diese Unterfüllungsmaterialien liegen meist als selbsthärtende Pasten vor.

6.9 Plastische Füllungsmaterialien

Sollte der Zahndefekt nicht zu groß und die Restzahnsubstanz stabil genug sein, kann die Kaufunktion mittels plastischer Füllungen oder Einlagefüllungen wiederhergestellt werden. Im Folgenden werden die plastischen Füllungen vorgestellt. Einlagefüllungen (Inlays) werden in Kapitel 6.13 genauer beschrieben.

6.9.1 Zemente

Das Anmischen von Zementen gehört in der zahnärztlichen Praxis zu den häufigen Aufgaben einer Zahnmedizinischen Fachangestellten. Daher ist es wichtig, die einzelnen Besonderheiten der verschiedenen Zementgruppen zu kennen.

temporär
zeitlich begrenzt, vorübergehend

KFO
Abkürzung für Kieferorthopädie

Zemente können in der zahnärztlichen Praxis unterschiedlich eingesetzt werden. Sie eignen sich beispielsweise als:

- Milchzahnfüllungen
- temporäre Füllungen
- Füllungen im nicht kaubelasteten Bereich (z. B. Zahnhälse)
- Aufbaufüllungen vor Kronen und Brücken
- Einsetzzement für Inlays, Teilkronen, Kronen, Brücken, Wurzelstifte und KFO-Bänder

Es gibt verschiedene Zementarten in der zahnärztlichen Praxis. Die am häufigsten verwendeten werden folgend vorgestellt:

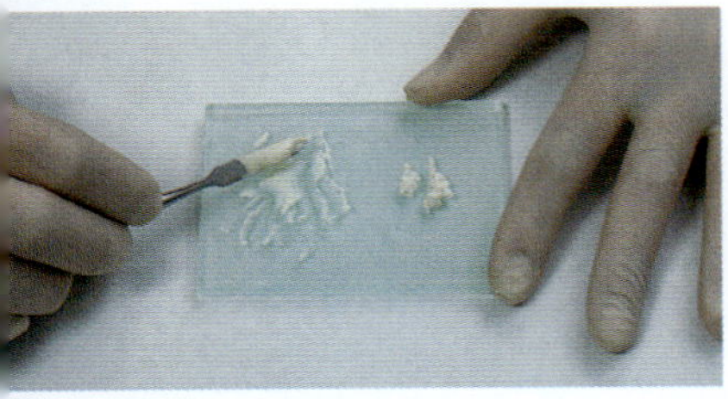

Bild 1: Anmischen des Zements auf einer Glasplatte

Konsistenz
Art des Zusammenhalts eines Stoffes, seine Beschaffenheit

Zinkphosphat-Zement

Zinkphosphat-Zement (auch nur Phosphat-Zement genannt) gibt es bereits seit dem Jahr 1885. Er wird in der Zahnmedizin auch heute noch häufig als Befestigungszement bzw. Unterfüllungszement verwendet. Das Pulver zum Anmischen des Zements besteht aus Zinkoxid, die Flüssigkeit ist Phosphorsäure.

Je nach Einsatzbereich wird Zinkphosphat-Zement in unterschiedlichen Konsistenzen angemischt. Zum Einsetzen von Kronen und Brücken eher „tropfig-sahnig", für Unterfüllungen bzw. temporäre Füllungen eher zäh, damit man den Zement in die Kavität stopfen kann. Das Anmischen auf einer gekühlten Glasplatte verbessert die Abbindereaktion des Zements (Bild 1).

Merke

Es ist sehr wichtig, das Pulver portionsweise in die Flüssigkeit einzurühren – nie umgekehrt!

Praxisinfo

Zinkphosphat-Zement kann die Pulpa reizen, da beim Abbinden Wärme entsteht und zudem die Pulpa auf die im Zement enthaltene Phosphorsäure mit Schmerzreizen reagieren kann. Durch gewissenhaftes Anmischen können diese negativen Eigenschaften ausgeglichen werden.

Glasionomer-Zement (GIZ)

protektiv
schützend

Das Pulver des Glasionomer-Zementes enthält Inhaltsstoffe wie Kalzium-Aluminium-Silikatglas und als Besonderheit Fluorid. Als Flüssigkeit wird wässrige Polyacrylsäure verwendet. Glasionomer-Zement ist für die Pulpa gut verträglich. Er haftet chemisch am Dentin und Zahnschmelz und hat deshalb einen sehr guten Randschluss. Er geht gleichfalls eine gute Bindung mit Komposit (Kunststoff) ein. Durch die Freisetzung des beigefügten Fluorids hat dieser Zement eine kariesprotektive Wirkung.

Merke

Der Inhaltsstoff „Glas" hat nichts mit Glas im herkömmlichen Sinn zu tun. Glas bezeichnet hier Silikate = Salze der Kieselsäure.

Das Einsatzgebiet für Glasionomer-Zement ist vielfältig. Er dient als

- Unterfüllung,
- Michzahnfüllung,

- Zahnhalsfüllung,
- Aufbaufüllung vor Kronen oder Brücken,
- Befestigungszement.

Glasionomer-Zement kann mit einem Zementspatel auf einem Papierblock angemischt werden. Er sollte eine knetbare Konsistenz haben und nicht kleben. Zur optimalen Dosierung und Verarbeitung ist der Gebrauch von vordosierten Kapselpräparaten anzuraten, die in einem Kapselmischgerät angemischt werden (Bild 1).

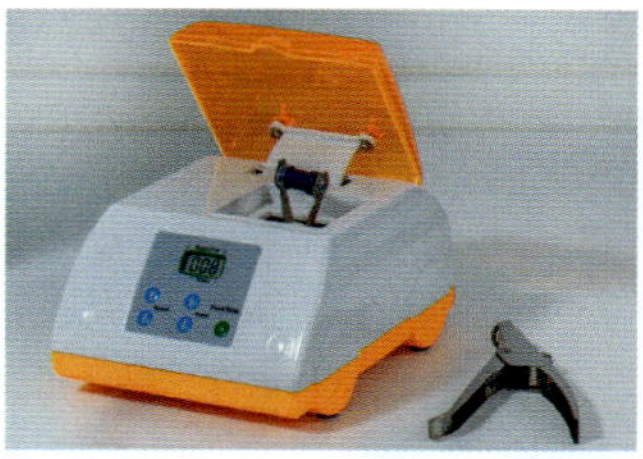

Bild 1: Vordosiertes Kapselpräparat und Kapselmischgerät

Praxisinfo

Glasionomer-Zemente sind hinsichtlich der Dosierung von Flüssigkeit und Pulver empfindlich. Wird ein Kapselsystem verwendet, führt dies, im Gegensatz zum Anmischen per Hand, zu immer gleicher optimaler Konsistenz.

Sonderformen des Glasionomer-Zements sind Cermet-Zemente, die zur höheren Stabilität einen Zusatz aus Silberpulver haben, bzw. lichthärtende (siehe Kapitel 6.1.0) Glasionormer-Zemente mit Kunststoffzusatz, die ebenfalls deutlich widerstandsfähiger und damit belastbarer als konventionelle Glasionomer-Zemente sind.

Carboxylat-Zement

Carboxylat-Zemente können ähnlich Zinkphosphat-Zementen verwendet werden, das heißt, hauptsächlich als Befestigungs- bzw. Unterfüllungszement. Sie bestehen aus Zinkoxidpulver und verdünnter Polyacrylsäure. Diese Zemente sind sehr pulpenschonend, da sie wenig Säure enthalten und es zu keiner Wärmeentwicklung beim Abbinden kommt.

Praxisinfo

Carboxylat-Zemente bedürfen einer sehr genauen Dosierung. Sie haften unerwünscht stark an den verwendeten Instrumenten. Eine sofortige Säuberung von Zementresten ist daher anzuraten.

Zinkoxid-Eugenol-Zemente

Wie der Name schon sagt, bestehen diese Zemente hauptsächlich aus Zinkoxid und Eugenol. Eugenol ist das ätherische Öl aus Gewürznelken und hat einen charakteristischen, unverwechselbaren Geruch. Die Festigkeit dieses Zements beim Kauen ist gering, das enthaltene Nelkenöl hat aber einen beruhigenden Effekt auf die Pulpa.

Zinkoxid-Eugenol-Zemente werden mit einem Zementspatel auf einem Papierblock angemischt. Dabei muss möglichst viel Pulver in die Flüssigkeit eingemischt werden, damit sich eine sehr zähe, knetartige Konsistenz ergibt. Bei Wasserkontakt, z. B. in der Mundhöhle, härten Zinkoxid-Eugenol-Zemente schnell aus.

Praxisinfo

Kunststoffe härten bei Kontakt mit Eugenol nur unvollständig aus. Daher ist dieser Zement nicht als Unterfüllung bzw. temporäre Füllung vor Kompositfüllungen oder keramischen Inlays (die mit Komposit eingesetzt werden) möglich. Zu beachten gilt, dass Eugenol zwar einen beruhigenden Effekt auf die Pulpa hat, jedoch in zu hoher Konzentration die Pulpa schädigt. Daher ist dieser Zement äußert fest mit viel Pulver und wenig Flüssigkeit anzumischen.

Die folgende Tabelle stellt alle beschriebenen Zemente in einer Übersicht dar.

Zementart	Hauptbestandteile	Verwendbar für ...	Besonderheit
Zinkphosphat-Zement	Zinkoxid Phosphorsäure	Unterfüllungen, Einsetzzement	Pulpareizung durch Wärmeentwicklung beim Abbinden sowie „Säureschock" der Pulpa möglich
Glasionomer-Zement	Kalzium-Aluminium-Silikatglas Fluorid Polyacrylsäure	Unterfüllungen, Michzahnfüllungen, Zahnhalsfüllungen, temporäre Füllungen, Aufbaufüllungen vor Kronen oder Brücken, Befestigungszement	durch die Freisetzung von Fluorid karieshemmende Wirkung, haftet chemisch am Zahn, sehr gut pulpaverträglich
Carboxylat-Zement	Zinkoxid Polyacrylsäure	Unterfüllung, Einsetzzement	pulpaschonend, da keine Wärmeentwicklung beim Abbinden; unerwünscht große Haftung an Instrumenten
Zinkoxid-Eugenol-Zement	Zinkoxid Eugenol	Unterfüllung, temporäre Füllungen	Nicht bei Kunststoffrestaurationen zu verwenden, da Kunststoff in Anwesenheit von Eugenol nicht aushärtet. Eugenol wirkt zwar pulpaberuhigend, in hoher Konzentration aber schädigend.

Tabelle 1: Übersicht Zemente

DIGITAL+

6.9.2 Amalgam

Amalgam ist ein Metallgemisch (Legierung) aus Silber, Kupfer, Zinn, Zink und Quecksilber. Diese Art der Füllung gibt es schon sehr lange.

Merke

Metallgemische werden als Legierung bezeichnet.

Trituration
Anmischen von Amalgam

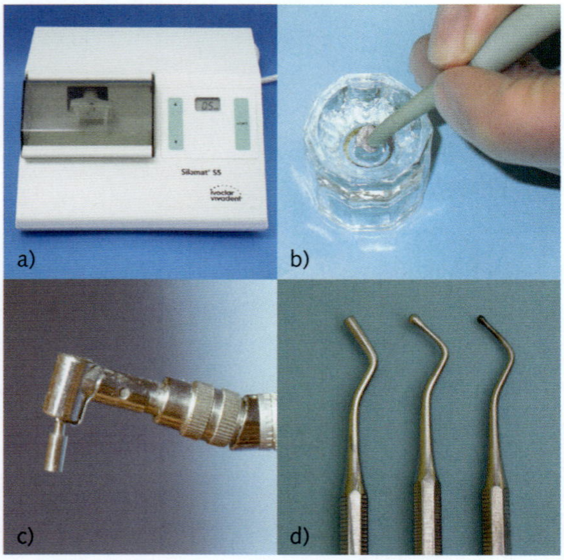

Bild 1: a) Kapselmischgerät, b) Aufnehmen der Amalgampaste, c) Maschineninstrument zum Kondensieren, d) Handinstrumente zum Kondensieren

Zur Herstellung der Füllungsmasse wird die pulverisierte Silberlegierung mit flüssigem Quecksilber im Verhältnis 1:1 (Gewichtsanteile) zu einem festen Brei vermischt. Diesen Mischvorgang nennt man Trituration.

Amalgam wird entweder in speziellen Geräten durch schnelle Rüttelbewegungen angemischt oder als Kapselpräparat in einem Kapselmischgerät (Bild 1a). Das so vorbereitete Amalgam wird in ein Dappenglas gegeben, mit einer sogenannten Amalgampistole aufgenommen (Bild 1b) und in die Kavität gedrückt. Die jeweils eingebrachte Menge an Amalgam wird vom Zahnarzt mit einem Stopfer in der Kavität kondensiert (Bild 1c und d). Dabei wandern die festen Bestandteile in der Kavität nach unten, während sich das flüssige Quecksilber an der Oberfläche anreichert. Die Kavität wird zunächst mit Überschuss gefüllt, sodass die quecksilberreiche obere Schicht entfernt werden kann.

Die Füllungsoberfläche wird mithilfe unterschiedlicher Modellierinstrumente ausgeformt und geglättet (brüniert) (Seite 177 Bild 1 und 2).

Eine Füllung aus Amalgam sollte grundsätzlich poliert werden (Bild 3). Dies kann frühestens 24 Stunden nach Einbringung des Füllungsmaterials erfolgen.

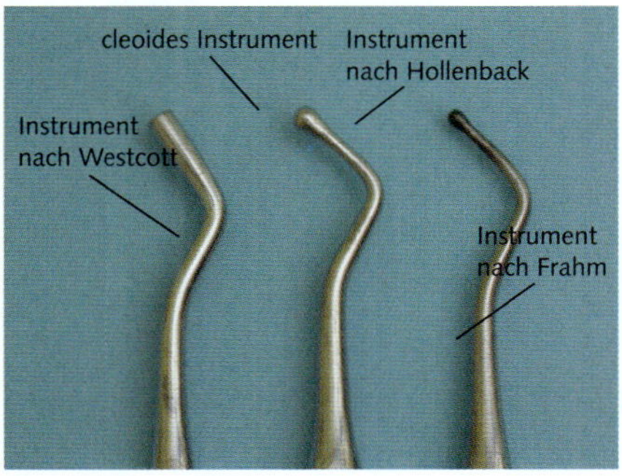

Bild 1: Modellierinstrumente für Amalgam

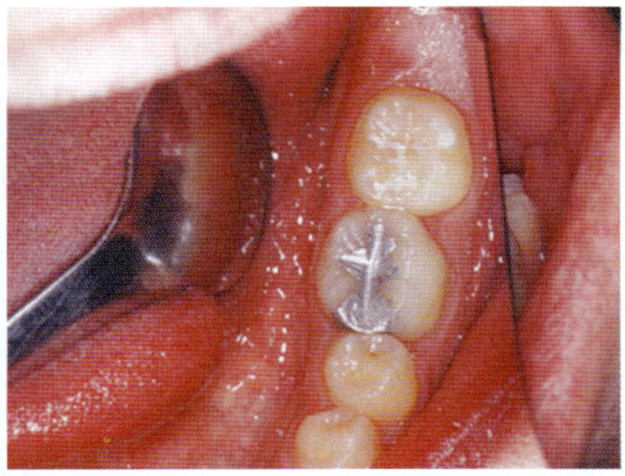

Bild 2: Modellierte Amalgamfüllung

kondensieren
verdichten

brünieren
glätten

Eine Politur (siehe Kap. 6.13.3) ist notwendig zur:

- Verringerung der Korrosion
- Verbesserung des Randschlusses
- Verminderung der Ansammlung von Plaque
- Verbesserung der Ästhetik

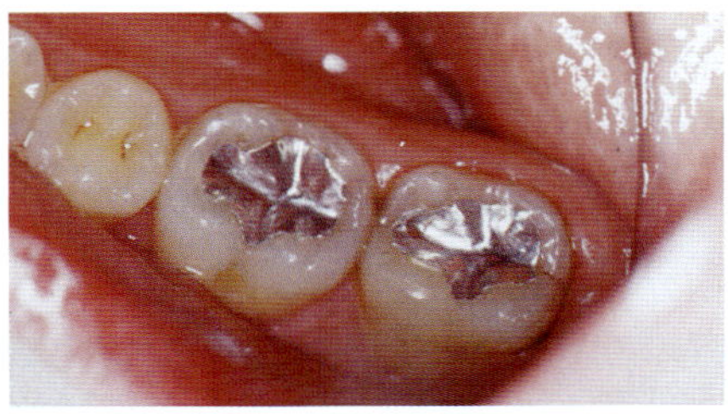

Bild 3: Polierte Amalgamfüllung

Korrosion
Zersetzung, Zerstörung einer Oberfläche

Merke

In der Zahnarztpraxis ist ein sogenannter **Amalgamabscheider** verpflichtend, der das Abwasser von amalgamhaltigen Füllungsresten reinigt. In den Amalgamabscheidern befinden sich spezielle Sammelbehälter, die von einem Recyclingunternehmen als Sondermüll abgeholt werden müssen.

▶ zu Sondermüll Amalgam siehe auch LF 3, Kap. 12

Bei den folgenden Patientengruppen und Fällen darf **kein Amalgam verwendet** werden:

- bei Allergie gegen einen der Inhaltsstoffe von Amalgam
- bei schwangeren Frauen und stillenden Müttern
- Milchzahnfüllungen
- bei Kindern unter 15 Jahren
- bei Patienten mit Nierenfunktionsstörungen

Zusatzinfo

Amalgam: Vorteile und Vorbehalte

Amalgam als Füllungsmaterial hat sich über viele Jahrzehnte bewährt. Es war früher das Standardmaterial zur Füllung von Seitenzähnen. Es ist sehr stabil, lange haltbar, wirkt sogar aktiv gegen Kariesbakterien, ist einfach zu verarbeiten und preisgünstig. Jedoch ist es bei Patienten nicht gut akzeptiert – Füllungen aus Kunststoff in Zahnfarbe sind heutzutage beliebter. Dies liegt zum einen in ästhetischen Gründen, zum anderen werden gesundheitliche Risiken vor allem durch den Quecksilberanteil im Amalgam befürchtet, da unter bestimmten Umständen Quecksilber toxisch auf Körperzellen wirken kann. Auch wenn es bisher keine wissenschaftliche Studie gibt, die diesen Verdacht von Schädigungen durch Amalgamfüllungen eindeutig bestätigt, ist zu erwarten, dass der Werkstoff Amalgam auch weiter zunehmend an Bedeutung in der Kariestherapie verlieren wird.

toxisch
giftig

6.9.3 Kunststoff – Komposit

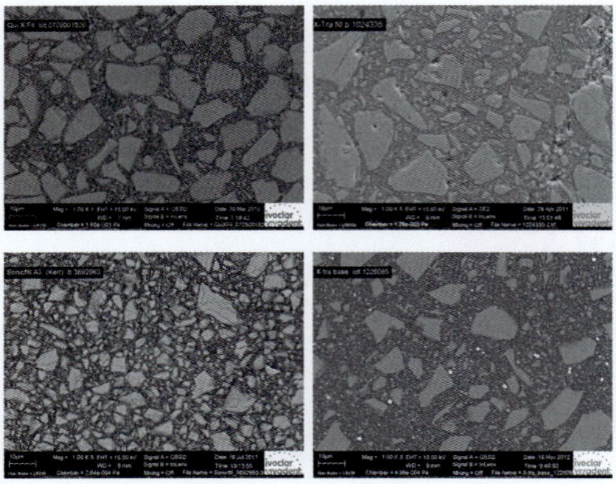

Bild 1: Komposit-Füllungsmaterialien mit verschiedenen Füllkörpern unter dem Mikroskop

Komposit
von lateinisch compositum, Mischung, Zusammensetzung

Füllungen aus Kunststoff bestehen aus einer Kunststoffgrundmasse mit verschieden großen Füllkörpern, aus zum Beispiel Quarz und Keramik (Bild 1). Von dieser Mischung leitet sich der Fachname **Komposit** ab.

Die Füllkörper haben unter anderem die Aufgabe, für eine höhere Stabilität der Füllung zu sorgen und die materialbedingte, unerwünschte Schrumpfung der Kunststoffe beim Festwerden auszugleichen.

Der mengenmäßige Anteil bzw. die Größe der enthaltenen Füllkörper bestimmt somit die Materialeigenschaften des jeweiligen Füllungskunststoffes.

In nicht ausgehärteter Form bestehen Kunststoffe aus einzelnen kleinen Molekülen (Monomeren), die sich beim Festwerden zu langkettigen Molekülen (Polymeren) vereinigen (Bild 2).

Das Festwerden der Kunststoffe wird daher Polymerisation genannt, die dabei entstehende Schrumpfung des Kunststoffes Polymerisationsschrumpfung.

Merke

Polymerisationsschrumpfung kann zur Randspaltbildung und damit zu (Sekundär-) Karies führen.

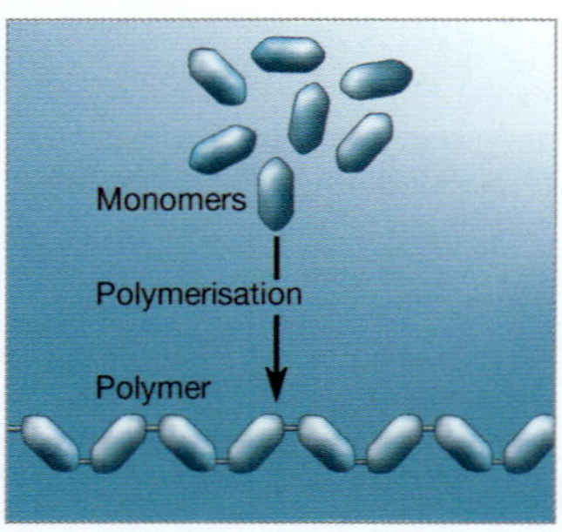

Bild 2: Polymerisation von Kunststoffen

Entsprechend der Größe der enthaltenen Füllkörper unterscheiden sich die Eigenschaften der unterschiedlichen Füllungskunststoffe. Komposite, die mit Mikropartikeln gefüllt sind, lassen sich gut polieren, haben aber eine geringere Abriebfestigkeit. Komposite, die sowohl große als auch mittlere als auch kleine Füllkörper enthalten, werden als Hybridkomposite bezeichnet. Sie zeichnen sich durch hohe Abriebfestigkeit und geringe Schrumpfung sowie gute Polierbarkeit aus. Heutige Kunststoffe enthalten extrem kleine Füllkörper im Nanometerbereich.

Merke

1 Mikrometer ist ein Millionstel Meter, 1 Nanometer ist ein Milliardstel Meter.

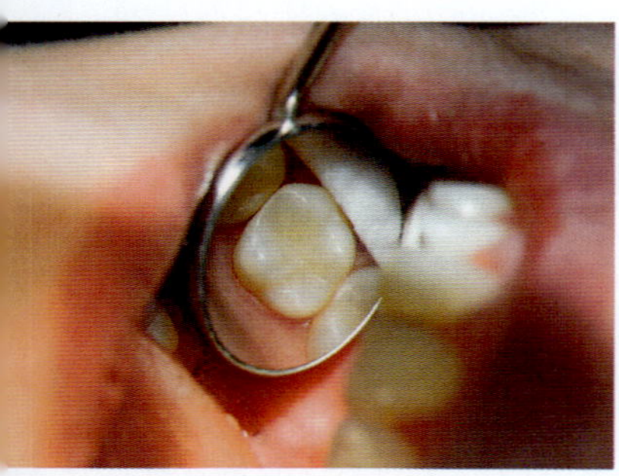

Bild 3: Gute Ästhetik bei Kunststofffüllungen

Kunststoffe als Füllungsmaterial sind wegen ihrer hervorragenden Ästhetik (Bild 3) nahezu universell einsetzbar als:

- Frontzahnfüllungen
- Seitenzahnfüllungen
- Zahnhalsfüllungen
- Milchzahnfüllungen
- Aufbaufüllungen (vor Kronenversorgung)

Praxisinfo

Füllungskunststoffe gibt es in unterschiedlichen Viskositäten. Hochvisköses, das heißt zähes Material, lässt sich sehr gut in die Kavität stopfen. Es gibt aber auch sogenannte Flow-Komposite, die sehr dünnfließend sind und sich z. B. für Zahnhalsfüllungen bzw. als erste Schicht unter Kunststofffüllungen eignen.

Molekül
kleinste, aus Atomen bestehende chemische Verbindung

6.9.4 Kompomere

Kompomere sind Kunststoffe, die aber auch Bestandteile von Glasionomerzementen enthalten. Der Begriff Kompomer setzt sich aus Teilen der Wörter **Kompo**sit und Glasiono**mer** zusammen. Kompomere sind photopolymerisierende (lichthärtende) Füllungen. Sie halten deutlich mehr Kaubelastung als Glasionomerzemente aus, jedoch liegt ihre Stabilität unter der von Kompositen. Die Einsatzgebiete von Kompomerfüllungen sind:

- Füllungen am Zahnhals
- Füllungen bei Milchzähnen
- Aufbaufüllungen vor Kronenversorgung

Mit Einschränkungen können Kompomere auch im kautragenden Bereich bei Erwachsenen verwendet werden. Die Arbeitsschritte zur Herstellung von Kompomerfüllungen entsprechen der Verarbeitung von Kompositen.

Monomer
einzelne Kunststoffmoleküle

Polymer
verbundene, langkettige Kunststoffmoleküle

Polymerisation
Festwerden von Kunststoffen

Mikropartikel
kleinste Teilchen

Hybrid
Vermischtes

Viskosität
Fließfähigkeit, Zähigkeit

Flow
englisch für fließen

Zusatzinfo

Eine Sonderform als Füllungsmaterial stellen Ormocere dar. Als Werkstoff gehören sie zu den Kunststoffen und haben durch einen geänderten Zusatz von Füllkörpern verbesserte Materialeigenschaften.

6.10 Vorbereitung des Zahnes vor einer Füllung

Werden Zemente oder Amalgam als Füllungsmaterial benutzt, ist – bis auf das Festlegen einer geeigneten Umrissform der Kavität und ggf. einer Unterfüllung – keine besondere Vorbereitung des Zahnes nötig. Das Folgende soll daher exemplarisch für das Legen von Kunststofffüllungen beschrieben werden.

Adhäsivtechnik mit Bonding

Da es wegen der Polymerisationsschrumpfung (siehe Kap. 6.1.1) der Kunststoffe zu Randspaltbildungen und dadurch zu Sekundär-Karies kommen kann, ist es wichtig, den Kunststoff adhäsiv mit der Zahnsubstanz zu verbinden (Bild 2a).

Bei der Adhäsivtechnik, auch Schmelz-Ätz-Technik (Abkürzung SÄT) genannt, wird die Oberfläche des Zahnschmelzes mit einer eingefärbten, gelartigen Phosphorsäure ca. 15–30 Sekunden lang angeätzt und damit konditioniert.

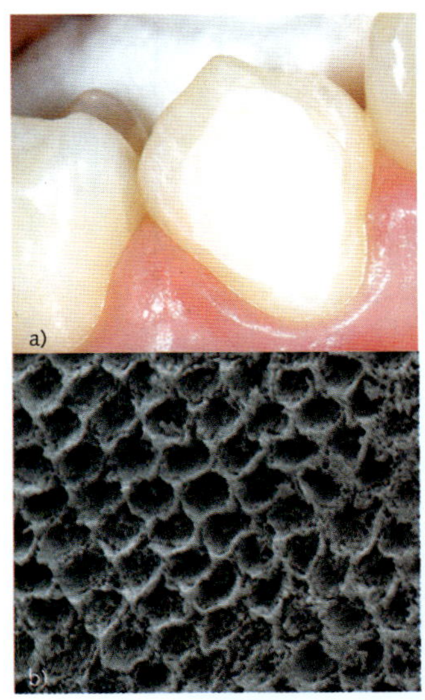

Bild 1: Schmelzätzung, a) klinisches Bild, b) Mikroskopisches Bild der Ätzung

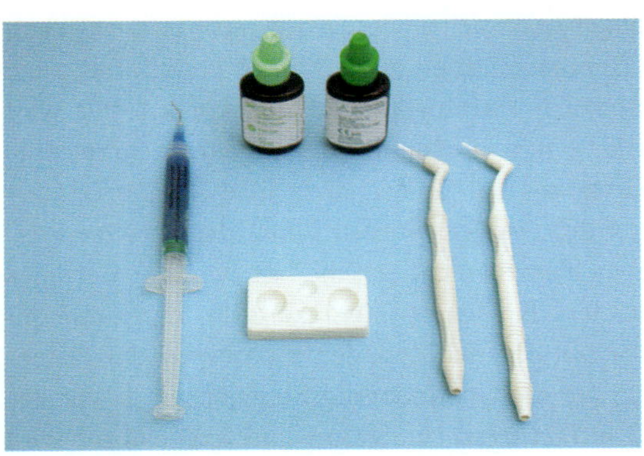

Bild 2: Instrumentarium für die Adhäsivtechnik

adhäsiv
klebend, anhaftend

konditionieren
einen Werkstoff vorbereiten

Durch die Anätzung entstehen Vertiefungen im Zahnschmelz. Diese sind an den Grenzflächen der Hydroxylapatitkristalle (siehe Kap. 2.1, Seite 133) besonders stark ausgeprägt. Nach dem gründlichen Absprühen der Säure und Trocknung mit dem Luftbläser erscheint der Zahnschmelz als sicheres Zeichen einer erfolgreichen Anätzung milchig weiß (Bild 1, Seite 179).

In die Schmelzrauigkeiten lässt man Bonding (flüssiger Kunststoff, Kleber) hineinlaufen, der sich regelrecht in den Rauigkeiten „verkrallt" und dann als erste Schicht mit Licht ausgehärtet wird. Darauf wird der Füllungskunststoff aufgetragen, der sich chemisch mit der Bondingschicht verbindet (Bild 1). So ist für den Halt der Füllung am Zahnschmelz gesorgt.

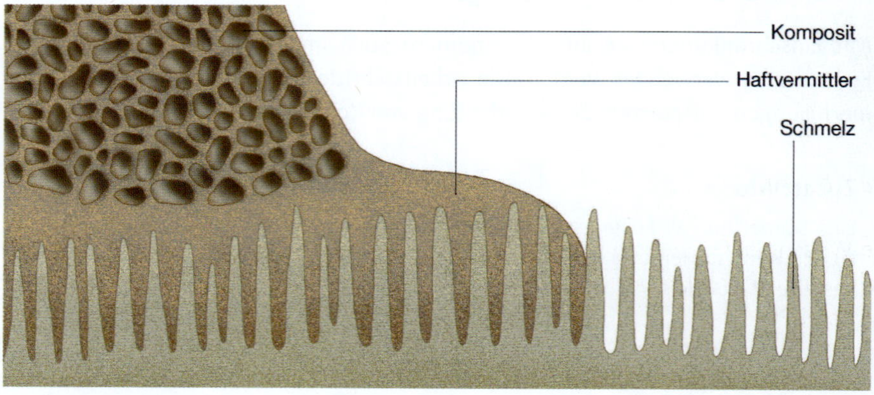

Bild 1: Adhäsivtechnik schematisch

Merke

Bonding kommt aus dem Englischen und bedeutet Kleben. In der Zahnmedizin bezeichnet Bonding einen flüssigen Kunststoff ohne Füllkörper. Er wird auch Adhäsiv genannt.

Praxisinfo

Die Verwendung von Bonding ist für die Füllungstherapie mit Kunststoff sehr wichtig, da nur flüssiger Kunststoff in die durch die Anätzung entstehenden Rauigkeiten eindringen kann und dadurch für den Halt der Füllung sorgt.

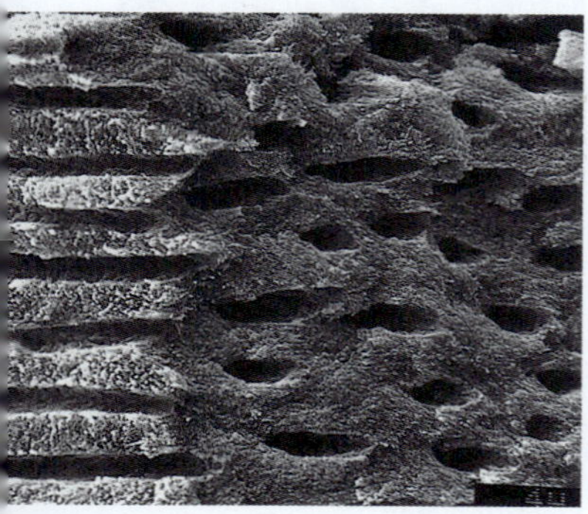

Bild 2: Angeätztes Dentin mit freigelegten Dentinkanälchen

Dentinbonding

Möchte man eine Kunststofffüllung zum größeren Halt im Zahn auch mit dem Dentin verkleben, besteht das Problem, dass sich vitales Dentin nicht trocknen lässt, weil ständig Flüssigkeit aus den Dentinkanälchen austritt. Man benötigt also ein Adhäsiv, das Feuchtigkeit verträgt. Zur Haftung des Füllungskunststoffes wird das Dentin etwa 20 Sekunden lang mit Phosphorsäure angeätzt. Dabei entsteht ein deutlich anderes **Ätzmuster** als bei Zahnschmelz (Bild 2). Die Dentinkanälchen und die Kollagenfasern des Dentins werden durch das Anätzen freigelegt. Damit diese empfindlichen Fasern nicht geschädigt werden, darf das Dentin nicht vollständig austrocknen. Ein feiner Flüssigkeitsfilm muss auf der Oberfläche verbleiben. Zur Stabilisierung der Kollagenfasern wird ein **Primer** (Grundierung zur Haftverbindung) auf die Dentinoberfläche gepinselt, bevor das **Adhäsiv** (die Bondingflüssigkeit) aufgetragen, verblasen und ausgehärtet wird (Bild 1, Seite 181).

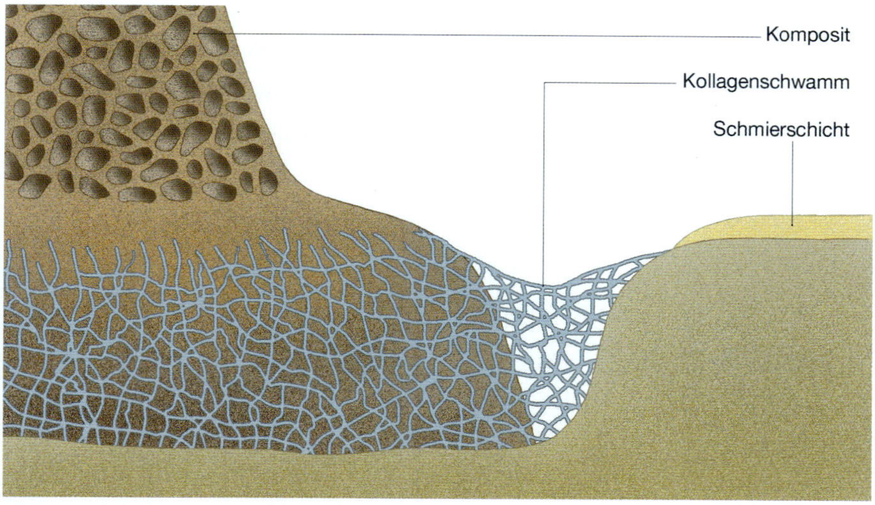

Bild 1: Dentinbonding schematisch

Die Wissenschaft hat die Schmelz-Ätz-Technik und das Dentinbonding so vereinfacht, dass auch beide zusammen durchgeführt werden können: Man spricht dann von **Total-Etching** und **Total-Bonding** (vollständiges Ätzen und Kleben). Heute kann man den Füllungskunststoff mit allen auf dem Markt befindlichen Adhäsivsystemen („Paket" aus Säure, Primer und Bonding) sowohl am Schmelz als auch am Dentin adhäsiv befestigen.

Etching
englisch: Ätzung

Bonding
englisch: Verbinden

Je nach verwendetem **Adhäsivsystem** unterscheidet man:

- Ein-Komponenten-Systeme
- Zwei-Komponenten-Systeme
- Drei-Komponenten-Systeme

Bei der Adhäsivtechnik mit einem **Ein-Komponenten-System** wird nur eine einzige Flüssigkeit aufgetragen, die die Funktion von Anätzen mit Säure, Primer und Bonding gleichzeitig erfüllt. Man kann diese Mittel auch als All-in-One-Adhäsive bezeichen. Ätzen (Etching), Haftvermittlung (Primen) und das Verkleben (Bonden) werden durch eine einzige Flüssigkeit erreicht.

Komponenten
Bestandteile

All-in-One
alles in einem

Bei der Verwendung eines **Zwei-Komponenten-Systems** wird zunächst die Zahnhartsubstanz angeätzt. Nach dem Absprühen und Trocknen der Zahnoberfläche trägt man eine Flüssigkeit auf, die sowohl als Primer als auch als Bonding dient. Diese wird dann vorsichtig verblasen und auspolymerisiert.

Bei der Verwendung einer Adhäsivtechnik nach dem **Drei-Komponenten-System**, das in der Ausführung dem oben beschriebenen Dentinbonding (Anätzen – Primer – Bonding) entspricht, werden die höchsten Haftwerte zwischen Zahn und Füllung erreicht.

6.11 Einbringen des Füllungsmaterials

Je nach Wahl der Füllung stehen verschiedene Möglichkeiten zur Verfügung, das entsprechende Material in den Zahn einzubringen. Sollte es sich um einen per Hand angemischten Zement oder um Kunststoff in einer Drehspitze handeln, kann man das Füllmaterial beispielsweise mit einem Heidemann-Spatel in die Kavität geben (Bild 2).

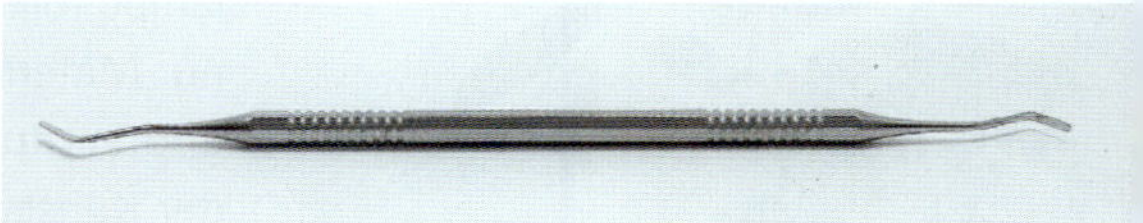

Bild 2: Heidemann-Spatel

applizieren
einbringen

Wie auch bei Kunststofffüllungen stehen bei Zementen ebenso Kapselsysteme zur Verfügung, bei denen das Füllungsmaterial sehr einfach durch eine Art „Pistole" appliziert werden kann (Bild 1 und 2).

Bei Verwendung von Amalgam spricht man ebenfalls von einer Pistole, die optisch aber eher Ähnlichkeit mit einer Spritze hat (Bild 2).

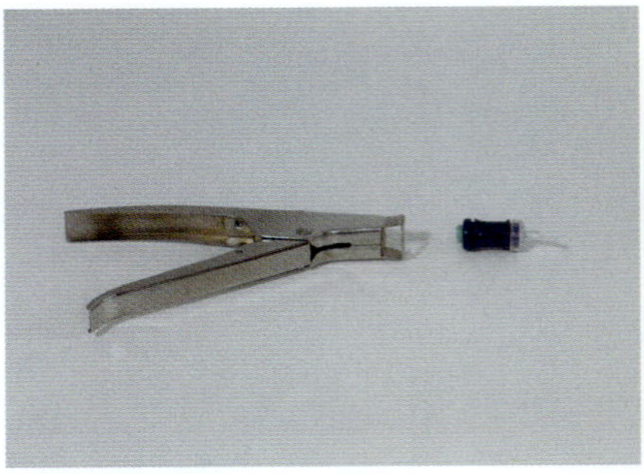

Bild 1: Zement-Applikator

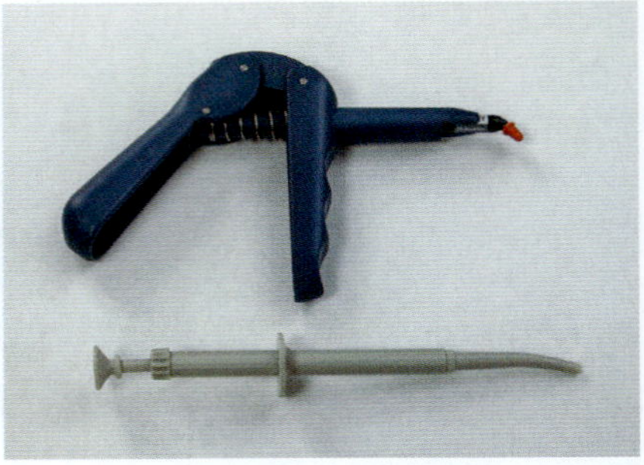

Bild 2: Pistole für Kunsstofffüllung und Amalgampistole

Praxisinfo

Bei der Verwendung von Füllungskunstoffen aus Drehspritzen ist äußerst auf hygienisches Arbeiten zu achten. Niemals darf mit dem ggf. schon im Mund benutzen Heidemann-Spatel erneut Material aus der Spritze entnommen werden. Es ist dringend zu raten, die voraussichtlich benötigte Menge schon vorher zu entnehmen und dann mit einer speziellen Abdeckung auf dem Tray zu platzieren oder mit zwei verschiedenen Instrumenten zu arbeiten.

6.12 Aushärtung von Kunststoffen

polymerisieren
Aushärten von Kunststoffen

Kunststoffe können auf verschiedene Arten aushärten (polymerisieren). Man unterscheidet Autopolymerisate, Photopolymerisate und dualhärtende Kunststoffe.

Autopolymerisate

auto- (Vorsilbe)
selbst, selbstständig

Autopolymerisate sind Kunststoffe, die aus zwei Komponenten, z. B. einer Aktivator- und einer Basispaste bzw. Pulver, angemischt werden. Sie werden auch als chemisch aushärtende Kunststoffe bezeichnet. Autopolymerisate müssen zügig verarbeitet werden, da sie etwa 3 bis 4 Minuten nach dem Anmischen fest werden.

Diese Kunststoffe finden in der Zahntechnik oder als Werkstoff für Provisorien vor Kronenversorgung Verwendung.

Photopolymerisation
Festwerden von Kunststoff mittels Lichteinwirkung

Photopolymerisate

Photopolymerisate sind Kunststoffe, die bei Lichteinwirkung aushärten. Sie enthalten einen Aktivator, der unter Lichteinfluss die Polymerisation in Gang setzt. Diese Art von Kunststoff wird für die Füllungstherapie in der Zahnarztpraxis verwendet. Zur Aushärtung des Kunststoffes benutzt man eine sogenannte Polymerisationslampe (Bild 3). Wegen der materialbedingten Schrumpfung des Kunststoffes dürfen nur Materialschichten bis zu 2–4 mm Dicke ausgehärtet werden – je nach Kunststoff und Leistungsvermögen der Polymerisationslampe. Bei größeren Füllungen muss der Kunststoff daher in mehreren Schichten in die Kavität eingebracht und ausgehärtet werden.

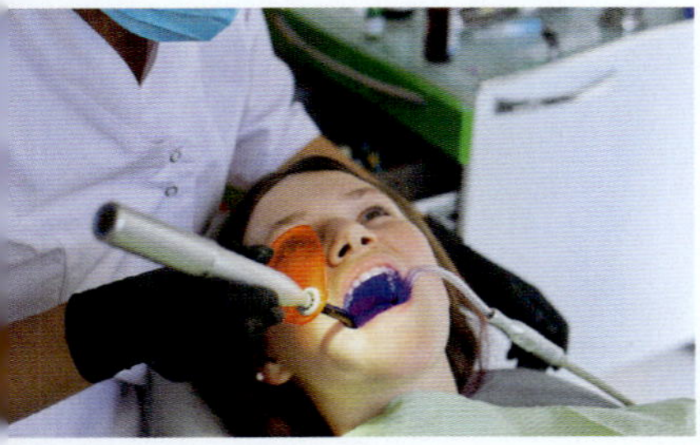

Bild 3: Polymerisationslampe

Praxisinfo

Lichthärtende Kunststoffe darf die Zahnmedizinische Fachangestellte nicht zu früh aus der Verpackung entnehmen und auf das Tray legen, da sie sonst durch das Licht der Raumbeleuchtung vorzeitig polymerisieren (festwerden) würden. Zur Schonung der Augen sollte während des Vorgangs nicht in die Polymerisationslampe geschaut werden bzw. ist eine Schutzbrille zu tragen. Häufig ist an den Lampen selbst ein Sichtschutz angebracht (Seite 182, Bild 3).

Merke

Bei der zahnärztlichen Füllungstherapie kommen ausschließlich lichthärtende Kunststoffe (Photopolymerisate) zum Einsatz.

Dualhärtende Kunststoffe

Dualhärtende Kunststoffe enthalten sowohl einen Aktivator für die chemische Aushärtung als auch einen durch Licht aktivierbaren Anteil. Sie sind also gleichzeitig Auto- und Photopolymerisate. Sie werden aus zwei Pasten angemischt und härten auch ohne Lichtanwendung nach einer vorgegebenen Zeit aus. Dualhärtende Kunststoffe werden hauptsächlich als Zemente, d. h. zum Einzementieren von Wurzelstiften, keramischen Einlagefüllungen und Keramikkronen verwendet.

dual
doppelt, zweifach

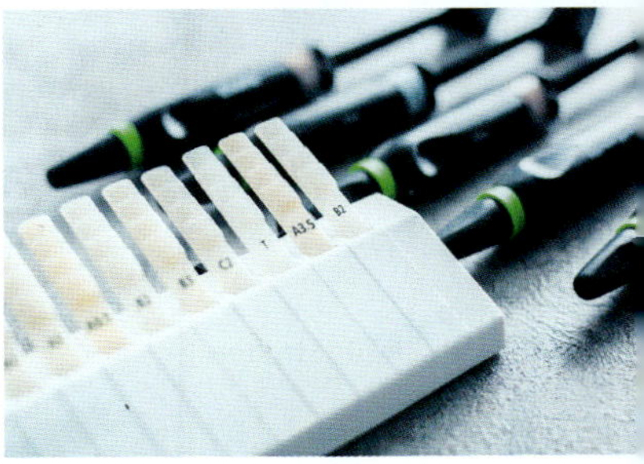

Bild 1: Farbpalette für Kompositfüllungen

Merke

Komposit-Kunststoffe gibt es in drei Aushärtungsvarianten: Autopolymerisate, Photopolymerisate und dualhärtende Kunststoffe. Autopolymerisate härten nach Zumischen eines Härters aus, Photopolymerisate härten unter Lichteinwirkung aus, dualhärtende Kunststoffe vereinen beide Möglichkeiten.

Praxisinfo

Moderne Füllungskunststoffe genügen höchsten ästhetischen Anforderungen. Die Kunststoffe liegen nicht nur in einer großen Farbpalette (Bild 1) vor, sondern sogar in speziellen Dentin- und durchschimmernden Schmelzmassen. So lassen sich die Wünsche des Patienten nach einer nahezu unsichtbaren Füllung sehr häufig umsetzen.

6.13 Gestaltung der Füllung mit Modellierinstrumenten und Formhilfen

Falls Zahnwände fehlen, die durch eine Füllung wiederhergestellt werden sollen, sind sogenannte Matrizen bzw. Matrizensysteme nötig. Mit diesen Formhilfen ist es möglich, dass die Füllung bis zum Erhärten an ihrem Platz bleibt, sich nicht in den Zahnzwischenraum presst und übergangslos zum Restzahn gestaltet werden kann.

6.13.1 Matrizen und Interdentalkeile

Matrizen aus Metall

Fehlen Zahnwände, müssen zur Wiederherstellung des Zahnes **Matrizen** zur Anwendung kommen (Bild 1, Seite 184). Auf dem Dentalmarkt werden unterschiedliche Matrizensysteme angeboten, mit denen sowohl einfache Stahlmatrizenbänder als auch konturierte (rund geformte) Bänder gespannt werden können. Die Matrizen werden mit einem speziellen Matrizenspanner am Zahn fixiert. Bei kleinen approximalen Kavitäten im Seitenzahnbereich können auch einseitige Teilmatrizen verwendet werden.

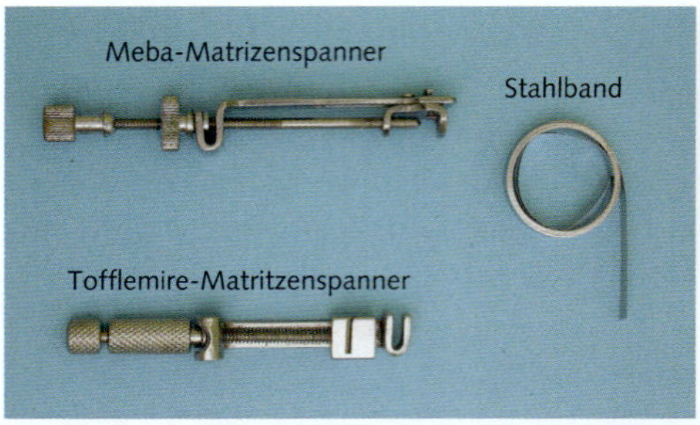

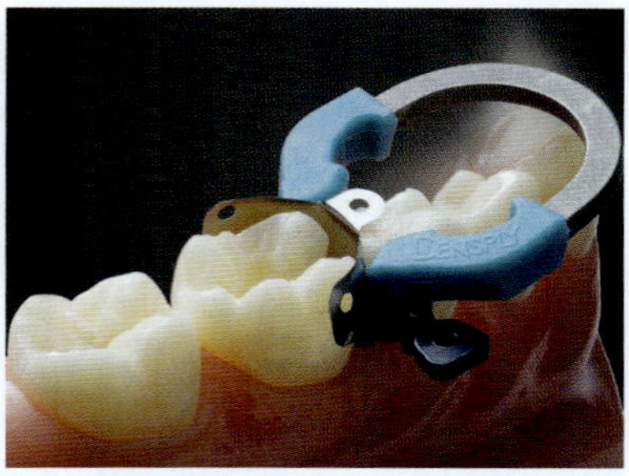

Bild 1: Matrizen aus Metall

Kunststoffmatrizen

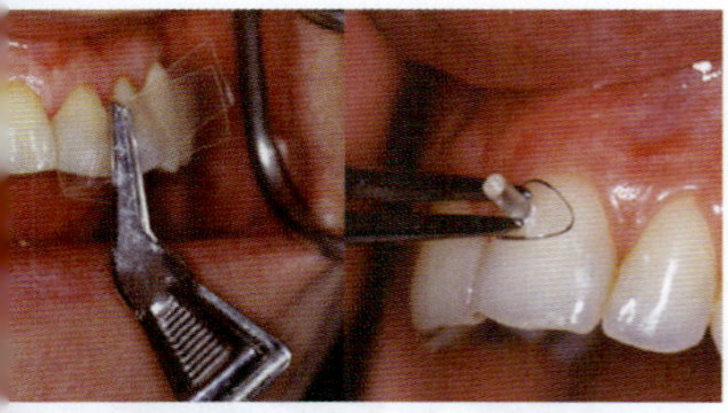

Bild 2: Strip mit Klammer, Zervikalmatrize

Strip
englisch für Streifen

Matrizen bzw. Formhilfen aus Kunststoff werden im Frontzahnbereich angewendet. Dazu nimmt man glasklare Strips (Kunststoffstreifen) für approximale Kavitäten. Der Strip wird vor dem Einbringen der Füllmasse zwischen die Zähne geschoben und nachher vom Zahnarzt mit einer Stripklemme oder mit einem Interdentalkeil fixiert, bis die Füllung geformt und lichtgehärtet ist. Für Zahnhalsfüllungen werden Zervikalmatrizen verwendet, mit denen das Füllungsmaterial in die Kavität gepresst wird (Bild 2).

Interdentalkeile

Zur optimalen Gestaltung des approximalen Bereiches und des notwendigen Kontaktpunktes zum Nachbarzahn sind Interdentalkeile absolut notwendig (Bild 3). Zum einen pressen sie die Matrize an die Zahnwand und verhindern so, dass Füllungsmaterial beim Hineinstopfen in den Zahnzwischenraum überpresst wird. Zum anderen drücken sie die Zähne leicht auseinander, was nach Entfernung von Interdentalkeil und Matrize zu einem Kontaktpunkt zum Nachbarzahn führt.

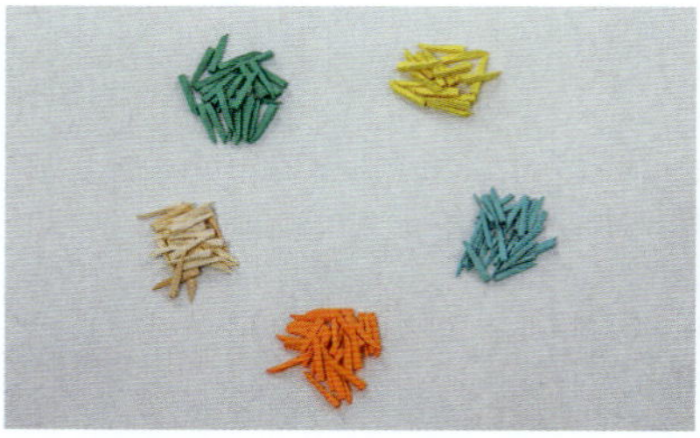

Bild 3: unterschiedlich dicke Interdentalkeile

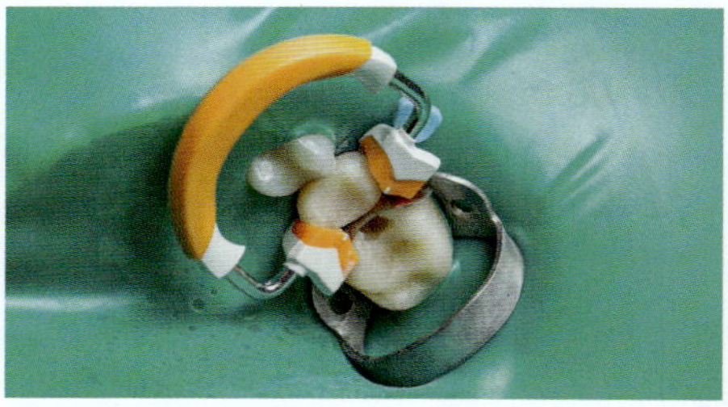

Bild 4: Modernes Matrizensystem

Merke

Als Kontaktpunkt wird der Kontakt zum Nachbarzahn bezeichnet. Ein Kontaktpunkt verhindert, dass Speisereste zwischen die Zähne gepresst werden.

Praxisinfo

Je nach Platzangebot im approximalen Bereich stehen Interdentalkeile in unterschiedlichen Größen zur Verfügung (Bild 3 oben). Die Größe lässt sich gut anhand einer Farbcodierung erkennen. Interdentalkeile bestehen aus Holz, was weniger ökologische Gründe hat, sondern darin begründet ist, dass Holz Feuchtigkeit aus dem Speichel aufnimmt, somit aufquillt und sich die Matrize dadurch noch fester an den zu füllenden Zahn presst bzw. die Zähne zur Kontaktpunktgestaltung auseinanderdrückt. Es gibt aber auch Keile aus klarem Kunststoff, die dadurch das Licht der Polymerisationslampe in den approximalen Bereich zur Aushärtung der Kunststofffüllung leiten können. Dies funktioniert natürlich nur, wenn auch ebenso lichtdurchlässige Matrizensysteme benutzt werden.

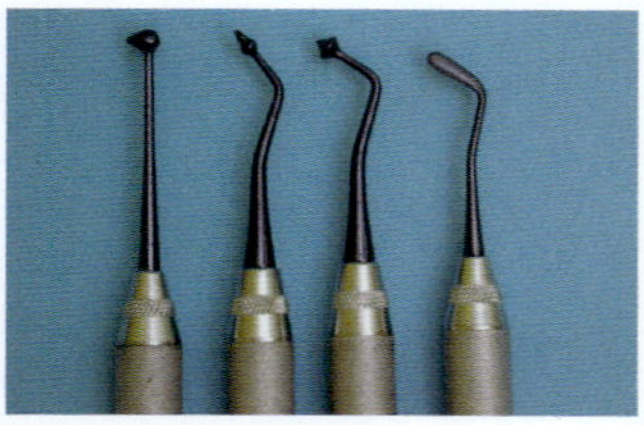

Bild 5: Modellierinstrumente für die Kunststofffüllungstherapie

6.13.2 Oberflächengestaltung der Füllung

Zur Oberflächengestaltung der Füllung hat der Zahnarzt verschiedene Möglichkeiten – je nach verwendetem Füllungsmaterial. Bei plastischen Füllungen ist es möglich, die Oberfläche mit speziellen Modellierinstrumenten zu formen (konturieren – s. Bild 5, Seite 184) oder diesen Arbeitsschritt (unabhängig einer folgenden Politur) zunächst grob mit rotierenden Instrumenten vorzunehmen (Bild 1)

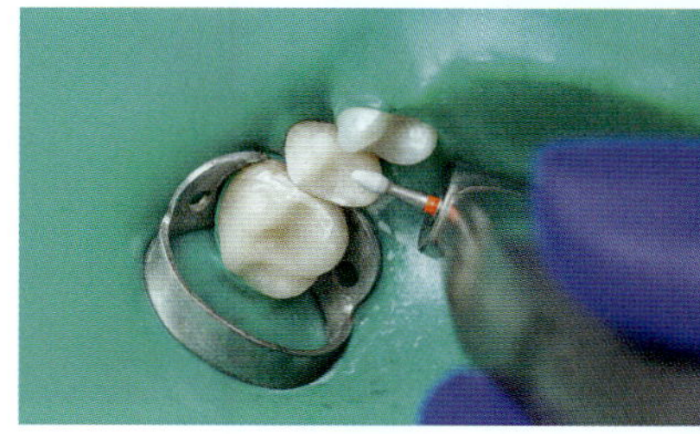

Bild 1: Bearbeitung der Oberfläche

6.13.3 Kontrolle der Okklusion und Füllungspolitur

Füllungen müssen stets auf die Kontaktbeziehungen zu ihren Zahnpartnern im gegenüberliegenden Kiefer – den sogenannten Antagonisten – überprüft werden (Bild 2). Dies wird **Okklusionskontrolle** genannt und geschieht mittels unterschiedlich dicken farbigen Folien, den Okklusionsfolien. Der Patient schließt mit der sich zwischen den Zahnreihen befindlichen Folie den Mund und die Kontakte werden so farbig sichtbar und können ggf. korrigiert werden (Bild 3).

Antagonist
Zahnpartner im Gegenkiefer

Okklusion
Kontaktbeziehung der Zähne

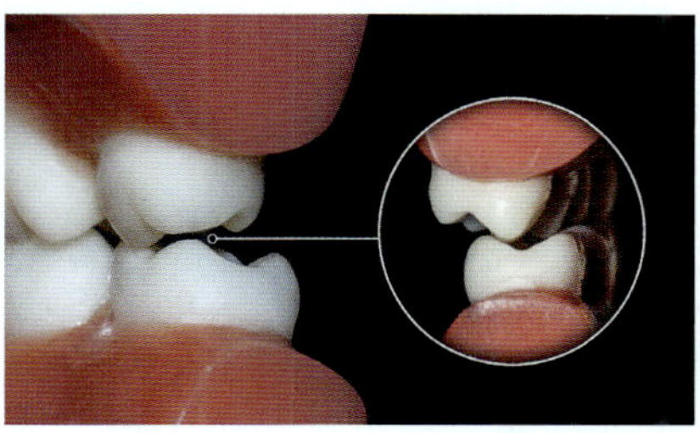

Bild 2: Okklusionskontrolle

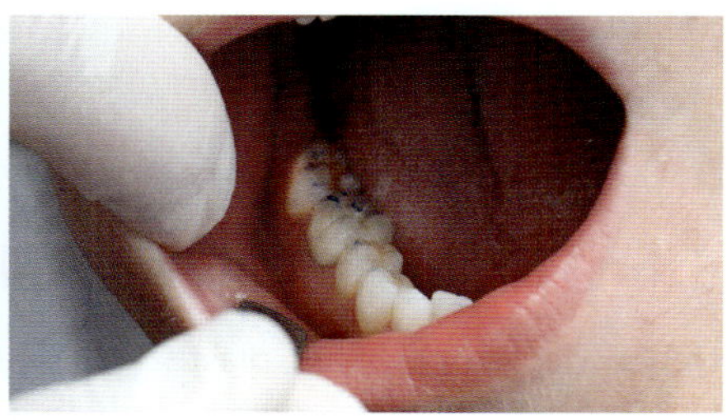

Bild 3: Okklusionskontrolle nach dem Einsatz von Okklusionsfolie

Praxisinfo

Unterbleibt nach dem Legen der neuen Füllung die gewissenhafte Überprüfung der Bisshöhe, können daraus Aufbissbeschwerden oder sogar Kiefergelenksbeschwerden für den Patienten resultieren.

Bei der Überprüfung der Bisshöhe kann die Füllung meist auch schon vorpoliert werden. Die endgültige Politur wird mit Finierern unterschiedlicher Körnung vorgenommen.

Merke

Schleifkörper können nach ihrer Körnung (siehe Kapitel 6.3.2) eingeteilt werden. Je feiner und kleiner das „Korn" auf dem Schleifkörper desto glatter ist das Polierergebnis.

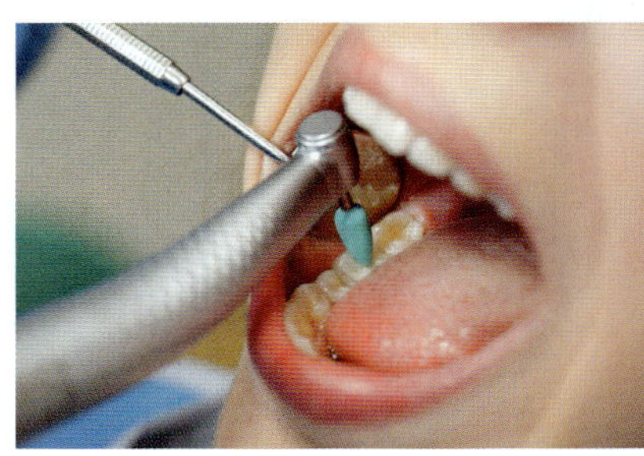

Bild 4: Füllungspolitur

Die abschließende **Feinpolitur** erfolgt meist mit Gummipolierern, die je nach Einsatzbereich für Vor- bzw. Hochglanzpolitur unterschiedlich gefärbt sein können (Bild 4). Ebenso stehen je nach Einsatzbereich verschiedene Formen (siehe Kapitel 6.3.2) zur Verfügung.

Eine Füllungspolitur ist aus folgenden Gründen unumgänglich:

- Verbesserung des Randschlusses
- Glatteres Gefühl für den Patienten
- Verminderung der Plaqueansammlung
- Erhöhung der Langlebigkeit
- Verbesserung der Ästhetik

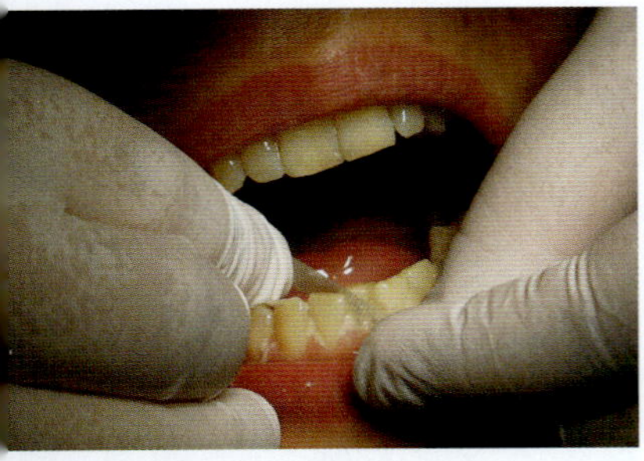

Bild 1: Polierstreifen

Natürlich ist es aus beschriebenen Gründen sinnvoll, eine Füllung nicht nur auf der Kaufläche (okklusal) zu polieren, sondern auch zum Nachbarzahn hin (approximal). Diese Bereiche sind für rotierende Instrumente meist nicht zugänglich. Hierzu werden daher Polierstreifen aus Kunststoff oder Metall verwendet, die (ähnlich einer Zahnseide) zwischen die Zähne geschoben werden (Bild 1). Mit vorsichtigen „sägenden" Bewegungen lassen sich so diese Füllungsflächen glätten.

Aufgaben

1. a) Beschreiben Sie stichpunktartig die Arbeitsschritte beim Legen einer Glasionomerzement-Füllung am Zahn 74.
   b) Beschreiben Sie, worauf bei der Patientenbetreuung im Rahmen einer Füllungstherapie bei Angstpatienten bzw. bei kleinen Kindern besonders zu achten ist.
2. Erläutern Sie die Vor- und Nachteile von Zementen als Füllungsmaterial.
3. Erklären Sie, auf welche Weise dentale Kunststoffe erhärten können.
4. Nennen Sie alle Möglichkeiten, die zu einem festen Verbund zwischen Kunststofffüllungen und Zahnsubstanz führen.

6.14 Einlagefüllungen – Inlays

Inlay
Einlagefüllung

Neben der Möglichkeit, plastische Füllungen direkt in den Zahn einzubringen, können Zahnfüllungen auch außerhalb des Mundes hergestellt werden. Diese Füllungen werden als **Inlays** bezeichnet (Bild 2). Sie zeichnen sich durch äußerste Passgenauigkeit und damit auch Langlebigkeit aus, sind aber aufwendig und kostenintensiv in der Herstellung.

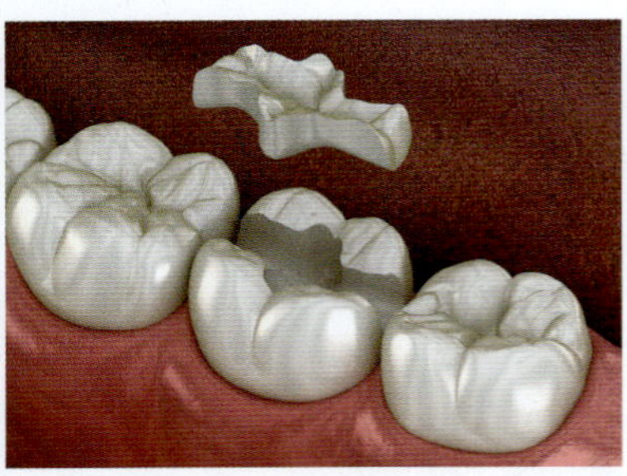

Bild 2: Inlay, schematisch

Als Materialien für Inlays werden vor allem **Goldlegierungen** und **Keramik** benutzt. Während Goldinlays (aufgrund des Materials) sichtbar im Zahn sind, genügen Keramikinlays höchsten ästhetischen Anforderungen und können nahezu „unsichtbar" in den Zahn eingesetzt werden. Es gibt auch Inlays aus **Kunststoff**. Diese sind zwar kostengünstiger als Inlays aus Keramik oder Gold, jedoch ist ihre Haltbarkeit den beiden anderen Materialien unterlegen.

Indikation
Anwendungsgebiet

Praxisinfo

Die Indikationen für Inlays liegen in dem Wunsch des Patienten nach einer hochwertigen, dauerhaften Versorgung sowie der ausgezeichneten Ästhetik bei Keramikinlays. Bei sehr kleinen Defekten sollte auf Inlays verzichtet werden.

6.14.1 Arbeitsablauf zur Inlayversorgung

Nach der Entfernung der Karies muss, in den meisten Fällen, zunächst eine Füllung aus plastischen Füllungsmaterialien (Kunststoff, Kompomer oder Zement) eingebracht werden, die sogenannte **Aufbaufüllung**.

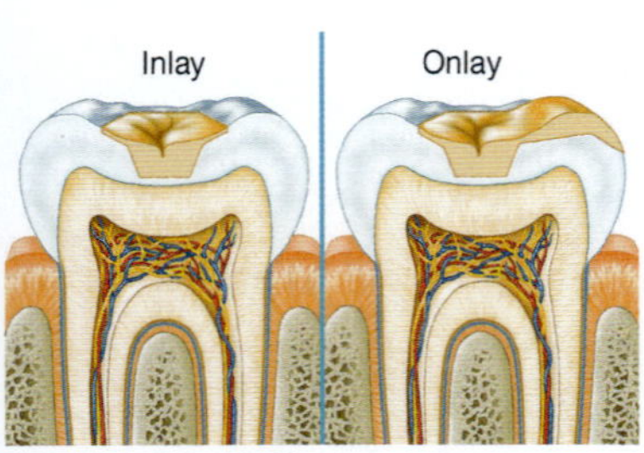

Bild 3: Inlay- und Onlaypräparation

Die anschließende **Inlaypräparation** erfolgt dann anders als bei plastischen Füllungen. Obwohl der Zahnarzt darauf achtet, möglichst viel Zahnsubstanz zu erhalten, geht bei der Inlaypräparation mehr Zahnmaterial verloren als bei der Präparation der Kavität für eine plastische Füllung. Das liegt daran, dass Inlays annähernd parallele Präparationswände benötigen, damit die starre Einlagefüllung eingegliedert werden kann. Sind dabei die Seitenwände zu geschwächt, müssen die Höcker sogar überkuppelt werden, um einer Frakturgefahr vorzubeugen. In einem solchen Fall spricht man dann von einem Onlay (Bild 3, Seite 186). Das Onlay kann man als Übergangsform zur Teilkrone ansehen.

Fraktur
Bruch

Merke

Im Gegensatz zu einem Inlay, das nur zwischen den Zahnhöckern auf der Kaufläche liegt, ragt ein Onlay über diese die Kaufläche nach oral oder vestibulär hinaus.

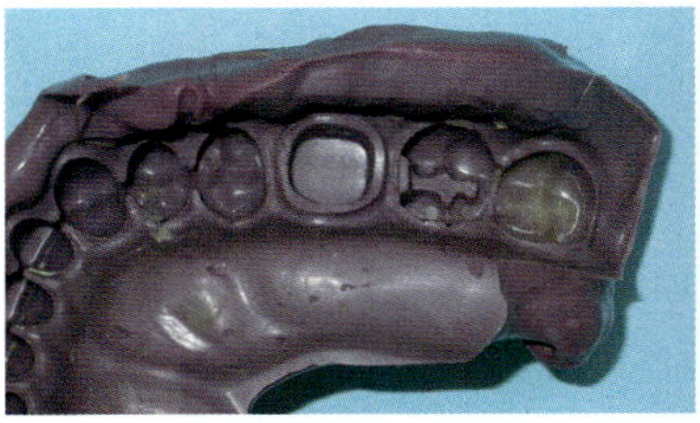

Bild 1: Fertige Abformung

Nach der Präparation des Zahnes (Bild 2a) erfolgt eine **Abformung** (Bild 1), außer bei der CAD-CAM-Technik (siehe Kap. 6.14.3), die dann die Herstellung des Inlays auf einem Gipsmodell ermöglicht (Bild 2b).

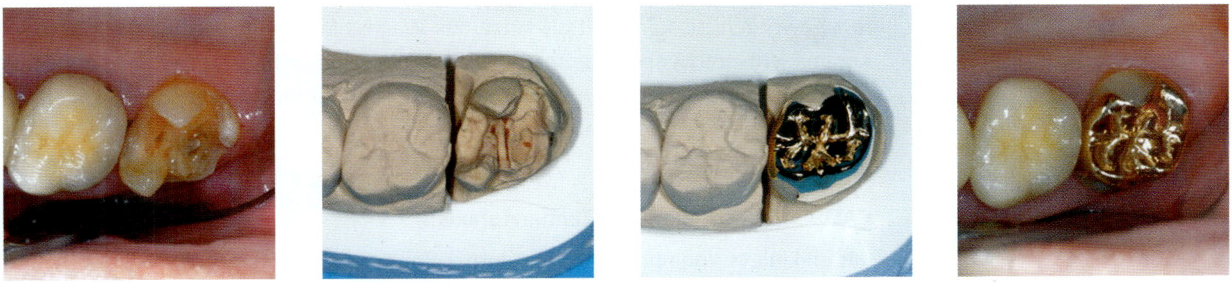

Bild 2a, b, c, d: Präparation des Zahnes, Herstellen und Einsetzen des Inlays

Danach wird die **Kavität provisorisch verschlossen**. Sehr wichtig ist, dass sich dieser provisorische Verschluss wieder einfach und rückstandsfrei aus der Kavität entfernen lässt. Als Provisorium stehen unter anderem lichthärtende gummielastische Massen auf Kompositbasis zur Verfügung. Der Patient ist nach dem Einsetzen des Provisoriums zunächst entlassen.

Beim Folgetermin wird das **Provisorium entfernt**. Dies geschieht selbstverständlich ohne rotierende Instrumente, die den schon fertig präparierten und abgeformten Zahn unabsichtlich verändern könnten. Das hergestellte Inlay bzw. Onlay kann nun in die Kavität eingesetzt und **auf Passgenauigkeit überprüft** werden (Bild 2). Nach Überprüfung der Okklusion und der Ränder kann das Inlay bzw. Onlay endgültig mit Zement oder dualhärtenden Kunststoffen eingesetzt werden (Bild 2d; siehe dazu auch Kap. 6.1.2).

6.14.2 Herstellung eines Goldinlays im Zahnlabor

Nach der Herstellung eines sogenannten Sägeschnittmodell aus Gips, bei dem die Zahnstümpfe einzeln zu entnehmen sind (Bild 2b und 2c), wird das Inlay zunächst mit Wachs modelliert. Diese Wachsform wird dann in eine gipsartige Masse eingebettet. Durch Herausschmelzen des Wachses entsteht eine Hohlform, in die die stark erhitzte, und damit flüssige Goldlegierung gegossen werden kann (Bild 3). Nach Erkalten wird das Inlay aus der Form entnommen, bearbeitet und poliert. Es ist nun bereit für das Einsetzen in den präparierten Zahn.

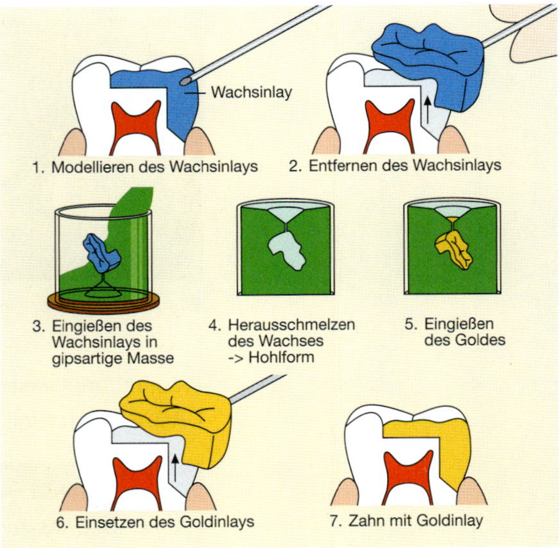

Bild 3: Inlayherstellung aus Gold im Zahnlabor

6.14.3 Herstellung eines Keramikinlays

Keramikinlays werden, wie der Name schon sagt, aus keramischem Material hergestellt. Dieser Herstellungsprozess kann auf verschieden Art und Weise erfolgen.

Im Zahnlabor

Bei der Herstellung im Zahnlabor mischt der Zahntechniker Keramikpulver mit Wasser zu einer formbaren Masse, aus der er das Keramikinlay aufbaut. Diese Masse wird dann in mehreren Schritten schichtweise in einem Vakuumofen gebrannt.

Alternativ kann die Keramik ähnlich der Herstellung eines Goldinlays in eine Hohlform gepresst werden. Diese Hohlform entsteht, da das vorher aus Wachs modellierte Inlay in eine Einbettmasse gegeben wird. Nachdem die Einbettmasse fest geworden ist, kann mittels Hitze das Wachsinlay herausgeschmolzen und die Keramik entsprechend eingepresst werden. Die so hergestellten Inlays sind zunächst vollkommen transparent und können mit Keramikfarben entsprechend der Zahnfarbe des Patienten übermalt werden.

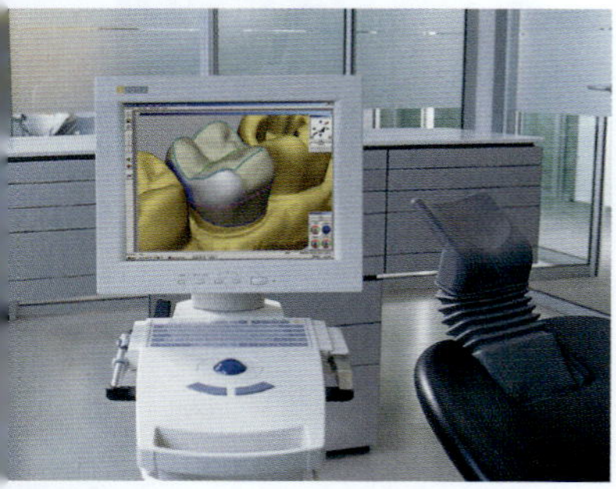

Bild 1: Computergestützte Inlayherstellung, CAD-CAM

CAD-CAM-Technik in der Zahnarztpraxis

Keramikinlays können auch direkt in der Zahnarztpraxis hergestellt werden, wenn der Zahnarzt mit der CAD-CAM-Technik arbeitet. Der Begriff CAD-CAM ist eine Abkürzung und bedeutet computerunterstützte Planung und Herstellung.

Beim ersten Schritt des Verfahrens, dem **C**omputer **A**ided **D**esign (CAD) wird der präparierte Zahn mit einer Kamera eingescannt, sodass das Bild des entsprechenden Zahnes auf dem Monitor erscheint (Bild 1). Der Zahnarzt zeichnet die Präparationsgrenzen mit Hilfe der installierten Software auf dem Monitor ein und konstruiert so die Einlagefüllung. Damit auch die Okklusalfläche von dem Computer berechnet werden kann, wird die Gegenbezahnung mithilfe eines Wachsbisses eingescannt.

Beim anschließenden **C**omputer **A**ided **M**anufacturing (CAM) wird die Einlagefüllung aus einem industriell hergestellten Keramikblock automatisch herausgefräst (Bild 2 und 3).

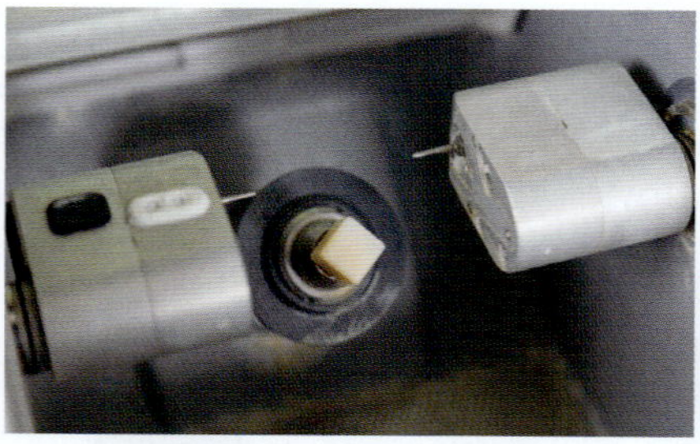

Bild 2: Keramikblock vor dem Fräsvorgang

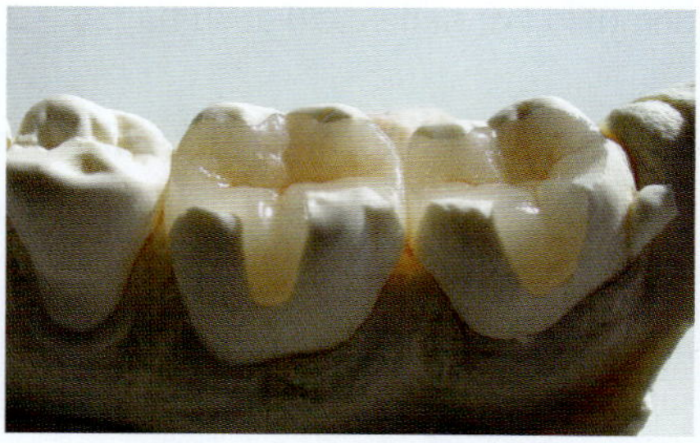

Bild 3: Fertiges Keramikinlay auf einem Gipsmodell

Präparation, Herstellung und Eingliederung des Keramikinlays können mithilfe der CAD-CAM-Technik in einer Sitzung durchgeführt werden.

Merke

Als **CAD-CAM-Technik** bezeichnet man eine Technik, bei der die Werkstücke am Computer konstruiert und von einer computergesteuerten Maschine gefertigt werden.

6.14.4 Einsetzen von Inlays

Goldinlays werden in der Regel mit einem Zement eingesetzt. Ein bewährter Zement für das Eingliedern von Inlays ist Zinkoxidphosphat-Zement. Vor der Eingliederung ist eine Trockenlegung des Arbeitsfeldes wichtig. Dann werden das Inlay und die Kavität gereinigt. Der Zement sollte auf einer Glasplatte in sahniger Konsistenz gemischt werden. Inlay und Kavität werden mit Zement eingestrichen und dann das Inlay mit mäßigem Druck in die Kavität eingebracht.

anfinieren
anpolieren

Es ist günstig, die Ränder des Inlays anzufinieren, solange der Zement noch feucht ist. Das nennt man aktives Zementieren. Das Metall des Inlays wird mit einem rotierenden Finierer an den Zahnschmelz übergangslos angearbeitet. Dadurch erhält man äußerst schmale Zementfugen.

Nach dem Aushärten des Zementes werden die Zementüberschüsse mit einem Scaler entfernt. Interdental werden die Zementreste mit Zahnseide beseitigt.

Praxisinfo

Für die Zementierung eines Goldinlays reicht eine relative Trockenlegung. Die adhäsive Befestigung von Kunststoff- oder Keramikinlays sollte aber unter absoluter Trockenlegung mittels Kofferdams erfolgen.

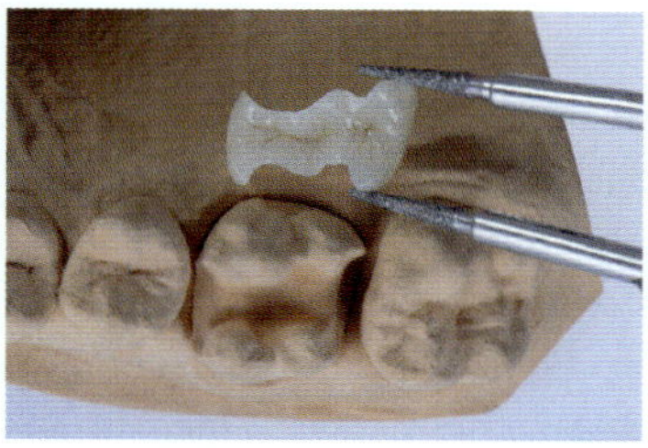

Bild 1: Keramikinlay vor dem Einsetzen

Das **Einsetzen von Keramikinlays** ist aufwendiger und umfasst deutlich mehr Arbeitsschritte. Zur Eingliederung von keramischen Einlagefüllungen verwendet man Materialien auf Kompositbasis.

Vor dem Einsetzen bzw. Einkleben muss das Keramikinlay zunächst auf der Unterseite mit Flusssäure angeätzt und dadurch aufgeraut werden, damit es eine bessere Verbindung mit dem Einsetzkunststoff eingeht. Danach wird die Unterseite zusätzlich mit sogenannten Silanen bestrichen, die für eine chemische Verbindung von Kunststoff und Keramik sorgen.

Silane
chemische Verbindungen aus Silizium und Wasserstoff

Praxisinfo

Flusssäure ist äußerst aggressiv und darf nur außerhalb des Mundes verwendet werden. Es kann bei unsachgemäßer Arbeitsweise zu Verätzung der Haut, Schleimhaut oder Augen kommen.

Nach absoluter Trockenlegung mit Kofferdam wird das Keramikinlay adhäsiv eingesetzt. Dazu eignet sich die oben beschriebene Schmelz-Ätz-Technik (SÄT) bzw. das Dentinbonding mit den entsprechend beschriebenen Arbeitsschritten (s. Kapitel 6.9). Es können auch dualhärtende Kunststoffe zum Einsatz kommen, die sowohl von selbst als auch mit Licht aushärten.

Es ist sehr wichtig, vor dem vollständigen Aushärten der Keramikinlays die Überschüsse aus Einsetzkunststoff im approximalen Bereich zu entfernen. Dazu wird mit der Polymerisationslampe nur sehr kurz (für ca. 2 Sekunden) beleuchtet, um dann den dadurch zäh geworden Einsetzkunststoff mit Zahnseide zu entfernen. Nach sorgfältiger Reinigung der Zahnzwischenräume kann dann die vollständige Polymerisation erfolgen.

6.15 Temporäre bzw. provisorische Füllungen

temporär
vorübergehend, zeitlich begrenzt

definitiv
endgültig

Unter bestimmten Voraussetzungen wird eine präparierte Kavität nicht sofort dauerhaft verschlossen, sondern erst mit einer temporären Füllung versehen, die nach einer gewissen Zeit durch die definitive Füllung ersetzt wird.

Temporäre Füllungen werden bei folgenden Indikationen verwendet:

- Verschluss von Kavitäten im Rahmen einer Notfallbehandlung
- falls bei tiefer Karies zunächst die Reaktion der Pulpa abgewartet werden soll
- Verschluss von Zähnen bei einer endodontischen Behandlung (siehe Kapitel 5, Endodontie)
- Verschluss von Kavitäten, die für Einlagefüllungen oder Kronen vorgesehen sind

Für temporäre Füllungen, die auch als **provisorischer Verschluss** (Abkürzung PV) bezeichnet werden, eignen sich grundsätzlich die oben beschriebenen Zementarten. Jedoch ist zu beachten, dass nicht alle Zemente der normalen Kaubelastung für längere Zeit standhalten.

Merke

Provisorische Füllungen werden in der Zahnarztpraxis häufig mit PV (provisorischer Verschluss) abgekürzt.

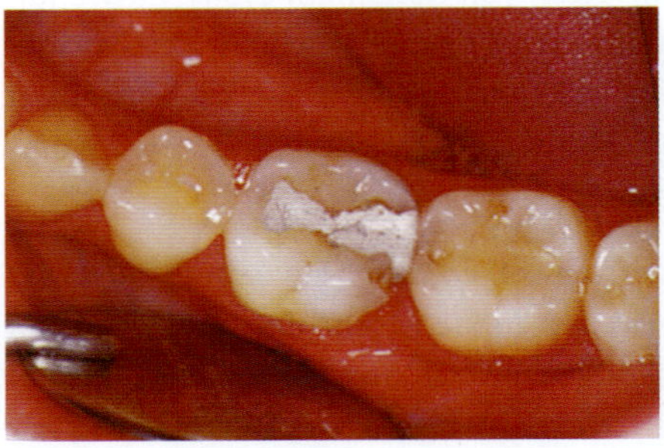

Bild 1: Defekte provisorische Zementfüllung

Bei der Auswahl des provisorischen Füllmaterials spielt die vom Behandler angedachte Verweildauer im Mund des Patienten eine wichtige Rolle. Am stabilsten mit der höchsten Randdichte ist hier sicher Glasionomer-Zement. Phosphat-Zement sowie Zinkoxid-Eugenol-Zement (der zudem nicht, wie bereits beschrieben, im Rahmen von Kunststofffüllungen oder adhäsiv zementierten Inlays angewendet werden soll), sind nicht kaustabil und waschen sich leicht aus der Kavität aus. Sie eignen sich nur für provisorische Füllungen, die rasch durch definitive Füllungen ersetzt werden (Bild 1).

Praxisinfo

In der Zahnarztpraxis steht als provisorisches Füllmaterial auch eine verwendungsfertige pastöse Masse zur Verfügung (Cavit®), die nicht angemischt werden muss, sondern direkt in die Kavität gestopft wird und unter Flüssigkeitszutritt aushärtet. Es gilt zu beachten, dass dieses Material bei vitalen Zähnen nur zusammen mit einer Unterfüllung angewendet werden sollte, da der darin enthaltene Gipsanteil beim lebenden Zahn den Dentinliqour aus den Dentinkanälchen zieht und so zu Schmerzen führen kann. Die Anwendung bei einem devitalen Zahn ist hingegen unproblematisch.

devital
abgestorben, tot

6.16 Übersicht über die verschiedenen Füllungsalternativen

Übersicht: Füllungen und ihre Anwendung

Zement

Zusammensetzung

Pulver und Säure – unterschiedlich je nach Zement – siehe Kapitel 6.8.1

Arbeitsschritte	Einsatzbereich
• Kavitätenpräparation • Trockenlegung • Anrühren bzw. maschinelles Anmischen des Zements • Einbringen des Zements in die Kavität • Aushärtung • Ausarbeiten, Polieren	• Unterfüllung • Befestigung von Kronen/Brücken/ Inlays aus Metall • provisorische Füllung • Milchzahnfüllung • Zahnhalsfüllung

Amalgam

Zusammensetzung

Silber, Zinn, Kupfer, Zink, Quecksilber

Arbeitsschritte	Einsatzbereich
• Kavitätenpräparation • Trockenlegung • Unterfüllung • Amalgam anmischen • Amalgam in die Kavität einbringen • Amalgam kondensieren (durch Stopfen verdichten) • Oberfläche bearbeiten • nach frühestens 24 Stunden polieren	Füllungen im Seitenzahngebiet Einschränkung: • Schwangere/Stillende • Patienten mit Nierenschäden • Patienten mit Quecksilberallergie • Kinder unter 15

Übersicht: Füllungen und ihre Anwendung

Komposit

Zusammensetzung

Kunststoffgrundmasse mit verschieden großen Füllkörpern

Arbeitsschritte	Einsatzbereich
• Kavitätenpräparation • Trockenlegen (absolut) • evtl. Unterfüllung • Anätzen des Zahnschmelzes mit Phosphorsäure (35 %) • Ätzgel abspülen und trocknen • Adhäsivsystem auftragen – Unterschiede je nach System • mit UV-Lampe polymerisieren • evtl. Matrize nötig • schichtweises Legen der Kunststofffüllung • Aushärten (polymerisieren) mit UV-Lampe • Ausarbeiten und Polieren	für alle Füllungen geeignet

Übersicht: Füllungen und ihre Anwendung

Inlay aus Gold

Zusammensetzung

Goldlegierung (Mischung verschiedener Metalle)

Arbeitsschritte	Einsatzbereich
• evtl. Aufbaufüllung • Kavitätenpräparation nach Inlayregeln • Abformung • provisorischer Verschluss des Zahnes • Herstellung des Inlays im Zahnlabor • Eingliedern des Goldinlays mit Befestigungszement • Zementüberschüsse entfernen, Politur	hochwertige Versorgung im Seitenzahnbereich

Inlay aus Keramik

Zusammensetzung

dentalkeramische Massen

Arbeitsschritte	Einsatzbereich
• evtl. Aufbaufüllung • Kavitätenpräparation nach Inlayregeln • Abformung mit Abformmasse oder digital bei CAD-CAM • provisorischer Verschluss des Zahnes (nicht notwendig bei CAD-CAM) • Herstellung des Inlays im Zahnlabor oder direkt in der Praxis (CAD-CAM) • Vorbereitung des Inlays mit Flusssäure und Silan • adhäsives Einsetzen, Unterschiede je nach System • Polymerisieren (Aushärten) • Politur	hochwertige, zahnfarbene Versorgung im Seitenzahnbereich

6.17 Veneers

Veneers sind Verblendschalen an den vestibulären Flächen der Frontzähne. Sie stellen eine Sonderform der Füllungstechnik dar und können im weitesten Sinn als Teilkronen bezeichnet werden.

▶ Kronen siehe Lernfeld 11, Kap. 2.1

Definition

Veneers sind sehr dünne Verblendschalen aus Keramik.

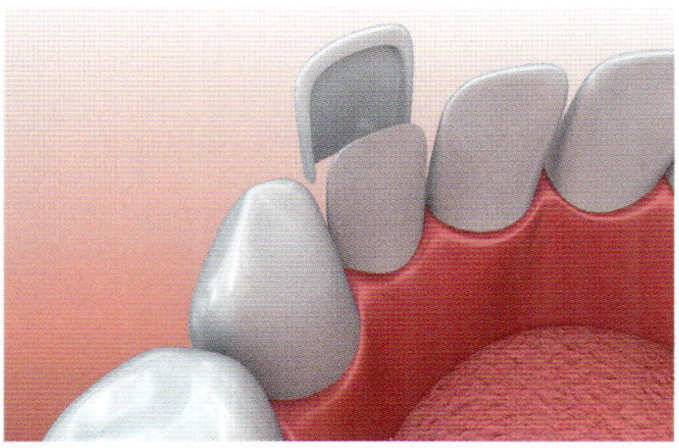

Bild 1: Prinzip eines Veneers, schematisch

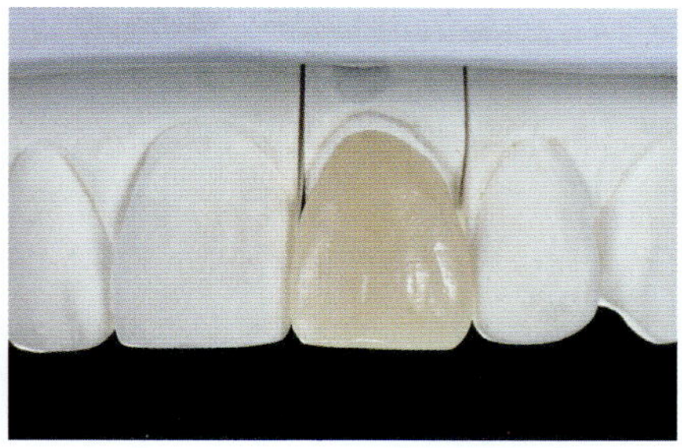

Bild 2: Veneer auf einem Modell

Veneers werden vor allem zur Korrektur von Zahnstellung und Zahnform eingesetzt (Bild 1 und 2). Die Verblendschalen werden ganz aus Keramikmasse gefertigt und mittels Adhäsivtechnik, genau wie ein keramisches Inlay, mit dem Zahn verklebt. Da der natürliche Zahn vorher nur minimal beschliffen werden muss, kann man Veneers so dünn gestalten, dass die natürliche Zahnfarbe durchschimmert – so kommt es zu ihrer herausragenden Ästhetik (Bild 3).

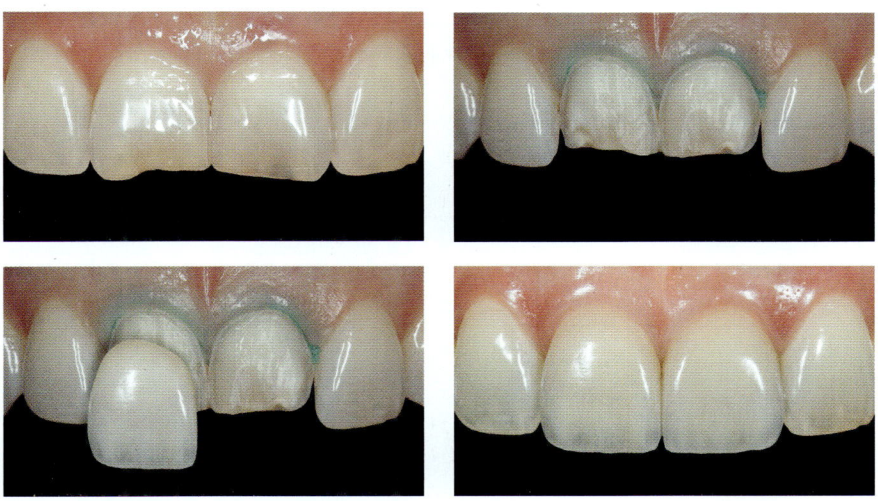

Bild 3: Versorgung mit Keramik-Veneers

Praxisinfo

Bei Patienten, die stark mit den Zähnen knirschen oder mangelnde Mundhygiene aufweisen, sollte auf Veneers (wie keramische Inlays auch) verzichtet werden. Bei sehr stark verfärbten Zähnen oder sehr großen Zahnlücken werden Veneers keine oder nur unzureichende ästhetische Verbesserung bieten.

Aufgaben

1. Vergleichen Sie die Herstellungsmethoden von Gold- bzw. Keramikinlays.
2. Beschreiben Sie, in welchen Behandlungsfällen eine provisorische Füllung sinnvoll erscheint.
3. Erläutern Sie, welche Vorteile Veneers für den Patienten haben bzw. in welchen Fällen von dieser Behandlungsmethode eher abzuraten ist.
4. Informieren Sie sich über die unterschiedlichen Abrechnungshilfen in ihrem digitalen Verwaltungssystem.

R

Risikobewertung zur Aufbereitung von Instrumenten nach Füllungstherapie

Da Instrumente bei der Füllungstherapie bestimmungsgemäß die Schleimhaut nicht durchdringen, erfolgt in der Regel eine Bewertung in die Kategorie semikritisch.

Instrumente mit weitgehend glatter Oberfläche, z. B. die Sonde, der Kugelstopfer oder der Heidemannspatel, bei denen die Aufbereitung gut zu beurteilen ist, werden in semikritisch A eingeordnet.

Ist der Erfolg der Aufbereitung nicht eindeutig zu beurteilen, z. B. wenn wie bei der Turbine nicht einsehbare Hohlräume vorliegen, so ist das Instrument in semikritisch B einzusortieren.

Bei semikritischen Instrumenten erfolgt eine Reinigung und ein validiertes Desinfektionsverfahren, beispielsweise im RDG (Reinigungs- und Desinfektionsgerät).

Hygiene-Check

Hygiene-Check

Im Behandlungszimmer liegen nach einer Füllungstherapie noch einige Instrumente und Materialien.

Stufen Sie diese für die hygienische Aufbereitung ein.

Einwegartikel – unkritisch – semikritisch A – semikritisch B – kritisch A – kritisch B – kritisch C

Instrument – Hilfsmittel – Material	Einstufung für die hygienische Aufbereitung
1. Turbine	
2. Matrizenband	
3. Matrizenhalter	
4. Finierer	
5. zahnärztliche Sonde	
6. Heidemannspatel	
7. Winkelstück	
8. Rosenbohrer	
9. Aktivator für GIZ-Kapseln	
10. Applikator	
11. Holzkeilchen	
12. Großer Speichelsauger	

Die Risikobewertung der Instrumente erfolgt praxisindividuell. Bei der Einstufung sind die Beschaffenheit des Instrumentes und das Einsatzgebiet, wofür es in Gebrauch war, zu berücksichtigen.

Bema-Nr.	Leistungsbeschreibung	besondere Voraussetzungen
	Präparation einer Kavität, Füllen mit plastischem Füllmaterial einschließlich Unterfüllung, Anlegen einer Matrize oder die Benutzung anderer Hilfsmittel zur Formung der Füllung und Polieren	
Bema-Nr. 13a F1	einflächig	
Bema-Nr. 13b F2	zweiflächig	
Bema-Nr. 13c F3	dreiflächig	
Bema-Nr. 13d F4	mehr als dreiflächig	
Bema-Nr. 13e F1	einflächige Kompositfüllung im Seitenzahnbereich	Bema Nr. 13e–h: Abrechnung mit gesetzlichen KK unter einer der folgenden Voraussetzungen: 1. Nachweis Amalgamallergie 2. Niereninsuffizienz 3. Schwangere 4. Stillende Mütter 5. Kinder bis zum vollendeten 15. Lebensjahr
Bema-Nr. 13f F2	zweiflächige Kompositfüllung im Seitenzahnbereich	
Bema-Nr. 13g F3	dreiflächige Kompositfüllung im Seitenzahnbereich	
13h F4	mehr als dreiflächige Kompositfüllung im Seitenzahnbereich	

GOZ-Nr.	Leistungsbeschreibung
	Präparieren einer Kavität und Restauration mit plastischem Füllungsmaterial einschließlich Unterfüllung, Anlegen einer Matrize oder Benutzung anderer Hilfsmittel zur Formung der Füllung
GOZ-Nr. 2050	einflächig
GOZ-Nr. 2070	zweiflächig
GOZ-Nr. 2090	dreiflächig
GOZ-Nr. 2110	mehr als dreiflächig
	Präparation einer Kavität und Restauration mit Kompositmaterialien, in Adhäsivtechnik (Konditionieren), gegebenenfalls einschließlich Mehrschichttechnik, einschließlich polieren
GOZ-Nr. 2060	einflächig
GOZ-Nr. 2080	zweiflächig
GOZ-Nr. 2100	dreiflächig
GOZ-Nr. 2120	mehr als dreiflächig
	Starre Einlagenfüllungen/Inlays Beinhaltet Präparation der Kavität, Relationsbestimmungen, Abformungen, Einproben, Eingliederung, Nachkontrolle und Korrekturen.
GOZ-Nr. 2150	Einlagefüllung, einflächig
GOZ-Nr. 2160	Einlagefüllung, zweiflächig
GOZ-Nr. 2170	Einlagefüllung, mehr als zweiflächig

Lernfeld 5

Endodontische Behandlungen begleiten

Endodontische Behandlungen begleiten

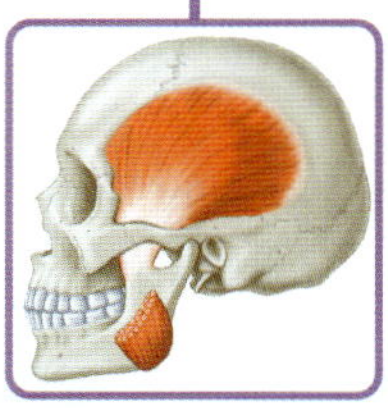

Aufbau der Knochen und des Schädels, Muskulatur des Schädels

- Allgemeiner Aufbau von Knochen
- Schädelknochen
- Unterteilung der Kaumuskeln nach ihrer Funktion
- Mimische Muskulatur

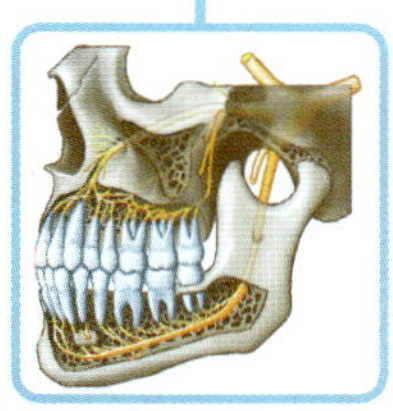

Nervensystem

- Allgemeiner Aufbau und Funktion einer Nervenzelle
- Aufbau des Nervensystems
- Somatisches Nervensystem
- Autonomes (vegetatives) Nervensystem

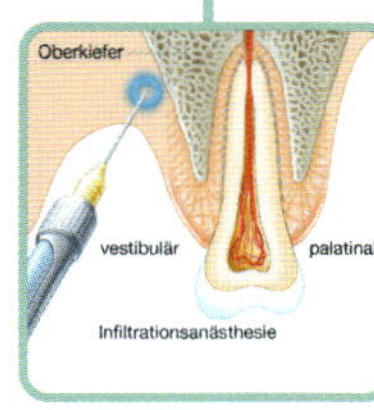

Schmerzausschaltung in der Zahnarztpraxis

- Narkose
- Sedierung
- Lokalanästhesie

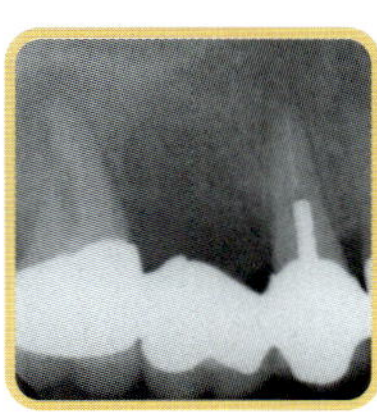

Erkrankungen der Pulpa

- Allgemeine Entzündungsreaktionen
- Formen von Entzündungen
- Pulpitis – Entzündung der Pulpa

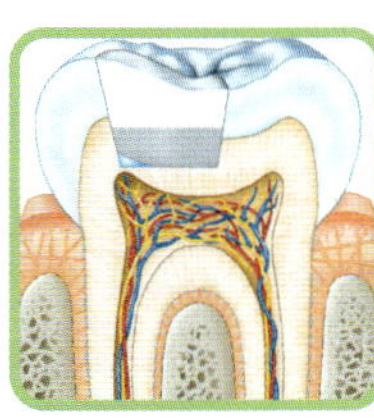

Therapiemaßnahmen zur Vitalerhaltung der Pulpa

- Indirekte Überkappung
- Direkte Überkappung
- Pulpotomie

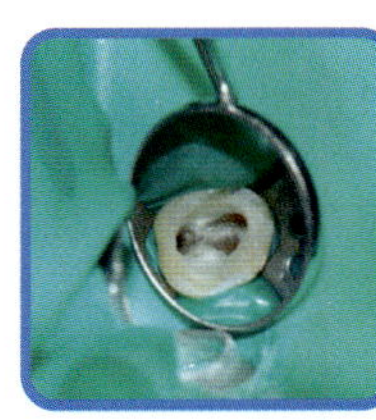

Ablauf einer Wurzelkanalbehandlung

- Komplikationen
- infizierte Nekrose
- Wurzelkanalbehandlung im Milchgebiss

1 Aufbau der Knochen und des Schädels

Der Mensch besitzt über 200 Knochen unterschiedlichster Form und Größe. Zusammen bilden sie als Skelett das Stützgerüst des Körpers.

1.1 Allgemeiner Aufbau von Knochen

Knochen sind so aufgebaut, dass sie enormen Belastungen standhalten können. Bei ungünstigen Verhältnissen können sie jedoch auch brechen. Der Körper verfügt über spezielle Knochenzellen, die in der Lage sind, neue Knochensubstanz zu bilden und so auch Knochenbrüche auszuheilen. Sie werden **Osteoblasten** genannt. Demgegenüber gibt es auch körpereigene Zellen, die Knochengewebe abbauen können. Diese heißen **Osteoklasten**.

Definition

Knochenbildende Zellen werden **Osteoblasten** genannt. Zellen, die Knochen abbauen, heißen **Osteoklasten.**

Merke

Osteoklasten „klauen" Knochen

Osteoblasten „bauen" Knochen

Periost
Knochenhaut

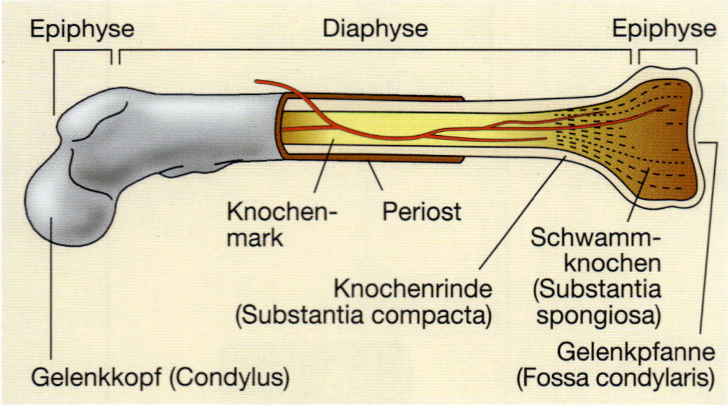

Bild 1: Aufbau eines Röhrenknochens

Der allgemeine Aufbau der Knochen soll hier am Beispiel eines sogenannten Röhrenknochens gezeigt werden (Bild 1).

Alle Knochen sind außen mit einem straffen Bindegewebe überzogen – der Knochenhaut (Periost). Durch das **Periost** werden die Knochen mit Blutgefäßen und Nervenfasern versorgt. Das Periost ist sehr schmerzempfindlich.

Die äußere, sehr feste Schicht des Knochens wird als Knochenrinde **(Compacta)** bezeichnet. Im Inneren ist der Knochen schwammartig aufgebaut und enthält viele Hohlräume. Diese fachwerkähnliche Konstruktion (**Spongiosa** genannt) spart Gewicht und erhöht die Biegsamkeit und Stabilität des Knochens.

Compacta
äußere feste Knochenrinde

Spongiosa
innere schwammartige Knochenschicht

Erythrozyten
rote Blutkörperchen

Diaphyse
mittlerer Knochenabschnitt

Epiphyse
verdicktes Knochenende

Merke

In der Spongiosa der Röhrenknochen befindet sich das Knochenmark. Dort werden rote Blutkörperchen (Erythrozyten) gebildet (s. LF 7, Kap. 1.1).

Ein Röhrenknochen besteht aus einem mittleren Anteil **(Diaphyse)** und zwei verdickten Enden **(Epiphysen)**, die mit anderen Knochen gelenkig verbunden sind. Aber nicht alle Knochen haben eine solche Form. Neben den langen Röhrenknochen (z. B. Oberarmknochen) gibt es beispielsweise auch kurze würfelförmige (z. B. Handwurzelknochen), platte Knochen (z. B. Rippen) und luftgefüllte Knochen des Schädels (z. B. Oberkiefer).

1.2 Schädelknochen

Der Schädel besteht aus einer Vielzahl puzzleartig zusammengesetzter Knochen und wird entsprechend seiner Funktion in zwei Bereiche unterteilt (Bild 1):

- Hirnschädel
- Gesichtsschädel

Die knöchernen Nahtstellen, an denen die einzelnen Knochen miteinander verwachsen sind, heißen **Suturen**. Im Schädel befindet sich zudem eine Vielzahl an Löchern **(Foramina)**, durch die Nerven und Blutgefäße ziehen.

Sutur
Nahtstelle der Knochen, Schädelnaht

Foramen
Loch (= Einzahl)

Foramina
Löcher (= Mehrzahl)

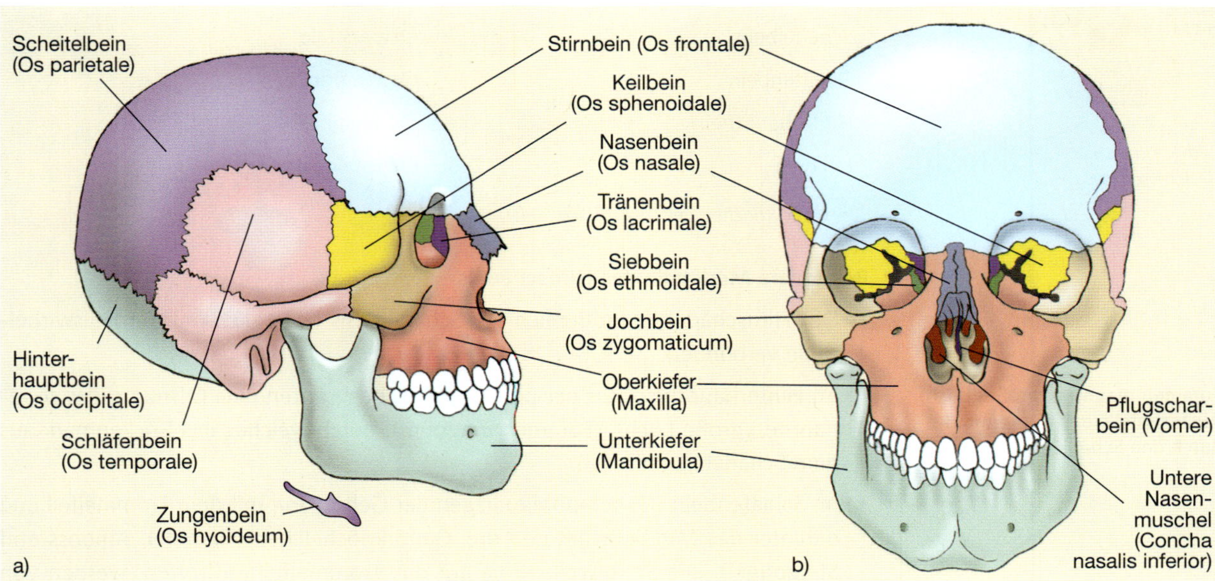

Bild 1: Schädel in Frontal- und Seitenansicht

1.2.1 Hirnschädel

Der Hirnschädel bietet eine äußerst stabile und schützende Hülle, in der das Gehirn liegt. Die Hirnschädelknochen bilden nach oben hin das Schädeldach und nach unten hin die Schädelbasis (Bild 2 und 3). Sie sind durch Suturen miteinander verbunden, die zur Zeit der Geburt noch nicht vollständig ausgebildet sind. Diese Lücken im Schädeldach von Neugeboren heißen Fontanellen (Bild 2).

Definition

Fontanellen sind die unverknöcherten Bereiche im Schädeldach von Neugeborenen bzw. Kleinkindern.

Die Fontanellen erfüllen eine wesentliche Aufgabe. Durch die noch nicht vollständige Verknöcherung ist es möglich, dass sich die Knochen der Schädeldecke während der Geburt leicht übereinanderschieben können und so der Durchtritt durch den Geburtskanal einfacher möglich wird. Der knöcherne Verschluss erfolgt bei den großen Fontanellen erst nach etwa zwei Jahren. So kann das Gehirn des Babys ungehindert wachsen.

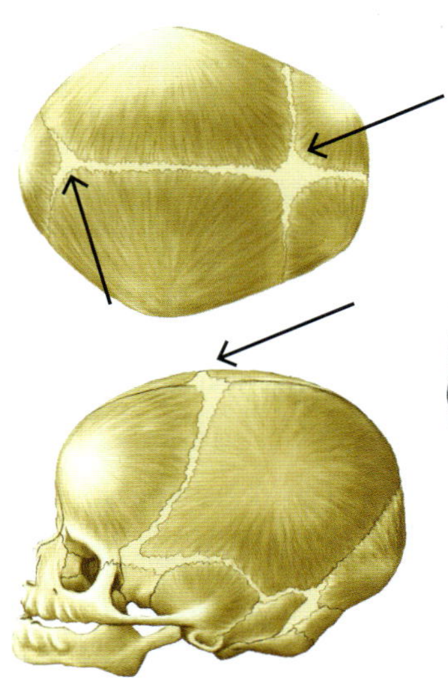

Bild 2: Fontanellen

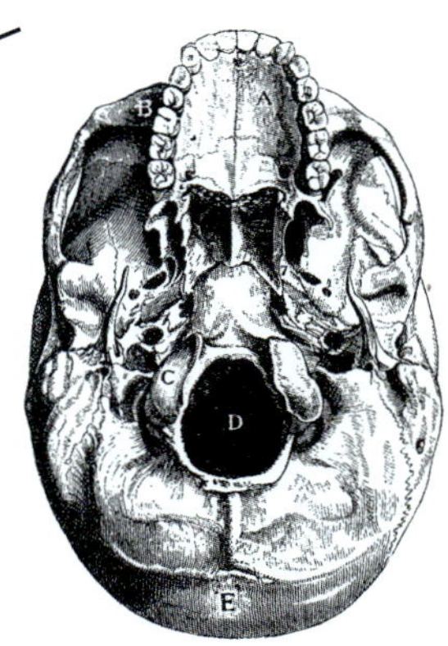

Bild 3: Blick von unten auf die Schädelbasis

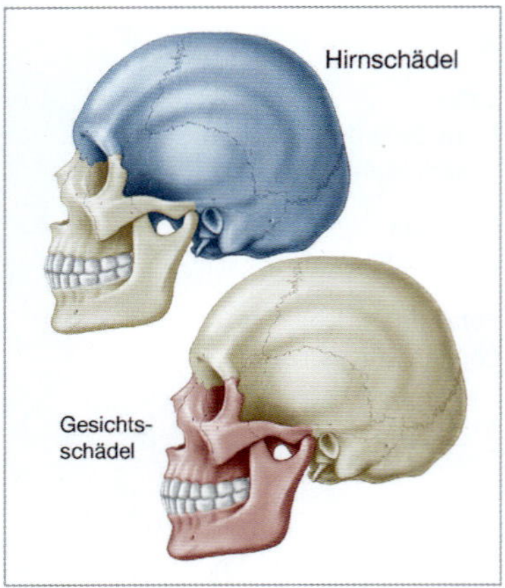

Bild 1: Hirnschädel und Gesichtsschädel

Merke

Die am längsten geöffnete Fontanelle befindet sich oberhalb der Stirn. Man kann sie vorsichtig ertasten und sogar sehen, wie das Blut pulsiert. Daher stammt der Name Fontanelle = „kleine Quelle".

Folgende Knochen gehören zum Hirnschädel:

Deutsche Bezeichnung	Fachbegriff
Stirnbein	Os frontale
Scheitelbein	Os parietale
Schläfenbein	Os temporale
Hinterhauptbein	Os occipitale
Keilbein	Os sphenoidale

Tabelle 1: Knochen des Gesichtsschädels

Besondere Merkmale des Hirnschädels

- Der Hirnschädel ist im Bereich der Schädelbasis beweglich mit der Halswirbelsäule verbunden.
- Im Hinterhauptbein (Os occipitale) gibt es nach unten eine Öffnung, das sogenannte „große Loch" (Foramen magnum), durch welches das Rückenmark aus dem Schädel austritt.
- Im Schläfenbein (Os temporale) liegen der Gehörgang mit dem Trommelfell und dahinter das Mittelohr mit den drei Gehörknöchelchen (Hammer, Amboss und Steigbügel). Die Schallwellen, die auf das Trommelfell auftreffen, werden von den Gehörknöchelchen verstärkt und zum Innenohr weitergeleitet. Das Innenohr ist der Sitz von Gehör und Gleichgewichtsorgan. Auf der Unterseite des Schläfenbeins liegt die Gelenkpfanne des Kiefergelenks.

Foramen magnum (großes Loch) Austrittsstelle des Rückenmarks durch den Schädel

1.2.2 Gesichtsschädel mit Oberkiefer und Unterkiefer

Der Gesichtsschädel bildet die knöcherne Grundlage des menschlichen Gesichtes. Vor allem Augenhöhlen, Nase und Kiefer formen das Gesicht und machen es einzigartig.

Folgende Knochen gehören zum Gesichtsschädel:

Deutsche Bezeichnung	Fachbegriff
Oberkiefer	Maxilla
Unterkiefer	Mandibula
Nasenbein	Os nasale
Pflugscharbein	Vomer
Untere Nasenmuscheln	Concha nasalis inferior
Tränenbein	Os lacrimale
Siebbein	Os ethmoidale
Jochbein	Os zygomaticum
Gaumenbein	Os palatinum

Tabelle 1: Knochen des Gesichtsschädels

Von den Knochen des Gesichtsschädels sollen an dieser Stelle nur der Oberkiefer und Unterkiefer ausführlicher beschrieben werden.

Oberkiefer

Der Oberkiefer (Maxilla) ist der wichtigste Knochen des Mittelgesichtes. Er ist Teil der Augen- und der Nasenhöhle sowie des knöchernen Gaumens. Über mehrere Fortsätze **(Processus)** hat er Kontakt mit den entsprechenden Nachbarknochen (Bild 1):

- Der **Stirnfortsatz** (Processus frontalis) bildet zusammen mit dem Nasenbein die seitliche Wand der knöchernen Nase und verbindet den Oberkiefer mit dem Stirnbein.
- Der **Jochbeinfortsatz** (Processus zygomaticus) bildet zusammen mit dem Jochbein und dem Jochbeinfortsatz des Schläfenbeins den Jochbogen.
- Der **Gaumenfortsatz** (Processus palatinus) bildet zusammen mit dem Gaumenbein den knöchernen Gaumen und gleichzeitig den Boden der Nasenhöhle.
- Der **Zahnfortsatz** (Processus alveolaris) enthält die Zahnfächer **(Alveolen)**, in denen die Zähne mithilfe der Sharpey'schen Fasern befestigt sind.

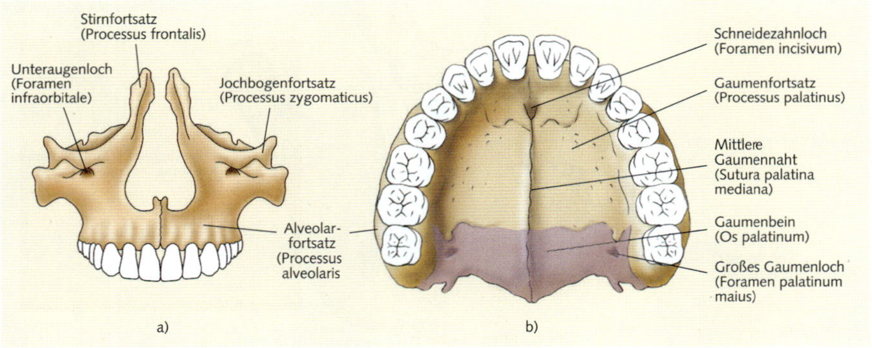

Bild 1: Oberkieferknochen

Der Schädel ist nicht vollkommen geschlossen. Es gibt es zahlreiche Öffnungen (Löcher, Spalten), durch die z. B. Blutgefäße und Nerven in den Schädel treten und ihn auch verlassen können. Diese Öffnungen (Foramina) sind an vielen Stellen des Schädels zu finden.

Störung in der Schädelentwicklung – Lippen-Kiefer-Gaumenspalte

(siehe auch LF 10.2 Kap. 1.4)

Während der Embryonalentwicklung im Mutterleib bilden sich die Knochen des Gesichts zunächst getrennt und wachsen erst ab der ca. 5. Schwangerschaftswoche zusammen. Dabei kann es zu einer Störung kommen, die dazu führt, dass der rechte und der linke Teil des Oberkieferknochens nicht miteinander verwachsen und verknöchern – es entsteht bzw. es bleibt eine Spalte. Diese Fehlentwicklung gibt es in verschiedenen Ausprägungen und Schweregraden, die unter dem Begriff **Lippen-Kiefer-Gaumenspalte** zusammengefasst werden (Bild 2). Ein ursächlicher Auslöser ist bis jetzt nicht bekannt, eine Kombination vieler Faktoren wird vermutet. Mit einem betroffenen Säugling auf 500 Geburten in Europa gehört dieses Krankheitsbild zu den häufigsten angeborenen Fehlbildungen. Je nach Art und Umfang sind die Atmung, das Sprechen, Schlucken und Hören beeinträchtigt. Um den betroffenen Kindern eine ungestörte Entwicklung zu ermöglichen, werden diese Spalten oft

Processus
Fortsatz

Processus frontalis
Stirnfortsatz

Processus zygomaticus
Jochbeinfortsatz

Processus palatinus
Gaumenfortsatz

Processus alveolaris
Zahnfortsatz

Alveole
Zahnfach

Foramen infraorbitale
Unteraugenloch

Foramen incisivum
Schneidezahnloch (hinter den oberen Schneidezähnen)

Foramen palatinum majus
großes Gaumenloch

Foramen magnum
„großes Loch" (Austrittsstelle des Rückenmarks)

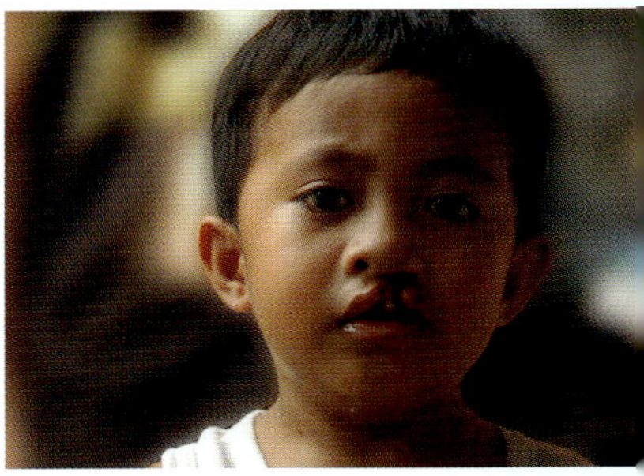

Bild 2: Lippen-Kiefer-Gaumenspalte

schon wenige Monate nach der Geburt kieferchirurgisch verschlossen. Oft ist hierzu je nach Schweregrad eine Vielzahl weiterer Operationen nötig.

Unterkiefer

Der Unterkiefer (Mandibula, Bild 1) gliedert sich in den U-förmigen Unterkieferkörper (Corpus mandibulae), der jeweils links und rechts in den aufsteigenden Ast (Ramus mandibulae) übergeht. Zwischen Unterkieferkörper und aufsteigendem Ast befindet sich der Kieferwinkel (Angulus mandibulae).

Der Unterkiefer besitzt verschiedene Knochenfortsätze:

Unterkiefer
Mandibula

Processus articularis
Gelenkfortsatz

Processus muscularis
Muskelfortsatz

- Der Zahnfortsatz (Processus alveolaris) am Unterkieferkörper trägt in den Alveolen (Zahnfächern) die Zähne.
- Am aufsteigenden Ast befindet sich der Gelenkfortsatz (Processus articularis) mit dem Gelenkkopf (Condylus). Er ist ein Teil des Kiefergelenkes.
- Der Muskelfortsatz (Processus muscularis) ist der Ansatzpunkt des Schläfenmuskels am Unterkiefer.

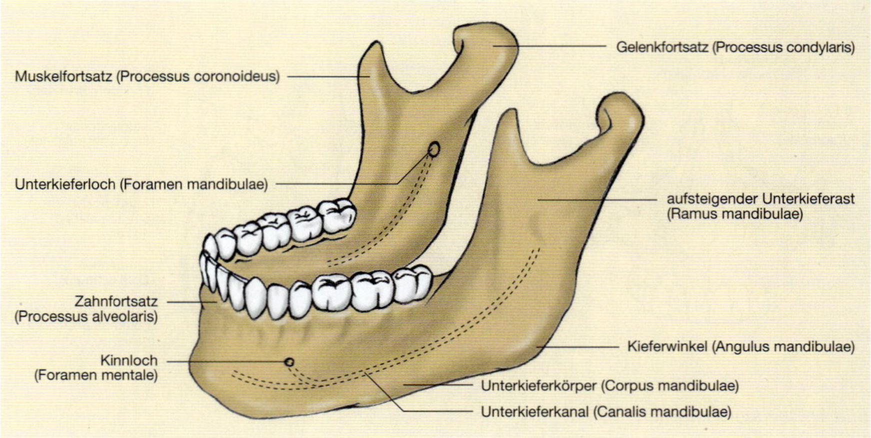

Bild 1: Unterkiefer (Mandibula) von außen und innen

Nervus alveolaris inferior
Unterkiefernerv

Foramen mandibulae
Unterkieferloch

Foramen mentale
Kinnloch

Durch den Unterkieferkörper zieht ein wichtiger Nerv (Nervus alveolaris inferior). Er liegt in einem knöchernen Kanal (Canalis mandibulae). Auf der Innenseite des aufsteigenden Astes tritt er am Unterkieferloch (Foramen mandibulae) in den Unterkiefer ein und verlässt ihn vorn außen am Kinnloch (Foramen mentale). Sein nervales Versorgungsgebiet sind die Zähne des Unterkiefers und die Kinnregion (siehe Kapitel 3.3.2).

Merke

Da der Unterkiefernerv im Unterkiefer von einer festen Knochenschicht (Compacta) umgeben ist, kann man ihn nur an den Knochenlöchern (Foramen mandibulae, Foramen mentale) betäuben, an denen der Nerv zugänglich ist (siehe Leitungsanästhesie, Kap. 4.3.5).

1.2.3 Nasennebenhöhlen

In den Knochen des Hirnschädels und des Gesichtsschädels befinden sich luftgefüllte, mit Schleimhaut ausgekleidete Hohlräume: die **Nasennebenhöhlen** (Seite 203, Bild 1)

Alle haben eine Verbindung zur Nasenhöhle. Es gibt folgende Nasennebenhöhlen:

- die paarigen Stirnhöhlen (Sinus frontalis),
- die Keilbeinhöhle (Sinus sphenoidalis),
- die Siebbeinzellen (Cellulae ethmoidales) und
- die paarigen Kieferhöhlen (Sinus maxillaris).

Die paarig angelegten **Kieferhöhlen** haben in der Zahnmedizin eine besondere Bedeutung. Sie befinden sich im Inneren des Oberkieferknochens rechts und links der Nase.

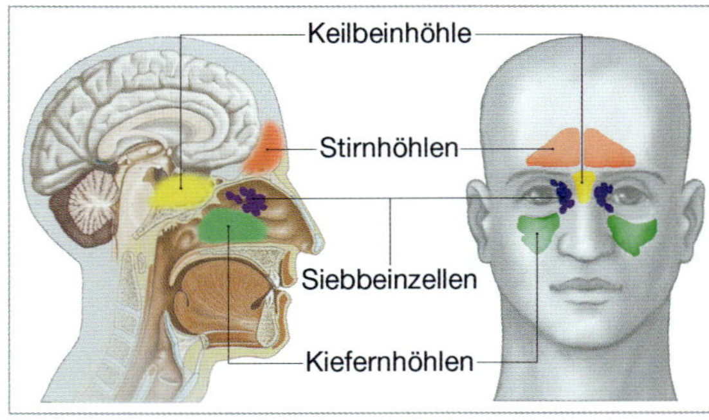

Bild 1: Nasennebenhöhlen

Praxisinfo

Die Wurzeln der Seitenzähne ragen manchmal in die Kieferhöhle hinein und sind oft nur von einer dünnen Knochenlamelle bedeckt. Bei einer Zahnentfernung kann es daher manchmal zu einer Eröffnung der Kieferhöhle kommen. Eine offene Kieferhöhle wird abgekürzt MAV genannt (**M**und-**A**ntrum-**V**erbindung, siehe dazu auch LF 6, Kap. 3.2).

Antrum
Hohlraum

MAV
Mund-Antrum-Verbindung

Durch ihre enge Beziehung zur Nasenhöhle können sich die Nasennebenhöhlen bei einer Erkältung aufgrund einer viralen oder bakteriellen Infektion entzünden. Dies nennt man Sinusitis. Dabei können auch die Seitenzähne des Oberkiefers empfindlich reagieren. Diese häufige Erkrankung ist schmerzhaft, aber gut zu behandeln und heilt im Allgemeinen komplikationslos ab.

Sinusitis
Entzündung der Nasennebenhöhlen

Da die Nasennebenhöhlen luftgefüllt sind, tragen sie zur **Gewichtsreduzierung des Schädels** bei und erfüllen zudem als **Resonanzraum** eine wichtige Aufgabe bei der Stimmbildung.

Definition

Nasennebenhöhlen sind mit Schleimhaut ausgekleidete und mit Luft gefüllte Hohlräumen in den Schädelknochen. Sie stehen mit der Nasenhöhle in Verbindung.

Fossa articularis
Gelenkpfanne

Condylus
Gelenkkopf

Tuberculum articulare
Gelenkhöcker

Discus articularis
Gelenkscheibe

1.2.4 Kiefergelenk

Durch das Kiefergelenk (Bild 2) ist der Unterkiefer beweglich mit dem Schädel verbunden. Es wird von zwei Knochen gebildet:

- Schläfenbein
- Unterkieferknochen

Die sogenannte Gelenkpfanne (Fossa articularis), in der sich der walzenförmige Gelenkkopf (Condylus) des Unterkiefers bewegt, liegt am Schläfenbein vor dem Gehörgang. Sie wird nach vorn durch den Gelenkhöcker (Tuberculum articulare) begrenzt. Zwischen Gelenkpfanne und Gelenkkopf befindet sich eine knorpelige Gelenkscheibe (Discus articularis),

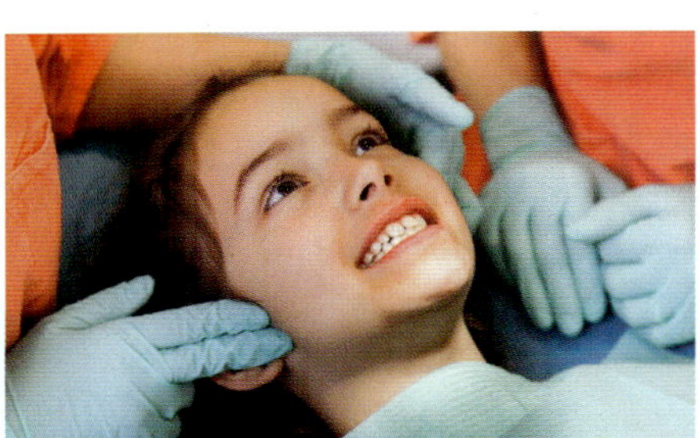

Bild 3: Untersuchung des Kiefergelenks

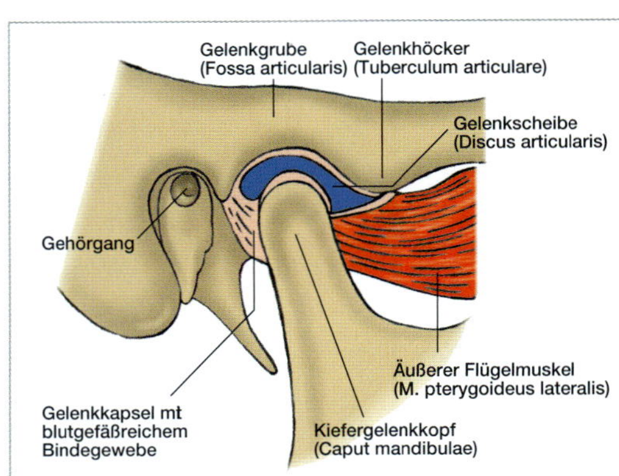

Bild 2: Kiefergelenk

die das Gelenk in eine obere und untere Kammer teilt. Das Kiefergelenk ist durch eine bindegewebige Gelenkkapsel geschützt.

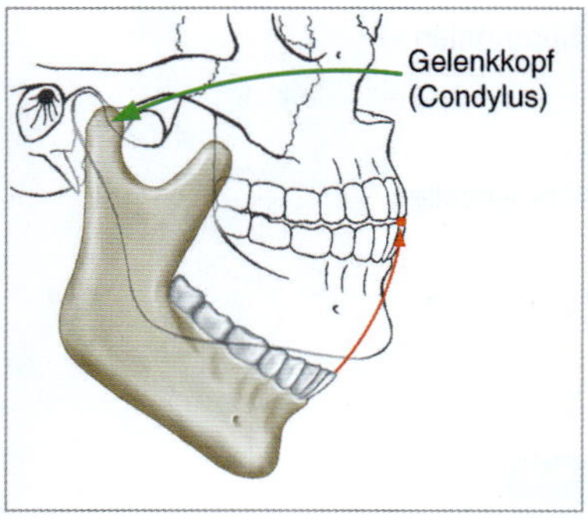

Bild 1: Bewegungen des Unterkiefers

Merke

Durch die enge Lagebeziehung von äußerem Gehörgang und Kiefergelenk werden Geräusche des Kiefergelenks (z. B. Knacken) als überdurchschnittlich laut wahrgenommen.

Bewegungsmöglichkeiten des Kiefergelenks

In der ersten Phase der Mundöffnung (bis zu 2 cm) findet ausschließlich eine Drehbewegung des Gelenkkopfes (Condylus) statt (Bild 1). Bei weiterer Mundöffnung (bis ca. 6 cm) geht diese Bewegung in eine Gleitbewegung nach vorne über. Seitwärtsbewegungen des Kiefergelenks sind ebenso möglich wie ein minimaler Rückschub.

Merke

Das Kiefergelenk ist ein Dreh-Gleit-Gelenk.

Praxisinfo

Störungen im Bereich des Kiefergelenks

Am häufigsten kommt ein Gelenkknacken (mit oder ohne Schmerzen) vor. Die Gründe hierfür sind vielfältig, z. B. kann ein Problem im Zusammentreffen von Oberkiefer und Unterkiefer vorliegen (Okklusionsstörung). Auch ein Verrutschen der Gelenkscheibe kommt in Betracht.

Wenn sich der Mund nicht mehr schließen lässt, spricht man von einer Kiefersperre. Hier ist der Gelenkkopf, z. B. bei zu weiter Mundöffnung, nach vorne über das Gelenkhöckerchen gerutscht.

Bei einer Kieferklemme hingegen kann der Mund nicht mehr geöffnet werden. Ursächlich hierfür sind häufig entzündliche Prozesse.

Okklusion
Zahnreihenkontakt, Verzahnung

Merke

Kiefersperre = Mund lässt sich nicht schließen

Kieferklemme = Mund lässt sich nicht öffnen

Aufgaben

1. Nennen Sie die Knochen, die zum Hirnschädel bzw. Gesichtsschädel gehören.
2. Beschreiben Sie die anatomischen Strukturen des Unterkiefers.
3. Erklären Sie den Begriff Lippen-Kiefer-Gaumenspalte.
4. Welche Nasennebenhöhlen gibt es? Erläutern Sie deren Funktion.
5. Nennen Sie eine Komplikation, die im Oberkiefer bei Entfernung von Seitenzähnen auftreten kann.
6. Stellen Sie die Bewegungsmöglichkeiten des Kiefergelenks und mögliche Störungen dar.

2 Muskulatur des Schädels

Im menschlichen Körper finden sich drei verschiedene Arten von Muskulatur. Sie unterscheiden sich hinsichtlich ihres Aufbaus und ihrer Funktion:

- **Quergestreifte Muskulatur:** Skelettmuskulatur, die willkürlich gesteuert werden kann.
- **Glatte Muskulatur:** Muskulatur der inneren Organe und Eingeweide, die nicht willentlich beeinflussbar ist.
- **Herzmuskulatur:** Mischung aus glatter und quergestreifter Muskulatur.

Muskeln bestehen aus einzelnen Muskelfasern, die gemeinsam ein Muskelbündel bilden. Mehrere Muskelbündel wiederum bilden zusammen einen Muskel. Die Muskeln sind über Sehnen mit den Knochen des Skeletts verbunden. Sie bewegen den Körper, indem sie sich anspannen **(Kontraktion)** bzw. wieder erschlaffen **(Relaxation)**. Diese beiden gegensätzlichen Vorgänge werden durch elektrische Nervenimpulse gesteuert.

Kontraktion
Muskelanspannung

Relaxation
Muskelerschlaffung

Alle Muskeln haben einen Ursprung und einen Ansatz. Als Ursprung bezeichnet man die Stelle, von der sie ausgehen. Der Ansatz ist die Stelle, an dem sie den betreffenden Knochen bewegen.

In der Zahnmedizin spielt natürlich in erste Linie die **Muskulatur des Kopfes bzw. des Schädels** eine Rolle. Sie setzt sich aus zwei Anteilen zusammen:

- Kaumuskulatur
- mimische Muskulatur

Diese Muskeln und ihr Zusammenspiel prägen den Ausdruck des Gesichtes.

2.1 Unterteilung der Kaumuskeln nach ihrer Funktion

Die Kaumuskulatur kann in **verschiedene Muskelgruppen** untergliedert werden:

- Mundschließer
- Mundöffner
- Muskeln für die Vorschub- und Seitwärtsbewegung

2.1.1 Mundschließer

Als Mundschließer werden drei große Muskeln bezeichnet, die beim Mund- bzw. Kieferschluss den Unterkiefer nach oben ziehen (Bild 1):

- großer Kaumuskel (Musculus masseter)
- Schläfenmuskel (Musculus temporalis)
- innerer Flügelmuskel (Musculus pterygoideus medialis)

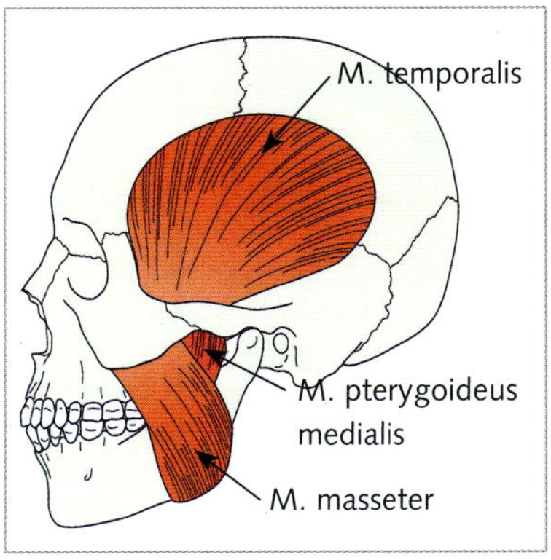

Bild 1: Mundschließer

Der **große Kaumuskel** (Musculus masseter) liegt im Wangenbereich. Er hat seinen Ursprung am Jochbogen und seinen Ansatz außen am Kieferwinkel. Seine Hauptfunktion ist der Mund- bzw. Kieferschluss sowie der leichte Vorschub des Unterkiefers.

Der **Schläfenmuskel** (Musculus temporalis) hat seinen Ursprung im Schläfenbereich (Stirnbein, Schläfenbein, Scheitelbein). Er setzt am Muskelfortsatz (Processus muscularis) des Unterkiefers an. Neben dem Schließen des Kiefers bewirkt er zudem den Rückschub des Unterkiefers.

Musculus masseter
großer Kaumuskel

Musculus temporalis
großer Schläfenmuskel

Musculus pterygoideus medialis
innerer Flügelmuskel

Der **innere Flügelmuskel** (Musculus pterygoideus medialis) hat eine ähnliche Verlaufsrichtung wie der große Kaumuskel. Er liegt auf der Innenseite des Unterkieferknochens und hat den sogenannten Flügelfortsatz des Keilbeins als Ursprung. Sein Ansatz befindet sich auf der Innenseite des Kieferwinkels. Seine Funktion entspricht der des großen Kaumuskels (Musculus masseter).

Praxisinfo

Bei einer Anästhesie im Unterkiefer (Leitungsanästhesie) muss zwangsläufig der Musculus pterygoideus medialis durchstochen werden. Dadurch kann es zu einem Bluterguss kommen, durch den für eine Weile die Mundöffnung des Patienten erschwert wird und schmerzhaft ist. Dies sollte aber nach wenigen Tagen wieder abklingen.

Deutscher Name	Fachbegriff	Ursprung	Ansatz
Großer Kaumuskel	Musculus masseter	Jochbogen	Kieferwinkel Außenfläche
Schläfenmuskel	Musculus temporalis	Stirn-, Schläfen-, Scheitelbein	Muskelfortsatz des Unterkiefers
Innerer Flügelmuskel	Musculus pterygoideus medialis	Flügelfortsatz des Keilbeins	Kieferwinkel Innenfläche

Tabelle 1: Mundschließer mit Ursprung und Ansatz

Definition

Mundschließer sind die stärksten Kaumuskeln. Ihre Hauptfunktion ist das Schließen des Kiefers, sie entwickeln die Kraft beim Zubeißen.

2.1.2 Mundöffner

Diese Muskeln ziehen den Unterkiefer nach dem Kauen bzw. Schlucken nach unten und öffnen so den Mund. Sie stehen in Verbindung mit einem weiteren wichtigen Knochen – dem Zungenbein (Os hyoideum, Bild 1).

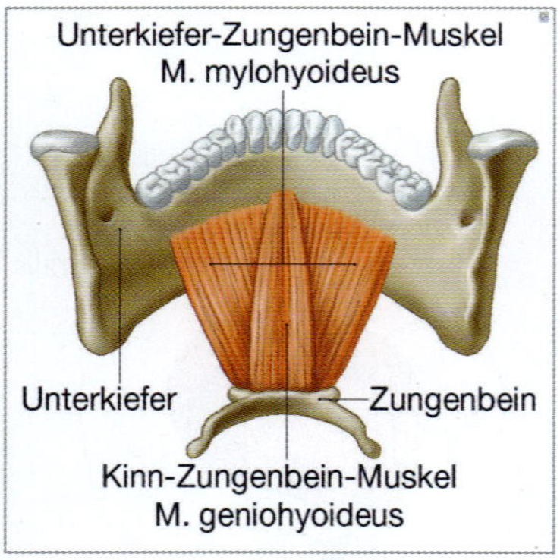

Bild 1: Zungenbein (Os hyoideum)

Definition

Das **Zungenbein** ist ein 2–3 cm großer, u-förmiger Knochen, der nicht mit dem restlichen Skelett in Verbindung steht und nur über Muskeln und Bänder fixiert ist. Das Zungenbein liegt am Mundboden unterhalb der Zunge.

Zu den Mundöffnern gehören folgende Muskeln (Bild 1):

- Unterkiefer-Zungenbein-Muskel (Musculus mylohyoideus)
- Kinn-Zungenbein-Muskel (Musculus geniohyoideus)
- zweibäuchiger Muskel (Musculus digastricus)

Musculus mylohyoideus
Unterkiefer-Zungenbein-Muskel

Der **Unterkiefer-Zungenbein-Muskel** (Musculus mylohyoideus) hat seinen Ansatz an der Innenseite des Unterkieferkörpers und seinen Ursprung an der Vorderkante des Zungenbeins. Er ist flächig ausgebreitet und bildet den Mundboden.

Musculus geniohyoideus
Kinn-Zungenbein-Muskel

Der **Kinn-Zungenbein-Muskel** (Musculus geniohyoideus) liegt auf dem Unterkiefer-Zungenbein-Muskel als schmaler Muskelstrang und verläuft vom Zungenbein (Ursprung) zur Innenseite des Kinns (Ansatz).

Der **zweibäuchige Muskel** (Musculus digastricus) ist ein verhältnismäßig langer Muskel. Er heißt so, weil er zwei Muskelbäuche hat, die durch eine Sehne miteinander verbunden sind. Sein Ursprung liegt am Schläfenbein und er setzt an der Innenseite des Unterkiefers an.

Musculus digastricus
zweibäuchiger Muskel

Alle drei hier genannten Muskeln haben als Funktion die Öffnung des Mundes sowie Hebung des Zungenbeins.

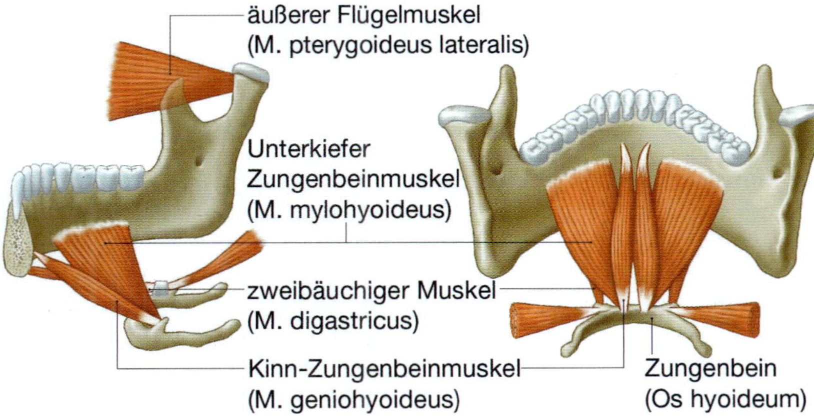

Bild 1: Mundöffner

Deutscher Name	Fachbegriff	Ursprung	Ansatz
Unterkiefer-Zungenbein-Muskel	Musculus mylohyoideus	Unterkiefer Innenseite	Zungenbein
Kinn-Zungenbein-Muskel	Musculus geniohyoideus	Kinn Innenseite	Zungenbein
zweibäuchiger Muskel	Musculus digastricus	Schläfenbein	Kinn Innenseite

Tabelle 1: Mundöffner mit Ursprung und Ansatz

Definition

Mundöffner sind Muskeln, die den Unterkiefer nach unten ziehen. Sie stehen mit dem Zungenbein in Verbindung und sind Gegenspieler der Mundschließer. Sie werden auch oft unter dem Begriff Mundbodenmuskulatur zusammengefasst.

Der Kiefer bewegt sich nach vorne, nach hinten und zur Seite. Die Bewegung nach vorne oder anders gesagt, die Vorschubbewegung (Protrusion), leistet der äußere Flügelmuskel (Musculus pterygoideus lateralis). Dafür muss er sich auf beiden Seiten anspannen (kontrahieren). Spannt sich der Flügelmuskel nur auf einer Seite an, bewegt sich der Kiefer zur Seite (Seitwärtsbewegung oder Laterotrusion). Diese Seitwärtsbewegung ist wichtig für die Mahlbewegung des Unterkiefers beim Kauen. Damit der Kiefer sich nach hinten bewegen kann (Rückschub oder Retrusion), werden die Mundbodenmuskulatur und der Schläfenmuskel angespannt. Eine weitere Funktion des äußeren Flügelmuskels ist die Einleitung der Mundöffnung.

Protrusion
Vorschub, Bewegung nach vorne

Retrusion
Rückschub, Bewegung nach hinten

Laterotrusion
Seitwärtsbewegung

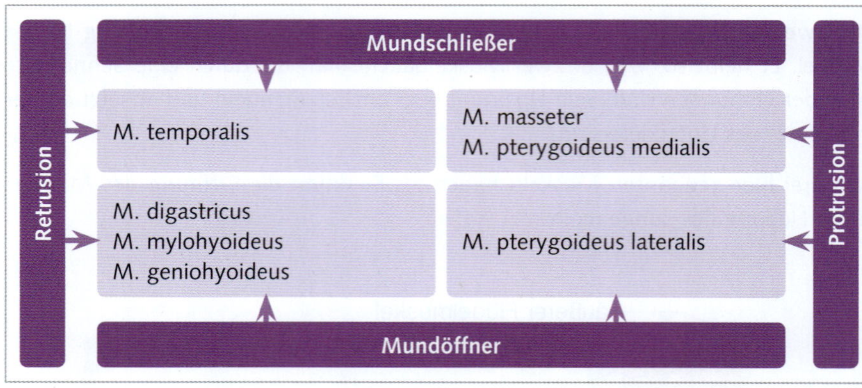

Bild 1: Übersicht über die Kaumuskeln und deren Funktion

Zähneknirschen
Bruxismus

Praxisinfo

Durch Zähneknirschen (Bruxismus) werden neben Schäden an den Zahnhartsubstanzen auch die Kaumuskeln überlastet. Dieses Knirschen tritt hauptsächlich unbewusst nachts auf. Die Kaumuskeln können sich dadurch verhärten und so z. B. Kopfschmerzen sowie Verspannungen der Nackenmuskulatur auslösen. In solchen Fällen ist auch der große Kaumuskel (Musculus masseter) verdickt und schmerzempfindlich. Zähneknirschen ist im Allgemeinen durch eine Schienentherapie gut behandelbar.

Aufgaben

1. Nennen Sie die Muskeln, die den Mund öffnen und Muskeln, die den Mund schließen.
2. Beschreiben Sie Lage und Form des Zungenbeins.
3. Erläutern Sie, welche Auswirkungen Zähneknirschen haben kann.

2.2 Mimische Muskulatur

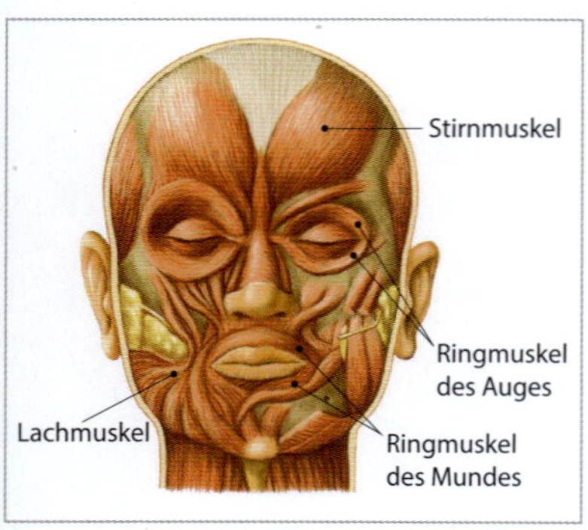

Bild 2: Mimische Muskulatur

Zur mimischen Muskulatur gehören zahlreiche im Gesicht verteilte Muskeln, die direkt unter der Haut liegen und keine Kaufunktion haben. Im Gegensatz zu anderen Muskelgruppen weisen sie die Besonderheit auf, dass sie **nicht für Gelenkbewegungen des Unterkiefers zuständig** sind.

Die Muskeln der mimischen Muskulatur werden vom **Gesichtsnerv** (Nervus facialis, VII. Hirnnerv, siehe auch Kap. 3.3.2) versorgt. Rund um die Augen und den Mund ist die mimische Muskulatur ringförmig angeordnet (Bild 2). Das Schließen der Augen, das Spitzen der Lippen oder das Lächeln sind Funktionen der mimischen Muskulatur. Durch diese Muskulatur lassen sich demnach Empfindungen eines Menschen am Gesichtsausdruck erkennen.

Nervus facialis
Gesichtsnerv, VII. Hirnnerv

Fazialisparese
Lähmung der mimischen Muskulatur aufgrund einer Schädigung des Nervus facialis

Parese
Lähmung

Merke

Ist der Nervus facialis beeinträchtigt, kommt es zur teilweisen oder kompletten Lähmung der mimischen Muskulatur. Dies wird als Fazialisparese bezeichnet. Bei einem Schlaganfall hängt infolge einer Halbseitenlähmung die betroffene Gesichtshälfte (inklusive Mundwinkel) schlaff nach unten. Sowohl das Sprechen als auch die Nahrungsaufnahme können dadurch eingeschränkt sein (Seite 214, Bild 1).

Aufgaben

1. Stellen Sie dar, welche Aufgabe die mimische Muskulatur hat.
2. Welcher Nerv ist für die Versorgung der mimischen Muskulatur zuständig?
3. Nennen Sie den Fachausdruck für die Lähmung einer Gesichtshälfte.

3 Nervensystem

Der Organismus des Menschen braucht zum Überleben ein leistungsfähiges System, mit dem Einflüsse aus der Umwelt als Signal aufgenommen, überprüft, verarbeitet und mit einer entsprechenden Reaktion beantwortet werden können.

- So ist es z. B. wichtig, dass schädigende **Reize wahrgenommen** werden, um ihnen möglichst ausweichen oder mit Schutzmaßnahmen darauf reagieren zu können.
- Es müssen aber auch die **inneren Organe** reguliert und in ihrer Funktion kontrolliert werden, was willentlich nicht beeinflussbar ist und weitgehend unbemerkt geschieht.
- Ebenfalls werden im ganzen Körper **Muskeln gesteuert**, die der Bewegung dienen.
- Emotionale Wahrnehmungen, bewusstes und unbewusstes Denken dienen der ständigen **Informationsverarbeitung**.

Um diese vielfältigen Aufgaben zu bewältigen, besitzt der Mensch das Nervensystem.

Merke

Das Nervensystem sichert mit Reizaufnahme, Reizverarbeitung sowie mit der Steuerung von Reaktionen das menschliche Überleben.

Das Nervensystem besteht aus miteinander vernetzten Nervenzellen, die mit ihren zellulären Ausläufern alle Bereiche des Körpers durchziehen. Im Gehirn gibt es davon Milliarden.

3.1 Allgemeiner Aufbau und Funktion einer Nervenzelle

Nervenzellen sind hochgradig spezialisierte Zellen, die der Erregungsübertragung und Weiterleitung elektrischer Informationen dienen. In der Fachsprache werden sie Neurone genannt.

Obwohl sie je nach Lokalisation und Funktion unterschiedlich aussehen können, besteht jede Nervenzelle aus Nervenzellkörper, Dendriten und Axon (Bild 1).

Der **Nervenzellkörper** produziert Stoffe, die die Zelle benötigt, um ankommende Reize aufzunehmen, zu verarbeiten und weiterzuleiten.

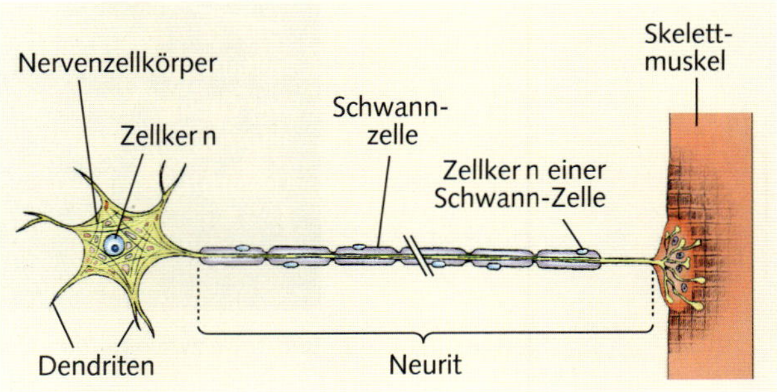

Bild 1: Aufbau einer Nervenzelle

Zahlreiche kleine verzweigte Ausläufer am Nervenzellkörper, die **Dendriten**, haben Verbindung mit benachbarten Nervenzellen, von denen sie Botenstoffe aufnehmen und in elektrische Reize umwandeln.

Mit dem **Axon** kann die Nervenzelle diese aufgenommenen elektrischen Impulse weiterleiten und wiederum durch Botenstoffe auf andere Nervenzellen bzw. direkt auf Muskelzellen oder Drüsenzellen übertragen. Axone sind von **Schwann'schen Zellen** umhüllt. Diese Zellen wirken als Isolationsschicht und erhöhen damit die Geschwindigkeit der Reizweiterleitung,

Neuron
Nervenzelle

Axon
länglicher Fortsatz einer Nervenzelle

Dendrit
verzweigter Fortsatz am Ende des Nervenzellkörpers

Merke

Die Informationsübertragung im Nervensystem erfolgt über elektrische Impulse und über Botenstoffe, die von den Nervenzellen erzeugt und durch Verästelungen an andere Nervenzellen weitergegeben werden.

Synapse
Kontaktstelle zu einer anderen Nervenzelle bzw. Zelle, übertragen die Erregung

Schwannsche Zelle
Isolierschicht, die das Axon umschließt

Neurotransmitter
chemische Botenstoffe zur Reizübertragung

Zur Übertragung der elektrischen Reize sind **Synapsen** (Bild 1) notwendig. Sie stellen die Kontaktstelle und somit die Verknüpfung von einer zur anderen Nervenzelle bzw. von einer Nervenzelle zu einer anderen Zelle des Zielorgans her. Diese Kontaktstellen sind für die Übertragung der Reize unbedingt erforderlich.

Zwischen der Synapse und der nächsten Zelle befindet sich ein Spalt. Falls ein Signal mit ausreichender Stärke an der Synapse ankommt, werden die elektrischen Impulse in chemische Impulse (sogenannte Botenstoffe) umgewandelt. Durch die Ausschüttung dieser biochemischen Stoffe in den Spalt kann ein Reiz von einer zur anderen Zelle übertragen werden. Diese Botenstoffe kann man als chemische Vermittler betrachten und werden als **Neurotransmitter** bezeichnet.

Weil die Reizweiterleitung im Nervensystem von Nervenzelle zu Nervenzelle bis hin zu bspw. Muskelzellen blitzschnell passiert, kann auf einen Reiz augenblicklich zielgerichtet reagiert werden.

Merke

Ein elektrischer Impuls vom Gehirn bis in die Hand dauert nur ca. 5 Tausendstel Sekunden.

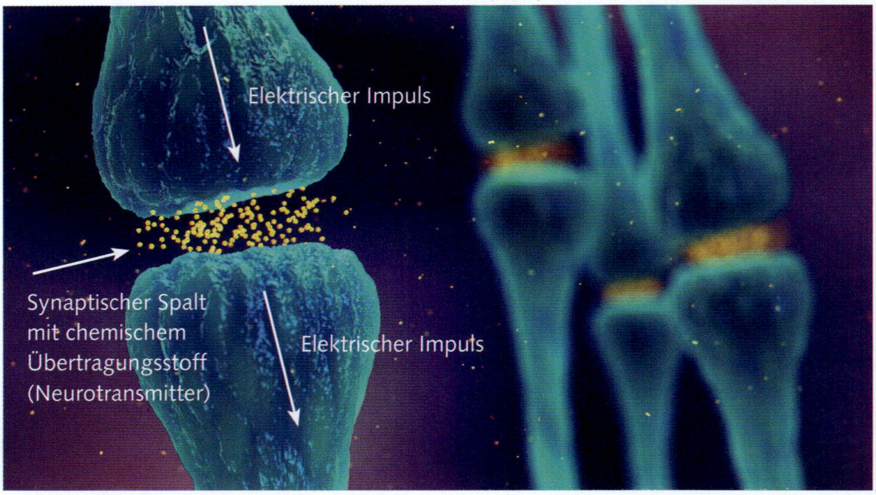

Bild 1: Reizweiterleitung durch Synapsen

Schädigung von Nerven

Parästhesie
nervale Empfindungsstörung

Da sich Nervenzellen nur eingeschränkt teilen können, ist eine Heilung nach Nervenverletzungen nicht immer möglich. Es kann in einem solchen Fall zu einem länger andauernden, für Betroffene sehr unangenehmen Funktionsausfall (Parästhesie) kommen. Die Symptome sind Taubheitsgefühlen ähnlich, wie sie sich beispielsweise in Schwellungs- und Kribbelgefühlen, Jucken sowie Brennen der Haut zeigen.

Praxisinfo

In der Zahnarztpraxis können Nervenschädigungen im Rahmen von oralchirurgischen Eingriffen vorkommen. Aber auch bei Wurzelbehandlungen stellen sie wegen der engen räumlichen Beziehung der Unterkieferseitenzähne zu dem im Unterkiefer verlaufenden Unterkiefernerven eine zwar seltene, aber ernstzunehmende Komplikation dar.

3.2 Aufbau des Nervensystems

Obwohl alle Teile des Nervensystems miteinander vernetzt sind, gibt es Anteile, die unterschiedlich funktionieren (Bild 1). Für die Aufnahme von Sinnesreizen und die aktive bzw. bewusste Steuerung von Körperreaktionen, wie z. B. bei Bewegungen der Skelettmuskulatur beim Laufen oder Greifen, ist das **somatische Nervensystem verantwortlich**. Es existieren jedoch auch Körpervorgänge, die willentlich nicht beeinflusst werden können. Dazu gehören beispielsweise die Atmung, Verdauungsvorgänge, Stoffwechsel sowie Organfunktionen. Der hierfür zuständige Teil des Nervensystems arbeitet weitestgehend selbstständig und wird daher als **autonomes bzw. vegetatives Nervensystem** bezeichnet.

Somatisches Nervensystem
willentlich beeinflussbar

Autonomes (vegetatives) Nervensystem
willentlich nicht beeinflussbar

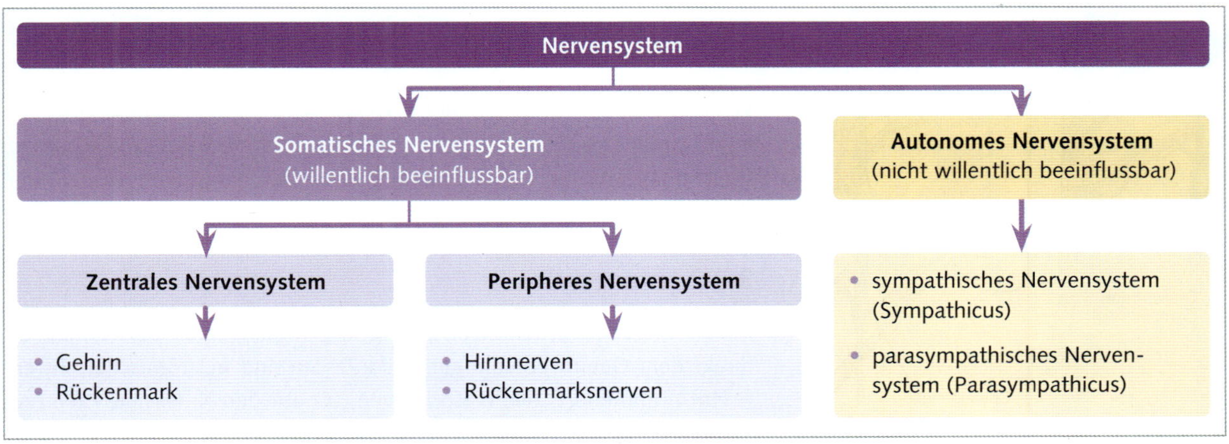

Bild 1: Aufbau des Nervensystems

3.3 Somatisches Nervensystem

Wie bereits in der Grafik oben zu sehen, besteht das **somatische** Nervensystem aus:
- dem zentralen Nervensystem (ZNS)
- und dem peripheren Nervensystem (PNS).

somatisch
auf den Körper bezogen

Das **zentrale Nervensystem** wird aus Gehirn und Rückenmark gebildet – es ist die zentrale Schaltstelle des Nervensystems. Sinneseindrücke werden hier verarbeitet und führen zu gezielten Reaktionen. Auch Denkvorgänge finden im Zentralnervensystem statt. Gehirn und Rückenmark liegen gut geschützt in der Schädelhöhle bzw. im Wirbelkanal der Wirbelsäule.

Zentrales Nervensystem
Gehirn und Rückenmark

Das **periphere Nervensystem** verbindet alle Regionen des Körpers (Gliedmaßen, Hautareale, Organe) mit dem zentralen Nervensystem. Es besteht aus Rückenmarksnerven und Hirnnerven.

Peripheres Nervensystem
Hirnnerven und Rückenmarksnerven

3.3.1 Rückenmark und Rückenmarksnerven

Das **Rückenmark** verlässt den Schädel durch die größte Öffnung der Schädelbasis (Foramen magnum) und zieht durch den Wirbelkanal, wo es etwa auf Höhe des 2. Lendenwirbels ganz unten am Rücken endet.

Zwischen den einzelnen Rückenwirbeln der Wirbelsäule verlassen die **Rückenmarksnerven** – auch **Spinalnerven** genannt – das Rückenmark (siehe nachfolgende Seite, Bild 1).

spinal
der Wirbelsäule bzw. dem Rückenmark zugehörig

Jeder Mensch besitzt 31–33 paarig angelegte Rückenmarksnerven. Je nachdem, in welcher „Etage" die Rückenmarksnerven aus der Wirbelsäule austreten, werden

nerval
einen Nerv betreffend

unterschiedliche Körperbereiche **nerval** versorgt. Die Spinalnerven (Bild 1) können **sensible** Reize, d.h. Körperempfindungen wie Wärme oder Kälte, Berührungen oder Schmerz über das Rückenmark weiter zum Gehirn leiten, wo dann entsprechende Reaktionen ausgelöst werden. In umgekehrter Richtung leiten die Spinalnerven motorische Impulse vom Gehirn oder Rückenmark zur Muskulatur weiter.

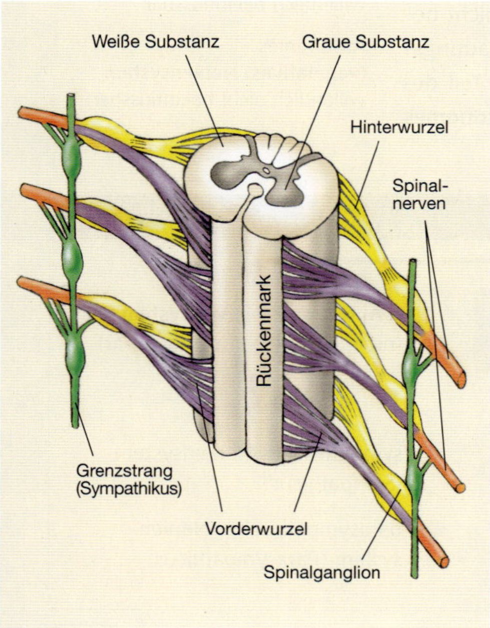

Bild 1: Spinalnerven des Rückenmarks

Im Körper finden sich demnach Nerven, die unterschiedliche Aufgaben zu erfüllen haben. Man unterscheidet:

- **sensible Nerven,** die für die Aufnahme und Vermittlung von Reizen wie Schmerz, Temperatur, Berührung zuständig sind,
- **motorische Nerven,** die zum Bewegen von Muskeln benötigt werden,
- **gemischte Nerven,** die sensible und motorische Anteile haben, also beides können.

Werden z.B. bei einem Unfall die Nervenbahnen des Rückenmarks verletzt, kann es zu einer sogenannten Querschnittslähmung kommen. Welche Bereiche des Köpers dann gelähmt sind, hängt vom Ausmaß und der Höhe der Rückenmarksschädigung ab.

3.3.2 Hirnnerven

Als Hirnnerven werden zwölf paarig angelegte Nerven bezeichnet, die direkt dem Gehirn entspringen (Bild 2). Sie sind mit römischen Ziffern (I–XII) nummeriert. Alle diese Nerven, bis auf den X. Hirnnerv (Nervus vagus), versorgen den Kopf- und Halsbereich.

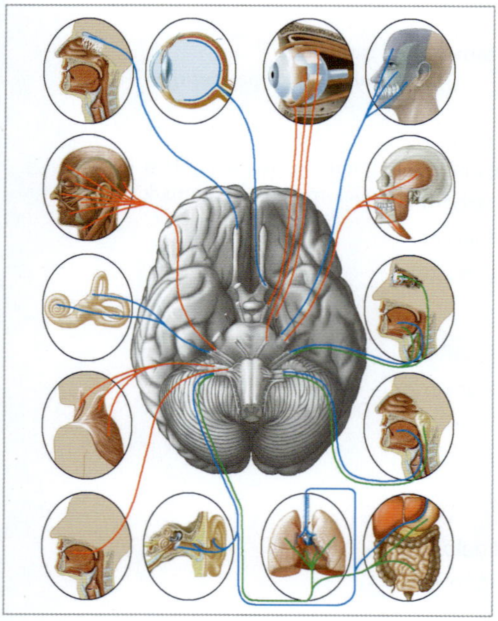

Bild 2: Hirnnerven und ihre Versorgungsgebiete

Alle Eindrücke und Empfindungen der Sinnesorgane (Augen, Ohren, Nase, Geschmack) werden durch die Hirnnerven zum Gehirn weitergeleitet. Diese Nerven sind daher für den Menschen von herausragender Bedeutung. Da beinahe alle Hirnnerven die Regionen im Kopf- und Halsbereich nerval versorgen, ist eine genaue Kenntnis der anatomischen Lage für zahnmedizinisches Personal besonders wichtig. Erwähnenswert ist weiterhin, dass der Nervus vagus (X. Hirnnerv) als stärkster Ast des parasympathischen Nervensystems neben der motorischen Versorgung von Kehlkopf und Rachen maßgeblich an der Funktion und Regulation aller inneren Organe mitwirkt. An dieser Stelle sollen lediglich der V. und VII. Hirnnerv genauer beschrieben werden.

Nervus trigeminus (V. Hirnnerv)

Der für die Zahnmedizin wichtigste Hirnnerv ist der Nervus trigeminus (dreigeteilter Nerv). Er trägt die Nummer V und ist für die Versorgung des gesamten Kieferbereichs zuständig.

Definition

Der Nervus trigeminus (V. Hirnnerv) ist der Hauptnerv des Kausystems und versorgt Oberkiefer und Unterkiefer sowie Teile der Zunge.

Ganglion
Nervenknoten

Nach seinem Austritt aus dem Hirnstamm verdickt er sich zu einem sogenannten **Ganglion** (Nervenknoten), aus dem drei Äste hervorgehen:

1. N. ophthalmicus (Augapfelnnerv)
2. N. maxillaris (Oberkiefernerv)
3. N. mandibularis (Unterkiefernerv).

Merke

In der medizinischen Fachsprache werden die Abkürzungen N. für Nerv (Einzahl) und Nn. für Nerven (Mehrzahl) verwendet.

Nervus opthalmicus

Der N. ophthalmicus besitzt nur sensible Fasern. Seine Versorgungsgebiete sind:

- die Haut von Stirn und Auge,
- die Schleimhäute von Stirn- und Keilbeinhöhle,
- Siebbeinzellen und obere Nasenhöhle.

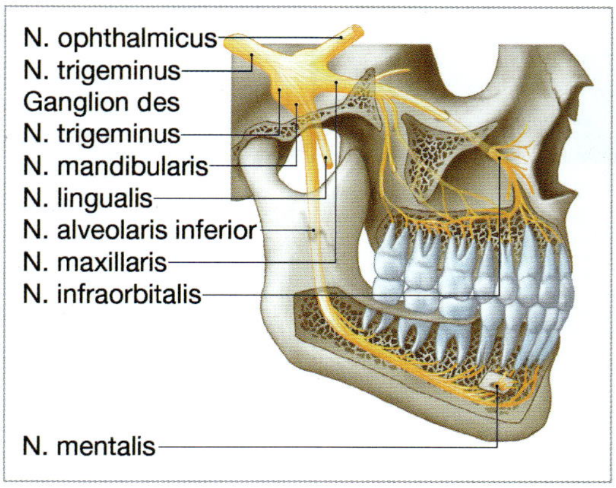

Bild 1: Nervus trigeminus

Nervus maxillaris

Der N. maxillaris hat ebenfalls nur sensible Fasern. Er versorgt:

- die Zähne des Oberkiefers (durch die Nn. alveolares superiores = obere Zahnnerven),
- die Schleimhaut der Kieferhöhle,
- die Schleimhäute der unteren und mittleren Nasenhöhle,
- die Haut von der Oberlippe bis zum unteren Augenlid (durch den N. infraorbitalis = Unteraugennerv).

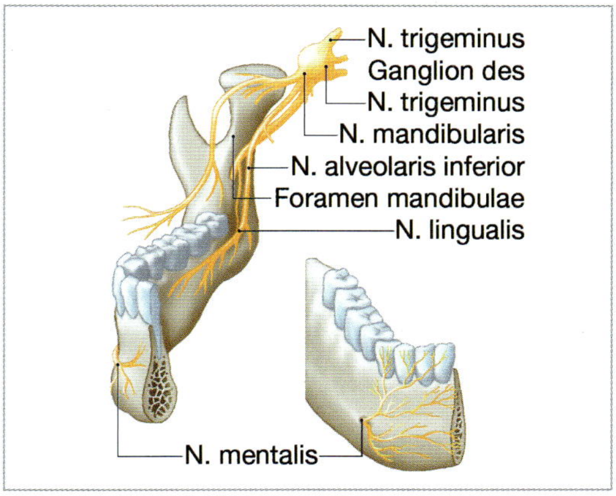

Bild 2: Nervus mentalis

Nervus mandibularis

Der N. mandibularis besitzt sowohl motorische als auch sensible Fasern. Die sensiblen Fasern des N. mandibularis versorgen:

- die Unterkieferzähne (durch den N. alveolaris inferior = Nerv der Unterkieferzahnfächer),
- die Haut und Schleimhaut im Bereich von Kinn und Lippe (durch den N. mentalis = Kinnerv),
- die vorderen zwei Drittel der Zunge (durch den N. lingualis = Zungennerv),

Der motorische Anteil dieses Nervenastes versorgt die Kaumuskulatur.

Praxisinfo

Während im Oberkiefer die einzelnen Nerven der Zähne betäubt werden können, kann im Unterkiefer aus anatomischen Gründen nur der komplette Unterkiefernerv einer Seite betäubt werden. (Siehe dazu auch Kapitel Anästhesie ab Kap. 4.3.2.)

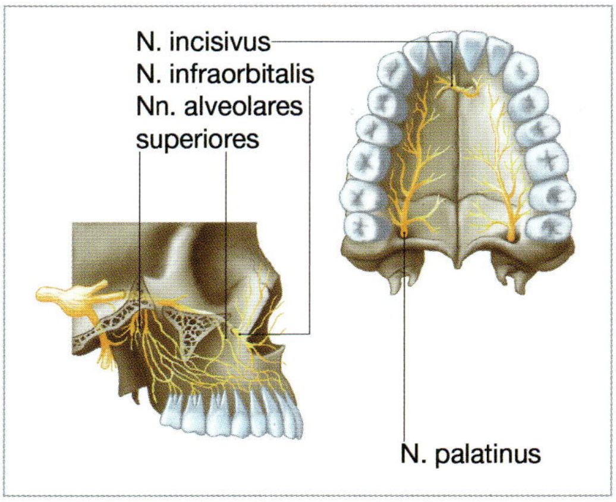

Bild 3: Nervus incicivus

Nervus facialis (VII. Hirnnerv)

Der Nervus facialis (VII. Hirnnerv) besteht hauptsächlich aus motorischen Fasern. Er versorgt die **mimische Muskulatur**, die der Bewegung des Gesichts dient (siehe auch Kap. 2.2).

Merke

Die mimische Muskulatur ist für den (emotionalen) Ausdruck des Gesichts verantwortlich.

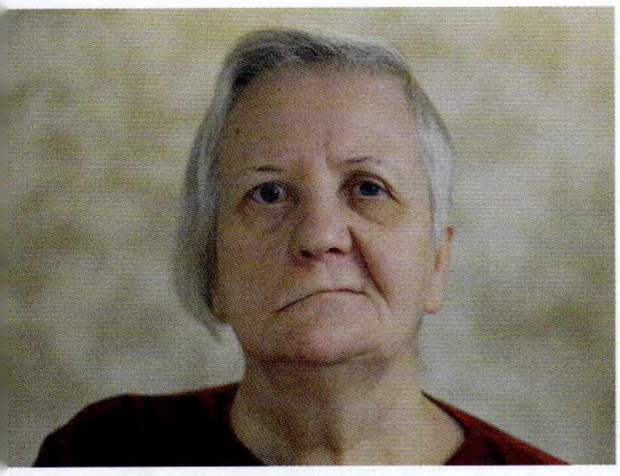

Bild 1: Fazialisparese

Definition

Der Nervus facialis (VII. Hirnnerv) versorgt die mimische Muskulatur des Gesichtes.

Bei Schädigungen des N. facialis kann sich eine sogenannte **Fazialisparese** (Gesichtslähmung, Bild 1) entwickeln, bei der die Gesichtsmimik gestört ist. Häufig hängt eine Gesichtshälfte schlaff nach unten, was von Betroffenen als äußerst belastend erlebt wird. Eine Facialisparese kann auch Symptom eines Schlaganfalls sein.

Fachbegriff	Bedeutung
Nervus trigeminus	dreigeteilter Nerv
Nervus opthalmicus	Augapfelnerv
Nervus maxillaris	Oberkiefernerv
Nervus mandibularis	Unterkiefernerv
Nervus infraorbitalis	Unteraugennerv
Nn. alveolares superiores	Nerven der Oberkieferzähne
Nervus alveolaris inferior	Nerv der Unterkieferzähne
Nervus mentalis	Kinnnerv
Nervus lingualis	Zungennerv

Tabelle 1: Zusammenfassung: Fachbezeichnungen der wichtigsten Nerven in Schädel und Gesicht

3.3.3 Reflexe

Als Reflex wird eine automatisch ablaufende und willentlich nicht steuerbare Reaktion des Körpers auf einen Reiz bezeichnet. Das angeborene Vorhandensein von Reflexen trägt maßgeblich dazu bei, körperlichen Schaden abzuwehren. Beispiele für Reflexe sind das blitzschnelle Loslassen heißer Gegenstände oder das Schließen der Lider als Schutzmechanismus zur Verhinderung von Augenverletzungen.

Definition

Ein Reflex ist eine schnelle, willentlich nicht steuerbare Reaktion auf einen bestimmten Reiz.

Reflexe werden nur dann automatisch vom Körper ausgelöst, wenn das somatische Nervensystem ordnungsgemäß funktioniert. Sind Reflexe nicht oder fehlerhaft vorhanden, ist eine Störung des peripheren oder zentralen Nervensystems wahrscheinlich.

3.4 Autonomes (vegetatives) Nervensystem

autonom
selbstständig, eigenständig

Das **autonome** (vegetative) Nervensystem wird so genannt, weil es alle lebenswichtigen Funktionen des Körpers steuert, auf die das Bewusstsein keinen direkten Einfluss nehmen kann, wie z. B. Stoffwechsel, Atmung, Herztätigkeit und Verdauung.

Das autonome Nervensystem besteht aus zwei Teilen:

- sympathisches Nervensystem (Sympathicus)
- parasympathisches Nervensystem (Parasympathicus)

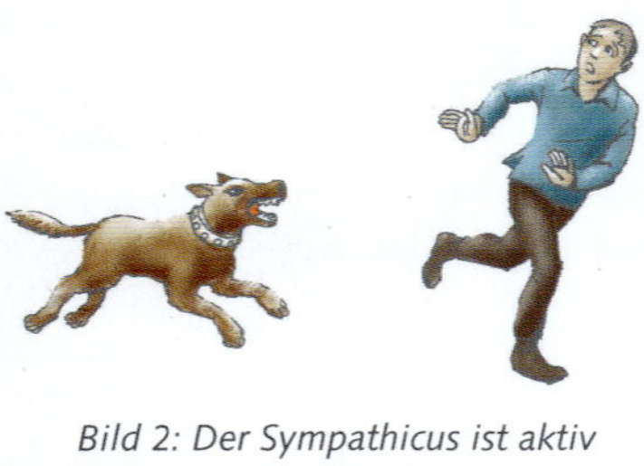

Bild 2: Der Sympathicus ist aktiv bei einer Stressreaktion.

Die Anteile des **Sympathicus** werden dann aktiv, wenn eine schnelle Reaktion auf Umweltreize erforderlich ist (Bild 2). Alle Systeme im Körper, die zu einer „Flucht“ oder einem „Kampf“ notwendig sind, werden mobilisiert:

- Die Herzfrequenz erhöht sich.
- Der Blutdruck steigt.
- Die Atmung wird beschleunigt.
- Die Verdauung wird gehemmt.
- Die Pupillen erweitern sich.

Alle Anteile im Körper, die vom Sympathicus in Alarmbereitschaft versetzt worden sind, werden vom **Parasympathicus** wieder gehemmt (Bild 1).

- Die Herzfrequenz sinkt.
- Der Blutdruck fällt.
- Die Atmung normalisiert sich.
- Die Verdauung wird angeregt.
- Die Pupillen werden wieder kleiner.

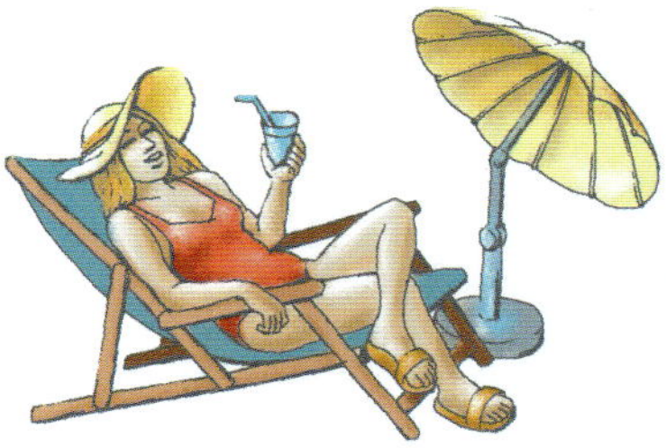

Bild 1: Entspannende Wirkung des Parasympathicus

Sympathicus und Parasympathicus versorgen beide die gleichen Organe, wirken jedoch entgegengesetzt. Sie sind also Antagonisten.

Antagonist
Gegenspieler

Praxisinfo

Das Herz klopft bis zum Halse, die Atmung geht schnell, die Augen sind weit aufgerissen – für diese Reaktionen, die dem Körper eigentlich zu einer schnellen Flucht verhelfen sollen, ist der Sympathicus verantwortlich. Bei manchen Menschen kommt es jedoch zu einer „Fehldeutung" bestimmter Umstände, die eigentlich keine Gefahr für Leib und Leben darstellen, gleichwohl aber diese heftigen Symptome auslösen. Besuche beim Zahnarzt oder Prüfungssituationen gehören für diese Menschen zu furchtauslösenden Umständen, die sich bis zur Panik steigern können. Betroffene Personen sind in diesen Fällen so angespannt, dass sie ihren Herzschlag spüren und der Magen wie zugeschnürt erscheint (Verdauung ist gehemmt). Ist die Situation überstanden, fängt häufig der Magen zu „knurren" an – die entspannende Wirkung des Parasympathicus setzt ein. Wie stark diese Reaktionen ausfallen, ist von Mensch zu Mensch sehr unterschiedlich. Manche sind von ihrem autonom arbeitenden vegetativen Nervensystem regelrecht geplagt.

Aufgaben

1. Fassen Sie die Aufgaben des Nervensystems mit Ihren eigenen Worten zusammen.
2. Aus welchen Anteilen ist das Nervensystem zusammengesetzt? Fertigen Sie nach dem Vorbild der Grafik in Kapitel 3.2 auf Seite 211 eine Grafik an und ergänzen Sie zu jedem Anteil Stichpunkte.
3. Stellen Sie dar (z. B. anhand einer Zeichnung), wie die Informationsübertragung im Nervensystem funktioniert.
4. Nennen Sie alle Äste des V. Hirnnerven mit deren Versorgungsgebieten.
5. Zählen Sie die Anteile des autonomen Nervensystems auf.
6. Charakterisieren Sie beispielhaft Ihre Körperreaktionen vor einer wichtigen Prüfung. Wie geht es Ihnen, wenn die Prüfung vorbei ist? Beschreiben Sie genau.

4 Schmerzausschaltung in der Zahnarztpraxis

Besuche beim Zahnarzt werden von vielen Menschen als unangenehm empfunden, da von je her eine (oftmals unbegründete) Angst vor Schmerzen damit verbunden ist. Um für die Patienten eine schmerzfreie und somit auch stressarme Behandlung zu ermöglichen, ist es sehr wichtig, dieses Gefühl zuverlässig und wirkungsvoll zu unterbinden.

Da ein Großteil der Behandlungen in der Zahnarztpraxis ohne ausreichende **Anästhesie** (Betäubung) nicht durchführbar ist, gibt es zur Schmerzausschaltung folgende Möglichkeiten:

- Narkose: Betäubung durch Ausschaltung des Bewusstseins
- Sedierung: „Dämmerschlaf"
- Lokalanästhesie: örtlich begrenzte Betäubung

Definition

Das Fachwort **Anästhesie** kommt aus dem Griechischen und bedeutet Empfindungslosigkeit bzw. das vollständige Ausschalten von Schmerzempfindungen durch Betäubung.

4.1 Narkose

Als Narkose bezeichnet man die Ausschaltung der Schmerzwahrnehmung im Gehirn. Durch Medikamente oder Gasgemische wird eine Art künstlicher Schlaf hervorgerufen. Der narkotisierte Patient ist dabei nicht bei Bewusstsein.

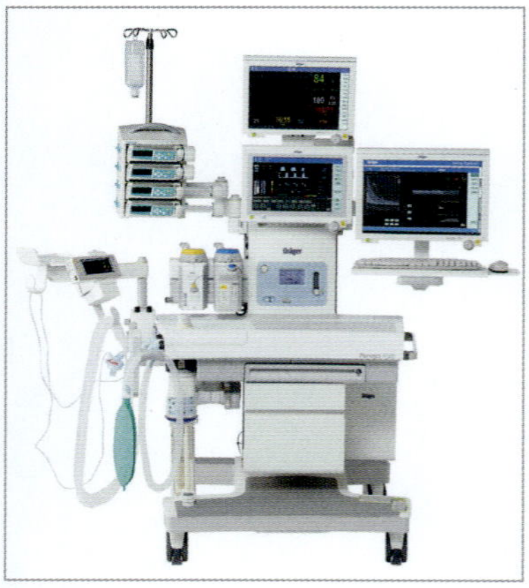

Bild 1: Anästhesiearbeitsplatz

Die Schmerzausschaltung in Form der allgemeinen Narkose spielt in der normalen zahnärztlichen Praxis eine vergleichsweise geringe Rolle. Sie kommt bei **phobischen** Angstpatienten (dazu gehören auch Kinder) oder größeren oral- bzw. kieferchirurgischen Eingriffen zum Einsatz.

Es sind spezielle Geräte (Narkose- und Beatmungsgerät, Bild 1) notwendig und die Anwesenheit eines **Anästhesisten** ist unbedingt erforderlich.

Wenn der Patient während der Narkose beatmet werden muss, spricht man von einer Intubationsnarkose **(ITN)**. Es sind aber auch Kurznarkosen möglich, die mittels einer **Injektion** eingeleitet werden.

Eine Narkose kann nicht ohne vorherige Abklärung durch einen Allgemeinarzt bzw. Facharzt für innere Medizin durchgeführt werden, da sie immer mit einem medizinischen Risiko für den Patienten verbunden ist.

phobisch
krankhaft ängstlich

Anästhesist
Narkosearzt

ITN
Intubationsnarkose mit Beatmung des Patienten

Injektion
Einbringen einer Substanz in den Körper durch eine Spritze

Sedierung
Beruhigung mithilfe von Arzneimitteln

4.2 Sedierung

Bei einer Sedierung befindet sich der Patient in einer Art Dämmerzustand. Er atmet dabei selbstständig, die Herz-Kreislauf-Funktionen müssen aber ständig überwacht werden. Ziel der **Sedierung** ist die Verminderung von Angstreaktionen durch Gabe von Arzneimitteln mit beruhigender Wirkung.

Vor allem bei der Behandlung von Kindern, Angstpatienten oder Patienten mit geistigen Beeinträchtigungen nimmt dieses Verfahren einen hohen Stellenwert ein.

Neben Medikamenten in Tablettenform aus der Gruppe der Beruhigungsmittel ist diese Art der Betäubung (mit gleichzeitig angstlösender Wirkung) durch sogenanntes **Lachgas** möglich und hat ihren Ursprung bereits im 19. Jahrhundert. Das Lachgas (chemische Bezeichnung N_2O) wird dem Patienten mittels einer Atemmaske zugeführt (Bild 1). Die Anwesenheit eines Anästhesisten ist dazu nicht notwendig, da das Verfahren als sehr sicher gilt. Die Patienten verlieren während der Lachgassedierung nicht ihr Bewusstsein und sind ansprechbar.

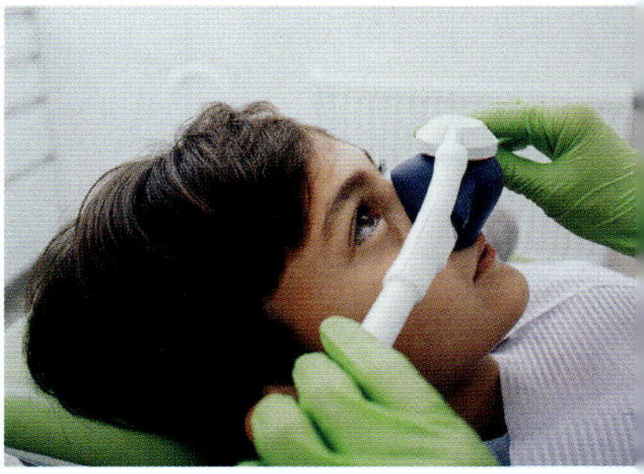

Bild 1: Lachgassedierung in der Zahnarztpraxis

Merke

Als Grund für den Namen „Lachgas" wird die entspannende – teilweise euphorisierende – Wirkung des Mittels vermutet.

4.3 Lokalanästhesie – Wirkungsweise, Instrumente und Arten

Im Gegensatz zu einer allgemeinen Narkose, bei der die Schmerzempfindlichkeit des gesamten Körpers komplett ausgeschaltet wird, wirkt die **Lokalanästhesie** nur in einem begrenzten Gebiet. Es wird nur ein Nerv medikamentös betäubt, nicht der ganze Körper. Der betäubte Nerv ist für eine gewisse Zeit nicht in der Lage, Schmerzreize weiterzuleiten, da die elektrische Erregbarkeit (siehe Kapitel 3 Nervensystem) durch ein **Anästhetikum** blockiert wird.

lokal
örtlich

Anästhetikum
Betäubungsmittel

Definition

Als **Lokalanästhesie** wird die Erzeugung einer örtlich begrenzten Schmerzunempfindlichkeit durch Ausschaltung der Schmerzempfindung direkt am Wirkort bezeichnet.

Die Wirksamkeit einer Lokalanästhesie ist von verschiedenen Faktoren abhängig, wie der Art des verwendeten Betäubungsmittels, der Menge des Mittels bzw. dem Ort der Verabreichung. Meist setzt das Taubheitsgefühl schon nach wenigen Minuten ein und kann bis zu mehreren Stunden andauern. Da der Körper das Anästhetikum stetig abbaut, verschwindet die Betäubung, sobald die lokale Konzentration des Mittels im Gewebe nicht mehr ausreicht, um die Nervenleitung zu unterbrechen. Das Abklingen der Betäubung geschieht nicht schlagartig, sondern ist ein schleichender Prozess.

Praxisinfo

Solange die Betäubung noch wirkt, sollte der Patient auf feste Nahrung verzichten, da er sich durch mangelndes Gefühl im Mundbereich selbst verletzen könnte. Die Aufnahme von (nicht heißen) Flüssigkeiten ist hingegen unproblematisch. Weiterhin muss der Patient darüber aufgeklärt werden, dass – je nach Art der Anästhesie – die Reaktionsfähigkeit eingeschränkt und somit seine Fahrtüchtigkeit beeinträchtigt sein kann.

Dem Zahnarzt stehen vier Möglichkeiten der Lokalanästhesie zur Verfügung:

- Oberflächenanästhesie
- Infiltrationsanästhesie
- Intraligamentäre Anästhesie
- Leitungsanästhesie

4.3.1 Spritzensysteme

Mit Ausnahme der Oberflächenanästhesie werden für alle anderen Anästhesieformen Spritzen benötigt. Diese gibt es in unterschiedlichen Ausführungen.

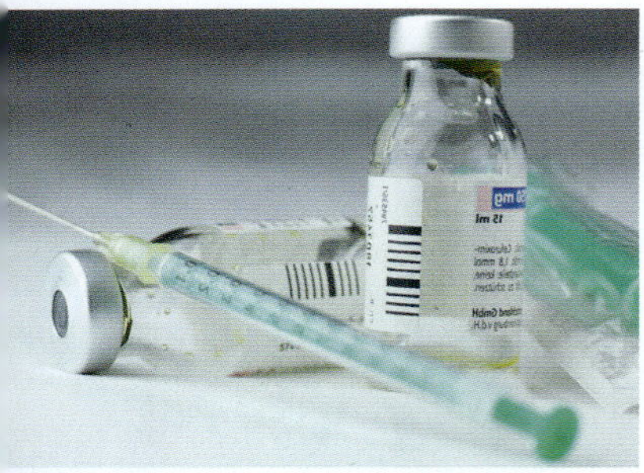

Bild 1: Einmalspritze mit aufgesetzter Kanüle, Ampulle und Stechflasche

Kanüle
Hohlnadel

Ampulle
Glasröhrchen für sterile Lösungen (zur Injektion)

Einwegspritzen

Einwegspritzen bestehen aus Kunststoff. Wie der Name sagt, sind sie für den einmaligen Gebrauch bestimmt und werden nach der Verwendung entsorgt. Neben der Einwegspritze – meist in einer Größe bzw. mit einem Volumen von 2 ml oder 5 ml – wird eine passende **Einwegkanüle** benötigt und einfach auf den Kanülenansatz der Einwegspritze aufgesteckt. Das Betäubungsmittel wird vor der Behandlung in der benötigten Menge aus einer **Ampulle** oder einer Stechflasche aufgezogen (Bild 1).

Karpulenspritzen

Bei Karpulenspritzen handelt es sich um ein Spritzensystem besonderer Bauart, das vor allem in der Zahnmedizin Verwendung findet. Das Anästhetikum wird hier nicht aus einer Flasche oder Ampulle aufgezogen, sondern das Betäubungsmittel ist in einer vorgefertigten Zylinderampulle abgefüllt. Diese runden Glasampullen sind auf beiden Seiten mit einem Gummistopfen verschlossen. Sie werden in die Karpulenspritzen eingelegt. Je nach verwendetem Modell wird der Stempel der Spritze zur Seite geklappt und die Zylinderampulle wird von hinten in die Spritze geschoben (Bild 2a) oder die Ampulle wird von der Seite in die Spritze eingelegt (Bild 2b) – dazu muss der Stempel ganz nach hinten gezogen werden. In beiden Fällen wird die Nadel durch ein Gewinde aufgeschraubt.

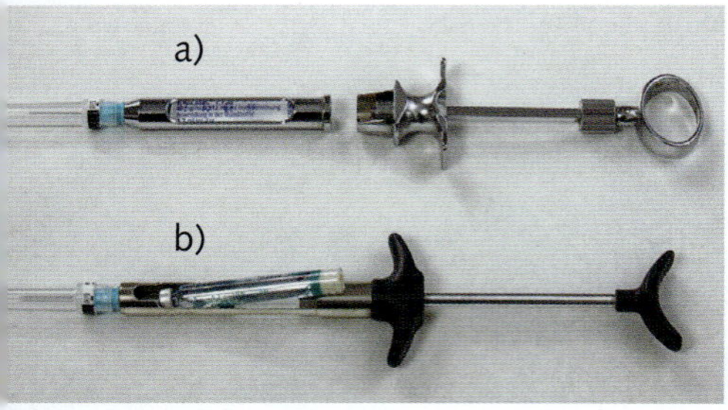

Bild 2: Karpulenspritzen, Zylinderampulle wird a) von hinten in die Spritze geschoben, b) von der Seite eingelegt

Merke

Jede Zylinderampulle enthält ein Flüssigkeitsvolumen von 1,7 bzw. 1,8 ml.

Praxisinfo

Bei der Entsorgung benutzter Kanülen (Bild 3) ist äußerst genau darauf zu achten, sich nicht selbst zu stechen. Eine Ansteckung mit Infektionskrankheiten wie Hepatitis B oder HIV kann im ungünstigsten Fall die Folge sein. Daher ist zum Infektionsschutz das Zurückstecken der Nadel in die Plastikkappe unbedingt zu unterlassen. Zur Entsorgung gebrauchter Kanülen stehen spezielle durchstichsichere Behälter zur Verfügung.

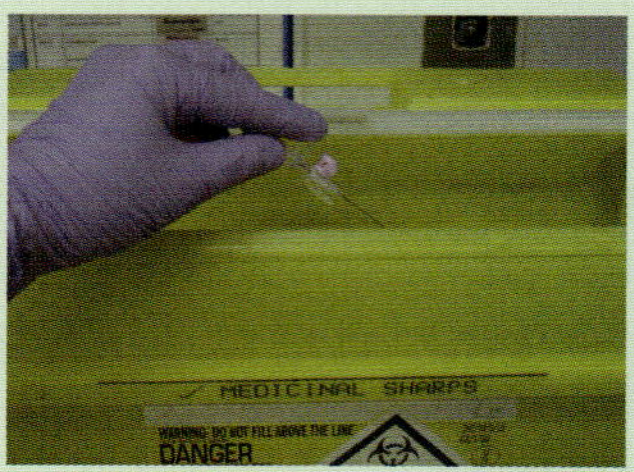

Bild 3: Kanülenentsorgung

4.3.2 Oberflächenanästhesie

Die Oberflächenanästhesie ist eine leichte Form der Betäubung. Salben oder Sprays werden direkt (mit einem Wattepellet) auf die Mundschleimhaut aufgebracht und machen die oberflächlichen Nervenendigungen unempfindlicher. (siehe Seite 219 Bild 1) Die Oberflächenanästhesie kann besonders bei solchen Maßnahmen benutzt werden, die im Allgemeinen nur geringen Schmerz auslösen, z. B.:

- Minimierung des Einstichschmerzes bei einer Lokalanästhesie
- Zahnsteinentfernung
- Entfernung schon gelockerter Michzähne
- Nahtentfernung

Definition

Als **Oberflächenanästhesie** bezeichnet man die Ausschaltung der oberflächlich in Haut oder Schleimhaut gelegenen Nervenenden durch eine betäubende Salbe oder ein Spray.

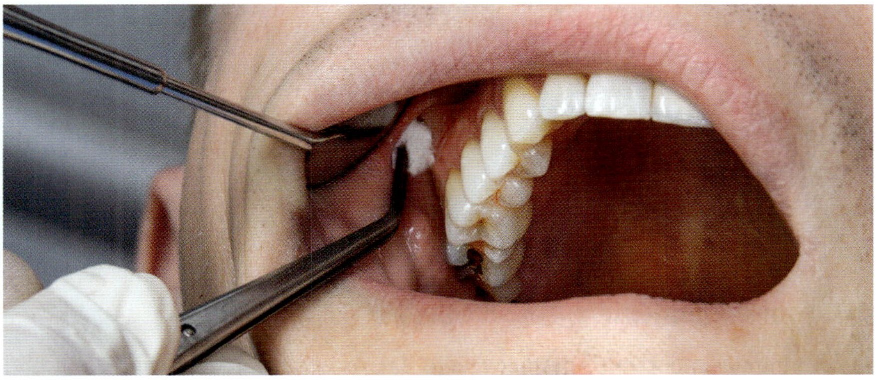

Bild 1: Oberflächenanästhesie mittels Wattepellet

Praxisinfo

Wird eine Oberflächenanästhesie mittels Spray gewählt, ist es nicht günstig, direkt in den Mund des Patienten zu sprühen. Das Oberflächenanästhetikum kann dabei eingeatmet werden und führt zu sehr unangenehmen Gefühlen im Rachen des Patienten bis hin zu Atemnot und Schluckstörungen. Daher sollte das Mittel zunächst z. B. auf ein Wattepellet gesprüht und dann die entsprechende Stelle im Mund abgetupft werden.

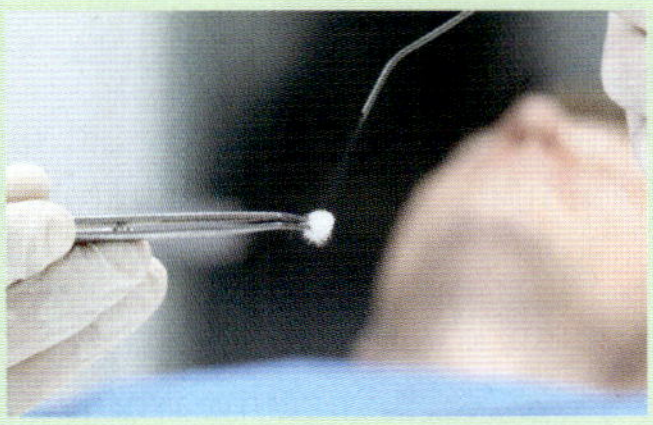

Bild 2: Vorbereitung Oberflächenanästhesie

4.3.3 Infiltrationsanästhesie

Unter einer Infiltrationsanästhesie versteht man die Betäubung mittels einer Spritze direkt am Behandlungsort. Das Anästhetikum wir dabei ins Gewebe gespritzt und sickert zu den Nervenenden im zu betäubenden Gebiet – es **infiltriert** das Gewebe.

Infiltration
Eindringen von Flüssigkeit

Merke

Das Anästhetikum sickert bei der Infiltrationsanästhesie durch den Knochen zum Nerv wie Flüssigkeit durch einen Filter – daher der Name Infiltrationsanästhesie.

Praxisinfo

Eine Infiltrationsanästhesie ist nur dann möglich, wenn die Knochenschicht dünn genug ist, damit das Betäubungsmittel bis zu den Zahnnerven vordringen kann. Die Anwendung erfolgt daher nur im Oberkiefer, da die Knochenstruktur hier schwammartig aufgebaut und somit durchlässig genug ist. Im Unterkiefer führt – bedingt durch die feste Struktur des Unterkieferknochens – eine Infiltrationsanästhesie zu keiner ausreichenden **Anästhesietiefe**.

Anästhesietiefe
Stärke der Betäubung

Im Oberkiefer können durch die Infiltrationsanästhesie mit einem Einstich zwei nebeneinanderstehende Zähne betäubt werden. Der Zahnarzt sticht dazu mit der Nadel wenige Zentimeter in die Schleimhaut ein (siehe Seite 220 Bild 1 und 2).

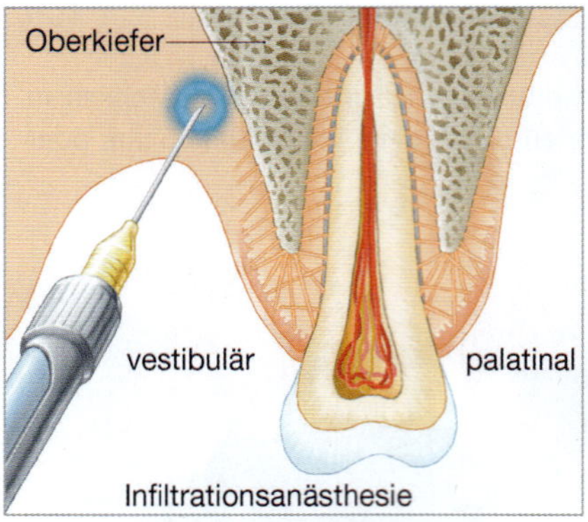

Bild 1: Infiltrationsanästhesie – schematische Darstellung

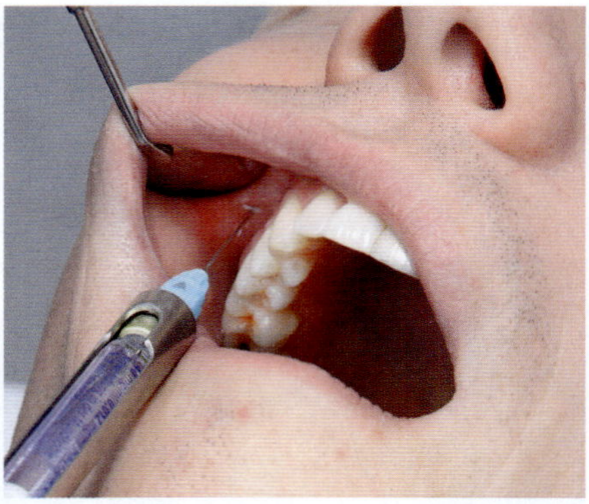

Bild 2: Infiltrationsanästhesie

4.3.4 Intraligamentäre Anästhesie

Alveolarknochen
Knochenanteil des Ober- bzw. Unterkiefers, in dem sich die Zahnfächer (Alveolen) befinden

Bei der intraligamentären Anästhesie wird das Anästhetikum zwischen Zahn und **Alveolarknochen** in den Parodontalspalt und damit die Wurzelhaut (mit Sharpey'schen Fasern, s. LF 8, Kap. 1.3, Seite 365) gespritzt. Betäubt werden dadurch nur die Endigungen der Nerven, die durch das Foramen apicale in die Pulpa eintreten.

Merke

Intraligamentär bedeutet „in die Bänder". Gemeint sind damit die Sharpey'schen Fasern, die um den Zahn herum die Wurzelhaut bilden.

injizieren
hineinspritzen

Dadurch können sehr gezielt einzelne Zähne bzw. Zahnwurzeln anästhesiert werden. Die Nachbarzähne werden bei dieser Form der Schmerzausschaltung nicht mitbetäubt. Bei mehrwurzligen Zähnen muss jede einzelne Wurzel betäubt werden. Der Zahnarzt sticht bei einer intraligamentären Anästhesie mit einer sehr dünnen Nadel um den Zahn herum. Die Einstichtiefe beträgt 2–3 mm (Bild 3 und 4). Im Gegensatz zu einer Anästhesie im Weichgewebe findet sich zwischen Zahn und Alveolarknochen aber kaum Platz für die Anästhesieflüssigkeit. Daher kann nur ein sehr geringes Volumen (ca. 0,2 ml pro Wurzel) **injiziert** werden. Diese Menge ist zur Schmerzausschaltung ausreichend.

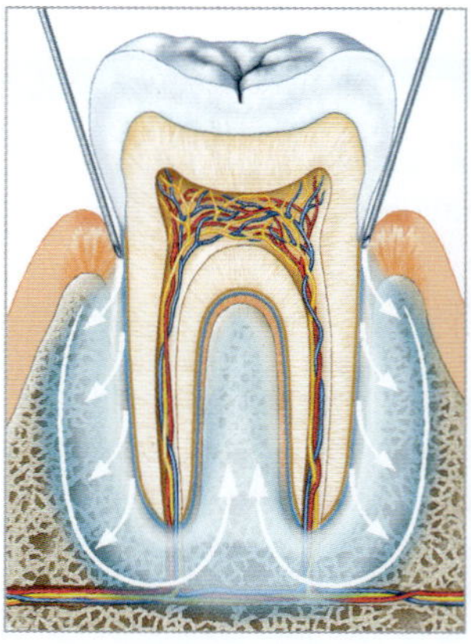

Bild 3: Intraligamentäre Anästhesie – schematische Darstellung

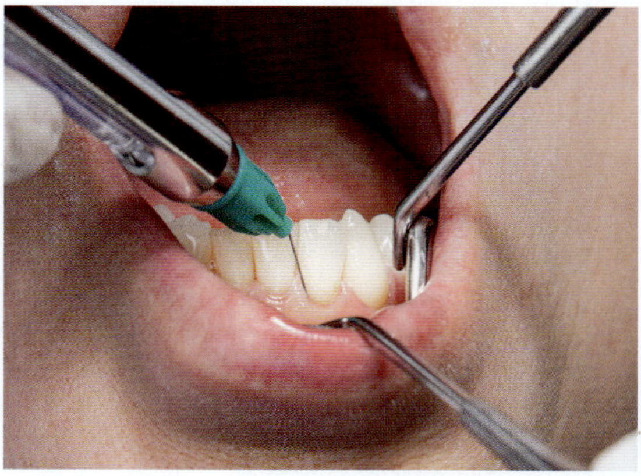

Bild 4: Intraligamentäre Anästhesie

Durch die intraligamentäre Anästhesie kann häufig eine sofortige Schmerzfreiheit des betroffenen Zahnes herbeigeführt werden. Für diese Form der Betäubung sind spezielle Spritzensysteme mit Druckbegrenzung notwendig, um die empfindliche Wurzelhaut des Zahnes nicht durch zu hohen Injektionsdruck zu schädigen (Bild 1).

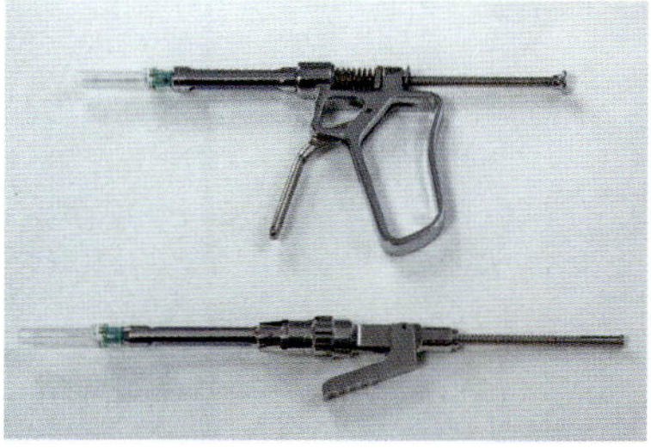

Bild 1: Intraligamentäre Spritzensysteme

4.3.5 Leitungsanästhesie

Wenn das Lokalanästhetikum in die Umgebung eines Nervenstammes injiziert wird, unterbricht es die Weiterleitung der elektrischen Nervenimpulse. Damit wird das betroffene Versorgungsgebiet dieses gesamten Nervenverlaufs unempfindlich. Da das Leitungsvermögen dieses Nerven ab der Injektionsstelle unterbrochen wird, bezeichnet man diese Form der Anästhesie als Leitungsanästhesie. Dadurch lassen sich größere Areale (Bereiche) betäuben.

Areal
Bereich

Definition

Bei einer Leitungsanästhesie wird ein kompletter Nervenverlauf betäubt.

Praxisinfo

Leitungsanästhesien sind nicht nur im Mundbereich möglich. An vielen Stellen des Körpers kann dieses Verfahren angewendet werden, um die Weiterleitung von Schmerzreizen zu blockieren. Beispielhaft hierfür ist die sogenannte Periduralanästhesie (PDA, Bild 2) zu nennen, die durch Injektion im Bereich des unteren Rückenmarks einen schmerzarmen Geburtsvorgang gewährleisten soll. Eine Leitungsanästhesie kommt z. B. auch bei (ambulanten) Operationen an Armen oder Beinen zum Einsatz, um eine Vollnarkose zu vermeiden.

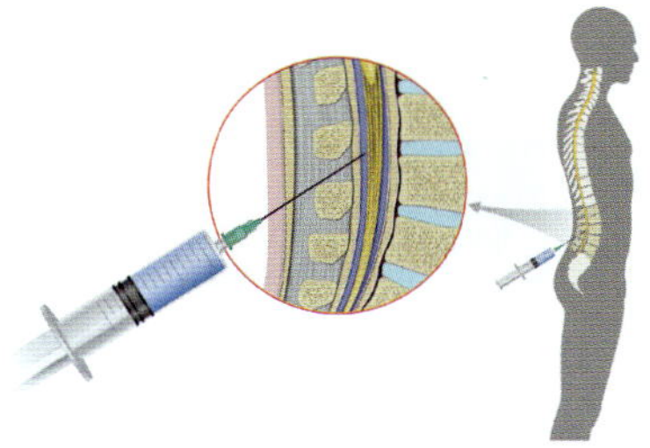

Bild 2: Peridualanästhesie zur Ausschaltung von Schmerzen in der unteren Körperhälfte

Im Kieferbereich kann die Leitungsanästhesie an mehreren Stellen angewendet werden. Es wird zwischen der **intraoralen** und der **extraoralen** Leitungsanästhesie unterschieden.

Intraorale Leitungsanästhesie

Die intraorale Leitungsanästhesie ist die bevorzugte Anästhesie für den Unterkiefer. Sie ist aber auch im Oberkiefer an folgenden Stellen durchführbar:

- Foramen incisivum – Schneidezahnloch (zentral)
- Foramen palatinum majus – großes Gaumenloch (rechts und links)
- Foramen infraorbitale – Unteraugenloch (rechts und links)

intraoral
innerhalb der Mundhöhle

extraoral
außerhalb der Mundhöhle

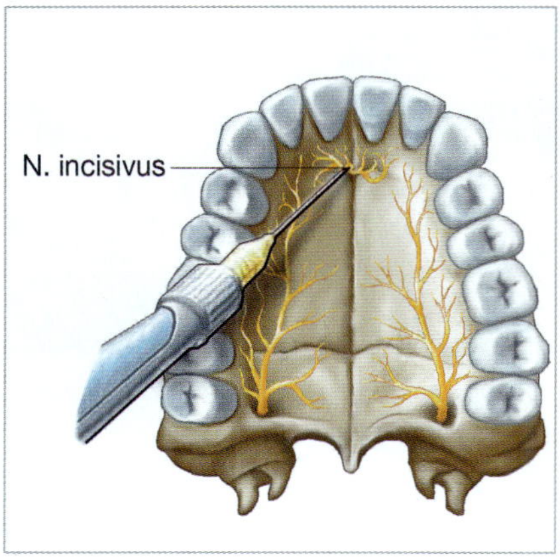

Bild 3: Leitungsanästhesie am Foramen incisivum – Schematische Darstellung

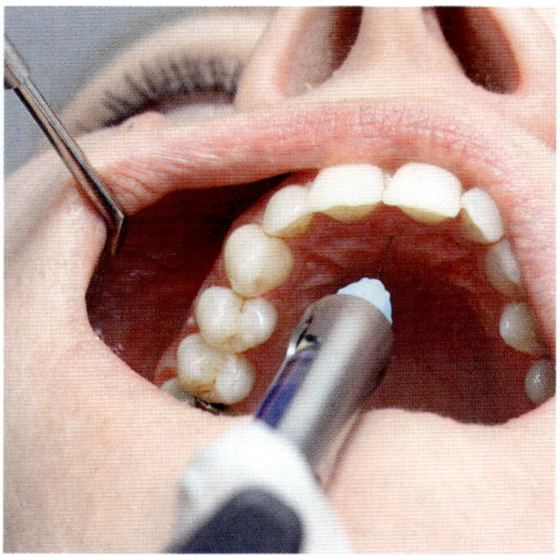

Bild 4: Leitungsanästhesie am Foramen incisivum

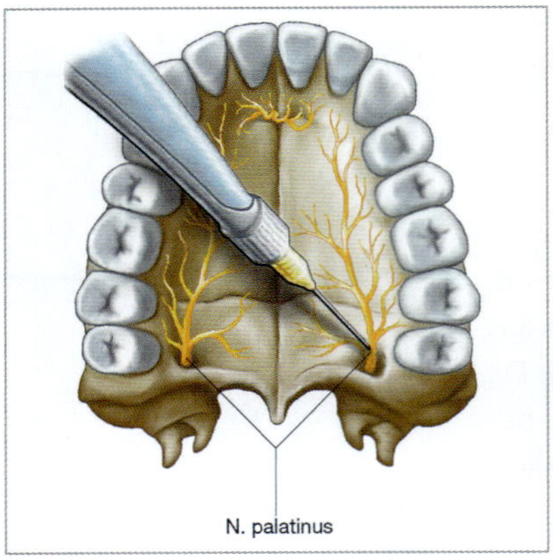

Bild 1: Leitungsanästhesie am Foramen palatinum majus – Schematische Darstellung

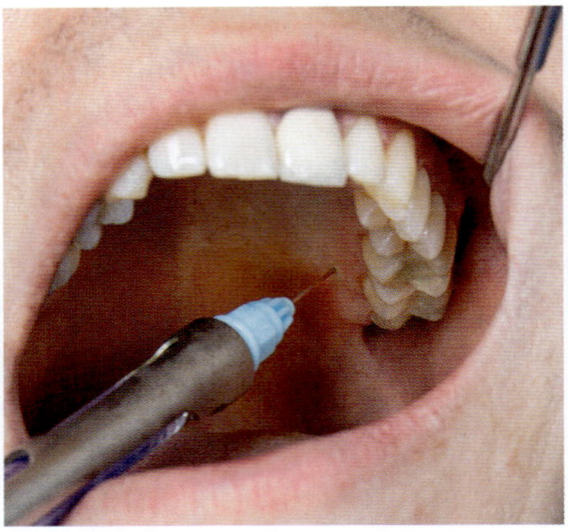

Bild 2: Leitungsanästhesie am Foramen palatinum majus

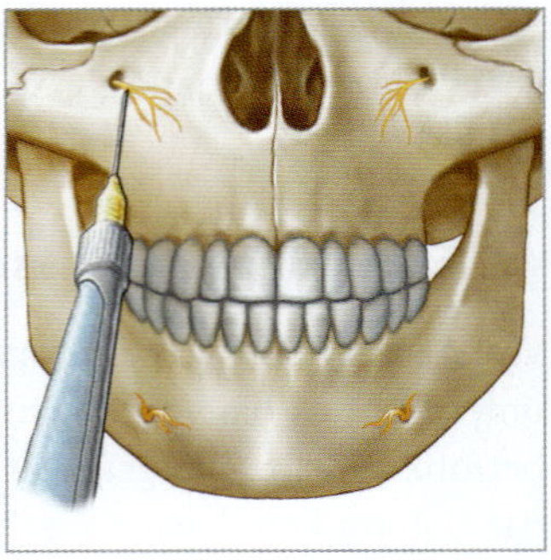

Bild 3: Leitungsanästhesie am Foramen infraorbitale – schematische Darstellung

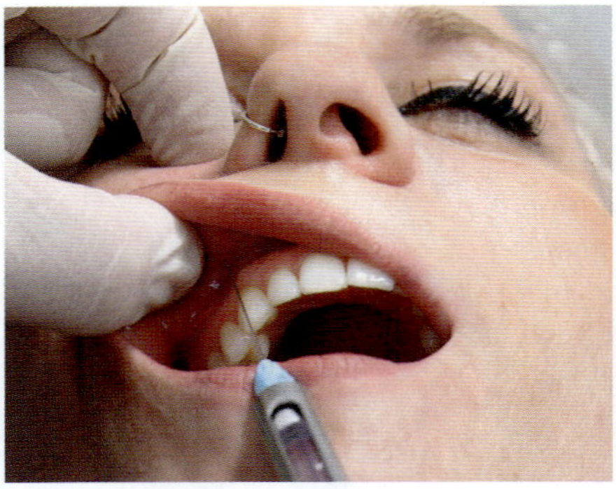

Bild 4: Leitungsanästhesie am Foramen infraorbitale – innere Position

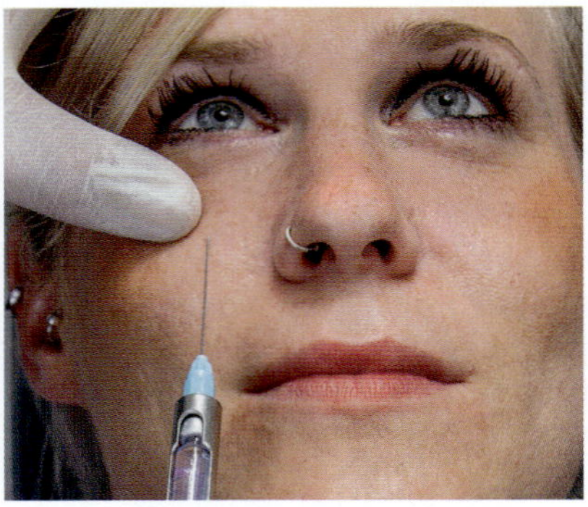

Bild 5: Leitungsanästhesie am Foramen infraorbitale – innere Position wird außen gezeigt.

Foramen mandibulae
Eintrittsstelle des Unterkiefernervs (Unterkieferloch)

Nervus alveolaris inferior
Unterkiefernerv

Canalis mandibulae
Unterkieferkanal

Falls schmerzhafte Behandlungen im Unterkiefer notwendig sind, kann der Nerv zur Versorgung der Unterkieferzähne mittels Leitungsanästhesie betäubt werden. Da dieser Nerv im Unterkieferkanal (Canalis mandibulae) verläuft und von einer dicken Knochenschicht umgeben ist, muss eine Einstichstelle zur Betäubung gewählt werden, an der der Nerv erreicht werden kann. Dazu sucht der behandelnde Zahnarzt mit der Nadel das **Foramen mandibulae** (Bild 6, 7) auf, durch welches der Nervus alveolaris inferior in den Unterkiefer eintritt.

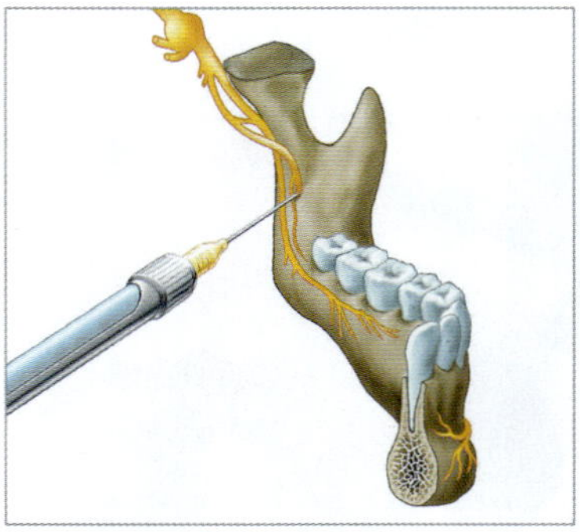

Bild 6: Leitungsanästhesie am Foramen mandibulae – schematische Darstellung

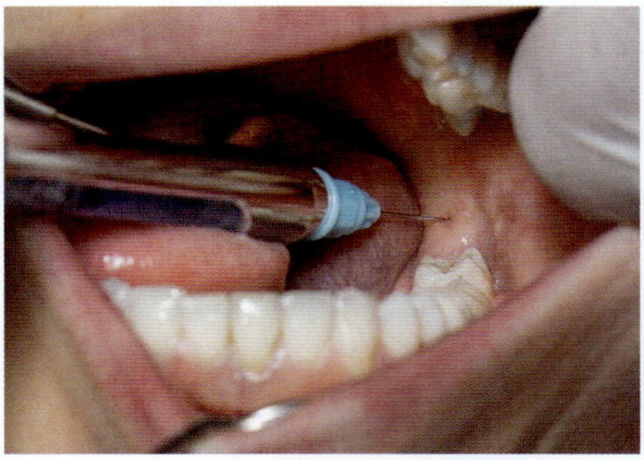

Bild 7: Leitungsanästhesie am Foramen mandibulae

Sobald der Nervenstamm des N. alveolaris inferior betäubt ist, wird die entsprechende Seite des Unterkiefers unempfindlich. Bei dieser Leitungsanästhesie wird häufig gleichzeitig auch die Schleimhaut der Zunge und des Mundbodens betäubt, da in der Regel auch der in der Nähe verlaufende N. lingualis erfasst wird.

Praxisinfo

Da das für die Betäubung des Unterkiefers wichtige Foramen mandibulae weder sichtbar noch tastbar ist, liegt die Schwierigkeit für den Behandler bei dieser Form der Anästhesie darin, diese Stelle richtig zu lokalisieren. Sollte der Patient während der Injektion einen scharfen Schmerz spüren, den er häufig als „elektrischen Schlag" oder „Blitzschlag" beschreibt, hat der Behandler mit der Nadel in den Nerven eingestochen. Das bleibt meist ohne Folgen. In seltenen Fällen resultieren Nervenverletzungen, die auch über einen längeren Zeitraum Taubheitsgefühle auslösen. Ebenso kann es durch den Einstich der Kanüle zu Blutergüssen in der Kaumuskulatur kommen, die die Kieferbewegung für einige Tage einschränken.

Die mittleren Schneidezähne werden durch die Leitungsanästhesie am Foramen mandibulae nur unvollständig betäubt, da sie auch von der Gegenseite mit Nervenfasern versorgt werden. Diese Nervenverbindungen, die von der anderen Unterkieferseite in den Frontzahnbereich einstrahlen, werden **Anastomosen** genannt. Sie können bei Bedarf durch eine Infiltrationsanästhesie separat betäubt werden.

Nervus lingualis
Zungennerv

Anastomosen
Nervenverbindungen zur Gegenseite

Der Nerv, der diese Anastomosen bildet, ist ein Ast des Nervus alveolaris inferior. Er tritt durch das Foramen mentale (Kinnloch) aus und heißt Nervus mentalis (Kinnnerv, siehe Kap. 3.3.2, Seite 213).

Foramen mentale
Kinnloch

Nervus mentalis
Kinnerv

Auch am **Foramen mentale** ist eine Leitungsanästhesie möglich. Dazu wird mit der Nadel im Prämolarenbereich die Austrittsstelle des Nervus mentalis aufgesucht. Durch diese Anästhesie können die Prämolaren, die Zähne der Kinnregion sowie die Unterlippe betäubt werden.

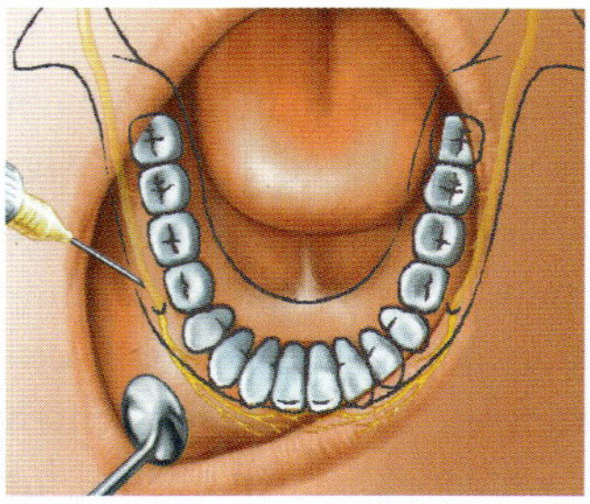

Bild 1: Leitungsanästhesie am Foramenmentale – schematische Darstellung

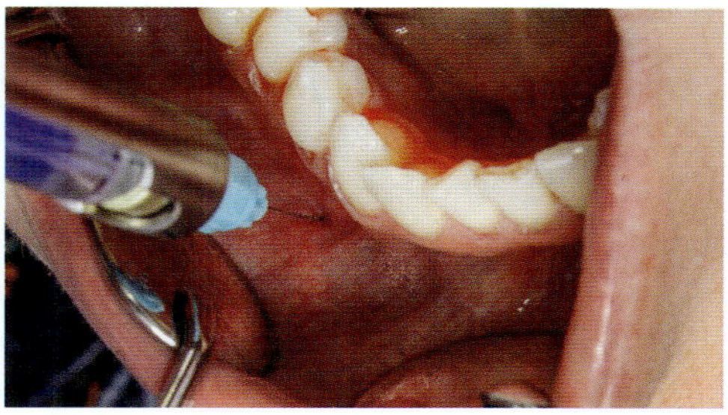

Bild 2: Leitungsanästhesie am Foramen mentale

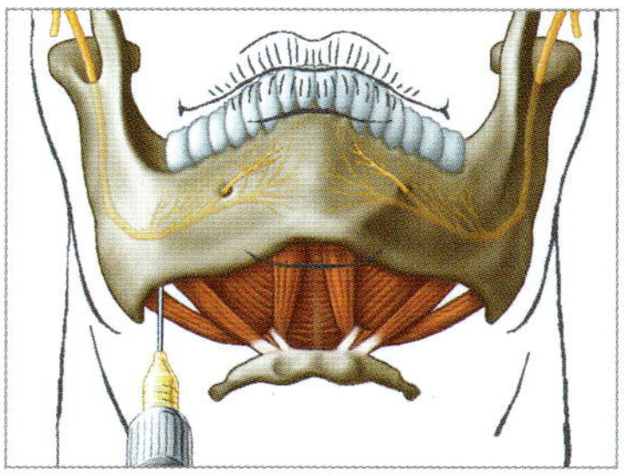

Bild 3: Extraorale Leitungsanästhesie – schematische Darstellung

Extraorale Leitungsanästhesie

Eine extraorale Leitungsanästhesie (Bild 3 + 4) wird in der allgemeinen Zahnarztpraxis äußerst selten angewendet, soll hier aber trotzdem genannt werden. Sie kann nötig werden, wenn es dem Patienten, z. B. durch eine **Kieferklemme**, nicht möglich ist, den Mund weit genug zu öffnen, um eine intraorale Einstichstelle für den Zahnarzt zugänglich zu machen.

Kieferklemme
Mund geht nicht auf

Bei dieser Form der Leitungsanästhesie wird von außen an der Innenseite des Unterkiefers das Foramen mandibulae (Loch im Unterkiefer) aufgesucht, um den Nervus alveolaris inferior zu betäuben.

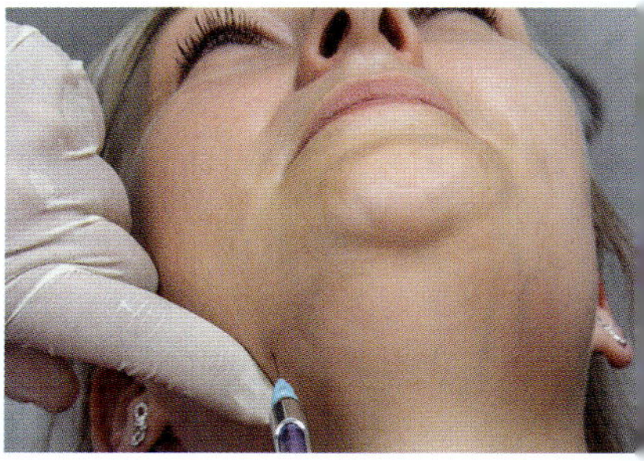

Bild 4: Extraorale Leitungsanästhesie – Echtbild

4.3.6 Inhaltsstoffe von Betäubungsmitteln zur Lokalanästhesie

Die meisten Betäubungsmittel, die in zahnärztlichen (aber auch ärztlichen) Praxen Verwendung finden, bestehen in der Regel aus folgenden Bestandteilen:

- dem eigentlichen **Wirkstoff** (z. B. Lidocain, Mepivacain oder Articain)
- einem **Lösungsmittel** (Wasser)
- ggf. einem **gefäßverengenden Mittel** (Adrenalin, Noradrenalin)
- zusätzlich einem **Konservierungsmittel** und ggf. Sulfit

Der **Wirkstoff** eines Lokalanästhetikums ist je nach Präparat z. B. Lidocain, Mepivacain oder Articain. Er liegt in einem 2- bis 4 %igen sauren, wässrigen **Lösungsmittel** vor und bewirkt eine Ausschaltung der **Schmerzrezeptoren** bzw. eine Unterbrechung der Nervenleitung.

Den meisten Lokalanästhetika ist ein **gefäßverengendes Mittel (Vasokonstringens)** zugesetzt. Es handelt sich hierbei um die Hormone Adrenalin oder Noradrenalin.

Schmerzrezeptoren
empfangen Schmerzreize und leiten sie weiter

Merke

Adrenalin und Noradrenalin sind Hormone des Nebennierenmarks

Vasokonstringens
Substanz zur Verengung der Blutgefäße (Mehrzahl: Vasokonstringenzien)

Eine Verengung der Blutgefäße hat bei der Lokalanästhesie verschiedene Vorteile. Durch Verminderung der Durchblutung wird das Anästhetikum nicht so schnell abtransportiert und wirkt dadurch länger. Eine ausreichende Anästhesietiefe kann so durch weniger Betäubungsmittel erreicht werden. Bei chirurgischen Maßnahmen kommt es durch die gefäßverengende Wirkung zu weniger Blutung und damit zu einer verbesserten Übersicht im Operationsgebiet.

Die gefäßverengenden Zusätze können aber auch unerwünschte Nebenwirkungen haben. Dazu gehören Pulsbeschleunigung, Ansteigen des Blutdrucks, Ruhelosigkeit, Zittern, Schwindel, Angstzustände bis hin zu Kreislaufversagen. Mangelnde Einblutung bzw. Durchblutung kann bei chirurgischen Maßnahmen zu Wundheilungsstörungen führen. Sollte der Patient an Vorerkrankungen wie z. B. Bluthochdruck, Asthma oder Diabetes leiden, ist auf gefäßverengende Zusätze zu verzichten und ein Betäubungsmittel ohne Vasokonstringens zu wählen. Dies gilt ebenso für schwangere Patientinnen. Die Anamnese des Patienten ist daher vor jeder Anästhesie zu beachten.

Anamnese
Krankenvorgeschichte des Patienten

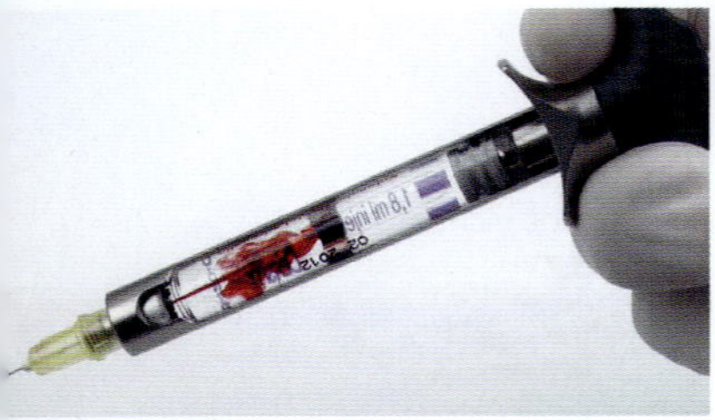

Bild 1: Aspirieren zeigt, ob sich die Spritze in einem Blutgefäß befindet.

Vorteile	Nachteile
• weniger Betäubungsmittel nötig • Betäubung hält länger an • bessere Übersicht durch weniger Blutung bei chirurgischen Maßnahmen	• Pulsbeschleunigung • gesteigerter Blutdruck • Angst, Ruhelosigkeit • Zittern, Schwindel • Kreislaufversagen möglich • Wundheilungsstörungen durch mangelnde Durchblutung

Tabelle 1: Vor- und Nachteile von Vasokonstringenzien

Praxisinfo

Es muss unbedingt vermieden werden, das Betäubungsmittel direkt in ein Blutgefäß zu spritzen, weil das Anästhetikum das Gefäßsystem und die Herzfunktion beeinflussen kann. Es könnte für den Patienten zu den schon genannten, äußerst ungünstigen

Nebenwirkungen kommen. Deshalb ist bei jeder Betäubung mittels Injektion eine **Aspiration** (Bild 1) unerlässlich. Hierzu wird der Spritzenkolben leicht zurückgezogen, sobald die Nadel ausreichend tief eingestochen wurde. Sollte man sich unerwünscht in einem Blutgefäß befinden, so wird für den Behandler deutlich sichtbar Blut in die Einwegspritze oder in die Zylinderampulle eingesaugt und das Weiterführen der Injektion ist sofort abzubrechen. Die Anästhesie bzw. die Injektion wird dann einschließlich erneuter Aspiration wiederholt.

Aspiration
Ansaugung

Betäubungsmittel, die in Flaschen abgefüllt sind, enthalten **Konservierungsmittel**, die das Anästhetikum länger haltbar machen sollen. Allergische Reaktionen auf eine Betäubung werden häufig auf diese Konservierungsstoffe zurückgeführt. In Zylinderampullen sind grundsätzlich keine Konservierungsmittel enthalten.

4.3.7 Mögliche Gründe für ein Misslingen der Lokalanästhesie

Falls die **Lokalanästhesie** nicht ausreichend wirkt, können verschiedene Ursachen in Betracht kommen.

- Beispielsweise ist es möglich, dass bei einer Leitungsanästhesie im Unterkiefer der Injektionsort (Foramen mandibulae) nicht richtig lokalisiert worden ist und sich das Anästhetikum dadurch an einer falschen Stelle befindet.
- Sollte eine Betäubung in stark entzündetem Gebiet nötig sein, kann wegen des dort herrschenden sauren Milieus das Betäubungsmittel aufgrund chemischer Umstände nicht richtig wirken.
- Falls die Aspiration nicht gewissenhaft durchgeführt wurde, ist es nicht ausgeschlossen, dass das Anästhetikum komplett in ein Blutgefäß gespritzt wurde und so am gewünschten Wirkort nicht zur Verfügung steht. Daraus können dann neben der fehlenden Betäubung gravierende Nebenwirkungen für den Patienten resultieren.

Aufgaben

1. Benennen Sie die unterschiedlichen Möglichkeiten der Schmerzausschaltung und bewerten Sie deren Bedeutung (Einsatzhäufigkeit) in Ihrer Zahnarztpraxis.
2. Stellen Sie die verschiedenen Formen der Lokalanästhesie in Form einer Tabelle gegenüber. Tragen Sie dazu deren Besonderheiten und Einsatzmöglichkeiten in die Tabelle ein.
3. Begründen Sie, aus welchem anatomischen Grund bei Behandlungen im Unterkiefer meist eine Leitungsanästhesie zur Schmerzausschaltung nötig ist.
4. Erklären Sie, warum eine Leitungsanästhesie auf der linken Unterkieferseite zur Entfernung von Zahn 31 nicht ausreichend sein kann.
5. Erläutern Sie die Wirkungsweise von Vasokonstringenzien. Welche Vorteile hat die Verwendung, welche Nachteile können entstehen?
6. Erklären Sie einer Patientin, welche Arbeitsschritte bei der intraoralen Leitungsanästhesie notwendig sind. Vermeiden Sie lateinische Fachbegriffe und erklären Sie in verständlicher Form, warum diese Anästhesieform bei ihr notwendig ist.

Anästhesien

Bema-Nr.	Abkürzung	Leistungsbeschreibung
Bema-Nr. 40	I	Infiltrationsanästhesie
Bema-Nr. 41a	L1	Leitungsanästhesie, intraoral
Bema-Nr. 41b	L2	Leitungsanästhesie, extraoral

GOZ-Nr.	Leistungsbeschreibung
GOZ-Nr. 0080	intraorale Oberflächenanästhesie
GOZ-Nr. 0090	intraorale Infiltrationsanästhesie
GOZ-Nr. 0100	intraorale Leitungsanästhesie

Endodontie Teil 1

Bema-Nr.	Abkürzung	Leistungsbeschreibung
Bema-Nr. 25	Cp	indirekte Überkappung zur Erhaltung der Pulpa
Bema-Nr. 26	P	direkte Überkappung zur Erhaltung der freiliegenden Pulpa
Bema-Nr. 27	Pulp	Pulpotomie

GOZ-Nr.	Leistungsbeschreibung
GOZ-Nr. 2330	Maßnahmen zur Erhaltung der vitalen Pulpa bei Caries profunda
GOZ-Nr. 2340	Maßnahmen zur Erhaltung der freiliegenden Pulpa
GOZ-Nr. 2350	Amputation und Versorgung der vitalen Pulpa, einschließlich Exkavieren

Endodontie Teil 2

Bema-Nr.	Abkürzung	Leistungsbeschreibung
Bema-Nr. 28	VitE	Extirpation der vitalen Pulpa, je Kanal
Bema-Nr. 29	Dev	Devitalisierung einer Pulpa einschließlich Verschluss, je Zahn
Bema-Nr. 31	Trep1	Trepanation eines pulpatoten Zahnes
Bema-Nr. 32	WK	Aufbereitung des Wurzelkanalsystems, je Kanal
Bema-Nr. 34	Med	Medikamentöse Einlage, je Zahn
Bema-Nr. 35	WF	Wurzelkanalfüllung, je Kanal

GOZ-Nr.	Leistungsbeschreibung
GOZ-Nr. 2360	Exstirpation der vitalen Pulpa, je Kanal
GOZ-Nr. 2380	Amputation und endgültige Versorgung der avitalisierten Milchzahnpulpa
GOZ-Nr. 2390	Trepanation eines Zahnes
GOZ-Nr. 2400	Elektrometrische Längenbestimmung
GOZ-Nr. 2410	Aufbereitung eines Wurzelkanals, je Kanal
GOZ-Nr. 2420	Zusätzliche Anwendung elektrophysikalisch-chemischer Methoden
GOZ-Nr. 2430	medikamentöse Einlage, je Zahn
GOZ-Nr. 2440	Füllung eines Wurzelkanals, je Kanal

5 Erkrankungen des Endodonts bzw. der Pulpa

Das Innere eines Zahnes – das sogenannte Endodont – ist nicht gänzlich isoliert, sondern kann auf unterschiedliche Reize reagieren. Erkrankungen der Pulpa können daher (je nach äußerem Einfluss) verschiedene Ursachen haben (Bild 1). Am häufigsten werden sie durch Kariesbakterien (bei tiefer Karies), chemische Reize (z. B. durch Füllungsmaterialien), Hitze- oder Kälteeinwirkung sowie mechanische Schädigungen (Schlag, Stoß) ausgelöst und gehen mit einer Entzündungsreaktion einher.

Endodont
das Zahninnere

Pulpa
Zahnnerv, Zahnmark

Definition

Der Bereich der Zahnheilkunde, der sich mit den Erkrankungen der Pulpa sowie deren Behandlungsmöglichkeiten beschäftigt, wird **Endodontie** genannt.

Häufigste Auslöser einer Pulpaentzündung:

- tiefe Karies
- chemische Reize
- Hitze- oder Kälteeinwirkung
- mechanische Schädigungen

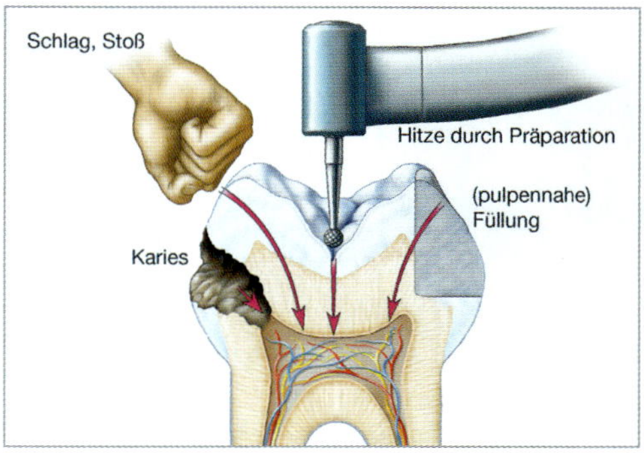

Bild 1: Häufigste Ursachen für die Entstehung einer Pulpitis

5.1 Allgemeine Entzündungsreaktionen

Im Zusammenhang mit den Erkrankungen der Pulpa ist es wichtig zu wissen, was eine Entzündung ist, wie Entzündungen entstehen und welche Formen es gibt.

Definition

Als **Entzündung** wird eine Reaktion des Körpers auf einen äußeren Reiz bezeichnet.

Die Auslöser einer Entzündung sind vielfältig. Häufig handelt es sich um Krankheitserreger (Bakterien, Viren, Pilze, Protozoen, s. LF 3 Kapitel 5.4), aber auch mechanische, chemische und thermische Reize sowie **Allergene** können für entzündliche Reaktionen verantwortlich sein.

Allergen
Substanz, die vom Körper als fremd erkannt und vom Immunsystem bekämpft wird

Alle Entzündungen lösen nahezu identische **Symptome** aus (Bild 2). Wenn beispielsweise eine Wespe zugestochen hat, bemerkt man eine Rötung um den Stich herum, die Region ist geschwollen und warm. Es schmerzt, man kann die Stelle womöglich nicht richtig bewegen. Ähnliche Symptome lösen auch andere Entzündungen aus, z. B. eine Halsentzündung, ein Holzsplitter im Finger oder ein entzündetes Gelenk.

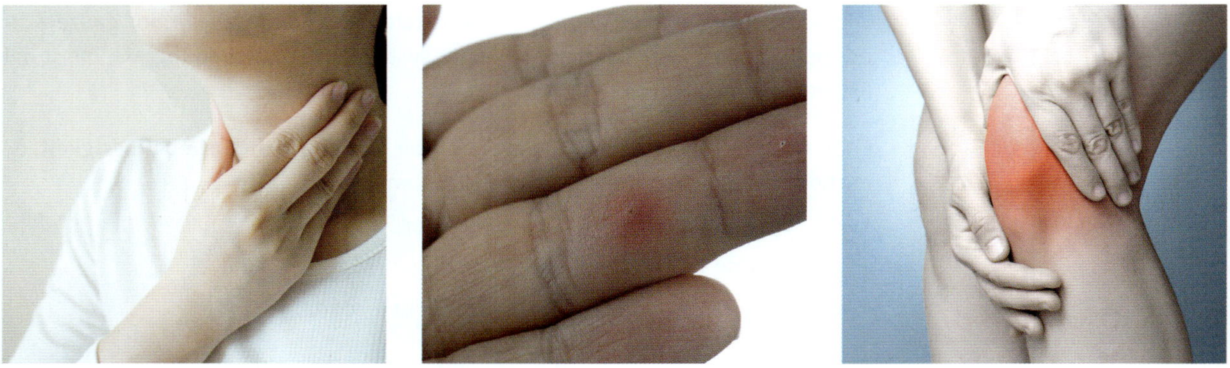

Bild 2: Unterschiedliche Entzündungen – ähnliche Symptome

Kardinalzeichen
Hauptzeichen

lat.
lateinisch

Die typischen Krankheitszeichen einer Entzündung kannten schon die Ärzte vor 3 000 Jahren. Sie werden als **Kardinalzeichen einer Entzündung** bezeichnet:

- Rötung (rubor)
- Schwellung (tumor)
- Wärme (calor)
- Schmerzen (dolor)
- gestörte Funktion (functio laesa)

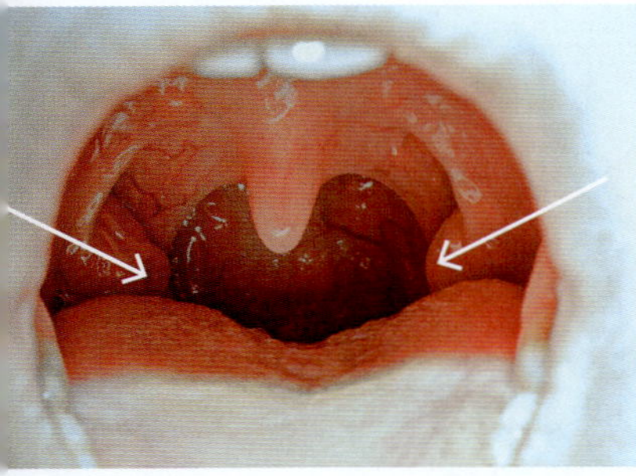

Bild 1: Entzündung der Rachenmandeln (Tonsillitis). Die Kardinalzeichen einer Entzündung sind hier deutlich zu erkennen.

Merke

Rötung, Schwellung, Wärme, Schmerzen und eine gestörte Funktion sind die Kardinalzeichen (Hauptzeichen) aller Entzündungen.

Das „Ziel" einer Entzündung liegt darin, den Körper durch die **Reaktion des Immunsystems** in die Lage zu versetzen, gegen den schädigenden äußeren Reiz vorzugehen. Dies geschieht zunächst durch die Erweiterung der Blutgefäße, um mehr Blut und damit mehr körpereigene Abwehrstoffe (weiße Blutkörperchen) zu der entzündeten Stelle zu transportieren. Durch die vermehrte Durchblutung wird die Stelle rot und gleichzeitig auch wärmer. Die folgende Schwellung wird durch Austritt von Gewebsflüssigkeit verursacht. Sie ist wiederum für die gestörte Funktion der entzündeten Stelle verantwortlich.

5.2 Formen von Entzündungen

akut
unvermittelt, schnell, heftig

chronisch
sich langsam entwickelnd, lang andauernd, milder im Verlauf

Entzündungen im Körper können sehr unterschiedlich verlaufen: Man unterscheidet die schnell und heftig verlaufende **akute** Entzündung von der sich schleichend entwickelnden und häufig lang andauernden **chronischen** Entzündung.

-itis
Endung bei akuter Entzündung

-ose
Endung bei chronischer Entzündung

Die **akute Entzündung** eines Organs wird mit der Endung **-itis** kenntlich gemacht. Daher rührt der Name Pulpitis für eine Entzündung der Pulpa. Weitere akute Entzündungen im Körper sind beispielsweise Hepatitis (Leberentzündung), Gingivitis (Zahnfleischentzündung) und Arthritis (Gelenkentzündung).

Die Endung **-ose** hingegen weist auf eine **chronische Entzündung** hin, wie z. B. Arthrose (chronische Gelenkentzündung), Mukoviszidose (chronische Lungenerkrankung), Arteriosklerose (chronische Gefäßerkrankung).

lokal
auf eine bestimmte Stelle beschränkt

systemisch
den ganzen Körper betreffend

Falls die entzündliche Reaktion nur auf eine Stelle beschränkt ist (wie z. B. bei einem Wespenstich), handelt es sich um eine **lokale Entzündung**. Sollte der ganze Körper betroffen sein, spricht man von einer **systemischen Entzündung**, die meist mit Fieber einhergeht.

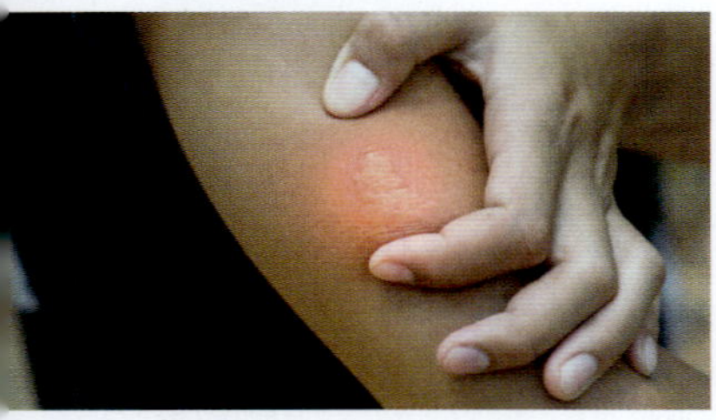

Bild 2: Mückenstich am Arm – eine seröse Entzündung

Entzündungen führen immer zu **vermehrter Bildung von Gewebsflüssigkeit**. Je nachdem, welche Flüssigkeit sich bildet, lassen sich

- die seröse Entzündung (mit eiweißhaltiger Flüssigkeit),
- die fibrinöse Entzündung (mit fibrinhaltiger Flüssigkeit) und
- die eitrige Entzündung (mit vermehrter Eiterbildung)

unterscheiden. Diese sollen im Folgenden kurz beschrieben werden.

5.2.1 Seröse Entzündung

Eine einfache Form der Entzündung ist die meist harmlose **seröse** Entzündung. Sie zeichnet sich dadurch aus, dass **Blutserum** verstärkt aus den Blutgefäßen in das Gewebe austritt. Seröse Entzündungen sind typisch bei Insektenstichen und allergischen Reaktionen (Bild 2, Seite 228).

serös
aus Blutflüssigkeit (Serum) bestehend, wässrig

5.2.2 Fibrinöse Entzündung

Bei größeren Gewebeschädigungen tritt neben Serum auch **Blutplasma** aus den Blutgefäßen aus. Es kommt zur Ausbildung eines sogenannten Fibrinnetzes und es entwickelt sich eine **fibrinöse** Entzündung. Eine typische fibrinöse Entzündung ist die **Diphtherie**, bei der sich weiße Fibrinbeläge auf der Schleimhautoberfläche bilden. Nach der Ausheilung einer fibrinösen Entzündung können Narben zurück bleiben.

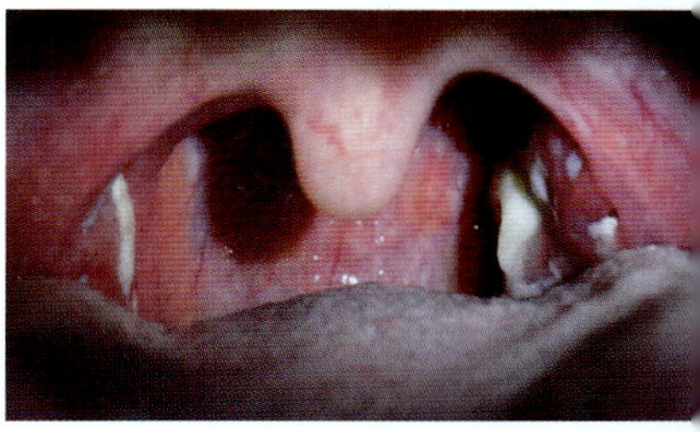

Bild 1: Diphterie ist eine schwere, mitunter tödlich verlaufende Infektionskrankheit der oberen Atemwege

fibrinös
mit Ausscheidung von Fibrin (entsteht bei der Blutgerinnung) verbunden

5.2.3 Eitrige Entzündung

Auslöser für eitrige Entzündungen sind häufig **Staphylokokken** oder **Streptokokken** – also Bakterien. Bei den unterschiedlichen Formen der eitrigen Entzündung kommt es zum Austritt von Leukozyten (weiße Blutkörperchen) aus den Blutgefäßen im Rahmen einer natürlichen Abwehrreaktion des Körpers. Die Leukozyten sind in der Lage, die eingedrungenen Mikroorganismen und die geschädigten Zellen durch **Phagozytose** („Auffressen") zu beseitigen. Dabei entsteht Eiter.

Phagozytose
Auflösung und Unschädlichmachung von Fremdstoffen im Organismus

Definition

Eiter ist eine gelblich, dickflüssige Ausscheidung, die sich bei einer Entzündung bildet.

Neben weißen Blutkörperchen, Blutserum und abgestorbenen Geweberesten befinden sich zudem sehr viele Bakterien im Eiter (**Pus**).

Pus
lateinischer Fachbegriff für Eiter

Definition

Streptokokken und **Staphylokokken** sind (eiterbildende) Bakterien.

Es gibt verschiedene Erscheinungsbilder einer eitrigen Entzündung.

Furunkel

Ein Furunkel ist eine **Entzündung eines Haarbalgs**. Furunkel können demnach nur an Stellen entstehen, an denen Haare wachsen (Bild 2).

Durch hormonelle Umstellungen während der Pubertät ist die Haut in diesem Zeitraum besonders anfällig für bakterielle Entzündungen, die sich dann als eitergefüllter Pickel oder entzündeter Haarbalg zeigen. Furunkel im Gesichtsbereich sind gefährlich, da sich die Erreger über die Blutbahn unter Umständen bis zum Gehirn ausbreiten und dort z. B. eine Hirnhautentzündung **(Meningitis)** auslösen können.

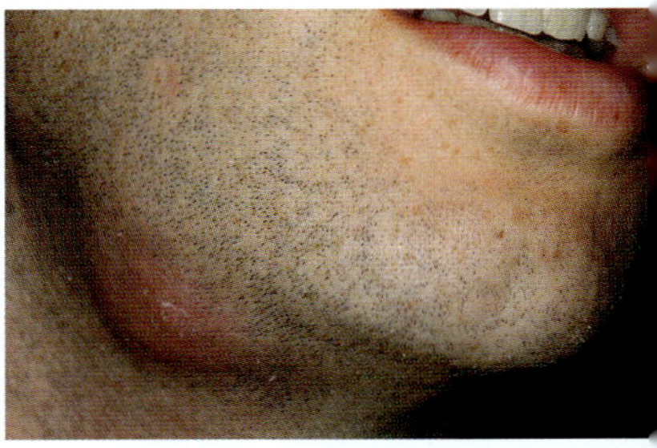

Bild 2: Furunkel

Meningitis
Hirnhautentzündung

Abszess

Als Abszess wird eine **abgeschlossene Eiteransammlung** im Gewebe bezeichnet. Auslöser hierfür sind ebenfalls Bakterien. Abszesse können sich überall im Körper bilden. Oft ist die Haut bzw. Schleimhaut betroffen (Bild 1 Seite 230), da sie als Schutzhülle um den Körper zuerst Kontakt mit Krankheitserregern hat.

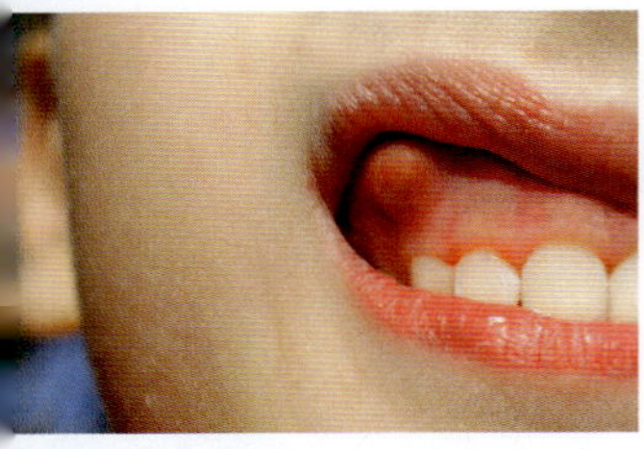

Bild 1: Abszess im Oberkiefer

Praxisinfo

Abszesse sind im Mund- und Kieferbereich ein häufiges Krankheitsbild. Auslöser sind meist Entzündungen der Pulpa oder Entzündungen des Zahnhalteapparats durch tiefe Zahnfleischtaschen. Die Therapie liegt darin, dem Eiter eine Abflussmöglichkeit durch die Eröffnung des Zahnes (**Trepanation**) zu ermöglichen oder eine Eröffnung des Abszesses durch einen Schnitt in die betroffene Schleimhaut (**Inzision**) durchzuführen. Die zusätzliche Gabe von Antibiotika gegen die bakterielle Entzündung richtet sich nach dem Allgemeinzustand des Patienten und ist meist nur bei großen Abszessen notwendig.

Trepanation
Eröffnung (der Pulpakammer)

Inzision
operativer Einschnitt

Phlegmone

Bei ungenügender Abwehrkraft des Körpers kann sich eine bakterielle Entzündung ungehindert im Gewebe ausbreiten. Diese nicht abgegrenzte Ausbreitung einer eitrigen Entzündung im Gewebe wird Phlegmone genannt (Bild 2).

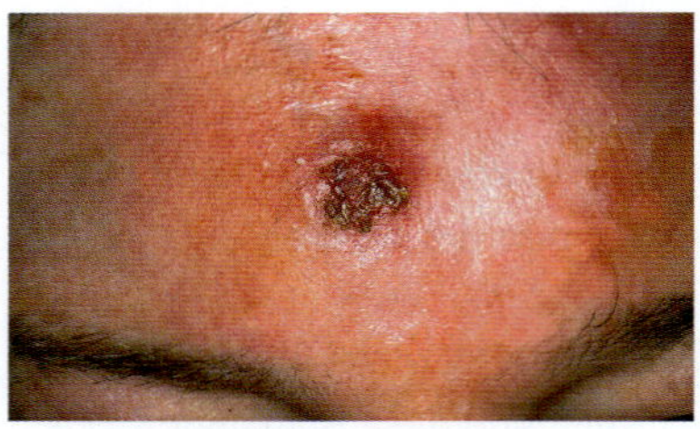

Bild 2: Phlegmone an der Stirn

Phlegmonen können als Folge von unbehandelten Abszessen entstehen, aber auch durch kleine Verletzungen. Die großflächige, nicht abgegrenzte Ausbreitung von Eiter ist eine äußerst ernstzunehmende Erkrankung und kann durch eine folgende **Sepsis** (umgangssprachlich Blutvergiftung) lebensbedrohlich werden.

Sepsis (Blutvergiftung)
gefährliche systemische Entzündungsreaktion des Körpers

Empyem

Sammelt sich der Eiter bei einer eitrigen Entzündung **in einer schon vorhandenen Körperhöhle** an, z. B. der Kieferhöhle, so spricht man von einem Empyem.

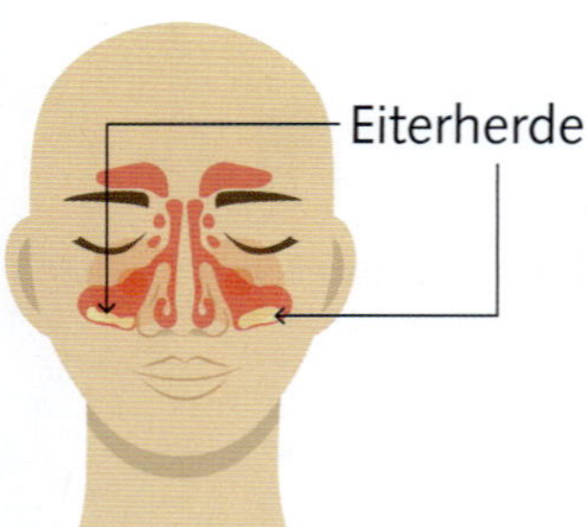

Bild 3: Eiter in der Kieferhöhle

Ein Kieferhöhlenempyem kann durch Infektionen der Nase oder der Zähne hervorgerufen werden. Im Röntgenbild ist die Flüssigkeitsansammlung in Form von Eiter gut zu erkennen (Bild 3). Neben allgemeinen Krankheitssymptomen hat der betroffene Patient einen charakteristischen Schmerz beim Vornüberbeugen.

Definition

Furunkel: entzündeter Haarbalg

Abszess: abgekapselte Eiteransammlung

Phlegmone: nicht abgekapselte Eiteransammlung

Empyem: Ansammlung von Eiter in einer schon vorhandenen Körperhöhle

5.3 Pulpitis – Entzündung der Pulpa

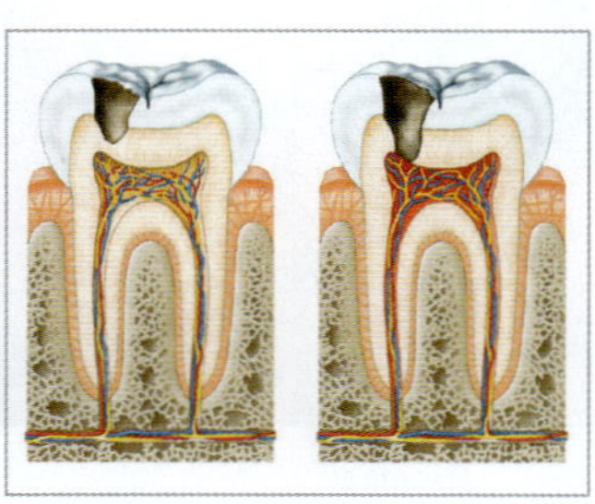

Bild 4: Fortschreitende Caries profunda, Pulpitis serosa

Als Pulpitis wird eine Entzündung der **Pulpa** bezeichnet, die meist durch eine tiefe Karies (Caries profunda, Bild 4) ausgelöst wird und, sofern keine rechtzeitige Behandlung erfolgt, in den unten genannten Phasen abläuft.

Pulpa
Zahnmark

Je nach Entzündungsstadium der Pulpa leidet der Patient unter verschiedenen, unterschiedlich starken Schmerzen. Diese strahlen auf Kälte- oder Hitzereize hin häufig in den Ober- bzw. Unterkiefer aus. Ebenso kann der Patient pochende Beschwerden haben und starke Schmerzen bei Kaubelastung verspüren.

Praxisinfo

Neben einer tiefen Karies können auch andere Gründe als Ursache für eine Pulpitis in Betracht kommen. Sollte bei einem Schlag oder bei einem Unfall die Blutversorgung der Pulpa vermindert werden oder zahnärztliche Maßnahmen wie die Präparation eines Zahnes ohne ausreichende Kühlung erfolgen, kann sich die Pulpa entzünden und dann als direkte Folge sogar absterben.

Eine Pulpitis kann demnach durch verschiedene Faktoren ausgelöst werden. Ihr Verlauf stellt sich in der Regel in den folgenden Phasen dar:

Pulpitis serosa

Aufgrund eines Entzündungsreizes (z. B. eindringende Bakterien) wird die Pulpa vermehrt durchblutet. Dies wird Hyperämie genannt. Daraufhin tritt Blutserum ins Pulpagewebe über (Bild 1). Es entwickelt sich zunächst eine **wässrige Pulpaentzündung (Pulpitis serosa)**.

Typischerweise bemerkt der Patient eine Überempfindlichkeit des Zahnes gegenüber heißen und kalten Temperaturreizen.

In dieser Phase ist unter Umständen noch eine Ausheilung möglich. Man spricht dann von einer **reversiblen** Pulpitis, die keine Wurzelkanalbehandlung nach sich zieht.

Pulpitis purulenta

Aus der anfänglichen Pulpitis serosa kann eine eitrige Entzündung (**Pulpitis purulenta,** Bild 1) resultieren, die sich zuerst im Bereich der Kronenpulpa und danach im gesamten Pulpagewebe ausbreitet.

Der Patient verspürt eine zunehmende Empfindlichkeit des Zahnes auf Wärmereize sowie eine beginnende Aufbissempfindlichkeit bei Belastung.

Da diese Entzündung nicht mehr ausheilt, spricht man von einer **irreversiblen** Pulpitis. Eine Wurzelkanalbehandlung muss eingeleitet werden.

Praxisinfo

Eine irreversible Pulpitis kann sich als **chronische Pulpitis** über Jahre hinziehen. Dabei stirbt die Pulpa, z. B. nach der Präparation eines Zahnes für eine Krone, manchmal erst nach 5 bis 10 Jahren ab.

Pulpanekrose

Das Endstadium einer irreversiblen Pulpitis ist die **Pulpanekrose**. Das Pulpagewebe ist dann abgestorben (Seite 250, Bild 1).

Sollte die Pulpa zudem bakteriell zersetzt werden, handelt es sich um eine **infizierte Nekrose** (Pulpagangrän, Bild 2). Der Patient hat sehr starke Beschwerden, der Zahn ist klopf- und aufbissempfindlich und fühlt sich für den Patienten „zu hoch" an. Die Vitalitätsprobe ist negativ, die Perkussionsprobe ist positiv (siehe dazu Kapitel 7.1, Seite 237).

Praxisinfo

Diese ganz typischen Beschwerden bei der infizierten Nekrose rühren daher, dass sich Fäulnisgase entwickeln, die (falls der Zahn noch verschlossen ist) nur über

Hyperämie
vermehrte Durchblutung

Pulpitis serosa
wässrige Pulpaentzündung

reversibel
rückführbar, umkehrbar

Pulpitis purulenta
eitrige Pulpaentzündung

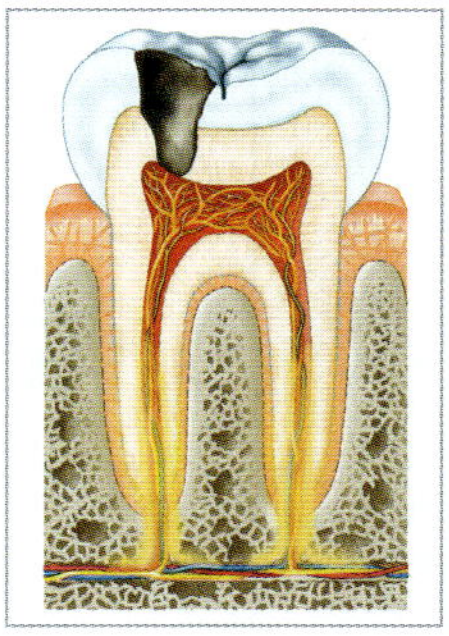

Bild 1: Pulpitis purulenta

Perkussionsprobe
Beklopfen des Zahnes, z. B. mit einem Mundspiegelgriff

irreversibel
unumkehrbar

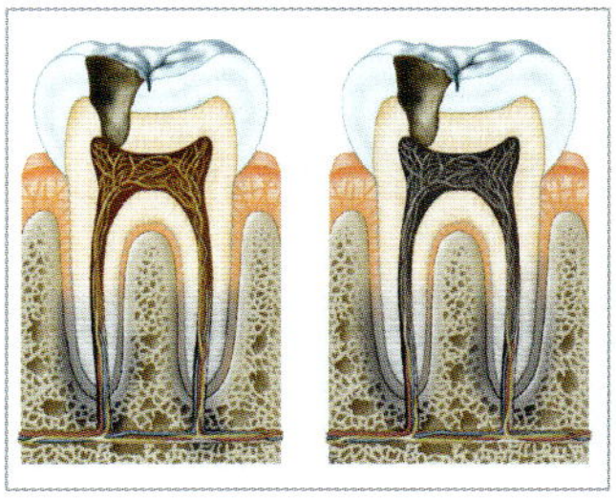

Bild 2: Pulpanekrose und Pulpagangrän

Nekrose
Gewebstod

Pulpanekrose
abgestorbene Pulpa

Pulpagangrän
infizierte abgestorbene Pulpa

das Loch in der Wurzelspitze entweichen können und so zu einem „pochenden Druckgefühl" führen. Erste Therapiemaßnahme zur sofortigen Linderung der Beschwerden stellt die Eröffnung (Trepanation) des betreffenden Zahnes dar (siehe Kapitel 7.3).

apikale Parodontitis
Entzündung des Zahnhalteapparates der Wurzelspitze

▶ Aufhellung
siehe LF 12, Kap. 2.1

Die Bakterien und ihre Stoffwechselprodukte, die im Falle einer infizierten Nekrose ständig aus dem Wurzelkanalsystem in das Gewebe des **Zahnhalteapparates** eindringen, führen zu einer Zahnbettentzündung an der Wurzelspitze **(apikale Parodontitis)**, aus der sich unter Umständen ein Abszess entwickeln kann. Das Entzündungsgewebe ist auf dem Röntgenbild als schwarzer Schatten rund um die Wurzelspitze zu sehen als sogenannte apikale **Aufhellung** (Bild 1).

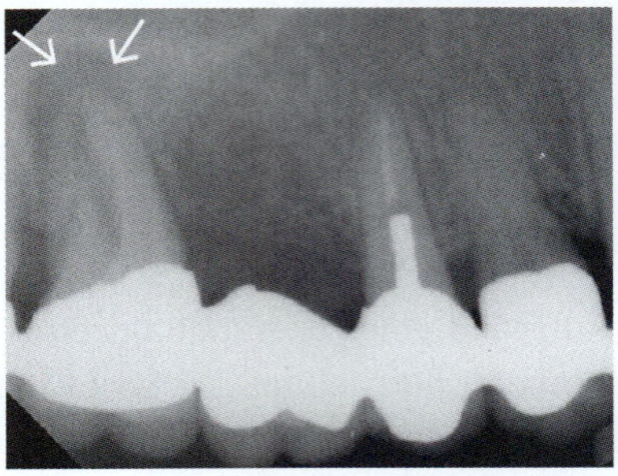

Bild 1: Apikale Parodontitis bei 17, Aufhellung im Röntgenbild

Merke

Dunkle Bereiche auf Röntgenbildern werden Aufhellung genannt, helle Bereiche Verschattung.

Praxisinfo

Eine chronische apikale Parodontitis kann den Körper auch dann belasten, wenn der Patient nichts davon spürt. Ausgehend von der apikalen Parodontitis können bakterielle Stoffwechselprodukte, Toxine und auch Bakterien in den Körperkreislauf gelangen, sich so verbreiten und an anderen Stellen zu Krankheitserscheinungen führen. Die Medizin spricht in diesem Falle von **Fokalerkrankungen** (Herderkrankungen). Die ursprüngliche auslösende Entzündung wird als **Fokus** (Herd) bezeichnet.

Fokalerkrankung
Herderkrankung

Fokus
Herd

Es kommt auch vor, dass das Pulpagewebe abstirbt, ohne dass es zu einer bakteriellen Zersetzung kommt. In diesem Fall spricht man von einer **nicht infizierten Nekrose**, die sich häufig als „Zufallsbefund" darstellt, weil sie von dem Patienten als symptomlos erlebt wird. Gleichwohl ist auch in diesem Fall eine Wurzelkanalbehandlung einzuleiten.

Aufgaben

1. Beschreiben Sie den Unterschied zwischen einer akuten und einer chronischen Entzündung.
2. Nennen Sie mögliche Auslöser einer Entzündung.
3. Zählen Sie die charakteristischen Symptome von Entzündungen auf. Überlegen Sie, wie man sich diese typischen Entzündungszeichen anhand eines Beispiels gut einprägen könnte. Entwerfen Sie eine Merkhilfe.
4. Beschreiben Sie, inwiefern sich die verschiedenen eitrigen Entzündungen bezüglich der Lokalisation und Ausbreitung voneinander unterscheiden.
5. Charakterisieren Sie den Begriff Pulpitis und nennen Sie mögliche Auslöser für diese Erkrankung.
6. Stellen Sie dar, welche verschiedenen Formen eine Pulpitis annehmen kann.
7. Nennen Sie weitere Krankheitsbilder, die sich aus einer nicht behandelten Pulpitis ergeben können.

6 Therapiemaßnahmen zur Vitalerhaltung der Pulpa

Je nach Zustand der Pulpa bzw. dem Beschwerdebild des Patienten wird der behandelnde Zahnarzt bei der Untersuchung feststellen, ob der betreffende Zahn vital erhalten werden kann oder nicht. Dementsprechend schließen sich entweder Therapiemaßnahmen zur Vitalerhaltung der Pulpa an, die in diesem Kapitel vorgestellt werden, oder es wird eine Wurzelkanalbehandlung eingeleitet, bei der die Pulpa entfernt wird (siehe Kapitel 7)

Praxisinfo

Zwecks Diagnosestellung und Behandlungsplanung ist es äußerst wichtig, die genauen Beschwerden des Patienten zu erfragen. Manchmal muss sogar die Behandlung für einige Tage verschoben werden, bis der Patient den betroffenen Zahn eindeutig benennen kann, da **pulpitische** Schmerzen in andere, nicht betroffene Kieferregionen ausstrahlen können. Die allermeisten Beschwerden endodontischen Ursprungs lassen sich durch die Vorgeschichte des Zahnes erklären.

pulpitisch
von der Pulpa ausgehend

Falls sich eine Karies in unmittelbarer Nähe der Pulpa befindet, besteht bei der Kariesentfernung häufig die Gefahr der Nervschädigung. Um dies zu vermeiden, hat der Zahnarzt in bestimmten Fällen die Möglichkeit, den betreffenden Zahn trotz tiefer Karies (**Caries profunda**, Bild 1) **vital** zu erhalten. Mögliche Maßnahmen in so einem Fall sind die indirekte bzw. direkte Überkappung sowie die sogenannte Pulpotomie.

Caries profunda
tiefe, pulpennahe Karies

vital
lebend

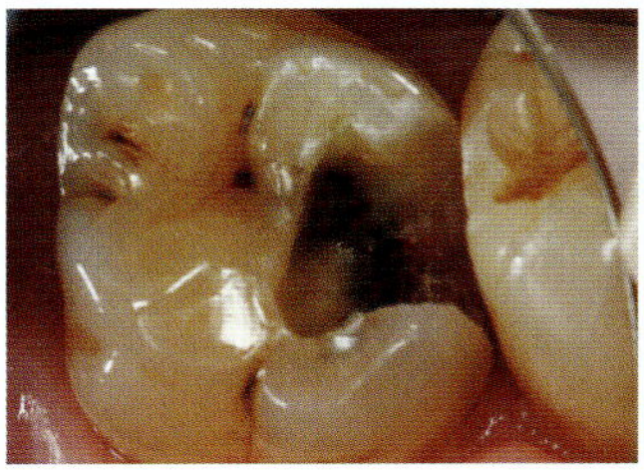

Bild 1: Zahn mit Caries profunda

6.1 Indirekte Überkappung

Bei einer tiefen Karies ist oft auch das Dentin direkt oberhalb der Pulpa kariös. Während der vorsichtigen Entfernung der Karies wird die Nervhöhle zwar **nicht eröffnet**, die Dentinschicht aber häufig so ausgedünnt, dass die durchblutete Pulpa schon (rötlich) durchschimmert. In einem solchen Fall wird als Behandlungsmaßnahme eine indirekte Überkappung durchgeführt.

Zum Schutz des gefährdeten Zahnnervs bringt der behandelnde Zahnarzt ein kalziumhydroxidhaltiges Medikament (chemisch: $Ca(OH)_2$) auf die dünne Dentinschicht auf. Es soll die Odontoblasten der Pulpa zur Bildung von Tertiärdentin anregen. Gelingt dies, wird die Dentinschicht über der Pulpa wieder dicker werden und kann diese so vor schädigenden Reizen ausreichend schützen.

Praxisinfo

Stichwort Dentin

Grundsätzlich lassen sich drei verschiedene Dentinarten unterscheiden. Als primäres Dentin wird das Dentin bezeichnet, das während der Zahnentwicklung entsteht. Da **Odontoblasten** ein Leben lang aktiv bleiben, können diese auch nach der Bildung des **Primärdentins** weiterhin Dentin bilden. Dieses Dentin wird dann als **Sekundärdentin** bezeichnet – es ähnelt vom Aufbau her dem Primärdentin. Dentin, das auf einen äußeren Reiz hin entsteht, heißt **Tertiärdentin** oder auch Reizdentin. Solch ein äußerer Reiz kann eine tiefe Karies sein. Aber auch Zähneknirschen sowie thermische oder chemische Reize können zur Bildung von Tertiärdentin führen.

Odontoblasten
Zellen, die Dentin bilden

Primärdentin
Erstdentin während der Zahnentwicklung

Sekundärdentin
lebenslang gebildetes Dentin

Tertiärdentin
Dentin, das auf einen Reiz hin gebildet wird

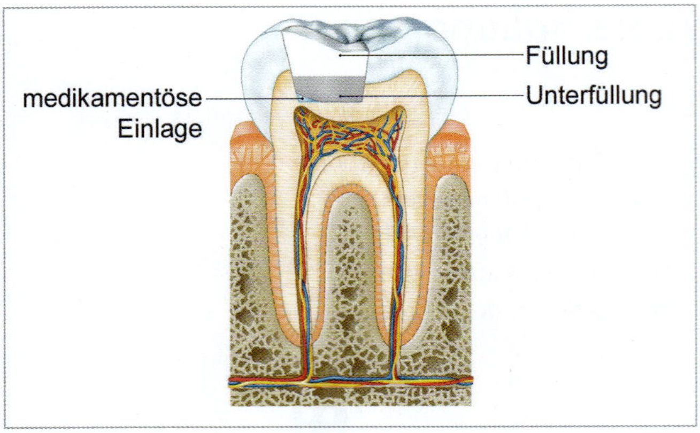

Bild 1: Indirekte Überkappung

Kavität
Hohlraum, gebohrtes Loch

Behandlungsschritte bei der indirekten Überkappung (Bild 1):

- ggf. Lokalanästhesie
- Kavitätenpräparation
- Kariesentfernung
- kalziumhydroxidhaltiges Medikament einlegen
- evtl. mit Unterfüllung abdecken
- provisorische oder definitive Füllung

Falls bei vollständiger Kariesentfernung die Gefahr der Pulpaeröffnung besteht, kann es manchmal notwendig werden, kariös verändertes Dentin noch für einen gewissen Zeitraum in der **Kavität** zu belassen. Auch in diesem Fall wird ein kalziumhydroxidhaltiges Medikament eingelegt und der Zahn zunächst mit einer **provisorischen Füllung** dicht verschlossen. Wie bereits beschrieben, soll das Medikament die Dentinschicht wieder dicker wachsen lassen. Bei einem späteren Termin kann das restliche kariös veränderte Dentin dann gefahrloser beseitigt werden.

Merke

Die Caries-profunda-Behandlung wird in der Praxis mit Cp abgekürzt.

Praxisinfo

Falls der Zahn schon vor der Behandlung schmerzt, die verbleibende Dentinschicht über der Pulpa nur sehr dünn ist bzw. noch kariöses Dentin in der Kavität verbleibt, so ist der Erfolg dieser Behandlung unwahrscheinlich.

Unabhängig davon, ob die Behandlung in einem oder in zwei Schritten erfolgt, nennt man diese Maßnahme auch **Caries-profunda-Behandlung**, in der Praxis häufig abgekürzt mit „Cp".

Definition

Die **indirekte Überkappung** ist eine Maßnahme zur Vitalerhaltung der gefährdeten, aber noch nicht eröffneten Pulpa durch Auflegen eines Medikamentes ($Ca(OH)_2$), das die Bildung von Tertiärdentin anregen soll.

6.2 Direkte Überkappung

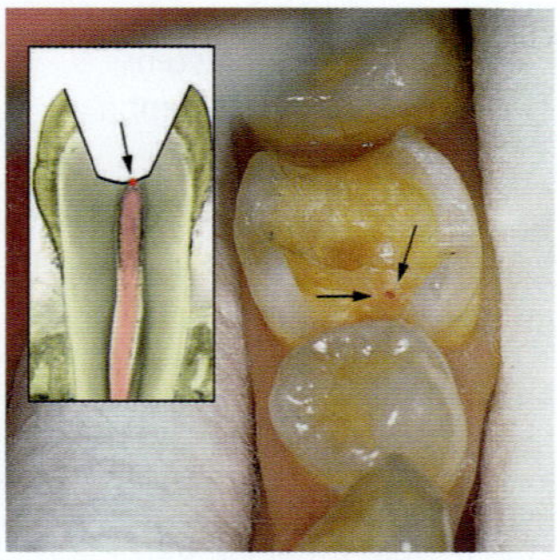

Bild 2: Punktförmig eröffnete Pulpa

Wenn die Pulpa bei einem Unfall oder bei einer Kariesentfernung eröffnet wird (Bild 2), kann die Ausheilung des Dentindefektes durch Auflegen eines kalziumhydroxidhaltigen Medikamentes angeregt werden. Diese Behandlung wird als direkte Überkappung bezeichnet.

Dazu deckt der behandelnde Zahnarzt die eröffnete Pulpa dünn und drucklos mit Kalziumhydroxid ($Ca(OH)_2$) ab. Ähnlich wie bei der indirekten Überkappung sollen die Odontoblasten neues Dentin bilden und so die (höchstens punktförmige) Eröffnung wieder schließen. Eine eröffnete, vitale Pulpa lässt sich optisch gut an einem Blutungspunkt erkennen.

Behandlungsschritte bei der direkten Überkappung (Bild 1):

- ggf. Lokalanästhesie
- Kavitätenpräparation
- Kariesentfernung in absoluter Pulpanähe, Pulpa wird dabei (unabsichtlich) punktförmig eröffnet
- kalziumhydroxidhaltiges Medikament auf die eröffnete Pulpa auftragen
- mit Unterfüllung abdecken
- provisorische oder definitive Füllung

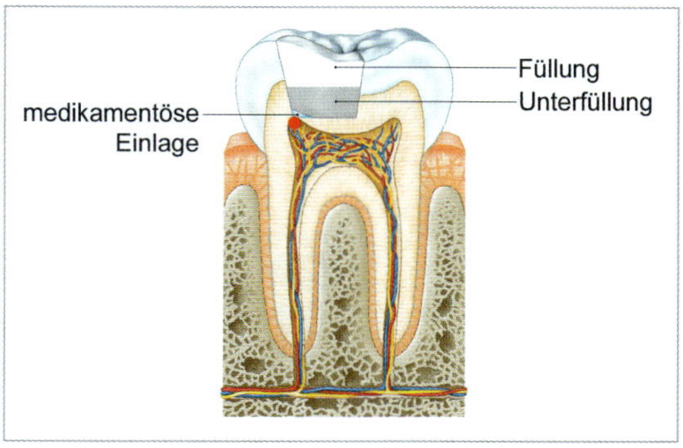

Bild 1: Direkte Überkappung: Pulpa ist punktförmig eröffnet

Definition

Die **direkte Überkappung** ist eine Maßnahme zur Vitalerhaltung einer punktförmig eröffneten Pulpa. Auch bei dieser Behandlung wird ein Medikament auf die Pulpa aufgetragen, das die Bildung von Tertiärdentin anregt.

Praxisinfo

Diese Maßnahme ist nur sinnvoll, wenn die Pulpa lediglich punktförmig (das heißt ca. sondenspitzengroß) eröffnet ist. Weiterhin muss der Zahn um die eröffnete Stelle herum kariesfrei und die Pulpa entzündungsfrei sein. Daher ist sorgfältig abzuwägen, ob eine direkte Überkappung überhaupt erfolgversprechend ist, weil sich das unter Umständen schon geschädigte Pulpagewebe häufig akut oder chronisch entzündet und – manchmal erst nach Jahren – abstirbt. Regelmäßige Vitalitätsprüfungen des Zahnes sind deswegen notwendig. Die Chancen auf Erfolg dieser Behandlung sind bei jugendlichen Patienten deutlich erhöht.

6.3 Pulpotomie

Als Pulpotomie wird die Entfernung der **Kronenpulpa** (oberer Teil der Pulpa) bezeichnet.

Mithilfe dieser Maßnahme soll ein Zahn mit einer großflächig eröffneten Pulpa gerettet werden. Die Pulpotomie wird daher vor allem bei kariös zerstörten Milchzähnen angewendet, um deren wichtige Platzhalterfunktion für die darauffolgenden bleibenden Zähne sicherzustellen (siehe LF 4, Kapitel 1.1).

Wurzelpulpa
Pulpa in den Wurzelkanälen

Auch bei (häufig unfallbedingt) eröffneten jugendlichen Zähnen mit nicht abgeschlossenem Wurzelwachstum kann dieses Verfahren sinnvoll sein. Ziel in beiden Fällen ist, die **Wurzelpulpa** vital zu erhalten.

Bei einer Pulpotomie wird der obere Teil der Pulpa mit sterilen Instrumenten entfernt und die Restpulpa nach sorgfältiger Blutstillung mit einem kalziumhydroxidhaltigen Medikament abgedeckt). Das auf die Pulpawunde aufgelegte Medikament soll die beim jugendlichen Patienten noch sehr aktiven Odontoblasten zur Bildung von Tertiärdentin zum Verschluss der Pulpawunde anregen. Bei der Behandlung wird nur das Gewebe der Kronenpulpa entfernt. Ziel der Behandlung ist die Vitalerhaltung der Restpulpa, damit das Wurzelwachstum normal beendet werden kann.

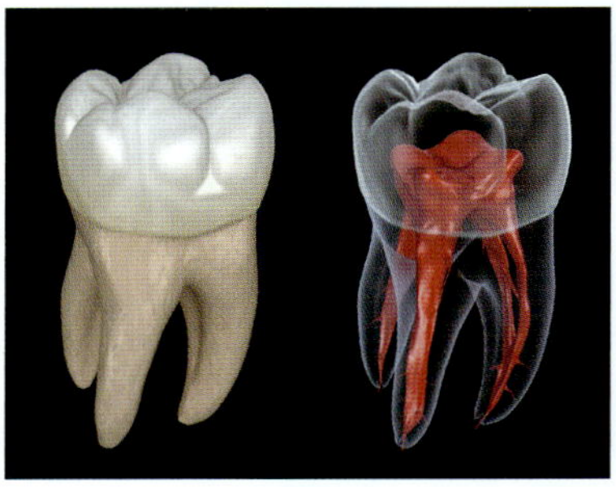
Bild 2: Kronen- und Wurzelpulpa

symptomlos
ohne Krankheitszeichen, ohne Beschwerden

Koagulum
Blutpfropf

Definition

Die Pulpotomie wird häufig auch als Vitalamputation bezeichnet, da ein lebender (vitaler) Teil eines Gewebes entfernt (amputiert) wird. Das Ziel ist die Vitalerhaltung der Wurzelpulpa.

Paxisinfo

Eine Voraussetzung für die Behandlung ist, dass der betreffende Milchzahn oder jugendliche Zahn vorher **symptomlos**, d. h. nicht schmerzhaft, gewesen sein darf. Röntgenaufnahmen vor der Behandlung sowie ca. 1/2 Jahr und 1 Jahr später geben Aufschluss darüber, ob sich das Wurzelwachstum weiterhin normal vollzieht. Die verbliebende Restpulpa sollte regelmäßig auf Vitalität überprüft werden. Falls es im Rahmen der Pulpotomie nicht möglich ist, die Blutung zu stillen, sollte der Zahn entfernt werden. Denn ansonsten kann sich ein **Koagulum** (Blutpfropf) bilden und den Erfolg der Maßnahme gefährden.

Behandlungsablauf bei der Pulpotomie (Bild 1):

- Untersuchung des betreffenden Zahnes
- evtl. Röntgenaufnahme
- Lokalanästhesie
- Entfernung der Kronenpulpa mit sterilen Instrumenten
- Blutstillung
- Auflegen eines z. B. kalziumhydroxidhaltigen Medikaments
- Unterfüllung
- provisorische oder definitive Füllung, ggf. Michzahnkrone

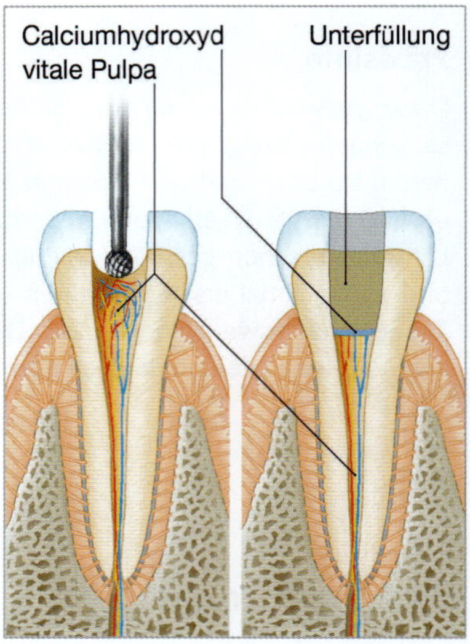

Bild 1: Pulpotomie, Behandlungsschritte

Aufgaben

1. Erläutern Sie den Unterschied zwischen einer indirekten und einer direkten Überkappung und beschreiben Sie den jeweiligen Behandlungsablauf.
2. Nennen Sie Behandlungssituationen, in denen eine Pulpotomie erfolgversprechend sein kann.

7 Behandlungsablauf einer Wurzelkanalbehandlung

Wenn die Pulpa so stark geschädigt ist, dass sie nicht mehr vital erhalten werden kann, muss sie entfernt werden. Der Wurzelkanal sowie die Pulpahöhle in der Zahnkrone sind nach der Behandlung bakteriendicht zu verschließen, um eine Infektion des **periapikalen** Knochens zu verhindern. Die Wurzelkanalbehandlung dient dazu, die Entfernung des geschädigten Zahnes zu vermeiden und ist demzufolge eine zahnerhaltende Therapie.

periapikal
rund um die Wurzelspitze gelegen

Definition

Alle Maßnahmen zur Vorbereitung und zum Legen einer Wurzelfüllung werden unter dem Begriff Wurzelkanalbehandlung zusammengefasst.

Praxisinfo

Obwohl der Begriff „Wurzelkanalbehandlung" fachlich korrekter ist, wird im alltäglichen Sprachgebrauch in der Praxis und in der Kommunikation mit dem Patienten in der Regel zu „Wurzelbehandlung" abgekürzt. Gemeint ist in beiden Fällen dieselbe Behandlung.

Der typische **Behandlungsablauf** einer Wurzelkanalbehandlung sieht wie folgt aus:

- Untersuchung des Zahnes einschließlich einer Vitalitätsprobe und Perkussionsprobe
- Röntgenbild (Ausgangsaufnahme) zur Feststellung des Wurzelverlaufs und möglicherweise vorhandener Knochenveränderungen
- Anästhesie des betreffenden Zahnes
- Kofferdam (zur absoluten Trockenlegung)
- Trepanation (Eröffnung) des Zahnes
- Exstirpation (Entfernung) der Pulpa
- Längenbestimmung des Wurzelkanals
- Kanalspülungen zur Reinigung und Desinfektion
- Erweitern des Wurzelkanals (manuell und/oder maschinell)
- evtl. zwischenzeitliche medikamentöse Einlage
- Füllung des Wurzelkanals mit Guttapercha und Wurzelfüllzement
- Röntgenbild zur Kontrolle
- Verschluss der Kavität

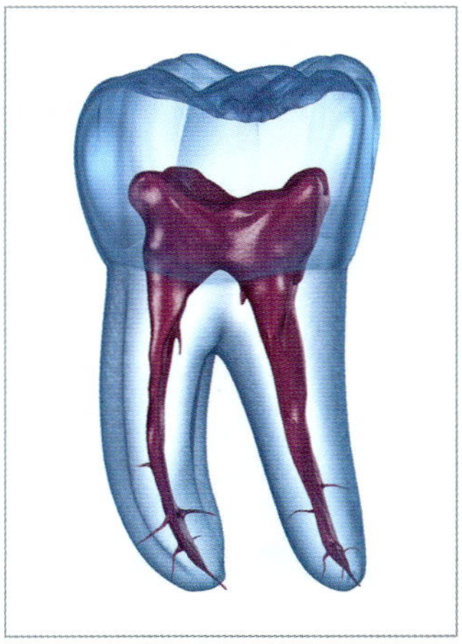

Bild 1: Wurzelkanal und Seitenkanäle

Die wichtigsten Schritte dieses Behandlungsablaufs sowie die dazu nötigen Instrumente und eventuelle Besonderheiten oder Komplikationen werden in folgendem Kapitel genauer beschrieben.

7.1 Untersuchung des Zahnes (Vitalitäts- und Perkussionsprobe, Röntgendiagnostik)

Eine allgemeine Untersuchung ist vor Einleitung einer Wurzelkanalbehandlung sehr wichtig und bringt Hinweise darüber, in welchem (Entzündungs-)Zustand sich die Pulpa befindet und ob der Zahnerhalt mittels Wurzelkanalbehandlung möglich und erfolgversprechend ist.

Vitalitätsprüfung

Im Rahmen der allgemeinen Untersuchung wird zunächst eine Vitalitätsprüfung durchgeführt. Vitalitätsprüfungen lassen sich mit Kältespray (auf einem Watte- bzw. Schaumstoffpellet (Bild 1), oder einem elektrischen Pulpentester durchführen (Bild 2). Die Vitalitätsprobe sagt aus, ob der Nerv auf Kälte reagiert.

vital
lebend, lebendig

Eine positive Vitalitätsprobe ist ein Zeichen dafür, dass der Zahnnerv noch **vital** ist. Verspürt der Patient keinen Kältereiz, so kann die Pulpa schon abgestorben sein.

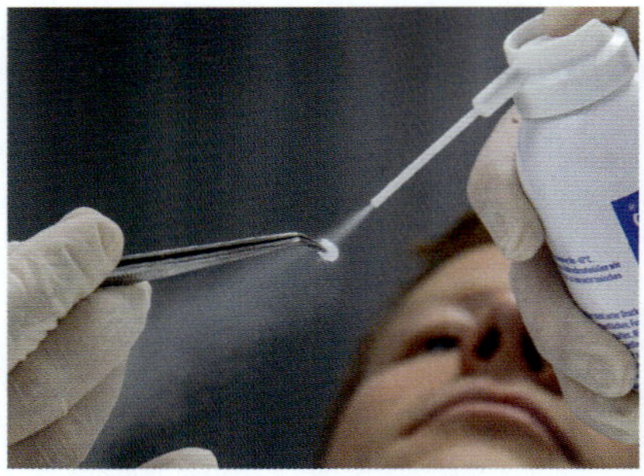

Bild 1: Vitalitätsprobe mit Kältespray

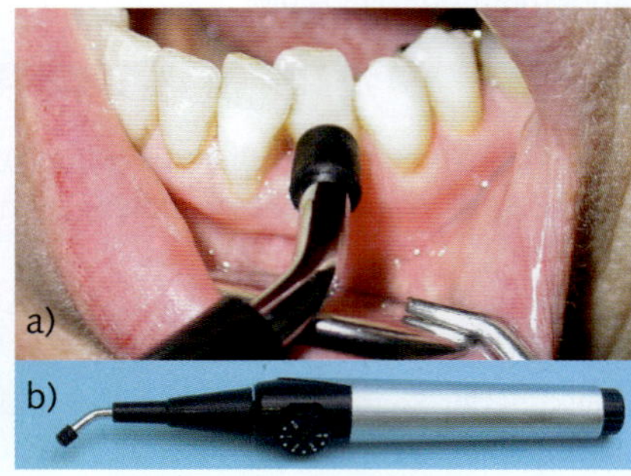

Bild 2: Elektrischer Sensibilitätstest, a) am Patienten, b) Pulpentester

Praxisinfo

Die sichere Beurteilung der Vitalität kann bei einem überkronten Zahn erschwert sein, da durch die Krone die Kälte nicht bis zur Pulpa vordringt und so auch keinen Kältereiz auslöst. Dies ist ebenso der Fall, wenn sich bei älteren Patienten der Zahnnerv durch zunehmende Verkalkung des Wurzelkanals schon stark zurückgezogen hat. Bei mehrwurzligen Zähnen kann es vorkommen, dass der Nerv nur in einer Wurzel abgestorben, in der anderen Wurzel aber noch vital ist. Daher ist es ratsam, diese Zähne an mehreren Stellen zu testen, um die Diagnose abzusichern.

Perkussionsprobe

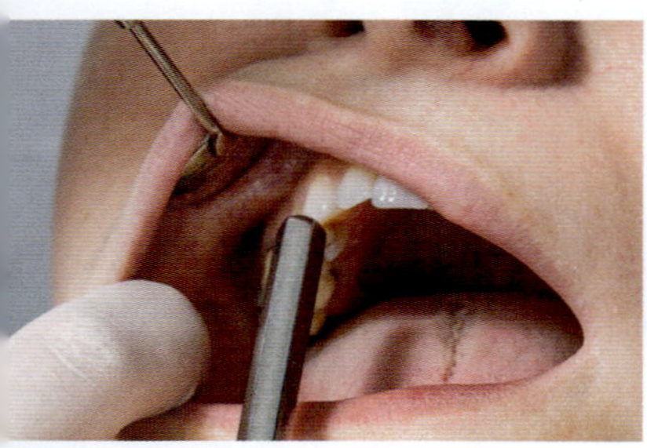

Bild 3: Perkussionsprobe

Zur Erstbeurteilung des Zahnes vor einer Wurzelkanalbehandlung gehört auch immer ein Klopftest – die sogenannte Perkussionsprobe. Der Zahnarzt führt diesen mit einem metallischen Gegenstand durch, z. B. einem Mundspiegelgriff (Bild 3). Der Klopftest gibt Hinweise darauf, ob sich eine Entzündung an der Wurzelspitze befindet.

Ein positiver, d. h. schmerzhafter Perkussionstest, kommt häufig bei Zähnen vor, deren Vitalitätsprobe negativ ist. Der Grund hierfür liegt darin, dass sich wegen des abgestorbenen Zahnnervs eine Entzündung um die Wurzelspitze gebildet hat (apikale Parodontitis). Der Patient verspürt daher Schmerzen beim Beklopfen der Kaufläche sowie auch beim Kauen.

Praxisinfo

Die Perkussionsprobe gibt keinen Hinweis auf die Vitalität des Zahnes. Eine positive Perkussionsprobe weist zwar auf einen abgestorbenen Zahnnerv mit Veränderungen an der Wurzelspitze hin – es kann aber genauso möglich sein, dass der Zahn durch eine zu hohe Füllung oder Krone empfindlich reagiert oder eine **Parodontitis** für eine Aufbissempfindlichkeit verantwortlich ist. Vor der Einleitung einer Wurzelkanalbehandlung aufgrund von Klopf- oder Aufbissempfindlichkeit sind daher die okklusalen und parodontalen Verhältnisse zu überprüfen.

Parodontitis
Entzündung des Zahnhalteapparats

Röntgenbild (Ausgangsaufnahme)

Ein Röntgenbild vor Beginn der Wurzelkanalbehandlung ist unverzichtbar, gibt es doch Aufschluss darüber, ob eine solche Behandlung überhaupt Aussicht auf Erfolg hat (Bild 1).

Von einer zahnerhaltenden Maßnahme durch Wurzelkanalbehandlung ist eher abzuraten, wenn das Röntgenbild zeigt, dass

- der Zahn durch Knochenabbau nicht mehr ausreichend tief im Knochen steckt,
- die Wurzeln extrem gekrümmt sind oder
- die Wurzelkanäle durch Verkalkung im Röntgenbild nicht sichtbar sind.

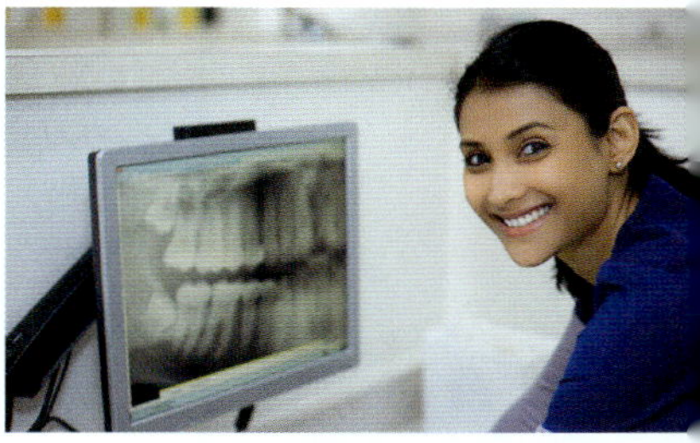

Bild 1: Untersuchung durch Röntgen

▶ siehe dazu auch LF 12, Röntgen

7.2 Vorbereitende Maßnahmen (Anästhesie, Kofferdam)

Bevor der Zahn bzw. die Pulpa zur eigentlichen Behandlung eröffnet werden kann, erfolgen zunächst die Anästhesie des Zahnes sowie die Trockenlegung des Behandlungsgebietes mittels eines Kofferdams.

Anästhesie des Zahnes

Zur Schmerzausschaltung bei vitalem Zahn eigen sich je nach Zahnlokalisation die **Infiltrationsanästhesie**, die **intraligamentäre Anästhesie** oder die **Leitungsanästhesie**.

▶ Anästhesie siehe Kapitel 4.3

Die Wirksamkeit der Anästhesie ist unter anderem vom pH-Wert (Maß für den Säuregehalt) des zu betäubenden Gewebes abhängig. Bei niedrigem pH-Wert kann das Betäubungsmittel nur unzureichend wirken. Da das Gewebe bei einer vorliegenden Entzündung an der Wurzelspitze übersäuert ist, kann es sein, dass durch die standardmäßig angewendete Anästhesie keine ausreichende Taubheit erzielt werden kann und der Schmerz nicht vollkommen ausgeschaltet ist. In einem solchen Fall ist nur durch die sogenannte **intrapulpale Anästhesie** eine Betäubung des Zahnes (mit sehr wenig Betäubungsmittel) möglich. Die Anästhesielösung wird dabei direkt in die vitale Pulpa gespritzt. Ein Nachteil dieser Anästhesieform für den Patienten liegt in einem zwar kurzen, aber sehr heftigen Einstichschmerz.

intrapulpal
direkt in die Pulpa

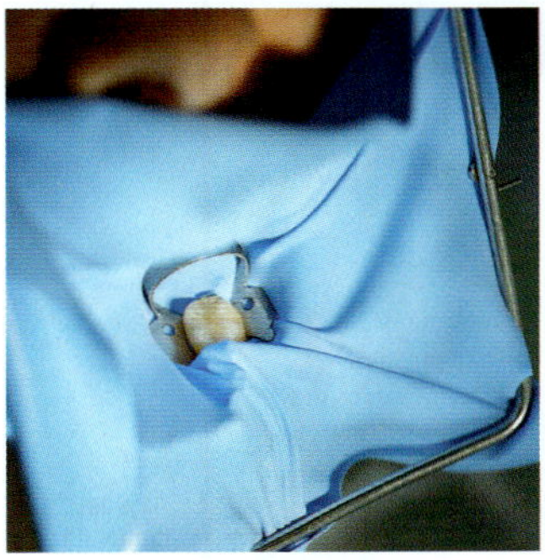

Bild 2: Zahn mit Kofferdam

Kofferdam

Die erste Voraussetzung für eine möglichst optimale Wurzelkanalbehandlung ist die absolute Trockenlegung mittels Kofferdam (Bild 2). Die Verwendung eines **Kofferdams** bietet folgende **Vorteile**:

- Der Zutritt von Speichel zum Arbeitsbereich wird verhindert und damit auch eine Infektion (oder **Reinfektion**) des Wurzelkanalsystems durch Speichelbakterien.
- Die **Aspiration** von Wurzelkanalinstrumenten ist ausgeschlossen.
- Spüllösungen zur Desinfektion des Wurzelkanals gelangen nicht auf die Mundschleimhaut und in den Rachen.

Reinfektion
erneute Entzündung

Aspiration
Verschlucken, Ansaugen

Praxisinfo

Es gibt aber auch gute Gründe, auf einen Kofferdam zu verzichten. Dies wäre bei Patienten, die an Asthma oder Epilepsie leiden sowie bei Angstpatienten gegeben – ebenso, falls der Patient an einer Erkältung mit Behinderung der Nasenatmung leidet.

▶ Kofferdam siehe LF 4, Kapitel 6.6.2

7.3 Trepanation und Exstirpation

Trepanation (Eröffnung) des Zahnes

Um Zugang zur Pulpa und damit zum Kanalsystem des Zahnes zu bekommen, muss der Zahn mittels rotierender Instrumente (Diamanten, Rosenbohrer etc.) eröffnet werden.

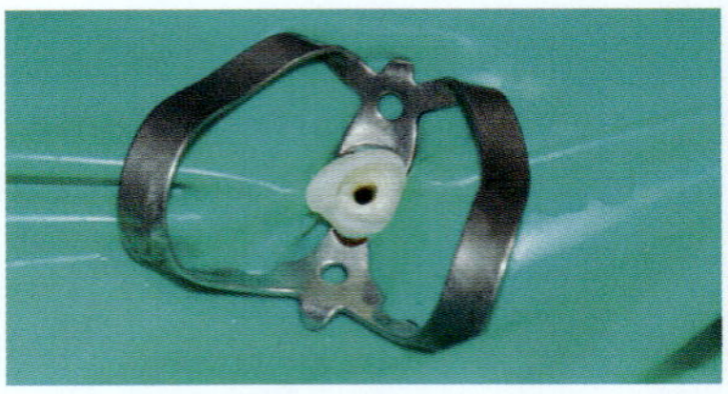

Bild 1: Zahn nach der Trepanation. Der Eingang zum Wurzelkanal ist deutlich zu sehen.

Bei dieser Maßnahme, die als **Trepanation** bezeichnet wird, wird der Zahn von **okklusal** bzw. **inzisal** so weit aufgebohrt, dass alle Wurzelkanaleingänge auf geradem Wege, d. h. möglichst ohne Verbiegung der Instrumente, zu erreichen sind (Bild 1). Voraussetzung hierfür ist die Kenntnis über die Lage der Kanaleingänge, die sich nicht immer in der Mitte des Zahnes befinden.

Grundsätzlich sollte die Trepanationsöffnung groß genug sein, um eine ausreichende Übersicht zu bieten. Gleichzeitig gilt es zu vermeiden, den Zahn durch unnötigen Substanzverlust in seiner Stabilität zu schwächen. Sollte der behandelnde Zahnarzt auf der Suche nach den Kanaleingängen den Zahn versehentlich **perforieren**, so führt dies unweigerlich zur **Extraktion** des Zahnes.

Trepanation
Eröffnung (der Pulpakammer)

okklusal
die Kaufläche eines Zahnes betreffend

inzisal
die Kante eines Schneidezahns betreffend

perforieren
durchbohren

Extraktion
Zahnentfernung

Exstirpation
Entfernung

Exstirpation (Entfernung) der Pulpa

Nach der Eröffnung der Pulpakammer wird die Pulpa mit sogenannten Exstirpationsnadeln oder anderen Wurzelkanalinstrumenten entfernt (Bild 2). Diese Instrumente müssen steril sein.

▶ Instrumente siehe Kapitel 7.5.1

Bei einem lebenden Zahn wird es dabei zu einer deutlichen Blutung kommen. Sollte es bei dieser **Exstirpation** der Pulpa zu keiner Blutung kommen, so ist der Zahnnerv bereits abgestorben.

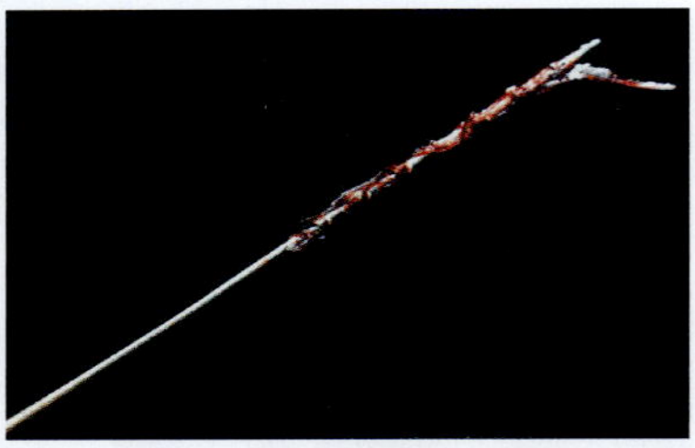

Bild 2: Exstirpationsnadel mit entfernter Pulpa

7.4 Längenbestimmung

Zur weiteren Behandlung ist es nötig, die Zahnlänge bzw. die sogenannte Arbeitslänge für den Zahn genau zu bestimmen (Bild 3).

Ziel der Wurzelkanalbehandlung – und für den langfristigen Zahnerhalt wesentlich – ist eine Aufbereitung und Abfüllung der Wurzelkanäle bis zu einer Einengung des Wurzelkanals, die kurz vor der Wurzelspitze liegt. Diese engste Stelle des Kanals, die als **apikale Konstriktion** oder als **physiologisches Foramen** bezeichnet wird, liegt etwa 1 mm vor der im Röntgenbild sichtbaren Wurzelspitze. Diese zu ermittelnde Länge nennt man Arbeitslänge.

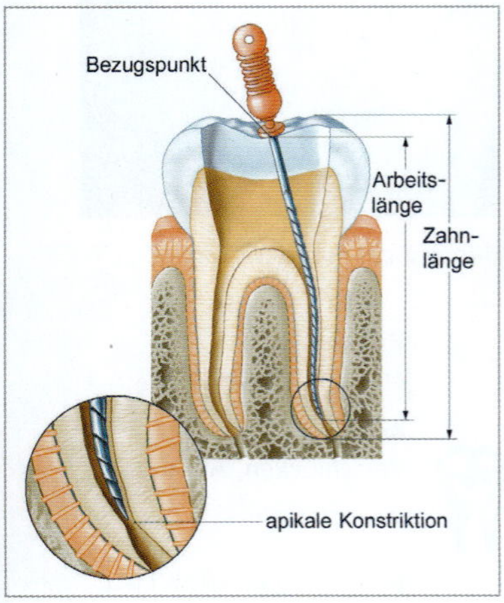

Bild 3: Bestimmung der Arbeitslänge

Definition

Als **apikale Konstriktion** bzw. **physiologisches Foramen** wird die engste Stelle des Wurzelkanals kurz vor der Wurzelspitze bezeichnet.

Zur Ermittlung der **Arbeitslänge** bei Wurzelkanalbehandlungen sind zwei Punkte nötig. Die apikale Konstriktion ist das Ende der Strecke, den Anfang legt der behandelnde Zahnarzt aufgrund der Zahnanatomie selbst fest. Dieser festzulegende Punkt liegt meist im koronalen Bereich und wird als Referenzpunkt (Bezugspunkt) bezeichnet.

Praxisinfo

Die korrekte Längenbestimmung ist maßgeblich für den Erfolg der Behandlung. Wird nicht die richtige Länge ermittelt, kann das für den Patienten schmerzhafte Folgen haben: Eine Wurzelkanalbehandlung, die die apikale Konstriktion nicht erreicht, ist zu kurz und häufig die Ursache für eine weiter bestehende Entzündung an der Wurzelspitze (apikale Parodontitis). Reicht die Aufbereitung und Füllung der Kanäle über die Wurzelspitze hinaus, wird der Alveolarknochen an der Wurzelspitze gereizt. Hieraus kann eine apikale Parodontitis (Entzündung an der Wurzelspitze) resultieren. Die Heilung bleibt in beiden Fällen aus.

Zur Längenbestimmung können zwei unterschiedliche Messmethoden genutzt werden – die Messung mithilfe eines Röntgenbildes und die endometrische Längenbestimmung.

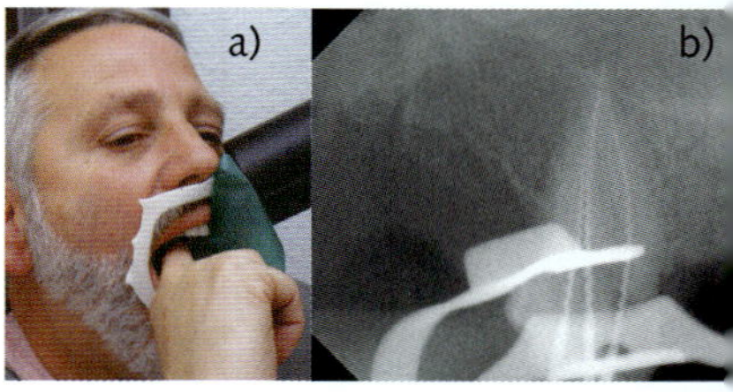

Bild 1: Röntgenmessaufnahme, a) Durchführung, b) Röntgenbild

7.4.1 Längenbestimmung per Röntgenbild

In den Wurzelkanal wird ein Wurzelkanalinstrument oder eine Guttapercha-Spitze (siehe Kapitel 7.7) eingesetzt. Mit dem eingesetzten Instrument wird ein Röntgenbild erstellt (Bild 1). Auf der fertigen Aufnahme kann nun die Länge des Wurzelkanals (Arbeitslänge) gemessen werden. Diese Röntgenaufnahme heißt Röntgenmessaufnahme.

Definition

Eine Röntgenmessaufnahme dient zur Feststellung der Arbeitslänge bei der Wurzelkanalbehandlung.

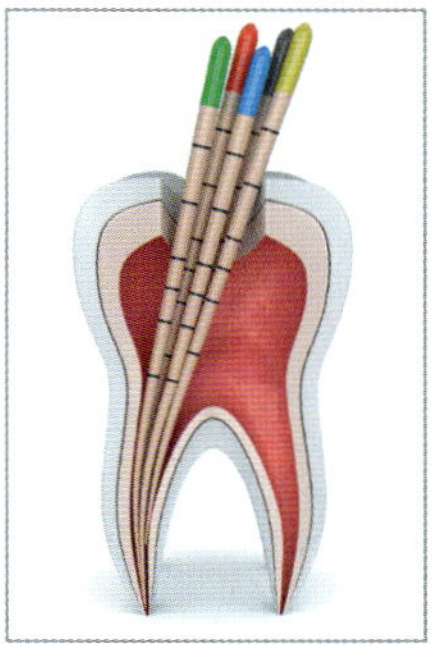

Bild 2: Wurzelfüllung mit Guttapercha

Bei Unterkiefermolaren und bei den ersten Prämolaren im Oberkiefer liegen die Wurzelkanäle in der Regel hintereinander und können nur durch eine geeignete Röntgentechnik dargestellt werden. Diese Art der Röntgenaufnahme heißt, dem Strahlenverlauf nach, exzentrische Aufnahme (siehe Röntgen, LF 12, Kapitel 3.1.1).

Praxisinfo

Es gilt zu beachten, dass Oberkiefer- bzw. Unterkiefermolaren sowie die ersten Prämolaren im Oberkiefer mehr als nur einen Wurzelkanal haben (Bild 2). Die Kenntnis über die korrekte Anzahl ist für den Behandlungserfolg unabdingbar, da nicht aufgefundene Kanäle zu **persistierenden** Beschwerden und so zum Misserfolg der Wurzelkanalbehandlung führen können.

Die tatsächliche Anzahl der Wurzelkanäle kann von der Regel abweichen und sollte von Zahn zu Zahn neu überprüft werden (siehe dazu auch LF 2, Kapitel 2.2.3). Ebenso gilt zu beachten, dass Wurzelkanäle verzweigt sein können. Beschwerden nach einer Wurzelbehandlung können darauf hinweisen, dass sich noch Bakterien in diesen Seitenkanälen (Bild 3) aufhalten.

persistierend
bleibend

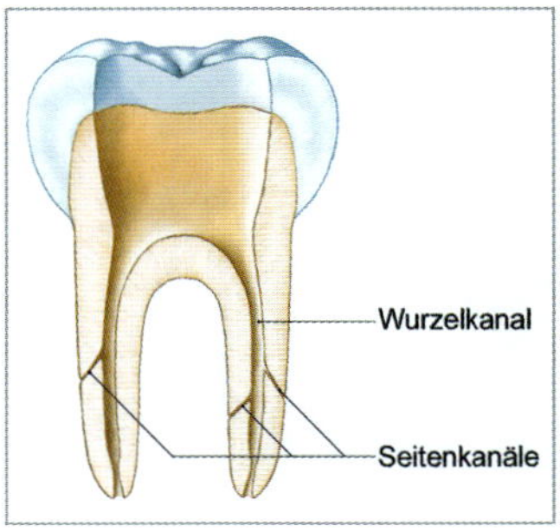

Bild 3: Seitenkanäle

7.4.2 Längenbestimmung per Endometrie

Bei der **endometrischen** Längenbestimmung wird die Arbeitslänge durch eine elektrische Widerstandsmessung ermittelt. Moderne Geräte (Seite 242, Bild 1) messen die notwendige Arbeitslänge kontinuierlich während der Wurzelkanalaufbereitung (Seite 242, Bild 2) und geben dem Behandler sowohl einen **akustischen** als auch einen auf einer Skala sichtbaren Hinweis, sobald die erforderliche Arbeitslänge erreicht ist.

Endometrie
Bestimmung der Arbeitslänge mittels elektrischer Widerstandsmessung

akustisch
hörbar

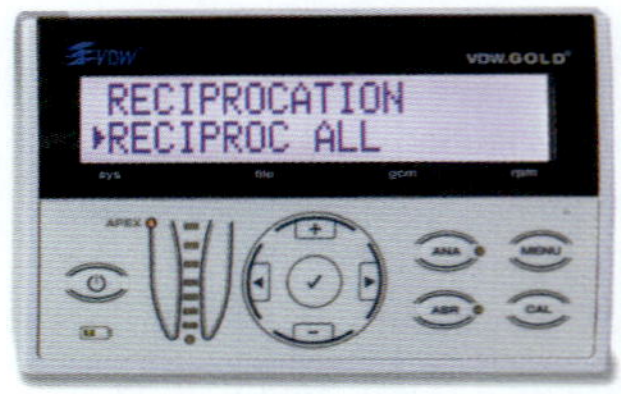

Bild 1: Wurzelkanalmessgerät

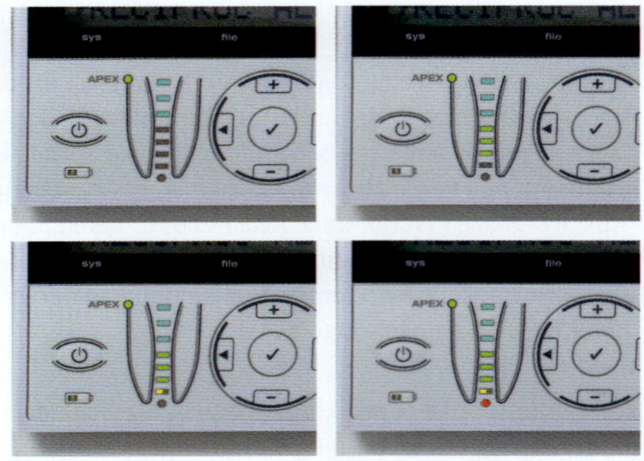

Bild 2: Kontinuierliche Messung während der Behandlung

Praxisinfo

Das verlässlichste Ergebnis zur Feststellung der Arbeitslänge liefert eine Kombination aus Endometrie, Röntgenbild und Tastgefühl des behandelnden Zahnarztes.

7.5 Wurzelkanalaufbereitung

Die Aufbereitung, d. h. die Erweiterung der Wurzelkanäle ist nötig, um das Wurzelkanalsystem von Gewebsresten zu säubern, von Keimen zu desinfizieren und dem Wurzelkanal eine Form zu geben, um ihn danach dicht abfüllen zu können.

manuell
von Hand

Zur Aufbereitung von Wurzelkanälen gibt es zwei Verfahren:

- **manuelle** Aufbereitung (mit Handinstrumenten)
- **maschinelle** Aufbereitung (mit speziellen Winkelstücken und Antriebsmotoren)

7.5.1 Handinstrumente zur Aufbereitung

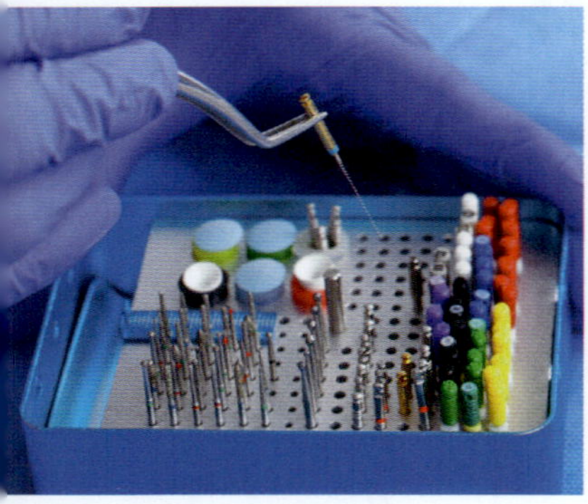

Bild 3: Endo-Box

Zur manuellen Aufbereitung stehen in Form und Funktion verschiedene Handinstrumente zur Verfügung. Sie sind je nach Art und Größe in sogenannten **Endo-Boxen** einsortiert (Bild 3).

In einer Endo-Box befinden sich in der Regel folgende Instrumente (Tabelle 1):

Instrument, Beschreibung	Abbildung
K-Reamer sind Wurzelkanalerweiterer, die drehend eingesetzt werden können, da sie nicht schnell brechen. Sie sind für den Beginn der Aufbereitung von engen Wurzelkanälen gut geeignet.	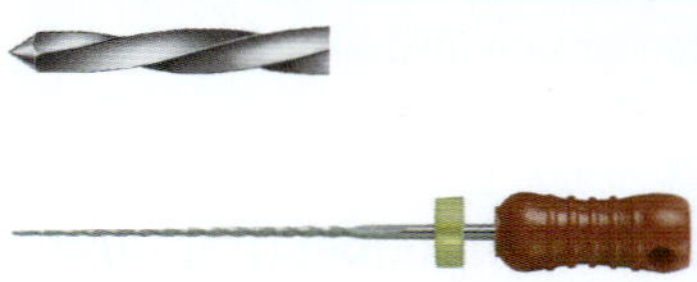
K-Feilen ähneln den K-Reamern, sind jedoch deutlich stärker verwunden. Sie haben daher eine bessere Schneidleistung, brechen aber auch leichter, sodass sie nicht drehend, sondern nur mit Auf- und Abwärtsbewegungen feilend eingesetzt werden dürfen.	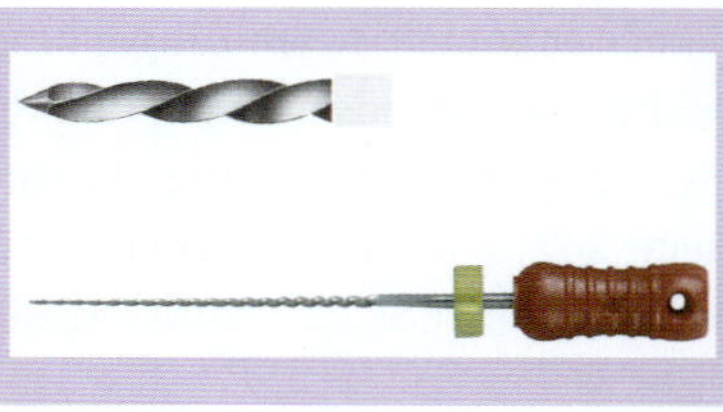

Instrument, Beschreibung	Abbildung
Hedström-Feilen sind die effektivsten Handinstrumente zur Wurzelkanalerweiterung. Sie sehen in der seitlichen Ansicht tannenbaumartig aus. Ihre Schneidleistung ist am größten. Da sie jedoch sehr leicht brechen, dürfen sie nie drehend, sondern nur schabend eingesetzt werden.	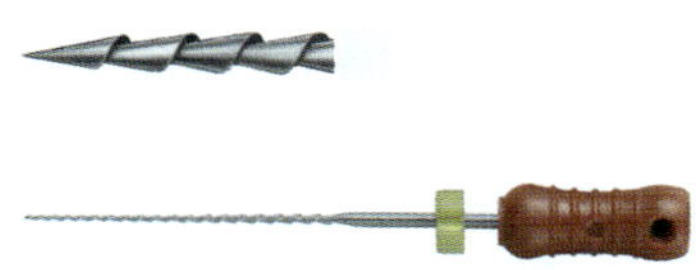
Gates-Bohrer werden im langsam laufenden Winkelstück zur Erweiterung der Kanaleingänge verwendet.	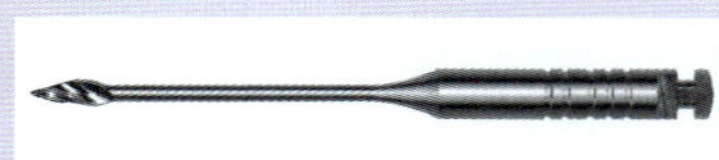
Exstirpationsnadeln dienen durch ihre kleinen Widerhaken der Entfernung von Pulpagewebe aus den Wurzelkanälen. Aufgrund der Gefahr, dass sich das Instrument im Kanal verklemmt und brechen könnte, werden sie nur bei primär dicken Wurzelkanälen eingesetzt.	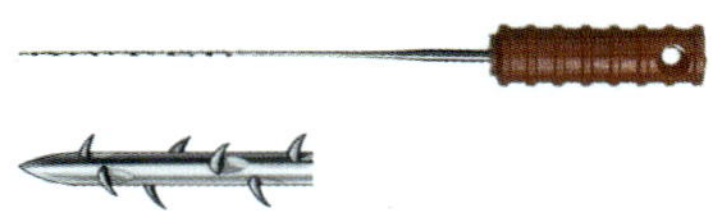
Lentulos sind Füllspiralen, mit deren Hilfe Wurzelfüllzement oder Medikamente in den Wurzelkanal gebracht werden können. Falls sich das Instrument im Wurzelkanal verklemmt, besteht akute Bruchgefahr.	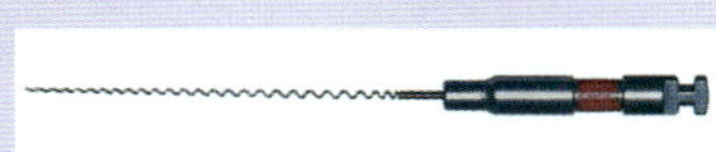
Spreader sind Spreizinstrumente, die zum seitlichen Verdichten (Kondensation) der Wurzelfüllstifte dienen. Werden Spreader benutzt, so können mehr Stifte in den Wurzelkanal einbracht und so eine dichtere Füllung des Wurzelkanals erzielt werden.	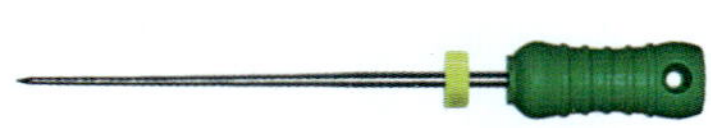
Plugger werden zur Verdichtung (**Kondensation**) der Guttapercha von der Zahnkrone aus benutzt. Es gibt auch Plugger, die sich elektrisch erwärmen lassen, sogenannte Hitzeplugger.	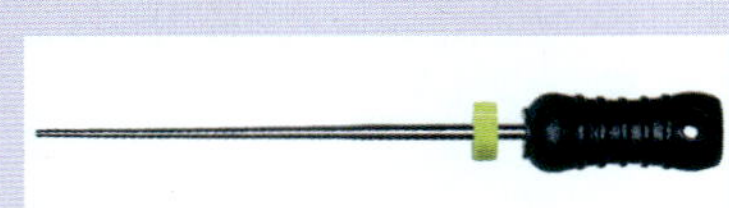

Tabelle 1 Instrumente in einer Endo-Box

Kondensation
Verdichtung

Farbcodierung

Zur Unterscheidung der verschiedenen Arbeitsstärken haben die Wurzelkanalinstrumente unterschiedlich gefärbte Griffe (Farbcodierung, Bild 1). Die Farben Weiß, Gelb, Rot, Blau, Grün und Schwarz zeigen (in dieser Reihenfolge) dicker werdende Instrumente an. Die Farbfolge wiederholt sich. Die genauen Größenangaben sind auf den Griffen aufgedruckt. Besonders kleine Größen gibt es in den Farben Rosé, Grau und Violett.

Farbe	Größe		
Rosé	06		
Grau	08		
Violett	10		
Weiß	15	45	90
Gelb	20	50	100
Rot	25	55	110
Blau	30	60	120
Grün	35	70	130

Bild 1: Farbcodierung von Wurzelkanalinstrumenten

ISO-Normung

Die Handinstrumente für die Wurzelkanalbehandlung sind in ihren Abmessungen genormt (Bild 2, Seite 244). Der Durchmesser an der Instrumentenspitze wird in 1/100stel Millimeter gemessen und gibt die ISO-Nummer (Größe) an. Alle Wurzelkanalinstrumente werden zum Griff hin dicker. Die gesamte Instrumentenlänge (ohne Griff) kann variieren: 21 mm, 25 mm, 27 mm oder 31 mm.

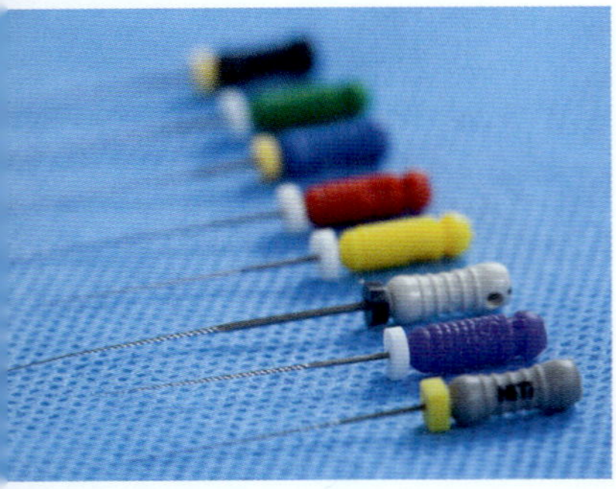

Bild 1: ISO-Normierung

Material

ISO-normierte Handinstrumente (Bild 1) werden in der Regel aus rostfreiem Stahl hergestellt. Stahlinstrumente sind in den kleinen Größen auch für die Aufbereitung von gekrümmten Wurzelkanälen ausreichend flexibel. Die dickeren Instrumente müssen bei gekrümmten Wurzelkanälen erst vorgebogen werden, damit sie die Wurzelkanäle bei der Aufbereitung nicht ungewünscht begradigen. Wesentlich flexibler sind ISO-normierte Nickel-Titan-Instrumente. Sie eignen sich hervorragend zur Aufbereitung gekrümmter Wurzelkanäle, sind aber deutlich stumpfer als Stahlinstrumente.

Definition

Nickel-Titan ist eine hochflexible und superelastische Metall-Legierung, die nach Verbiegen in den geraden Ursprungszustand zurückkehrt.

7.5.2 Manuelle und/oder maschinelle Aufbereitung

Wichtig bei der **manuellen Aufbereitung** eines Wurzelkanals ist ein schrittweises Vorgehen, bei dem die grazilen Instrumente in der vorgesehenen Reihenfolge angewendet werden müssen.

Für die Aufbereitung der Wurzelkanäle mit Handinstrumenten wird eine standardisierte Technik benutzt. Der Zahnarzt beginnt mit einem kleinen Kanalinstrument und erweitert den Kanal manuell bis zur apikalen Konstriktion durch drehende oder feilende Auf- und Abwärtsbewegungen, je nach verwendetem Instrument (Bild 2 und 3).

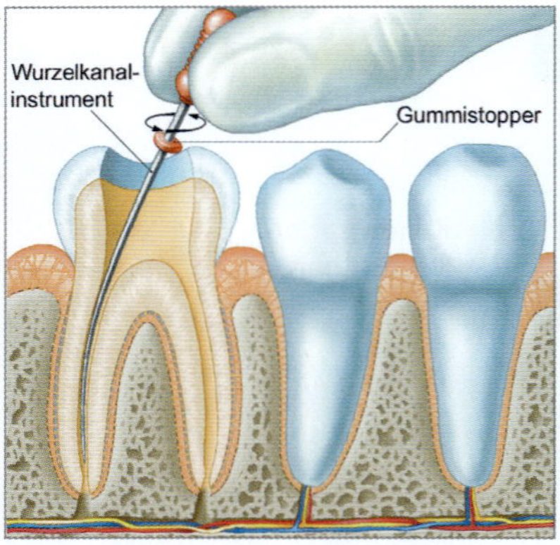

Bild 2: Manuelle Aufbereitung

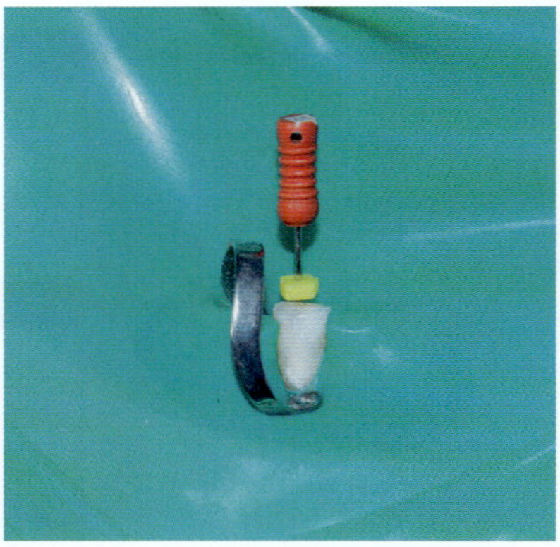

Bild 3: Während der manuellen Aufbereitung

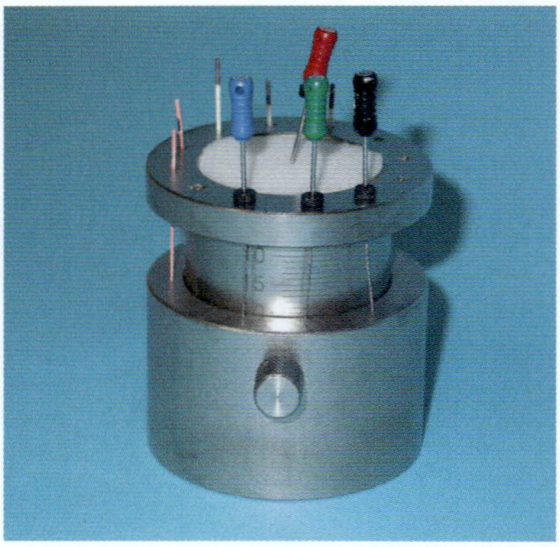

Bild 4: Messzylinder und mit Gummistoppern längenmarkierte Instrumente

Dieser Vorgang wird mit dem jeweils nächstgrößeren Instrument wiederholt (Bild 4), bis der Wurzelkanal eine zum Abfüllen ausreichende **konische** Form erreicht hat.

konisch
spitz zulaufend

Von äußerster Wichtigkeit ist die Einhaltung der ermittelten Arbeitslänge, die durch einen Gummistopper am Instrument eingestellt werden kann.

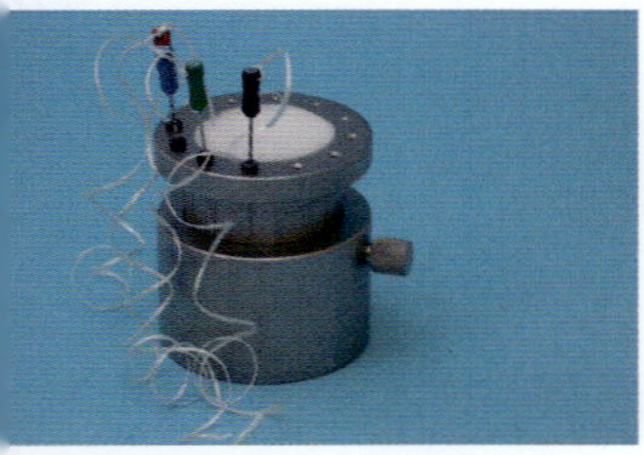

Bild 5: Sicherung der Wurzelkanalinstrumente mit Zahnseide

Praxisinfo

Beim Gebrauch von Handinstrumenten ohne die Verwendung von Kofferdam besteht die Gefahr, dass der Patient versehentlich ein Instrument verschluckt oder aspiriert (in die Lunge ansaugt). Sollte die Wurzelkanalbehandlung ohne Kofferdam erfolgen, müssen in diesem Fall die Handinstrumente immer besonders gesichert sein (Bild 5). Die Sicherung erfolgt mit Sicherheitskettchen, in die die Instrumente eingespannt werden, oder mithilfe von mindestens 20 cm langen Zahnseidefäden.

Die **maschinelle Aufbereitung** der Wurzelkanäle wird heute vornehmlich mit den hochgradig flexiblen Nickel-Titan-Instrumenten durchgeführt (Bild 1), da diese Instrumente auch stark gekrümmte Wurzelkanäle gut aufbereiten können. Rotierend eingesetzte Nickel-Titan-Instrumente sind deutlich bruchfester als Stahlinstrumente. Brüche sind jedoch nicht gänzlich ausgeschlossen. Sollte sich ein Instrument im Wurzelkanal verklemmt haben, kommt es nach etwa zwei Umdrehungen zum Bruch. Die Arbeit mit Nickel-Titan-Instrumenten erfordert den Einsatz eines besonderen Endodontiemotors mit einer Drehmomentbegrenzung. Bei zu hoher Belastung der Feilen bleibt der Motor stehen oder dreht sich rückwärts, um einen Instrumentenbruch zu vermeiden. Ein weiterer Vorteil mancher maschineller Aufbereitungssysteme ist, dass während der Kanalaufbereitung gleichzeitig endometrisch eine Messung der Arbeitslänge erfolgt.

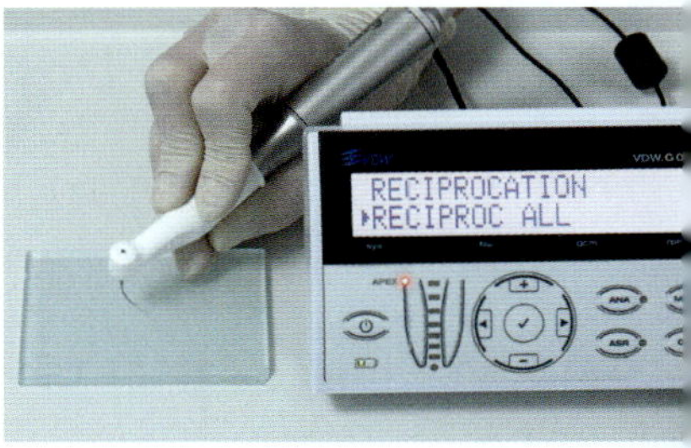

Bild 1: Maschinelle Aufbereitung mit flexiblem Nickel-Titan-Instrument

Praxisinfo

Endodontische Instrumente sind nach RKI-Richtlinien als **Medizinprodukte** der Klasse „kritisch B" einzustufen und entsprechend aufzubereiten. Da es durch den Sterilisationsvorgang zunehmend zu einer Versprödung der Instrumente und damit zu einer Zunahme der Bruchgefahr kommt, sollte die Anzahl der Sterilisationsdurchgänge dokumentiert und die Instrumente zu gegebener Zeit ausgetauscht werden. Die Benutzung von Einmalinstrumenten ist daher sehr empfehlenswert.

▶ Medizinprodukte siehe LF 3, Kapitel 11

7.5.3 Kanalspülungen zur Reinigung und Desinfektion

Die Spülung des Wurzelkanals dient der Reinigung und Desinfektion des Wurzelkanalsystems. Sie erfolgt während der gesamten Wurzelkanalaufbereitung. Der Kanal sollte in dieser Phase der Behandlung zu keiner Zeit trocken sein. Die Spülung der Wurzelkanäle wird mit desinfizierenden und gewebelösenden Flüssigkeiten durchgeführt, die mit einer Spülkanüle in den Wurzelkanal drucklos hineingespritzt werden.

Gründe für ausgiebiges Spülen des Wurzelkanals:

- Bakterien im Kanal werden reduziert
- verbliebene Gewebsreste der Pulpa werden aufgelöst
- Dentinspäne, die durch die Aufbereitung entstanden sind, werden herausgespült
- der Kanal wird gereinigt
- die Instrumente gleiten besser im Kanal

Spüllösungen

NaOCL (Natriumhypochlorit) hat sich als wirksamste Lösung zur Spülung des Wurzelkanals herausgestellt. Es zeigt hervorragende Desinfektionseigenschaften, sowie gewebsauflösende Wirkung. Die Konzentration von NaOCL sollte zwischen 2,5 und 5 % liegen. Die gute desinfizierende und reinigende Wirkung von Natriumhypochlorit wird verbessert, wenn die Spüllösung erwärmt (40–60 °C) und mit Ultraschall aktiviert wird. Für diesen Zweck gibt es besondere Ultraschallansätze für die endodontische Behandlung.

Praxisinfo

Kommt NaOCL in hoher Konzentration an die Rachenschleimhaut, löst es bei Patienten durch Chlorfreisetzung einen starken Hustenreiz aus. Die Verwendung von Kofferdam ist bei Spülungen mit Natriumhypochlorit daher unbedingt zu empfehlen.

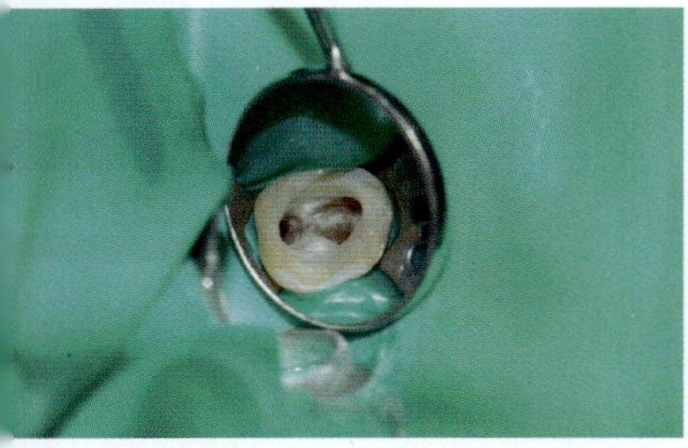

Bild 1: Fertig aufbereiteter Wurzelkanal

CHX (Chlorhexidin) als Spüllösung weist eine gute desinfizierende Wirkung gegen die Bakterien im Wurzelkanal auf, hat aber keine gewebsauflösenden Effekte wie NaOCL. Die Konzentration von CHX, wie sie bei Mundspüllösungen (0,1–0,2 %) verwendet wird, ist für Spülungen des Wurzelkanals zu gering und daher nicht geeignet.

EDTA (EthylenDiaminTetraAcetat) verfügt über gute gewebsauflösende Eigenschaften und macht die Wurzelkanalinstrumente im Wurzelkanal gleitfähiger.

Alkohol kann als Abschlussspülung verwendet werden, da Alkohol auf den Wurzelkanal eine austrocknende Wirkung hat und so die folgende Wurzelfüllung einen besseren Halt aufweisen wird (Bild 1).

7.6 Medikamentöse Einlage

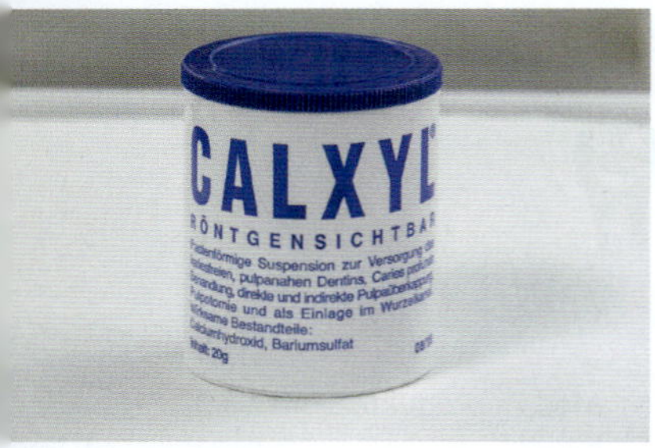

Bild 2: Kalziumhydroxid-Präparat

Sollte die Wurzelkanalbehandlung nicht in einer Sitzung zum Abschluss kommen, muss der Wurzelkanal zwischenzeitlich mit einer medikamentösen Einlage versorgt werden, damit noch vorhandene Bakterien beseitigt werden bzw. es zwischen den Behandlungssitzungen nicht wieder zu einer Vermehrung der Bakterien im Kanal kommt.

Hierzu eignen sich desinfizierende Einlagen mit Kalziumhydroxid (Bild 2) oder entzündungshemmende Präparate auf Kortikoidbasis, denen zusätzlich ein Antibiotikum beigemischt ist (Bild 3).

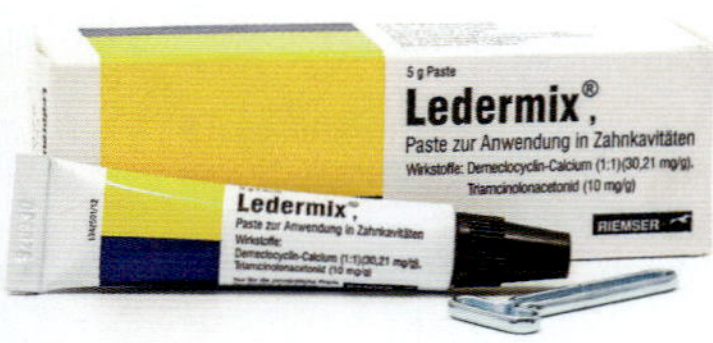

Bild 3: Kortikoid-Präparat

Definition

Ein Kortikoidpräparat enthält als Wirkstoff entzündungshemmendes Kortison.

7.7 Wurzelkanalfüllung

Das Wurzelfüllmaterial für eine dauerhafte Wurzelfüllung sollte

- im Wurzelkanal nicht schrumpfen
- bakterien- und speicheldicht sein
- gut einzubringen sein
- gut entfernbar sein
- den Zahn nicht verfärben
- röntgensichtbar sein
- gut gewebeverträglich sein.

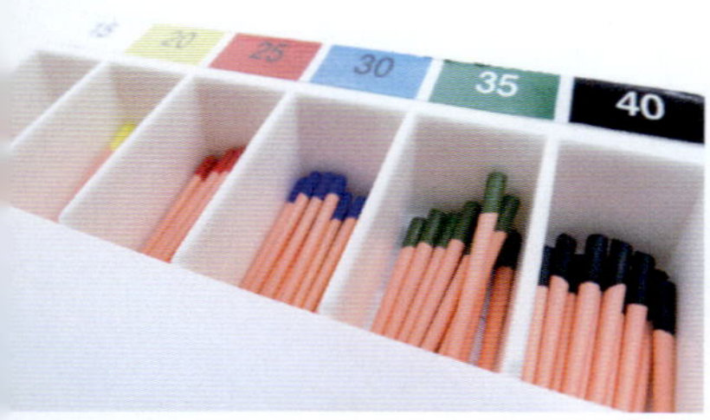

Bild 4: Guttapercha, farbcodiert

Als Wurzelfüllmaterial hat sich seit langer Zeit Guttapercha (Bild 4) bewährt, die mit einem pastenförmigen Wurzelfüllungszement (Sealer) kombiniert wird.

Guttapercha wird aus dem Harz des Guttaperchabaumes gewonnen und hat eine ausgezeichnete biologische Verträglichkeit (Bild 5). Für die Wurzelfüllung werden entsprechend der Aufbereitungsinstrumente ISO-genormte farbcodierte Guttaperchaspitzen benutzt, die sich wie folgt zusammensetzen:

- Guttapercha 20 %
- Zinkoxid ca. 66 %
- Röntgenkontrastmittel 11 %
- Wachse 3 %

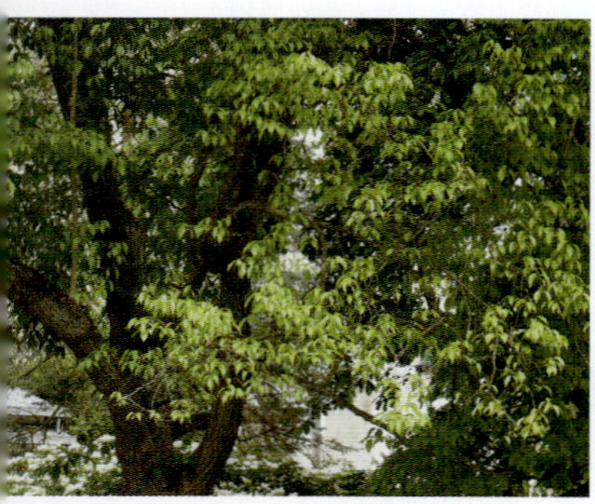

Bild 5: Der Guttapercha-Baum wächst in Malysia und Indonesien.

Der **Sealer** hat die Aufgabe, die feinen Hohlräume zwischen den Guttaperchastiften auszufüllen sowie in kleine Seitenkanäle zu fließen, die von der zähplastischen Guttapercha nicht ausgefüllt werden.

Definition

Eine Wurzelfüllung besteht aus Guttapercha und Wurzelfüllzement (Sealer).

Alle Sealer, die auf Zinkoxid- oder Kunstharzbasis angeboten werden, enthalten (wie auch die Guttaperchastifte) ein Röntgenkontrastmittel, um im Röntgenbild sichtbar zu sein, damit eine Beurteilung der Qualität der Wurzelfüllung möglich ist (Bild 2).

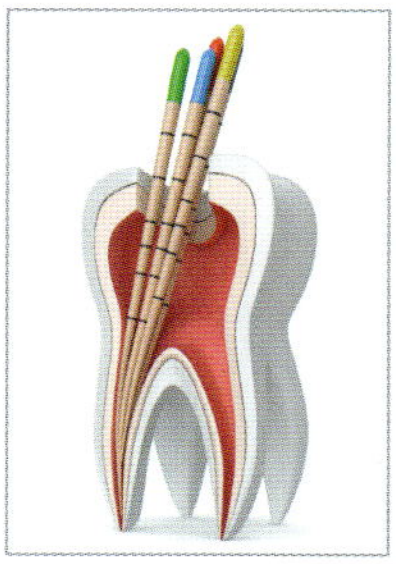

Bild 1: Laterale Kondensation mit Guttapercha

Unterschiedliche Techniken der Wurzelfüllung

Als verlässliche Wurzelfüllungstechnik wird die **laterale Verdichtung (Kondensation)** angesehen (Bild 1 und 3).

lateral
seitlich

- Entsprechend der größten Feile, die bei der Aufbereitung des Wurzelkanales verwendet wurde, der Masterfile (Meisterfeile), wird eine passende Guttaperchaspitze ausgesucht. Diese Guttaperchaspitze wird auch Masterpoint genannt.
- Die Guttaperchaspitze wird in den Sealer eingetaucht und bis zur Wurzelspitze in den Wurzelkanal eingebracht.
- Danach wird die Guttaperchaspitze am Kanaleingang mit einem erhitzten Kugelstopfer abgeschmolzen. Sie wird dann mit dem Spreader (Spreizer) verdichtet, indem sie an die Wurzelkanalwand gedrückt wird.
- In den durch den Spreader geschaffenen Hohlraum wird dann eine weitere Guttaperchaspitze eingebracht und ebenfalls kondensiert.
- Dieser Vorgang wird fortgesetzt, bis sich der Spreader nicht mehr in die Guttapercha eindrücken und sich keine weitere Guttaperchaspitze mehr einführen lässt.

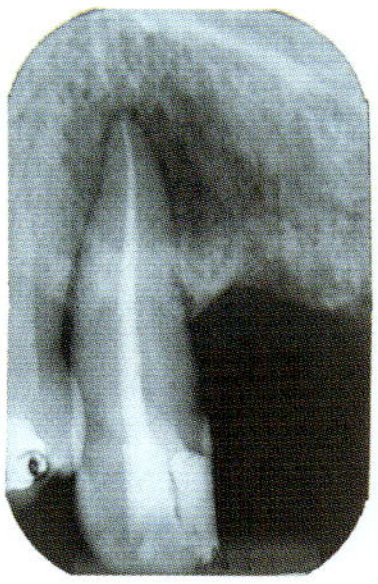

Bild 2: Wurzelfüllung

Eine weitere Technik ist die **vertikale Verdichtung** (Bild 4).

vertikal
senkrecht

- Hier wird die erste eingeführte Guttaperchaspitze (Masterpoint) mit einem heißen Spreader erhitzt und anschließend mit einem Plugger zur Wurzelspitze hin kondensiert.
- Dieser Vorgang wird mehrfach wiederholt, bevor der Wurzelkanal nach **koronal** mit Guttapercha aufgefüllt wird.

koronal
zur Zahnkrone hin

Sollte die Wurzelkanalaufbereitung kreisrund erfolgt sein, so ist es möglich, den Kanal lediglich mit einer passenden Guttaperchaspitze aufzufüllen. Dies wird **Einstift-Methode** genannt (Bild 5). Es ist auch möglich, die Einstift-Methode mit erwärmter Guttapercha durchzuführen. Dazu wird die Guttaperchaspitze in speziellen Wärmeöfen vorbehandelt.

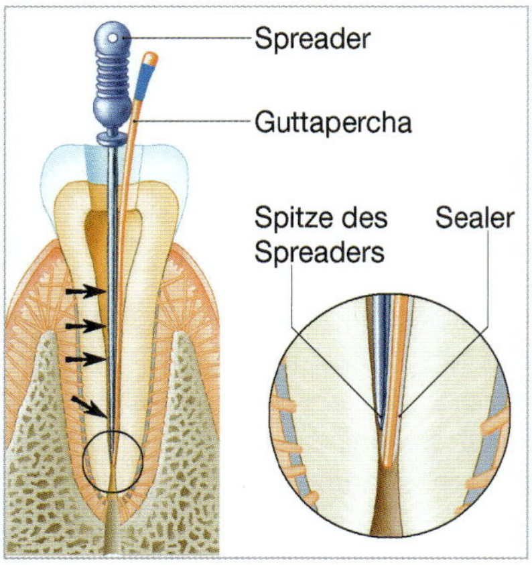

Bild 3: Laterale Verdichtung

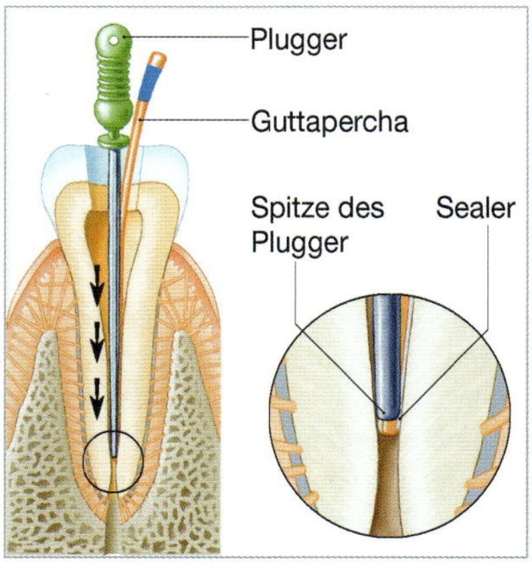

Bild 4: Vertikale Verdichtung

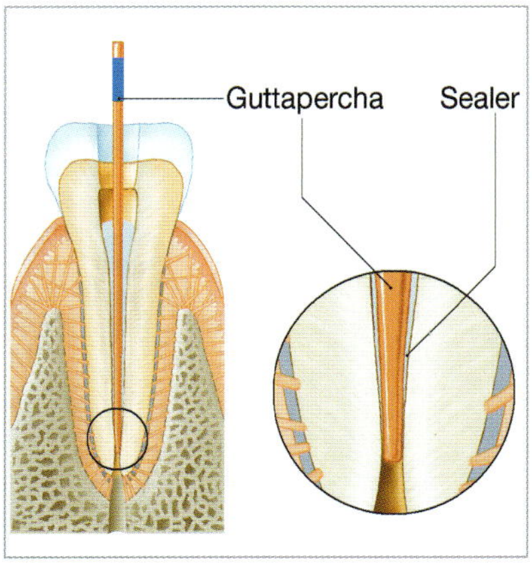

Bild 5: Einstift-Methode

Merke

Welche Technik der Wurzelkanalfüllung eingesetzt wird, ist von der Kanalanatomie sowie von den Vorlieben des Behandlers abhängig.

obliteriert
verengt, verstopft

7.8 Mögliche Komplikationen bei Wurzelkanalbehandlungen

Eine Wurzelkanalbehandlung bietet im Allgemeinen gute Erfolgsaussichten, den betreffenden Zahn zu erhalten. Es kann aber während der Behandlung zu einigen Komplikationen kommen (Bild 1 links).

- Hierzu gehören **verengte (obliterierte) Kanäle**, die keine ausreichende Aufbereitung zulassen.
- Das **Abbrechen von Instrumenten** ist möglich, wenn die aufzubereitenden Kanäle eine zu starke Krümmung aufweisen oder das Kanalinstrument durch häufige Sterilisationsvorgänge spröde geworden ist (Bild 1 Mitte, Bild 2).
- Sollte das Wurzelkanalinstrument nicht dem Kanalverlauf gefolgt sein, sondern hat einen **„falschen Weg"** genommen (was der tatsächlichen Bedeutung nach „via falsa" genannt wird), ist der Zahn sehr häufig nicht mehr zu erhalten (Bild 1 rechts).

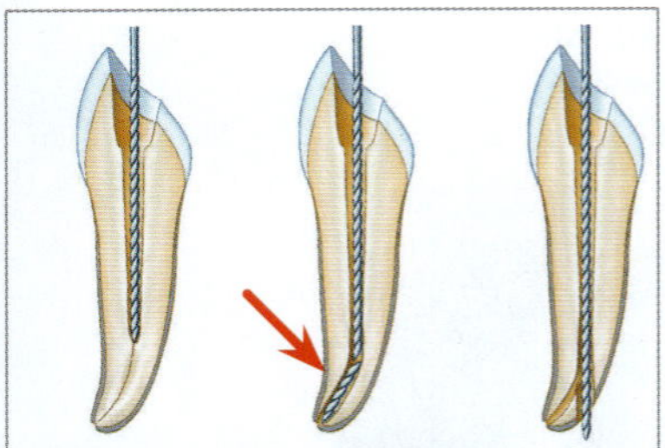

Bild 1: Mögliche Komplikationen

Leichte bis mittelstarke **Schmerzen** kurz nach der Wurzelkanalbehandlung für einige Stunden bis zu mehreren Tagen zählen ebenso zu möglichen Begleiterscheinungen. Zusätzlich vorhandene, aber nicht aufgefundene Kanäle führen zu ständigen Beschwerden.

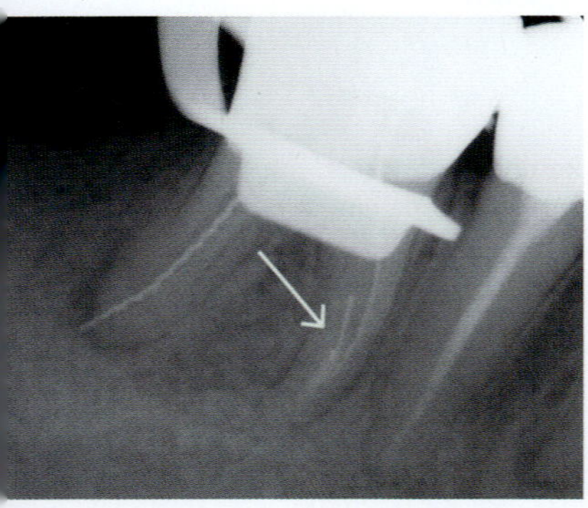

Bild 2: Gebrochenes Instrument im Röntgenbild

Mögliche Komplikationen bei Wurzelkanalbehandlungen

- verengte, nicht zugängliche Kanäle
- stark gekrümmte Kanäle
- Instrumentenbruch
- Via falsa („falscher Weg")
- Schmerzen, Schwellungen
- unbemerkte, nicht aufgefundene zusätzliche Kanäle
- Wiederaufflammen der bakteriellen Entzündung

Nach Abschluss der Behandlung kann es zu einem **Wiederaufflammen der bakteriellen Entzündung** (mit oder ohne Schwellung der Wange) kommen, die entweder eine Revision (siehe Folgeseite) der schon erfolgten Wurzelkanalbehandlung oder eine chirurgische Maßnahme (Extraktion oder Wurzelspitzenresektion, siehe Kapitel Chirurgie in LF 6, Kap. 3.8) notwendig macht.

Praxisinfo

Eine weitere Komplikation können ästhetisch unerwünschte, meist dunkle Zahnverfärbungen nach Wurzelkanalbehandlungen sein (Bild 1, Seite 249). Die Gründe hierfür liegen zum einen in zurückgelassener Guttapercha, die dann durch die Zahnkrone rötlich durchschimmert, zum anderen können Blutbestandteile durch eine falsch angelegte Trepanationsöffnung in die Dentinkanälchen eindringen und so dunkle bis schwarze Zahnbereiche hervorrufen. Beides lässt sich durch gewissenhaftes Arbeiten vermeiden.

Operationsmikroskop

Eine große Arbeitserleichterung und Hilfe bei der Vermeidung von Komplikationen kann die Verwendung eines Operationsmikroskops sein (Bild 1). Es dient zum sichereren Auffinden aller Kanäle. Schwierige Behandlungsfälle können damit qualitativ hochwertiger behandelt werden.

Revision

Sollte die Wurzelkanalbehandlung nicht erfolgreich verlaufen sein, kann man den Behandlungsablauf wiederholen, indem man die Wurzelfüllung entfernt und erneut mit der Desinfektion der Kanäle beginnt. Dies wird **Revision** genannt.

Vor einer geplanten Revision ist allerdings eine gewissenhafte **Indikationsstellung** erforderlich, um zu entscheiden, ob eine Erneuerung der Wurzelbehandlung Aussicht auf Erfolg hat.

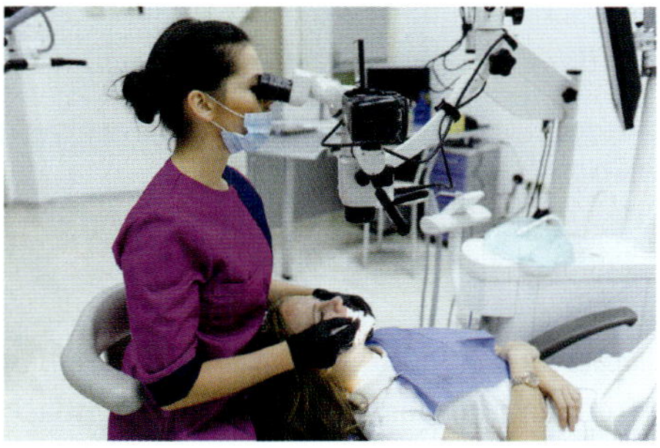

Bild 2: Operationsmikroskop

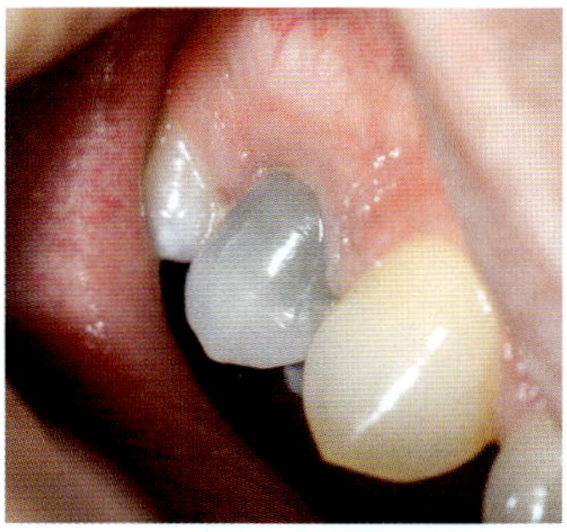

Bild 1: Verfärbter, wurzelbehandelter Zahn

Revision
Erneuerung, Korrektur

Indikation
Grund für den Einsatz einer Behandlungsmaßnahme

Aufgaben

1. Erläutern Sie den grundsätzlichen Ablauf einer Wurzelkanalbehandlung.
2. Zählen Sie Instrumente und Materialien auf, die Sie bei einer solchen Behandlung bereitlegen sollten.
3. Erklären Sie, wozu Spüllösungen während der Wurzelkanalbehandlung dienen.
4. Stellen Sie dar, welche Komplikationen bei Wurzelkanalbehandlungen auftreten können.

8 Wurzelkanalbehandlung bei infizierter Nekrose

Gangrän
fauliger Zerfall von Körpergewebe

Bei einem kariös zerstörten Zahn kann es über die mikrobielle Infektion der Pulpa zu einer irreversiblen Pulpitis mit anschließender Nekrose der Pulpa kommen. Sollten dann Bakterien das abgestorbene Gewebe infizieren und zersetzen, resultiert eine infizierte Nekrose. Eine infizierte Nekrose wird auch als **Gangrän** bezeichnet.

Durch die gleichzeitig entstehenden Fäulnisgase leidet der Patient unter sehr starken Schmerzen, obwohl die Vitalität des Zahnes negativ ist. Der Patient gibt meist an, der Zahn „klopfe", fühle sich „zu hoch" an und sei nicht belastbar.

Merke

Bei einer infizierten Nekrose lässt sich der betreffende Zahn leicht mit einer Perkussionsprobe lokalisieren.

Die erste Maßnahme zur Schmerzbeseitigung stellt die Eröffnung der Pulpakammer (Trepanation) dar. Durch die Druckentlastung ist der Patient meist sofort schmerzfrei. Die Trepanation kann wegen fehlender Vitalität ohne Anästhesie erfolgen. Es tritt häufig ein charakteristischer, übelriechender Geruch aus, der durch die abgestorbene, bakteriell zersetze Pulpa verursacht wird (Bild 1). Die zerfallenen Gewebereste der Pulpa werden sodann möglichst vollständig entfernt.

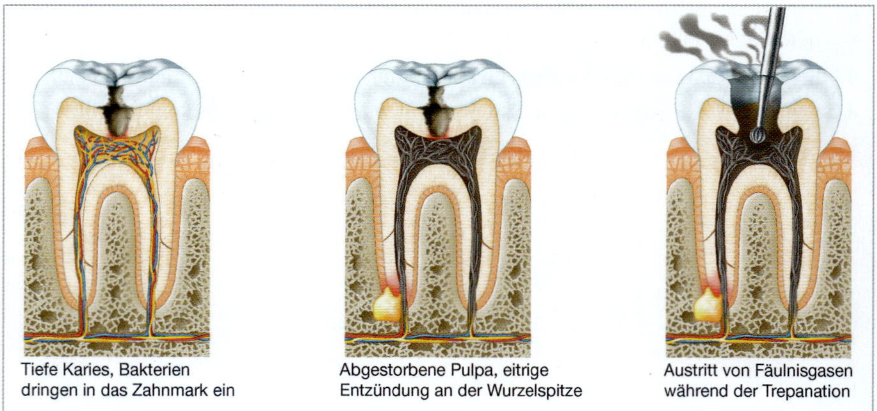

Bild 1: Infizierte Nekrose, Entzündung an der Wurzelspitze

Die Wurzelkanäle werden erweitert und desinfiziert. Anschließend wird der Wurzelkanal mit einer medikamentösen Einlage versorgt, um eine Reduzierung der Keime im Kanal zu erreichen.

Häufig kann der Zahn nicht direkt verschlossen werden und bleibt für einige Tage offen. Daher sind meist mehrere Sitzungen notwendig, in denen die Wurzelkanäle erneut gereinigt und weitere desinfizierende Medikamente in den Wurzelkanal eingebracht werden. Der Zahn sollte (wenn möglich) in einer folgenden Sitzung mit einer provisorischen Füllung versorgt werden. Ist der Zahn dann schmerzfrei, wird die Behandlung der infizierten Nekrose mit einer Wurzelfüllung beendet.

Merke

Während der Patient mit einer Pulpitis meist ziehende, ausstrahlende Beschwerden beschreibt, ist das Beschwerdebild bei einer infizierten Nekrose anders. Der Patient gibt starke klopfende, pochende und pulsierende Schmerzen an. Kauen mit dem betreffenden Zahn ist nicht möglich.

Praxisinfo

Eine notwendige, aber nicht durchgeführte endodontische Behandlung kann neben persistierenden Schmerzen für den Patienten weitere unangenehme Folgen haben. Zu der ständigen bakteriellen Belastung für den Organismus können beispielsweise Fisteln, Abszesse, Zysten an der Wurzelspitze oder Entzündungen im Kieferknochen bis hin zur Sepsis entstehen. Einige dieser Krankheitsbilder werden im LF 6 Chirurgie beschrieben.

persistierend
bleibend, fortdauernd

Zyste
Hohlraum im Gewebe, der mit Flüssigkeit gefüllt und von einem Zystenbalg (Häutchen) umgeben ist

Aufgaben

1. Beschreiben Sie mit eigenen Worten, warum die Eröffnung der Pulpakammer bei einer infizierten Nekrose ohne Anästhesie durchgeführt werden kann.
2. Stellen Sie dar, welche Krankheitsbilder sich aus einer nicht behandelten infizierten Nekrose ergeben können.

9 Endodontie im Milchgebiss

Unter bestimmten Voraussetzungen kann es notwendig sein, Wurzelkanalbehandlungen auch an Milchzähnen durchzuführen. Dies ist vor allem bei Milchmolaren der Fall, die ihre wichtige Funktion als Platzhalter erfüllen sollen.

Der Behandlungsablauf ist ähnlich wie bei Erwachsenen. Es sollte aber sehr genau bedacht werden, ob diese zahnerhaltende Maßnahme Aussicht auf Erfolg hat. Sie ist nur sinnvoll, wenn die Milchzahnwurzel maximal ein Drittel **resorbiert** ist und der Zahn noch für ca. zwei Jahre vor seinem natürlichen Ausfall im Mund verbleiben kann. Es darf weiterhin keine apikale Parodontitis und keine **Fistel** vorhanden sein.

Es ist äußerst darauf zu achten, bei einer Wurzelkanalbehandlung eines Milchzahnes nicht den darunterliegenden Zahnkeim des bleibenden Zahnes zu schädigen. Diese aufwändige Maßnahme im Milchgebiss ist in höchstem Ausmaß von der **Kooperation** der kleinen Patienten sowie der Eltern abhängig (Bild 1). Ist dies nicht der Fall, sollte der Milchzahn extrahiert werden.

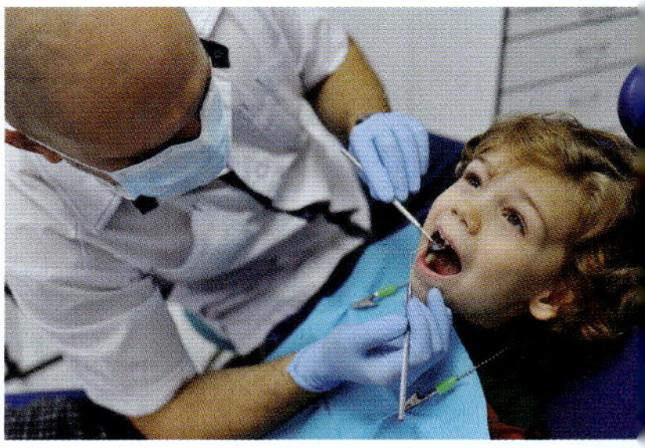

Bild 1: Ein furchtloser junger Patient

resorbiert
aufgelöst

Apikale Parodontitis
Entzündung des Zahnhalteapparates an der Wurzelspitze

Fistel
hier: Eitergang

Kooperation
Mitarbeit

Praxisinfo

Eine reine Trepanation (Eröffnung) zur Schmerzbeseitigung stellt bei Milchzähnen langfristig keine sinnvolle Maßnahme dar, weil es dadurch zu immer wiederkehrenden Entzündungen kommen kann, die den Köper belasten und auch die noch nicht durchgebrochenen bleibenden Zähne schädigen können. Zudem sammeln sich im eröffneten Zahn Speisereste, die zur schnellen kariösen Zerstörung führen.

10 Prothetische Versorgung von wurzelbehandelten Zähnen

10.1 Aufbaufüllungen

Da nach einer Wurzelbehandlung im Allgemeinen eine Überkronung des betreffenden Zahnes zu planen ist (s. LF 11, Kap. 2.1), muss dieser mit einer geeigneten Füllung versorgt werden bzw. sind gegebenenfalls zusätzliche Maßnahmen zur Stabilisierung zu treffen.

Merke

Die Füllung, mit der ein Zahn vor einer Überkronung versorgt wird, nennt man Aufbaufüllung

Adhäsivtechnik
Klebetechnik

Solange noch ausreichend Zahnsubstanz vorhanden ist, kann die Aufbaufüllung mit Phospatzemtent oder Glasionomerzement hergestellt werden. Soll der geschädigte Zahn zusätzlich gesichert werden, so ist es ratsam, Kunststoffmaterial mithilfe der Adhäsivtechnik an der restlichen Zahnsubstanz zu verankern (s. LF 4, Kap. 6.9).

definitiv
endgültig

Merke

Eine Aufbaufüllung muss nicht den gleichen hohen Anforderungen einer definitiven (endgültigen) Füllung bezüglich Haltbarkeit und Oberflächengestaltung genügen, da diese Füllung nach relativ kurzer Zeit durch eine Krone überdeckt wird.

10.2 Stiftaufbauten

Prothetik
Zahnersatz

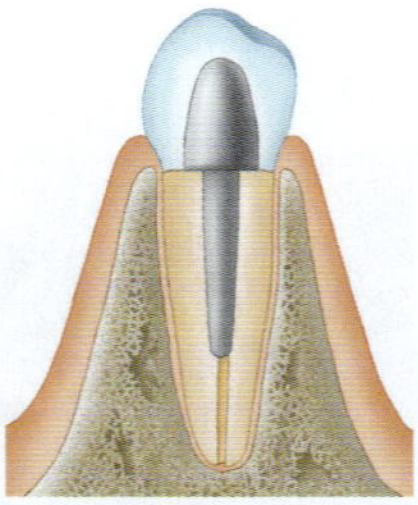

Bild 1: Individuell gegossener Stiftaufbau

Es kann zudem notwendig werden, vor Überkronung zum besseren Halt der späteren prothetischen Versorgung ein Stift in den Wurzelkanal einzubringen.

Merke

Ein Stift in einem Wurzelkanal sorgt für besseren Halt der Aufbaufüllung und der späteren Krone

individuell
für den einzelnen Patienten

konfektioniert
vorgefertigt

Radix
Wurzel

Es gibt grundsätzlich unterschiedliche Arten von Wurzelkanal-Stiftsystemen:

- individuell gegossene Stiftaufbauten
- konfektionierte Stifte
- Glasfaserstifte

Merke

Konfektionierte Stifte nennt man auch Radix-Anker

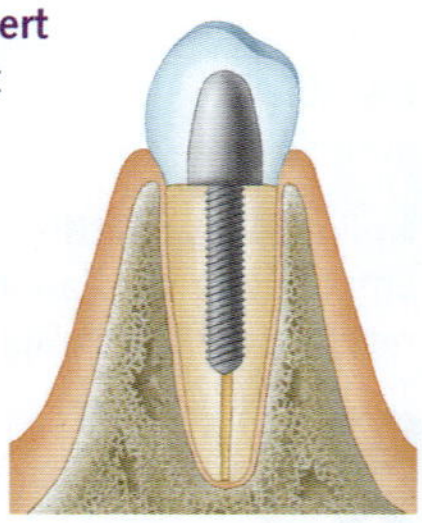

Bild 2: Konfektionierter Schraubenaufbau

10.2.1 Gegossene Stiftaufbauten

Zur Herstellung von individuell gegossenen Stiftaufbauten wird der Wurzelkanal mit vorhergehender Wurzelfüllung mit einem genormten Vorbohrer (wenn möglich) bis in das untere Drittel der Wurzel ausgebohrt. Nach Abdrucknahme wird dann der Stift im Zahnlabor individuell für den Patienten hergestellt.

Praxisinfo

Bevor man einen Stift in den Wurzelkanal einbringt, sollte mit Hilfe eines Röntgenbildes überprüft werden, ob der vorher endodontisch behandelte Zahn entzündungsfreie Verhältnisse an der Wurzelspitze aufweist.

Merke

Bei individuellen Stiftaufbauten benötigt der Patient ein Stiftprovisorium.

Dieser eigens für den betreffenden Patienten angefertigte Stiftaufbau wird vom Zahnarzt in den Zahn einzementiert (Bild1).

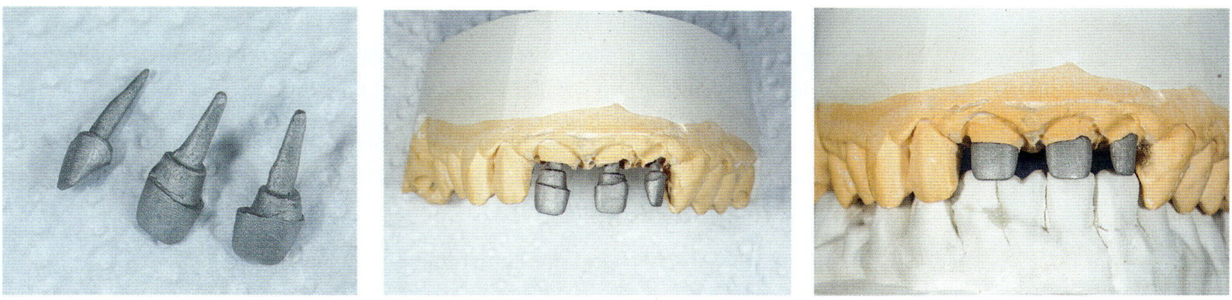

Bild 1: Gegossene Stiftaufbauten

10.2.2 Konfektionierter Stiftaufbau

Konfektionierte (vorgefertigte) Stiftaufbauten sind genormte Schraubensysteme aus Titan oder anderen Metallen, die in den Wurzelkanal eines Zahnes einzementiert oder eingeschraubt werden.

Dazu wird mit genormten Bohrern im Verlauf des Wurzelkanals ein Bohrloch eingebracht (Bild 2). Nach Eingliederung des konfektionierten Stiftes kann dieser zusätzlich mit einer Aufbaufüllung versehen und wie ein normaler Zahnstumpf beschliffen werden.

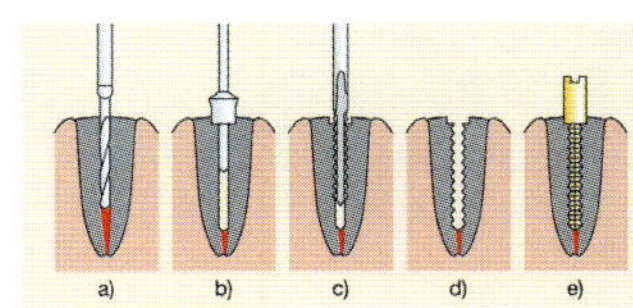

Bild 2: Konfektionierter Stiftaufbau

10.2.3 Glasfaserstifte

Eine moderne Methode bieten Glasfaserstifte. Auch hier ist ein Vorbohren mit normierten Instrumenten notwendig. Die Stifte werden dann adhäsiv mittels Kunststoff befestigt und mit einer ebensolchen Aufbaufüllung versorgt (Bild 3). Danach kann der Zahn für eine Krone präpariert werden.

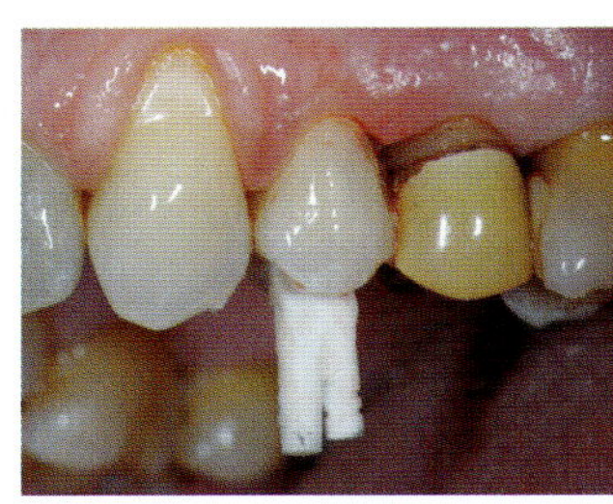

Bild 3: Glasfaserverstärkte Kunststoffstifte zur Verstärkung eines Kronenaufbaus

Merke

Sowohl bei konfektionieren Stiften als auch bei Glasfaserstiften kann vor Überkronung des Zahnes im Gegensatz zu gegossenen Stiften ein übliches Provisorium hergestellt werden.

Praxisinfo

Das Präparieren des Wurzelkanals mit normierten Instrumenten muss äußerst vorsichtig erfolgen, da eine Perforation des Zahnes dessen Entfernung zur Folge hätte.

Perforation
Durchbohrung, Durchstoßung

10.3 Milchzahnkronen

Retention
Verankerung

Bei stark kariösen Milchzähnen besteht häufig das Problem, dass Füllungen nicht ordnungsgemäß verankert werden können und somit einen schlechten Halt aufweisen. Da die Milchzahnpulpa einen großen Raum einnimmt kann oft keine ausreichende Retention zum Füllungshalt präpariert werden.

Dies ist ebenso der Fall, wenn Milchzähne nach einer Pulpotomie (s. Kap. 6.3) bzw. nach einer Wurzelfüllung (s. Kap. 7.7) versorgt werden müssen.

In diesen Fällen ist die konfektionierte Milchzahnkrone eine gute Möglichkeit zur Zahnerhaltung der Milchzähne. Eine solche Krone stellt die Kaufunktion wieder her. Zudem erfüllen so versorgte Zähne die enorm wichtige Funktion als Platzhalter für die bleibenden Zähne.

zirkulär
rundherum

Für die Eingliederung einer konfektionierten Milchzahnkrone wird der Milchzahn nach der Kariesentfernung zirkulär und okklusal beschliffen.

Aus einem Sortiment mit verschiedenen vorgefertigten Milchzahnkronen (Bild 1) wird danach eine in der Größe passende Krone ausgesucht und per Hand für den entsprechenden Zahn angepasst.

Die Krone wird anschließend mit Zement eingesetzt (Bild 2)

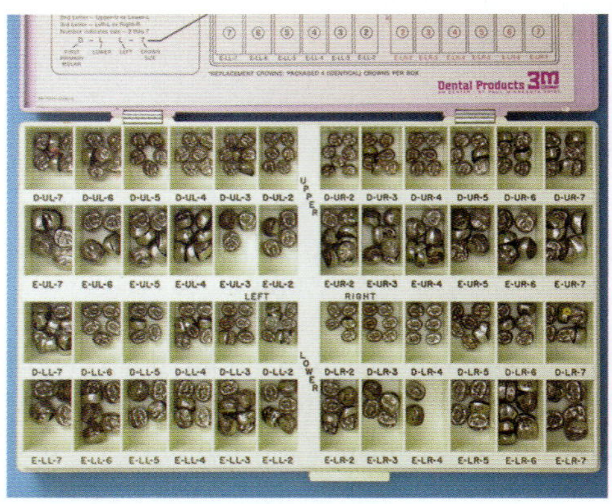

Bild 1: Sortiment Milchzahnkronen

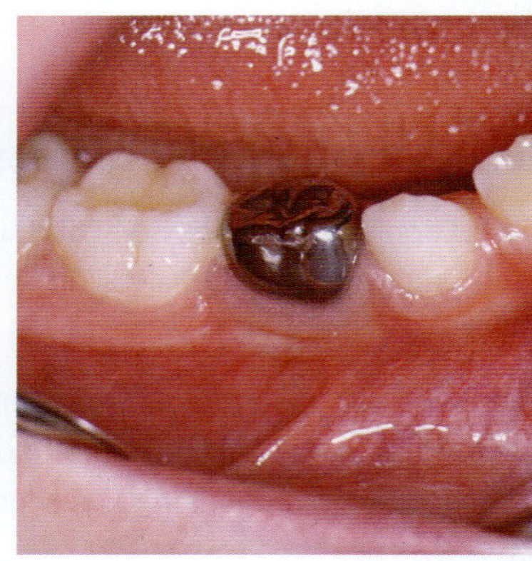

Bild 2: Eingesetzte Milchzahnkrone

Praxisinfo

Milchzahnkronen sind in ihrer Passform nicht optimal, da sie lediglich nach Augenmaß ausgesucht werden. Allerdings müssen sie auch nur so lange halten, bis der Milchzahn auf natürliche Weise ausfällt.

R

Risikobewertung zur Aufbereitung von Instrumenten nach endodontischen Behandlungen:

Da Zähne zu der äußeren Abgrenzung des Körpers, d. h. Schleimhaut oder Haut, gezählt werden, sind Instrumente, die zur endodontischen Behandlung, im Speziellen zur Wurzelkanalaufbereitung angewendet werden, als kritisch einzustufen.

Aufgrund der schwer zu reinigenden Oberfläche der Aufbereitungsinstrumente empfiehlt sich die Bewertung nach Gruppe B, d. h. abschließend muss eine Sterilisation erfolgen. Wichtig ist, dass die Anzahl der Aufbereitungszyklen der Instrumente begrenzt ist und je nach Größe variiert. Aus diesem Grunde stellen Praxen in diesem Bereich oftmals auf Einmalinstrumente um.

Hygiene-Check

Hygiene-Check

Im Behandlungszimmer liegen nach einer Füllungstherapie noch einige Instrumente und Materialien. Stufen Sie diese für die hygienische Aufbereitung ein.

Einwegartikel – unkritisch – semikritisch A – semikritisch B – kritisch A – kritisch B – kritisch C

Instrument – Hilfsmittel – Material	Einstufung für die hygienische Aufbereitung
1. Karpulenspritze	
2. Kanüle	
3. Gates-Bohrer	
4. Kofferdam Klammer	
5. Kofferdam Spannrahmen	
6. Reamer	
7. NiTi-Feilen	
8. Gummistopper	
9. Papierspitzen	
10. Plugger	

Die Risikobewertung der Instrumente erfolgt praxisindividuell. Bei der Einstufung sind die Beschaffenheit des Instrumentes und das Einsatzgebiet zu berücksichtigen.

Lernfeld 6

Chirurgische Behandlungen begleiten

Chirurgische Behandlungen begleiten

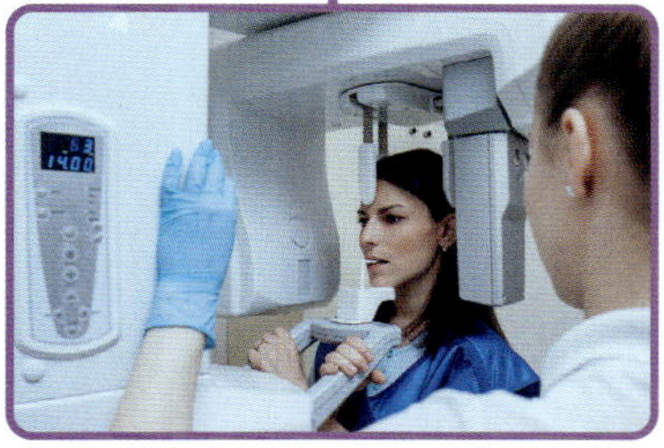

Zahnärztliche Chirurgie

- Typische Instrumente
- Allgemeiner Ablauf chirurgischer Eingriffe
- Mögliche Komplikationen

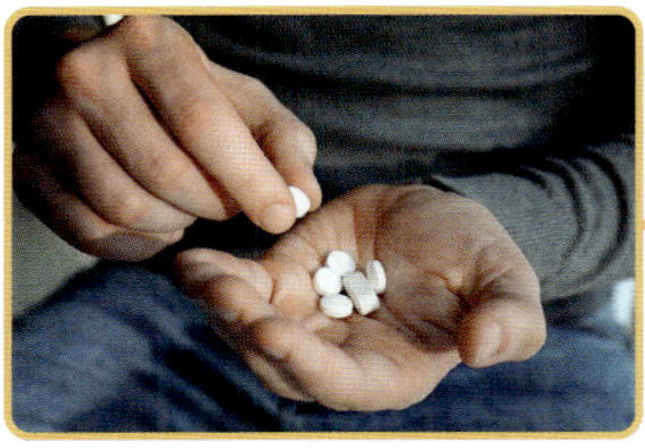

Arzneimittellehre

- Gesetzliche Grundlagen und Gebrauchsinformationen
- Arzneimittelformen
- Applikation und Wirkungsweise
- Umgang mit Arzneimitteln
- Wichtige Arzneimittelgruppen
- Antibiotika

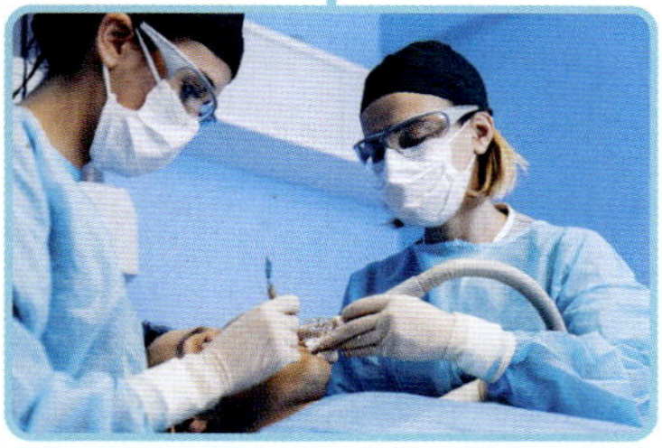

Chirurgische Eingriffe in der Zahnarztpraxis

- Extraktion
- Behandlung einer Mund-Antrum-Verbindung
- Hemisektion und anschließende Teilextraktion oder Prämolarisierung
- Operative Zahnentfernung per Osteotomie
- Zysten
- Tumoren
- Entzündungen im Kieferbereich
- Wurzelspitzenresektion
- Implantation
- Präprothetische Chirurgie
- Chirurgisch-kieferorthopädische Maßnahmen

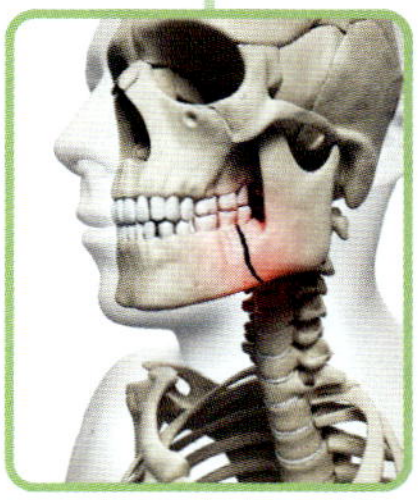

Verletzungen und ihre Behandlung

- Weichteilverletzungen
- Zahnverletzungen
- Knochenfrakturen
- Gelenkverletzungen

1 Einführung

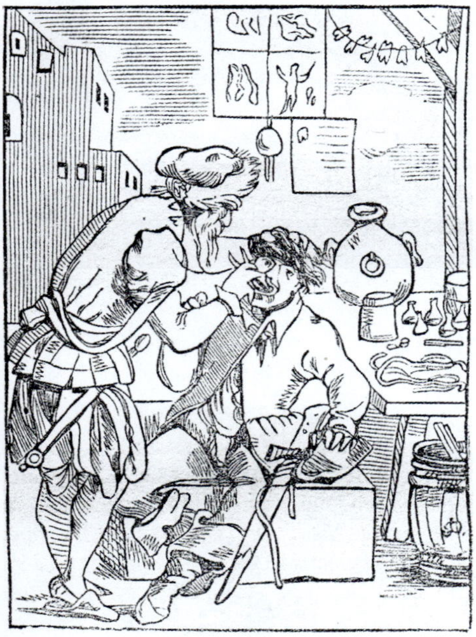

Bild 1: Zahnreißer im Mittelalter

Chirurgie
Heilbehandlung durch operative Eingriffe

ambulant
Behandlung in Praxis/Klinik ohne Aufnahme des Patienten über Nacht

Tumor
hier: gutartige oder bösartige Neubildung von Gewebe, Mehrzahl: Tumoren

Replantation
Wiedereinpflanzen von Zähnen

Die Chirurgie ist einer der ältesten Arbeitsbereiche der Zahnheilkunde. Schon im Altertum wurden einfache zahnmedizinisch-chirurgische Eingriffe bei sogenannten Zahnreißern durchgeführt (Bild 1). Die zahnärztliche Chirurgie musste sich so lange auf einfache chirurgische Eingriffe beschränken, bis es für länger dauernde Eingriffe notwendige Anästhesien gab.

Heute hat sich die Chirurgie in der Zahnmedizin weit entwickelt. Sie wird unterteilt in die zahnärztliche Chirurgie und die Kieferchirurgie. Dabei beschränkt sich die **zahnärztliche Chirurgie** auf die Tätigkeiten, die **ambulant** in der Praxis durchgeführt werden können:

- Zahnextraktionen
- operative Entfernung von Zähnen bzw. Wurzeln (Osteotomien)
- chirurgische Zahnerhaltung
- Zystenoperationen
- Entfernung kleiner Tumoren
- Implantologie
- präprothetische Chirurgie
- chirurgische Unterstützung der Kieferorthopädie
- Replantation
- Behandlung von Entzündungen des Zahnhalteapparates
- chirurgische Behandlung von Parodontalerkrankungen (siehe Lernfeld 8, Kap. 4.7)

Der **Kieferchirurgie** sind die großen chirurgischen Eingriffe vorbehalten, für die der Patient **stationär** aufgenommen werden muss:

- Operationen von Lippen-Kiefer-Gaumenspalten
- Kieferbruchoperationen
- plastische Gesichtschirurgie
- Therapie bösartiger Tumoren

In diesem Kapitel liegt der **Schwerpunkt** auf der chirurgischen Behandlung im Rahmen der zahnärztlichen **ambulanten Chirurgie**. Bei chirurgischen Eingriffen ist oftmals eine medikamentöse Begleittherapie notwendig, sei es durch Gabe von Beruhigungsmitteln vor der Behandlung oder von schmerzstillenden oder entzündungshemmenden Medikamenten nach der Behandlung. Deshalb wird in diesem Lernfeld auch die **Medikamentenkunde** behandelt (Kapitel 5 ab Seite 301).

Einige Behandlungen im Bereich der zahnärztlichen Chirurgie werden von speziell dafür ausgebildeten Zahnärzten durchgeführt – Oralchirurgen oder Mund-, Kiefer-, Gesichtschirurgen.

Definition

Oralchirurgen sind Zahnärzte, die sich in der zahnärztlichen Chirurgie weitergebildet haben.

Mund-, Kiefer-, Gesichtschirurgen haben sowohl das Studium der Zahnmedizin als auch der Humanmedizin abgeschlossen und sich anschließend zum Facharzt im Bereich Mund-, Kiefer-, Gesichtschirurgie weitergebildet.

2 Zahnärztliche Chirurgie

Im Mund-, Kiefer-, und Gesichtsbereich gibt es verschiedene Krankheiten, die einen chirurgischen Eingriff nötig machen. Als Folge von Karies und Parodontose können sich akute und chronische Entzündungen entwickeln, die chirurgisch behandelt werden müssen. Andere chirurgische Eingriffe ergeben sich aus der Notwendigkeit, Tumoren, Unfallfolgen oder die Folgen von Entwicklungsstörungen zu beseitigen.

2.1 Typische chirurgische Instrumente

Da bei der (zahnärztlichen) Chirurgie stets offene Wunden behandelt werden, darf grundsätzlich nur mit sterilen Instrumenten gearbeitet werden. In diesem Abschnitt werden zunächst einmal die chirurgischen Instrumente vorgestellt, die häufig in der Zahnarztpraxis zum Einsatz kommen. Die operativen Eingriffe selbst sind Thema in Kapitel 2.2 ab Seite 268. Weitere Instrumente werden bei den verschiedenen Eingriffen genannt.

2.1.1 Extraktionszangen

Bei den Extraktionszangen unterscheidet man die folgenden Teile bzw. Elemente (Bild 1):

- Zangengriff
- Zangenschloss
- Branchen
- Zangenmaul

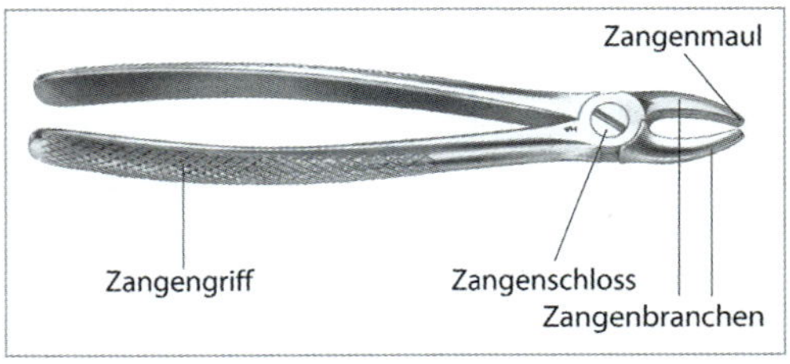

Bild 1: allgemeiner Aufbau einer Extraktionszange

Das Zangenmaul ergibt sich aus den Enden der beiden Branchen und ist so konstruiert, dass es die Zahnkrone bei der Extraktion gut umfasst und an der Zahnwurzel gut anliegt.

Der Griff und das Schloss der Zange müssen so beschaffen sein, dass der Zahn leicht zu fassen ist. Deshalb unterscheiden sich Oberkieferzangen und Unterkieferzangen: Oberkieferzangen sind gerade oder leicht gebogen, Unterkieferzangen sind im Schloss um 90° abgewinkelt.

Extraktion
operative Entfernung eines Zahnes mitsamt seiner Wurzel aus seinem Zahnfach

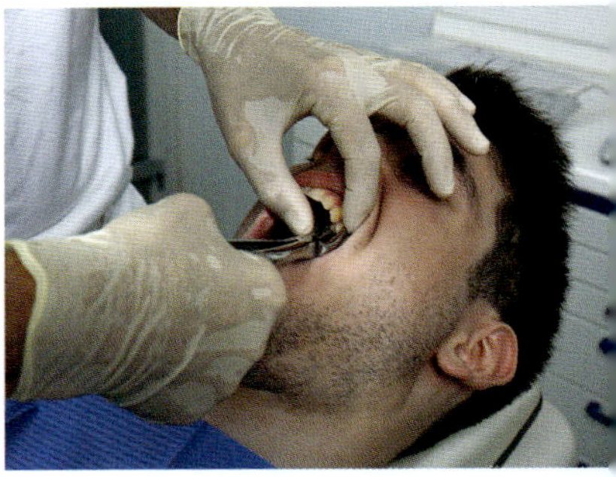

Bild2: Zahnextraktion im Oberkiefer

Extraktionszangen für den Oberkiefer

Die Branchen der Extraktionszangen für den Oberkiefer sind eine gerade Verlängerung des Griffes (Frontzahnzange) oder über die Fläche gebogen (Seitenzahnzange).

> **Merke**
> Bis auf die Wurzelrestzange (Bajonettzange) besitzen alle Extraktionszangen für den Oberkiefer ein **offenes Maul**, d. h., die Branchen der geschlossenen Zange berühren sich nicht.

Zangenart	Abbildung
Bei den **Oberkiefer-Frontzahnzangen** sind die Branchen eine gerade Verlängerung des Griffes. Sie besitzen ein offenes Maul.	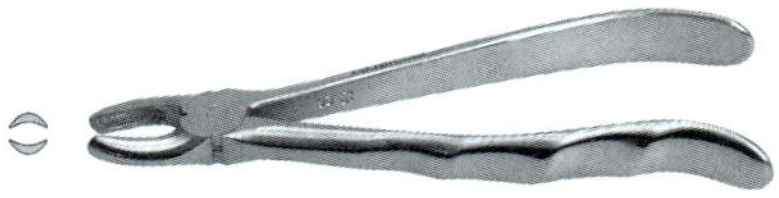

Zangenart	Abbildung
Oberkiefer-Prämolarenzangen haben ebenfalls ein offenes Maul und sind am Arbeitsende leicht gebogen.	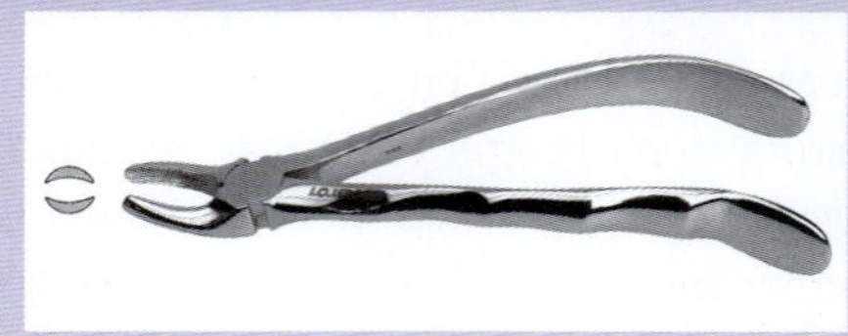
Oberkiefer-Molarenzangen haben auf der bukkalen Seite des Zangenmauls eine Zacke, die in die bukkale Furkation der Wurzeln hineingreifen soll. Daher gibt es unterschiedliche Molarenzangen für die rechte und die linke Seite. **Merke** „Zacke zur Backe."	**für den I. Quadranten:** 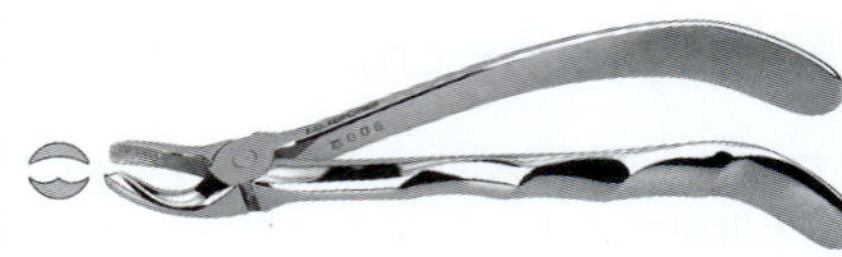 **für den II. Quadranten** 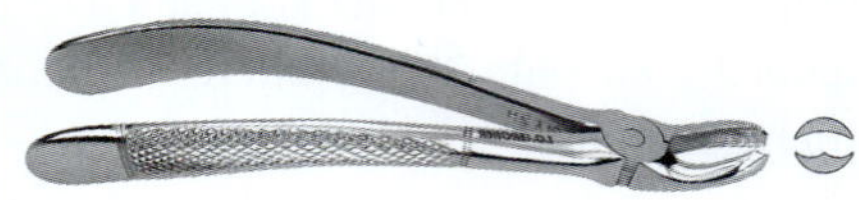
Die **Oberkiefer-Weisheitszahnzange** hat ein offenes Maul. Die Branchen sind z-förmig gebogen.	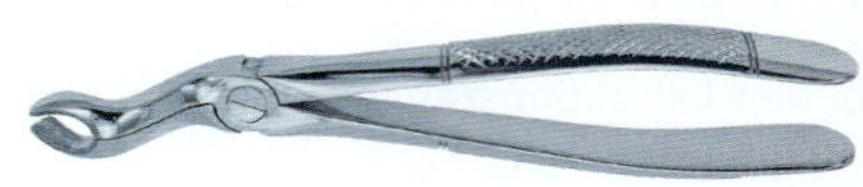 *(Zepf Medizintechnik)*
Wurzelreste werden mit einer **Bajonettzange** entfernt. Die Branchen einer Bajonettzange sind zweifach gebogen, wodurch sich ein z-förmiger Knick ergibt. Die Bajonettzange hat ein geschlossenes Maul und läuft spitz zu.	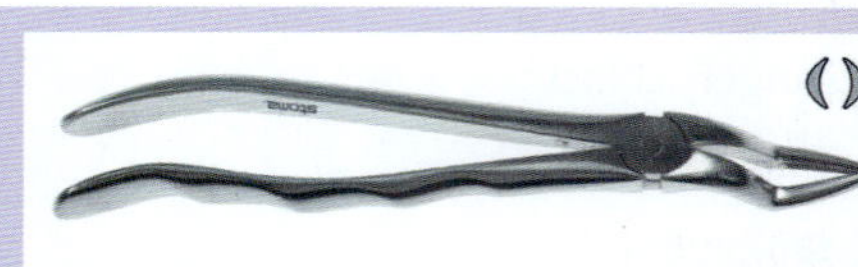

Tabelle 1: Extraktionszangen für den Oberkiefer

Extraktionszangen für den Unterkiefer

Die Branchen der Unterkiefer-Extraktionszangen stehen senkrecht zum Griff und sind mit Ausnahme der Weisheitszahnzange am Schloss um 90° abgewinkelt.

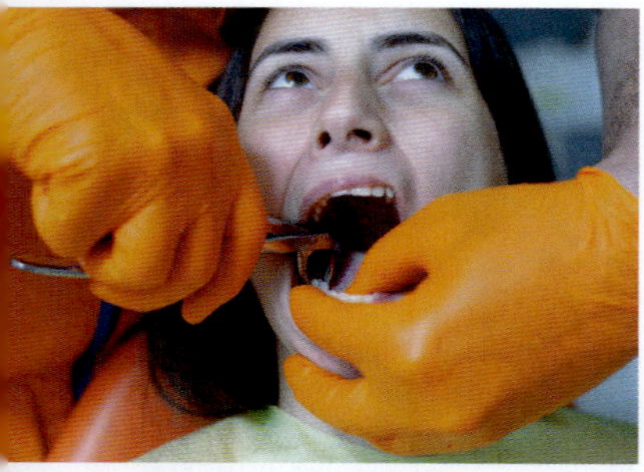

Bild 1: Zahnextraktion im Unterkiefer

Merke

Da die **Unterkieferzangen** durch den 90°-Winkel mit etwas Fantasie einem Raben ähneln, werden sie auch als **Rabenschnabelzangen** bezeichnet.

Zangenart	Abbildung
Unterkiefer-Frontzahnzangen sind im Schloss um 90° abgewinkelt, sie haben ein geschlossenes Maul, d. h. die Branchen der geschlossenen Zange berühren sich.	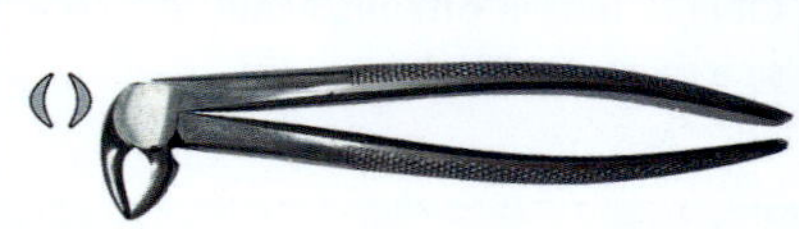
Unterkiefer-Prämolarenzangen sind im Schloss um 90° abgewinkelt, sie haben im Gegensatz zur Frontzahnzange ein offenes Maul, d. h. die Branchen der geschlossenen Zange berühren sich nicht.	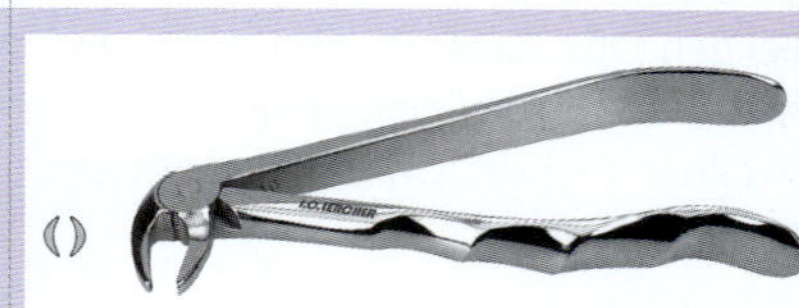

Zangenart	Abbildung
Bei **Unterkiefer-Molarenzangen** besitzt jede der beiden Branchen eine Zacke, die in die Furkation in Richtung vestibulär und lingual hineingreift.	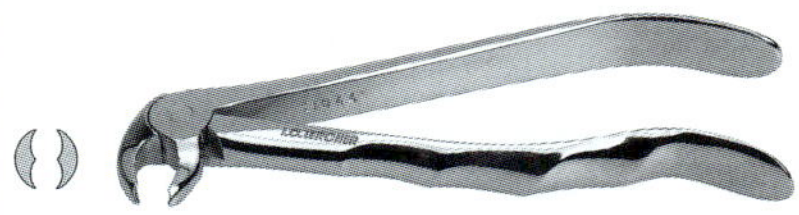
Unterkiefer-Weisheitszahnzangen haben eine besondere Winkelung.	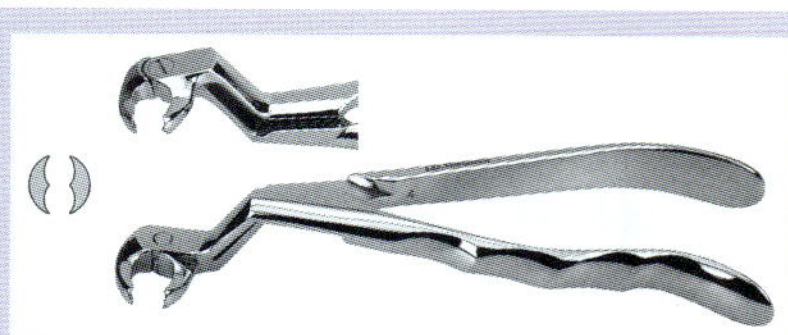
Die **Unterkiefer-Wurzelrestzange** besitzt schmale lange Branchen und hat ein geschlossenes Maul.	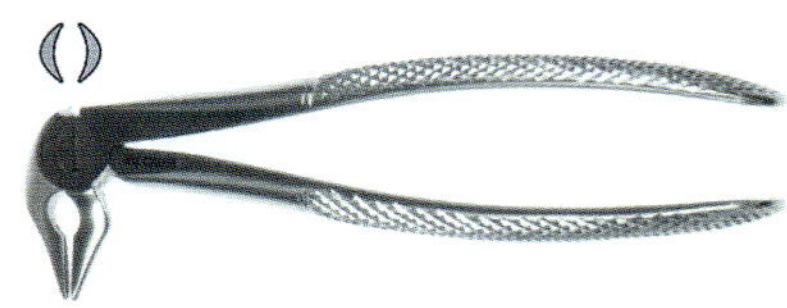

Tabelle 1: Extraktionszangen für den Unterkiefer

2.1.2 Hebel

Hebel sind Instrumente mit einem kräftigen Griff und einem geraden oder abgewinkelten Arbeitsende, dem Hebelblatt. Sie werden zur Lockerung von Zähnen und Wurzelresten verwendet. In der Abbildung 1 sind verschiedene Hebel dargestellt.

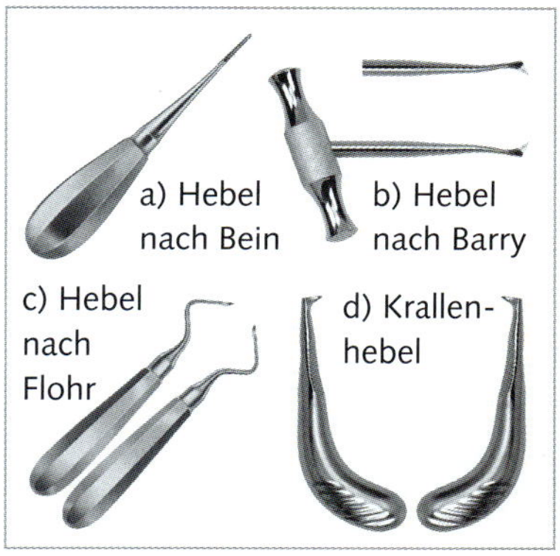

Bild 1: Hebel in der zahnärztlichen Chirurgie

Merke

Hebel werden auch Wurzelheber genannt. Der in der Praxis am häufigsten benutzte Hebel ist der Hebel nach Bein.

Bei der Verwendung eines Hebels muss der Zahnarzt besonders darauf achten, nicht ungewollt einen Nachbarzahn zu lockern.

2.1.3 Schneidende Instrumente

Die wichtigsten der sogenannten schneidenden Instrumente in der Zahnarztpraxis sind Skalpelle und Scheren.

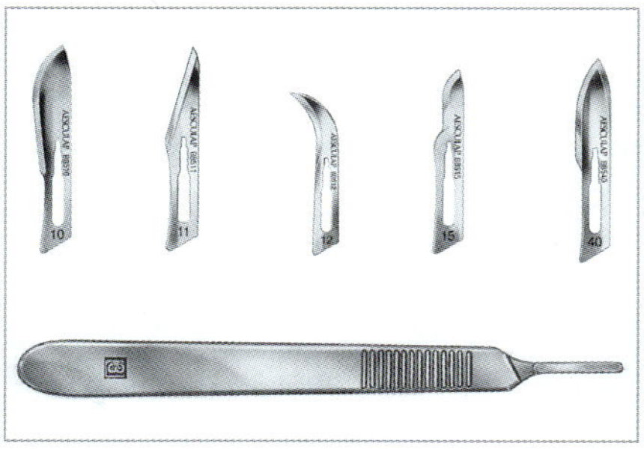

Bild 2: sterilisierbarer Skalpellgriff mit verschiedenen Einmalskalpellklingen

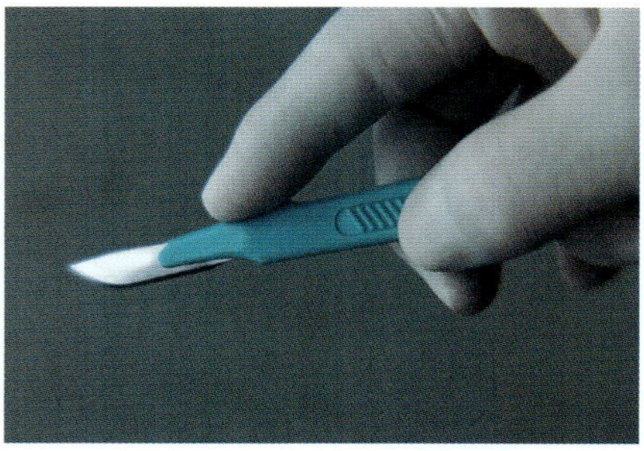

Bild 3: Einmalskalpell mit Kunststoffgriff

Skalpelle sind chirurgische Messer zum Schneiden von Gewebe. Sie sollten bei ihrer Verwendung äußerst scharf und steril sein. Der Zahnarzt hat die Wahl zwischen **Einmalskalpellklingen**, die auf einen vorhandenen, **sterilisierbaren Metallgriff** aufgesteckt werden (Bild 2), und vollständigen **Einmalskalpellen** mit einem Kunststoffgriff. Die Form der verwendeten Skalpellklinge richtet sich nach der Lokalisation der durchzuführenden Inzision.

Inzision
Einschnitt

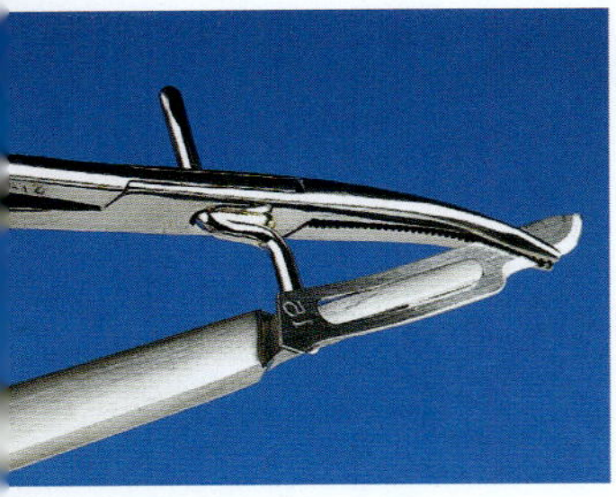

Bild 1: Entferner für Skalpellklingen

Praxisinfo

Wie beim Recapping von Kanülen sollte beim Aufstecken oder Entfernen der Skalpellklinge auf den Skalpellgriff niemals die Hand benutzt werden! So können Verletzungen vermieden werden. Beim Aufstecken kann als Hilfe ein anderes Instrument benutzt werden und beim Entfernen ein extra dafür vorgesehener Skalpellklingenentferner (Bild 1).

Es gibt verschiedene **Scheren** im chirurgischen Bereich, abhängig vom gewünschten Ergebnis. Sie unterscheiden sich in der Länge des Arbeitsendes und sind spitz, stumpf, gerade oder gebogen.

- Mit einer **Präparierschere** wird Gewebe voneinander getrennt.
- Mit einer **Zahnfleischschere** kann Schleimhaut entfernt werden, dieser Behandlungsschritt heißt Exzision.
- Eine **chirurgische Schere** wird zum Säubern von Wundrändern benutzt.
- Mit der **Fadenschere** werden Fäden abgeschnitten.

Exzision
Entfernen von Gewebe

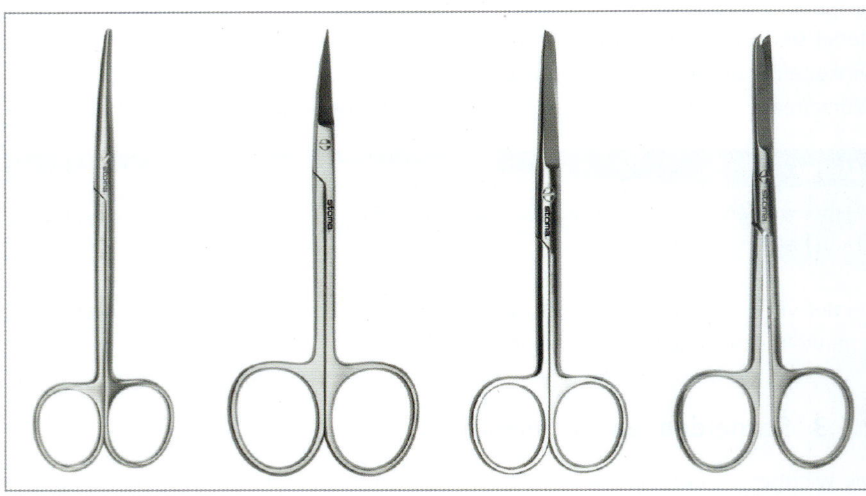

Bild 2: Scheren in der zahnärztlichen Chirurgie

2.1.4 Schabende Instrumente

Schabende Instrumente werden zum Ablösen von Weichgewebe vom Knochen oder zum Auskratzen von Gewebe benutzt.

Raspatorien (Einzahl Raspatorium, siehe Seite 263, Bild 1) sind am Arbeitsende scharf. Sie werden bei vielen chirurgischen Eingriffen in der Zahnarztpraxis benutzt, z. B. nach der Inzision für die Bildung eines Muko-Periost-Lappens (siehe Plastische Deckung auf Seite 274).

Elevatorien (Einzahl Elevatorium, siehe Seite 263, Bild 1) ähneln Raspatorien, das Arbeitsende ist jedoch stumpf und schmaler. Sie werden zum Beispiel verwendet, um eingedrückte Knochenbereiche wieder in die ursprüngliche Position zu bringen.

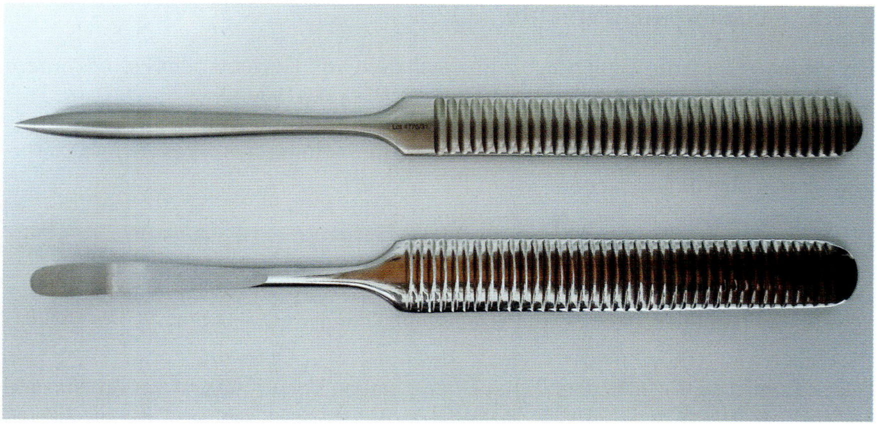

Bild 1: oben Elevatorium, unten Raspatorium

Scharfe Löffel (Bild 2) sind Instrumente mit einem scharfkantigen löffelförmigen Arbeitsende zum Auskratzen von Entzündungsgewebe aus Knochenhöhlen, zum Beispiel nach der Extraktion. Die Instrumente sind meist doppelendig und haben verschieden große Arbeitsenden.

Küretten (Bild 3) werden vor allem zum Entfernen von entzündlichem und nekrotischem Gewebe bei Parodontalerkrankungen benutzt (Lernfeld 8, Seite 363).

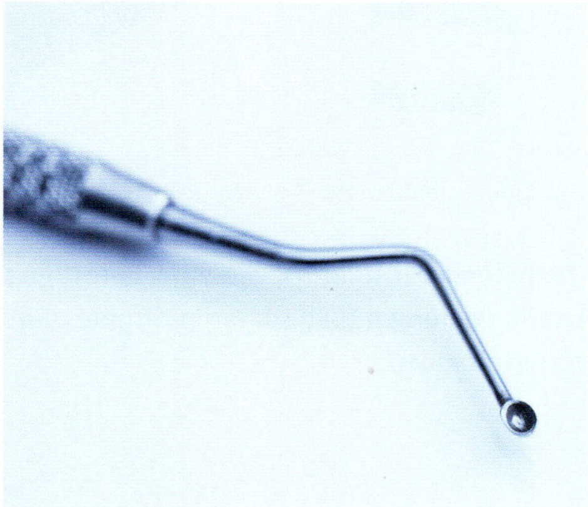

Bild 2: scharfer Löffel

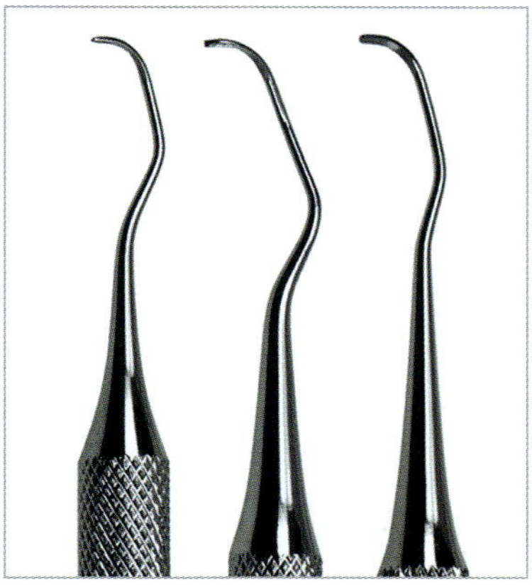

Bild 3: Küretten

Praxisinfo

So können Sie sich Zeit und Hektik sparen: Falls Sie unsicher sind, welches Instrument Ihr Chef genau benutzen möchte oder noch weitere einer Sorte benötigt – legen Sie mehrere bereit, zum Beispiel verschiedenen Größen an scharfen Löffeln. Diese lassen Sie steril verpackt auf einer separaten Ablagefläche und am besten mit einem sterilen OP-Tuch abgedeckt, um die Keimbelastung an der Verpackung möglichst gering zu halten. Wenn während der Operation ein weiteres Instrument benötigt wird, kümmert sich die unsterile Assistenz um die Bereitstellung.

2.1.5 Fassende Instrumente

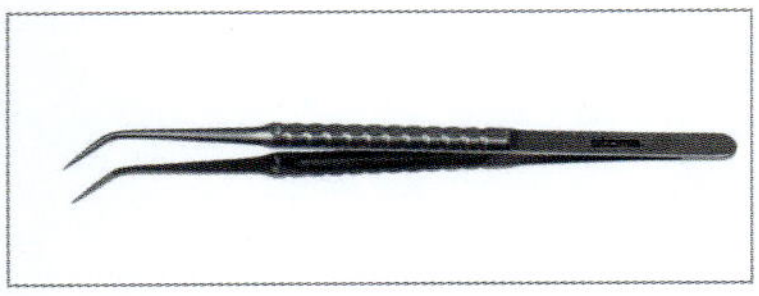

Bild 1: zahnärztliche Pinzette

Fassende Instrumente eignen sich zum Festhalten von Gewebe oder Fremdkörpern und zum Halten von Gebrauchsmaterialien (z. B. Tupfer, Watterolle).

Pinzetten werden im chirurgischen Bereich nach anatomischer Pinzette und chirurgischer Pinzette unterschieden.

Merke

Im nichtchirurgischen Bereich kommt ständig die **zahnärztliche Pinzette** (Bild 1) zum Einsatz. Sie zählt neben Sonde und Spiegel zum Grundinstrumentarium.

Die **anatomische Pinzette** (Bild 2) hat einen geraden Verlauf und ist am Arbeitsende stumpf. Durch ihre feinen Rillen am Arbeitsende eignet sie sich zum Anreichen von sterilen Tupfern.

Chirurgische Pinzetten (Bild 3) besitzen am Arbeitsende kleine Haken, um Gewebe fassen zu können, ohne abzurutschen

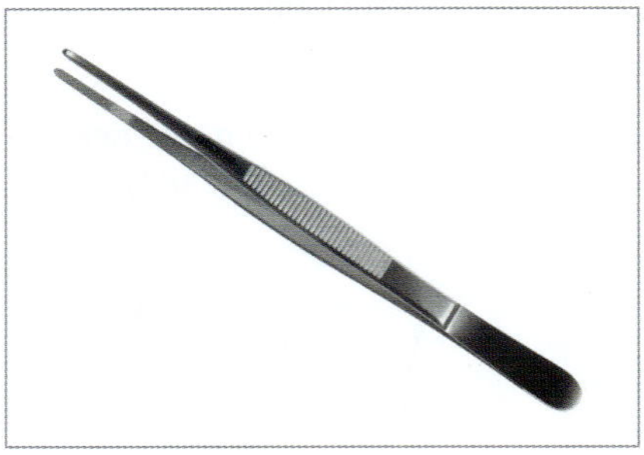

Bild 2: anatomische Pinzette

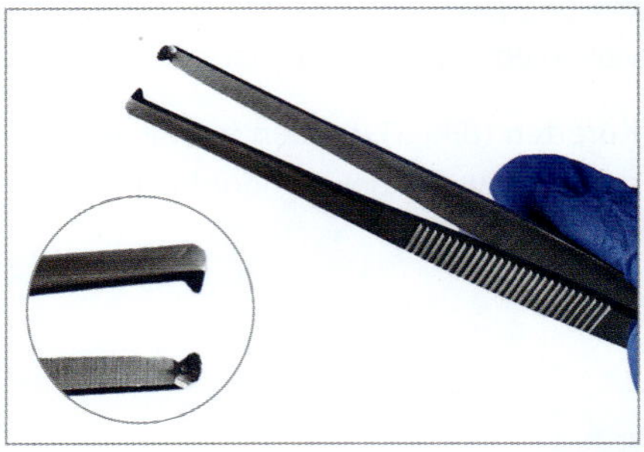

Bild 3: chirurgische Pinzette

Bei den **Klemmen** unterscheidet man **Tuchklemmen** (Bild 4), die zum Befestigen von OP-Tüchern benutzt werden und **Arterienklemmen** (Bild 5), um eröffnete Blutgefäße abzuklemmen und die Blutung zu unterbinden.

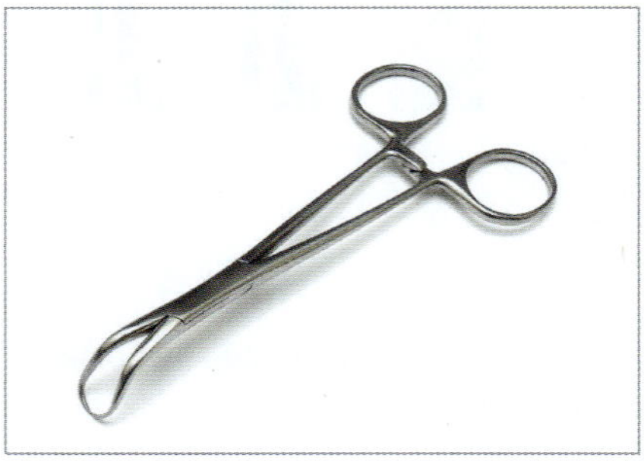

Bild 4: Tuchklemme

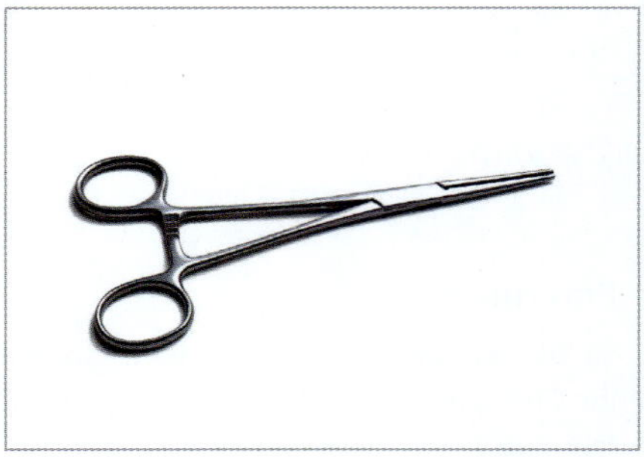

Bild 5: Arterienklemme

Praxisinfo

Klemmen besitzen einen Arretierungsmechanismus, sodass man sie verriegeln kann, nachdem das Tuch oder das Blutgefäß eingeklemmt wurde. Anschließend hat man wieder beide Hände frei.

2.1.6 Haltende Instrumente

Haltende Instrumente dienen dem Abhalten von Weichgewebe.

Zum Abhalten gibt es verschiedene **Haken**.

- Der stumpfe **Wundhaken nach Langenbeck** wird bei chirurgischen Behandlungen direkt auf den freigelegten Knochen aufgesetzt, um freie Sicht auf das Operationsgebiet zu gewährleisten. In der Regel wird damit der Muko-Periost-Lappen abgehalten (siehe Kap. 3.2).
- Der stumpfe **Middeldorpfhaken** wird in den Mundwinkel eingesetzt, um die Wange und die Lippen abzuhalten.
- **Scharfe Wundhaken** sind kleiner. Ihre Krallen werden in den Zahnfleischlappen eingehakt.

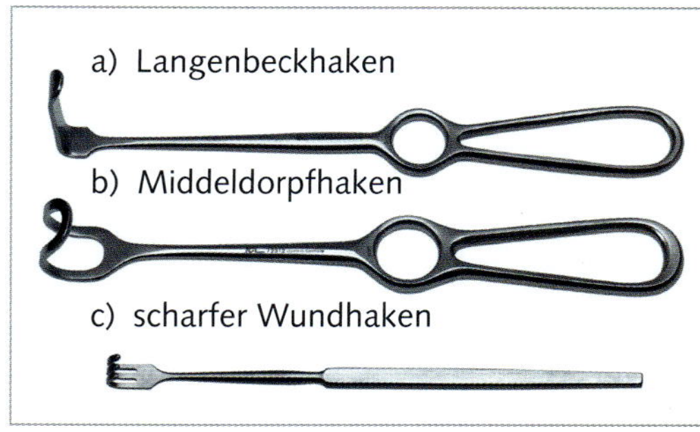

Bild 1: Haken in der zahnärztlichen Chirurgie

Ein **Zungenspatel** wird verwendet, um die Zunge abzuhalten. Zungenspatel gibt es in glatter und perforierter Ausführung.

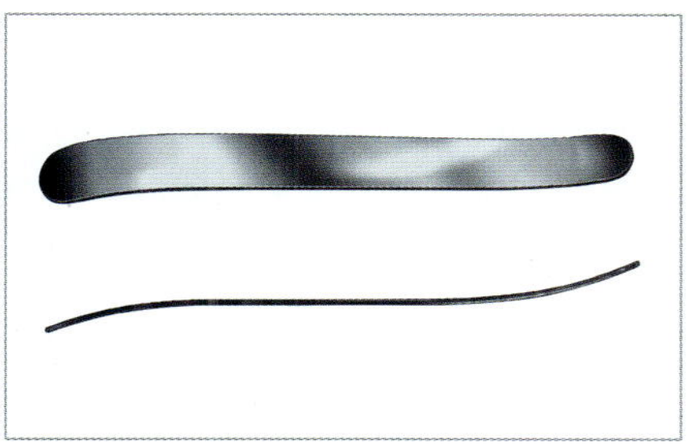

Bild 2: Zungenspatel, glatt

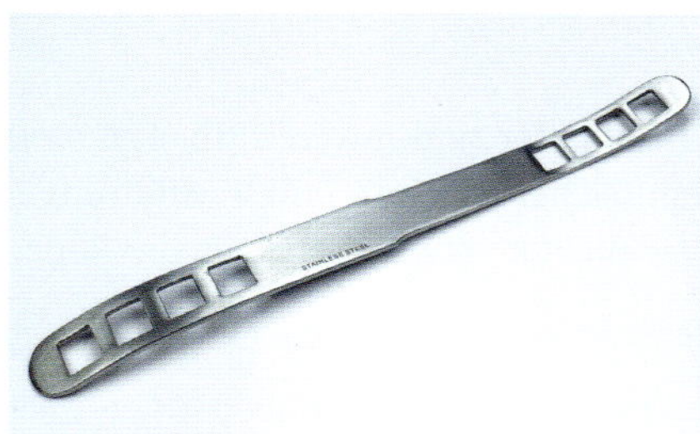

Bild 3: Zungenspatel, perforiert

Bei Operationen in Narkose und im schlecht zugänglichen Weisheitszahnbereich kann der Patient den Mund nicht aufhalten bzw. nicht lange genug weit aufhalten. **Mundsperrer** (Bild 3) sind dann eine wertvolle Hilfe zur Entlastung des zahnärztlichen Teams und des Patienten.

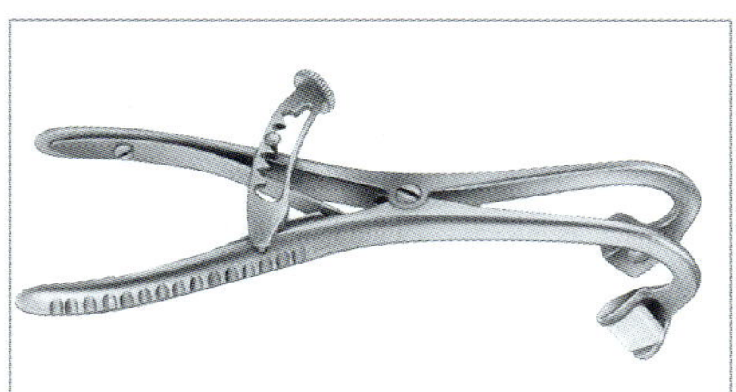

Bild 4: Mundsperrer nach Denhardt

2.1.7 Instrumente zum Nähen und Nahtmaterial

Chirurgische **Nadeln** haben verschiedene Formen. Neben den üblicherweise benutzten halbrunden Nadeln gibt es auch gerade Nadeln. Gerade Nadeln werden für Interdentalnähte benutzt, die durch den Zwischenzahnraum hindurch gelegt werden.

Zusatzinfo
Im Querschnitt sind Nadeln üblicherweise rund. Für das Nähen von sehr festem Gewebe sind dreikantig geschliffene Nadeln gut geeignet.

Nadeln werden in traumatische und atraumatische Nadeln unterteilt.

- **atraumatische Nadel:** Nadel ohne Öhr, der Faden ist direkt mit dem Nadelende verschweißt und muss nicht eingefädelt werden.
- **traumatische Nadel:** Nadel mit Öhr, zum Einfädeln eines Fadens. Sie hinterlässt ein kleines Trauma, durch den größeren Querschnitt, der durch das Gewebe geht.

Trauma
Verletzung

traumatisch
verletzend

atraumatisch
nicht verletzend

Bei traumatischen Nadeln gibt es zudem zwei Ausführungen des Nadelöhrs:

- Durch das **Fädelöhr** wird der Faden hindurch gefädelt.
- Beim **Federöhr** wird der Faden hineingedrückt. Das führt zu einer Erleichterung während der Operation.

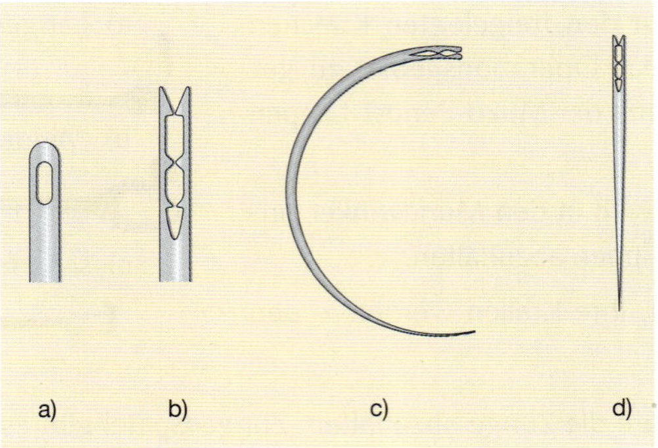

Bild 1: traumatische Nadeln
a) Fädelöhr, b) Federöhr, c) halbrunde Nadel, d) gerade Nadel

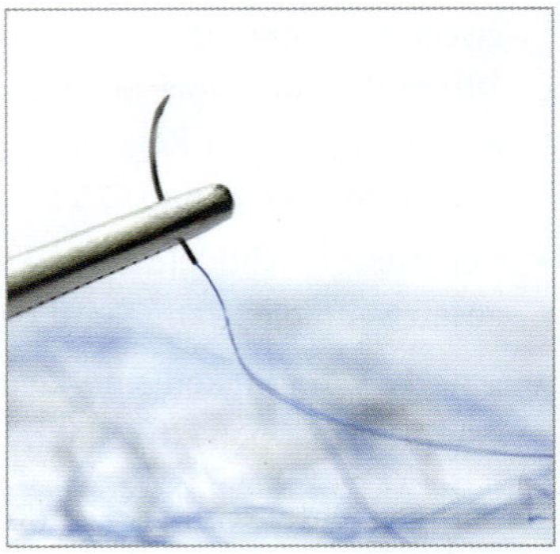

Bild 2: atraumatisches Nahtmaterial

Nadelhalter sind unverzichtbar zum Halten und Führen der Nadel. Es gibt sie in zahlreichen Größen und Ausführungen. In der Zahnheilkunde werden kleinere Nadelhalter verwendet, die in der Regel eine Feststellvorrichtung haben.

Je nach Verwendungszweck werden unterschiedliche **Fäden** zum Nähen benötigt.

resorbierbar
selbstauflösend

nicht resorbierbar
nicht selbstauflösend

- **Resorbierbare Fäden** werden vor allem für tief liegende Nähte verwendet und müssen nicht entfernt werden. Sie werden nach einer bestimmten Zeit vom Körper selbst aufgelöst.
- **Nicht resorbierbare Fäden** müssen in einer separaten Sitzung entfernt werden.

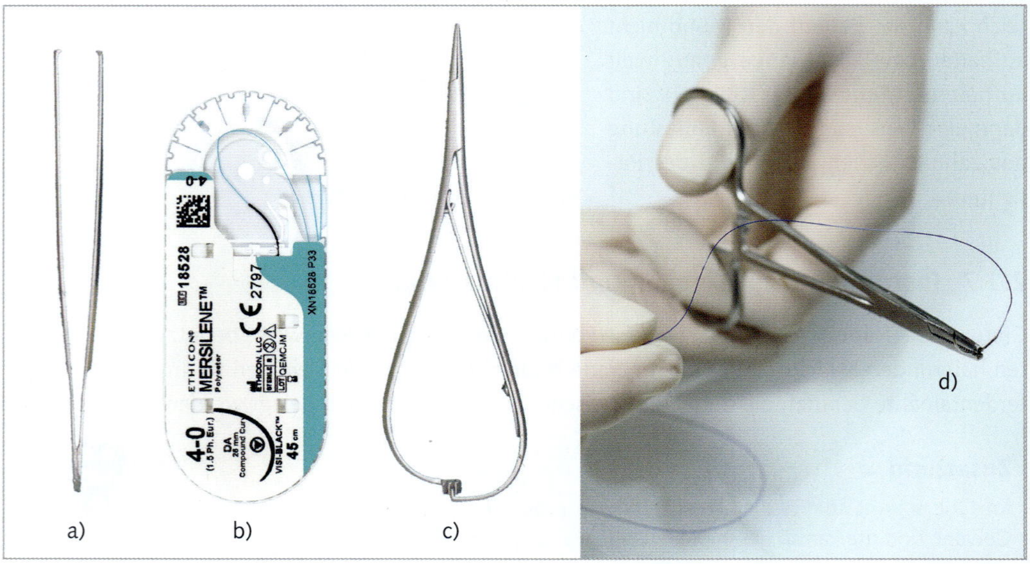

Bild 3: a) chirurgische Pinzette b) atraumatisches Nahtmaterial c) Nadelhalter d) Nadelhalter hält Nadel mit Faden

Im Handel sind **monofile und geflochtene Fäden** erhältlich. Monofile Fäden bestehen aus einem einzelnen Faden, sie sind besonders glatt und eignen sich für Hautnähte. Geflochtene Fäden bestehen aus mehreren Fäden, die ineinander verflochten sind. Sie eignen sich gut zum Nähen in der Mundhöhle.

Praxisinfo

Obwohl die Fäden heute synthetisch (künstlich) hergestellt werden, bezeichnet man die resorbierbaren Fäden hin und wieder durch ihre Vergangenheit noch als Catgut (Katzendarm).

2.1.8 Rotierende Instrumente in der zahnärztlichen Chirurgie

Chirurgische Fräsen zum Abtragen von Knochensubstanz gibt es für die verschiedenen Anwendungsbereiche in unterschiedlichen Formen und Ausführungen.

- **Kugelförmige Fräsen** (Bild 1) in der Form großer Rosenbohrer dienen zum flächigen Abtragen von Knochensubstanz.
- Lange spitze **Lindemannfräsen** (Bild 2) eignen sich, um Löcher und Schlitze rund um abgebrochene Zahnwurzeln zu bohren.

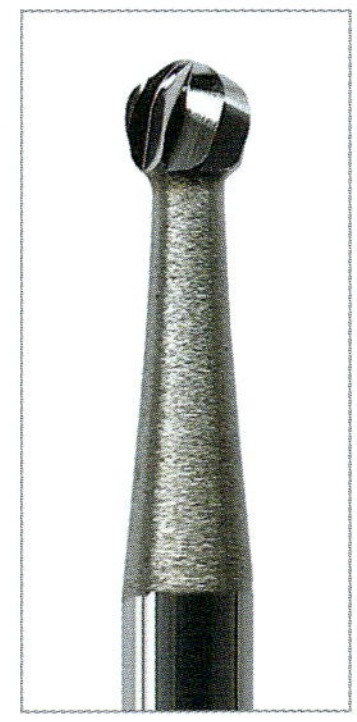

Bild 1: kugelförmige Fräse

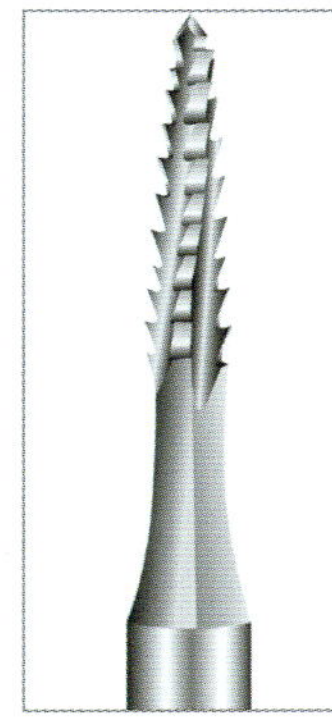

Bild 2: Lindemannfräse

2.1.9 Elektrisch angetriebene Geräte in der zahnärztlichen Chirurgie

Chirurgiemotor

Beim Bohren und Fräsen im Knochen muss die Drehgeschwindigkeit der Fräse niedrig sein. Optimal ist die Arbeit mit einem speziellen Chirurgiemotor, bei dem die Drehzahl sehr stark gedrosselt werden kann. Die Kühlung der Fräse sollte mit steriler physiologischer (gewebeverträglicher) Kochsalzlösung (NaCl) erfolgen. Diese Kühlung kann durch eine angeschlossene Infusionsflasche erfolgen.

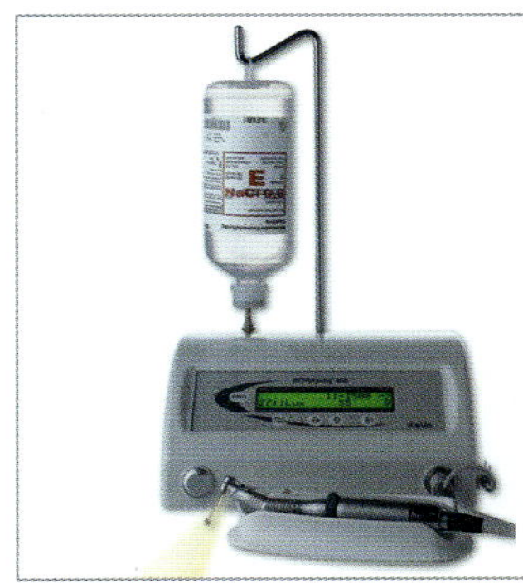

Bild 3: Chirurgiemotor mit Kochsalzlösung

Praxisinfo

Warum wird mit Kochsalzlösung statt mit Wasser gekühlt? Wenn man in der Chirurgie mit Leitungswasser oder destilliertem Wasser kühlen würde, das sehr wenig Salz enthält, würde Wasser in die Körperzellen eindringen. Diese würden aufquellen und geschädigt werden. Deshalb enthält physiologische Kochsalzlösung eine Salzmenge, die den gleichen osmotischen Druck erzeugt, der in den Körperzellen vorherrscht.

In Praxen, in denen chirurgische Eingriffe seltener sind, kann die Zahnmedizinische Fachangestellte das Kühlwasser auch mit einer großen Einmalspritze auf die Fräse spritzen.

Elektrochirurgiegerät/Elektrotom

Elektrochirurgiegeräte arbeiten mit hochfrequentem Strom. Sie eignen sich zum Schneiden und Abtragen von Gewebe und zur Blutstillung. Der Strom erhitzt das Gewebe, so zieht sich das Gewebe zusammen. Diesen Vorgang bezeichnet man als Elektrokoagulation oder Kauterisation.

Bei der Verwendung eines Elektrotoms entsteht zum Vorteil von Patient und Behandler nur eine geringe Blutung. Allerdings kommt es zu einem unangenehmen Geruch, durch die Verbrennung bzw. Verödung der Schleimhaut infolge der entstehenden starken Hitze.

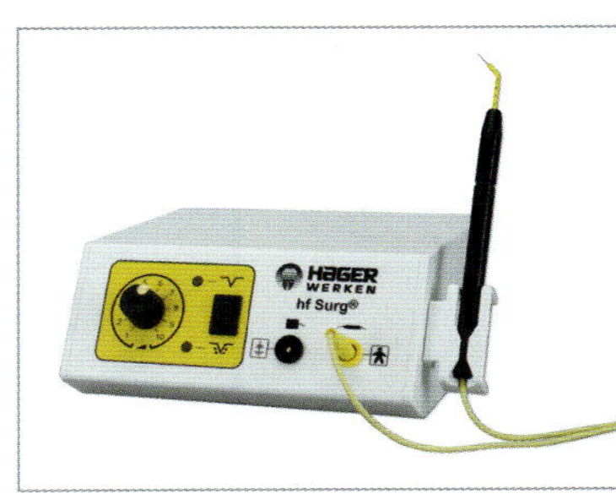

Bild 4: Elektrochirurgiegerät

Praxisinfo

Falls Ihr Patient ein implantiertes elektrisches Gerät im Körper trägt, wie z. B. einen Herzschrittmacher, sollte kein Elektochirurgiegerät zum Einsatz kommen, da es dadurch zu Störungen des implantierten Gerätes kommen könnte.

Kauter
Brenneisen

Aufgaben

1. Betrachten Sie in Ihrer Praxis die chirurgischen Instrumente beim Herrichten, Aufbereiten und Wegsortieren ganz genau. Wiederholen Sie im Kopf die Erkennungsmerkmale der verschiedenen Instrumente. Welche Unterschiede erkennen Sie zwischen den einzelnen Zangen?
2. Für die Entfernung welcher Zähne sind die folgend abgebildeten Zangen vorgesehen?

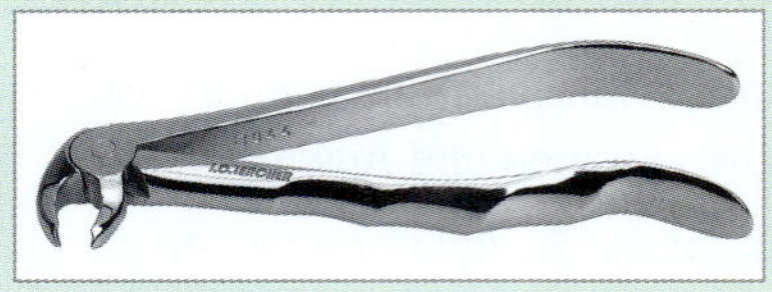

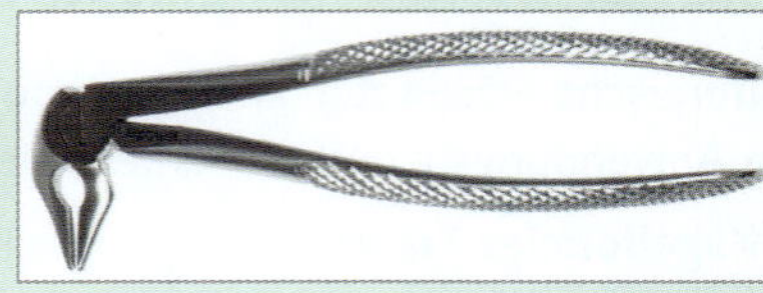

3. Häufig werden für einen chirurgischen Eingriff mehr Instrumente vorbereitet, als der Zahnarzt letztendlich benötigt. Wie gehen Sie vor, damit Sie anschließend nicht auch die unbenutzten Instrumente wiederaufbereiten müssen? (vgl. LF 3, Kap. 11)
4. Überlegen Sie sich Vor- und Nachteile beim Einsatz von Einmalskalpellen in der Praxis.

2.2 Allgemeiner Ablauf chirurgischer Eingriffe

Jeder chirurgische Eingriff besteht in der Regel aus der **Vorbereitung**, der **Durchführung der Behandlung** und der **Nachbereitung**. Diese Abfolge sollte die ZFA für jeden einzelnen Eingriff genau kennen, um vorausschauend und sicher zu assistieren. Jedoch muss sie sich auch flexibel auf die individuelle Behandlung einstellen, da sich jederzeit Besonderheiten im Behandlungsverlauf ergeben können, weil jeder Patient unterschiedlich ist.

2.2.1 Allgemeines zur Vorbereitung

Anamnese
Befragung zur Krankheitsvorgeschichte

Vor dem Eingriff wird mit dem Patienten besprochen, ob sich Änderungen in der Anamnese ergeben haben, ob er z. B. neue Medikamente einnimmt. Diese könnten sich möglicherweise auf die Blutgerinnung auswirken. Außerdem wird das Operationsgebiet geröntgt, um auch Strukturen zu sehen, die der Behandler mit dem bloßen Auge nicht erkennt.

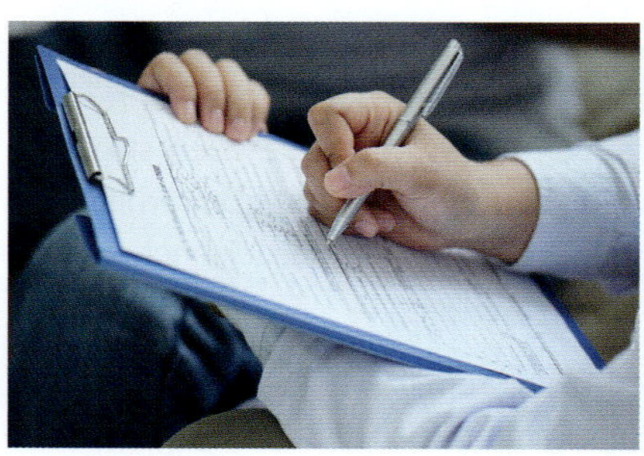

Bild 1: Patient und Zahnarzt beim Ausfüllen des Anamnesebogens

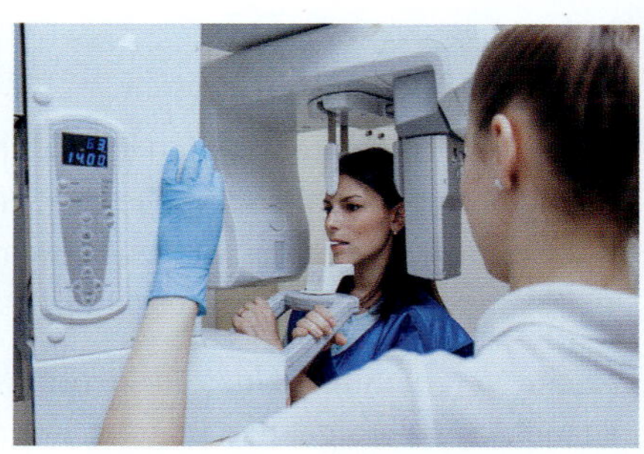

Bild 2: Patient und ZFA beim Einstellen eines OPG

OPG = Orthopantomograph
Panorama-Röntgengerät

Indikation
Grund für den Einsatz einer diagnostischen oder therapeutischen Maßnahme

Praxisinfo

Ein Röntgenbild darf nur von einem Zahnarzt oder einer ZFA mit ausreichendem Kenntnisnachweis im Röntgen erstellt werden und erst, nachdem der Zahnarzt eine rechtfertigende Indikation formuliert hat (S. LF 12 Röntgen).

Präoperativ muss der Patient über mögliche Komplikationen (Kap. 2.3) **vom Zahnarzt aufgeklärt werden**. Zur rechtlichen Absicherung sowohl des behandelnden Zahnarztes als auch des Patienten ist eine Einverständniserklärung in schriftlicher Form notwendig.

OP
Operation

präoperativ
vor der Operation

intraoperativ
während der Operation

postoperativ
nach der Operation

Praxisinfo

Auch die Zahnmedizinische Fachangestellte sollte jederzeit auf Patientenfragen eingehen können. Deshalb ist es wichtig, dass sie mit der gesamten Behandlung vertraut ist. Patienten sind vor zahnärztlichen Eingriffen oft sehr nervös und fragen häufiger nach, um beruhigt zu werden. Je kompetenter die Zahnmedizinische Fachangestellte ist, umso besser kann sie auf den Patienten eingehen, ihm seine Sorge nehmen und ihm zeitgleich das Gefühl geben, in guten Händen zu sein.

Die folgenden **Maßnahmen der Praxishygiene** (Tabelle 1) werden ergriffen, damit eine unnötige Keimbelastung vermieden wird und der Eingriff möglichst reibungslos ablaufen kann:

▶ Siehe LF 3, Kap. 9

Wer?/Was?	Hygienemaßnahme
OP-Gebiet, Raum	mit sterilen OP-Tüchern abdecken: • Patient, OP-Gebiet • Trays und Instrumente
Behandler, Assistenz	• tragen spezielle Schutzkleidung: sterile OP-Kleidung, sterile Handschuhe, Mundschutz, Schutzbrille • führen wenigstens eine hygienische Händedesinfektion durch, je nach Eingriff auch chirurgische Händedesinfektion
Instrumente	Verwendung steriler Instrumente bei jedem Eingriff
Patient	spült vorm Eingriff mit einer speziellen Lösung, um die Keimanzahl im Mund zu reduzieren

Tabelle 1: Maßnahmen der Praxishygiene

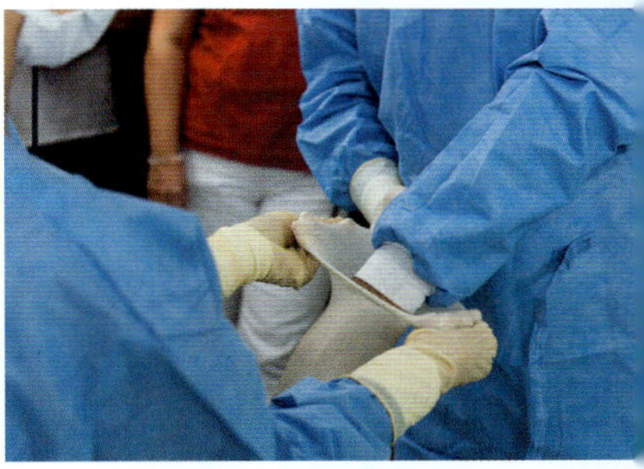

Bild 1: Anziehen steriler OP-Kleidung

Präoperative Patientenbetreuung

- Vermeiden Sie Hektik und Unsicherheit.
- Bitten Sie den Patienten erst ins Behandlungszimmer, wenn alle Instrumente abgedeckt sind.
- Stellen Sie sich dem Patienten vor und beruhigen Sie ihn durch etwas „Smalltalk".
- Übergeben Sie Rezepte und AU-Bescheinigungen und sonstige Anweisungen (z. B. zur Medikamenteneinnahme) vor dem Eingriff und in schriftlicher Form.
- Vereinbaren Sie den Termin zur Nachbehandlung schon vor der Operation.
- Erklären Sie den Eingriff auf Wunsch des Patienten, aber nicht zu detailgenau, um unnötige Ängste zu vermeiden.

2.2.2 Allgemeines zur Durchführung

Bevor mit dem eigentlichen Eingriff begonnen werden kann, ist eine Anästhesie notwendig. Bei den meisten chirurgischen Eingriffen reicht eine **Lokalanästhesie** (siehe dazu auch LF 5, Kapitel 4.3, ab Seite 217).

Während des Eingriffes ist für den Behandler ganz wichtig, dass er eine **bestmögliche Sicht** auf das OP-Gebiet hat – dies sicherzustellen, ist eine der Hauptaufgaben der Zahnmedizinischen Fachangstellten: Sie muss gründlich absaugen, das Licht optimal einstellen und gut abhalten.

Praxisinfo

Prüfen Sie während des Eingriffs immer wieder selbstständig, ob der Zahnarzt eine einwandfreie Sicht auf das OP-Gebiet hat. Vielleicht müssen Sie die OP-Leuchte nachstellen oder den Haken etwas anders halten. Achten Sie dabei auch stets auf Ihre Haltung. Diese sollte nicht verkrampft sein, sondern locker, dennoch stabil. Versuchen Sie, die Schultern unten zu halten.

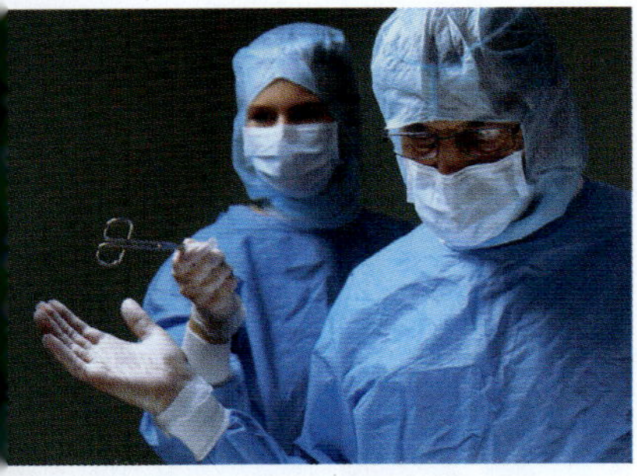

Bild 1: Springerin reicht sterile Instrumente an

Es kann passieren, dass während der Operation ein zusätzliches Instrument benötigt wird oder ein anderer Faden als geplant – selbst bei genauester Vorbereitung kann es zu unvorhergesehenen Situationen kommen. Der Behandler und seine Assistenz sollten sich nicht um zusätzliche Beschaffungen kümmern, da sie anschließend erneut eine sterile Händedesinfektion durchführen müssten und neue chirurgische Handschuhe bräuchten. Außerdem würde dies einige Zeit in Anspruch nehmen. Um das zu vermeiden, gibt es den sogenannten **„Springer"**. Der Springer kann zusätzliches Material holen und anschließend steril anreichen. Das heißt, er berührt die Verpackung ausschließlich von außen, öffnet diese und reicht das Instrument dem Behandler oder der mitbehandelnden ZFA, sodass diese nur mit dem sterilen Innenbereich der Verpackung in Berührung kommen.

2.2.3 Allgemeines zur Nachbereitung

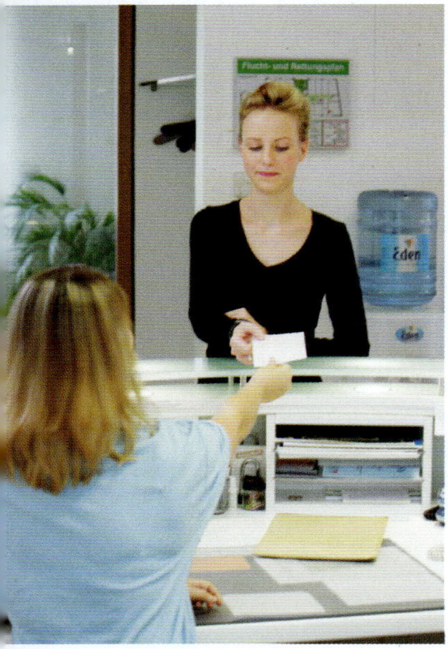

Bild 2: AU-Bescheinigung nicht vergessen!

Die Zahnmedizinische Fachangestellte hat nach chirurgischen Eingriffen eine Reihe von Maßnahmen zu erledigen.

Bevor der Patient die Praxis verlässt:

- wenn notwendig, postoperatives Röntgenbild anfertigen
- falls noch nicht geschehen mit dem Patienten Termin zur Nachsorge vereinbaren und AU-Bescheinigung sowie ggf. Rezept aushändigen
- dem Patienten einige eingeschweißte sterile Tupfer für eventuelle Nachblutungen mitgeben
- den Patienten auf die Verhaltensweisen nach dem Eingriff hinweisen

Praxisinfo

Da der Patient direkt nach einer OP nicht so aufnahmefähig ist und sich möglicherweise nur einen Bruchteil merken wird, sollte er schon vor dem Eingriff über das Verhalten danach aufgeklärt werden. Darüber hinaus ist es ratsam, dem Patienten ein vorbereitetes **Merkblatt** (siehe unten) mit den zu beachtenden Verhaltensweisen nach der OP mitzugeben, sodass er jederzeit in Ruhe nachlesen kann.

Merkblatt: Verhaltenshinweise für Patienten nach einem chirurgischen Eingriff

Folgende Punkte sollten Sie nach einem chirurgischen Eingriff beachten:

- Um die Blutung aus der Wunde zu minimieren, belassen Sie den Aufbisstupfer ungefähr eine Stunde auf dem Wundgebiet.
- Sollte es zu einer Nachblutung kommen, legen Sie einen neuen Tupfer auf die Wunde und beißen Sie darauf, um die Blutung zu stoppen. Für diesen Fall haben Sie einige sterile Tupfer in der Praxis erhalten.
- Fahren Sie direkt nach dem Eingriff nicht selbst Auto. Wegen der Anästhesie sind Sie möglicherweise unkonzentriert.

- Essen und Trinken sollten Sie erst wieder nachdem die Anästhesie abgeklungen ist, sonst könnten Sie sich wegen der Betäubung auf Lippen oder Zunge beißen.
- Legen Sie nach dem Eingriff kalte feuchte Umschläge oder einen Eisbeutel auf die Wange. Das hat eine abschwellende Wirkung.
- Vermeiden Sie körperliche Anstrengung am Tag des Eingriffs und am Tag danach. Denn dabei steigt der Blutdruck und somit auch die Gefahr einer Nachblutung.
- Auch durch koffeinhaltige Getränke steigt der Blutdruck. Verzichten Sie daher am Tag des Eingriffs und am Folgetag auf Kaffee, Cola und ähnliche Getränke.
- Rauchen Sie nach dem Eingriff nicht, denn Rauchen erhöht die Infektionsgefahr an der Wunde.
- Auf Mundspülungen sollten Sie am Tag des Eingriffs sowie auch noch am folgenden Tag verzichten oder diese sehr vorsichtig durchführen. Für die Wundheilung ist es notwendig, dass sich ein Blutpfropf auf der Wunde bildet und durch häufiges Spülen könnte sich dieser lösen.

Nachdem der Patient das Behandlungszimmer verlassen hat:

- Abfälle ordnungsgemäß entsorgen (z. B. spitze und scharfe Gegenstände in einen durchstichsicheren Behälter)
- Desinfektion von Behandlungsraum und Behandlungsstuhl
- korrekte Aufbereitung der Instrumente (siehe LF 3)
- Eingriff dokumentieren und abrechnen

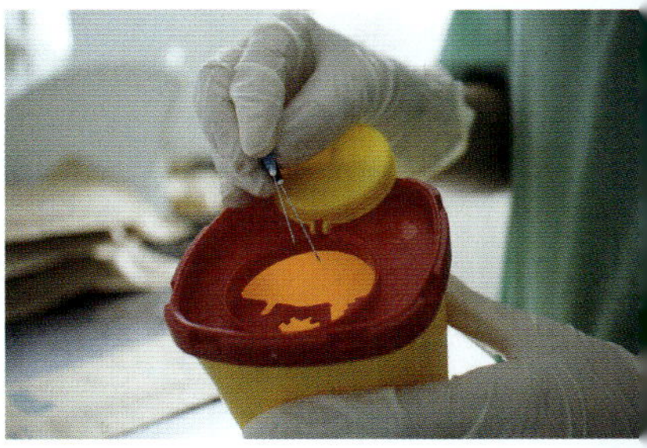

Bild 1: Abwurf einer Kanüle in den durchstichsicheren Behälter

Aufgaben

1. Stellen Sie sich vor, dass morgen Ihr Patient Herr Apel zu einem chirurgischen Eingriff einbestellt ist. Gehen Sie im Kopf durch, welche Schritte vor, während und nach der Operation von Ihnen zu beachten sind bzw. durchgeführt werden.
2. Ihr Patient Herr Apel ruft in der Zahnarztpraxis an. Er ist sehr aufgeregt und fragt Sie, was er nach dem Eingriff alles beachten muss. Der Zahnarzt hatte ihm schon ein Informationsblatt mitgegeben, das hat er aber verlegt. Er bittet Sie, ihm zu erklären, was er beachten muss. Klären Sie ihn patientengerecht auf.

2.3 Mögliche Komplikationen bei chirurgischen Eingriffen

Jeder chirurgische Eingriff ist anders, deshalb kann es auch zu zahlreichen verschiedenen Komplikationen kommen. Diese sind abhängig vom Eingriff, vom Operationsgebiet und vom Patienten.

Bei jedem chirurgischen Eingriff sind im Allgemeinen folgende Komplikationen oder unerwünschte Folgen denkbar:

- Verletzung eines Nervs
- Verletzung von Nachbarstrukturen
- Nachblutungen
- Schmerzen
- Schwellung des Weichgewebes
- Wundheilungsstörungen

Spezielle Komplikationen, die nur bei einzelnen Behandlungen auftreten können, werden im Kapitel 3 an der entsprechenden Stelle genannt.

3 Chirurgische Eingriffe in der Zahnarztpraxis

Im Mund-, Kiefer-, und Gesichtsbereich gibt es verschiedene Krankheiten bzw. Diagnosen, die die Notwendigkeit eines chirurgischen Eingriffs nach sich ziehen. Als **Folge von Karies und Parodontose** entwickeln sich akute und chronische Entzündungen, die chirurgisch behandelt werden müssen. Andere chirurgische Eingriffe ergeben sich aus der Notwendigkeit, Tumoren, Unfallfolgen oder die Folgen von Entwicklungsstörungen zu beseitigen. Im weiteren Verlauf werden folgende chirurgische Eingriffe beschrieben:

- Extraktion
- Behandlung einer Mund-Antrum-Verbinung, plastische Deckung
- Hemisektion und Teilextraktion bzw. Prämolarisierung
- operative Zahnentfernung, Osteotomie
- Entfernung von Zysten
- Behandlungen von Entzündungen und Abszessen im Kieferbereich
- Wurzelspitzenresektion
- Implantationen
- Behandlung von Tumoren
- Maßnahmen der präprothetischen Chirurgie
- Chirurgisch-kieferorthopädische Maßnahmen

3.1 Extraktion

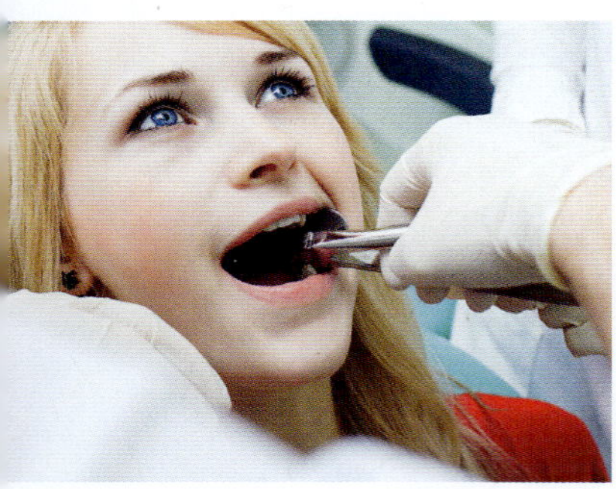

Bild 1: Extraktion eines Zahnes

Bei einer Extraktion fasst der Zahnarzt den Zahn mit einer Extraktionszange und erweitert die Alveole durch leicht drehende oder hebelnde Bewegungen. Der Zahn löst sich aus der Alveole, da die Sharpey'schen Fasern reißen. Der Zahn kann nun entfernt werden. Häufig wird schon vor dem Einsatz der Zange der Zahn mit einen Hebel gelockert. Der Begriff Zahnentfernung ist daher zutreffender als „Zahnziehen".

Soll nur eine Wurzel eines mehrwurzeligen Zahnes entfernt werden, wird eine **Hemisektion und Teilextraktion** vorgenommen (siehe dazu Kapitel 3.3, Seite 275). Indikationen für eine Extraktion können eine tiefe Karies, ein frakturierter Zahn, eine starke Lockerung des Zahnes, eine nicht erfolgreiche Wurzelkanalbehandlung bzw. Wurzelspitzenresektion oder Platzmangel sein.

3.1.1 Behandlungsablauf

Bei der Entfernung von Zähnen ist eine Lokalanästhesie nötig. Als **Regelanästhesie** gilt im Unterkiefer die Leitungsanästhesie, im Oberkiefer die Infiltrationsanästhesie. Bei lockeren Zähnen reicht manchmal eine Oberflächenanästhesie aus.

Extraktion
Zahnentfernung
(lat. „Herausziehen")

Alveole
Zahnfach

Sharpey'sche Fasern
Bestandteil des Zahnhalteapparates/Paradontiums, sie verbinden Zahn und Alveole miteinander

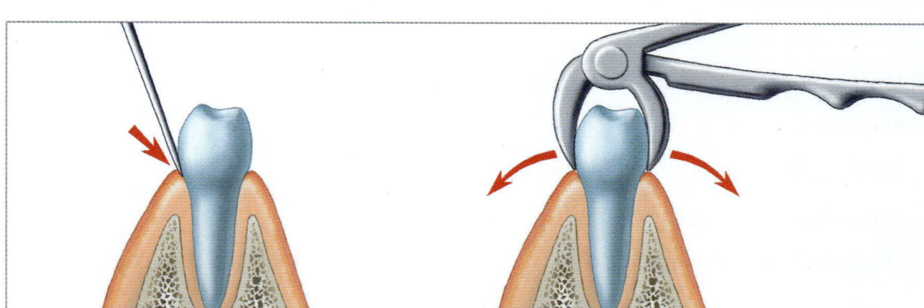

Bild 2: a) Lösen der festgewachsenen Gingiva, b) Extraktion des Zahns

Die am Zahnhals festgewachsene Gingiva wird vor der Zahnentfernung mit einem Raspatorium oder einem Hebel nach Bein vom Zahn abgelöst, da sonst schlecht heilende Risswunden entstünden.

Der Zahnarzt lockert den Zahn mit einem Hebel nach Bein so weit, dass die Sharpey'schen Fasern reißen und der Zahn anschließend mit der Extraktionszange leicht entfernt werden kann.

Praxisinfo
In manchen Fällen lässt sich der Zahn sogar schon nach der Lockerung mit dem Hebel entfernen, sodass die Benutzung einer Extraktionszange entfällt.

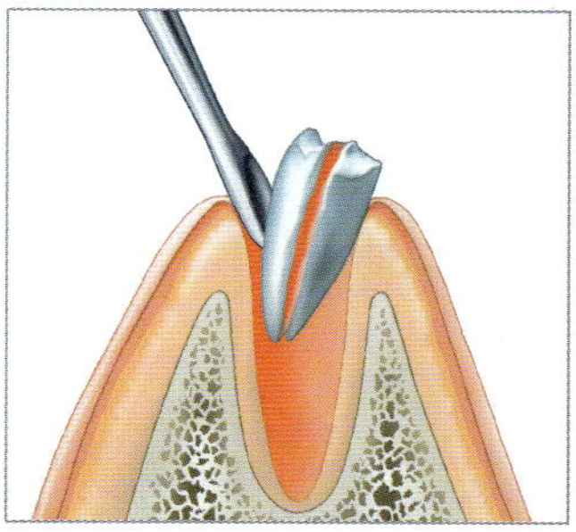

Bild 1: Wurzelentferntung mit dem Hebel

Nach der Extraktion wird die **Wunde kontrolliert**: Scharfe Knochenkanten werden mit einer Fräse abgerundet oder mit einer **Hohlmeißelzange** (Bild 2) gekürzt. Angebrochene Knochenstückchen werden entfernt. Granulationsgewebe wird mithilfe eines scharfen Löffels entfernt.

Granulationsgewebe
körniges Bindegewebe, das sich als Folge eines Reizes (z. B. Entzündung) oder während der Wundheilung bildet

Praxisinfo
Das in der Praxis häufig als „Knochenknabberzange" bezeichnete Instrument wird in der Zahnmedizin Hohlmeißelzange oder Luer-Zange genannt.

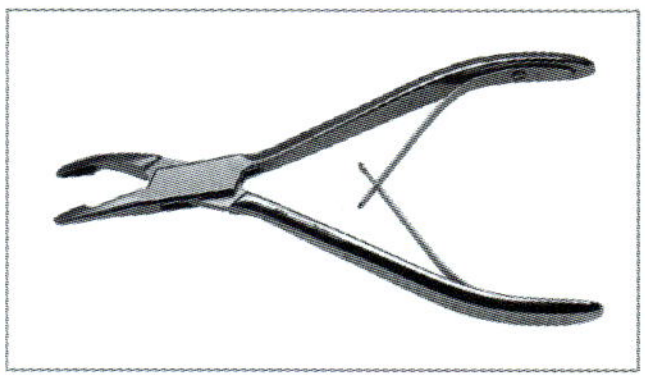

Bild 2: Hohlmeißelzange/Luer-Zange

Eine einfache **Extraktionswunde** wird zur Blutstillung mit einem sterilen Tupfer versorgt, auf den der Patient ca. eine Stunde lang fest aufbeißt. In manchen Fällen wird die Extraktionswunde mit einer Naht verschlossen, beispielsweise wenn mehrere nebeneinander liegende Zähne entfernt wurden.

Um Bissverletzungen der Lippen und Wangen, Nachbluten und Wundheilungsstörungen mit Nachschmerzen zu vermeiden, wird der Patient über die **Verhaltensregeln nach dem Eingriff** aufgeklärt (siehe Kap. 2.2.3). Diese Anweisungen sollten dem Patienten auch schriftlich mit nach Hause gegeben werden.

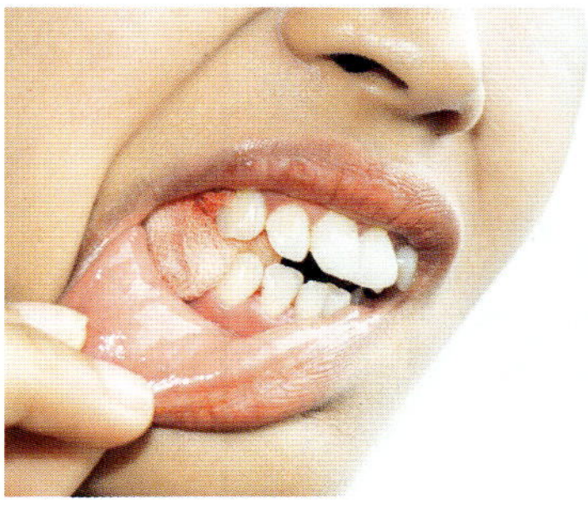

Bild 3: Aufbeißen auf einen Tupfer zur Blutstillung

3.1.2 Mögliche Komplikationen bei der Extraktion

Neben den allgemeinen Komplikationen bei chirurgischen Eingriffen (siehe Kapitel 2.3, Seite 271) können bei einer Extraktion einige besondere Komplikationen auftreten:

Merke
Der Patient muss bereits vor (!) dem Eingriff über alle möglichen Komplikationen aufgeklärt werden.

- **Lockerung der Nachbarzähne**
  Durch zu starkes Luxieren mit dem Hebel können sich die benachbarten Zähne lockern.
- **Fraktur der Zahnwurzel**
  Bei der Extraktion kommt es manchmal zu einer Fraktur der Zahnwurzel. Der Zahnarzt kann das Bruchstück meist schnell mit einem **Hebel** (Wurzelheber) entfernen. Wenn die abgebrochene Wurzel sich nicht auf diese Art beseitigen lässt, wird sie mit einem kleinen chirurgischen Eingriff freigelegt und entfernt (siehe Osteotomie, Seite 276).
- **Leere Alveole**
  Hat sich das zur Wundheilung notwendige Blutkoagel aus der Alveole gelöst (z. B. durch Spülen), kommt es zu einer sogenannten „leeren Alveole", diese löst starke Schmerzen aus, **„dolor post extractionem"** genannt.

Luxation
Verrenkung, bei der Extraktion Lockerung

Fraktur
Bruch

Dadurch ist ein erneuter Zahnarztbesuch notwendig, die Wunde muss angefrischt werden. Beim Anfrischen einer Wunde wird das Behandlungsgebiet betäubt und anschließend mit einem scharfen Löffel die Alveole ausgekratzt, bis wieder eine Wunde entsteht und sich ein neues Blutkoagel bilden kann.

- **Entstehen einer Mund-Antrum-Verbindung**
  Diese Komplikation muss mithilfe eines weiteren chirurgischen Eingriffs – der plastischen Deckung – behoben bzw. behandelt werden (siehe folgendes Kapitel).

Bema-Nr.	Abkürzung	Leistungsbeschreibung
Bema-Nr. 43	X1	Entfernung eines einwurzeligen Zahnes
Bema-Nr. 44	X2	Entfernung eines mehrwurzeligen Zahnes
Bema-Nr. 45	X3	Entfernung eines tief frakturierten oder tief zerstörten Zahnes

GOZ-Nr.	Leistungsbeschreibung
GOZ-Nr. 3000	Entfernung eines einwurzeligen Zahnes (oder enossalen Implantates)
GOZ-Nr. 3010	Entfernung eines mehrwurzeligen Zahnes
GOZ-Nr. 3020	Entfernung eines tief frakturierten oder tief zerstörten Zahnes

enossal
innerhalb des Knochens

3.2 Behandlung einer Mund-Antrum-Verbindung (MAV) durch plastische Deckung

Mund-Antrum-Verbindung, kurz MAV
eröffnete Kieferhöhle

Bei der Extraktion von Zähnen im Seitenzahnbereich des Oberkiefers kann es zu einer MAV kommen, da die Wurzeln häufig bis zur Kieferhöhle reichen und nur von einer dünnen Knochenlamelle bedeckt sind (Bild 1). Diese kann bei der Extraktion reißen und die Kieferhöhle wird so ungewollt eröffnet.

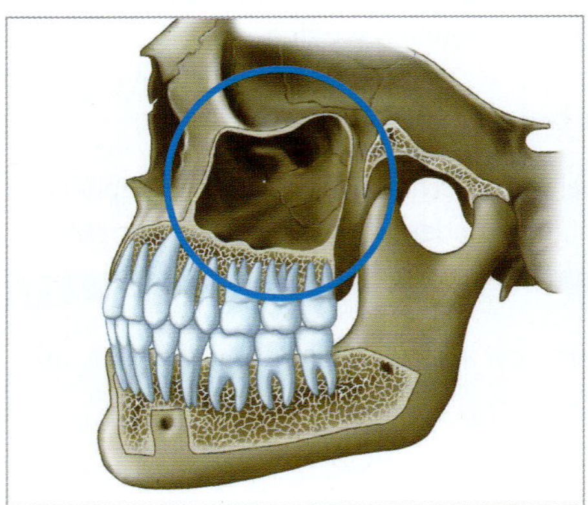

Bild 1: Lage der Kieferhöhle

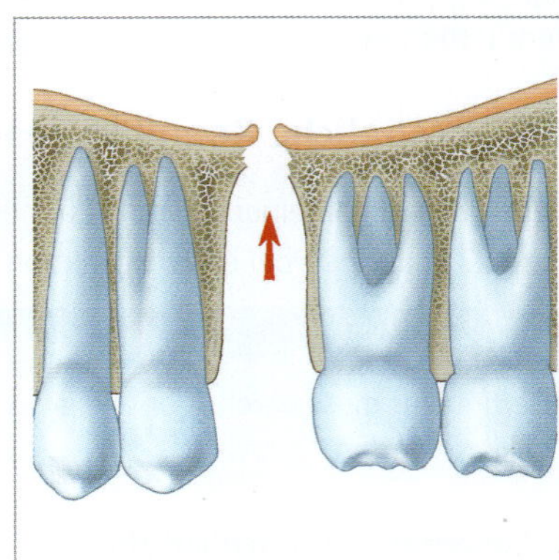

Bild 2: Verbindung zwischen Mund- und Kieferhöhle nach Zahnextraktion an Zahn 25

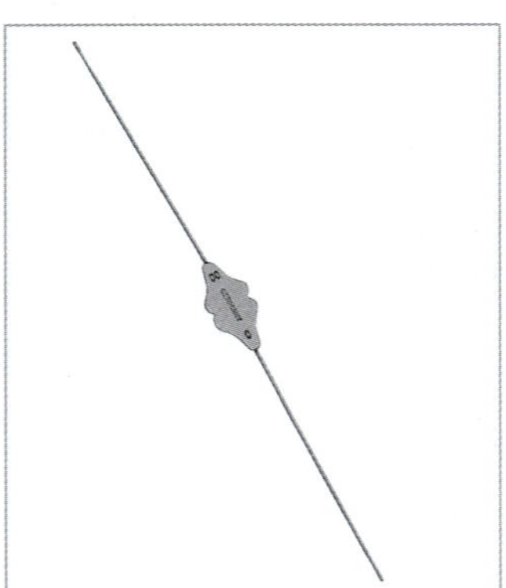

Bild 3: Silberblattsonde zur Diagnostik einer MAV

Eine Eröffnung der Kieferhöhle kann auf zwei Wegen **diagnostiziert** werden:

- Beim **Nasenblasversuch** wird der Patient angewiesen, Luft durch die zugehaltene Nase zu blasen. Bei eröffneter Kieferhöhle entweicht die Luft durch die Extraktionswunde. Der Zahnarzt hört ein Pfeifen oder sieht Blasen in der Alveole.
- Mit einer stumpfen **Sonde** kann die Extraktionswunde auch vorsichtig **abgetastet** werden.

Bei eröffneter Kieferhöhle muss die Extraktionswunde dicht vernäht werden, um die MAV zu verschließen. Diese Maßnahme wird als **plastische Deckung** bezeichnet. Dafür wird ein **Muko-Periost-Lappen** gebildet.

Praxisinfo
Mit einer chirurgischen Pinzette wird der Muko-Periost-Lappen beim Legen der Naht gehalten. Die Haken der chirurgischen Pinzette helfen, den Muko-Periost-Lappen sicher zu fixieren. Die kleinen Stichwunden einer chirurgischen Pinzette heilen besser ab als die Quetschungen, die durch eine anatomische Pinzette entstehen würden.

Zur Präparation des Muko-Periost-Lappens schneidet der Zahnarzt mit einem Skalpell trapezförmig vom Kieferkamm aus in den Mundvorhof hinein (Bild 1a) und löst die Schleimhaut mit der Knochenhaut vom Knochen (Bild 1b). Dann wird das undehnbare Periost an der Lappenbasis durchtrennt (Periostschlitzung, Bild 1c). Dadurch wird der Muko-Periost-Lappen so dehnbar, dass er über die Wunde gezogen werden kann. Er wird auf der Gaumenseite speicheldicht vernäht (Bild 1d).

Muko-Periost-Lappen
Zahnfleisch-Knochenhaut-Lappen

plastisch
verformbar

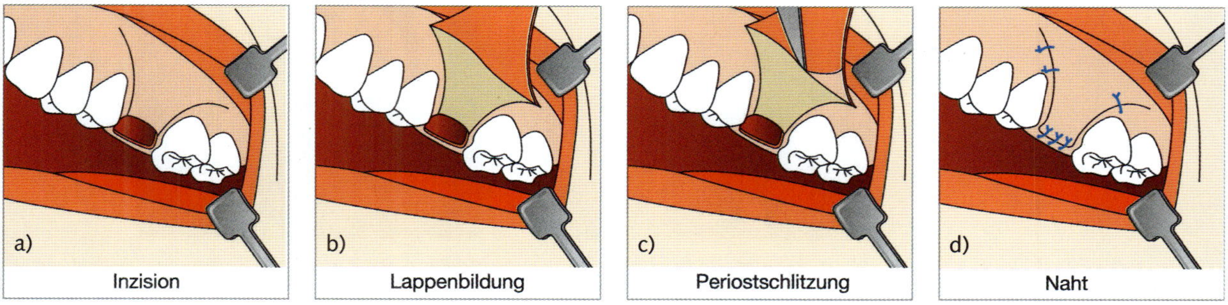

Bild 1: Plastische Deckung einer MAV

Der Patient wird etwa eine Woche später wieder einbestellt, um die Fäden zu entfernen.

3.3 Hemisektion und anschließende Teilextraktion oder Prämolarisierung

hemi
(griech.) halb;
sectio = (lat.) Zerschneiden

Die Hemisektion ist die operative Teilung eines Zahnes mit mehr als einer Wurzel, um den Verlust des kompletten Zahnes zu verhindern (Bild 2).

Auf eine Hemisektion folgt entweder eine Teilextraktion oder eine Prämolarisierung.

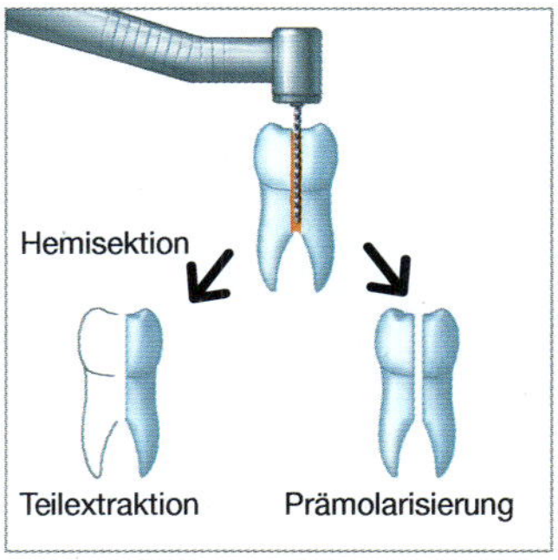

Bild 2: Hemisektion und anschließende Möglichkeiten

3.3.1 Teilextraktion

Wird eine Zahnhälfte eines mehrwurzeligen Zahnes nach der Hemisektion entfernt, so spricht man von einer Teilextraktion.

Diese Maßnahme wird durchgeführt, wenn z. B. eine Wurzel eine große apikale Entzündung aufweist, die andere aber noch gesund ist. Nach der Teilextraktion wird das Gebiet mit einer Brücke versorgt (Bild 3 rechts).

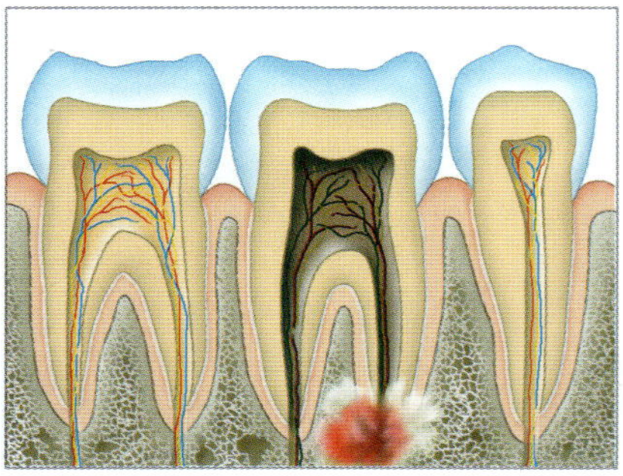

Bild 3: Zahn 46 mit entzündeter mesialer Wurzelspitze

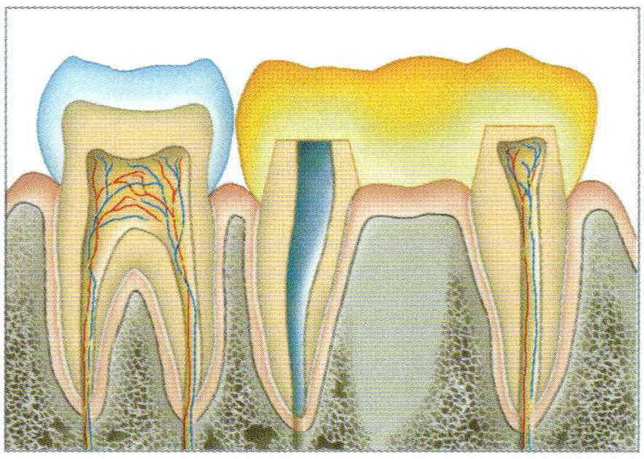

Bild 4: Zustand nach Teilaxtraktion an 46 und anschließender prothetischer Versorgung

3.3.2 Prämolarisierung

Bei der sogenannten Prämolarisierung werden nach der Hemisektion beide Zahnhälften belassen und separat überkront.

Diese Maßnahme kommt beispielsweise infrage, wenn das Zahnfleisch stark zurückgegangen ist, sodass Furkationen freiliegen. Der Patient hat in so einem Fall Schwierigkeiten bei der Mundhygiene im betroffenen Bereich und das begünstigt die Entstehung von Karies oder Entzündungen.

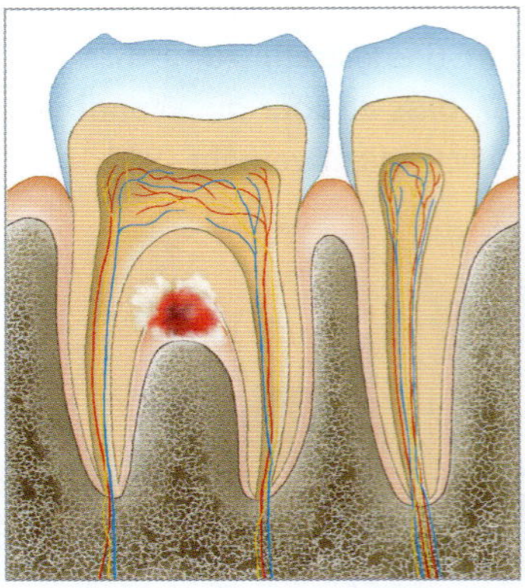

Bild 1: Zahn 46 mit Entzündung in der Furkation

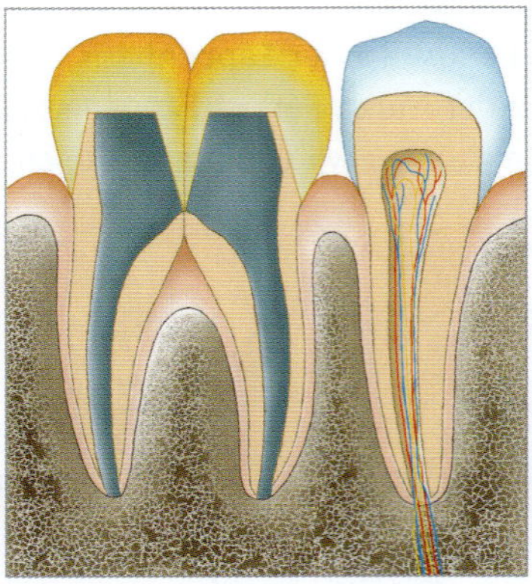

Bild 2: Zustand nach Prämolarisierung, Wurzelkanalbehandlung und Überkronungen an 46

3.4 Operative Zahnentfernung durch Osteotomie

Es kommt vor, dass ein Zahn nicht durch eine einfache Extraktion entfernt werden kann. Wenn vor der Zahnentfernung der Knochen um den Zahn abgetragen werden muss (der Fachbegriff dafür ist Osteotomie), so spricht man von einer operativen Zahnentfernung. Zu einer Osteotomie kommt es häufig, wenn **verlagerte** oder **retinierte** Zähne entfernt werden müssen.

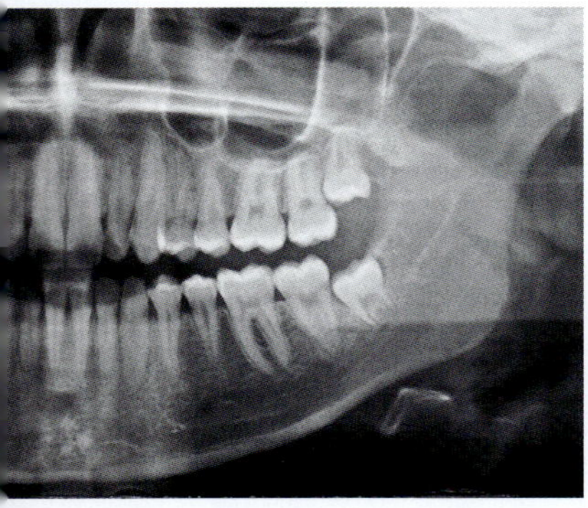

Bild 3: OPG (= Panoramaschichtaufnahme; hier ein Ausschnitt) mit retinierten Weisheitszähnen

Definition

Retiniert: Der Zahn wird im Knochen zurückgehalten, obwohl er altersgerecht durchgebrochen sein sollte. Meist sind Weisheitszähne betroffen.

Teilretiniert: Nur ein Teil des Zahns ist durchgebrochen, der andere Teil ist retiniert und wird bedeckt von einer Zahnfleischkapuze.

Verlagert: Der Zahn hat die falsche Position im Knochen, was ihn am Durchbruch hindert und eventuell zu Komplikationen an anderen Zähnen oder Strukturen führt.

Osteotomie
Durchtrennung eines Knochens

retinieren
zurückhalten

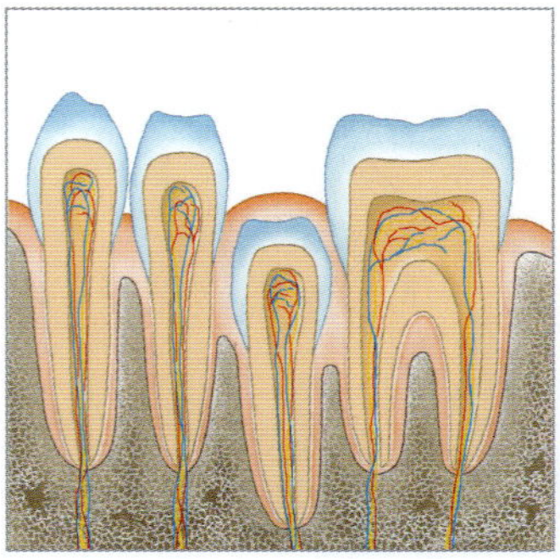

Bild 4: retinierter Zahn

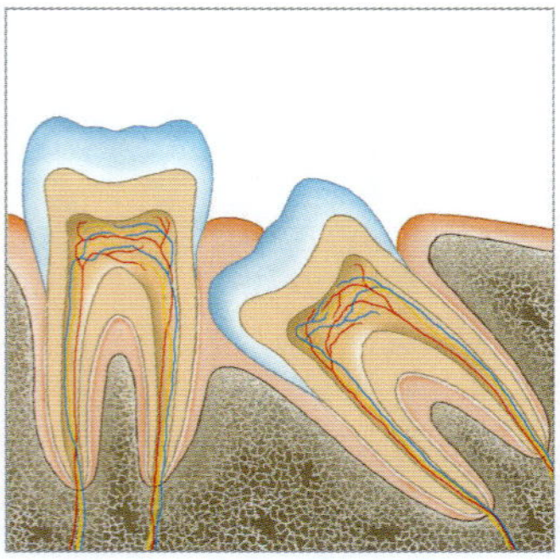

Bild 5: teilretinierter und verlagerter Zahn

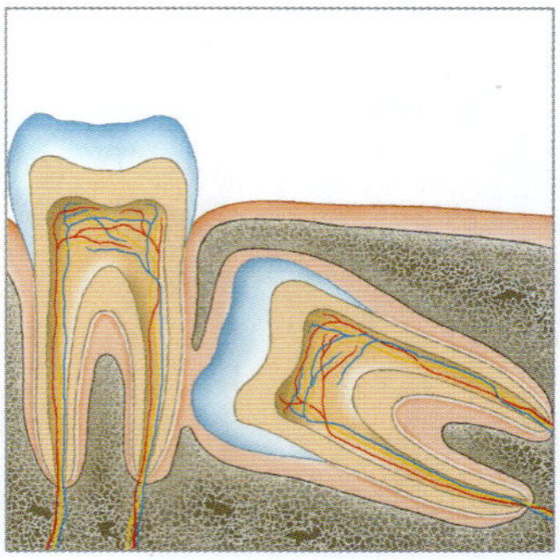

Bild 6: verlagerter und retinierter Zahn

Eine Osteotomie kann zudem nötig sein, wenn nach einer Extraktion im Kieferknochen noch ein **Wurzelrest** verblieben ist, der sich nicht auf eine andere Weise – z. B. mit einem Hebel – entfernen lässt.

Wird ein noch nicht voll entwickelter Zahn entfernt, der bereits eine Krone besitzt, dessen Wurzeln aber noch nicht vollständig ausgebildet sind, so heißt der Eingriff **Germektomie**.

Germektomie
operative Entfernung eines Zahnkeims (Germ)

Bema-Nr.	Abkürzung	Leistungsbeschreibung
Bema-Nr. 47a	Ost 1	Entfernung eines Zahnes durch Osteotomie
Bema-Nr. 48	Ost 2	Entfernung eines verlagerten und/oder retinierten Zahnes, Zahnkeimes oder impaktierten Wurzelrestes durch Osteotomie

GOZ-Nr.	Leistungsbeschreibung
GOZ-Nr. 3030	Entfernung eines Zahnes (oder enossalen Implantats) durch Osteotomie
GOZ-Nr. 3040	Entfernung eines retinierten, impaktierten oder tief verlagerten Zahnes
GOZ-Nr. 3045	Entfernung eines **extrem** verlagerten oder retinierten Zahnes durch umfangreiche Osteotomie

3.4.1 Behandlungsablauf

Nach der **Lokalanästhesie** bildet der behandelnde Zahnarzt nach der Inzision einen **Muko-Periost-Lappen** und hebt diesen mit einem Raspatorium ab. Mit einem Langenbeck-Haken wird der Muko-Periost-Lappen abgehalten, um Sicht auf den Kieferknochen und das Operationsgebiet zu erlangen. Das Knochengebiet um den betroffenen Zahn wurde „freigelegt".

▶ Bildung Muko-Periost-Lappen siehe Kap. 3.2

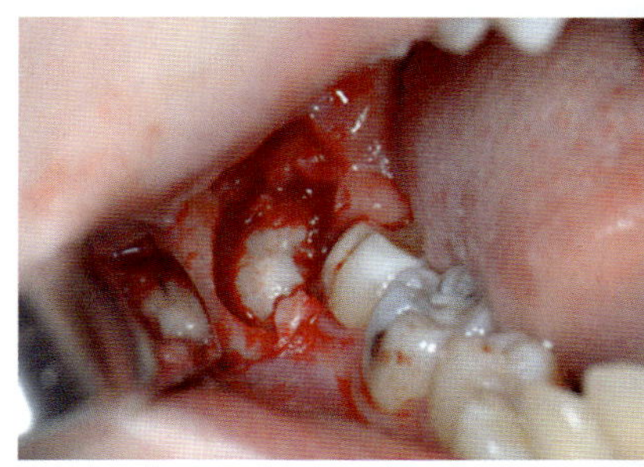

Bild 1: operative Entfernung eines Weisheitszahnes

Jetzt folgt die eigentliche **Osteotomie**: Der um den Zahn, Zahnkeim oder Wurzelrest liegende Knochen wird mit einer Knochenfräse oder einem Rosenbohrer abgetragen. Der so freigelegte Zahn kann nun mit einem Hebel gelockert und schließlich entfernt werden. Sollte es trotz Osteotomie nicht möglich sein, den Zahn an einem Stück zu entfernen, kann er chirurgisch geteilt werden (z. B. mit einer Lindemannfräse).

Der entfernte Zahn wird auf Vollständigkeit überprüft, sodass keine Zahnreste in der Alveole verbleiben. Scharfe Knochenkanten am Alveolarknochen werden geglättet (mit einer Luer-Zange oder Knochenfräse) und entzündliches Gewebe wird mit einem scharfen Löffel entfernt. Zuletzt wird die Wunde gesäubert und mit dem anfangs gebildeten Schleimhautlappen durch eine Naht wieder verschlossen.

3.4.2 Mögliche Komplikationen bei der Osteotomie

Folgende Komplikationen können auftreten:

- im Oberkiefer-Molarenbereich: Mund-Antrum-Verbindung
- im Unterkiefer:
  - Verletzung des N. alveolaris inferior: es kann zu Gefühlsstörungen von Unterlippe, Kinn, Zähnen und Schleimhaut im entsprechenden Bereich kommen
  - Verletzung des N. lingualis: die Folge sind Gefühls- und Geschmacksstörungen an der betroffenen Zungenhälfte

3.4.3 Zusatzinformation: Besonderheiten und Entfernung von Weisheitszähnen

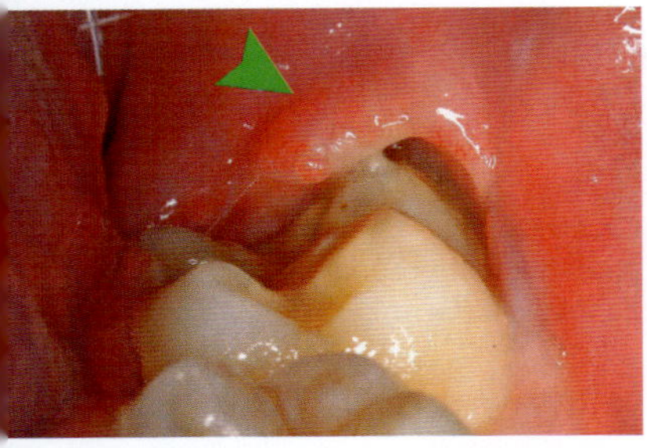

Bild 1: Weisheitszahn mit Zahnfleischkapuze

Dentitio difficilis
erschwerter Zahndurchbruch

Weisheitszähne können von Patient zu Patient sehr unterschiedlich aussehen. Sie haben häufig eine verschiedene Anzahl von Höckern und Wurzeln. Die Wurzeln können hakenförmig gebogen sein oder sogar miteinander verwachsen zu einer sogenannten **Pfahlwurzel**. Bei manchen Patienten treten sogar mehrere Weisheitszähne in einem Quadranten auf, man spricht dann von Distomolaren oder „Neunern".

Da den Weisheitszähnen oft der Platz im Kieferknochen fehlt, sind sie häufig teilretiniert oder retiniert, zusätzlich möglicherweise verlagert. Retinierte Weisheitszähne machen meist keine Probleme, teilretinierte Weisheitszähne führen oft zu einer sogenannten **Dentitio difficilis**.

Dentitio difficilis

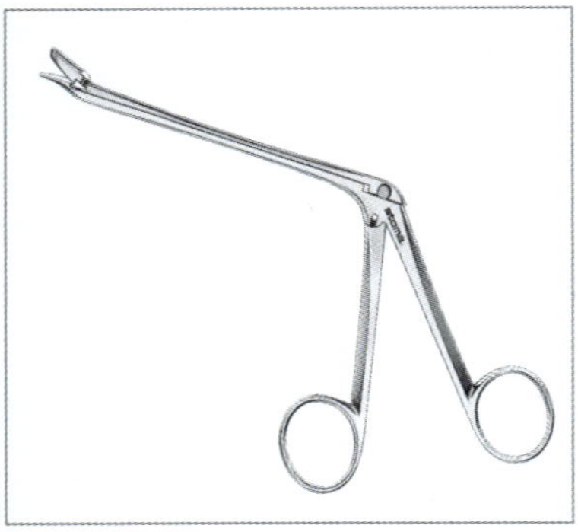

Bild 2: Kappenstanze

Durch die Teilretention des Zahnes kommt es meist zur Bildung einer Zahnfleischkapuze (Bild 1), die sich schnell entzünden kann. Um dieses Versteck für Essensreste und Krankheitserreger zu entfernen, eignet sich eine **Kappenstanze** (Bild 2). Zur Vermeidung weiterer Komplikationen (z. B. Bildung eines Abszesses, Bildung einer Phlegmone (siehe Lernfeld 5, S. 217) empfiehlt sich auch die Entfernung des betroffenen Weisheitszahnes.

Aufgaben

1. Erklären Sie Ihrer Patientin Frau Fritz in patientengerechter Sprache, was bei der Extraktion gemacht wird.
2. Welche Komplikationen können bei einer Extraktion des Zahnes 27 auftreten?
3. Gehen Sie den Behandlungsablauf einer Osteotomie Schritt für Schritt durch und überlegen Sie, welche Instrumente Sie in jedem Schritt benötigen.
4. Wie wird eine Kieferhöhleneröffnung diagnostiziert und behandelt?
5. Dokumentieren Sie eine Zahnentfernung durch Osteotomie.

3.5 Zysten und deren Entfernung

radikulär
an der Wurzel gelegen

follikulär
das Zahnsäckchen betreffend

Wenn Zähne von Zysten betroffen sind, dann von **radikulären oder follikulären Zysten**, die aus Gewebezellen bestehen, die noch von der Zahnentwicklung übrig sind.

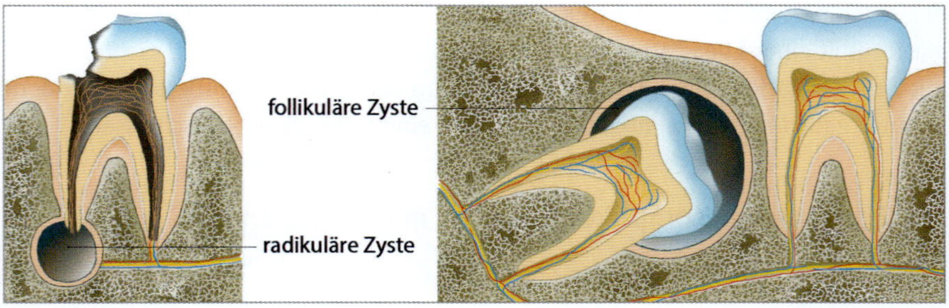

Bild 3: radikuläre und follikuläre Zyste

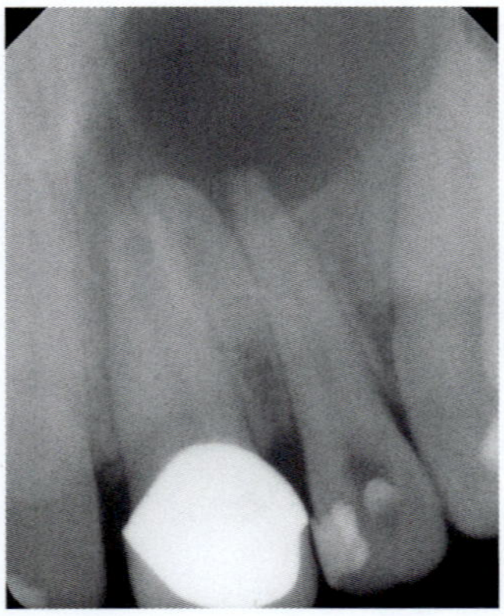

Bild 4: Röntgenbild mit radikulärer Zyste ausgehend von Zahn 22

Eine Zyste ist ein mit Flüssigkeit gefüllter, krankafter Hohlraum, der umkapselt im Gewebe wächst. Diese Kapsel, die die Zyste umgibt, heißt Zystenbalg.

Ist der Hohlraum mit Eiter gefüllt, handelt es sich nicht um eine Zyste, sondern um einen Abszess (Kap. 3.7.2).

Merke

Radikuläre Zysten entstehen durch Entzündungen im Wurzelbereich von pulpatoten Zähnen.

Follikuläre Zysten entstehen aus dem Gewebe der Zahnanlage an der Krone noch nicht durchgebrochener Zähne.

In der Mehrzahl der Fälle wachsen Zysten so langsam, dass betroffene Patienten keinerlei Schmerzen empfinden. Daher können Zysten sehr groß werden. Oft entdeckt man sie nur zufällig als Aufhellung auf dem Röntgenbild. Unbehandelt verdrängen sie durch den erhöhten Druck das Knochengewebe in ihrer Umgebung immer weiter, sodass dieses sich mit der Zeit abbaut. Daher müssen Zysten operativ entfernt werden.

In der Regel sind Zysten gutartig (benigne). Um mit Sicherheit ausschließen zu können, dass es sich nicht um eine entartete bösartige (maligne) Form handelt, gibt eine Laboruntersuchung des entnommenen Materials Aufschluss.

benigne
gutartig

maligne
bösartig

Zur operativen Entfernung von Zysten kommen die Zystektomie oder die Zystostomie infrage.

Zystektomie

Diese Behandlung bietet sich besonders bei kleinen Zysten an. Die Zyste wird mit dem Zystenbalg komplett aus dem Gewebe entfernt. Dies läuft folgendermaßen ab:

- Inzision der Mukosa und Bildung eines Muko-Periost-Lappens
- Freilegung der Zyste durch Aufbohren des Kieferknochens
- Entfernung der Zyste mit Zystenbalg aus dem Gewebe
- Spülung der Knochenhöhle
- Zuklappen Muko-Periost-Lappens und Wundnaht

Mit diesem Eingriff kann auch eine Wurzelspitzenresektion (siehe Kap. 3.8) kombiniert werden.

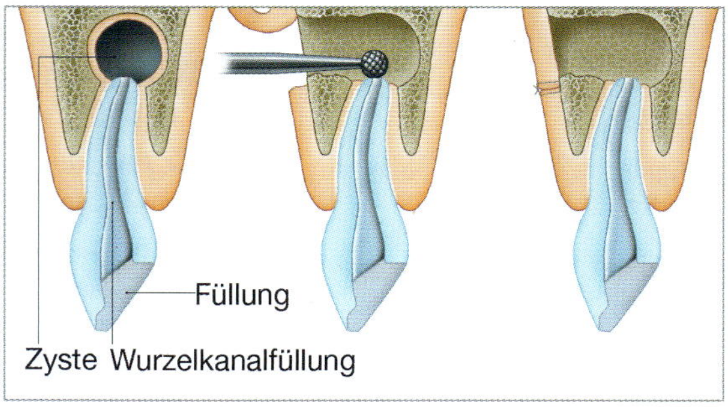

Bild 1: Zystektomie und anschließende Wurzelspitzenresektion eines wurzelkanalgefüllten Zahnes

Zystostomie

Die Zystotomie wird zur Entfernung größerer Zysten gewählt, die bereits viel Knochengewebe verdrängt haben. Der Zystenbalg wird eröffnet und der so entstehende Hohlraum der Zyste zu einer Nebenbucht der Mundhöhle ausgestaltet. Der Behandlungsablauf beginnt zunächst wie bei der Zystektomie:

- Inzision der Mukosa und Bildung eines Muko-Periost-Lappens
- Freilegung der Zyste durch Aufbohren des Kieferknochens
- Aufschneiden der Zyste, Entfernung eines Teils des Zystenbalgs, Ablassen der Zysten-Flüssigkeit
- Einklappen des Muko-Periost-Lappens in den entstandenen Hohlraum
- Auffüllen des Hohlraums mit einer Tamponade oder einem Obturator (Bild 2c)

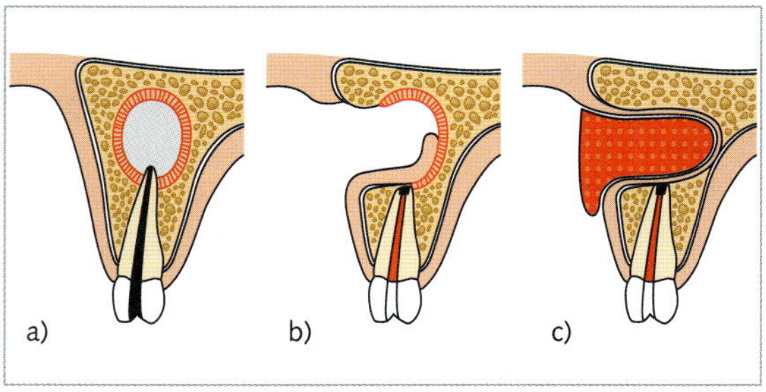

Bild 2: Zystostomie und anschließendes Einlegen eines Obturators

Durch das Einsetzen der Tamponade oder des Obturators ist der Hohlraum flexibel verschlossen. Er wird durch die Bildung von neuem Knochengewebe langsam zuwachsen und sich verkleinern. Der behandelnde Zahnarzt begleitet und kontrolliert diesen Prozess, indem er die Tamponade schrittweise reduziert.

Obturator
Vorrichtung zum dichten aber nicht dauerhaften Verschluss von Defekten im Kiefer (von lat. „verstopfen")

3.6 Behandlung von Tumoren

Definition

Als **Tumor** wird üblicherweise ein örtlich begrenztes übermäßiges Wachstum von Körpergewebe bezeichnet.

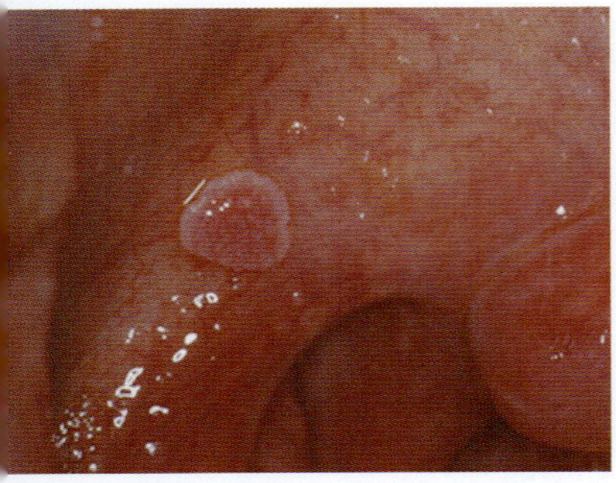

Bild 1: Kleiner Tumor (Papillom) am vorderen Gaumenbogen

Tumor
Schwellung

benigne
gutartig

maligne
bösartig

Metastasen
Tochtergeschwülste

Pathologie
Lehre von den Krankheiten

Dieses übermäßige Wachstum wird entweder durch einen äußeren Reiz verursacht oder es hat innere Ursachen.

Bei **benignen** Tumoren bleibt das Wachstum auf das ursprünglich betroffene Gewebe beschränkt. Das Tumorgewebe ähnelt seinem Ursprungsgewebe und verdrängt bei seinem Wachstum das Nachbargewebe. Die Bildung von **Metastasen** in anderen Körperteilen kommt nicht vor.

Maligne Tumoren wachsen infiltrierend, also in die Nachbargewebe hinein, und können Metastasen an anderen Stellen des Körpers bilden (siehe LF 8, Kapitel 3.1). Ihr Gewebe ähnelt kaum noch dem Ursprungsgewebe.

Kleine gutartige Tumoren der Mundhöhle, die in der Regel klar umgrenzt sind, können in der allgemeinen Zahnarztpraxis entfernt werden. Bösartige Tumoren gehören in die Hand eines Zahnarztes oder Arztes, der auf Chirurgie spezialisiert ist.

Die **Entfernung von kleinen gutartigen Tumoren** ist relativ unkompliziert: Nach einer Lokalanästhesie wird der Tumor beidseitig mit einem Mindestabstand von etwa 2 mm mit dem Skalpell umschnitten. Das Tumorgewebe wird entfernt und die Wunde durch Zusammenziehen der Wundränder wieder mit einer Naht verschlossen. Die Zahnmedizinische Fachangestellte legt das entnommene Gewebe in einen verschließbaren Probenbehälter mit einer speziellen Lösung. Die Probe wird zur Untersuchung an ein **pathologisches Institut** verschickt, um die Diagnose zu bestätigen und einen bösartigen Befund auszuschließen.

3.7 Behandlung von Entzündungen im Kieferbereich

devital
abgestorben, leblos

marginale Parodontitis
Zahnbettentzündung am Zahnfleischsaum

Pulpanekrose
Gewebstod der Pulpa

Foramen apicale
Loch in der Wurzelspitze

Akute Entzündungen im Kieferbereich entwickeln sich meistens aus dem Zahninneren als Folge einer infizierten devitalen Pulpa oder von außerhalb durch eine marginale Parodontitis.

Bei einer **Pulpanekrose** (siehe LF 5, Kap. 5.3) wandern Krankheitserreger durch das Foramen apicale in den Knochen, wo sich eine **apikale Parodontitis** entwickelt. Diese kann einen akuten Verlauf nehmen oder es entwickelt sich eine chronische apikale Parodontitis.

3.7.1 Verlauf einer apikalen Parodontitis

Akute apikale Parodontitis

Trepanation
Eröffnung

Ostitis
eitrige Knochenentzündung

Osteomyelitis
Knochenmarkentzündung

Bei der akuten Form der apikalen Parodontitis kommt es zu einem schmerzhaften Anschwellen des Zahnhalteapparates durch den Entzündungsprozess. Der Zahn schmerzt bei leichter Berührung, ist aufbiss- und klopfempfindlich. Es kommt meist zu einer sofortigen Erleichterung bei der **Trepanation** des Zahnes.

Wenn die Entzündung allerdings in die Markräume des umgebenden Knochenmarkes fortschreitet, entwickeln sich zunächst eine Knochenentzündung **(Ostitis)** und dann eine Knochenmarkentzündung **(Osteomyelitis)**. Die Knochenmarkentzündung kann dazu führen, dass erkrankte Knochenbereiche absterben und vom restlichen Gewebe abgesondert werden – man spricht dann von einem **Sequester**.

Sequester
abgestorbenes Stück Gewebe

Periostitis
Knochenhautentzündung

Der entzündliche Prozess breitet sich weiter in Richtung Knochenhaut aus, es kommt zu einer Entzündung der Knochenhaut **(Periostitis)**. Das Periost ist durch den Eiter angespannt und verursacht starke Schmerzen. Die Wange ist leicht angeschwollen. Wenn die Entzündung soweit fortschreitet, dass sich die Knochenhaut auflöst, lassen der enorme Druck und somit auch der Schmerz nach. Die Entzündung breitet sich nun in Form eines **Abszesses** (siehe folgendes Kapitel) ins Weichgewebe aus, also in Richtung Mundvorhof und Wange. Es kommt möglicherweise zu einer starken Schwellung (Bild 1).

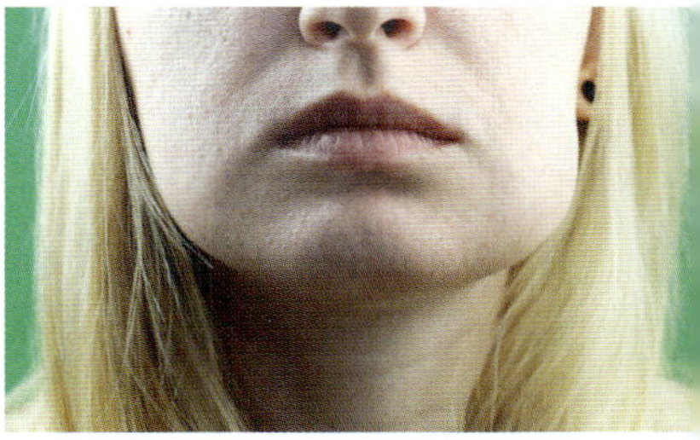

Bild 1: Schwellung im Bereich des linken Unterkiefers

Praxisinfo

Bei einer Schwellung der Wange wird häufig von Parulis („dicke Backe") gesprochen. Der Begriff ist jedoch sehr ungenau, da er nicht den Grund für die Schwellung widergibt.

In besonders ausgeprägten Fällen kommt es unbehandelt zu einer Phlegmone oder einem Kieferhöhlenempyem (siehe LF 5, Kap. 5.2).

Geht der Patient nicht zum Zahnarzt, öffnet sich der Abszess spontan und der Eiter fließt ab. Die Schwellung bildet sich daraufhin vollständig zurück. Es bleibt jedoch meist eine Fistel zurück (Bild 2). Durch die Fistel kann der Eiter abfließen, der sich weiterhin im Gewebe bildet. Die verursachende Entzündung wird nun chronisch.

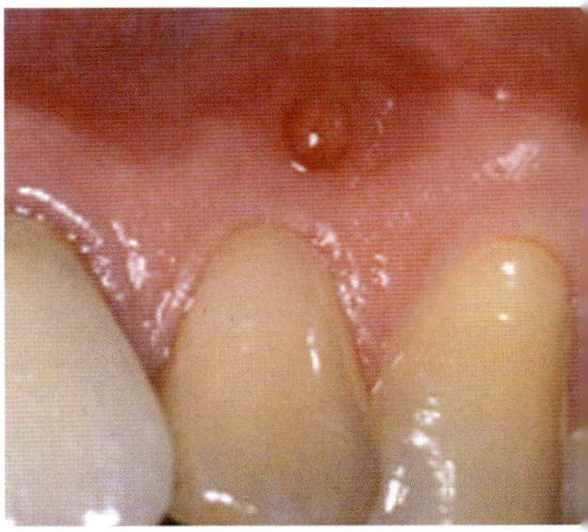

Bild 2: Fistel in der Gingiva

Fistel
kleiner Kanal, der den Entzündungsherd mit der Mundhöhle verbindet

Chronische apikale Parodontitis

Die chronische apikale Parodontitis wird wegen fehlender Beschwerden häufig vom Patienten nicht bemerkt und besteht manchmal über Jahre hinweg. Erst bei einer geschwächten Immunabwehr kommt es zu einem akuten Ausbruch. Auch eine jahrelang chronisch verlaufende marginale Parodontitis kann in ein akutes Entzündungsstadium übergehen.

3.7.2 Abszessbehandlung

Als **Abszess** bezeichnet man eine abgekapselte Eiteransammlung im Gewebe – meistens in Haut bzw. Schleimhaut, Weichgewebe. Es gibt verschiedene Arten von Abszessen im Kieferbereich, abhängig von ihrer Lage (Bild 1).

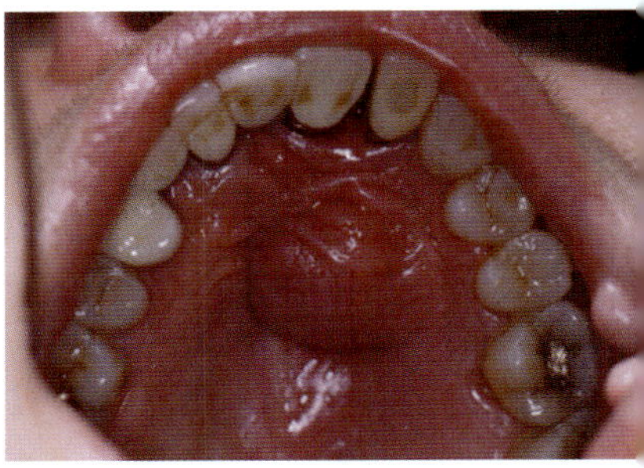

Bild 3: Palatinalabszess

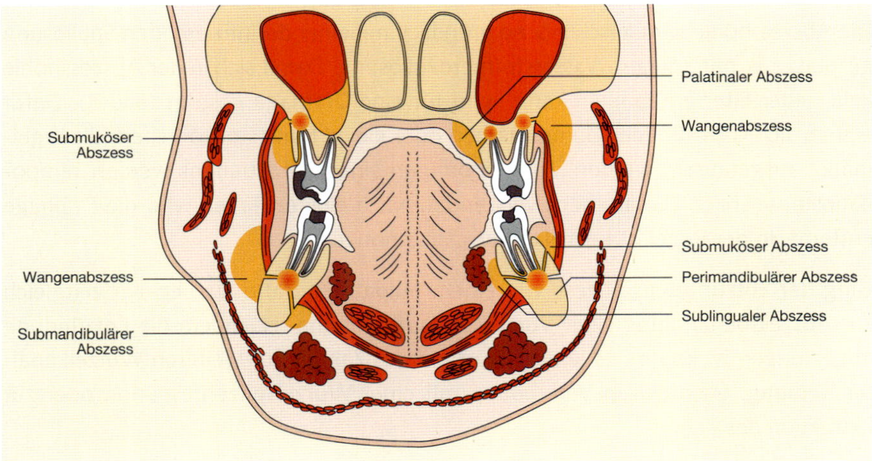

Bild 4: verschiedene Arten von Abszessen entsprechend der Lage am Längsschnitt durch den Mund

dentogen
vom Zahn ausgehend

Trepanation
hier: Eröffnung der Pulpa durch Bohren

Inzision
Einschnitt

Jeder Abszess muss zunächst sorgfältig untersucht werden. Er kann von einer apikalen Parodontitis oder einer marginalen Parodontitis ausgehen. In beiden Fällen ist sorgfältig abzuwägen, ob der verursachende Zahn noch erhaltungswürdig ist. In seltenen Fällen gibt es auch Abszesse, die nicht dentogenen Ursprungs sind.

Soll ein Zahn mit infizierter Pulpanekrose erhalten werden, wird zunächst **trepaniert**, um den Eiter durch den Zahn abfließen zu lassen. Entleert sich dabei kein Eiter, wird mit einem Skalpell eine **Inzision** in die Schwellung der Schleimhaut vorgenommen, damit der Eiter auf diesem Wege abfließen kann.

Praxisinfo

Da ein Einschnitt in akut entzündetes Gewebe sehr schmerzhaft ist, muss vorher gut betäubt werden. Hier bietet sich die Leitungsanästhesie an, da eine Infiltrationsanästhesie direkt in das Entzündungsgebiet nicht möglich ist. Bei ganz oberflächlich gelegenen Abszessen reicht oft eine Oberflächenanästhesie.

▶ Anästhesie siehe LF 5, Kap. 4

Wenn nach der Schleimhautinzision noch kein Eiter abfließt, kann mit einem Raspatorium versucht werden, die Knochenhaut abzulösen, um an die Eiterhöhle zu gelangen.

Liegt der Abszess nicht oberflächlich genug, wird eine sogenannte **Schrödersche Lüftung (Knochentrepanation)** durchgeführt: Hierzu wird ein Muko-Periost-Lappen (siehe Kap. 3.2) gebildet und der Knochen mit einer Fräse in Richtung Wurzelspitze trepaniert, um dem Eiter Abfluss zu verschaffen (Bild 2).

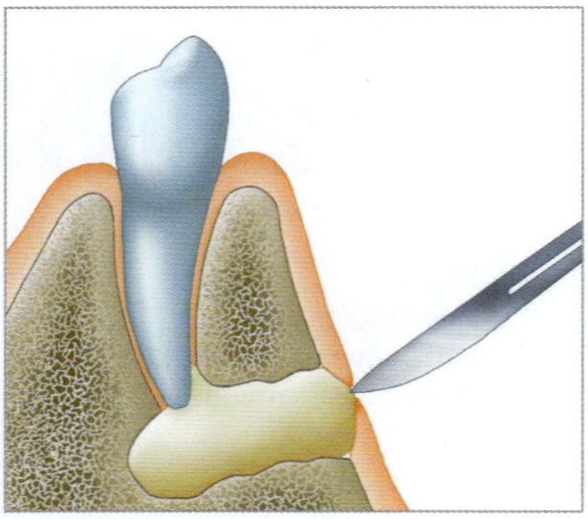

Bild 1: Abszesseröffnung mit einem Skalpell

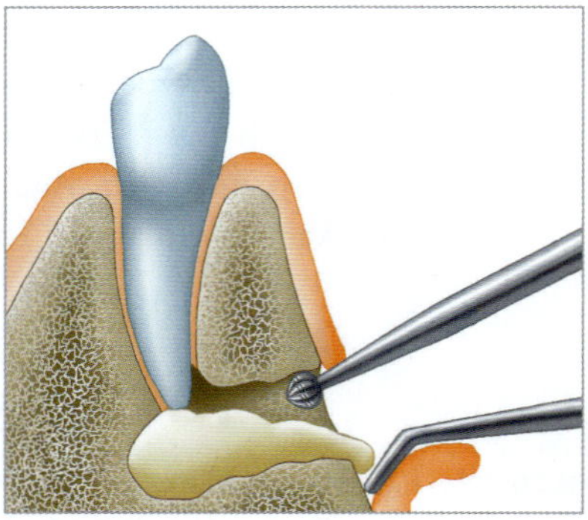

Bild 2: Knochentrepanation/Schrödersche Lüftung bei tief liegendem Abszess

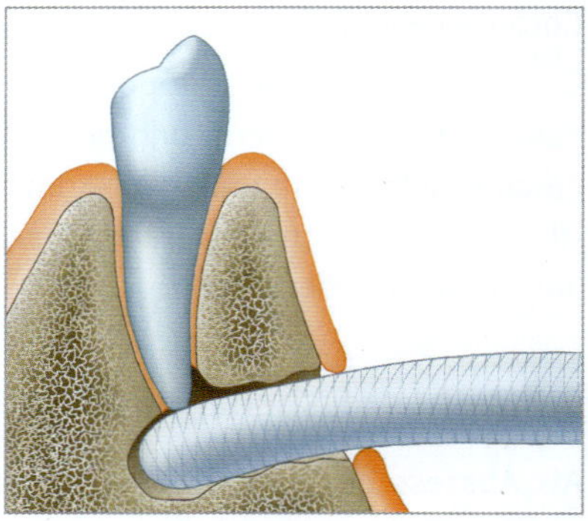

Bild 3: Offenhalten des Abszesses zur Drainage mittels Gazestreifen

Drainage
Abfluss

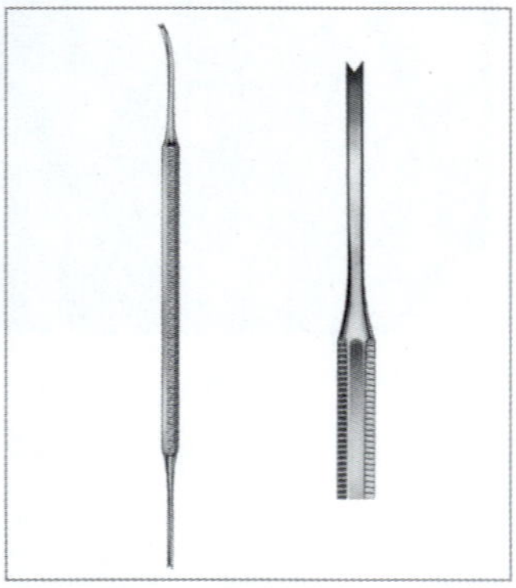

Bild 4: Tamponadestopfer nach Luniatscheck

Die Abszesshöhle wird anschließend gründlich mit einer desinfizierenden Spüllösung gespült, z. B. mit 3 %iger Wasserstoffperoxidlösung. Damit sich in der Abszesshöhle kein neuer Eiter ansammeln kann, wird für eine **Drainage** gesorgt (Bild 3). Dafür eignen sich Gazestreifen, Gummilaschen oder kleine Kunststoffröhrchen, die regelmäßig ausgetauscht werden. Zum Einbringen eines Gazestreifens werden Tamponadestopfer nach Luniatscheck verwendet. Nach einigen Tagen wird die Drainage entfernt. In der Regel ist kein Nahtverschluss notwendig.

Ging der Entzündungsprozess von einem pulpatoten Zahn aus, erfolgt zeitgleich zur Abszessbehandlung eine Wurzelkanalaufbereitung. Nachdem die Entzündung abgeklungen ist kommt es je nach Zustand des Zahnes zur weiteren Wurzelkanalbehandlung, eventuell in Verbindung mit einer Wurzelspitzenresektion oder zur Extraktion des Zahnes.

3.8 Wurzelspitzenresektion

Bei der Wurzelspitzenresektion handelt es sich um eine operative Entfernung der Wurzelspitze eines Zahnes. Ziel der Behandlung ist es, das entzündete Gewebe zu beseitigen, die Wurzelspitze bakteriendicht zu verschließen und dadurch den Rest des Zahnes zu erhalten.

Resektion
Abschneiden

3.8.1 Indikationen für eine Wurzelspitzenresektion

Der häufigste Grund für die Durchführung einer Wurzelspitzenresektion ist eine **Entzündung an der Wurzelspitze**. Wenn diese Entzündung auch mit einer durchgeführten Wurzelkanalbehandlung nicht beseitigt werden konnte, muss eine Wurzelspitzenresektion erfolgen.

Auch die Wurzelkanalbehandlung selbst kann eine Wurzelspitzenresektion nötig machen. Die Gewebereste oder Mikroorganismen, die nach einer solchen Behandlung in den Wurzelkanälen verbleiben, können zu einer **apikalen Parodontitis** oder sogar Ostitis führen. Wenn diese auch nach einer Erneuerung der Wurzelfüllung bestehen bleibt, muss die Wurzelspitze reseziert werden.

Bei einer Wurzelkanalfüllung gelangt manchmal **zu viel Wurzelfüllmaterial** in den Wurzelkanal, der dadurch überstopft wird. Das heißt, dass das überschüssige Material zum Foramen apicale austritt und zu einer Entzündung führen kann. Dieses überschüssige Wurzelfüllmaterial kann bei einer Wurzelspitzenresektion entfernt werden.

Wurzelkanalinstrumente brechen gelegentlich bei der Wurzelkanalbehandlung ab und stecken dann im Wurzelkanal fest. Je nach Position kann eine Wurzelspitzenresektion die Lösung sein.

Ist ein Zahn im apikalen Drittel **frakturiert**, so kann eine Wurzelspitzenresektion durchgeführt werden, um den Rest des Zahnes zu erhalten. Eine weitere Indikation ist die vorhergehende **Entfernung einer radikulären Zyste** (siehe Kap. 3.5).

Ostitis
Knochenentzündung

Parodontitis
Entzündung des Zahnhalteapparates

apikal
an der Wurzelspitze

Foramen apicale
Loch an der Wurzelspitze

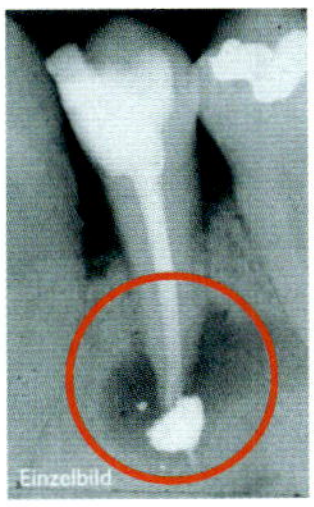

Bild 1: überschüssiges Füllmaterial läuft ins umliegende Gewebe

radikulär
an der Wurzel gelegen

3.8.2 Behandlungsablauf

Nach der **Lokalanästhesie** (siehe LF5, Kap. 4.3) wird das entsprechende Knochengebiet freigelegt. Hierfür wird nach der Inzision der **Muko-Periost-Lappen** (siehe Kap. 3.2) gebildet, mit einem Raspatorium abgehoben und mit einem Langenbeckhaken abgehalten.

Nun kann der Knochen mit einer Knochenfräse oder einem chirurgischen Rosenbohrer entfernt und die Wurzelspitze freigelegt werden (Bild 1). Anschließend wird die Wurzelspitze mit einer Lindemannfräse vom Rest des Zahnes abgetrennt und entfernt (Bild 2). Die entstandene Wunde wird gesäubert und das Granulationsgewebe mit einem scharfen Löffel herausgeschabt (Bild 3).

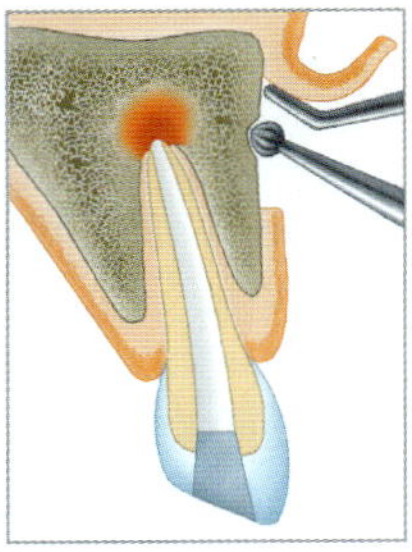
Bild 2: Trepanieren des Knochens

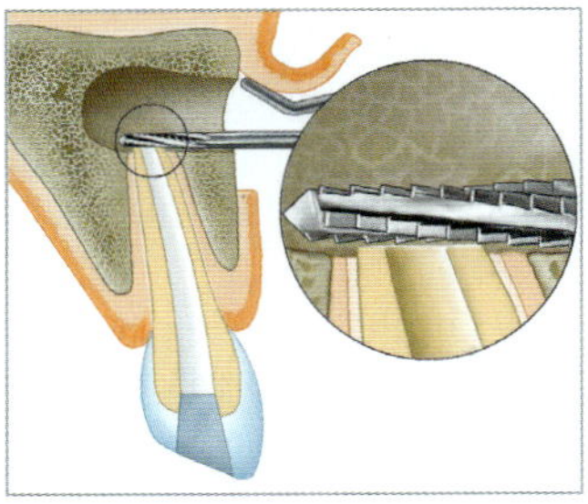
Bild 3: Abtrennung der Wurzelspitze

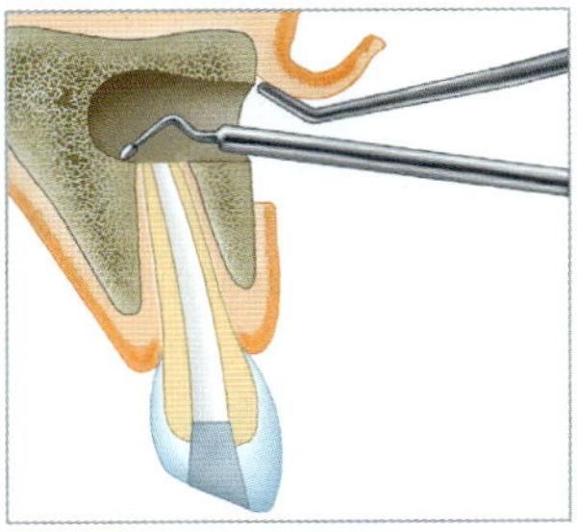
Bild 4: Säuberung der Knochenhöhle

orthograd
in physiologischer Richtung, hier: von der Krone aus

retrograd
in entgegengesetzter Richtung, hier: von der Wurzelspitze aus

Der Zahn muss nun, wenn noch nicht vorher geschehen, wurzelkanalbehandelt werden. Anschließend erfolgt zum bakteriendichten Verschluss eine Wurzelkanalfüllung. Diese wird üblicherweise **orthograd**, von der Krone aus, erfolgen (Bild 1). Nach einer Wurzelspitzenresektion kann die Wurzelkanalfüllung aber auch mit speziellen Aufbereitungsinstrumenten **retrograd**, von der Wurzelspitze aus, gemacht werden, da dieser Bereich in diesem Moment zugänglich ist. Dies ist sehr aufwendig und wird nur durchgeführt, wenn der Zahn bereits mit einem Wurzelstift (z. B. aus Metall, siehe dazu auch LF 11, Kap. 2.1) versorgt wurde. Zum Schluss wird die Wunde gesäubert und mit einer Naht verschlossen (Bild 2).

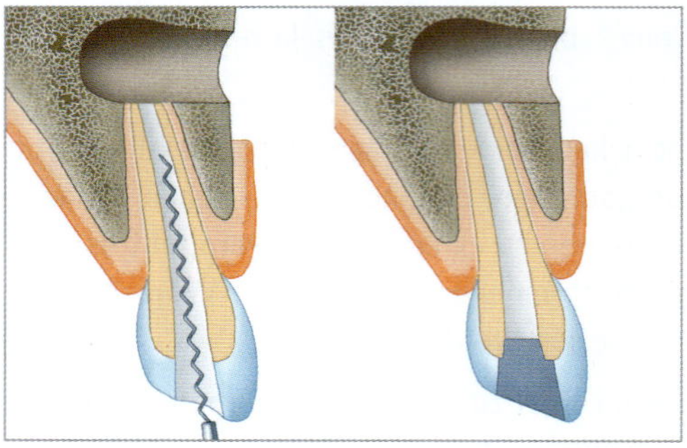

*Bild 1: **Orthograde Wurzelkanalfüllung** und provisorischer Verschluss nach Wurzelspitzenresektion*

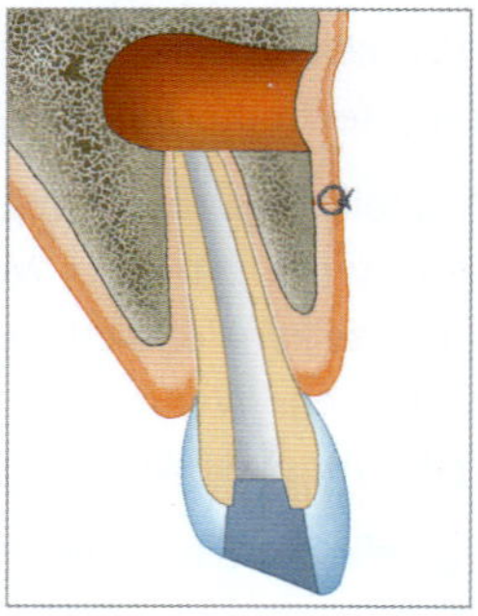

Bild 2: Wundverschluss

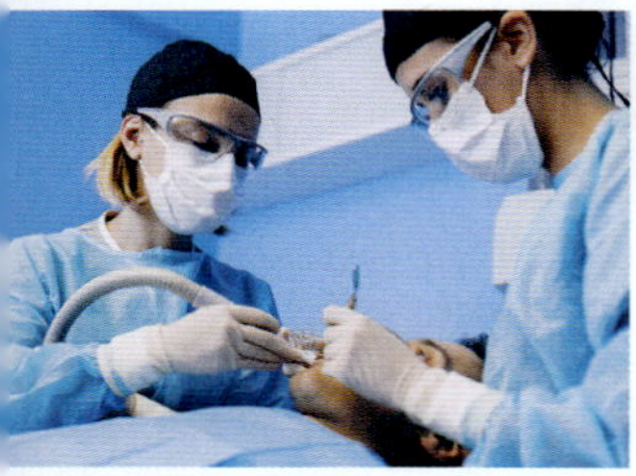

Bild 3: Behandelnde Zahnärztin und Assistenz während des chirurgischen Eingriffs

Praxisinfo

Bei einer Wurzelspitzenresektion wird die ständige Assistenz einer Zahnmedizinischen Fachangestellten zum Freihalten des Operationsfeldes und Absaugen benötigt. Für zusätzliche Arbeiten, wie das Anmischen des Zementes für den apikalen Verschluss ist eine weitere Assistenz sehr hilfreich.

3.8.3 Komplikationen bei der Wurzelspitzenresektion

Neben den grundsätzlich möglichen Komplikationen während eines chirurgischen Eingriffs (siehe Kapitel 2.3, Seite 271) bestehen bei der Wurzelspitzenresektion folgende Gefahren:

- Verletzung der Wurzel eines Nachbarzahns, was im schlimmsten Fall zum Absterben des Nachbarzahnes führen kann,
- bei der Behandlung im Oberkiefer-Seitenzahnbereich: Mund-Antrum-Verbindung

Aufgaben

1. Erklären Sie den Unterschied zwischen einer Zystostomie und einer Zystektomie.
2. Ihre Patientin Frau Stoiber war schon lange nicht zur zahnärztlichen Kontrolle. In der Zeit hat sich eine tiefe Dentinkaries gebildet und die Pulpa stark entzündet. Die Entzündung schritt immer weiter fort und suchte sich durch das Foramen apicale einen Ausgang aus dem Zahn. Notieren Sie stichpunktartig den weiteren zu erwartenden Verlauf der Entzündung, wenn sich die Patientin weiterhin nicht in der Zahnarztpraxis behandeln lässt.
3. Zum Glück kam Frau Buchhauser noch rechtzeitig in die Praxis, sodass Ihr Chef mit Ihrer Assistenz eine gute gelungene Wurzelkanalbehandlung mit Wurzelfüllung durchführen konnte. Auf dem Röntgenbild erkennt Ihr Chef, dass etwas Wurzelfüllzement durch das Foramen apicale gelangt ist. Er hat die Situation eine Weile beobachtet und die Entzündung um das Wurzelfüllmaterial ging nicht zu-

rück. Ihr Chef hat mit der Patientin entschieden, dass eine Wurzelspitzenresektion gemacht wird. Erklären Sie den Behandlungsablauf einer Wurzelspitzenresektion und nennen Sie die benötigten Instrumente.

Bema-Nr.	Abkürzung	Leistungsbeschreibung
Bema-Nr. 54a	WR1	Wurzelspitzenresektion eines Frontzahnes
Bema-Nr. 54b	WR2	Wurzelspitzenresektion an einem Seitenzahn (einschl. 1. Wurzelspitze)
Bema-Nr. 54c	WR3	Wurzelspitzenresektion am selben Seitenzahn, sofern durch denselben Zugang erreichbar (je weitere Wurzelspitze)

GOZ-Nr.	Leistungsbeschreibung
GOZ-Nr. 3110	Resektion einer Wurzelspitze an einem Frontzahn
GOZ-Nr. 3120	Resektion einer Wurzelspitze an einem Seitenzahn

3.9 Implantation

Das Einsetzen von Implantaten gehört in der Medizin mittlerweile zu den Routinebehandlungen. Künstliche Gelenke und Herzklappen, Herzschrittmacher und künstliche Blutgefäße helfen vielen Menschen, ein normales Leben zu führen.

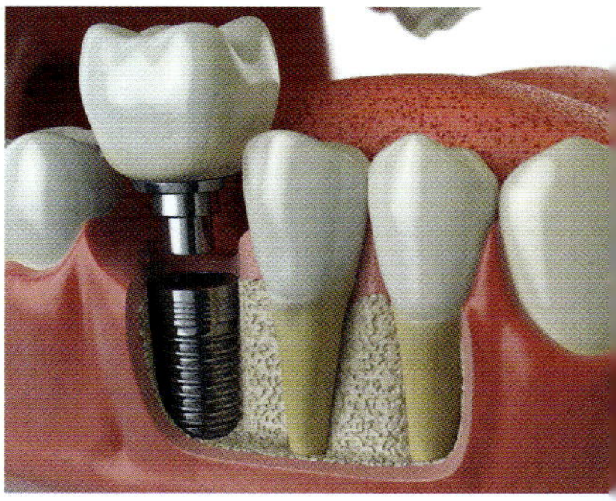

Bild 1: *Veranschaulichung eines enossalen Implantates*

enossal
innerhalb des Knochens

Definition

Als **Implantat** wird ganz allgemein die Einpflanzung eines Fremdkörpers in den menschlichen Körper bezeichnet.

In der Zahnmedizin ersetzen Implantate in der Regel fehlende Zähne. Sie werden als **künstliche Zahnwurzeln** in den Knochen eingepflanzt, weshalb sie **enossale Implantate** heißen.

Bei Zahnimplantaten spricht man von halboffenen Implantaten, da der Implantataufbau aus der Schleimhaut herausragt und nach der prothetischen Versorgung nie mit Zahnfleisch überdeckt ist. Aus diesem Grund sind Zahnimplantate auch anfällig für Infektionen.

Zusatzinfo

Die in der allgemeinen Medizin eingesetzten Implantate (z. B. Herzschrittmacher, Gelenkprothese) sind rundherum von Körpergewebe umschlossen. Daher gehören diese zu den sogenannten geschlossenen Implantaten.

3.9.1 Aufbau von Zahnimplantaten

Implantate haben in etwa die Form einer Zahnwurzel, sie stehen in verschiedenen Längen und Durchmessern zur Verfügung. Man unterscheidet Systeme, die in den Knochen geschraubt werden, von anderen, die mit leichten Hammerschlägen in die vorgebohrte Knochenhöhle eingesetzt werden. Wichtig ist bei allen Systemen, dass das eingesetzte Implantat sofort fest und unbeweglich im Knochen verankert ist.

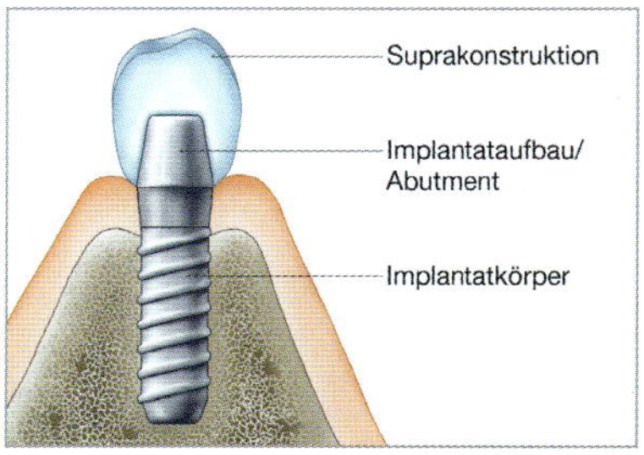

Bild 2: *Aufbau eines enossalen Implantates mit Kronenversorgung*

Ein Zahnimplantat ist wie folgt aufgebaut:

- Die **Suprakonstruktion** (im Bild 2 eine Implantatkrone) ist der sichtbare Teil der Konstruktion. Sie ist fest mit dem Implantataufbau verschraubt oder verklebt. Falls mehrere Zähne fehlen, ist der sichtbare Teil auch als Brücke möglich.

supra-
lat. Vorsilbe für „oben, oberhalb, darüber"

- Der **Implantataufbau** bzw. das **Abutment** ist das Verbindungselement zwischen dem Implantatkörper und der Suprakonstruktion. Er wird fest mit dem Implantatkörper verschraubt.
- Der **Implantatkörper** ist die künstliche Zahnwurzel.

biokompatibel
gewebeverträglich

Implantate werden heute in der Regel aus **Titan** gefertigt – ein sehr hartes und leichtes Metall, das äußerst gewebeverträglich **(biokompatibel)** ist. Die Oberfläche des Titanimplantates ist so bearbeitet, dass sie eine feste Verbindung mit der Knochensubstanz eingeht. Ebenfalls sehr gut verträgliche Implantate aus Keramik werden seltener verwendet, da sie manchmal brechen und sich schlecht entfernen lassen.

3.9.2 Indikationen für eine Implantation

Indikation
Grund für den Einsatz einer Therapie oder einer diagnostischen Maßnahme

Implantate können einen oder mehrere fehlende Zähne ersetzen. Bei folgenden Indikationen ist der Einsatz von Implantaten sinnvoll:

- Ersatz eines fehlenden Zahnes, wenn die benachbarten Zähne noch unversehrt sind
- zur Befestigung von Zahnersatz, bei einseitig oder beidseitig verkürzter Zahnreihe
- zur Verankerung von herausnehmbaren Prothesen, bei Zahnlosigkeit

Der **Ersatz einzelner Zähne** durch Implantate ist eine zweckmäßige Lösung, wenn die Alternative wäre, gesunde Zähne für Kronen beschleifen zu müssen. Zudem sind Implantate eine kosmetisch ansprechende Lösung, da der Ersatzzahn im Unterschied zum Brückenzahnersatz einzeln steht und sehr natürlich gestaltet werden kann (Bild 1 und 2).

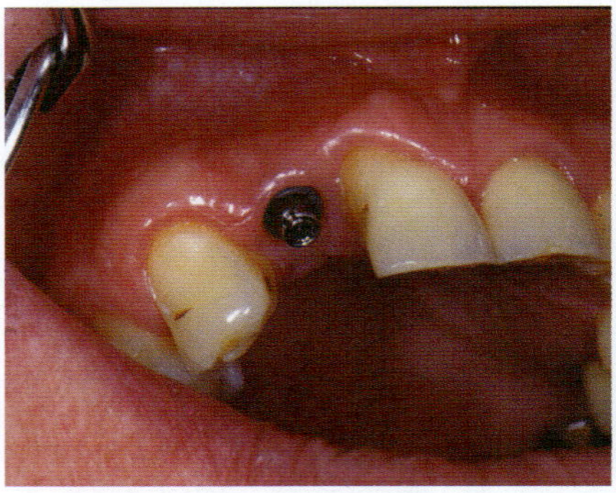

Bild 1: Einzelzahnimplantat zum Ersatz von Zahn 12

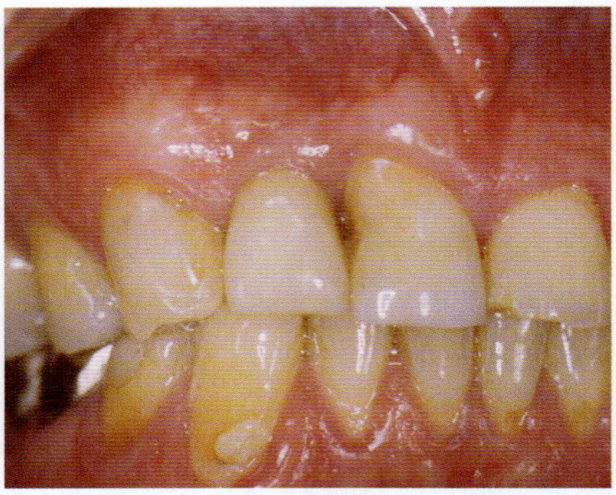

Bild 2: Einzelzahnimplantat mit Kronenversorgung

Bei **verkürzten Zahnreihen (Freiendlücken)** kann durch den Einsatz von Implantaten auf herausnehmbaren Zahnersatz verzichtet werden. Dabei werden heute vorzugsweise rein implantatgetragene Brücken hergestellt und eingegliedert (Seite 287, Bild 1). Auf die Kombination von Implantat und natürlichem Zahn als Brückenpfeiler wird in der Regel verzichtet.

Für **zahnlose Patienten** sind Implantate oftmals die einzige Möglichkeit, ihre Prothesen so zu befestigen, dass sie damit komfortabler kauen können. Meist sind es die unteren Prothesen, die eine Verankerung durch Implantate benötigen. Dabei werden 2 bis 4 Implantate im vorderen Kieferbereich gesetzt, an denen die Prothesen mithilfe von sogenannten Knopfankern oder Teleskopkronen befestigt werden (Seite 287, Bild 2).

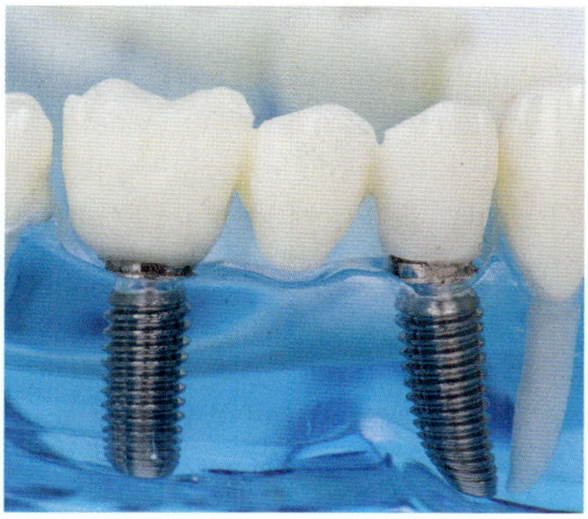

Bild 1: Modell einer implantatgetragenen Brücke

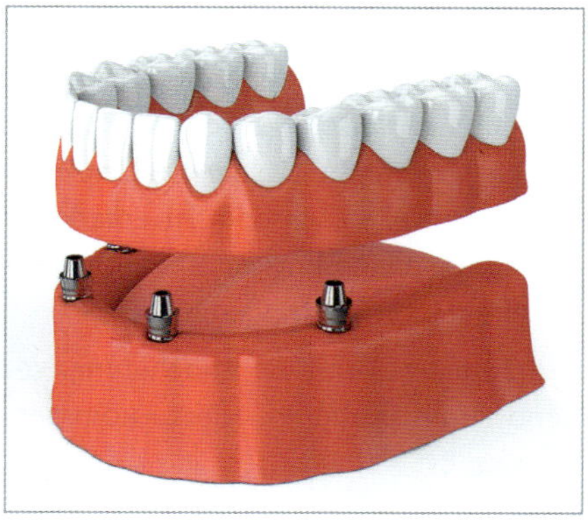

Bild 2: Modell einer implantatgetragenen Prothese

Praxisinfo

Vorteile von implantatgetragenem Zahnersatz gegenüber anderem Zahnersatz:

- Wird ein fehlender Zahn durch ein Implantat ersetzt, wird der entsprechende Bereich des Kieferknochens wieder belastet und baut sich nicht ab.
- Implantate sind sehr belastbar und halten lange, wenn sie gut gepflegt werden.
- Implantate sitzen fest und wackeln nicht – mit ihnen kann gegessen, gesprochen und gelacht werden, als wäre es ein echter Zahn.
- Implantatgetragener Zahnersatz fällt nicht auf, er sieht aus wie ein echter Zahn.
- Im Gegensatz zu schleimhautgetragenen Prothesen, verursachen implantatgetragene Prothesen keine Druckstellen im Mund.

3.9.3 Voraussetzungen für eine Implantation

Ein Patient, der ein Implantat bekommt, muss bestimmte Anforderungen erfüllen. Aus **allgemeinmedizinischer Sicht** sollte er an keinen schwerwiegenden Erkrankungen leiden. Im Zweifelsfall ist mit dem behandelnden Hausarzt abzuklären, ob ein Implantat gesetzt werden kann.

Als schwerwiegende Erkrankungen gelten:

- Herz-Kreislauf-Erkrankungen (z. B. Herzinfarkt)
- Immunmangelkrankheiten (z. B. aids)
- Stoffwechselerkrankungen (z. B. Diabetes mellitus)
- Gerinnungsstörungen des Blutes (z. B. Hämophilie)
- Suchterkrankungen (z. B. Alkoholabhängigkeit)

Hämophilie
umgangssprachlich: „Bluterkrankheit"

Aus **zahnmedizinischer Sicht** sollte das Gebiss des Implantatpatienten problemfrei sein:

- Die Karies- und Parodontaltherapien müssen abgeschlossen sein.
- Der Patient sollte über längere Zeit gezeigt haben, dass er eine gute Mundhygiene durchführt und die Kontrolltermine regelmäßig einhält.
- Raucher sollten wissen, dass das Rauchen sich ungünstig auf den Halt des Implantates auswirken kann. Das Nikotin verengt die Blutgefäße in der Mundschleimhaut, deshalb gehen bei Rauchern mehr Implantate verloren als bei Nichtrauchern.
- Die wesentliche Voraussetzung ist, dass Knochensubstanz in ausreichender Menge und Qualität im Kieferknochen vorhanden ist, in die das Implantat eingebracht werden kann.

Knochenaufbau

Es ist möglich, dass der Kieferknochen für eine Implantation nicht geeignet ist, weil er sich zum Beispiel durch Nichtbelastung zurückgebildet hat. Im Oberkiefer an den Seitenzähnen ist sowieso eine nicht so große Knochentiefe gegeben, da sich die Kieferhöhle über dem Alveolarknochen befindet. Soll trotz geringer Knochengewebetiefe eine Implantation durchgeführt werden, muss vorher eine sogenannte Augmentation stattfinden.

Augmentation
Wiederherstellung bzw. Aufbau von Knochenmaterial

Der Zahnarzt kann die Knochenmenge an solchen Stellen aufbauen, um anschließend zu implantieren. Hierzu kommen verschiedene **augmentative Verfahren** infrage, z. B.:

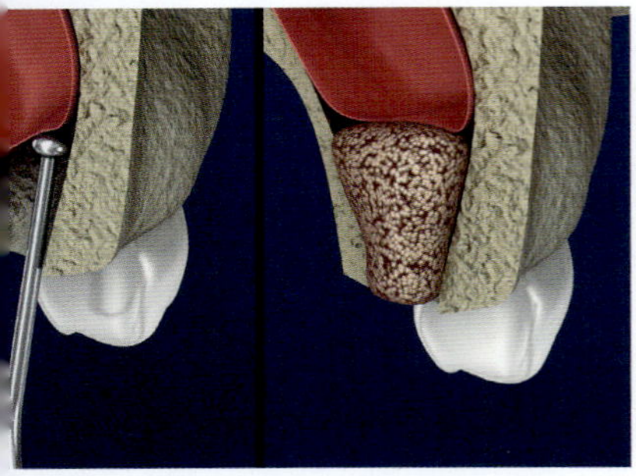

Bild 1: Vorgehensweise beim Sinuslift

- Bei zu geringem Knochenangebot im Oberkiefer-Seitenzahnbereich kann ein sogenannter **Sinuslift** (Bild 1) gemacht werden. Dabei wird die Schleimhaut des Kieferhöhlenbodens angehoben, um dort künstliche oder eigene Knochensubstanz einzubringen und die Bildung von neuem Knochen anzuregen.
- Ein anderes Verfahren ist die **Guided Bone Regeneration** (gesteuerte Knochenregeneration). Dabei wird eine Membran auf den Knochendefekt gelegt oder auf ein Implantat, das nicht tief genug eingepflanzt werden konnte. Zwischen dieser Membran und der Knochenoberfläche bildet sich dann neue Knochensubstanz.

3.9.4 Implantationsverfahren

Es gibt drei Vorgehensweisen beim Einsetzen des Implantates, die sich hinsichtlich ihrer Einheilung in das umgebende Gewebe und dem Zeitpunkt der Implantation unterscheiden:

subgingival
unter das Zahnfleisch

transgingival
durch das Zahnfleisch hindurch

- **Zweizeitige Implantate** werden zurzeit noch am häufigsten verwendet. Die Implantate werden in der ersten Sitzung, nachdem das Zahnfleisch weggeklappt wurde, unter dem Zahnfleisch/subgingival in den Knochen eingesetzt und die Wunde wird wieder vollständig verschlossen. Man lässt ihnen genügend Zeit, um im Knochen einzuheilen, bevor sie durch Zahnersatz belastet werden: im Unterkiefer ca. drei Monate bzw. im Oberkiefer ca. sechs Monate. Dann werden sie in einer weiteren Sitzung freigelegt und der Zahnersatz kann hergestellt werden.
- **Einzeitige Implantate** werden transgingival (ohne vorher das Zahnfleisch wegzuklappen) in den Knochen eingesetzt, in derselben Sitzung mit einem Aufbau und provisorischer Krone versehen und sofort kaufunktionell belastet.
- Sogenannte **Sofortimplantate** werden direkt nach der Extraktion eines Zahnes (bzw. spätestens nach 48 Stunden) in die frische Wunde eingesetzt. Dabei wird die Alveole des frisch extrahierten Zahnes gleich nach der Zahnentfernung so weit aufgebohrt, dass das Implantat eingesetzt werden kann. Sofortimplantate sind aus optischen Gründen im Frontzahnbereich sinnvoll.

3.9.5 Behandlungsablauf einer Implantation

Diagnostik und Vorbehandlung

Das Einsetzen eines implantatgetragenen Zahnersatzes erfordert vorausschauende **Planung** und wenn nötig auch eine Vorbehandlung mittels Knochenaufbau (siehe Kapitel 3.9.3, Seite 287). Zunächst wird eine sorgfältige **Diagnostik** durchgeführt. Dafür werden benötigt:

- Erhebung der allgemeinen und zahnärztlichen Anamnese
- Anfertigen von Röntgenaufnahmen
- Anfertigen von Planungsmodellen und Gebissanalyse
- Aufklärung des Patienten über Möglichkeiten, Kosten und Risiken der Implantation
- Behandlungsplanung

Um bestmögliche Mundverhältnisse für die Implantation zu schaffen, werden bei der **Vorbehandlung**, wenn notwendig, folgende Maßnahmen durchgeführt:

- Therapie von Karies, Entzündungen usw.
- Entfernung nicht erhaltungswürdiger Zähne
- Anleitung zur sorgfältigen Mundhygiene
- Durchführen einer PZR

PZR
professionelle Zahnreinigung

Implantation

Der Arbeitsablauf ist bei den verschiedenen Implantationsverfahren sehr ähnlich, deshalb wird hier beispielhaft nur das **zweizeitige Verfahren** vorgestellt:

- Unter örtlicher Betäubung wird im Implantatbereich ein Muko-Periost-Lappen gebildet und der Knochen freigelegt.

▶ Bildung eines Muko-Periost-Lappens Kap. 3.2

- Die Implantationsstelle wird mit einem kleinen Rosenbohrer und möglicherweise einer individuell angefertigten Bohrschablone **angekörnt** (1).

ankörnen
ein zu bohrendes Loch markieren

- Mit genormten **Spiralbohrern** wird an der angekörnten Stelle, an der das Implantat später eingesetzt werden soll, ein Bohrloch in den Knochen eingebracht (2). Währenddessen wird mit steriler Spüllösung gespült.
- Die Bohrer werden so lange in größere ausgetauscht und das Bohrloch Schritt für Schritt vergrößert, bis das passende Implantatlager entstanden ist. Die Länge der Bohrung kann mit der **Tiefenmesslehre** genau geprüft werden. Der vorbereitete Hohlraum ist ein wenig kleiner als das einzubringende Implantat, sodass dies eingeschraubt oder mit leichten Hammerschlägen in den Knochen hineingetrieben werden kann (3).
- Soll ein zu verschraubendes Implantat eingesetzt werden, schneidet der Behandler vorher mit einem **Gewindeschneider** ein Gewinde in den Knochen, in das das Implantat perfekt eingeschraubt werden kann (4).
- Das Implantat wird fest in den Knochen eingeschraubt (5) und mit einer kleinen passenden Verschlussschraube versehen.
- Zuletzt wird die Wunde durch eine **Naht** verschlossen (6).

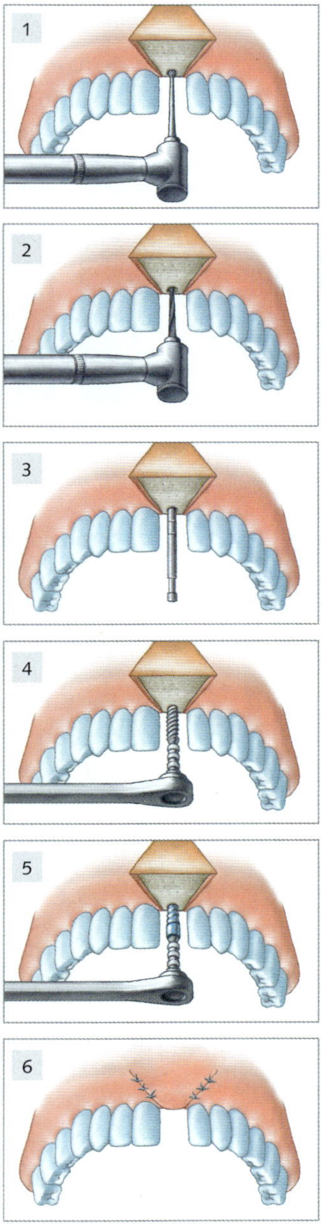

Osseointegration
Einbindung in den Knochen (von lat. osseus „knöchern", integrare „einbinden")

Weiterer Verlauf

Ziel der sich anschließenden Einheilphase von 3–6 Monaten ist die **Osseointegration**, d. h. die direkte Anlagerung des umliegenden Knochengewebes an das Implantatmaterial.

Nach der Einheilphase im zweizeitigen Verfahren erhält das Implantat die Suprakonstruktion (bei einem einzelnen zu ersetzenden Zahn die Implantatkrone).

- Zuerst wird dafür die unter der Schleimhaut gelegene Verschlussschraube des Implantats chirurgisch freigelegt und durch einen sogenannten Gingivaformer ersetzt. Der **Gingivaformer** ist auch eine kleine Schraube, der Schraubenkopf bleibt sichtbar, an dessen Stelle befindet sich später die Suprakonstruktion. Das Zahnfleisch heilt rings um den Gingivaformer ein, damit nach dem Einsetzen der Suprakunstruktion nicht mehr zu erkennen ist, dass es sich um keinen echten Zahn handelt.
- Mithilfe eines einzuschraubenden Abformpfostens wird eine Abformung angefertigt, damit kann der Zahntechniker den Zahnersatz herstellen.
- Vor der Eingliederung des Zahnersatzes schraubt der Zahnarzt einen Stumpfaufbau, das Abutment, in das Implantat (Bild 2). Der eigentliche Zahnersatz wird dann mit diesem Implantataufbau verschraubt oder darauf zementiert (Bild 3).

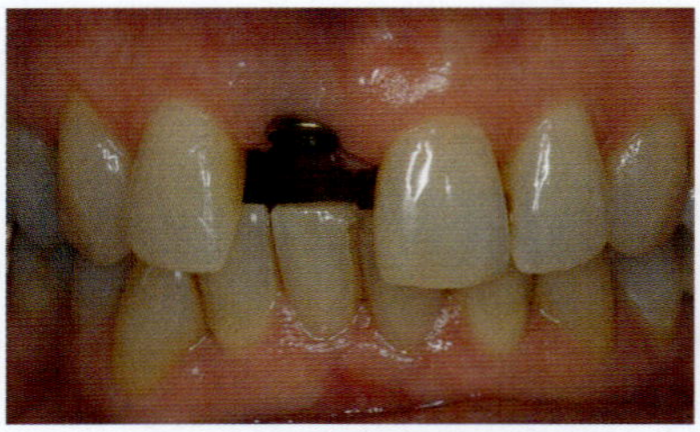
Bild 1: Implantat an Zahn 11 mit Gingivaformer

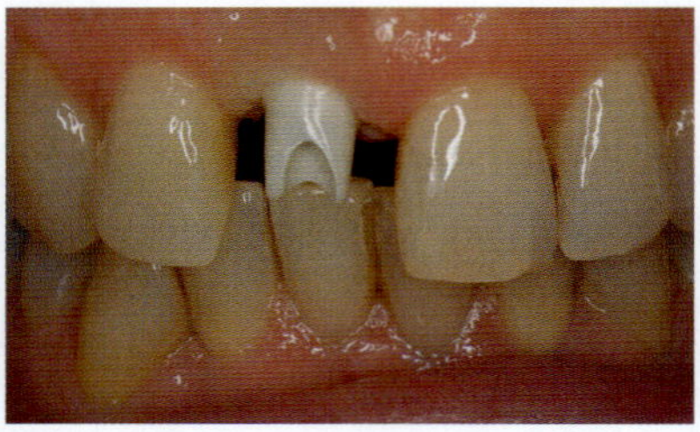
Bild 2: Implantat mit Abutment an Zahn 11

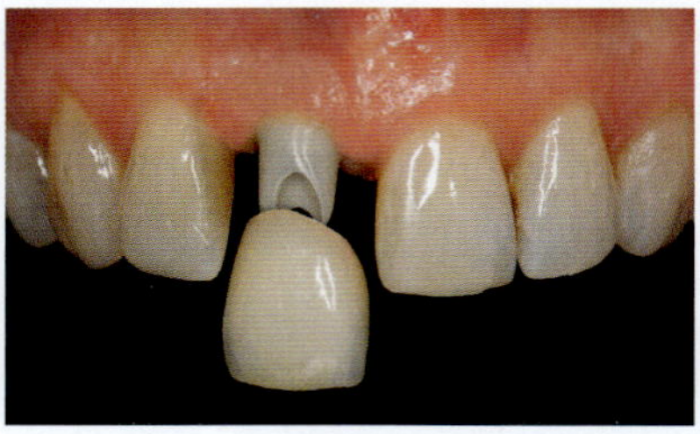
Bild 3: Einsetzen der Implantatkrone an 11

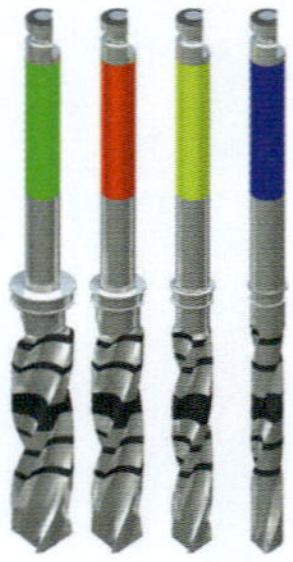
Bild 4: Implantatbohrer mit Innenkühlung

Instrumente und Assistenz

Das Einbringen von Implantaten in den Kieferknochen stellt besondere hygienische Anforderungen. Patient und Operationsbereich werden steril abgedeckt, Zahnarzt und ZFA ziehen für den Eingriff sterile Kleidung und sterile Handschuhe an.

Da Knochen sehr empfindlich auf Überhitzung durch rotierende Instrumente reagiert, muss er besonders schonend behandelt und während der Implantation gekühlt werden. Selbstverständlich dürfen nur einwandfrei scharfe Instrumente zum Einsatz kommen.

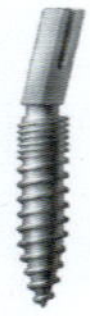
Bild 5: Implantat mit abgewinkeltem Implantataufbau

3.9.6 Die häufigsten Komplikationen bei einer Implantation

Neben den allgemeinen Komplikationen bei oder nach chirurgischen Eingriffen sind bei der Implantation folgende Komplikationen besonders zu erwähnen:

- Es können Probleme bei der prothetischen Versorgung auftreten, wenn die Neigung der Implantatachse von der Zahnachse abweicht. Speziell dafür vorgesehene abgewinkelte Implantataufbauten schaffen Abhilfe.
- Durch eine unzureichende Mundhygiene kann es dazu kommen, dass das Implantat nicht richtig einheilt und sich dadurch entzündet. Man spricht von einer **Periimplantitis**, die Folge ist der Verlust des Implantates.

Periimplantitis
Entzündung des um das Implantat gelegenen Gewebes (Schleimhaut, Knochen)

Um Komplikationen nach der Implantation vorzubeugen, muss stets auf eine gute Mundhygiene geachtet werden, über die der Patient von Zahnarzt und ZFA aufgeklärt wird.

Praxisinfo

Mundhygiene nach abgeschlossener Implantation

Wie auch Patienten ohne Implantate, müssen Implantatpatienten mindestens zweimal täglich ihre Zähne und Implantatzähne reinigen. Um ein optimales Ergebnis zu erzielen, sollten sie auch besonders auf die Zwischenraumreinigung mit zusätzlichen Hilfsmitteln wie Zahnzeide und Interdentalbürstchen achten. Die tägliche Verwendung von Mundspüllösung ist ratsam.

Aufgaben

1. Ihr Patient Herr Pirzer hat kürzlich seinen Zahn 26 durch eine Extraktion verloren. Das Beschleifen der Nachbarzähne für eine Brücke kommt für ihn nicht infrage, da sie gut gepflegt und gesund sind. Er entscheidet sich nach dem Aufklärungsgespräch mit Ihrem Chef für eine Implantation. Nennen Sie alle Voraussetzungen, die gegeben sein müssen, damit bei einem Patienten implantiert werden kann.
2. Bei der Vermessung des Knochens stellt sich heraus, dass bei Herrn Pirzer nicht genug Knochenmaterial vorhanden ist, um eine gute Einheilung anzustreben. Was bedeutet das für den Patienten – muss er sich doch mit einer Brücke anfreunden?
3. Ihr Patient Herr Pirzer fragt Sie, was sich nach der Implantation für ihn ändern wird. Erklären Sie ihm patientengerecht, was er mit dem Implantat im Mund beachten muss.

3.10 Präprothetische Chirurgie

In manchen Fällen kann der Halt einer Prothese durch chirurgische Maßnahmen verbessert werden, z. B. wenn der Kieferknochen zurückgegangen ist und eine Totalprothese dadurch nicht mehr gut sitzt.

Neben den folgend beschriebenen Maßnahmen zur Verbesserung des Prothesensitzes (bzw. des Prothesenlagers) kommen immer häufiger auch augmentative Verfahren zum Knochenaufbau zum Einsatz (siehe Implantation, Seite 285).

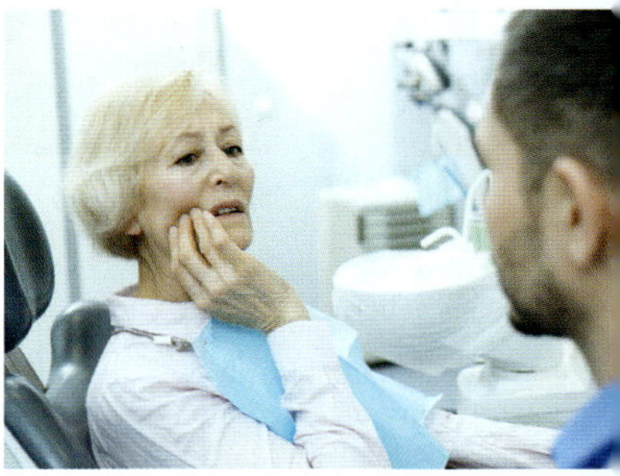

Bild 1: Eine schlecht sitzende Prothese kann schmerzhafte Druckstellen verursachen.

Definition

Unter **präprothetischer Chirurgie** werden operative Eingriffe zusammengefasst, die zur Vorbereitung des Kiefers auf die Anfertigung bzw. das Tragen von herausnehmbarem Zahnersatz dienen.

Praxisinfo

Im Alltag in der Praxis scheint es Wichtigeres zu geben, als sich immer wieder um dieselbe lästige Druckstelle im Patientenmund zu kümmern. Doch versuchen Sie sich immer wieder in die Lage des Patienten zu versetzen. Stellen Sie sich vor, wie viel Lebensqualität verloren geht, wenn kein Zahn mehr im Kiefer vorhanden ist und man auf eine Totalprothese angewiesen ist. Nun gibt es für den Patienten nichts Wichtigeres als den richtigen Sitz der Prothese, sodass es zumindest anderen nicht auffällt, dass die Zähne fehlen.

Fibrom
gutartige Geschwulst (Tumor) des Bindegewebes

Exostose
Knochenverdickung

Frenulum (labii)
Lippenbändchen

Frenektomie/Frenulotomie
Entfernung des Lippenbändchens/Einschneiden des Lippenbändchens

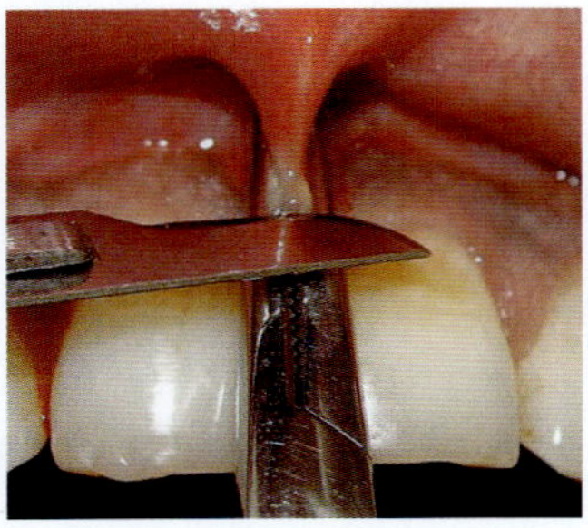

Bild 1: Verlegung eines störenden Lippenbändchens

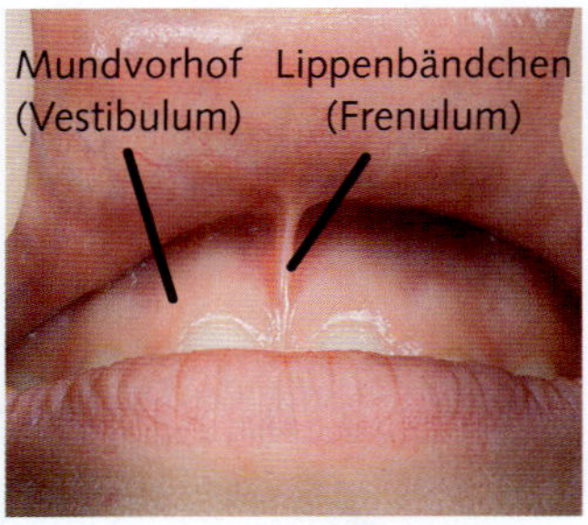

Bild 2: Vestibulum und Frenulum

Atrophie
Geweberückbildung

Vestibulumplastik
chirurgische Vertiefung des Mundvorhofs

Mundbodenplastik
chirurgische Vertiefung des Bereiches unter der Zunge

Eine besonders **schlechte Saugfähigkeit einer Totalprothese** kann verschiedene Ursachen haben:

- zu tief ansetzende Lippen- bzw. Wangenbändchen
- zu flacher Kieferkamm
- Ausbildung eines sogenannten Schlotterkamms
- Ausbildung eines Lappenfibroms
- entstehende Exostosen

Um den Halt einer Totalprothese zu verbessern, kommen die folgenden Eingriffe infrage:

3.10.1 Beseitigung von Bändchen

Lippen- bzw. Wangenbändchen, die bis zum Alveolarfortsatz reichen, beeinträchtigen die Saugfähigkeit einer Totalprothese. Damit sich keine Druckstellen bilden, muss im Bereich des zu tief ansetzenden Bändchens der Prothesenrand eingekerbt werden. Dieser sogenannte Ventilrand, der für die Saugfähigkeit der Prothese wichtig ist, wird also unterbrochen und die Prothese lockert sich regelmäßig. Mit einer **Frenektomie** bzw. **Frenulotomie** kann das Bändchen aus dem störenden Bereich verlegt bzw. entfernt werden (Bild 1). Eine Frenektomie ist auch mittels Laser durchführbar.

Nach der Lokalanästhesie wird das Bändchen eingeschnitten. Es wird ein Muko-Periost-Lappen gebildet, der abgelöst und im Bereich der Umschlagfalte des **Vestibulums** wieder angenäht wird. Die seitlichen Wundränder können dann zusammengezogen und vernäht oder mittels Schleimhauttransplantat abgedeckt werden.

Definition

Als **Vestibulum** (Mundvorhof) wird der Bereich zwischen den Zähnen und den Lippen bzw. Wangen bezeichnet. Die Mundschleimhaut bildet hier eine tiefe Umschlagfalte.

3.10.2 Vestibulumplastik und Mundbodenplastik

Falls sich der Alveolarfortsatz durch eine Nichtbelastung des zahnlosen Kiefers sehr stark zurückgebildet hat **(Atrophie)**, kann eine chirurgische Vertiefung des Mundvorhofes **(Vestibulumplastik)** und/oder des Mundbodens **(Mundbodenplastik)** helfen.

Nach einer Lokalanästhesie und Inzision längs des Kieferkammes wird die bewegliche Schleimhaut des Mundvorhofes (oder des Mundbodens) abgelöst und im Bereich der Kieferbasis wieder angenäht (Bild 3). Die offene Wunde schließt sich nach einigen Tagen durch das von den Seiten hereinwachsende Epithel (= oberste Haut- oder Schleimhautschicht). Die sofortige Verlängerung des Prothesenrandes in den Wundbereich hinein verhindert, dass die bewegliche Mundschleimhaut wieder im Bereich des Kieferkammes anwächst.

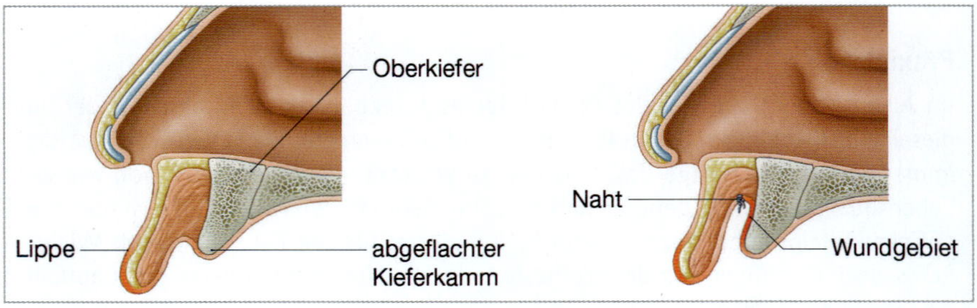

Bild 3: Ausgangssituation und Zustand nach einer Vestibulumplastik

3.10.3 Entfernung eines Schlotterkamms

Wenn sich der Alveolarknochen zurückgebildet hat, das Weichgewebe allerdings nicht, kommt es zu einem beweglichen Kieferkamm, dem sogenannten Schlotterkamm. Ein Schlotterkamm führt zu einem schlechten Prothesenhalt.

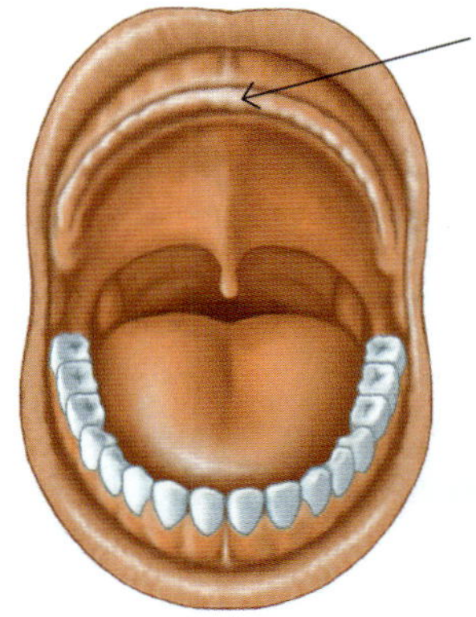

Bild 1: Schlotterkamm

Definition

Als **Schlotterkamm** wird ein zahnloser beweglicher Kieferkamm bezeichnet, der durch die Rückbildung des Kieferknochens entsteht.

Zur Beseitigung eines Schlotterkamms wird unter örtlicher Betäubung ein Schnitt auf der Mitte des Kieferkamms vorgenommen und die Schleimhaut vom darunter liegenden Bindegewebe getrennt. Der Zahnarzt entfernt nun das bewegliche Bindegewebe und kürzt die Schleimhaut so weit, dass sie straff über dem verbliebenen Knochen vernäht werden kann. Die vorhandene Prothese muss entsprechend unterfüttert werden. Dazu wird in der Prothesenbasis Material eingegeben, sodass sich die Prothese den neuen Gegebenheiten im Mund anpasst und gut sitzt.

3.10.4 Entfernung eines Lappenfibroms

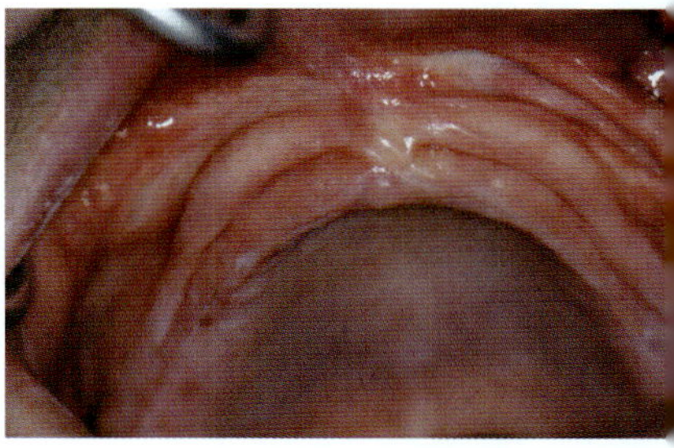

Bild 2: klinisches Bild eines Lappenfibroms

Ein Lappenfibrom ist die Folge einer Wucherung der Mundschleimhaut, die durch Druckstellen am Prothesenrand entsteht. Lässt der Patient sich die Druckstellen am Prothesenrand nicht entfernen entsteht ein lappiges, narbig festes Gewebe, das Lappenfibrom. Dieses wird unter Lokalanästhesie herausgeschnitten und die Wunde mit einer Naht verschlossen.

3.10.5 Abtragen von Exostosen

Exostosen können den Halt einer Prothese beeinträchtigen, besonders wenn sie sich an ungünstiger Stelle befinden.

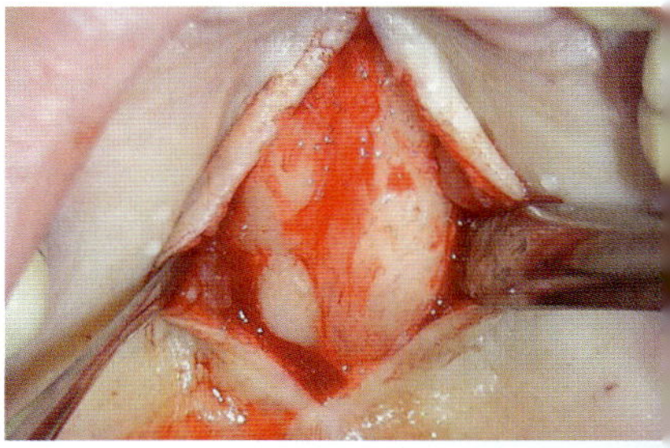

Bild 3: Torus palatinus

Torus
Wulst

Definition

Eine **Exostose** ist eine nicht krankhafte Wucherung bzw. Verdickung von Knochengewebe.

Eine übermäßige Verdickung der Gaumennaht (Torus palatinus, Bild 3) beispielsweise ist für die betroffenen Totalprothesenträger ein Problem. Denn zum einen „schaukelt" die Prothese auf dem Knochenwulst, zum anderen ist die über der Wulst liegende Schleimhaut sehr dünn und das verursacht Druckstellen.

Ein ähnliches Problem bilden Knochenverdickungen im Eckzahn- und Prämolarenbereich auf der Innenseite des Unterkieferknochens. Sie werden als Torus mandibularis bezeichnet (Bild 4).

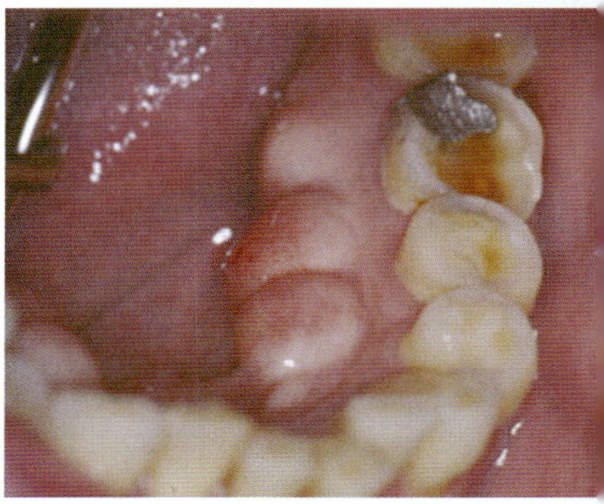

Bild 4: Torus mandibularis

Therapeutisch wird die Schleimhaut unter Lokalanästhesie aufgeklappt und der Knochenwulst mit einer Fräse abgetragen. Anschließend wird die Wunde vernäht.

3.11 Chirurgisch-kieferorthopädische Maßnahmen

Es gibt ein weites Feld der Zusammenarbeit zwischen Kieferchirurgen und Kieferorthopäden. So ist zum Beispiel bei der Behandlung von Lippen-Kiefer-Gaumen-Spalten eine enge Kooperation der beiden Fachgebiete notwendig (Lernfeld 10.2,

Seite 438). Auch in der Vorbereitung auf eine kieferorthopädische Behandlung spielt der Kieferchirurg eine wichtige Rolle. Dieser muss beispielsweise Zähne extrahieren, um Platz im Kiefer zu schaffen, damit die Zähne vom Kieferorthopäden ästhetisch und funktionell eingestellt werden können.

Diastema mediale
Lücke zwischen den beiden mittleren Schneidezähnen im Oberkiefer

Außerdem gibt es folgende typische Behandlungen:

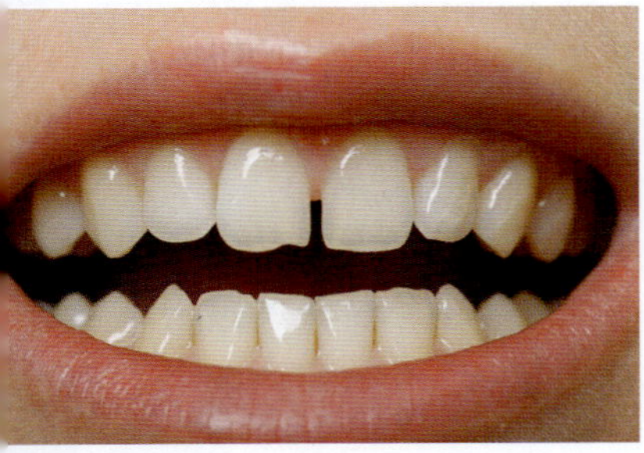

Bild 1: Diastema mediale

Behandlung eines Diastema mediale

Manchmal setzt ein Lippenbändchen tief auf der Mitte des Alveolarkamms an und zieht mit straffen Bindegewebsfasern zwischen den mittleren Schneidezähnen durch. Dies kann die Ursache für ein Diastema sein (Bild 1).

Für die Entfernung des Lippenbändchens wird es V-förmig umschnitten (Bild 2b). Mit dem Raspatorium wird das Diastema einschließlich seiner Knochenhaut abgelöst. Dabei müssen auch Bindegewebsfasern entfernt werden und möglicherweise Knochen, welcher sich im Wurzelbereich zwischen den mittleren Schneidezähnen gebildet hat. Das Lippenbändchen wird dann im Bereich der Umschlagfalte des Vestibulums wieder angenäht. Die Lücke schließt sich manchmal auch ohne weitere kieferorthopädische Behandlung.

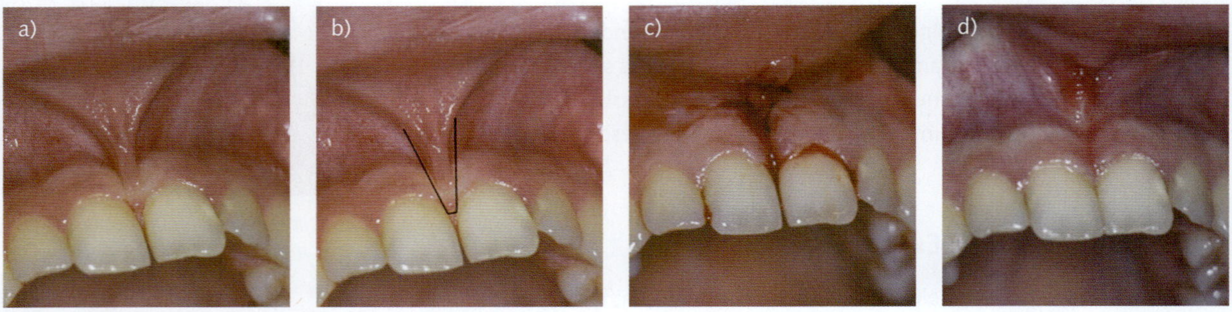

Bild 2: operative Behandlung eines Diastemas

Freilegung von Zähnen

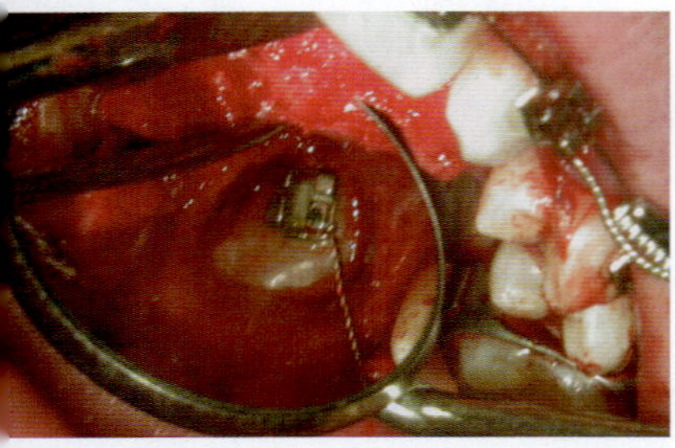

Bild 3: freigelegter Zahn mit Bracket für kieferorthopäsische Behandlung

Zähne, besonders Eckzähne oder Prämolaren, können so verlagert sein, dass sie zuerst operativ freigelegt und anschließend mittels kieferorthopädischer Techniken in die Zahnreihe eingegliedert werden müssen.

Die Operation erfolgt ähnlich wie eine Osteotomie (siehe Kap. 3.4). Nach genauer Lokalisation der Zahnkrone des verlagerten Zahnes mittels verschiedener Röntgenaufnahmen wird die Schleimhaut unter Lokalanästhesie aufgeklappt und die Zahnkrone freigelegt. Dann wird ein Bracket auf die Zahnoberfläche aufgeklebt, an dem ein langer spezieller Draht befestigt wird. Dieser sogenannte Ligaturendraht wird nach dem Nahtverschluss der Wunde mit der Zahnspange verbunden und unter Zugspannung gesetzt: Schon nach wenigen Wochen bricht der Zahn durch und wandert an die gewünschte Stelle.

Bracket
Befestigungselement von festsitzenden Zahnspangen

Innerhalb der Operationswunde ist keine gute Trockenlegung möglich. Stärkere Blutungen müssen mit einem Mittel aus Eisen-III-Sulfat gestillt werden. Für die Adhäsivtechnik zum Ankleben des Brackets muss die Zahnmedizinische Fachangestellte den Zahn sehr sorgfältig trocken halten, da sich das Bracket sonst nach kurzer Zeit löst und noch einmal operiert werden muss.

Entfernung von verlagerten Zähnen und Zahnkeimen

Damit sich die während der aufwendigen kieferorthopädischen Behandlung geradegestellten Zähne nicht wegen Platzmangels wieder in ihre ursprüngliche Position zurückbewegen, sind häufig Zahnentfernungen nötig. Typisch ist die Entfernung verlagerter oder retinierter Weisheitszähne (siehe Kap. 3.4) und die Entfernung von Zahnkeimen, Germektomie.

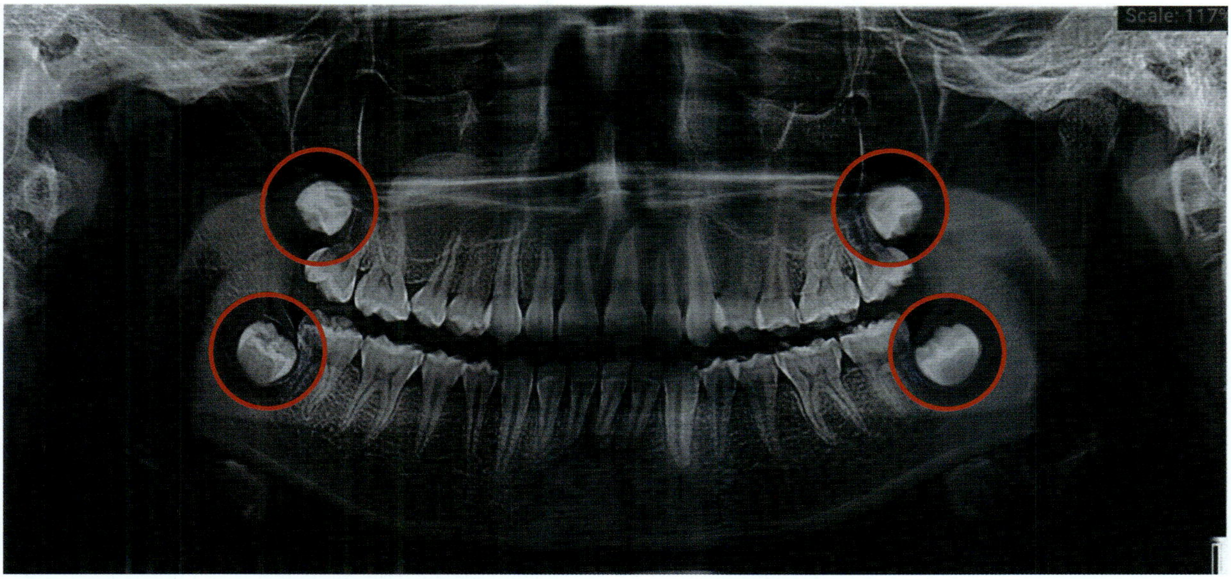

Bild 1: Zahnkeime der Weisheitszähne, die entfernt werden sollen

Verlängerung des Zungenbändchens

Es kommt vor, dass das Zungenbändchen zu weit in Richtung Zungenspitze angewachsen ist. Die Zungenspitze lässt sich dann nicht an den Gaumen bewegen und nicht herausstrecken. Die Zunge kann sich beim Schlucken nicht richtig an den Gaumen legen, dadurch wird im Kindesalter die Größenentwicklung des Gaumens nicht gefördert. Auch beim Sprechen ist die Zungenbeweglichkeit eingeschränkt, was Lispeln zur Folge haben kann. Zudem ist Reinigung der Zähne durch die Zunge nicht ungehindert möglich.

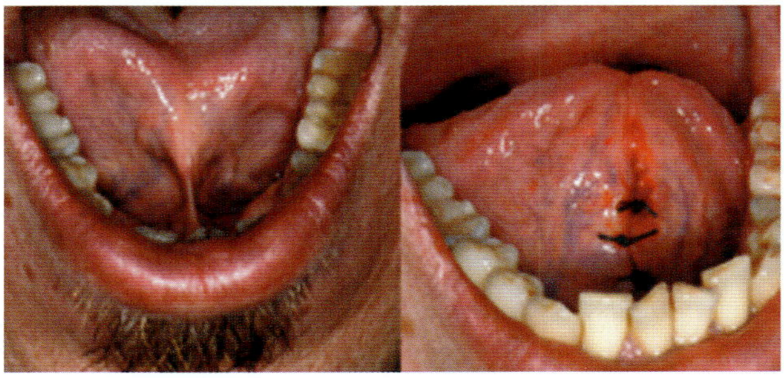

Bild 2: Verlängerung des Zungenbändchens a) vor der OP b) nach der OP

Zur Abhilfe wird das Zungenbändchen unter Lokalanästhesie mit einem kleinen chirurgischen Eingriff gelöst und im Bereich der Zungenbasis wieder angenäht (Bild 2). Die entstehende Wunde wird mit Nähten zugezogen.

Aufgaben

1. Erklären Sie mit eigenen Worten zwei Behandlungsmaßnahmen, die für die Versorgung von Patienten mit einer Prothese nötig sein können.
2. Recherchieren Sie den Grund oder die Gründe für die Behandlung eines Diastema mediale, und diskutieren Sie in der Gruppe gemeinsam darüber.

4 Verletzungen und ihre Behandlung

Verletzungen **(Traumata)** des Gesichtsschädels kommen relativ häufig vor. Stürze mit Fahrrädern, Inlineskates und Skateboards, Autounfälle sowie Schlägereien sind an der Tagesordnung. Die Unfallopfer finden sich in Kliniken und auch in Arzt- bzw. Zahnarztpraxen ein.

Trauma/Traumata
Verletzung/Verletzungen

Definition

Der medizinische Fachbegriff für eine Verletzung – erst einmal ohne Festlegung, wodurch diese hervorgerufen wurde – ist ganz allgemein **Trauma**. In der Chirurgie wird damit eine körperliche Verwundung bezeichnet, die z. B. durch einen Unfall hervorgerufen wurde.

Folgen von Unfällen können sein:

- Weichteilverletzungen
- Zahnverletzungen
- Knochenfrakturen
- Gelenkverletzungen

Fraktur
Bruch

Praxisinfo

Eine sorgfältige Diagnostik ist bei allen Verletzungen wichtig. Auch wenn scheinbar nur die Weichteile verletzt sind oder „nur" Zahnschäden vorliegen, sind Röntgenaufnahmen anzufertigen, um Knochenschäden auszuschließen. So sind z. B. bei Gewalteinwirkungen auf das Kinn in jedem Falle auch die Kiefergelenke zu untersuchen, die besonders bruchgefährdet sind. Jede Verletzung muss gründlich gesäubert werden. Im Anschluss ist es ratsam, sowohl den Behandlungsverlauf als auch das Verletzungsgeschehen genau zu dokumentieren.

Kontusion
Prellung

Hämatom
Bluterguss

Tetanus
Wundstarrkrampf, eine Erkrankung, die mit Lähmungserscheinungen, u. a. der Atemmuskulatur einhergeht und die auch bei intensivmedizinischer Betreuung in 10–20 % der Fälle tödlich endet.

4.1 Weichteilverletzungen

Bei vielen Unfällen kommt es zu Weichteilverletzungen. Im einfachsten Fall sind es **Kontusionen** und **Hämatome**. Diese sind zwar schmerzhaft, müssen aber nicht chirurgisch behandelt werden. Kühlende Umschläge an den ersten zwei Tagen nach dem Unfall sorgen dafür, dass die Schwellung begrenzt bleibt.

Merke

Bei unklarem Impfstatus muss auf jeden Fall eine Tetanus-Schutzimpfung durchgeführt werden.

Saubere Schnitt- oder Risswunden werden mit einer einfachen Naht versorgt (Bild 1).

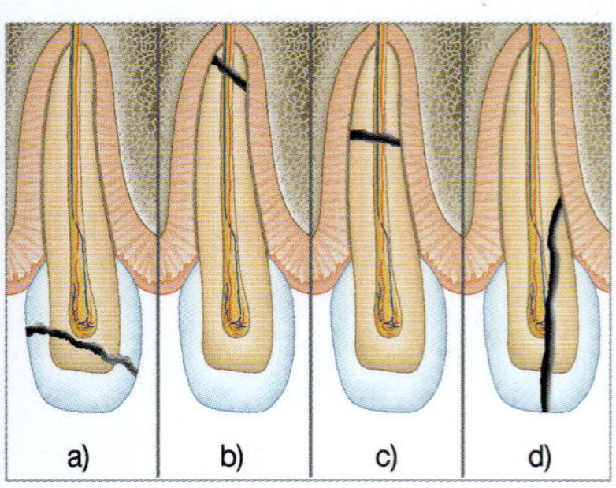

Bild 1: verschiedene Zahnfrakturen: a) Kronenfraktur, b) Wurzelfraktur im Wurzelspitzenbereich, c) Querfrakturen der Wurzel, d) Längsfraktur

4.2 Zahnverletzungen

Bei Unfällen mit Gesichtsverletzungen kommt es häufig auch zu Zahnverletzungen. Hier wird unterschieden zwischen Zahnfrakturen und gelockerten bzw. ganz herausgelösten Zähnen.

4.2.1 Zahnfrakturen

Zahnfrakturen lassen sich einteilen in Frakturen der Zahnkrone und Frakturen der Zahnwurzel.

- Während die Behandlung **von Frakturen der Zahnkrone** (Seite 296, Bild 1a) weitgehend in das Gebiet der Zahnerhaltung fällt, werden Wurzelfrakturen auch chirurgisch behandelt.
- Eine **Querfraktur der Wurzel im Wurzelspitzenbereich** (Seite 296, Bild 1b) kann durch eine Wurzelfüllung mit Wurzelspitzenresektion behandelt werden.
- **Querfrakturen im mittleren und koronalen Bereich der Wurzel** Seite 296, Bild 1c) sind nur dann mit einer Wurzelfüllung zu versehen, wenn die Zahnkrone noch festsitzt. Sie können eventuell mit einem Wurzelstift stabilisiert werden (Bild 1).
- Bei **Längsfrakturen** (Seite 296, Bild 1d) muss der betroffene Zahn in jedem Fall entfernt werden.

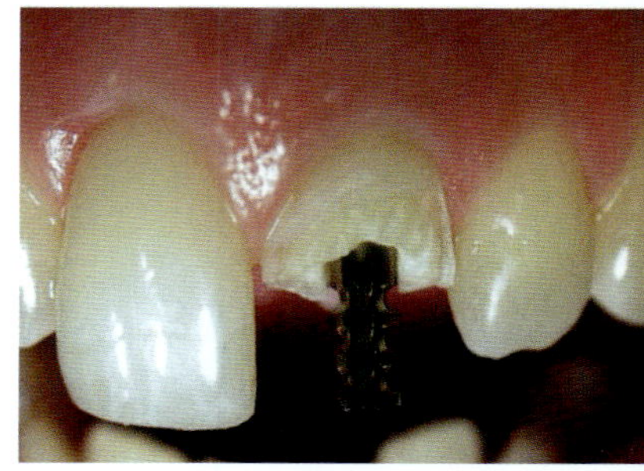

Bild 1: Wurzelstift

4.2.2 Umgang mit gelockerten und herausgelösten Zähnen

Durch heftige Gewalteinwirkung auf einen Zahn kann es auch dazu kommen, dass die Fasern des Zahnhalteapparates reißen. Das hat zur Folge, dass der Zahn gelockert oder sogar ganz aus seinem Zahnfach herausgelöst wird. **Luxierte** und/oder **dislozierte** Zähne werden vom Zahnarzt in ihre ursprüngliche Lage zurückgedrückt und eventuell geschient.

luxiert
gelockert

Fraktur
Bruch

disloziert
verschoben

reimplantieren
wiederein-pflanzen

Avulsierte Zähne sollten vom Patienten feucht aufbewahrt werden, am besten eignet sich eine Zahnrettungsbox. Sie sollten möglichst innerhalb von 30 Minuten reimplantiert werden. Wichtig für die **Reimplantation** ist, dass die Wurzelhaut noch möglichst intakt ist. Dann ist die Wahrscheinlichkeit einer komplikationslosen Einheilung am größten.

avulsiert
vollständig herausgelöst

Praxisinfo

Eine Rettungsbox für ausgeschlagene Zähne kann in der Apotheke gekauft werden. Sie enthält eine Nährlösung, die die Zellen der Wurzelhaut noch maximal 24 Stunden vital erhält. Statt einer Rettungsbox kann der Zahn im Notfall auch in gekühlter H-Milch, in Leitungswasser, in einem feuchten sauberen Tuch oder einfach im Mund aufbewahrt werden.

Bei der Avulsion eines Zahnes sollte die Zahnmedizinische Fachangestellte den Patienten schon am Telefon darauf hinweisen, dass der Zahn so schnell wie möglich wieder eingesetzt werden muss und wie er bis dahin aufbewahrt werden sollte.

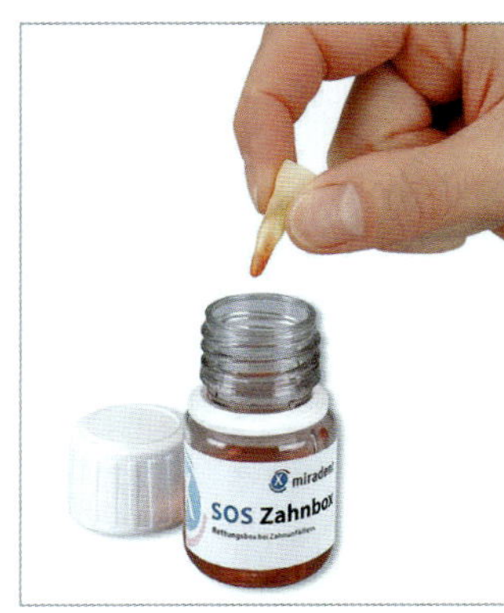

Bild 2: Zahnrettungsbox

Behandlung

Bei einer **Lockerung oder Verschiebung** eines Zahnes (Bild 3a) wird meist das Pulpagewebe geschädigt, sodass die Sensibilitätsprüfung negativ ausfällt. Der Zahn wird, wenn nötig, in seine alte Lage gedrückt und mit einer Schienung für eine Woche bis zehn Tage ruhiggestellt (Bild 3b).

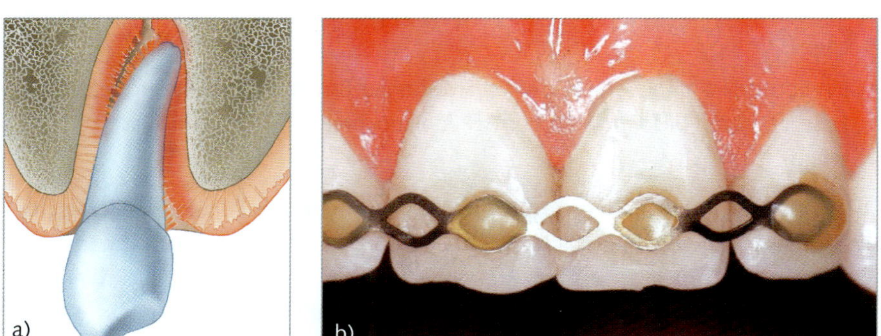

Bild 3: a) dislozierter Zahn, b) Behandlung durch Schienung

irreversibel
nicht umkehrbar

Durch regelmäßige Prüfungen wird kontrolliert, ob sich die Sensibilität der Pulpa wieder ausbildet. Wenn der Zahn sich verfärbt, hat die Pulpa einen irreversiblen Schaden. Dann sollte so schnell wie möglich eine Wurzelbehandlung durchgeführt werden.

Bei der **Reimplantation** eines avulsierten Zahnes ist das Vorgehen abhängig vom Zustand des Zahnes. War der Zahn nur kurzfristig, d. h. bis zu 30 Minuten, aus dem Zahnfach heraus und ist feucht aufbewahrt worden, ist das weitere Vorgehen einfach: Der avulsierte Zahn wird in der Zahnarztpraxis gesäubert und feucht gehalten. Außerdem wird die Alveole gesäubert. Der Zahn wird anschließend sofort zurück in die Alveole eingesetzt und zur Stabilisierung an den Nachbarzähnen geschient. Die beste Schienung ist die Verklebung mit den Nachbarzähnen. Zur Verstärkung kann eine Schiene angebracht werden (Seite 297, Bild 3b). Etwa 1 Woche später, wenn der Zahn sich wieder stabilisiert hat, wird eine Wurzelbehandlung durchgeführt und die Schiene anschließend entfernt.

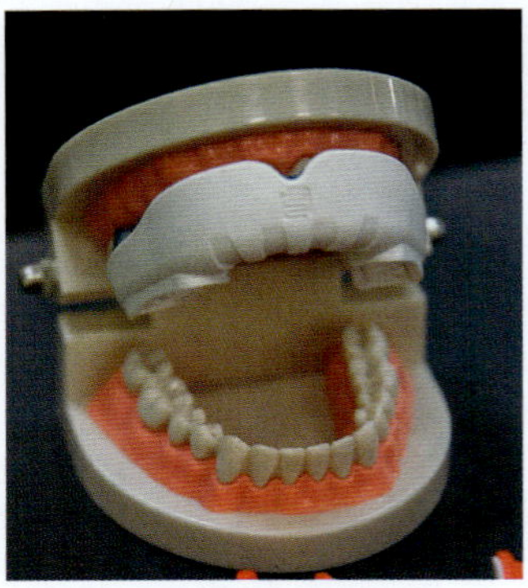

Bild 1: Mundschutz für Boxer am Kiefermodell

Wenn bereits deutlich mehr Zeit als die genannten 30 Minuten vergangen sind, seit der Zahn aus seiner Alveole gerissen ist, wird der Zahnarzt entscheiden müssen, ob sich ein Rettungsversuch lohnt oder ob die Chance auf eine Einheilung nicht mehr gegeben ist. Je schneller die Reimplantation stattfindet, desto besser sind die Einheilchancen.

Ein reimplantierter Zahn kann bei guter Erhaltung der Wurzeloberfläche und schneller Reimplantation ca. acht Jahre und länger im Mund verbleiben.

Praxisinfo

Für Patienten, die eine Sportart mit erhöhtem Risiko für Zahnverletzungen ausüben (z. B. Boxer oder Eishockeyspieler), ist es ratsam, sich einen individuellen Zahnschutz anfertigen zu lassen (Bild 1).

4.3 Knochenfrakturen

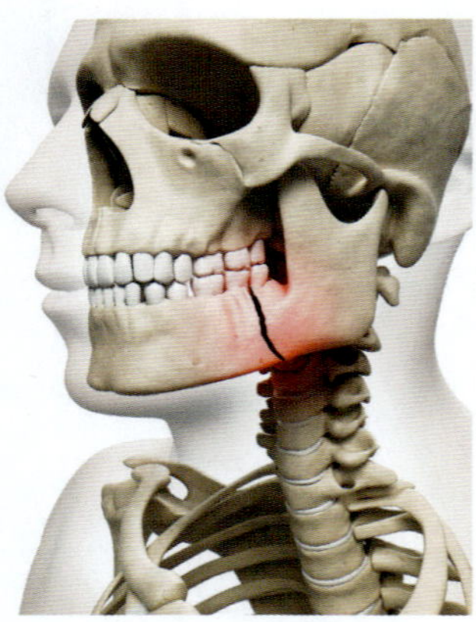

Bild 2: vollständige Fraktur des Unterkieferknochens

Kieferbrüche betreffen häufiger den Unterkiefer als den Oberkiefer. Unterkieferfrakturen kommen nicht nur nach Gewalteinwirkung bei einem Unfall, sondern auch nach Knochenveränderungen wie beispielsweise bei Zysten oder nach der Entfernung eines Weisheitszahnes vor.

Folgende **Arten von Frakturen** werden unterschieden:

- Bei einem **vollständigen Bruch** (Bild 2) bricht der Knochen in seiner ganzen Dicke durch. Sowohl die Knochensubstanz als auch das Periost sind durchtrennt.
- Bei einem **unvollständigen Bruch** ist der Knochen nur auf einer Seite angebrochen.
- Ein Sprung im Knochen oder ein spaltförmiger Bruch wird als **Fissur** bezeichnet. Fissuren treten besonders an den Schädelknochen auf. Das Periost ist dann noch intakt.

Periost
Knochenhaut

Dislokation
Verschiebung

Reponierung
Zurücksetzen in die ursprüngliche Lage

Wenn sich bei vollständigen Brüchen die Bruchenden gegeneinander verschieben, spricht man von einer **Dislokation**. Eine glatte Heilung ist hier erst nach einer Reponierung (Zurücksetzen) der Bruchenden durch den Arzt möglich. Wenn die spitzen Bruchenden durch die Haut spießen, handelt es sich um einen **offenen Bruch**. Bei einem offenen Bruch müssen aufgrund der Infektionsgefahr durch die offene Wunde Antibiotika verabreicht werden.

Praxisinfo

Bei der Extraktion eines Zahnes können Knochenstücke vom Alveolarfortsatz abspringen. Dies ist eine Alveolarfortsatzfraktur.

Unterkieferfrakturen werden je nach Stelle der Fraktur unterschiedlich behandelt.

- Ohne Operation: Der Unterkiefer wird durch eine feste Verbindung von Ober- und Unterkiefer mit Drahtschienen ruhiggestellt. Der Patient kann in dieser Zeit nur flüssige Nahrung zu sich nehmen.
- Mit Operation: Die Bruchenden werden mithilfe von Metallplatten aneinander befestigt. Dazu muss operiert werden.

Bei **Oberkieferfrakturen** wird häufig der gesamte Oberkieferknochen vom restlichen Schädel abgetrennt. Durch eine Operation kann er durch Knochendrahtnähte wieder am Schädel befestigt werden.

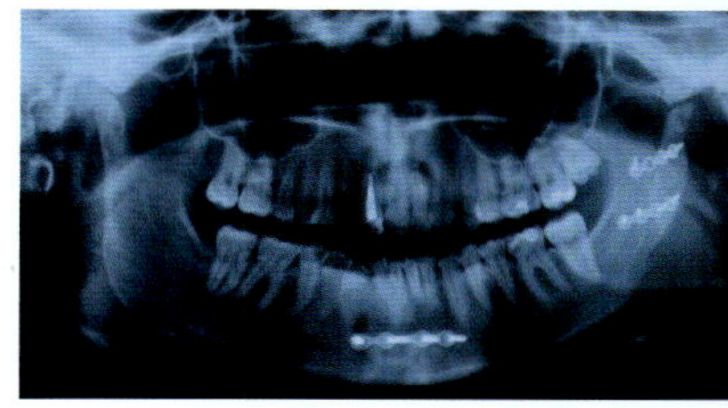

Bild 1: OPG nach Operation einer Kieferfraktur mit mehreren Titanplatten zur Stabilisierung

4.4 Gelenkverletzungen

Gelenkverletzungen können sowohl durch einmalige Gewalteinwirkung auf den Unterkiefer als auch durch chronische Fehlbelastungen entstehen.

▶ Aufbau des Kiefergelenks siehe LF 5, Kapitel 1.2.4

Bei einer **Kontusion** wird das **Knorpelgewebe** des Gelenks durch eine Gewalteinwirkung gequetscht. Die Schädigung heilt in der Regel ohne weitere Behandlung wieder ab.

Kontusion
Prellung

Bei einer **Distorsion**, z. B. durch seitlich auf den Unterkiefer einwirkende Stöße, können die **Bänder** in der Gelenkkapsel reißen.

Distorsion
Zerrung, übermäßige Dehnung des Bandapparates

Bei einer **Luxation** rutscht das Kiefergelenksköpfchen aus der Gelenkpfanne heraus. Schon ein plötzliches weites Öffnen des Mundes oder ein seitlicher Schlag auf den Unterkiefer kann zur Luxation eines Kiefergelenkes führen.

Luxation
Verrenkung, Ausrenkung, Lockerung

Zusatzinfo

Manchmal rutscht das Gelenkköpfchen bei einer Luxation nicht von selbst in die Ausgangslage zurück, sodass der Patient den Mund nicht mehr schließen kann. So eine Kiefersperre muss eventuell vom Zahnarzt eingerenkt werden. Dabei greift der Zahnarzt mit beiden Daumen auf die Zahnreihen und drückt den Unterkiefer nach vorn unten. Das Gelenk springt dann wieder in die Gelenkpfanne. Bei zu flachem Gelenkhöckerchen und/oder überdehntem Bandapparat kann die Luxation des Kiefergelenks sich regelmäßig, z. B. bei jedem Gähnen oder Lachen wiederholen. Diese renkt sich in der Regel schon beim nächsten Mundschluss selbst wieder ein.

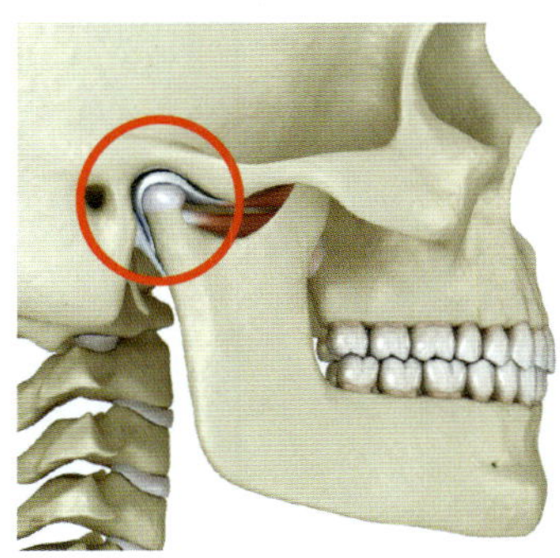

Bild 2: Lage des Kiefergelenks

Aufgaben

1. Nach Feierabend sind Sie auf dem Weg nach Hause. Sie warten auf den Bus und beobachten einen Fahrradunfall. Sofort eilen Sie zu Hilfe. Durch den Aufprall des Radfahrers auf sein Gesicht ist er verletzt. Als Sie ihn ansprechen, sehen Sie, dass ihm ein Frontzahn fehlt und ein weiterer abgebrochen ist. Was ist zu tun?
2. Nennen Sie die medizinischen Fachbegriffe für die folgenden Wörter: Bruch, Verrenkung, Lockerung, Prellung, Bluterguss.
3. Beschäftigen Sie sich noch einmal mit dem Aufbau des Kiefergelenks zum besseren Verständnis der möglichen Gelenkverletzungen.

Aufgaben

4. Erklären Sie einem Patienten den Ablauf einer Implantation im zweizeitigen Verfahren in verständlicher Weise.
5. Dokumentieren Sie den Ablauf einer Wurzelspitzenresektion.
6. Partnerarbeit: Besprechen Sie in einem fiktiven Dialog mit ihrer Tischnachbarin, wie Sie Ihre Assistenz bei einer Zahnextraktion beurteilen. Gehen Sie auf Ihre Stärken und mögliche Fehler ein.

Risikobewertung zur Aufbereitung von Instrumenten nach chirurgischen Eingriffen:

Da chirurgische Instrumente bestimmungsgemäß dazu genutzt werden, die Schleimhaut zu durchdringen, werden sie in die Risikogruppe kritisch eingeordnet.

Bei glattwandigen Instrumenten, wie z. B. einem Wundhaken, erfolgt die Einordnung in Gruppe A.

Bei Instrumenten mit Hohlräumen (Hand- und Winkelstücke) oder Gelenken (Extraktionszangen) erfolgt die Einordnung in Gruppe B.

Bei Instrumenten kritisch A kann die Desinfektion manuell erfolgen. Für Instrumente kritisch B wird in der Regel ein vailidiertes, maschinelles Verfahren zur Desinfektion gefordert. Anschließend muss zwingend ein validiertes, maschinelles Sterilisationsverfahren durchgeführt werden.

Hygiene-Check

Im Behandlungszimmer liegen nach einer Füllungstherapie noch einige Instrumente und Materialien.

Stufen Sie diese für die hygienische Aufbereitung ein.

Einwegartikel – unkritisch – semikritisch A – semikritisch B – kritisch A – kritisch B – kritisch C

Instrument – Hilfsmittel – Material	Einstufung für die hygienische Aufbereitung
1. Skalpellklinge	
2. Skalpell-Klingenhalter	
3. zahnärztliche Pinzette	
4. chirurgische Pinzette	
5. Raspatorium	
6. chirurgisches Handstück	
7. Hebel	
8. Langenbeck Wundhaken	
9. Kugelfräse	
10. Lindemannfräse	
11. Nadelhalter	
12. Nadel-Faden-Kombination	
13. Extraktionszange	

Die Risikobewertung der Instrumente erfolgt praxisindividuell. Bei der Einstufung sind die Beschaffenheit des Instrumentes und das Einsatzgebiet zu berücksichtigen.

5 Arzneimittellehre

Pharmaka
Arzneimittel, Medikamente (Einzahl: Pharmakon)

Arzneimittel bzw. Medikamente **(Pharmaka)** sind Stoffe, mit denen in erster Linie die Heilung und Verhütung von Krankheiten angestrebt wird. Außerdem sollen mit Medikamenten die körperlichen und geistigen Lebensfunktionen diagnostiziert oder verändert werden.

Man unterscheidet folgende **Medikamentengruppen**:

- Therapeutika: Mittel, die eine **Heilung** herbeiführen sollen
- Prophylaktika: Mittel, die der **Vorbeugung und Verhütung** von Krankheiten dienen
- Diagnostika: Mittel, die zur **Erkennung** von Krankheiten benötigt werden

Bei der Herstellung von Arzneimitteln (Bild 1) werden als Grundlage verschiedene Substanzen verwendet:

- künstlich hergestellte chemische Verbindungen
- Pflanzenstoffe oder Pflanzenprodukte
- tierische Stoffe oder Produkte
- Mineralstoffe
- Produkte von Mikroorganismen

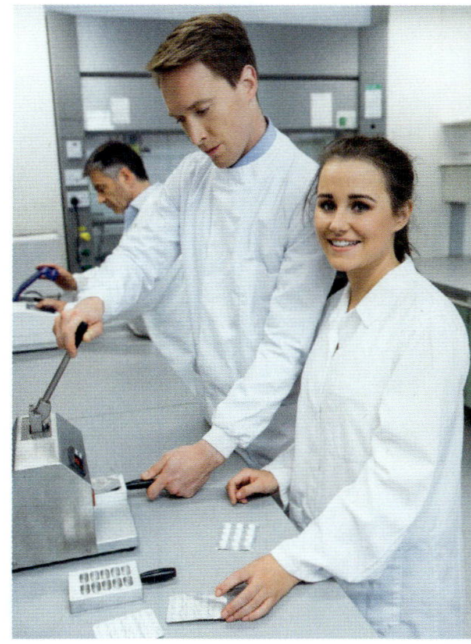

Bild 1: Arzneimittelherstellung

Die **Pharmakologie** und **Toxikologie** sind die Wissenschaften, die die Aufnahme, die Wirkung und die Ausscheidung von Medikamenten und Giften durch den Körper untersuchen. Beide Wissenschaften sind eng miteinander verbunden, denn ob ein Stoff ein Arzneimittel oder ein Gift ist, liegt an seiner Dosierung. Aus einem Medikament kann durch Überdosierung ein Gift werden.

Pharmakologie
Lehre von den Arzneimitteln und ihrer Anwendung

Toxikologie
Lehre von den Giften und Vergiftungen

5.1 Gesetzliche Grundlagen und Gebrauchsinformationen

Die wichtigsten Vorschriften zur Prüfung und Zulassung, zur Herstellung und zum Verkauf von Arzneimitteln sind im **Arzneimittelgesetz** niedergeschrieben. Nur wenn ein Arzneimittel die Vorgaben dieses Gesetzes erfüllt, kann es vom Bundesinstitut für Arzneimittel und Medizinprodukte (BfArM) zugelassen werden.

Jedem Arzneimittel müssen nach den Vorschriften des Arzneimittelgesetzes **Gebrauchsinformationen** (die sogenannte Packungsbeilage, Bild 2) mit folgenden Inhalten beigelegt werden:

- Name des Arzneimittels
- Hersteller
- Packungsgröße
- Darreichungsform (z. B. Pillen, Tropfen o. Ä.)
- Zusammensetzung
- Indikationen (siehe dazu auch Zusatzinfo unten)
- Kontraindikationen (siehe dazu auch Zusatzinfo nächste Seite)
- Informationen zur Dosierung
- Nebenwirkungen
- Wechselwirkungen mit anderen Arzneimitteln
- Haltbarkeit und Lagervorschriften
- Datum der Packungsbeilage

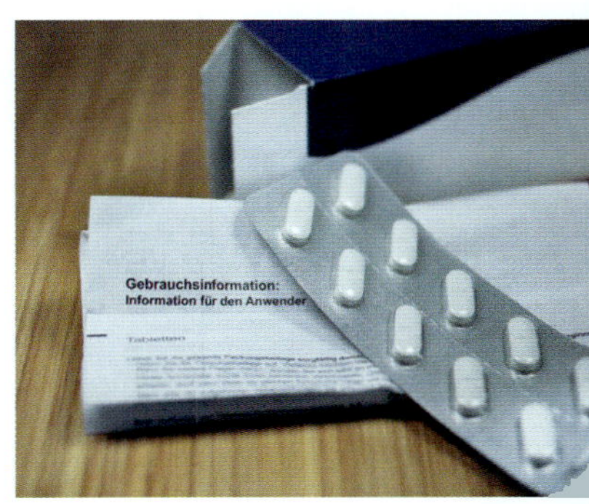

Bild 2: Packungsbeilage und Medikamentenblister

Indikation
Heilanzeige, Grund für den Einsatz einer therapeutischen oder diagnostischen Maßnahme

Kontraindikation
Gegenanzeige (kontra: lat. gegen)

therapeutisch
zur Heilung

toxisch
giftig

letal
tödlich

Zusatzinfo

Dosierung

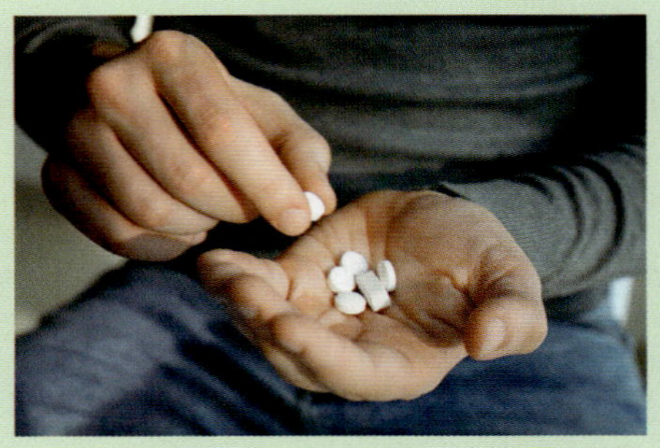

Bild 1: Bei falscher Dosierung können Medikamente toxisch wirken.

Die **therapeutische Dosis** gibt an, in welcher Menge das Arzneimittel verabreicht werden muss, um die gewünschte Wirkung zu entfalten.

Die **toxische Dosis** sagt etwas über die Giftwirkung eines Medikamentes aus. Sie gibt an, bei welcher Dosierung das Medikament nicht mehr therapeutisch, sondern schädlich wirkt.

Die toxische Wirkung eines Medikamentes zeigt sich auch in seinen Nebenwirkungen. Nebenwirkungen sind unerwünschte Effekte des Medikamentes, die bei der üblichen therapeutischen Dosierung auftreten.

Die **letale Dosis** gibt an, bei welcher Dosierung mit dem Tod des Patienten zu rechnen ist.

Zusatzinfo

Gegenanzeige Allergie

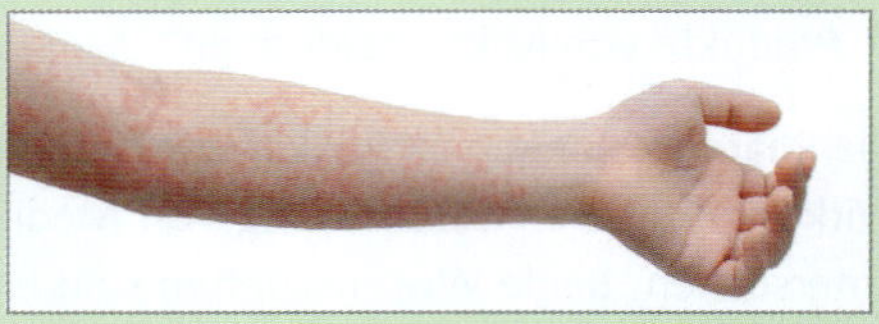

Bild 2: allergische Reaktion auf ein Antibiotikum

Bei manchen Menschen wird das Immunsystem angeregt, gegen ein aufgenommenes Medikament Antikörper zu produzieren. Die gegen das Medikament wirkenden Antikörper führen beim zweiten Kontakt zu einer allergischen Reaktion. Diese zeigt sich im günstigsten Fall als Hautausschlag oder Schwellung mit Juckreiz, im ungünstigsten Fall als lebensbedrohender anaphylaktischer Schock (siehe LF 7, Kapitel 5.3.3).

Merke

Um Zwischenfällen vorzubeugen, sind Allergien eines Patienten auf der Patientenkartei gut sichtbar zu vermerken. Dies ist auch deshalb wichtig, weil Allergiker oft auch gegen andere Substanzen Allergien entwickeln.

Besonders strenge Vorschriften gelten für **Betäubungsmittel**. Die Einnahme eines Betäubungsmittels ist mit besonders großen Gesundheitsrisiken und der Gefahr der Abhängigkeit verbunden. Im **Betäubungsmittelgesetz** und der dazugehörigen Betäubungsmittel-Verschreibungs-Verordnung (BtMVV) werden dem Arzt oder Zahnarzt die Höchstmengen an zugelassenen Betäubungsmitteln genau vorgegeben, die dem Patienten in einer vorgegebenen Zeit verordnet werden dürfen.

Zusatzinfo

Entwicklung neuer Medikamente

Da die Entwicklung, Zulassung und Herstellung eines neuen Medikaments viel Zeit und Geld in Anspruch nehmen, werden Arzneimittelhersteller durch ein Patent auf ihr Medikament vor einer Nachahmung durch andere Firmen geschützt. Der Patentschutz gilt maximal 20 Jahre. Somit hat der Hersteller die Möglichkeit, die Kosten, die ihm für das neue Medikament entstanden sind, wieder einzunehmen, bevor weitere Firmen das Medikament nachahmen, ohne ihrerseits großen Forschungsaufwand zu betreiben.

Definition

Medikamente, die denselben Wirkstoff wie das Originalprodukt besitzen, aber unter einem anderen Handelsnamen und günstiger angeboten werden, heißen **Generika**.

5.2 Arzneimittelformen

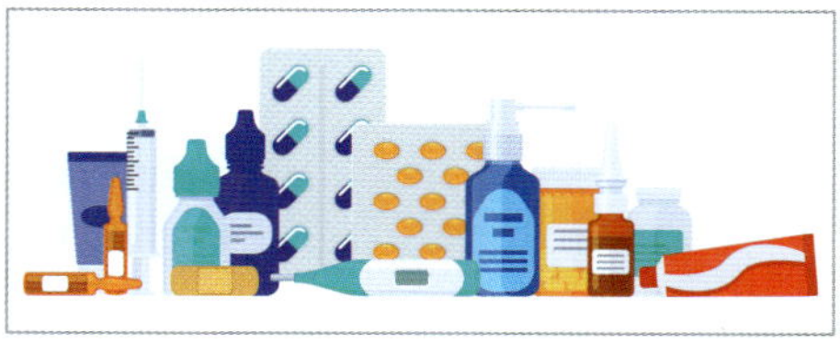

Damit Arzneimittel besser aufgenommen werden können und erst da wirken, wo sie auch wirken sollen, werden sie mit anderen Stoffen gemischt oder in Flüssigkeiten aufgelöst. Somit entstehen verschiedene Darreichungsformen von Arzneimitteln.

Arzneimittelform		Beschreibung
fest	Tabletten (Tbl.)	• bestehen aus pulverförmigen Arzneistoffen, die zur einheitlichen Dosierung in haltbarer Form zusammengepresst sind
	Retardtabletten	• setzen ihre Arzneistoffe gleichmäßig über einen längeren Zeitraum frei
	Dragees (Drg.)	• Tabletten mit Überzug aus Zucker, Stärke oder Gelatine
	Kapseln	• enthalten Arzneistoffe in einer schützenden Hülle, die sich erst im Magen auflöst
	Pulver	• besteht aus fein zermahlenen, festen Arzneistoffen
	Zäpfchen/ Suppositorien (Supp.)	• schmelzen bei Körpertemperatur und geben ihren Wirkstoff frei, nachdem sie rektal eingeführt wurden
	Granulat	• enthält den Arzneistoff in Form von kleinen Körnchen, die zur Einnahme mit Wasser gelöst werden
	Globuli	• der Wirkstoff befindet sich in kleinen Kügelchen • werden ausschließlich in der Homöopathie verwendet
	Tee	• wird mit heißem Wasser übergossen • besteht aus getrockneten Pflanzenbestandteilen
streichfähig	Gel	• hat eine fettfreie Grundmasse, oft zusätzlicher Kühleffekt
	Creme	• streichfähige Mischung aus Arzneistoff, Fett und Wasser
	Salbe	• enthält den Arzneistoff in einer fetthaltigen Grundsubstanz (wasserfrei oder nur geringer Wasseranteil)
	Paste	• Salbe mit einem hohen Pulveranteil
flüssig	Lösung (Lsg.)	• Arzneistoff ist in Alkohol oder Wasser gelöst
	Tinktur	• Auszüge aus pflanzlichen oder tierischen Stoffen sind in Alkohol gelöst
	Suspension (Susp.)	• enthält pulverförmige Arzneistoffe auf eine Flüssigkeit verteilt
gasförmig	Gase	• werden vor allem zur Narkose verwendet, z. B. Lachgas
	Aerosole	• Gase, die feste oder flüssige Stoffe enthalten, die nebelförmig verteilt werden • zur Einatmung bestimmt, vor allem zur Behandlung von Atemwegserkrankungen

Tabelle 1: Formen von Arzneimitteln

5.3 Applikation und Wirkungsweise von Arzneimitteln

Applikation
Zufuhr

lokal
örtlich

systemisch
im ganzen Körper

Arzneimittel können dem Körper auf verschiedenen Wegen zugeführt werden. Man unterscheidet erst einmal, ob das Arzneimittel lokal oder systemisch wirken soll.

Medikamente, die **lokal** wirken, werden direkt auf die Stelle gegeben, an der sie ihre Wirkung entfalten sollen. Gele und Salben wirken beispielsweise lokal (Bild 1).

Ein Medikament mit **systemischer** Wirkung wird in den Körper aufgenommen und entfaltet seine Wirkung durch die Blutbahn im ganzen Körper. Das ist zum Beispiel bei Tabletten oder Kapseln der Fall.

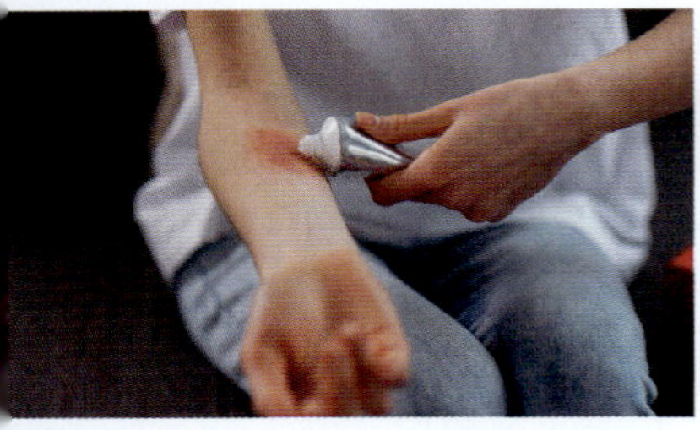

Bild 1: Eine Salbe wirkt lokal an der aufgetragenen Stelle.

Lokale Applikation	Systemische Applikation	
Beispiele für die lokale Applikation: • oral: durch den Mund • nasal: durch die Nase • pulmonal: durch Inhalation/Einatmung in die Lunge (z. B. bei Asthmaspray) • cutan: Auftragen auf die Haut • intracutan/subcutan: Einspritzen in/unter Haut oder Schleimhaut (z. B. Injektion bei Lokalanästhesie)	**enteral:** über den Verdauungstrakt • oral: über den Mund • rektal: über den Mastdarm	**parenteral:** unter Umgehung des Verdauungstraktes • percutan/transdermal: durch die Haut hindurch • pulmonal: Inhalation (z. B. bei Lachgasbetäubung) • intramuskulär, intravenös: Einspritzung in einen Muskel oder eine Vene (z. B. bei Impfung oder Narkose)

Tabelle 1: Unterschied lokale und systemische Applikation

Praxisinfo

Lokal oder systemisch

Bei einer **Injektion** wird das Medikament direkt in den Körper eingespritzt. Je nachdem, wo die Injektion vorgenommen wird, wirkt das Medikament lokal oder systemisch (systemisch in der Regel bei Injektionen in die Blutbahn), sofort oder aber verzögert. Je nach Lokalisation der Injektion wird unterschieden:

- subkutan (unter die Haut)
- submukös (unter die Schleimhaut)
- intramuskulär (in einen Muskel)
- intravenös (in ein Blutgefäß/eine Ader)

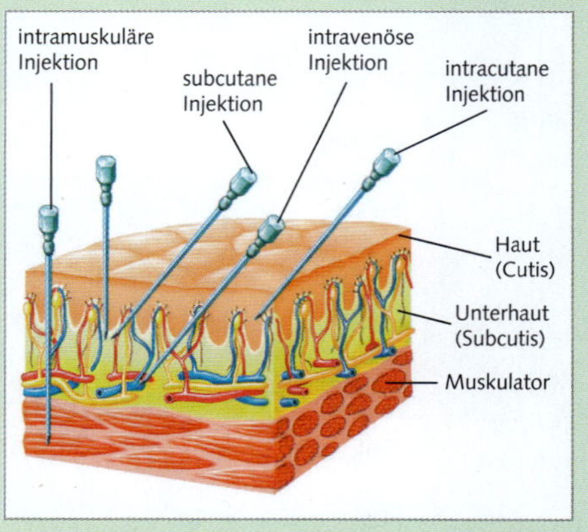

Bild 2: Verschiedene Injektionsarten

Merke

Auch die **Fluoridierung** kann sowohl lokal als auch systemisch stattfinden. Wird Fluorid auf die Zähne aufgetragen, also auf den gewünschten Wirkungsort, so erfolgt eine lokale Fluoridierung. Wird einem Kind eine Fluoridtablette verabreicht, wirkt diese systemisch, weil sie sich über den Blutkreislauf verteilt und nicht direkt am Zahn wirkt.

Merke

Die wichtigsten Unterscheidungen bei der Applikation von Arzneimitteln sind:

- lokal: wirkt an der Stelle, an der es verabreicht wird
- systemisch: wirkt im ganzen Körper

Bei der systemischen Applikation wird zudem unterschieden in:

- enteral: Gabe über den Verdauungstrakt
- parenteral: nicht über den Verdauungstrakt

5.4 Umgang mit Arzneimitteln

Der Umgang mit Medikamenten ist durch zahlreiche gesetzliche Vorschriften geregelt. Diese Vorschriften regeln den Verkauf, die Lagerung, die richtige Verordnung sowie die Entsorgung der Medikamente.

5.4.1 Abgabe bzw. Verkauf

Der Verkauf von Arzneimitteln ist den Vorschriften des **Arzneimittelgesetzes** unterworfen. Nach diesem Gesetz werden Arzneimittel in verschiedene **Abgabegruppen** eingeteilt:

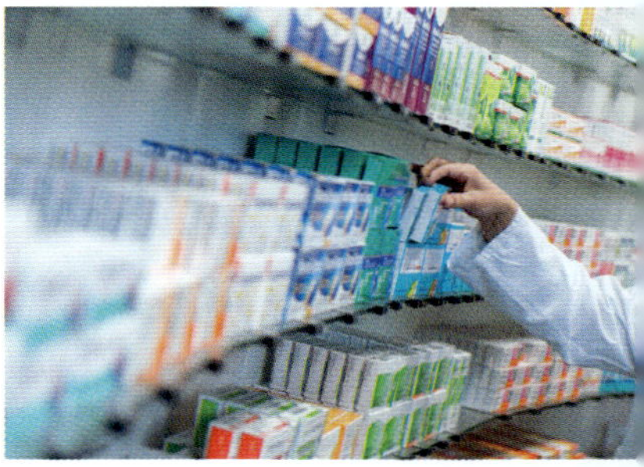

Bild 1: Apothekenpflichtige Medikamente in einer Apotheke

Frei verkäufliche Arzneimittel können ohne Verschreibung durch einen Arzt auch außerhalb einer Apotheke verkauft werden (z. B. Meersalz-Nasenspray im Drogeriemarkt).

Apothekenpflichtige Arzneimittel sind nur in Apotheken zu erwerben:

- **Nicht verschreibungspflichtige** Arzneimittel (z. B. hochdosiertes Fluorid-Gel, Schmerztabletten mit geringen Wirkstoffmengen) kann der Kunde ohne ein ärztliches Rezept in der Apotheke kaufen.
- **Verschreibungspflichtige Arzneimittel** (z. B. Schmerztabletten mit höheren Wirkstoffmengen) dürfen in Apotheken nur gegen Vorlage eines vom Arzt ausgestellten Rezepts ausgegeben werden.
- Als **Betäubungsmittel** gelten laut Betäubungsmittelgesetz Substanzen mit hohem Suchtpotenzial und daraus gewonnene Medikamente. Dazu gehören sehr starke Mittel zur Schmerzlinderung wie z. B. Morphium. Für Betäubungsmittel muss der Arzt ein besonderes Betäubungsmittelrezept ausstellen.

Praxisinfo

In der Regel sind alle Medikamente, die man im Verkaufsraum einer Apotheke in den Regalen sehen kann, apothekenpflichtig aber nicht verschreibungspflichtig. Verschreibungspflichtige Medikamente werden immer erst nach der Übergabe des Rezeptes aus den nicht einsehbaren Räumen der Apotheke besorgt.

5.4.2 Rezeptieren von Arzneimitteln

Arzneiverordnungsblatt
Rezept

Verschreibungspflichtige Medikamente muss der Arzt dem Patienten auf einem **Arzneiverordnungsblatt** bzw. Rezept verordnen.

Für **Kassenpatienten** (gesetzliche Versicherte) werden vorgedruckte Arzneiverordnungsblätter verwendet (Seite 306, Bild 1), auf denen folgende Angaben stehen müssen:

- Name der Krankenkasse und Kassennummer
- Name, Vorname, Geburtsdatum und Anschrift des Patienten
- Versichertennummer und Status des Patienten (Versicherter, Familienangehöriger, Rentner)
- Gültigkeitsdauer der Versichertenkarte
- Angaben zur Gebührenpflichtigkeit des Patienten
- Abrechnungsnummer des Vertragszahnarztes
- Ausstellungsdatum des Rezeptes
- Angabe des rezeptierten Medikamentes, der Darreichungsform und Menge
- Stempel des Vertragszahnarztes mit Zulassungsnummer
- Unterschrift des verschreibenden Zahnarztes

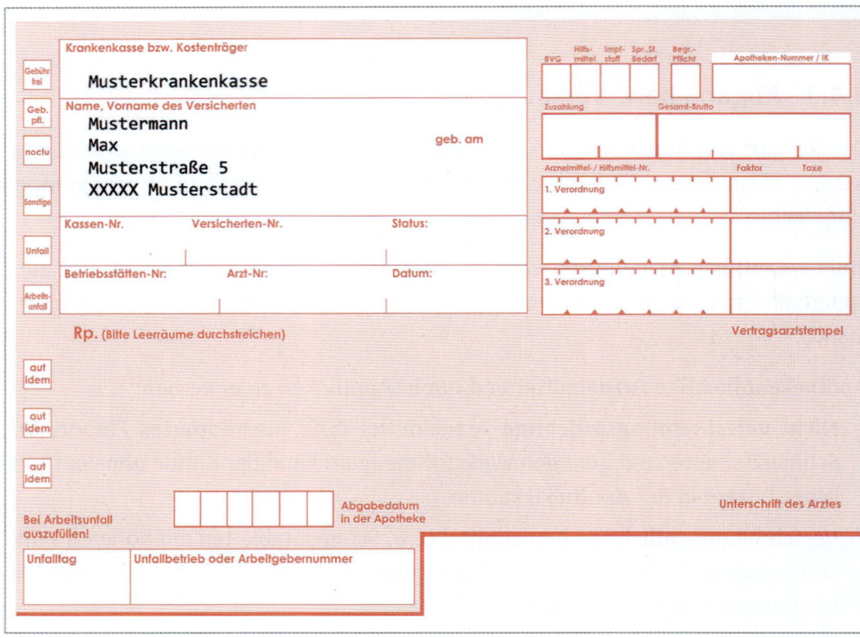

Gebühr frei
Geb. pfl.
noctu
Sonstige
Unfall
Arbeits-unfall
Krankenkasse bzw. Kostenträger
Musterkrankenkasse
Name, Vorname des Versicherten
Mustermann
Max
Musterstraße 5
XXXXX Musterstadt
geb. am
Kassen-Nr.
Versicherten-Nr.
Status:
Betriebsstätten-Nr:
Arzt-Nr:
Datum:
BVG
Hilfs-mittel
Impf-stoff
Spr.-St. Bedarf
Begr.-Pflicht
Apotheken-Nummer / IK
Zuzahlung
Gesamt-Brutto
Arzneimittel-/ Hilfsmittel-Nr.
Faktor
Taxe
1. Verordnung
2. Verordnung
3. Verordnung
Rp. (Bitte Leerräume durchstreichen)
Vertragsarztstempel
aut idem
aut idem
aut idem
Bei Arbeitsunfall auszufüllen!
Abgabedatum in der Apotheke
Unterschrift des Arztes
Unfalltag
Unfallbetrieb oder Arbeitgebernummer

Bild 1: Arzneiverordnungsblatt für Kassenpatienten (vertragszahnärztliches Rezept)

Für **Privatpatienten** gibt es keine feste Rezeptvorlage. Folgende Angaben müssen enthalten sein:

- Name, Vorname, Geburtsdatum und Anschrift des Patienten
- Name, Vorname und Anschrift des ausstellenden Zahnarztes
- Angabe des rezeptierten Medikamentes, Darreichungsform und Menge
- Ausstellungsort und Ausstellungsdatum
- Unterschrift des ausstellenden Zahnarztes

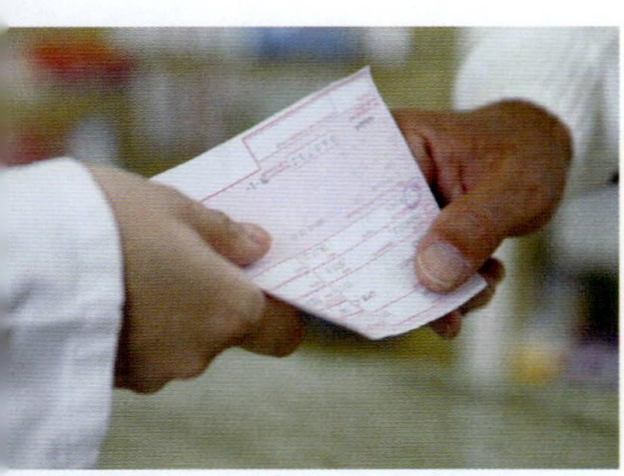

Bild 2: Übergabe eines Rezeptes in der Apotheke

Zur Abgabe in der Apotheke muss das Rezept **dokumentenecht** (keine Kopie), gut lesbar, verständlich und eindeutig geschrieben sein (Bild 1).

Eine Änderung des Rezeptes durch den Patienten oder eine andere Person gilt als Urkundenfälschung. Um keine Missverständnisse aufkommen zu lassen, sollten Rezepte bei Schreibfehlern o. Ä. in der Praxis nicht handschriftlich ausgebessert, sondern neu gedruckt werden.

Praxisinfo

Prüfen Sie selbst nach dem Erstellen des Rezeptes immer nach, ob es wirklich unmissverständlich ausgestellt ist. Beachten Sie auch, dass auf einem Rezeptblatt insgesamt maximal drei Medikamente verordnet werden dürfen. Falls der Zahnarzt nur eines oder zwei verordnet, entwerten Sie die Freiräume, zum Beispiel durch „XXXXXXXXXX“. So verhindern Sie, dass anschließend noch ein Medikament dazugeschrieben werden kann.

Die Angabe des **Datums** auf dem Rezept ist zur Prüfung der Gültigkeit wichtig. Ein Kassenrezept ist in der Regel vier Wochen lang gültig, ein Privatrezept hingegen drei Monate. Ein Betäubungsmittelrezept gilt nur sieben Tage.

Bei der Verschreibung von Fertigarzneimitteln müssen neben der Arzneimittelform die Größe der Einzeldosis und die **Packungsgröße** angegeben werden. Fehlen diese Angaben, darf der Apotheker nur die kleinste Packung abgeben. Tabletten, Dragees und Kapseln werden in Normalpackungen (N1, N2, N3) vertrieben. N1 ist die kleinste Abgabemenge eines Medikaments, N3 die größte.

- **N1** ist für den kurzzeitigen Gebrauch/Verträglichkeitstest geeignet (reicht für ca. 10 Tage).
- **N2** ist zur Behandlung akuter bzw. mittelschwerer Erkrankungen geeignet (reicht für ca. 30 Tage).
- **N3** ist für die Dauertherapie von chronischen Erkrankungen geeignet (reicht für ca. 100 Tage).

Das Medikament wird durch die unverwechselbare **Unterschrift des Arztes** gültig.

Rezeptieren von Betäubungsmitteln (BTM)

Betäubungsmittel dürfen nur dann verordnet werden, wenn von anderen Medikamenten keine Hilfe zu erwarten ist. Die für die Verschreibung erforderlichen durchnummerierten Rezeptformulare erhält der Zahnarzt beim Bundesinstitut für Arzneimittel und Medizinprodukte (BfArM). Eine Durchschrift des Rezeptes verbleibt beim Zahnarzt. Die Formulare müssen diebstahlsicher aufbewahrt werden. Zahnärzte, die Betäubungsmittel verordnen, sind verpflichtet, ein Betäubungsmittelbuch zu führen.

5.4.3 Aufbewahrung, Haltbarkeit und Entsorgung

Da Medikamente entsprechend ihrer Dosierung giftig sein können, müssen sie vor dem Zugriff von Kindern und Unbefugten gesichert **aufbewahrt** werden. Nach Möglichkeit sollten alle Medikamente in abschließbaren Schränken aufbewahrt werden. Medikamente, die unter das Betäubungsmittelgesetz fallen, müssen auf jeden Fall eingeschlossen aufbewahrt werden. Größere Vorräte an Arzneimitteln, z. B. Lokalanästhetika, werden im Medikamentenkühlschrank gelagert.

Ähnlich wie Lebensmittel, sind auch Arzneimittel nur **begrenzt haltbar**. Medikamente, die ihr Verfallsdatum erreicht haben, werden aussortiert und durch neue ersetzt. Medikamente, deren Haltbarkeitsdatum überschritten ist, dürfen nicht mehr verwendet werden.

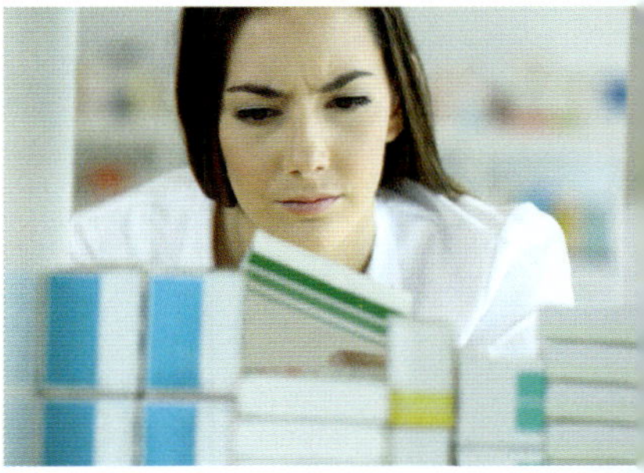

Bild 1: Prüfung der Haltbarkeit

Praxisinfo

Die regelmäßige Kontrolle des Verfallsdatums der aufbewahrten Medikamente gehört zu den wichtigen Aufgaben der Zahnmedizinischen Angestellten. Dies gilt besonders auch für die Medikamente des Notfallkoffers (siehe LF 7, Kapitel 5), die in der Regel nicht verbraucht werden.

5.5 Wichtige Arzneimittelgruppen

Von den vielen Medikamentengruppen, die es zur Behandlung der unterschiedlichsten Krankheiten gibt, werden an dieser Stelle nur Medikamente erwähnt, die häufig zur Anwendung kommen oder beim Zahnarzt von besonderer Bedeutung sind (Tabelle 1).

Arzneimittelgruppe	Bedeutung
Vasokonstringentia	gefäßverengende Mittel
Analgetika	Schmerzmittel
Antihypertonika	Mittel gegen erhöhten Blutdruck
Antikoagulantia	Mittel zur Hemmung der Blutgerinnung
Antiphlogistika	Mittel gegen Entzündungen
Antipyretika	fiebersenkende Mittel
Antitussiva	Mittel gegen Husten
Antibiotika	hemmen das Wachstum von Bakterien bzw. töten sie
Kontrazeptiva	Mittel zu Empfängnisverhütung
Antimykotika	Mittel gegen Pilze
Anästhetika	Sammelbegriff für Lokalanästhetika und Narkotika
Lokalanästhetika	örtliche Betäubungsmittel
Narkotika	Mittel, die das Bewusstsein und Schmerzempfinden ausschalten
Sedativa	Beruhigungsmittel
Hypnotika	Schlafmittel
Tranquilizer	beruhigende Mittel; angstlösende, schlaffördernde, muskelentspannende Wirkung
Antiseptika	keimhemmende Mittel gegen Wundinfektionen (z. B. Chlorhexidin)
Hämostyptika	Mittel zur Blutstillung
Psychopharmaka	Mittel zur Beeinflussung der menschlichen Psyche

Tabelle 1: ausgewählte Medikamentengruppen und deren Bedeutung bzw. Wirkung

Merke

In der Übersicht enden fast alle Arzneimittelgruppen auf „a“, z. B. Antibiotika – das ist jeweils die Mehrzahl. Zum Bilden der Einzahl tauscht man das „a“ einfach gegen „um“ aus. Aus „den Antibiotika“ wird so „das Antibiotikum“.

Zusatzinfo

Ein wichtiger Bestandteil der meisten Lokalanästhetika sind Vasokonstringentien wie Adrenalin. Deren gefäßverengende Wirkung hat große Vorteile für die Behandlung: Zum einen entsteht eine relative Blutleere im Operationsgebiet, zum anderen wird das Anästhetikum langsamer abtransportiert, sodass die Betäubung länger anhält.

5.6 Antibiotika

Da Antibiotika häufig verschrieben werden, aber bei der Einnahme viele Hinweise zu beachten sind, wird auf das Medikament ausführlicher eingegangen.

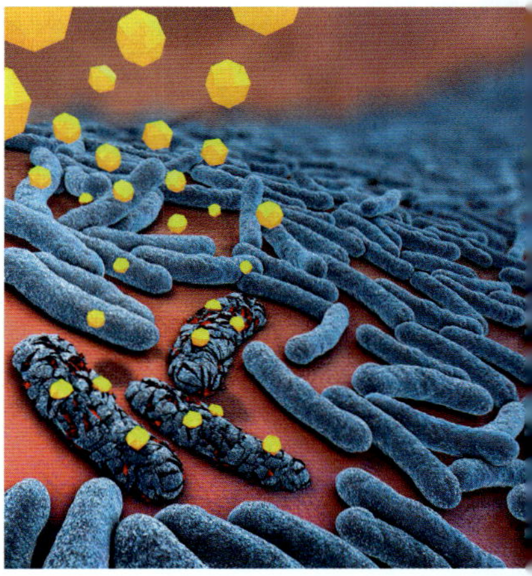

Bild 1: Antibiotika hemmen das Wachstum von Bakterien oder töten sie ab.

5.6.1 Einsatzgebiet und Wirkung

Das Wort Antibiotika stammt aus dem Griechischen und bedeutet übersetzt „gegen das Leben".

Merke

Antibiotika haben einen stark hemmenden Einfluss auf die Stoffwechselprozesse von Bakterien, sodass sie eine Vermehrung bzw. ein Weiterleben dieser Mikroorganismen unterbinden.

Daher werden Antibiotika in erster Linie zur lokalen oder systemischen Therapie von **bakteriellen Infektionskrankheiten** eingesetzt. Sie sind verschreibungspflichtig und müssen vom Arzt bzw. Zahnarzt verordnet werden.

Merke

Antibiotika wirken nicht gegen Viren!

Nach der **Wirkungsweise** der Antibiotika unterscheidet man zwei Gruppen:

- **bakteriostatische Wirkung:** Das Antibiotikum hemmt die Vermehrung der Bakterien.
- **bakterizide Wirkung:** Das Antibiotikum tötet Bakterien ab.

Die Unterscheidung zwischen bakterizid und bakteriostatisch kann auch konzentrationsabhängig sein: Manche Antibiotika wirken in niedrigen Dosierungen bakteriostatisch, in hohen Dosierungen dagegen bakterizid.

Jedes Antibiotikum hat sein eigenes **Wirkspektrum**. Das heißt, es ist wirksam gegen bestimmte Bakterien, gegen andere nicht. Das liegt daran, dass Bakterien sehr unterschiedlich aufgebaut sind und Unterschiede in ihrem Stoffwechsel haben.

Man unterscheidet zwischen sogenannten Schmalspektrum- und Breitspektrum-Antibiotika. Während **Schmalspektrum-Antibiotika** nur gegen eine geringe Zahl von Bakterienarten wirken, sind **Breitspektrum-Antibiotika** bei einer Vielzahl unterschiedlicher Keime wirksam. Ein gezielt gegen ein bestimmtes Bakterium eingesetztes Schmalspektrum-Antibiotikum ist sinnvoll, dafür muss sich der Behandler aber sicher sein, um welches Bakterium es sich beim Patienten handelt.

5.6.2 Einnahme von Antibiotika

In der Zahnarztpraxis kommt es nicht selten vor, dass Patienten Antibiotika verordnet werden. Damit das Medikament richtig wirken kann, ist die korrekte Einnahme wichtig. Zahnmedizinische Fachangestellte sollten Patienten daher vermitteln können, warum ein Antibiotikum verschrieben wurde und was bei der Einnahme zu beachten ist (Bild 1):

- Ein Antibiotikum muss immer **bis zum Schluss der vorgegebenen Einnahmezeit** eingenommen werden. Nur so werden wirklich alle Bakterien zerstört und Resistenzen der Keime vermieden. Tritt nach den ersten Tagen eine Besserung ein, deutet dies darauf hin, dass das Antibiotikum gut wirksam ist, bedeutet aber nicht, dass alle Krankheitserreger schon unschädlich sind.

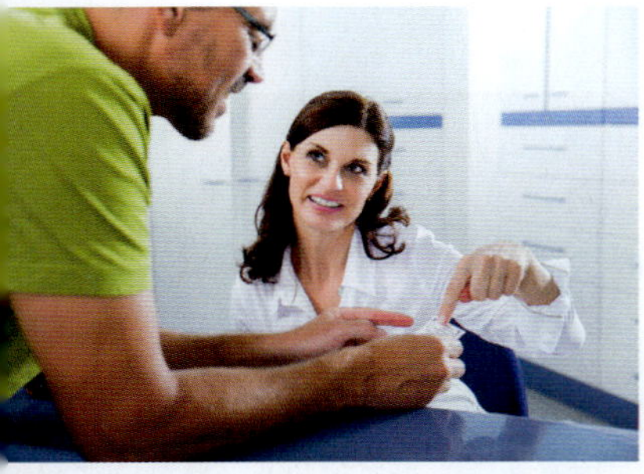

Bild 1: ZFA gibt bei Rückfragen des Patienten Hinweise zur Einnahme des Medikaments.

- Die vorgeschriebenen **Abstände zwischen den Einnahmen müssen eingehalten werden**. Nur so ist gewährleistet, dass der Wirkstoffspiegel im Körper konstant hochgehalten wird. „Dreimal täglich" bedeutet also alle acht Stunden eine Dosis, „zweimal täglich" alle 12 Stunden eine Dosis usw. Deshalb sollte genau überlegt werden, um welche Uhrzeit die erste Einnahme erfolgt, denn sie wirkt sich direkt auf die folgenden Einnahmezeiten aus.
- Es gibt unterschiedliche Wirkstoffgruppen von Antibiotika. Aus diesem Grund kann es keine allgemein gültigen Regeln zum **Einnahmezeitpunkt** geben. Einige Antibiotika müssen nüchtern eingenommen werden, andere wiederum zum Essen. Wann genau das Medikament eingenommen werden soll, teilt der Arzt oder Apotheker mit; zudem findet man diese Information auch auf dem Beipackzettel.
- Antibiotika sollten **mit Wasser** eingenommen werden, ansonsten kann die Wirkung vermindert werden. Empfohlen wird ein ganzes Glas Wasser zu trinken.
- Bei manchen Antibiotika müssen zwischen dem Genuss von **Milchprodukten** und der Antibiotika-Einnahme zwei Stunden vergehen, um die Wirkung zu gewährleisten.
- Wer zusätzlich andere Medikamente einnimmt, sollte wegen möglicher **Wechselwirkungen** beim Arzt nachfragen.

Merke

Wechselwirkungen können bei der gleichzeitigen Einnahme verschiedener Medikamente entstehen. Dadurch kann die Wirkung eines Medikaments verändert werden, zum Beispiel abgeschwächt oder verstärkt.

Praxisinfo

Manche Antibiotika beeinträchtigen die Wirkung der Antibabypille. Vor der Einnahme eines Medikamentes ist es also ganz wichtig, sich in der Packungsbeilage mit dem verschriebenen Medikament vertraut zu machen, um unerwünschte Schwangerschaften zu verhindern.

5.6.3 Nebenwirkungen

pathogen
krankmachend

apathogen
nicht krankmachend

Mykose
Pilzerkrankung

Im Körper sind neben **pathogenen** Bakterien auch nützliche **apathogene** Bakterien zu finden. Für den Menschen nützliche Bakterien leben z. B. in der Mundhöhle und im Darm. Sie sorgen dafür, dass die Nahrung richtig verdaut wird. Wer ein Antibiotikum einnehmen muss, bekämpft damit nicht nur die gefährlichen, sondern auch die nützlichen Bakterien. So kann die Darmflora aus dem Gleichgewicht geraten und es kommt zu weichen Stühlen oder sogar Durchfall. An den Schleimhäuten im Mund und im Genitalbereich können sich **Mykosen** bilden, die jedoch nichts mit einer fehlenden Hygiene zu tun haben. Das ist nichts Außergewöhnliches und sollte direkt mit einem Arzt besprochen werden.

5.6.4 Resistenzen

Definition

Im Zusammenhang mit Antibiotika bedeutet **Resistenz**, dass ein Krankheitserreger gegenüber einem Antibiotikum unempfindlich (geworden) ist.

Es wird zwischen einer natürlichen und einer erworbenen Resistenz unterschieden.

Natürliche Resistenz bedeutet, dass bestimmte Antibiotika bei bestimmten Keimen nicht wirken. Das liegt am Aufbau des Antibiotikums.

Resistenzen können aber auch während der Behandlung mit Antibiotika entstehen, hier spricht man von **erworbener Resistenz**. Die Gefahr einer Resistenzbildung während der Behandlung ist besonders groß, wenn das Antibiotikum nicht ordnungsgemäß eingenommen wird oder zu niedrig dosiert ist. In diesem Fall können die unempfindlicheren Bakterien überleben und sich weiter vermehren. Problematisch sind Resistenzen besonders dann, wenn ein Bakterium gegenüber einer Vielzahl von Antibiotika resistent ist (Bild 1). Im Extremfall ist kein Antibiotikum mehr gegen einen bestimmten Keim wirksam. Darum ist es besonders wichtig, Resistenzen vorzubeugen, indem Antibiotika nur eingenommen werden, wenn es unbedingt nötig ist und die Einnahme wie vorgeschrieben erfolgt.

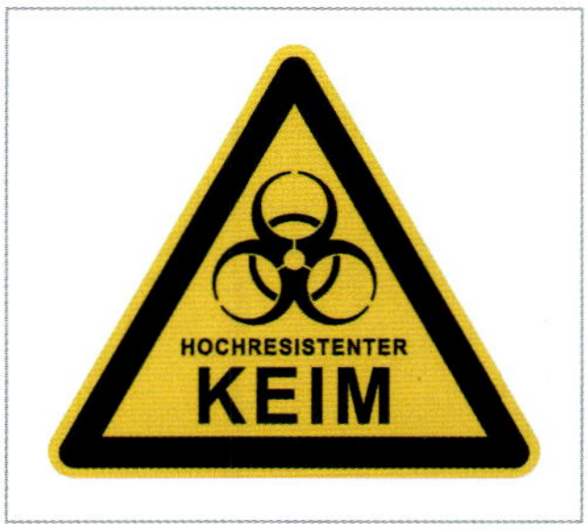

Bild 1: Warnung vor hochresistenen Keimen

Praxisinfo

Versuchen Sie die Patienten zu sensibilisieren, mit der Antibiotikaeinnahme gewissenhaft umzugehen, sodass keine unnötigen Resistenzen entstehen. Häufig hilft es zusätzlich zum Zahnarzt nochmals kurz und verständlich auf die Anwendungshinweise einzugehen.

Aufgaben

1. Nennen Sie je zwei Beispiele für die Arzneimittelformen: fest, flüssig, streichfähig und gasförmig.
2. Nennen Sie 5 Applikationsformen von Arzneimitteln!
3. Welche kommen bei Ihnen in der Praxis zum Einsatz und in welchem Zusammenhang?
4. Welche Arzneimittelgruppen verordnen Sie den Patienten für daheim?
5. Ihrer 18-jährigen Patientin Lena wurde vom Zahnarzt ein Antibiotikum verordnet. Er hat sie schon umfangreich aufgeklärt, jedoch möchte die Patientin von Ihnen nochmal kurz zusammengefasst hören, was sie bei der Einnahme beachten muss. Was sagen Sie ihr?

Lernfeld 7

Medizinische Notfälle begleiten

Medizinische Notfälle begleiten

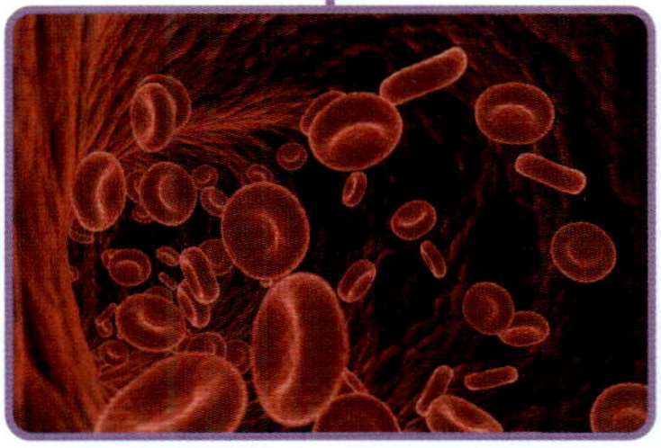

Das Blut

- Aufgaben
- Zusammensetzung
- Blutstillung
- Immunsystem

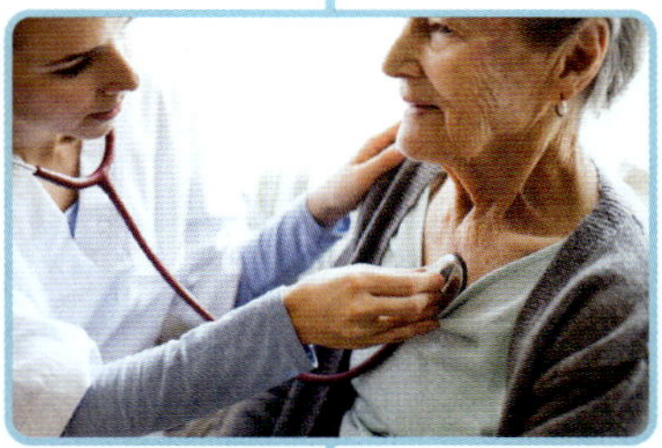

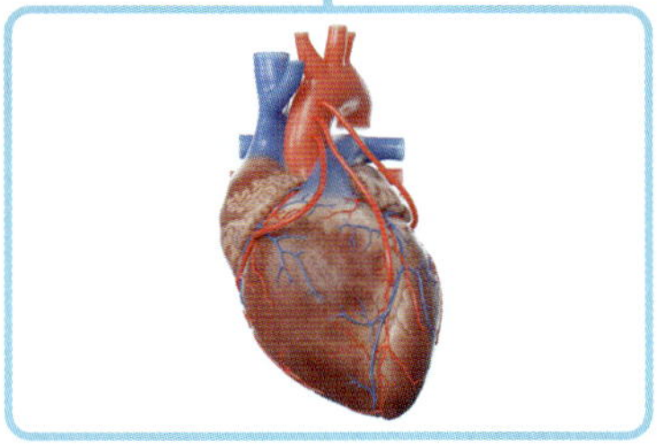

Das Herz

- Anatomie
- Funktionsweise

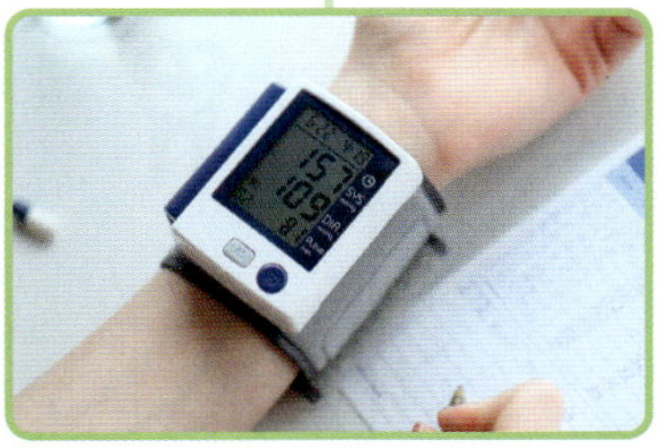

Das Herz-Kreislauf-System

- Blutgefäße
- Körper- und Lungenkreislauf
- Lymphgefäßsystem
- Puls und Blutdruck
- Erkrankungen

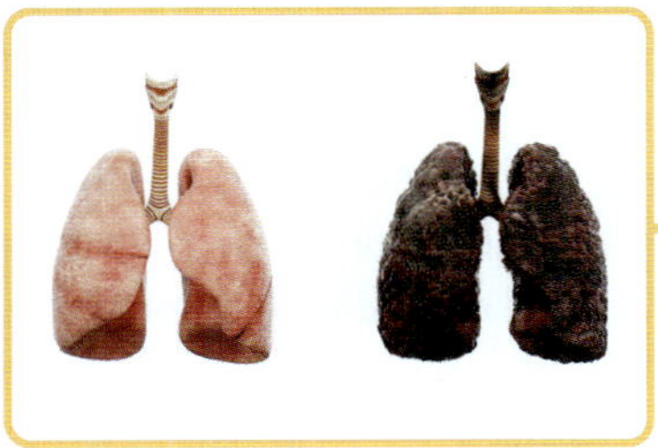

Atmungssystem

- Atemwege
- Erkrankungen

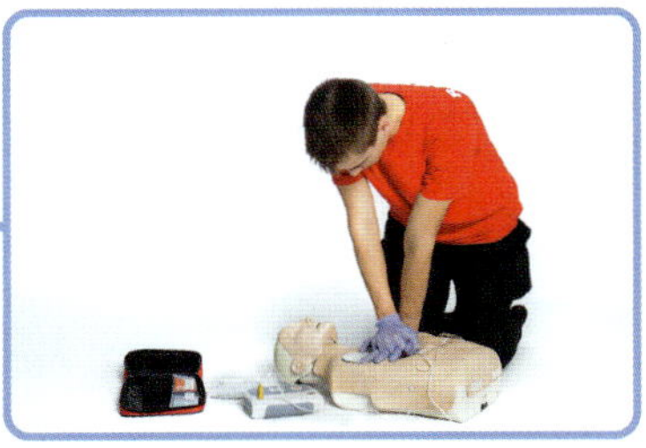

Notfälle

- Vorbeugung
- Erste Hilfe
- Maßnahmen

1 Blut

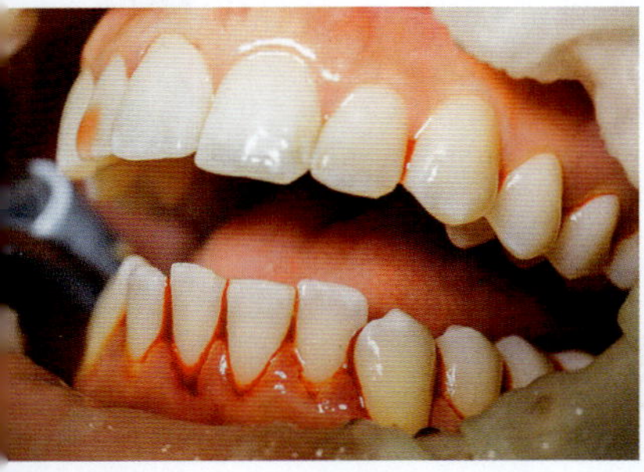

Bild 1: Zahnfleischbluten während der Zahnreinigung

Das Blut besteht aus Zellen und einer Flüssigkeit, in der sich diese Zellen befinden (und durch die sie im Körper transportiert werden können). Diese Flüssigkeit wird auch als Blutplasma bezeichnet. Das Blut fließt in den Blutgefäßen (Arterien und Venen, siehe Abschnitt 3.1) und wird vom Herzen durch den Körper gepumpt.

Gebildet wird das Blut im Knochenmark. Die Menge des Blutes entspricht 7 bis 8 % des Körpergewichtes der betreffenden Person. Damit ergibt sich beim Erwachsenen ein durchschnittliches Blutvolumen von 5 bis 7 Litern.

Merke

Die Blutmenge entspricht 7–8 % des Körpergewichts. Im Durchschnitt sind das 5–7 Liter.

Zusatzinfo

Blutverluste

Ein Verlust von Blut durch größere Wunden oder innere Verletzungen führt dazu, dass dem Herz-Kreislauf-System nicht mehr genug Blutvolumen zur Verfügung steht. Verluste bis 0,75 Liter kann der Körper noch kompensieren (bei der Blutspende werden in der Regel 0,5 Liter Blut gespendet), aber ab einem Verlust von 1,5 Liter zeigen sich erste Symptome wie Schwindel, Durst und Angstgefühle.

1.1 Aufgaben des Blutes

Das Blut wird auch als flüssiges Organ bezeichnet. Es hat unterschiedliche Funktionen, die gleichzeitig erfüllt werden:

Transportfunktion

Das Blut bzw. spezielle Zellen im Blut (die sogenannten roten Blutkörperchen, Erythrozyten, siehe Abschnitt 1.2.1) transportieren **Gase**. Sauerstoff, den die Zellen dringend benötigen, wird von der Lunge über das Herz in alle Zellen des Körpers befördert. Diese geben wiederum Kohlenstoffdioxid (CO_2), das sie nicht mehr brauchen und das sozusagen als Abfallprodukt entsorgt werden muss, an die Erythrozyten ab, die es über den Blutweg zurück zur Lunge bringen, wo es abgeatmet werden kann. Über die Verdauungsorgane werden an das Blut wichtige **Nährstoffe, Vitamine und Wasser** abgegeben und in alle Körperzellen transportiert. Auch Reste von Medikamenten oder Speisen werden im Blut zu den Verdauungsorganen zur Ausscheidung befördert. Darüber hinaus werden über das Blut auch Hormone zu ihren Zielorganen gebracht.

Wärmeregulation

Das Blut hat eine **Temperatur von ca. 37 °C**. Dadurch, dass es kontinuierlich durch den Körper fließt, sorgt es auch für eine konstante Körperkerntemperatur.

Ist es draußen kalt, verliert der Körper automatisch Wärme über die Haut (und die sich darunter befindenden Blutgefäße). Damit dieser Verlust möglichst geringgehalten wird, stellen sich die Gefäße ganz eng, sodass nur noch wenig Blut hindurchfließen kann. Das reduziert die Austauschfläche, über die die Wärme des Blutes verloren gehen kann. Das ist auch ein Grund, warum man im Winter sehr rasch kalte Hände und Füße hat, denn an diesen Stellen beginnen die Gefäße als erstes mit der Energieeinsparung.

Blutgerinnung

Bei Verletzungen besitzt das Blut die Fähigkeit, kleine Blutgefäße zügig wieder zu verschließen. Die Blutung wird somit **gestoppt**.

Immunabwehr

Bestimmte Blutzellen sind in der Lage, in den Körper eingedrungene Krankheitserreger zu zerstören. Somit ist das Blut ein Teil des **Immunsystems**.

Merke

Aufgaben des Blutes sind:

- Transportfunktion (Gase, Mikronährstoffe, Hormone)
- Wärmeregulation
- Blutgerinnung
- Immunabwehr

1.2 Zusammensetzung des Blutes

Das Blut setzt sich zu ca. 45 % aus **Blutzellen** und zu ca. 55 % aus dem flüssigen Bestandteil, dem **Blutplasma** (Bild 1), zusammen.

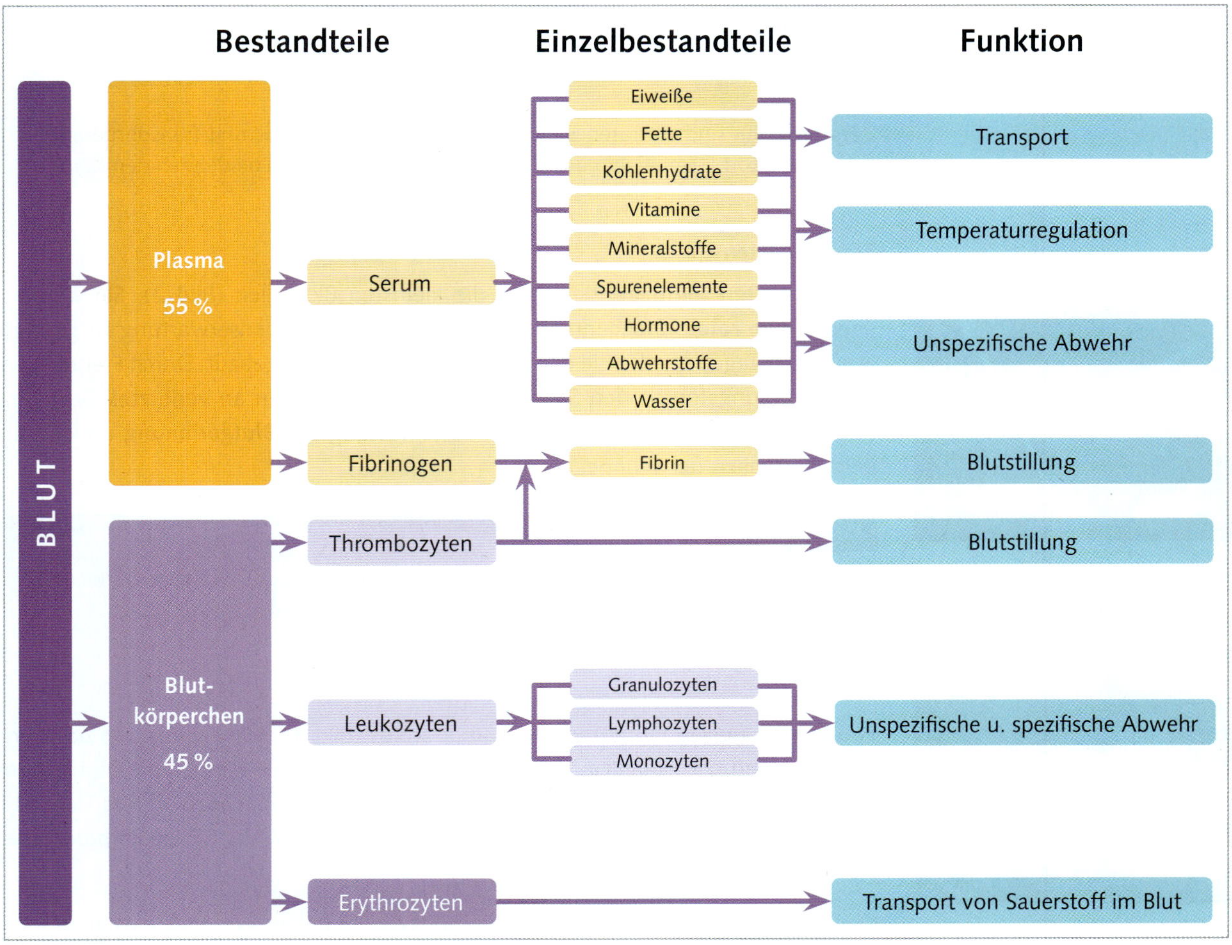

Bild 1: Blutaufbau und Funktionen

1.2.1 Blutzellen

Im Blut finden sich verschiedene, teilweise sehr unterschiedliche Zellen. Sie werden unterteilt in:

- Erythrozyten (rote Blutkörperchen),
- Thrombozyten (Blutplättchen),
- Leukozyten (weiße Blutkörperchen).

Erythrozyten

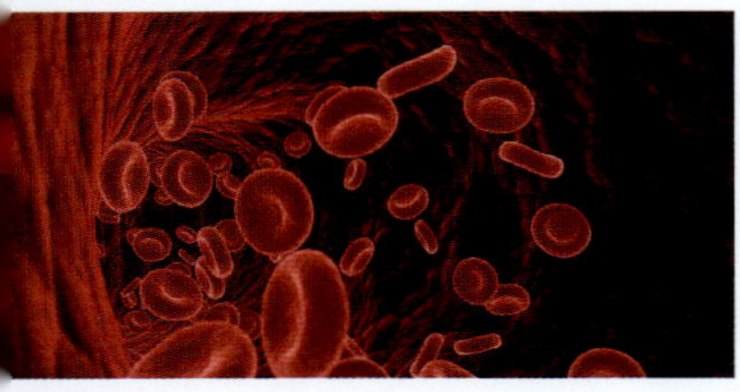

Bild 1: Erythrozyten in einem Blutgefäß

Die Erythrozyten (rote Blutkörperchen) sind die häufigsten Zellen im Blut. Sie besitzen keinen Zellkern und haben die Form einer runden Scheibe, die auf beiden Seiten in der Mitte eine kleine Delle besitzt (siehe Bild 1). Sie sind leicht verformbar und passen auch durch die kleinsten Blutgefäße des Körpers.

Erythrozyten werden beim Erwachsenen im roten Knochenmark gebildet.

Das Knochenmark lässt sich in weißes, gelbes (sehr fetthaltiges) und rotes einteilen. Nur im roten Knochenmark befinden sich Zellen, die dazu in der Lage sind, Erythrozyten zu bilden und an das Blut abzugeben, die dann eine Lebenserwartung von 100 bis 120 Tagen haben.

Der rote Farbstoff der Erythrozyten, das eisenhaltige **Hämoglobin**, kann den Sauerstoff (O_2) chemisch binden und transportiert ihn von der Lunge zu den Zellen. Auf dem Rückweg von den Zellen zur Lunge nimmt er das Kohlenstoffdioxid (CO_2) auf, das durch die Lunge abgeatmet wird.

Definition

Erythrozyten sind die roten Blutkörperchen. Sie sind kernlos und transportieren mit dem Farbstoff Hämoglobin den Sauerstoff und Kohlenstoffdioxid durch den Körper.

Thrombozyten

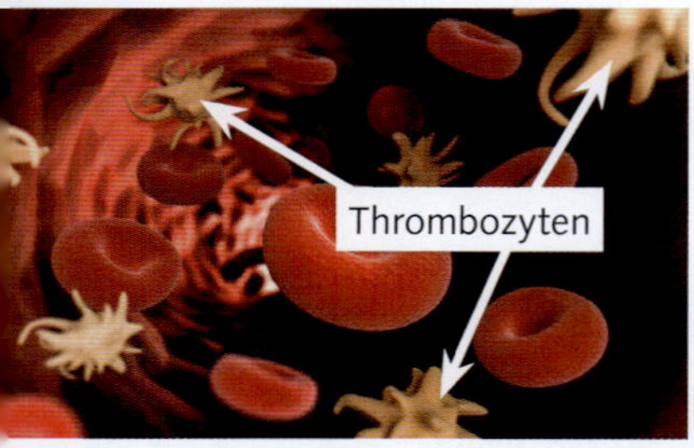

Bild 2: Erythrozyten mit Thrombozyten im Blutgefäß

Thrombozyten (Blutplättchen) sind die kleinsten Blutzellen (Bild 2). Sie werden ebenfalls im roten Knochenmark gebildet (s. o.). Ihre Lebenserwartung ist gering: Nach ca. 9 Tagen werden sie in Leber, Lunge oder Milz abgebaut. Durch Freisetzung von gerinnungsfördernden Substanzen und das Anheften an verletztes Gewebe, haben sie eine wichtige Aufgabe bei der Einleitung der **Blutgerinnung** und damit beim Verschluss der Wunde.

Definition

Thrombozyten sind die Blutplättchen. Ihre Aufgabe ist es, das Blut zum Gerinnen zu bringen, wenn bei einer Verletzung z. B. eine größere Wunde entstanden ist.

Leukozyten

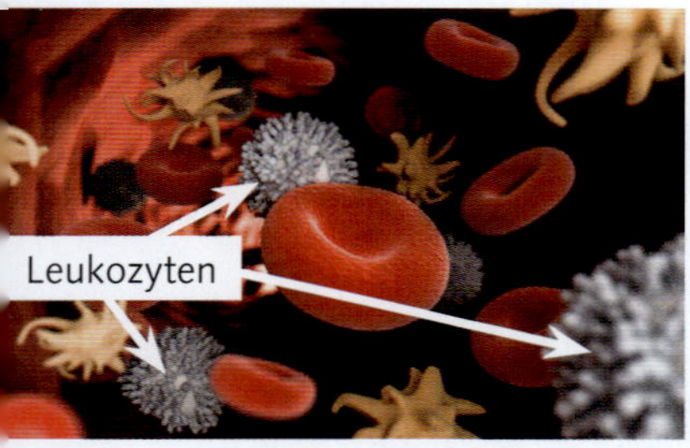

Bild 3: Erythrozyten und Leukozyten

Leukozyten (weiße Blutkörperchen) sind farblos (Bild 3). Alle Leukozyten besitzen Zellkerne und die Fähigkeit, sich aktiv fortzubewegen. Sie können die Blutgefäße verlassen, kehren dann aber nicht mehr in den Blutkreislauf zurück. Ihre Verweildauer im Blut liegt bei etwa 10 Tagen. Leukozyten sind wichtig für die **körpereigene Abwehr**.

Während es von Erythrozyten und Thrombozyten nur eine Form gibt, existieren sehr unterschiedliche Leukozyten, die in mehrere Untergruppen unterteilt werden.

Nach ihrem unterschiedlichen Aufbau (Bild 1) und ihren Funktionen unterteilt man die Leukozyten in:

- Granulozyten,
- Lymphozyten,
- Monozyten.

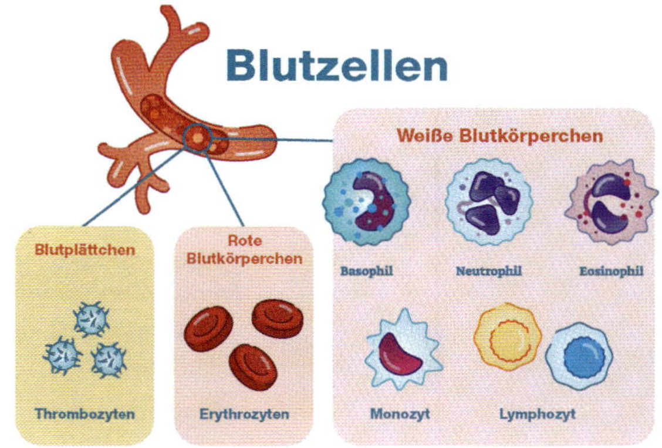

Bild 1: Übersicht der Blutzellen

Granulozyten können ins Gewebe einwandern. In ihrem Inneren befinden sich kleine Bläschen, die aggressive Stoffe enthalten, mit denen Krankheitserreger unschädlich gemacht werden können. Die Granulozyten haben ihre Aufgaben noch einmal unterteilt:

- **Neutrophile Granulozyten** machen etwa die Hälfte aller Granulozyten aus. Sie werden durch Stoffe (Zytokine) aktiviert, die von der Infektion ausgesondert werden, und begeben sich direkt zum Ort des Geschehens. In ihrem Inneren verbergen sie einen Mix aus verschiedenen Abwehrstoffen und erregerzerstörenden Substanzen.
- **Eosinophile Granulozyten** sind wesentlich seltener, nur etwa jeder 12. Granulozyt ist eosinophil. Sie können sich aktiv dorthin bewegen, wo die Entzündung stattfindet. Vor allem im Kampf gegen Parasiten und bei Allergien spielen sie eine tragende Rolle und kommen dann besonders häufig im Blut vor.
- **Basophile Granulozyten** besitzen zur Abwehr Histamin und Heparin, die sie ausschütten, wenn sie mit Krankheitserregern in Berührung kommen.

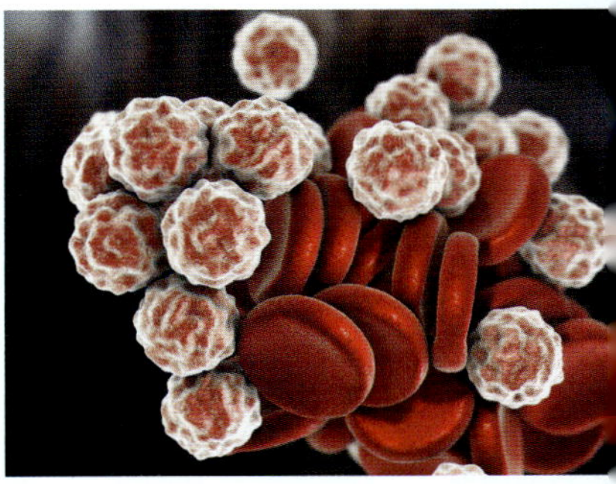

Bild 2: Erythrozyten (flach) und Lymphozyten (kugelförmig)

Lymphozyten werden unterteilt in T- und B-Lymphozyten (Bild 2). T-Lymphozyten entstehen im Thymus („T" wie Thymus), während das Knochenmark die sogenannten B-Zellen produziert („bone marrow", engl. Knochenmark). Sowohl bei den T- als auch bei den B-Lymphozyten gibt es unterschiedliche Zelltypen, die sich auf bestimmte Aufgaben der Abwehr spezialisiert haben. Zum Beispiel können **T-Zellen** fremde Zellen durch ein bestimmtes Enzym auflösen, während **natürliche Killerzellen** (ebenfalls T-Lymphozyten) sich an einen bestimmten Rezeptor des Angreifers binden und dann eine Art Selbstzerstörungsprogramm bei der feindlichen Zelle aktivieren. **B-Gedächtniszellen** bilden sich im Lymphknoten, sobald ein neuer fremder Erreger erkannt und abgewehrt wurde. Dringt der gleiche Erreger erneut in den Körper ein, wird er es schwerer haben, da er den B-Gedächtniszellen bereits bekannt ist – was eine raschere Ausschaltung des Erregers zur Folge hat.

Monozyten sind ebenfalls Zellen des Immunsystems und die Vorläufer der u. a. in den Geweben befindlichen Makrophagen (den „großen Fresszellen") sowie eines Teils anderer Zellen. Ihre Aufgabe ist ebenfalls die Zerstörung körperfremder Strukturen, die dem Körper schaden könnten.

Definition

Leukozyten sind farblose Blutkörperchen. Sie werden deshalb auch weiße Blutkörperchen genannt. Man unterscheidet Granulozyten, Lymphozyten und Monozyten. Leukozyten sind für die Immunabwehr zuständig.

1.2.2 Blutplasma

Blutplasma ist die Flüssigkeit, in der die Blutkörperchen schwimmen. Es besteht zu über 90 % aus Wasser. Der Rest sind Eiweiße, Salze und weitere Stoffe wie z. B. Hormone.

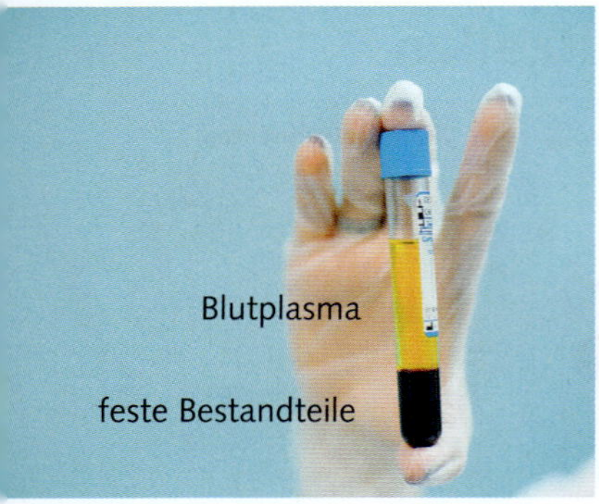

Bild 1: Blut unbehandelt nach einiger Zeit in einem Reagenzglas

Lässt man das Blut unbehandelt in einem Reagenzglas stehen, gerinnt es. Die Blutzellen setzen sich am Boden ab und darüber sammelt sich eine gelbliche wasserklare Flüssigkeit. Diese Flüssigkeit wird als **Blutserum** bezeichnet (Bild 1). Es hat eine ähnliche Zusammensetzung wie Blutplasma. Beim Vorgang der Blutgerinnung wurde das Eiweiß Fibrinogen verbraucht. Das **Serum** enthält deshalb kein Fibrinogen.

Definition

Blutplasma ist der flüssige Bestandteil des nicht geronnenen Blutes und enthält Fibrinogen.

Blutserum ist der flüssige Anteil des geronnenen Bluts und enthält kein Fibrinogen.

1.3 Blutstillung

Werden Blutgefäße verletzt, greift im Körper ein ausgeklügelter Mechanismus, um die Blutung zu stillen, der auch als Blutgerinnung bezeichnet wird. Sie hat das Ziel, die Blutung zu stoppen. Die **Blutstillung** verläuft in zwei Schritten. Zuerst beginnt die **Gefäßreaktion** und anschließend die **Blutgerinnung** (Bild 2).

Gefäßreaktion

Thrombozytenaggregation
Zusammenklumpen der Blutplättchen

Thrombus
Blutpfropf in einem Blutgefäß

Nach der Verletzung des Blutgefäßes zieht sich die Gefäßwand sofort zusammen. Das Blutgefäß verringert dadurch seinen Durchmesser, sodass nur noch eine geringe Menge an Blut hindurch- und vor allem hinausfließen kann. An der verletzten Stelle des Gewebes setzten sich nun die Thrombozyten (s. o., Blutplättchen) fest, was auch **Thrombozytenaggregation** genannt wird (Aggregation bedeutet, dass sich kleinere Teilchen locker zusammenlagern). An der beschädigten Stelle des Blutgefäßes bilden die Thrombozyten somit (ähnlich einer Art Korken oder Stöpsel, mit dem man eine Flasche verschließen würde) einen kleinen Pfropf zum Verschluss der Gefäßwunde, den sogenannten **Thrombus**.

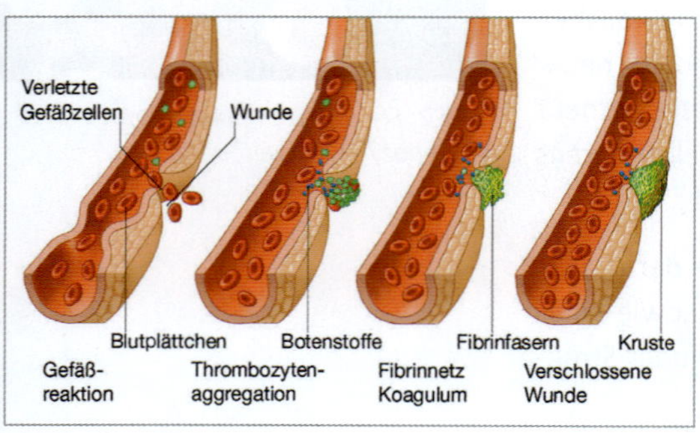

Bild 2: Ablauf der Blutgerinnung

Blutgerinnung

Schon nach kurzer Zeit zerfallen die Thrombozyten und aktivieren dadurch das Blutgerinnungssystem (was jedoch auch schon durch die Beschädigung der Gefäßwände in Alarmbereitschaft versetzt wird). Dieses System besteht aus 13 Blutgerinnungsfaktoren, von denen ein Faktor jeweils den nächsten aktiviert. Am Ende wird das **Fibrinogen** des Blutplasmas zu Fibrin (Faserstoff des Blutes, der sozusagen als fester Kleber das entstehende Blutgerinnsel fest zusammenhält) umgewandelt. Das Fibrin verändert sich zu einem Fasergeflecht und bildet mit den eingefangenen Blutzellen zusammen das **Koagulum** (Blutgerinnsel). Dieses Gerinnsel schrumpft und sorgt so dafür, dass sich die Ränder der Verletzung aneinander annähern (bzw. stärker zueinander gezogen werden) und so die Wunde schneller heilen kann.

Koagulum
Blutgerinnsel

Definition

Die **Blutgerinnung/-stillung** ist ein System, das den Blutverlust bei Verletzungen eindämmt. Es hat drei Wirkungsmechanismen:

- Blutgefäßverengung } Gefäßreaktion
- Thrombozytenaggregation
- Fibrinbildung } Blutgerinnung

Praxisinfo

Risikopatienten

Die Einnahme von **Aspirin®** vermindert die Fähigkeit der Thrombozyten, sich zusammenzulagern. Bei einer Schnittverletzung können sich nach Einnahme von Aspirin® (Inhaltsstoff ASS) die Thrombozyten nicht mehr richtig verklumpen. Aspirin® gehört daher auch zu der Medikamentengruppe der **Thrombozytenaggregationshemmer**. Wenn eine Erkrankung vorliegt, bei der genau dies erwünscht ist (nämlich die Thrombozyten daran zu hindern, frühzeitig einen Thrombus zu bilden – wie nach stattgefundenem Herzinfarkt), wird Aspirin® als Therapeutikum verschrieben.

Durch die Einnahme vom **Marcumar®** wird die Bildung von Faktoren verhindert, die dringend für die Gerinnung benötigt werden. Dadurch wird kein Fibrin gebildet. Das Blutgefäß kann somit nicht abgedichtet werden, die Blutung wird nicht zügig gestillt. Marcumar® gehört zu der Medikamentengruppe der **Antikoagulantien**.

Patienten, die Aspirin® oder Marcumar® einnehmen, müssen dies im Anamnesebogen (siehe weiter unten) angeben. Vor einem operativen Eingriff durch den Zahnarzt müssen nach Rücksprache mit dem Hausarzt die Medikamente zuvor abgesetzt werden, damit eine Blutstillung möglich ist.

Aufgaben

1. Nennen Sie die Funktionen des Blutes.
2. Benennen Sie die 3 Blutkörperchen mit Fachbegriffen und ihre jeweilige Aufgabe.
3. Erklären Sie den Unterschied zwischen Blutserum und Blutplasma.
4. Nennen Sie die Bestandteile des Blutplasmas.
5. Beschreiben Sie den Ablauf der Blutstillung in eigenen Worten.
6. Erläutern Sie, aus welchem Grund die Einnahme von Marcumar® und Aspirin® in der Patientenakte hinterlegt werden muss.

1.4 Immunsystem

Der Mensch ist ständig zahlreichen Angriffen durch Krankheitserreger ausgesetzt, die er nur durch eine leistungsfähige Abwehr übersteht. Diese Abwehr ist im Immunsystem organisiert. Zu ihm gehören alle Leukozyten (s. Seite 320) sowie alle Organe, die sich mit der Abwehr von Krankheitserregern befassen (lymphatische Organe, Kapitel 3.3.2).

Beim Immunsystem unterscheidet man zwei Ebenen:

- unspezifische Abwehr
- spezifische Abwehr

Das **unspezifische** Abwehrsystem ist vererbt und schon bei der Geburt vorhanden. Es ist nicht gegen bestimmte Erreger gerichtet, sondern eher „breit" aufgestellt – daher auch „unspezifisch".

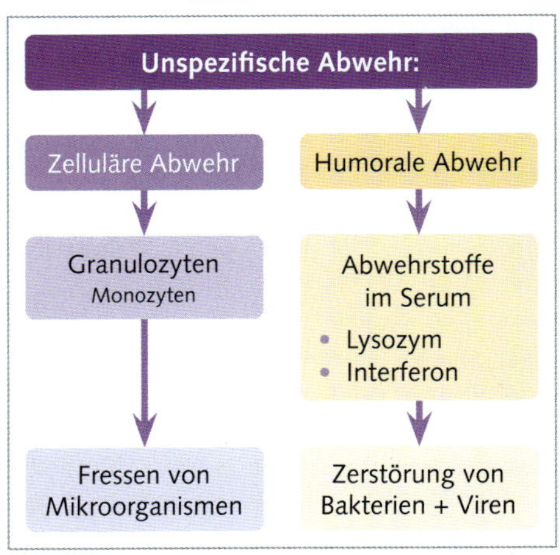

Bild 1: Unspezifische Abwehr

Die **spezifische** Abwehr entwickelt sich erst nach der Geburt als Reaktion des Körpers auf Kontakte mit verschiedenen Krankheitserregern. Sie ist dann allerdings auch hochspeziell (eben spezifisch) auf diese Erreger eingestellt, um sie zu beseitigen.

Merke

Die **unspezifische** Abwehr ist **angeboren**.

Die **spezifische** Abwehr entwickelt sich erst **nach der Geburt**.

Unspezifische Abwehr

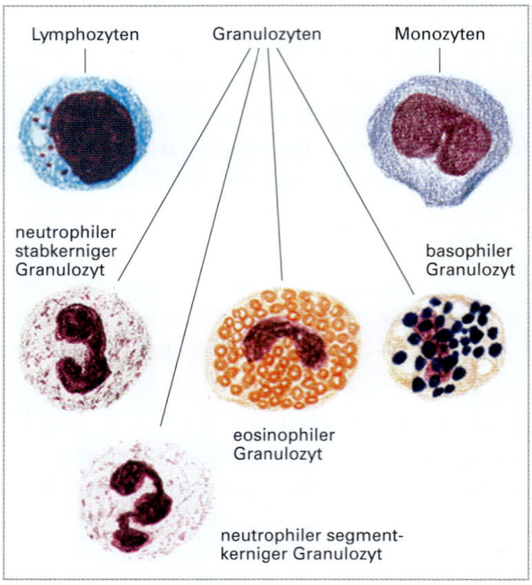

Bild 1: Leukozytenarten

Die unspezifische Abwehr teilt sich auf in Abwehrstoffe, die im Blutplasma gelöst sind (flüssige Abwehr = humorale Abwehr) und Blutzellen, die körperfremde Zellen abwehren können (= zelluläre Abwehr).

Das unspezifische Abwehrsystem besteht einerseits aus Abwehrstoffen, die im Blutplasma gelöst sind und andererseits aus spezialisierten Blutzellen. Man unterscheidet zwischen **humoraler** (flüssiger) und **zellulärer** Abwehr.

Die **unspezifische humorale Abwehr** besteht aus Eiweißstoffen, die im Blutplasma enthalten sind. Sie können sowohl körperfremde Zellen abtöten als auch körpereigene Abwehrzellen aktivieren. So ist z. B. das **Lysozym** wirksam gegen eingedrungene Bakterien, während das **Interferon** eingedrungene Viren schädigt. Das humorale System wirkt sofort, hat aber nur eine begrenzte Wirksamkeit (Seite 321, Bild 1).

Die **unspezifische zelluläre Abwehr** besteht aus Zellen der Leukozyten. Das sind zum einen die unterschiedlichen **Granulozyten** (Mikrophagen, kleine Fresszellen) und zum anderen die **Monozyten** (Makrophagen, große Fresszellen) (Bild 1). Sie fressen die eingedrungenen Bakterien und Fremdkörper auf und verdauen sie **(Phagozytose)**.

Phagozytose
Aufnahme von Fremdkörpern durch Monozyten und Granulozyten

Definition

Mikrophagen sind kleine Fresszellen, wie die eosinophilen und neutrophilen Granulozyten.

Makrophagen sind große Fresszellen, wie die Monozyten.

Spezifische Abwehr

Die spezifische Abwehr bildet sich im Laufe des Lebens durch Kontakte mit den unterschiedlichen Krankheitserregern aus. Trifft eine Abwehrzelle auf einen Erreger, erkennt er durch bestimmte Bestandteile an der Oberfläche dieses Erregers (die sogenannten **Antigene**), dass es sich um einen fremden, schädlichen Eindringling handelt. Je nach Erregertyp werden dann **zellgebundene** oder **humorale Antikörper** produziert, die weitere Schritte zur Abwehr in Gang setzen.

Definition

Ein **Antigen** kann Bestandteil der Zelloberfläche von Krankheitserregern sein und wird von der Abwehrzelle als „fremd" erkannt. Durch den Kontakt mit Antigenen werden vom Abwehrsystem **Antikörper** (Proteine) gebildet.

T-Lymphozyten (s. o.) sind die Träger der **spezifischen zellulären Abwehr**. Treffen die T-Lymphozyten auf einen Krankheitserreger (Antigen), bilden sie weitere spezialisierte T-Zellen aus, um den Krankheitserreger zu zerstören. Beim nächsten Kontakt mit dem gleichen Antigen können die T-Lymphozyten schneller reagieren, da sie sich das Antigen gemerkt haben (erlernte Immunreaktion).

Bei der **spezifischen humoralen Abwehr** werden die in den Körper eingedrungenen Antigene von Makrophagen (Monozyten) aufgenommen und zerlegt. B-Lymphozyten und T-Lymphozyten nehmen nun Kontakt mit den Makrophagen auf und übernehmen die Informationen über die Antigene. Die B-Lymphozyten teilen sich danach und bilden einerseits B-Gedächtniszellen und andererseits Plasmazellen. Die Plasmazellen produzieren Antikörper gegen die aufgenommenen Antigene. Verschiedene T-Lymphozyten tragen zur Bildung dieser Antikörper bei.

Der **Antigen-Antikörper-Komplex** (bei dem Erreger sozusagen „in Arrest" genommen wird) steht am Ende des Abwehrprozesses (Bild 1). Er wird von den Makrophagen, Mikrophagen und weiteren Abwehrzellen des Körpers zerstört.

B-Gedächtniszellen sind die Träger der langanhaltenden **Immunität**. Sie leben lange, können sich vermehren und werden bei einem späteren Kontakt mit dem Antigen schnell aktiviert.

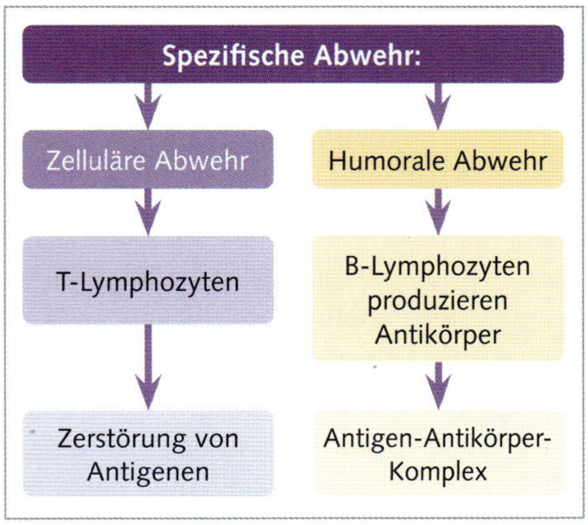

Bild 1: Spezifische Abwehr

Immunität
Unempfindlichkeit für Krankheitserreger

Merke

Eine überstandene Erkrankung verleiht nicht selten eine **lebenslange Immunität** gegen den verursachenden Erreger. Für andere Erkrankungen gilt, dass sie immer wieder kommen können – z. B. Herpes simplex.

Definition

Die **unspezifische Abwehr** richtet sich generell gegen Fremdkörper und die **spezifische Abwehr** richtet sich gegen bestimmte Antigene (Krankheitserreger).

Aufgaben

1. Erklären Sie den Unterschied zwischen Antigen und Antikörper.
2. Was versteht man unter Mikro- und Makrophagen?
3. Beschreiben Sie die Unterschiede zwischen der unspezifischen und der spezifischen Abwehr.
4. Begründen Sie, warum die spezifische Abwehr Immunität gegen Antigene haben kann, obwohl sie nicht angeboren ist.

2 Das Herz

Das Herz (lat. Cor) ist ein Hohlmuskel. Mit seinen Kontraktionen pumpt das Herz ständig Blut in den Körper und die Lungen, um Sauerstoff an- und Kohlenstoffdioxid von den Zellen abzutransportieren. Es liegt zwischen den beiden Lungenflügeln in der Mitte des Brustraumes. Seine Spitze zeigt nach links unten. Nach vorn liegt es dem Brustbein an, unten liegt es auf dem Zwerchfell (Bild 1). Die Größe des Herzens entspricht etwa der geballten Faust seines Besitzers.

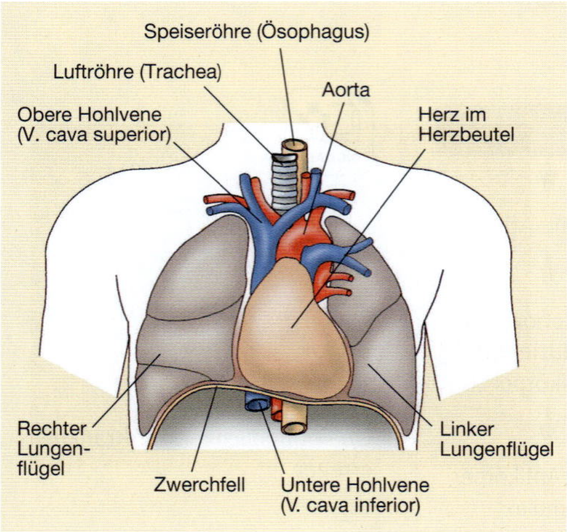

Bild 1: Lage des Herzens

Septum
Herzscheidewand

Ventrikel
Kammer (des Herzens)

Atrium
Vorhof (des Herzens)

2.1 Anatomie des Herzens

Herzhälften und Herzklappen

Das Herz besteht aus zwei Hälften, der linken und der rechten Herzhälfte, die durch die **Herzscheidewand (Septum)** getrennt sind. Beide Herzhälften besitzen je einen **Vorhof (Atrium)** und eine **Herzkammer (Ventrikel)**, zwischen denen sich die sogenannten Segelklappen befinden. Die Segelklappe der linken Herzhälfte, **Mitralklappe** genannt, besteht aus zwei Segeln, die den Verschluss zwischen Vorhof und Kammer gewährleisten, was für die Funktionsfähigkeit des Herzens enorm wichtig ist. Die Segelklappe zwischen dem rechten Vorhof und der rechten Kammer besteht aus drei Segeln und wird **Trikuspidalklappe** genannt (Bild 2).

Am Übergang zur **Lungenarterie (Arteria pulmonalis)** in der rechten Herzhälfte befindet sich die **Pulmonalklappe** mit drei halbmondförmigen Taschen, die dem festen Verschluss dienen. In der linken Herzhälfte, am Übergang zur Hauptschlagader **Aorta**, liegt die **Aortenklappe**, die ebenfalls in der Regel aus drei halbmondförmigen Taschen besteht, weswegen beide Klappen auch als **Taschenklappen** bezeichnet werden.

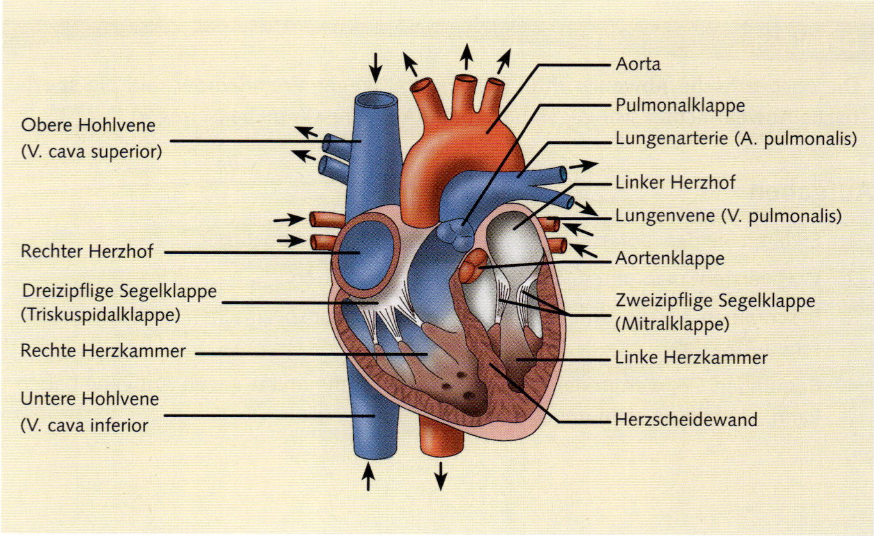

Bild 2: Aufbau des Herzens

Durch das Herz mit Vorhöfen und Kammern wird permanent Blut in eine bestimmte Richtung gepumpt. Die vier Herzklappen wirken dabei wie Ventile und verhindern den Rückfluss des Blutes.

Merke

Rechte Herzhälfte: Das sauerstoffarme (aber kohlenstoffdioxidreiche) Blut fließt zunächst in den rechten Vorhof, dann über die Trikuspidalklappe in die rechte Kammer und schließlich durch die Pulmonalklappe in die Lungenarterien zur Lunge. Dort wird das Kohlenstoffdioxid abgegeben und Sauerstoff ins Blut aufgeladen.

Linke Herzhälfte: Das sauerstoffreiche Blut fließt nun aus der Lunge durch die Lungenvenen in den linken Vorhof, durch die Mitralklappe in die linke Kammer und schließlich durch die Aortenklappe in die Aorta und somit in den Körper.

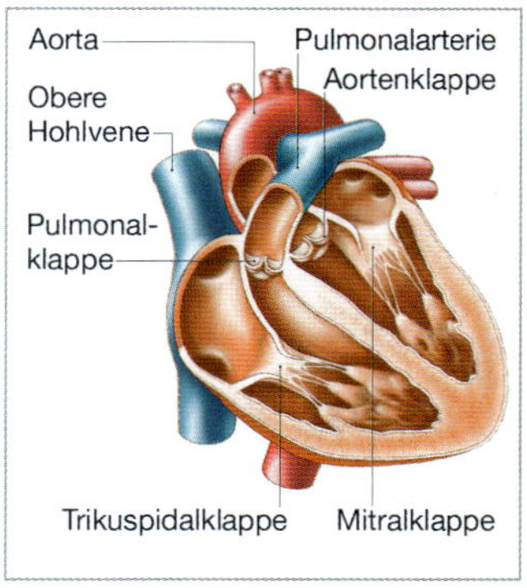

Bild 1: Aufbau der Herzwand

Aufbau der Herzwand

Die Wand des Herzens besteht aus drei Schichten. Das **Myokard**, die mittlere und stärkste Schicht, besteht hauptsächlich aus Muskulatur. Da die linke Herzhälfte das Blut mit viel Kraft in den Körper pumpt, ist das Myokard der linken Herzhälfte dicker. Außen ist das Herz vom **Perikard (Herzbeutel)** überzogen. Innen ist es mit dem **Endokard (Herzinnenhaut)** ausgekleidet (Bild 1).

Perikard
äußere Herzschicht, sogenannter „Herzbeutel"

Myokard
mittlere, starke Muskelschicht

Endokard
innere Schicht, Herzinnenhaut

Blutversorgung des Herzmuskels

Da die Muskulatur des Herzens pausenlos arbeitet, muss sie ständig gut mit Sauerstoff und Nährstoffen versorgt werden. Dafür sorgen die sogenannten **Herzkranzgefäße** (Koronararterien), die direkt oberhalb der Aortenklappen von der Aorta abzweigen (Bild 2).

Sie sind Endarterien, d. h. die Herzmuskelzellen werden nur von einer Arterie mit Blut versorgt. Fällt sie aus, stirbt das betroffene Gewebe ab (siehe Herzinfarkt, Seite 335).

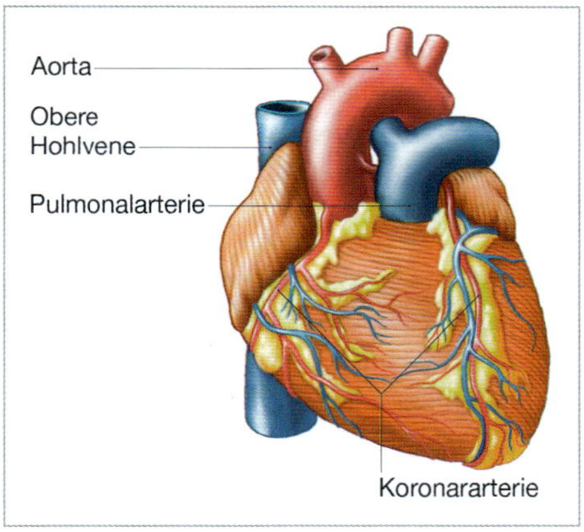

Bild 2: Herzkranzgefäße

DIGITAL+

2.2 Funktionsweise des Herzens

Das Herz zieht sich zusammen (kontrahiert) und weitet sich wieder (erschlafft) im regelmäßigen Wechsel, um Blut durch den Körper zu pumpen. Beide Herzhälften arbeiten dabei gleichzeitig, also synchron.

Die Herzaktion verläuft in zwei Phasen Seite 324, Bild 1):

Systole = Austreibungsphase

Mit der **Kontraktion**, der sogenannten Systole, wird das Blut aus dem Herz herausgepumpt. Das Blut fließt dabei aus der linken Kammer durch die Aortenklappe in die Aorta und aus der rechten Kammer über die Pulmonalklappe in die Pulmonalarterie. Die Taschenklappen sind also geöffnet, damit das Blut in die großen Gefäße strömen kann. Gleichzeitig sind die Segelklappen zwischen den Vorhöfen und Kammern geschlossen, damit das Blut nicht in die Vorhöfe zurückfließt und genug Druck gehalten wird, der nötig ist, um das Blut an seinen Bestimmungsort zu transportieren. Während der Systole „sammeln" die Vorhöfe das Blut (Seite 324, Tabelle 1), das aus dem Körper und der Lunge wieder in das Herz zurückfließt.

kontrahieren
sich zusammenziehen

Kontraktion
das Sich-Zusammenziehen, z. B. eines Muskels

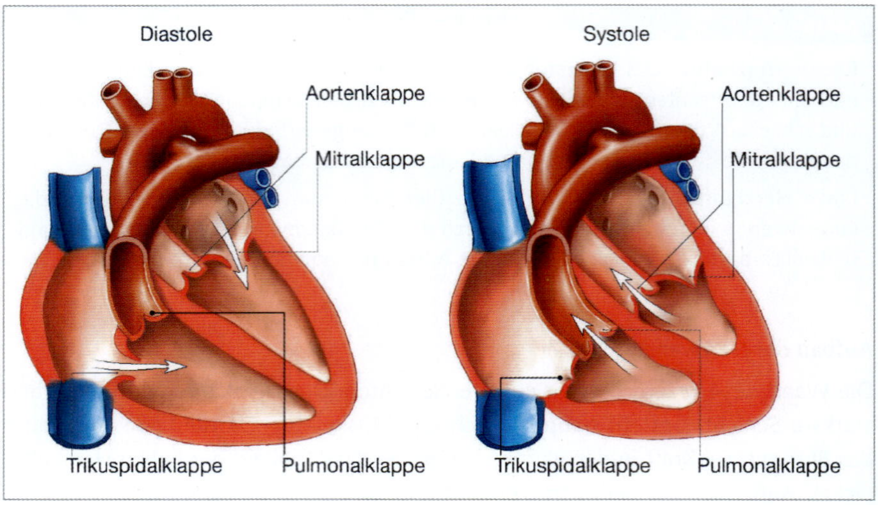

Bild 1: Systole und Diastole

Diastole = Füllungsphase

Bei der Diastole, dem **Erschlaffen der Herzkammern**, öffnen sich die Mitral- und Trikuspidalklappe wieder und lassen das Blut aus den Vorhöfen in die Kammern laufen. Gleichzeitig schließen sich die Aorten- und Pulmonalklappen, damit kein Blut aus den Schlagadern ins Herz zurückfließen kann. Sind die Kammern gefüllt, beginnt erneut die Systole – die Herzmuskulatur kontrahiert wieder und treibt das Blut wieder aus dem Herzen aus:

Diastole	Systole
1. Der Herzmuskel erschlafft.	1. Der Herzmuskel ist angespannt.
2. Die Trikuspidalklappe ist geöffnet.	2. Die Pulmonalklappe ist geöffnet.
3. Blut fließt vom rechten Vorhof in die rechte Herzkammer.	3. Blut fließt von der rechten Herzkammer in die Lungenarterien.
4. Die Mitralklappe ist geöffnet.	4. Die Aortenklappe ist geöffnet.
5. Blut fließt vom linken Vorhof in die linke Herzkammer.	5. Blut fließt von der linken Kammer in die Aorta.
6. Die Taschenklappen (Aorta- und Pulmonalklappe) sind geschlossen.	6. Segelklappen (Mitral- und Trikuspidalklappe) sind geschlossen.

Tabelle 1: Vergleich der Diastole und Systole

Entstehung der Herztöne

Bei der Herztätigkeit eines gesunden Menschen sind zwei Herztöne zu hören. Der **erste Herzton** entsteht zu Beginn der **Systole**, beim Schlag der Segelklappen. Er wird als dumpfer Herzton wahrgenommen. Beim Schließen der Taschenklappen ist der **zweite Herzton**, ein heller Ton, zu hören (Bild 2).

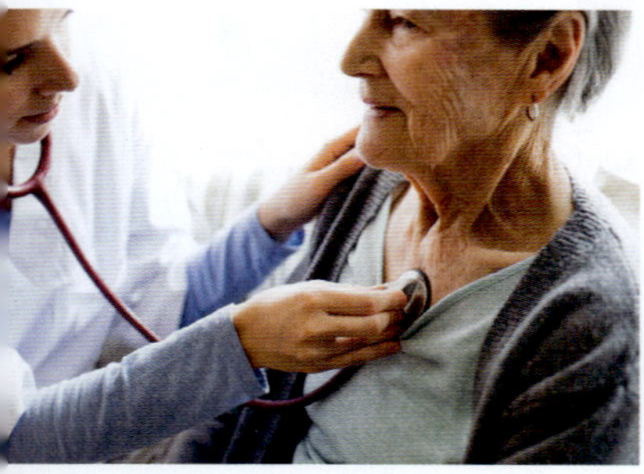

Bild 2: Abhören des Herztons

Aufgaben

1. Beschreiben Sie die Anatomie des Herzens in Ihren eigenen Worten.
2. Beschreiben Sie die Systole und die Diastole. Benennen Sie die Unterschiede der beiden Phasen.
3. Nennen Sie die Aufgabe der Herzkranzgefäße und warum ein Verschluss lebensgefährlich werden kann.

3 Das Herz-Kreislauf-System

Die vielen Millionen Zellen des menschlichen Körpers müssen mit lebenswichtigen Nährstoffen, Sauerstoff und Hormonen versorgt werden. Gleichzeitig müssen auch entstandene Abfallstoffe abtransportiert werden. Dies geschieht über das Blut in den Blutgefäßen, die den ganzen Körper durchziehen. Der stetige Blutfluss durch dieses geschlossene Gefäßsystem wird vom Herzen angetrieben. Alle Blutgefäße bilden zusammen mit dem Herz das **Herz-Kreislauf-System.**

3.1 Die Blutgefäße

Das vom Herzen gepumpte Blut fließt in einem geschlossenen System von röhrenartigen Blutgefäßen. Drei Arten von Blutgefäßen werden unterscheiden: **Arterien, Kapillaren und Venen**.

3.1.1 Arterien

Arterien sind Blutgefäße, in denen das Blut vom Herzen wegfließt. Sie haben dicke muskulöse Wände und einen relativ kleinen Innenraum (Bild 1). Da man an ihnen den Herzschlag (also den Puls, siehe Kapitel 3.4) gut tasten kann, werden sie auch als **Schlagadern** bezeichnet.

Mit jedem Herzschlag werden sie vom Druck des ankommenden Blutes gedehnt und treiben das Blut weiter vom Herzen weg. Dadurch werden alle Organe durch die Arterien mit Blut versorgt. Arterien transportieren das sauerstoffreiche Blut vom Herzen weg und leiten es in den Körper und zu den Organen. Ausnahme ist die Lungenarterie, sie transportiert sauerstoffarmes Blut vom Herzen in die Lunge.

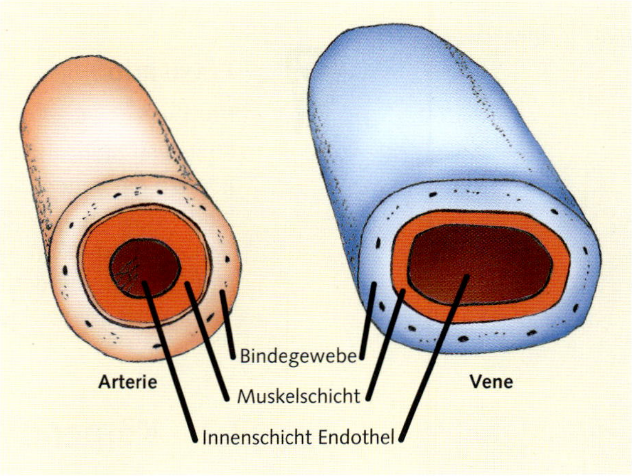

Bild 1: Aufbau der Venen und Arterien

Die Arterien verzweigen sich mehrfach, werden mit zunehmendem Abstand vom Herzen immer dünner und werden schließlich als **Arteriolen** (kleine Schlagadern) bezeichnet (Bild 2).

3.1.2 Kapillaren

Die Arteriolen münden nach weiterer Verzweigung in die **Kapillaren** (Haargefäße), die kleinsten Blutgefäße. Die Wände der Kapillaren sind hauchdünn, damit der Stoff- und Gasaustausch zwischen dem Gewebe und dem Gefäßsystem stattfinden kann. Kapillaren geben z. B. Sauerstoff an das umgebende Gewebe ab und nehmen Stoffwechselendprodukte aus dem Gewebe auf (Bild 2).

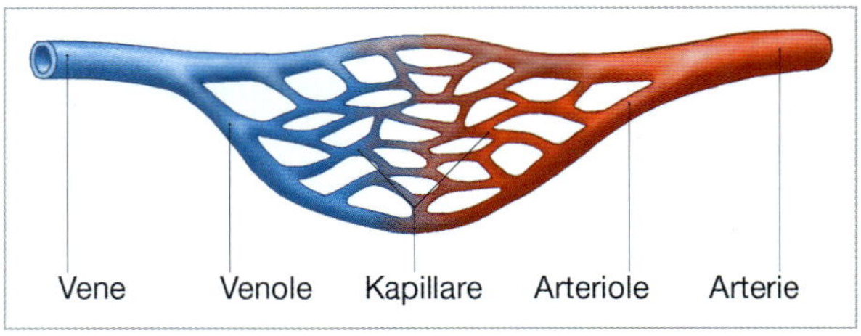

Bild 2: Kapillarennetz – Venen sind immer blau, Arterien immer rot dargestellt.

3.1.3 Venen

Durch die Vereinigung mehrerer Kapillaren bilden sich zunächst **Venolen** (kleine Venen). Diese werden nach der Vereinigung mit anderen Venolen immer größer und werden zu **Venen** (Bild 2).

In den Venolen und Venen fließt das Blut wieder **zum Herzen zurück**. Sie haben dünne Wände mit nur wenig Muskulatur und eine weite Öffnung. Wegen dieser ist der Blutdruck (s. Kapitel 3.5) in den Venen sehr niedrig, wodurch das Blut nur unzureichend zum Herzen hin befördert werden kann. Deswegen muss die Muskulatur des Bewegungssystems helfen, das Blut voranzutreiben. Durch die normalen alltäglichen Kontraktionen der Muskeln durch die Bewegungen (z. B. in Armen und Beinen), werden die Venen mit ihren dünnen Wänden von außen zusammengedrückt und das Blut wird auf diese Weise weiterbewegt – teilweise auch der Schwerkraft entgegen von unten nach oben (Muskelpumpe). Venenklappen im Inneren der Venen, die den Taschenklappen des Herzens ähneln, verhindern dabei, dass das Blut in die falsche Richtung fließt (Bild 1).

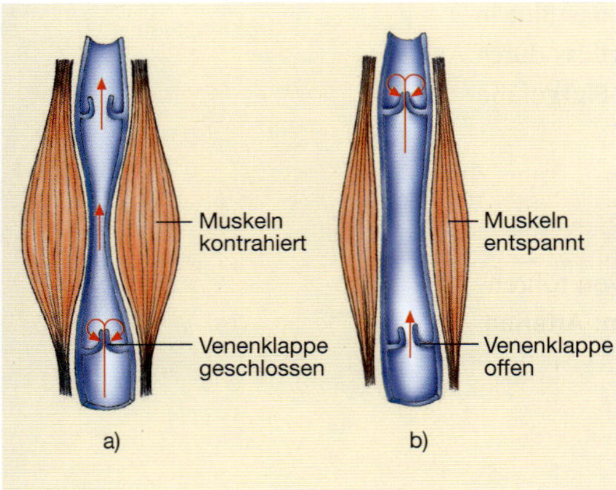

Bild 1: Venenklappen

Definition

Arterien: Blutgefäße, die das Blut vom Herzen wegführen (werden immer in roter Farbe dargestellt).

Kapillaren: Haargefäße, in die Venen wie Arterien „münden", kleinste Verzweigungen der Blutgefäße zum Stoff- und Gasaustausch.

Venen: Blutgefäße, die das Blut zum Herzen hinführen (werden immer in blauer Farbe dargestellt).

Praxisinfo

Blutfluss

Sitzt oder steht man längere Zeit, wie etwa bei langen Flügen oder beim Arbeiten, können die Venen das Blut nicht mehr gut zum Herzen hin befördern. Durch die fehlende Bewegung wird die Muskulatur zur Unterstützung des Bluttransportes um die Venen herum nicht aktiviert. In solchen Situationen ist es deshalb ratsam, die Beine zu bewegen, um den Blutfluss zu unterstützen und Folgeerkrankungen wie z. B. eine Thrombose (siehe Kapitel 3.6.10) vorzubeugen.

3.2 Körperkreislauf und Lungenkreislauf

Das Herz-Kreislauf-System wird in den Körperkreislauf (auch „großer Kreislauf" genannt) und den Lungenkreislauf („kleiner Kreislauf") unterteilt (Bild 2).

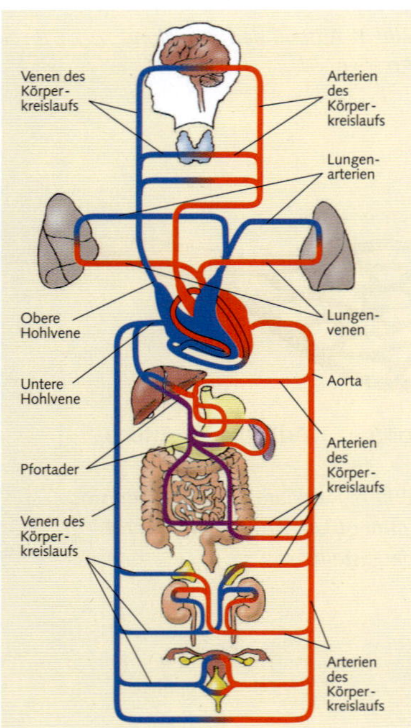

Bild 2: Der Körper- und Lungenkreislauf

3.2.1 Der Körperkreislauf – großer Kreislauf

Der Körperkreislauf beginnt in der linken Herzkammer. Von dort aus wird sauerstoffreiches Blut durch die Aortenklappe in die Aorta gepumpt. An der Aorta zweigen sowohl Arterien nach oben zur Versorgung des Kopfes (Arteria carotis), als auch Arterien zur Versorgung der Bauchorgane und Beine (Beinarterien) zur Seite und nach unten ab. Die Arterien werden immer kleiner und verzweigen sich zu Arteriolen, bis sie schließlich in Kapillare übergehen. Nachdem das Blut die Kapillaren durchlaufen hat, wo Sauerstoff abgegeben und Kohlenstoffdioxid aufgenommen werden, sammelt sich das nun sauerstoffarme Blut in den Venolen und schließlich in den Venen. Über die untere und obere Hohlvene gelangt das Blut in den rechten Vorhof. Von dort fließt das noch sauerstoffarme Blut durch die Trikuspidalklappe in die rechte Herzkammer.

Merke

Arterien sind Blutgefäße, die das Blut vom Herzen weg transportieren. Im Körperkreislauf ist das Blut sauerstoffreich, im Lungenkreislauf dagegen sauerstoffarm. Sie sind immer in roter Farbe, Venen hingegen immer in blauer Farbe dargestellt.

Der Pfortaderkreislauf

Eine Besonderheit im gesamten Körperkreislauf ist die sogenannte Pfortader (Vena portae). Die Venen von Magen, Bauchspeicheldrüse, Milz und Darm (ohne Mastdarm) vereinigen sich zur Pfortader, durch die das sauerstoffarme, aber nährstoffreiche Blut in die Leber fließt. In der Leber bildet die Pfortader ein zweites Kapillarsystem, damit die im Darm aufgenommenen Nährstoffe in der Leber verarbeitet werden können. Das Blut aus der Pfortader fließt danach über die Lebervene in die untere Hohlvene. Wegen des eigenen Kapillargefäßnetzes spricht man bei diesem Teil des großen Körperkreislaufs auch vom Pfortaderkreislauf (Bild 2, Seite 326).

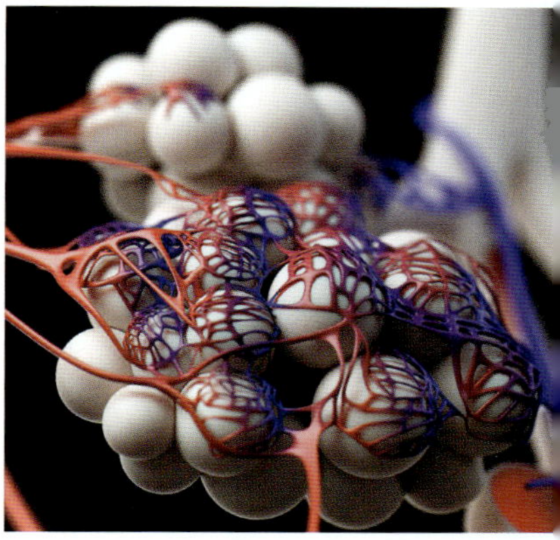

Bild 1: Lungenkapillaren umspinnen die Lungenbläschen

3.2.2 Der Lungenkreislauf – kleiner Kreislauf

Der Lungenkreislauf beginnt in der rechten Herzkammer. Sauerstoffarmes Blut wird über die Pulmonalklappe in die Lungenarterie gepumpt. Das Blut fließt weiter zu den Arteriolen der Lunge, bis es zu den feinen Lungenkapillaren gelangt, die die sogenannten Lungenbläschen umspinnen (Bild 1). Hier wird Kohlenstoffdioxid abgegeben und Sauerstoff aufgenommen. Über Venolen und Venen gelangt das nun sauerstoffreiche Blut über die Lungenvenen in den linken Herzvorhof. Hier findet sich der Übergang zum Körperkreislauf (Tabelle 1). Beide Kreisläufe sind somit miteinander verbunden.

Merke

Kapillaren des **Körperkreislaufs** geben Sauerstoff ab und nehmen Stoffwechselendprodukte auf.

Kapillaren des **Lungenkreislaufs** nehmen Sauerstoff auf und geben Stoffwechselendprodukte (z. B. CO_2) ab.

Lungenkreislauf	Körperkreislauf
1. rechte Herzkammer	1. linke Herzkammer
2. Lungenarterie	2. Aorta und Arterien
3. Lungenkapillaren	3. Kapillaren
4. Lungenvenen	4. Venolen
5. linker Herzvorhof	5. Venen; obere und untere Hohlvene
	6. rechter Herzvorhof

Tabelle 1: Gegenüberstellung der Stationen des Lungenkreislaufes und des Körperkreislaufes

DIGITAL+

Aufgaben

1. Beschreiben Sie den Weg eines Blutkörperchens durch den Körper. Beginnen Sie im rechten Herzventrikel.
2. Vergleichen Sie Venen und Arterien miteinander. Erstellen Sie dazu eine Tabelle und stellen Sie die Eigenschaften gegenüber.
3. Erklären Sie, wie das Blut durch die Venen trotz des geringen Blutdruckes wieder zurück zum Herzen fließen kann.
4. Nennen Sie die Aufgaben der Kapillaren.
5. Erklären Sie den Unterschied zwischen Lungenvene und Lungenarterie zu den anderen Venen und Arterien.
6. Beschreiben Sie den Lungenkreislauf und den Körperkreislauf.

3.3 Das Lymphgefäßsystem

Lymphe
Gewebsflüssigkeit (lympha, lat. = Wasser)

Die Gewebeflüssigkeit, die im Rahmen des Körperkreislaufs nicht von den Blutgefäßkapillaren aufgenommen und abtransportiert wird, heißt **Lymphe**. Sie kann über das Lymphgefäßsystem abfließen.

3.3.1 Funktion und Aufbau des Lymphsystems

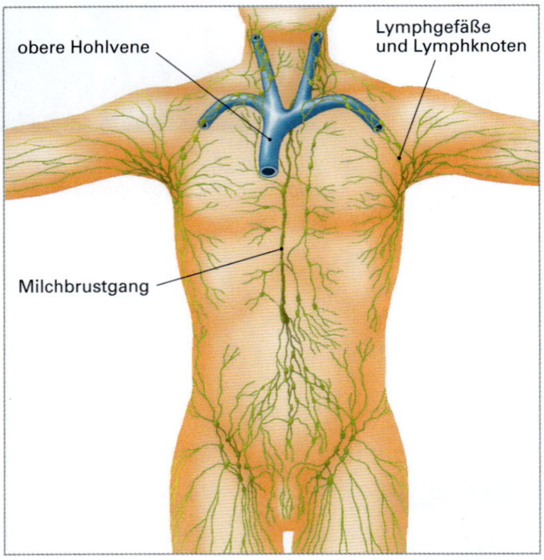

Bild 1: Das Lymphgefäßsystem mit seinen lymphatischen Organen

Drainage
Ableitung von Körperflüssigkeiten

Neben den Gefäßkapillaren (s. o.) gibt es im Gewebe auch zahlreiche Lymphkapillaren, die dafür zuständig sind, die Gewebsflüssigkeit aufzunehmen. Sie vereinigen sich zu Lymphgefäßen, von denen mehrere fächerförmig auf einen sogenannten **Lymphknoten** (Bild 1) zulaufen. Der Lymphknoten ist eine Art Filterstation. Die ankommende Flüssigkeit wird durch die dort ansässigen weißen Blutkörperchen (meist Lymphozyten) gereinigt. Sie identifizieren eventuell eingedrungene Krankheitserreger und bakterielle Giftstoffe, beseitigen sie oder beginnen mit der Herstellung von Antikörpern. Somit dient das Lymphsystem der Drainage und ist am Immunsystem (siehe dazu Kapitel 1.4) beteiligt.

Ein größeres Lymphgefäß verlässt den Lymphknoten und vereinigt sich mit anderen Lymphgefäßen im nächsthöheren Lymphknoten.

Die **Lymphgefäße der unteren Körperhälfte** vereinigen sich im Bauchraum zum sogenannten Milchbrustgang, der entlang der Wirbelsäule nach oben zieht und die Lymphflüssigkeit wieder dem Blutkreislauf zuführt. Die fetthaltige Gewebsflüssigkeit des Darmes färbt die Lymphe milchig-weiß ein, wodurch sich der Name Milchbrustgang erklärt (Bild 1).

Merke

Im Gegensatz zum Blutkreislaufsystem ist das Lymphsystem kein Kreislauf.

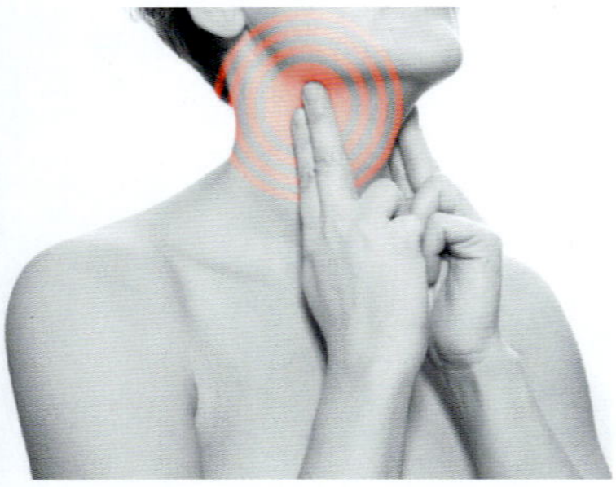

Bild 2 Schmerzende, geschwollene Lymphknoten z. B. bei einer Halsentzündung

Gesunde Lymphknoten sind, mit Ausnahme des Lymphknotens in der Leistengegend, nicht tastbar. Kommt es jedoch zu einer Entzündung, reagieren die nahegelegenen Lymphknoten ebenfalls auf das Entzündungsgeschehen (bzw. auf die Erreger, die dafür verantwortlich sein können), da ihnen über die abfließende Lymphflüssigkeit Giftstoffe und Mikroorganismen zugeführt werden. Sie schwellen an, sind daher auch meistens gut tastbar und können schmerzhaft sein (Bild 2). Dauerhaft geschwollene, schmerzfreie Lymphknoten (außerhalb der Leistengegend) sollten in jedem Fall von einem Arzt untersucht werden.

3.3.2 Lymphatische Organe

Zum lymphatischen System gehören neben den Lymphgefäßen und Lymphknoten auch die Mandeln (Tonsillen), der Thymus, die Milz (Lien) und das Lymphgewebe des Darms (unter anderem auch der Blinddarm).

- Der **Thymus** liegt im oberen Brustbereich hinter dem Brustbein und hat in der Kindheit eine wichtige Funktion bei der Bildung und Prägung der T-Lymphozyten.
- Die **Milz** liegt im linken oberen Bauchraum und ist ein Organ mit wichtigen Funktionen sowohl für den Blutkreislauf als auch für das lymphatische System. Sie enthält viel Blut und nimmt die Funktion eines Blutspeichers wahr: Bei Blut-

mangel stellt sie dem Körper zusätzliches Blut zur Verfügung, indem sie den Speicher leert. Sie baut überalterte Erythrozyten ab, bildet neue Lymphozyten und ist ein Ort, an dem Lymphozyten Abwehrstoffe bilden.

- Auch die **Mandeln** und **Anteile des Darms** gehören zu den Abwehrbarrikaden, die der Körper aufbaut, um sich gegen Eindringlinge von außen zur Wehr zu setzen. Sie sind strategisch klug positioniert: die Mandeln im Rachen und damit am Übergang zwischen allem, was vom Mund in den Körper gelangt; der Wurmfortsatz im Darm an der Stelle, wo der Dünn- in den Dickdarm übergeht.

Aufgaben

1. Nennen Sie den maßgeblichen Unterschied zwischen dem Lymphgefäßsystem und dem Blutkreislaufsystem.
2. Beschreiben Sie, woher die Lymphe kommt und wie sie entsteht.
3. Benennen Sie die wesentlichen Aufgaben eines Lymphknotens.
4. Welche Organe tragen maßgeblich zur Immunabwehr bei?

3.4 Puls

Definition

Die Kontraktionen des Herzens, also die Anzahl der Herzschläge, lassen sich durch die Druckwelle des aus dem Herzen gepumpten Blutes als **Puls** an den oberflächlichen Arterien spüren.

Die normale **Frequenz** des Herzschlags beträgt beim Erwachsenen im Ruhezustand 60–80 Schläge pro Minute. Sie wird auch als **Ruhepuls** bezeichnet. Dabei fließen pro Minute etwa 4 bis 5 Liter Blut durch beide Herzkammern. Der Ruhepuls ist abhängig vom Alter und vom Trainingszustand des Menschen (Tabelle 1). Die Herzfrequenz steigt in Abhängigkeit der Belastung an. Bei Sportlern, die gut trainiert sind, passt sich die Herzfrequenz mit der Zeit an und kann selbst unter Belastung recht gering sein.

Alter/Leistung	Pulsfrequenz
Säugling	ca. 120 Schläge/min
Kind	70–100 Schläge/min
Erwachsener	60–80 Schläge/min
Leistungssportler	<60 Schläge/min

Tabelle 1: Pulsfrequenzen

DIGITAL+

Frequenz
Häufigkeit, mit der etwas geschieht

Ruhepuls
Pulsschlag im Zustand körperlicher Entspanntheit, Ruhe

Pulsmessung

Um den Gesundheitszustand einer Person einschätzen zu können, ist die Pulsfrequenz ein einfaches Mittel zur ersten Orientierung. Ein Notfall kann durch die Anzahl der Herzschläge schnell beurteilt werden (Tabelle 1). Ist die gemessene Pulszahl deutlich niedriger oder höher, ist Vorsicht geboten.

Der Puls kann an verschiedenen oberflächlich gelegenen Arterien des Körpers gemessen werden. Beliebte Messstellen sind die **Speichenarterie** (Arteria radialis), die sich am Handgelenk befindet, und die **Halsschlagader** (Arteria carotis) (Bild 1).

Zur Pulsmessung an der Speichenarterie wird der **Zeige- und Mittelfinger** mit leichtem Druck auf die Innenseite des Handgelenkes zum Daumen hin aufgelegt (Bild 1 + 2, Seite 330). Mithilfe einer Uhr mit Sekundenzeiger werden die ertasteten Pulsschläge über einen Zeitraum von 15 Sekunden gezählt und anschließend mit 4 multipliziert.

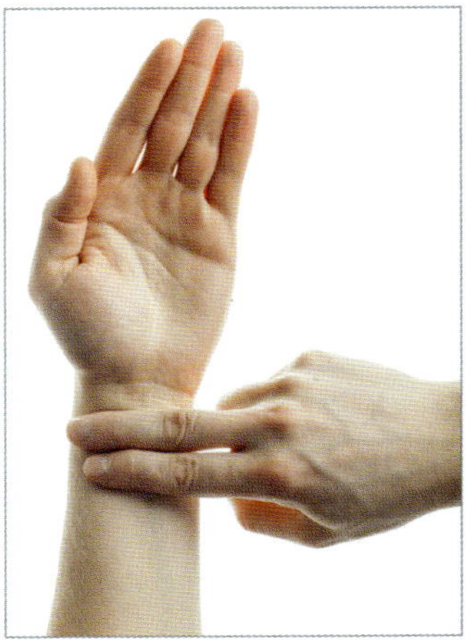

Bild 1: Pulsmessung

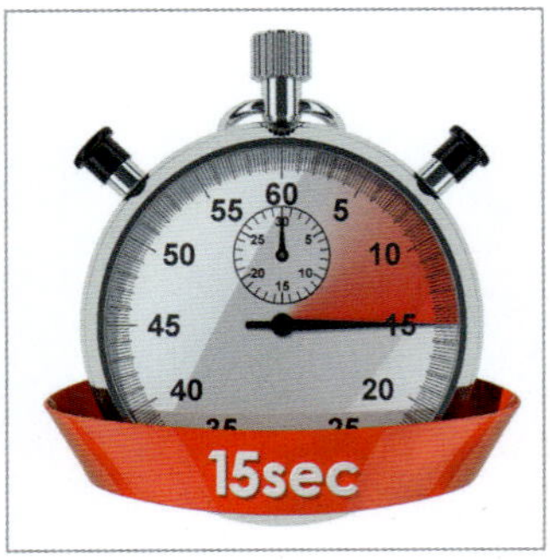

Bild 1: Pulsmessuhr

DIGITAL+

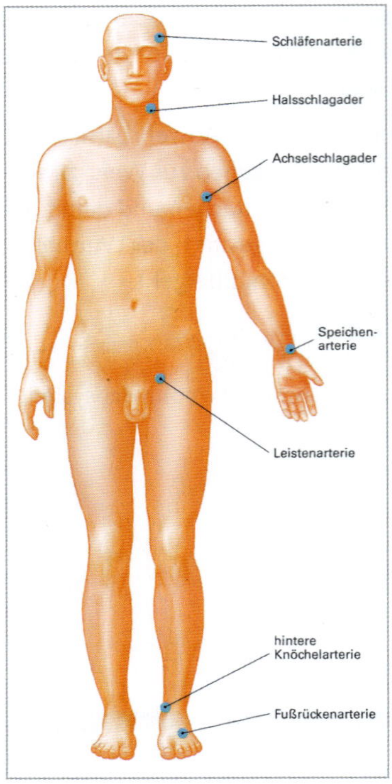

Bild 2: Pulsmessstellen

Merke

Cave: Arrhythmien!

Zeigt der Puls Auffälligkeiten wie z. B. einen unregelmäßigen Rhythmus, schnellen oder langsamen Pulsschlag? Dann wird der Puls 60 Sekunden gemessen.

Praxisinfo

Messfehler

Der Daumen hat einen eigenen Puls. Wenn der Puls mit dem Daumen gemessen wird, spürt man nicht den Puls seines Gegenübers, sondern den eigenen Puls. Deshalb ist es wichtig, dass nur mit dem Zeige- und Mittelfinger gemessen wird.

Ein zu starker oder zu schwacher Druck kann zu ungenauen Messwerten führen, da die Pulswelle entweder unterdrückt wird oder nicht gespürt werden kann.

Aufgaben

1. Nennen Sie die normale Pulsfrequenz eines Erwachsenen.
2. Messen Sie sich gegenseitig den Puls. In Ruhe und nach dem Treppensteigen. Bewerten Sie die Ergebnisse.
3. Messen Sie sich gegenseitig den Puls mit dem Daumen und besprechen Sie Ihre Erfahrungen in der Klasse.
4. Beurteilen Sie, an welchen Stellen Sie einem Patienten ohne Eingriff in die Intimsphäre den Puls messen können.

3.5 Blutdruck

Definition

Der **Blutdruck** ist der Druck innerhalb der Arterien, der für den Transport des Blutes vom Herzen in den Körper erzeugt wird.

Herznahe Arterien müssen einen höheren Druck zulassen, deshalb sind sie größer und haben elastische Gefäßwände. Sinkt die Elastizität oder der Durchmesser der Blutgefäße, erhöht sich der Druck auf die Gefäßwände – dies kann Beschwerden oder Herz-Kreislauf-Erkrankungen zur Folge haben (siehe Kapitel 3.6).

Der Blutdruck wird unterschieden in den systolischen und diastolischen Blutdruck.

Systolischer Blutdruck

Der systolische Blutdruck ist der Druck, der während der **Systole** auf die Blutgefäße erzeugt wird. Die Systole ist die Phase, bei der das Blut aus dem linken Herzen in den Körperkreislauf gepumpt wird. Der dazu aufgebrachte Druck ist der höchste Druck, den das Herz erzeugt. Demnach handelt es sich hierbei um den höheren Wert des Blutdrucks. Er wird als erstes genannt.

Diastolischer Blutdruck

Der diastolische Blutdruck ist der Druck, der während der **Diastole** auf die Blutgefäße erzeugt wird. Die Diastole ist die Phase, bei der das Herz erschlafft und die Herzkammern wieder Blut sammeln. Dazu muss das Herz nur einen niedrigen Druck erzeugen. Hierbei handelt es sich um den **niedrigen Wert** des Blutdrucks. Er wird als zweites genannt.

Merke

Der **systolische Druck** wird als erstes genannt, er ist der höhere Wert und steht für den Druck während der Systole.

Der **diastolische Druck** wird als zweites genannt, er ist der niedrigere Wert und steht für den Druck während der Diastole.

Beispiel: 120 systolisch, 80 diastolisch wird 120/80 geschrieben (ausgesprochen: „120 zu 80"). Die Maßeinheit, in der der Blutdruck angegeben wird, ist mm/Hg (Millimeter Quecksilbersäule, siehe unten).

Blutdruckmessung und Blutdruckwerte

Die Blutdruckmessung kann mit einem digitalen Messgerät oder manuell **nach Riva-Rocci** (RR) durchgeführt werden.

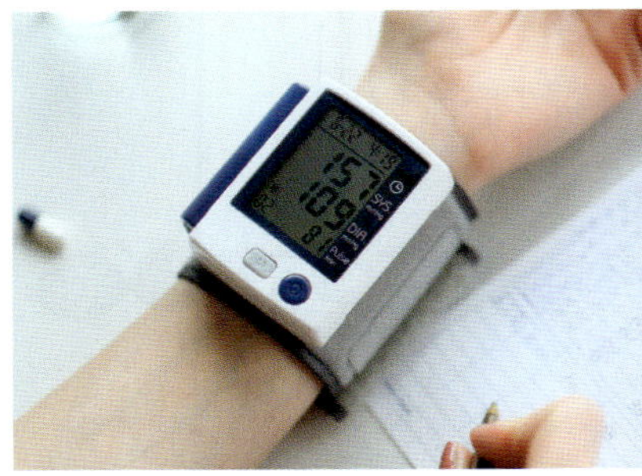

Bild 1: *Digitale Blutdruckmessung am Handgelenk*

Bei der Anwendung digitaler Messgeräte (Bild 1) sind die Herstellerangaben zu beachten. Das digitale Blutdruckgerät misst den Blutdruckwert automatisch und zeigt ihn auf einem Display an.

Für die Blutdruckmessung nach Riva-Rocci wird ein Stethoskop und eine Oberarmmanschette mit einem Manometer (Druckmesser) benötigt (Bild 2).

Das Blutdruckmessen erfolgt immer **in Ruhe**, also im Sitzen oder Liegen. Wenn sich der Patient vorher angestrengt hat (z. B. auch durch Treppensteigen), muss vor dem Messen eine Ruhepause eingehalten werden. Der Arm sollte während des Blutdruckmessens auf Herzhöhe gehalten werden. Die Blutdruckmanschette wird so angelegt, dass sie ein Drittel des Oberarms bedeckt (für Kinder, Erwachsene oder Menschen mit starkem Übergewicht gibt es je unterschiedliche Manschettenbreiten).

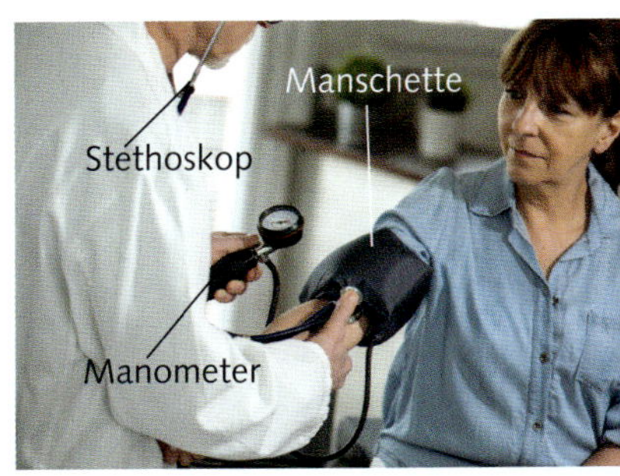

Bild 2: Blutdruckmessung mit einer Manschette, Stethoskop und Manometer

Ablauf der Blutdruckmessung nach Riva-Rocci (RR)

Durch Zusammendrücken die Restluft aus der Blutdruckmanschette pressen.

Den Oberarm entkleiden und die Blutdruckmanschette etwa 3 cm über der Ellenbeuge anlegen und verschließen.

Das Rädchen am Manometer durch Drehungen nach rechts verschließen.

Die Ohroliven des Stethoskops in die Ohren stecken.

Mit einer Hand den Puls an der Speichenarterie tasten. Wenn dieser spürbar ist, wird mit der anderen Hand die Blutdruckmanschette am Manometer aufgepumpt, bis der Puls nicht mehr spürbar ist (zusätzlich sollten 20 bis 30 Einheiten = mm/Hg weiter hinzugepumpt werden).

Das Ende des Stethoskops (Membrankopf) an der Ellenbeuge anlegen (Bild 2).

Das Rädchen am Manometer langsam nach links drehen, um die Luft ganz vorsichtig freizusetzen. Dies erfordert am Anfang ein wenig Übung, da man nur mit der Hand, in der man das Manometer selbst hält, drehen kann – mit der anderen hält man das Stethoskop. Lässt man zu schnell zu viel Luft ab, kann man den Punkt, an dem der Puls „hörbar" wird, ggf. nicht herausfinden.

Der systolische Blutdruck entspricht dem ablesbaren Wert beim ersten hörbaren Klopfen. Der diastolische Wert entspricht dem ablesbaren Wert beim „Leiser werden“ oder Aufhören des Klopfens.

Merke

Der Blutdruckwert eines gesunden Erwachsenen sollte bei ungefähr 120/80 mm/Hg liegen.

Zusatzinfo

Die Bezeichnung „Riva-Rocci“ geht auf den Erfinder des Blutdruckmessens zurück, den italienischen Professor Scipione Riva-Rocci (1863–1937) (Bild 1). Damals erfolgte das Ablesen des Blutdruckes an einer Quecksilbersäule. Aus diesem Grund wird die Einheit „mm/Hg“ (Millimeter pro Quecksilbersäule) noch heute verwendet.

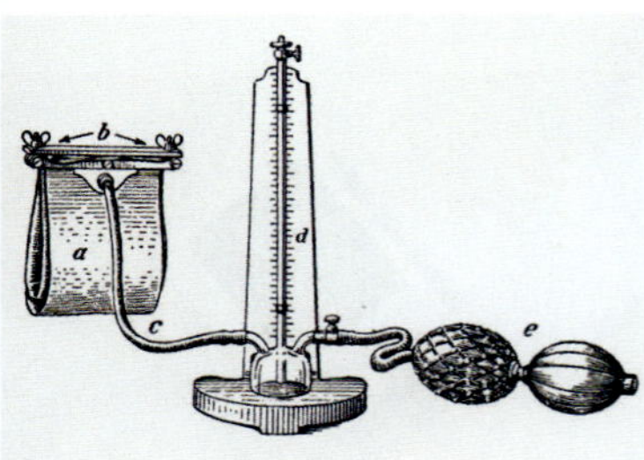

Bild 1: Blutdruckmessgerät nach Riva-Rocci mit Quecksilbersäule

Merke

Fehler bei der Blutdruckmessung:

- Die Manschette ist zu locker oder zu fest angebracht.
- Restluft in der Manschette
- Luft zu schnell abgelassen
- laute Umgebung, Husten, Sprechen, Bewegungen
- Arm nicht über Herzhöhe gelagert
- zu wenig oder zu viel aufgepumpt
- Manschette zu klein oder zu groß

Aufgaben

1. Erklären Sie, was unter dem systolischen und dem diastolischen Blutdruck verstanden wird.
2. Beschreiben Sie den Ablauf einer Blutdruckmessung.
3. Messen Sie sich gegenseitig den Blutdruck.
4. Bewerten Sie den gemessenen Blutdruck
5. Diskutieren Sie Schwierigkeiten und passende Lösungen beim Blutdruckmessen in der Klasse.

3.6 Erkrankungen des Herz-Kreislauf-Systems

Häufige Krankheiten des Kreislaufs, wie **Bluthochdruck** und **Arteriosklerose**, haben auch Auswirkungen auf die zahnmedizinische Behandlung. Die meisten allgemeinmedizinischen Zwischenfälle in der Zahnarztpraxis betreffen das Kreislaufsystem bzw. das Herz. Ein plötzlicher Blutdruckabfall kommt als Komplikation am häufigsten vor. Weitaus seltener ist der Schock, der allerdings lebensbedrohlich ist.

In der heutigen westlichen Gesellschaft leben Menschen zunehmend länger – leider aber nicht immer gesund. Ungesunde, zu reichliche Ernährung und Bewegungsmangel sind zumindest in den westlichen Ländern zu einem Problem geworden, das sich auch unter dem Begriff des **Metabolischen Syndroms** zusammenfassen lässt. Herz-Kreislauf-Erkrankungen, Altersdiabetes, erhöhter Blutdruck und zu hohe Blutfette sind die Folgen.

3.6.1 Bluthochdruck und niedriger Blutdruck

Einteilung	Oberer Wert	Unterer Wert
	(„systolischer Wert") gemessen in mm Hg	*(„diastolischer Wert")* gemessen in mm Hg
Optimal	unter 120	unter 80
Normal	unter 130	unter 85
Hochnormal	130 bis 139	85 bis 89
Leichter Bluthochdruck	140 bis 159	90 bis 99
Mittelschwerer Bluthochdruck	160 bis 179	100 bis 109
Schwerer Bluthochdruck	180 oder mehr	110 oder mehr
„Isolierte systolische Hypertonie" (allgemeiner Bluthochdruck des oberen Wertes)	140 oder mehr	unter 90

Tabelle 1: Einteilung der Blutdruckwerte (Quelle: Hochdruckliga e. V.)

Als **Hypertonie** bezeichnet man einen erhöhten Blutdruck beim Erwachsenen, der auch noch nach mehrfachen Messungen unter Ruhebedingungen über dem festgelegten Normwert liegt (Tabelle 1).

Hypertonie
Bluthochdruck (hyper = über, übermäßig)

Über längere Zeit führt die Hypertonie zu einer Verhärtung und Verengung von Arterien und Arteriolen, was wiederum zu einem dauerhaften Bluthochdruck führt – ein echter Teufelskreis. Häufige Spätfolgen der Hypertonie sind deshalb Herzinfarkt, Herzinsuffizienz und Schlaganfall.

Therapeutisch wird der erhöhte Blutdruck medikamentös gesenkt durch Antihypertensiva (blutdrucksenkende Mittel) oder durch Behandlung der auslösenden Grundkrankheit.

Das Gefährliche am erhöhten Blutdruck ist, dass die Betroffenen ihn meist nicht spüren – er sorgt für **keine spezifischen Symptome**.

Eine **Hypotonie** liegt bei Blutdruckwerten vor, die ständig unter 100/60 mm/Hg liegen. Ein zu niedriger Blutdruck macht sich – im Gegensatz zum zu hohen – sehr wohl **bemerkbar**: Die Betroffenen klagen häufiger über Schwindelgefühle – vor allem beim Aufstehen aus einer sitzenden oder liegenden Position, Leistungsschwäche, Konzentrationsschwierigkeiten, manchmal auch Übelkeit, Kopfschmerzen oder kalte Hände und Füße. Da die Lebenserwartung durch eine Hypotonie nicht beeinträchtigt, sondern erhöht ist, wird sie in der Regel nicht behandelt.

Hypotonie
niedriger Blutdruck (hypo = unter, darunter)

Merke

Im Volksmund heißt es auch: Einen niedrigen Blutdruck spürt man zwar, aber man wird mit ihm alt; ein hoher Blutdruck macht keine Symptome, aber kann lebensbedrohlich werden.

Praxisinfo

Hypertonie

Der Patient mit Bluthochdruck ist ein Risikopatient in der Zahnarztpraxis. Man erkennt ihn häufig an seiner korpulenten Figur und einem geröteten Gesicht. Beim

Arteriosklerose
Verhärtung der Wände der Schlagader.

Hypertoniker sollten Lokalanästhetika nur ohne gefäßverengenden Zusatz (z. B. Adrenalin) verwendet werden, da sonst der Blutdruck zusätzlich in die Höhe getrieben und das Herz noch mehr belastet wird.

3.6.2 Arteriosklerose

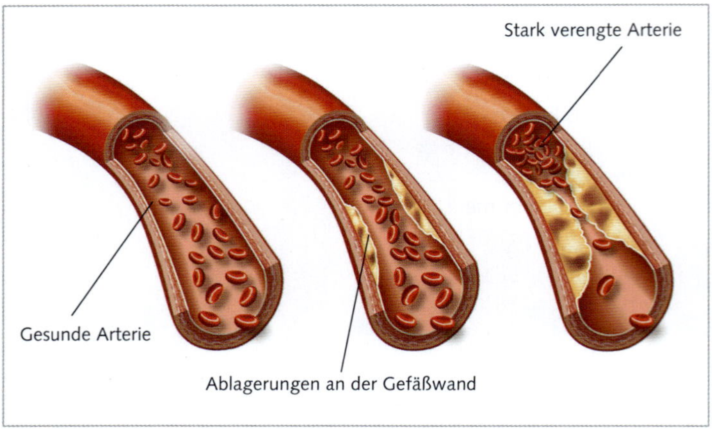

Bild 1: Arteriosklerose

Die Arteriosklerose ist eine Erkrankung des arteriellen Blutgefäßsystems, die mit einer Erstarrung der Gefäßwände (Sklerose = Erstarrung) und einer Ablagerung von Blutfetten in den Gefäßwänden einhergeht.

Die durch die Arteriosklerose starren Blutgefäße können auch reißen, insbesondere bei hohem Blutdruck. Es kommt zu Einblutungen – dadurch werden ebenfalls die durch sie versorgten Gewebe und Organe nicht mehr mit Sauerstoff versorgt und dauerhaft geschädigt. Man spricht von einem **Infarkt** (Kapitel 3.6.5). Beim Gehirn wird der Infarkt als **Schlaganfall** bezeichnet (siehe Kap. 3.6.6). Es kommt zu langwierigen oder dauerhaften Ausfällen der betroffenen Gehirnfunktionen, z. B. Lähmungen und Sprachstörungen.

3.6.3 Koronare Herzkrankheit (KHK)

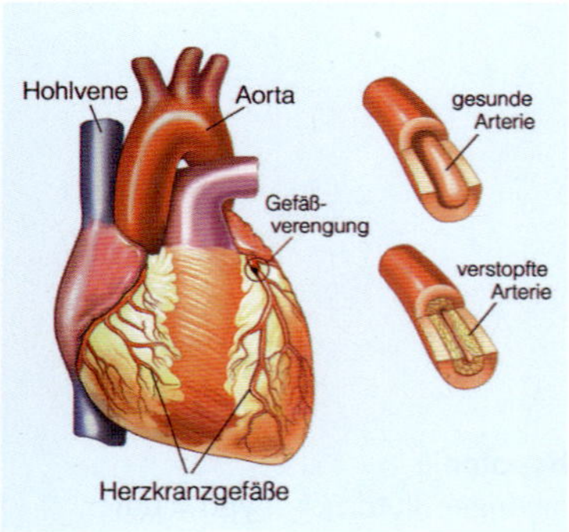

Bild 2: Verengung der Herzkranzgefäße durch Arteriosklerose (KHK)

Sind die **Herzkranzgefäße** durch eine Arteriosklerose verengt, werden die sich daraus entwickelnden Symptome als **koronare Herzkrankheit** bezeichnet (Bild 2). Durch die Gefäßverengung fließt weniger Blut zur Herzmuskulatur hin, d. h. die Sauerstoff- und Nährstoffversorgung werden vermindert. Die Leistungsfähigkeit des Herzens und damit auch des Patienten nimmt entsprechend ab.

Aus dieser Grunderkrankung können sich verschiedene **Folgekrankheiten** entwickeln:

- Angina pectoris (ein starkes Engegefühl im Brustkorb)
- Herzinfarkt (Gewebszerstörung durch Unterversorgung mit Sauerstoff)
- Herzinsuffizienz (eine Verminderung der Pumpleistung des Herzens)
- Herzrhythmusstörungen (ungleichmäßiger Herzschlag)

3.6.4 Angina Pectoris

Die Angina Pectoris („Brustenge") ist das typische Krankheitsbild bei der fortgeschrittenen koronaren Herzkrankheit. Da die Herzkranzgefäße (Koronararterien) verengt sind, können sie den Herzmuskel bei höherem Sauerstoffbedarf (z. B. bei körperlicher Anstrengung, Stress) nicht mehr ausreichend mit Sauerstoff versorgen. Bei körperlicher Belastung spürt der Patient Schmerzen im linken Brustkorb, die in den Rücken, in den Arm und auch in den Unterkiefer ausstrahlen können.

Die Gabe von Nitroglycerin verschafft dem Patienten Besserung, da das Medikament die Koronararterien etwas erweitert und damit die Durchblutung verbessert.

Definition

Angina Pectoris sind anfallsartig auftretende Schmerzen im Brustbereich, die durch mangelnde Durchblutung der Herzmuskulatur verursacht werden.

Praxisinfo

Angina pectoris

Eine zahnärztliche Behandlung stellt eine Belastung für den Patienten dar, die durchaus einen Angina-Pectoris-Anfall auslösen kann. Patienten, die wegen ihrer Angina Pectoris in Behandlung sind, haben Nitroglycerin für den Notfall bei sich. Auch im Notfallkoffer der Praxis ist es enthalten, gelegentlich auch als Kapsel, die dem Patienten zum Zerkauen in den Mund gegeben wird. Die darin enthaltene Flüssigkeit soll so lange wie möglich im Mund behalten und dann geschluckt werden. Die Hülle kann der Patient ausspucken. Als Spray wird das Medikament unter die Zunge gesprüht.

Thrombus
Blutgerinnsel

3.6.5 Herzinfarkt

Durch kleine Blutgerinnsel **(Thromben)**, die sich ablösen, oder durch eine voranschreitende Arteriosklerose der Herzkranzgefäße, kann es zum Verschluss einer Herzkranzarterie kommen. Das dahinterliegende Herzmuskelgewebe wird dann nicht mehr mit Sauerstoff versorgt, da der Blutfluss blockiert ist. Ein Absterben (Nekrose) des betroffenen Gewebes ist die Folge, was als Herzinfarkt bezeichnet wird (Bild 1).

Einen Herzinfarkt erkennt man an folgenden Symptomen des Patienten:

- Schmerzen in der Brust
- starke Schmerzen, die in den linken Arm, Kiefer, Schulter oder Rücken ausstrahlen (wobei die Symptome bei Frauen diffuser und weniger eindeutig sein können)
- Unruhe und Todesangst
- Atemnot, Blaufärbung der Lippen
- kalter Schweiß
- Übelkeit, Erbrechen

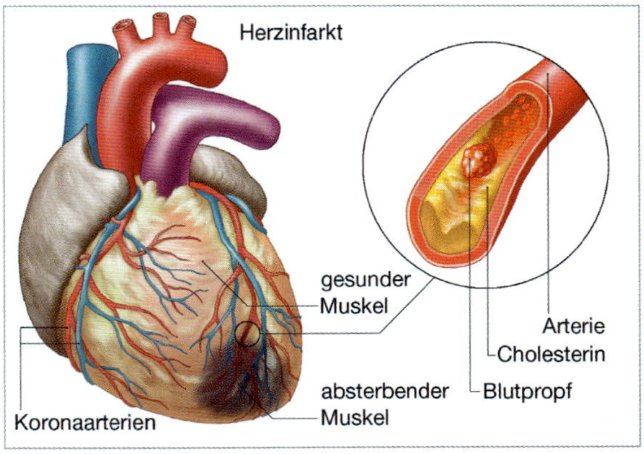

Bild 1: Entstehung des Herzinfarkts

Definition

Als **Infarkt** bezeichnet man den örtlich begrenzten Gewebetod (Nekrose). Er entwickelt sich nach Unterbrechung der Blutzufuhr durch Verschluss oder Platzen eines Blutgefäßes.

Erste Maßnahmen bei einem Herzinfarkt

Bei Verdacht auf einen Herzinfarkt wird sofort der Notarzt gerufen. Der Oberkörper des Patienten wird hochgelagert, die Beine sollen herunterhängen. Falls möglich, sollte der Patient sein eigenes Nitroglycerin-Notfallmedikament einnehmen. Der Zeitpunkt und die Menge des eingenommenen Medikaments müssen notiert und dem Notarzt mitgeteilt werden.

Bis zum Eintreffen des Notarztes ist es wichtig, den Patienten zu beruhigen, beengende Kleidung zu entfernen und ihn keinesfalls alleine zu lassen. In der Zeit bis zum Eintreffen des Notarztes sollte dem Patienten Sauerstoff gegeben und eine Infusion angelegt werden.

3.6.6 Schlaganfall (Apoplex)

Der Schlaganfall (Apoplex) ist eine akute Situation. Eine Gehirnregion wird plötzlich nicht mehr durchblutet und kann unwiderruflich absterben (Bild 1, Seite 336). Das

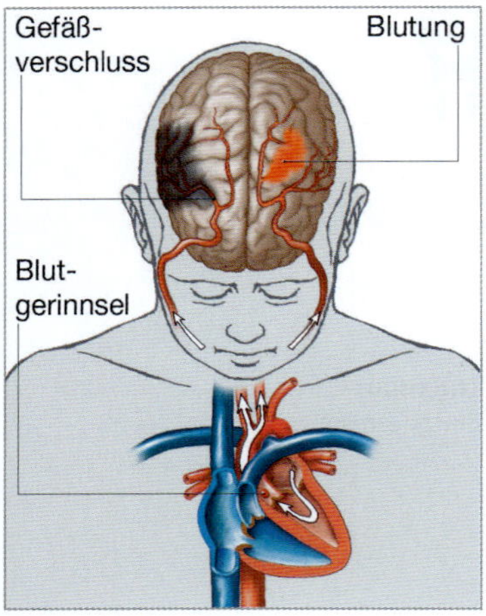

Bild 1: Entstehung eines Schlaganfalls (Apoplex)

passiert, wenn z. B. eine das Gehirnareal versorgende Arterie durch ein Blutgerinnsel (Thrombus, Kapitel 3.6.10) verschlossen wird, sodass kein Blut mehr hindurchfließen kann. Oder die Ursache kann ein geplatztes Blutgefäß im Gehirn sein, durch das das Blut nicht mehr an seinen Bestimmungsort, sondern ungezielt ins Gewebe fließt. Hypertonie und Arteriosklerose können das Auftreten eines Schlaganfalls begünstigen.

Bei einem Apoplex muss sofort gehandelt werden, da sonst die Gefahr bleibender Schäden sehr hoch ist. Gewebe, das einmal abgestorben ist, kann nicht „wiederbelebt“ werden. Folge können schwere Behinderungen, wie z. B. Halbseitenlähmungen (Hemiplegie) und Sprachstörungen, sein. Besteht der Verdacht auf einen Schlaganfall, muss sofort der Notarzt gerufen und der Patient in ein spezialisiertes Krankenhaus gebracht werden. Dort wird versucht, den Blutfluss wieder zu aktivieren und möglichst viel Hirngewebe zu retten.

Symptome eines Apoplex sind:

- starke Kopfschmerzen
- verwaschene Sprache
- Wortfindungsstörungen, Wortzuordnungsstörungen
- hängender Mundwinkel
- Halbseitenlähmung, Muskelschwäche auf einer Seite

Praxisinfo

Herzinfarkt und Schlaganfall

Nach der Behandlung des Herzinfarktes oder Schlaganfalls gilt der Patient in der Zahnarztpraxis noch lange als Risikopatient. Wegen der Einnahme blutverdünnender Medikamente (Marcumar®, ASS) ist stets die Gefahr des Nachblutens nach chirurgischen Eingriffen gegeben. Lokalanästhetika mit gefäßverengendem Zusatz dürfen wegen der Gefahr eines neuen Infarktes nicht verabreicht werden.

Aufgaben

1. Erklären Sie den Zusammenhang zwischen der Arteriosklerose, der koronaren Herzkrankheit und dem Herzinfarkt.
2. Nennen Sie Symptome eines Herzinfarktes und recherchieren Sie, inwiefern sich die Symptome bei Männern und Frauen unterscheiden können.
3. Nennen Sie die Erstmaßnahmen bei einem Herzinfarkt.
4. Nennen Sie die Maßnahmen bei einer Angina pectoris.
5. Nennen Sie die normalen Blutdruckwerte.
6. Erläutern Sie, was eine Hypertonie kennzeichnet.
7. Erklären Sie die möglichen Ursachen eines Schlaganfalls.
8. Nennen Sie Erkennungsmerkmale eines Schlaganfalls.

3.6.7 Herzinsuffizienz

Insuffizienz
Unzureichende Leistung

Ödem
Flüssigkeitsansammlung im Gewebe

Die nachlassende Schlagkraft des Herzens wird als Herzinsuffizienz bezeichnet. Sie kann die Folge eines Herzinfarktes sein. Bei einer **Rechtsherzinsuffizienz** hat die rechte Herzkammer nicht genügend Kraft, das Blut in die Lunge zu transportieren. In der Folge staut sich das Blut vor dem rechten Herzen. Der Patient leidet unter Beinödemen und einem Blutstau in den großen Venen, was häufig an einer Verdickung der Halsvenen zu sehen ist. Bei der **Linksherzinsuffizienz** staut sich das Blut in den linken Vorhof und über diesen dann auch zurück in die Lunge. Dort herrscht dadurch ein höherer Druck, es kommt zum Austritt von Flüssigkeit aus dem Gewebe in die Lunge und zum sogenannten Lungenödem. Sauerstoff kann so nicht mehr ausreichend ins Blut aufgenommen werden.

Die Symptome von Patienten mit Rechtsherzinsuffizienz unterscheiden sich von denen mit einer Linksherzinsuffizienz (Tabelle 1).

Symptome bei Rechtsherzinsuffizienz	Symptome bei Linksherzinsuffizienz
• Ödeme in den Beinen • Leberstauung • Ansammlung von Wasser in der Bauchhöhle (Aszites)	• röchelnder Atem, Husten • Atemnot • blaue Lippen • blaue Fingernägel

Tabelle 1: Symptome von Rechts- und Linksherzinsuffizienz

Praxisinfo

Herzinsuffizienz

Patienten mit Herzinsuffizienz sind unbedingt als Risikopatienten einzustufen. Dies hat Auswirkungen auf die Medikation: Es dürfen keine gefäßverengenden Zusätze bei Lokalanästhetika verwendet werden. Die tiefe Behandlungslage sollte vermieden werden.

3.6.8 Herzrhythmusstörungen

Die Frequenz des Herzschlages passt sich der Belastung an: Bei körperlicher Arbeit steigt sie, in Ruhe sinkt sie. Die Herzfrequenz verändert sich auch in einem geringen Umfang atemabhängig, dabei bleibt der Herzschlag jedoch trotzdem rhythmisch.

Von Herzrhythmusstörungen, d. h. von einem unregelmäßigen Herzrhythmus spricht man bei folgenden **Symptomen**:

- Ausfall einzelner Herzschläge
- zusätzliche Herzschläge
- völliges Ausbleiben des Herzschlages
- zu schnelles oder zu langsames Schlagen des Herzens
- unkoordinierte Kontraktionen des Herzmuskels

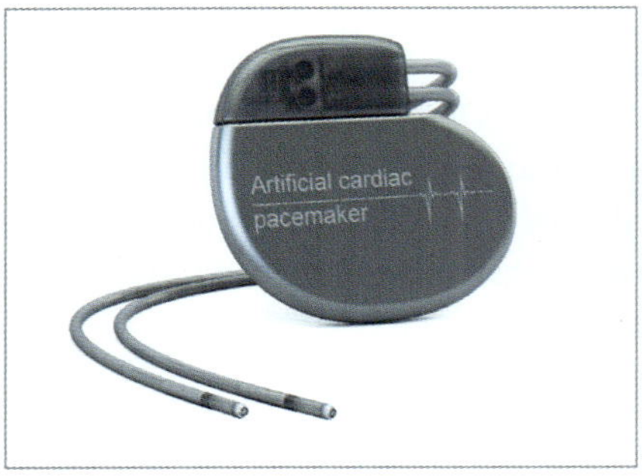

Bild 1: Herzschrittmacher

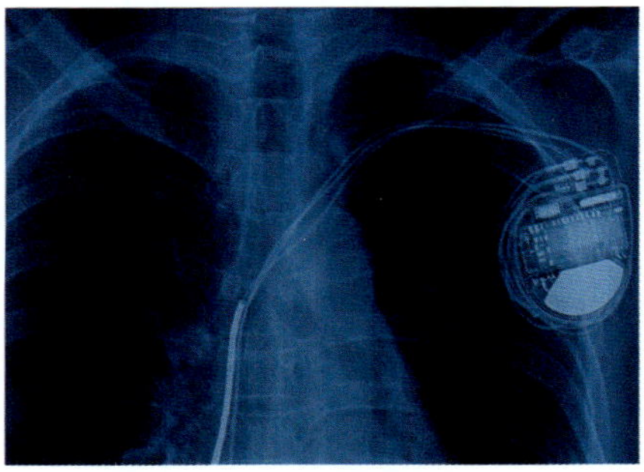

Bild 2: Herzschrittmacher

Herzrhythmusstörungen kommen in allen Schweregraden vor. Bei leichten Störungen merken die Patienten häufig nicht, dass ihr Herz unregelmäßig schlägt. Schwerwiegende Fälle von Herzrhythmusstörungen werden mit einem Herzschrittmacher behandelt, der dem Herzen die ausbleibenden elektrischen Impulse und damit den Anstoß zum Schlagen gibt (Bild 1 + 2, Seite 337).

Definition

Als **Herzrhythmusstörungen** bezeichnet man eine unregelmäßige Schlagfolge des Herzens.

Praxisinfo

Herzrhythmusstörungen

Für die zahnärztliche Praxis ist wichtig, dass einige zahnärztliche Geräte, wie z. B. das Elektrotom oder das ultraschallbetriebene Zahnsteinentfernungsgerät, einen Herzschrittmacher beeinflussen können. Auf die Verwendung dieser Geräte ist bei den betroffenen Patienten zu verzichten.

3.6.9 Endokarditis

Endokarditis
Entzündung der Herzinnenhaut

Bei manchen zahnärztlichen Tätigkeiten, z. B. beim Zahnstein-Entfernen, gelangen Bakterien in den Blutkreislauf. Sie werden mit dem Blutstrom im Körper verteilt. Die im Blutkreislauf zirkulierenden Bakterien können sich – bei Menschen mit Herz-Vorerkrankungen oder abwehrgeschwächten Patienten – auf der inneren Herzhaut (dem Endokard) ansiedeln und eine Endokarditis verursachen. Beim Abheilen einer Endokarditis bilden sich Narben, die zur Folge haben können, dass die Herzklappen nicht mehr richtig schließen.

Endokarditisvorsorge (Prophylaxe)

Prophylaxe
Vorbeugung

Patienten, die schon eine Endokarditis durchgemacht, die einen Herzklappenfehler oder künstliche Herzklappen haben, sind besonders anfällig für weitere bakterielle Entzündungen des Endokards. Vor zahnärztlichen Behandlungen, bei denen es dazu kommen kann, dass Bakterien in den Blutkreislauf gelangen, benötigen diese Patienten antibiotischen Schutz. Sie sollten mindestens je eine Tablette eines Antibiotikums vor und nach der zahnärztlichen Behandlung einnehmen.

3.6.10 Thrombose und Embolie

Varize
Krampfader

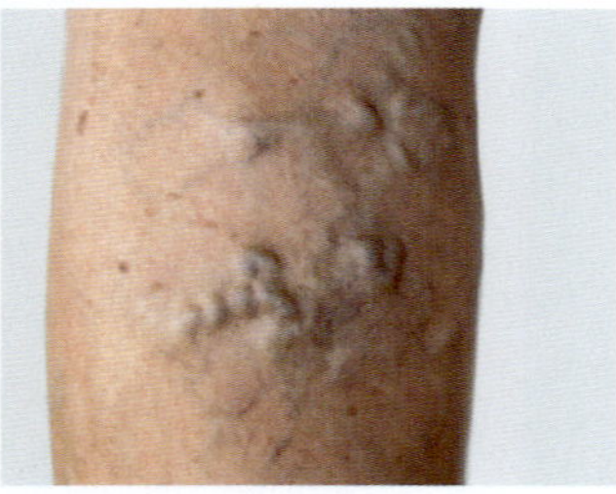

Bild 1: Patient mit Krampfadern

▶ Venenklappen siehe Kapitel 3.1.3, Seite 325

Wenn die Venenklappen der Beinvenen nicht richtig schließen, fließt das Blut teilweise wieder nach unten zurück. Es staut sich, die Venen erweitern sich und die Klappen können ihre Funktion nicht mehr vollständig erfüllen. Die auch an der Oberfläche sichtbaren erweiterten Gefäße werden als **Varizen** bezeichnet – bekannter sind sie als „Krampfadern" (Bild 1). Das gestaute Blut gerinnt durch die mangelnde Bewegung nach einiger Zeit innerhalb des Gefäßes **(Venenthrombose)**. Die gebildeten Thromben können sich lösen, in die Blutbahn wandern und dazu führen, dass ein Gefäß verschlossen wird (z. B. in der Lunge = Lungenembolie).

Eine besondere Gefahr für die Entstehung einer **Beinvenenthrombose** ist längeres Liegen bei einem Krankenhausaufenthalt oder andauerndes Sitzen bei Langstreckenflügen, da das Blut sich wegen mangelnder Bewegung in den Venen staut.

Wenn die Beine dann wieder bewegt werden, können sich auch Teile des Thrombus (Blutgerinnsel, Kapitel 3.6.5) in Bewegung setzen. Sie werden dann mit dem Blutstrom zum Herzen und zur Lunge „verschleppt" und können dort wie oben schon beschrieben zum Gefäßverschluss führen.

Der vollständige oder teilweise Verschluss eines Gefäßes durch im Blut mitgewanderte Fremdkörper wird als **Embolie** bezeichnet. Das losgelöste und verschleppte Teil, der **Embolus**, kann sich dann in den Lungenarterien (Lungenembolie) oder dem Herzen festsetzen und dadurch augenblicklich einen Herzstillstand auslösen.

Definition

Thrombose: Bildung eines Blutgerinnsels (Thrombus) in einem Gefäß

Embolie: Festsetzung eines Thrombus im Blutkreislauf

Praxisinfo

Thrombose

Patienten, die zu Thrombosen neigen, nehmen oft Medikamente ein, die die Blutstillung beeinflussen, z. B. Marcumar® oder Aspirin®. Bei der zahnärztlichen Therapie sollte darauf geachtet werden (siehe auch Praxisinfo Kap. 1.3).

Aufgaben

1. Erklären Sie, was bei Patienten mit einer Herzinsuffizienz und Herzrhythmusstörungen zu beachten ist. Begründen Sie Ihre Erklärung.
2. Erläutern Sie, was unter einer Endokarditis-Prophylaxe zu verstehen ist.
3. Erklären Sie den Unterschied zwischen einer Thrombose und einer Embolie.
4. Begründen Sie, warum Patienten, die zur Thrombose neigen, besondere Aufmerksamkeit beim Zahnarzt erhalten müssen.

4 Atmungssystem

Durch die Atmung wird beim Einatmen **(Inspiration)** der Sauerstoff aus der Luft in die Lunge und in das Blut aufgenommen. Gleichzeitig wird beim Ausatmen **(Expiration)** das Kohlenstoffdioxid (CO_2) wieder abgegeben. Dies wird als „äußere" Atmung beschrieben. Den Transport und den Austausch von Sauerstoff durch den Körper ins Gewebe und im Gewebe, durch den in der Zelle Energie gewonnen wird, nennt man hingegen die „innere Atmung".

Inspiration
Einatmung

Exspiration
Ausatmung

Äußere Atmung

Als äußere Atmung bezeichnet man den Transport der Atemluft von der **Nase bis zur Lunge** und den Austausch der Atemgase in den Lungenbläschen (Bild 1).

Die **normale Atemfrequenz** liegt bei **12 bis 18 Atemzügen/min.** Bei körperlicher Arbeit oder Sport steigt der Sauerstoffbedarf des Körpers an und die Sauerstoffaufnahme kann durch eine Erhöhung der Atemfrequenz und der Atmungstiefe gesteigert werden.

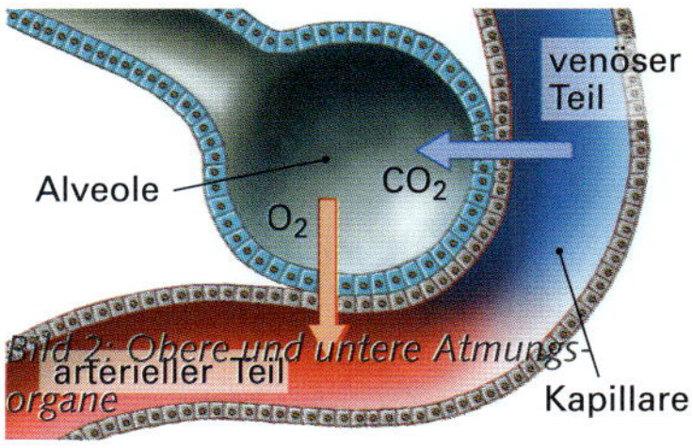

Bild 1: Äußere Atmung

Das Einatmen erfolgt durch eine Vergrößerung, das Ausatmen durch die Verkleinerung des Brustraumes.

Merke

Die normale Atemfrequenz liegt bei 12–18 Atemzügen pro Minute. Durch Anstrengung wird die Atemfrequenz erhöht.

Innere Atmung

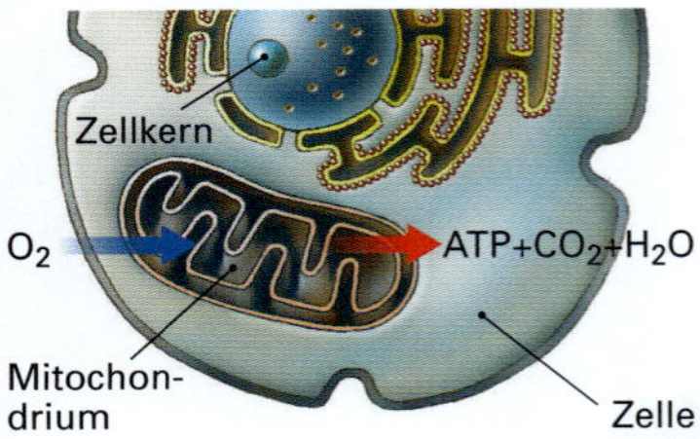

Bild 1: Innere Atmung

diffundieren
durchdringen (Diffusion)

Mitochondrien
Bestandteil von Körperzellen, in dem Energie gewonnen wird

Der von der Lunge aufgenommene Sauerstoff wird mit dem Blutkreislauf **zum Gewebe** transportiert. Die Erythrozyten geben den Sauerstoff in den Kapillaren ab (Bild 1). Der Sauerstoff **diffundiert** durch die Zellmembran und gelangt zu den **Mitochondrien** (Atmungsorganelle der Zelle), wo er für die Energiegewinnung durch Abbau der Nährstoffe (Kohlenhydrate, Fette und Aminosäuren) benötigt wird.

Definition

Äußere Atmung: Gasaustausch in der Lunge

Innere Atmung: Sauerstofftransport zu den Zellen, Energiegewinnung in der Zelle mit Hilfe von Sauerstoff

Als „Abfallprodukt“ entsteht bei diesem Prozess Kohlenstoffdioxid, das gemeinsam mit Wasser aus der Zelle in die Kapillare diffundiert. Von hier aus wird das CO_2 mit dem Blut- und Lymphstrom zur Lunge bzw. Niere transportiert, um abgeatmet bzw. ausgeschieden zu werden.

4.1 Atemwege

DIGITAL+

Die Atmungsorgane werden in **obere** und **untere Atmungsorgane** aufgeteilt (Tabelle 1, Bild 2).

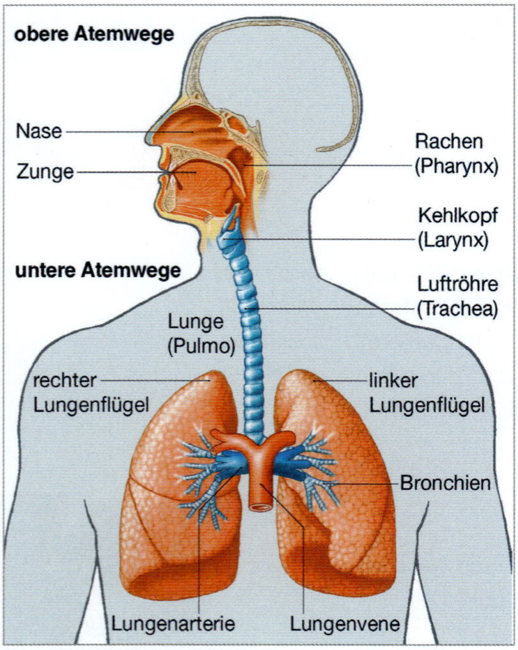

Bild 2: Obere und untere Atmungsorgane

Obere Atmungsorgane	Untere Atmungsorgane
• Nase (Nasus) • Nasennebenhöhlen (Sinus paranasales) • Rachen (Pharynx)	• Kehlkopf (Larynx) • Luftröhre (Trachea) • Bronchien • Lunge (Pulmo)

Tabelle 1: Atmungsorgane mit Fachbezeichnungen

Die Luft wird auf ihrem langen Weg von den oberen Atmungsorganen bis zu den Lungenbläschen (Alveolen, Bild 1, Seite 335), in denen der Gasaustausch stattfindet, so aufbereitet, dass die empfindlichen Lungenbläschen nicht geschädigt werden.

4.1.1 Nase

Auf ihrem Weg durch die Nase wird die Atemluft:

- angewärmt,
- befeuchtet,
- gereinigt,
- geprüft (Geruchssinn).

Diesen Aufgaben wird die Nase durch ihren besonderen Aufbau gerecht. Ihre innere Oberfläche ist mit feinen Härchen bedeckt. Der von den Härchen produzierte Schleim befeuchtet einerseits die Atemluft und andererseits verfangen sich in ihm Schmutzteilchen aus der Luft. Durch die Bewegung der Härchen wird der verschmutzte Schleim zum Rachen hin transportiert und verschluckt oder ausgeschieden.

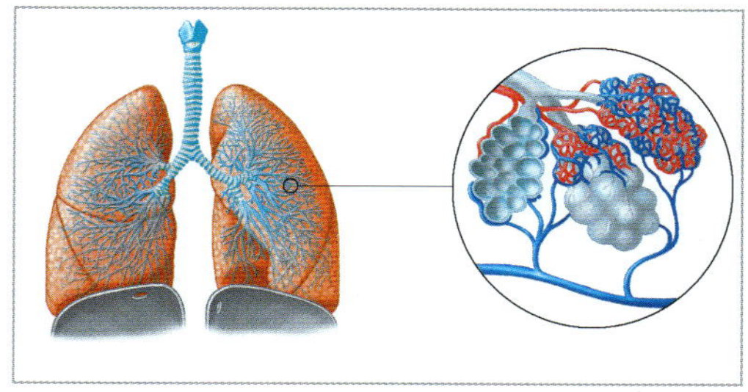

Bild 1: Bronchien und Lungenbläschen (Alveolen)

4.1.2 Nasennebenhöhlen

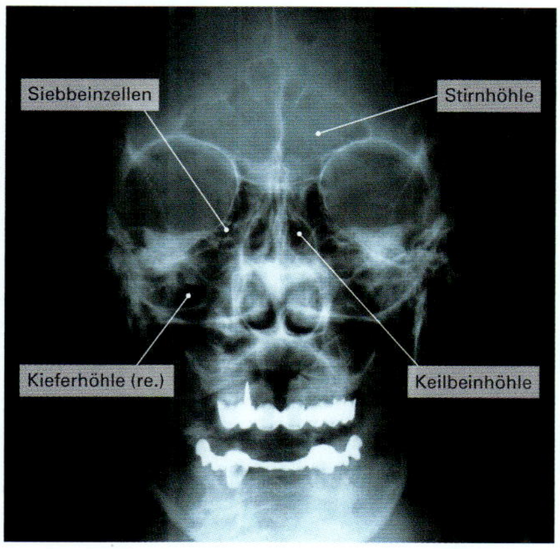

Bild 2: Röntgenbild der Nasennebenhöhle

Die in den benachbarten Knochen gelegenen Nasennebenhöhlen (Bild 2) haben durch schmale Öffnungen unterhalb der Nasenmuscheln Verbindung zur Nasenhöhle. Die Nasennebenhöhlen sind mit Schleimhaut bedeckt und mit Luft gefüllt. Zusammen mit der Nase bilden sie den Resonanzraum zur Bildung der Stimme. Insgesamt gibt es vier Nasennebenhöhlen.

Definition

Nasennebenhöhlen sind die mit Nasenschleimhaut ausgekleideten Knochenhöhlen der Gesichts- und Hirnschädelknochen:

- Kieferhöhle – Sinus maxillaris
- Keilbeinhöhle – Sinus sphenoidalis
- Siebbeinzellen – Sinus ethmoidales
- Stirnhöhle – Sinus frontalis

Praxisinfo

Nasenschleimhaut

Häufige Nasenschleimhautentzündungen führen bei vielen Kindern zur Wucherung der Nasenschleimhautepithelien (Polypen). Chronisch verstopfte Nasen und Mundatmung sind die Folge. Dieser Befund ist vor allem für den kieferorthopädisch tätigen Zahnarzt von Bedeutung, da Mundatmung eine schlechtere Kieferentwicklung zur Folge hat und funktionskieferorthopädische Geräte in diesen Fällen nur schlechte Erfolge bringen.

4.1.3 Rachen

Der Rachen (Pharynx) leitet die Atemluft von der inneren Nasenöffnung bis zum Kehlkopfeingang. Er sorgt für die Belüftung des Mittelohres. Wichtig ist das ausgedehnte lymphatische Gewebe in den Rachenwänden, denn hier werden Krankheitserreger schon an der Eintrittspforte in den Körper, Nase und Mund analysiert und bekämpft (Bild 1, Seite 340).

4.1.4 Kehlkopf

Der Kehlkopf (Larynx) besteht aus einem knorpeligen Grundgerüst, dessen Hauptbestandteile der außen vorstehende Schildknorpel, der darunter liegende Ringknorpel sowie der Kehldeckelknorpel (Epiglottis) sind (Bild 1, Seite 342). Weitere kleine Knorpel haben mechanische Aufgaben, z. B. die Spannung der Stimmbänder.

Die Stimmbänder können durch den Luftstrom in Schwingungen versetzt werden, um Töne zu erzeugen, die im Mund so umgeformt werden, dass daraus Sprache entsteht. Eine Änderung der Stimmbandspannung bewirkt eine Änderung der Tonhöhe. Stark gespannte Stimmbänder erzeugen hohe, schwach gespannte Stimmbänder dagegen tiefe Töne. Auch die Weite der sich zwischen den Stimmbändern befindenden Stimmritze kann vergrößert oder verkleinert werden. Als Schutzreflex kann die Stimmritze auch vollständig verschlossen werden.

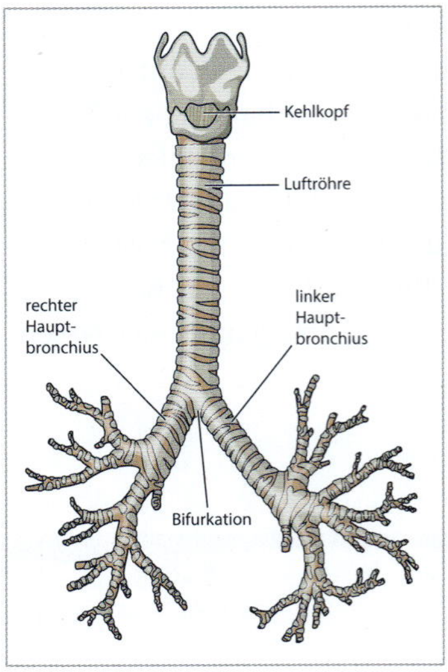

Bild 1: Luftröhre

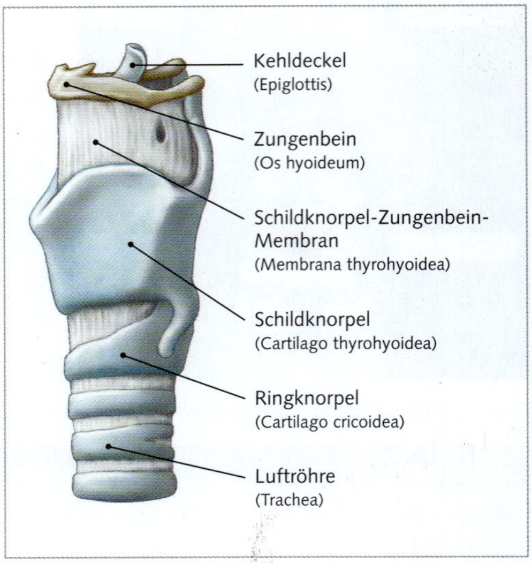

Bild 2: Kehlkopf

4.1.5 Luftröhre

Die Luftröhre (Trachea) schließt sich nach unten an den Kehlkopf an. Sie ist ein durch 16 bis 20 hufeisenförmige Knorpelspangen versteifter, 9 bis 14 cm langer Schlauch, der sich in den linken und rechten Hauptast der Lunge (sogenannter Bronchus) aufteilt (Bild 2). Ein zu großer Speisebrocken kann zur Atemnot führen, da die Speiseröhre direkt hinter der Trachea liegt und diese damit gegebenenfalls einengen kann.

DIGITAL+

4.1.6 Bronchien

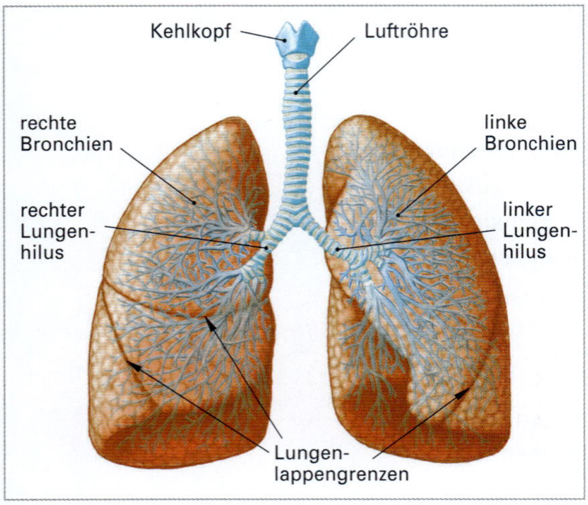

Bild 3: Lunge und Bronchien

Der rechte und der linke **Hauptbronchus** verbinden die Luftröhre mit der Lunge. Es folgt eine weitere Aufteilung in immer kleinere Bronchien, in Bronchiolen (kleinste Bronchien, Bild 3) und letztlich in die Alveolargänge, an denen sich die Alveolen (Lungenbläschen) befinden (Seite 335, Bild 1).

4.1.7 Lunge

Die Lungen füllen den Brustkorb links und rechts des Herzens aus. Unten liegen sie auf dem Zwerchfell (Diaphragma), zu den Seiten hin haben sie Kontakt mit den Rippen und nach hinten hin mit der Wirbelsäule.

Sie bestehen aus einem rechten und einem linken Lungenflügel, die sich in Lungenlappen aufgliedern. Die rechte Lunge hat drei, die linke zwei Lappen (Bild 3). Eine feine Haut, das Brustfell

(Pleura), überzieht alle Organe des Brustraumes. Es liegt als Lungenfell auf den Lungen und als Rippenfell kleidet es die Innenfläche des Brustkorbes aus.

Die Bronchiolen schließen mit den Alveolen ab (Bild 1, Seite 335). Darin findet der Gasaustausch statt.

Zusatzinfo

Rauchen

Rauchen schädigt auf vielerlei Weise die Gesundheit.

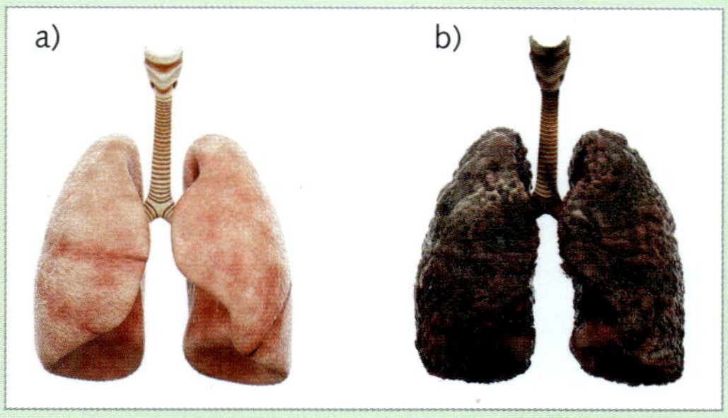

Bild 1: Normale Lunge (a) im Vergleich zur Raucherlunge (b)

Zuerst greift der Rauch die Atemwege an. Tabakrauch enthält eine Menge giftiger, teilweise krebserregender, Stoffe. Bis zu einem gewissen Maß kann sich die Lunge vor üblichen Verunreinigungen, wie z. B. dem Feinstaub in Großstädten, schützen. Aber schon nach wenigen Wochen ständiger Belastung durch die Giftstoffe im Zigarettenrauch kann die Lunge diese Reinigungsfunktion nicht mehr vollständig gewährleisten – das Gewebe der Schleimhaut verändert sich aufgrund der ungewohnten Belastung (Bild 1).

Eine unvollständige Reinigung der Atemwege kann jetzt nur noch durch Abhusten des Schleims stattfinden („Raucherhusten"). Das häufige Husten wiederum wird zur Dauerbelastung für die Bronchien und schädigt sie.

Die krebserregenden Substanzen im Zigarettenrauch (wie z. B. Teerstoffe) können jetzt nur noch unvollständig ausgeschieden werden, verbleiben im Körper und schädigen ihn. Krebserkrankungen können die Folge sein – nicht nur in den Bronchien und am Kehlkopf, sondern auch im Magen, in den Nieren oder der Blase.

Aufgaben

1. Erklären Sie den Unterschied zwischen innerer und äußerer Atmung.
2. Nennen Sie die Strukturen, die zu den oberen und unteren Atemwegen dazugehören.
3. Nennen Sie die Aufgaben der Nasennebenhöhlen.
4. Erklären Sie, wo der eigentliche Gasaustausch stattfindet.
5. Beschreiben Sie den Weg der eingeatmeten Luft durch die Atemorgane.
6. Messen Sie Ihre Atemfrequenz in Ruhe und vergleichen Sie das Ergebnis mit der Frequenz nach einer körperlichen Aktivität.

4.2 Erkrankungen des Atmungssystems

Die Atmung kann durch unterschiedliche Krankheiten, Zwischenfälle oder Notfälle, die für die zahnärztliche Praxis bedeutsam sind, beeinträchtigt oder gestört sein.

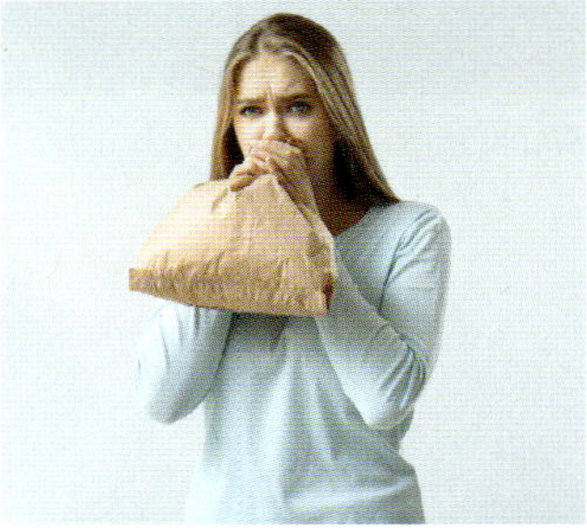

Bild 2: Hilfe bei Hyperventilation – Atmen in eine Tüte

4.2.1 Hyperventilation

Definition

Hyperventilation ist eine erhöhte Atemfrequenz von bis zu 40 Atemzügen pro Minute.

Zur Erinnerung: eine normale Frequenz liegt bei 12–18 Atemzügen.

Die Hyperventilation kommt manchmal bei überängstlichen oder psychisch angespannten Patienten und vor allem bei Kindern vor. Durch übermäßig schnelle und tiefe Atemzüge wird verstärkt Kohlenstoffdioxid abgeatmet und der Patient spürt zunächst ein Ziehen in den Gliedern, Herzklopfen und ein Angstgefühl. Dazu kommen dann die Zeichen einer Verkrampfung an den Händen, die sogenannte „Pfötchenstellung". Die Hyperventilation kann bis zur Bewusstlosigkeit führen.

Therapie

Als Therapie versucht man, den Patienten zunächst zu **beruhigen und abzulenken**. Der Patient soll versuchen die Luft anzuhalten oder man setzt ihm einen Atembeutel auf Mund und Nase, bei dem die Ausatmungsluft wieder mit der Einatmungsluft gemischt wird. Im Notfall hilft auch eine **Tüte**, in die der Patient seine Atemluft ausatmen soll, um sie danach gleich wieder einzuatmen (Bild 2, Seite 343). Durch diese Maßnahmen erhöht sich der Kohlenstoffdioxidspiegel im Blut wieder und es kommt zu einer schnellen Besserung der Symptome. Die beste Maßnahme ist allerdings, dem Patienten im Vorfeld die **Angst zu nehmen**.

Praxisinfo

Angstpatient

Wie erkennen Sie die Angst? Typische Anzeichen sind: weite Pupillen, blasse Haut, Nervosität, leise Stimme, Zittern, Unruhe, kalter Schweiß auf der Stirn, Redefluss oder Schweigen, angespannte Sitzhaltung.

Angstprophylaxe: In der Akte sollte der Angstpatient als solcher gekennzeichnet sein, damit möglichst eine kurze Wartezeit eingehalten wird. Wichtig ist es, Vertrauen zu schaffen durch ständigen Blickkontakt und Zugewandtheit. Alle Arbeitsschritte sollten angekündigt und einfach, ohne Fachbegriffe, erklärt werden. Der Patient reagiert positiv auf Loben und auf ein sicheres und ruhiges Auftreten des Praxispersonals. Treffen Sie die Vereinbarung, jederzeit eine Behandlungspause einlegen zu können. Entspannungsmusik, Aromaöle oder beruhigende Atemtechniken können ebenfalls eine gute Lösung sein.

4.2.2 Aspiration

Definition

Mit **Aspiration** ist hier das Einatmen bzw. Ansaugen von Fremdkörpern in die Atemwege gemeint.

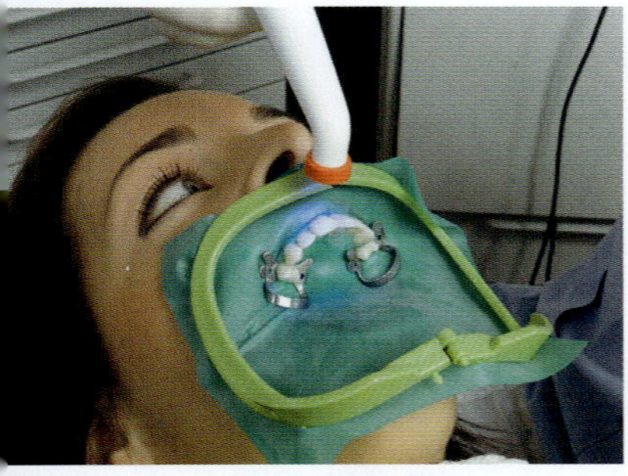

Bild 1: Kofferdam

Hierbei handelt es sich um einen gefährlichen Zwischenfall. Kleine spitze Gegenstände können tiefer in die Luftwege eindringen und stecken bleiben. Die Verletzung der Atemwege durch diese Gegenstände und die nachfolgenden Entzündungsreaktionen sind lebensgefährlich. Deshalb ist es äußerst wichtig, mit feinen Wurzelkanalinstrumenten, Zahnteilen, Füllungs- und Abformungsmaterialien sorgfältig umzugehen. Zur Vorbeugung wird bei vielen zahnärztlichen Behandlungen ein **Kofferdam** verwendet (Bild 1).

Symptome einer Aspiration sind:

- starker Husten- und Würgereiz
- Atemnot
- pfeifendes Atemgeräusch
- Blaufärbung der Lippen

Praxisinfo

Kofferdam

In der Zahnmedizin wird ein Kofferdam verwendet, um eine Art „doppelten Boden" aufzuspannen, der Speichel abhält, aber vor allem auch das Verschlucken von Arbeits-/Zahnmaterial verhindert. Er kommt u. a. zum Einsatz bei der Entfernung von Amalgamfüllungen, bei Wurzelkanalbehandlungen, Kunststofffüllungen oder Keramik-Einlagefüllungen.

Therapie

Bei einer Aspiration muss der **Gegenstand sofort wieder entfernt** werden. Als Sofortmaßnahme muss der Patient in eine Kopfhängelage gebracht werden, damit der aspirierte Gegenstand nicht tiefer rutscht und eventuell spontan wieder ausgehustet wird. Wenn der Gegenstand in der Praxis nicht entfernt werden kann, muss der Patient mit dem Krankenwagen liegend zum nächsten Krankenhaus transportiert werden.

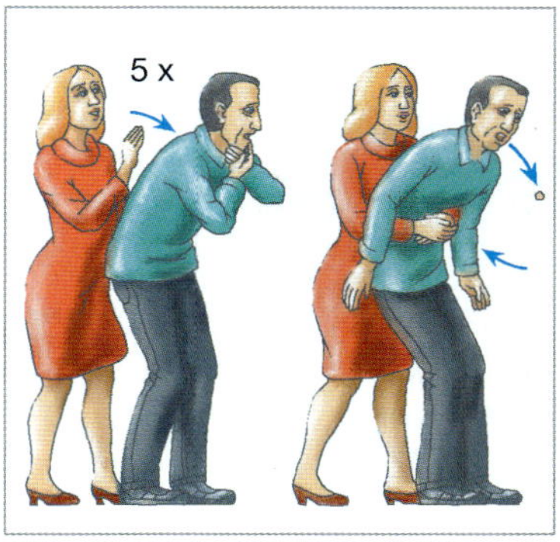

Bild 1: Anwendung des Heimlich-Handgriff

Praxisinfo

Bei einer Aspiration rufen Sie sofort den Notarzt (112). Den betroffenen Patienten beugen Sie mit dem Oberkörper nach vorne. Anschließend schlagen Sie mit der flachen Hand 5x zwischen die Schulterblätter. Wird der eingeatmete Gegenstand nicht freigesetzt müssen Sie den Heimlich-Handgriff anwenden.

Dabei stellen Sie sich hinter den Betroffenen und legen beide Arme um den Oberbauch. Mit einer Hand ballen Sie eine Faust und legen diese zwischen Bauchnabel und Brustkorb. Mit der anderen Hand umgreifen Sie die Faust und ziehen kräftig nach hinten und oben (Bild 1).

Führen Sie diese Bewegung 5x durch.

Ist diese Maßnahme erfolglos, führen Sie die zwei Schritte des Heimlich-Handgriff so lange durch, bis der Fremdkörper sich löst oder der Notarzt eintrifft.

4.2.3 Asthma bronchiale

Asthma bronchiale ist eine **entzündliche Erkrankung** der Luftwege. Die Krankheit kann allergisch bedingt sein oder aber auf einer Überempfindlichkeit der Atemwege beruhen. Sie ist dadurch gekennzeichnet, dass äußere Reize plötzliche **Anfälle von Atemnot** auslösen. Der Patient kann Luft einatmen, aber kaum wieder ausatmen, da sich die kleinen Bronchien und die Bronchiolen durch Schleimhautschwellung, vermehrte Schleimsekretion und Kontraktion der glatten Muskulatur verschließen.

Folgende **Symptome** treten beim Asthma auf:

- Atemnot mit erschwerter Ausatmung
- Husten, Keuchen, Ausatmungsgeräusch
- Blaufärbung der Lippen (Zyanose) der Lippen
- starke Brustatmung
- Angstzustände

Ein Asthmaanfall kann ausgelöst werden durch:

- Infektionen der Atemwege
- Kälte
- Reizstoffe in der Atemluft, z. B. Zigarettenrauch
- körperliche Belastung und seelischer Stress
- Allergene, z. B. Tierhaare, Pollen, Medikamente

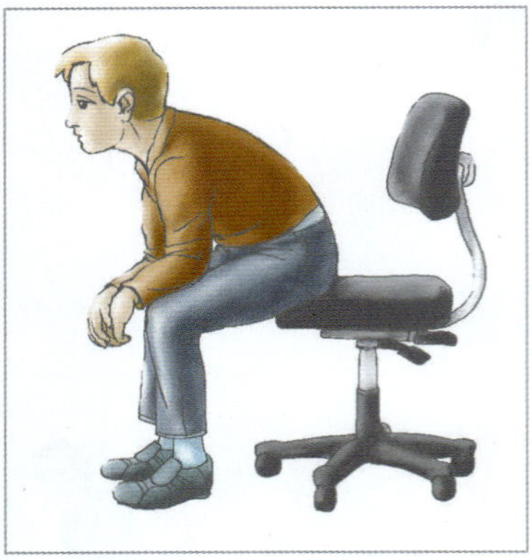

Bild 1: Kutschersitz

Therapie

Bei einem Asthmaanfall ist der Patient mit dem Oberkörper hochzulagern und zu beruhigen. Erste Hilfe kann auch durch den Kutschersitz und die Lippenbremse erfolgen (siehe Praxisinfo). Für den **Kutschersitz** (Bild 1) wird der Patient aufgefordert, sich auf den vorderen Teil eines Stuhls zu setzen und die Arme auf den Oberschenkeln abzustützen. Patienten mit Vorerfahrungen haben meist ein **Asthmaspray** dabei, das eine erste Besserung bringen kann.

Praxisinfo

Lippenbremse

Um dem Patienten dabei zu helfen, möglichst lang und ruhig auszuatmen, kann man ihn zur sogenannten Lippenbremse anleiten. Dazu muss er lediglich durch den gespitzten Mund (ähnlich der Mundhaltung beim Pfeifen) langsam ausatmen, die Lippen „bremsen" den Luftstrom dann etwas. Wenn es dem Patienten leichter fällt, kann er das Ausatmen auch mit einem Ton begleiten. Die Einatmung sollte danach durch die Nase erfolgen.

Ferner kann es hilfreich sein, mit- (bzw. vor-)zuatmen und den Patienten zu bitten, eine Hand auf seinen Bauch zu legen. So kann er genau spüren, wie stark er ein- und ausatmet, was ebenfalls bei der Steuerung helfen kann.

Merke

Bei einem beginnenden Asthmaanfall sollte die Zahnmedizinische Fachangestellte sofort den behandelnden Zahnarzt rufen, mit beruhigenden Worten beistehen, für eine aufrechte Sitzposition des Patienten sorgen (evtl. Kutschersitz) und zur Lippenbremse anleiten.

Aufgaben

1. Beschreiben Sie die Hilfsmaßnahmen bei einer Hyperventilation.
2. Erklären Sie den vorbeugenden Umgang mit Angstpatienten in der Zahnarztpraxis.
3. Definieren Sie den Begriff Aspiration.
4. Nennen Sie Umstände aus der Zahnarztpraxis, die zu einer Aspiration führen können.
5. Benennen Sie mögliche Auslöser eines Asthmaanfalls.
6. Beschreiben Sie erste Maßnahmen bei einem Asthmaanfall und üben das richtige Vorgehen mit Ihrer Sitzpartnerin/ihrem Sitzpartner in verteilten Rollen.

5 Notfälle

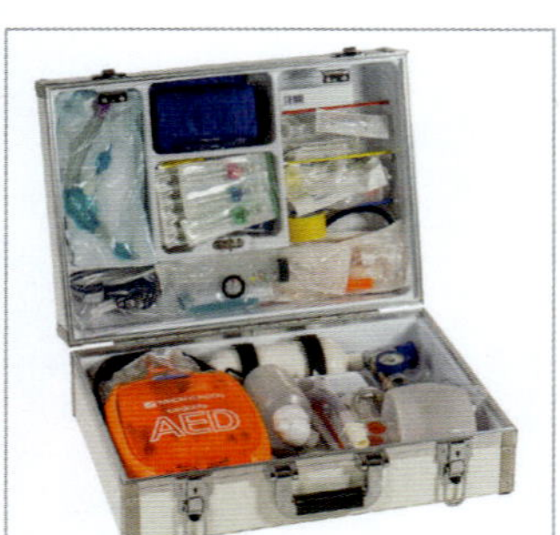

Bild 2: Notfallkoffer

Schwerwiegende, lebensbedrohliche Zwischenfälle kommen in Zahnarztpraxen immer wieder vor. Dabei ist es wichtig, dass die Maßnahmen zur Lebenserhaltung des Patienten sofort einsetzen: Jede Sekunde zählt! Es ist wichtig, dass das gesamte Praxisteam gut aufeinander eingespielt ist. Die Handgriffe der **Ersten Hilfe** müssen perfekt beherrscht werden.

Der Notfallkoffer (Bild 2) mit allen wichtigen Materialien muss an einem für alle bekannten Ort aufbewahrt werden, damit er im Ernstfall schnell greifbar ist. Die Funktionsfähigkeit der Instrumente sollte regelmäßig überprüft werden und die Notfallmedikamente müssen von Zeit zu Zeit ausgetauscht werden, da sie nur eine begrenzte Haltbarkeit haben.

Die Adressen und Telefonnummern der Notärzte werden regelmäßig aktualisiert und liegen neben dem Telefon jederzeit griffbereit.

Manchen Zwischenfällen kann durch bestimmte Maßnahmen im Vorfeld vorgebeugt werden.

Merke

Der Notfallkoffer ist regelmäßig zu **überprüfen** auf:

- der Funktionsfähigkeit der Instrumente
- der Haltbarkeit der Notfallmedikamente
- der Aktualität der Notarztnummern (112 ist immer richtig und führt zur Leitstelle der Feuerwehr, die den Notarzt alarmiert!)

Demografie
beschreibt die Bevölkerungsbewegung und ihre Veränderungen

5.1 Zwischenfällen vorbeugen

Die beste Notfallbehandlung ist die Vorsorge. Während der Behandlung ist genau auf das Verhalten des Patienten zu achten. Wichtig ist, ob er unruhig wird, wie sich seine Hautfarbe verändert, ob es zu einem plötzlichen Schweißausbruch kommt usw.

Merke

Zur **Notfallprophylaxe** gehören:

- sorgfältige Risikoanamnese
- ruhiger Umgang mit den Patienten
- genaue Beobachtung des Patienten

Risikopatienten

Definition

Als **Risikopatient** wird ein Patient bezeichnet, bei dem das Risiko für einen Zwischenfall während der Behandlung erhöht ist – z. B. wegen bestehender Herz-Kreislauf-Erkrankungen.

Aufgrund der **demografischen Veränderung** der Gesellschaft (also dem Fakt, dass es immer mehr ältere, denn jüngere Menschen gibt, Bild 1), wird die Zahl von Risikopatienten, die aufgrund ihres Alters häufig an mehreren Krankheiten leiden, in der Zahnarztpraxis in den nächsten Jahren weiter zunehmen.

Es ist wichtig, dass der Anamnesebogen (LF 2, Kap. 2.1) aller Patienten jederzeit auf dem aktuellsten Stand ist, damit Notfällen vorgebeugt werden kann.

Merke

Eine regelmäßige **Aktualisierung der Anamnesebögen** hinsichtlich neu diagnostizierter Erkrankungen, aber auch neu hinzugekommenen Medikamenten, die Patienten und das Praxisteam vor Notfällen schützen.

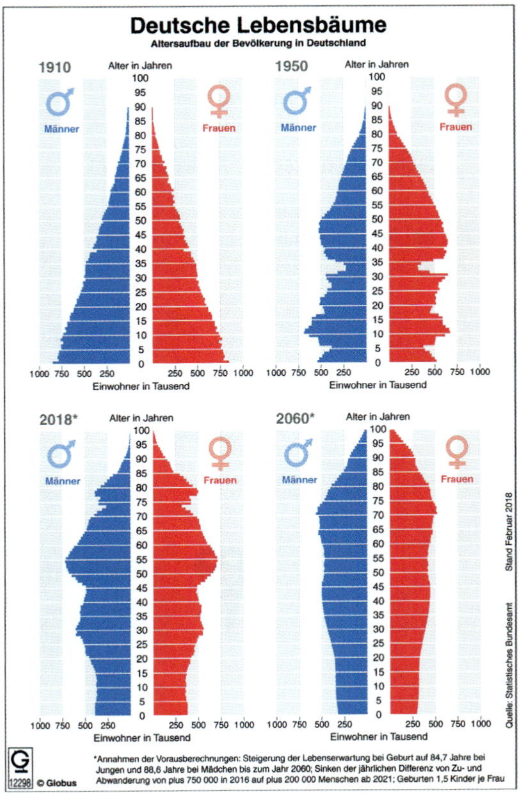

Bild 1: Demografische Veränderung

Aufgaben

1. Wo ist der Notfallkoffer in Ihrer Praxis zu finden?
2. Beschreiben Sie Bild 1, Seite 347. Erklären Sie den Unterschied im Jahr 2060 zu den vorherigen Jahren.
3. Erläutern Sie in Ihren eigenen Worten, was ein Risikopatient ist und warum es in Zukunft mehr davon geben wird.

5.2 Erste Hilfe

Erste-Hilfe-Maßnahmen in der Zahnarztpraxis haben bei leichteren Zwischenfällen zum Ziel, den Patienten so weit zu unterstützen, dass er die Praxis selbst wieder verlassen kann. Bei schweren Notfällen sollen die Atmungs- und Kreislauffunktionen so lange aufrechterhalten werden, bis der Patient an einen erfahrenen Notarzt übergeben werden kann.

Maßnahmen der Ersten Hilfe müssen immer wieder eingeübt werden, damit sie im Notfall abgerufen und richtig eingesetzt werden können. Der Ablauf der Maßnahmen besteht aus wenigen einfachen Schritten (Bild 1)

Bewusstsein überprüfen: laut und deutlich ansprechen, an der Schulter rütteln

keine Reaktion ↓

nach **Hilfe** rufen (Helfer setzen Notruf ab 112) ↓

Atemwege frei machen: Kopf überstrecken; sichtbare, lose Gegenstände aus der Mundhöhle entfernen ↓

Atmung überprüfen: Prüfung durch Sehen, Hören, Fühlen (Atemgeräusche und Brustkorbbewegungen) nicht länger als 10 Sekunden prüfen

- ↓ Atmung vorhanden ↓ stabile Seitenlagerung, Patienten nicht alleine lassen
- ↓ keine oder nicht „normale“ Atmung ↓ **Notruf absetzen** (112) ↓

CPR: kardio-pulmonale Reanimation
30 Herzdruckmassagen, 2 Beatmungen; Druckpunkt: Mitte Brustbein; Frequenz: 100/min

↓ EKG-Rhythmus über Defibrillator beurteilen

- defibrillierbar 1 Schock ↓ CPR weiterführen
- nicht defibrillierbar ↓ CPR weiterführen

Bild 1: Ablauf der Erste-Hilfe-Maßnahmen

Praxisinfo

Tipps zum Verhalten im Notfall

- Ruhe bewahren
- Hilfe holen
- Notruf absetzen
- Patienten beruhigen und nicht allein lassen
- im Blickfeld des Patienten bleiben
- ggf. mit Maßnahmen wie Herzdruckmassage und Beatmung beginnen

5.2.1 Notfall: Sich einen Überblick verschaffen

Vor der Durchführung der Ersten Hilfe ist der Zustand des Patienten zu beurteilen, in dem die drei lebenswichtigen Organe Gehirn, Herz und Lunge geprüft werden.

Merke

Zur **Prüfung der drei lebenswichtigen Organe** muss Folgendes beurteilt werden:

- Ist der Patient bei Bewusstsein? (Gehirn)
- Funktioniert die Atmung? (Lunge)
- Schlägt das Herz? (Herz)

1. Bewusstsein prüfen

Das Bewusstsein des Patienten wird überprüft, indem er laut angesprochen oder vorsichtig angestoßen wird (Seite 350, Bild 1). Bei vorhandenem Bewusstsein wird der Patient entsprechend positioniert und versorgt.

Ist das Bewusstsein nicht vorhanden, zeigt der Patient also keine Reaktion, muss sofort ein **Notruf** abgesetzt und wenn möglich eine weitere Person zur Hilfe gerufen werden.

Merke

Beim Auffinden eines **bewusstlosen Patienten** sofort **Notruf** über die Telefonnummer **112** absetzen.

2. Atmung prüfen

Ist der Patient bewusstlos und es wurde Hilfe gerufen, erfolgt als nächstes die Kontrolle der Atmung. Bei **überstrecktem Kopf** (Kapitel 5.2.4, Bild 1) ist ein Stillstand der Atmung an fehlenden Brust- bzw. Bauchbewegungen oder fehlenden Atemgeräuschen zu erkennen. Ein Atemstillstand tritt ca. 60 Sekunden nach einem Kreislaufstillstand auf.

Der normale Atemrhythmus liegt bei 12–18 Atemzügen pro Minute und der Brustkorb hebt und senkt sich dabei regelmäßig. Ist die Atmung vorhanden, der Patient atmet sehr schnell oder schnappt nach Luft, deutet das auf eine gestörte Atmung hin.

Ist die Atmung normal, wird der Patient in die stabile Seitenlage gebracht (Bild 1 Seite 351). Bei fehlender Atmung wird – sofern nicht bereits geschehen – ein Notruf abgesetzt und mit der Reanimation begonnen (siehe Kapitel 5.2.3 und 5.2.4).

Merke

Ist **keine Atmung** vorhanden oder die Atmung **nicht normal**, wird sofort der **Notruf 112** gerufen. Die Überprüfung von Puls und Blutdruck ist nicht notwendig.

Praxisinfo

Wenn keine Atmung vorhanden ist, wird darauf verzichtet, den Puls zu prüfen. Es ist zu aufwendig (ggf. auch fehleranfällig) und verbraucht in der Notfallsituation kostbare Zeit. Wenn keine Atmung festzustellen ist, wird sofort mit Reanimationsmaßnahmen begonnen.

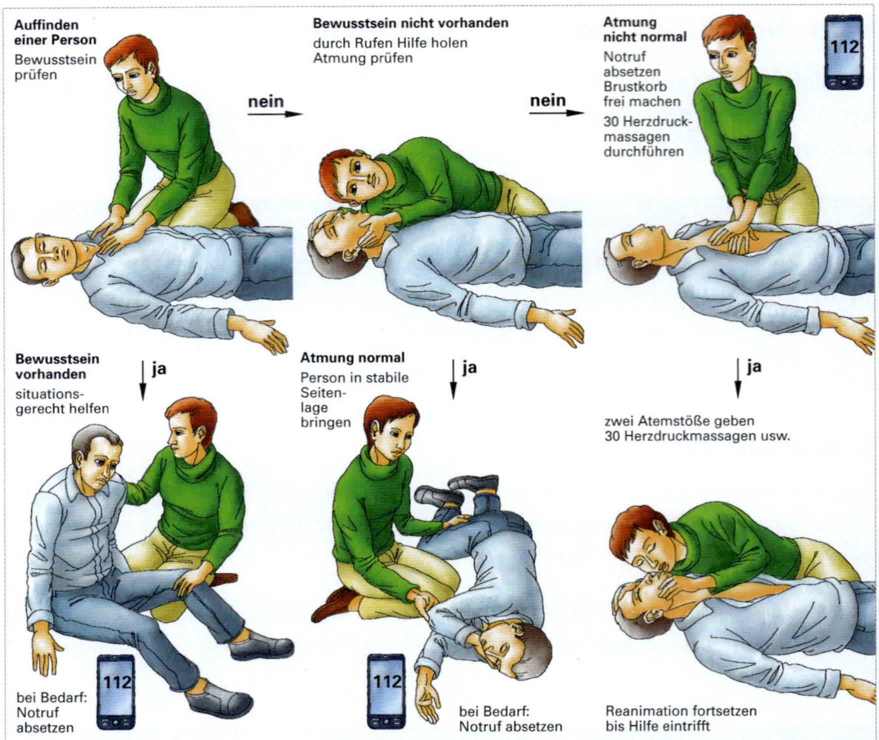

Bild 1: Vorgehen beim Auffinden eines Patienten

5.2.2 Bewusstloser Patient mit Atmung

Ein bewusstloser Patient, bei dem Atmung, Herz und Kreislauf noch funktionieren, wird im Behandlungsstuhl flach gelagert und sorgfältig überwacht. Beengende Kleidungsstücke am Hals werden geöffnet und es wird für Frischluft gesorgt. Besteht die Gefahr des Erbrechens, wird der Patient aus dem Behandlungsstuhl gehoben und in die **stabile Seitenlage** (Bild 1) gebracht.

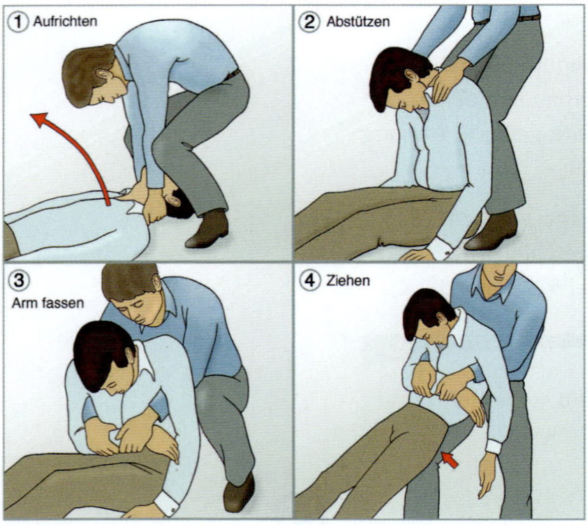

Bild 2: Rautek-Rettungsgriff

Es ist schwierig, einen Bewusstlosen vom Zahnarztstuhl herunter zu heben und zu transportieren, da der Körper vollständig erschlafft ist. In diesem Fall hat sich der **Rautek-Rettungsgriff** bewährt (Bild 2):

Durchführung des Rautek-Rettungsgriffs

1. Den Bewusstlosen in eine sitzende Position bringen.
2. Am Rücken abstützen und stabilisieren.
3. Von hinten unter die Achseln durchfassen. Einen angewinkelten Unterarm mit beiden Händen greifen, und zwar in der Nähe des Ellenbogengelenkes sowie in der Nähe des Handgelenkes.
4. Den Bewusstlosen rückwärts laufend an den Platz ziehen, wo man ihn lagern will.

Merke

Der **Rautek-Rettungsgriff** ist ein Notfallgriff, um einen Bewusstlosen alleine zu transportieren oder ihn vom Behandlungsstuhl auf den Boden zu transportieren.

Jemanden in die stabile Seitenlage bringen

Um den Patienten in der stabilen Seitenlage zu positionieren, wird er zunächst auf den Rücken gelegt (Bild 1).

1. Die ZFA kniet seitlich neben dem Patienten. Der nahe Arm wird rechtwinklig nach oben zum Körper gelegt, wobei die Handinnenfläche nach oben zeigt.
2. Den fernen Arm vor der Brust kreuzen und den Handrücken an der nahen Wange festhalten. Anschließend das ferne Bein beugen.
3. Den Betroffenen zu sich drehen, das obere angewinkelte Bein wird zum rechten Winkel der Hüfte ausgerichtet.
4. Den Kopf nach hinten überstrecken. Der Mund sollte leicht geöffnet sein, damit Erbrochenes gleich herausfließen kann. Mit der Hand an der Wange die Position stabilisieren.

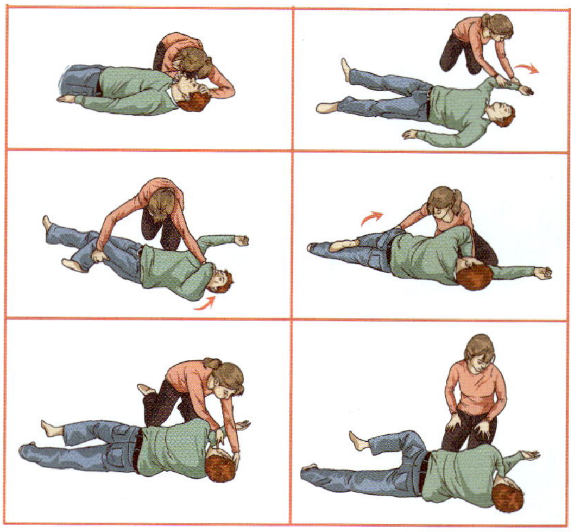

Bild 1: Stabile Seitenlage

Merke

Die **stabile Seitenlagerung** dient dazu, bei einem Bewusstlosen die Aspiration von Blut oder Erbrochenem zu vermeiden und die Atemwege freizuhalten.

Aufgaben

1. Nennen Sie die Notrufnummer.
2. Beschreiben Sie Möglichkeiten zur Prüfung der vorhandenen Atmung.
3. Beschreiben Sie Situationen, in denen der Rautek-Griff durchgeführt werden muss. Erklären Sie die Durchführung des Rautek-Griffs und üben Sie ihn einmal mit der Tischnachbarin/dem Tischnachbarn.
4. Erläutern Sie, wann die stabile Seitenlage angewendet wird.
5. Führen Sie mit ihrem Tischnachbarn abwechselnd die stabile Seitenlage durch.

5.2.3 Bewusstloser Patient ohne Atmung

Bei einem vermuteten oder tatsächlichen **Herz-Kreislauf-Stillstand** ist schnelles Handeln erforderlich. Nach heutigen Erkenntnissen ist die Diagnostik des Atem- und Kreislaufstillstandes zeitaufwändig und unsicher. Deshalb muss bei einem nicht reagierenden Patienten, bei dem die Atmung unsicher ist, gleich mit den Maßnahmen der **Kardio-Pulmonalen-Reanimation** (Herz-Lungen-Wiederbelebung) begonnen werden.

Bei schweren Zwischenfällen mit Atemstillstand wird heute nur noch selten beatmet. Stattdessen wird in erster Linie die Herzdruckmassage zur Wiederherstellung des Kreislaufs durchgeführt. Ist man alleine, sollte vor dem Absetzen des **Notrufs** für eine Minute die Herzdruckmassage durchgeführt werden.

Merke

Die **Herzdruckmassage** wird bei einem bewusstlosen Patienten ohne Atmung sofort begonnen. Sie ist wichtiger als die Beatmung.

5.2.4 Durchführung der Cardio-Pulmonalen-Reanimation (CPR)

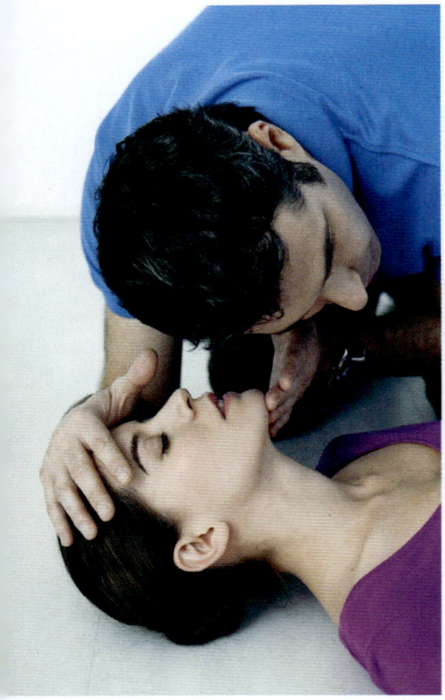

Bild 1: Überstrecken des Kopfes

Der Patient muss auf einem festen Untergrund auf dem Rücken liegen, damit die Herzdruckmassage nicht abgemildert werden kann (z. B. durch Polster, die dem Druck nachgeben, der dann nicht das Herz erreicht/zusammendrückt). Möglicherweise muss der Patient deshalb zunächst mit dem Rautek-Griff vom Behandlungsstuhl auf den Boden positioniert werden. Zur Cardio-Pulmonalen-Reanimation (CPR) gehören die drei Schritte: Atemwege freimachen, Herzdruckmassage und künstliche Beatmung.

Merke

Optimal ist es, wenn **zwei Helfer** anwesend sind, um die CPR durchzuführen: einer, der sich auf die Beatmung konzentriert, und einer, der die Herzdruckmassage übernimmt.

Atemwege freimachen

Durch eine zurückfallende Zunge und/oder durch Erbrochenes werden bei dem auf dem Rücken liegenden Bewusstlosen die Atemwege blockiert. Die Reinigung der Mundhöhle ist die erste wichtige Maßnahme. Sie kann in der Zahnarztpraxis mit der Absauganlage leicht durchgeführt werden. Durch das Überstrecken des Kopfes nach hinten wird die Zunge vorverlagert, sodass die Atemwege im Rachenbereich frei werden (Bild 1).

Herzdruckmassage

Bei einem Herz-Kreislauf-Stillstand wäre eine zuerst durchgeführte Beatmung wirkungslos, da das Blut nicht im Körper verteilt wird. Das Hauptanliegen des Ersthelfers muss also darin bestehen, den Blutkreislauf wieder in Gang zu bringen.

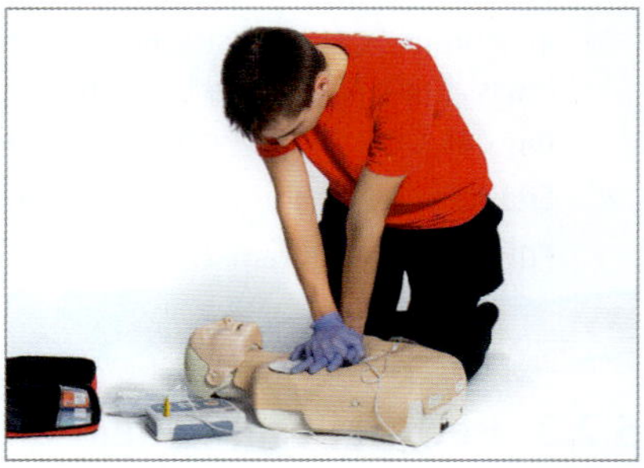

Bild 2: Der Notfallsanitäter demonstriert die richtige Haltung bei der CPR an einer Puppe.

Der Helfer legt den Handballen einer Hand auf das Brustbein, legt die andere Hand quer darüber und drückt mit gestreckten Armen den Brustkorb zusammen (Kompression). Er kann nur dann genügend Kraft entwickeln, wenn er sich senkrecht über dem Patienten befindet (Bild 2). Dadurch, dass der Brustkorb jeweils etwa 4–6 cm tief heruntergedrückt wird, wird das Herz leer gepumpt. Für eine ausreichende Blutzirkulation muss der Brustkorb 100 Mal pro Minute zusammengedrückt werden.

Das Verhältnis zwischen Herzdruckmassage und Beatmung sollte 30:2 betragen: Auf 30 Kompressionen des Brustkorbs werden zwei Atemstöße durch Mund-zu-Mund bzw. durch Mund-zu-Nase-Beatmung gegeben. Die Helfer sollten sich bei der Herzdruckmassage in kurzen Abständen abwechseln. Traut sich der Ersthelfer die Beatmung nicht zu, kann auf diese verzichtet werden, da die Blutzirkulation im Vordergrund steht.

Definition

Als **Herzdruckmassage** bezeichnet man das Zusammenpressen des Brustkorbs, um die Blutzirkulation wieder in Gang zu setzen. Dabei ist eine Frequenz von 100 Kompressionen pro Minute anzustreben.

Praxisinfo

Herzdruckmassage

Um die Frequenz von 100 Kompressionen pro Minute halten zu können, hilft zum Beispiel der Rhythmus des Liedes „Staying alive" von den Bee Gees.

Künstliche Beatmung

Zur künstlichen Beatmung muss der Kopf überstreckt werden (Bild 1, Kapitel 5.2.4) und die Atemwege müssen frei sein. Die Beatmung kann auf verschiedene Arten erfolgen:

- **Mund-zu-Nase-Beatmung:** Der Kopf wird nach hinten überstreckt. Dadurch wird der Zugang zum Kehlkopf frei. Der Helfer fasst den Kopf des Patienten mit beiden Händen. Die eine Hand liegt an der Stirn-Haar-Grenze und drückt den Kopf in den Nacken, während die andere Hand mit dem Daumen die Unterlippe gegen die Oberlippe drückt, damit der Mund geschlossen bleibt. Der Helfer atmet schnell ein und bläst seine Ausatmungsluft in die Nase des Patienten. Anschließend hebt er den Kopf an, um wieder einzuatmen. Dabei beobachtet er, ob sich der Brustkorb des Patienten senkt. Gleich nach dem Einatmen bläst der Helfer seine Ausatmungsluft wieder in die Nase des Patienten. Aus hygienischen Gründen kann zur Beatmung ein Taschentuch über die Nase gelegt werden.
- **Mund-zu-Mund-Beatmung:** Bei der Mund-zu-Mund-Beatmung muss der Kopf des Patienten ebenfalls nach hinten hin überstreckt werden. Gleichzeitig wird jedoch die Nase mit zwei Fingern zugehalten (Bild 1). Der Helfer bläst seine Ausatmungsluft in den Mund des Patienten.
- **Atemmaske:** Der Patient wird genauso vorbereitet wie für die Mund-zu-Nase-Beatmung: Der Kopf wird nach hinten überstreckt und die Atemwege frei gemacht. Dann wird die Atemmaske auf Mund und Nase des Patienten gesetzt und mit der Hand fest angedrückt (Bild 2). Die andere Hand presst den an der Maske angebrachten Beutel 14–20-mal pro Minute zusammen. An die Atemmaske kann auch direkt eine Sauerstoffquelle angeschlossen werden.

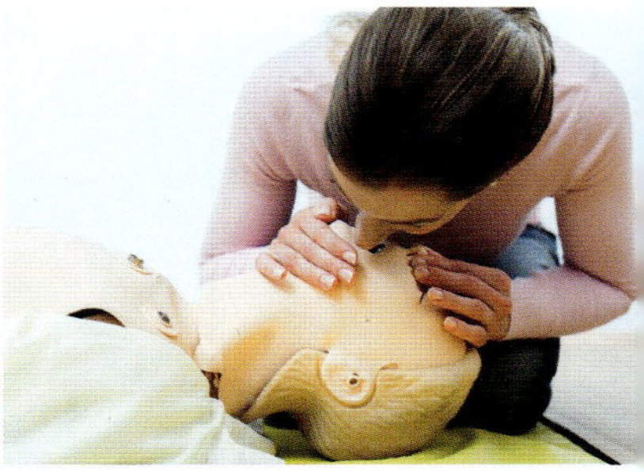

Bild 1: Die richtige Mund-zu-Mund-Beatmung wird an einer Puppe demonstriert.

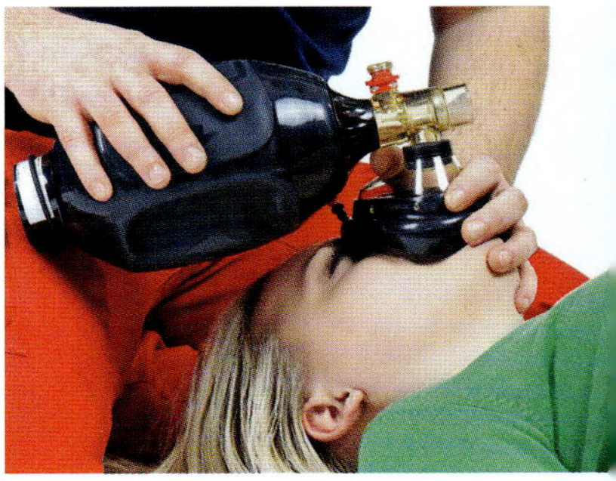

Bild 2: Beatmung mithilfe einer Atemmaske

Merke

Für jede Form der Beatmung gilt: Nur wenn der **Kopf überstreckt** ist und die **Atemwege frei** sind, kann die künstliche Beatmung gelingen.

Praxisinfo

Erste-Hilfe-Schlüsselanhänger

Der Erste-Hilfe-Schlüsselanhänger beherbergt ein Beatmungstuch zur Mund-zu-Mund-Beatmung für den Schlüsselbund (Bild 3). In einer kleinen Tasche verbirgt sich eine Einmal-Beatmungshilfe, die in Notfällen immer greifbar ist. Sie wird dem Patienten auf den Mund gesetzt. Somit sind hygienische Bedingungen gegeben und der Ersthelfer muss keinen Ekel empfinden, wenn er seinen Mund auf den des Patienten setzt. Solche Schlüsselanhänger sind nicht teuer.

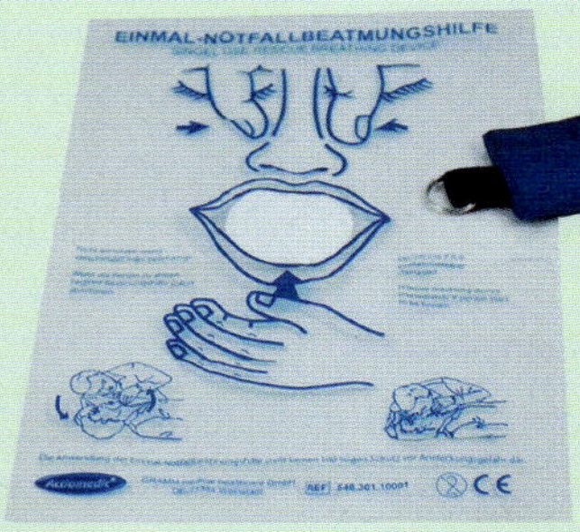

Bild 4: Hygienisches Beatmungstuch

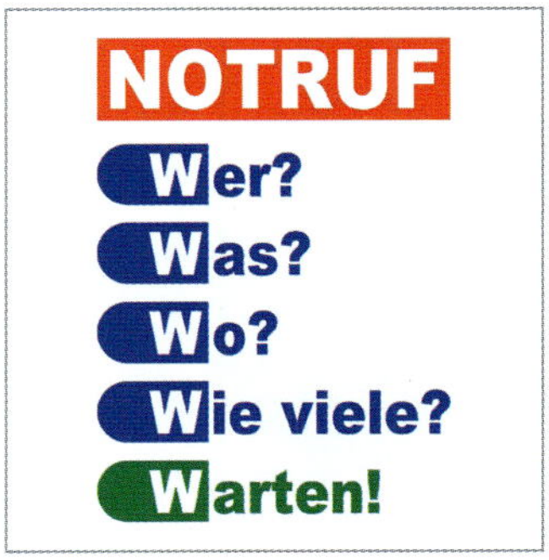

Bild 3: Die fünf „W" des Notrufs

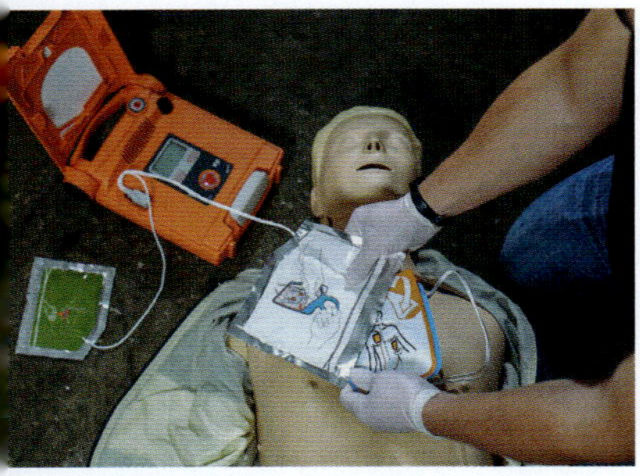

Bild 1: Umgang mit AED wird demonstriert

Defibrillator bzw. AED

Der Defibrillator ist ein elektronisches Gerät, das Stromstöße abgibt, um den Herzrhythmus wiederherzustellen. Diese Geräte gibt es auch zum automatisierten Vorgehen für Laien und Ersthelfer – genannt automatisierter externer Defibrillator, abgekürzt **AED**. Wie der Name sagt, arbeitet er automatisch und gibt dem Anwender Schritt-für-Schritt-Anweisungen, man kann nichts falsch machen. Die Aufgabe des Ersthelfers ist es, die Anweisungen zu befolgen. AEDs sind inzwischen an vielen öffentlichen Plätzen zu finden (Bild 1).

Aufgaben

1. Beschreiben Sie den Ablauf einer Ersten-Hilfe-Maßnahme.
2. Beschreiben Sie die Schritte der CPR.
3. Erklären Sie, auf was bei der Herzdruckmassage geachtet werden muss.
4. Begründen Sie, warum die künstliche Beatmung zweitrangig ist.
5. Diskutieren Sie, wie ein Patient ohne Atmung gelagert werden muss.

5.3 Maßnahmen bei verschiedenen Notfällen in der Zahnarztpraxis

In der Zahnarztpraxis können auch kleinere, aber dennoch lebensbedrohliche Notfälle auftreten. Das Ergreifen erster Hilfemaßnahmen durch die Zahnmedizinische Fachangestellte kann in den meisten Fällen eine Besserung erwirken. Im Folgenden werden Notfälle und geeignete Sofortmaßnahmen aufgezeigt.

5.3.1 Synkope

Synkope
Ohnmacht

Die Synkope wird auch **Ohnmacht** genannt. Sie ist eine kurzfristige, sich zügig bessernde Bewusstlosigkeit. Es gibt zwei Formen der Synkope, die nach ihrer Ursache unterschieden werden.

Vasovagale Synkope

Vasovagale Synkope
Ohnmacht durch physische Belastung, wie z. B. Angst

Durch starke physische Belastung, wie zum Beispiel Angst und Stress durch den Besuch beim Zahnarzt, kommt es zur Weitstellung der Blutgefäße. Die Folge ist, dass das Gehirn nicht mehr ausreichend mit Blut und Sauerstoff versorgt wird – der Patient wird bewusstlos.

Orthostatische Synkope

Orthostatische Synkope
Ohnmacht durch schnelles Aufstehen

Durch plötzliches Aufstehen nach längerem Liegen, z. B. auf dem Behandlungsstuhl, kommt es zu Schwindel (häufig bei Patienten mit niedrigem Blutdruck, siehe Kap. 3.6.1). Das Gehirn kann durch das abrupte Aufstehen nicht ausreichend mit Blut und Sauerstoff versorgt werden. Typische Symptome sind Blässe, Schwindel, ggf. Übelkeit, kalter Schweiß und Benommenheit.

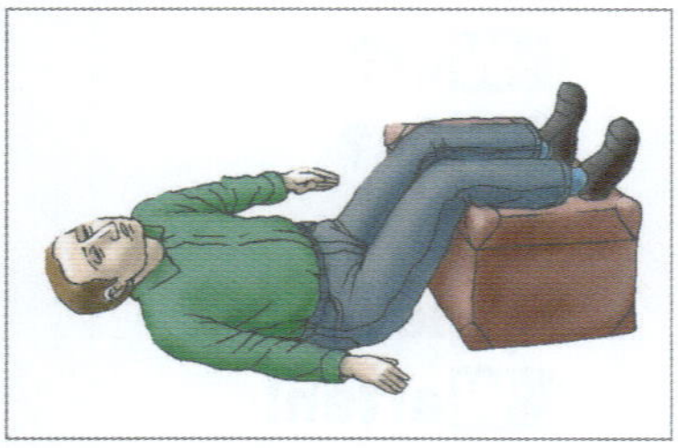

Bild 2: Schocklagerung

Maßnahmen

Erste Maßnahme ist die Flachlagerung des Oberkörpers und die Hochlagerung der Beine (Bild 2), sogenannte **Schocklagerung**, durch die wieder vermehrt Blut Richtung Kopf zurückfließt. Die zusätzliche Gabe von Sauerstoff ist möglich. Durch die Lagerung kann das Gehirn wieder ausreichend mit Sauerstoff und Blut versorgt werden. Eine rasche Besserung sollte schnell eintreten.

Praxisinfo

Synkope vorbeugen

Die vasovagale Synkope kann durch fachgerechten Umgang mit einem Angstpatienten gut entgegengewirkt werden. Maßnahmen sind in der Praxisinfo im Kapitel 4.2.1 zu finden.

Der orthostatischen Synkope kann durch langsames Aufstehen aus dem Behandlungsstuhl entgegengewirkt werden. Halten Sie Patienten also an, sich besonders nach einer längeren Behandlungsdauer beim Aufstehen Zeit zu lassen.

Bema-Nr.	Abkürzung	Leistungsbeschreibung
Bema-Nr. 02	Ohn	Hilfeleistung bei Ohnmacht und Kollaps

GOZ-Nr.	Leistungsbeschreibung
keine	Hilfestellung bei Ohnmacht und Kollaps
GOÄ 56	Verweilen, ohne Unterbrechung und ohne Einbringung anderer ärztlicher Leistungen

5.3.2 Schock

Der Schock ist ein akutes Kreislaufversagen, bei dem die Gewebe und Organe des Körpers nicht mehr ausreichend durchblutet werden. Es kommt zur Bewusstlosigkeit.

Anzeichen für einen Schock sind

- ein niedriger Blutdruck mit hohem Puls,
- Blässe,
- kalter Schweiß und
- Teilnahmslosigkeit.

Entsprechend den unterschiedlichen Ursachen unterscheidet man **verschiedene Arten** des Schocks.

- **Volumenmangelschock:** Dieser entsteht dadurch, dass im Blutkreislauf zu wenig Blut vorhanden ist, um die Blutgefäße zu füllen. Dazu kann es im Rahmen eines Unfalls und damit verbundenen Blutverlusten oder durch Verbrennungen kommen. Auch ein plötzlicher Blutdruckabfall kann ursächlich sein.
- **Kardiogener Schock:** Ist das Herz geschädigt, reichen eventuell seine Schlagkraft und das Blutvolumen, das es in den Körper pumpt, nicht mehr aus. Die Organe werden nicht mehr ausreichend mit Blut versorgt, z. B. nach einem Herzinfarkt.
- **Septischer Schock:** Diese Schockform wird durch das Eindringen einer Vielzahl von Bakterien in den Blutkreislauf hervorgerufen. Es kommt zu einem starken Blutdruckabfall mit allen weiteren Schockfolgen.

kardiogen
vom Herzen ausgehend

septisch
mit Keimen behaftet;
Sepsis = Blutvergiftung

Maßnahmen bei einem Schock

Bei einem Schock muss zunächst der Patient beruhigt werden. Die Lagerung erfolgt mit dem Oberkörper flach und den Beinen mit ca. 30° nach oben. Beim kardiogenen Schock wird der Patient mit dem Oberkörper leicht nach oben und mit den Beinen leicht nach unten gelagert, damit das Herz entlastet wird. Diese Art der Lagerung wird Herzbettlagerung genannt (Bild 1, Seite 356).

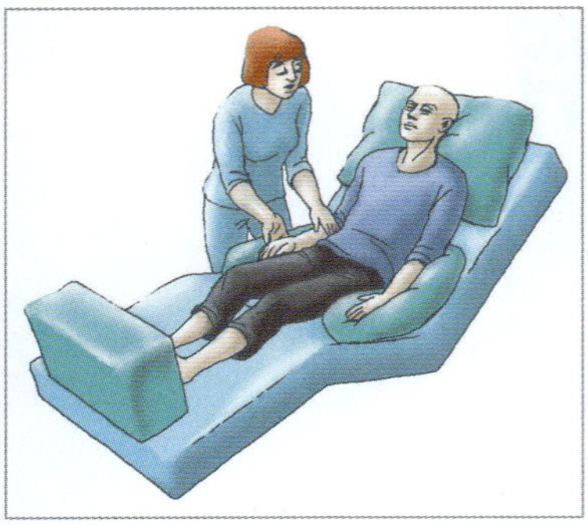

Bild 1: Herzbettlagerung

Merke

Schocklagerung: Oberkörper flach, Beine 30° nach oben

Herzbettlagerung (bei kardiogenem Schock): halbsitzend, Oberkörper leicht erhöht, Beine nach unten

5.3.3 Allergie – Anaphylaktischer Schock

anaphylaktisch
in Folge von Überempfindlichkeit/allergischer Reaktion

Nach der Gabe von Arzneimitteln (z. B. Antibiotika), Anästhetika (Betäubungsmitteln), Kontakt mit Latexhandschuhen oder Füllungsmaterialien kann eine starke allergische Reaktion entstehen, die schließlich zur Bewusstlosigkeit führt. Patienten mit Allergien werden immer häufiger. Aus diesem Grund ist es wichtig, die Anamnese des Patienten zu kennen, um den Kontakt mit entsprechenden Materialien vermeiden zu können bzw. direkt zu vermerken, wenn sich innerhalb der Behandlung Reaktionen zeigen.

Merke

Sind Allergien bei Patienten bekannt, sollten diese in der Akte vermerkt werden und mit einem gut sichtbaren Zeichen versehen sein. So können Zwischenfälle in der Praxis vermieden werden. Manche Patienten haben auch einen Allergieausweis, fragen Sie danach!

5.3.4 Epilepsie

Epilepsie
Anfallsleiden, „Fallsucht"

Die **Epilepsie** ist eine Fehlsteuerung des Gehirns, bei der die Betroffenen unter regelmäßig wiederkehrenden, manchmal großen Krampfanfällen leiden. Auslöser für die spontanen Krampfanfälle können vielfältig sein. In der Zahnarztpraxis kommen sie bei Epileptikern häufig vor, Auslöser können sein:

- Angst (Angstpatient)
- grelles Licht (Behandlungslicht)
- bestimmte Geräusche (Turbine des Bohrers)

Wichtig ist, dass die ZFA die Risikoanamnese des Patienten kennt, entsprechende Maßnahmen einleitet und mit besonderer Vorsicht und Beobachtung assistiert.

Maßnahmen

Den krampfenden Patienten ggf. auffangen und langsam zu Boden legen. Spitze und scharfe Gegenstände aus der Nähe entfernen, um Verletzungen vorzubeugen. Der Patient sollte während des Krampfens nicht festgehalten werden. Der Notarzt ist erforderlich.

Praxisinfo

Epilepsie

Manche Patienten haben auch Notfallmedikamente bei sich, die im Falle eines Krampfanfalls sofort verabreicht werden müssen. Fragen Sie den Patienten danach.

Der Patient kann sich nach dem Aufwachen oft nicht an den Krampfanfall erinnern und möchte deshalb keinen Notarzt. Sollte er daraufhin die weitergehende ärztliche Behandlung durch einen Notarzt verweigern, muss das ggf. schriftlich fixiert und vom Patienten gegengezeichnet werden.

5.3.5 Diabetes mellitus

Der Diabetes mellitus („Zuckerkrankheit") ist eine relativ häufige Erkrankung in der westlichen Gesellschaft. Sie beruht darauf, dass die Bauchspeicheldrüse keine ausreichende Menge an **Insulin** herstellen kann.

Diabetes mellitus
Zuckerkrankheit

Insulin ist ein Hormon, das den durch die Nahrung aufgenommene Zucker (Glukose) im Blut senkt. Insulin schleust die Glukose aus dem Blut in die Körperzellen, wo er den Zellen als Energielieferant dient.

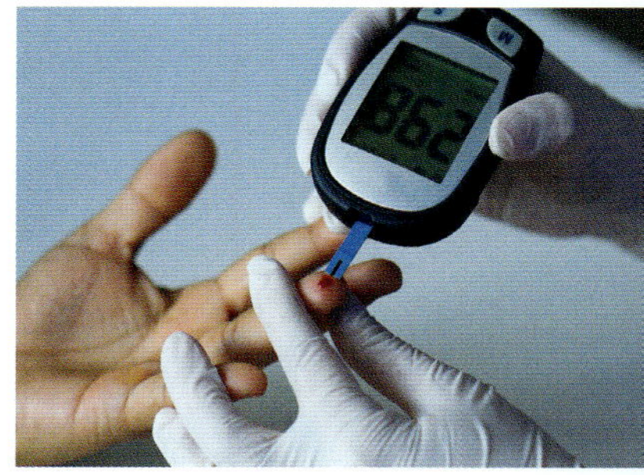

Bild 1: Blutzuckermessung

Merke

Aufgaben des Insulins:

- Blutzucker senken
- Aufnahme von Glukose (Zucker) in die Körperzellen
- Energieversorgung der Körperzellen

Es gibt zwei Formen des Diabetes mellitus, den Diabetes Typ 1 und den Diabetes Typ 2.

Diabetes Typ 1

Der Typ-1-Diabetes ist meist vererbt und tritt in jungen Jahren auf. Betroffen sind nur 10 % der Diabetiker. Insulin wird nicht mehr produziert, da die produzierenden Zellen an der Bauchspeicheldrüse zerstört sind. Es liegt also ein **absoluter Insulinmangel** vor. Die Patienten müssen sich Insulin regelmäßig über eine Spritze zuführen. Damit die Betroffenen wissen, wie viel Insulin sie benötigen, muss zuvor der Blutzuckerspiegel gemessen werden. Dazu gibt es verschiedene Blutzuckermessgeräte (Bild 1).

Diabetes Typ 2

Betroffen sind 90 % aller Diabetiker. Da die Ursache falsche, übermäßige Ernährung und Bewegungsmangel über einen langen Zeitraum ist, sind die Betroffenen meist ältere Menschen. Das Insulin wird zwar noch produziert, oftmals sogar in einem zu hohen Maße (Hyperinsulinämie), hat aber **nicht mehr die blutzuckersenkende Wirkung** (Insulinresistenz). Das Insulin kann den Blutzucker nicht mehr ausreichend in die Körperzellen schleusen.

Hyperinsulinämie
hoher Insulinspiegel im Blut

Insulinresistenz
die Körperzellen reagieren nicht mehr auf das Insulin

Merke

Diabetes Typ 1: es wird kein Insulin produziert = absoluter Insulinmangel

Diabetes Typ 2: es wird Insulin produziert, die Wirkung ist aber abgeschwächt = Insulinresistenz

Komplikationen bei Diabetes mellitus

Normalerweise steigt der Blutzuckerwert nach der Nahrungsaufnahme an und fällt durch die Wirkung des freigesetzten Insulins langsam wieder ab. Bei an Diabetes mellitus erkrankten Patienten kann die Störung der Insulinwirkung eine **Hyperglykämie** oder eine **Hypoglykämie** auslösen.

hyper
über, übermäßig

hypo
unter, darunter

Glykämie
Blutzucker

Normalwert	70–110 mg/dl
Hypoglykämie	< 50 mg/dl
Hyperglykämie	> 120 mg/dl

Tabelle 1: Blutzuckerwerte

Bei der **Hyperglykämie** ist der Nüchtern-Blutzuckerwert über 120 mg/dl (Tabelle 1, Seite 357). Es können langfristige Folgeschäden bei dauerhaft erhöhtem Blutzucker an Nieren, Augen, Nerven, Herz entstehen.

Symptome sind Verwirrtheit, Schläfrigkeit, Bewusstseinsstörungen, erhöhtes Durstgefühl oder Erbrechen. Der Patient kann durch vermehrtes Trinken von nicht zuckerhaltigen Getränken den Zuckerspiegel langsam senken. Bei stark erhöhtem Blutzuckerspiegel muss der Notarzt informiert werden.

Bei der **Hypoglykämie** ist der Blutzuckerwert unter 50 mg/dl (Tabelle 1, Seite 357). Symptome sind Zittern, Unruhe, Konzentrationsstörungen, Aggressivität, Kollaps, Krampfanfälle, bis hin zum Koma. Erste Maßnahme ist die Zufuhr von Zucker z. B. Traubenzucker oder Cola.

Merke

Hypoglykämie: zu wenig Zucker im Blut → der Patient benötigt Zucker (Traubenzucker, Cola)

Hyperglykämie: zu viel Zucker im Blut → der Patient muss viel trinken, bei Bewusstlosigkeit Notarzt rufen

Praxisinfo

Vorbereitung bei Diabetikern

Diabetiker sollten nie nüchtern einbestellt werden. Bei längeren Eingriffen können Pausen eingeplant werden, in denen der Patient seinen Blutzucker kontrolliert und entsprechend steuert. Die Terminvergabe ist ohne lange Wartezeiten zu planen. Am besten sind Termine zu Beginn oder vor Ende der Praxisöffnung. Wichtig ist auch hier die Beachtung der Anamnese zur Prophylaxe.

5.3.6 Nadelstichverletzungen – Postexpositionsprophylaxe

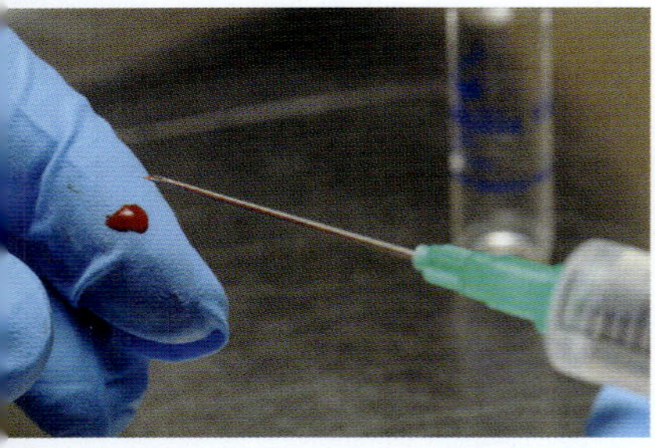

Bild 1: Nadelstichverletzung

Zu den Nadelstichverletzungen (Bild 1) in der Zahnarztpraxis gehören jegliche Stich-, Schnitt- und Kratzverletzungen der Haut, die mit Patientenmaterial in Kontakt waren. Im Paxisalltag der zahmedizinischen Fachangestellten gehen die häufigsten Nadelstichverletzungen von einem Skalpell, einer Kanüle oder andere spitze und scharfe Arbeitsgegenstände aus. Trotz aller Schutzmaßnahmen kann eine Nadelstichverletzung passieren, auch durch einen Handschuh hindurch. Die am häufigsten betroffene Stelle ist die Hand.

Unabhängig davon, ob die Nadelstichverletzung blutet oder kontaminiertes Material an Haut und Schleimhäute der Nase, Augen und Mund gelangt, ist der Kontakt mit kontaminiertem Patientenmaterial immer mit einem Infektionsrisiko verbunden.

Erkrankung	Infektionswahrscheinlichkeit
Hepatitis B (HBV)	30 %
Hepatitis C (HCV)	3 %
Humanes Immundefizitvirus (HIV)	0,3 %

Tabelle 1: Infektionswahrscheinlichkeiten nach Nadelstichverletzungen

Das Risiko einer Infektion (Tabelle 1) mit dem Hepatitis-B-Virus (HBV), dem Hepatitis-C-Virus (HCV) oder dem humanen Immundefizienzvirus (HIV) ist unterschiedlich hoch und sollte deshalb nicht unterschätzt werden.

(Lfd. Nr.)	Datum	Name des Verletzten	Ort	Verletzung und Ursache	Zeugen	Ersthelfer oder Arzt	Erste-Hilfe Maßnahme
1	04.09.2023	Weronika, Dobrik	Behandlungszimmer 2	Nadelstichverletzung: Beim Recapping Stichverletzung linker Zeigefinger; Verwendete Kanüle von Patient Ilse Maier	Dr. Weiß	Dr. Weiß	Wunde ausgedrückt. 10-minütige Desinfektion
2							

Tabelle 1: Beispiel für einen Eintrag im Verbandsbuch

Kommt es während der Tätigkeit in der Zahnarztpraxis zu einer Nadelstichverletzung oder zur Kontamination von Schleimhäuten mit Patientenmaterial, handelt es sich immer um einen Dienst- bzw. Arbeitsunfall. Solche Vorfälle müssen im Verbandbuch der Praxis dokumentiert und sofort der BG (Berufsgenossenschaft) gemeldet werden.

Merke

Eine Nadelstichverletzung ist ein Arbeitsunfall und muss der BGW gemeldet werden. Auch kleine, nicht blutende Verletzungen können weitreichende Folgen für die Gesundheit haben.

Beim Kontakt mit kontaminiertem Material ist sofortiges Handeln nötig. Stich- und Schnittverletzungen müssen durch Druck auf das umliegende Gewebe bluten. Das fließende Blut sorgt dafür, dass Keime aus der Wunde gespült werden. Anschließend soll die Wunde für mindestens 10 Minuten mit einem alkohaltigen Desinfektionsmittel desinfiziert werden. Bei Kontakt der Schleimhäute von Nase, Mund oder Auge mit kontaminierten Flüssigkeiten muss eine sofortige Spülung eingeleitet werden. Die intensive Spülung erfolgt für mindestens 10 Minuten mit Wasser oder isotonischer Kochsalzlösung.

Unverzüglich muss das Infektionsrisiko für Hepatitis C und B und HIV durch die Patientenakte, der Anamnese, den Patienten selbst oder eine Blutentnahme (nur mit Einverständnis) erfolgen. Der Unfallvorgang muss im Verbandbuch der Praxis dokumentiert werden. Für den Nachweis bei der Berufsgenossenschaft ist es wichtig, den Zeitpunkt, das Verletzungsinstrument und die Schutzmaßnahme zu dokumentieren (Ort, Unfallhergang, Art und Schwere der Verletzung oder des Gesundheitsschadens, Erste-Hilfe-Maßnahmen sowie die Namen des Verletzten, von Zeugen und Erst-Helfern). Möglichst zeitnah sollte ein Arbeitsmediziner oder Durchgangsarzt zur Unfallaufnahme besucht werden. Dieser bestimmt das weitere Vorgehen und nimmt eine erneute Risikoeinschätzung vor. Um eine Infektion auszuschließen kann eine Nachuntersuchung in der Regel nach 6, 12 und 24 Wochen stattfinden (Tabelle 1).

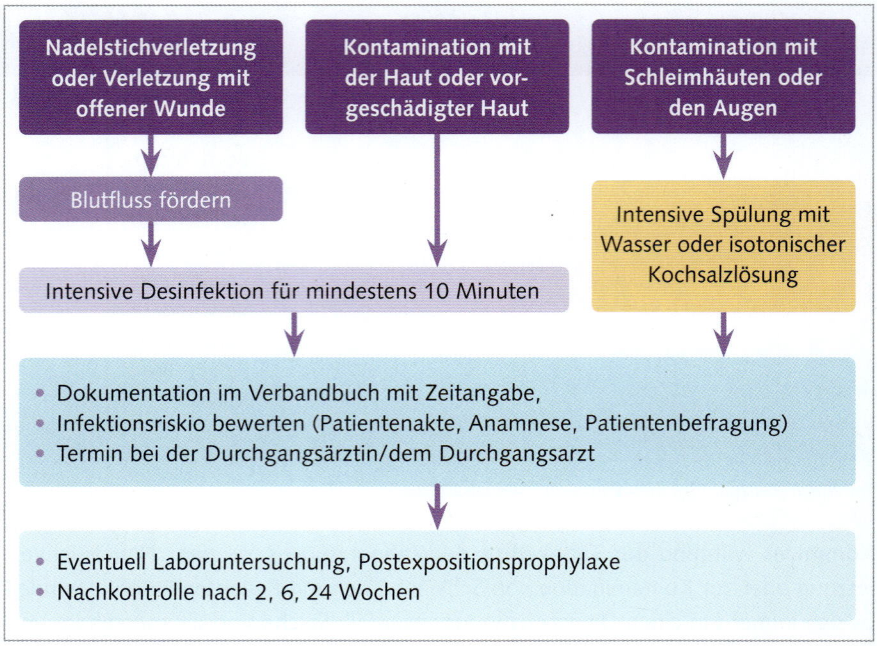

Bild 1: Maßnahmen bei Nadelstichverletzungen und Kontakt mit potenziell infektiösem Material

Postexpositionsprophylaxe

Die Postexpositionsprophylaxe (PEP) ist eine Maßnahme, um eine Infektionserkrankung **nach** einem wahrscheinlichen Kontakt mit infektiösem Material zu verhindern oder abzumildern. Die Maßnahmen können, je nach Erreger, aus mehreren Impfungen oder einer medikamentösen Therapie bestehen.

Zur Verhütung einer Krankheit (Prophylaxe) nach Kontakt mit kontaminiertem Material (Postexposition) mit **HIV** sollte die Maßname möglichst innerhalb von 2 Stunden erfolgen und nicht später als 24 Stunden. Die Behandlung erfolgt durch antivirale Medikamente und wird in der Regel von einem in der HIV-Therapie erfahrenen Arzt durchgeführt.

Bei einer möglichen Infektion mit dem Hepatitis-B-Virus wird bei aktuellem Impfstatus keine Maßnahme nötig. Ist die HBV-Impfung unvollständig oder der Immunstatus, also die Wirkung der Impfung unbekannt, erfolgt durch den Betriebs- oder Durchgangsarzt eine aktive und passive Impfung.

Da es noch keine zugelassene Hepatitis-C-Impfung gibt, bleibt bei einer Infektion mit dem HCV nur eine medikamentöse Therapie, die möglichst schnell vom Durchgangsarzt eingeleitet werden muss.

Prävention

Vorbeugende Maßnahmen führen zu einer starken Minimierung des Infektionsrisikos. Das Verletzungsrisiko steigt durch Hektik oder Nervosität. Deshalb sollten alle an der zahnmedizinischen Behandlung beteiligten Personen immer die PSA tragen und routinemäßig alle Schutzmaßnahmen einhalten, als sei der Patient infektiös. Für Sicherheit sorgt auch die Pflicht gegen Hepatitis C geimpft zu sein. Häufige Nadelstichverletzungen können durch das Vermeiden von Recapping, also das Wiederaufsetzen von Schutzkappen auf die Nadel, verhindert werden. Verwendete Nadeln sollen in den dafür vorgesehenen Abwurfbehälter entsorgt werden (Bild 2) (siehe auch LF 3, Kap. 12).

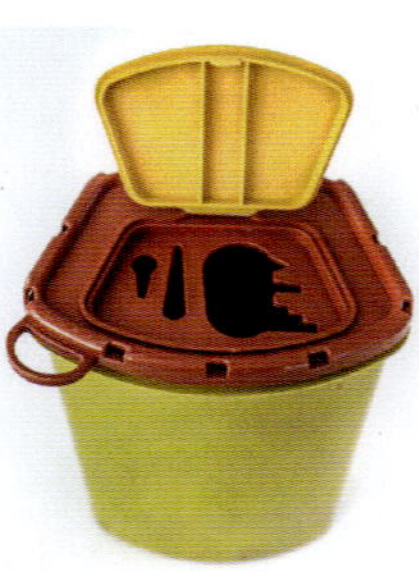

Bild 2: Abwurfbehälter für Nadeln

5.3.7 Schwangerschaft

Eine Schwangerschaft ist kein krankhafter Zustand, aber trotzdem können Komplikationen auftreten, die in der zahnärztlichen Praxis Beachtung finden sollten.

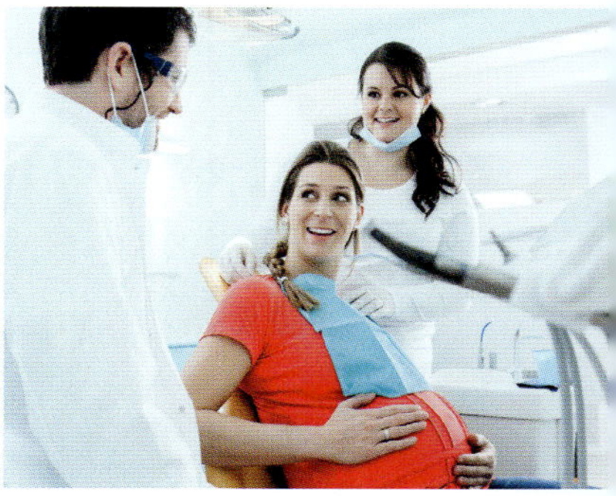
Bild 1: Schwangere Patientin

Während den **ersten drei Monaten der Schwangerschaft** ist das Embryo am empfindlichsten für Missbildungen. Besondere Vorsicht ist bei Anästhetika geboten. Adrenalin sollte in möglichst geringer Dosis verwendet werden. Empfohlen wird deshalb eine intraligamentäre Anästhesie. Hierbei wird nur wenig Anästhetikum verwendet und somit auch wenig Adrenalin (Siehe Lernfeld 5, Kap. 4). Zahnärztliche Eingriffe und Röntgenuntersuchungen sollten nur bei absoluter Notwendigkeit durchgeführt und immer zwischen Risiko und Nutzen abgewägt werden. Ferner ist die Behandlung mit Antibiotika und Schmerzmitteln nur nach sorgfältiger Prüfung, ob die Medikamente auch für das ungeborene Kind verträglich sind, möglich.

Im **letzten Drittel der Schwangerschaft** kann das Kind während der Rückenlage auf die untere Hohlvene drücken. Bei der Mutter wird dadurch der Blutrückfluss zum Herzen unterbrochen. Dieser Zustand wird als Vena-cava-Kompressions-Syndrom bezeichnet, das sich durch Blutdruckabfall, Schwindel, Herzrasen, Bewusstlosigkeit und im schlimmsten Fall Schock zeigen kann. Eine gefährdete Patientin sollte deshalb bei der zahnärztlichen Behandlung nicht flach gelagert, sondern eher im Sitzen behandelt werden (Bild 1).

Merke

Bei Schwangerschaft:

- Röntgenuntersuchungen nur bei absoluter Notwendigkeit
- Anästhetikum mit geringem Anteil an Adrenalin
- nur verträgliche Antibiotika und Schmerzmittel
- Behandlung eher im Sitzen durchführen, günstigster Zeitpunkt für eine Untersuchung ist das zweite Schwangerschaftsdrittel.

5.3.8 Verätzungen

In der Zahnarztpraxis können bestimmte Arbeitsschritte am Patienten oder auch Tätigkeiten der Zahnmedizinischen Fachangestellten abseits des Patienten zu Verätzungen der (Schleim-)Haut, des Auges oder der Kleidung führen.

Zum Beispiel kann bei einer elektrischen Wurzelkanaldesinfektion mit Calciumhydroxid-Lösung bei vorzeitigem Anschalten der elektrischen Desinfektion die Desinfektionslösung in den Mundbereich oder in das Auge des Patienten gelangen. Sofort müssen dann Notfallmaßnahmen ergriffen werden.

Der Mund und die betroffene Haut wird sofort mit klarem Leitungswasser ausgespült. Zum Schutz vor dem Verschlucken der Desinfektionslösung hilft vor der Behandlung das Anlegen eines Kofferdams. Gelangt eine ätzende Lösung, wie zum Beispiel die Desinfektionslösung bei der Wurzelkanaldesinfektion, ins Auge, muss es sofort mit Kochsalzlösung (NaCl 0,9 %) oder Leitungswasser gespült werden. Kaltes Wasser hilft, um die entstehende Entzündung und damit das Schmerzempfinden einzudämmen.

Der Patient wird hierzu in eine liegende Stellung gebracht, der Kopf zur betroffenen Seite geneigt und die Kochsalzlösung von der Nasenseite aus in das betroffene Auge geleitet. Die Augenlider werden dabei vorsichtig mit Zeigefinger und Daumen offen gehalten. Zum Auffangen der Spülflüssigkeit kann ein Handtuch oder eine Nierenschale verwendet werden. Die Spülung sollte mindestens 15 Minuten andauern.

Eine weitere Notfallmaßnahme kann der Patient selbst durchführen. Dafür füllt er seine gewölbte Hand immer wieder mit Wasser am Waschbecken und taucht das betroffene und geöffnete Auge darin ein.

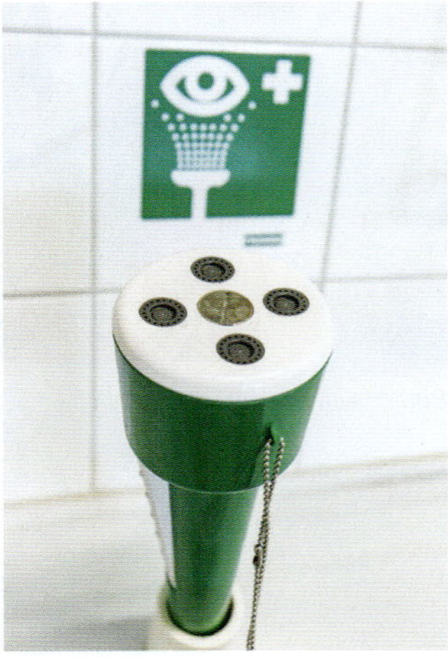

Bild 1: Augendusche

In manchen Zahnarztpraxen ist an den Waschbecken auch eine Augendusche angebracht oder es gibt eine mobile Augendusche in jedem Behandlungszimmer (Bild 1).

Wichtig ist, dass die Patienten nicht alleine gelassen werden. Die Zahnarztpraxis sollte für den Patienten sofort einen Termin bei einem Augennotdienst, in einer Augenklinik oder in einer Notfallambulanz veranlassen.

Kommen reizende Fremdstoffe zum Einsatz, wird dem Behandlungsteam und dem Patienten empfohlen, eine Schutzbrille zu tragen.

Kommt es zum Einatmen größerer Mengen oder zum Verschlucken ätzender Substanzen, muss sofort ärztlicher Rat eingeholt werden.

Ätzende Produkte in der Zahnarztpraxis können auch Entkalker oder Rohrreiniger, Natriumhypochlorit 5 % für Wurzelkanalbehandlungen und Reinigungsmittel für Thermodesinfektoren sein. Reizende Substanzen sind in Abdruckkunststoffen und dem Röntgenfilmentwickler zu finden.

Das gesamte Praxisteam muss sich beim Umgang mit diesen Substanzen schützen durch das Tragen von (Schutz-)Handschuhen, Schutzkleidung, Schutzbrille und Schutz- bzw. Berufskleidung.

Merke

Bei Verätzungen wird die betroffene Stelle sofort 15 Minuten mit klarem Wasser oder Kochsalzlösung gespült. Wichtig ist das Tragen der persönlichen Schutzkleidung (siehe LF 3).

Aufgaben

1. Beschreiben Sie den Ablauf bei einer Verätzung
   - am Auge des Patienten
   - am eigenen Auge
   - im Mundbereich des Patienten
   - an der Haut
2. Reflektieren Sie, welche Schutzmaßnahmen Sie selbst in der Praxis anwenden und welche Sie in Ihren Arbeitsalltag noch einbauen müssen.
3. Nennen Sie Grunderkrankungen aus dem Anamnesebogen und beschreiben Sie, welches Risiko sich für die Zahnarztpraxis ergibt. Welche Vorsorgemaßnahmen leiten Sie ein?
4. Ordnen Sie allen Zwischen- und Notfällen die richtige Lagerungsart zu.
5. Erläutern Sie den Unterschied zwischen einer Hyperglykämie und einer Hypoglykämie. Wie erkennen Sie den Unterschied am Patienten.
6. Erläutern Sie, welche Maßnahmen bei einem Diabetiker im Vorfeld vorbeugend getroffen werden können.
7. Begründen Sie, worauf Sie bei schwangeren Patientinnen achten müssen.
8. Nennen Sie Grunderkrankungen aus dem Anamnesebogen und beschreiben Sie, welches Risiko sich für die Zahnarztpraxis ergibt. Welche Vorsorgemaßnahmen leiten Sie ein?

Lernfeld 8

Bei parodontologischen Behandlungen begleiten

Bei parodontologischen Behandlungen begleiten

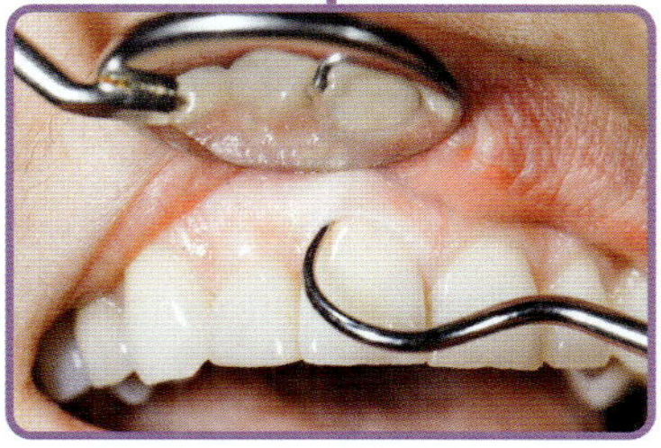

Aufbau von Mundschleimhaut und Parodont

- Zahnfleisch (Gingiva)
- Wurzelzement (Cementum)
- Wurzelhaut (Desmodont)
- Alveolarknochen

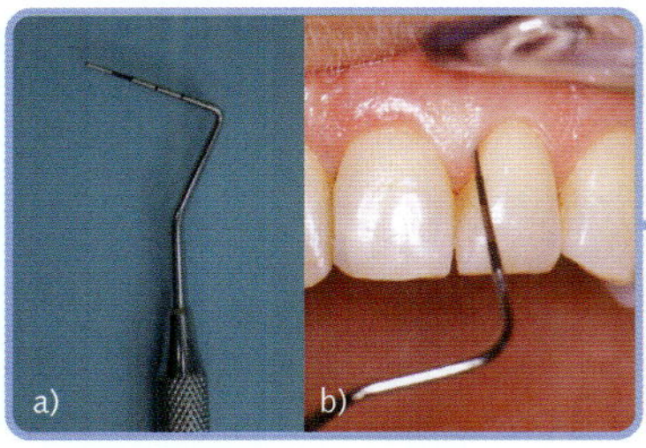

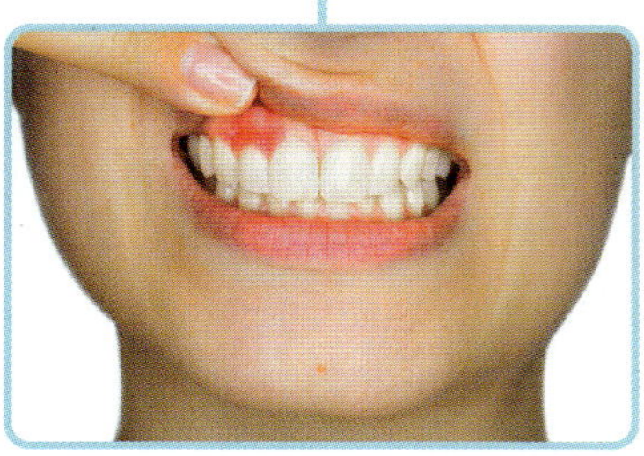

Erkrankungen der Mundschleimhaut und des Parodonts

- Plaque und Zahnstein
- Einteilung von Erkrankungen der Mundschleimhaut und des Parodontiums
- Gingivitis
- Parodontitis
- Andere Erkrankungen der Mundschleimhaut

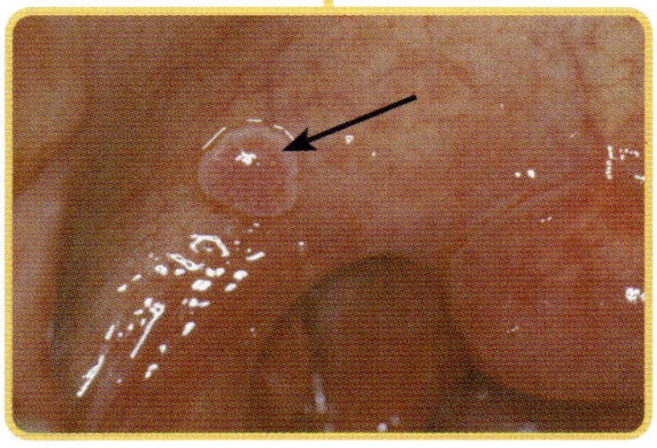

Tumore

- Einteilung der Tumore
- Bezeichnung von Tumoren
- Probeexzision
- Präkanzerosen
- Benigne Tumoren der Mundhöhle
- Maligne Tumoren der Mundhöhle
- Semimaligne Tumoren

Behandlung entzündlicher Parodontalerkrankungen

- Voraussetzung für eine systematische Parodontalbehandlung
- Ziele der systematischen Parodontalbehandlung
- Behandlungsablauf der systematischen Parodontalbehandlung
- Erstuntersuchung und vorläufige Diagnostik
- Initialtherapie
- Ausführliche Befunderhebung, abschließende Diagnose und Behandlungsplanung
- Hauptbehandlungsphase
- Erhaltungstherapie, Recall

1 Aufbau von Mundschleimhaut und Parodont

Parodont bzw. Parodontium
Zahnhalteapparat

Der **Zahnhalteapparat (Parodont oder Parodontium)**, fixiert den Zahn fest im **Zahnfach (Alveole)**. Er besteht aus vier Komponenten, die zusammen eine **funktionelle Einheit** bilden (Bild 1):

- Zahnfleisch (Gingiva)
- Wurzelzement (Cementum)
- Wurzelhaut (Desmodont)
- knöchernes Zahnfach (Alveole)

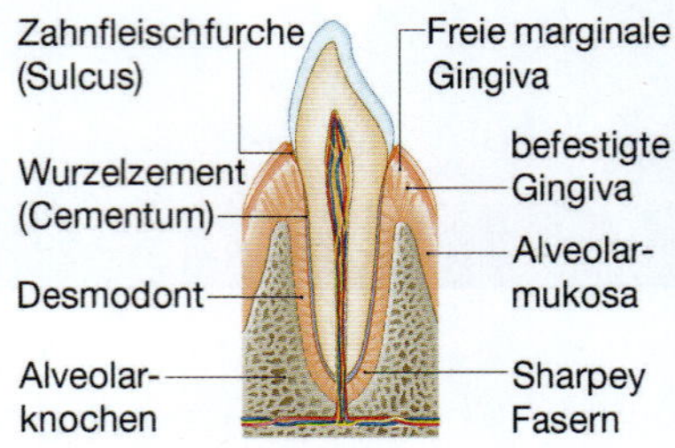

Bild 1: Aufbau des Parodonts

1.1 Zahnfleisch (Gingiva)

Alveolarmukosa
Mundschleimhaut

Gingiva
Zahnfleisch

Linea girlandiformis
Mukogingivallinie

Die **Mundschleimhaut (Alveolarmukosa)** geht auf Höhe der Zahnwurzeln in das **Zahnfleisch (Gingiva)** über. Dieser Grenzbereich wird als **Mukogingivallinie (Linea girlandiformis)** bezeichnet.

Die Gingiva ist Bestandteil des Zahnhalteapparates. In gesundem Zustand ist sie blassrosa, matt glänzend und liegt den Zähnen straff an.

Sie wird in drei Bereiche eingeteilt (Bild 2):

- freie Gingiva (Gingiva marginalis)
- befestigte Gingiva (attached Gingiva)
- interdentale Gingiva (Interdentalpapille)

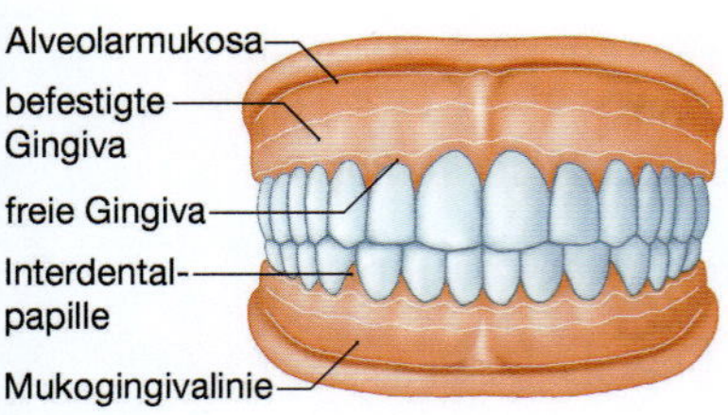

Bild 2: Gesunde Gingiva (Frontalansicht)

Gingiva marginalis
freie Gingiva

Sulkus
Zahnfleischfurche

1.1.1 Freie Gingiva (Gingiva marginalis)

Die **freie Gingiva (Gingiva marginalis)** liegt den Zähnen am Zahnhals girlandenförmig an. Im Bereich der Schmelz-Zement-Grenze ist sie fest mit der Wurzeloberfläche des Zahnes verwachsen, was als **Befestigung (Attachment)** bezeichnet wird. Die Breite der freien Gingiva beträgt etwa 1–2 mm. Der Bereich zwischen freiem Zahnfleischrand und Schmelz-Zement-Grenze wird als **Zahnfleischfurche (Sulkus)** bezeichnet (Bild 1). Sie ist im gesunden Parodont ca. 0,5–1 mm tief.

1.1.2 Befestigte Gingiva (attached Gingiva)

An die freie Gingiva schließt sich die **befestigte Gingiva (attached Gingiva)** an. Sie ist fest mit dem Alveolarknochen und der Wurzeloberfläche verwachsen. Sie hat eine Breite von ca. 2–5 mm und besitzt eine gestippelte Oberfläche, ähnlich einer Orangenschale (Bild 3).

1.1.3 Interdentale Gingiva (Interdentalpapille)

attached Gingiva
befestigte Gingiva

interdental
zwischen den Zähnen gelegen

Papille
interdentale Gingiva

Cementum
Wurzelzement

Alveole
Zahnfach

Die zwischen den Zähnen befindliche **interdentale Gingiva** bildet nach bukkal und oral hin die dreieckförmige **Interdentalpapille**, die den Zahnzwischenraum ausfüllt (Bild 2). Sie ist Teil der befestigten Gingiva.

1.2 Wurzelzement (Cementum)

Das **Wurzelzement (Cementum)** bedeckt die Zahnwurzel vollständig von außen. In ihm sind die elastischen **Sharpey-Fasern** verankert, die die Zähne in den Alveolen federnd befestigen (Bild 1, Seite 366). Das Wurzelzement gehört somit sowohl zum Zahn, als auch zum Zahnhalteapparat.

1.3 Wurzelhaut (Desmodont, Periodontium)

Desmodont
Wurzelhaut

Als **Wurzelhaut (Desmodont)** wird das Weichgewebe bezeichnet, das den Spalt zwischen der Zahnwurzeloberfläche und dem Alveolarknochen ausfüllt (siehe Seite 364, Bild 1). Sie enthält zahlreiche Sinnesorgane, die das Kaugefühl vermitteln und besteht zum Großteil aus Bindegewebe, das von Blutgefäßen und Nervenfasern durchzogen wird. Die Nervenfasern im Parodontalspalt vermitteln das außerordentlich feine Tastgefühl des Zahnes. Sie melden bereits kleinste Stellungs- und Belastungsänderungen an das Gehirn. Das Desmodont enthält Faserbündel, die sogenannten **Sharpey-Fasern** (benannt nach dem britischen Anatomen William Sharpey, 1802–1880). Diese sind auf der Zahnseite im Wurzelzement des Zahnes und auf der Knochenseite im Alveolarknochen befestigt. Dies bewirkt eine federnde Aufhängung des Zahnes in der Alveole und stellt eine funktionelle Verbindung zwischen Zahn und Alveolarknochen her. Der Spalt zwischen Wurzeloberfläche und Alveolarknochen, in dem sich das Desmodont befindet, wird als **Parodontalspalt** bezeichnet. Er ist bei gesunden Parodontalverhältnissen etwa 0,25 mm breit. Das Desmodont selbst ist im Röntgenbild nicht zu erkennen.

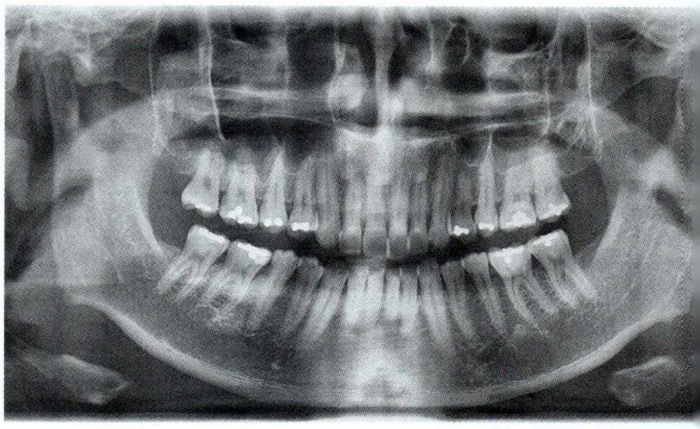

Bild 1: Röntgenbild gesundes Parodont

1.4 Alveolarknochen

Alveolarfortsatz
knöcherne Fortsätze von Ober- und Unterkiefer

Alveole
Zahnfach

Als **Alveolarknochen** werden die knöchernen Fortsätze von Ober- bzw. Unterkiefer bezeichnet **(Alveolarfortsatz)**. Der Alveolarknochen bildet die **Zahnfächer (Alveolen)**, in denen die Zähne durch die Sharpey-Fasern befestigt sind und beginnt ca. 1–2 mm unterhalb der Schmelz-Zement-Grenze des Zahnes. Durch kleinste Öffnungen in der Knochenrinde des Alveolarknochens treten zahlreiche Blutgfäße aus, die die Wurzelhaut mit Blut und Nährstoffen versorgen.

Definition

Der Zahnhalteapparat wird als Parodont bzw. Parodontium bezeichnet. Zum **Parodont** gehören alle Gewebe, durch die ein Zahn im Zahnfach des Alveolarknochens befestigt ist – die Gingiva, das Wurzelzement, die Wurzelhaut und der Alveolarknochen.

Aufgaben

1. Nennen Sie die Komponenten, aus denen sich das Parodont zusammensetzt.
2. Fassen Sie zusammen, weshalb das Parodont als funktionelle Einheit bezeichnet wird.
3. Nennen Sie den Fachbegriff für Zahnfleisch. Zeigen Sie die drei Bereiche auf, in die es eingeteilt wird.
4. Erklären Sie den Begriff Desmodont. Beschreiben Sie seine anatomische Lage und nennen Sie die Anteile, aus denen es besteht.
5. Erklären Sie die Funktion der Sharpey-Fasern.
6. Begründen Sie, warum das Wurzelzement sowohl zum Zahn als auch zum Zahnhalteapparat gehört.
7. Nehmen Sie sich Röntgenaufnahmen aus der Patientenkartei Ihrer Praxis und zeigen Sie den Parodontalspalt auf. Vergleichen Sie dabei Aufnahmen von gesunden und parodontal erkrankten Gebissen.

2 Erkrankungen der Mundschleimhaut und des Parodonts

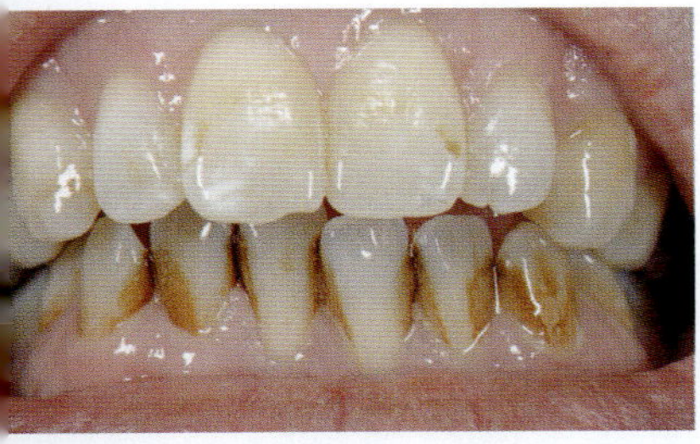

Bild 1: Zähne mit Plaquebelägen

Die Mundschleimhäute, die Gingiva und das Parodontium können von zahlreichen Erkrankungen betroffen sein. Diese Erkrankungen lassen sich in zwei große Gruppen einteilen:

- plaque-bedingte Erkrankungen
- nicht-plaque-bedingte Erkrankungen

Der Großteil der Erkrankungen der Mundschleimhäute wird durch Plaque verursacht.

Die nicht-plaque-bedingten Erkrankungen der Mundhöhle wie z. B. Tumoren, virale oder bakterielle Infektionen sind deutlich seltener als die plaque-bedingten Formen.

2.1 Plaque und Zahnstein

Plaque
Zahnbelag

Zahnstein
verkalkte Plaque

Früher ging die Zahnmedizin davon aus, dass es sich bei **Plaque** (= Zahnbelag) um eine lose Ansammlung verschiedener Bakterienarten handelt. Aktuelle Studien zeigen jedoch, dass die **Plaque** tatsächlich ein **oraler Biofilm** ist. Dieser ist dadurch gekennzeichnet, dass die Bakterien nicht in loser Form auf der Zahnoberfläche vorliegen, sondern **strukturiert** in einem von den Bakterien **selbst produzierten Gerüst aus Kittsubstanz (Proteinen)** eingebettet sind. Lagern sich aus dem Speichel Kalksalze in der Plaque ein, entsteht Zahnstein. **Zahnstein** ist demnach nichts anderes als **verkalkte Plaque**.

Definition

Als **Plaque** wird ein strukturierter, zäher Zahnbelag bezeichnet. Die Plaque besteht aus Bakterien, die in einem selbst produzierten Gerüst aus Proteinen eingelagert sind. **Zahnstein** ist verkalkte Plaque.

Entstehung von Plaque

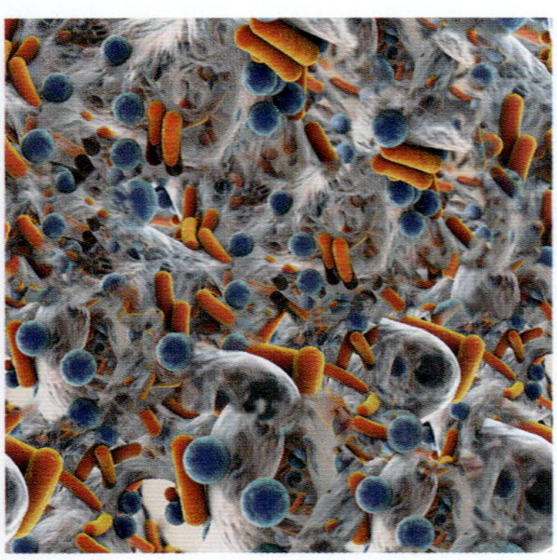

Bild 2: Plaquesynthese, Biofilmbildung

Die Plaque entsteht in einem, wenige Minuten nach der Nahrungsaufnahme beginnenden, über mehrere Tage andauernden Prozess, der **Plaquesynthese** genannt wird (Bild 2). Sie verläuft in mehreren Stufen.

1. Pellikelbildung

Das Zahnoberhäutchen (Pellicula dentis) ist ein dünner Schutzfilm aus Speichelproteinen, der auf der Zahnoberfläche aufliegt. Sie ermöglicht das Anheften von Bakterien.

2. Anheftung (Adhäsion)

Bakterien heften sich an das Zahnoberhäutchen an.

3. Vermehrung und Koloniebildung

Die Bakterien beginnen sich zu vermehren und locken aus dem Speichel neue Bakterien an, die mit den bereits vorhandenen Kolonien bilden.

Kolonie
eng zusammen lebende Gruppe von Organismen

Toxin
Gift

4. Biofilmbildung und Reifung

Die Bakterien produzieren die sogenannte extrazelluläre polymere Matrix (EPM). Über kleine Kanäle in der EPM können die Bakterien untereinander kommunizieren, sowie Wasser oder von den Bakterien erzeugte Toxine (Giftstoffe) innerhalb des Biofilms transportieren.

Praxistipp

Zahnstein kann sich nur dort bilden, wo Plaque nicht entfernt wird.

2.2 Einteilung von Erkrankungen der Mundschleimhaut und des Parodontiums

Erkrankungen der Mundschleimhäute und des Parodontiums können viele verschiedene Ursachen haben. Das machte es für Zahnärzte lange Zeit schwierig, solche Erkrankungen korrekt einzuordnen und zu benennen. Da für den Therapieerfolg dieser Erkrankungen jedoch die Ursache eine zentrale Rolle spielt, ist eine einheitliche Einteilung, die von allen Zahnärzten verwendet wird, sehr wichtig.

Deswegen hat die Deutsche Gesellschaft für Parodontologie im Jahr 1999 eine verbindliche **Nomenklatur (Benennung)** der Mundschleimhaut- und Parodontalerkrankungen herausgegeben.

Einteilung der Parodontalerkrankungen, Deutsche Gesellschaft für Parodontologie 1999			
• Gingivale Erkrankungen plaque-induziert nicht-plaque-induziert	 **Seite 368** **Seite 369**	• Nekrotisierende Parodontalerkrankungen Nekrotisierende ulzerierende Gingivitis (NUG) Nekrotisierende ulzerierende Parodontitis (NUP)	**Seite 368**
• Chronische Parodontitis lokalisiert generalisiert	**Seite 370**	• Abszesse des Parodonts Gingiva-Abszesse Parodontal-Abszesse Perikoronar-Abszesse	**Seite 371**
• Aggressive Parodontitis lokalisiert generalisiert	**Seite 370**	• Parodontitis im Zusammenhang mit endodontischen Läsionen	**Seite 372**
• Parodontitis als Manifestation systemischer Erkrankungen Bluterkrankungen genetische Störungen nicht weiter spezifiziert	 **Seite 371**	• Entwicklungsbedingte Deformitäten und Zustände	**Seite 372**

Tabelle 1: Bennenung (Nomenklatur) der Parodontalerkrankungen

2.3 Gingivitis

Als **Zahnfleischentzündung (Gingivitis)** bezeichnet man eine Entzündung der rund um die Zähne gelegenen Schleimhaut (Gingiva marginalis und attached Gingiva). Die Gingivitis ist eine oberflächliche Entzündung ohne Mitbeteiligung von Wurzelhaut, Wurzelzement oder Alveolarknochen (s. Bild 1).

Um die Entzündung abzuwehren, erhöht der Körper die lokale Durchblutung der Gingiva und produziert vermehrt **Sulkusfluid (Füssigkeit aus der Zahnfleischfurche)**. Dadurch können die im Fluid enthaltenen **Abwehrstoffe** (Immunglobuline, Fresszellen usw.) zum Ort der Entzündung gelangen.

Wegen der verstärkten Durchblutung ist das **Zahnfleisch geschwollen** und **gerötet**. Auf äußere Reize hin fängt es leicht an zu **bluten**. Durch die Schwellung der Gingiva kommt es zu einer Vertiefung des Sulkus ohne Knochenabbau, was als **Pseudotasche** bezeichnet wird. Eine Gingivitis heilt nach Ausschaltung der Ursache folgenlos aus, sie ist demnach **umkehrbar (reversibel)**.

Gingivitis
Zahnfleischentzündung

reversibel
umkehrbar

Sulkusfluid
Flüssigkeit aus der Zahnfleischfurche

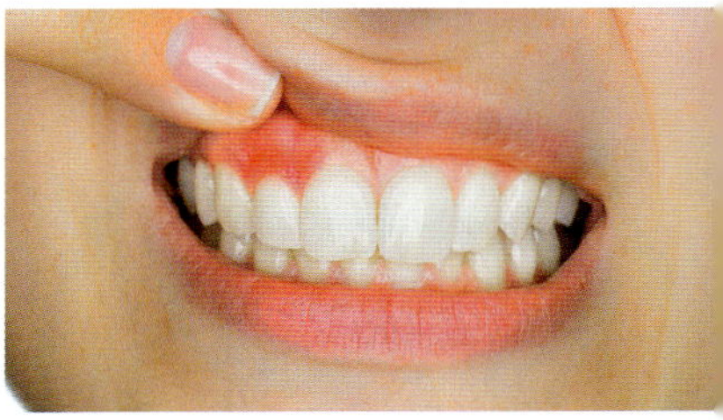

Bild 1: Gingivitis

Pseudotasche
Vertiefung des Sulkus ohne Knochenabbau

Definition

Die **Gingivitis** ist eine oberflächliche Entzündung des Zahnfleisches ohne Knochenabbau, deren Hauptsymptom die Blutung ist. Sie ist reversibel, das heißt sie heilt nach Ausschaltung der Ursache folgenlos aus.

2.3.1 Plaque-bedingte Gingivalerkrankungen

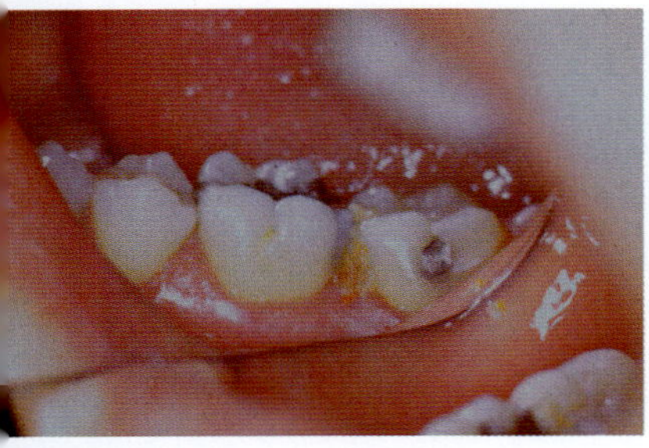

Bild 1: Food impactation

plaque-induziert
plaque-bedingt

Gingivitis
Entzündung des Zahnfleischs

supragingival
oberhalb des Zahnfleischsaumes gelegen

subgingival
unterhalb des Zahnfleischsaumes gelegen

Ursache für die **plaque-bedingten (plaque-induzierten)** Formen der Gingivitis ist die Anhäufung von **oberhalb des Zahnfleischsaumes gelegener Plaque (supragingivaler Plaque)**. Infolge der **Abwehrreaktion des Körpers** (Seite 369) kommt es zur **Entzündung der Gingiva (Gingivitis)**. Da für diese Formen der Gingivitis das Vorhandensein von Plaque **obligatorisch (vorausgesetzt)** ist, werden sie auch **Schmutzgingivitis** genannt.

Bestimmte Faktoren können die Entstehung einer solchen Schmutzgingivitis stark begünstigen. Diese sind:

- **allgemein-gesundheitliche Faktoren:**
  hormonelle Veränderungen (Pubertät, Menstruation, Schwangerschaft, Wechseljahre), Stoffwechsel-Krankheiten (Diabetes mellitus), Medikamenteneinnahme (Antibabypille), Rauchen. Rauchen wirkt nicht nur als innerer Faktor, der die Abwehrlage des Körpers gegenüber Infektionen schwächt und die Durchblutung vermindert: Rauchen schädigt auch das Parodontium lokal durch Ablagerungen und Giftstoffe.
- **lokale Reizfaktoren:**
  überstehende Füllungs- und Kronenränder, herausnehmbarer Zahnersatz, Nahrungsreste im Interdentalraum (Food impactation, Bild 1)
- **Mangelernährung:**
  Skorbut (Vitamin-C-Mangelerkrankung)

Bei der plaque-induzierten Gingivitis können **drei verschiedene Verlaufsformen** unterschieden werden:

Nach etwa 2–3 Tagen der Plaquebesiedelung auf den Zähnen tritt eine **akute Gingivitis** auf. Sie ist gekennzeichnet durch eine starke Rötung sowie eine erhöhte Blutungsneigung der Gingiva, vermehrter Produktion von Sulkusfluid und Pseudotaschenbildung (siehe Absatz 2.3, Seite 367)

Wird die Ursache der akuten Gingivitis (also Plaque) nicht beseitigt, kann sie nach 2–3 Wochen in eine **chronische Gingivitis** übergehen. Alle genannten Symptome der akuten Gingivitis sind hier abgeschwächt feststellbar. Ohne Behandlung kann es, je nach Zustand des Immunsystems, zu einem beginnenden Knochenabbau kommen. Die Gingivitis geht dann in eine Parodontitis über.

Ulkus
Geschwür

Nekrose
Gewebetod

Foetor ex ore
Mundgeruch

Bei extrem geschwächter Abwehrlage des Körpers (z. B. bei einer Krebserkrankung oder AIDS) kann es zur **nekrotisierenden ulzerierenden Gingivitis (NUG)** kommen. Sie ist gekennzeichnet durch eine plötzlich beginnende, sehr schmerzhafte Entzündung der Gingiva mit **Geschwürbildung (Ulkusbildung)** und dem **Gewebetod (Gewebenekrose)** der Interdentalpapillen. Der Patient hat Fieber und leidet unter starkem **Mundgeruch (foetor ex ore)**.

Aufgaben

1. Nennen Sie die Ursache für die Entstehung der plaque-bedingten Formen der Gingivitis.
2. Skizzieren Sie die Entstehung und den Verlauf der akuten Gingivitis und der chronischen Gingivitis.
3. Charakterisieren Sie die typischen Merkmale der nekrotisierenden ulzerierenden Gingivitis (NUG).

2.3.2 Nicht durch Plaque bedingte Gingivalerkrankungen

Die nicht durch Plauqe ausgelösten Formen der Gingivalerkrankungen werden meist durch Bakterien, Viren oder Pilze verursacht (siehe Kapitel 2.5 Andere Erkrankungen der Mundschleimhaut).

2.4 Parodontitis

Bei ausbleibender Behandlung einer akuten oder chronischen Gingivitis bzw. dauerhaft mangelnder Mundhygiene kann die Gingivitis in eine **marginale Parodontitis** übergehen. Dabei handelt es sich um eine Entzündung des Zahnhalteapparates, die vom Zahnfleischsaum ausgeht.

marginale Parodontitis
vom Zahnfleischsaum ausgehende Entzündung des Zahnhalteapparates

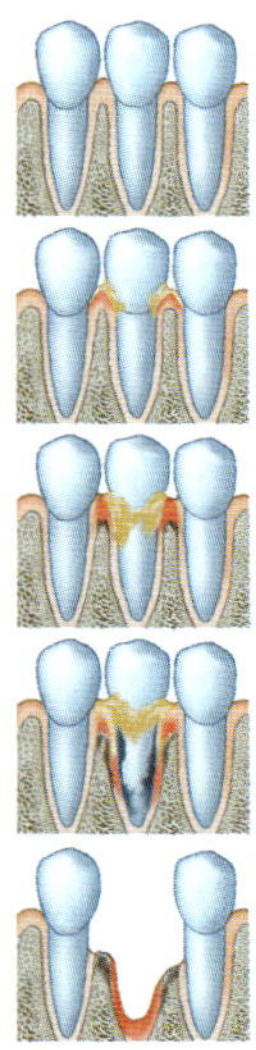

Bild 1: Entstehung einer Parodontitis

Merke

Jede Parodontitis entsteht immer aus einer Gingivitis, aber nicht jede Gingivitis wird zu einer Parodontitis.

Ursachen hierfür sind ein **Fortschreiten der oberflächlichen Entzündung des Zahnfleisches** (Gingivitis, Bild 1b) **in die Tiefe des Parodontiums** (Desmodont, Wurzelzement, Alveolarknochen) und eine **verstärkte Abwehrreaktion des Körpers** auf die Entzündungsreize. Mit Abwehrstoffen des Immunsystems versucht der Körper die Entzündung einzudämmen und die Bakterien zu vernichten. Die Immunzellen greifen dabei jedoch auch das körpereigene Gewebe an, in dem die Entzündung lokalisiert ist.

supragingival
oberhalb des Zahnfleischsaumes gelegen

subgingival
unterhalb des Zahnfleischsaumes gelegen

Bakterientoxine
Bakteriengifte

pathogen
krankmachend

anaerobe Bakterien
ohne Sauerstoff lebende Bakterien

Rezession
Rückgang der Gingiva

irreversibel
nicht umkehrbar

Dadurch kommt es zu einem Abbau von Wurzelhaut und Wurzelzement. Die freie Gingiva, die an der Schmelz-Zement-Grenze über den Wurzelzement fest mit der Zahnoberfläche verwachsen ist, hat nun keinen Halt mehr am Zahn, was zur **Bildung von Zahnfleischtaschen** führt (Bild 1c). Die supragingivale Plaque der Gingivitis, kann nun ungehindert in die Zahnfleischtasche eindringen. Diese sogenannte subgingivale Plaque (unterhalb des Zahnfleischsaumes gelegene Plaque) zieht neue Bakterienarten an, die nur unter Sauerstoffabschluss in der Tiefe der Zahnfleischtasche überleben können (anaerobe Bakterien). Durch die Produktion von **Bakteriengiften (Bakterientoxinen)** sind diese sehr viel **krankmachender (pathogener)** als in der supragingivalen Plaque. Dadurch verstärkt sich die Entzündung, worauf der Körper mit einer gesteigerten Abwehrreaktion des Immunsystems reagiert.

Dies führt zum **Abbau des Alveolarknochens** (Bild 1d). Die irreversiblen (unumkehrbaren) Folgen davon sind ein Rückgang der Gingiva (Rezession), Zahnwanderungen bzw. Zahnkippungen, Knochentaschen und schließlich der Zahnverlust (Bild 1e).

Definition

Die **Parodontitis** ist eine Entzündung des Zahnhalteapparates, die alle Anteile des Parodonts befällt. Sie ist gekennzeichnet durch die Ausbildung von Zahnfleischtaschen sowie den entzündlichen Abbau von Desmodont, Wurzelzement und Alveolarknochen. Die Schäden am Parodont sind irreversibel.

2.4.1 Chronische Parodontitis

Chronische Parodontitis
Krankheitsverlauf langsam weitgehend schmerzfrei

Eine chronische Parodontitis entwickelt sich immer aus einer Schmutzgingivitis. Die Patienten haben eine unzureichende Mundhygiene mit großen Mengen an Plaque sowie sub- und supragingivalem Zahnstein. Sie entwickelt sich meist ab dem 30.–35. Lebensjahr. Viele Patienten bemerken das Vorliegen einer chronischen Parodontitis gar nicht, da der **Krankheitsverlauf langsam** und **weitgehend schmerzfrei** ist.

Die chronische Parodontitis kann an einzelnen Zähnen des Gebisses vorliegen **(lokalisierte Form, weniger als 30 % der Zahnflächen betroffen)** oder auch alle Zähne des Gebisses befallen **(generalisierte Form, mehr als 30 % der Zahnflächen betroffen)**. Je nachdem wie viele Millimeter Attachementverlust vorliegen (Attachement siehe Kapitel 1.1.1.), handelt es sich um eine **leichte, mäßige** oder **schwere Form**. Rauchen ist der größte einzelne Risikofaktor um an einer Parodontitis zu erkranken. Das Risiko an einer Parodontitis zu erkranken ist für Raucher um das Dreifache erhöht. Zudem begünstigen bestimmte genetische Veranlagungen in Kombination mit dem Rauchen sehr heftige Verlaufsformen der Parodontitis.

Praxisinfo

Im Erwachsenenalter ist Parodontitis die häufigste Ursache für Zahnverlust. Etwa 80 % aller Erwachsenen über 35 Jahre haben zumindest eine leichte Form von Parodontitis.

Zudem weiß man heute, dass sich eine Parodontitis negativ auf die Allgemeingesundheit auswirken kann und z. B. das Risiko für einen Schlaganfall oder Herzinfarkt erhöht.

2.4.2 Aggressive Parodontitis

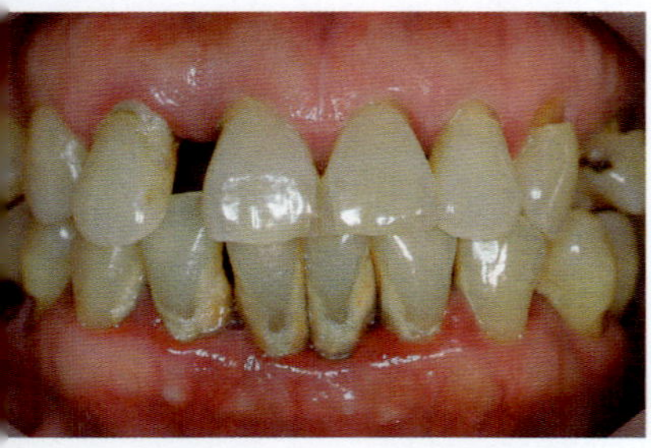

Bild 1: Aggressive Parodontitis

Während der Krankheitsverlauf der chronischen Parodontitis sich über Jahre und Jahrzehnte hinzieht, hat die sogenannte aggressive Parodontitis (Bild 1) einen **kurzen, schnellen und schubweisen Krankheitsverlauf**. Die Gingiva der Patienten weist meist keine oder nur leichte Entzündungszeichen auf und es liegen nur geringe Mengen an supra- und subgingivaler Plaque und Zahnstein vor. Die aggressive Parodontitis tritt **familiär gehäuft** auf. Als Ursache wird eine vererbte Störung in der Immunabwehr des Körpers vermutet. Man unterscheidet zwischen der lokalisierten Form und der generalisierten Form der aggressiven Parodontitis:

Aggressive Parodontitis
Krankheitsverlauf kurz, schnell und schubweise; familiär gehäuftes Auftreten

- Von der **lokalisierten Form** sind Patienten etwa zu Beginn der Pubertät betroffen. Bei ihnen finden sich tiefe Zahnfleischtaschen und starker Knochenabbau an den **mittleren Schneidezähnen des Ober- und Unterkiefers** sowie an den **ersten Molaren**. Andere Zähne sind kaum befallen.
- Die **generalisierte Form** der aggressiven Parodontitis betrifft junge Erwachsene und beginnt meist vor dem 30. Lebensjahr. Hier sind neben den mittleren Schneidezähnen und den ersten Molaren **noch zusätzlich mindestens drei weitere Zähne** betroffen.

2.4.3 Parodontitis als Begleitsymptom systemischer Erkrankungen

Bei einigen bestimmten Allgemeinerkrankungen zeigen sich ausgeprägte Formen der Parodontitis als Begleitsymptom. Hierzu zählen z. B. Trisomie 21, Leukämie und die Immunschwächekrankheit AIDS.

Trisomie 21

Bei der Trisomie 21 (Down-Syndrom) liegt aufgrund einer Genmutation das 21. Chromosom dreifach vor. Die Patienten haben typische körperliche Merkmale (z. B. Herzfehler, kleine sichelförmige Hautfalte am inneren Augenwinkel) und sind meist geistig beeinträchtigt.

Die Trisomie 21 kann zu einer rasch fortschreitenden Parodontitis im frühen Jugendalter mit vorzeitigem Zahnverlust führen. Problemtisch ist bei diesen Patienten die schwierige Motivation zu einer guten Mundhygiene bzw. die körperliche Einschränkung, diese auch durchzuführen.

Leukämie

Bei der Leukämie (Blutkrebs) kommt es zu einer krankhaft verstärkten Bildung weißer Blutkörperchen, die noch unreif und deshalb funktionsunfähig sind. Die Immunabwehr kann daher nicht ordnungsgemäß funktionieren. Dringen pathogene Bakterien ins Parodontium ein, können diese von der körpereigenen Immunabwehr nur unvollständig bekämpft werden. Dies begünstigt das Entstehen einer Parodontitis

AIDS

Bei AIDS (erworbene Immunmschwächekrankheit) ist das Immunsystem aufgrund einer Infektion mit HI-Viren stark geschwächt. Das Parodont ist dem Angriff pathogener Bakterien aus der Plaque nahezu schutzlos ausgeliefert. Dies führt häufig zur NUG (siehe Kap. 2.3.1), die dann in eine **akute nekrotisierende ulzerierende Parodontitis (NUP)** übergeht. Dabei baut sich das Parodontium mit ausgeprägter Bildung von Knochentaschen beschleunigt ab.

2.4.4 Abszesse des Parodonts

Ein parodontaler Abszess kann im Verlauf einer fortgeschrittenen Parodontitis entstehen, wenn das Gewebe der Zahnfleischtaschen stark angeschwollen ist und das eitrige Entzündungssekret dadurch nicht abfließen kann (Bild 1). Der **Eiter (Pus)** bahnt sich seinen Weg durch den Alveolarknochen bis zur **Knochenhaut (Periost),** was für den Patienten sehr schmerzhaft ist und meist mit einer Schwellung der Wange einhergeht. Im weiteren Verlauf durchdringt der Eiter das Periost und die Mukosa (Schleimhaut) und durchbricht diese schließlich, sodass er abfließen kann. Der kleine Kanal, den er dabei im Gewebe bildet und durch den das Sekret abfließen kann, wird **Fistel** genannt.

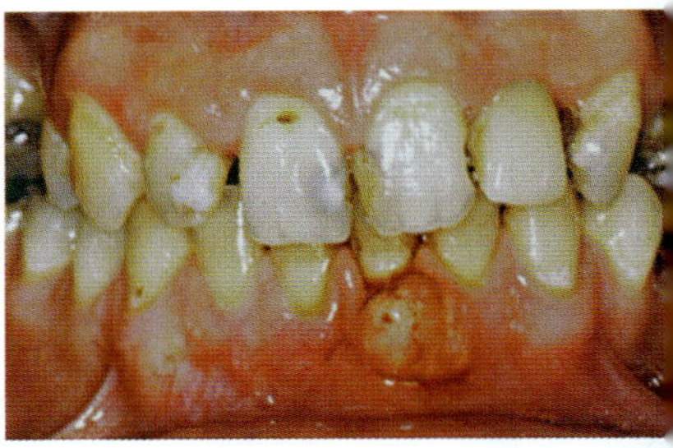

Bild 1: Taschenabszess an Zahn 31

Pus
Eiter

Periost
Knochenhaut

> **Definition**
>
> Ein **Abszess** ist eine abgeschlossene Eiteransammlung im Gewebe. Der kleine Kanal, den der Eiter beim durchdringen des Gewebes bildet und durch welchen das Sekret abfließen kann heißt **Fistel**.

2.4.5 Parodontitis bei endodontischen Läsionen

Foramen apicale
Wurzelloch

Pulpa
Zahnnerv

Zwischen Parodont und Endodont (siehe Lernfeld 5, endodontische Behandlungen begleiten) besteht eine enge räumliche Beziehung. Die beiden Bereiche sind durch das **Wurzelloch (Foramen apicale)** und **Seitenkanäle der Pulpa** miteinander verbunden. Daher kann eine Entzündung in einem dieser Bereiche leicht auf den jeweils anderen übergreifen.

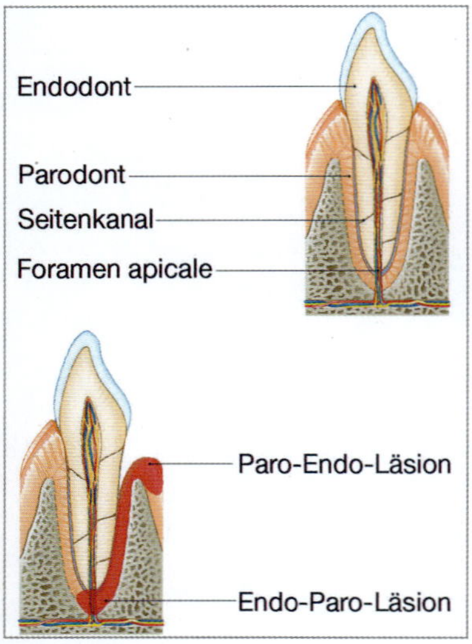

Bild 1: Räumliche Beziehung Parodont-Endodont

Geht die ursprüngliche Entzündung vom Parodont in Form einer Parodontitis aus und greift so auf das Endodont über, spricht man von einer **Paro-Endo-Läsion**.

Ist der Ursprung eine Entzündung des Endodonts in Form einer Pulpitis, die auf das Parodont übergreift, spricht man von einer **Endo-Paro-Läsion**.

Definition

Paro-Endo-Läsion: Übergang einer Entzündung vom Parodont aufs Endodont
Endo-Paro-Läsion: Übergang der Entzündung vom Endodont aufs Parodont

2.4.6 Entwicklungsbedingte Deformitäten und Zustände

virulent
ansteckungsfähig

Konkremente
subgingivaler Zahnstein

Retentionsstellen
bei der Zahnreinigung schwer zugängliche Stellen

Destruktion
Zerstörung

Ähnlich wie bei der Karies kann man auch bei der Gingivitis und Parodontitis beobachten, dass Patienten mit gleich starken Plaquebelägen unterschiedlich schwere Ausprägungen der entzündlichen Zahnfleischerkrankungen haben können. Ursache hierfür können **allgemeine Faktoren** sein, die den Verlauf der Parodontitis beschleunigen, sowie **lokale Faktoren**, die das Taschentiefenwachstum an einzelnen Zähnen fördern.

- **Allgemeine Faktoren** sind z. B. Rauchen, Stoffwechselkrankheiten wie Diabetes mellitus sowie hormonelle Umstellungen in Schwangerschaft und Pubertät. Diese Faktoren bewirken eine Veränderung der Zusammensetzung der bakteriellen Plaque mit besonders **virulenten (schädlichen) Bakterien**.
- Als **lokale Faktoren** sind Zahnstein, Konkremente (= subgingivaler Zahnstein), überstehende Füllungs- und Kronenränder, Engstand der Zähne und eine Überbelastung einzelner Zähne beim Kauen zu nennen. Diese Faktoren bilden sogenannte **Retentionsstellen** für die Plaque, d. h. Bereiche, in denen Plaque besonders leicht und zahlreich anhaften kann. Dies kann die **parodontale Zerstörung (Destruktion)** des Zahnhalteapparates an diesen Stellen stark beschleunigen.

2.5 Andere Erkrankungen der Mundschleimhaut

lokalisiert
auf einen bestimmten Bereich begrenzt

Die Ursache von nicht-plaque-bedingten Gingivalerkrankungen ist meist eine Infektion mit Bakterien, Viren oder Pilzen. Diese können sehr lokalisierte Entzündungen der Gingiva hervorrufen.

2.5.1 Bakterielle Infektionen

Die Infektion der Mundhöhle mit Bakterien kann zu einer **bakteriellen Gingivostomatitis (Entzündung der Mundschleimhaut und des Zahnfleisches)** führen. Ihre Hauptsymptome sind die **fünf klassischen Entzündungszeichen**:

- Rötung
- Schwellung
- Schmerz
- Wärme
- gestörte Funktion (Functio laesa)

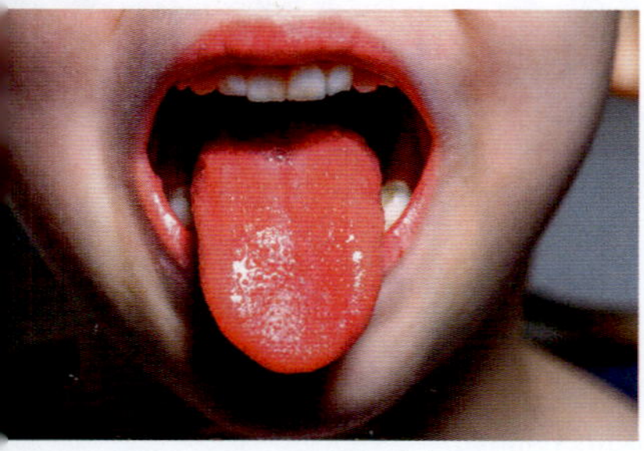

Bild 2: Himbeerzunge

Bei **Scharlach** zum Beispiel, eine Krankheit die durch Streptokokken ausgelöst wird, kommt es neben einem roten Hautausschlag am Körper auch zu oralen Symptomen. Die Patienten haben einen stark geröteten Rachen, Schluckbeschwerden, sowie weißliche Beläge auf der Zunge, die sich später lösen. Dadurch erscheint die Zunge glänzend rot **(sogenannte Himbeerzunge)** (Seite 372, Bild 2).

Gingivostomatitis
Entzündung der Mundschleimhaut und des Zahnfleisches

2.5.2 Virale Infektionen

Bei einer viralen Infektion dringen Viren in die Zellen der Mundschleimhaut ein und benutzen diese als sogenannte Wirtszellen. Die Viren schleusen ihre eigene Erbinformation in die Körperzellen ein und programmieren das Erbgut der Wirtszelle um, sodass diese viele weitere Viren produziert. Dies führt zu einer Entzündung der Mundschleimhaut, der sogenannten **viralen Gingivostomatitis**.

Bei einer Infektion mit **Herpes-simplex-Viren** entwickeln sich zahlreiche kleine Bläschen auf der Mundschleimhaut, die nach kurzer Zeit zerplatzen und schmerzhafte kleine Wunden hinterlassen.

Ist dieser Befall der Gingiva und Mukosa durch Herpes-simplex-Viren besonders stark, spricht man von **Mundfäule (Gingivastomatistis herpetica)** (Bild 1). Diese Erkrankung, die meist im Kindesalter auftritt, führt neben den zahlreichen schubweise auftretenden Bläschen zu Fieber und allgemeinem Unwohlsein.

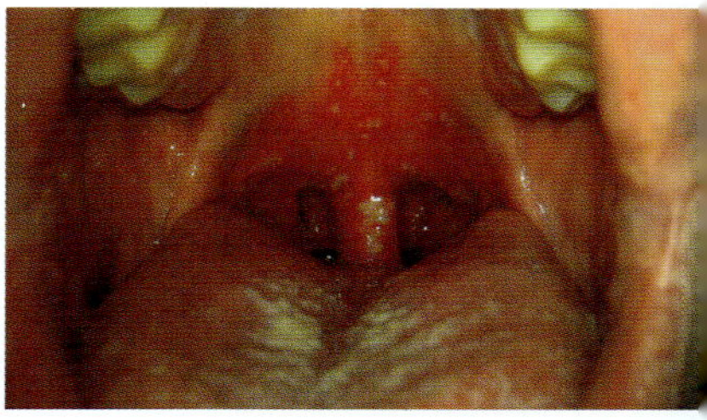

Bild 1: Gingivostomatistis herpetica

Als **Aphthen** werden flache, ovale, grauweiß bis gelblich belegte Geschwüre der Mundschleimhaut bezeichnet (Bild 2). Meist sind sie im Bereich der auskleidenden Mukosa zu finden (Mundboden, Mundvorhof, Gaumen), seltener auf der Gingiva. Aphten sind bei Berührung sehr schmerzhaft und heilen mit oder ohne Behandlung in ein bis zwei Wochen ab. Der Auslöser von Aphten ist bisher unklar, diskutiert werden Viren oder Bakterien.

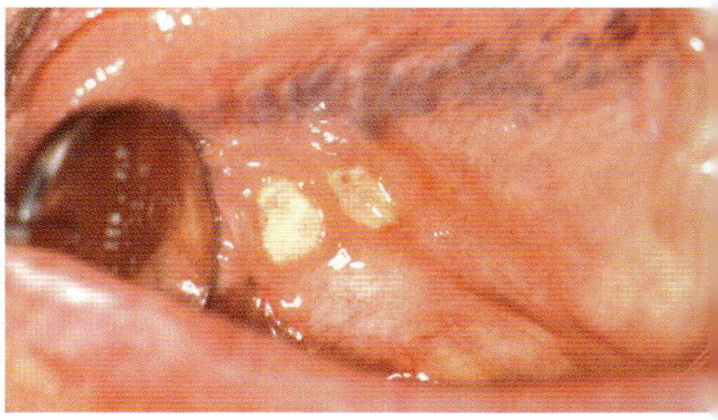

Bild 2: Aphten an der Zungenunterfläche

2.5.3 Pilzerkrankungen (Mykosen)

Die häufigste Pilzerkrankung im Mund ist die **orale Candidose**, auch Mundsoor genannt (Bild 3). Sie wird durch den **Hefepilz candida albicans** hervorgerufen, der in der normalen oralen Keimflora vorkommt. Die Einnahme eines Antibiotikums oder eine starke Abwehrschwäche bei schwerer Krankheit des Patienten können die Mundflora jedoch negativ beeinflussen. Dadurch kommt es zu einer überschießenden Vermehrung von Candida albicans. Die Patienten haben eine gerötete Mundschleimhaut, die mit weißen abwischbaren Belägen bedeckt ist.

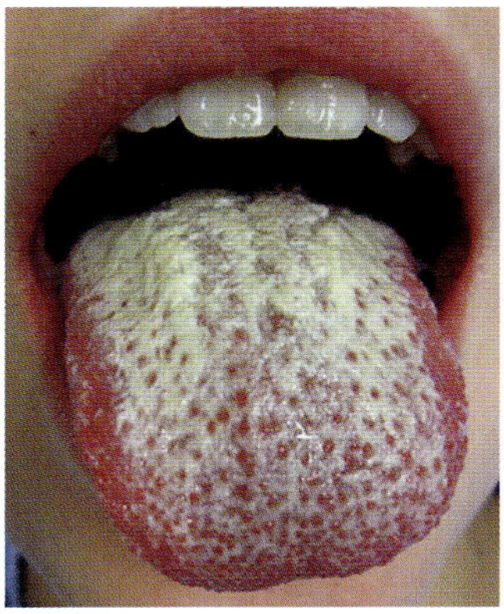

Bild 3: Mundsoor

2.5.4 Reizbedingte Gewebeneubildungen

Alle Zellen und Gewebe des Körpers haben eine Endgröße, die erblich (genetisch) festgelegt ist. Durch gewisse äußere Reize kann es jedoch zu einer Vergrößerung von Gewebe kommen. Diese Gewebevergrößerung kann entweder durch **Vergrößerung der einzelnen Zellen erfolgen (Hypertrophie)**, oder durch eine **Zellvermehrung (Hyperplasie**, Bild 4). Bei einer **Epulis** liegt eine knotenförmige Wucherung der Gingiva im Bereich eines Zahnes oder benachbarter Zähne vor. Eine Epulis geht in der Regel vom Parodontium eines Zahnes aus. Endet der äußere Reiz hört auch das abnormale Gewebewachstum auf. Werden Gewebe nicht mehr vom Körper gebraucht, verkleinern sie sich und es kommt es zum **Gewebeschwund (Atrophie)**. Die Gingiva kann wulstige Verdickungen aufweisen, die als **McCall-Girlanden** bezeichnet werden.

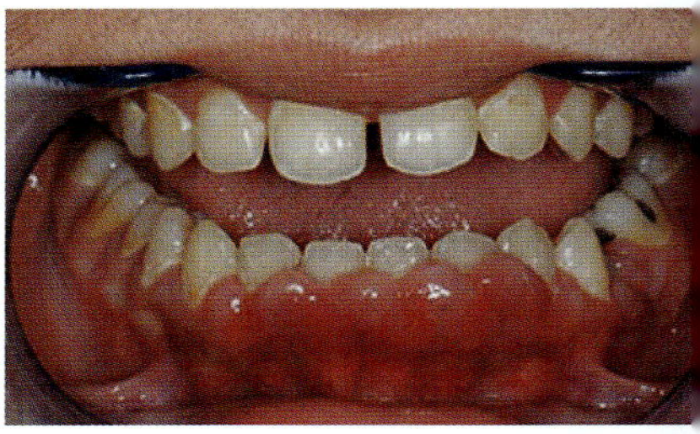

Bild 4: Gingivahyperplasie (medikamenteninduziert)

3 Tumore

Hypertrophie
Vergrößerung der einzelnen Gewebezellen

Hyperplasie
Vermehrung der Gewebezellen

Atrophie
Gewebeschwund

Als **Tumor (Schwellung, Wucherung, Geschwulst)** werden Neubildungen von Gewebe bezeichnet. Im Gegensatz zu den reizbedingten Gewebeneubildungen (siehe Hypertrophie, Hyperplasie, Kapitel 2.5.4) hört das Gewebewachstum auch dann nicht auf, wenn der auslösende Reiz verschwindet.

Definition

Eine Neubildung von Gewebe, deren Wachstum auch dann noch anhält, wenn der auslösende Reiz nicht mehr vorhanden ist, wird Tumor genannt (unkontrolliertes autonomes Wachstum).

3.1 Einteilung der Tumore

Tumor
Neubildung von Körpergewebe

semimaligne
halbbösartig

benigne
gutartig

maligne
bösartig

Tumore werden nach ihrem Wachstumsverhalten und ihren Auswirkungen auf den Patienten unterteilt in:

- gutartige (benigne) Tumore
- halbbösartige (semimaligne) Tumore
- bösartige (maligne) Tumore

Gutartige Tumore bestehen aus normal aufgebautem Gewebe. Sie wachsen relativ langsam und sind meist von einer **Bindegewebskapsel** umgeben. Dadurch **verdrängen** sie das Nachbargewebe, zerstören es jedoch nicht (Bild 1). Gutartige Tumore bilden keine **Tochtergeschwülste** aus. Sie lassen sich in der Regel relativ leicht operativ entfernen, da sie durch ihre Bindegewebskapsel gut vom Umgebungsgewebe zu unterscheiden sind und sich so leicht ausschälen lassen. Das Risiko für einen **Rückfall (Rezidiv)** ist sehr klein.

Metastase
Tochtergeschwulst

hämatogen
mit dem Blutstrom

lymphogen
mit dem Lymphstrom

kanalikulär
durch Gewebelücken

Rezidiv
Rückfall

Infiltration
Einwachsen

Bösartige Tumore bestehen aus Gewebe, das kaum noch dem Ursprungsgewebe ähnelt. Sie wachsen schnell und zerstörend. Dabei bilden sie wurzelartige Ausläufer in das benachbarte gesunde Gewebe, was als **Infiltration** bezeichnet wird. Aus Zellen, die sich vom Tumorgewebe ablösen, können durch Verschleppung neue **Tochtergeschwülste (Metastasen)** entstehen. Abgelöste Tumorzellen können sich **mit dem Blutstrom**, **mit dem Lymphstrom** oder **durch Gewebelücken** im Körper verbreiten (Bild 2). Bösartige Tumoren lassen sich operativ schlecht entfernen und neigen zur Rezidivbildung.

Halbbösartige Tumoren stellen eine Zwischenform dar. Sie zeichnen sich dadurch aus, das sie so schnell und zerstörend wachsen wie bösartige Tumoren. Auch infiltrieren sie mit ihren wurzelartigen Ausläufern das Nachbargewebe. Im Unterschied zu den malignen Tumoren bilden sie jedoch keine Metastasen aus. Sie bleiben lokal begrenzt.

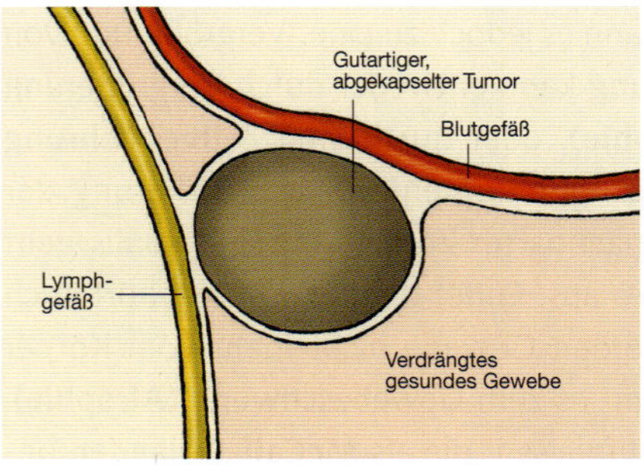

Bild 1: Gutartiger Tumor

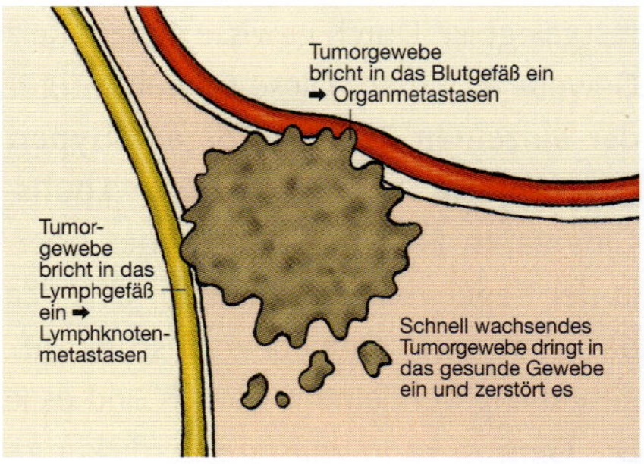

Bild 2: Bösartiger Tumor

Eigenschaften	Gutartiger Tumor	Bösartiger Tumor
Wachstum	langsam, verdrängend	schnell, infiltrierend
Bindegewebskapsel	ja	nein
Metastasen	keine	häufig
Rezidive nach Entfernung	selten	oft
Ähnlichkeit mit Ursprungszellen	große, ausgereifte Zellen	kleine, unreife bzw. entartete Zellen

Tabelle 1: Unterschiede gutartiger/bösartiger Tumor

Für die Entstehung von **bösartigen Tumoren** gibt es viele Theorien. Am Anfang scheint jedoch immer ein **äußerer Reiz** (z. B. Schadstoffe im Zigarettenrauch, Umweltgifte, Viren) zu stehen, der die Erbsubstanz der Zelle verändert **(Mutation)**. Daraufhin verliert die Zelle ihre natürliche Wachstumsbremse und beginnt sich unkontrolliert zu teilen. Sind die veränderten Zellen zunächst gutartig und werden erst später bösartig, so spricht man von einer **Tumorvorstufe (Präkanzerose)** (siehe Kapitel 3.4).

Präkanzerose
Tumorvorstufe

Mutation
Veränderung der Erbsubstanz der Zelle

3.2 Bezeichnung von Tumoren

Der Name eines Tumors setzt sich aus zwei Teilen zusammen (siehe Tabelle 2). Der erste Teil des Tumornamens gibt das Ursprungsgewebe an, aus dem sich der Tumor entwickelt hat, z. B. Adeno- (Drüsen-) oder Osteo- (Knochen-). Die Endung des Namens gibt Auskunft darüber, ob es sich um einen gut- oder bösartigen Tumor handelt.

Bedeutung der Endungen:

- gutartig: -om
- bösartig: -karzinom
  -sarkom

Gutartiger Tumor	Gewebe	Bösartiger Tumor
Papillom ←	Epithelgewebe	→ Karzinom
Adenom ←	Drüsengewebe	→ Adenokarzinom
Fibrom ←	Bindegewebe	→ Fibrosarkom
Lipom ←	Fettgewebe	→ Liposarkom
Myom ←	Muskelgewebe	→ Myosarkom
Osteom ←	Knochengewebe	→ Osteosarkom

Tabelle 2: Bezeichnung von Tumoren

3.3 Probeexzision

Häufig gibt bereits das klinische Erscheinungsbild des Tumors einen Hinweis darauf, ob es sich um eine gutartige oder bösartige Neubildung handelt. Mit absoluter Sicherheit abgeklärt werden kann dies jedoch nur durch die Entnahme einer **Gewebeprobe (Probeexzision, PE)**. Diese wird anschließend beim Pathologen mikroskopisch untersucht.

Probeexzision (PE)
Gewebeprobeentnahme

Aufgaben

1. Erklären Sie das Wort Tumor mit eigenen Worten.
2. Nennen Sie die Gruppen, in die Tumoren eingeteilt werden.
3. Charakterisieren Sie die Tumorgruppen hinsichtlich ihrer typischen Merkmale.

3.4 Präkanzerosen

Definition

Präkanzerosen (Tumorvorstufen) sind gutartige Veränderungen der Haut oder Schleimhaut, die sich zu bösartigen Tumoren entwickeln können.

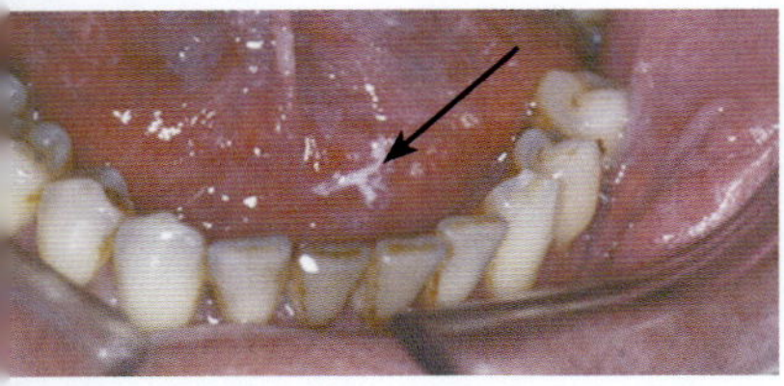

Bild 1: Leukoplakie am Mundboden

Leukoplakie
weiße, nicht abwischbare Veränderung der Mundschleimhaut

Plattenepithel
eines der Gewebe, die die inneren und äußeren Körperoberflächen auskleiden (Haut, Schleimhaut)

Lichen ruber planus
flache Knötchenflechte

Mechanische Reize (z. B. scharfe Füllungskanten, Prothesenränder) oder chemische Reize wie beispielsweise Zigarettenrauch können zu einer verstärkten Verhornung der Mundschleimhaut führen. Diese Verhornung wird als **Leukoplakie** bezeichnet (Bild 1). Es ist eine weißliche Verfärbung, die nicht abgewischt werden kann. Die Leukoplakie ist eine gutartige Veränderung der Mundschleimhaut, die sich jedoch zu einem **Plattenepithelkarzinom** entwickeln kann, wenn der auslösende Reiz nicht entfernt wird.

Die **flache Knötchenflechte (Lichen ruber planus)**, eine Krankheit mit unbekannter Ursache, ruft typische Hautveränderungen an den Beugeseiten von Arm- und Beingelenken sowie an der Mundschleimhaut hervor. An der Wangenschleimhaut finden sich **netzartige milchig-weiße Streifen (Wighamsche Streifung)**, die ein erhöhtes Entartungsrisiko haben (Bild 2).

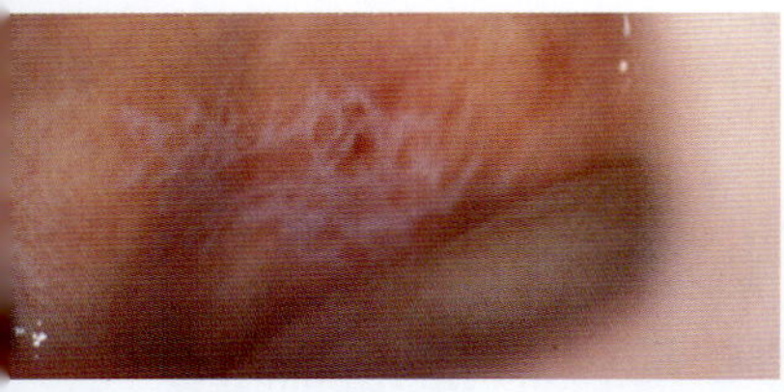

Bild 2: Wighamsche Streifung, Lichen ruber planus

Merke

Wegen der stetigen Gefahr, dass sich aus einer Präkanzerose ein maligner Tumor entwickeln kann, sollte sie in regelmäßigen Abständen kontrolliert werden.

3.5 Gutartige Tumoren der Mundhöhle

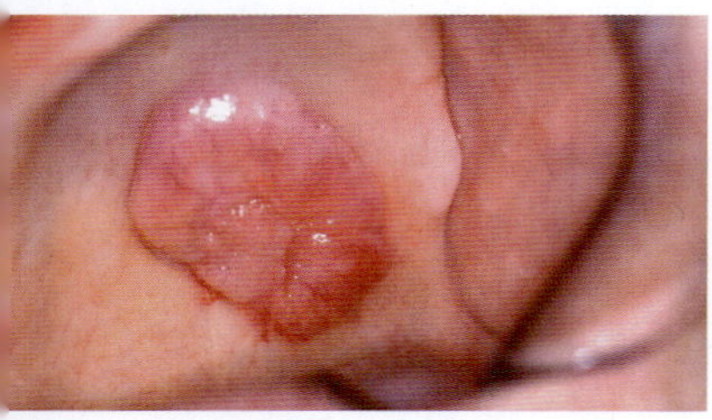

Bild 3: Fibrom

Gutartige Tumoren aus Bindegewebe, sogenannte **Fibrome**, können im Mund durch mechanische Reizungen entstehen (Bild 3). Sie sind für den Patienten meist störend und sollten deshalb entfernt werden.

Als **Epulis** bezeichnet man eine vorwiegend am Zahnfleischsaum der unteren Frontzähne sitzende Zahnfleischgeschwulst. Sie besteht aus gefäßreichem Entzündungsgewebe und blutet leicht. Sie löst manchmal die knöcherne Alveolarwand auf. Dann muss der betroffene Zahn bei Entfernung der Epulis extrahiert werden.

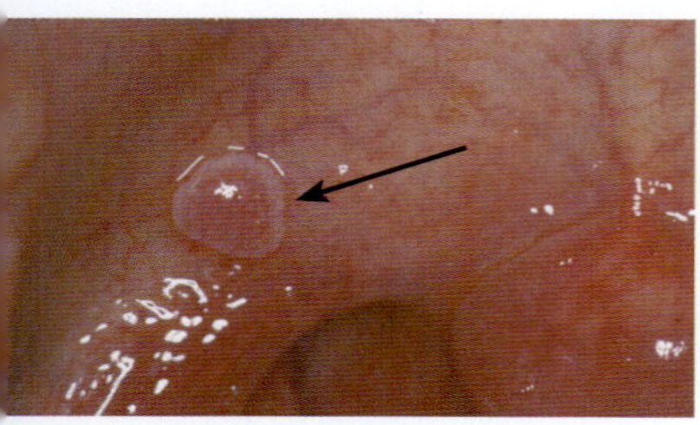

Bild 4: Papillom

Das **Papillom** ist ein stielförmiger Tumor, der an verschiedenen Stellen der Mundhöhle auftreten kann (Bild 4). Papillome haben eine blumenkohlartige Oberfläche. Sie entstehen häufig durch mechanische Reizung oder aufgrund einer Infektion mit humanen Papillomaviren.

3.6 Bösartige Tumoren der Mundhöhle

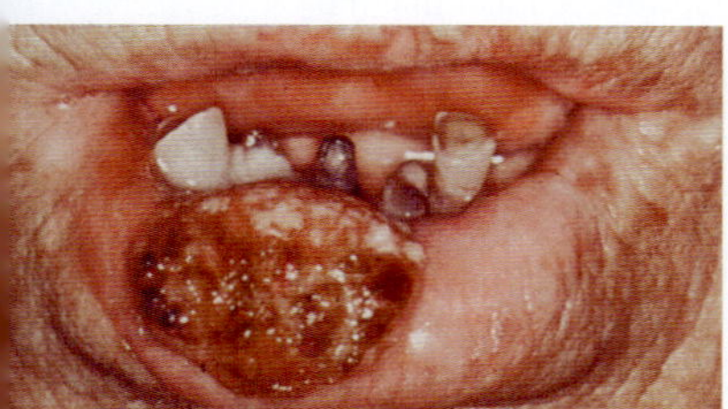

Bild 5: Lippenkarzinom an der Unterlippe

Plattenepithelkarzinome sind bösartige Haut- bzw. Schleimhauttumore. Ihre Entstehung wird durch übermäßigen Alkoholgenuss, Nikotinkonsum und schlechte Mundhygieneverhältnisse begünstigt. Am häufigsten finden sich Plattenepithelkarzinome an den Lippen und auf der Zunge. **Lippenkarzinome** treten besonders oft bei hellhäutigen, sonnenempfindlichen Menschen auf, die viel im Freien arbeiten und daher der intensiven Strahlung der Sonne über einen langen Zeitraum ausgesetzt sind. Meist ist die Unterlippe betroffen (Bild 5). Zigarettenrauchen begünstigt das Entstehen eines Lippenkarzinoms zusätzlich stark.

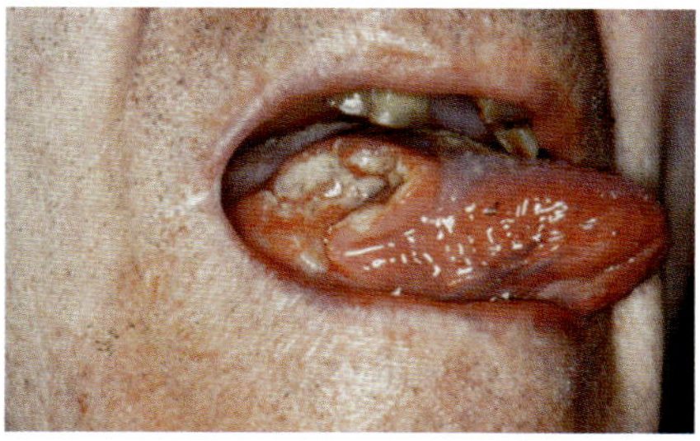
Bild 1: Zungenrandkarzinom

Zungenkarzinome finden sich meist am Zungenrand (Bild 1). Da sie erst sehr spät Beschwerden in Form von Bewegungseinschränkungen der Zunge verursachen, werden sie vom Patienten oftmals nicht ernst genommen. Bei fortgeschrittenem Zungenkarzinom muss häufig die ganze Zunge entfernt werden.

Als **Adenokarzinome** werden Tumore bezeichnet, die sich aus Drüsengewebe, z. B. den Speicheldrüsen, entwickeln. Befallene Speicheldrüsen müssen in der Regel vollständig entfernt werden.

Die Chance auf Heilung hängt bei bösartigen Tumoren im Wesentlichen von ihrer möglichst frühen Entdeckung ab. Deshalb ist es wichtig, bei jeder nicht eindeutig erklärbaren Schleimhautveränderung an das eventuelle Vorliegen eines Karzinoms zu denken. Besondere Vorsicht ist auch bei **nicht abheilenden Extraktionswunden** oder **Geschwüren der Mundschleimhaut** geboten, die innerhalb von zwei Wochen nicht abheilen. Auch hier sollte frühzeitig an das mögliche Vorliegen eines Karzinoms gedacht werden. Zur Abklärung sollte der Patient wegen Krebsverdacht zum Mund-Kiefer-Gesichtschirurgen überwiesen werden.

Merke

Heilt eine Extraktionswunde oder ein Geschwür der Mundschleimhaut innerhalb von zwei Wochen nach Reizausschaltung nicht ab, sollte der Patient wegen Krebsverdacht an einen Facharzt (Kieferchirurgen) überwiesen werden!

3.7 Halbbösartige Tumoren

Das **Basaliom** ist der am häufigsten auftretende halbbösartige Tumor (Bild 2). Er entwickelt sich aus der Basalzellschicht der Haut. Typischerweise entsteht er vorwiegend an Stellen des Körpers, die starker Sonneneinstrahlung ausgesetzt sind (sogenannte Sonnenterassen), wie z. B. dem Nasenrücken oder am Oberrand des Ohres. Er wächst mit seinen wurzelartigen Ausläufern in das umliegende Gewebe ein (Infiltration) und zerstört dieses dadurch. Metastasen bildet er jedoch nicht.

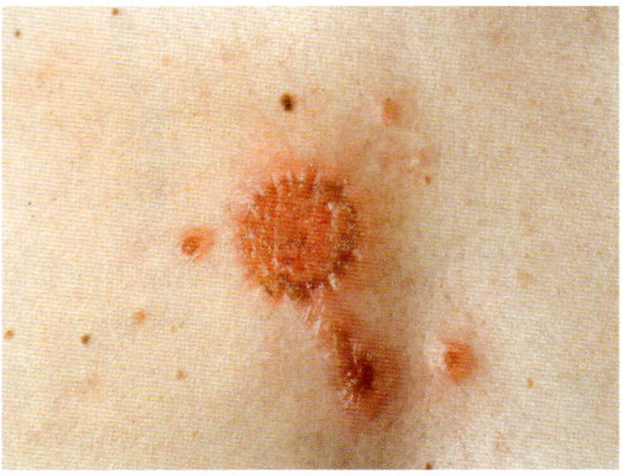
Bild 2: Basaliom

Aufgaben

1. Beschreiben Sie, was eine Präkanzerose ist.
2. Nennen Sie alle Präkanzerosen, die Sie kennen.
3. Erklären Sie, aus welchen Teilen sich der Name eines Tumors zusammensetzt. Nennen Sie mindestens 3 Beispiele.

4 Behandlung entzündlicher Parodontalerkrankungen

Compliance
Mitarbeit

Elimination
Beseitigung

Reattachement
Wiederanheftung

DIGITAL+

In den Kapiteln 1 und 2 ab Seite 364 wurden der Aufbau der Mundschleimhaut und des Parodontiums sowie deren Erkrankungen beschrieben. Die entzündlichen Parodontalerkrankungen machen in der Praxis den Großteil der Erkrankungen des Parodontiums aus. Daher wird in diesem Kapitel vorwiegend die systematische Behandlung der entzündlichen Parodontalerkrankungen erläutert.

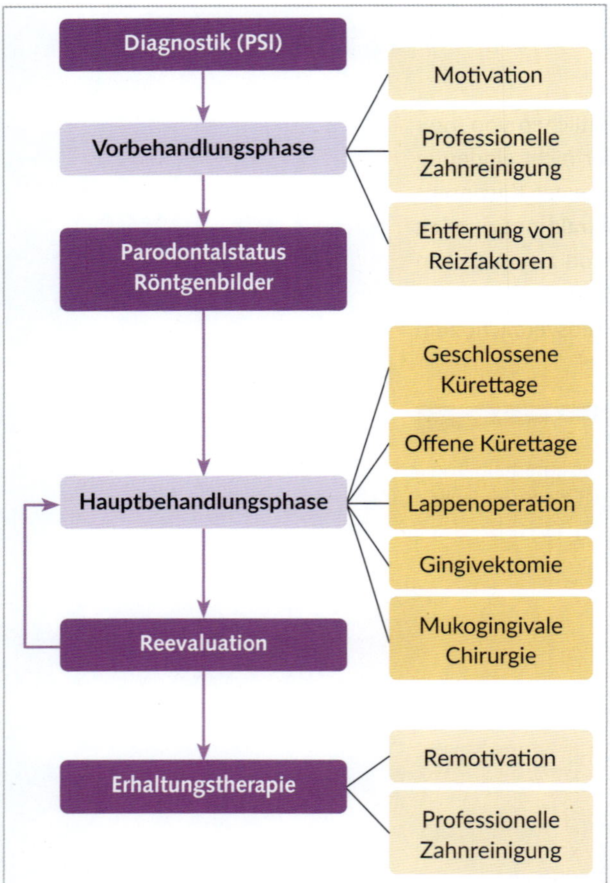

Bild 1: Behandlungsschema entzündlicher Parodontalerkrankungen

4.1 Voraussetzung für eine systematische Parodontalbehandlung

Der wichtigste Erfolgsfaktor einer systematischen Parodontalbehandlung ist eine zuverlässige Mitarbeit des Patienten. Deshalb sollte eine solche Behandlung nur dann durchgeführt werden, wenn der Patient über längere Zeit durch regelmäßige Kontrollen mit professioneller Zahnreinigung bewiesen hat, dass die notwendige **Mitarbeit (Compliance)** gewährleistet ist.

4.2 Ziele der systematischen Parodontalbehandlung

Die Behandlungsziele einer erfolgreich durchgeführten systematischen Parodontalbehandlung sind:

- Ermöglichen einer optimalen Mundhygiene
- Beseitigung der aktiven Entzündung des Parodontiums
- Beseitigung (Elimination) von Zahnfleisch- und Knochentaschen und damit verbunden ein Rückgang der Taschentiefen
- Wiederanheftung (Reattachement) des parodontalen Gewebes an die Wurzeloberfläche

4.3 Behandlungsablauf der systematischen Parodontalbehandlung

Die Behandlung der entzündlichen Parodontalerkrankungen folgt einem systematischen Behandlungsablauf nach einem **festgelegten Schema** (Bild 1). Dieses gliedert sich in sechs Phasen.

1. Erstuntersuchung und vorläufige Diagnostik
2. Vorbehandlungsphase (Initialtherapie)
3. Bewertung und Befundaufnahme
4. Hauptbehandlungsphase
5. Erhaltungsphase (Recall)

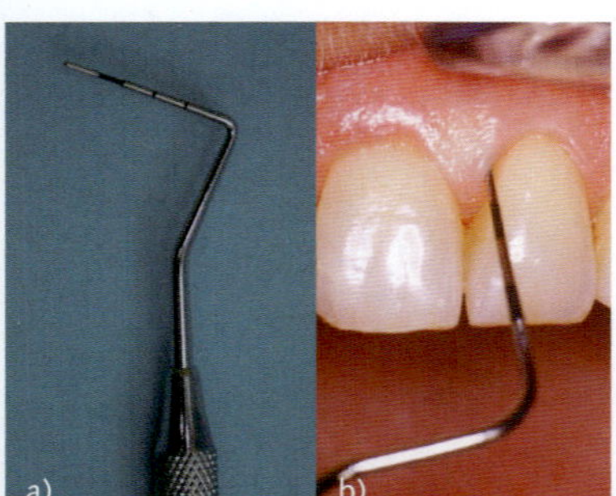

Bild 2: a) WHO-Sonde, b) Ausmessung einer Zahnfleischtasche

4.4 Erstuntersuchung und vorläufige Diagnostik

Häufig wird eine entzündliche Parodontalerkrankung im Rahmen einer Vorsorgeuntersuchung festgestellt. Die gesetzliche Krankenversicherung bezahlt ihren Patienten alle zwei Jahre eine **parodontale Vorsorgeuntersuchung (parodontales Screening)**.

Hierbei wird der sogenannte **PSI (parodontaler Sreening Index)** erhoben, mit dem man erkennen kann, ob eine entzündliche Parodontalerkrankung vorliegt und wie weit diese bereits fortgeschritten ist. Zur Messung des PSI verwendet der Zahnarzt eine **WHO-Sonde** (Parodontalsonde). Sie hat an ihrem Ende eine 0,5 mm breite Kugel und eine schwarze Markierung zwischen 3,5 und 5,5 mm (Seite 378, Bild 2a + b).

Zur Erhebung des PSI wird der Kiefer in **sechs Teilbereiche (Sextanten)** eingeteilt (1. Sextant 17-14, 2. Sextant 13-23, 3. Sextant 24-27, 4. Sextant 37-34, 5. Sextant 33-43, 6. Sextant 44-47). In diesen Sexttanten werden mit der WHO-Sonde die Zahnfleischtaschen ausgemessen. Die tiefste Tasche eines jeden Sextanten bestimmt den Schweregrad der Erkrankung in diesem Sextant (Bild 1a + b).

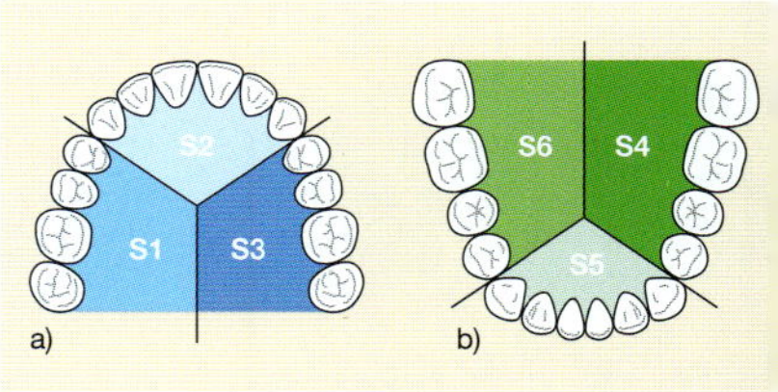

Bild 1: Einteilung der Kiefer in Sextanten

Der **Schweregrad** wird, abhängig von der gemessenen Sondierungstiefe, in 5 **Codes** von 0 bis 4 angegeben. Code 0 bedeutet, dass gesunde parodontale Verhältnisse vorliegen. Code 4 hingegen zeigt das Vorliegen einer schweren Parodontitis an, die eine umfangreiche systematische Parodontaltherapie erforderlich macht.

Liegen zusätzlich zu einer erhöhten Sondierungstiefe noch weitere parodontale Befunde in dem jeweiligen Sextanten vor, wie z. B. Zahnlockerung, Furkationsbeteiligung (Knochenabbau zwischen den Wurzeln) oder defekte Restaurationsränder, so wird die Codezahl in diesem Sextanten mit einem Stern gekennzeichnet.

Screening
Vorsorgeuntersuchung

PSI
Parodontaler Screening Index

Aufgaben

1. Nennen Sie den wichtigsten Erfolgsfaktor der systematischen Parodontitistherapie.
2. Fassen Sie die Ziele einer systematischen Parodontalbehandlung zusammen.
3. Nennen Sie die fünf Phasen im Behandlungsablauf der systematischen Parodontalbehandlung.
4. Beschreiben mit eigenen Worten, was der PSI ist und erklären Sie, wie dieser erhoben wird.

4.5 Vorbehandlungsphase (Initialtherapie)

Das Ziel der **Vorbehandlungsphase** ist es, den Patienten auf seine besondere parodontale Situation aufmerksam zu machen, ihn zu einer perfekten Mundhygiene anzuleiten **(Instruktion)** und zu motivieren **(Motivation)**. Alle Sitzungen der Vorbehandlungsphase gliedern sich in mehrere Teilschritte und haben immer den gleichen Ablauf:

- Anfärbung der Zahnbeläge
- Erhebung eines Plaqueindexes
- Zahnputztraining

Um eine Parodontalbehandlung erfolgreich absolvieren zu können, muss der Patient bereit sein, mitzuarbeiten und ärztliche Vorschläge anzunehmen. Eine Ernährungsberatung zeigt dem Patienten Auswirklungen von Zucker auf und gezielte Anleitungen zu Zahnputztechniken und Hinweise zur Wirkung einer Fluoridierung leiten den Patienten an.

Im nachfolgenden Lernfeld 11 werden die Prophylaxemaßnahmen ausführlich dargestellt und erläutert.

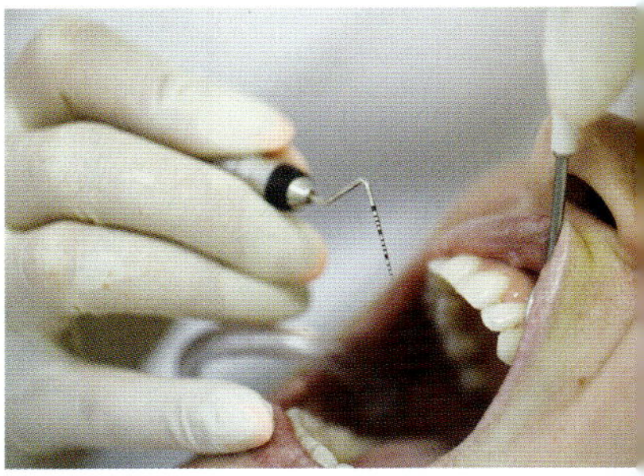
Bild 2: Parodontalsonde zur Taschentiefenmessung

4.6 Bewertung und Befundaufnahme

Nachdem der Patient durch die Initialtherapie zu einer optimalen Mundhygiene motiviert wurde, erfolgt vor der Hauptbehandlungsphase die ausführliche Erhebung des Befundes. Aufgrund dieses Befundes kann der Zahnarzt die abschließende Diagnose stellen und seine Behandlungsplanung erstellen.

4.6.1 Parodontalstatus (PAR-Status)

Das Ausfüllen des **Parodontalstatus** (in der Regel mit „PAR-Status" abgekürzt) ist der wichtigste Schritt der Befunderhebung. Der Parodontalstatus ist ein standardisiertes, von der gesetzlichen Krankenkasse vorgegebenes Antragsformular zur Übernahme der Behandlungskosten und besteht aus zwei Seiten (siehe aktuelle und Seite 381, jeweils Bild 1). Seite 1 umfasst die allgemeine und spezielle Vorgeschichte **(Anamnese)** des Patienten, den Befund, sowie die abschließende **Diagnose**. Die allgemeine und spezielle Anamnese geben dem Zahnarzt Hinweise über den zu erwartenden Verlauf **(Prognose)** der Erkrankung und die eventuelle Notwendigkeit weitergehender Untersuchungen. Der intraorale Befund des Zustandes des marginalen Parodontiums wird erhoben. Dabei werden die Zahnfleischtaschen mit einer Parodontalsonde ausgemessen (Bild 1). Es wird geprüft, ob das Zahnfleisch beim Sondieren blutet, ob Zahnstein vorliegt und ob eventuell Eiter aus einzelnen Zahnfleischtaschen abfließt. Auch das Vorliegen von funktionellen Störungen (Parafunktionen) wird vermerkt. Die Art und das ungefähre Alter von bestehendem Zahnersatz werden ebenfalls in den Parodontalstatus aufgenommen. Abschließend wird auf Seite 1 des Parodontalstatus die **endgültige Diagnose** gestellt und eingetragen.

Anamnese
systematische Befragung über den Gesundheitszustand eines Patienten

Diagnose
Zusammenfassung der Symptome und Befunde des Patienten mit Bewertung

Prognose
in der Medizin: Vorhersage des wahrscheinlichen Krankheitsverlaufs

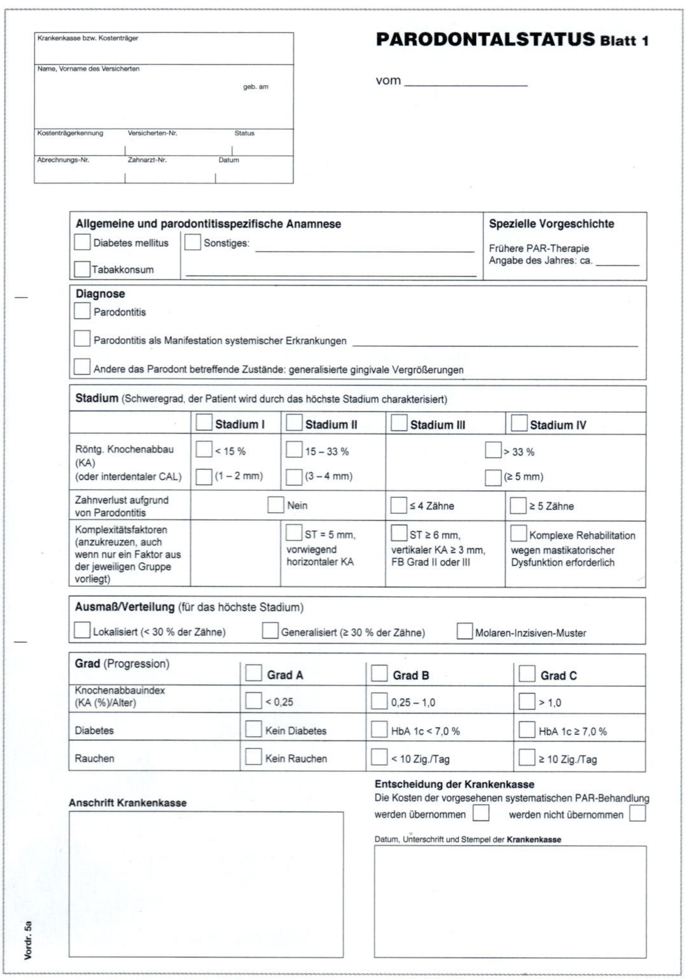

Krankenkasse bzw. Kostenträger
Name, Vorname des Versicherten — geb. am
Kostenträgerkennung | Versicherten-Nr. | Status
Abrechnungs-Nr. | Zahnarzt-Nr. | Datum

PARODONTALSTATUS Blatt 1

vom ____________

Allgemeine und parodontitisspezifische Anamnese
☐ Diabetes mellitus ☐ Sonstiges: ____________
☐ Tabakkonsum

Spezielle Vorgeschichte
Frühere PAR-Therapie
Angabe des Jahres: ca. ______

Diagnose
☐ Parodontitis
☐ Parodontitis als Manifestation systemischer Erkrankungen ____________
☐ Andere das Parodont betreffende Zustände: generalisierte gingivale Vergrößerungen

Stadium (Schweregrad, der Patient wird durch das höchste Stadium charakterisiert)

	☐ **Stadium I**	☐ **Stadium II**	☐ **Stadium III**	☐ **Stadium IV**
Röntg. Knochenabbau (KA) (oder interdentaler CAL)	☐ < 15 % ☐ (1 – 2 mm)	☐ 15 – 33 % ☐ (3 – 4 mm)	☐ > 33 % ☐ (≥ 5 mm)	
Zahnverlust aufgrund von Parodontitis	☐ Nein		☐ ≤ 4 Zähne	☐ ≥ 5 Zähne
Komplexitätsfaktoren (anzukreuzen, auch wenn nur ein Faktor aus der jeweiligen Gruppe vorliegt)		☐ ST = 5 mm, vorwiegend horizontaler KA	☐ ST ≥ 6 mm, vertikaler KA ≥ 3 mm, FB Grad II oder III	☐ Komplexe Rehabilitation wegen mastikatorischer Dysfunktion erforderlich

Ausmaß/Verteilung (für das höchste Stadium)
☐ Lokalisiert (< 30 % der Zähne) ☐ Generalisiert (≥ 30 % der Zähne) ☐ Molaren-Inzisiven-Muster

Grad (Progression)	☐ **Grad A**	☐ **Grad B**	☐ **Grad C**
Knochenabbauindex (KA (%)/Alter)	☐ < 0,25	☐ 0,25 – 1,0	☐ > 1,0
Diabetes	☐ Kein Diabetes	☐ HbA 1c < 7,0 %	☐ HbA 1c ≥ 7,0 %
Rauchen	☐ Kein Rauchen	☐ < 10 Zig./Tag	☐ ≥ 10 Zig./Tag

Anschrift Krankenkasse

Entscheidung der Krankenkasse
Die Kosten der vorgesehenen systematischen PAR-Behandlung
werden übernommen ☐ werden nicht übernommen ☐

Datum, Unterschrift und Stempel der **Krankenkasse**

Vordr. 5a

Bild 1: Parodontalstatus, Blatt 1

Auf Seite 2 des Formulars werden alle intraoralen Befunde in ein besonderes Zahnschema eingetragen. Folgende Einzelbefunde werden dokumentiert:

- **Taschentiefen** (mesial, distal, vestibulär und lingual in mm einzutragen)
- **Lockerungsgrad** (I: fühlbar, II: sichtbar, III: auf Zungendruck)
- **Furkationsbefall** (I: bis 3 mm horizontal, II: mehrmals 3 mm aber nicht durchgängig, III: Furkation von bukkal nach lingual durchgängig)
- **Rezessionen** (freiliegende Zahnhälse, Angabe in mm)
- **fehlende Zähne** werden durchgestrichen
- marktote (avitale) Zähne (Kennzeichnung mit – oder + an der Wurzelspitze)
- apikale Parodontitis (Kennzeichnung der betroffenen Wurzel mit rotem Punkt an der Wurzelspitze)
- Wurzelfüllungen (als senkrechter Strich in der Wurzel einzutragen)

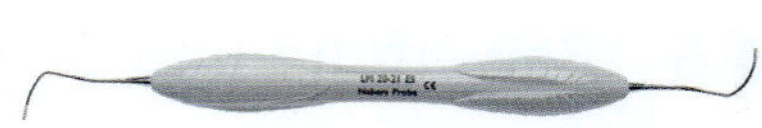

Bild 2: Naberssonde zur Messung von Furkationsbefall

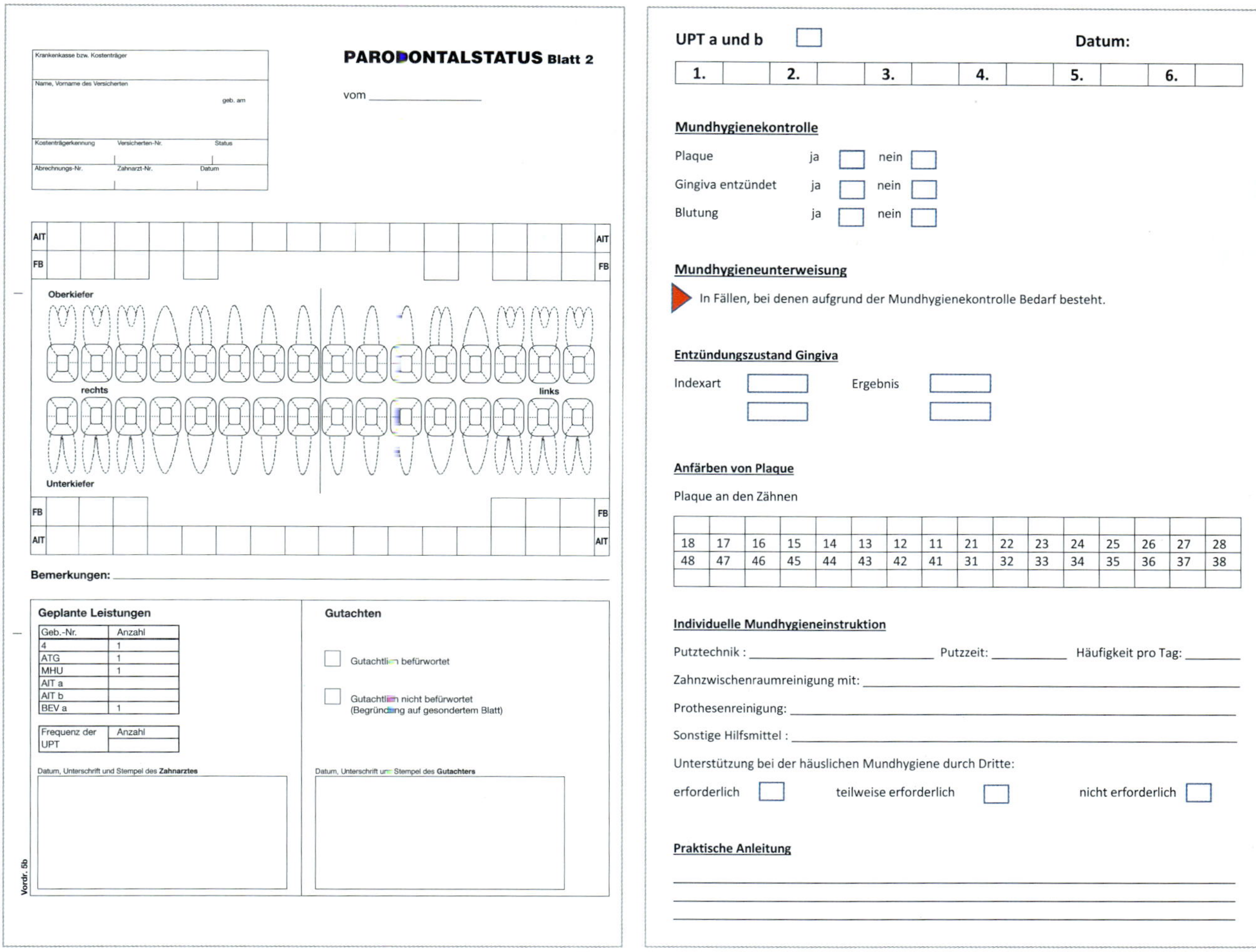
Krankenkasse bzw. Kostenträger
Name, Vorname des Versicherten
geb. am
Kostenträgerkennung Versicherten-Nr. Status
Abrechnungs-Nr. Zahnarzt-Nr. Datum

PARODONTALSTATUS Blatt 2

vom ______

AIT
FB
Oberkiefer
rechts
links
Unterkiefer
FB
AIT

Bemerkungen: ______

Geplante Leistungen

Geb.-Nr.	Anzahl
4	1
ATG	1
MHU	1
AIT a	
AIT b	
BEV a	1

Frequenz der UPT	Anzahl

Datum, Unterschrift und Stempel des Zahnarztes

Gutachten

☐ Gutachtlich befürwortet

☐ Gutachtlich nicht befürwortet (Begründung auf gesondertem Blatt)

Datum, Unterschrift und Stempel des Gutachters

Vordr. 5b

UPT a und b ☐ **Datum:**

1.		2.		3.		4.		5.		6.	

Mundhygienekontrolle

Plaque ja ☐ nein ☐

Gingiva entzündet ja ☐ nein ☐

Blutung ja ☐ nein ☐

Mundhygieneunterweisung

In Fällen, bei denen aufgrund der Mundhygienekontrolle Bedarf besteht.

Entzündungszustand Gingiva

Indexart ☐ Ergebnis ☐

Anfärben von Plaque

Plaque an den Zähnen

18	17	16	15	14	13	12	11	21	22	23	24	25	26	27	28
48	47	46	45	44	43	42	41	31	32	33	34	35	36	37	38

Individuelle Mundhygieneinstruktion

Putztechnik : ______ Putzzeit: ______ Häufigkeit pro Tag: ______

Zahnzwischenraumreinigung mit: ______

Prothesenreinigung: ______

Sonstige Hilfsmittel : ______

Unterstützung bei der häuslichen Mundhygiene durch Dritte:

erforderlich ☐ teilweise erforderlich ☐ nicht erforderlich ☐

Praktische Anleitung

Bild 1: Parodontalstatus, Blatt 2, Für eine genauere Ansicht finden Sie die Formblätter hier: https://www.kzvb.de/zahnarztpraxis/formularemerkblaetter/

Praxisinfo

Nach der Diagnostik wird der ausgefüllte Parodontalstatus von der Praxis an die Krankenkasse geschickt. Die Hauptbehandlungsphase darf erst begonnen werden, wenn der von der Krankenkasse genehmigte Parodontalstatus in der Praxis vorliegt!

4.6.2 Röntgenstatus

Das Anfertigen eines Röntgenstatus vervollständigt den intraoralen Befund. Als Röntgenstatus bezeichnet man das Anfertigen von Einzelaufnahmen aller Zähne in der Rechtwinkeltechnik (siehe Lernfeld 12, Seite 496). Mit dem Röntgenstatus kann der genaue Knochenverlauf um den Zahn herum und zwischen den Zahnwurzeln beurteilt werden. Auch zur Diagnose von entzündlichen Veränderungen an der Wurzelspitze oder an den Zahnhartsubstanzen (Karies) sind Röntgenbilder unerlässlich. In einigen Bundesländern wie z. B. Hessen reicht auch die Anfertigung einer Panoramaschichtaufnahme aus. Diese kann den Knochenverlauf aufgrund von Überlagerungen der Zahnzwischenräume nicht so exakt darstellen wie der Röntgenstatus. Deshalb ist diesem der Vorzug zu geben.

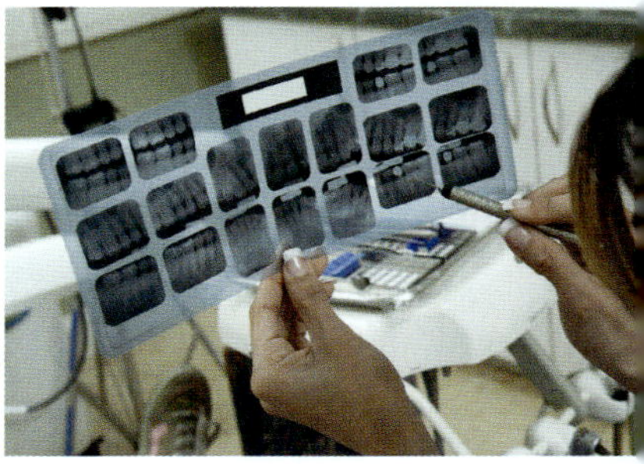

Bild 2: Röntgenstatus

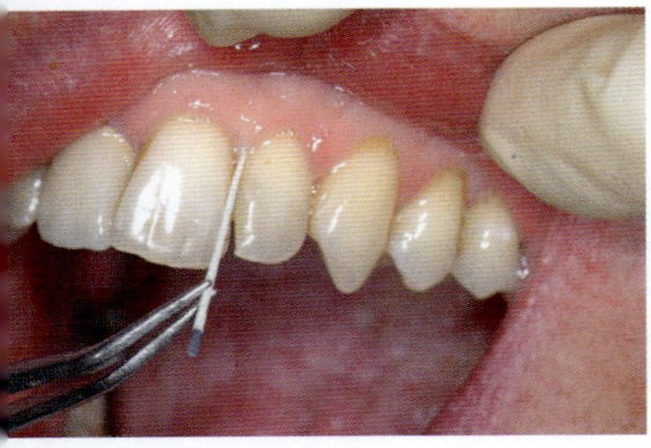

Bild 1: Keimtest

Röntgenstatus
Einzelaufnahmen aller Zähne in Rechtwinkeltechnik

Rezidiv
Behandlungsrückfall

mikrobiologischer Test
Test auf Krankheitserreger (Keime)

steril
keimfrei

4.6.3 Mikrobiologische Untersuchungen

Bei aggressiven Formen der Parodontitis und bei **Behandlungsrückfällen (Rezidiv)** wird eine Begleittherapie mit einem Antibiotikum durchgeführt. Dazu werden durch einen **Keimtest (mikrobiologischer Test)** die in der Plaque vorhandenen Bakterien bestimmt und ein dazu passendes Antibiotikum ausgewählt (Bild 1). Zur Untersuchung wird subgingivale Plaque mit einer **keimfreien (sterilen)** Papierspitze entnommen und zur Auswertung in ein medizinisches Labor geschickt.

Aufgaben

1. Beschreiben Sie, was der Parodontalstatus ist und erklären Sie, wie dieser erhoben wird.
2. Geben Sie stichpunktartig wieder, warum im Rahmen der Parodontaldiagnostik ein Röntgenstatus angefertigt wird.
3. Erläutern Sie, wann eine mikrobiologische Untersuchung angezeigt ist und skizzieren Sie ihre Durchführung.

4.7 Hauptbehandlungsphase

Nach einer erfolgreich durchgeführten Initialtherapie und der Aufnahme des PAR-Status erfolgt die Hauptbehandlungsphase der systematischen Parodontaltherapie. Ihr Ziel ist eine Verringerung der Taschentiefe bzw. eine Beseitigung der Zahnfleischtaschen und der Tascheninfektion. Je nach Schweregrad und Art der Parodontalerkrankung werden verschiedene Therapiemaßnamen ergriffen:

- geschlossene Kürettage (Scaling und Root-Planing)
- Lappenoperation (offene Kürettage, Gingivektomie)
- antibakterielle photodynamische Therapie (aPDT)
- Antibiotikatherapie
- regenerative Parodontitistherapie (GTR, Emdogain)

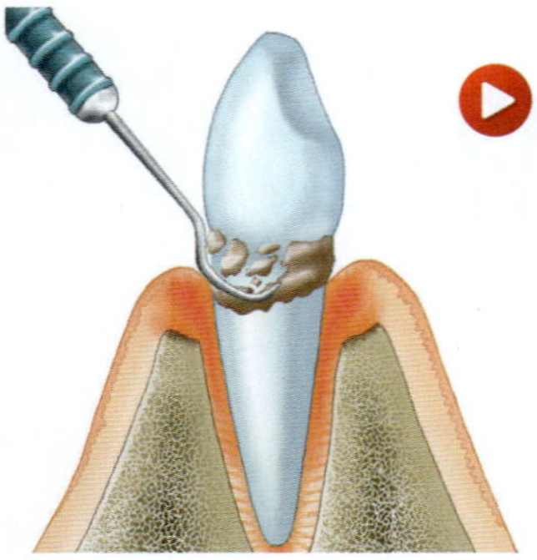

Bild 2: Geschlossene Kürettage

Kürettage
Weichteilausschabung

Epithel
Gewebe, das die inneren und äußeren Körperoberflächen (Haut und Schleimhaut) auskleidet

Scaling
Abschabung

Root-Planing
Wurzelglättung

4.7.1 Geschlossene Kürettage

Die **geschlossene Kürettage (Ausschabung)** ist die Basisbehandlung der Parodontaltherapie (Bild 2). Sie wird als erster Schritt der Hauptbehandlungsphase immer durchgeführt und je nach Schwere und Art der Parodontitis noch mit den anderen oben genannten Therapiemaßnahmen kombiniert und durch sie ergänzt. Ihre Durchführung erfolgt mit verschiedenen Scalern und Küretten (Seite 383, Bild 1). Die geschlossene Kürettage erfolgt in folgenden Schritten:

- **Scaling** (Abschaben): Entfernung von subgingivaler Plaque und Konkrementen
- **Root-Planing** (Wurzelglättung): Entfernung von infiziertem Wurzelzement und Glättung der Wurzeloberfläche
- **Weichteilkürettage:** Entfernung von entzündlich verändertem Taschenepithelgewebe

Definition

Bei der **geschlossenen Kürettage** werden die Zahnfleischtaschen **ohne Aufklappung** unter örtlicher Betäubung gereinigt, die Wurzeloberflächen geglättet und entzündlich verändertes Gewebe ausgeschabt. Diese Behandlung wird bei einer Taschentiefe bis maximal 5 mm gewählt.

4.7.2 Lappenoperationen (offene Kürettage, Gingivektomie)

Offene Kürettage

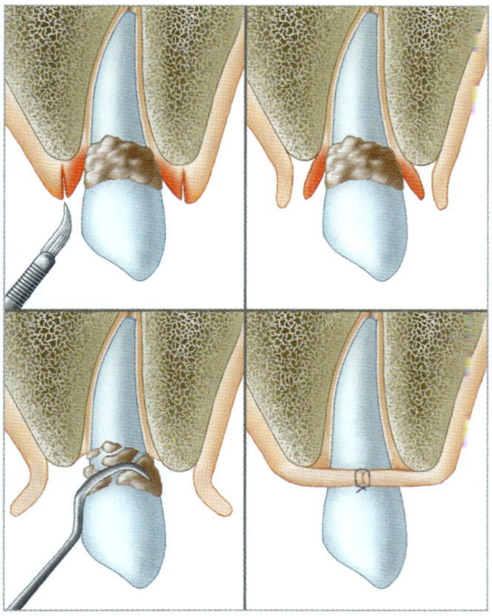

Bild 2: Lappenoperation, mod. Widman-Lappen

Die offene Kürettage wird durchgeführt, wenn die Zahnfleischtaschen zu tief sind, um sie mit einer geschlossenen Kürettage zu reinigen. Dies ist der Fall, wenn die Taschentiefe 5 mm überschreitet. Bei der parodontalen Lappenoperation wird mit dem Skalpell (Bild 2) ein **Schleimhaut-Knochenhaut-Lappen (Mukoperiost-Lappen)** gebildet und das Zahnfleisch aufgeklappt, um die Wurzeloberflächen und die Knochentaschen unter direkter Sicht reinigen zu können. Wie bei der geschlossenen Kürettage bestehen die Einzelschritte der Reinigung auch hier aus Scaling, Root-Planing und Weichteilkürettage. Die Weichteilkürettage wird bei der offenen Kürettage jedoch zum Großteil mit dem Skalpell und nur teilweise mit Küretten vorgenommen. Hinzu kommt der Wundverschluss durch eine Naht nach den genannten Behandlungsschritten. Je nachdem wie die Schnittführung bei der Aufklappung erfolgt, unterscheidet man verschiedene Lappenoperationen (Bild 2, modifizierter Widman-Lappen).

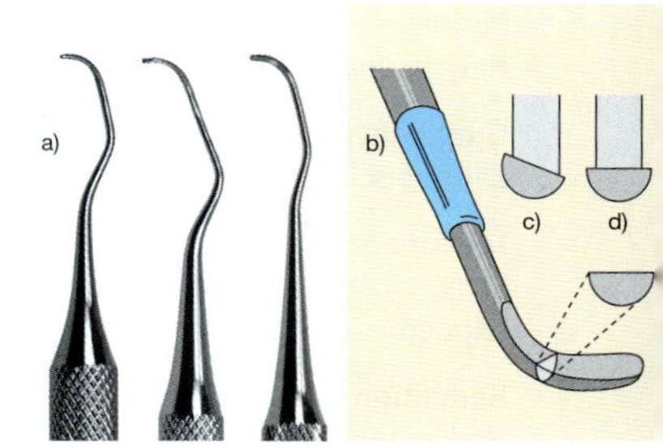

Bild 1: Küretten: a) Querschnitt, b) Universalkürette, c) Gracey-Kürette

Definition

Bei der Lappenoperation, auch **offene Kürettage** genannt, wird unter örtlicher Betäubung ein Mukoperiost-Lappen gebildet, das Zahnfleisch **aufgeklappt** und die Zahnfleischtaschen unter Sicht gereinigt. Diese Form der Behandlung wird bei einer Taschentiefe ab 5 mm durchgeführt.

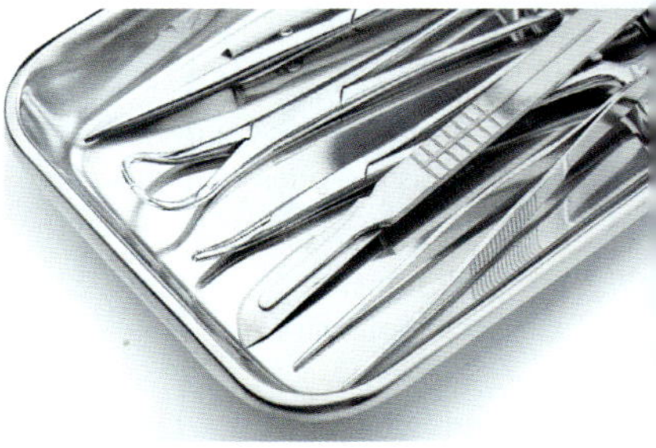

Bild 3: Verschiedene Skalpelle

Gingivektomie

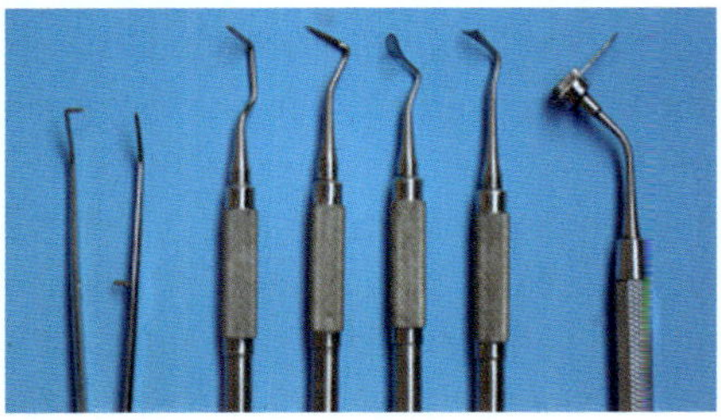

Bild 4: Gingivektomie-Instrumente

Wird im Zuge einer Lappenoperation zusätzlich gewuchertes Zahnfleisch entfernt, spricht man von einer Gingivektomie. Sie wird angewendet zur Beseitigung einer **Zahnfleischwucherung (Gingivahyperplasie)** oder zum **Verkleinern von tiefen Zahnfleischtaschen (Taschenreduktion)** oberhalb der knöchernen Alveole (supraalveoläre Taschen). Je nachdem wie die Schnittführung bei der Gingivektomie erfolgt, unterscheidet man zwischen externer und interner Gingivektomie. Für die Gingivektomie werden zusätzlich zum Skalpell spezielle Gingivektomie-Messer verwendet (Bild 4).

Definition

Unter einer **Gingivektomie** versteht man die chirurgische Entfernung von Zahnfleisch. Sie wird angewendet bei einer Gingivahyperplasie oder zur Taschenreduktion bei supraalveolären Taschen.

4.7.3 Antimikrobielle photodynamische Therapie (aPDT)

Mukosa
Schleimhaut

Periost
Knochenhaut

Gingivahyperplasie
Zahnfleischwucherung

Mukoperiost-Lappen
Schleimhaut-Knochenhaut-Lappen

Reduktion
Verkleinerung

Bei der antimikrobiellen (oder auch antibakteriellen) photodynamischen Therapie handelt es sich um ein relativ neues Verfahren, das unterstützend zur geschlossenen Kürettage angewendet werden kann. Dabei wird nach der Taschenreinigung mittels geschlossener Kürettage eine spezielle Farbstofflösung, der sogenannte Photosensitizer in jede einzelne Zahnfleischtasche eingebracht. Anschließend wird dieser Farbstoff mit einer Laserdiode belichtet. Dadurch wird eine **lichtaktivierte (photodynamische) Reaktion** in der Zahnfleischtasche ausgelöst, die die Bakterien in der Zahnfleischtasche zerstört. Die antimikrobielle photodynamische Therapie wird deshalb auch als **photoaktivierte Desinfektion** bezeichnet. Die Vorteile der aPDT sind die Schmerz- und Nebenwirkungsfreiheit. Allerdings ist wissenschaftlich noch nicht abschließend geklärt, ob eine zusätzliche Anwendung der aPDT in Verbindung mit der geschlossenen Kürettage einen wesentlich größeren Therapieerfolg bringt als die geschlossene Kürettage alleine.

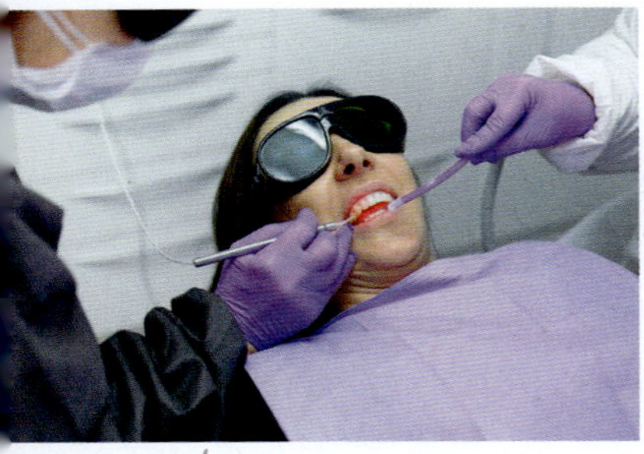

Bild 1: Antimikrobielle photodynamische Therapie

Definition

Bei der **antimikrobiellen photodynamischen Therapie (aPDT)** wird eine spezielle lichtaktivierbare Farbstofflösung in die Zahnfleischtaschen eingebracht und mit einer Laserdiode belichtet. Dadurch kommt es zu einer photodynamischen Reaktion, bei der Sauerstoffradikale gebildet werden, die danach wieder zerfallen. Diese zerstören die Bakterien in der Zahnfleischtasche.

aPDT
antimikrobielle photodynamische Therapie

Mikrobe
Kleinstlebewesen, auch Mikroorganismus oder Keim (Bakterien sind Mikroben)

photosensitiv
lichtempfindlich

Aufgaben

1. Nennen Sie Ziel und Maßnahmen der Pardodontaltherapie.
2. Beschreiben Sie die Unterschiede zwischen geschlossener und offener Kürettage.
3. Recherchieren Sie in Gruppenarbeit das neue Verfahren der aPDT im Internet. Zu welchen Ergebnissen kommen Sie dabei? Wie weit ist diese Form der Therapie verbreitet und wie stehen Fachleute zu ihrer Wirksamkeit? Fassen Sie Ihre Ergebnisse in einem kurzen Vortag zusammen.

4.7.4 Antibiotikatherapie

Antibiotika
hemmen das Wachstum von Keimen bzw. töten sie ab

Keim
Krankheitserreger, Mikroorganismus (z. B. Bakterien)

Reduktion
Verringerung, Verminderung

Van-Winkelhoff-Cocktail
kombinierte Gabe von Metronidazol und Amoxicillin in der Parodontitistherapie

Bei besonders schweren Formen von Parodontalerkrankungen, wie zum Beispiel bei einer aggressiven Parodontitis oder einem Behandlungsrückfall, wird begleitend zur Kürettage eine Therapie mit **Antibiotika** durchgeführt, um eine möglichst hohe **Keimreduktion** zu erreichen. Hierzu wird in der Behandlungssitzung, in der die ausführliche Befunderhebung stattfindet, ein mikrobiologischer Test (Keimtest) durchgeführt (siehe Kapitel 4.6.3). Dabei werden die in der Plaque vorhandenen Bakterien bestimmt und nach der Auswertung im Labor ein dazu passendes Antibiotikum ausgewählt. Sind besonders aggressive Keime vorhanden, kann es sogar notwendig sein, dass der Patient gleichzeitig zwei verschiedene Antibiotika einnehmen muss. Die häufigste Kombination von Antibiotika in der Parodontologie ist die Einnahme von Metronidazol bei gleichzeitiger Gabe von Amoxicillin, was als **Van-Winkelhoff-Cocktail** bezeichnet wird.

4.7.5 Regenerative Parodontitistherapie

Nach der operativen Entfernung des Taschenepithels im Zuge der Kürettage kommt es meist durch die Wundheilung zu einem schnellen Einwachsen des Epithels von der Oberfläche in die Tiefe. Da Epithelzellen sich schneller teilen und ausbreiten können als Bindegewebs- und Knochenzellen, wird der nachwachsende Zahnhalteapparat durch die einwachsenden Epithelzellen verdrängt und es kann zur Ausbildung eines langen Saumepithels kommen. Man spricht hier auch von einer **reparativen Heilung (reparare = ausbessern)**, da es zu einer narbigen Ausheilung des Zahnhalteapparates kommt. Mit dem Einsatz gewisser Techniken kann jedoch bei bestimmten Indikationen eine **regenerative Heilung (regenerare = neu hervorbringen)** erreicht werden, das heißt, eine Neubildung des Zahnhalteapparates. Hierzu können zwei unterschiedliche Techniken zum Einsatz kommen.

Reparative Heilung
narbige Ausheilung des Zahnhalteapparates

Regenerative Heilung
Neubildung des Zahnhalteapparates

Guided Tissue Regeneration GTR

Bei der **Guided Tissue Regeneration (GTR, gesteuerte Geweberegeneration)** wird in einer parodontalen Lappenoperation die Knochentasche freigelegt, eine Membran wie eine Manschette darübergelegt und am Zahn befestigt (Bild 1). Dadurch wird das schnell wachsende Epithel daran gehindert, in die Knochentasche einzuwachsen, sodass die langsamer wachsenden Zellen des Knochens und der Wurzelhaut Zeit haben, die Knochentasche auszufüllen. So kann sich ein neuer Zahnhalteapparat bilden. Die Membran übernimmt bei der GTR also die Funktion einer Sperre, mit der man kontrollieren kann, welche Gewebeart in die Knochentasche einwächst und sich dort vermehrt.

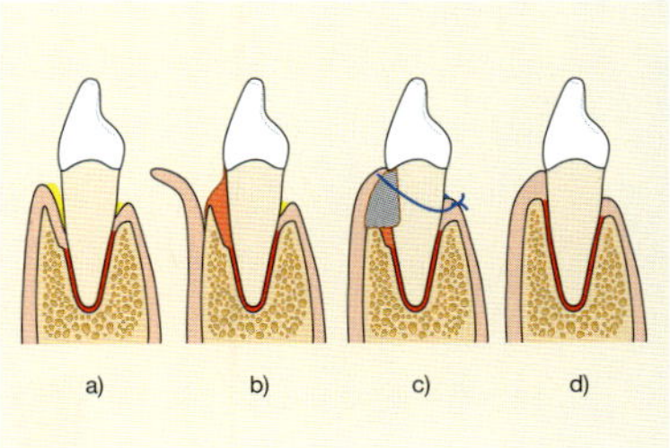

Bild 1: Prinzip der GTR

Guided Bone Regeneration GBR

Ein anderes Verfahren in der regenerativen Parodontitistherapie ist die **Guided Bone Regeneration (GBR, gesteuerte Knochenregeneration)**. (Bild 2) Auch hier wird die Knochentasche durch eine Lappenoperation freigelegt. Dann wird in die Knochentasche ein spezielles Gel (z. B. Straumann® Emdogain) eingebracht, das Schmelz-Vorläufer-Zellen vom Schwein (sogenannte Porcine Schmelz-Matrix-Proteine) enthält. Diese Vorläufer-Zellen lagern sich an der Wurzeloberfläche des Zahnes an, vermehren sich, und sind in der Lage innerhalb von 12 Monaten alle Zellen des Zahnhalteapparates (Wurzelzement, Wurzelhaut und Alveolarknochen) neu auszubilden.

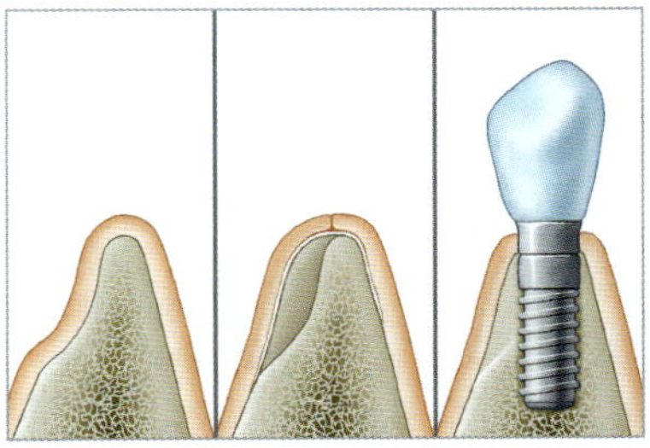

Bild 2: Prinzip der GBR

Aufgaben

1. Beschreiben Sie, was man als Van-Winkelhoff-Cocktail bezeichnet. Wieso spricht man dabei von einem „Cocktail"?
2. Charakterisieren Sie die Verfahren GTR und GBR. Arbeiten Sie die Unterschiede zwischen beiden Verfahren heraus.

4.8 Erhaltungstherapie, Recall

Der durch die Initialtherapie (Vorbehandlungsphase) und nachfolgende systematische Parodontaltherapie behandelte Zahnhalteapparat kann nur bei gleichbleibend guter Mundhygiene heilen und gesund erhalten werden. Deswegen hängt der langfristige Erfolg einer durchgeführten systematischen Parodontaltherapie im Wesentlichen von einer konsequent durchgeführten Erhaltungstherapie (Recall) ab. Nach abgeschlossener systematischer Parodontaltherapie wird der Patient in regelmäßigen Abständen zur Kontrolle wieder einbestellt (englisch to recall = zurückrufen). Der Abstand zwischen diesen Kontrollen wird vom behandelnden Zahnarzt für jeden Patienten individuell festgelegt. Er liegt im ersten Jahr nach Parodontitistherapie bei drei Monaten und kann bei gleichbleibend guter Mundhygiene später auf sechs Monate ausgedehnt werden. Eine Recall-Sitzung setzt sich aus den glei-

Recall
Erhaltungstherapie

chen Teilschritten zusammen, wie die Initialtherapie (Vorbehandlungsphase) (siehe Kapitel 4.5):

- Anfärben der Zahnbeläge
- Erhebung eines Plaqueindexes
- Zahnputztraining
- Professionelle Zahnreinigung

Aufgabe

1. Legen Sie dar, weshalb bei einer Recall-Sitzung dieselben Schritte erfolgen, wie bei einer Sitzung im Rahmen der Initialtherapie.
2. Planen Sie eine eine systematische Parodontalbehandlung bei einer Patientin.
   a) Erläutern Sie Ihr, wie sich der Behandlungsablauf darstellt.
   b) Welche Instrumente und Hilfsmittel werden benötigt?
   c) Wie und wo wird die Behandlung dokumentiert?

R

Risikobewertung zur Aufbereitung von Instrumenten nach parodontologischen Eingriffen

Instrumente für parodontologische Eingriffe durchdringen bestimmungsgemäß die Schleimhaut und werden deshalb den chirurgischen Instrumenten gleichgestellt. Die Einordnung erfolgt in kritisch A oder B und abschließend ist zwingend eine Sterilisation erforderlich.

Hygiene-Check

Hygiene-Check

Im Behandlungszimmer liegen nach einer Füllungstherapie noch einige Instrumente und Materialien. Stufen Sie diese für die hygienische Aufbereitung ein.

Einwegartikel – unkritisch – semikritisch A – semikritisch B – kritisch A – kritisch B – kritisch C

Instrument – Hilfsmittel – Material	Einstufung für die hygienische Aufbereitung
1. PA-Sonde	
2. Aufsätze für die Konkremententfernung	
3. Speichelzieher	
4. chirurgische Absaugkanüle	
5. Gracey-Kürette	
6. Mundspiegel	
7. Wangenhalter	
8. Furkationssonde	
9. Scaler	

Die Risikobewertung der Instrumente erfolgt praxisindividuell. Bei der Einstufung sind die Beschaffenheit des Instrumentes und das Einsatzgebiet zu berücksichtigen.

Lernfeld 10.1

Bei prophylaktischen Behandlungen begleiten

Bei prophylaktischen Behandlungen begleiten

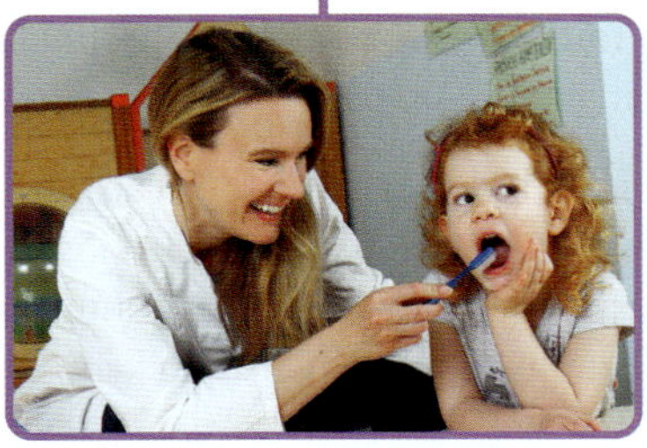

Grundlagen der Prophylaxe

- Säulen der Prophylaxe
- Wege der Prophylaxe

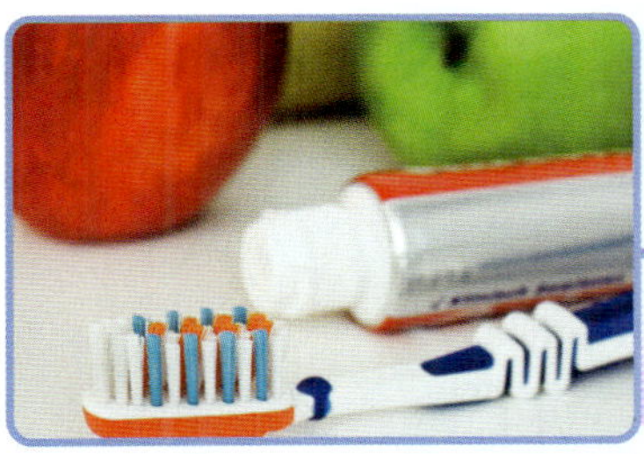

Prophylaxe durch häusliche Möglichkeiten

- Zahnbürsten und Zahnpasten
- Zahnseide und Interdentalraumbürsten
- Mundduschen
- Chemische Plaqueentfernung
- lokale und systemische Fluoridgabe

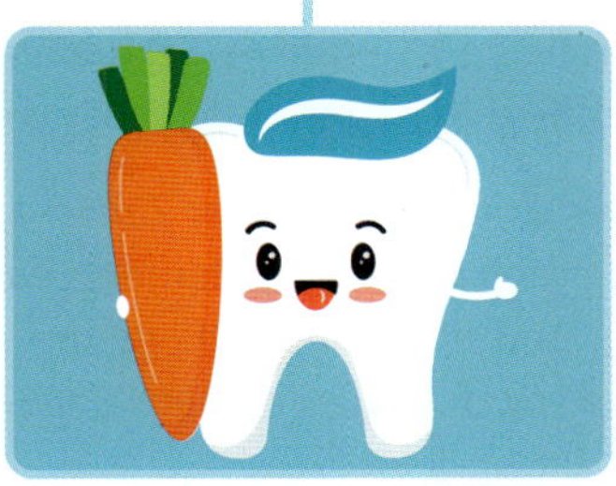

Prophylaxe durch zahnfreundliche Ernährung

- Nährstoffe
- Auswirkung von Kohlenhydraten auf die Zähne
- Zuckerersatzstoffe
- weitere Nahrungsbestandteile
- Wirkung von Fluorid

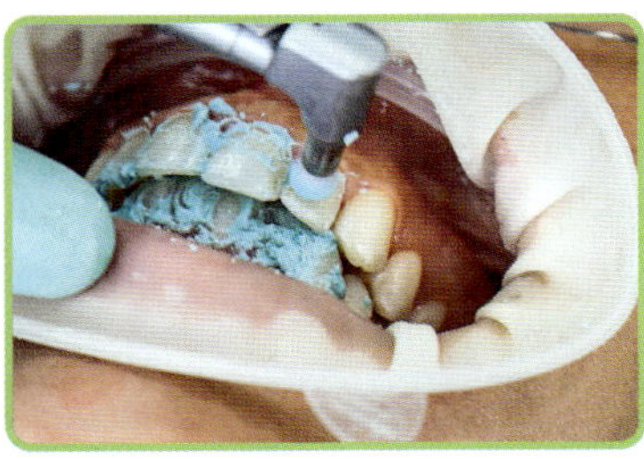

Prophylaxe durch zahnmedizinische Maßnahmen

- Indizes der Prophylaxe
- Patientenaufklärung
- Lokale Fluoridgabe
- Fissurenversiegelung
- Professionelle Plaqueentfernung/PZR

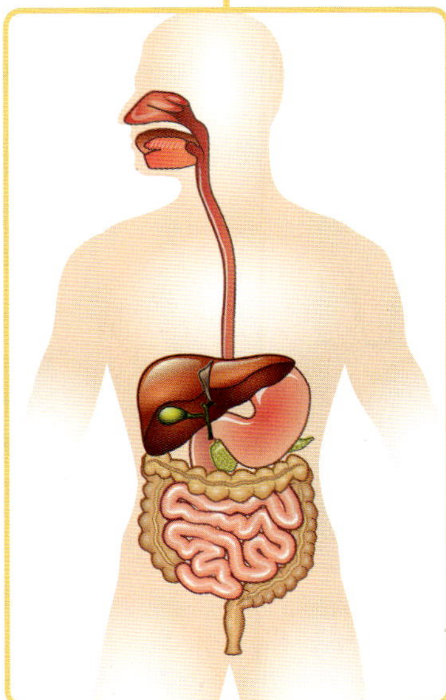

Verdauung der Nahrung

- Mund, Rachen, Speiseröhre
- Magen, Dünndarm, Dickdarm
- Leber, Bauchspeicheldrüse

1 Grundlagen der Prophylaxe

1.1 Säulen der Prophylaxe

kurativ
heilend

Neben dem **kurativen** Zweig der Zahnmedizin (Lernfeld 3) ist die **Prophylaxe** (Vorbeugung) zur Verhütung von zahnmedizinischen Erkrankungen eine wichtige Aufgabe der Zahnarztpraxis.

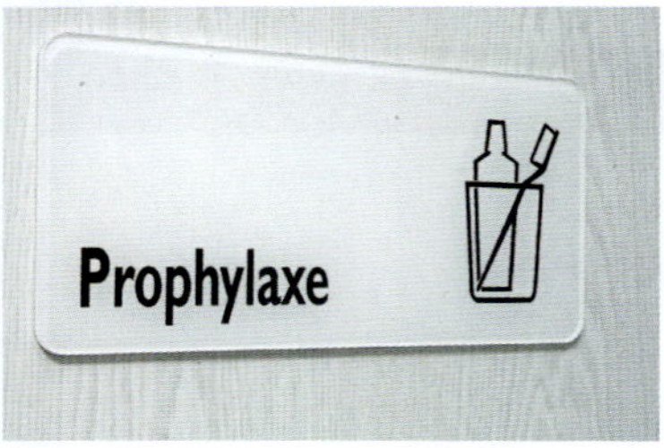

Bild 1: Schild zum Prophylaxeraum

Definition

Prophylaxe:

Alle Vorsorgemaßnahmen zur Verhütung von Krankheiten.

Sie umfassen in der Zahnheilkunde die Karies- und die Parodontalprophylaxe sowie die kieferorthopädische Prophylaxe.

Die Unterteilung in **Primär-, Sekundär- und Tertiärprävention bzw.** -prophylaxe wird in Lernfeld 3, Kapitel 2, genauer vorgenommen.

Die meisten Erkrankungen der Zähne und des Parodontiums gehen auf Ursachen zurück, die mit unserer modernen Lebensweise zu tun haben: Durch einseitige Ernährung und mangelnde Pflege des Kauorgans kommt es zur Anhäufung von Plaque, die sowohl Karies als auch Parodontalerkrankungen hervorrufen kann.

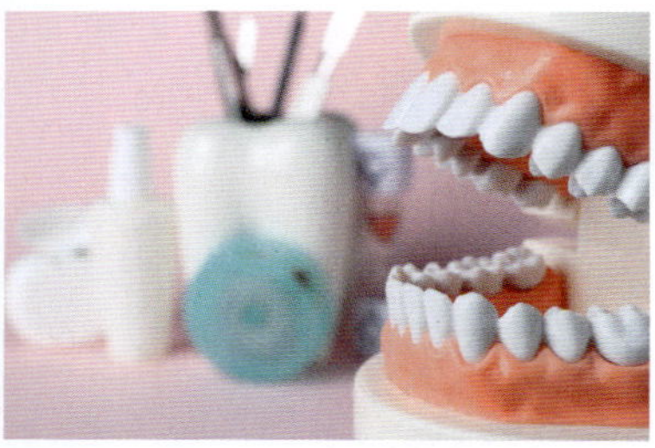

Bild 2: Zahnmodell, mit dem korrektes Zähneputzen erklärt werden kann.

Auch Zahnfehlstellungen können – beeinflusst durch die Ernährung – Folge schädlicher Gewohnheiten (Habits wie das Daumenlutschen, siehe Lernfeld 10.2, Kap. 1.4) oder Folge von frühem Milchzahnverlust sein. Zum Beispiel werden durch vollwertige Ernährung (siehe Kapitel 2.2.2) Muskeln der Kiefer trainiert, die Fehlstellungen vermeiden können.

Im Idealfall macht eine flächendeckende Prophylaxe, die diese Ursachen in allen Altersgruppen beseitigt, die Mehrzahl der kurativen Behandlungen überflüssig.

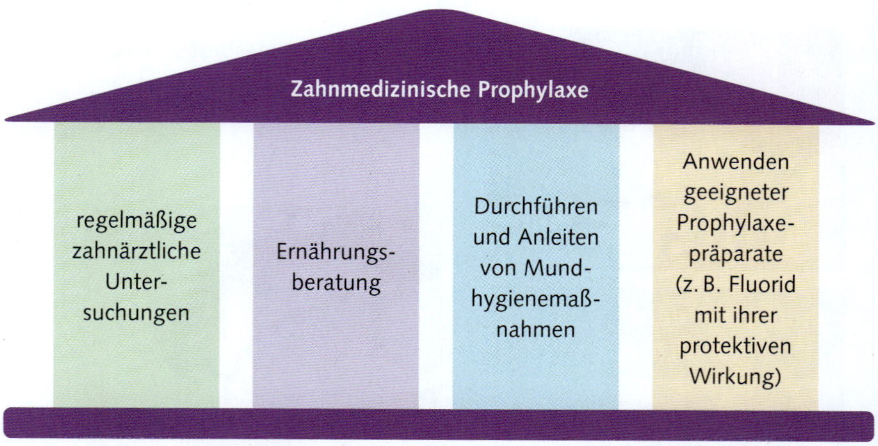

Bild 3: Säulen der zahnärztlichen Prophylaxe

Die zahnmedizinische Prophylaxe basiert auf vier Säulen:

- Untersuchen im Zahn-, Mund- und Kieferbereich in regelmäßigen Intervallen
- Beraten hinsichtlich der Ernährung
- Durchführen und Anleiten von Mundhygienemaßnahmen
- Anwenden geeigneter Prophylaxepräparate (z. B. Fluorid mit ihrer **protektiven** Wirkung)

protektiv
schützend

1.2 Wege der Prophylaxe

Es gibt drei mögliche Wege, um Maßnahmen und Methoden der Prophylaxe zu verbreiten:

- **Kollektivprophylaxe**
- **Gruppenprophylaxe**
- **Individualprophylaxe**

Diese drei Wege haben unterschiedliche Erfolgsraten, ergänzen sich jedoch sinnvoll und werden daher auch kombiniert.

Prophylaxeweg	Zielgruppe	Beispiele, Durchführung
Kollektiv-prophylaxe	Maßnahmen für die gesamte Bevölkerung bzw. große Teile der Bevölkerung	• Angebot von fluoridiertem Speisesalz für Verbraucher • Möglichkeit der Trinkwasser-Fluoridierung in manchen Ländern
Gruppen-prophylaxe	Maßnahmen für besondere Zielgruppen, wie z. B. Kindergartenkinder, Schulkinder und ihre Eltern (jeweils in der Gruppe)	• Untersuchung der Mundhöhle durch einen Zahnarzt/eine Zahnärztin mit Erhebung des Zahnstatus • Anleitung und Übung zur Mundhygiene bzw. Zahnputztechniken • Maßnahmen zur Fluoridierung • Ernährungsberatung (z. B. gemeinsames Frühstück)
Individual-prophylaxe	Maßnahmen für jeden einzelnen Patienten in den zahnärztlichen Praxen	• persönliche Prophylaxeberatung basierend auf den vier Prophylaxesäulen • professionelle Zahnreinigung • bakteriologische Kariesrisikotests • für Kinder mit besonders hohem Kariesrisiko

Tabelle 1: Verschiedene Wege von Prophylaxemaßnahmen

Situation in Deutschland

Kollektivprophylaxe: Die Trinkwasser-Fluoridierung scheitert an Einwänden der Wasserhygieniker, die eine Zwangsmedikation der Bevölkerung über das Trinkwasser ablehnen: Wird das Trinkwasser mit Fluorid versetzt, sind alle Menschen gezwungen, fluoridiertes Wasser zu konsumieren – auch diejenigen, die keine Fluoridierung benötigen.

Gruppenprophylaxe: Die Durchführung an Kindertagesstätten, Schulen und Behinderteneinrichtungen ist im Sozialgesetzbuch V § 21 festgelegt (Bild 1). Danach sind „Maßnahmen zur Erkennung und Verhütung von Zahnerkrankungen" bei Versicherten, die das 12. Lebensjahr noch nicht vollendet haben, von den gesetzlichen Krankenkassen in Zusammenarbeit mit Zahnärzten bzw. Zahnärztinnen und zuständigen Länderbehörden (Gesundheitsämter, Ministerien) zu fördern und mitzutragen.

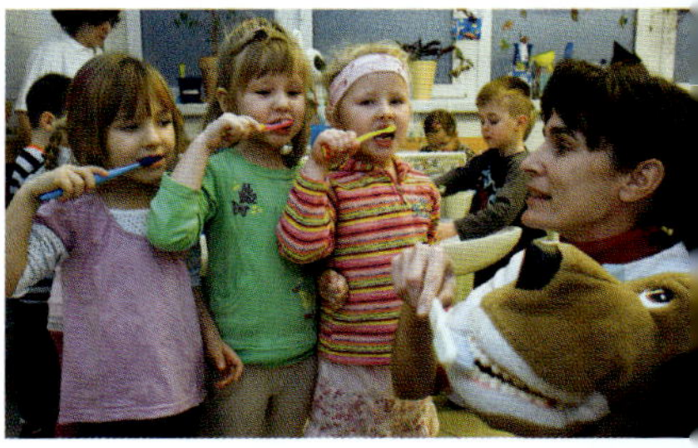

Bild 1: Gruppenprophylaxe in der Kindertagesstätte

Die Anwendung von konzentrierten Fluoriden während der Gruppenprophylaxe in Schulen darf nicht ohne schriftliche Einwilligung der Eltern erfolgen. Die Durchführung darf kostensparend von geschultem zahnmedizinischem Assistenzpersonal durchgeführt werden.

Individualprophylaxe: Der Gesetzgeber hat den Wert der Individualprophylaxe (IP) erkannt und deshalb ein besonderes Individualprophylaxe-Programm für gesetzlich versicherte Patienten vom vollendeten 6. bis zum vollendeten 18. Lebensjahr verabschiedet. Zu den von den gesetzlichen Krankenkassen zu tragenden Maßnahmen für Kinder gehören:

Praxisinfo

Viele prophylaktische Maßnahmen können sowohl im Rahmen der Gruppen- als auch der Individualprophylaxe durchgeführt werden. Es ist jedoch erwiesen, dass die individuelle Betreuung und persönliche Beratung des Patienten häufiger zu den notwendigen Verhaltensänderungen führt als eine Gruppenprophylaxemaßnahme.

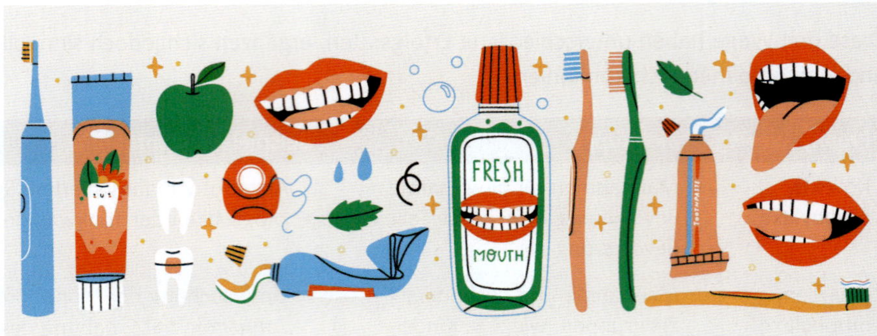

Aufgaben

1. Erläutern Sie die vier Säulen der Prophylaxe.
2. Unterscheiden Sie die drei Wege der Prophylaxe.

Bema-Nr.	Leistungsbeschreibung
IP1	Mundhygienestatus
IP2	Mundgesundheitsaufklärung bei Kindern und Jugendlichen
IP4	Lokales Fluoridieren der Zähne
IP5	Versiegelung von kariesfreien Fissuren und Grübchen
FU1	6. bis vollendeten 33. Lebensmonat
FUPr	praktische Anleitung der Betreuungsperson zur Mundhygiene beim Kind – nur im Zusammenhang mit FU1
FU2	Zahnärztliche Früherkennungsuntersuchung eines Kindes vom 34. bis zum vollendeten 72. Lebensmonat
FLA	Fluoridlackanwendung zur Zahnschmelzhärtung (6.bis zum vollendeten 72. Lebensmonat)

GOZ-Nr.	Leistungsbeschreibung
GOZ-Nr. 1000	Mundhygienestatus und eingehende Unterweisung
GOZ-Nr. 1010	Kontrolle des Übungserfolges
GOZ-Nr. 1020	Lokale Flouridierung der Zähne
GOZ-Nr. 1030	Lokale Anwendung von Medikamenten zur Kariesvorbeugung
GOZ-Nr. 1040	professionelle Zahnreinigung
GOZ-Nr. 2000	Versiegelung kariesfreier Fissuren

2 Prophylaxe durch zahnfreundliche Ernährung

Der Mensch nimmt täglich Nahrung und Flüssigkeit auf, um seinen Körper am Leben zu erhalten. Mit der Nahrung werden **Nährstoffe**, d. h. Stoffe zur Energiegewinnung, und **weitere Nahrungsbestandteile** zugeführt. Darunter sind auch **essenzielle Stoffe**, d. h. lebensnotwendige Stoffe, die der Körper zum Aufbau von eigener, neuer Körpersubstanz benötigt, und die er nicht selbst **synthetisieren** kann. Die Aufbereitung der Nahrungsbestandteile und deren Aufnahme findet im Verdauungssystem statt.

essenziell
(in diesem Zusammenhang) lebensnotwendig

synthetisieren
herstellen

Die vom Menschen aufgenommene Nahrung enthält zahlreiche unterschiedliche Bestandteile (Bild 1). Sie bestehen aus chemischen Verbindungen. Wenn diese Verbindungen Kohlenstoff in Verbindung mit Wasserstoff enthalten, nennt man sie **organische Verbindungen**. Verbindungen, die kein oder wenig Kohlenstoff enthalten, sind **anorganische Verbindungen**.

Organische Verbindungen
molekulare Verbindungen, in denen Kohlenstoff (chemisches Zeichen: C) in Verbindung mit Wasserstoff (chemisches Zeichen: H) enthalten ist

Anorganische Verbindungen
(meist) kohlenstofffreie Verbindungen

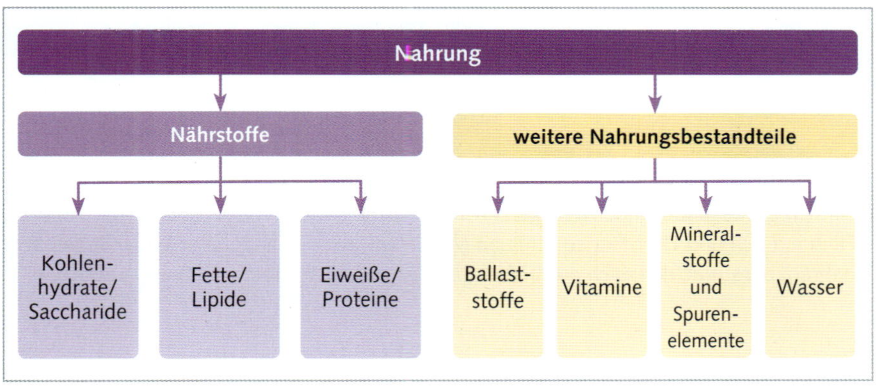

Bild 1: Bestandteile der Nahrung

2.1 Nährstoffe

Nährstoffe sind diejenigen Bestandteile der Nahrung, die vom Darm aus in den Körper aufgenommen und vom Stoffwechsel **zur Energiegewinnung abgebaut** werden. Zu ihnen gehören sogenannte **Makromoleküle**, die jeweils aus organischen Verbindungen bestehen:

1. Eiweiße (Proteine)
2. Fette (Lipide)
3. Kohlenhydrate (Saccharide)

Makromoleküle
sehr große Moleküle, die aus sich wiederholenden, gleichen oder unterschiedlichen Struktureinheiten bestehen

2.1.1 Eiweiße (Proteine)

Eiweiße bzw. Proteine sind das wichtigste Nahrungsmittel (Bild 2). Auf sie kann der Körper am wenigsten verzichten.

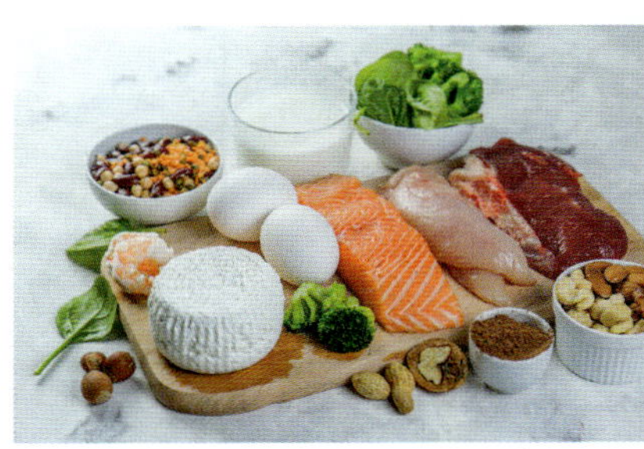

Bild 2: Eiweißreiche Lebensmittel

Definition

Ein **Protein** ist ein Makronährstoff, der aus zwanzig sogenannten proteinogenen Aminosäuren als Grundbaustein (Bild 1, Seite 392) aufgebaut ist.

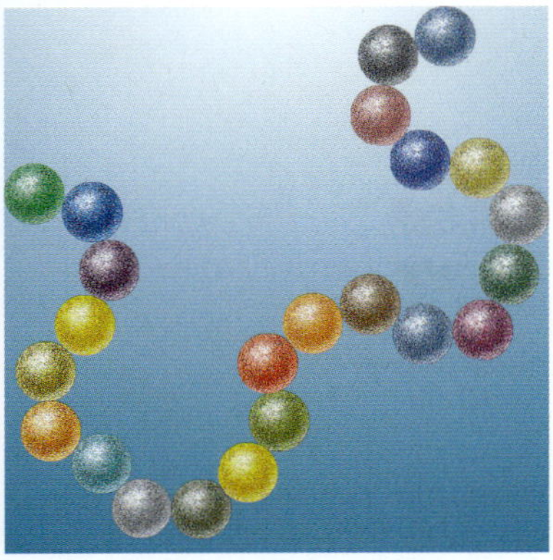

Bild 1: Aufbau eines Proteins aus einzelnen Aminosäuren in ihrer Grundstruktur

Viele dieser Aminosäuren kann der menschliche Körper direkt synthetisieren. Acht Aminosäuren kann der Körper jedoch nicht selbst herstellen, diese nennt man **essenzielle Aminosäuren**. Sie müssen auf jeden Fall mit der Nahrung zugeführt werden.

Die mit der Nahrung aufgenommenen Aminosäuren nutzt der menschliche Körper:

- zur **Herstellung von körpereigenen Eiweißen** für den Aufbau von neuen Zellen, Muskelfasern, Bindegewebsfasern und Hormonen,
- zum **Umbau in andere Aminosäuren** und
- zur **Verbrennung zur Energiegewinnung.**

Proteine werden entsprechend ihrer Herkunft in tierische und pflanzliche Eiweiße unterteilt.

Ursprung	Wert als Nährstoff für den Menschen	z. B. enthalten in
Tierische Eiweiße	hochwertig, da sie in ihrem Aufbau und ihrer Zusammensetzung dem menschlichen Eiweiß ähneln	Fleisch, Fisch, Eier, Milchprodukte
Pflanzliche Eiweiße	weniger hochwertig, daher größere Mengen zur ausreichenden Versorgung des Menschen notwendig	Hülsenfrüchte, Kartoffeln, Soja, Brokkoli

Tabelle 1: Unterschiede tierischer und pflanzlicher Eiweiße

Praxisinfo

Da sich die besonders hochwertigen Proteine vor allem in tierischen Lebensmitteln wie Fleisch, Fisch und Eiern finden, müssen Menschen, die sich vegetarisch oder vegan ernähren, darauf achten, sich ausreichend mit essenziellen Aminosäuren zu versorgen.

2.1.2 Fette (Lipide)

hydrophob
wassermeidend, Wasser abstoßend, kein Mischen mit Wasser möglich

Triglyceride
Neutralfette

Als Fette bzw. Lipide bezeichnet man Makronährstoffe, die meist wasserunlösliche (**hydrophobe**) Eigenschaften aufweisen. Die **Triacylglycerole** stellen dabei eine von insgesamt sieben Untergruppierungen der Lipide dar. Sie beinhalten Fette und fette Öle, die mit mehr als 90 % den Hauptanteil der Nahrungsfette ausmachen. Oft werden sie auch vereinfacht wie im Folgenden „**Triglyceride**" genannt.

Definition

Triglyceride sind Makronährstoffe mit dem Grundbaustein Glycerol, einem Zuckeralkohol, und drei, meist unterschiedlichen und unverzweigten Fettsäuren (Bild 2).

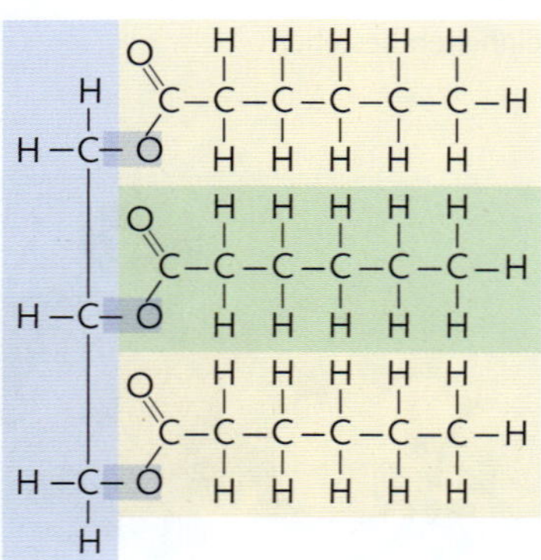

Bild 2: Molekül eines Triglycerids: Glycerol blau, Fettsäurereste orange/grün dargestellt

Nahrungsfette setzen sich meist aus **gesättigten** und **einfach- oder mehrfach ungesättigten Fettsäuren** zusammen. Der Unterschied besteht u. a. in der jeweiligen chemischen Zusammensetzung. Verschiedene ungesättigte Fettsäuren kann der Körper nicht selbst herstellen und sind somit **essenziell**. Dies sind die Omega-n-Fettsäuren, zu denen zum Beispiel die Linolsäure, eine Omega-6-Fettsäure, und die Linolensäure, eine Omega-3-Fettsäure, gehören. Es gibt viele wissenschaftliche Studien, deren Ergebnisse darauf hindeuten, dass von Omega-3-Fettsäuren ein entzündungsreduzierender Effekt auf das Parodontium ausgehen kann.

Die zugeführten Triglyceride nutzt der menschliche Körper

- zur **Verbrennung für die Energiegewinnung** (Reservestoff),
- zum **Aufbau von Zellmembranen**,

- als **Schutzpolster** für innere Organe und das Nervensystem,
- zur **Isolation** gegen Kälte und
- als **Lösungsmittel** für lipophile Stoffe (z. B. einige Vitamine).

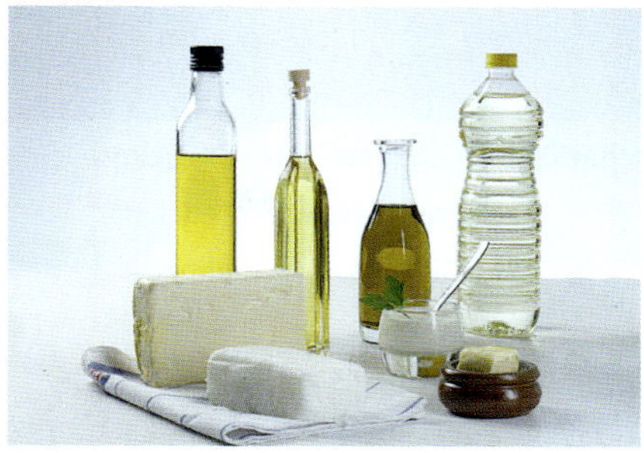

Bild 1: Öle und Fette

Ursprung	Wert als Nährstoff für den Menschen	Enthalten in ...
tierische Fette	• Anzahl der gesättigten Fettsäuren ist hoch • enthalten Cholesterin	Speck, Milchprodukten (Käse, Butter) und Wurst
pflanzliche Fette	• Anzahl der ungesättigten Fettsäuren ist hoch • enthalten essenzielle Fettsäuren	Ölsaaten wie Sonnenblumenkernen, Sojabohnen, Erdnüssen, Oliven

Tabelle 1: Unterschiede tierischer und pflanzlicher Triglyceride

lipophil
fettliebend, Lösen in Fett möglich

Info

Es wird empfohlen, 30 % der Nahrungsenergie in Form von Fett aufzunehmen, davon allerdings mehr als 10 % einfach ungesättigte Fettsäuren, bis zu 10 % gesättigte Fettsäuren und ca. 7–10 % mehrfach ungesättigte Fettsäuren. Ungesättigte Fettsäuren gelten im Vergleich zu gesättigten Fettsäuren als gesünder, daher sind sie zu bevorzugen. Der komplette Austausch von gesättigten Fettsäuren durch mehrfach ungesättigte Fettsäuren soll das Risiko für die Erkrankung der Herzkranzgefäße (Lernfeld 7, Kapitel 2.1), die das Herz versorgen, senken.

Cholesterin gehört ebenfalls zu einer Untergruppe der Lipide, den sogenannten Steroiden. Es ist für den menschlichen Körper wichtig – für die Stabilisierung von Zellmembranen, für die Nervenfunktion und für die Produktion von Sexualhormonen. Mit steigender Zufuhr von Cholesterin scheint sich jedoch das Risiko für die Erkrankung der Herzkranzgefäße deutlich zu erhöhen.

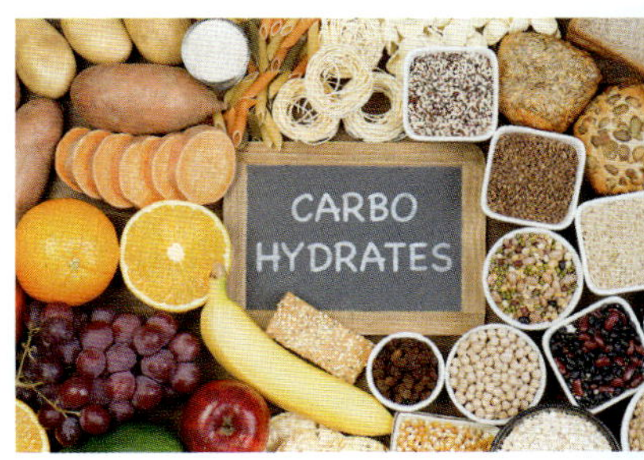

Bild 2: kohlenhydrathaltige Lebensmittel

2.1.3 Kohlenhydrate (Saccharide)

Kohlenhydrate bilden die dritte Kategorie der Makronährstoffe. Es handelt sich um organische Verbindungen, die als Grundbaustein pro Kohlenstoffatom ein Wasserstoffmolekül enthalten. Im Namen erkennt man sie oft an der Endung „-ose".

Kohlenhydrate sind unterschiedlich lang und werden daher in Mono-, Di- und Polysaccharide unterteilt. **Monosaccharide** (Einfachzucker) und **Disaccharide** (Zweifachzucker) sind wasserlöslich (hydrophil), haben einen süßen Geschmack und werden im engeren Sinne als Zucker bezeichnet. **Polysaccharide** (Vielfachzucker) sind oftmals schlecht oder gar nicht in Wasser löslich (hydrophob) und geschmacksneutral.

mono
allein, einzig, einfach

di
zwei-, doppelt

poly
viel, mehrere

Mono- und Disaccharide
niedermolekulare Kohlenhydrate

Polysaccharide
hochmolekulare Kohlenhydrate

Die Kohlenhydrate aus der Nahrung nutzt der menschliche Körper:

- zur **Erhaltung des Blutzuckerspiegels**,
- zur **Verbrennung (für die Energiegewinnung)**,
- zur **Speicherung als tierische Stärke (Glykogen) in der Leber** und
- zum **Umbau zu Fett** bei zuviel zugeführten Kohlenhydraten.

Größe	Kettenlänge		Beispiele	Struktur	In höheren Konzentrationen enthalten in
Niedermolekulare Kohlenhydrate	Einfachzucker	**Monosaccharide**	**Glukose** (Traubenzucker) **Fruktose** (Fruchtzucker) **Galactose** (Schleimzucker)	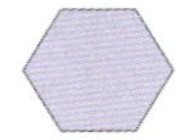	Früchten, Honig
	Zweifachzucker	**Disaccharide** Aufbau aus zwei chemisch miteinander verbundenen Monosacchariden	**Saccharose** (Haushaltszucker oder Rohrzucker) **Maltose** (Malzzucker) **Laktose** (Milchzucker)	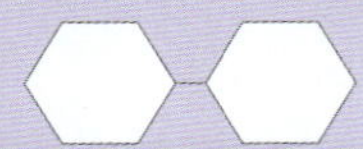	Zuckerrüben und Zuckerrohr Honig und künstlich in Malz Milch und Milchprodukten
Hochmolekulare Kohlenhydrate	Vielfachzucker	**Polysaccharide** aus zahlreichen miteinander verbundenen Monosacchariden	**pflanzliche Stärke** (Amylose, Amylopectin Cellulose (= Ballaststoffe)) **tierische Stärke** (Glykogen)	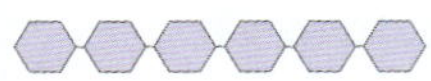	Obst, Kartoffeln, Gemüse und Hülsenfrüchten Nüssen, Samen und Vollkorn

Tabelle 1: Unterschiede innerhalb der Saccharide

2.2 Auswirkungen von Kohlenhydraten auf die Zähne

2.2.1 Wirkung der niedermolekularen Kohlenhydrate auf die Zähne

Studien haben bewiesen, dass der Verzehr von **niedermolekularen Kohlenhydraten** (Mono- und Disacchariden) Karies herbeiführt. Die kariöse Zerstörung der Zahnhartsubstanzen wird durch Säuren verursacht (vor allem Milchsäure), die beim Abbau von niedermolekularen Kohlenhydraten in der bakteriellen Plaque auf den Zähnen entstehen. Die schädliche Wirkung auf die Zahnhartsubstanzen ist bedingt durch:

- die Häufigkeit der Zufuhr von niedermolekularen Kohlenhydraten und
- den Stoffwechsel der kariesverursachenden Bakterien.

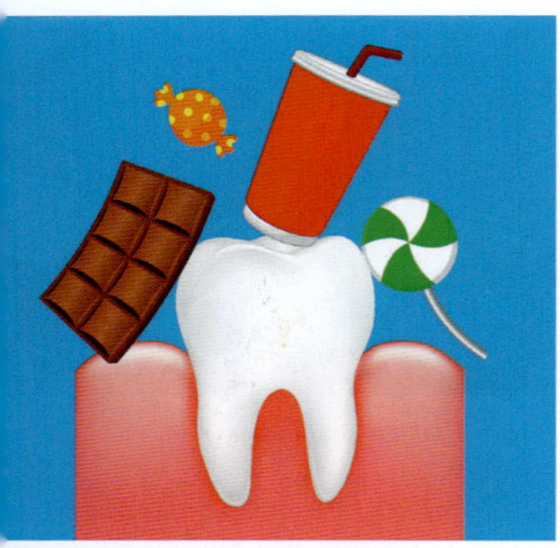

Bild 1: Kariesentstehung

Die Erhöhung der Karieshäufigkeit ist in besonderem Maße abhängig von der Anzahl an Mahlzeiten, bei denen Mono- und Disaccharide aufgenommen werden. Reihenuntersuchungen von Kindern, deren Eltern nach der Anzahl der **Haupt- und Zwischenmahlzeiten** befragt wurden, zeigten einen eindeutigen Zusammenhang zwischen der Anzahl der (meist süßen) Zwischenmahlzeiten und dem Kariesbefall im Milchgebiss.

Merke

Je mehr Zwischenmahlzeiten verzehrt werden, die Mono- oder Disaccharide enthalten, desto eher kommt es zu Karies.

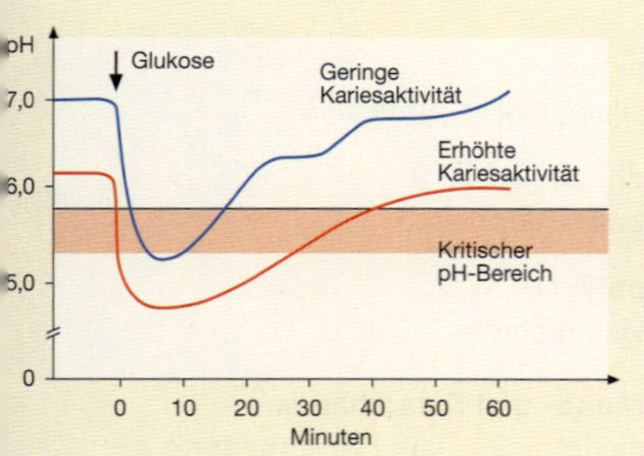

Bild 2: Abfall des pH-Wertes nach Nahrungsaufnahme bei unterschiedlichem Ausgangs-pH-Wert des Speichels

Mit jeder Aufnahme von niedermolekularen Kohlenhydraten sinkt der **pH-Wert** in der Plaque unter den kritischen Wert von 5,5 ab und führt zur Demineralisation der Zahnhartsubstanzen. Der pH-Wert erreicht seinen niedrigsten Wert nach ca. 20 Minuten nach Nahrungsaufnahme. Danach steigt der pH-Wert wieder an und kehrt nach ca. 50 Minuten wieder auf einen neutralen Wert von ca. 7,0 bis 7,1 zurück. Das Absinken des Speichel-pH-Wertes hängt aber ebenso von der Dicke der Plaque, also der Anzahl der Bakterien ab.

Praxisinfo

Zur Kariesprävention soll den Patienten empfohlen werden, möglichst auf freie Zucker (Zucker, Honig oder Sirup, die den Speisen durch die Hersteller oder den Verbraucher zugesetzt werden) zu verzichten. Günstig sind zuckerfreie Getränke wie Wasser, Tee oder ungesüßte Fruchtschorlen. Auch selbstgemachte Speisen wie Fruchtjoghurt ohne Zuckerzusatz sind den gesüßten Fertigprodukten vorzuziehen.

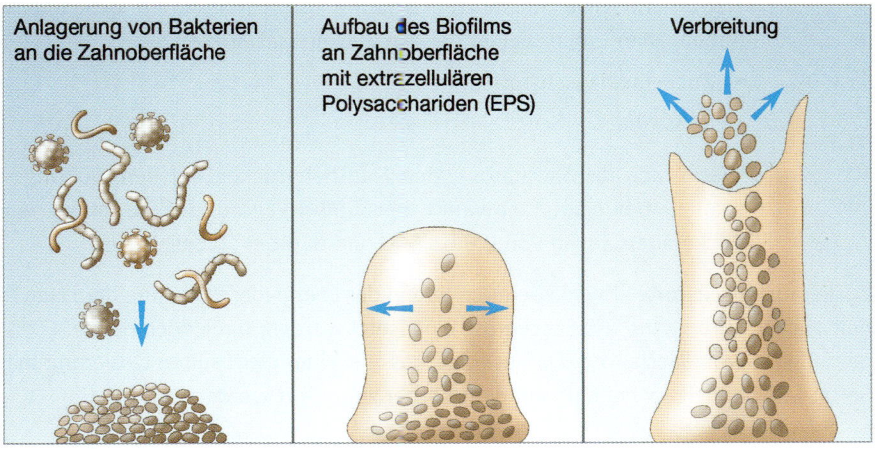

Bild 1: extrazelluläre Polysaccharide in der Plaque

Den zweiten interessanten Aspekt bei der Wirkung der niedermolekularen Kohlenhydrate auf die Zähne bietet der Stoffwechsel der kariesverursachenden Bakterien. Diese bilden aus den ihnen angebotenen Mono- und Disacchariden

- im Innern ihrer Zelle sogenannte **intrazelluläre Polysaccharide (IPS)**, die den Bakterien als Speicher zur Energiegewinnung dienen.
- außerhalb der Bakterienzelle **extrazelluläre Polysaccharide (EPS)**, die zunächst den Biofilm und dann die Plaque in ihrem Aufbau beeinflussen. EPS liegen zwischen den Bakterien und an der Oberfläche der Zähne. Sie können Wasser aufnehmen, wodurch die Plaque dicker wird und sich der Sauerstoffgehalt in den Schichten ändern kann. Auch die EPS dienen wie die IPS der Energiegewinnung für die Bakterien, wenn sie aufgespalten werden.

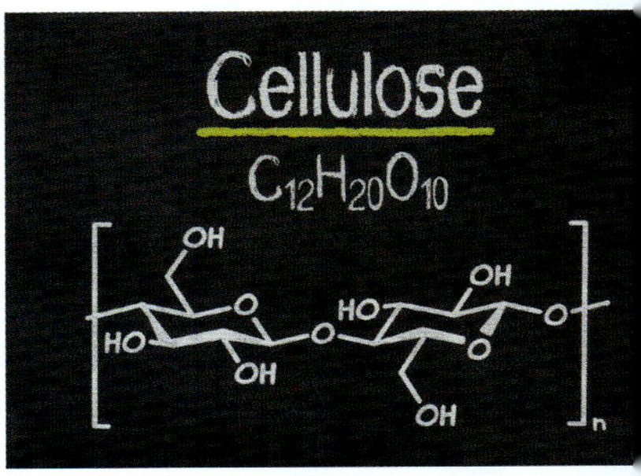

Bild 2: Chemische Formel für Cellulose

2.2.2 Wirkung der hochmolekularen Kohlenhydrate auf die Zähne

Die **Cellulose** ist das häufigste Polysaccharid. Es ist der Hauptbestandteil pflanzlicher Zellwände und somit ein wichtiger **Ballaststoff** in der menschlichen Nahrung. **Ballaststoffe** können nicht vom Körper aufgenommen werden. Sie quellen durch Wasseraufnahme und vergrößern dadurch das Volumen der Nahrung. Durch sie hält das Sättigungsgefühl länger an.

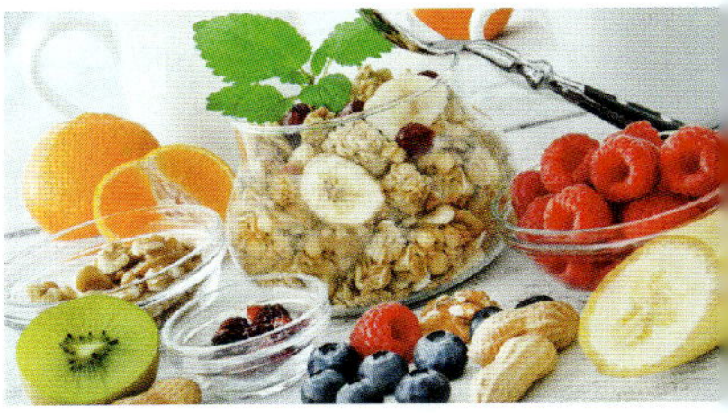

Bild 3: Ballaststoffreiche Lebensmittel

Menschen, die viele Ballaststoffe verzehren, haben ein verringertes Risiko für zahlreiche ernährungsbedingte Krankheiten. Ballaststoffe haben eine blutzuckerregulierende Wirkung, sind cholesterinsenkend und präbiotisch wirksam. Denn sie werden von physiologischen Darmbakterien verstoffwechselt, wodurch eine appetitregulierende und entzündungshemmende (antiphlogistische) Wirkung ein-

Präbiotika
Substanzen, die teilweise von Mikroorganismen genutzt werden und dem Menschen einen gesundheitlichen Nutzen bringen.

Adipositas
Fettleibigkeit

tritt. Vor allem Ballaststoffe aus Vollkornprodukten wirken sich positiv auf die Gesundheit aus: Insbesondere für Adipositas, Diabetes mellitus Typ 2, Bluthochdruck und koronare Herzkrankheit (KHK) wird das Risiko gesenkt. Zudem können Kiefermuskeln (z. B. der M. masseter, LF 5 Kapitel 2.1) trainiert werden.

2.3 Zuckerersatzstoffe

Süßungsmittel	Stoff	Süßkraft
Zucker	Saccharose	1
Zuckeraustauschstoff	Xylit Sorbit Erythrithol Mannit	1 0,6 0,6 0,6
Süßstoff	Saccharin Aspartam Cyclamat Steviosid	400 200 40 250

Tabelle 1: Süßkraft verschiedener Zuckerersatzstoffe

Der Konsum von Zucker ist als kritisch zu bewerten. Deshalb werden seit Längerem zahlreiche Zuckeralternativen erforscht, damit kein Mensch auf die Geschmacksrichtung „süß" verzichten muss.

Heute sind viele Substanzen bekannt, die einen süßen Geschmack haben. Man unterscheidet bei den Zuckerersatzstoffen

- Zuckeraustauschstoffe und
- Süßstoffe.

Wenn man die Saccharose, den Haushaltszucker, mit dem Süßungsgrad 1 bewertet, schwankt der Süßungsgrad der zugelassenen Zuckeralternativen von 0,6 bis 500 und darüber (Tabelle).

Zuckeraustauschstoffe
vom Körper abbaubare Süßungsmittel mit Nährwert

kariogen
kariesfördernd

abrasiv
abnutzend

Zuckeraustauschstoffe ähneln chemisch und in der Energiebereitstellung dem Haushaltszucker. Sorbit kann wie Saccharose eingesetzt werden, hat jedoch nur ca. 60 % der Süßkraft von Saccharose. Daraus folgt, dass bei einer gleichsüßen Dosierung mit Sorbit fast doppelt so viel Kalorien dem Körper zugeführt werden.

Zuckeraustauschstoffe haben einen geringeren Einfluss auf den Blutzuckerspiegel als Saccharose, daher werden sie hauptsächlich in der Diabetikerernährung verwendet. Zudem sind sie in Kaugummi, Zahnpaste etc. zu finden, da sie i. d. R. nicht kariogen (kariesfördernd) wirken und bakteriostatische Eigenschaften besitzen können (bakteriostatisch siehe LF 6, Kap. 5.6.1). Sie werden u. a. aus Früchten und Gemüse gewonnen. Aus gesundheitlicher Sicht sind sie unbedenklich, allerdings können sie in größeren Mengen zu Durchfall, Blähungen und Bauchschmerzen führen. Erythrithol gilt als verträglichster Zuckeraustauschstoff. Es wird in der Airpolishing-Technik als niedrig abrasives Pulver zur Professionellen Zahnreinigung (Kapitel 4.3, Seite 417) genutzt. Die bekanntesten Zuckeraustauschstoffe sind Xylit und Sorbit.

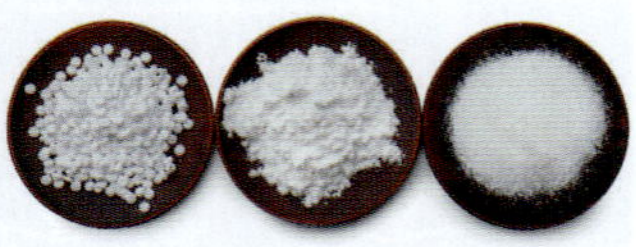

Bild 1: Aspartam, Xylit und Steviosid

Relevante Zuckeraustauschstoffe		
Xylit	**Erythrithol**	**Sorbit**
Natürlich vorkommend in Xylose (Holzzucker)	Natürlich vorkommend in Honig, Weintrauben oder Pilzen	Natürlich vorkommend in Früchten der Eberesche und Kernobstfrüchten

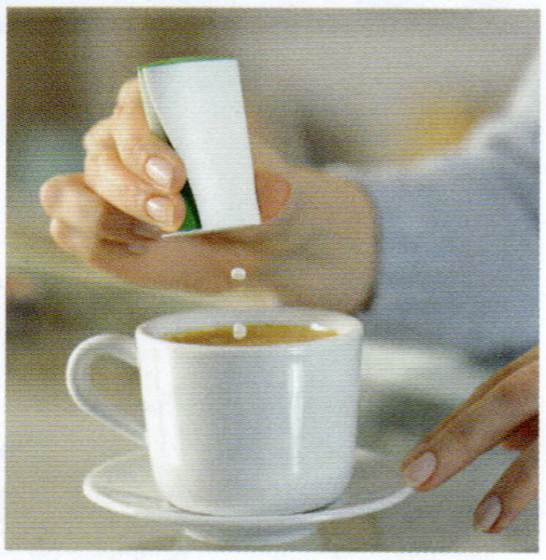

Bild 2: Saccharin ist der älteste synthetische Süßstoff.

Süßstoffe
meist künstlich hergestellte, nährwertfreie Süßungsmittel mit sehr hoher Süßkraft

Süßstoffe haben keinen Nährwert und sind nicht koch- oder backfest, so dass sie im Haushalt nur bedingt einzusetzen sind. Sie bieten den Karies verursachenden Bakterien keine Nahrung, da sie von der Mundflora nicht verstoffwechselt werden und sind daher nicht kariogen. Bei Xylit konnte sogar eine bakteriostatische und karieshemmende Wirkung festgestellt werden, daher werden Zahnpflegekaugummis gerne mit Xylit angeboten. Insgesamt sind sie für Diabetiker geeignet. Die Süßkraft der Süßstoffe ist teilweise deutlich höher als bei der Saccharose, so dass diese Stoffe sehr vorsichtig dosiert werden müssen. Der Geschmack der Süßstoffe entspricht nicht vollständig dem des Zuckers, so dass ihre Verwendung eingeschränkt ist.

Die gesundheitliche Unbedenklichkeit ist bei den Süßstoffen noch nicht endgültig geklärt. Wissenschaftliche Studien gelangten zu unterschiedlichen Ergebnissen. Nach Aussage der Deutschen Gesellschaft für Ernährung gibt es jedoch zurzeit keine Hinweise auf ein erhöhtes Krebsrisiko durch Süßstoffe. Momentan wird jedoch diskutiert, ob Süßungsmittel wie Aspartam oder Steviosid den Zuckerstoffwechsel verschlechtern und den Blutzucker stärker in die Höhe treiben. Die Darmflora soll dadurch im Mikrobiom verändert sein. Langzeitstudien fehlen jedoch.

Verwendung finden Süßstoffe wie Saccharin, Aspertam, Cyclamat oder Steviosid hauptsächlich als Süßmittel in zuckerfreien Getränken, aber auch in Zahnpflegeprodukten (Zahnpaste, Zahnpflegekaugummi).

Relevante Süßstoffe			
Saccharin	**Aspartam**	**Cyclamat**	**Steviosid**
ältester synthetischer Süßstoff	synthetische Süßstoffe		natürlich vorkommend in den Blättern der Stevia-Pflanze
in höheren Konzentrationen: bitterer oder metallischer Nachgeschmack	Kontraindikation: Stoffwechselerkrankung Phenylketonurie	besonders zuckernaher Geschmack	

Praxisinfo

Für den Verbraucher ist es teilweise sehr schwer, den Unterschied „nicht gezuckert", „zahnschonend" und „zuckerreduziert" zu erkennen und die dahintersteckende Information richtig zu bewerten.

- **nicht gezuckert/zuckerfrei** = saccharosefrei, Fructose oder Glucose können enthalten sein
- **zahnschonend/zahnfreundlich** = ohne vergärbaren Zucker, dafür mit Süßstoffen
- **zuckerreduziert** = Zuckergehalt eines Produkts ist im Vergleich mit anderen, ähnlichen Produkten um mindestens 30 Prozent verringert

2.4 Weitere Nahrungsbestandteile

Weitere Nahrungsbestandteile sind Trinkwasser und **Mikronährstoffe**, zu denen Vitamine, Mineralstoffe und Spurenelemente gehören. Sie liefern dem menschlichen Körper keine Energie, sind aber für andere Funktionen des Körpers notwendig. Sie haben einen anorganischen Aufbau.

Mikronährstoffe
sehr kleine Moleküle, die keine Energie liefern und essenziell sein können.

Definition

Mikronährstoffe wie Vitamine, Mineralstoffe und Spurenelemente sind an Stoffwechselvorgängen im Körper beteiligt und müssen über die Nahrung aufgenommen werden.

2.4.1 Wasser

Beim Erwachsenen besteht der Körper aus bis zu 70 % Wasser. Die chemische Formel für Wasser lautet H_2O, wobei das chemische Element H für Wasserstoff und das O für Sauerstoff steht. Es gehört zu den wichtigsten Bestandteilen unserer Nahrung. Der Körper nimmt nicht nur durch Getränke Wasser auf, sondern auch beim Verzehr

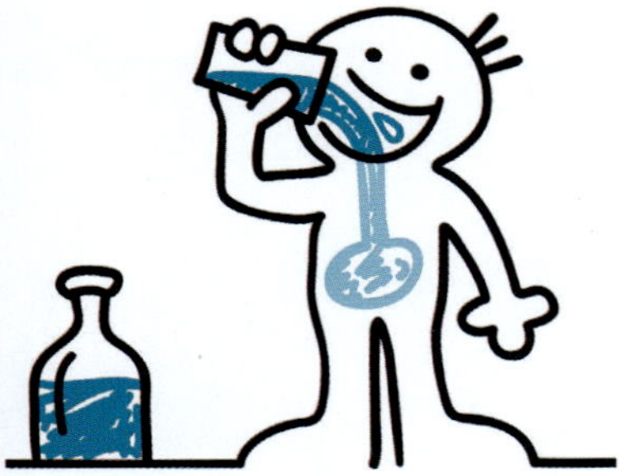

Bild 1: Wasser ist auch wichtig für die Verdauungsvorgänge im Körper.

fester Nahrungsmittel. Denn auch die meisten Nahrungsmittel bestehen zu über 50 % aus Wasser. Besonders viel Wasser enthalten Obst und Gemüse. Eine weitere Wasserquelle für den Körper ist die Verbrennung von Kohlenhydraten und Fetten – aufgrund der darin enthaltenen Wasserstoff- und Sauerstoffatome.

Wasser wird bei der Nahrungsaufnahme im Verdauungstrakt, genauer gesagt im Dickdarm, resorbiert und von dort aus im Körper verteilt. Es wird benötigt:

- als Medium grundlegender biochemischer Vorgänge (Stoffwechsel) zur Energiegewinnung und -speicherung,
- zur Auflösung der Nahrungsbestandteile durch Speichel und durch die Verdauungssäfte,
- als Transportmittel für Nährstoffe und Hormone im Blutkreislauf und
- als Lösungsmittel für Abfallstoffe, die über Schweiß und Urin ausgeschieden werden.

resorbieren
in die Blutbahn aufnehmen

Durch die Ausscheidung von Schweiß und Urin geht dem Körper Wasser verloren, das ständig ersetzt werden muss. Deshalb soll ein erwachsener Mensch täglich 2 bis 3 Liter Wasser zu sich nehmen, um gesund zu bleiben. Ansonsten werden die oben genannten Funktionen des Körpers, die vom Wasser abhängig sind, eingeschränkt.

Praxisinfo

In der Zahnarztpraxis werden Ihnen womöglich Patienten mit einer auffallenden Trockenheit der Mundhöhle, Xerostomie genannt, begegnen. Der Grund für diese Trockenheit ist in vielen Fällen ein zu geringer Flüssigkeitskonsum. Unabhängig davon kann eine Xerostomie durch bestimmte Medikamente entstehen. Dies kann für den Halt und Sitz einer Totalprothese von Relevanz sein (LF 11, Kapitel 3.2).

Xerostomie
Trockenheit der Mundhöhle

2.4.2 Vitamine

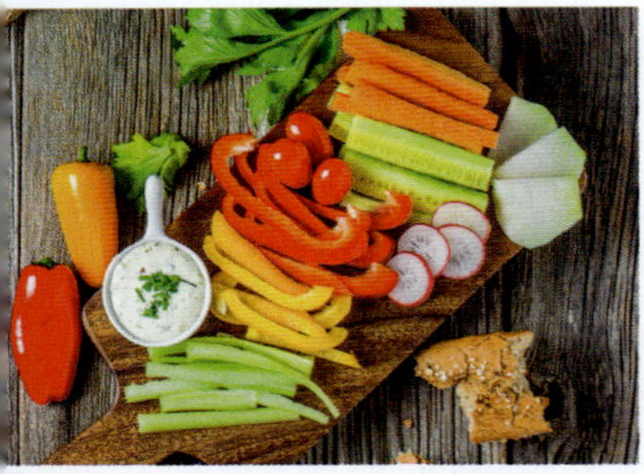

Bild 2: Vitaminreiche Rohkost

Vitamine sind Mikronährstoffe aus organischen Verbindungen, die der menschliche Körper nicht oder nicht in ausreichendem Maße selbst herstellen kann. Sie müssen mit der Nahrung aufgenommen werden und gehören daher zu den **essenziellen Stoffen**.

Entsprechend der Reihenfolge ihrer Entdeckung wurden die Vitamine mit Buchstaben bezeichnet. Heute weiß man, dass sich – chemisch gesehen – teilweise sehr verschiedene Stoffe hinter einem Buchstaben verbergen. Deshalb wurden die Bezeichnungen mittlerweile noch durch Zahlen ergänzt, z. B. Vitamin B1 bis B12. Chemisch bilden die Vitamine also keine einheitliche Stoffgruppe.

Vitamine
essenzielle organische Stoffe ohne wesentlichen Nährwert

Vitamine sind an vielen Reaktionen des Stoffwechsels beteiligt. Unter anderem haben Vitamine im menschlichen Körper folgende Aufgaben bzw. Funktionen:

- Regulierung der Verwertung von Kohlenhydraten, Proteinen und Mineralstoffen
- Stärkung des Immunsystems
- Aufbau von Zellen, Blutkörperchen, Knochen und Zähnen
- Bausteine von Hormonen und
- Baustein von bestimmten Proteinen (z. B. Enzymen)

lipophil
in Fett löslich

hydrophil
in Wasser löslich

Provitamine
Vorstufen der Vitamine

Vitamine werden in lipophile und hydrophile Vitamine unterschieden. Einige Vitamine werden dem Körper als Vorstufen, sogenannte Provitamine, zugeführt, die der Körper dann erst in die richtige Wirkform umwandelt. **Vitamin D** (Calciferol) beispielsweise ist wichtig für die Resorption von Kalzium und Phosphat im Darm und für den Einbau dieser Mineralstoffe in Knochen und Zähne. Es wird unter Sonnenbestrahlung aus Vorstufen des Vitamins von der Haut gebildet.

Vitaminmangel führt zu teilweise schwerwiegenden Krankheitserscheinungen, die man als **Hypovitaminosen** (Vitaminmangelkrankheiten) bezeichnet (siehe Tabelle). Eine **Hypervitaminose** hingegen, d. h. ein krankhafter Zustand aufgrund einer übermäßigen Zufuhr von Vitaminen, kommt nur bei künstlicher Vitaminzufuhr vor. In der Regel werden überschüssige Vitamine vom Körper ausgeschieden.

Vitamine		Funktion	Erkrankung bei Mangel und zahnärztliche Auswirkungen	Vorkommen in der Nahrung
fettlösliche Vitamine	A (Retinol) Provitamin A (Carotin)	wichtig für Wachstum, Funktion und Aufbau von Haut und Schleimhäuten, Blutkörperchen, Stoffwechsel sowie für den Sehvorgang	• erhöhte Infektionsanfälligkeit • Nachtblindheit, verringerter Sehschärfe • erhöhter Gefahr einer arteriosklerotischen Herzerkrankung, • Wachstumsstörungen, z. B. Störungen des Knochenwachstums im Kindesalter	grüne Pflanzen (z. B. Spinat), Karotten), Leber, Butter
	Provitamin D2 (Ergocalciferol)	fördert Kalzium- und Phosphataufnahme im Darm und Knochenmineralisation im Knochen	**Rachitis** beim wachsenden Körper • mangelhafte Verkalkung der wachsenden Knochen • Verformungen des Skeletts (z. B. hohes Gaumendach) • missgebildete Zähne **Osteoporose** bei älteren Menschen	Leber, Eigelb, Milch, Fisch
	E (Tocopherol)	wichtig für Stoffwechsel der ungesättigten Fettsäuren	• schlecht heilende Wunden • Begünstigung von Arteriosklerose	Pflanzenöle (Mais, Soja, Weizen)
	K (Phyllochinon)	beteiligt an Bildung von Blutgerinnungsfaktoren	Blutgerinnungsstörung	Grüngemüse, Tomaten, Leber
wasserlösliche Vitamine	B1 (Thiamin)	Bestandteil eines Enzyms zur Energiegewinnung beteiligt an der Reizweiterleitung im Nervensystem	**Beriberi** Nervenentzündungen, Ödeme und Herzerweiterung	Hefe, Schale des Reiskorns, Getreide, Eier, Milch
	B2 (Lactoflavin, Riboflavin)	Wichtig für Stoffwechsel der Proteine	**Rhagaden** = blutige Einrisse in den Mundwinkeln	Milch, Fleisch, Fisch, Vollkornprodukte
	B7 (= H) (Biotin)	Bestandteil von Enzymen zum Kohlenhydrataufbau	erhöhte Anfälligkeit für Infektionen, z. B. Kandidose oder Glossitis	Leber, Niere, Eigelb, Soja; Bildung durch die Darmflora
	B9 (Folsäure)	Wichtig für Proteinherstellung	Beim Fötus Gefahr einer Fehlbildung namens **Spina bifida aperta** (offener Rücken)	Grüngemüse, Hefe, Mikroorganismen, Leber
	C (Ascorbinsäure)	Wichtig bei der Bildung von Interzellularsubstanzen (Kollagen)	**Skorbut** • Schwächung des Immunsystems • verzögerte Wundheilung • Entzündungen des Parodontiums • evtl. Zahnlockerung und Zahnverlust	Paprika, Hagebutten, Zitrusfrüchte, Johannisbeeren, Kartoffeln, Leber

Tabelle 1: Vitamine

Rhagaden
Hautrisse, (insbesondere an den Lippen bzw. im Mundwinkel)

hypo-
unter/zu wenig

hyper-
über/oberhalb/zu viel

Candidose
Pilzerkrankung

Glossitis
Entzündung der Zunge

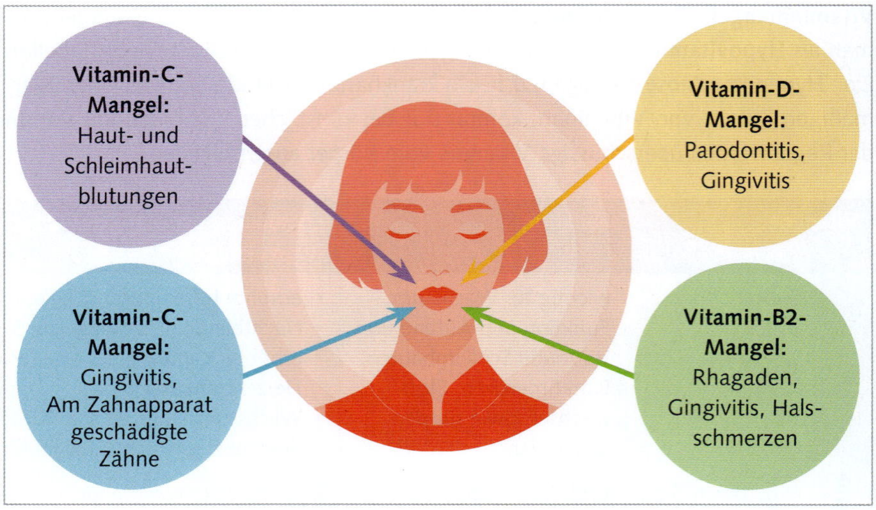

Bild 1: In der Zahnmedizin relevante Vitamin-Mangelerkrankungen

Praxisinfo

Vitamin D nimmt eine Sonderstellung innerhalb der Vitamine ein, da es sowohl über Nahrung aufgenommen als auch durch Sonnenbestrahlung in der Haut gebildet wird. Oft kann es gerade in den **Wintermonaten** zu einem Mangel kommen, der durch die zusätzliche Gabe von Vitamin D ausgeglichen werden kann. Dies geschieht im Rahmen der Behandlung mit Vitamin-D-Tabletten (Bild 2). Die Deutsche Gesellschaft für Ernährung e. V. empfiehlt 20 µg (Mikrogramm) Vitamin D täglich für alle Altersgruppen ab dem ersten Lebensjahr.

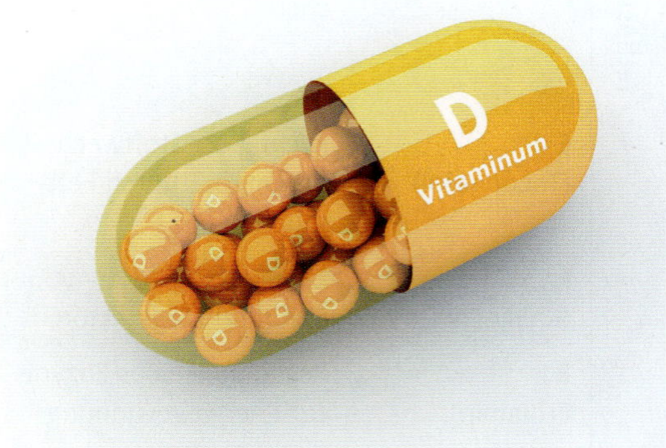

Bild 2: Vitamin D in Kapselform

2.4.3 Mineralstoffe und Spurenelemente

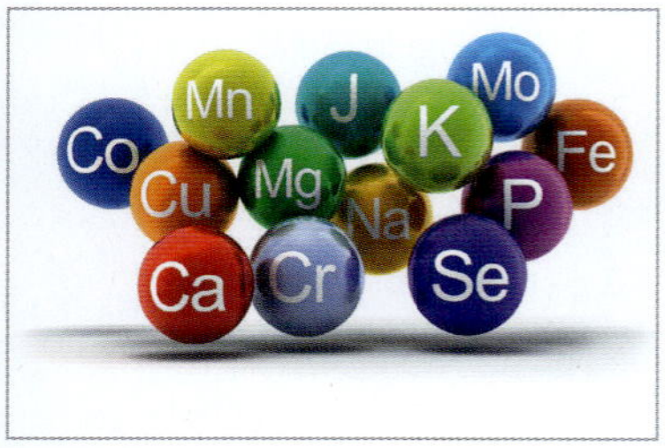

Bild 3: Mineralstoffe und Spurenelemente

Mineralstoffe sind **essenzielle Mikronährstoffe aus anorganischen** Verbindungen, die der menschliche Körper ebenfalls nicht selbst herstellen kann. Auch sie müssen über die Nahrung zugeführt werden. Durch Ausscheidungen des Körpers (z. B. Schweiß und Urin) gehen sie ständig verloren.

Zu den Mineralstoffen gehören z. B. folgende Elemente: Kalzium, Chlorid, Fluorid, Kalium, Natrium, Magnesium, Phosphat und Schwefel.

Spurenelemente sind eine Untergruppe der Mineralstoffe. Sie kommen nur in geringer Konzentration in der Nahrung vor. Als essenzielle Spurenelemente sind Chrom, Cobalt, Eisen, Iodid, Kupfer, Mangan, Molybdän, Selen, Silicium und Zink zu nennen.

Einige Spurenelemente haben besondere Bedeutung für den Körper, dazu gehören Eisen und Iodid.

Tabelle 1: Übersicht Mineralstoffe und Spurenelemente		
Mineralstoffe/ Spurenelemente	**Funktion wichtig für**	**Vorkommen in der Nahrung**
Kalzium (Ca)	Aufbau und Stabilisierung der Knochen bzw. Zähne, Blutgerinnung, Erregungsleitung in der Muskulatur, Aktivierung von Enzymen	Milch, Käse Mandeln grünes Gemüse (z. B. Spinat, Brokkoli)
Chlorid (Cl)	Wasserhaushalt, Bestandteil der Magensalzsäure (HCl)	Mineralwasser, Spinat, eingelegte Oliven und Karotten Bestandteil von Salz; enthalten in Wurst, Weich- und Hartkäse
Fluor (F)/ Aufnahme als Fluorid	Speicherung in den Zähnen und Knochen kariesprotektive Wirkung in Kombination mit Kalzium oder Natrium	Seefische und Meeresfrüchte, Nüsse, schwarzer Tee, Fleisch und Sojaprodukte, Mineralwasser
Kalium (K)	Nervenfunktion, Blutdruckregulation, für die Herstellung von Proteinen und Kohlenhydraten	Beerenobst, Aprikosen, Pfirsiche, grünes Gemüse (z. B. Spinat, Brokkoli), Bananen, Rosinen, Erdnüsse
Natrium (Na)	Nervenfunktion, Aufnahme und Transport von Nährstoffen, Regulation des Wasserhaushaltes	Mineralwasser, Spinat, eingelegte Oliven und Karotten Bestandteil von Salz; enthalten in Wurst, Weich- und Hartkäse
Magnesium (Mg)	Knochen und Zähne, Bestandteil zahlreicher Enzyme	grünes Gemüse (z. B. Spinat, Brokkoli), Beerenobst, Orangen, Bananen und Hülsenfrüchte, Honig, ungeschälte Erdnüsse, Meeresfrüchte
Phosphat (P)	Knochen und Zähne, Energiegewinnung	Ei, Milch, Geflügel, Käse
Schwefel (S)	Bestandteil bestimmter Aminosäuren und Vitamine	Käse, Ei, Nüsse, Fisch
Eisen (Fe)	Blutbildung, Funktionsfähigkeit zahlreicher Enzyme	grünes Blattgemüse (z. B Spinat, Grünkohl), Geflügel, Ei, Fisch und Weizenkeimen
Iodid (I)	Aufbau von Schilddrüsenhormonen	Meeresfrüchte Jodsalz

Tabelle 1: Übersicht über Mineralstoffe und Spurenelemente

Praxisinfo

Die Mineralstoffe **Kalzium** und **Phosphat** sind wichtig für den Aufbau von Knochen und Zähnen. Sie sind die Hauptbestandteile des **Hydroxylapatits** in Zahnschmelz und Dentin. Ihre ausreichende Zufuhr ist besonders wichtig in der Zeit der Zahnbildung, also von der Embryonalzeit bis zur Pubertät.

2.5 Wirkung von Fluorid auf die Zähne

Der heutige starke Kariesrückgang ist zum größten Teil auf den Einsatz der Fluoride zurückzuführen.

In der Regel tritt Fluor als negativ geladenes Ion (Fluorid, F^-), d. h. als Bestandteil von Salzen auf. **Fluorid**, das in der Nahrung hauptsächlich als Natriumfluorid vorkommt, entfaltet seine Wirkung sowohl **systemisch als auch lokal**.

lokale Wirkung
direkter Kontakt des Fluorids aus der Nahrung mit den Zahnoberflächen

systemische Wirkung
indirekter Kontakt durch die Fluorid-Aufnahme über das Verdauungssystem ins Blut bis zu den Zähnen

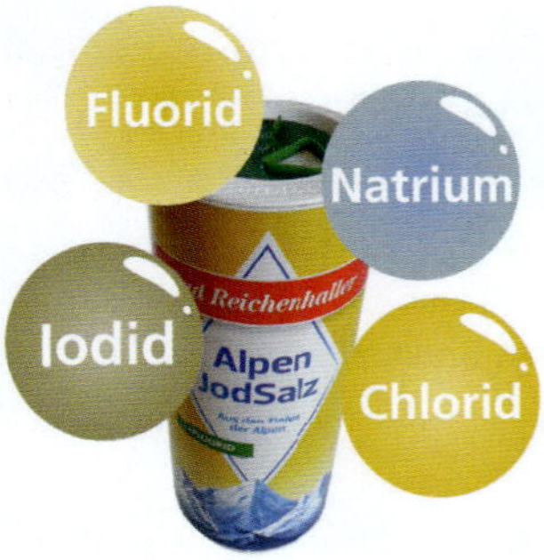

Bild 1: fluoridiertes und jodiertes Kochsalz

präeruptiv
vor dem Durchbruch der Zähne

Fluorid wird während der Zahnentwicklung in den Zahnschmelz eingebaut (systemische Wirkung). Es wird über das Verdauungssystem aufgenommen und mit dem Blutkreislauf zu den Zähnen bzw. Zahnkeimen transportiert. **Präeruptiv** (vor dem Durchbruch der Zähne) können Fluoride auf zwei unterschiedliche Arten in den Zahnschmelz eingebaut werden:

- direkter Einbau in die sich bildenden Hydroxylapatitkristalle während der Entwicklung und
- Aufnahme bzw. Einbau aus der Gewebeflüssigkeit des Zahnsäckchens in Schmelzoberfläche bei zwar fertig ausgebildeten Zahnkronen aber noch nicht durchgebrochenen Zähnen.

Nach dem Zahndurchbruch können die von außen aufgenommenen, in der Mundhöhle enthaltenen Fluoride oberflächlich und im kleinen Maß in den Zahnschmelz eingebaut werden (lokale Wirkung).

Fluorid ist in allen natürlichen Trinkwasservorkommen und in höheren Konzentrationen im Meerwasser vorhanden (1,3 bis 3,0 mg/l). Die natürliche Aufnahme von Fluorid durch die Nahrung wird auf 0,2–0,5 mg pro Tag geschätzt. Der von der Deutschen Gesellschaft für Ernährung geforderte Tagesbedarf wird damit nicht gedeckt. In der Prophylaxe wird heute eine Fluoridkonzentration von **1 mg/l Wasser** als optimal angesehen.

Für die systemische Fluoridanwendung wird heute in Deutschland vornehmlich **fluoridiertes Kochsalz** in Kombination mit Iodid zur Vorbeugung von Schilddrüsenerkrankungen (Bild 1) empfohlen. Bei normaler Verwendung des fluoridierten Kochsalzes in der Küche bekommen alle Mitglieder des Haushalts eine ausreichende Menge an Fluorid zugeführt.

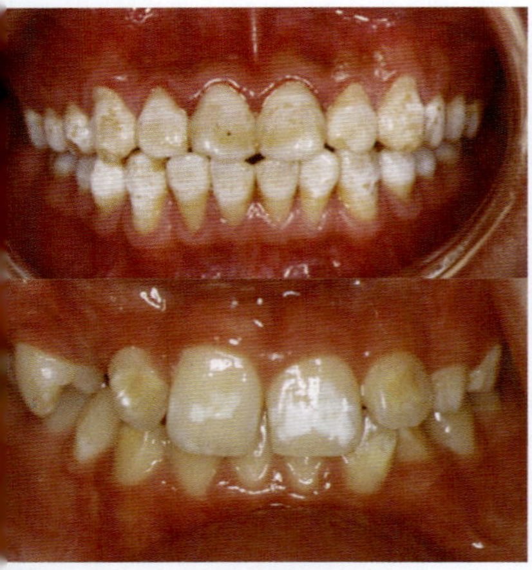

Bild 2: Dentalfluorose

Dentalfluorose

Durch die vielfältigen Möglichkeiten der lokalen und systemischen Fluoridierung (Kapitel 4.4 und 5.9) darf nicht aus dem Auge verloren werden, dass eine **Überdosierung** möglich ist. Es kann bei einer Überdosierung in einem Zeitraum von Wochen bis Monaten während der Zahnentwicklung zu Schädigungen an den Zähnen kommen.

Fluoridkonzentrationen von über 6 mg/l Wasser oder eine entsprechende Fluoridaufnahme auf anderen Wegen führen zu unerwünschten, sichtbaren Veränderungen in der Struktur des Zahnschmelzes (Bild 2).

Eine Fluorose kann bei Milchzähnen und bleibenden Zähnen auftreten. Die Diagnose erfolgt über Flecken bzw. Streifen auf und im Schmelz, die braun bis weiß sein können.

Aufgaben

1. Aus welchen Bausteinen setzt sich unsere Nahrung zusammen?
2. Fertigen Sie eine Tabelle an, in der Sie Kohlenhydrate, Eiweiße und Fette miteinander in Bezug auf Grundbausteine, Vorkommen, Nutzen vergleichen.
3. Vergleichen Sie die in der Plaque vorkommenden IPS und EPS miteinander.
4. Nennen Sie sehr bekannte Zuckerersatzstoffe mit der jeweiligen Süßkraft.
5. Was sind Provitamine?
6. Definieren Sie Rachitis und Skorbut.
7. Erstellen Sie eine Mindmap der Mineral- und Spurenelemente mit der jeweiligen Funktion.
8. Was ist eine Dentalfluorose?

3 Verdauung der Nahrung

Die Organe des Verdauungssystems haben die Aufgabe, Nahrung aufzunehmen und sie mechanisch und chemisch zu zerlegen, sodass die Nahrungsbestandteile von der Darmwand **resorbiert** (aufgenommen) werden können. Die nicht verdaulichen Stoffe werden anschließend ausgeschieden.

Resorption
Stoffaufnahme aus der Nahrung

Das **Verdauungssystem** lässt sich unterteilen in (Bild 1):

- Mund **(Cavum oris)**,
- Rachen **(Pharynx)**,
- Speiseröhre **(Ösophagus)**,
- Magen **(Gaster, Ventriculus)**,
- Dünndarm (**Intestinum tenue)**,
- Dickdarm **(Colon)**,
- Mastdarm **(Rectum)** und
- After **(Anus)**.

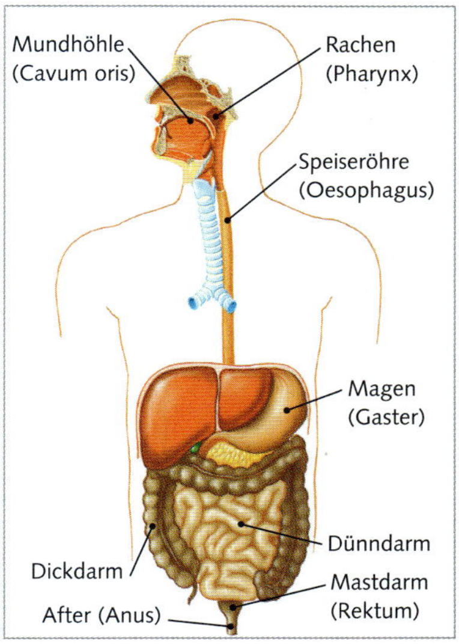

Bild 1: Überblick Verdauungssystem

Die **mechanische Verdauung** findet hauptsächlich im Mund statt. Hier wird die Nahrung durch Zähne und Zunge zerkleinert. Die **chemische Verdauung**, d. h. die Zersetzung der Nahrung durch **Enzyme** (Biokatalysatoren) und Säuren, beginnt im Mund und wird im Dünndarm abgeschlossen.

Enzyme
Meist Proteine, die vom Körper hergestellt werden, um chemische Prozesse, wie den Auf-, Ab- oder Umbau von Stoffen bzw. den Abbau von Nährstoffen, zu bewerkstelligen. Biologische Reaktionsbeschleuniger (= Biokatalysatoren)

3.1 Mund

Im Mund (**Cavum oris**) wird die aufgenommene Nahrung mithilfe von den Zähnen und der Zunge mechanisch zerkleinert und mit Speichel durchmischt. Der mit Speichel durchfeuchtete Nahrungsbrei wird von der Zunge geformt und zum Rachen transportiert.

Der Speichel enthält das Enzym α-Amylase **(Ptyalin)**, das **Amylose** (Stärke) in **Maltose** zerlegt. Die im Speichel enthaltenen Mineralstoffe puffern die aufgenommenen bzw. in der Mundhöhle entstehenden Säuren. Durch die **Pufferwirkung** sinkt der pH-Wert in der Mundhöhle nicht so stark ab, wie es der Menge an aufgenommener Säure entspräche.

Anatomie	Zähne, Zunge
Funktion	mechanische Zerkleinerung, Durchmischung mit Speichel, Transport zum Rachen, Beginn der Kohlenhydrat-Verdauung durch das Enzym α-Amylase (Ptyalin), Pufferung der entstandenen Säuren

Tabelle 1: Anatomie und Funktion des Mundes

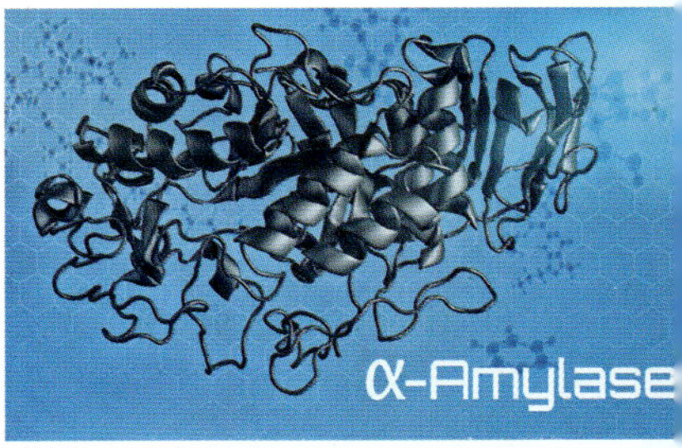

Bild 2: Proteinstruktur der α-Amylase

3.2 Rachen

Der Rachen **(Pharynx)** ist ein Muskelschlauch, dessen Wand aus quergestreifter, d. h. willkürlicher Muskulatur besteht. Er ist mit Schleimhaut ausgekleidet und verbindet einerseits die Nase mit dem Kehlkopf und andererseits den Mund mit der Speiseröhre: Im Rachen kreuzen sich die Wege von Luft und Nahrung. Der Rachen hat also eine **Weichenfunktion**. Normalerweise ist der Weg frei für die Luft – von der Nase bis zum Kehlkopf. Wenn Nahrung verschluckt wird, müssen die Luftwege verschlossen werden, damit die Nahrung nicht den falschen Weg nimmt (Lernfeld 2, Kapitel 2.2.2, Seite 37).

willkürlich
mit dem Willen beeinflussbar, absichtlich

Anatomie	Muskelschlauch aus quergestreifter, willkürlicher Muskulatur
Funktion	Weichenfunktion

Tabelle 2: Anatomie und Funktion des Rachens

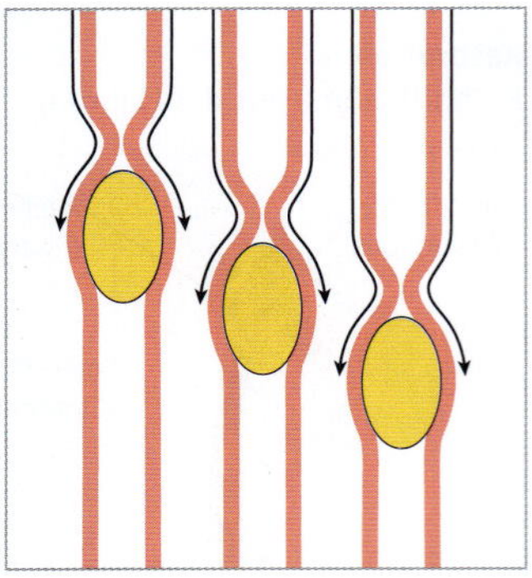

Bild 1: Ablauf der Peristaltik

unwillkürlich
nicht willentlich beeinflussbar, von selbst geschehend

Peristaltik
Muskeltätigkeit verschiedener Hohlorgane wie Speiseröhre, Magen und Darm

3.3 Speiseröhre

Die Speiseröhre **(Ösophagus)** ist ein etwa 25 cm langer Muskelschlauch, der im oberen Bereich aus willkürlicher quergestreifter Muskulatur besteht. Im mittleren und unteren Bereich findet sich ausschließlich unwillkürliche glatte Muskulatur. Die Speiseröhre liegt hinter der Luftröhre und dem Herzen. Sie verbindet den Rachen mit dem Magen.

Die Funktion der Speiseröhre ist der **Transport der Nahrung**. Ihre Ringmuskeln ziehen sich zusammen und befördern den Speisebrei mit Kontraktionswellen aktiv vom Rachen zum Magen. Das Schlucken ist also unabhängig von der Körperlage und funktioniert auch beim Kopfstand oder bei der Schwerelosigkeit im Weltraum. Muskelbewegungen der Speiseröhre, des Magens und des Darms bezeichnet man als **Peristaltik**.

Anatomie	25 cm langer Muskelschlauch aus willkürlicher quergestreifter Muskulatur oben und unwillkürlicher glatter Muskulatur in der Mitte und Richtung Magen
Funktion	Transport der Nahrung durch Peristaltik

Tabelle 3: Anatomie und Funktion der Speiseröhre

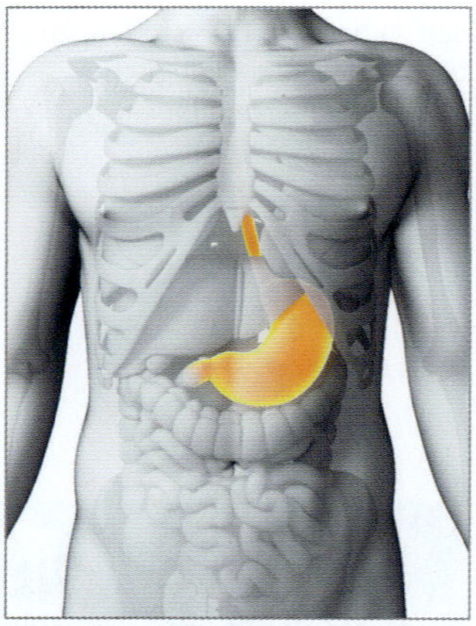

Bild 2: Sitz des Magens

Pepsin
Verdauungsenzym des Magens

3.4 Magen

Der Magen **(Gaster**, **Ventriculus,** Bild 2**)** liegt im linken Oberbauch, direkt unter dem Zwerchfell. Der Mageneingang wird durch das Zusammenziehen (Kontraktion) der unteren Speiseröhrenmuskulatur verschlossen. Am Magenausgang sitzt der starke Ringmuskel des sogenannten Magenpförtners **(Pylorus)**.

Die starke Muskulatur der Magenwand **zerkleinert die Nahrungsbestandteile** mechanisch und **transportiert** den Mageninhalt zum Dünndarm. Der Magen ist ein **Speisereservoir**, in dem die aufgenommene Nahrung gesammelt wird, um nach 2 bis 4 Stunden portionsweise an den Dünndarm abgegeben zu werden. Fettreiche Nahrung verbleibt noch länger im Magen.

Im Magen beginnt die **Verdauung der Eiweiße**. Dafür werden von der Magenschleimhaut **Magensäure** (HCl, Chlorwasserstoff) und das **Enzym Pepsin** gebildet. Durch eine stabile Schleimschicht, die auf der Magenschleimhaut liegt, schützt sich der Magen vor einer Selbstverdauung. Die **Magensäure** wirkt durch ihren niedrigen pH-Wert **desinfizierend**: Die meisten mit der Nahrung aufgenommenen Krankheitserreger werden im Magen abgetötet.

Anatomie	starker Muskelschlauch aus unwillkürlicher glatter Muskulatur
Funktion	Zerkleinerung der Nahrungsbestandteile, Beginn der Proteinverdauung durch die Magensäure (HCl) und das Enzym Pepsin, Abtötung der durch Nahrung aufgenommenen Krankheitserreger, Transport zum Dünndarm

Tabelle 4: Anatomie und Funktion des Magens

Praxisinfo

Magenerkrankungen

Patienten, bei denen die Schleimschicht des Magens unvollständig bzw. geschädigt ist, bekommen durch die daraus resultierende Selbstverdauung **Magengeschwüre**. Ihnen dürfen keine Medikamente in Form von Tabletten verordnet werden, die die Magenschleimhaut reizen, wie z. B. bestimmte Schmerzmittel.

Beim sogenannten **Sodbrennen** kommt es zu einem Rückfluss (Reflux) von Mageninhalt in die Speiseröhre und unter Umständen bis zum Hals und Rachen. Die Magensäure kann dabei in der Speiseröhre Geschwüre verursachen.

Bei regelmäßigem Erbrechen kann die Magensäure die Zähne vor allen Dingen an den oralen Flächen demineralisieren und zu Entkalkungen führen. Krankhaftes Erbrechen kommt bei dem mangelhaften Verschluss des Mageneinganges und bei der Essstörung **Bulimie** (Ess-Brechsucht) vor.

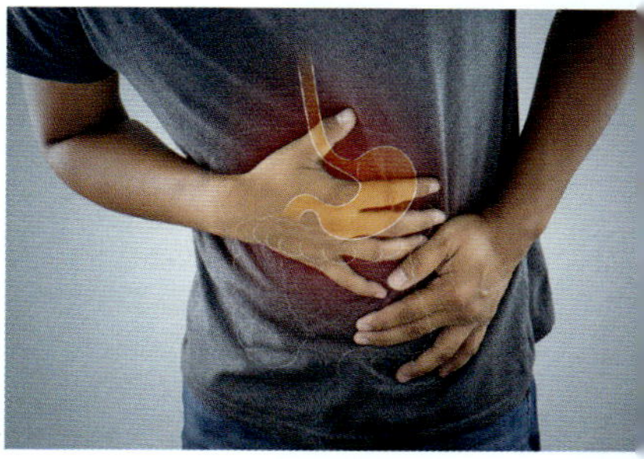

Bild 1: Magenbeschwerden

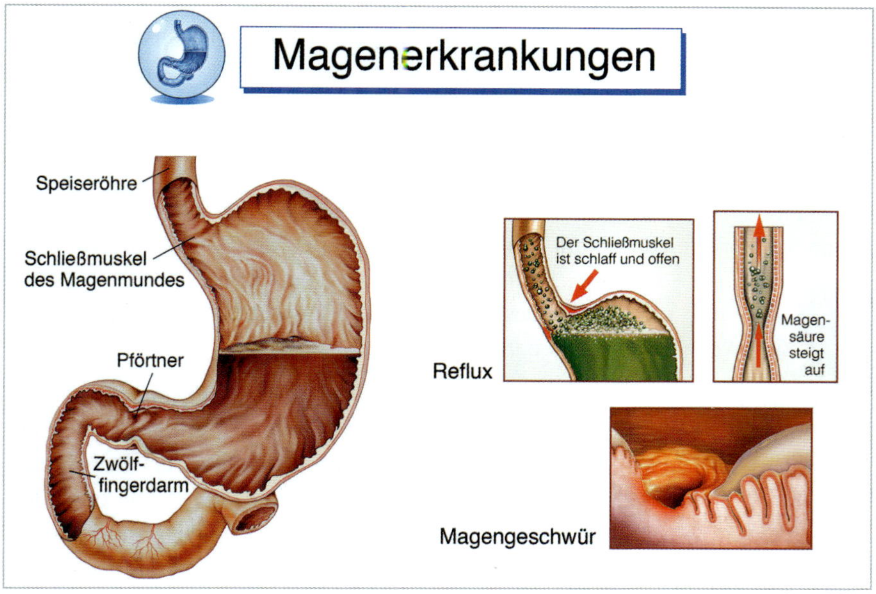

Bild 2: Erkrankungen des Magens

3.5 Dünndarm

Der Dünndarm ist ein dünner, ca. fünf Meter langer Muskelschlauch. Die **Ring-** und **Längsmuskulatur** in der Darmwand fördern das Verdauungsgeschehen durch ausgeprägte Darmbewegungen **(Peristaltik)** zur Durchmischung der Nahrung.

Je größer die Oberfläche der Darmschleimhaut ist, desto schneller können die Nährstoffe resorbiert werden. Darum liegt dem Aufbau des Dünndarms das **Prinzip der Oberflächenvergrößerung** zugrunde. Die Oberfläche wird zum einen durch die Faltenbildung der Darmschleimhaut und zum anderen durch die sogenannten Schleimhautzotten (Bild 3) vergrößert. Würde man die Zotten auseinanderfalten, ergäbe sich eine Fläche von ca. 60–200 m^2.

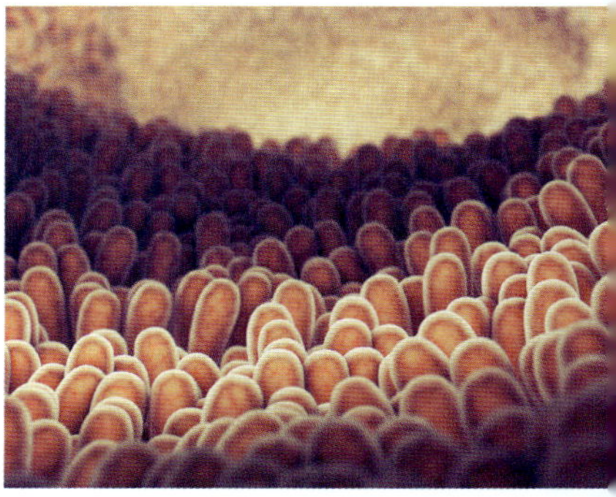

Bild 3: Darmzotten

Die zerlegten Nährstoffe werden von der Darmwand resorbiert und zum größten Teil an die Kapillaren des Dünndarms abgegeben. Diese transportieren die Nährstoffe über die sogenannte Pfortader zur Leber. Die Fette gelangen aus der Darmwand über die Lymphkapillaren zum größten Lymphgefäß im Bauchraum und schließlich in den Blutkreislauf.

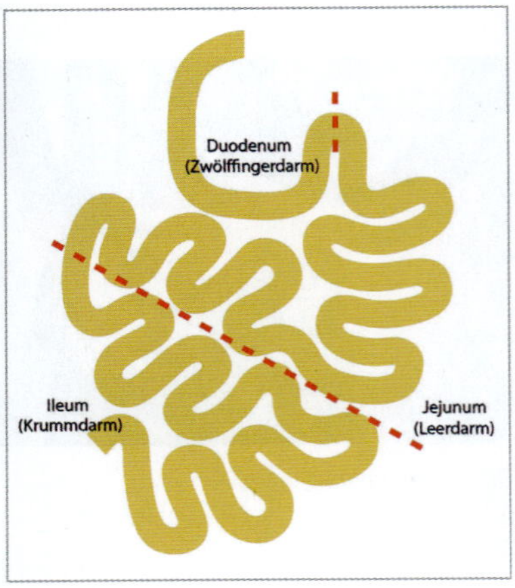

Bild 1: Die Abschnitte des Dünndarms

Anatomie	Zwölffingerdarm (Duodenum)	• bildet die ersten 30 cm des Dünndarms • mit Ausführungsgängen von Gallenblase und Bauchspeicheldrüse
	Leerdarm (Jejunum)	• mittlerer Dünndarmabschnitt • bis zu 2 m lang
	Krummdarm (Ileum)	• letzter Abschnitt des Dünndarms vor dem Dickdarm • bis zu 3 m lang
Funktion	Hauptarbeit der Verdauung • Spaltung der Proteine in die Aminosäuren durch die Enzyme des Pankreas (Trypsin und Chymotrypsin) • Spaltung der Kohlenhydrate in Monosaccharide durch die Enzyme Pankreas-Amylase und Maltase • Spaltung der Fette in Fettsäuren und Glycerol und Cholesterin zum einen durch die in der Leber produzierte Galle und zum anderen durch das im Pankreas produzierte Enzym Lipase • Resorption der zerlegten Nahrungsstoffe durch die Darmwand	

Tabelle 1: Anatomie und Funktion des Dünndarms

3.6 Dickdarm

Der Dünndarm mündet seitlich in den deutlich breiteren, aber mit ca. 1,5 Metern wesentlich kürzeren Dickdarm **(Colon)**. Am Übergang vom Dünndarm zum Dickdarm befindet sich eine Klappe, die den Rückfluss des Nahrungsbreis vom Dickdarm in den Dünndarm verhindert.

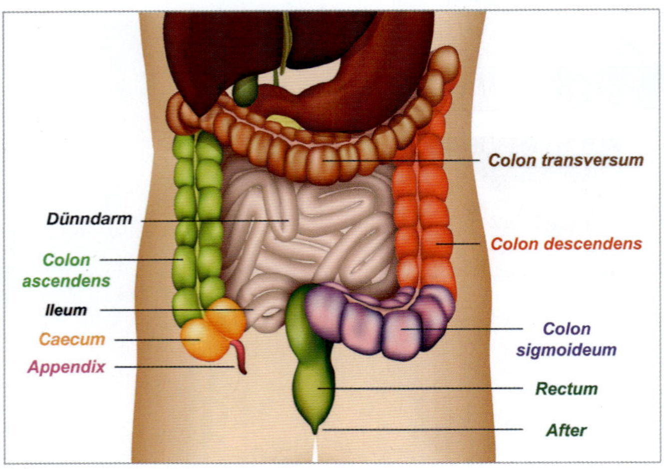

Bild 2: Die Abschnitte des Dickdarms

Wenn der dünnflüssige Nahrungsbrei des Dünndarms den Dickdarm erreicht, enthält er fast nur noch **unverdauliche Ballaststoffe, Wasser und Mineralstoffe**. Der Darminhalt wird nun durch Resorption des Wassers und der Mineralstoffe eingedickt. Gleichzeitig werden die von den Dickdarmbakterien produzierten lebenswichtigen Vitamine (Vitamin K, Vitamine der B-Gruppe) resorbiert.

Der unterhalb der Einmündungsstelle gelegene Teil des Dickdarms ist der **Blinddarm (Caecum)**, der einen dünnen Fortsatz, den **Wurmfortsatz (Appendix vermiformis)**, besitzt. Der **Dickdarm** zieht erst nach oben in den Oberbauch (**Colon ascendens**), dann horizontal von rechts nach links **(Colon transversum)** und biegt wieder nach unten ab **(Colon descendens)**, wo er zunächst eine S-Schleife vollzieht **(Colon sigmoideum)**, um dann in den Mastdarm (**Rectum**) überzugehen. Sein letztes Teilstück ist nach außen hin durch den kräftigen Schließmuskel des **Afters (Anus)** abgeschlossen.

Anatomie	Abschnitte: Blinddarm (Caecum) mit Wurmfortsatz (Appendix vermiformis), Colon ascendens, Colon transversum, Colon descendens, Colon sigmoideum bis zum Mastdarm (Rectum) mit Schließmuskel des Afters (Anus)
Funktion	Eindickung des Speisebreies, Rückresorption der Flüssigkeit, der Mineralstoffe und der Vitamine

Tabelle 1: Anatomie und Funktion des Dickdarms

Zusatzinfo

Da der Wurmfortsatz sehr viel lymphatisches Gewebe enthält, wird er als **Tonsille des Darms** bezeichnet. Bei der so genannten Blinddarmentzündung **(Appendizitis)** ist nur dieses Stückchen betroffen und muss eventuell entfernt werden.

Bei **rektaler** Gabe werden Medikamente in Form von Zäpfchen (Suppositorien, LF 6, Kapitel 5.2) in den Mastdarm eingeführt. Die Medikamente werden dort resorbiert und gelangen direkt in den Blutkreislauf, d. h. ohne Umweg über die Pfortader und die Leber zu nehmen (siehe LF 7, Kapitel 3.2, Seite 326).

rektal
über den Mastdarm

exokrine Drüse
wörtl.: „nach außen abgebend"; Drüse, die ihr Sekret über einen Ausführungsgang abgibt

endokrine Drüse
wörtl.: „nach innen abgebend"; Drüse, die ihre Stoffe direkt ins Blut abgibt

3.7 Leber und Bauchspeicheldrüse (große Verdauungsdrüsen)

Wichtige Funktionen für die Verdauung und die Weiterverarbeitung der aufgenommenen Nahrungsmittel werden von den beiden großen Drüsen im Verdauungstrakt übernommen – der Leber und der Bauchspeicheldrüse.

Drüsen unterscheidet man grundsätzlich in exokrine und endokrine Drüsen. Beispiele für exokrine Drüsen sind die Speicheldrüsen, die Leber, die Tränendrüsen und der exokrine Anteil der Bauchspeicheldrüse.

Dagegen sind die Schilddrüse, der endokrine Anteil des Pankreas und die Geschlechtsdrüsen als Beispiele für endokrine Drüsen zu nennen.

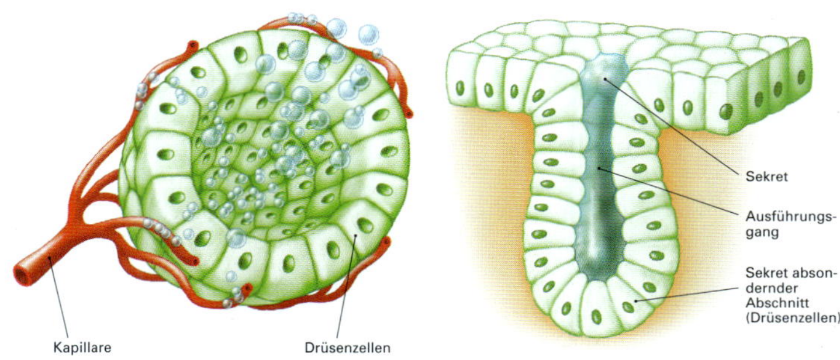

Bild 1: endokrine Drüse/exokrine Drüse

3.7.1 Leber

Die Leber (**Hepar,** Bild 2) ist die größte **exokrine** Drüse des menschlichen Körpers. Sie ist in zwei Lappen eingeteilt, wobei der rechte Leberlappen deutlich größer ist als der linke. Unterhalb des rechten Leberlappens befindet sich die Gallenblase, in der die Gallenflüssigkeit gespeichert wird. Das venöse Blut der Bauchorgane, das die aufgenommenen Nährstoffe enthält, wird der Leber über die Pfortader zugeführt.

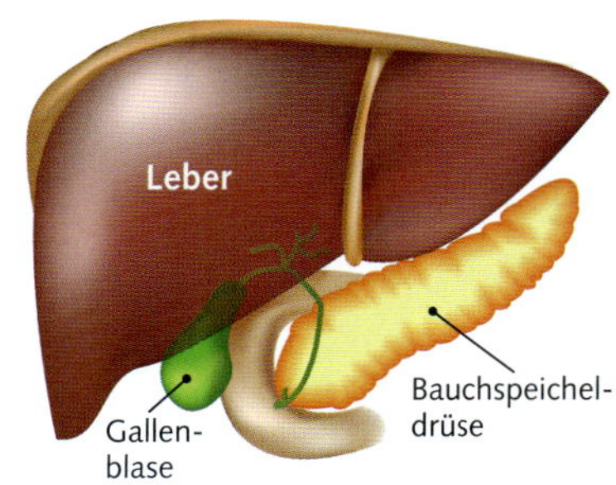

Bild 2: Anatomischer Zusammenhang zwischen Leber, Gallenblase und Bauchspeicheldrüse

Die Leber hat zahlreiche **Aufgaben**:

- Sie bildet:
  - Gallenflüssigkeit: ständige Produktion von **Galle**, pro Tag etwa 0,5 bis 1 Liter, Abgabe der Gallenflüssigkeit bei Bedarf an den Darm, um die Nahrungsfette zusammen mit den fettaufspaltenden Enzymen (Lipasen) der Bauchspeicheldrüse in kleine angreifbare Tröpfchen (Micellen) zersetzen zu können
  - Blutgerinnungsstoffe: **Fibrinogen**, die Vorstufe des Blutgerinnungsstoffes Fibrin (LF 7, 1.3), wird in der Leber hergestellt und an den Blutkreislauf abgegeben. Eine Störung der Fibrinogenbildung geht mit einer Verlängerung der Blutungszeit bei zahnärtzlichen Eingriffen oder generellen Verletzungen einher und
  - Eiweiße: Aus den mit der Nahrung aufgenommenen Aminosäuren werden **körpereigene Eiweißstoffe** zusammengebaut.
- Sie baut folgende Stoffe ab:
  - **Hämoglobin,** aus dem Abbau der überalterten Erythrozyten u. a. zu Bilirubin, das der Gallenflüssigkeit als Gallenfarbstoff beigegeben wird

   - **Gifte und Medikamente**, die mit der Galle über den Darm oder aber durch die Nieren wieder ausgeschieden werden sollen und
   - **Eiweiße**, wodurch Harnstoff und Harnsäure entstehen. Diese Stoffe werden wieder an das Blut abgegeben und über die Nieren ausgeschieden.
- Sie reguliert den Blutzuckerspiegel (Bild 1):
   - Bei einem ausreichend hohen Blutzuckerspiegel werden die mit der Nahrung aufgenommenen Kohlenhydrate als **Glykogen** (tierische Stärke) in der Leber gespeichert.
   - Bei zu niedrigem Blutzuckerspiegel wird das Glykogen der Leber wieder aufgespalten und als Zucker (Glukose) an den Kreislauf abgegeben. Die Leber ist aber auch in der Lage, aus anderen Nahrungsbestandteilen Zucker herzustellen.

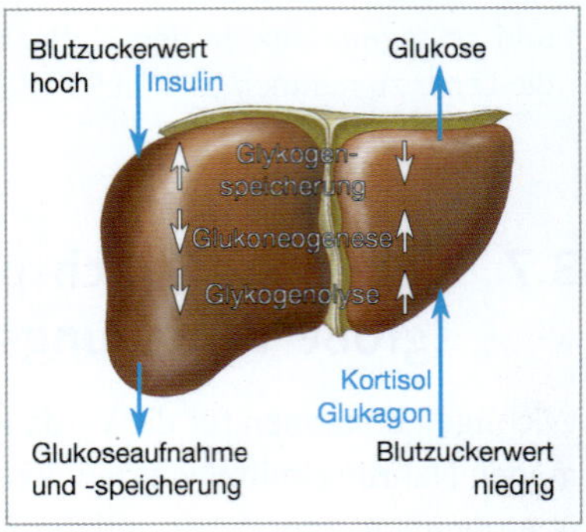

Bild 1: Regulation des Blutzuckerspiegels

- Sie speichert Nährstoffe und Gifte:
   - **temporärer** (zeitlich begrenzter) **Speicher** für die vom Darm aufgenommenen Stoffe

temporär
zeitlich begrenzt

Anatomie	größte exokrine Drüse des menschlichen Körpers, eingeteilt in zwei Lappen, Gallenblase liegt unter der Leber
Funktion	• Bildung von Gallenflüssigkeit, Blutgerinnungsstoffen und körpereigenen Eiweißen • Abbau von Hämoglobin, Giften, Medikamenten und Eiweißen • Regulierung des Blutzuckerspiegels • Speicherung von Nährstoffen und Giften

Tabelle 1: Anatomie und Funktion der Leber

3.7.2 Bauchspeicheldrüse

Die Bauchspeicheldrüse **(Pankreas)** liegt in der Rundung des Zwölffingerdarms. Es ist ein langgestrecktes Organ. Der Ausführungsgang mündet zusammen mit dem Gallengang in der Innenrundung des Zwölffingerdarms (Bild 2). Die Bauchspeicheldrüse produziert täglich bis zu zwei Liter Bauchspeichel, der über einen Ausführungsgang in den Dünndarm abgegeben wird **(Pankreas als exokrine Drüse)**. Im Bauchspeichel sind alle benötigten Enzyme für die Verdauung im Dünndarm enthalten. Die Enzyme sorgen für eine:

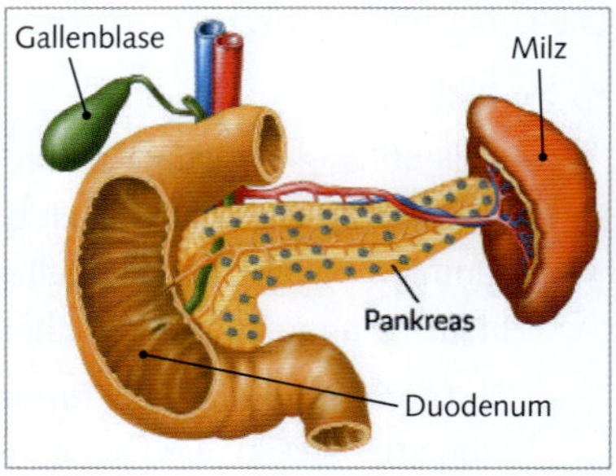

Bild 2: Pankreas mit Lage zu Gallenblase, Duodenum und Milz

- Spaltung der Proteine in Aminosäuren durch die Enzyme Trypsin und Chymotrypsin,
- Spaltung der Kohlenhydrate in Monosaccharide durch die Enzyme Amylase und Maltase und
- Spaltung der Fette in Fettsäuren, Glycerol und Cholesterin durch das Enzym Lipase.

In der Bauchspeicheldrüse gibt es auch noch andere Drüsenbezirke, die nach ihrem Entdecker „Langerhans-Inseln" (Bild 1) benannt wurden. Diese Bereiche produzieren die Hormone **Insulin und Glukagon**.

Insulin und **Glukagon** werden direkt an das Blut abgegeben **(Pankreas als endokrine Drüse)** und regulieren den Blutzuckerspiegel:

- Insulin senkt ihn,
- Glukagon erhöht ihn.

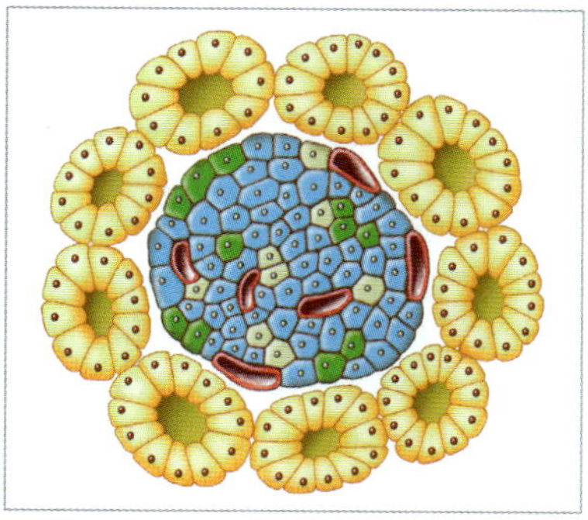

Bild 1: Langerhans-Inselzellen

Hormon
biochemischer Botenstoff Signalstoff, der z. B. von endokrinen Drüsen produziert und als körpereigener Wirkstoff in den Blutkreislauf abgegeben wird und eine spezifische Wirkung oder einen bestimmten Stoffwechselvorgang auslöst

Anatomie	gleichzeitig exokrine und endokrine Drüse, liegt in der Rundung des Zwölffingerdarms
Funktion	• Bildung der Enzyme für die Verdauung von Proteinen, Fetten und Kohlenhydraten • Regulation des Blutzuckerspiegels durch die Hormone Insulin und Glukagon

Tabelle 1: Anatomie und Funktion der Bauchspeicheldrüse

Praxisinfo

Bei einem Mangel an Insulin ist der Blutzuckerspiegel erhöht. Die typischen Krankheitszeichen des Insulinmangels werden deshalb auch als „Zuckerkrankheit" (Diabetes mellitus) bezeichnet (Lernfeld 7, Kapitel 5.3.5).

Aufgaben

1. Erstellen Sie eine Tabelle von allen beteiligten Verdauungsenzymen mit deren Wirkungsort und der jeweiligen Funktion.
2. Definieren Sie Peristaltik.
3. Nennen Sie die Aufgaben der Magensäure.
4. Unterscheiden Sie die drei Abschnitte des Dünndarms.
5. Unterscheiden Sie die sechs Abschnitte des Dickdarms.
6. Nennen Sie die Vitamine, die von Dickdarmbakterien produziert werden.
7. Vergleichen Sie endo- und exokrine Drüsen miteinander.
8. Erläutern Sie die Aufgaben der Leber.
9. Erstellen Sie eine ausführliche Mindmap zum Pankreas über das Organ, Funktion des exo- und endokrinen Teils, beteiligte Hormone und mögliche Krankheiten.

4 Prophylaxe durch zahnärztliche Maßnahmen

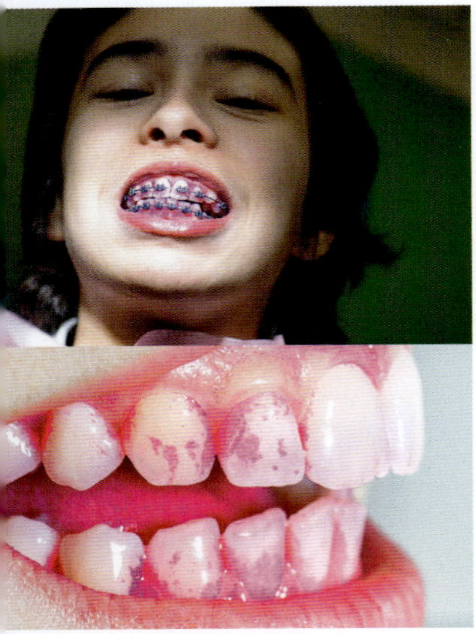

Bild 1: Plaque-Retentionsstellen

Die Mundhöhle ist ein Lebensraum für zahlreiche Bakterien, die sich nicht nur im Speichel aufhalten, sondern an allen Flächen im Munde anheften und sich vermehren: Alle Oberflächen der Mundhöhle sind mit einer dünnen Bakterienschicht und den **extrazellulären Polysacchariden** (**EPS**, Kapitel 2.2.1), die insgesamt den Biofilm ausmachen, besiedelt. Die Plaquemenge kann durch die Selbstreinigungsmechanismen wie Zungenbewegungen und Speichelfluss verringert werden. Außerdem kann eine bewusste Ernährung, die arm an niedermolekularen Kohlenhydraten ist, dazu beitragen.

Neben den Kariesprädilektionsstellen (LF 4, Kapitel 4.5, Seite 156) sammeln sich bakterielle Beläge besonders zahlreich im Bereich von engstehenden und verschachtelten Zähnen, an den Rändern von festsitzendem sowie an den Kontaktstellen von herausnehmbarem Zahnersatz an. Ziel der Zahnpflege ist es, den Biofilm der bakteriellen Plaque zu minimieren und idealerweise vollständig zu entfernen.

Definition

Kariesprädilektionsstellen befinden sich in den Fissuren, an den Zahnhälsen und im Approximalbereich der Zähne.

Plaque-Retentionsstellen sind schwer zu reinigende Stellen der Zähne, wie z. B. bei enger Schachtelstellung, Randbereiche und raue Stellen bei Füllungen und festsitzendem Zahnersatz, in der Klammerregion bei herausnehmbarem Zahnersatz, sowie um die Flächen der festzementierten Brackets während einer KFO-Behandlung.

Index (Mehrzahl: Indizes)
lat.: Anzeiger; Maßzahl, um erhobene Messergebnisse beschreiben und vergleichen zu können.

Die Prophylaxemaßnahmen in der zahnärztlichen Praxis sind gegliedert in verschiedene Bereiche:

- die Erhebung des Mundhygienestatus durch geeignete Mundhygiene-Indizes bzw. Kariesindizes
- die Aufklärung über die Mundgesundheit mit individuellen Ernährungshinweisen
- die Entfernung harter und weicher Beläge/Professionelle Zahnreinigung (PZR)
- die lokale Fluoridierung einzelner Zähne oder gesamter Zahngruppen und
- die Fissurenversiegelung einzelner Zähne oder gesamter Zahngruppen.

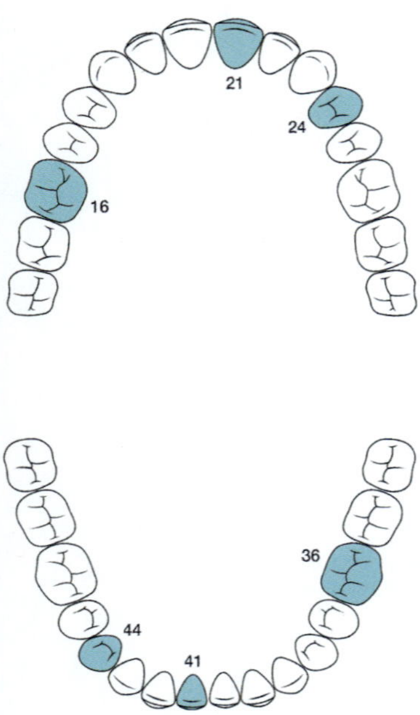

Bild 2: Ramfjordzähne

4.1 Verschiedene Indizes in der zahnmedizinischen Praxis

Mundhygiene-Indizes werden als Hilfsmittel für die Kontrolle der Mundhygiene und zur Motivation der Patienten eingesetzt. Es gibt zwei Arten von Mundhygieneindizes: die Gingiva- und die Plaque-Indizes.

Dabei machen die beiden Indizes grundsätzlich unterschiedliche Aussagen, so dass beide in der Praxis zur Ergänzung erhoben werden sollen. Sinnvoll ist es, mit dem Gingiva-Index zu beginnen, da bei der Erhebung des Plaque-Index meist angefärbt und die Beurteilung des Gingiva-Index anschließend erschwert werden würde.

Der einmal ausgesuchte Index soll zur Vergleichbarkeit der Ergebnisse immer wieder genutzt werden.

Es müssen nicht immer alle Zähne bewertet werden. Einen annähernd genauen Überblick erhält man, wenn man nur bestimmte Referenzzähne bewertet, z. B. die Zähne 16, 21, 24, 36, 41 und 44, auch Ramfjordzähne genannt (Bild 1, Seite 410).

Mit dem Kariesindex (DMF/dmf-Index) können Aussagen über den generellen Gesundheitszustand der Zähne gemacht werden.

Definition

Gingiva-Indizes erlauben einen Rückschluss auf die Blutungsneigung und den Entzündungsgrad der Gingiva.

Plaque-Indizes erlauben einen Rückschluss auf den Plaquebefall der Zähne und damit die Sauberkeit der Zähne.

DMF/dmf-Indizes sind bei Kindern ein Kariesindex, bei Erwachsenen zusätzlich ein Indikator für ein Parodontitis-Risiko.

4.1.1 Gingiva-Indizes

Entzündetes Zahnfleisch blutet bei Berührung oder Sondierung. Dem Patienten und der Patientin ist leicht zu erklären, dass die Zahnfleischblutung ein Krankheitszeichen ist, das auf eine Parodontalerkrankung hinweist. Bei den Gingiva-Indizes wird deshalb das Ausmaß der Gingivablutung nach Berührung als Maß für den Entzündungsgrad des betroffenen Parodontiums bewertet. Der Papillen-Blutungs-Index (PBI) und der Sulkus-Blutungs-Index (SBI) werden im Folgenden vorgestellt.

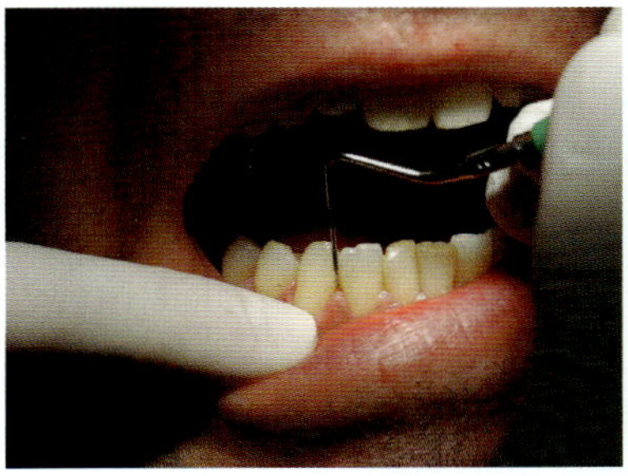

Bild 1: Bestimmung des Papillen-Blutungs-Index mittels einer stumpfen Sonde

Papillen-Blutungs-Index (PBI)

Zur Bestimmung des Papillen-Blutungs-Indexes (Bild 1) führt der Zahnarzt bzw. die Zahnärztin eine stumpfe Parodontalsonde mit leichtem Druck durch den Sulkus des Interdentalraums. Da dieses Vorgehen bei jedem Zahn des Gebisses jeweils für die distal und die mesial gelegene Papillenseite durchgeführt wird, wird jede Papille zweimal gereizt. Die Erhebung erfolgt quadrantenweise. Anschließend wird der Blutungsgrad (Bild 2) von jeder Papille in eine Tabelle eingetragen.

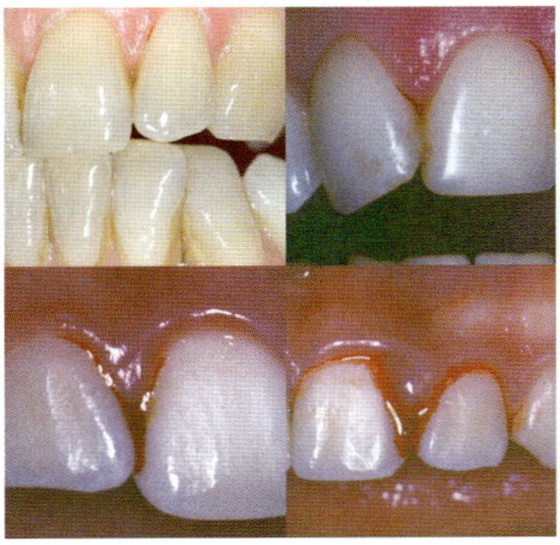

Bild 2: Papillen-Blutungs-Index

Bewertung beim PBI:	
Grad 0	Keine Blutung
Grad 1	einzelner Blutpunkt nach 20 bis 30 Sekunden
Grad 2	Feine Blutlinie nach 20 bis 30 Sekunden
Grad 3	Papillendreieck füllt sich mit Blut
Grad 4	Überschießende Blutung, Sulkusbereich füllt sich vollständig mit Blut

Der Papillen-Blutungs-Index ergibt sich aus der Summe der Einzelwerte dividiert durch die Anzahl der bewerteten Papillen.

$$\text{PBI} = \frac{\text{Summe der Papillenbewertungen}}{\text{Anzahl der bewerteten Papillen}}$$

DIGITAL+

Der Patient bzw. die Patientin kann im Falle einer fortscheitenden Verringerung der Blutung gut erkennen, dass sich seine parodontale Gesundheit objektiv verbessert hat.

Sulkus-Blutungs-Index (SBI)

Zusätzlich neben einer Blutung wird bei diesem Index die Beschaffenheit des Zahnfleisches im Sinne von Farbe und Form bewertet.

DIGITAL+

Bewertung beim SBI:	
Grad 0	Keine Blutung, physiologische Gingiva
Grad 1	einzelner Blutpunkt nach 20 bis 30 Sekunden, physiologische Gingiva
Grad 2	Feine Blutlinie nach 20 bis 30 Sekunden, Rötung der Gingiva, keine Formveränderung
Grad 3	Papillendreieck füllt sich mit Blut, Rötung und leichte Schwellung der Gingiva
Grad 4	Überschießende Blutung, Sulkusbereich füllt sich vollständig mit Blut, Rötung und deutliche Schwellung der Gingiva
Grad 5	Überschießende Blutung, Spontanblutung, deutliche Rötung und starke Schwellung der Gingiva

Der **modifizierte Sulkus-Blutungs-Index** nach Saxer und Mühlemann beschränkt sich wie der PBI auf die Blutung (= Bleeding on Probing, BOP) und wird meist im 1. und 3. Quadranten vestibulär, im 2. und 4. Quadranten oral erhoben. Dabei wird eine reine Ja/Nein-Entscheidung gefällt. Als Ziel für den Patienten bzw. für die Patientin ist ein SBI unter 10 % anzustreben. Dieser Index wird gerne in Kombination mit dem Approximalraum-Plaque-Index (API) erhoben.

$$\text{SBI} = \frac{\text{Summe der Blutungsstellen} \cdot 100}{\text{Anzahl der Messpunkte}}$$

4.1.2 Plaque-Indizes

Von den verschiedenen Plaque-Indizes werden hier der häufig benutzte Approximalraum-Plaque-Index (API), der Plaque-Index nach Quigley und Hein und der Visible-Plaqueindex (VPI) vorgestellt. Es können sogenannte Revelatoren zum Anfärben der Plaque benutzt werden.

Revelator
(lat. revelare = etwas enthüllen) synthetische Farbstoffe aus dem Lebensmittelbereich, um Plaque sichtbar zu machen.

Plaquerevelatoren (Färbemittel)

Plaquerevelatoren sind Farbstoffe zur Anfärbung der bakteriellen Zahnbeläge. Sie werden in der Praxis eingesetzt, um dem Patienten und der Patientin seine bzw. ihre Plaque-Retentionsstellen zu demonstrieren. Sie dienen damit auch zur Motivation des Patienten und der Patientin, eine bessere Zahnpflege zu erlernen. Sinn und Ziel des Einsatzes von Plaquerevelatoren in der Prophylaxe sollte dem Patienten und der Patientin gut erklärt werden, denn die Anfärbung der bakteriellen Beläge kann sonst auch eine abstoßende Wirkung haben.

Als Plaquerevelatoren werden verschiedene Farbstoffe verwendet, die für die Praxis häufig als Lösungen im Handel zu beziehen sind:

- **Erythrosinlösung:** Die Beläge werden rot dargestellt. Nachteil: Weichteile einschließlich der Lippen werden ebenso stark angefärbt. Der Patient bzw. die Patientin sollte vor der Behandlung darauf hingewiesen werden. Zur Vorbeugung einer Lippeneinfärbung kann vorher Vaseline aufgetragen werden.
- **Patentblau V:** Bakterielle Zahnbeläge lassen sich blau anfärben.
- **Zweifarbige Revelatoren:** Die Zahnbeläge werden je nach Reifegrad unterschiedlich stark hellrot bzw. dunkelblau angefärbt. Junge Beläge sehen hellrot bis violett, ausgereifte Beläge dunkelblau aus (Bild 1).
- **Fluorescein:** Die Zahnbeläge werden gelb angefärbt, ohne dabei die Weichteile unangenehm anzufärben. Sie können mit Blaulicht durch das Polymerisationsgerät sichtbar gemacht werden. Bei Tageslicht sind diese Farbstoffe nicht sichtbar.

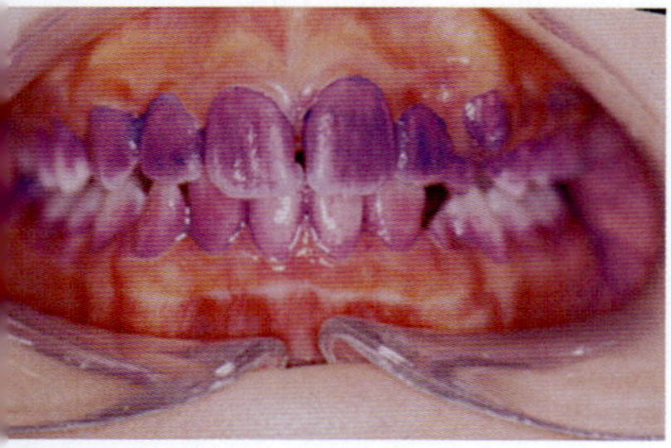

Bild 1: Zweifarbig angefärbte Zahnbeläge: Frische Beläge sind rot, alten Beläge blau angefärbt.

	Erythrosinlösung	Patentblau	Zweifarbige Revelatoren	Fluorescein
Farbe der Beläge	rot	blau	stark hellrot bis dunkelblau	gelb
Besonderheiten	Nachteil: Weichteile einschließlich Lippen werden stark angefärbt		Vorteil: Reifegrad der Beläge kann erkannt werden junge Beläge: hellrot – violett ausgereifte Beläge: dunkelblau	Vorteile: Bei Tageslicht nicht sichtbar, Weichteile werden nicht angefärbt Nachteil: nur mit Polymerisationsgerät sichtbar

Approximalraum-Plaque-Index

Der **Approximalraum-Plaque-Index (API)** ist ein einfacher Index, bei dem bewertet wird, ob im Approximalraum der Zähne Plaque vorhanden ist. Dabei wird die Plaque angefärbt. Im 1. und 3. Quadranten werden die Approximalräume oral und im 2. und 4. Quadranten vestibulär beurteilt.

Bei der Erhebung des API ist jeweils eine einfache Ja-Nein-Entscheidung zu fällen: Vorhandene Plaque wird mit +, Plaquefreiheit wird mit – bewertet (Bild 1). Anschließend wird der prozentuale Plaquebefall errechnet.

Als Hilfestellung neben der heute üblichen PC-Berechnung durch geeignete Software-Programme gibt es Ablesetabellen des Prozentwertes für den API.

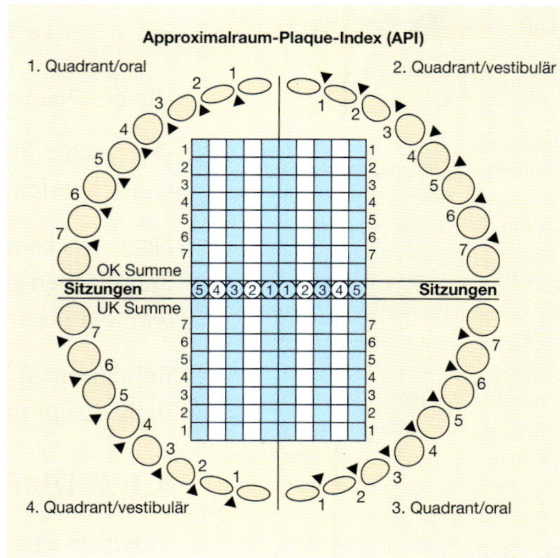

Bild 1: Formular für den API

$$API = \frac{\text{Summe der Approximalräume mit Plaque} \cdot 100}{\text{Anzahl der bewerteten Approximalräume}}$$

Beispielsweise kann bei einem vollbezahnten Gebiss (Anzahl der bewerteten Approximalräume = 28) und 11 positiv bewerteten Approximalräumen ein API-Wert von 39 % abgelesen werden.

Die Bewertung der ermittelten Prozentzahl sieht wie folgt aus:

Bewertung des API	
< 25 %	sehr gute Mundhygiene
25–39 %	mäßige bis gute Mundhygiene
40–69 %	verbesserungsbedürftige Mundhygiene
70–100 %	unzureichende Mundhygiene

Anzahl der Messpunkte \ Summe der gesamten positiven Messungen	1	2	3	…	11	12	…	28
28	4	7	11		39	43		100
…								
12	8	17	25		92	100		
11	9	18	27		100			
…								
3	33	67	100					
2	50	100						
1	100							

Allerdings ist dieser Index für Patienten streng, denn das Entfernen der Beläge aus den Approximalräumen ist besonders schwierig. Als Ziel ist ein API unter 35 % anzustreben.

Plaque-Index nach Quigley und Hein (QHI)

DIGITAL+

Der Plaque-Index nach Quigley und Hein bewertet die mengenmäßige und flächenhafte Verteilung der Plaque auf der vestibulären Zahnoberfläche. Daher ist er auch ein guter Index zur Beurteilung der genutzten Zahnputztechnik. Nach Anfärbung der Zahnbeläge wird der Plaquebefall aller Zähne ermittelt (Bild 2, Seite 414).

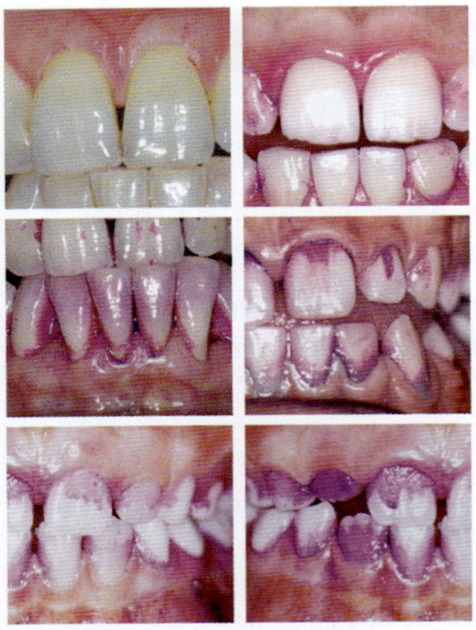

Bild 1: Bewertung beim Plaque-Index nach Quigley-Hein

Bewertungen des QHI:	
Grad 0	Keine Plaque
Grad 1	Vereinzelte Plaqueinseln am Zahnsaum
Grad 2	Plaque am ganzen Zahnsaum entlang
Grad 3	Plaque bedeckt ca. 1/3 der Zahnfläche
Grad 4	Plaque bedeckt ca. 2/3 der Zahnfläche
Grad 5	Plaque bedeckt mehr als 2/3 der Zahnoberfläche

Nach der Bewertung aller Zähne wird die Summe der Schweregrade durch die Anzahl der bewerteten Zähne dividiert.

Bei diesem Index wird in der Prophylaxe ein Durchschnittswert unter 3 angestrebt.

$$\text{QHI-Index} = \frac{\text{Summe der Einzelbewertungen}}{\text{Anzahl der bewerteten Zähne}}$$

Visible-Plaqueindex (VPI)

Der Visible-Plaqueindex (VPI) kann mit dem gleichen Formblatt des API erhoben werden, erfolgt jedoch ohne Anfärben und ist dadurch im Ergebnis ungenauer.

Nach Trockenpusten der Zahnoberflächen wird mit einer stumpfen Sonde über die Zahnflächen samt Approximalflächen gestrichen. Ist sichtbare Plaque zu erkennen, wird ein positives Messergebnis eingetragen.

Bei diesem sehr schnellen, unkomplizierten und kindgerechten Index wird in der Individualprophylaxe ein Durchschnittswert unter 50 % angestrebt.

4.1.3 DMF-/dmf-Index zur Kariesprophylaxe

D	**decayed**	kariös, zerstört
M	**missing**	fehlend
F	**filled**	gefüllt

In wissenschaftlichen Vergleichsuntersuchungen wird die Gesundheit des Gebisses mit dem **DMF-Wert** beschrieben. Bei der fünften deutschen Mundgesundheitsstudie (DMS V, Bild 2) wurde im Jahr 2016 z. B. erklärt, dass 81 % der zwölfjährigen Kinder heute kariesfrei sind. Die sechste deutsche Mundgesundheitsstudie (DMS 6) wird aktuell durchgeführt und die Ergebnisse sollen im Sommer 2024 vorgestellt werden.

Man unterscheidet zwei verschiedene DMF-Werte:

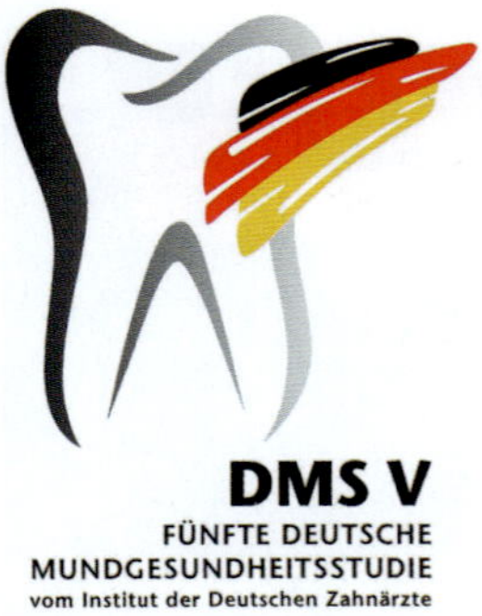

Bild 2: Logo der DMS V

Kariesindex	
DMF-T-Index	**DMF-S-Index**
T wie tooth (Zahn)	S wie surface (Oberfläche)
gibt die **Anzahl der Zähne** an, die kariös, gefüllt oder fehlend sind	gibt die **Anzahl der Zahnflächen** an, die kariös, gefüllt oder fehlend sind
Höchstwert: 28 (Weisheitszähne werden nicht mitgezählt)	Höchstwert: 128 (für die Frontzähne werden jeweils 4 Flächen, für die Seitenzähne 5 Flächen bewertet, Weisheitszähne werden nicht mitgezählt)

Wird der DMF-Index im Milchgebiss bestimmt, schreibt man die Buchstaben klein, so dass der Index zu dmf-t bzw. dmf-s umbenannt wird.

Wenn ein Kind den dmf-Durchschnittswert seiner Altersgruppe deutlich überschreitet, gehört es zur Karies-Risikogruppe. Zur genauen Diagnostik, warum das Kind eine erhöhte Kariesanfälligkeit besitzt und um gezielte Vorsorgemaßnahmen treffen zu können, kann ein **Kariesrisikotest** (S. 402, Bild 1) sinnvoll sein und durchgeführt werden.

Nach dem **deutschen Sozialgesetzbuch** stehen kleinen Kindern, die zur Karies-Risikogruppe gehören, zusätzliche individualprophylaktische Leistungen zu, wie zum Beispiel eine höhere Anzahl der IP4-Maßnahmen. Zu den Risikopatienten gehören Kinder mit folgenden dmf-t-Werten:

dmft-Werte bei Karies-Risikopatienten im Kindesalter							
Jahre	**dmf-t**	**Jahre**	**dmf-t**	**Jahre**	**dmf-t**	**Jahre**	**dmf-t**
3	> 0	4	> 2	5	> 4	6	> 5

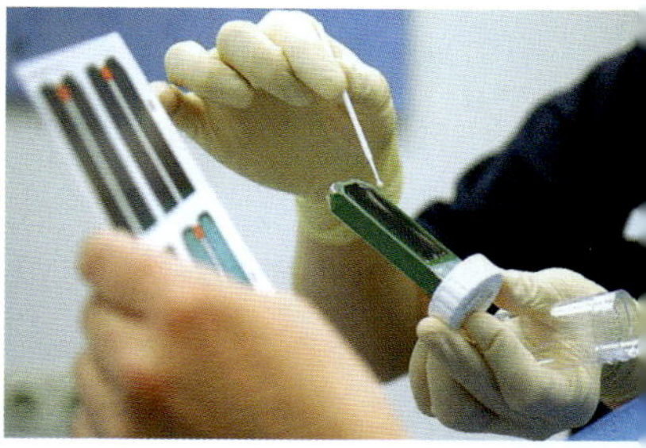

Bild 1: Kariesrisikotest: Nährboden zur Bestimmung der SM-Bakterien

Zur genauen Bestimmung des Kariesrisikos kann bei Risikopatienten jeden Alters auch ergänzend ein **Speicheltest** durchgeführt werden.

Folgende Risikofaktoren können somit bestimmt werden:

- die Speichelfließrate (in Ruhe und/oder im angeregten Zustand)
- die Pufferkapazität des Speichels,
- die Anzahl der Streptokokkus mutans-Bakterien und
- die Anzahl der Laktobazillen.

Zur Bestimmung der **Speichelfließrate** wird der sich bildende Speichel des Patienten und der Patientin zunächst 5 Minuten lang als **Ruhespeichel** gesammelt und gemessen. Dann bekommt der Patient bzw. die Patientin z. B. ein Stück Paraffin (ein wachsartiger Stoff) zu kauen, damit der **stimulierte (angeregte) Speichelfluss** gemessen werden kann.

Speichel-Stimulation
Anregung des Speichelflusses

Die **pH-Wert-Messung** vor und nach Zugabe einer definierten Menge Säure zum aufgefangenen Speichel ergibt die **Pufferkapazität** des Speichels (Lernfeld 4, Kap. 4.2.1).

Durchführung eines Bakterientests	
1.	Speichelgewinnung über Stimulation
2.	Befeuchtung des Nährbodens mit Speichel
3.	Bebrütung des Nährbodens in einem Brutschrank bei 37 °C für 48 Stunden
4.	Auswertung der Keimzahl (Bild 1)

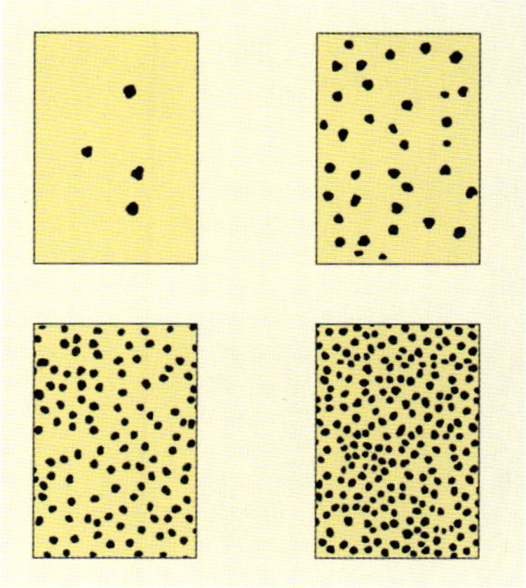

Bild 2: Mögliche Ergebnisse eines Bakterientests nach Bebrütung

Praxisinfo

Ist die Keimzahl der Bakterien der Gattung Streptokokkus mutans und/oder Lactobacillus deutlich erhöht (> 10^5 Kolonie bildende Einheiten), spricht man auch von einem erhöhten Kariesrisiko für den Patienten und für die Patientin.

Aus dem Ergebnis des Kariesrisikotests kann der Zahnarzt bzw. die Zahnärztin die weiteren Maßnahmen zur Prophylaxe ersehen, wie z. B. eine Keimreduzierung durch geeignete antiseptische Mittel bis hin zu antibiotisch wirksamen Mitteln.

4.2 Prophylaxe durch Patientenaufklärung über Ernährung und Mundhygiene

Bei der Patientenaufklärung hinsichtlich möglicher Erkrankungen von Zähnen und vom Parodontium ist es wichtig, auf eine optimale Mundhygiene hinzuweisen. So spielt die Häufigkeit bzw. Zeitlänge des täglichen Zähneputzens ebenso eine Rolle wie die Auswahl der Zahnbürste und der korrekten Zahnputztechnik (Kapitel 5.2,

Seite 424). Empfohlen wird die Zahnreinigung morgens nach dem Frühstück und besonders gründlich abends zum Abschluss. Ein zusätzliches Putzen nach dem Mittagessen ist natürlich möglich. Die Zahngesundheit kann zusätzlich über eine fluoridhaltige und ausgewogene Ernährung beeinflusst werden. Zunächst muss ermittelt werden, wie gut die Patienten im Alltag mit Fluorid versorgt sind und wie eine zahngesunde Ernährung aussehen kann.

4.2.1 Fluoridanamnese

Zur Ermittlung der individuellen Fluoridaufnahme und zur Verhinderung einer Überdosierung bei Kindern (Dentalfluorose, Kapitel 2.5) kann eine Fluoridanamnese erhoben werden. Dabei ist es relevant, alle möglichen Fluoridquellen wie zum Beispiel häusliche Mundhygienemittel, Kochsalz, Trinkwasser, zahnärztliche Fluoridierungsmaßnahmen oder evtl. Fluoridtabletten zu identifizieren.

4.2.2 Zahngesunde Ernährung

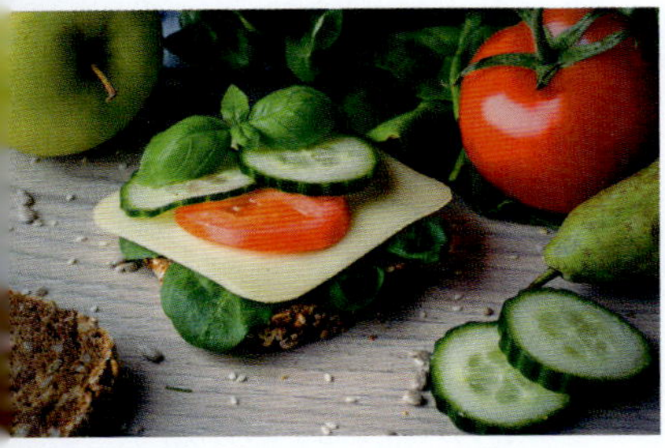

Bild 1: Ballaststoffreiche Kost und wenig Zucker fördern die Zahngesundheit.

Im Rahmen der Prophylaxeberatung soll der Patient bzw. die Patientin in der Praxis auch über eine zahngesunde Ernährung informiert werden.

Anhand einer **Ernährungsanamnese** können dem Patienten bzw. die Patientin ausgewählte Fragen gestellt werden. Obwohl die zahngesunde Ernährung bei der Beratung im Vordergrund stehen soll, müssen jedoch auch Ernährungsgrundsätze Beachtung finden, die der allgemeinen Gesundheitsförderung dienen.

Lange wurde von den Ernährungswissenschaftlern der häufige Verzehr geringer Lebensmittelmengen als gesund erachtet. Im Vergleich zur traditionellen Verteilung der Gesamtenergiezufuhr auf 3 Mahlzeiten am Tag sollen als Effekte einer häufigen Essenszufuhr ein verringertes Hungergefühl sowie weniger Heißhungerattacken folgen. Aus zahnmedizinischer Sicht sind wenige **(bis zu fünf) Hauptmahlzeiten** ohne Zwischenmahlzeiten als optimal zu bezeichnen.

Der Genuss von rohem Gemüse, z. B. Möhren und Salat, wird wegen des hohen Vitamingehaltes als vorteilhaft angesehen. Der Verzehr von Käse und ähnlichen ungesüßten Milchprodukten soll karieshemmend wirken, die belegenden Studien fehlen jedoch bisher.

Bei Obst ist genau zu differenzieren, welche Obstsorten konsumiert werden. Obst hat einen sehr unterschiedlichen Gehalt an Fruchtzucker, der zusammen mit den Obstsäuren die Zahnhartsubstanzen angreift.

- Als günstig sind Äpfel anzusehen, da sie sehr viele Faserstoffe enthalten und das Gebiss anschließend sehr schnell wieder sauber ist.
- Bananen haben den höchsten Zuckergehalt und entwickeln beim Kauen eine schleimige, klebrige Konsistenz, wodurch die Reste länger am Gebiss haften bleiben können. Sie sind daher weniger zu empfehlen.

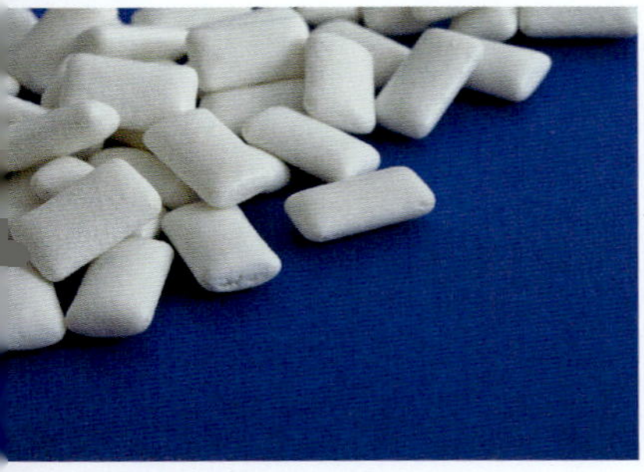

Bild 2: zuckerfreie Kaugummi

Der Genuss von Süßigkeiten ist generell zu reduzieren. Eltern ist zu empfehlen, wenn sie ihren Kindern Süßigkeiten geben, dann nur einmal am Tag und sie nicht portionsweise über den ganzen Tag zu verteilen. Viele Süßwaren sind heutzutage auch in zahnschonenden Varianten zu kaufen.

Zuckerfreie Kaugummi z. B. mit Xylit (siehe Kapitel 2.3) sind im Anschluss an Mahlzeiten zu empfehlen, wenn die Zähne nicht geputzt werden können. Das zuckerfreie Kaugummi (Bild 2) fördert die Speichelsekretion und damit die Selbstreinigung der Mundhöhle.

Bei der Ernährungsberatung soll sehr einfühlsam vorgegangen werden. Viele Patienten werden durch Ernährungsvorschläge abgeschreckt. Bei einer „Belehrung" blocken sie ab.

4.3 Prophylaxe durch professionelle Plaqueentfernung bzw. professionelle Zahnreinigung (PZR)

Auch bei optimaler Putztechnik ist es den Patienten nicht möglich, ihre Zähne 100 %ig plaquefrei zu halten. In den Problemzonen, vor allem approximal und subgingival, können sich Beläge ansammeln. Da die Plaque schnell verkalkt, stellt sie eine Gefahr für die parodontale Gesundheit dar. Die supragingival und leicht subgingival gelegenen harten und weichen Beläge sollen bei einer regelmäßig empfohlenen **professionellen Zahnreinigung (PZR)** vollständig entfernt werden. Dadurch wird die Erkrankungsrate an Karies und an Parodontitis deutlich gesenkt.

Definition

Als **Professionelle Zahnreinigung** (PZR) bezeichnet man die Entfernung aller supra- und leicht subgingivalen harten und weichen Zahnbeläge durch den Zahnarzt bzw. die Zahnärztin oder durch das fortgebildete Personal.

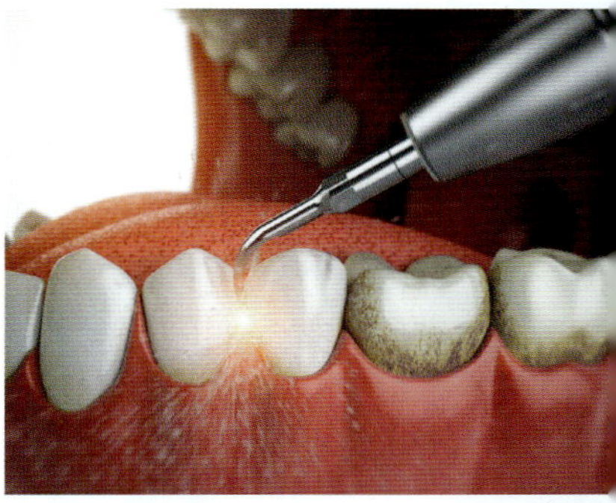

Bild 1: professionelle Zahnreinigung

Halitosis
= Mundgeruch

Indikationen	Relative Kontraindikationen
• Entfernung aller supra- und leicht subgingivalen harten und weichen Zahnbeläge • Vorliegende Gingivitis • Entfernung von Zahnverfärbungen • Im Rahmen der unterstützenden Parodontitistherapie (UPT) • Reduzierung von einer Halitosis (Mundgeruch)	• Bei Blutgerinnungsstörungen • Bei medikamentös bedingter Blutungsneigung → Evtl. Notwendigkeit der Änderung einer medikamentösen Einstellung • Bei Endokarditis-Risiko • Bei Immunschwäche → durch mögliche Bakteriämien (Einschwemmen von Keimen in Blutbahn) evtl. Notwenigkeit einer vorherigen Antibiose • bei älteren Herzschrittmachern → Vorsicht mit dem Ultraschallgerät

Tabelle 1: Indikation und Kontraindikation einer PZR

Für 1) Grobreinigung	Für 2) Feinreinigung	Für 3) Pulverstrahlreinigung	Für 4) Politur
• Ultraschallgerät und passende Ultraschallaufsätze und/oder • als Handinstrument: – Sichelförmige Scaler	• Ultraschallgerät und passende feine Ultraschallaufsätze • EVA-Winkelstück mit entsprechender Ansätzen und/oder • als Handinstrumente: – feine Scaler – feine Küretten und Zahnseide	Pulverstrahlgerät, mit entsprechender Düse und dem passenden abrasiven Prophylaxepulver	• Bürstchen • Polierkelche • geringgradig abrasive Pasten

Tabelle 2: Vorbereitung der PZR-Behandlung mit folgenden Instrumenten und Hilfsmitteln

Grobreinigung → **Feinreinigung** → **Pulverstrahlreinigung** → **Politur**

Tabelle 3: Assistieren bei folgenden Arbeitsschritten

Danach schließt sich eine Fluoridierung der Zähne an, um Überempfindlichkeiten der gereinigten Zähne zu minimieren.

4.4 Prophylaxe durch lokale Fluoridgabe in der zahnärztlichen Praxis

Langjährige wissenschaftliche Untersuchungen haben ergeben, dass die systemische Fluoridierung nicht so wirksam ist wie die lokale, so dass die **lokale Fluoridierung** favorisiert wird. In der Prophylaxe werden verschiedene Fluoridverbindungen eingesetzt:

- Natriumfluorid (NaF),
- Aminfluorid,
- Zinnfluorid (SnF2),
- Aminfluorid in Kombination mit Zinnfluorid und
- Natriummonofluorphosphat.

exogen
von außen

endogen
von innen

Chemisch gesehen wird das **exogen** (von außen) aufgenommene Fluoridion (F^-) im Speichel oder in den Gewebeflüssigkeiten gelöst und in der äußeren Schicht des Zahnschmelzes, dem Hydroxylapatit, ausgetauscht. Aus dem **Hydroxylapatit** des Zahnschmelzes wird dadurch **Fluorapatit**. Dieser Vorgang findet ständig in beiden Richtungen statt: Aus Hydroxylapatit wird Fluorapatit und aus Fluorapatit wird Hydroxylapatit. Bei höherem Fluoridangebot im Speichel wird auch der Fluoridanteil des Zahnschmelzes größer, und bei fehlendem Fluoridangebot nimmt der Anteil des Fluorapatits in den äußeren Schichten des Zahnschmelzes dagegen ab. Deshalb ist eine regelmäßige und kontinuierliche Fluoridzufuhr prophylaktisch von großer Wichtigkeit.

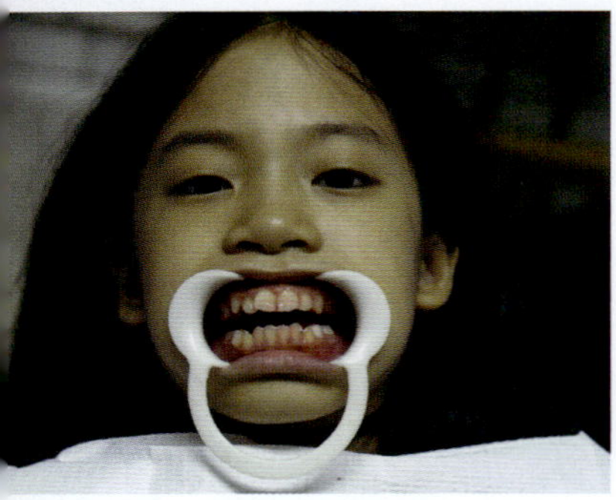

Bild 1: Lokale Fluoridierung mit Fluoridgel

Fluoride entfalten ihre schützende Wirkung für die Zähne einerseits durch die **chemische Veränderung der Zahnhartsubstanzen** und andererseits durch die **Beeinflussung des bakteriellen Stoffwechsels** in der Plaque.

Wirkung von Fluoriden
geringere Säurelöslichkeit der Zahnhartsubstanzen → Schutz vor Demineralisation
Förderung der Remineralisation → Wiedereinlagerung von Kalksalzen in die Zahnoberfläche
Schädigung des Bakterienstoffwechsels auch bei der Gattung Streptokokkus mutans → verminderte Säureproduktion der Bakterien und → verlangsamte Vermehrung der Bakterien.

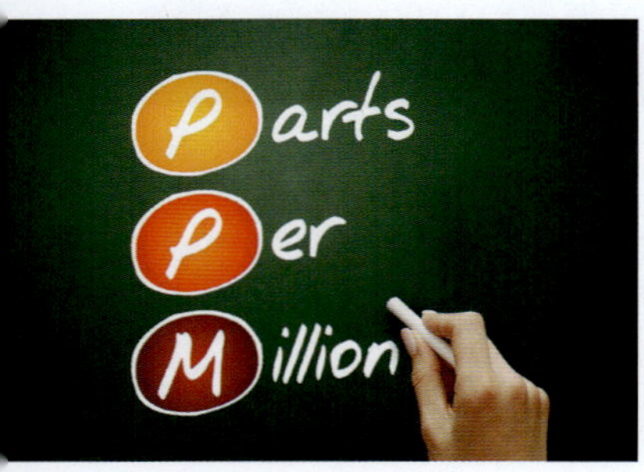

Bild 2: Maß für die Teile einer Grundsubstanz

Merke

Zur Maßeinheit ppm:

Der Begriff **ppm** (parts per million) gibt an, wie viele Teile eines Stoffes in einem Millionstel Teil der Grundsubstanz enthalten sind. Er gibt ein Verhältnis an und sagt nichts über absolute Mengen aus.
1500 ppm entsprechen 0,15 %
1000 ppm entsprechen 0,1 %
500 ppm entsprechen 0,05 %

Bei der **lokalen Fluoridanwendung** werden Fluoridpräparate örtlich auf den Zahnschmelz aufgetragen. Sie werden häufig als flüssige, gelartige oder pastenförmige Präparate angeboten. Zur regelmäßigen Anwendung kommen sie, wenn ein stark erhöhtes Kariesrisiko besteht oder wenn keine anderen Maßnahmen (fluoridiertes

Kochsalz oder Fluoridtabletten) durchgeführt werden. Folgende Patientengruppen können ein erhöhtes Kariesrisiko aufweisen:

- bei Jugendlichen mit mehr als 4 kariösen, gefüllten oder bereits entfernten bleibenden Zähnen (hoher DMFT-Wert),
- bei Patienten mit ausgeprägtem Mundhygienedefizit (Quigley-Hein-Index zwischen 3 und 5),
- bei Patienten mit festsitzenden kieferorthopädischen Geräten (vor allem Multibandapparaturen),
- bei geistig und körperlich behinderten Personen, die selbst keine korrekte Zahnpflege durchführen können,
- bei Patienten mit herabgesetzter Speicheldrüsenfunktion (Xerostomie).

Bei älteren Patienten mit hohem Kariesrisiko können regelmäßig professionell applizierte Fluoride wie Gele oder Lacke das Kariesrisiko senken. Darüber hinaus kann nach Anwendung der SÄT-Technik (Adhäsiv-Technik) Fluorid zur schnelleren Mineralisation verwendet werden.

4.4.1 Fluoridgele oder -lösungen

Fluoridgele bzw. -lösungen sind höher konzentrierte Fluoridpräparate. Sie haben oft einen Fluoridgehalt bis zu 1,25 % Fluorid.

Für die Anwendung des Fluoridgels kann ein **Medikamententräger** (z. B. eine tiefgezogene Akrylatschiene oder ein Schaumstofflöffel) benutzt werden, in den eine kleine Menge an Fluoridgel hineingegeben wird. Dieser Medikamententräger wird nach einer gründlichen Zahnreinigung für wenige Minuten eingesetzt. Danach werden die Reste ausgespuckt ohne nachzuspülen (Bild 1).

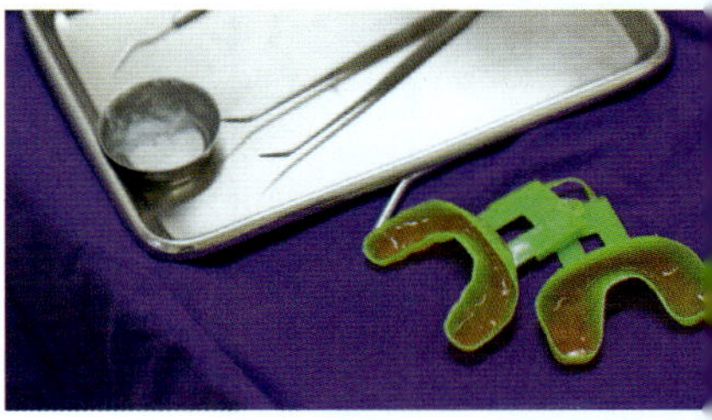

Bild 1: Medikamententräger

Die Fluoridlösung hingegen wird mittels Pinsel aufgetragen und etwas einmassiert.

Definition

Fluoridgele bzw. -lösungen dienen zur Fluoridierung bei Patienten mit erhöhtem Kariesrisiko.

4.4.2 Fluoridlacke

Fluoridlacke sind hochkonzentrierte Fluoridpräparate, sehr häufig in Konzentrationen von 2,26 % Fluorid. Nach der Reinigung des Gebisses wird relativ trockengelegt. Ca. 1 ml des Lackes werden mit einer stumpfen Kanüle auf die Kariesprädilektionsstellen aufgetragen: okklusal, zervikal und interdental (Bild 2). Beim Kontakt mit dem Speichel erhärtet der Lackfilm sofort. Der Lack soll möglichst lang einwirken können. Vor der nächsten Mahlzeit sollen die Zähne geputzt und die Lackreste ausgespuckt werden. Bei regelmäßiger halbjährlicher Anwendung des Fluoridlackes kann eine hohe Kariesreduktion erreicht werden.

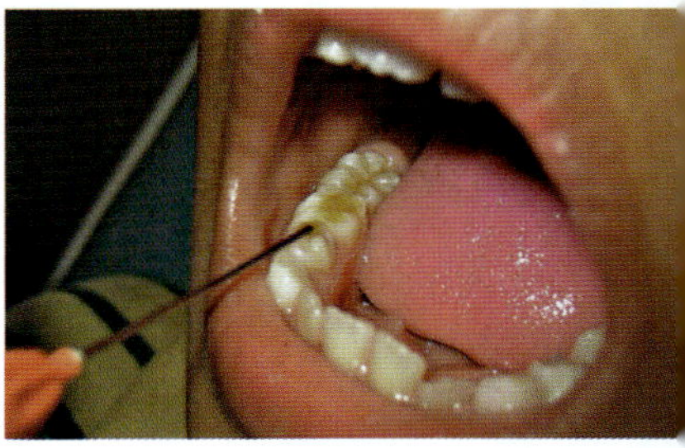

Bild 2: Fluoridlackanwendung

Definition

Fluoridlacke sind hochkonzentrierte Fluoridpräparate, die nach vorausgegangener Reinigung in der Praxis auf die Zähne aufgetragen werden. Je nach individuellem Kariesrisiko ist eine halb- oder vierteljährliche Anwendung zu empfehlen.

4.5 Prophylaxe durch Fissurenversiegelungen

Die **Fissuren** der (Milch-)Molaren und Prämolaren, die **Foramina caeca** („blinde Löcher") der oberen Frontzähne gehören zu den Kariesprädilektionsstellen (LF 4, Kap. 4.5).

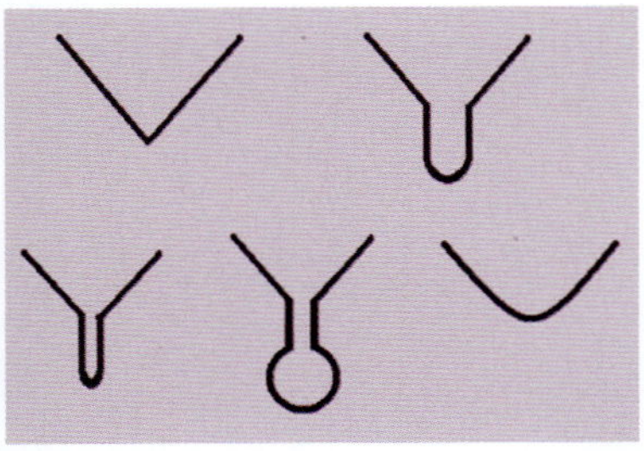

Bild 1: Verschiedene Fissurenformen V-förmig, ampullenförmig, spaltförmig, ampullenförmig mit sackähnlicher Erweiterung, U-förmig

Sie sind häufig schmal und tief. Die hier entstehende Karies kann auch bei guter Mundhygiene nicht immer verhindert werden. Bei einer **Fissurenversiegelung** wird die Fissur des Zahnes nach der Säuberung und Anätzung mit einem **niedrigviskösen, fließfähigem** Komposit **(Flow-Komposit)** aufgefüllt und abgedichtet. So werden die in der Fissur verbliebenen Bakterien von der Nährstoffzufuhr abgeschnitten. Sie können keine Säuren mehr bilden, und die Entwicklung einer Karies wird unterbunden.

Merke

Der Behandlung sollte eine sorgfältige Diagnostik vorausgehen: Nur tiefe, der Reinigung nicht zugängliche Fissuren werden versiegelt, wenn sie vollkommen kariesfrei sind. Flache Fissuren benötigen keine Versiegelung.

Definition

Als **Fissurenversiegelung** bezeichnet man den adhäsiven Verschluss der Fissuren oder Foramina caeca mit einem niedrigviskösen, fließfähigem Komposit zur Vermeidung einer Karies.

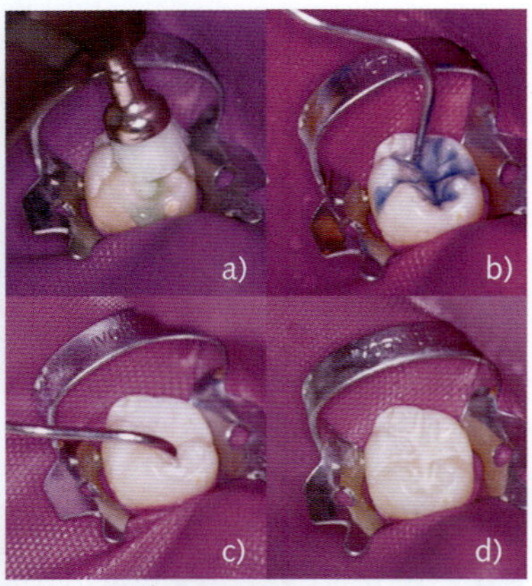

Bild 2: Versiegelung eines Zahnes, a) Reinigung, b) Ätzung, c) Auftragen des Versieglers, d) ausgehärteter Versiegler

Die Fissurenversiegelung soll möglichst schnell, d. h. spätestens ein halbes Jahr nach dem Durchbruch des Zahnes, durchgeführt werden und alle Fissuren des Zahnes erfassen. Die Zähne dürfen vorher (bis zu 3 Monate) mit keinem hochprozentigen Fluoridpräparat behandelt worden sein.

Probleme bei der Durchführung der Versiegelung ergeben sich, wenn das Zahnfleisch noch einen Teil der Kaufläche bedeckt. Diese Zahnfleischkapuze kann die wichtige Trockenlegung der Kaufläche behindern. Evtl. kann es sinnvoll sein, mit der Versiegelung zu warten und die Okklusalfläche engmaschig zu kontrollieren.

Indikationen	Kontraindikationen
• bei Kariesrisiko-Patienten: noch Kariesfreie Fissuren oder Grübchen • bei Nicht-Kariesrisiko-Patienten empfohlen: anatomisch schwierige, kariesanfällige Fissuren und/oder Grübchen	• Okklusalkaries • keine Trockenlegung möglich • nachgewiesene Allergie gegenüber Versiegelungsmaterial

Tabelle 1: Indikation und Kontraindikation einer FV

Für die Vorbereitung einer Fissurenversiegelung müssen folgende Instrumente bzw. Hilfsmittel herausgelegt werden:

Für 1) Trockenlegung	Für 2) Reinigung	Für 3) Säure-Ätz-Technik	Für 4) Spülen und Trocknen
• **relativ** durch Watterollen u. ä. oder • **absolut** durch Kofferdam	• Bürstchen, fluoridfreie Paste oder • Pulverstrahlgerät	Entsprechendes Phosphorsäure-Gel mit Applikator oder Pinsel	Multifunktionsspritze

Für 5) Auftragen des Versieglers	Für 6) Aushärtung	Für 7) Ausarbeitung/einschleifen	Für 8) Fluoridierung
• Komposit (flow) • feine Sonde oder Pinsel	Polymerisationslampe	Okklusionspapier Halter Winkelstücke mit Bohrer	Geeignetes Präparat

Tabelle 2: Vorbereitung der FV-Behandlung mit den jeweiligen Instrumenten und Hilfsmitteln

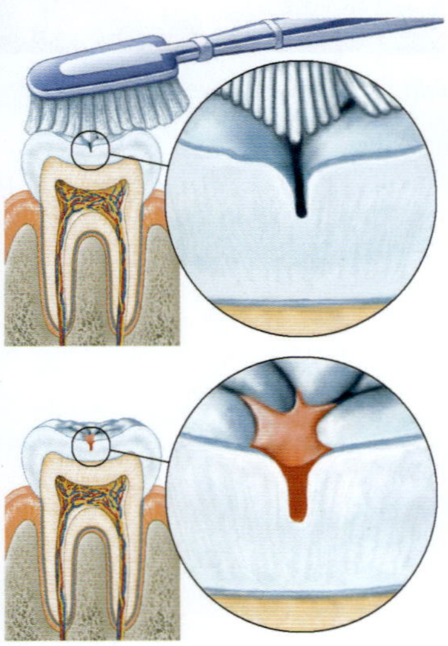

Bild 3: Fissur und Fissurenversiegelung im Längsschnitt

relative oder absolute Tockenlegung →	**Reinigung** →	**Säure-Ätz-Technik** →	**Spülen und Trocknen** ↓
Fluoridierung ←	**Ausarbeitung/Einschleifen** ←	**Aushärtung** ←	**Auftragen des Versieglers**

Tabelle 3: Assistieren bei den jeweiligen Arbeitsschritten

Merke

Wichtig ist die **Kontrolle der Versiegelung** auf Dichtigkeit. Dies geschieht im Anschluss an die Versiegelung sowie bei der halbjährlichen Kontrolle. Bei Undichtigkeiten soll die Versiegelung entfernt und erneuert werden.

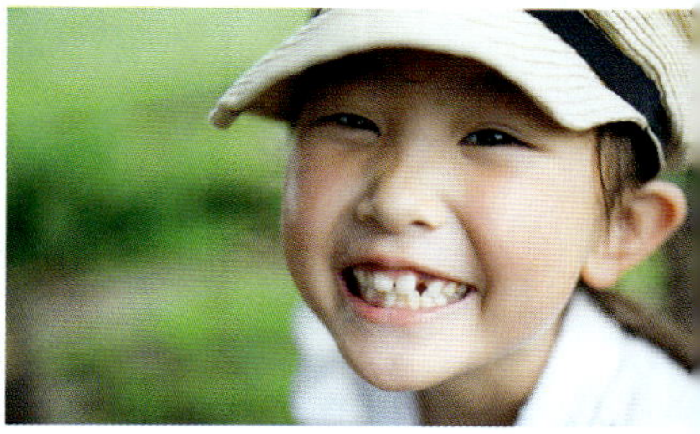

Bild 1: Sorgfältig versiegelte Zähne bleiben länger gesund.

Eine **erweiterte Fissurenversiegelung** umfasst die Behandlung einer bereits vorhandenen kleinen Fissurenkaries, wenn okklusal eine kleine einflächige Füllung zusätzlich zur Fissurenversiegelung gelegt werden muss.

Aufgaben

1. Unterscheiden Sie den Sinn der Gingiva- und Plaqueindices und nennen Sie die Indizes, die in Ihrer Praxis benutzt werden.
2. Definieren Sie den Begriff Plaquerevelator und nennen Sie Beispiele.
3. Füllen Sie das Formblatt beispielhaft aus, errechnen und bewerten Sie den API bei folgenden Werten:
   - 18 von 28 möglichen Stellen
   - 6 von 25 möglichen Stellen
   - 12 von 28 möglichen Stellen.
4. An welchen Stellen in den jeweiligen Quadranten wird der API beurteilt?
5. Erläutern Sie den dmft-Index. Was ist der Unterschied zum DMFT- bzw. DMFS-Index?
6. Wie kann ein erhöhtes Kariesrisiko festgestellt werden?
7. Wie kann die Anzahl der Streptokokkus mutans-Bakterien reduziert werden?
8. Erläutern Sie die Arbeitsschritte während einer PZR.
9. Nennen Sie die Wirkung von Fluoriden an den Zähnen.
10. Erläutern Sie die Möglichkeiten der lokalen Fluoridanwendung und deren Dosierung.
11. Welche Fissurenformen gibt es? Welche haben eine besondere Bedeutung in Bezug auf Karies?
12. Wann ist eine Fissurenversiegelung zeitlich sinnvoll?
13. Erstellen Sie eine Mindmap zum Ablauf einer Fissurenversiegelung mit benötigten Instrumenten.

Fast alle bei der FV benutzen Instrumente, die wiederaufbereitet werden, sind in der Risikoeinstufung der Medizinprodukte in die Klassen unkritisch oder semikritisch A bzw. B einzuordnen (siehe LF 3).

R

Hygiene-Check

Hygiene-Check

Prophylaxe A – Professionelle Zahnreinigung (PZR)

Im Behandlungszimmer liegen nach einer Fissurenversiegelung noch einige Instrumente und Materialien. Stufen Sie diese für die hygienische Aufbereitung ein.

Einwegartikel – unkritisch – semikritisch A – semikritisch B – kritisch A – kritisch B – kritisch C

Instrument – Hilfsmittel – Material	Einstufung für die hygienische Aufbereitung
1. Spiegel, zahnärztliche Sonde, College-Pinzette	
2. ZEG-Aufsatz für Ultraschall (Benutzung supragingival)	
3. Handstück für Ultraschallgerät	
4. Scaler (Benutzung supragingival)	
5. Polierkelche	
6. Küretten (falls eingesetzt)	
7. Zahnseide	
8. Watterollen	
9 Aufsatz für Pulverstrahlgerät	
10. Grünes Winkelstück/Polierwinkelstück	
11. Dappenglas	
12. Polierbürstchen	

Die Risikobewertung der Instrumente erfolgt praxisindividuell. Bei der Einstufung sind die Beschaffenheit des Instrumentes und das Einsatzgebiet zu berücksichtigen.

Hygiene-Check

Hygiene-Check

Prophylaxe B – Fissurenversiegelung (FR)

Im Behandlungszimmer liegen nach einer Fissurenversiegelung noch einige Instrumente und Materialien. Stufen Sie diese für die hygienische Aufbereitung ein.

Einwegartikel – unkritisch – semikritisch A – semikritisch B – kritisch A – kritisch B – kritisch C

Instrument – Hilfsmittel – Material	Einstufung für die hygienische Aufbereitung
1. Spiegel, zahnärztliche Sonde, College-Pinzette	
2. Kofferdam-Lochzange)	
3. Bürstchen	
4. Watterollen	
5. Ansatz der Polymerisationslampe	
6. Pinsel zum Auftragen des Ätzgels	
7. Mund-/Wasserspritzen-Ansatz	
8. ZEG-Ansatz	
9 Matrizenhalter	
10. Winkelstück	
11. Diamantschleifer	
12. Polierbürstchen	

Die Risikobewertung der Instrumente erfolgt praxisindividuell. Bei der Einstufung sind die Beschaffenheit des Instrumentes und das Einsatzgebiet zu berücksichtigen.

5 Prophylaxe durch häusliche Mundhygiene-Maßnahmen

Die Hilfsmittel zur häuslichen Mundhygiene sind zahlreich: Neben Zahnbürsten mit Zahnpasten sind Zahnseide bzw. Zahnzwischenraumbürsten bei Patienten sehr bekannt. Ebenso beliebt sind Mundduschen und geeignete chemische Mittel zur Plaqueerkennung (Revelatoren) und -kontrolle. Auch bestimmte höher dosierte Fluoridpräparate wie Fluoridgele werden Patienten zur häuslichen Mundpflege empfohlen.

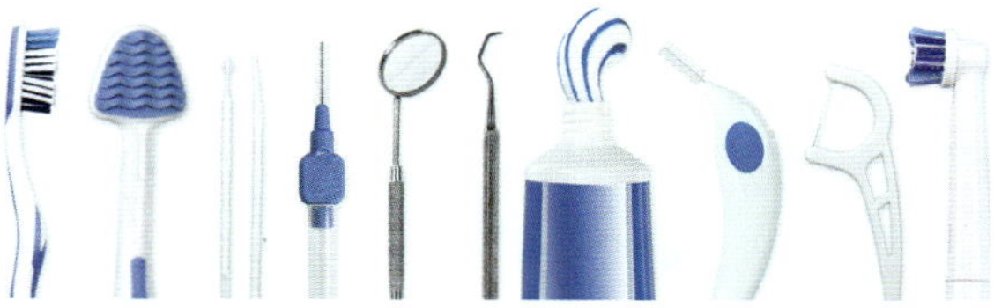

Bild 1: Alles zum Sauberhalten der Zähne

5.1 Zahnbürsten

Das wichtigste Instrument für die häusliche Mundhygiene ist die Zahnbürste. Sie wird zur besseren Entfernung von Plaque und Schmutzpartikeln zusammen mit einer Zahnpaste angewendet.

Eigenschaften einer guten Handzahnbürste

- mittelgroßer Bürstenkopf, nicht länger als ein Putzabschnitt von 2 bis 3 Zähnen
- dünne, flexible, endgerundete Nylonborsten, die zu Büscheln zusammengefasst sind (multitufted, Bild 2)
- bedarfsorientierte Borstenhärte: Plaqueentfernung am besten durch harte Bürste, am wenigsten Weichgewebsverletzungen durch weiche Bürste → mittelharte Borstenhärte als Kompromisslösung
- stabiler und handlicher Griff, bei Kindern und älteren Patienten etwas dicker
- gute Haltbarkeit

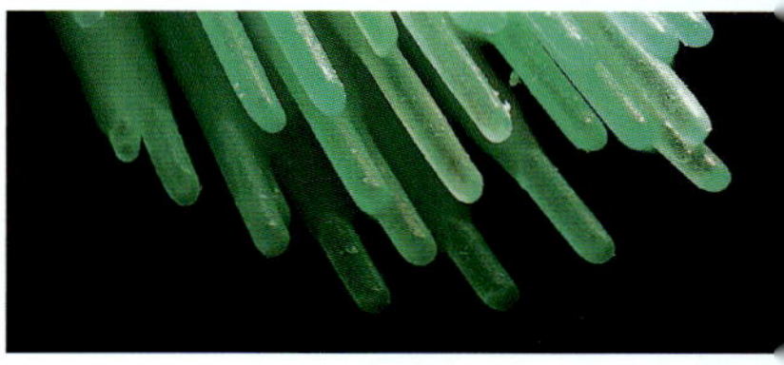

Bild 2: Multitufted und endgerundete Borsten

multitufted
vielbüschelig

Borsten mit ausgefransten Enden (Bild 3) verletzen das Weichgewebe beim Putzen und erzeugen einen starken Abrieb der Zahnhartsubstanzen. Es gibt Zahnbürsten, bei denen sich in der Mitte einige Büschel mit eingefärbten Borsten befinden. Die Farbe verblasst mit der Zeit, so dass ein Indikator vorhanden ist, wann die Zahnbürste gewechselt werden soll. Dies ist nach ca. zwei bis drei Monaten sinnvoll, damit die Entstehung von Bakterienkolonien auf den Borsten nicht erfolgen kann.

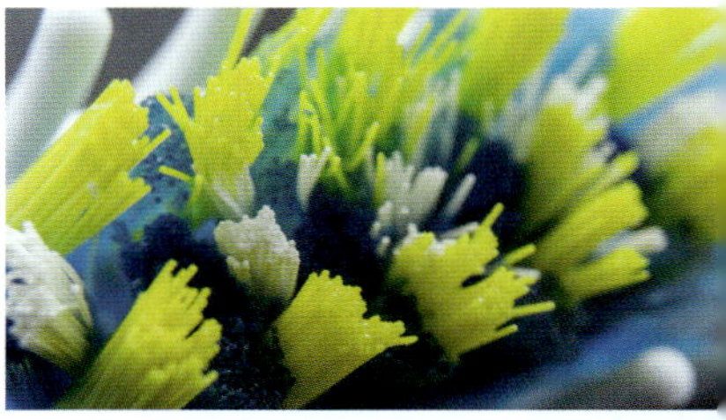

Bild 3: Ausgefranste Borsten einer Zahnbürste

Praxisinfo

Naturborsten sind Haare, die mit Poren und Hohlräumen versehen sind. Diese mikroskopisch feinen Öffnungen sind ideale Schlupfwinkel für Bakterien. Da sich Naturborsten nicht abrunden lassen, haben sie scharfe Kanten und erzeugen beim Gebrauch feinste Verletzungen der Gingiva. Zahnbürsten mit Naturborsten sind aus diesen beiden Gründen abzulehnen.

rotierend
kreisförmig

Elektrische Zahnbürsten sind sehr unterschiedlich in ihrer Gestaltung. Der Bürstenkopf kann ähnlich aussehen wie bei einer Handzahnbürste. Von den Patienten gut angenommen sind die Bürstenköpfe, die kleiner und rund gestaltet sind. Mittlerweile gibt es eine Vielzahl von Bürstenköpfen mit unterschiedlichen Einsatzgebieten: Borsten in Becherform (gute Reinigung um die Zähne herum), Borsten mit diagonaler Anordnung (gute Reinigung des Zahnfleischsulkus), unterschiedliche Borstenlängen (gute Reinigung der Approximalräume) oder Bürstenköpfe mit integriertem Polieransatz (Glättung nach erfolgter Reinigung, Bild 4).

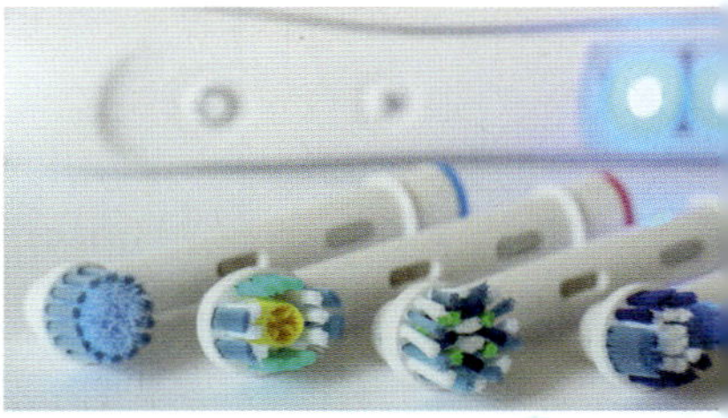

Bild 4: verschiedene Aufsätze einer elektrischen Zahnbürste

Wichtige Themen einer Patientenaufklärung können allgemein die Relevanz der Mundhygiene sein und die Häufigkeit einer Reinigung. Hier wird empfohlen, morgens nach dem Frühstück und besonders gründlich abends zum Abschluss. Im Speziellen kann hier über die individuelle Auswahl der Zahnbürste und der Zahnputztechnik (Kapitel 5.2) beraten werden.

5.2 Zahnputztechniken

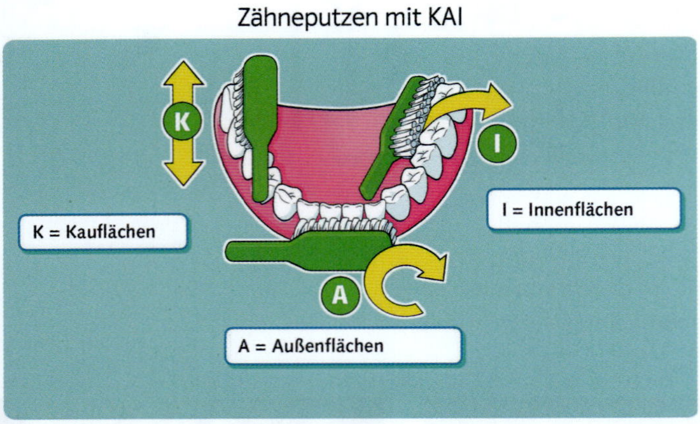

Bild 1: Zähneputzen mit der KAI-Technik

Dem Patienten können von dem Zahnarzt bzw. der Zahnärztin oder der fortgebildeten Zahnmedizinischen Fachangestellten unterschiedliche Zahnputzmethoden vorgestellt werden, je nach Parodontalzustand und Geschicklichkeit. Diese Putztechniken sind für Handzahnbürsten entwickelt worden.

Auch wenn elektrische Zahnbürsten dem Patienten den komplizierten Bewegungsablauf abnehmen, ist ihre Benutzung dennoch sorgfältig einzuüben. Es empfiehlt sich daher für die Patienten, bei Mundhygieneunterweisungen ihre eigene Zahnbürste, ob manuell oder elektrisch, mitzubringen.

Für die Zahnreinigung hat sich eine generelle **Putzsystematik** bewährt, damit keine Bereiche ausgelassen werden. Sehr bekannt ist das **KAI**-System:

Merke

K = bei den Kauflächen (okklusal) beginnend,

A = weiter bei den Außenflächen (vestibulär) und

I = bei den Innenflächen (oral) endend.

Bei Kindern bis zum Alter von 7 bis 8 Jahren ist die Feinmotorik noch nicht gut ausgebildet, so dass die Eltern jedes Mal, besonders abends, nachputzen sollten.

1) Horizontale Schrubbmethode

Die naturgemäß von Kindern und vielen Erwachsenen durchgeführte „Schrubbmethode", bei der die Zähne durch rein horizontale Schrubb- und Scheuerbewegungen gereinigt werden sollen, reicht in der Regel nicht aus, um eine optimale Reinigung zu erzielen. Vor allem die Interdentalräume und der Zahnfleischsaum werden hierbei nicht ausreichend erfasst und gesäubert. (Bild 2).

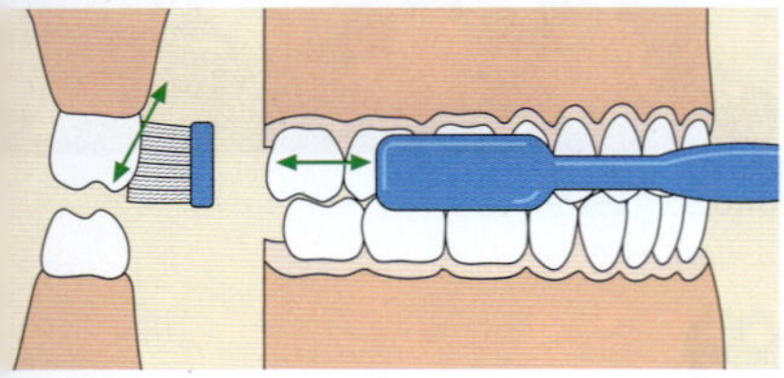

Bild 2: Schrubbmethode

2) Rot-Weiß-Technik nach Leonhard

Bei der Rot-Weiß-Technik wird die Zahnbürste im Zahnfleischsaumbereich supragingival senkrecht auf Zähne und Zahnfleisch aufgesetzt und vertikal bewegt, das heißt vom Zahnfleisch (rot) zur Zahnkrone (weiß) hin (Bild 3). Bei der Reinigung der Außenflächen werden die Zähne in Kopfbissstellung gebracht, während die Innenflächen im Oberkiefer und Unterkiefer bei geöffnetem Mund gereinigt werden. Die Kauflächen werden nach der Schrubbmethode gereinigt.

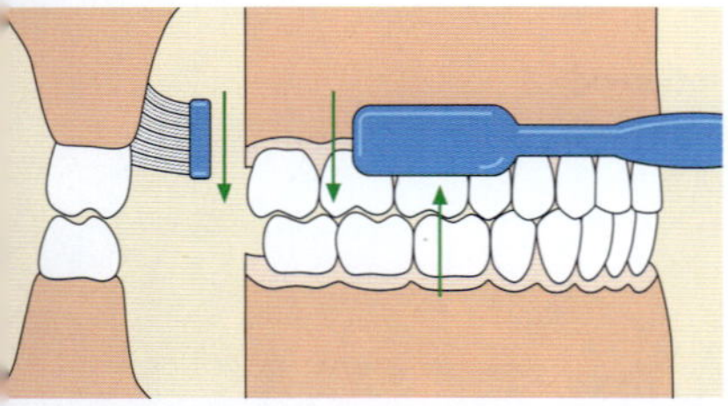

Bild 3: Rot-Weiß-Technik nach Leonhard

Definition

Die **Rot-Weiß-Technik** ist eine einfache Zahnputztechnik, bei der die Zahnbürste vom Zahnfleisch zur Zahnkrone hinbewegt wird. Die Technik ist für Schulkinder ab 8 Jahren geeignet.

3) Rotationsmethode nach Fones

Die Rotationstechnik ist eine leicht zu lernende Zahnpflegetechnik für Kinder, die mit großen kreisenden Bewegungen arbeitet. Zur Reinigung der Außenflächen der Zähne werden die Schneidezähne in Kopfbissstellung gebracht. Beginnend im Molarenbereich werden dann die Zähne mit großen kreisenden Bewegungen gereinigt (Bild 1). Dabei werden die bukkalen Zahnflächen der oberen und unteren Zähne in einem Arbeitsgang erfasst. Die Innenflächen werden mit kleinen Kreisbewegungen gereinigt. Hier werden Oberkiefer- und Unterkieferzähne getrennt gebürstet. Auch bei der Reinigung der Kauflächen werden leicht kreisende Bewegungen gemacht.

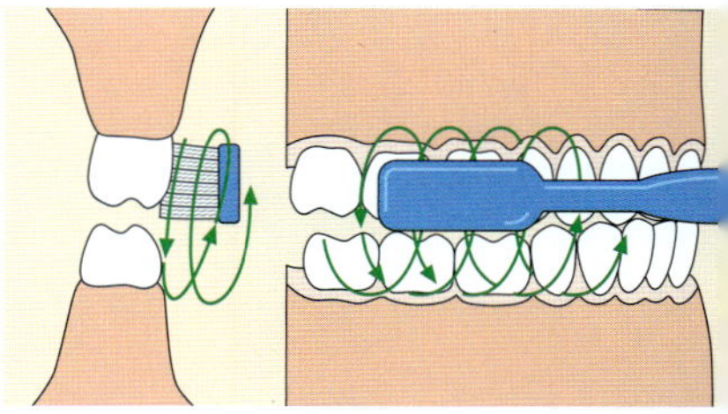

Bild 1: Rotationstechnik nach Fones

Definition

Die **Rotationstechnik** ist eine einfach zu erlernende Zahnputzmethode, die als erste Putztechnik für Kinder ab dem Kindergartenalter angezeigt ist.

4) Modifizierte Bass-Technik

Die Bass-Technik, die zur Karies- und Parodontitisprophylaxe empfohlen wird, ist wegen ihres komplizierten Bewegungsablaufs ab dem Teenageralter geeignet.

Die Borsten der Zahnbürste werden je zur Hälfte auf die Gingiva und auf den Zahnhals aufgesetzt. Dabei sollen die Borsten in einem Winkel von ca. 45 ° zur Zahnachse in Richtung Wurzelspitze zeigen. Die Bürste wird dann unter Druck gesetzt bzw. aktiviert und mit leichten Rüttelbewegungen auf der Stelle hin- und herbewegt. Die Borsten bleiben während dieser ca. 10 bis 20 Sek. dauernden Massage etwa an derselben Stelle liegen. Dann erfolgt eine Abrollbewegung Richtung Zahnkrone. Der beschriebene Bewegungsablauf wird für jeweils 2 bis 3 Zähne wiederholt, sowohl an den Außenflächen als auch an den Innenflächen der Zähne (Bild 2). Die Kauflächen werden nach der Schrubbmethode gereinigt. Mit dieser Technik werden die Zähne sowohl in den Interdentalräumen als auch im Bereich des Zahnfleischsaumes besonders sorgfältig gereinigt.

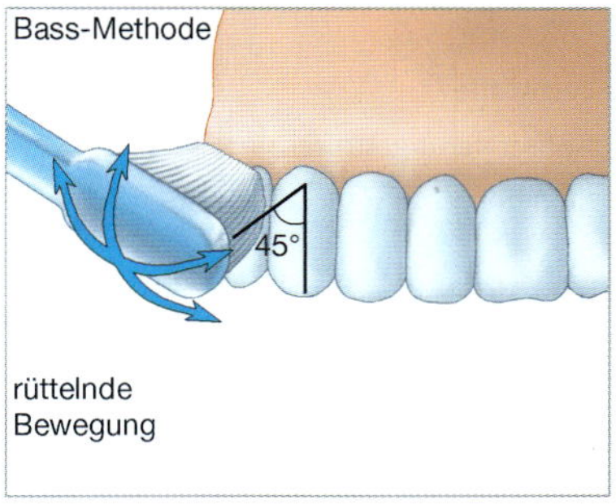

Bild 2: Bass-Technik

Definition

Die **modifizierte Bass-Technik** ist eine Massagetechnik für das Zahnfleisch, mit einer besonders guten Reinigung der interdentalen, supra- und leicht subgingivalen Bereiche. Sie ist vornehmlich für motorisch geschicktere Patienten meist ab dem Teenageralter geeignet.

Rezession
Rückgang der Gingiva

5) Modifizierte Stillman-Technik

Die Technik ist für Patienten von Vorteil, wenn Rezessionen (siehe LF 8, Kap. 2.4) vorliegen. Das Borstenfeld zeigt Richtung Vestibulum und wird unter leichtem Druck an die Gingiva gelegt (Bild 3). Ohne Abrollen des Bürstenkopfes wird dieser mit kleinen Kreisbewegungen zur Kaufläche hinbewegt, so dass die Borsten über die Zahnflächen gleiten. Dieses wird pro Zahn ca. dreimal wiederholt.

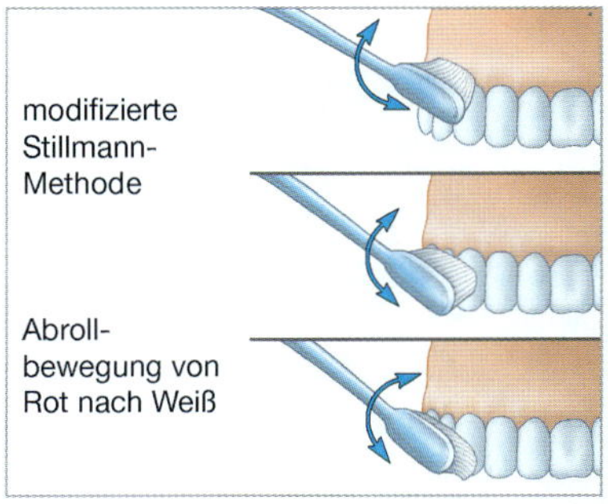

Bild 3: modifizierte Stillman-Technik

Definition

Die **modifizierte Stillman-Technik** ist eine weichgewebsschonende Methode, bei der die Plaque oft nicht optimal entfernt wird.

6) Technik bei elektrischen Zahnbürsten

Elektrische Zahnbürsten sind unterschiedlich in ihrem Bewegungsablauf. Neben den Bewegungen, die eine Kreis-Schwingbewegung **(rotierend-oszillierend)** durchführen,

oszillierend
4 000 bis 7 000 Mal pro Minute schwingend

Schall
15 000 bis 40 000 Mal pro Minute schwingend

gibt es anspruchsvolle Modelle, die Vibrationen im Frequenzbereich des Schalls durchführen **(Schallzahnbürsten)**.

Durch die optimierten Bewegungsabläufe können die höherwertigen elektrischen Zahnbürsten auch in den Approximalräumen reinigen. Sie sind den Handzahnbürsten überlegen, welches durch eine Verlängerung der Putzzeit mit der Handzahnbürste ausgeglichen werden kann.

Elektrische Zahnbürsten können zudem wertvolle Hilfsmittel für die Zahnpflege bei Patienten mit eingeschränkter Motorik, älteren oder behinderten Patienten sein: Sie können die komplizierten Bewegungsabläufe, die für eine gute Zahnreinigung notwendig sind, oft nicht korrekt durchführen. Bei Kindern kann die elektrische Zahnbürste den Spieltrieb anregen und das Zähneputzen dadurch attraktiver machen.

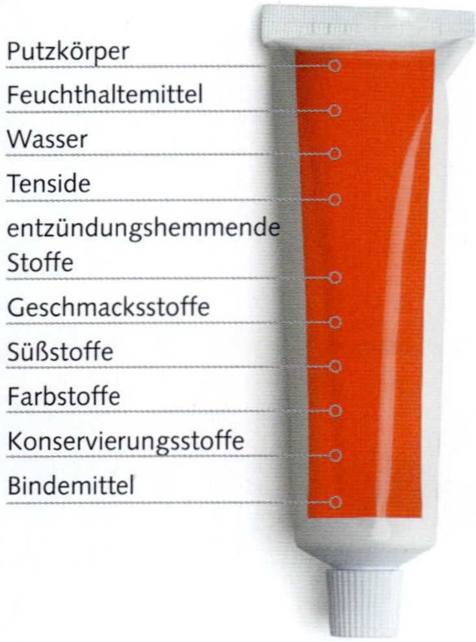

Bild 1: Inhaltsstoffe von Zahnpaste

5.3 Zahnpasten

Zahnpasten sind Hilfsmittel zur Reinigung der Zähne. Durch den Gebrauch von Zahnpaste vermindert sich die zur Zahnreinigung benötigte Zeit um etwa ein Drittel. Um eine gute Reinigungswirkung und um zusätzliche therapeutische Wirkungen zu erzielen, sind Zahnpasten folgendermaßen zusammengesetzt (Bild 1):

Abrasivität
Abrieb

Zusammensetzung einer Standard-Zahnpaste	
20–40 %	**Putzkörper** • Scheuermittel, die Verschmutzungen durch erhöhte Reibung beseitigen helfen • z. B. Kieselsäure, Siliciumdioxid, Aluminiumoxidtrihydrat, Calciumcarbonat, Natriumhydrogencarbonat • **RDA-Wert:** je höher der Wert, desto höher ist Abrasivität, desto höher ist die Gefahr von keilförmigen Defekten als Putzschaden • Größe, Form und Anzahl der Putzkörper bestimmen den Grad der Abrasivität (Abrieb)
20–40 %	**Feuchthaltemittel** • z. B. Sorbitol, Glycerin
20–40 %	**Wasser**
0–2 %	**Tenside (Netzmittel)** • Schaumbildner, waschaktive Substanzen, die feine Schmutzteilchen entfernen • z. B. Seifen, Natriumlaurylsulfat
1 %	evtl. medikamentöse Zusätze • **kariespräventive Zusätze (Fluoride)** bis Schuleintritt (Kinderpasten) mit aktuell empfohlener Konzentration von 1 000 ppm ab Schuleintritt mit einer Konzentration zwischen 1 000–1 500 ppm • **entzündungshemmende Zusätze** (Extrakte aus Kamille, Salbei oder Rosmarin, Chlorhexidindigluconat) • **antibakterielle Zusätze** (z. B. Zinksalze [nur in Erwachsenen-Zahnpaste möglich, Kinder und Jugendliche sollen keine Pasten mit Zinkzusatz wegen der Gefahr einer Überdosierung verwenden], Triclosan) • **empfindlichkeitsreduzierende Zusätze** (z. B. Kaliumnitrat, Hydroxylapatit, Strontiumchlorid)

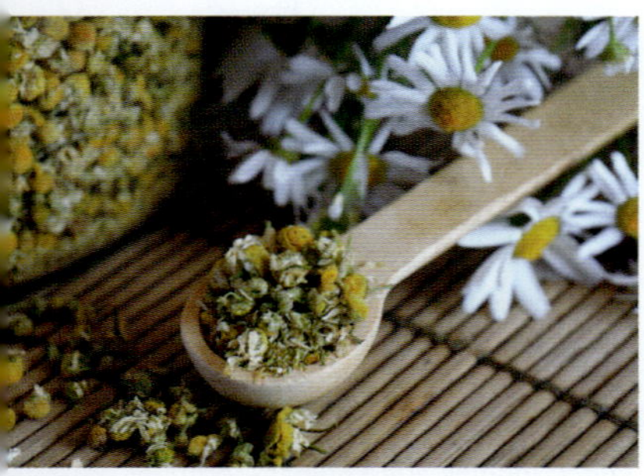

Bild 2: Kamille wirkt entzündungshemmend.

Zusammensetzung einer Standard-Zahnpaste	
2 %	**Geschmacksstoffe** • z. B. Menthol, Pfefferminzöl, Nelkenöl, Anisöl, Fenchelöl
2 %	**Süßstoffe** • z. B. Saccharin, Aspartam oder Xylit
0,5 %	**Farbstoffe** • z. B. Lebensmittelfarbstoffe wie Mica für Glimmer, Kupferphthalocyanin für blau
0,5 %	**Konservierungsstoffe** • z. B. Parabene
2 %	**Binde- und Gleitmittel** • Stabilität, keine Entmischung der Bestandteile, kein Austrocknen • z. B. Algin, Carragen oder Methylcellulose

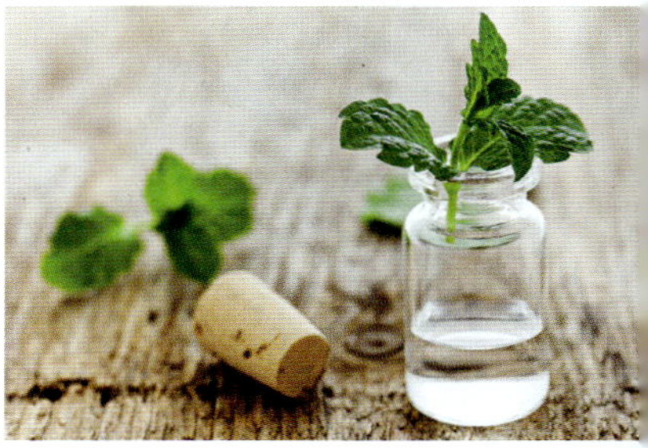

Bild 1: Pfefferminzöl gibt der Zahnpasta einen frischen Geschmack.

Merke

RDA = engl. Radioactive-Dentine-Abrasion, Abrasion von radioaktivem Dentin

RDA-Wert größer 95	hohe Abrasivität, keinesfalls für den Dauergebrauch, in sogenannten Weißmacherpasten
RDA-Wert zwischen 50–80	höhere Abrasivität bei recht starker Reinigung
RDA-Wert zwischen 35–50	guter Kompromiss zwischen geringer Abrasivität und Reinigungswirkung
RDA-Wert unter 30	geringe Abrasivität, aber auch geringere Reinigungswirkung

Praxisinfo

Vor allem Patienten mit keilförmigen Defekten oder Abrasionen an den Zahnhälsen (LF 4, Kapitel 3.1.4) sollen Zahnpasten ohne oder mit geringem Putzkörperzusatz bevorzugen.

In Kinderzahnpasten soll auf einen süßen Geschmack verzichtet werden, damit sie nicht extra viel verschlucken.

Für das Zähneputzen bei Milchzähnen (ab dem ersten Zahndurchbruch bis zum 2. Geburtstag) sind Zahnpasten mit den Dosierungen 500 ppm bzw. 1 000 ppm geeignet. Sie werden erbsengroß (500 ppm) oder reiskorngroß (1 000 ppm) 2x täglich z. B. mit einem Wattestäbchen auf die Zähne aufgetragen.

Vom 2. bis zum 6. Geburtstag wird die tägliche Dosis auf einen erbsengroßen Klecks in der Dosierung 1 000 ppm Fluorid erhöht.

Es ist darauf zu achten, dass die Öffnung der Tube diese kleinen Dosierungsmengen ermöglicht.

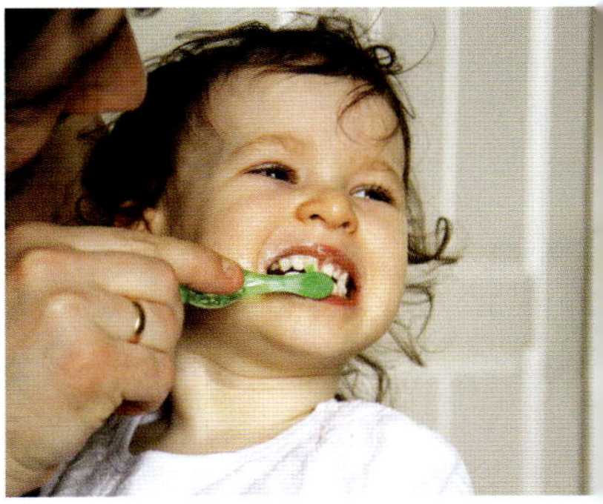

Bild 2: Sorgfältige Zahnpflege ist schon bei Milchzähnen notwendig.

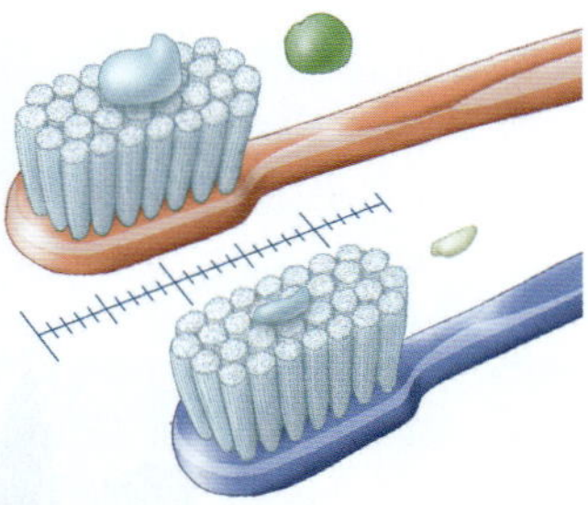

Bild 1: Unterschied erbsen- bzw. reiskorngroße Zahnpastenemenge

Empfehlung zur Anwendung von Kinderzahnpasten

Alter	Konzentration	Häufigkeit	Menge
Ab Durchbruch des ersten Zahnes bis zum 2. Geburtstag	500 ppm	2 mal tgl.	erbsengroß
		alternativ	
	1 000 ppm	2 mal tgl.	reiskorngroß
Vom 2. bis zum 6. Geburtstag	1 000 ppm	2 mal tgl.	erbsengroß
Zusätzlich fluoridiertes Speisesalz mit Beginn der Teilnahme des Kindes an der Familienverpflegung			

(Quelle: DGPZM, Stand: 2018)

5.4 Zahnseide

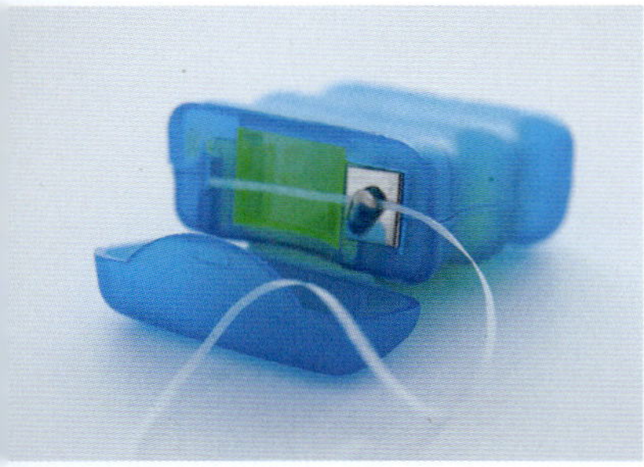

Bild 2: Zahnseide

Bei weitgehend gesundem Parodontium, wenn der Interdentalraum noch komplett von der Zahnfleischpapille ausgefüllt wird, hat sich Zahnseide zur Plaqueentfernung bewährt. Sie besteht aus Nylonfasern.

Zahnseide soll einmal täglich angewendet werden. Dabei sind dem Patienten bzw. der Patientin je nach Fingerfertigkeit und Anwendungsgebiet verschiedene Zahnseiden vorzustellen.

Arten von Zahnseide		
ungewachst	**gewachst**	**Superfloss**
• gute Reinigungswirkung • auch für enge Zahnzwischenräume geeignet • dünner, reißt etwas schneller	• für den noch ungeübten Patienten • leichteres Einführen über den Kontaktpunkt • evtl. Rückstände von Wachs • dicker, reißt etwas weniger schnell	• mit einem aufgebauschten Mittelteil zur Reinigung und einem gehärteten Endstück als Einfädelhilfe • für die Reinigung der Auflageflächen von Brückenzwischengliedern

Durchführung der Reinigung mittels Zahnseide (Seite 429, Bild 1):
1) Ein ca. 50 cm langer Zahnseidefaden wird ungleichmäßig um die Mittelfinger beider Hände gewickelt, d. h. um einen Mittelfinger viel Faden, um den anderen Mittelfinger wenig Faden so dass der Faden gespannt werden kann.
2) Daumen und Zeigefinger halten einen ca. 2 cm langen Abschnitt gespannt.
3) Der gespannte Abschnitt wird über den Kontaktpunkt mit leicht sägenden Bewegungen gedrückt.
4) Die Faden wird am Zahn entlang der mesialen bzw. distalen Approximalflächen bis in den Sulkus durch Auf- und Ab-Bewegungen hineingeführt.
5) Nach Herausziehen wird das gebrauchte Stück Zahnseide auf dem Mittelfinger mit wenig Faden aufgerollt, und vom Mittelfinger mit viel Faden ein neues Stück freigegeben.

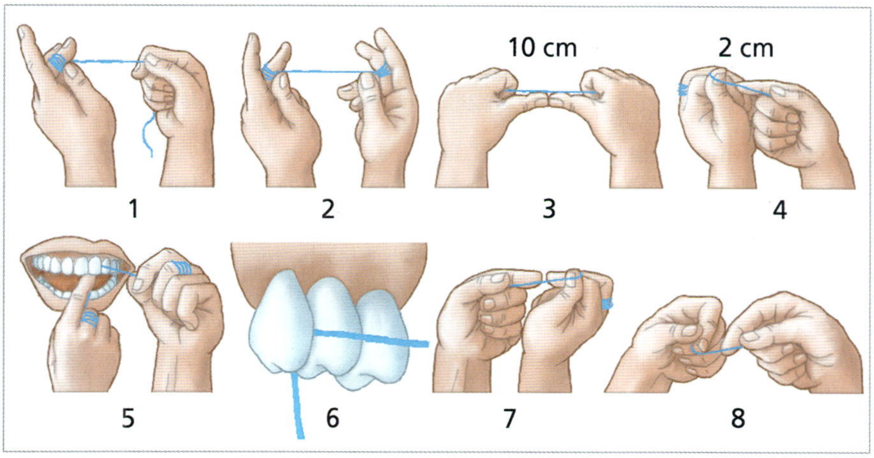

Bild 1: Zahnseidegebrauch

Für Patienten, denen das Fädeln zu aufwendig ist oder deren Finger in der Beweglichkeit eingeschränkt sind, gibt es Zahnseidehalterungen oder auch Zahnseide-Sticks (Bild 2). Die Halter können die Anwendung erleichtern, jedoch ist der Reinigungseffekt nicht optimal, da der Kontur des Zahnes oft nicht gefolgt werden kann.

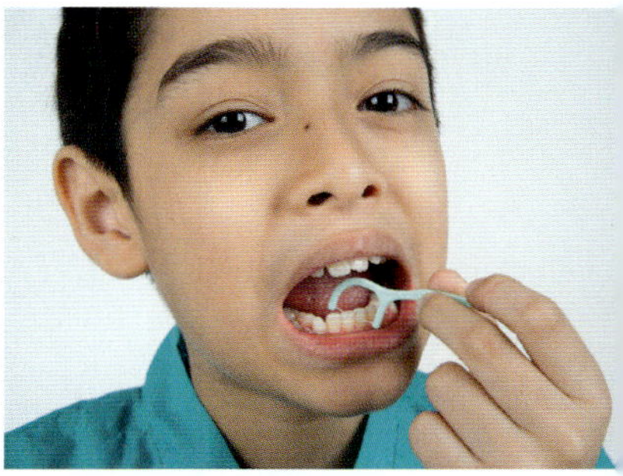

Bild 2: Zahnseide-Stick

Definition

Zahnseide ist eine gute Möglichkeit zur Reinigung von Interdentalräumen. Gereinigt wird nur mit Auf- und Ab-Bewegungen. Voraussetzung ist die manuelle Geschicklichkeit des Patienten bzw. der Patientin.

5.5 Interdentalraumbürsten

Interdentalraumbürsten eignen sich hervorragend zur Reinigung von offenen Approximalräumen. Es gibt sie in verschiedenen Größen, die entsprechend der Weite der Interdentalräume ausgesucht werden sollen (Bild 3 und 4). Zur optimalen Reinigung werden sie von vestibulär in die Interdentalräume eingeführt.

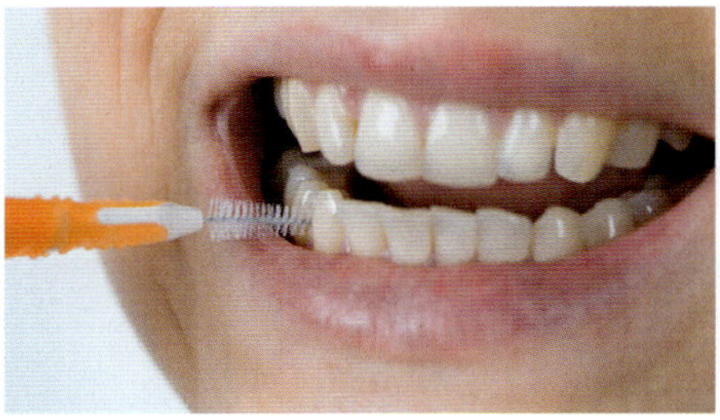

Bild 3: Interdentalraumbürste

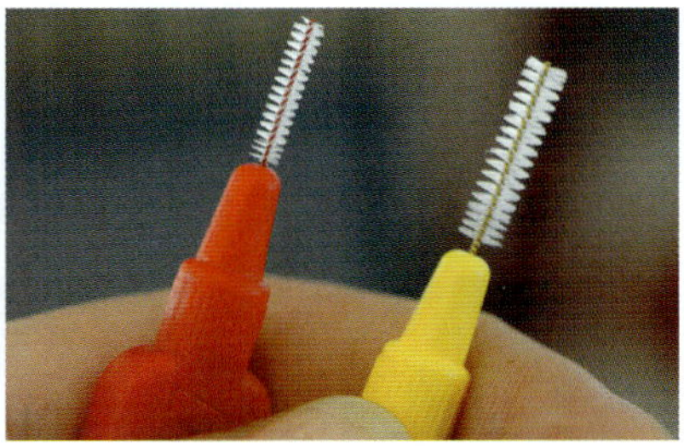

Bild 4: Größen von unterschiedlichen Interdentalraumbürsten

Bei parodontal stärker geschädigten Zähnen mit approximal konkaven Wurzeloberflächen, sowie im Bi- oder Trifurkationsbereich der Molaren haben Interdentalraumbürstchen einen deutlich besseren Reinigungseffekt als Zahnseide.

Definition

Interdentalraumbürsten dienen zur Reinigung von weiten Interdentalräumen sowie von schlecht zugänglichen Nischen bei festsitzendem Zahnersatz.

5.6 Mundduschen

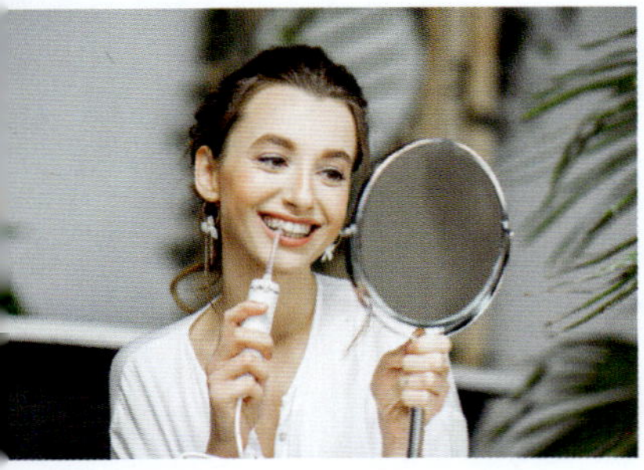

Bild 1: Strahlrichtung der Munddusche

Speisereste und Zahnbeläge, die mit der Zahnbürste gelockert worden sind, können mit einer Munddusche zwischen den Zähnen herausgespült werden.

Mundduschen sind aber nicht in der Lage, gewachsene Plaque vollständig zu entfernen. Zudem sollen Patienten darauf hingewiesen werden, dass der Strahl **nur horizontal** bzw. **leicht schräg vom Zahnhals Richtung Zahnkrone** (Bild 1) gerichtet werden darf. Wird der Strahl in die Zahnfleischtasche hinein gerichtet, kann der Wasserdruck Bakterien aus der Zahnfleischtasche in das Gewebe hineindrücken. Wenn diese Bakterien dann mit dem Blutkreislauf verschleppt werden (Bakteriämie), ist eine besondere Gefährdung für Patienten mit Herzkrankheiten gegeben (Endokarditisrisiko).

Üblicherweise werden mehrstrahlige Mundduschen mit pulsierendem Strahl den einstrahligen Mundduschen vorgezogen.

Definition

Mundduschen dienen zur Entfernung von groben Verschmutzungen in schlecht zugänglichen Bereichen des Gebisses. Sie sind eine sinnvolle Ergänzung zu den eingeführten Zahnpflegemaßnahmen, Sie können grobe Verschmutzungen wegspülen, aber keine gewachsene Plaque entfernen.

5.7 Zungenreiniger

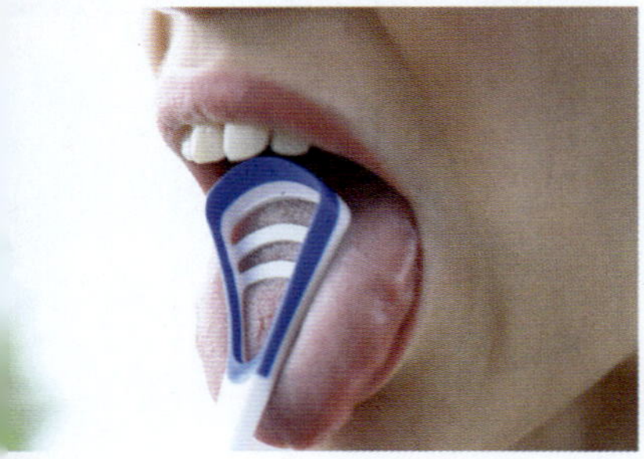

Bild 2: Zungenreiniger

Die Zunge ist ein Organ, das durch seine raue Oberfläche als idealer Nistplatz für Bakterien gilt. Bei der Mundhygiene soll sie daher nicht vernachlässigt werden. Vor allem bei Patienten, die unter Mundgeruch (Halitosis) leiden, kann eine Verbesserung durch die regelmäßige Reinigung der Zungenoberfläche nachgewiesen werden. Neue Studien weisen darauf hin, dass die Zungenreinigung keinen prophylaktischen Effekt auf Parodontitis haben soll.

Definition

Zungenreiniger sind Instrumente, mit denen die Zungenoberfläche abgeschabt oder abgebürstet wird, um z. B. Mundgeruch (Halitosis) zu minimieren. (Bild 2).

5.8 Chemische Plaqueentfernung

Wirkung von Chlorhexidindiglukonat	
Vorteile	**Nachteile**
in geringer Konzentration: bakteriostatisch in stärkerer Konzentration: bakterizid	braune Verfärbungen auf den Zähnen, Schleimhäuten und der Zunge
Reduktion der Plaque	mögliche Störung der Geschmacksempfindung
antiseptische Wirkung	mögliche Abschilferung der oberen Schleimhautschicht
Verringerung des Mundgeruchs (Halitosis)	Inaktivierung durch Natriumlaurylsulfat und Triclosan (mögliche Bestandteile der Zahnpaste)

Chlorhexidindigluconat (CHX) hat sich als Mittel zur chemischen Plaquekontrolle bewährt. Auf dem Markt wird es in verschiedenen Zubereitungen (Lösungen, Gele und Lacke) und Konzentrationen (0,03–2 %) angeboten. CHX-Chips haben sogar eine 36 % Konzentration und können direkt in die parodontale Tasche gebracht werden.

Chlorhexidin lagert sich während des Spülens an Bakterien, an den Schmelz sowie an die gesamte Schleimhaut an. Es bleibt dadurch länger in der Mundhöhle und entwickelt eine Langzeitwirkung.

Definition

Die Verwendung **chemischer Mittel zur Keim- und Plaquereduktion** (Chlorhexidindiglukonat, CHX) ist im Rahmen einer Parodontitisbehandlung, prä- und postoperativ, und bei Mundgeruch ergänzend sinnvoll.

präoperativ
vor einem operativen Eingriff

postoperativ
nach einem operativen Eingriff

5.9 Häusliche Zusatz-Fluoridierung durch Gele, Spülungen und Tabletten

Fluoridgele bzw. -spülungen

Auch für den Alltag der Patienten gibt es auf dem Markt viele ergänzende Fluoridpräparate (Bild 1).

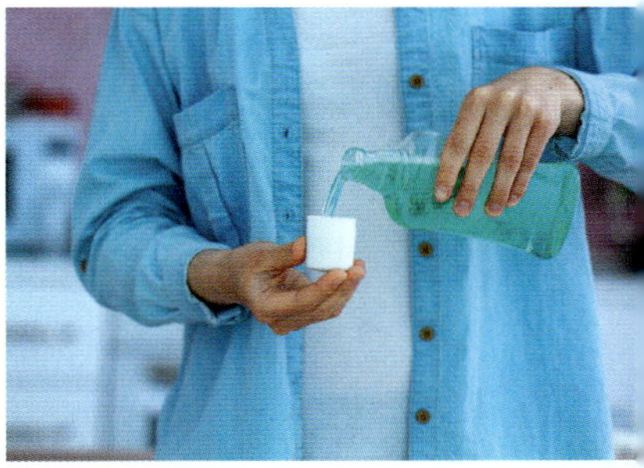

Bild 1: Fluoridlösung

Das Fluoridgel soll vom Patienten einmal wöchentlich abends angewendet werden (Bild 2). Nach sorgfältiger Zahnreinigung ohne abrasiver Zahnpaste werden die Zähne 2 Minuten lang mit dem Fluoridgel gebürstet. Anschließend soll der überschüssige Schaum ausgespuckt werden. Evtl. kann mit Wasser nachgespült werden.

Die tägliche Anwendung fluoridhaltiger Mundspüllösungen kann nicht immer empfohlen werden, insbesondere wenn eine niedrige Kariesaktivität und eine regelmäßige Mundhygiene mit fluoridhaltiger Zahnpaste bestehen. Bei einer hohen Kariesaktivität können jedoch auch tägliche Spülungen zur Kariesreduktion führen.

Definition

Zur Kariesreduktion kann ab dem Schulalter ein Fluoridgel (wöchentlich) oder eine Fluoridspülung (täglich) benutzt werden, wobei darauf geachtet werden soll, dass sie nach der Anwendung gut ausgespuckt werden.

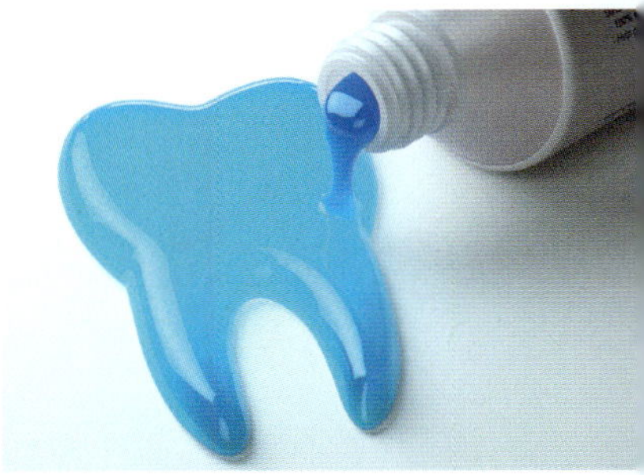

Bild 2: Fluoridgel

Tablettenfluoridierung

Zur Vermeidung einer Dentalfluorose soll bei Verwendung von Fluoridtabletten für Kinder ab dem ersten Zahndurchbruch eine sorgfältige Fluoridanamnese erhoben werden. Es kann nur eine Form der systemischen Fluoridzufuhr (Speisesalz oder Tablette) empfohlen werden.

Die Tablettenfluoridierung wird somit nur noch in Ausnahmefällen befürwortet, wenn die geregelte Anwendung von fluoridiertem Speisesalz in Frage gestellt ist. Daher wird im Säuglingsalter bis zum Durchbruch des ersten Milchzahns täglich ein Kombinationspräparat mit 0,25 mg Fluorid und 400–500 I.E. Vitamin D in Tablettenform empfohlen (Bild 1).

Die Dosierung bei Empfehlung der Tabletten richtet sich zusätzlich nach dem Fluoridgehalt des örtlichen Trinkwassers: Der Fluoridgehalt des Trinkwassers kann bei den städtischen Wasserwerken bzw. Stadtwerken erfragt werden. Bei einem Fluoridgehalt des Trinkwassers über 0,7 mg/l wird gar keine Tablettenfluoridierung befürwortet (Tabelle 1).

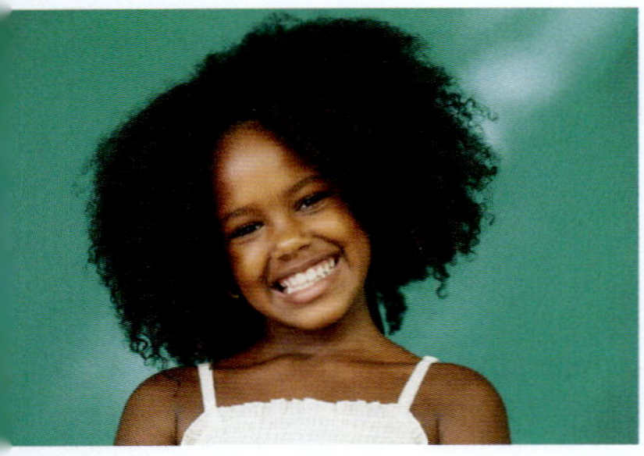

Bild 1: Erfolgreiche Fluoridierung für ein strahlendes Lächeln

Alter des Kindes	< 0,3 mg/l F – im Trinkwasser	0,3–0,7 mg/l F – im Trinkwasser
0–6 Monate	–	–
6–12 Monate	0,25 mg	–
1– unter 3 Jahre	0,25 mg	–
3– unter 6 Jahre	0,50 mg	0,25 mg
> 6 Jahre	1,0 mg	0,50 mg

Tabelle 1: Dosierungsempfehlungen für Fluoridtabletten

Die Tabletten sollen bei Empfehlung abends nach dem Zähneputzen in den Mund genommen und gelutscht werden, so dass sie neben der systemischen Wirkung auch noch eine lokale Wirkung entfalten können.

Definition

Fluoridtabletten sind kariespräventiv wirksam, wobei eine sorgfältige Fluoridanamnese zunächst erhoben werden muss.

Aufgaben

1. Nennen Sie die Eigenschaften einer guten Handzahnbürste.
2. Erläutern Sie die möglichen Bewegungsabläufe einer elektrischen Zahnbürste.
3. Nennen Sie eine bekannte Putzsystematik und deren Sinn.
4. Nehmen Sie ein Gebissmodell und eine Handzahnbürste. Erläutern Sie nun für Patienten die modifizierte Bass-Technik.
5. Welche Putztechniken sind für Kinder geeignet?
6. Welche Putztechnik ist für parodontal geschädigte Zähne zu empfehlen?
7. Nennen Sie die Inhaltsstoffe einer Zahnpaste.
8. Was ist der RDA-Wert und was sagt er aus?
9. Erläutern Sie die unterschiedlichen Zahnseidearten.
10. Erläutern Sie die Benutzung von Zahnseide.
11. Bei welchen Patienten können Interdentalbürstchen empfohlen werden?
12. Wie soll der Strahl einer Munddusche ausgerichtet werden?
13. Erläutern Sie die Wirkung von Chlorhexidindiglukonat.
14. Partnerarbeit: Führen Sie in einem Rollenspiel ein Beratungsgespräch über Mundhygiene und gesunde Ernährung. Tauschen Sie danach die Rollen und beurteilen Sie gegenseitig, was gut war und was Sie hätten besser machen können.
15. Schätzen Sie ein: Inwiefern trägt die Prophylaxeberatung zur Patientenbindung bei?

Lernfeld 10.2

Bei kieferorthopädischen Behandlungen begleiten

Kieferorthopädie

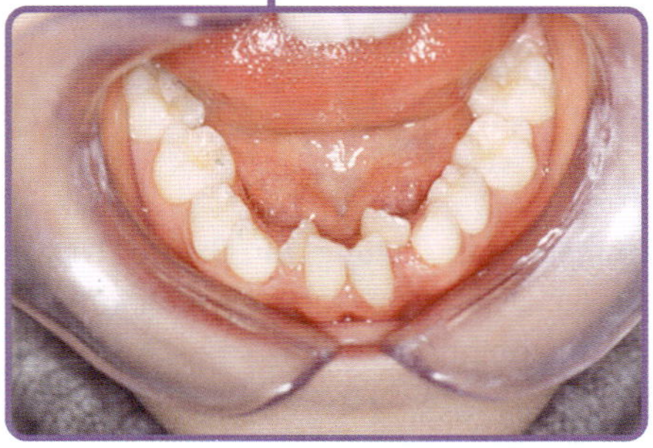

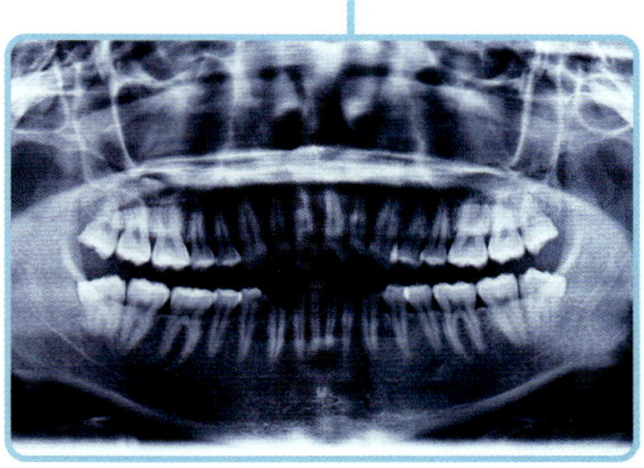

Zahn- und Kieferanomalien

- Anomalien der Zähne
- Anomalien der Okklusion
- Kieferanomalien
- Ursachen von Zahnstellungs- und Kieferanomalien

Kieferorthopädie

- Kieferorthopädische Diagnostik
- Grundlagen der kieferorthopädischen Therapie
- Kieferorthopädische Geräte
- Abschluss der Behandlung

1 Zahn- und Kieferanomalien

Die Kieferorthopädie beschäftigt sich mit der Behandlung von Zahn- und Kieferanomalien. Diese **Anomalien** (Normabweichungen, Regelwidrigkeiten) können durch Störungen in der Entwicklung des Embryos im Mutterleib, durch Umwelteinflüsse oder auch durch Angewohnheiten des Patienten, wie z. B. Daumenlutschen, verursacht werden. Manche Anomalien sind aber auch erblich bedingt.

Eugnathie
wohlgeformtes Gebiss

Dysgnathie
fehlentwickeltes Gebiss

Man unterscheidet dabei ein **eugnathes** (wohlgeformtes) Gebiss vom **dysgnathen** (fehlentwickelten) Gebiss.

Anomalien können in drei verschiedene Formen unterteilt werden:

- Anomalien der *Zähne* (Anlage, Form oder Stellung)
- Anomalien der *Okklusion* (Kontakt zwischen den Zähnen des Ober- und Unterkiefers)
- Anomalien der *Kiefer zueinander*

1.1 Anomalien der Zähne

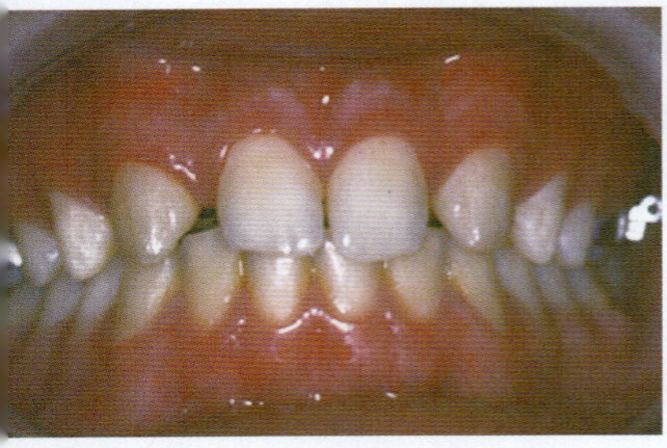

Bild 1: Nichtanlage der seitlichen Schneidezähne

Störungen der Zahnanlage kommen relativ häufig vor. Bei der Nichtanlage eines Zahns spricht man von einer **Aplasie**. Diese kann eine oder mehrere Zähne betreffen und somit unterschiedlich stark ausgeprägt sein.

- Als **Hypodontie** bezeichnet man den Zustand, wenn einzelne Zähne fehlen.
- Eine **Oligodontie** liegt vor, wenn nur wenige Zähne angelegt sind.
- Bei einer **Anodontie** fehlen alle Zähne.

Eine **Hyperdontie** (überzählige Zähne) zeichnet sich dadurch aus, dass einzelne oder mehrere Zähne doppelt angelegt sind. Zwei zusammenhängende Zahnkronen teilen sich hierbei beispielsweise eine Zahnwurzel. (s. Bild 1)

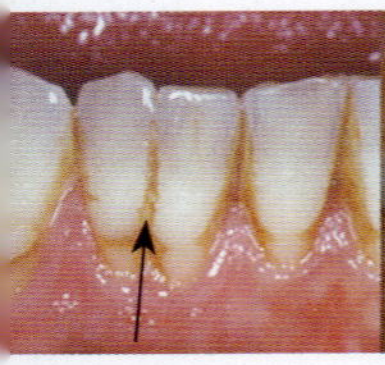

Bild 2: Doppelfehlbildung des Zahnes 42

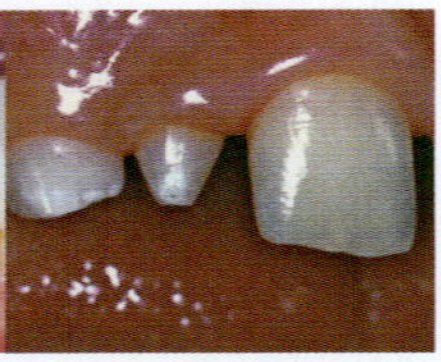

Bild 3: Zapfenzahn

Von **Zahnfehlbildungen** spricht man, wenn einzelne Zähne in ihrer Form nicht der Norm entsprechen. Relativ häufig sind **Zapfenzähne**, also Zähne, deren Zahnkrone zapfenförmig ausgebildet ist oder Zähne, die viel kleiner sind als die normal ausgebildeten Nachbarzähne. Sie treten des Öfteren anstelle von seitlichen Schneidezähnen und oberen Weisheitszähnen auf. Die seltenen **Paramolaren**, überzählige Zähne neben den oberen Weisheitszähnen (9er), sind ebenfalls häufig als Zapfenzähne ausgebildet. Auch zu groß ausgebildete Zähne stellen Fehlbildungen dar.

Oftmals kommt es zu einer mangelhaften Ausbildung der Zahnhartsubstanzen. Dies wird **Schmelz-** oder **Dentinhypomineralisation** genannt.

Zahnstellungsanomalien können einzelne Zähne betreffen oder die ganze Zahnreihe. Meist sind mehrere Zähne betroffen.

Folgende Stellungsabweichungen einzelner Zähne können beobachtet werden:

- Beim **Drehstand** steht der Zahn bis zu 180 Grad gedreht an seinem Platz in der Zahnreihe.
- Stehen die Frontzähne nach labial (zur Lippe hin) gekippt, spricht man von einer **Protrusion**, sind sie nach lingual (zur Zunge hin) oder palatinal (zum Gaumen hin) gekippt von einer **Retrusion**.
- Beim **Außen-, Buccal- oder Labialstand** befindet sich der Zahn außerhalb der Zahnreihe.

- Beim **Lingual-** oder **Palatinalstand** (Bild 1 und 2) steht der Zahn auf der oralen Seite außerhalb der Zahnreihe.
- Beim **Mesial-** oder **Distalstand** ist der Zahn innerhalb der Zahnreihe zu weit mesial (in Richtung der Mittellinie) oder distal (von der Mitte abgewandt) durchgebrochen.
- Beim **Kippstand** ist der Zahn, z. B. wegen eines fehlenden Zahnes, in eine Lücke hineingekippt.

Wenn ein Zahn im Kieferknochen liegt ohne durchzubrechen, spricht man von **Retention** (Zurückhaltung). Liegt der Zahn zusätzlich schräg im Kiefer und kann deshalb nicht richtig durchbrechen, dann ist er **verlagert**. Retention und Verlagerung kommen bei oberen Eckzähnen und unteren Weisheitszähnen häufiger vor (siehe auch LF 6, Kap. 3.4).

Im Fall von verlagerten oberen Eckzähnen wird die Wurzel der Milcheckzähne nicht resorbiert (abgebaut) und der Milchzahn bleibt erhalten. Diesen Zustand nennt man **Persistenz** des Milchzahnes.

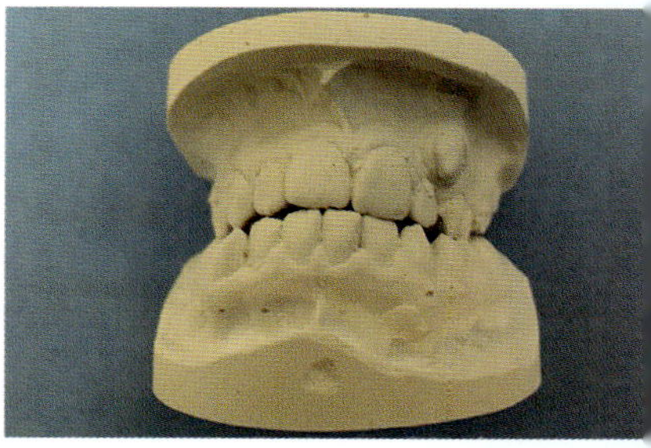

Bild 1: Lingualstand, Frontalansicht

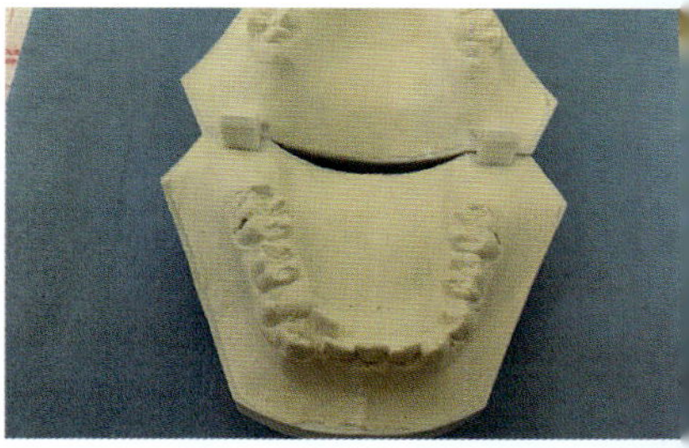

Bild 2: Lingualstand Aufsicht

1.2 Anomalien der Okklusion

Für die Diagnose von Okklusions- und Kieferanomalien hat sich die 1899 von *Edward H. Angle* vorgestellte Einteilung der Kieferanomalien in 3 Klassen durchgesetzt. Die **Angle-Klassifizierung** stellt eine Einteilung der Anomalien nach der unterschiedlichen Bisslage dar. Als **Bisslage** bezeichnet man die Lagebeziehung zwischen Oberkiefer und Unterkiefer. Angle ging davon aus, dass der Oberkiefer immer in der richtigen Position steht und dass daher eine fehlerhafte Okklusion immer durch eine Verlagerung des Unterkiefers bedingt ist. Heute weiß man, dass auch der Oberkiefer falsch im Schädel positioniert sein kann.

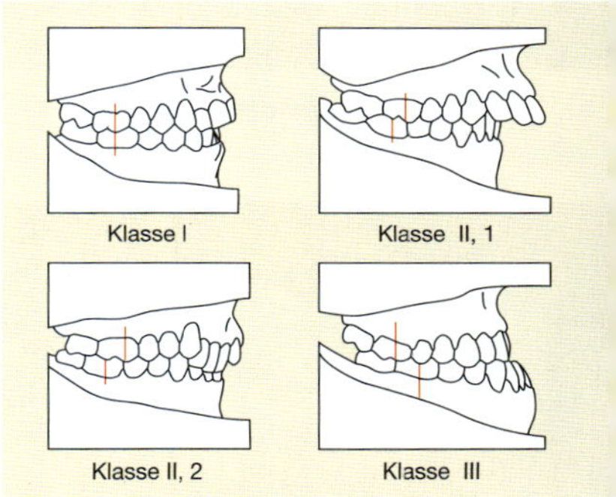

Bild 3: Einteilung der Anomalien in Angle-Klassen

Die **Neutralokklusion** bezeichnet Angle als Klasse I. Hierbei werden zwei wesentliche Merkmale herangezogen:

- Der obere 3er beißt im Unterkiefer zwischen den 3er und 4er (Neutralokklusion).
- Der mesiobukkale (vorne und zur Wange hin gelegene) Höcker des oberen 6ers beißt in die erste Querfissur des unteren 6ers (Bild 3c).

Liegt der Unterkiefer weiter hinten spricht man von einem **Distalbiss** und Angle von der Klasse II. Dabei unterschied er zusätzlich zwischen einer Klasse II/1 mit nach labial gekippten, protrudierten (hervorgetretenen) Schneidezähnen und einer Klasse II/2 mit nach palatinal gekippten Schneidezähnen.

Okklusion
Kontakt zwischen den Zähnen des Ober- und Unterkiefers

Liegt der Unterkiefer zu weit vorne spricht man von einem **Mesialbiss** oder einer Angle Klasse III.

Merke

Angle-Klassifizierung

Klasse I: Neutralokklusion
Klasse II, 1: Distalbiss mit Protrusion der Oberkieferfront
Klasse II, 2: Distalbiss mit Palatinalstand der Oberkieferfront
Klasse III: Mesialbiss

Die Bestimmung der Bisslage allein reicht nicht aus, um eine Anomalie vollständig zu beschreiben. Zusätzlich müssen die Fehlstellungen der einzelnen Zähne oder Zahngruppen beschrieben werden.

Die im Folgenden beschriebenen Zahnstellungs- und Okklusionsanomalien können neben den verschiedenen Angle-Klassen auftreten. Sie müssen in der Diagnostik neben der Klasseneinteilung nach Angle extra aufgeführt werden.

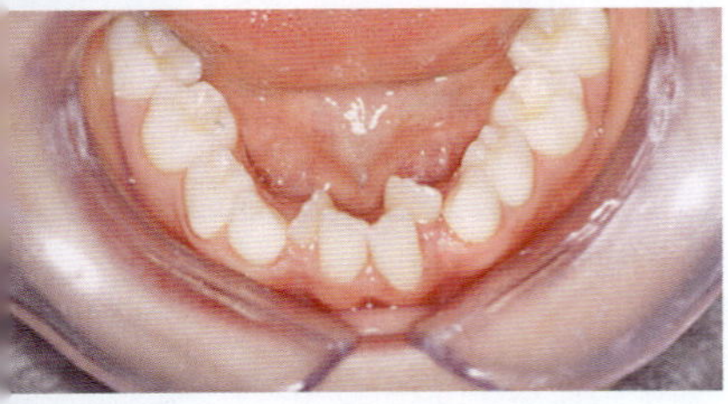

Bild 1: Frontaler Engstand im Unterkiefer

Engstand

Die häufigste Fehlstellung der Zähne, der **Engstand** (Zahnbogenenge), wurde früher auch als **Kompression** (Zusammendrückung) bezeichnet. Hier liegt ein Missverhältnis zwischen der Zahngröße und der Kiefergröße vor. Man unterscheidet die sagittale Zahnbogenenge von der transversalen Zahnbogenenge. Bei der **sagittalen Zahnbogenenge** ist der Zahnbogen zu kurz. Bei der **transversalen Zahnbogenenge** ist der Zahnbogen zu schmal. Sowohl die sagittale als auch die transversale Zahnbogenenge können sich in einem Platzmangel der Schneidezähne zeigen (s. Bild 1).

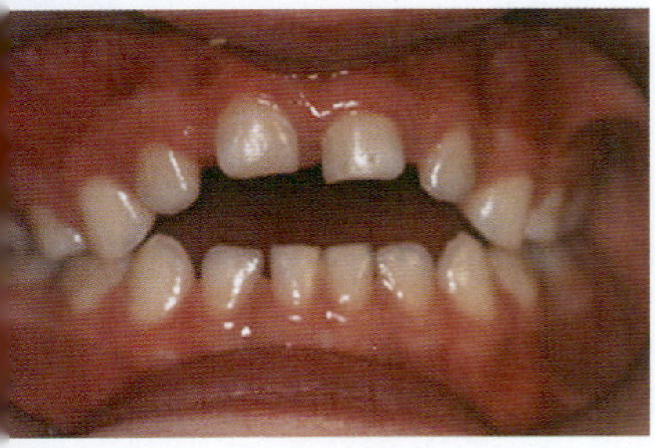

Bild 2: Frontal offener Biss im Milchgebiss

Offener Biss

Der **offene Biss** beschreibt eine Fehlstellung der Zähne, bei der ein Teil der oberen Zähne keinen Okklusionskontakt mit den unteren Zähnen hat. Beim **seitlich offenen Biss** treffen die Backenzähne beim Zusammenbiss nicht aufeinander. Beim **frontal offenen Biss** kommen die oberen und unteren Schneidezähne nicht in Kontakt (s. Bild 2). Diese Kieferanomalie ist typisch nach Daumenlutschen.

Frontal tiefer Biss/Deckbiss

Wenn der Überbiss der oberen Frontzähne über die Unterkieferzähne größer als 3 mm ist spricht man von einem **frontal tiefem Biss/Deckbiss** (Bild 2). Im Extremfall beißen die unteren Schneidezähne palatinal in die Schleimhaut ein und schädigen das Parodontium (Zahnhalteapparat) der oberen Schneidezähne. Bei einem gleichzeitigen **Steilstand** der oberen und unteren Schneidezähne liegt ein **Deckbiss** vor.

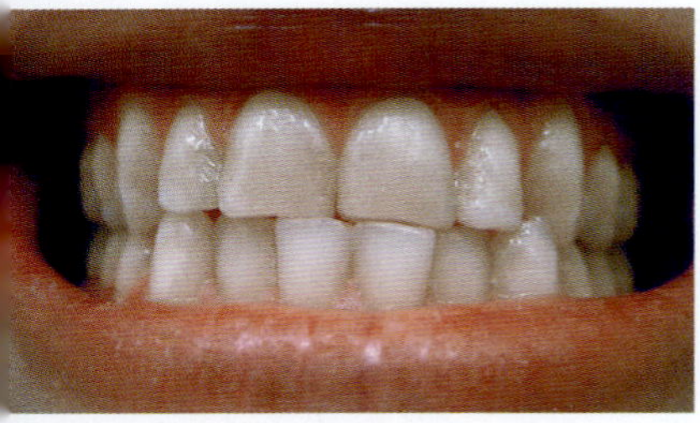

Bild 3: Kopfbiss

Kopfbiss

Der **Kopfbiss** (Bild 3) ist eine Fehlstellung, bei der sich die oberen und unteren Schneidezähne nur mit den Schneidekanten berühren.

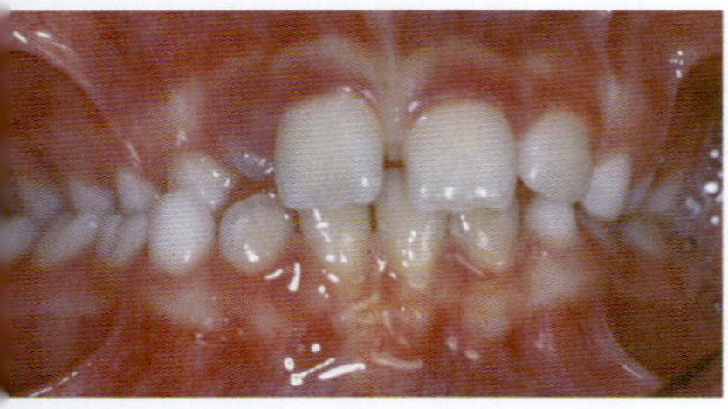

Bild 4: Kreuzbiss im Wechselgebiss

Kreuzbiss

Beim **Kreuzbiss** ist der Oberkieferzahnbogen ganz oder teilweise schmaler als der Unterkieferzahnbogen. Auch die verkehrte Zahnung von einzelnen Zähnen stellt einen Kreuzbiss dar. In Bild 4 ist ein rechtsseitiger Kreuzbiss zu sehen.

Bukkale Nonokklusion

Bei der **bukkalen Nonokklusion**, auch *Scherenbiss* genannt, ist der Oberkiefer in transversaler Richtung zu groß für den Unterkiefer, bzw. der Unterkiefer zu klein für den Oberkiefer. Die Zähne im Seitenzahnbereich wachsen aneinander vorbei und haben keinen Okklusionskontakt.

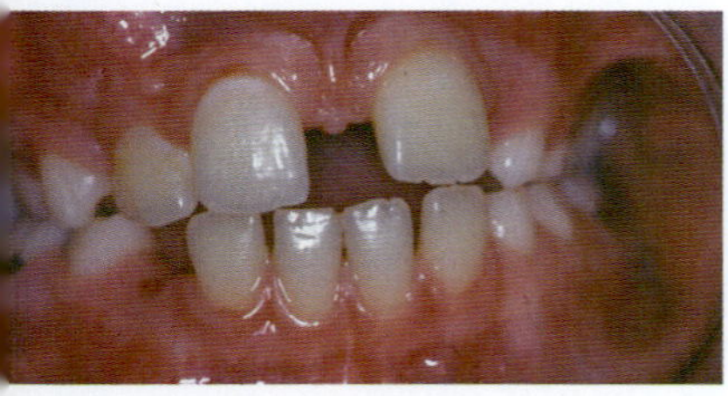

Bild 5: Diastema im Wechselgebiss

Medianes Diastema

Das **mediane Diastema** zeichnet sich durch eine mehr oder weniger große Lücke zwischen den oberen mittleren Schneidezähnen aus. Häufig ist bei diesen Patienten ein stark ausgebildetes Lippenbändchen mit der Gaumenschleimhaut verbunden (s. Bild 5).

1.3 Kieferanomalien

Neben den Anomalien der Zähne und der Okklusion kann es auch zu einer Fehlstellung des Kiefers im Skelett kommen. Wenn ein Kiefer skelettal zu weit nach vorn verlagert ist, so spricht man von **einer Prognathie**. Diese kann sich auf den Oberkiefer beziehen **(maxilläre Prognathie)** oder auf den Unterkiefer **(mandibuläre Prognathie)**. Letztere wird allgemein auch als **Progenie** bezeichnet. Dies bedeutet übersetzt so viel wie „vorstehendes Kinn“.

Steht ein Kiefer skelettal zu weit hinten, dann spricht man von einer **Retrognathie**. Auch dies kann maxillär oder mandibulär sein.

Maxilläre Prognathie
skelettale Vorverlagerung des Oberkiefers

Maxilläre Retrognathie
skelettale Rückverlagerung des Oberkiefers

Mandibuläre Prognathie
skelettale Vorverlagerung des Unterkiefers (Progenie)

Mandibuläre Retrognathie
skelettale Rückverlagerung des Unterkiefers

Praxisinfo

Wird bei einem Patienten ein Distalbiss festgestellt, so kann dies einerseits durch eine maxilläre Prognathie oder eine mandibuläre Retrognathie bedingt sein. Es kann aber auch gar keine Kieferanomalie, sondern lediglich eine Fehlstellung der Zähne als Ursache vorliegen. Dies herauszufinden, ist eine wesentliche Aufgabe der kieferorthopädischen Diagnostik.

1.4 Ursachen von Zahnstellungs- und Kieferanomalien

Oftmals ist die Ursache für eine Zahnstellungs- und Kieferanomalie nicht eindeutig zu bestimmen. Anomalien können verschiedene Ursachen haben:

- Vererbung
- Entwicklungsstörung
- Gewohnheiten

Vererbung

Zu den vererbten Anomalien gehören die mandibuläre Prognathie und der Deckbiss. Bei der vererbten **mandibulären Prognathie (Progenie)** zeigt der Unterkiefer ein verstärktes Wachstum. Dieses lässt sich in manchen Fällen nicht regulieren, auch dann nicht, wenn die Behandlung schon im frühen Kindesalter beginnt. Klinisch zeigt sich die mandibuläre Prognathie dadurch, dass die Unterkieferschneidezähne vor den oberen stehen. Man spricht dann von einer **progenen Verzahnung**. In manchen Fällen wird versucht einen Ausgleich zu schaffen, obwohl die Ursache eine skelettale ist. Bei starker Ausprägung muss eine kombinierte kieferchirurgisch-kieferorthopädische Behandlung durchgeführt werden: Der Kieferchirurg durchtrennt dabei den aufsteigenden Ast des Unterkiefers und setzt den Unterkiefer zurück. Der Kieferorthopäde sorgt für eine gute Verzahnung. Bekannt ist die Progenie bei den Österreichischen Kaisern aus dem Haus Habsburg, wo sie über viele Generationen durch Gemälde gut dokumentiert ist (s. Bild 1).

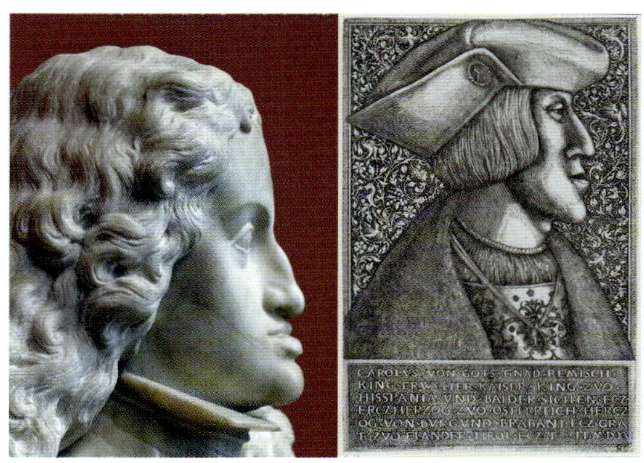

Bild 1: Habsburger Kaiser mit vorstehendem Kinn

Der **Deckbiss** ist ebenfalls eine meist vererbte Kieferfehlstellung: Bei Rücklage des Unterkiefers stehen die oberen Schneidezähne sehr stark nach innen gekippt und die unteren Schneidezähne beißen häufig in die palatinale Schleimhaut ein.

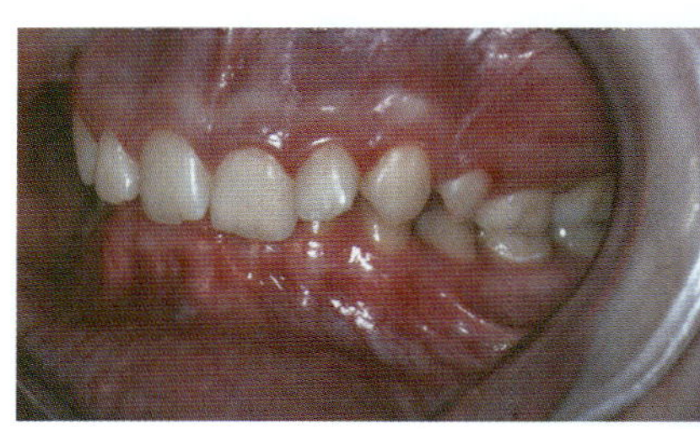

Bild 2: Deckbiss

Definition

Progenie und **Deckbiss** sind vererbte Kieferanomalien. Die ausgeprägte Form der Progenie muss sowohl kieferorthopädisch als auch kieferchirurgisch behandelt werden.

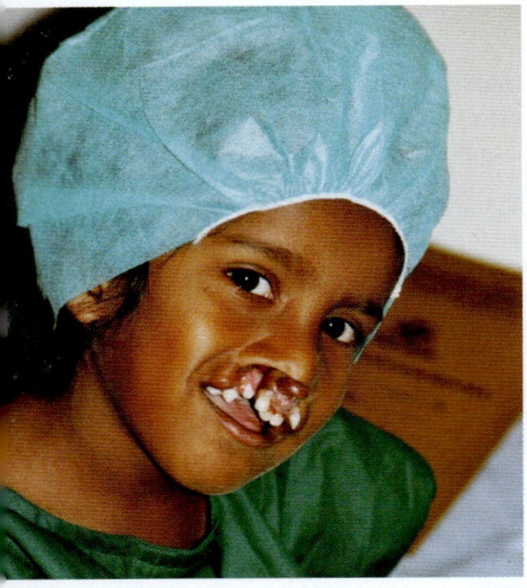

Bild 1: Lippen-Kiefer-Gaumenspalte

Embryonale Entwicklungsstörungen

Während der Embryonalentwicklung können verschiedene Störungen auch die Entwicklung der Kiefer und der Zähne beeinflussen. Am auffälligsten sind Spalten.

Spalten entstehen dadurch, dass verschiedene Körperteile während der Embryonalentwicklung nicht ordnungsgemäß zusammenwachsen. Im Gesichtsbereich sind es meist die Kieferhälften, die nicht ordnungsgemäß zusammenwachsen. Ursachen für diese schwerwiegenden Störungen können Umwelteinflüsse (z. B. Röntgenstrahlung) oder erbliche Belastungen sein. Bei bis zu 40 % der Spaltenkinder lassen sich ähnliche Missbildungen in der Familie nachweisen.

Spalten
Entwicklungsstörungen in der Fetalzeit, bei denen die Kieferteile nicht zusammengewachsen sind.

Spalten können den gesamten Mundbereich oder nur Teile erfassen:

- Bei **Lippenspalten** (Volksmund: Hasenscharte) beschränkt sich die Spalte allein auf die Weichteile der Lippe. Sie liegen in der Regel nicht mittig, sondern im Bereich der seitlichen Schneidezähne. Sie können ein- oder beidseitig auftreten und sind nicht nur ästhetisch unschön, sondern beeinflussen auch die normale Mundfunktion. Reine Lippenspalten beeinflussen die Zahnentwicklung nicht. Sie werden im Säuglingsalter operiert und hinterlassen eine nur kleine, unauffällige Narbe.
- **Kieferspalten** betreffen den Alveolarfortsatz und damit auch die Zahn- und Kieferentwicklung. Als Folge der Spalte können Zahnanlagen im Spaltenbereich fehlen oder aber die Zahnkeime sind massiv verlagert. Der Kieferorthopäde hat eine schwierige Aufgabe vor sich, die vorhandenen Zähne an den richtigen Platz zu positionieren. Sie kann nur in enger Zusammenarbeit mit den Kieferchirurgen gemeistert werden.
- **Gaumenspalten** können sowohl den weichen als auch den harten Gaumen betreffen. Wegen der fehlenden Trennung zwischen Mundhöhle und Nasenhöhle haben die Kinder Schwierigkeiten beim Schlucken. Bei Spalten des harten Gaumens ist mit der gestörten Funktion auch die Größenentwicklung des Oberkiefers beeinträchtigt.
- **Lippen-, Kiefer- und Gaumenspalten** (Volksmund: Wolfsrachen) sind eine Kombination aller drei Spaltenarten. Sie stellen eine schwerwiegende Behinderung dar, die heute schon im Säuglingsalter operiert wird, damit sich die Mundfunktionen wie Sprechen, Kauen und Schlucken normal entwickeln können.

Die Behandlung dieser Patienten erstreckt sich oftmals bis ins Erwachsenenalter. Kinder müssen so lange, bis sie ausgewachsen sind, regelmäßig in zahnärztlicher Kontrolle bzw. Behandlung bleiben, denn die kieferorthopädische Behandlung kann frühestens nach dem Durchbruch aller Zähne abgeschlossen werden.

Frenulum linguae
Zungenbändchen

Nicht vererbte Entwicklungsstörungen

Nicht vererbte Entwicklungsstörungen im Kieferbereich können sich z. B. durch Störungen des Zusammenspiels der Kau- und Gesichtsmuskulatur entstehen. So sind z. B. bei einem zu kurzen Zungenbändchen (Frenulum linguae, Bild 2) die funktionellen Bewegungen der Zunge stark eingeschränkt, sodass der Oberkiefer nicht genügend Wachstumsimpulse erhält (siehe auch LF 6, Kap. 3.1.1).

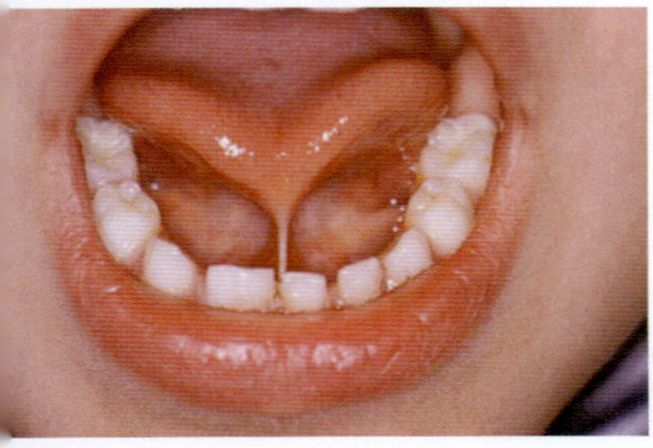

Bild 2: Zu kurzes Zungenbändchen

Bei einer **behinderten Nasenatmung**, z. B. durch eine entzündliche Wucherung der Nasenschleimhäute (Polypen) oder durch vergrößerte Mandeln, ist das Kind gezwungen, durch den Mund zu atmen. Dadurch liegt die Zunge im Ruhezustand nicht dem Gaumen an. Der Oberkiefer bleibt unterentwickelt.

Der **vorzeitige Verlust von Milchzähnen** oder bleibenden Zähnen – sei es durch Unfall oder durch Zahnentfernung – führt zu einer Verminderung des Knochenwachstums und Verschiebung der Nachbarzähne: die hinteren Zähne kippen nach vorn in die Lücke, die vorderen nach hinten wodurch es zu einer Mittenverschiebung kommen kann. Für später durchbrechende bleibende Zähne entsteht somit ein Platzmangel.

Selbst eine **Wirbelsäulenverkrümmung** (Skoliose) kann sich durch das entstehende Ungleichgewicht zwischen der linken und der rechten Kiefermuskulatur negativ auf die Zahnentwicklung auswirken und zum Kreuzbiss führen.

Gewohnheiten

Gewohnheiten (Habits), wie Daumenlutschen oder der längere Gebrauch eines Beruhigungssaugers, können durch die einwirkenden Kräfte zu einer Fehlstellung der Zähne führen. Spätestens ab dem 3. Lebensjahr sollte dem Kind der Schnuller abgewöhnt werden, um einen offenen Biss oder Distalbiss zu vermeiden. Dieser führt ansonsten dazu, dass ein kindliches Schluckmuster beibehalten wird. Auch das hat, wie bereits oben beschrieben, negative Folgen für die Entwicklung des Kauorgans (siehe auch: „offener Biss" auf Seite 436).

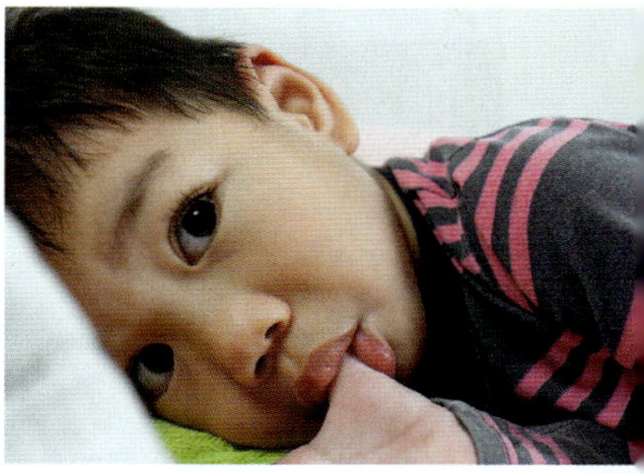

Bild 1: Daumenlutschen

Definition

Habits sind Angewohnheiten, wie Daumenlutschen, die Zahnstellungsveränderungen zur Folge haben können.

Ernährung

Schlechte Ernährung kann in frühem Kindesalter zu Karies an den Milchzähnen und deren frühzeitigem Verlust führen. Dabei wird die Platzhalterfunktion für die bleibenden Zähne nicht mehr wahrgenommen, was zum Platzverlust für diese führen kann.

Aufgaben

1. Erkundigen Sie sich in Ihrem Bekanntenkreis und Ihrer Verwandtschaft nach der Nichtanlage von Zähnen. Welche Zähne sind betroffen?
2. Bei Clara fehlen zwei seitliche Schneidezähne. Wie heißt der Fachausdruck für diesen Zustand?
3. Nichtanlagen von Zähnen werden je nach Ausmaß der Nichtanlage unterschiedlich benannt. Erklären Sie die verschiedenen Begriffe!
4. Woran erkennt man ein eugnathes Gebiss?
5. Von welchen Kieferanomalien ist bekannt, dass sie vererbt sind?
6. Welche Habits können zu Zahnstellungsanomalien führen?
7. Wodurch kann sich ein Kreuzbiss ausbilden?

2 Kieferorthopädie

Das **Fachgebiet der Kieferorthopädie** beschäftigt sich mit der Vorbeugung, Diagnostik und Behandlung von Zahn- und Kieferfehlstellungen. Ziel der kieferorthopädischen Behandlung ist das harmonische Zusammenarbeiten der einzelnen Teile des Kausystems. Die sorgfältige **Diagnostik** und Planung sind die Grundlage, um durch die Behandlung ein harmonisches Endergebnis zu erreichen. Oftmals findet die Behandlung im Kindes- und Jugendalter statt, es ist aber auch eine Behandlung im Erwachsenenalter möglich.

2.1 Kieferorthopädische Diagnostik

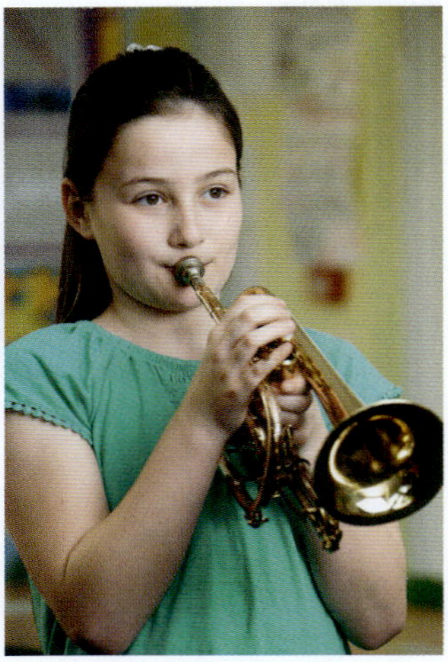

Bild 1: Auch das Spielen von Blasinstrumenten kann die Ursache von Zahn- und Kieferanomalien sein.

Die **kieferorthopädische Diagnostik** umfasst einerseits die Untersuchung des Patienten und andererseits die Auswertung der Röntgenaufnahmen und Modelle.

Zur kieferorthopädischen Diagnostik gehören:

- Anamnese
- klinische Untersuchung
- Modellauswertung
- Röntgenbefund
- Fotos

2.1.1 Anamnese

Die **Anamnese** hat zum Ziel, die eventuellen Ursachen für eine Zahn- oder Kieferanomalie zu erfragen. Von Interesse können vielfältige Informationen hierbei sein, wie z. B.

- die Ernährung als Säugling
- Verwendung eines Beruhigungssaugers
- Erkrankung an **Rachitis** (Vitamin-D-Mangelerkrankung) im Säuglingsalter
- die bevorzugte Atmung (Mund- oder Nasenatmung)
- Habits (Daumenlutschen, Nagelkauen)
- ausgeübte Sportarten
- Spielen von Musikinstrumenten
- Zahn- und Kieferanomalien in der Familie

Habits
Gewohnheiten

Habits, die die Zahnstellung beeinflussen können (z. B. Daumenlutschen) müssen vor Beginn der Behandlung abgestellt werden. Die familiäre Häufung bestimmter Zahn- oder Kieferfehlstellungen (z. B. Progenie und Deckbiss) deutet auf Vererbung hin. Diese Fälle sind in der **Prognose** (Vorhersage des Behandlungsergebnisses) der kieferorthopädischen Behandlung schlechter zu bewerten.

2.1.2 Klinische Untersuchung

Bei der **klinischen Untersuchung** schaut der Zahnarzt nach Plaque, Karies und Füllungen, um die Mundpflege und die Kariesanfälligkeit des Patienten einzuschätzen. In kariesanfälligen Gebissen und bei schlechter Mundhygiene dürfen keine festsitzenden Multibandgeräte eingesetzt werden.

Sigmatismus
Lispeln

In der Unterhaltung mit dem Patienten können eventuelle Sprachfehler, wie z. B. **Sigmatismus** (Lispeln), die mit einer gestörten Zungenfunktion einhergehen, erkannt werden. Ursache für solche Sprachfehler ist manchmal ein zu kurzes Zungenbändchen, bei dem die Zungenspitze am Mundboden festgewachsen ist (siehe Seite 438, Bild 2).

Bei auffälliger **Mundatmung** ist der Ursache der Mundatmung auf den Grund zu gehen: Der Hals-Nasen-Ohrenarzt sollte zu Rate gezogen werden, wenn die Nasenatmung behindert ist. Eventuell liegt eine Wucherung der Nasenschleimhaut mit Verlegung der Luftwege vor, die vor der kieferorthopädischen Behandlung beseitigt werden sollte.

Ein Säugling legt beim Schlucken die Zungenspitze zwischen die zahnlosen Kieferkämme. Dieses Schluckmuster stellt sich in der Regel um, wenn die Schneidzähne durchbrechen und damit die Zunge nicht mehr zwischen den zahnlosen Kieferkämmen durchgesteckt werden kann. Bleibt der Zusammenbiss der Schneidzähne aber offen, z. B. durch Nutzung eines Schnullers, dann stellt sich dieses kindliche (infantile) Schluckmuster meistens nicht um. Dadurch bleibt der Biss dann vorne offen. Die **Myofunktionelle Therapie** (Muskelfunktionsbehandlung) ist eine Möglichkeit, die Zungenfunktion zu normalisieren. Diese Behandlung wird üblicherweise beim Logopäden durchgeführt.

2.1.3 Modellauswertung

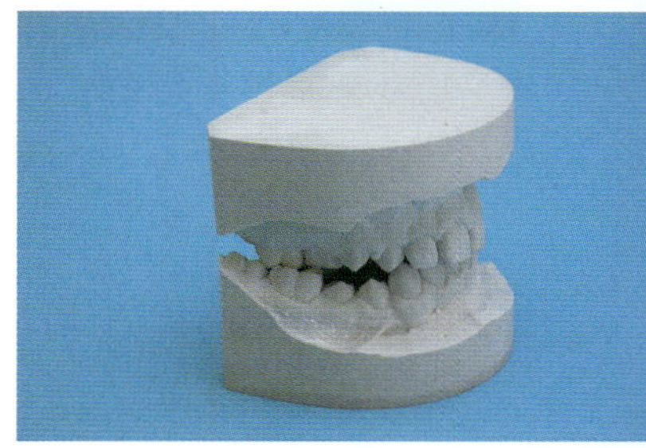

Bild 1: *Situationsabformung*

Mit Alginatabformmasse werden **Situationsabformungen** (Bild 1) genommen. Diese dienen zur Herstellung von Diagnostik oder Schaumodellen. Oftmals wird auch eine Bissnahme angefertigt, um die Modelle von Ober- und Unterkiefer eindeutig zuzuordnen.

An diesen Erstmodellen wird eine dreidimensionale Auswertung der Zahnbögen und der Okklusion durchgeführt. Hierbei kann durch Ausmessung der Zahnbögen der Platzmangel bestimmt und der benötigte Platzbedarf geplant werden.

Stellungsabweichungen der Zähne können in ihrem Schweregrad bestimmt werden. Ebenfalls sind Aussagen über die Bisslage möglich.

2.1.4 Röntgenbefund

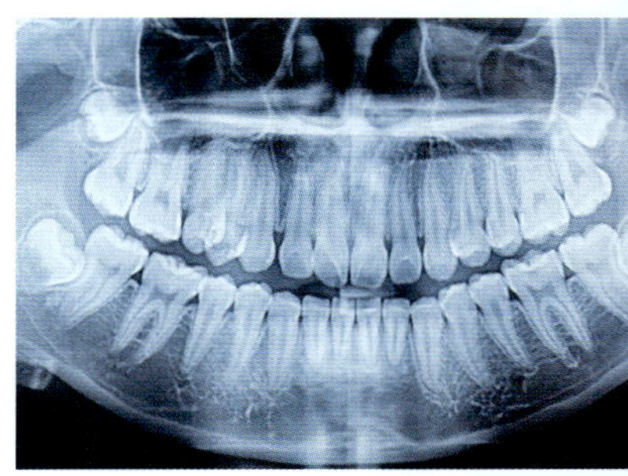

Bild 2: *Panoramaröntgenaufnahme*

Für den Röntgenbefund werden drei verschiedene Aufnahmen durchgeführt:

- Panoramaröntgenaufnahme
- Fernröntgenseitenaufnahme
- Handaufnahme

Die **Panoramaröntgenaufnahme** (Bild 2) zeigt den aktuellen Gebisszustand mit allen Zähnen und Zahnanlagen.

Wichtig ist die Bewertung der Aufnahme in Bezug auf **Anlage** und **Nichtanlage** von Zähnen, da diese Befunde die Therapieplanung in erheblichem Maße beeinflussen. Bei **Verlagerungen** von Zähnen können anhand der Röntgenaufnahme auch schon chirurgische Eingriffe geplant werden.

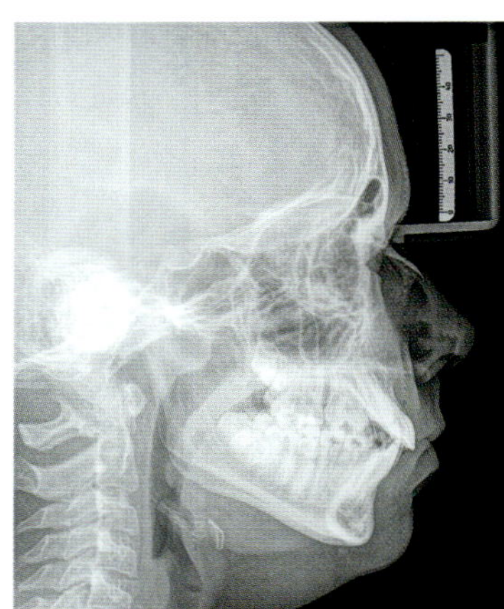

Bild 3: *Fernröntgenseitenbild*

Die **Fernröntgenseitenaufnahme** (Bild 3) ist die Grundlage für die Vermessung der Schädelstrukturen. Die Vermessung wird als **Kephalometrie** bezeichnet. Sie gibt Auskunft über den Schädeltyp und das zu erwartende Schädelwachstum sowie über die Lage von Oberkiefer und Unterkiefer zur Schädelbasis. Mit ihr kann die Art der Kieferanomalie genauer analysiert werden. Diese Informationen können die Therapie erheblich beeinflussen.

Definition

Als **Kephalometrie** bezeichnet man die messtechnische Auswertung der Fernröntgen-Seitenaufnahme des Schädels.

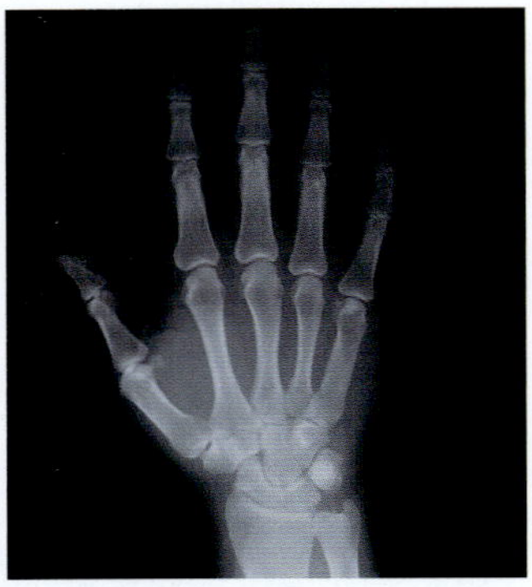

Bild 1: Handröntgenaufnahme

Die **Handröntgenaufnahme** dient zur Bestimmung der Wachstumsphase des Patienten: Anhand der Verknöcherungsstadien der Handwurzel- und Fingerknochen kann das günstigste Alter für bestimmte Behandlungsmaßnahmen ermittelt werden. In einigen Fällen kann aber auf die Handaufnahme verzichtet werden, da das zu erwartende Wachstum nicht bei allen Therapien eine Rolle spielt.

2.1.5 Fotos

Fotos dienen zur Dokumentation und zur Bewertung der Gesichtsästhetik. Mit ihnen werden z. B. Asymmetrien des Gesichtes dokumentiert und die Lage der Kiefer im Gesicht bestimmt.

Intraorale Aufnahmen sind für die Diagnostik oftmals entbehrlich, da die hier dargestellte Zahnstellung auch durch die Diagnostikmodelle ausreichend dokumentiert wird. Sinnvoll können sie jedoch für die Dokumentation der Behandlung sein.

En-face-Foto
Foto, das das Gesicht von vorne zeigt

Das **En-face-Foto** (frontales Gesichtsfoto) sollte mit einem Lächeln aufgenommen werden, sodass die Zähne zu sehen sind. Dadurch wird die Stellung der Zähne und des Gebisses im Gesicht dokumentiert. Diagnostisch wird die Frontalaufnahme verwertet, um **Asymmetrien** (Hälftenungleichheiten) des Gesichtes darzustellen (Bild 2a).

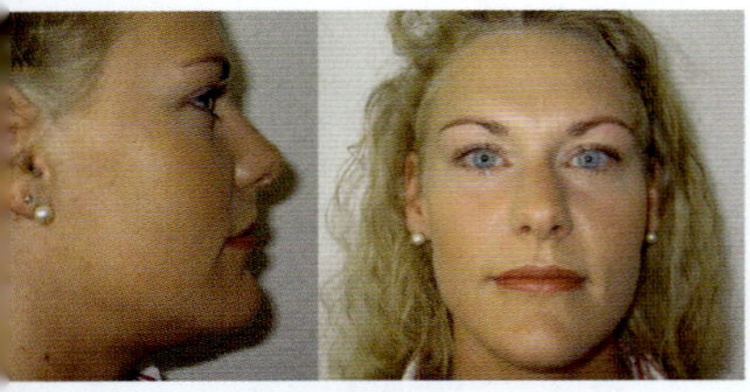

Bild 2: Kieferorthopädische Bilder: Im Profil und en face

Das **Profilfoto** zeigt die Lage des Unterkiefers im Schädel. Kosmetisch störende Kinnfalten, z. B. bei extremer Rücklage des Unterkiefers, können so vermessen und dokumentiert werden (Bild 2b).

2.2 Grundlagen der kieferorthopädischen Therapie

Die Möglichkeit, Zähne im Rahmen einer kieferorthopädischen Therapie zu bewegen, basiert auf Knochenumbauvorgängen. Diese Knochenumbauvorgänge finden lebenslang statt. Deshalb können kieferorthopädische Behandlungen auch in jedem Alter durchgeführt werden. Bei der kieferorthopädischen Behandlung im jugendlichen Gebiss kann man neben aktiven Zahnbewegungen auch Wachstumsvorgänge einplanen und steuern. Dagegen spielen Wachstumsvorgänge beim ausgewachsenen Gebiss nur eine untergeordnete Rolle.

Osteoklasten
mehrkernige Riesenzellen (≠ Osteoblasten)

Die kieferorthopädische Therapie ist eine **Langzeittherapie**: Wenn Zähne in ihrer Stellung verändert werden sollen, müssen Umbauvorgänge im Knochen in Gang gesetzt werden. Dabei wird auf die Zahnwurzel eine Kraft ausgeübt, die sich auf den Knochen überträgt (Bild 3). Dort wo Knochen unter Druck gesetzt wird, bauen Osteoklasten Knochen ab, dort, wo Zugkräfte herrschen, bauen Osteoblasten Knochen auf.

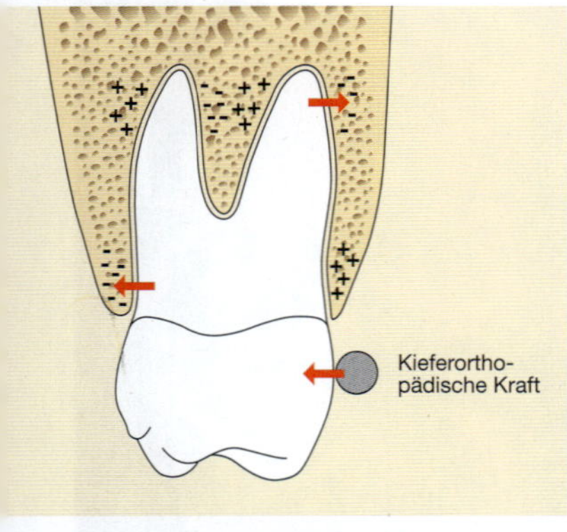

Bild 3: Druck- und Zugbereiche bei der kieferorthopädischen Behandlung

Kieferorthopädische Behandlungen werden heute meistens im späten Wechselgebiss begonnen, wenn die ersten Prämolaren durchgebrochen sind. Dann können sie in überschaubarer Zeit beendet werden, nämlich in etwa 3 bis 4 Jahren, nach dem Durchbruch der 7er. Bei längerer Behandlung lässt die Mitarbeit der Kinder stark nach.

Frühbehandlungen, das heißt Behandlungen im Milchgebiss und frühen Wechselgebiss, werden nur bei bestimmten Anomalien als sinnvoll angesehen, wie z. B. einer erblich bedingten Progenie.

Aufgaben

1. In welchem Alter wird üblicherweise mit einer kieferorthopädischen Behandlung begonnen?
2. Mit wie vielen Jahren sollte eine kieferorthopädische Behandlung frühestens beendet werden?
3. Was passiert im Knochen, wenn Zähne kieferorthopädisch bewegt werden?
4. Bei welchen Anomalien kann die kieferorthopädische Behandlung schon früher beginnen?

2.3 Kieferorthopädische Geräte

Kieferorthopädische Behandlungsgeräte unterteilt man in **heraus- bzw. abnehmbare Geräte** und **festsitzende Apparaturen**. Bei den heraus- bzw. abnehmbaren Geräten unterscheidet man noch zwischen extra- und intraoralen Apparaturen. Letztere schließlich beinhalten aktive Platten, Retentionsgeräte und funktionskieferorthopädische Apparaturen.

extraoral
außerhalb des Mundes

intraoral
innerhalb des Mundes

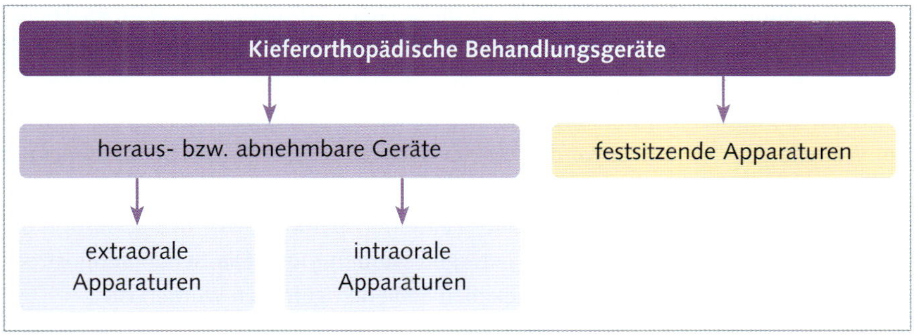

Bild 1: Kieferorthopädische Behandlungsgeräte

2.3.1 Therapie mit herausnehmbaren intraoralen Geräten

Aktive herausnehmbare Geräte

Aktive herausnehmbare Geräte sind kieferorthopädische Geräte, die die Zähne mithilfe von Drahtfedern oder aktivierbaren Schrauben bewegen. Je nach Indikation können verschiedene Geräte zum Einsatz kommen:

Aktive Platten (Dehnplatten) wurden am Anfang des 20. Jahrhunderts von A. M. Schwarz in die Kieferorthopädie eingeführt. Eine aktive Platte besteht aus einer Kunststoff-Basis, die mithilfe von Drahtklammern (z. B. Dreiecksklammern, Adamsklammern) als Halteelemente an den Zähnen befestigt wird. Ein großer Drahtbogen, der in der Front von einem Eckzahn zum anderen zieht, der **Labialbogen**, dient zum Abhalten der Lippe bzw. zum Zurückziehen der Frontzähne. Mit kleinen Fingerfedern lassen sich Einzelzahnbewegungen durchführen. Mithilfe von **Schrauben**, die regelmäßig im Wochenrhythmus gedreht werden, lässt sich der gesamte Zahnbogen erweitern, können Lücken geöffnet (Dehnschrauben) und auch geschlossen werden. Mit aktiven Platten können Zähne nicht aufrecht verschoben, sondern nur kippend bewegt werden.

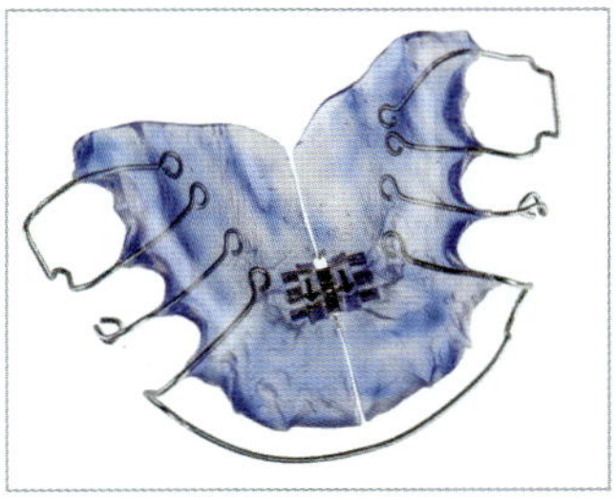

Bild 2: Dehnplatte

Für die Herstellung einer aktiven Platte wird in der Praxis eine Situationsabformung verwendet. Durch Ausgießen dieser Abformung mit Hartgips erhält man das Arbeitsmodell, auf dem der Zahntechniker nach der vom Zahnarzt angefertigten

Konstruktionszeichnung die aktive Platte herstellt. Bei ihrer Eingliederung wird der Patient unterwiesen, wie er die Platte im Wochenrhythmus aktivieren muss.

Alle 4 bis 6 Wochen ist eine Kontrolle beim Zahnarzt einzuplanen, bei der die Passgenauigkeit überprüft wird und die Klammern der Platte bei Bedarf wieder aktiviert werden.

Die Behandlungszeit mit diesen Geräten ist in hohem Maße abhängig von der Mitarbeit der Patienten: Unregelmäßiges Tragen der Geräte oder eine zu kurze tägliche Tragedauer führt zu einer deutlich verlängerten Behandlungszeit. Deshalb ist eine möglichst hohe Tragezeit pro Tag anzustreben.

Definition

Aktive Platten sind herausnehmbare kieferorthopädische Geräte, die aus einer Kunststoffbasis und Drahtklammern konstruiert sind. Mithilfe ihrer Federkraft oder Schrauben verändern sie die Zahnstellung durch kippende Bewegungen.

Aligner
individuell angepasste, flexible und transparente Schiene, die herausnehmbar sind.

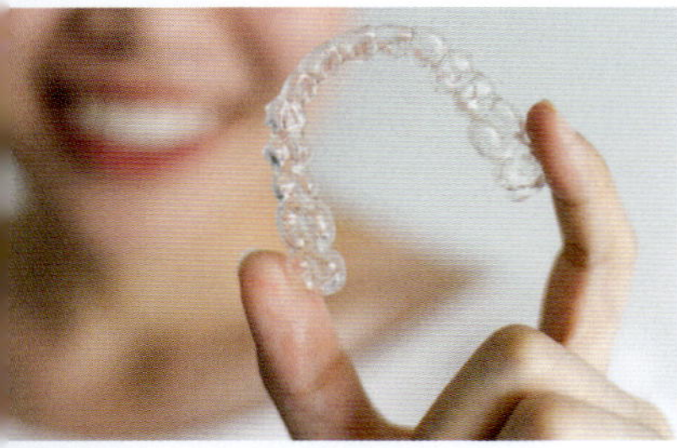

Bild 1: Aligner

Aligner

Die Behandlung mit Alignern (Bild 1) ist ein immer häufiger angewendetes Therapieverfahren, das mit flexiblen transparenten Schienen arbeitet. Der Zahnarzt erstellt die Patientenmodelle, welche dreidimensional eingescannt und ausgewertet werden. Nach der Computer-Vermessung wird das Behandlungsziel vom Computer errechnet. Mithilfe des Computers werden ebenfalls Zwischenschritte zum Behandlungsziel berechnet, die jeweils einem Behandlungsfortschritt entsprechen. Für jeden Behandlungsschritt wird im CAD-CAM-Verfahren eine transparente Schiene angefertigt, die je nach System unterschiedlich lang getragen werden muss. Die Behandlung ist beendet, wenn die gesamte Folge an flexiblen Schienen getragen worden ist.

2.3.2 Therapie mit funktionskieferorthopädischen Geräten

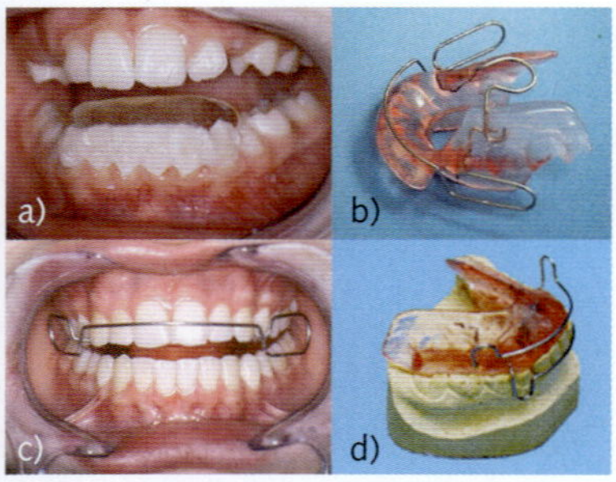

Bild 2: Funktionskieferorthopädische Geräte – Schiefe Ebene

bimaxillär
den Ober- und Unterkiefer betreffend

Als funktionskieferorthopädische Geräte (FKO-Geräte) bezeichnet man Zahnspangen, die den Umbau des Kiefers ohne aktive Kräfte steuern. Die Geräte sind so konstruiert, dass **körpereigene Kräfte** für Kieferumformungen und Zahnstellungsveränderungen eingesetzt werden.

Das einfachste funktionskieferorthopädische Gerät ist die **schiefe Ebene** (s. Bild 2). Sie wird eingesetzt, um einzelne Oberkieferfrontzähne aus dem Kreuzbiss in die Regelverzahnung zu überstellen. Die schiefe Ebene wird für 1 bis 2 Wochen fest auf die Unterkieferschneidezähne zementiert und hat nur Kontakt mit den Zähnen, die übergestellt werden sollen.

Die meisten funktionskieferorthopädischen Geräte sind **bimaxilläre Geräte**, also Geräte, die beim Zusammenbiss gleichzeitig auf Oberkiefer und Unterkiefer wirken. Mit ihnen lassen sich **Bisslageveränderungen** und **Veränderungen der Bisshöhe** durchführen.

Häufig angewandte Geräte sind der **Bionator** (Bild 2b und 2c) und der **Aktivator** (Bild 1d). Die Kunststoffbasis dieser Geräte liegt auf der lingualen Seite der Zähne. Beide Geräte haben vestibulär gelegene Labialbögen.

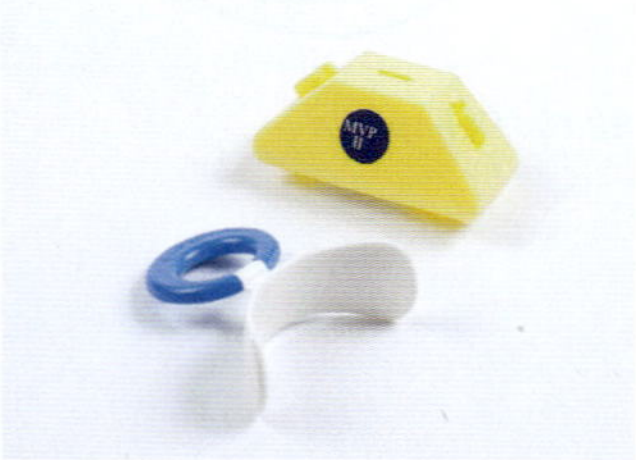

Bild 3: Mundvorhofplatte

Bei der einfachen **Mundvorhofplatte** sowie beim **Funktionsregler** nach Fränkel liegt die Gerätebasis dagegen im Mundvorhof (s. Bild 3). Die Mundvorhofplatte wird z. B. zur Abgewöhnung des Schnullers im Rahmen einer Frühbehandlung eingesetzt. Sie dient dann auch manchmal zur Behandlung eines offenen Bisses oder zur Umstellung des Schluckmusters.

Definition

Funktionskieferorthopädische Geräte sind Zahnspangen, die körpereigene Kräfte für die Zahnbewegungen nutzen.

Instrumentierung und Assistenz

Herausnehmbare Zahnspangen werden vom Zahntechniker auf Situationsmodellen hergestellt. Ihre Eingliederung ist relativ einfach: Der Zahnarzt nimmt die Zahnspange vom Modell, setzt sie dem Patienten in den Mund und überprüft die Passgenauigkeit und den Halt. Korrekturen an den Drähten werden mit Drahtbiegezangen vorgenommen, störende Stellen im Kunststoffteil werden weggeschliffen.

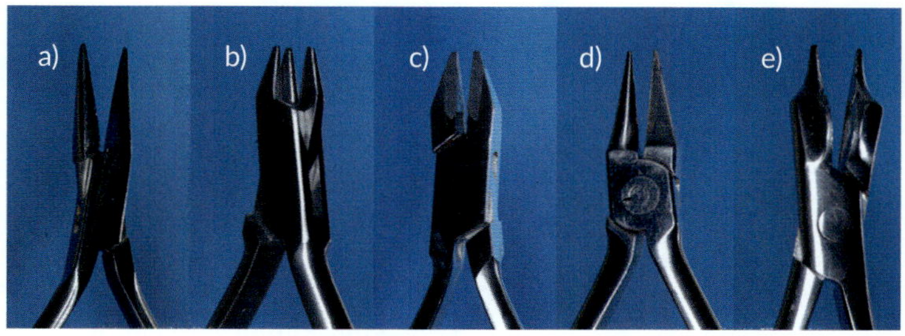

Bild 1: Drahtbiegezangen für die Therapie mit herausnehmbaren Geräten, a) Flachzange, b) Adererzange, c) Adamszange, d) Flachspitzzange, e) Kramponzange

Herausnehmbare Zahnspangen benötigen regelmäßige Kontrollen. Im vier- bis sechswöchentlichen Rhythmus wird überprüft, ob die Geräte noch richtig passen. Halteklammern und Drahtfedern werden aktiviert und eventuell müssen die Dehnschrauben gedreht werden. Bei den funktionskieferorthopädischen Geräten werden während der Kontrolltermine die Führungsflächen der Zähne an der Kunststoffbasis eingeschliffen. Die Instrumentierung für eine Kontrollsitzung entspricht der Instrumentierung bei der Eingliederung.

2.3.3 Extraorale abnehmbare Geräte

Eine **extraorale** Verankerung kann verwendet werden, wenn die Oberkieferzahnreihe bzw. einzelne Oberkieferzähne verschoben werden sollen, ohne gleichzeitig die Lage der Unterkieferzahnreihe zu verändern. Soll ein Zahn nach dorsal (zum Rücken hin) bzw. distal verschoben werden, kann der **Headgear** eingesetzt werden. Zur Verschiebung des Oberkiefers bzw. einzelner Zähne nach ventral (nach vorn, zum Bauch hin) bzw. mesial benötigt man eine **Gesichtsmaske nach Delaire** (Bild 1).

Der **Headgear** ist ein intraoral-extraoral zu tragender Gesichtsbogen. Er besteht aus zwei miteinander verbundenen halbkreisförmigen Drahtbögen. Der innere kleinere Bogen wird in den Mund eingesetzt. Trägt der Patient eine Multibandapparatur, kann er in die Headgearröhrchen der Molarenbänder eingeschoben werden. Soll der Headgear als Einzelgerät eingesetzt werden, müssen Bänder mit Headgearröhrchen auf die oberen 6er zementiert werden.

Der größere Bogen des Headgears ragt aus dem Mund heraus nach hinten hin. Daran wird eine Zugvorrichtung angelegt, die hinten um den Kopf herum gelegt wird.

Die genaue Bewegungsrichtung der Zahnreihe wird vorgegeben durch die Richtung des Gummizuges:

- Der **Zervikal-Headgear** zieht die Backenzähne nach hinten unten.
- Der **High-pull-Headgear** zieht die Backenzähne nach hinten oben.
- Der **Kombiheadgear** zieht die Backenzähne nach hinten.

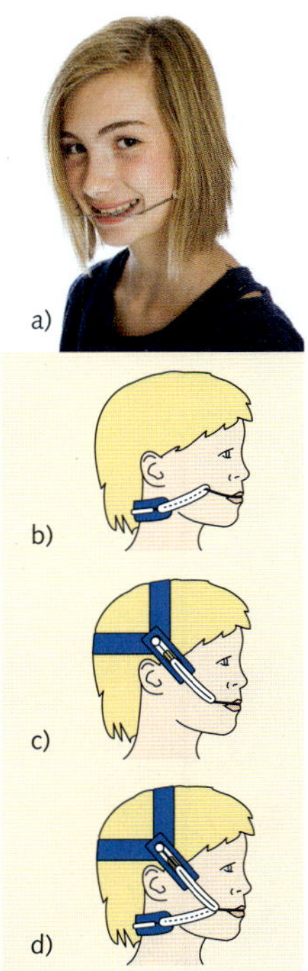

Bild 2:Headgeartypen, a) und b) Zervikal-Headgear, c) Highpull-Headgear, d) Kombiheadgear

Definition

Ein **Headgear** ist ein extraoral am Hals oder Hinterkopf verankerter Gesichtsbogen, mit dem Oberkiefer-Seitenzähne nach distal bewegt werden können.

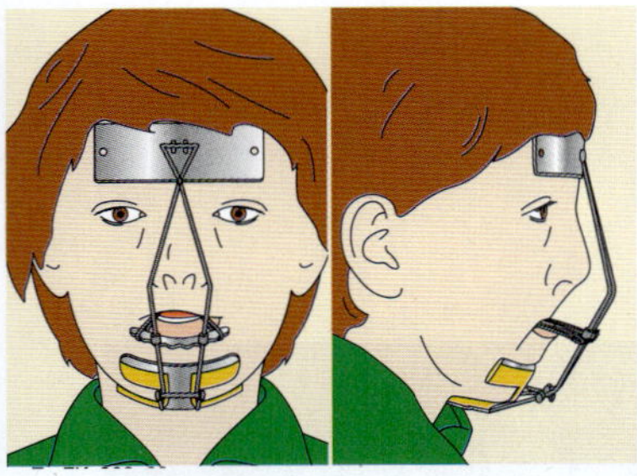

Bild 1: Gesichtsmaske nach Delaire

Mit einer **Gesichtsmaske nach Delaire** können die Oberkieferzahnreihe bzw. der Oberkieferknochen nach vorn (ventral) bewegt werden (s. Bild 1). Diese Behandlung ist notwendig bei unterentwickeltem oder nach dorsal verlagertem Oberkiefer.

Die Gesichtsmaske wird intraoral beidseitig an den oberen 6er-Bändern befestigt, extraoral stützt sie sich an Stirn, Oberlippe und Kinn ab.

Definition

Eine **Gesichtsmaske nach Delaire** ist ein an Stirn und Kinn abgestütztes Gerät zur Mesialbewegung von oberen Backenzähnen bzw. zur Vorverlagerung des gesamten Oberkieferzahnbogens.

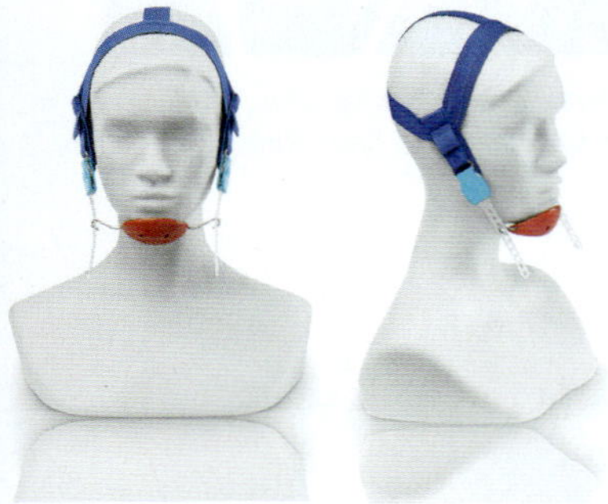

Bild 2: Kopf-Kinn-Kappe

Zur Behandlung einer Progenie (siehe Seite 447) im Milchgebiss kommt eine **Kopf-Kinn-Kappe** zum Einsatz (s. Bild 2). Sie besteht aus einer Kinnkappe und einer Verankerung, meist aus elastischen Bändern am Schädeldach.

2.3.4 Therapie mit festsitzenden Geräten

Als festsitzende Geräte kennen die Patienten meist nur die Multibandapparaturen, bei denen jeder Zahn mit einem Band oder Bracket versehen wird, um daran den Behandlungsbogen zu befestigen. Daneben gibt es jedoch noch andere festsitzende Geräte, mit denen Zahnstellungsveränderungen schnell und effektiv durchgeführt werden können.

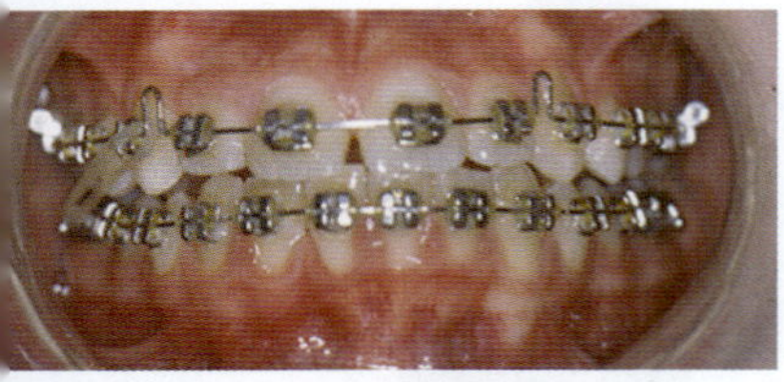

Bild 3: Multibandapparatur im Munde

Slot
Schlitz

Multibandapparaturen

Der Grundbaustein einer Multibandapparatur ist ein **Band** aus Metall, das um den Zahn gelegt wird. Auf der bukkalen Seite des Bandes sind **Röhrchen** oder ein Bracket festgeschweißt, die zur Aufnahme des **Behandlungsbogens** dienen. Mithilfe dieses in die Röhrchen und Brackets eingelegten Drahtbogens werden die gewünschten Zahnstellungsveränderungen durchgeführt. Auch auf der lingualen Seite sind Befestigungselemente für Behandlungsmittel angebracht, die lingualen Attachments.

Klebebrackets können ohne Metallband direkt auf den Zahnschmelz aufgeklebt werden. Sie haben eine auf der Unterseite angeraute Basis zur adhäsiven Befestigung, einen Schlitz (Slot), in den der Drahtbogen eingelegt wird, sowie Flügel, um die die Befestigungsgummis oder Drähte gelegt werden. Klebebrackets werden aus Metall, Keramik oder Kunststoff hergestellt.

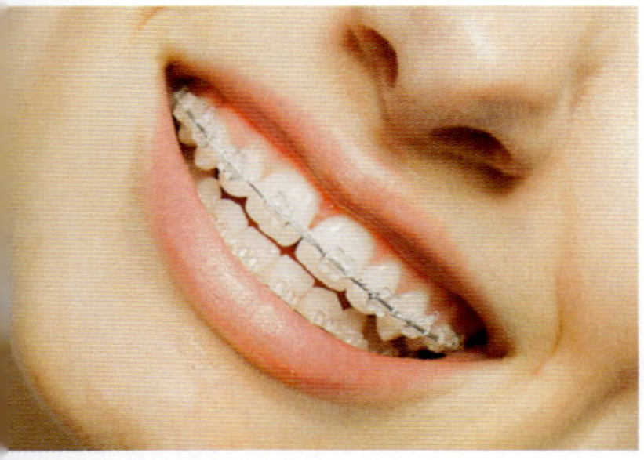

Bild 4: Kunststoffbrackets

Extrudieren
verlängern

Rotieren
drehen

Kunststoff- und Keramikbrackets haben lediglich ästhetische Vorteile.

In der Regel werden bei einer festsitzenden Apparatur die Molaren mit Bändern und die restlichen Zähne mit Klebebrackets versorgt.

Mit einem Multibandgerät sind folgende Behandlungen möglich:

- Ausrundung des Zahnbogens,
- körperliche Bewegungen von Zähnen zum Öffnen oder Schließen von Zahnlücken,
- Aufrichtung von Zähnen
- **Extrudieren** (verlängern) oder **Intrudieren** (verkürzen) von Zähnen,
- **Rotieren** (drehen) von Zähnen um ihre Achse.

Definition

Bänder und **Brackets** sind Haltevorrichtungen zur Aufnahme von festsitzenden kieferorthopädischen Behandlungsbögen.

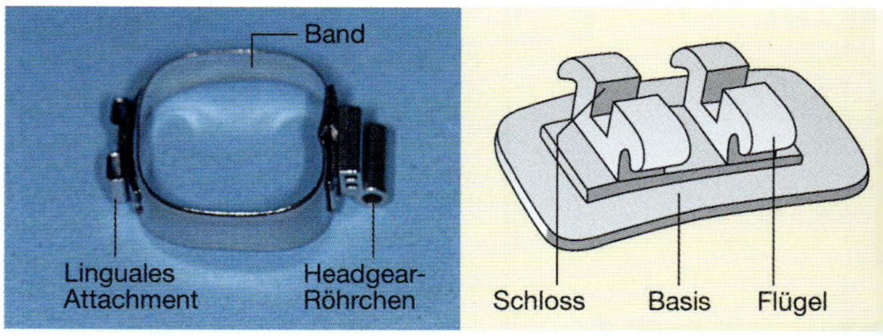

Bild 1: Elemente eines Multibandgerätes, a) Band mit Röhrchen, b) Klebebracket

In die Brackets werden Behandlungsbögen aus Draht eingelegt, mit denen die Zähne gerade gerichtet werden. Je nach Behandlungsziel können unterschiedliche Drähte zur Anwendung kommen.

Am Anfang, wenn die Zähne noch sehr unregelmäßig stehen, werden weiche biegsame Drähte genommen. Die Zeit dieser ersten Behandlungsphase wird als **Nivellierungsphase** bezeichnet. In der Endphase der Behandlung werden vierkantige Stahldrähte verwendet. Je besser der Draht in den Slot passt, desto höher ist die einwirkende Kraft.

Nivellierungsphase
erste Behandlungsphase

Der Behandlungsbogen wird mit **Drahtligaturen** (Drahtumschlingung) oder kleinen Gummiringen in den Brackets befestigt.

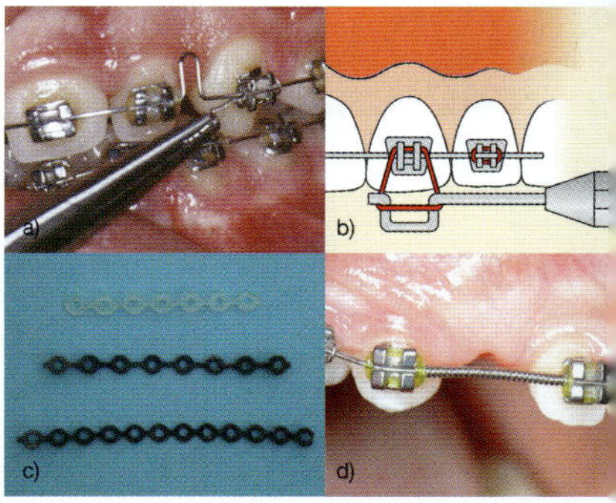

Bild 2: Elemente einer Multibandapparatur, a) Drahtligatur, b) Elastics, c) Gummikette, d) Spiralfelder

Sollen Zähne verschoben werden, um z. B. Lücken zu schließen, kann man sie mit einer Gummikette verbinden, die die notwendige Zugkraft entwickelt. Um eine Lücke zu öffnen, kann man eine Spiralfeder zwischen die Brackets der zwei benachbarten Zähne einlegen, die die Zähne dann auseinanderdrückt. Mithilfe von **Elastics**, das sind **intermaxilläre Gummizüge** (**intermaxilär:** zwischen Oberkiefer und Unterkiefer), können auch **Bisslageveränderungen** durchgeführt und offene Bisse geschlossen werden. Bei Bisslageveränderungen wird die Lage des Unterkiefers zum Oberkiefer verschoben.

Definition

Intermaxilläre Gummizüge sind Gummibänder, die zwischen Oberkiefer und Unterkiefer gespannt werden, um die Bisslage zu verändern.

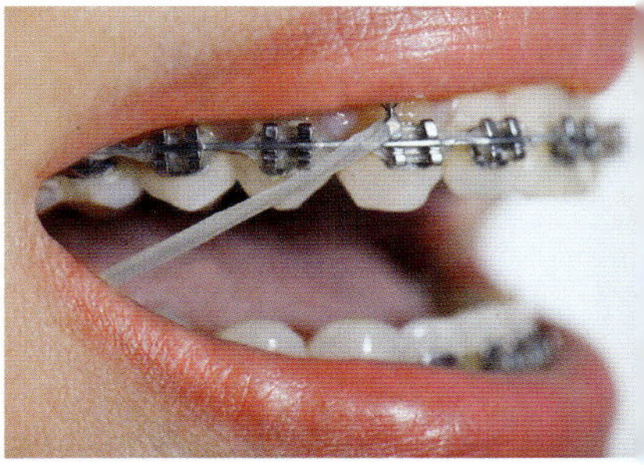

Bild 3: Intermaxilläre Gummizüge

Für eine **systematische Multibandbehandlung** werden alle Zähne mit Bändern und Brackets versehen. Man kann eine Multibandbehandlung aber auch auf Teile des Zahnbogens beschränken (Teilbogenbehandlung) (s. Bild 2a–d).

Definition

Multiband- und **Multibracketapparaturen** sind festsitzende kieferorthopädische Geräte, bei denen die Behandlungsbögen in Bänder und/oder Brackets eingelegt werden, die auf den Zähnen befestigt sind.

Progenie
vorstehender Unterkiefer

Behandlung von Progenie

Patienten mit vererbter **Progenie** (vorstehender Unterkiefer, Bild 4) bekommen häufig während der Pubertät einen starken Wachstumsschub des Unterkiefers.

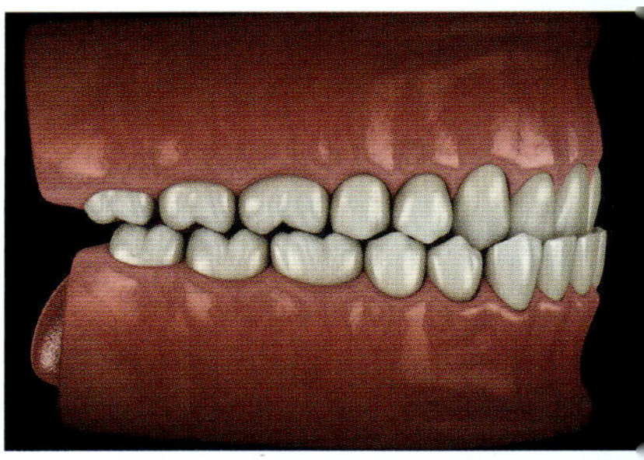

Bild 4: Progenie

Bei der kombinierten kieferorthopädischen und chirurgischen Behandlung bereitet der **Kieferorthopäde** den Patienten mit einer Multibandbehandlung auf die chirurgische Behandlung vor. Die Zahnbögen werden so ausgeformt, dass sie nach der Operation gut zueinander passen.

Der **Kieferchirurg** durchtrennt den Unterkieferknochen beidseits im Bereich des aufsteigenden Astes, sodass der Unterkieferkörper mit der Zahnreihe insgesamt zurückgesetzt werden kann. Er verbindet die Unterkieferteile dann so, dass die Okklusion zwischen Oberkiefer- und Unterkieferzähnen passt. Anschließend erfolgt eine Schienung des Unterkiefers. Nach dem chirurgischen Eingriff übernimmt der Kieferorthopäde die Feinregulierung der Zahnstellung.

Quadhelix/Lingualbogen

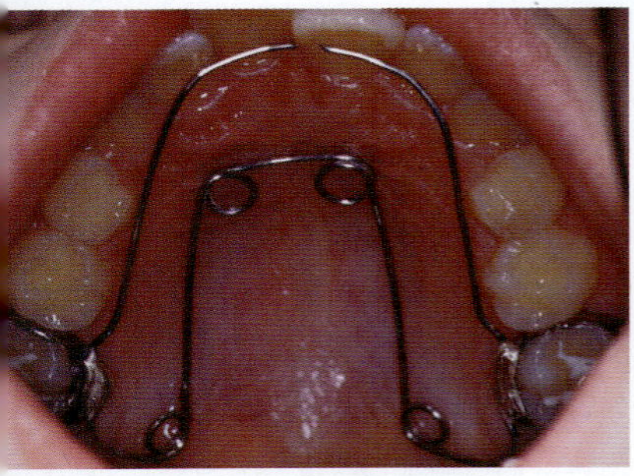

Bild 1: Quadhelix

Die **transversale Erweiterung** (**transversal:** quer, in die Breite) eines Zahnbogens ist mit einem Multibandgerät nicht möglich. Für diese Therapie wird im Oberkiefer die **Quadhelix** (Vierschlaufenfeder) eingesetzt (Bild 1).

Die Quadhelix ist eine mit Bändern an den oberen 6ern befestigte Drahtapparatur, die den Kiefer durch Federkraft erweitert. Die Dehnungsfeder liegt dem Gaumen an und wird bei den Kontrollen durch den Zahnarzt aktiviert. Durch entsprechende Aktivierung lassen sich auch die 6er etwas nach hinten bewegen.

Die Quadhelix kann allein oder in Kombination mit einer Multibandapparatur getragen werden. Eine ähnliche Apparatur, ein Lingualbogen, kann auch für den Unterkiefer hergestellt werden.

Praxisinfo

Heute gibt es vielerlei Möglichkeiten eine festsitzende Behandlung weniger oder kaum sichtbar zu gestalten. Zu diesen Techniken gehören Keramik- oder Kunststoffbrackets, Alignerschienen oder die Lingualtechnik.

Gaumenerweiterungsapparatur

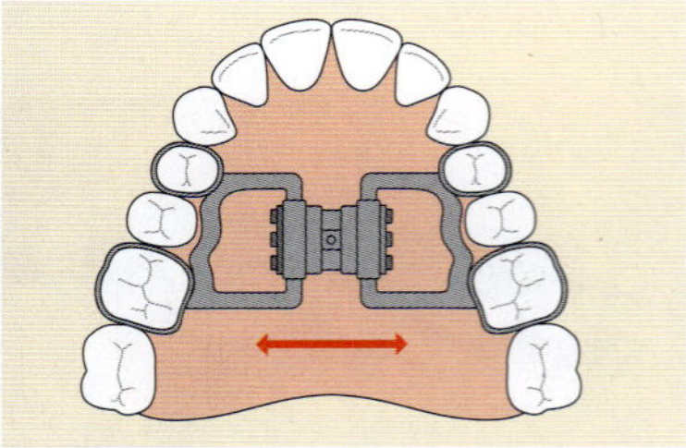

Bild 2: Gaumenerweiterungs-apparatur

Die rasche **Gaumenerweiterung** ist eine beschleunigte Dehnung des Oberkiefers, die nur bei extremem Schmalkiefer eingesetzt wird. Die Gaumenerweiterungsapparatur besteht aus einem Drahtgerüst mit einer Dehnschraube in der Mitte, das mit vier Bändern an den oberen 4ern und 6ern befestigt wird (Bild 2). Durch tägliche Drehungen der zentralen Dehnschraube wird der Oberkiefer so schnell gedehnt, dass sich die Gaumennaht, also die Knochennaht zwischen den beiden Oberkieferknochen, öffnet.

Merke

Festsitzende kieferorthopädische Geräte sind Zahnspangen, die der Patient nicht selbst herausnehmen kann. Sie wirken 24 Stunden pro Tag auf den Kiefer. Zu den festsitzenden Geräten zählt man:

- Multibandapparatur,
- Quadhelix/Lingualbogen,
- Gaumenerweiterungsapparatur.

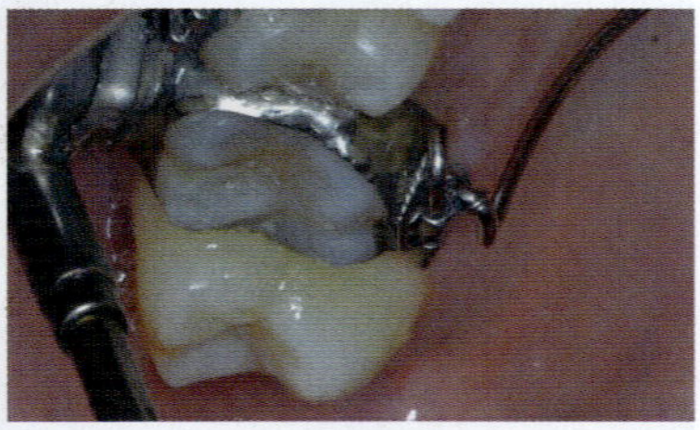

Bild 3: Band aus Stahlblech zur Fixierung der festsitzenden Apparatur.

Instrumentierung und Assistenz bei Eingliederung einer festsitzenden Apparatur

Multibandapparatur, Quadhelix, Gaumenerweiterungssapparatur und Gesichtsmaske haben gemeinsam, dass für ihre Befestigung an den Zähnen **Bänder** benötigt werden (Bild 3). Bänder können individuell aus Stahlblech gefertigt oder aber aus einem Sortiment verschiedener Größen und Formen ausgesucht werden. Oftmals werden Zähne, die mit Bändern versehen werden sollen, in der vorherigen Sitzung durch Einlegen von Separiergummis bzw. Separierdrähten auseinander gedrückt, um interdental Platz zu schaffen.

Auf einer Glasplatte wird dann Zement angemischt und auf die Innenflächen der Bänder gestrichen. Der Zahnarzt setzt die Bänder ein und drückt sie mit dem Bandsetzgerät auf die Zähne.

Bei den Brackets ist zu beachten, dass jeder Zahn ein unterschiedliches Bracket erhält.

Nach dem Reinigen, Ätzen und Trocknen der Schmelzflächen werden die Brackets auf die Zahnoberfläche aufgeklebt. Hierfür stehen sowohl foto- als auch autopolymerisierende Kleber zur Verfügung.

Abschließend wird der Drahtbogen einligiert.

Überstehende Drahtenden werden mit dem **Distal End Cutter** (Endabschneidezange) abgetrennt (Bild 1).

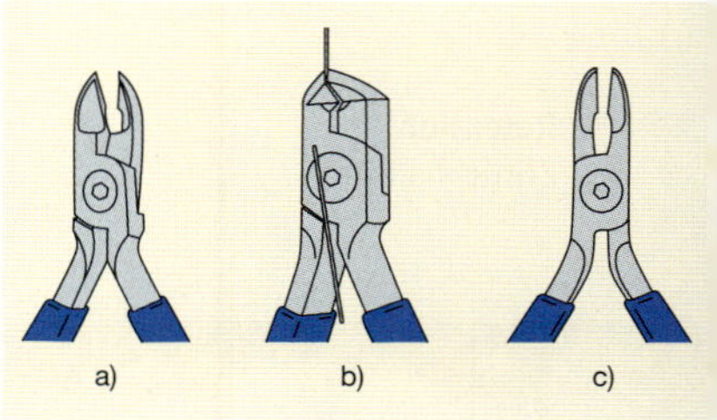

Bild 1: Drahtschneidezangen, a) Seitenschneider, b) Distal End Cutter, c) Ligaturenschneider

Nach der Eingliederung eines Multibandgerätes werden die Patienten durch die Zahnmedizinische Fachangestellte in der Mundhygiene unterwiesen: Für die Reinigung der vielen Nischen und Winkel, die durch die Brackets entstehen, müssen besondere Zahnpflegetechniken erlernt und zusätzliche Zahnpflegehilfsmittel verwendet werden.

einligieren
Einlegen und Befestigen des Drahtbogens in die Brackets

Der Patient ist darauf hinzuweisen, dass die Zähne in den ersten Tagen nach der Eingliederung sehr druckempfindlich sein können, sodass die Nahrungsaufnahme beeinträchtigt sein kann.

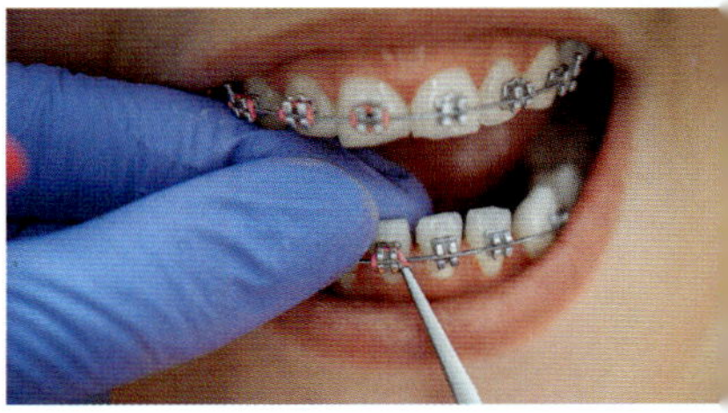

Bild 2: Einligieren des Drahtbogens

Verlaufskontrollen

Im Rahmen der **regelmäßigen Verlaufskontrollen** werden die Behandlungsbögen regelmäßig getauscht.

Besondere Sorgfalt muss bei der Multibandbehandlung der **Plaquekontrolle** gewidmet werden.

Behandlungsabschluss

Zur **Beendigung der Multibandbehandlung** wird die Multiband-Multibracketapparatur entfernt. Mit Bandentfernungs- und Bracketentfernungszangen werden die Bänder von den Zähnen abgenommen und die Brackets von der Schmelzoberfläche abgelöst (Bild 3). Die zurückbleibenden Zement- und Kleberreste werden entfernt. Das Gebiss wird zum Schluss mit Bürstchen und Reinigungspaste gereinigt. Der Zahnschmelz wird anschließend mit einem Fluorid-Präparat behandelt.

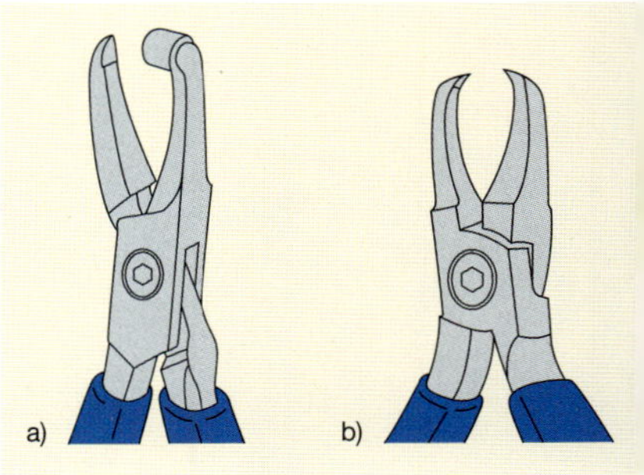

Bild 3: a) Bandentfernungszange, b) Bracketentfernungszange

Danach wird ein herausnehmbares Retentionsgerät eingegliedert, das die Zahnstellung stabilisieren soll. Es muss in der ersten Zeit nach der Entfernung des Multibandgerätes ständig getragen werden (Bild 4).

2.4 Abschluss der Behandlung

Eine kieferorthopädische Behandlung sollte nicht vor dem Durchbruch der 7er abgeschlossen werden, da nicht sicher ist, in welcher Position diese Zähne durchbrechen.

Nach Abschluss der kieferorthopädischen Behandlung besteht die Gefahr, dass sich ein **Rezidiv** entwickelt, d.h. dass sich die Zähne teilweise wieder zurück in die alte Position bewegen. Je umfangreicher die Zahnbewegungen während der kieferorthopädischen Behandlung waren, desto größer ist später die Gefahr eines Rezidivs.

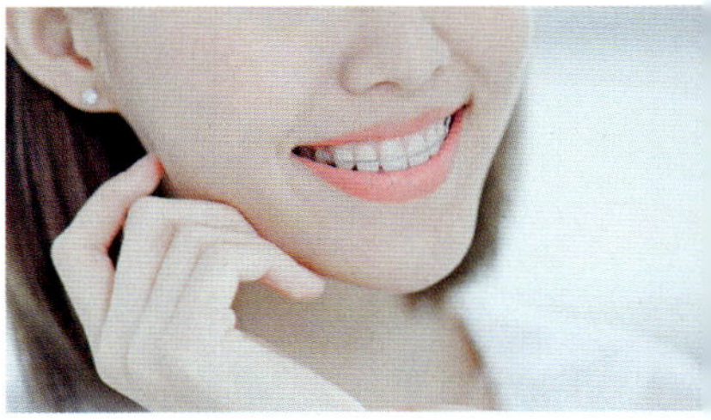

Bild 4: Retentionsgerät

Definition

Als **Rezidiv** bezeichnet man in der Kieferorthopädie die Rückentwicklung eines behandelten Gebisses zu einer früheren Zahn- und Kieferstellung.

Retention
Zurückhaltung

Um das Behandlungsergebnis der kieferorthopädischen Behandlung zu stabilisieren, wird die Behandlung mit einer **Retentionsphase** abgeschlossen. In dieser Zeit werden spezielle Geräte getragen, die verhindern sollen, dass sich die neue Zahnstellung wieder verändert.

Als Retentionsgeräte dienen in der Regel Kunststoffplatten. In manchen Fällen wird das Ergebnis durch Retainer stabilisiert. Dies sind lingual bzw. palatinal angebrachte Drähte, die die Zähne in ihrer Position halten (Bild 1).

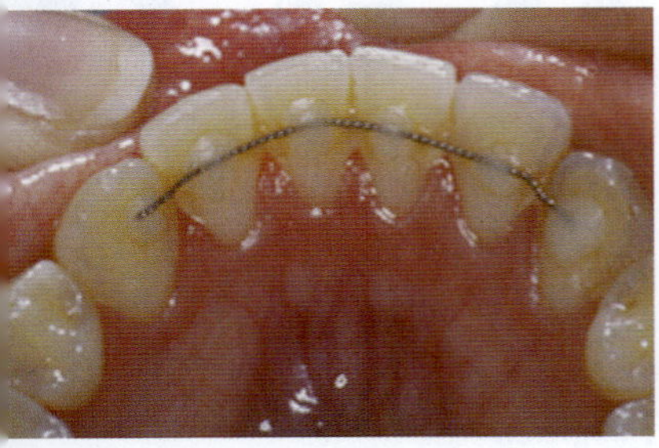

Bild 1: Lingualretainer

Auch einfache laborgefertigte **Kunststoffschienen**, lassen sich als Retentionsgeräte einsetzen.

Definition

Retentionsgeräte sind kieferorthopädische Geräte zur Stabilisierung des Behandlungsergebnisses.

Die **Dauer der Retentionsphase** ist abhängig von der Art der vorausgegangenen Behandlung. Bei Behandlungen mit länger dauernder aktiver Krafteinwirkung und umfangreichen Zahnstellungsveränderungen (z. B. Multibandbehandlung) muss länger nachbehandelt werden, als z. B. nach einer funktionskieferorthopädischen Behandlung. Nach einer Faustregel muss die Retentionsphase so lange dauern, wie die Behandlungszeit mit aktiven Kräften.

Am Ende der Retentionszeit wird die Tragezeit des Gerätes nach und nach verkürzt: Es wird dann z. B. nur jeden zweiten Tag, anschließend nur jeden dritten Tag getragen. In regelmäßigen Abständen wird geprüft, ob das Behandlungsergebnis stabil bleibt, beispielsweise durch Einsetzen des Retentionsgeräts, das spannungsfrei einsetzbar sein muss. Die Zeitspanne dieser Kontrollen ist abhängig von der während der Behandlung durchgeführten Zahnbewegungen. Bleibt das Ergebnis dauerhaft stabil, kann die Behandlung beendet werden.

Zum endgültigen **Abschluss der Behandlung** wird das Ergebnis noch einmal mittels Modellen, Röntgenbildern und Fotos dokumentiert.

Aufgaben

1. Zählen Sie die verschiedenen Möglichkeiten auf, mit herausnehmbaren aktiven Geräten zu arbeiten.
2. Welches Wirkprinzip liegt den funktionskieferorthopädischen Geräten zugrunde?
3. Zählen Sie die besprochenen funktionskieferorthopädischen Geräte auf.
4. Mit einer Multibandapparatur kann der Zahnbogen kaum erweitert werden. Welches andere festsitzende Gerät kommt für die Zahnbogenerweiterung zur Anwendung?
5. Welche Geräte dienen der Retention?
6. Nennen Sie eine vererbte Fehlstellung, die oftmals kieferorthopädisch und chirurgisch behandelt werden muss.

Lernfeld
11

Prothetische Behandlungen begleiten

Prothetische Behandlungen begleiten

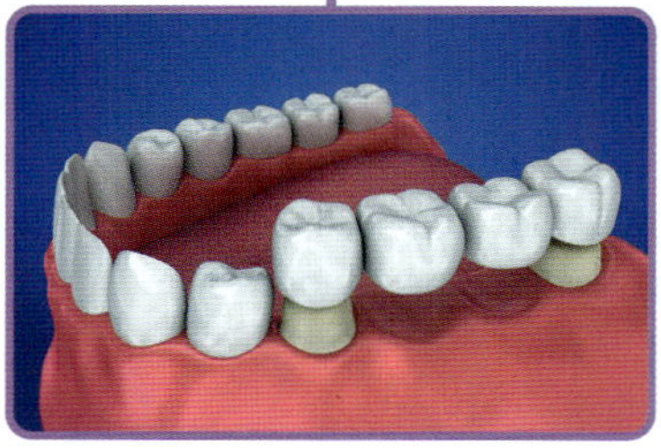

Befundaufnahme und prothetische Planung

- Folgen des Zahnverlustes
- Formen des Lückengebisses
- Voraussetzungen für die Planung und Herstellung von Zahnersatz

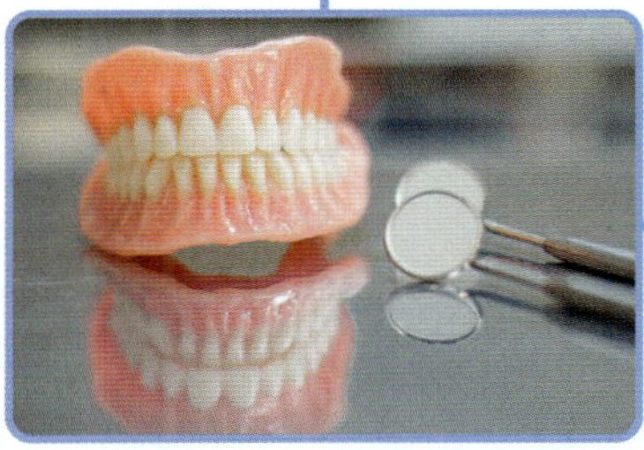

Herausnehmbarer Zahnersatz

- Partielle Prothesen
- Totale Prothesen

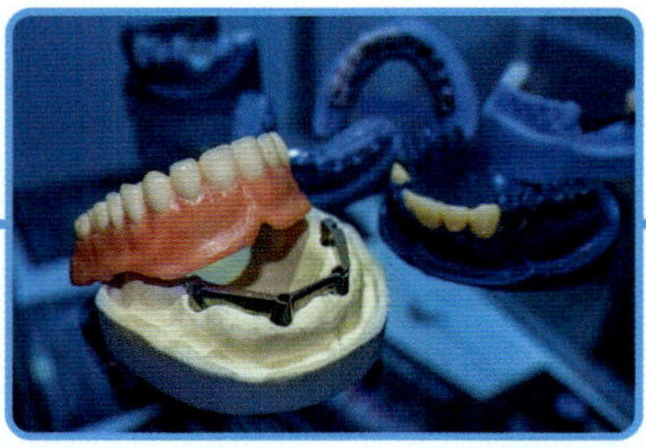

Kombinierter Zahnersatz

- Teleskopprothese
- Stegprothese
- Geschiebeprothese

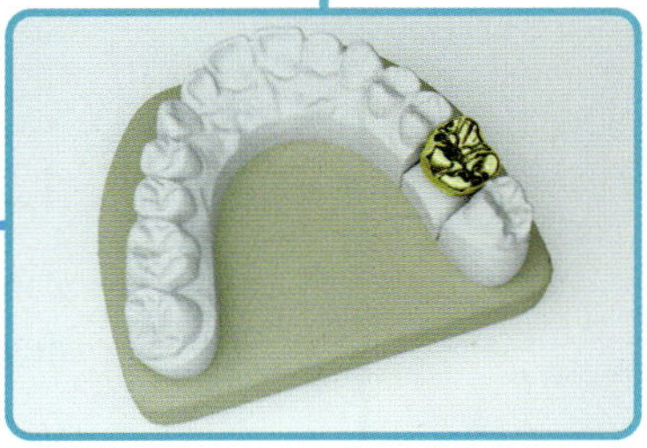

Festsitzender Zahnersatz

- Kronen
- Brücken
- Herstellung von Kronen und Brücken und Assistenz in der Praxis

1 Befundaufnahme und prothetische Planung

Zähne müssen entfernt werden, wenn sie durch Maßnahmen wie Wurzelkanalbehandlung, Füllungstherapie oder eine Parodontalbehandlung nicht mehr zu erhalten sind. Dabei gehen im jüngeren Alter mehr Zähne durch die Folgen einer Karies und im höheren Alter mehr Zähne durch die Folgen einer Parodontitis verloren.

Ästhetik
Schönheit

Mit der prothetischen Versorgung der fehlenden Zähne erzielt man eine bessere Sprechfunktion, Ästhetik und Kaufunktion im Vergleich zum Lückengebiss.

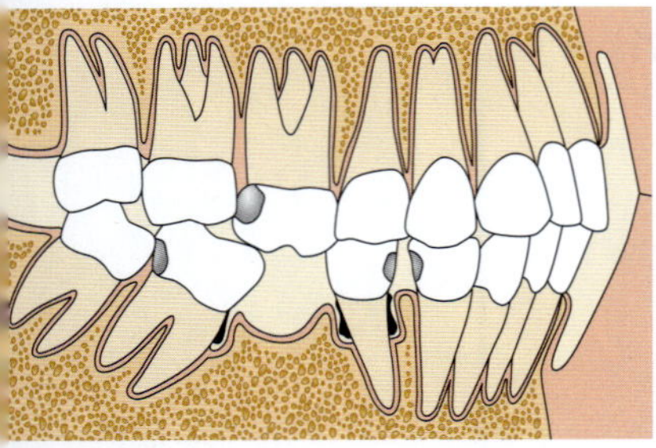

Bild 1: mögliche Folgen eines vorzeitigen Zahnverlustes

1.1 Folgen des Zahnverlustes

Jeder Zahnverlust geht mit Veränderungen im Kausystem einher: Der Zahnarzt kann schon beim Fehlen einzelner Zähne Stellungsveränderungen der verbleibenden Zähne beobachten. Diese Veränderungen stören die normale Funktion des Kausystems.

Wird die entstandene Lücke nicht versorgt, beginnen die Zähne zu wandern: Die Nachbarzähne **kippen** in die Lücke hinein, wodurch sich der Rest der Zahnreihe auflockert (Bild 1).

Protrusion
Vorschub, Bewegung nach vorne

Es kommt zum Einbeißen von Nahrungsteilen in die Interdentalräume mit der Folge von Karies an den Approximalflächen sowie der Ausbildung bzw. Vertiefung von Zahnfleischtaschen. Die der Zahnlücke gegenüberliegenden Zähne **elongieren** (verlängern sich). Sie wachsen so weit über die Kauebene hinaus, bis sie wieder Kontakt mit den Zähnen oder der Schleimhaut des Gegenkiefers bekommen (Bild 1).

Praxisinfo

Bei der Entfernung der Seitenzähne geht die Abstützung des Unterkiefers gegen den Oberkiefer verloren: Man spricht von **Stützzonenverlust**. Dies führt zu einer Überbelastung der Schneidezähne und ihrer Protrusion. Eine Überbelastung der betroffenen Kiefergelenke kann schwerwiegende funktionelle Störungen der Kaumuskulatur und der Kiefergelenke nach sich ziehen.

Gegenkiefer
der Kiefer, in dem keine Präparation für Zahnersatz stattfindet

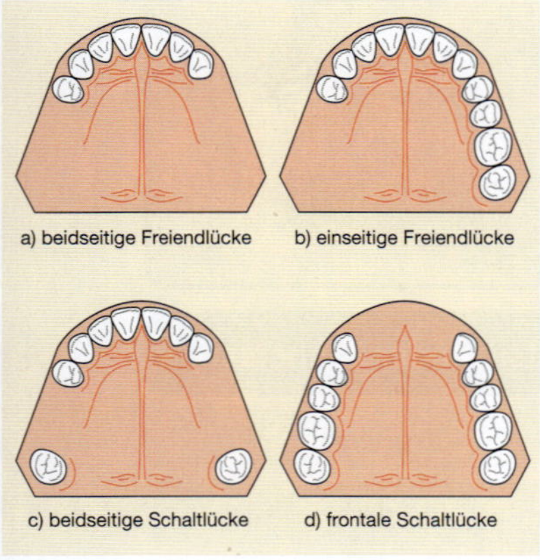

Bild 2: Formen von Lückengebissen

1.2 Formen des Lückengebisses

Zahnlücken können sehr unterschiedlich sein, je nach Lage und Anzahl der fehlenden Zähne.

Von **Freiendlücke** oder verkürzter Zahnreihe spricht man, wenn Zähne am Ende der Zahnreihe entfernt wurden. Bei der einseitigen Freiendlücke sind die Backenzähne einer Seite noch vorhanden, bei der beidseitigen Freiendlücke stehen nur die vorderen Zähne (Bild 2a und b).

Als **Schaltlücke** bezeichnet man eine Zahnlücke, die beidseitig von Zähnen eingegrenzt ist. Schaltlücken können sowohl im Seitenzahnbereich als auch im Frontzahnbereich vorkommen (Bild 2c und d).

1.3 Voraussetzungen für die Planung und Herstellung von Zahnersatz

Bevor ein Zahnersatz geplant wird, sollten folgende Vorbehandlungen abgeschlossen sein:

- **Chirurgie:** Extraktionen und präprothetische Eingriffe, wie z. B. die Entfernung störender Schleimhautbänder, eine Mundvorhofplastik oder das Setzen von Implantaten
- **Endodontie:** Wurzelkanalbehandlungen einschließlich Wurzelkanalfüllung bzw. Stiftaufbau
- **Behandlung von Parodontopathien:** geschlossene und offene Kürettage
- **Funktionstherapie:** Schienentherapie und Einschleifen des Gebisses zur Bissregulierung
- **Füllungstherapie:** Entfernung aller kariösen Defekte

Parodontopathien
Erkrankungen des Zahnhalteapparates

Nach Abschluss der Vorbehandlungen wird die Situation des Patienten neu bewertet. Der Patient wird untersucht, eventuell werden neue Röntgenaufnahmen gemacht. Planungsmodelle werden erstellt, anschließend folgt eine prothetische Beratung des Patienten mit Erstellung eines Heil- und Kostenplanes/Kostenvoranschlages.

Bei der **Planung des Zahnersatzes** anhand der Befunde spielen verschiedene Gesichtspunkte eine Rolle. So achtet der Zahnarzt bei der klinischen Untersuchung der Zähne besonders auf die **Verteilung der vorhandenen Zähne im Gebiss, auf eventuell vorhandenen Knochenabbau, Lockerungsgrad und die Anzahl und Größe der Wurzeln.**

Die genaue technische Ausführung des Zahnersatzes ist auch abhängig von den **Wünschen des Patienten**, z. B. ob er besonderen Wert auf die Ästhetik legt.

Letztlich hängt die prothetische Planung auch von der **Zahlungsfähigkeit** und -bereitschaft des Patienten ab. Nicht jeder Patient ist bereit, für den Zahnersatz einen hohen finanziellen Einsatz zu erbringen.

1.4 Formen des Zahnersatzes

Je nach Gebissbefund kann Zahnersatz festsitzend, herausnehmbar oder eine Kombination aus festsitzendem und herausnehmbaren Zahnersatz sein.

Als **festsitzenden Zahnersatz** bezeichnet man einen Zahnersatz, der so auf den Zähnen befestigt wird, dass er vom Patienten nicht herausgenommen werden kann. Dies ist bei Kronen und Brücken der Fall. Schaltlücken können beispielsweise mit festsitzendem Zahnersatz versorgt werden, wenn die Lücke nicht zu groß ist.

Bei Freiendlücken kann ein **herausnehmbarer Zahnersatz** in Form einer Teilprothese hergestellt werden. Totalprothesen gehören auch zum herausnehmbaren Zahnersatz.

Von **Kombinationszahnersatz** spricht man bei Teleskopprothesen, Stegprothesen oder Geschiebeprothesen, da es sich hier um eine Kombination aus herausnehmbarem und festem Zahnersatz handelt.

Wird der Zahnersatz und somit die Kaukraft direkt von den vorhandenen Zähnen gestützt, spricht man von **dental getragenem Zahnersatz**. Bei unbezahnten Kiefern sowie bei Gebissen mit parodontal geschwächten Zähnen kann der Zahnersatz nicht auf

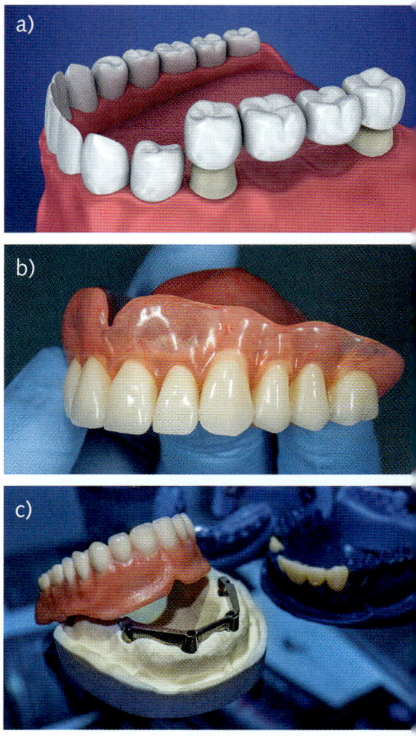

Bild 1: Formen des Zahnersatzes:
a) festsitzend
b) herausnehmbar
c) kombiniert

den Zähnen abgestützt werden. Es werden rein **schleimhautgetragene/parodontal gelagerte Prothesen** hergestellt. Bei Gebissen mit Freiendlücken wird der Zahnersatz einerseits auf den Zähnen abgestützt und andererseits auf der Schleimhaut gelagert. Diese Lagerung nennt man **parodontal-gingivale Lagerung** des Zahnersatzes.

gingival getragen
von der Schleimhaut getragen

Sind Implantate in den Kiefer eingepflanzt worden, um einen festsitzenden Zahnersatz aufzunehmen, ist der Zahnersatz **implantatgetragen**.

parodontal getragen
vom Zahn(halteapparat) getragen

Merke

Zahnersatz, der allein auf Zähnen abgestützt ist, wird als **dental** bzw. **parodontal gelagerter Zahnersatz** bezeichnet.

Zahnersatz, der nur die Schleimhaut belastet, wird als **schleimhautgelagerter bzw. gingival gelagerter Zahnersatz** bezeichnet.

Bei Abstützung des Zahnersatzes auf den Zähnen und gleichzeitiger Belastung der Schleimhaut spricht man von **parodontal-gingival gelagertem Zahnersatz**.

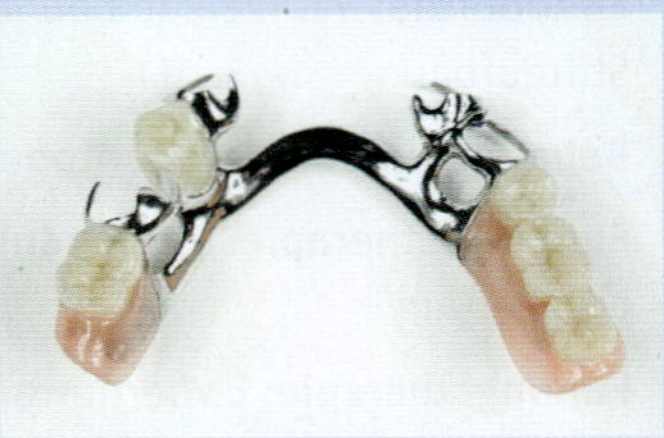

Bild 1: parodontal-gingival gelagerter Zahnersatz im Unterkiefer: Modellgussprothese

2 Festsitzender Zahnersatz

Festsitzender Zahnersatz ist ein parodontal- bzw. implantatgetragener Zahnersatz, der mithilfe von Kronen auf den Zähnen oder Implantaten verankert werden kann. Als festsitzender Zahnersatz kommen Kronen und Brücken infrage.

2.1 Kronen

Zähne, deren natürliche Zahnkrone großflächig zerstört ist, sodass eine Füllungstherapie nicht mehr möglich ist, kann man oftmals noch erhalten, wenn sie überkront werden.

Definition

Als (künstliche) **Krone** bezeichnet man den weitgehenden oder vollständigen Überzug der natürlichen Zahnkrone mit Metall, Kunststoff oder Keramik.

Trauma
Verletzung

Erosion
Schaden an der Schmelzoberfläche durch Säure

Abrasion
Abrieb

Zähne werden aus verschiedenen Gründen mit Kronen versorgt:

- bei starker Schädigung eines Zahnes durch Karies oder Trauma
- als Halte- und Stützelemente für festsitzenden und herausnehmbaren Zahnersatz
- bei Verfärbungen oder Zahnfehlstellungen
- bei großem Verlust der Zahnsubstanz durch Erosion (z. B. bei Bulimie) oder Abrasion (z. B. durch Knirschen oder Pressen)

Bei der Überkronung von ansonsten gesunden Zähnen ist immer zu bedenken, dass der Zahnsubstanzverlust für den Patienten oftmals nachteilig ist:

- Besonders bei jüngeren Patienten verursacht die Überkronung von Zähnen häufig eine **irreversible Pulpaschädigung**, sodass endodontische Behandlungen die Folge sind.
- Jeder Kronenrand, der im Bereich des Zahnfleischsaumes liegt, wirkt als Entzündungsreiz für das Parodontium. Eine **Parodontitis** ist die Folge.

irreversibel
nicht rückgängig machbar

Bei **Teilkronen** wird der natürliche Zahn nicht vollständig ummantelt. Aus kosmetischen Gründen wird die bukkale Wand der noch gesunden Zahnsubstanz erhalten. Teilkronen stellen damit eine Zwischenform zwischen Inlays bzw. Onlays und Vollkronen dar. Sie können aus Metall gegossen oder aus Keramik gefräst werden und sowohl als Brückenanker als auch als Einzelkronen Verwendung finden.

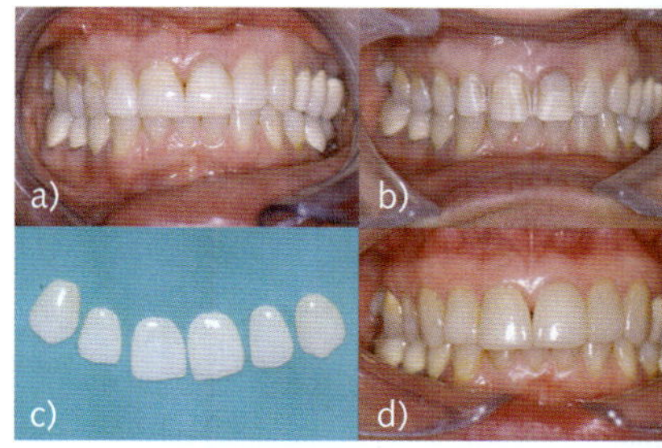

Bild 1: Versorgung mit Keramik-Veneers (Sonderform der Teilkrone):
a) vorher
b) Zähne nach der Präparation
c) im Labor hergestellte Keramikveneers für die Zähne 13–23
d) nachher

Veneers (Verblendschalen, Schichtkeramikfacetten) stellen eine Sonderform der Teilkronen dar. Sie bedecken den sichtbaren Bereich eines Frontzahnes, werden ganz aus Keramikmasse gefertigt und mittels Adhäsivtechnik am Zahn befestigt (Bild 1a bis d).

Adhäsivtechnik
Säure-Ätz-Technik

Vollkronen umfassen die beschliffene natürliche Zahnkrone vollständig. Sie werden aus einer Metalllegierung (Bild 3), Keramik (Bild 4), Kunststoff oder aus einer Kombination dieser Materialien hergestellt (Bild 5).

Bei Kronen unterscheidet man folgende Arten:

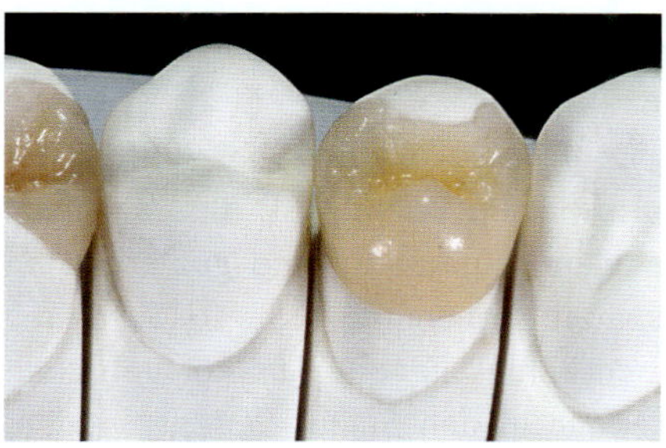

Bild 2: Teilkrone aus Keramik

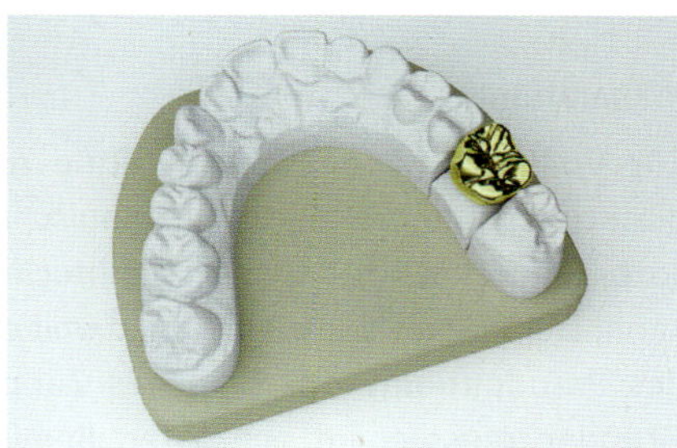

Bild 3: Vollgusskrone auf dem Arbeitsmodell des Zahntechnikers

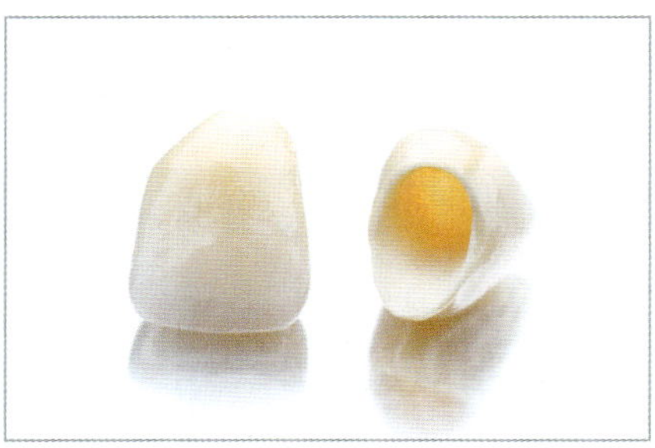

Bild 4: Mantelkrone

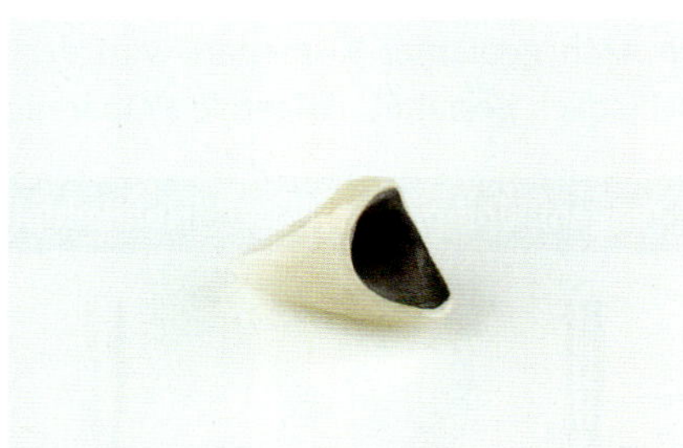

Bild 5: Verblendkrone, voll verblendet

- **Vollgusskronen** (Bild 3) werden im Gussverfahren aus Metall hergestellt (Bild 1). Aus ästhetischen Gründen werden sie nur im nicht sichtbaren Seitenzahnbereich angewendet. Zur Herstellung von Vollgusskronen werden unterschiedliche Goldlegierungen oder edelmetallfreie Legierungen (NEM) verwendet.
- **Verblendkronen** sind Gusskronen, bei denen das Metall durch eine zahnfarbene Kunststoff- oder Keramikschicht verblendet (abgedeckt) wird. Bei **Kunststoffverblendkronen** kann nur die vestibuläre Seite verblendet werden, da eine Verblendung der Kaufläche nicht abriebfest genug ist. Keramikverblendkronen können nur vestibulär, aber auch voll verblendet werden (Bild 5).

Eine besondere Form der Verblendkrone ist die **Galvanokrone**, bei der ein dünnes Goldgerüst auf elektrochemischem Weg hergestellt und anschließend mit Keramik überbrannt wird. Durch die aufwendige Herstellung sind Galvanokronen sehr preisintensiv.

- **Mantelkronen** sind zahnfarbene Kronen komplett aus Keramikmasse oder Kunststoff. Keramikmantelkronen werden auch **Jacketkronen** genannt.
  Vollkeramikkronen können auch mittels CAD-CAM-Technik (vom Computer geplant) im Labor oder in der Zahnarztpraxis hergestellt werden.

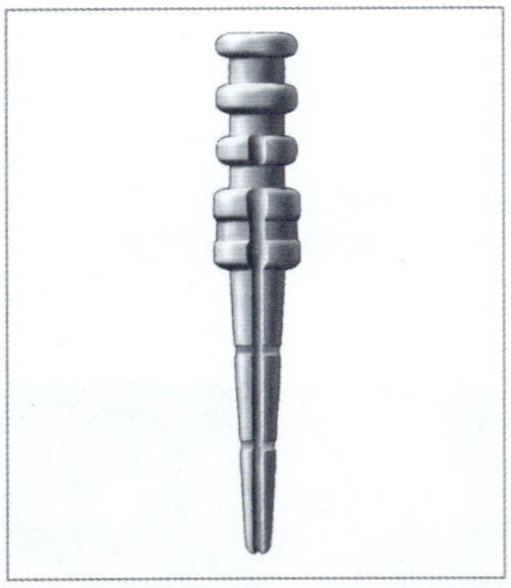

Bild 1: konfektionierter Stift aus Metall

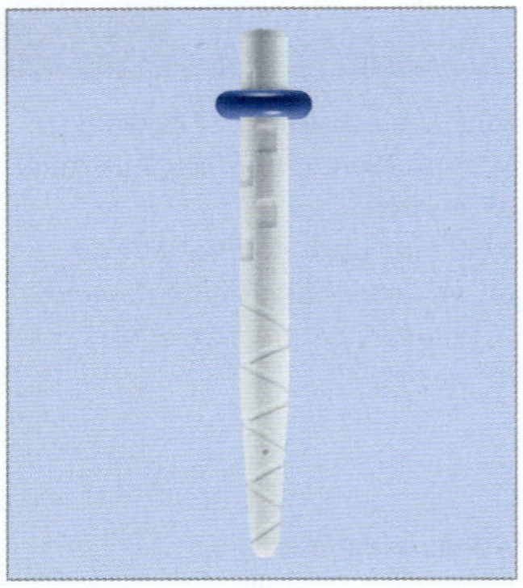

Bild 2: konfektionierter Glasfaserstift

Wenn nicht mehr ausreichend Zahnsubstanz vorhanden ist, kann in einen endodontisch behandelten Zahn ein Wurzelstift/pulpärer Stift eingebracht werden, um den Halt der Krone zu verbessern.

Als **Stiftaufbauten** können verwendet werden:

- konfektionierte (vorgefertigte) Metallstifte (Bild 1): Diese werden anschließend mit einer Aufbaufüllung versehen, darauf kommt anschließend die Krone.
- konfektionierte (vorgefertigte) Glasfaserstifte (Bild 2) mit Kunststoffaufbauten, auf denen anschließend die Krone befestigt wird.
- individuell, im Labor, gegossene Stiftaufbauten (Bild 3). Zwischen Präparation und Einsetzen des Stiftaufbaus wird der Zahn mit einer provisorischen Stiftkrone versorgt.

Präparation

Für Vollkronen werden die Zähne ringsherum und okklusal beschliffen, bis die Kronenstümpfe eine leicht konische Form haben. Wichtig ist, dass der Zahn so präpariert wird, dass der Zahntechniker den Präparationsrand gut erkennen kann. Der Präparationsrand, und damit der spätere Kronenrand, sollte zur Schonung des Parodontiums oberhalb des Zahnfleischsaumes liegen. Aus kosmetischen Gründen muss er im sichtbaren Bereich jedoch in den Sulkus verlegt werden, damit nicht auffällt, dass es sich um keine klinische Krone des Patienten mehr handelt.

Sulkus
Zahnfleischfurche

präparieren
Beschleifen des Zahnes

konisch
kegelförmig

klinische Krone
sichtbarer Bereich des natürlichen Zahnes

Je nach geplanter Kronenart wird der Präparationsrand am Gingivalsaum unterschiedlich gestaltet. Folgende Präparationsformen sind gebräuchlich:

Tangentialpräparation	Hohlkehlpräparation	Stufenpräparation
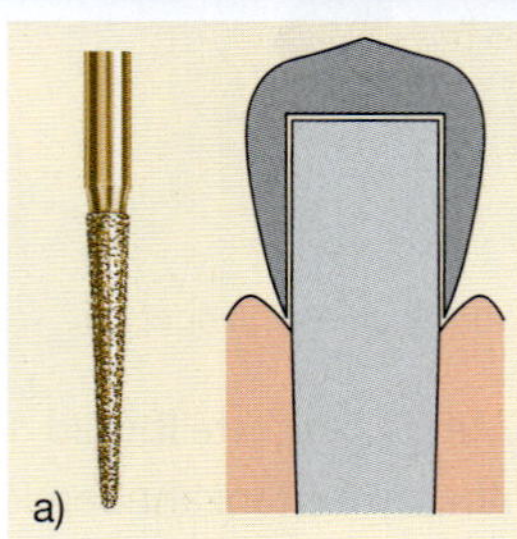	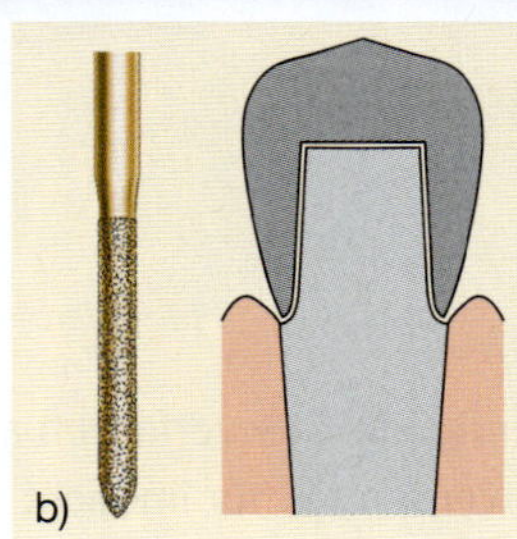	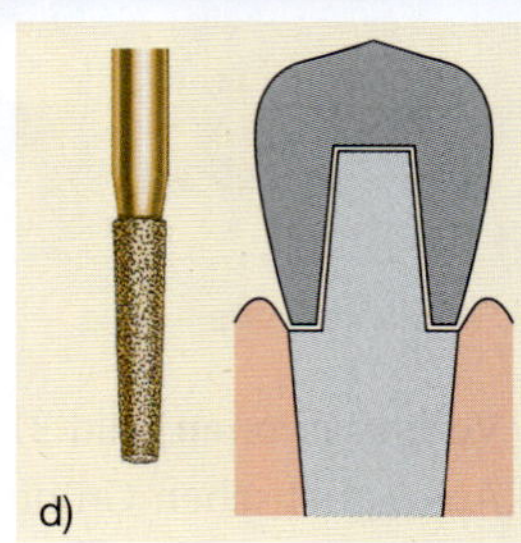
wird durchgeführt, wenn nur wenig Zahnsubstanz abgetragen werden kann, geeignet für Vollgusskronen	häufigste Präparationsform, geeignet für Vollgusskronen und Verblendkronen	notwendig bei Mantel- und Vollkeramikkronen, um bei Druckbelastung nicht zu brechen

Präparationsformen und passende Schleifinstrumente

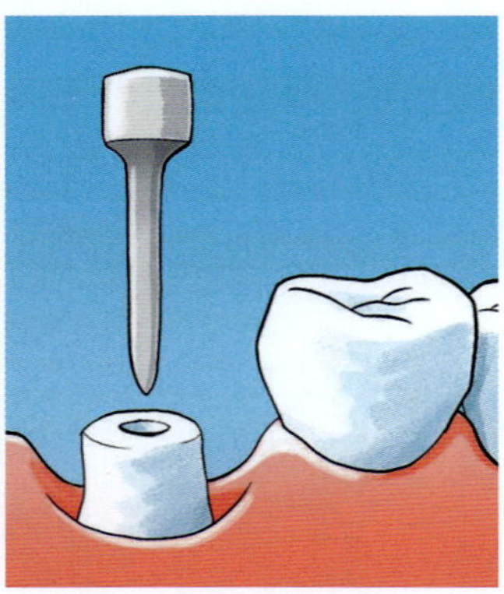

Bild 3: gegossener Stiftaufbau

Bema-Nr.	Leistungsbeschreibung
Bema-Nr. 19	provisorische Krone/Brückenglied
Bema-Nr. 20a	metallische Vollkrone
Bema-Nr. 20b	vestibulär verblendete Krone
Bema-Nr. 20c	Teilkrone

GOZ-Nr.	Leistungsbeschreibung
GOZ-Nr. 2270	provisorische Krone
GOZ-Nr. 2200	Vollkrone/Tangentialpräparation
GOZ-Nr. 2210	Vollkrone/Hohlkehl- oder Stufenpräparation
GOZ-Nr. 2220	Teilkrone

2.2 Brücken

Brücken sind festsitzender Zahnersatz zur Versorgung von Schalt- und Freiendlücken: Der bzw. die zu ersetzenden Zähne werden mit Kronen, Teilkronen oder Inlays an den benachbarten Zähnen bzw. auf Implantaten befestigt.

Brücken können auf natürlichen Zähnen befestigt werden, wenn eine ausreichende Anzahl an gesunden, stabilen Zähnen zur Verfügung steht.

Brücken werden häufig aus **Metall** hergestellt. Sie können mit Keramik oder Kunststoff vestibulär oder komplett verblendet werden, um die Optik zu verbessern. Neue Keramikmaterialien, z. B. Zirkonoxidkeramik, sind so stabil, dass damit auch kleine Brücken ohne Metallgerüst hergestellt werden können.

Eine Brücke setzt sich aus mehreren Teilen zusammen (Bild 1): Die Kronen oder Inlays, mit denen die Brücke auf den benachbarten Zähnen befestigt wird, werden als **Brückenanker** bezeichnet. Die Ersatzzähne zwischen zwei Ankern bilden den **Brückenkörper**. Die tragenden Zähne einer Brücke, auf denen die Brückenanker befestigt werden, sind die **Brückenpfeiler**. Jeder einzelne Bestandteil der Brücke wird als **Brückenglied** bezeichnet.

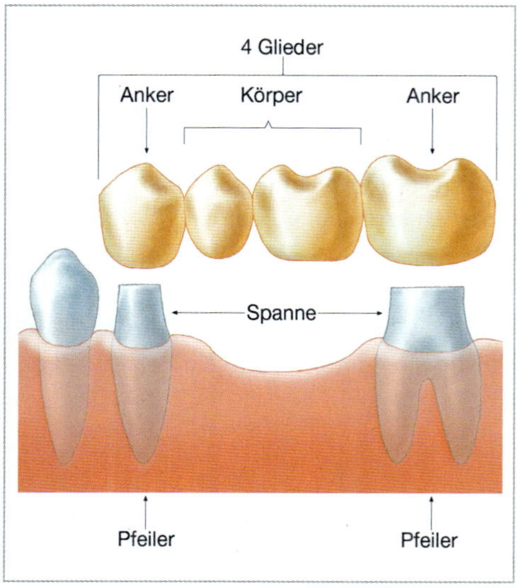

Bild 1: Aufbau einer Brücke

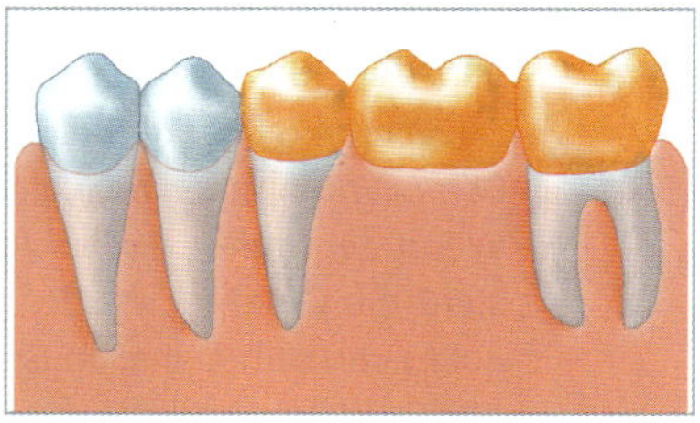

Bild 2: einspannige Brücke

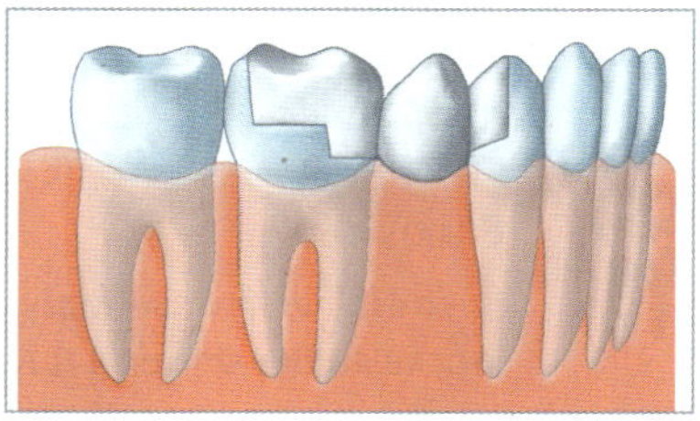

Bild 3: Inlaybrücke

Praxisinfo

Schwebebrücke

Bei der **Schwebebrücke** wird der Brückenkörper aus hygienischen Gründen als **Schwebekörper** mit einem Mindestabstand von 2 mm zur Schleimhaut konstruiert. Schwebebrücken sind aus ästhetischen und **phonetischen** (aussprachebedingten) Gründen nur im Unterkieferseitenzahnbereich indiziert (Bild 1).

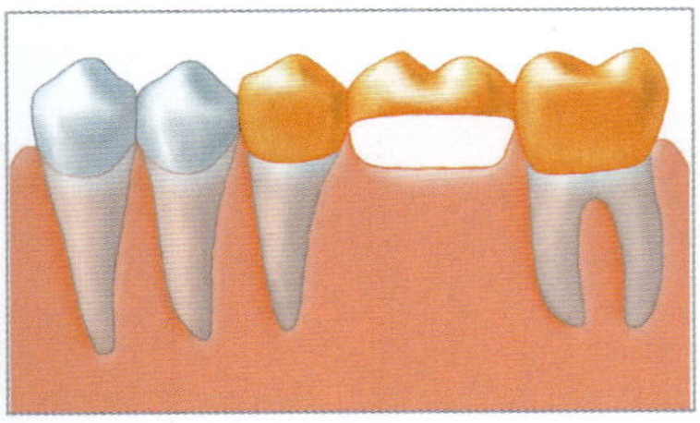

Bild 1: Schwebebrücke

Praxisinfo

Geschiebe/geteilte Brücke

Die Brückenpfeiler müssen möglichst parallel zueinander präpariert werden, damit die Brücke einwandfrei platziert werden kann. Ist eine parallele Präparation nicht möglich, kann die Brücke nicht als ganze eingesetzt werden und wird deshalb als **geteilte Brücke** hergestellt (Bild 2). Es wird zuerst ein Teil eingesetzt und anschließend der zweite Teil. Das Verbindungsstück der geteilten Brücke wird als **Geschiebe** bezeichnet.

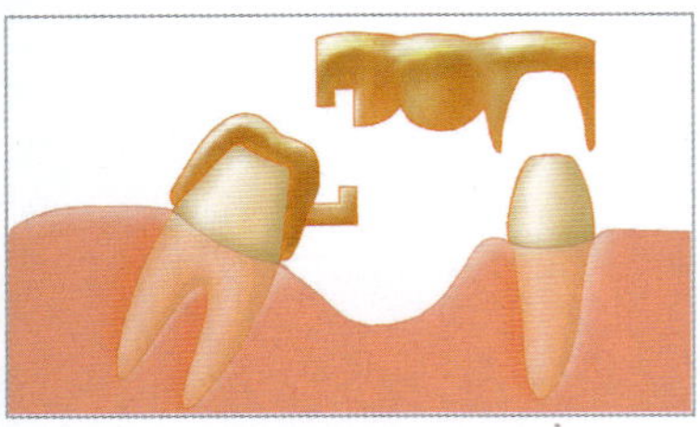

Bild 2: geteilte Brücke mit Geschiebe

Eine Brücke wird möglichst so geplant, dass sich an den Enden der Brücke jeweils ein Zahn als **Brückenpfeiler** befindet. Der Bereich der zu ersetzenden Zähne zwischen den Pfeilern wird als **Spanne** bezeichnet.

In Ausnahmefällen ist es sinnvoll, zwei nebeneinander stehende Zähne als Brückenpfeiler zu benutzen und den zu ersetzenden Zahn als **Freiendglied** an eine Seite anzuhängen (Bild 3). Diese Art der Brücke wird als **Freiendbrücke** bezeichnet.

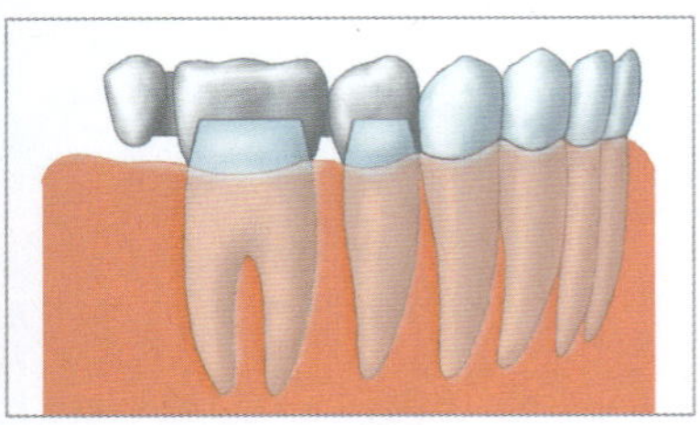

Bild 3: Freiendbrücke

Sowohl die Brückenanker als auch die einzelnen ersetzten Zähne werden als **Brückenglieder** bezeichnet. So hat eine Brücke mit 2 Ersatzzähnen und 3 Brückenankern 5 Brückenglieder. Bild 4 zeigt eine fünfgliedrige zweispannige Brücke.

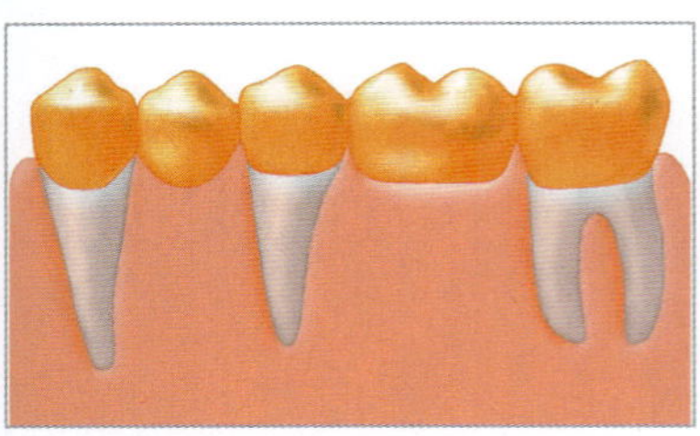

Bild 4: zweispannige Brücke

Als Richtlinie für die Konstruktion von Brücken gilt, dass eine Brücke mindestens so viele Pfeiler haben sollte, wie Zähne ersetzt werden müssen. Damit verhindert man die Überlastung der Pfeilerzähne. Bei kleinen Schaltlücken mit noch gesunden, unbehandelten Nachbarzähnen ist es eventuell sinnvoller, statt einer Brücke ein Einzelzahnimplantat als Ersatz einzugliedern, um die gesunden Nachbarzähne nicht zu schädigen.

Praxisinfo

Regelmäßige Kontrolle der Brückenanker

Da sich der Unterkieferknochen beim Kauen durchbiegt, kann sich bei großen Brücken manchmal ein Brückenanker von seinem Brückenpfeiler lösen. Wenn der andere Anker weiterhin gut auf seinem Pfeiler befestigt ist, besteht die Gefahr, dass der Brückenpfeiler unter dem gelockerten Brückenanker verfault. Daher muss bei jeder Untersuchung kontrolliert werden, ob noch alle Brückenanker fest sitzen.

Im Frontzahnbereich kommt auch eine Adhäsivbrücke, die sogenannte **Marylandbrücke** infrage (Bild 3). Diese wird mithilfe von ein oder zwei Flügeln adhäsiv an den benachbarten Zähnen befestigt.

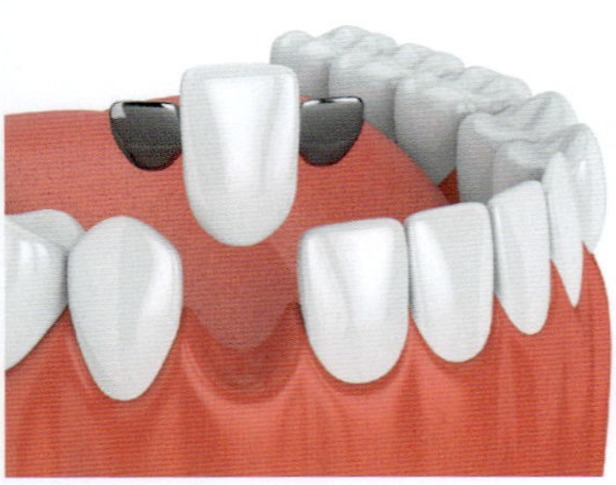

Bild 5: Maryland-Brücke zum Ersatz von 42. Am 41 und 43 werden lingual die Flügel befestigt.

Praxisinfo

Ihren Namen hat die **Marylandbrücke** bekommen, da diese Sonderform der Brücke an der Universität Maryland entwickelt wurde.

An den Pfeilerzähnen wird der Zahnschmelz nur minimal im nichtsichtbaren Bereich beschliffen, um eine Haftfläche für die Flügel (Brückenanker) zu erhalten.

Bema-Nr.	Leistungsbeschreibung
Bema-Nr. 91a	metallische Vollkrone
Bema-Nr. 91b	vestibulär verblendete Krone
Bema-Nr. 91c	Teilkrone
Bema-Nr. 91d	Teleskopkrone
Bema-Nr. 92	Versorgung eines Lückengebisses durch eine Brücke je Spanne
Bema-Nr. 93	Adhäsivbrücke

GOZ-Nr.	Leistungsbeschreibung
GOZ-Nr. 5000	Brückenkrone/Tangentialpräparation
GOZ-Nr. 5010	Brückenkrone/Hohlkehl- und Stufenpräparation
GOZ-Nr. 5020	Pfeilerkrone mit Kauflächendeckung
GOZ-Nr. 5030	Wurzelstiftkappe
GOZ-Nr. 5040	Teleskop-/Konuskrone
GOZ-Nr. 5070	Brückenglied-/Prothesenspanne/Steg, je Spanne

2.3 Herstellung von Kronen und Brücken und Assistenz in der Praxis

Bei der Versorgung von Patienten mit Kronen oder Brücken sind die Arbeitsabläufe weitgehend gleich. Deshalb werden sie hier zusammen beschrieben.

Vor der Versorgung mit Kronen und Brücken werden die alten Füllungen aus den betroffenen Zähnen entfernt, um sicherzustellen, dass sich darunter keine Karies befindet. Anschließend werden in der Regel Aufbaufüllungen gelegt, um mehr Fläche zu erhalten, an der die Krone befestigt werden kann.

Die Behandlung für die Herstellung von Kronen oder Brücken erfolgt in zwei bis drei Sitzungen. Dabei finden nach der Planungsphase folgende Arbeitsschritte statt:

1. Sitzung: Präparation

- Lokalanästhesie
- Situationsabformung des Gegenkiefers,
  Situationsabformung für die Herstellung der Provisorien
- Präparation der Zähne
- Einlegen von Retraktionsfäden in den Sulkus (Seite 463, Bild 2)
- Präparationsabformung
- Relationsbestimmung von OK und UK durch Bissnahme aus Wachs/Bissregistrat aus Silikon oder Abformgips
- evtl. Registrierung durch Gesichtsbogen
- Bestimmung der Zahnfarbe
- Herstellung und Eingliederung der provisorischen Kronen

Sulkus
Zahnfleischfurche

Provisorium
aus Kunststoff hergestellte Krone oder Brücke, die den Zahn im Zeitraum zwischen dem Beschleifen der Zähne und dem Einsetzen des endgültigen Zahnersatzes schützt und Verschiebungen vorbeugt

Instrumente und Materialien in der Präparationssitzung

- Grundbesteck
- Spritze, Kanüle, Lokalanästhetikum
- Übertragungsinstrumente, rotierende Instrumente

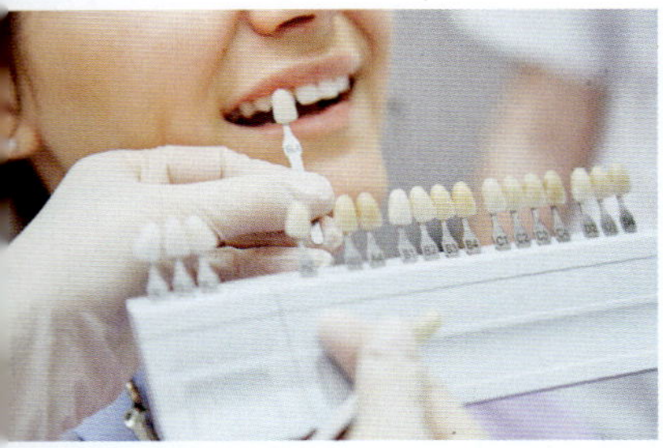

Bild 1: Farbnahme für den Zahnersatz

- Retraktionsfäden
- Abformlöffel, Abformmaterialien
- evtl. Wasserbad, Wachsplatte, Wachsmesser
- evtl. Gipsbecher, Gipsspatel, Abformgips
- evtl. Gesichtsbogen mit Zubehör
- Kunststoff für Provisorien
- Okklusionsfolie
- Handstück mit Fräse
- Anmischblock, Zementspatel und provisorischer Zement zum Einsetzen des Provisoriums

Praxisinfo

Im Labor

Die Präparationsabformung wird mit Superhartgips ausgegossen. Es wird ein Modell hergestellt, das gesägt werden kann, das Sägemodell. Dadurch lässt sich jeder Zahnstumpf einzeln entnehmen und kann von allen Seiten bearbeitet werden. Die ausgegossenen Modelle werden mithilfe der Bissnahmen/des Bissregistrats in einen Artikulator montiert, um Kaubewegungen des Patienten nachzustellen.

Bei größeren Arbeiten ist es sinnvoll einen Gesichtsbogen zu verwenden, damit der Techniker die Einartikulation ganz individuell auf den Patienten anpassen kann. Beim Gesichtsbogen wird die Position des Oberkiefers in Bezug zum Schädel registriert.

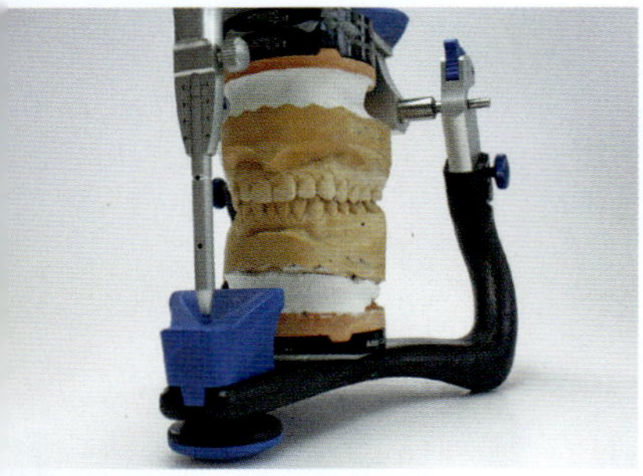

Bild 2: Gipsmodelle eingespannt in den Artikulator

2. eventuell Zwischeneinprobe

- Entfernen der Provisorien
- Einprobe des Gerüstes, evtl. Einschleifen
- Wiedereingliederung der provisorischen Kronen

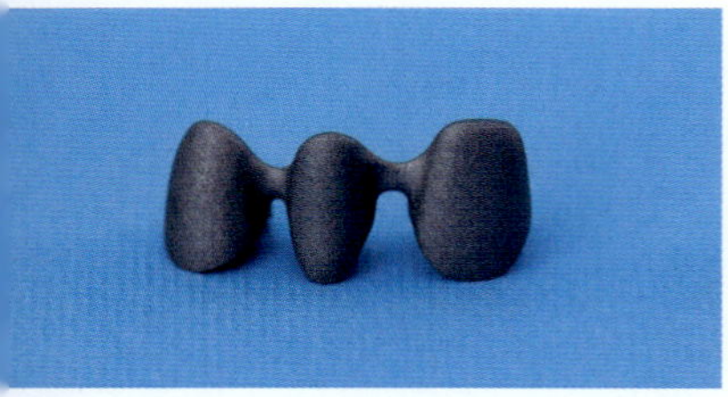

Bild 3: Gerüst für die Zwischeneinprobe an 12 bis 14

Instrumente und Materialien für die Zwischeneinprobe

- Grundbesteck
- Scaler o. ä. zum Entfernen der Zementreste
- Silikonabformmasse, Mischblock, Spatel,
- Okklusionspapier mit Halter, Okklusionsprüffolie
- Handstück mit Fräse
- Anmischblock, Zementspatel und provisorischer Zement

3. Sitzung: Eingliederung

- Abnahme der Provisorien
- Einprobe der Krone bzw. Brücke, Kontrolle von Randschluss und Kontaktpunkten zu den Nachbarzähnen
- Einschleifen und Polieren der Krone bzw. Brücke
- Trockenlegung
- Einsetzen der Krone bzw. Brücke mit Zement oder mit Kunststoff in Adhäsivtechnik
- Entfernung der Überschüsse
- Vereinbaren eines Kontrolltermins

Adhäsivtechnik
Säure-Ätz-Technik

Instrumente und Materialien für die Eingliederung

- Grundbesteck
- Übertragungs- und rotierende Instrumente
- Okklusionsprüffolie
- Materialien zur Trockenlegung (Watterollen beim Einsetzen mit Zement, Kofferdamset beim Einsetzen in Adhäsivtechnik)
- Materialien zum Einsetzen – abhängig vom Material Zement oder mit Kunststoff in Adhäsivtechnik
- Scaler, Zahnseide

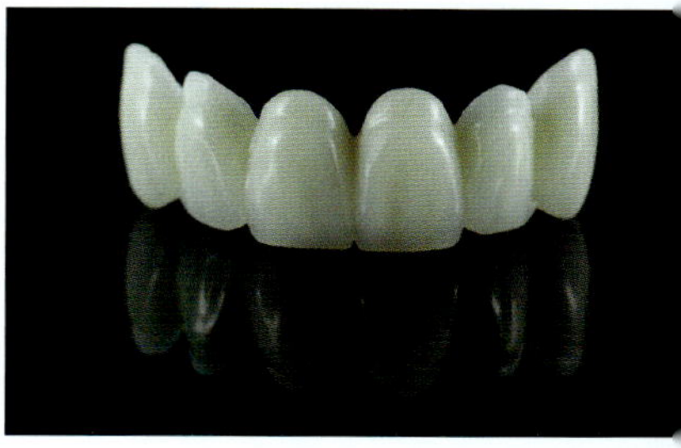

Bild 1: vollkeramische Brücke von Zahn 13 bis 23

Merke

Eine wichtige Aufgabe der Zahnmedizinischen Fachangestellten ist es, den Patienten nach der Eingliederung seines festsitzenden Zahnersatzes in der Pflege des neuen Zahnersatzes mit beispielsweise Zahnseide und/oder Zahnzwischenraumbürstchen zu unterweisen.

Praxisinfo

In manchen Fällen wird der neue Zahnersatz erst eine Zeit lang provisorisch getragen. Probetragen ist beispielsweise bei folgenden Befunden indiziert:

- Vorliegen von Kiefergelenksbeschwerden
- Eröffnung der Pulpa bei der Präparation
- pulpitische Beschwerden in einem der Pfeilerzähne

2.4 Rund um die Abformung

Um gute Abformungen zu erzielen, wurden verschiedene Abformtechniken entwickelt, von denen hier nur die gebräuchlichsten erwähnt werden sollen.

Bei den **einzeitigen Verfahren** wird die Abformung in einem Mal genommen und nach der Aushärtung nicht wieder in den Mund gesetzt. Wird dabei nur ein Abformmaterial in den Abformlöffel gegeben, wie bei der Spritzabformung, handelt es sich um eine einzeitig einphasige Abformung.

Bei den **zweiphasigen Abformverfahren** werden verschiedene Konsistenzen eines Abformmaterials miteinander kombiniert. Zweiphasige Abformungen können sowohl einzeitig, als auch zweizeitig durchgeführt werden.

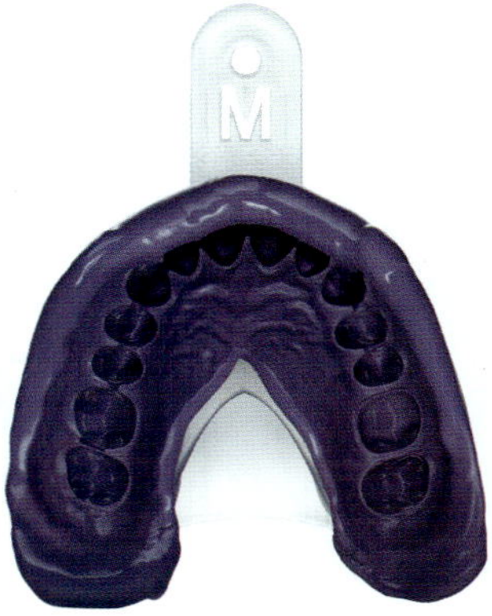

Bild 2: einzeitige Spritzabformung des Unterkiefers

Zu den einzeitig-zweiphasigen Abformverfahren gehören die Doppelmischabformung und die ähnlich durchgeführte Sandwichabformung.

Die weit verbreitete **Korrekturabformung** ist ein **zweizeitig-zweiphasiges** Abformverfahren. Dabei wird in einem ersten Arbeitsgang mit einer zähplastischen Abformmasse (Knetmasse) eine Vorabformung genommen. Diese wird in einem zweiten Arbeitsgang mit der feinfließenden Abformmasse korrigiert (Ablauf s. Seite 464).

	einphasig	zweiphasig
einzeitig	Situationsabformung Spritzabformung	Doppelmischabformung Sandwichabformung
zweizeitig	–	Korrekturabformung

Tabelle 1: Abformtechniken

Praxisinfo

Für die **Spritzabformung** wird ein Teil der Abformmasse in eine Spritze gegeben und um die beschliffenen Zähne herum in die Zahnzwischenräume und Zahnfleischfurchen gespritzt. Die Hauptmasse des Abformmaterials wird auf den Abformlöffel gegeben und in den Mund eingesetzt („Bild 2: einzeitige Spritzabformung des Unterkiefers" auf Seite 461, Bild 2).

reversibel
umkehrbar (wieder verwendbar)

irreversibel
nicht umkehrbar

Einteilung der Abformmassen

	reversibel/thermoplastisch	irreversibel
starr	Kompositionsabformmassen z. B. Kerr-Stangen und Wachs	Abformgips Zinkoxid-Eugenol-Pasten
elastisch	Hydrokolloid für Hydrokolloidabformungen	Alginat Silikon Polysulfid Polyethergummi

Tabelle 1: Einteilung Abformmassen

Nach ihren Eigenschaften teilt man Abformmassen in **reversible** und **irreversible** Abformmassen sowie **starre** und **elastische** Abformmaterialien ein.

- **Reversible Abformmassen** sind thermoplastische Abformmassen, d. h. sie werden durch Erhitzen **plastisch** (verformbar) gemacht.

Praxisinfo

Reversible Abformmaterialien könnten wiederverwendet werden, was aber aus hygienischen Gründen nicht erfolgt.

- **Irreversible Abformmassen** werden meistens aus zwei Komponenten zusammengemischt und können nach dem Erhärten nicht mehr in den plastischen Zustand zurückgeführt werden.
- **Starre Abformmassen** werden nach der Abformung hart und starr. Sie können nur dann verwendet werden, wenn keine unter sich gehenden Stellen abgeformt werden sollen, z. B. zur Abformung von unbezahnten Kieferabschnitten.
- **Elastische Abformmassen** werden in verschiedenen Festigkeiten hergestellt.

Praxisinfo

Einteilung der elastischen Abformmassen nach Festigkeit

heavy body, putty: Die knetbare Abformmasse gibt der Abformung eine große Festigkeit, formt Feinheiten aber nicht sehr genau ab.

regular: Eine Abformmasse mit mittlerer Festigkeit hat eine gute Abformgenauigkeit und bei Verwendung von individuell hergestellten Abformlöffeln auch eine ausreichende Festigkeit.

light body: Die dünnflüssige Abformmasse erzielt eine besonders genaue Abbildung der Oberflächen, hat aber keine ausreichende Festigkeit, um allein verwendet zu werden.

Situationsabformung/anatomische Abformung

präparieren
Beschleifen des Zahnes

Am Anfang der Präparationssitzung wird eine Abformung oder Teilabformung der Zähne gemacht, die später präpariert werden. Mit Hilfe dieser Abformung werden nach der Präparation die Provisorien hergestellt, um die Zähne bis zum Einsetzen des Zahnersatzes zu schützen. Vom Gegenkiefer wird eine Situationsabformung mit Alginat angefertigt.

Mit Hilfe der Alginatabformung wird ein Gegenbissmodell hergestellt, welches der Labortechniker für das Modellieren der Kauflächen des Zahnersatzes benötigt. **Alginat** wird aus Pulver und kaltem Wasser angemischt. Das Mischungsverhältnis muss genau stimmen, sodass das Abformmaterial nicht zu flüssig oder zu fest wird. Das Alginatpulver besteht unter anderem aus den Salzen der Alginsäure, welche in Algen gebildet werden. Daher leitet sich der Name des Alginats ab.

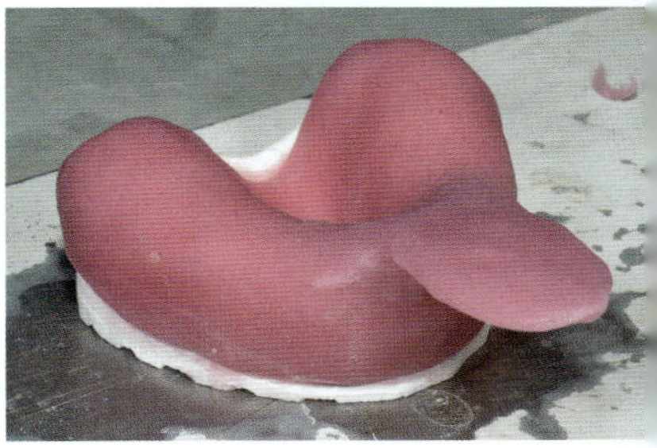

Bild 1: individueller Löffel

Merke

Bei der **Situationsabformung** werden die Zähne und umliegende Schleimhäute und Bänder in Ruhe abgeformt.

Sie dienen der Erstellung von Studienmodellen zur Behandlungsplanung oder der Erstellung von Arbeitsmodellen beispielsweise zur Herstellung von Provisorien, herausnehmbarem Zahnersatz oder individuellen Löffeln.

Präparationsabformung

Ziel der Präparationsabformung ist es, die beschliffenen Zähne detailgenau und in der richtigen Größe abzubilden. Dabei sollen die **Präparationsgrenzen** gut sichtbar sein. Bei subgingival gelegenen Präparationsrändern müssen die Zahnfleischfurchen der beschliffenen Zähne vor der Abformung erweitert und die Blutung gestoppt werden. Für die Erweiterung des Sulkus und die Blutstillung wird ein Retraktionsfaden oder -ring in den Sulkus eingelegt, der mit einer Flüssigkeit zur Blutstillung getränkt ist.

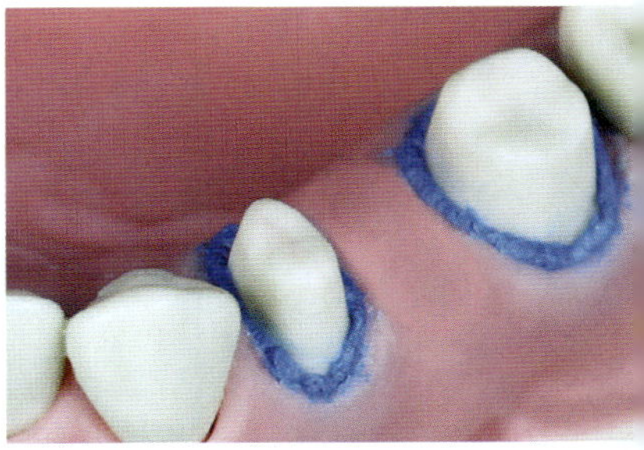

Bild 2: eingelegte Retraktionsfäden

Für die Abformung werden besonders **genaue Abformmassen** benötigt, mit einer großen **Stabilität**, damit sie bei der Weiterverarbeitung ihre Form behalten.

Der Abformlöffel sollte rundherum ca. 3 mm breiter sein als der Zahnbogen und sollte das Abformmaterial ausreichend halten, damit sich die Abformmasse bei der Entnahme der Abformung aus dem Mund nicht vom Löffel löst. Dafür eignen sich am besten perforierte Abformlöffel oder Rim-Lock-Löffel (Seite 465, Bild 2a und b). Der Abformlöffel kann zusätzlich mit einem Adhäsiv beschichtet werden, um die Klebekraft des Abformmaterials am Löffel zu erhöhen.

Retraktion
Zurückziehung

Septum
Scheidewand

perforiert
mit Löchern versehen

Adhäsiv
Klebstoff

- **Durchführung der Präparationsabformung**

  Es gibt verschiedene Möglichkeiten die präparierten Zähne abzuformen, um dem Zahntechniker den Zustand so genau wie möglich abzubilden. Dabei werden zwei in ihrer Konsistenz verschiedene Abformmaterialien verwendet (zwei**phasige** Abformung). Diese härten gleichzeitig (ein**zeitige** Abformung) oder nacheinander im Mund aus (zwei**zeitige** Abformung):

Möglichkeiten, eine Präparationsabformung durchzuführen

- **Doppelmischabformung**

  Bei der **einzeitig-zweiphasigen** Doppelmischabformung werden nach dem Legen und Herausnehmen der Retraktionsfäden die zähfließende und die dünnflüssige Abformmasse gleichzeitig verarbeitet und härten gemeinsam aus. Die dünnflüssige Abformmasse wird in eine Spritze gegeben und um die beschliffenen Zähne in den Zahnfleischsulkus hineingespritzt. Gleichzeitig wird die zähfließende Ab-

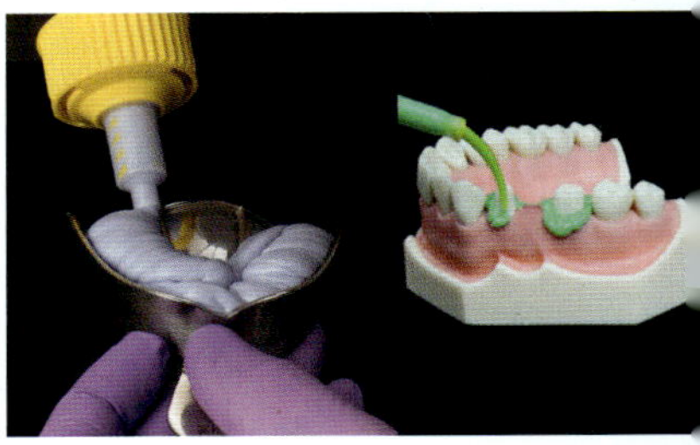

Bild 3: Doppelmischabformung

formmasse auf den Abformlöffel gegeben (zweiphasige Abformung). Beide Abformmassen härten gleichzeitig aus (einzeitige Abformung), die Abformung ist damit abgeschlossen.

Die Doppelmischabformung kann mit allen gängigen elastischen Abformmassen (z. B. Silikonen) durchgeführt werden.

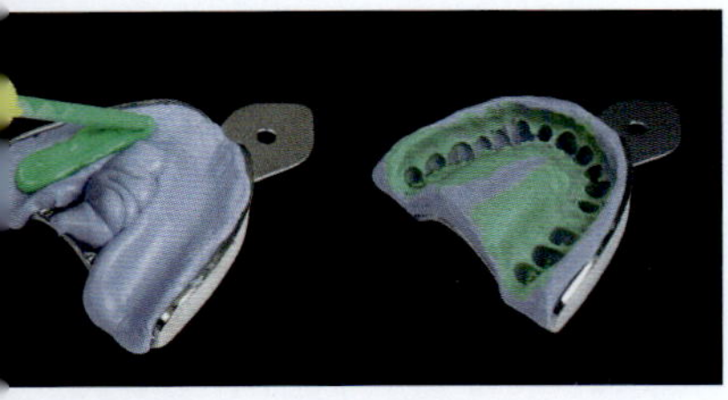

Bild 1: Sandwichabformung

- **Sandwichabformung**

  Die **Sandwichabformung** verläuft genau wie die Doppelmischabformung. Allerdings wird nicht nur mit der Spritze um die präparierten Zähne das dünnfließende Abformmaterial gegeben, sondern zusätzlich dünnfließendes Abformmaterial auf den mit zähfließendem Material bestückten Abformlöffel gegeben. Es handelt sich also auch um eine **einzeitig-zweiphasige Abformung**.

- **Korrekturabformung**

  Bei der Korrekturabformung werden Abformmassen mit zwei verschiedenen Konsistenzen angewendet. Deshalb handelt es sich um eine **zweiphasige Abformung**. Da die Abformung zwei Mal in den Mund gesetzt wird, weil jede Abformmasse für sich aushärtet, ist es eine **zweizeitige Abformung**.

  Im ersten Schritt werden um die präparierten Zähne Retraktionsfäden oder -ringe gelegt (Seite 463, Bild 2) und es wird eine knetbare Abformmasse auf dem Abformlöffel verteilt (Bild 2a) und in den Mund eingesetzt. Nach der Aushärtezeit wird die Abformung aus dem Mund entnommen.

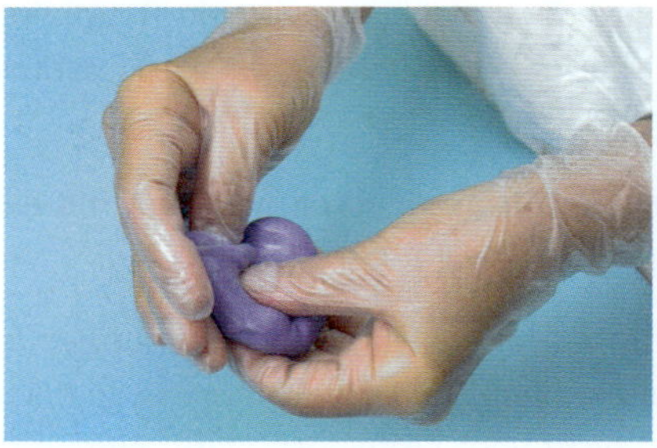

a) Anmischen der Abformmasse

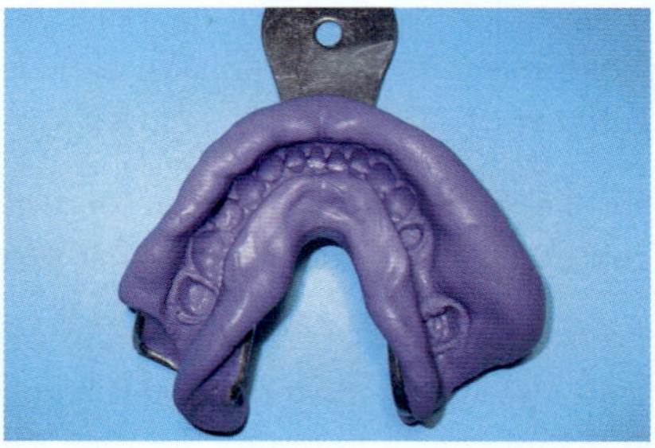

b) Vorabformung

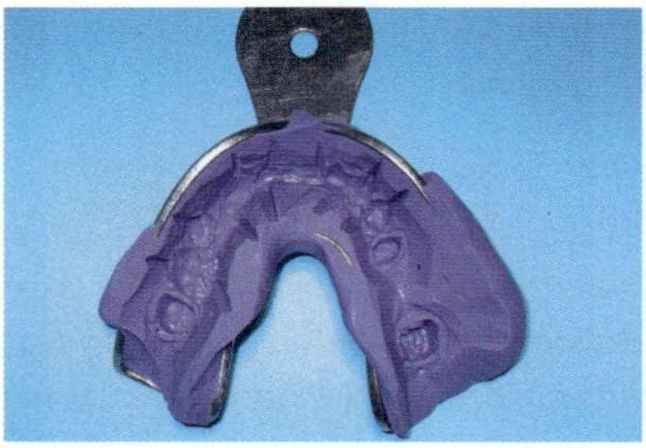

c) ausgeschnittene Vorabformung

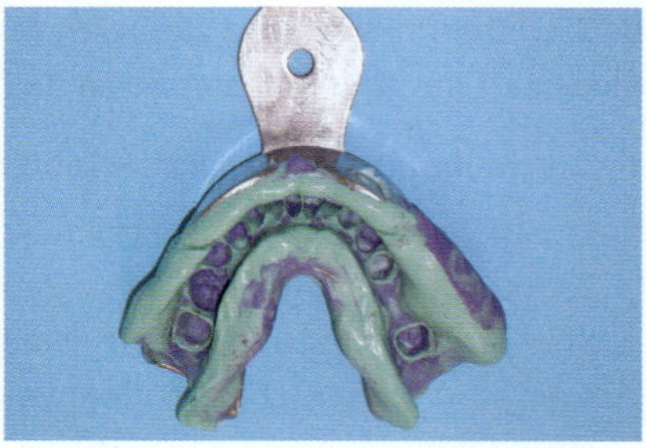

d) fertige Korrekturabformung

Bild 2: Korrekturabformung

Interdentalsepten
Bei der Abformung fließt Abformmaterial auch zwischen die Zähne und härtet dort aus. Hier spricht man von Interdentalsepten.

Diese **Vorabformung** (Bild 2b) wird mit einem Einmalskalpell sorgfältig ausgeschnitten:

- Die Interdentalsepten werden entfernt.
- Die Überhänge zum Rachen und zum Mundvorhof hin werden ausgeschnitten.

- Im Bereich der nicht beschliffenen Zähne werden nach oral und vestibulär Abflussrillen für die Korrekturmasse eingeschnitten (Seite 464, Bild 2c).
- Nach dem Ausschneiden wird die Abformung probeweise in den Mund eingesetzt, um zu testen, ob dies störungsfrei geht. Sie wird dann gesäubert und getrocknet.
- Nach dem Entfernen der Fäden und Trocknen der beschliffenen Zähne wird die Korrekturabformmasse angemischt, mit einer Spritze in den Sulkus eingespritzt und in die ausgeschnittene Abformung gegeben.
- Die Abformung wird wieder eingesetzt und nach dem Aushärten entnommen (Seite 464, Bild 2d). Anschließend wird sie auf Fehlstellen kontrolliert, gesäubert und desinfiziert.

Sulkus
Zahnfleischfurche

Praxisinfo

Hydrokolloidabformung

Für die Abformung mit **Hydrokolloiden**, also thermoplastischen Abformmassen, die bei Erwärmung plastisch und beim Abkühlen elastisch werden, gibt es spezielle doppelwandige, **innen gekühlte Abformlöffel**, die über ein Schlauchsystem mit dem Behandlungsstuhl verbunden sind: Während der Abformung läuft ständig Kühlwasser durch den Löffel. Diese Abformung kommt mittlerweile nur noch sehr selten zur Anwendung.

Funktionsabformung

Bei einer Funktionsabformung führt der Patient, während sich der Abformlöffel im Mund befindet, Bewegungen mit Wangen, Lippen usw. durch. Zusätzlich werden passive Bewegungen ausgeführt, beispielsweise werden von außen die Bänder massiert, um sich in die Abformmasse zu drücken.

Praxisinfo

Diese Art der Abformung ist bei Totalprothesen wichtig, damit sich die Prothese später nicht durch die Bewegung von Bändern und Schleimhaut, zum Beispiel beim Sprechen, abhebelt.

Abformlöffel

Üblicherweise arbeitet man mit vorgefertigten Löffeln, sogenannten **konfektionierten Abformlöffeln/Konfektionslöffeln**, die in verschiedenen Größen und Formen zur Verfügung stehen.

Praxisinfo

Die perfekte Löffelgröße

Der **konfektionierte Abformlöffel** sollte rundherum ca. 3 mm Abstand von den Zähnen haben, sodass eine Abformung möglich ist, ohne mit dem Löffel die Zähne zu berühren.

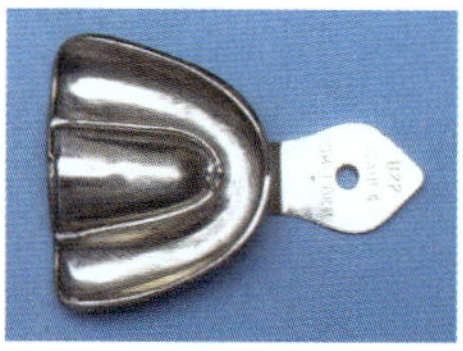

a) Rimlock-Löffel

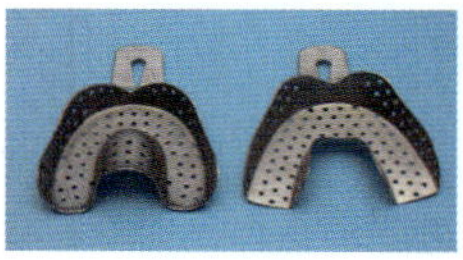

b) perforierter Abformlöffel zur besseren Retention (Verankerung)

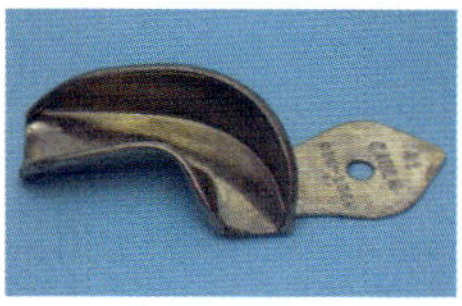

c) Quadrantenlöffel für Teilabformungen

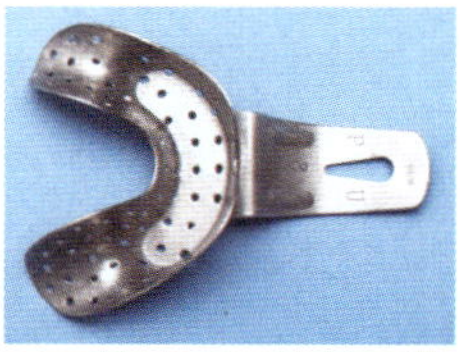

d) perforierter Löffel für teilbezahnten Kiefer

Bild 2: typische konfektionierte Abformlöffel

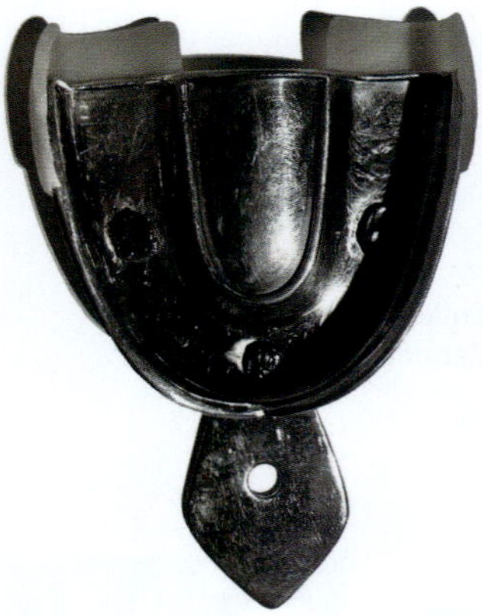

Bild 1: individualisierter Abdrucklöffel

Wird der Abformlöffel speziell für den Patienten angepasst, spricht man von einem **individualisierten Löffel** (Bild 1). Durch das Auflegen eines Wachsstreifens auf die hintere Löffelbegrenzung (Abdämmung) soll verhindert werden, dass die Abformmasse unkontrolliert in den Rachen läuft und dass der Löffel durchgedrückt wird. Für präzise Oberkieferabformungen kann vor der Abformung z. B. mit thermoplastischer Kerrmasse ein Gaumenblock aufgebaut werden, um eine Abstützung des Löffels am Gaumen zu erreichen.

Bei außergewöhnlichen Kieferformen bzw. bei besonderen Abformtechniken benötigt man **individuelle Löffel**, die auf einem Modell des Patienten im Labor hergestellt werden (Bild 2). Dazu wird vorab vom Kiefer ein Situationsmodell erstellt und auf diesem ein genau passender Kunststofflöffel für eine einmalige Abformung hergestellt. (Bild 1)

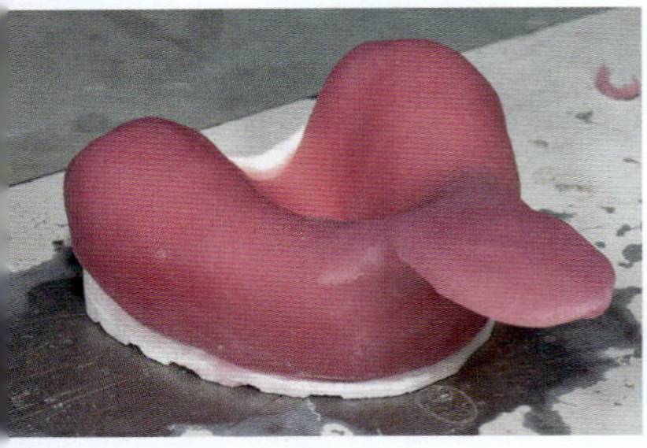

Bild 2: individueller Abformlöffel

konfektionierter Löffel
vorgefertigter Löffel

individualisierter Löffel
konfektionierter Löffel, der für einen Patienten angepasst wurde

individueller Löffel
für einen Patienten im Labor hergestellter Löffel

Praxisinfo

Die Einhaltung der Aushärtungszeit einer Abformmasse ist enorm wichtig, um gute Ergebnisse bei der Abformung zu erhalten. Deshalb muss die Aushärtungszeit mit der Uhr kontrolliert werden. Ist die Abformung fehlerfrei, wird sie desinfiziert und mit dem Arbeitsauftrag ins Dentallabor gegeben.

Aufgaben

1. Achten Sie in der Praxis darauf, welchen festsitzenden Zahnersatz die Patienten besitzen. Benennen Sie gedanklich genau, um welche Art des Zahnersatzes es sich handelt, z. B.: vollverblendete einspannige Brücke.
2. Ihr Patient braucht einen (neuen) festsitzenden Zahnersatz? Folgen Sie genau der Beratung, die Ihr Chef dem Patienten gibt. Welche Vor- und Nachteile erkennen Sie bei den verschiedenen Möglichkeiten. Falls Sie sich entscheiden müssten, welche Möglichkeit wäre für Sie die beste?
3. Welche Art der Präparationsabformung führen Sie in der Praxis durch?
4. Warum bekommen manche Zähne einen Stiftaufbau und manche nicht? Welche Unterschiede gibt es bei den Stiftaufbauten? Erklären Sie.
5. Was ist bei Abformungen der Unterschied zwischen einphasig, zweiphasig, einzeitig und zweizeitig? Welche Kombinationen sind möglich?
6. Erläutern Sie den Unterschied zwischen konfektioniertem und individuellem Abformlöffel.
7. Partnerarbeit: Erklären Sie Ihrer Sitznachbarin, wann und wie sie ihre neue Prothese reinigen muss.
8. Dokumentieren Sie den Behandlungsablauf einer Abformung.

3 Herausnehmbarer Zahnersatz

Manchmal kann bei einem Patienten kein festsitzender, parodontal gelagerter Zahnersatz angefertigt werden. Dafür gibt es verschiedene Gründe:

- Es liegen große Freiendlücken vor, die einer parodontal-gingivalen Lagerung bedürfen.
- Die Schaltlücken des Patienten können nicht festsitzend versorgt werden, da die Pfeilerzähne geschwächt sind.
- Die Schaltlücken sind zu groß für eine festsitzende Versorgung.
- Der Patient kann sich keinen festsitzenden Zahnersatz leisten.

Für den Patienten ist es oft schwer, sich an herausnehmbaren Zahnersatz zu gewöhnen. Deshalb ist die Aufklärung und Information über die verschiedenen möglichen Formen des Zahnersatzes besonders wichtig.

Hat der Patient noch eigene Zähne, die in den herausnehmbaren Zahnersatz integriert werden sollen, erhält er eine **partielle Prothese**. Ist er zahnlos, erhält er eine **Totalprothese** oder einen implantatgestützten Zahnersatz.

partielle Prothese
Teilprothese

3.1 Partielle Prothesen

Eine Teilprothese (partielle Prothese) zum Ersatz von fehlenden Zähnen wird an den verbliebenen Zähnen mithilfe von Klammern oder höherwertigen Halte- und Stützelementen verankert.

Praxisinfo
Diese Art der Prothese erfasst meist beide Kieferhälften, auch wenn nur auf einer Seite Zähne fehlen. Bei einseitigen Prothesen besteht die Gefahr, dass die Prothese verschluckt wird, falls sie sich löst.

Das tragende Element einer partiellen Prothese ist das aus Metall gegossene oder ein aus Kunststoff gepresstes **Gerüst**. Am Prothesengerüst befinden sich **Halteelemente**, mit denen die Prothese an den Ankerzähnen befestigt wird, sowie die Prothesensattel, die der Schleimhaut aufliegen und die Ersatzzähne aus Kunststoff tragen.

Im Oberkiefer findet man am Gaumen ein **Transversalbügel** zur Verbindung mehrerer Prothesensattel. Im Unterkiefer verbindet ein **Sublingualbügel** mehrere Prothesensattel miteinander.

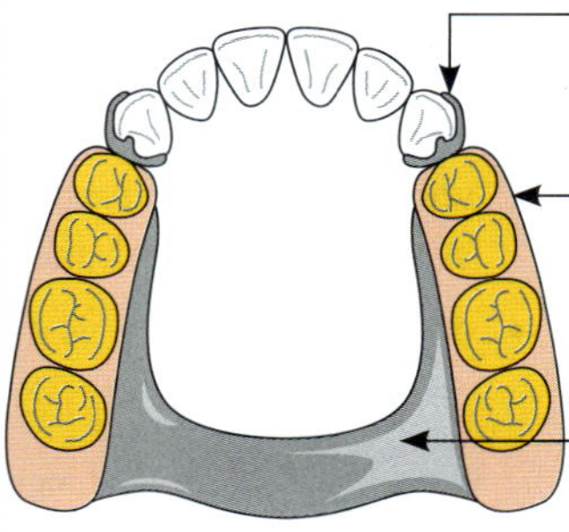

Bild 1: Bestandteile der Teilprothese

Definition
Partielle Prothesen sind herausnehmbare Prothesen, die an der Restbezahnung verankert werden. **Schaltprothesen** versorgen zahnbegrenzte Lücken, **Freiendprothesen** versorgen Freiendlücken.

Einteilung von partiellen Prothesen:

Nach Abstützung und Lagerung der Prothese auf den noch vorhandenen Zähnen oder der Schleimhaut unterscheidet man:

- parodontal getragene Prothese (Bild 1a),
- parodontal-gingival getragene Prothese (Bild 1b),
- schleimhautgetragene Prothese (Bild 1c).

parodontal getragen
vom Zahn(halteapparat) getragen

gingival getragen
von der Schleimhaut getragen

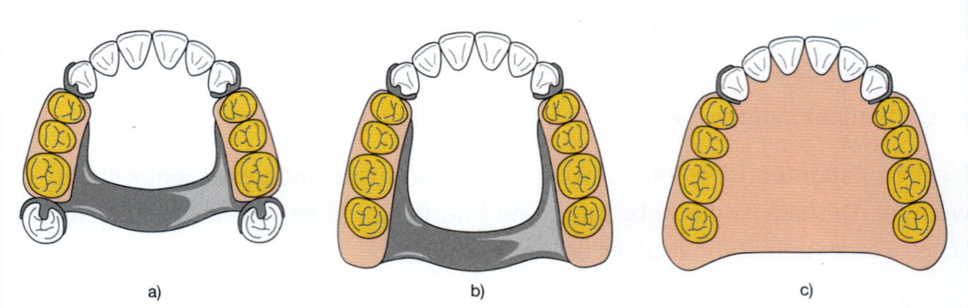

Bild 1: Lagerung und Abstützung von partiellen Prothesen
a) parodontal getragen *b) parodontal-schleimhautgetragen* *c) schleimhautgetragen*

Nach der Art der zu versorgenden Lücken unterscheidet man:

- **Schaltprothesen**, mit denen Schaltlücken versorgt werden,
- **Freiendprothesen**, mit denen Freiendlücken versorgt werden,
- **kombinierte Schalt- und Freiendprothesen**, mit denen sowohl Schaltlücken als auch Freiendlücken versorgt werden.

Schaltlücke
Die Lücke ist an beiden Seiten durch mindestens einen Zahn begrenzt.

Freiendlücke
Die Lücke ist nach mesial durch einen Zahn begrenzt, nach distal ist kein Zahn mehr vorhanden.

Nach der Länge der Tragedauer unterscheidet man:

- **Interimsprothesen**, die als provisorische Prothesen eingesetzt werden, um die Zeitspanne zwischen Zahnextraktion und endgültiger Versorgung zu überbrücken. Immediatprothesen werden vor der Zahnentfernung angefertigt und sofort nach der Zahnentfernung eingesetzt. Der Patient muss sich seiner Umgebung nicht ohne Zähne zeigen. Das ist v. a. bei Extraktionen im Frontzahnbereich wegen der Ästhetik wichtig. Gleichzeitig wirkt die Prothese als Wundverband.
- **Immediatprothesen**, welche vor der Extraktion hergestellt werden und direkt im Anschluss an die Extraktion eingesetzt werden. Immediatprothesen dienen vorerst als Wundverband und werden nach der Heilung und Abschwellung der Wunde unterfüttert und zum endgültigen Zahnersatz gemacht.
- **definitive Prothese** als dauerhafter Zahnersatz.

Interimsprothesen
Übergangsprothesen

Immediatprothesen
Sofortprothesen

definitive Prothesen
endgültige Prothesen

Bema-Nr.	Leistungsbeschreibung
Bema-Nr. 96a	part. Prothese zum Einsatz von 1–4 Zähnen
Bema-Nr. 96b	part. Prothese zum Einsatz von 5–8 Zähnen
Bema-Nr. 96c	part. Prothese zum Einsatz von mehr als 8 Zähnen

GOZ-Nr.	Leistungsbeschreibung
GOZ-Nr. 5200	Teilprothese mit gebogenen Halteelementen
GOZ-Nr. 5210	Modellgussprothese mit gegossenen Halte- und Stützelementen

3.1.1 Schleimhautgetragene partielle Prothesen

Rein schleimhautgetragene Teilprothesen werden meist mit einfachen handgebogenen Klammern an den Zähnen befestigt. Das Prothesengerüst besteht wie die Prothesensattel aus Kunststoff und liegt überall flächig auf der Schleimhaut auf. Konstruktionsbedingt können die Parodontien kaum freigehalten werden, sodass bei Trägern von schleimhautgetragenen Prothesen meist deutliche Zeichen von Gingivitis und Parodontitis an den Verankerungszähnen zu sehen sind.

Parodontium
Zahnhalteapparat

Schleimhautgetragene Teilprothesen werden manchmal als Interimsprothese hergestellt, um einem Patienten mit einer geschwächten Restbezahnung den Übergang von der Teilprothese zur Totalprothese zu erleichtern.

Praxisinfo

Für die Herstellung einer Interimsprothese nimmt der Zahnarzt vor der Extraktion eine Abformung über die vorhandenen Zähne. Der Zahntechniker stellt das Modell her, entfernt die betreffenden Zähne auf dem Modell und fertigt dann die Prothese an. Wenn der Zahnarzt schließlich die Zähne entfernt, ist die Prothese schon fertig und kann gleich eingesetzt werden.

3.1.2 Parodontal und parodontal-gingival getragene partielle Prothesen

Zu den parodontal und parodontal-gingival getragenen Prothesen zählt man sowohl die einfachen, mit gegossenen Klammern verankerten Prothesen, als auch Prothesen mit hochwertigen Halte- und Stützelementen wie Teleskopen oder Kugelknopfankern. Partielle Prothesen mit hochwertigen Halte- und Stützelementen können sowohl auf Zähnen als auch auf Implantaten gelagert werden.

Modellgussprothesen

Die einfachste und preiswerteste Art einer parodontal bzw. parodontal-gingival getragenen endgültigen Teilprothese ist die Modellgussprothese mit **gegossenem Gerüst und gegossenen Klammern** (Bild 1).

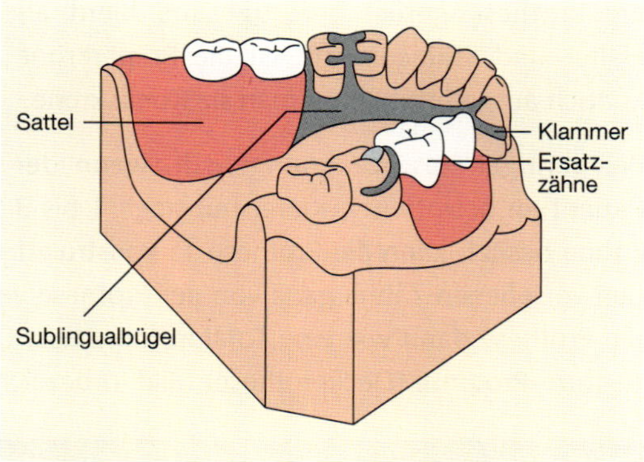

Bild 1: Modellgussprothese

Praxisinfo

Der Begriff „Modellgussprothese" leitet sich von der Herstellung des Prothesengerüstes ab: Das Metallgerüst dieser Prothese wird vom Zahntechniker auf einem Duplikatmodell des Patienten modelliert und gegossen.

Bei den Zähnen, auf denen die Prothese mit Klammern verankert und mit Auflagen abgestützt werden soll, werden Mulden in die Kauflächen eingeschliffen, damit die Klammern und Auflagen später nicht die Okklusion stören.

Okklusion
Kontakt der Zähne von OK und UK beim Zubeißen

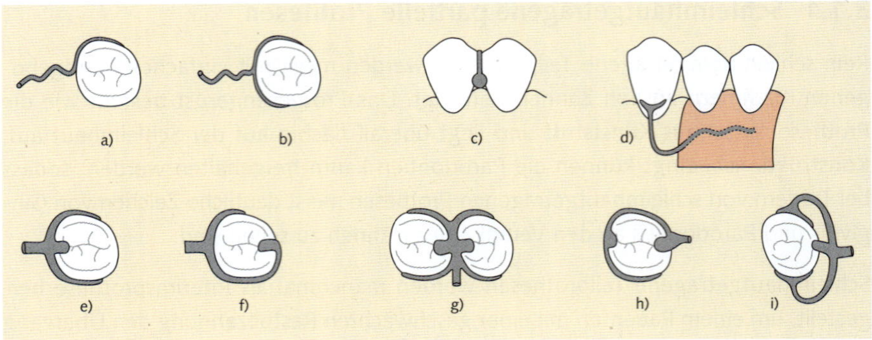

Bild 1: Klammern zur Prothesenverankerung, a) C-Klammer, b) Doppelarmklammer, c) Kugelknopfklammer, d) Bonyhardklammer, e) Doppelarmklammer mit Auflage, f) G-Klammer, g) Bonwillklammer, h) Ringklammer, i) Neyklammer Nr. II

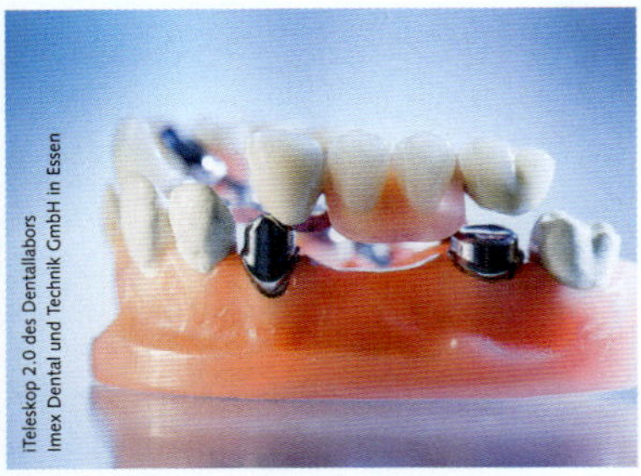

Bild 2: Teleskopprothese

Kombiniert festsitzend-herausnehmbare partielle Prothesen

- Kombiniert festsitzend-herausnehmbare partielle Prothesen sind Teilprothesen mit hochwertigen Halte- und Stützelementen wie
- Teleskopkronen/Konuskronen,
- Geschiebe,
- Knopfanker,
- Stege,
- Riegel.

Teleskopkronen und Konuskronen sind präzise ineinander passende Doppelkronen, die aus einem Innenteleskop (Primärkrone) und einem Außenteleskop (Sekundärkrone) bestehen. Das Innenteleskop wird auf dem präparierten Zahnstumpf festzementiert. Das Außenteleskop ist am Prothesengerüst befestigt und dient als Halte- und Stützelement. Ist die Primärkrone konisch ausgeformt nennt man sie **Konuskrone**.

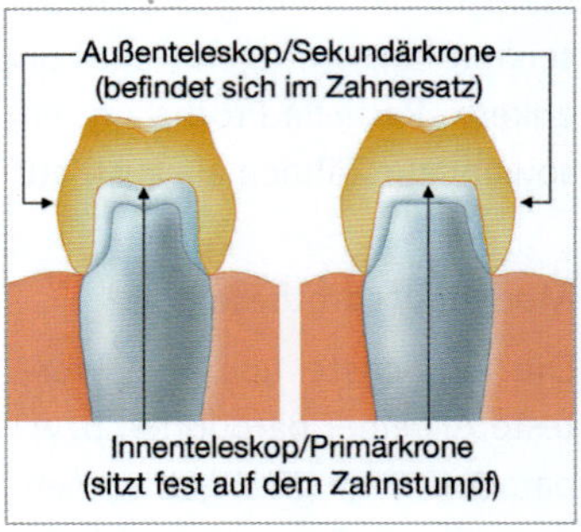

Bild 3: Längsschnitt durch Teleskopkrone und Konuskrone auf dem Zahn

Bei geringer Restbezahnung, d. h. wenn der Patient im betroffenen Kiefer nur noch 1 bis 3 Zähne besitzt, kann die Prothese so konstruiert werden, dass die mit Teleskopkronen versehenen Zähne ganz von der Prothese verdeckt werden. Von okklusal sieht die Prothese dann wie eine Totalprothese aus. Diese Prothesenart wird als **Coverdenture-Prothese** (Deckprothese) (Bild 4) bezeichnet.

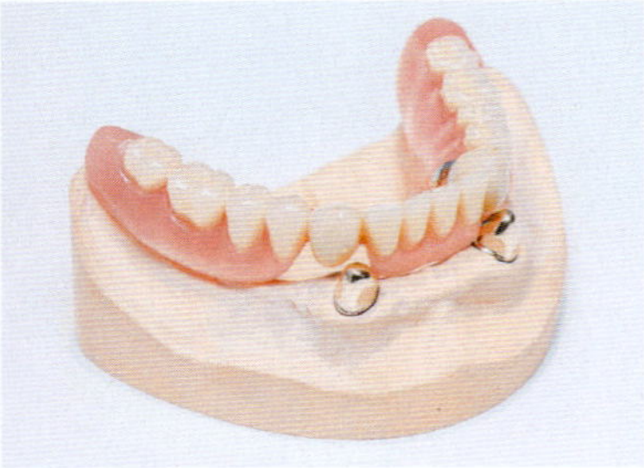

Bild 4: Coverdenture-Prothese

Definition

Als **Coverdenture-Prothese** (Deckprothese) bezeichnet man eine Prothese, die sehr einer Totalprothese ähnelt, sich darunter jedoch noch mit Teleskopkronen versehene Zähne befinden.

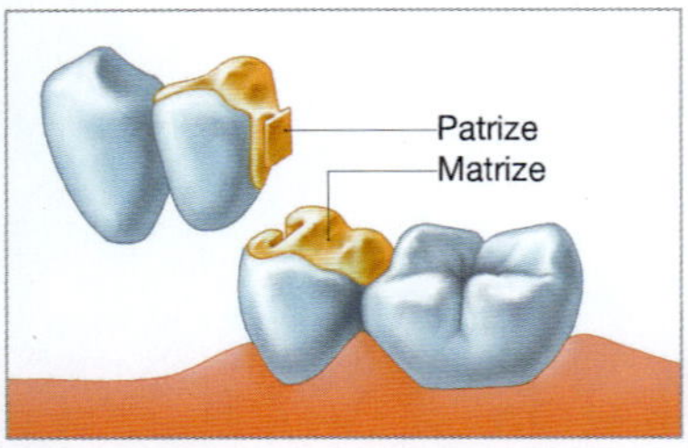

Bild 5: Matrize und Patrize eines Geschiebes

Matrize
Mutterform, Hohlform

Patrize
Vaterform

Geschiebe sind Verbindungselemente zwischen herausnehmbaren Prothesen und Kronen. Sie bestehen aus zwei Teilen: **Matrize** und **Patrize**. Die Patrize wird in die Matrize hineingeschoben (Bild 5).

Definition

Geschiebe sind hochwertige Halte-, Stütz- und Verbindungselemente zwischen herausnehmbaren Prothesen und Kronen, die aus Matrize und Patrize bestehen.

Knopfanker sind druckknopfartige Gebilde, die auf Wurzelstiftkappen befestigt oder aber an Kronen angehängt werden (Bild 1). Der Knopfanker selbst bildet die Patrize, während das Gegenstück eine ringförmige Matrize ist.

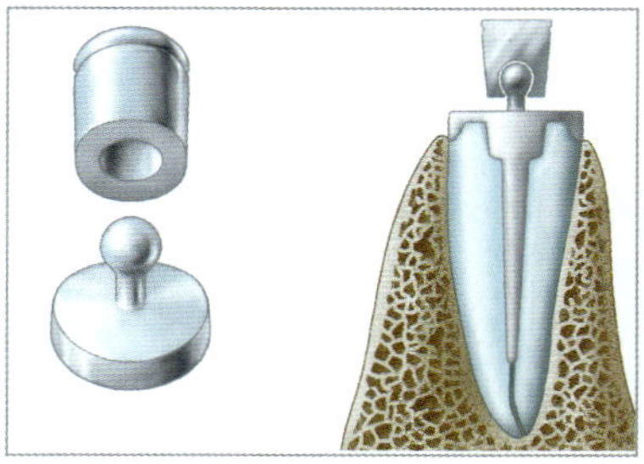

Bild 1: Wurzelstiftkappe mit Knopfanker

Stege sind schmale Verbindungselemente zwischen zwei Kronen bzw. zwei Wurzelstiftkappen. Sie stabilisieren die Kronen gegeneinander und dienen als Auflage und Halteelement für die Prothese (Bild 2).

Der an den Kronen festsitzende Steg (Patrize) wird mit dem herausnehmbaren Teil, dem Stegreiter (Matrize) in der Prothese kombiniert.

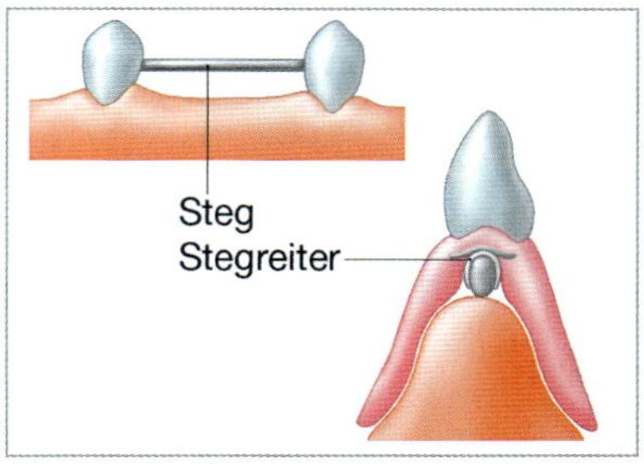

Bild 2: Steg

3.1.3 Arbeitsablauf und Assistenz in der Praxis

Die Herstellung von partiellen Prothesen ist, unabhängig von den verwendeten Halte- und Stützelementen, bei allen Arten ähnlich. Hier wird die Herstellung einer Teleskopprothese beschrieben:

1. Sitzung

- Vorbereitung des Patienten
- Lokalanästhesie
- Situationsabformungen beider Kiefer
- Beschleifen der Pfeilerzähne
- Präparationsabformung
- Provisorische Versorgung

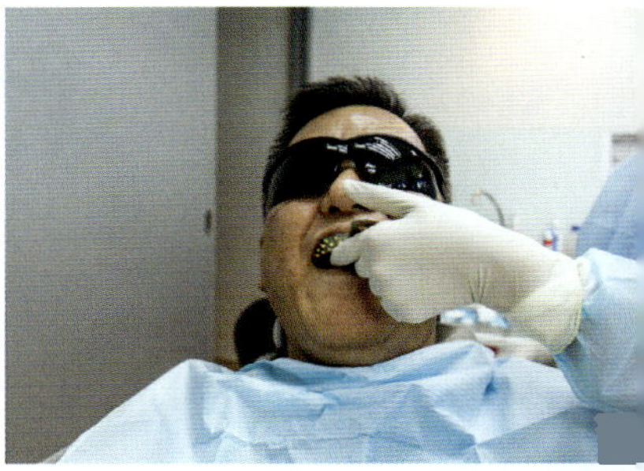

Bild 3: Situationsabformung im Oberkiefer

Praxisinfo

Die Zähne werden eingeschliffen (für Modellguss) bzw. beschliffen (für hochwertige Halte- und Stützelemente) und es wird eine **Abformung** angefertigt.

Für eine **Modellgussprothese** werden nur Mulden der Klammerauflagen in die Zähne geschliffen. Die beschliffenen Zahnbereiche werden anschließend fluoridiert, brauchen aber nicht weitergehend versorgt zu werden. Für die Herstellung des Prothesengerüstes wird eine Alginatabformung mit einem konfektionierten Abformlöffel vorgenommen.

2. Sitzung: Kronenanprobe

- Abnehmen der provisorischen Kronen
- Anprobe der Primärteile
- Präzisionsabformung über die Primärteile
- Wiedereingliedern der provisorischen Kronen

Praxisinfo

Diese Sitzung **entfällt bei der einfachen Modellgussprothese**. Bei hochwertigen Halte- und Stützelementen findet nun die Einprobe der Primärteile (festsitzende Teile) statt. Bei Bedarf werden die Kronen eingeschliffen. Anschließend wird mit einem individuellen Löffel eine Abformung über die eingesetzten Primärteile gemacht. Der Zahntechniker stellt mit der zweiten Abformung ein Arbeitsmodell (Meistermodell) her, das nicht zersägt wird, und fertigt eventuell Registrierschablonen an.

Relationsbestimmung
Bestimmung der Lage der Kiefer zueinander und der Lage des Oberkiefers zu den Kiefergelenken

3. Sitzung: Relationsbestimmung

- Abnehmen der provisorischen Kronen
- Relationsbestimmung der Kiefer
- Wiedereingliedern der provisorischen Kronen

Praxisinfo

Nun wird die **Relationsbestimmung** vorgenommen: Mit einem Gesichtsbogen wird die schädelbezügliche Lage des Oberkiefers bestimmt. Mit der vom Zahntechniker hergestellten Registrierschablone wird die Okklusion zwischen Ober- und Unterkiefer festgelegt.

Der Zahntechniker fertigt nach der Relationsbestimmung die Sekundärteile (herausnehmbare Teile) der hochwertigen Halte- und Stützelemente, gießt das Prothesengerüst und verlötet die Sekundärteile mit dem Modellgussgerüst. Die Ersatzzähne werden auf dem Gerüst in Wachs aufgestellt.

4. Sitzung: Gerüsteinprobe

- Abnehmen der provisorischen Kronen
- Anprobe des Prothesengerüstes mit aufgestellten, aber noch nicht endgültig befestigten ersetzten Zähnen
- Wiedereingliedern der provisorischen Kronen

Praxisinfo

Es erfolgt die **Einprobe des Prothesengerüstes** und der **Zahnaufstellung**. Das Prothesengerüst mit den angelöteten Halte- und Stützelementen sowie den aufgestellten Zähnen wird auf Passgenauigkeit überprüft. Bei kleineren Passungenauigkeiten können die Kronen vom Zahnarzt eingeschliffen werden, bei größeren Fehlern muss eine neue Relationsbestimmung gemacht werden, damit der Zahntechniker die Korrekturen vornehmen kann.

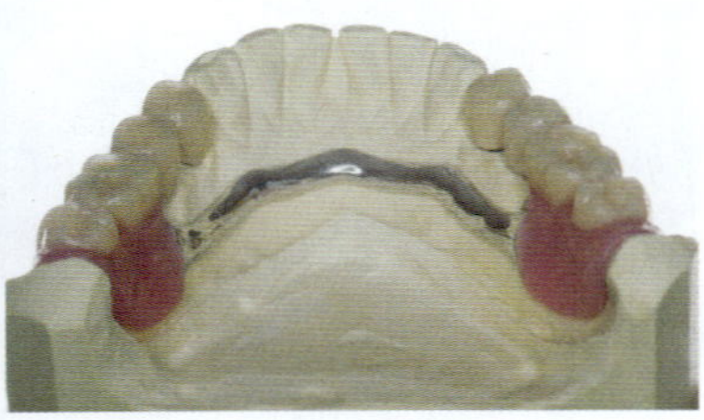

Bild 1: Unterkiefer-Teleskopprothese mit Teleskopkronen an den Zähnen 34, 35, 44 und 45

5. Sitzung: Eingliederung

- Abnehmen der provisorischen Kronen
- Einzementieren der Primärteile
- Einschleifen der Prothese

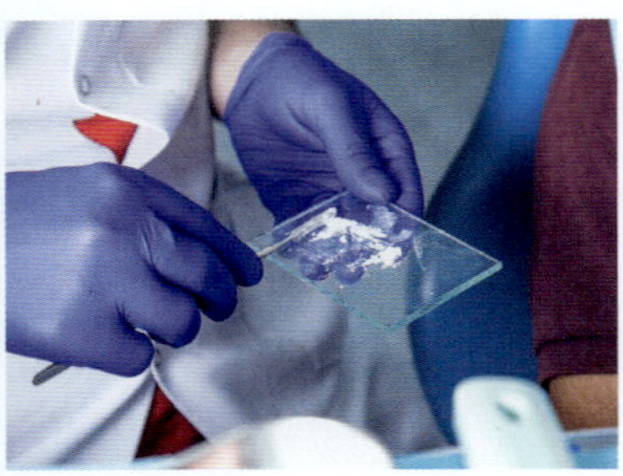

Bild 2: Anmischen von Zement zum Einzementieren der Primärteleskope

Praxisinfo

Es folgt die **Eingliederung** der fertiggestellten Prothese: Die provisorischen Kronen werden abgenommen, die Primärkronen werden auf die Zahnstümpfe aufgeschoben und die Prothese wird darüber gesetzt. Kleine Ungenauigkeiten werden noch durch Einschleifen korrigiert. Der Patient erhält einen Handspiegel, darf die Prothese begutachten und seine Kritik abgeben. Wenn die Prothese dem Patienten gefällt und nicht probegetragen werden soll, wird sie nun definitiv einzementiert.

Das **Einzementieren** der Primärteile wird im Prinzip genauso durchgeführt, wie das Einzementieren von Einzelkronen und Brücken. Üblicherweise werden beim Einzementieren der Primärteile gleichzeitig die Sekundärteile eingesetzt. Dabei ist wichtig, die Verbindungsflächen zwischen Primär- und Sekundärteilen ausreichend einzufetten, damit sie nicht durch den Zement fixiert werden.

Nach der Entfernung der Zementüberschüsse wird der Patient durch die Zahnmedizinische Fachangestellte in der Handhabung und Pflege der neuen Prothese unterwiesen. Er muss dabei auch lernen, die Prothese selbst einzusetzen und herauszunehmen.

Aufgaben

1. Betrachten und benennen Sie in der Praxis die Teilprothesen der Patienten. Erkennen Sie die Unterschiede? Falls Sie in der Praxis nicht die Möglichkeit haben, suchen Sie im Internet nach Teilprothesen und schauen sich diese genau an!
2. Unterscheiden Sie gebogene und gegossene Klammern!
3. Aus welchen Teilen besteht eine Modellgussprothese?
4. Welche hochwertigen Halte- und Stützelemente können in partiellen Prothesen eingebaut werden? Erklären Sie diese!

3.2 Totale Prothesen

Der Verlust der letzten Zähne und die Zahnlosigkeit sind sehr unangenehm. Neben dem psychischen Trauma des Zahnverlustes erhalten die Patienten einen Zahnersatz, der in seiner Funktion deutlich schlechter als ein natürlich gewachsenes Gebiss ist. Natürliche Zähne können eine Vielzahl von Sinnesreizen (wie Tasten, Wärme und Kälte) aufnehmen, die das Gehirn über den Funktionszustand des Gebisses, über die Beschaffenheit der Nahrung usw. informieren. Diese Informationen erhält das Gehirn des Totalprothesenträgers nur sehr eingeschränkt.

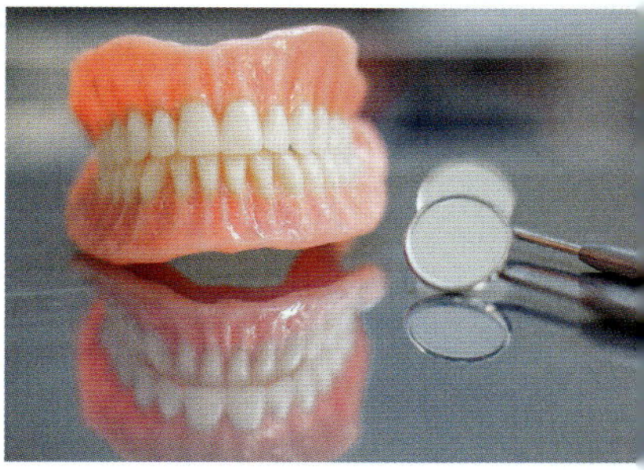
Bild 1: Totalprothesen

Natürliche Zähne sind an den Sharpey-Fasern in ihrem Zahnfach aufgehängt. Eine Druckbelastung der Zähne wird durch die Sharpey-Fasern in eine Zugbelastung des Knochens umgewandelt. Zugbelastungen kann der Knochen sehr gut aufnehmen. Eine schleimhautgelagerte totale Prothese (Bild 1) übt jedoch beim Kauen Druck auf die Schleimhaut und den darunter liegenden Knochen aus. Bei Druckbelastung wird Knochensubstanz abgebaut, daher wird das Prothesenlager verschlechtert.

Eine totale Prothese liegt auf beweglicher und unterschiedlich nachgiebiger Mundschleimhaut. Sie bewegt sich daher beim Kauen. Bei höheren Belastungen, z. B. beim Abbeißen, kann sie sich lösen. Der Prothesenhalt wird durch die Muskelfunktion gewährleistet: So stabilisieren manche Patienten ihre Prothese beim Abbeißen durch einen Gegendruck mit der Zunge. Patienten, die diese Technik nicht beherrschen, müssen sich das Essen immer klein schneiden. Im Oberkiefer ist es wichtig, dass sich die Totalprothese ansaugt, um zusätzlichen Halt zu gewährleisten.

Praxisinfo

Bei einer Prothese sind sowohl die Ästhetik als auch der Halt wichtig. Hält die Prothese nicht gut, so geht Lebensqualität verloren, da der Prothesenträger sich ständig Sorgen macht, dass die Prothese locker wird oder herausfällt, besonders beim Essen und Sprechen. Im Oberkiefer sollte sich unter der Prothesenbasis ein Unterdruck bilden, sodass die Prothese gut anliegt. Damit dies gelingt muss der Prothesenrand korrekt gestaltet sein und sich eine dünne Speichelschicht zwischen Prothese und Mundschleimhaut befinden.

Bema-Nr.	Leistungsbeschreibung
Bema-Nr. 97a	totale Prothese OK
Bema-Nr. 97b	totale Prothese UK

GOZ-Nr.	Leistungsbeschreibung
GOZ-Nr. 5220	totale Prothese oder Deckprothese Oberkiefer
GOZ-Nr. 5230	totale Prothese oder Deckprothese Unterkiefer

3.2.1 Herstellung einer Totalprothese

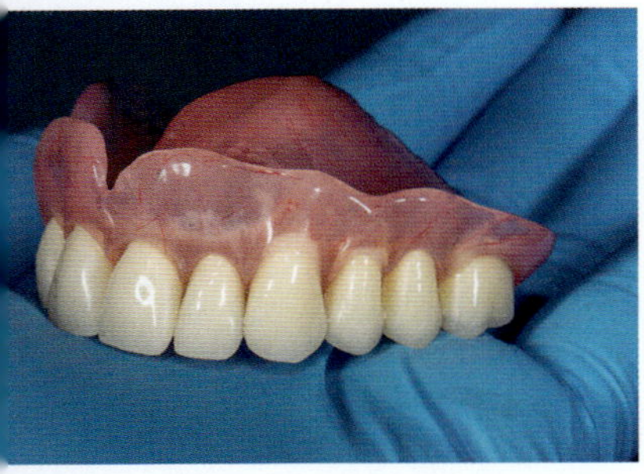

Bild 1: OK Totalprothese mit individuell gestaltetem Prothesenrand

Die Herstellung einer totalen Prothese stellt an den Zahnarzt besondere Anforderungen:

- Die Prothesenbasis muss so groß wie möglich gemacht werden, damit sich die Kaukraft auf eine möglichst große Fläche verteilt und die Druckbelastung des Knochens möglichst klein bleibt.
- Die Prothesenränder sollten so weit wie möglich ausgedehnt werden, um eine gute Saugkraft zu erreichen.
- Die Prothesenränder müssen so weit eingekürzt werden, dass die Prothese bei Kaubewegungen ruhig liegt.

Diese sich zum Teil widersprechenden Bedingungen zeigen, dass der Zahnarzt eine besondere Sorgfalt in die Herstellung der Prothese legen muss.

3.2.2 Arbeitsablauf und Assistenz

1. Sitzung: Situationsabformung

Die **Situationsabformung** (anatomische Abformung) des zahnlosen Kiefers wird mit Alginatabformmasse vorgenommen. Bei der fertigen Situationsabformung sollten alle Teile der Kieferbasis und auch die einzelnen Bändchen (Lippen-, Wangen- und Zungenbändchen) gut dargestellt sein.

Praxisinfo

Der Zahntechniker stellt mithilfe der Situationsabformungen die **Situationsmodelle** her und fertigt darauf die **Funktionslöffel** an.

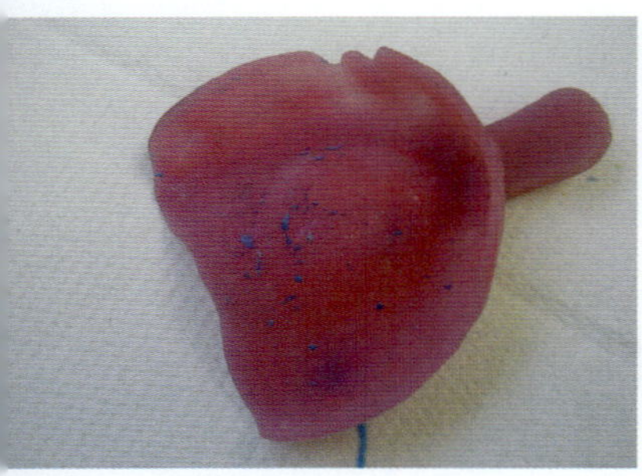

Bild 2: individueller Abformlöffel für eine Funktionsabformung im zahnlosen OK

Merke

Funktionslöffel sind individuelle Abformlöffel, mit denen Abformungen bei gleichzeitiger Durchführung von Kaufunktionsbewegungen gemacht werden.

2. Sitzung: Funktionsabformung

Die **Funktionsabformung** ist die wichtigste Maßnahme bei der Herstellung einer totalen Prothese, da mit dieser Abformung die Grundlage für eine gute Saugkraft gelegt wird: Durch eine sorgfältige Ausformung des Prothesenrandes, des sogenannten **Ventilrandes**, wird der Saugeffekt der Prothese hergestellt.

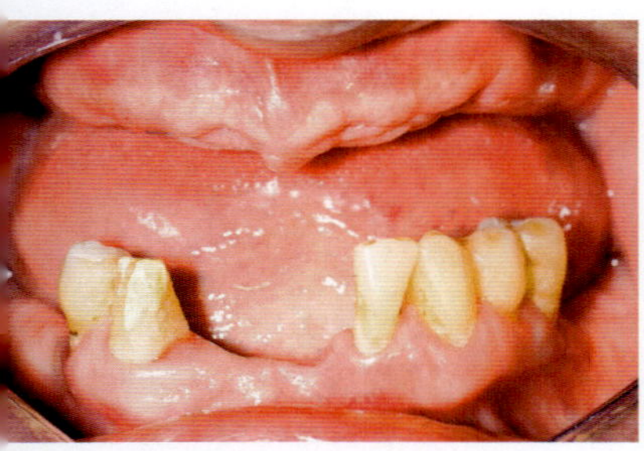

Bild 3: zahnloser Oberkiefer bereit für die Abformung

Merke

Instrumente und Materialien für die Funktionsabformung:

- Grundbesteck
- individuelle Löffel
- Gasbrenner, Wachsmesser, Kerrstangen,
- Übertragungsinstrument (Handstück) und rotierende Instrumente (Fräsen),
- dünnflüssige Abformmasse und Mischpistole/Anmischgerät

Der Zahntechniker gießt die Funktionsabformungen mit Hartgips aus und stellt die Funktionsmodelle (Meistermodelle) her, auf denen er zunächst die Registrierschablonen anfertigt. Als Registrierschablonen können **Bissschablonen** mit Wachswällen oder Schablonen für die **Stützstiftregistrierung** verwendet werden.

Zuerst werden die Ränder der Funktionslöffel gerade so weit gekürzt, dass sie bei funktionellen Bewegungen ruhig liegen bleiben. Dann wird der Rand der Prothese mit einer speziellen Abformmasse, z. B. Kerr, gestaltet: Die Abformmasse wird über einem Brenner erhitzt, auf den Löffelrand aufgetragen und im Mund durch funktionelle Bewegungen ausgeformt. Dabei zieht der Zahnarzt z. B. an den Wangen, lässt die Lippen spitzen und die Zunge hin- und herbewegen.

Da Kerr zu den reversibel starren Abformmassen gehört, kann der Funktionsrand beliebig oft durch Erhitzen wieder erweicht werden, um die Abformung zu korrigieren.

Nach der funktionellen Randabformung wird die Kieferbasis mit einem dünnfließenden Abformmaterial abgeformt. Dafür wird meist ein dünnflüssiges Silikon verwendet.

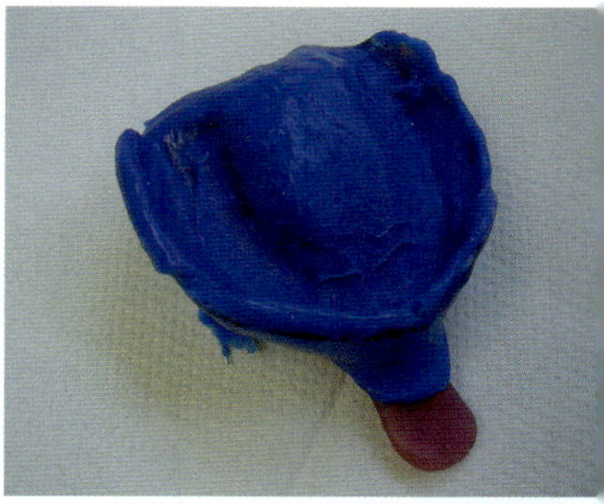

Bild 1: Funktionsabformung eines unbezahnten OK mit individuellem Löffel

Merke

Eine **Funktionsabformung** ist eine Abformung bei gleichzeitiger Durchführung von funktionellen Bewegungen der Wangen- und Zungenmuskulatur. Mit ihr wird die Form der späteren Prothese entsprechend der individuellen Funktion gestaltet und der Halt der Prothese beim Kauen, Sprechen usw. verbessert. Die Zahntechnikerin gießt die Funktionsabformungen mit Hartgips aus und stellt die Modelle her, auf denen sie zunächst die Registrierschablonen anfertigt. Als Registrierschablonen können **Bissschablonen** mit Wachswällen oder Schablonen für die **Stützstiftregistrierung** verwendet werden.

Praxisinfo

Mundgeschlossene Abformtechnik

Die mundgeschlossene Technik ist eine besondere Art der Herstellung von Totalprothesen. Ziel dieser Technik ist, die Abformungen unter denselben Bedingungen vorzunehmen, unter denen der Patient die Prothese später benutzt, d. h. bei geschlossenem Mund.

Schon bei der ersten Abformung werden Oberkiefer und Unterkiefer mit speziellen Abformlöffeln gleichzeitig abgeformt, sodass mit den verbundenen Abformungen zugleich eine Relationsbestimmung verbunden ist (Bild 2).

Die Funktionslöffel werden vom Techniker gleich mit Bisswällen versehen, sodass der Patient bei der Funktionsabformung zubeißen und Kaubewegungen machen kann. Die Funktionsabformung wird nun unter (Kau-)Belastung vorgenommen: Sowohl bei der Ausformung der Funktionsränder als auch bei der Abformung der Kieferbasis wird der Patient aufgefordert, Kaubewegungen und funktionelle Lippen- und Wangenbewegungen zu machen.

Wenn in dieser Sitzung gleichzeitig Bisshöhe und Bisslage bestimmt und festgelegt werden, kann eine weitere Sitzung für die Relationsbestimmung entfallen. Es müssen dann jedoch noch der Gesichtsbogen angelegt und Zahnform sowie Zahnfarbe ausgesucht werden. Anprobe und Eingliederung unterscheiden sich nicht von der mundoffenen Technik.

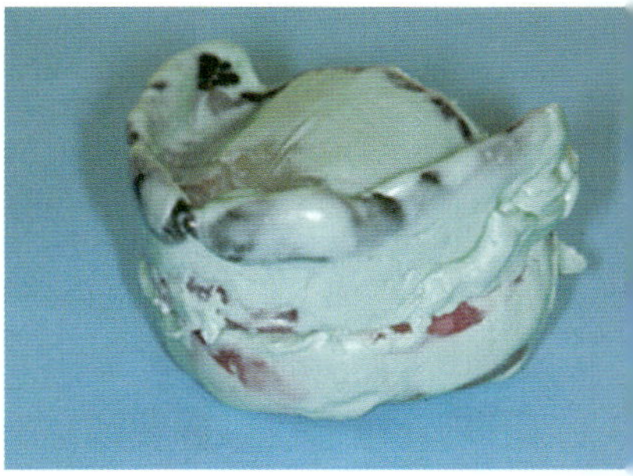

Bild 2: Funktionsabformung (mundgeschlossene Technik)

3. Sitzung: Kiefer-Relationsbestimmung

Bei der **Relationsbestimmung** wird die Lage des Oberkiefers im Verhältnis zu den Kiefergelenken sowie die Lage des Unterkiefers im Verhältnis zum Oberkiefer bestimmt.

Die **Lagebestimmung des Oberkiefers** wird meist mit einem Gesichtsbogen ermittelt (Bild 3).

Anschließend wird der Abstand des Unterkiefers zum Oberkiefer festgelegt. Zur Übernahme der Bisshöhe werden die alten Prothesen eingesetzt und Messpunkte

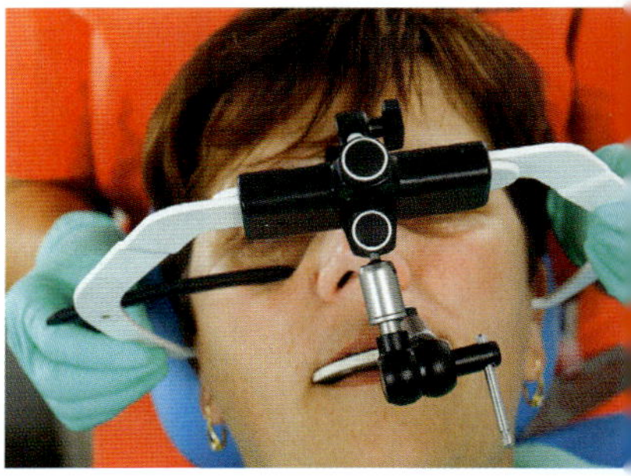

Bild 3: angelegter Gesichtsbogen

an der Nase und am Kinn angezeichnet. Die Wachswälle der Bissschablonen (Bild 1) werden erwärmt und verändert, bis ihre Bisshöhe mit der Bisshöhe der alten Prothesen übereinstimmt.

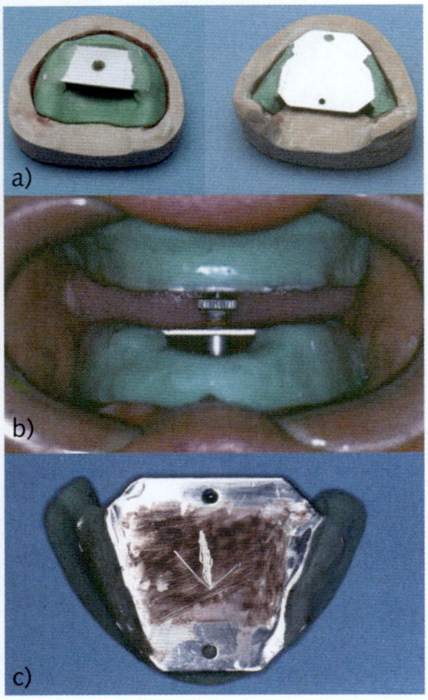

Bild 1: Registrierschablonen für die Stützstiftregistrierung, a) auf den Modellen, b) im Mund, c) vom Patienten gezeichneter Pfeilwinkel

Praxisinfo

Wenn die Bisshöhe ganz neu festgelegt werden muss, z. B. weil der Patient die alten Prothesen verloren hat, oder weil der Kiefer des Patienten zu stark **atrophiert** (zurückgebildet) ist, kann dies mit der Summtechnik geschehen: Der Patient wird gebeten, sich mit aufrechtem Kopf entspannt hinzusetzen und leise zu summen. Dabei stellt sich die entspannte **Ruhelage** des Unterkiefers ein. Der Abstand des Unterkiefers vom Oberkiefer ist in seiner Ruhelage etwa 2 mm größer als die gesuchte Bisshöhe.

Eine andere Möglichkeit der Relationsbestimmung ist die **Stützstiftregistrierung** (Bild 2).

Praxisinfo

Durchführung einer Stützstiftregistrierung

Die vom Zahntechniker hergestellten Registrierschablonen (Bild 1a) haben eine Schreibplatte auf der Unterkieferschablone und einen Stützstift auf der Oberkieferschablone. Nach dem Einsetzen der Schablonen (Bild 1b) wird zunächst die Bisshöhe mit dem verstellbaren Stützstift genau eingestellt. Danach macht der Patient Vorschub-, Rückschub- und Seitwärtsbewegungen, die vom Stützstift auf der Schreibplatte aufgezeichnet werden. Bei gesunden Gelenken zeichnet der Stützstift einen Pfeil auf die Schreibplatte. Diese Art der Registrierung wird deshalb auch als Pfeilwinkelregistrierung bezeichnet (Bild 1c). Der Unterkiefer befindet sich dann in seiner hinteren Ruhelage, wenn der Stützstift etwa im Bereich der Pfeilspitze fixiert wird. In dieser Position werden die beiden Registrierschablonen anschließend im Munde mit Abformgips miteinander verschlüsselt.

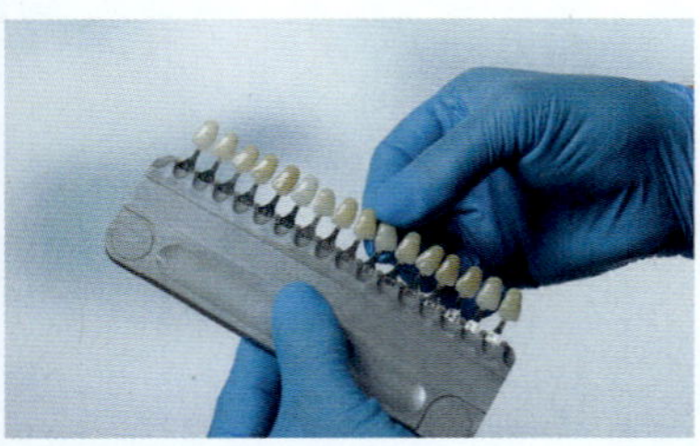

Bild 2: Farbauswahl für den Zahnersatz

Die Sitzung der Relationsbestimmung wird mit dem Aussuchen der passenden Zähne für die Prothese (Zahnform und Zahnfarbe) (Bild 2) beendet.

Merke

Instrumentierung für die Relationsbestimmung

- Grundbesteck
- Gipsbecher, Spatel, Abformgips
- Gasbrenner, Wachsplatten, Wachsmesser
- Bissschablonen, Stützstiftschablonen
- Gesichtsbogen und Zubehör
- Formenübersicht und Farbring für die Ersatzzähne

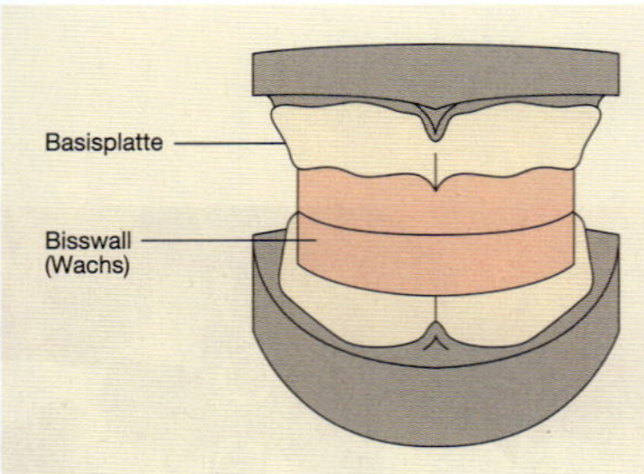

Bild 3: Bissschablonen für Oberkiefer und Unterkiefer

Merke

Die **Relationsbestimmung** dient zur genauen Festlegung der **Bisshöhe** (vertikalen Relation), also des Abstandes von Oberkiefer und Unterkiefer sowie der **Bisslage** (horizontale Relation).

Praxisinfo

Der Zahntechniker gipst mithilfe des Gesichtsbogens das Oberkiefermodell in den Artikulator ein. Der Unterkiefer wird anschließend mit den Bissschablonen bzw. Registrierschablonen auf das Oberkiefermodell gesetzt und festgegipst. Die Prothese kann nun mit den ausgesuchten Zähnen in Wachs aufgestellt werden.

4. Sitzung: Einprobe der Wachsaufstellung

Bei der **Einprobe der Wachsaufstellung** überprüft der Zahnarzt Bisslage, Bisshöhe, die Okklusion und den ästhetischen Eindruck (Mittellinie, sichtbare Länge der Zähne beim Sprechen und Lachen). Der Patient bekommt einen Handspiegel und wird nach seinen Wünschen bezüglich der Ästhetik gefragt. Bei Bedarf wird die Aufstellung direkt vom Zahnarzt verändert. Sind noch größere Veränderungen der Aufstellung vorzunehmen, wird der Patient für eine erneute Anprobe einbestellt.

Merke

Instrumentierung für die Wachseinprobe:

- Grundbesteck
- Artikulator mit Wachsaufstellung der Prothesen
- Gasbrenner, Wachsplatten, Wachsmesser
- Handspiegel

Praxisinfo

Der Zahntechniker stellt die Prothese jetzt fertig: Unter Beibehaltung der genauen Zahnaufstellung wird das Wachs gegen Prothesenkunststoff ausgetauscht.

5. Sitzung: Eingliederung der Prothese

Bei der **Eingliederung der Prothese** werden kleine Unstimmigkeiten mit einer Fräse eingeschliffen. Der Patient wird darauf hingewiesen, dass es eine gewisse Zeit dauern wird, bis er sich an die neue Prothese gewöhnt hat.

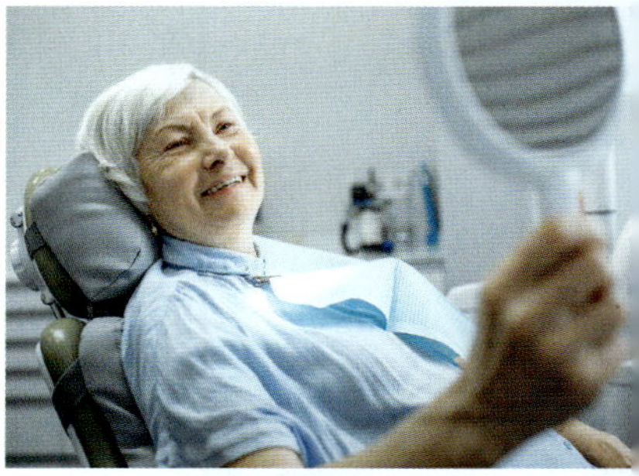

Bild 1: zufriedene Patientin mit neuem Zahnersatz

Merke

Instrumentierung für die Eingliederung der Prothesen:

- Grundbesteck
- Artikulator mit fertiggestellten Prothesen
- Handspiegel
- Artikulationspapier und Halter
- Handstück mit Fräse

Etwa nach einer Woche wird die Passgenauigkeit der Prothese noch einmal überprüft. Bei größeren Unstimmigkeiten wird sie noch einmal in den Artikulator eingesetzt, um sie einzuschleifen bzw. damit der Zahntechniker die Zahnstellung korrigieren kann.

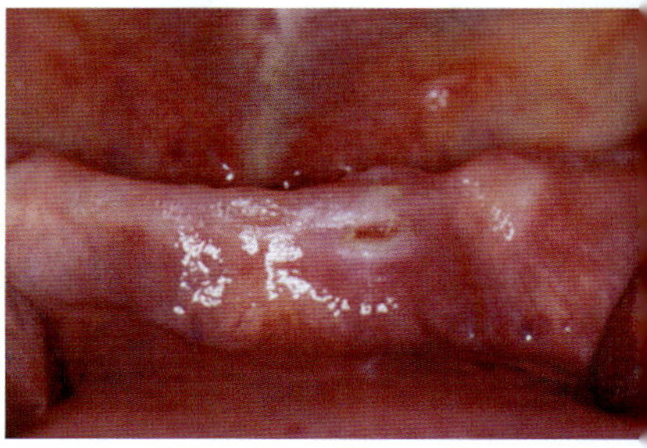

Bild 2: Prothesendruckstelle am zahnlosen Kieferkamm

Die Ausbildung von **Druckstellen** ist bei neuen Prothesen ganz normal (Bild 2). Die Druckstellen werden im Mund mit einer Salbe behandelt und die Prothese an der entsprechenden Stelle eingeschliffen.

3.2.3 Totale Immediatprothesen

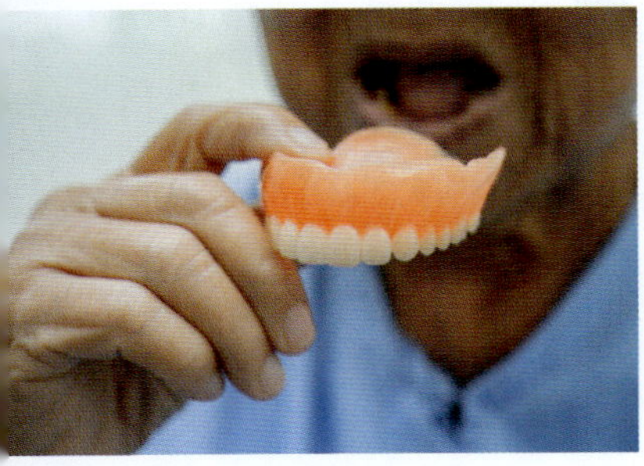

Bild 1: Die Immediatprothese kann sofort nach der Zahnextraktion eingesetzt werden.

Auch Totalprothesen können als Immediatprothesen hergestellt werden. Sie sind indiziert, wenn die letzten, nicht erhaltungswürdigen Zähne im sichtbaren Bereich entfernt werden müssen. Durch die Anfertigung einer Immediatprothese können Kaufähigkeit und Ästhetik ununterbrochen erhalten werden.

Eine totale **Immediatprothese** wird nach denselben Arbeitsschritten hergestellt wie oben beschrieben:

- Situationsabformung
- Funktionsabformung
- Relationsbestimmung (Teil-)Anprobe
- Extraktion der Zähne und Eingliederung

Situationsabformungen, Funktionsabformungen und die Relationsbestimmung werden über die noch vorhandenen Zähne genommen. Der Zahntechniker entfernt auf dem Funktionsmodell jeden zu extrahierenden Zahn einzeln und setzt den jeweiligen Ersatzzahn genau an die Stelle des entfernten Zahnes. So ist es möglich, die alte Zahnstellung exakt zu kopieren.

Eine Anprobe kann nur für den unbezahnten Kieferbereich gemacht werden. Die Anprobe der fertigen Aufstellung ist nicht möglich, da der Zahnarzt die letzten Zähne erst bei der Eingliederung der Prothese entfernt. Eine Immediatprothese muss schon kurze Zeit nach ihrer Eingliederung unterfüttert werden, da der Alveolarfortsatz beim Ausheilen stark schrumpft. In der Regel wird nach einem Monat provisorisch und nach etwa einem viertel Jahr definitiv unterfüttert.

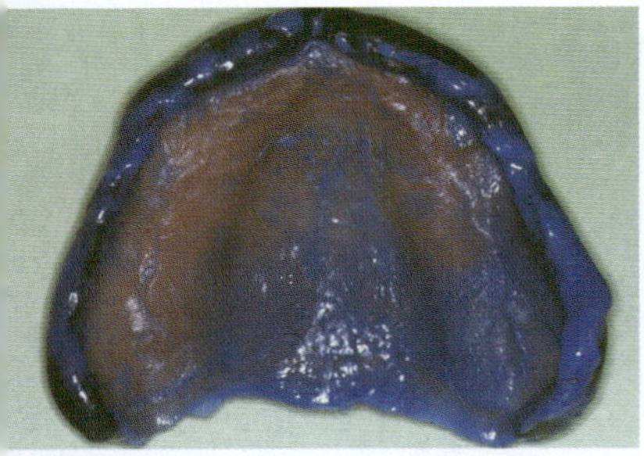

Bild 2: Unterfütterungsabformung

Definition

Immediatprothesen (Sofortprothesen) sind Prothesen, die vor der Zahnentfernung hergestellt und unmittelbar nach der Zahnentfernung eingesetzt und später unterfüttert werden.

3.2.4 Unterfütterung der Prothese

Da druckbelasteter Knochen **atrophiert** (sich zurückbildet), lässt die Saugkraft einer totalen Prothese mit den Jahren nach. Die Bisshöhe verringert sich, so dass sich das Gesicht des Totalprothesenträgers verkürzt. Zusätzlich kommt es zu einem knöchernen Umbau der Kiefergelenke, der funktionelle Beschwerden nach sich ziehen kann.

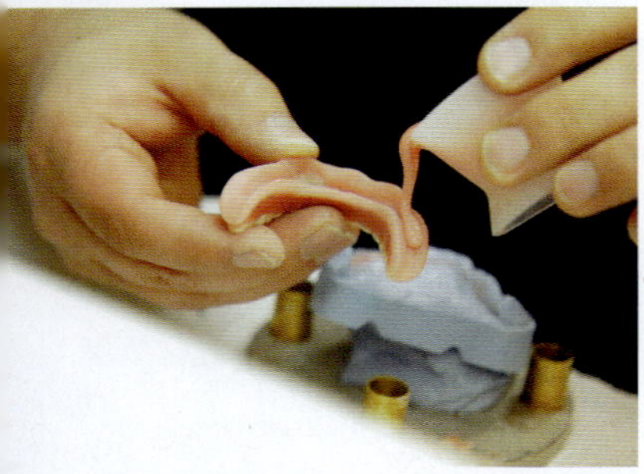

Bild 3: Unterfütterung der Prothese im Labor

Da diese Veränderungen bei schlecht passenden Prothesen beschleunigt ablaufen, müssen schleimhautgelagerte Prothesen regelmäßig durch eine **Unterfütterung** an die veränderten Kieferverhältnisse angepasst werden. Man unterscheidet die indirekte von der direkten Unterfütterung.

Bei der **direkten Unterfütterung** unterfüttert der Zahnarzt die Prothese nach dem Kürzen der Prothesenränder mit kalt härtendem Prothesenkunststoff direkt im Munde des Patienten.

Die **indirekte Unterfütterung** wird durch den Zahntechniker durchgeführt. Der Zahnarzt macht vorher eine Abformung (Bild 2). Die Prothese wird im Labor entsprechend angepasst (Bild 3).

Merke

Als **Unterfütterung** bezeichnet man die Anpassung einer alten Prothesenbasis an veränderte Kieferverhältnisse.

Aufgaben

1. Welche Sitzungen sind bis zum Einsetzen einer neuen Totalprothese notwendig?
2. Ihre Patientin Frau Heikelä besitzt bisher eine Teilprothese. Nun müssen ihre Frontzähne extrahiert werden, anschließend hat sie im Oberkiefer keine Zähne mehr. Welche Lösung wird Ihr Chef der Patientin vorschlagen, damit sie bis zur definitiven Versorgung in der Front nicht zahnlos bleiben muss?
3. Warum sollten Totalprothesen regelmäßig unterfüttert werden?

Hygiene-Check

Hygiene-Check

Im Behandlungszimmer liegen nach einer Füllungstherapie noch einige Instrumente und Materialien. Stufen Sie diese für die hygienische Aufbereitung ein.

Einwegartikel – unkritisch – semikritisch A – semikritisch B – kritisch A – kritisch B – kritisch C

Instrument – Hilfsmittel – Material	Einstufung für die hygienische Aufbereitung
1. Diamantschleifer	
2. Abformlöffel	
3. Heidemannspatel	
4. Artikulationspapierhalter	
5. Retraktionsfäden	
6. Gesichtsbogen, Rahmen	
7. Winkelstück	
8. Anmischspatel für Alginat	
9. Schieblehre	
10. Wachsmesser	

Die Risikobewertung der Instrumente erfolgt praxisindividuell. Bei der Einstufung sind die Beschaffenheit des Instrumentes und das Einsatzgebiet zu berücksichtigen.

Lernfeld 12

Bildgebende Verfahren und Strahlenschutzmaßnahmen anwenden

Bildgebende Verfahren und Strahlenschutzmaßnahmen anwenden

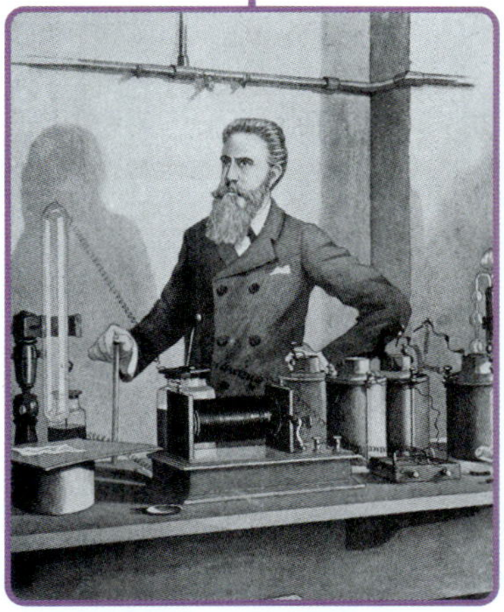

Entstehung und Eigenschaften von Röntgenstrahlen

- Naturwissenschaftliche Grundlagen
- Entstehung von Röntgenstrahlen
- Einfluss von Röhrenspannung, Stromstärke und Einschaltdauer

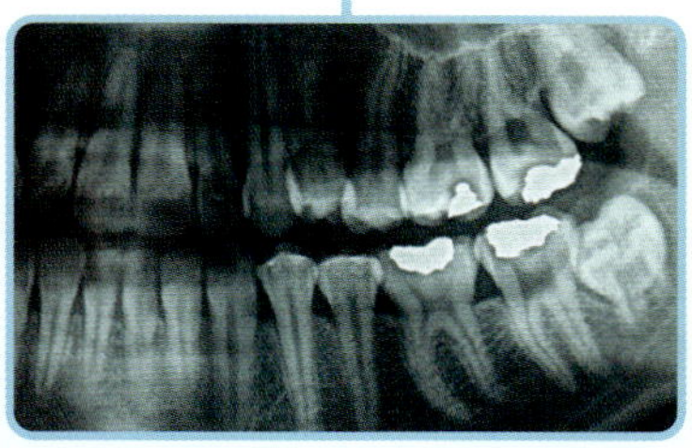

Bildgebende Verfahren

- Röntgenfotografie (analoges Röntgen)
- Digitale Röntgensysteme

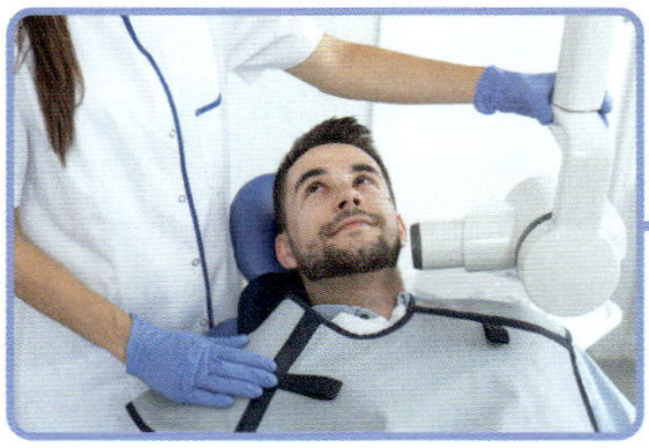

Strahlenschutz

- Betrieb einer Röntgeneinrichtung
- Strahlenschutzbereiche
- Qualitätssicherungsmaßnahmen
- Anwendung von Röntgenstrahlung am Menschen
- Aufzeichnungspflichten

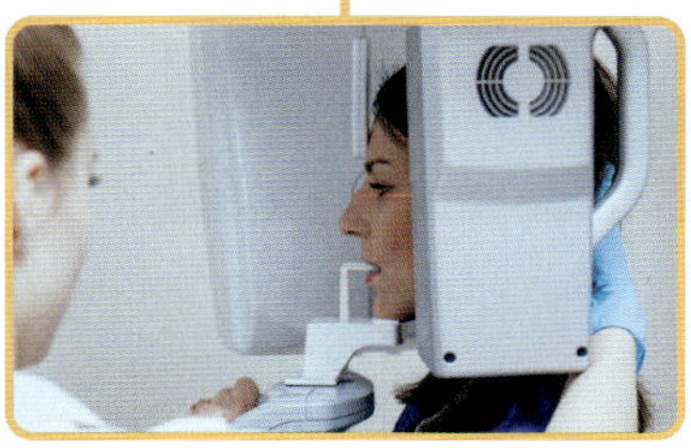

Röntgengeräte und Aufnahmetechniken

- Technik der intraoralen Aufnahmen
- Extraorale Aufnahmen
- Fehler bei der Herstellung von Röntgenaufnahmen
- Beschriftung und Archivierung der Röntgenaufnahmen

1 Entstehung und Eigenschaften von Röntgenstrahlen

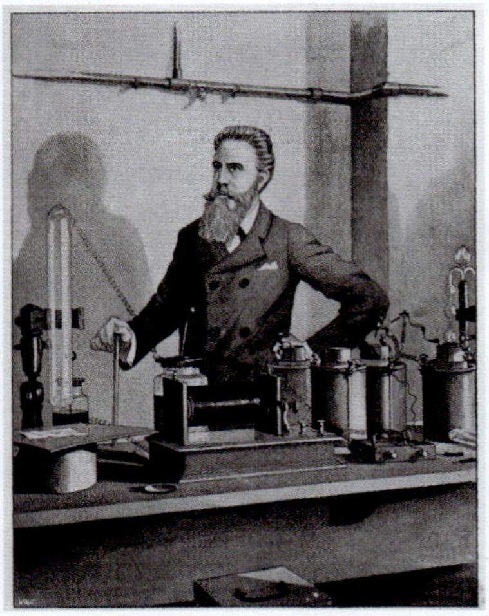

Bild 1: Wilhelm Conrad Röntgen

Röntgenstrahlen sind die Grundlage dafür, dass ein Röntgenbild – also eine Aufnahme vom Inneren des Körpers – überhaupt erst gemacht werden kann. Sie wurden 1895 in Würzburg von Wilhelm Conrad Röntgen zufällig entdeckt. Er nannte sie **X-Strahlen**, weil er zunächst selbst nicht zuordnen konnte, um welche Strahlenform es sich handeln könnte. Röntgenstrahlen sind **elektromagnetische Wellen** von sehr kurzer Wellenlänge. Sie wurden in Deutschland ihrem Entdecker zu Ehren Röntgenstrahlen genannt, während in englischsprechenden Ländern bis heute der Begriff X-Rays (X-Strahlen) benutzt wird.

Merke

elektromagnetische Wellen = Wellen, die durch gekoppelte elektrische Felder erzeugt werden wie z. B. auch Radiowellen oder Licht

Definition

Röntgenkunde oder Radiologie befasst sich mit der Entstehung, Nutzung, Anwendung und dem Schutz vor Röntgenstrahlen.

1.1 Naturwissenschaftliche Grundlagen

- Röntgenstrahlen sind **elektromagnetische Wellen**. Sie entstehen durch ein elektrisches Feld, in dem sich elektrische Ladungen bewegen. Elektromagnetische Wellen spielen im alltäglichen Leben, ohne dass uns dies oft bewusst ist, eine große Rolle. Radio- und Fernsehsendungen werden durch elektromagnetische Wellen verbreitet, mobile Telefone benutzen sie, um Informationen zu verschicken. Mit Radarwellen wird der Luftraum überwacht und im Haushalt werden die gleichen Wellen in den Mikrowellengeräten verwendet, um Essen zuzubereiten und zu erwärmen. Das sichtbare Licht besteht ebenfalls aus elektromagnetischen Wellen. Dabei ist die Bezeichnung „Welle" nur ein Denkmodell, damit man sich diese Strahlen besser vorstellen kann, denn alle elektromagnetischen Wellen sind unsichtbar und haben charakteristische Eigenschaften: Sie breiten sich im **Vakuum** (luftleerer Raum) mit **Lichtgeschwindigkeit (ca. 300.000 km/s)** aus.
- Was sie unterscheidet, ist die unterschiedliche **Frequenz**. Die Frequenz beschreibt, wie oft die Welle auf einer bestimmten Strecke schwingt und die Wellenlänge gibt an, wie lang eine solche Wellenschwingung ist. Das Produkt Wellenlänge mal Frequenz bleibt dabei immer gleich und ergibt die Lichtgeschwindigkeit. Eine Welle mit einer großen Wellenlänge hat eine niedrige Frequenz (also wenige, dafür große Wellenschwingungen), eine kurze Welle eine hohe Frequenz (also viele, dafür kleine Wellenschwingungen).

Merke

Wellenlänge x Frequenz = Lichtgeschwindigkeit

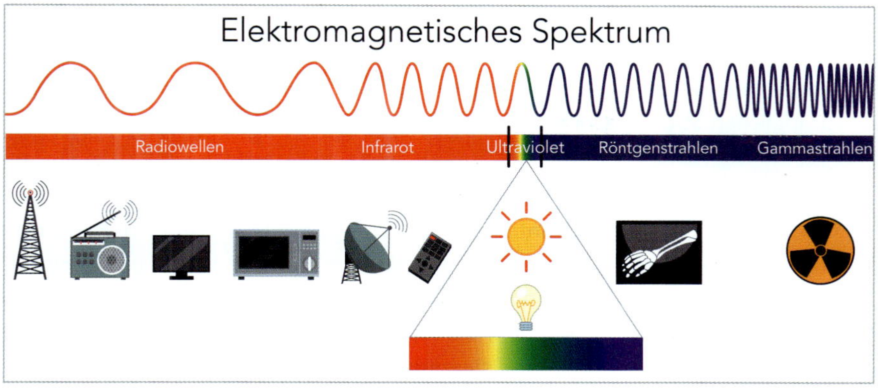

Bild 1: Elektromagnetische Wellen

Merke

Jede elektromagnetische Welle bewegt sich im Vakuum gleich schnell.
Vergleich: 1 kg Federn ist genauso schwer wie 1 kg Eisen.

Aufgaben

1. Eine Welle mit der Wellenlänge 1 m bewegt sich 10 m durch ein Vakuum. Wie oft schwingt sie dabei?
2. Wie oft schwingen Wellen von 10 cm, 1 cm oder 1 mm auf der gleichen Strecke (10 m)?
3. Welche Welle ist am schnellsten?

Elektromagnetische Wellen haben – je nach ihrer Art – unterschiedliche Charakteristika. Die wichtigsten Eigenschaften von Röntgenstrahlen sind:

- Sie sind **unsichtbar**. (Auch Lichtwellen sind unsichtbar. Sie sind nur dann sichtbar, wenn sie irgendwo auftreffen und reflektiert werden.)
- Röntgenstrahlen besitzen die Fähigkeit, **feste Körper zu durchdringen**, da sie eine kurze Wellenlänge haben (Lichtstrahlen hingegen mit ihrer langen Wellenlänge werden vom Material, auf das sie treffen, meistens „geschluckt" und kommen nicht hindurch). Ob und wie gut Röntgenstrahlen durch den Körper hindurchtreten können, hängt allerdings davon ab, wie dicht der jeweilige Körperteil beschaffen ist (Beispiel: Das lockere, luftgefüllte Gewebe der Lunge wird ohne größere Abschwächung der Strahlung durchdrungen, der massive Knochen hingegen schwächt die Strahlung stärker ab.)
- Röntgenstrahlen **bringen fluoreszierende Stoffe zum Leuchten**. Fluoreszenz bedeutet, dass ein Körper von sich aus Licht abstrahlt (wenn er vorher mit Energie aufgeladen wurde). Röntgenstrahlen können ihre Energie an Stoffe abgeben, die zur Fluoreszenz fähig sind, woraufhin diese sie in Form von sichtbarem Licht wieder abgeben. Genau diesen Effekt macht man sich zunutze, um die Strahlenbelastung beim Röntgen für den Patienten zu reduzieren: Fluoreszierende Stoffe werden für die Herstellung von Verstärkerfolien verwendet, die in Röntgenfilmkassetten eingelegt werden und den Film somit doppelt belichten – es wird weniger Strahlung benötigt, um eine sichtbare Abbildung zu erhalten.
- Röntgenstrahlen belichten fotografische Filme. Die in Röntgenfilmen verarbeitete lichtempfindliche Substanz Silberbromid wird dabei sowohl von Röntgenstrahlen als auch von Lichtstrahlen belichtet.
- Röntgenstrahlen breiten sich geradlinig aus.

Fluoreszieren
Durch Aufladung mit energiereicher Strahlung aufleuchten

- Wenn Röntgenstrahlen auf feste Stoffe treffen, werden sie teilweise gebrochen, d. h. in ihrer Richtung verändert und manchmal auch reflektiert, d. h. zurückgeworfen wie das Sonnenlicht auf einem Uhrglas. Die Strahlung, die von der ursprünglichen Strahlungsrichtung abweicht, wird als **Streustrahlung** bezeichnet.
- Die energiereichen Röntgenstrahlen können, wenn sie auf die kleinsten Baueinheiten von Stoffen, die sogenannten Atome oder Moleküle, auftreffen, deren elektrische Ladung verändern. Aus den vorher elektrisch ungeladenen Teilchen entstehen dann elektrisch geladene Teilchen, die **Ionen**. Röntgenstrahlen werden daher zu den **ionisierenden Strahlen** gerechnet.
- Röntgenstrahlen **schädigen bzw. zerstören lebendes Gewebe** durch ihre ionisierende Wirkung: Ionisierende Strahlen erzeugen freie Radikale, d. h. reaktive Bruchteile von Stoffen, die wiederum die lebende Zelle schädigen, sodass wichtige Stoffwechselvorgänge gestört werden.

Einige dieser Eigenschaften (aber nicht alle) treffen auch auf Lichtstrahlen zu, wie die Tabelle 1 zeigt.

DIGITAL+

Eigenschaft	Lichtstrahlen	Röntgenstrahlen
Unsichtbarkeit	Ja	Ja
Durchdringen feste Körper	Nein	Ja
Fluoreszierende Eigenschaften	Ja	Ja
Belichtung	Ja	Ja
Geradlinige Ausbreitung	Ja	Ja
Streustrahlung	Ja	Ja
Ionisierende Wirkung	Nein	Ja
Schädigung lebender Gewebe	Nein*	Ja

* Die schädigende Wirkung in Form von Sonnenbrand oder Hautkrebs geht nicht vom Licht selbst, sondern von den darin enthaltenen UV-A- und UV-B-Strahlen aus.

Tabelle 1: Eigenschaften von Röntgenstrahlen

1.2 Entstehung von Röntgenstrahlen

Merke

Zur Erzeugung von Röntgenstrahlen benötigt man einen luftleeren Raum.

Zur Erzeugung der kurzwelligen und energiereichen Röntgenstrahlen benötigt man eine luftleere Glasröhre (Bild 1). An den Enden der Röhre befinden sich zwei elektrische Pole, die **Kathode** (elektrischer **Minuspol**) und ihr gegenüberliegend die **Anode** (elektrischer **Pluspol**). Die **Kathode** besteht aus **Wolfram**, einem Metall, das erst bei sehr hoher Temperatur schmilzt. Kathode und Anode berühren sich in der Röhre nicht, zwischen ihnen liegt ein luftleerer Raum. Die Kathode wird erhitzt, weshalb sie auch als **Glühkathode** bezeichnet wird. Dabei treten negativ geladene Teilchen, die sogenannten Elektronen, aus. Diese werden von der positiv geladenen Anode angezogen. Je höher der elektrische Ladungsunterschied, die sogenannte Spannung, zwischen Kathode und Anode ist, desto schneller bewegen sich die Elektronen von der Kathode zur Anode. Sie prallen dann mit hoher Geschwindigkeit auf die Anode auf und die Bewegungsenergie wird durch das plötzliche Abbremsen in Röntgenstrahlen umgewandelt. Dieses Phänomen hat Carl-Wilhelm Röntgen entdeckt.

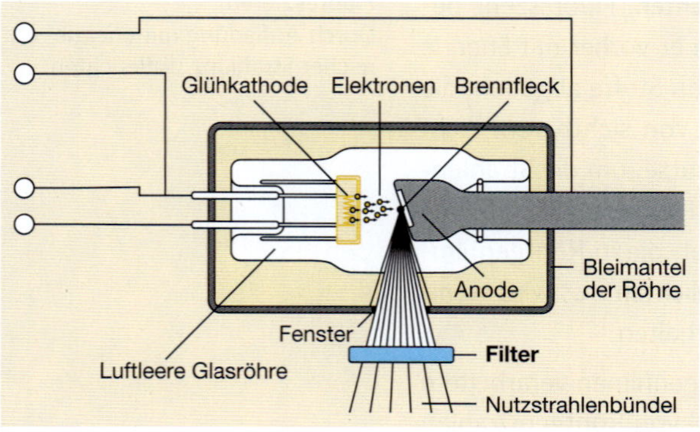

Bild 1: Aufbau der Röntgenröhre

Ein großer Teil der durch das Abbremsen der Elektronen freiwerdenden Bewegungsenergie wird dabei aber in Hitze umgewandelt. Damit sich die **Anode** durch die entstehende Wärme nicht zu stark erhitzt, dreht sie sich und wird als Drehanode bezeichnet.

Damit die Anode beim Auftreffen der Elektroden nicht zu heiß wird, wird sie durch Drehung gekühlt.

Um die Röntgenstrahlen in die Richtung des Röntgenfilms zu leiten, verlassen sie die Röntgenröhre durch eine der Anode gegenüberliegende Öffnung. Der restliche

Teil der Röntgenröhre wird durch einen für Röntgenstrahlen undurchlässigen Bleimantel umgeben.

Merke

In der Röntgenröhre prallen negativ geladene Teilchen mit hoher Geschwindigkeit auf eine positiv geladene Metallfläche. Die Bewegungsenergie wird beim Aufprall in Röntgenstrahlen umgewandelt

1.3 Einfluss von Röhrenspannung, Stromstärke und Einschaltdauer

Mit der **Röhrenspannung,** d. h. dem elektrischen Ladungsunterschied zwischen Kathode und Anode (gemessen in Volt, V), kann die Qualität der Röntgenstrahlen verändert werden. Mit der Erhöhung der Röhrenspannung werden die Röntgenstrahlen energiereicher, kurzwelliger und durchdringender. Diese Strahlen werden als **harte Röntgenstrahlung** bezeichnet.

Neben den erwünschten harten Strahlen entstehen immer auch die für die medizinische Diagnostik nicht benötigten weichen Röntgenstrahlen. Diese werden durch einen Metalleinsatz aus Aluminium herausgefiltert. Bei Dentalröntgengeräten beträgt die angelegte Spannung meist 60–80 kV (1 kV = 1 Kilovolt = 1 000 Volt).

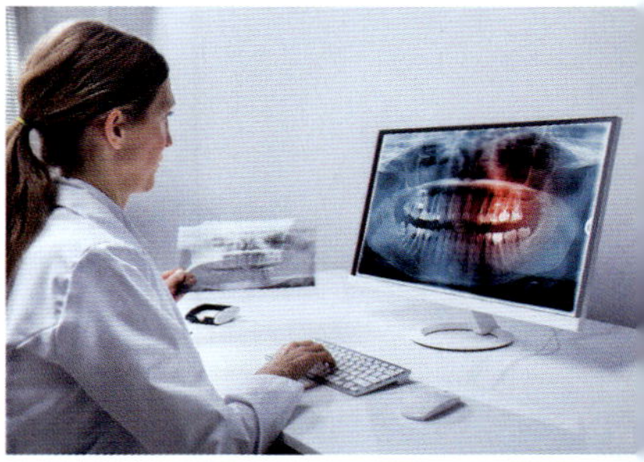

Bild 1: Digitales Röntgen ermöglicht eine schnelle Diagnosestellung.

Durch die **Erhöhung der Stromstärke** (gemessen in Ampere, A) **an der Glühkathode** können mehr Elektronen die Kathode verlassen. Es treffen mehr Elektronen auf der Anode auf und die **Intensität** der erzeugten Röntgenstrahlung erhöht sich.

Neben den angeführten Möglichkeiten, die Qualität der Röntgenstrahlen durch **Veränderung der Röhrenspannung und der Stromstärke** zu verändern, kann die Strahlungsdauer in der Röhre und damit die Menge der entstehenden Röntgenstrahlen über die **Einschaltzeit** verändert werden.

Merke

Die entstehenden Röntgenstrahlen können wie folgt beeinflusst werden:
Röhrenspannung: Erhöhung führt zu härteren Strahlen
Stromstärke: Erhöhung führt zu mehr Intensität
Einschaltdauer: Erhöhung führt zu mehr Röntgenstrahlen.
Einheit Stromstärke: Ampere (A)
Einheit Spannung: Volt (V)
Einheit Einschaltzeit: Sekunde (s)

1.4 Strahlendosis und biologische Wirkung

Wegen der schädigenden Wirkung der Röntgenstrahlen ist es wichtig, die **Strahlendosis**, der ein Mensch ausgesetzt war, genau zu messen. Nur so kann der mögliche Strahlenschaden genau abgeschätzt werden.

Das Ausmaß der **Strahlenschäden** durch Röntgenbestrahlung hängt ab von:

1. der empfangenen Strahlendosis,
2. der Strahlenempfindlichkeit des betroffenen Gewebes,
3. dem bestrahlten Körpervolumen.

Um die Strahlendosis zu messen, sind verschiedene Messmethoden und damit verbundene Maßeinheiten festgelegt worden:

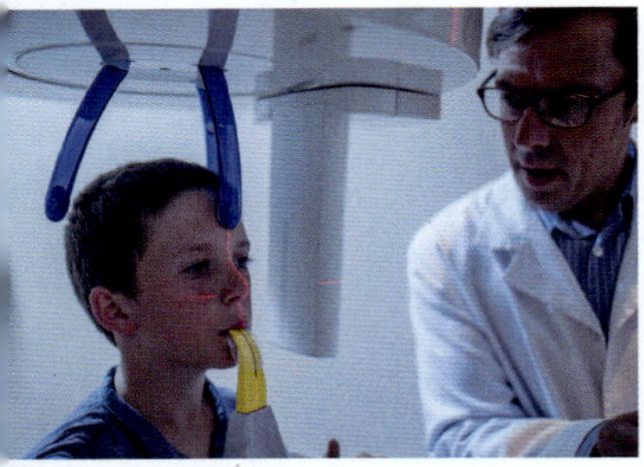

Bild 1: Die exakte Positionierung des Patienten verhindert eine weitere Aufnahme und damit eine unnötige Strahlenbelastung.

Als **Energiedosis** wird die pro Kilogramm Materie (Körpergewicht) aufgenommene (absorbierte) Strahlungsenergie definiert. Die Energie wird von ionisierender Strahlung übertragen. Die Maßeinheit ist **Gray (Gy)**.

Die elektrische Ladung aller positiv- oder negativ-geladenen Teilchen (Ionen), die durch die ionisierende Strahlung in der Luft erzeugt werden, bezeichnet man als **Ionendosis**. Die Maßeinheit ist **Coulomb/kg**.

Das Maß für die biologische Wirkung, die eine bestimmte Strahlendosis im menschlichen Organismus bewirkt, wird als **Äquivalentdosis** bezeichnet. Die Maßeinheit ist **Sievert (Sv)**. Die Äquivalentdosis errechnet sich aus der Energiedosis multipliziert mit einem Bewertungsfaktor für die verwendete Strahlung. Für Röntgenstrahlung ist dieser Bewertungsfaktor = 1.

Definition

Strahlendosis: Gibt an, welche Auswirkungen bestimmte Energiemengen an ionisierender Strahlung haben, die an einen Körper abgegeben werden

Energiedosis: Gibt an, wie viel Energie ein Kilogramm eines Stoffes aufnehmen kann (Maßeinheit Gray = Gy)

Ionendosis: Gibt an, wie viel Ladung in einem Körper durch ionisierende Strahlung freigesetzt wird (Maßeinheit Coulomb/Kilogramm = C/kg)

Äquivalentdosis: Gibt das Maß an, mit dem durch eine Strahlendosis eine biologische Wirkung im Körper bewirkt wird

Strahlenschaden: Folge der Schädigung durch ionisierende Strahlung

Aufgaben

1. Überprüfen Sie an den Röntgengeräten in der Praxis, ob und wo Sie Spannung, Stromstärke und Einschaltdauer verändern können.
2. Überlegen Sie, inwieweit eine Veränderung dieser Faktoren Sinn macht und wie sich ein Röntgenbild verändern könnte.

2 Bildgebende Verfahren

In der Zahnheilkunde gibt es zwei technische Verfahren um ein Röntgenbild zu erstellen. Diese werden als analoges Röntgen (Röntgenfotografie) und digitales Röntgen bezeichnet.

2.1 Analoges Röntgen (Röntgenfotografie)

Beim analogen Röntgen werden Filme mit einer lichtempfindlichen Schicht benutzt, um die Röntgenstrahlen sichtbar zu machen: Hierzu ist ein chemischer Bearbeitungsprozess, die sogenannte Entwicklung, notwendig.

Die Röntgenfilme bestehen aus insgesamt sieben Schichten. In der Mitte liegt eine Schichtträgerfolie, die beidseitig mit der lichtempfindlichen Schicht, der **Emulsion,** belegt ist. Diese Emulsion ist eine Haftschicht, die kleinste Körnchen eines lichtempfindlichen Stoffes, Silberbromid (AgBr), enthält. Diese feinen Körnchen haben die Fähigkeit, Energie von Röntgenstrahlen aufzunehmen.

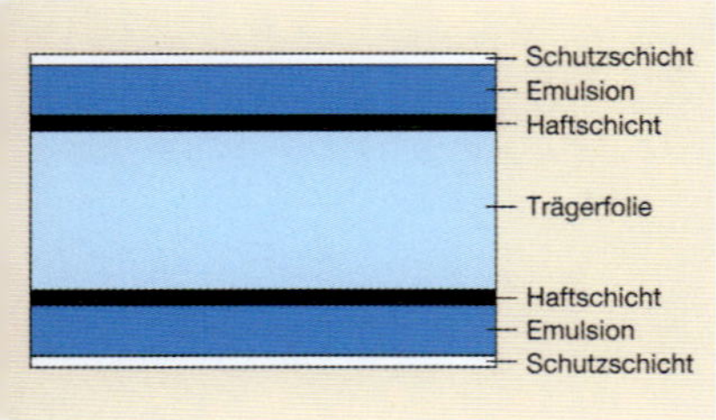

Bild 2: Aufbau eines Röntgenfilms

Bei der chemischen **Entwicklung** eines Röntgenfilmes werden die vom Licht getroffenen Silberbromidkörnchen in metallisches Silber (schwarz) und eine wasserlösliche Bromidverbindung umgewandelt. Das auf dem Film schwarz erscheinende Silber bleibt in der Haftschicht, während alle anderen verbliebenen Verbindungen bei der Fixierung aus der lichtempfindlichen Schicht herausgelöst werden.

Merke

Alle Teile des Filmes, die von Röntgenstrahlen getroffen wurden, werden durch die Entwicklung schwarz gefärbt. Die nicht belichteten Bereiche bleiben weiß. Deshalb entsteht ein **negatives Bild**, bei dem die Strukturen, die dunkel erscheinen, Aufhellung genannt werden (z. B. die Pulpa, Karies Zysten, apikale Parodontitiden). Weiß erscheinende Strukturen nennt man Verschattung (etwa Zahnschmelz, Füllungen, Kronen und Brücken). Auf dem Röntgenbild hell erscheinende Bereiche heißen Verschattung (Kronen, Füllungen), dunkel erscheinende Bereiche heißen Aufhellung (Karies, Zysten).

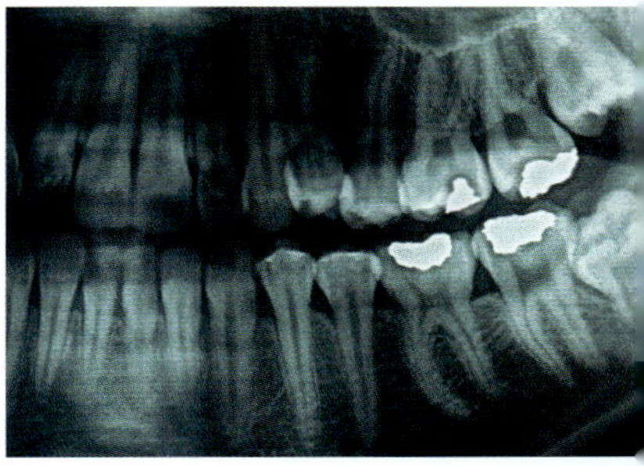

Bild 1: Aufhellungen und Verschattungen sind deutlich zu erkennen.

2.1.1 Filmmaterial und -verarbeitung

Die beim konventionellen zahnärztlichen Röntgen verwendeten Filme sind hochgradig lichtempfindlich. Deshalb dürfen sie nur unter Lichtabschluss in einer Dunkelkammer verarbeitet werden. Da die Filme gegen bestimmte Farbbereiche des sichtbaren Lichtes unempfindlich sind, kann dieses Licht als Dunkelkammerbeleuchtung verwendet werden.

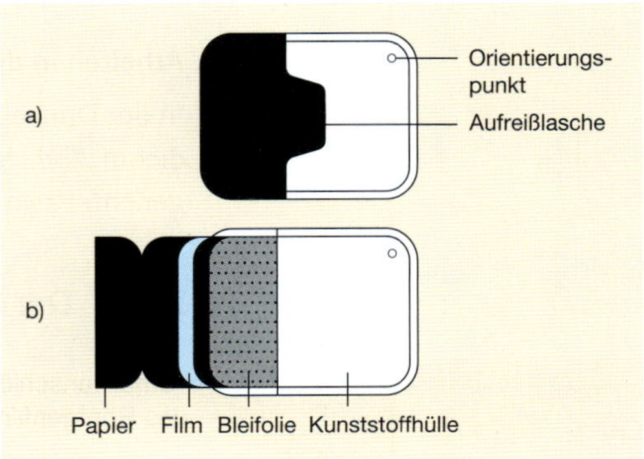

Bild 2: Verpackung eines Zahnfilms, a) geschlossen, b) geöffnet

Intraorale Filme

Filme für die intraorale Anwendung werden **Zahnfilme** genannt. Sie sind in Kunststofffolie eingeschweißt. Der auf der Filmverpackung eingedruckte Punkt ist ein Orientierungspunkt, der auch auf dem Film eingedrückt ist. Der Film sollte so in den Mund des Patienten einlegt werden, dass der Punkt sich im Bereich der Kaufläche befindet. Die Aufnahme kann dann eindeutig der rechten oder linken Kieferhälfte zugeordnet werden: Bei Aufnahmen in der rechten Oberkiefer- und linken Unterkieferhälfte befindet sich der Punkt mesial. Bei Aufnahmen in der linken Oberkiefer- und der rechten Unterkieferhälfte zeigt er nach distal.

intraoral
im Mund; hier: im Mund eingelegter Film

Beim Öffnen der Filmpackung erscheint zuerst eine dünne Bleifolie. Sie dient dem Strahlenschutz des Patienten, indem sie durch den Film hindurch getretene Röntgenstrahlen und Streustrahlen (beim Durchtritt durch das Körpergewebe abgelenkte Strahlen) aufnimmt. Das unbeteiligte Körpergewebe hinter dem Film wird so nicht unnötig bestrahlt. Der hinter der Bleifolie liegende Film ist in schwarzes Papier eingewickelt.

Praxisinfo

Die Bleifolien der Zahnfilme müssen gesammelt werden, um sie einem Recycling zuzuführen, da Blei ein giftiges Schwermetall ist. Die meisten Entsorgungsfirmen bieten für die Sammlung gesonderte Behälter an.

Extraorale Filme

Filme für die extraorale Verwendung sind ebenfalls lichtdicht, aber nicht einzeln verpackt. Vor ihrer Verwendung werden sie in der Dunkelkammer aus der Verpackung

extraoral
außerhalb des Mundes

entnommen und in Röntgenkassetten (Bild 1) eingelegt. Je nach Verwendungszweck benötigt man unterschiedliche Kassetten und Filmformate. Filmkassetten enthalten eine mit einem fluoreszierenden Stoff beschichtete Verstärkerfolie, die bei Bestrahlung mit Röntgenstrahlen aufleuchtet und damit deren Wirkung verstärkt und gleichzeitig die Strahlenbelastung verringert.

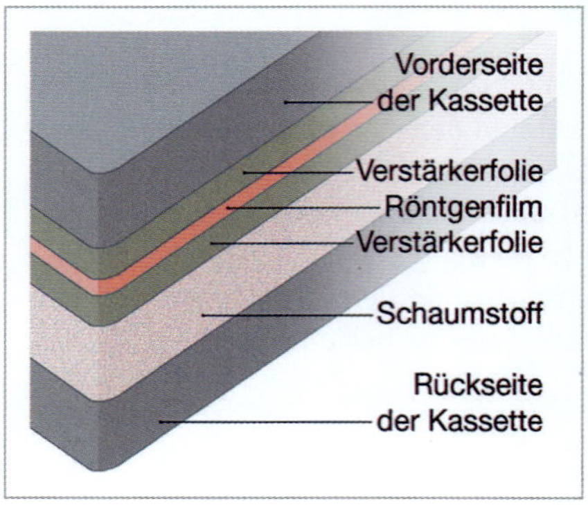

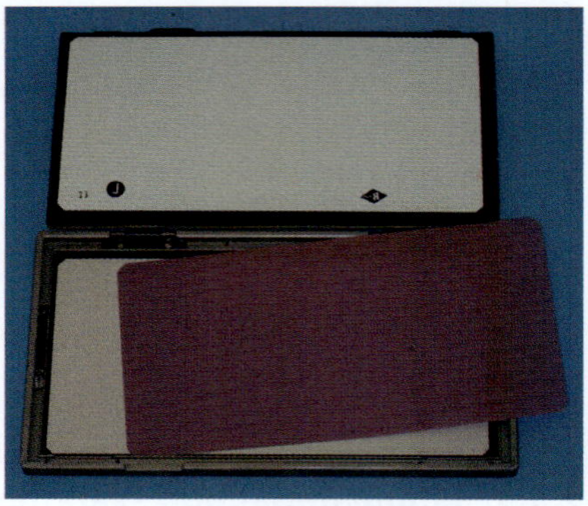

Bild 1: Aufbau einer Filmkassette

Arbeiten in der Dunkelkammer

In der Dunkelkammer wird das Filmmaterial verarbeitet, wobei eine sorgfältige lichtdichte Abdichtung der Tür notwendig ist. Die Arbeitsbeleuchtung sollte zur Decke gerichtet sein, sodass nur bei indirektem Licht gearbeitet wird.

2.1.2 Der Entwicklungsvorgang

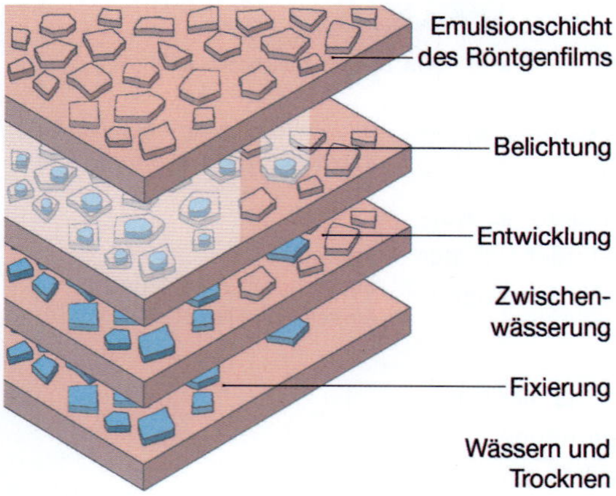

Bild 2: Entwicklungsprozess

Das noch unsichtbar auf dem Röntgenfilm festgehaltene Röntgenbild muss durch einen chemischen Prozess sichtbar gemacht werden. Dieser Prozess umfasst folgende Schritte:

Entwicklung

In der **Entwicklerlösung** werden die Silberbromidkörnchen (AgBr) umgewandelt in metallisches Silber und ein wasserlösliches Bromsalz (Bild 3). Silber ist wasserunlöslich, schwarz und verbleibt in der lichtempfindlichen Schicht des Films. Das Bromsalz wird durch die Entwicklerlösung aus dieser Schicht herausgelöst.

Die Entwicklung ist temperaturabhängig: Je höher die Entwicklertemperatur ist, desto schneller läuft die Entwicklung ab.

Zwischenwässerung

Bei der Zwischenwässerung werden die Reste der Entwicklerlösung ausgewaschen. Bei Entwicklungsautomaten wird auf die Zwischenwässerung verzichtet, da die Entwicklungslösung durch den Transport des Films über ein Rollensystem bereits heraus gepresst wird.

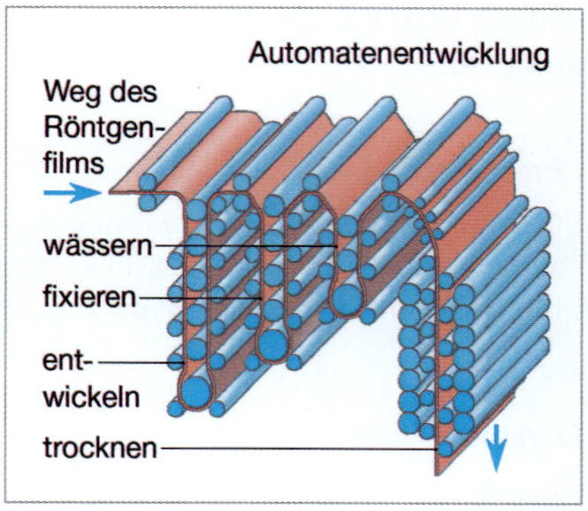

Bild 3: Schema: Entwicklung eines Röntgenfilms

Fixierung

Im **Fixierbad** werden die noch unverbrauchten Silberbromidkörnchen durch die Fixierlösung aufgelöst und aus der lichtempfindlichen Schicht des Films herausgewaschen.

Schlusswässerung

Nach der Fixierung wird der Film gewässert. Dadurch werden die Chemikalien, die sich noch in der Filmemulsion befinden und die Haltbarkeit der Bilder ungünstig beeinflussen können, herausgewaschen.

Trocknung

Vor der Archivierung müssen die Filme vollständig getrocknet sein. Vollautomatische Entwicklungsmaschinen pressen das Wasser mit ihren Rollen vollständig aus.

2.1.3 Manuelle und maschinelle Entwicklung

Die Filmentwicklung kann von Hand (manuell) oder maschinell durchgeführt werden. Man unterscheidet die Entwicklung in Tanks und Entwicklungsautomaten.

Tankentwicklung

Die **manuelle Filmentwicklung** wird in Tanks durchgeführt.

Die belichteten Filme werden in der Dunkelkammer aus ihrer Hülle (Zahnfilmverpackung oder Kassette) genommen und an einem Filmhalter befestigt. Dieser wird in den Entwicklertank eingehängt. Nach Ablauf der Entwicklungszeit wird er aus dem Bad genommen, gewässert und in das Fixierbad gehängt.

Die ausreichende Wässerung nach der Fixierung ist für die Haltbarkeit des Filmes wichtig.

Entwicklungsautomaten

Mit Entwicklungsautomaten können Filme vollautomatisch entwickelt werden. Man unterscheidet Tauchentwicklungsautomaten und Rollenentwicklungsautomaten.

Bei **Tauchentwicklungsautomaten** werden die Filme in einen Rahmen eingespannt, der in eine Transportspirale eingehängt wird. Mithilfe dieser Transportspirale wird der Film in die verschiedenen Bäder eingetaucht und weiter transportiert.

Bei **Rollenentwicklungsautomaten** werden die Filme nicht in Bäder eingetaucht, sondern mithilfe eines Rollensystems durch die Bäder transportiert.

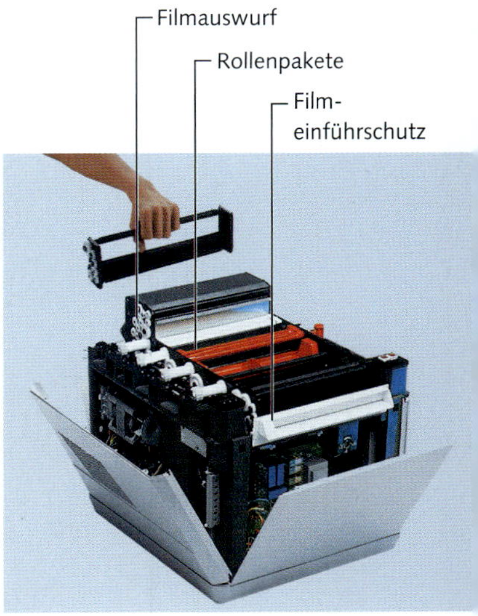

Bild 1: Geöffneter Rollenentwicklungsautomat

2.1.4 Wartung der Entwicklungseinrichtungen

Die für die Entwicklung verwendeten Bäder haben nur eine begrenzte Lebensdauer. Die **Entwicklerlösung** verbraucht sich mit jedem Entwicklungsdurchgang und verändert sich auch bei Nichtgebrauch. Durch verdunstendes Wasser verändert sich beispielsweise die Konzentration der Lösung.

Das **Fixierbad** verbraucht sich mit jedem eingelegten Film und wird durch Entwicklerreste aus den Filmen verschmutzt. Auch hier kommt es zur Verdunstung von Wasser und Ablagerungen von Chemikalien.

Besonders störungsanfällig durch die Veränderungen in den Bädern sind die **Rollenentwicklungsautomaten**. Sie müssen daher **regelmäßig gewartet** werden:

Zu den notwendigen Wartungsarbeiten gehören das regelmäßige Einlegen eines Reinigungsfilms, eine Reinigung der Tanks und Rollenpakete und in vorgeschriebenen Intervallen ein Austausch der eingesetzten Entwickler- und Fixierlösungen. Diese Intervalle können aber auch bei einem hohen Entwicklungsaufkommen durchaus verkürzt werden.

Merke

Beim Einsatz von Entwicklungsautomaten muss die Zahnmedizinische Fachangestellte darauf achten, dass regelmäßig Wartungsarbeiten notwendig sind.

2.2 Digitale Röntgensysteme

Als **digitales Röntgen** bezeichnet man Röntgensysteme, bei denen die Röntgenbilder in Bildpunkte zerlegt werden. Computer speichern dabei die durch die Röntgenstrahlen erzeugte unterschiedliche Belichtung jedes einzelnen Bildpunktes des Röntgenbildes.

In der Zahnmedizin finden zwei digitale Röntgensysteme Verwendung, die man als indirektes und direktes digitales Röntgen bezeichnet.

2.2.1 Direktes digitales Röntgen

Beim direkten digitalen Röntgen werden **Röntgensensoren** mit einem Kabel an den Computer angeschlossen. Sie nehmen die Röntgenstrahlen für jeden Bildpunkt **(Pixel)** auf und leiten die Information an den Computer weiter, der das Bild abspeichert. Die Darstellung der Bildpunkte auf dem Bildschirm ergibt sofort nach der Aufnahme das Röntgenbild (Bild 1).

Für **intraorale** Aufnahmen (der Sensor liegt innerhalb des Mundes) gibt es verschieden große Sensoren, die aus hygienischen Gründen in einer Folientüte verpackt werden, bevor man sie für die Aufnahme in den Patientenmund einlegt. Weil die Sensoren relativ dick sind, können sie bei extrem engen Kieferabschnitten nur mit Schwierigkeiten angewendet werden.

Bei Röntgengeräten für **extraorale** Aufnahmetechniken, z. B. Fernröntgen- und Panoramaröntgengeräten, bei denen der Film außerhalb des Mundes liegt, werden keine unterschiedlich großen Sensoren eingesetzt.

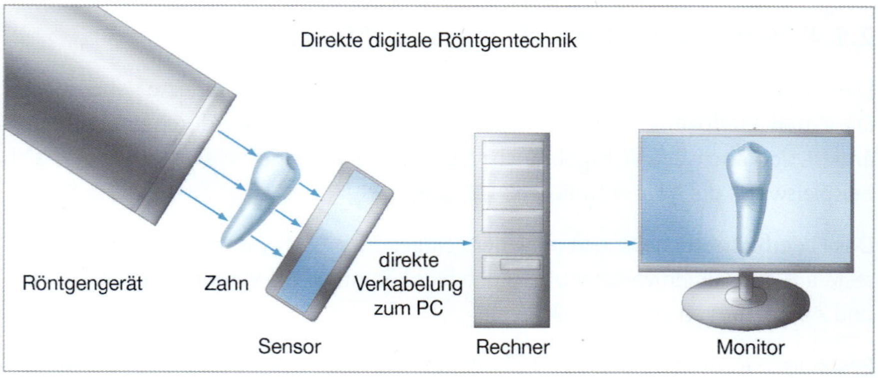

Bild 1: Direkte digitale Röntgentechnik

2.2.2 Indirektes digitales Röntgen

Beim indirekten digitalen Röntgen werden den analogen Zahnfilmen ähnliche **Speicherfolien** eingesetzt. Diese sind nicht mit dem Computer verbunden. Sie speichern die Wirkung der auftreffenden Röntgenstrahlen als latentes (unsichtbares) Bild. Die belichtete Speicherfolie wird mithilfe eines mit dem Computer verbundenen **Scanners** (elektronisches Lesegerät) eingelesen und das latente Bild wird in Pixel (Bildpunkte) umgewandelt (Bild 1).

latent
verborgen, nicht sichtbar

Für intraorale Aufnahmen gibt es Speicherfolien in verschiedenen Größen. Speicherfolien für extraorale Aufnahmen haben die Größe von Panoramafilmen bzw. Fernröntgenfilmen. Speicherfolien für intraorale Aufnahmen werden aus hygienischen Gründen in Folien verpackt, bevor sie dem Patienten in den Mund eingelegt werden. Sie sind schmaler und flexibler als Röntgensensoren, aber weniger flexibel als Zahnfilme.

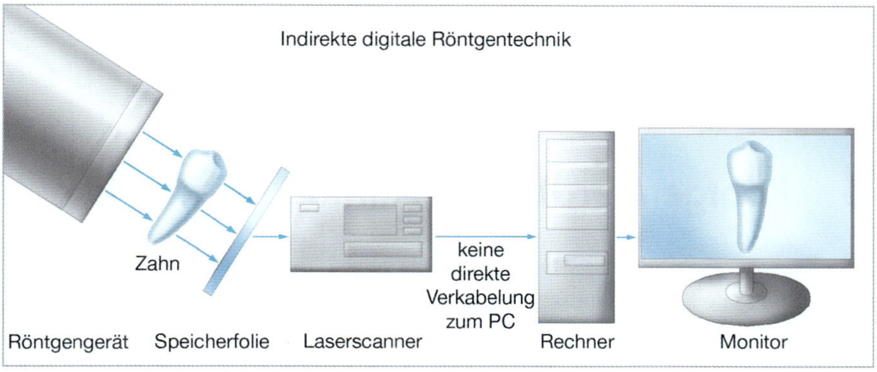

Bild 1: Indirekte digitale Röntgentechnik

Merke

Direktes digitales Röntgen: Sensor direkt mit dem Computer verbunden
Indirektes Röntgen: Speicherfolie wird über einen Scanner eingelesen

2.2.3 Vor- und Nachteile der digitalen Techniken

Vorteile der digitalen Techniken sind:

- Es wird eine wesentlich **geringere Strahlendosis** für die einzelne intraorale Aufnahme benötigt.
- Die einzelnen Aufnahmen stehen **schnell** und **ohne Entwicklungsarbeiten** zur Verfügung.
- **Entsorgung von Fotochemikalien** entfallen.
- Durch die Möglichkeit der **Bildbearbeitung** können Belichtungsfehler relativ leicht korrigiert werden. Hier existieren folgende Möglichkeiten:
  - Veränderung der Helligkeit
  - Veränderung des Kontrastes
  - Umschaltung negative/positive Darstellung
  - farbige Darstellung
  - Vergrößerung
- Durch die **digitale Archivierung** bei den Daten des Patienten erhält man einen schnellen Zugriff auf die Bilder.

- Die Bilder können ausgedruckt oder als qualitativ gleichwertige Bilddatei auf einem Datenträger oder über das Internet weitergegeben werden. Die originale Bilddatei verbleibt immer in der Praxis.

Nachteile der digitalen Technik sind:

- Das **Auflösungsvermögen** kann bei den digitalen Verfahren geringer sein als bei analogen Filmen. Dies ist aber für die Diagnostik nur selten von Bedeutung.
- Sensor und Speicherfolie sind **nicht** so **gut im Mund zu platzieren** wie ein Röntgenfilm, da sie gar nicht bzw. weniger flexibel sind.

Aufgaben

1. Welches Verfahren benutzen Sie in der Praxis? Ist es bei allen Geräten gleich?
2. Stellen Sie Vor- und Nachteile verschiedener Verfahren dar und entscheiden Sie, welches aus Ihrer Sicht am besten geeignet ist.

3 Röntgengeräte und Aufnahmetechniken

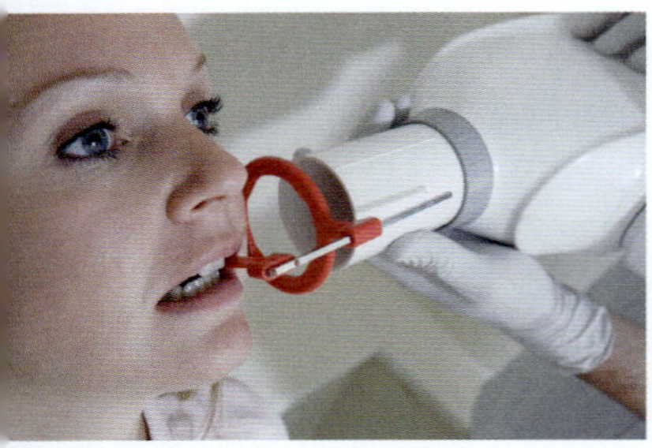

Bild 1: Dentalröntgengerät

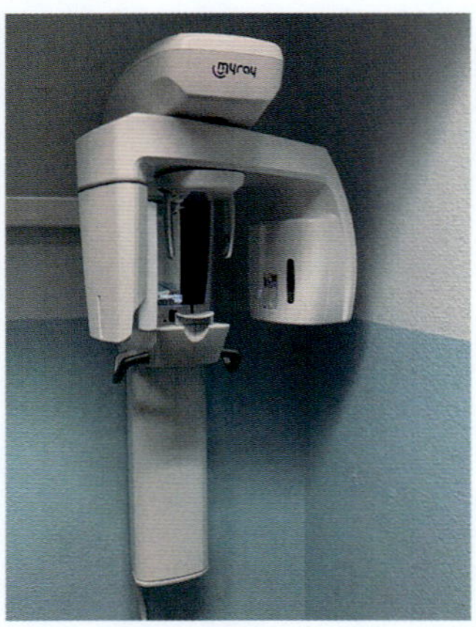

Bild 2: Orthopantomograph (OPG)

In der zahnärztlichen Praxis werden meistens zwei Typen von Röntgengeräten verwendet: dentale Kleinröntgengeräte zur Erstellung von kleinen Zahnfilmaufnahmen mit Darstellung von nur wenigen Zähnen und Großröntgengeräte zur Erstellung von Röntgenbildern des gesamten Kauorgans oder des Schädels.

Die Kleinröntgengeräte, die häufig im Behandlungszimmer am Behandlungsstuhl angebracht sind, werden vornehmlich für **intraorale Röntgenaufnahmen** benutzt (Bild 1). Die für die Bilddarstellung verwendeten Filme, Speicherfolien oder Sensoren werden im Munde des Patienten platziert. Die Röntgenröhre wird von außen auf den darzustellenden Zahn eingestellt.

Die **Großröntgengeräte** sind ausschließlich für extraorale Aufnahmen vorgesehen: Film und Röntgenröhre befinden sich außerhalb des Patientenmundes. Die sogenannten **Panoramaröntgengeräte** (z. B. das OPG-Gerät, Bild 2) erstellen dabei ein Röntgenbild des gesamten Kauorgans. Sie arbeiten nach dem Prinzip der Schichtaufnahmetechnik. Während der Aufnahme wird zwar der gesamte Schädel durchstrahlt, aber nur die Schicht, in der sich die Zähne und der Kieferknochen befinden, werden scharf auf dem späteren Bild dargestellt. Da diese Schicht auch noch wegen der Form des Kiefers gebogen ist, ist dieses Verfahren, bei dem sich der Film bzw. Sensor und auch die Röntgenröhre um den Kopf drehen, technisch sehr aufwendig.

Diese Geräte können auch um Funktionen zur Erstellung von seitlichen Schädelaufnahmen, sogenannte Fernröntgenseitenbilder (FRS) oder Handaufnahmen, wie sie in der kieferorthopädischen Diagnostik gebraucht werden, erweitert werden.

Die jüngste Entwicklung sind die **Digitalen Volumentomografen (DVT)**, mit denen sich dreidimensionale Aufnahmen des Kieferbereichs anfertigen lassen. Diese Geräte sind vor allem für die Kieferchirurgie und Implantologie von großem Nutzen. Für den Betrieb eines solchen Geräts ist eine gesonderte Schulung notwendig.

3.1 Technik der intraoralen Aufnahmen

Mit einem Dentalröntgengerät können unterschiedliche intraorale Aufnahmen angefertigt werden.

- Einzelzahnaufnahmen, sogenannte Zahnfilme
- Bissflügelaufnahmen
- Aufbissaufnahmen

3.1.1 Einzelaufnahmen – Einstellungen und Techniken

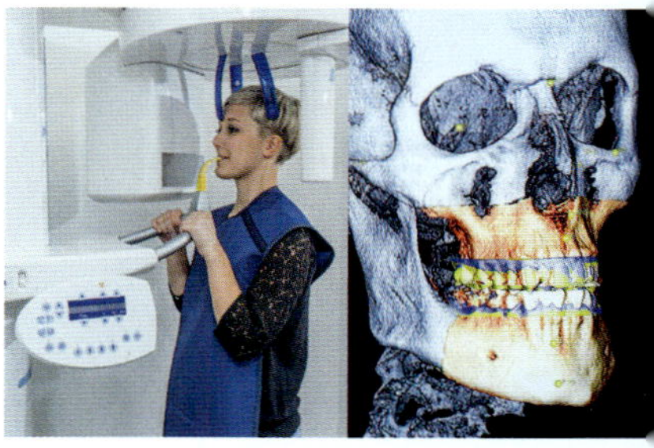

Bild 1: *DVT-Röntgengerät und -aufnahme*

Es ist eine Herausforderung, mit dem Kleinröntgengerät konstant gute Einzelzahnaufnahmen zu machen. Deshalb wurden verschiedene Techniken entwickelt, mit deren Hilfe die Zahnmedizinische Fachangestellte gleichmäßig gute Ergebnisse erzielen kann.

Allgemeine Einstellregeln

Für Einzelzahnaufnahmen werden Filme oder Sensoren der Größe 3 cm x 4 cm bzw. 2 cm x 3 cm verwendet.

Der Kopf des Patienten wird für die Röntgenaufnahme so ausgerichtet, dass die **Bipupillarlinie** (Verbindungslinie der Pupillen, Bild 2a) waagerecht und damit parallel zum Boden liegt. Der Kiefer, in dem geröntgt wird, und der Boden sollen ebenfalls zentral zueinander liegen.

In der Röntgenröhre entsteht nicht ein einzelner Strahl, sondern ein Strahlenbündel, ähnlich dem Lichtkegel einer Taschenlampe. Bei den Einstelltechniken für die Zahnfilmaufnahmen richtet man sich nach dem Röntgenstrahl in der Mitte des Strahlenbündels, dem sogenannten Zentralstrahl. Die Röntgenröhre wird so eingestellt, dass der **Zentralstrahl durch die Wurzelspitzen** der Zähne geht. Im Oberkiefer liegen die Wurzelspitzen der Zähne auf einer leicht gebogenen Verbindungslinie von der Nasenunterkante bis zum Gehörgang. Im Unterkiefer nimmt man eine gebogene Verbindungslinie von der tiefsten Knocheneinziehung oberhalb des Kinns bis zum Ansatz des Ohrläppchens. Eine vom Augenwinkel aus senkrecht nach unten gezogene Linie zeigt die Lage der ersten Molaren an.

Zentralstrahl
in der Mitte des Röntgenstrahlenbündels gelegener Strahl

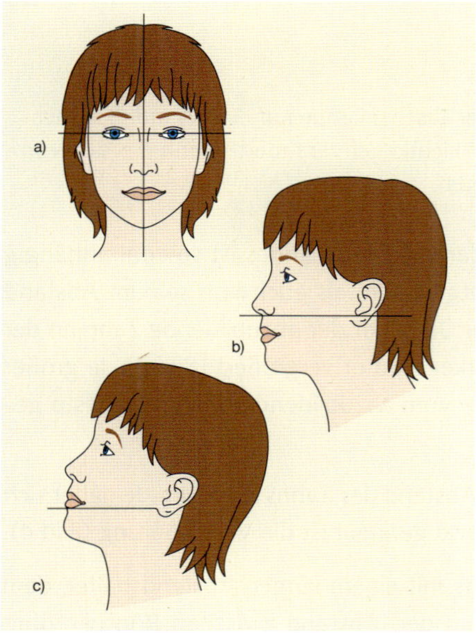

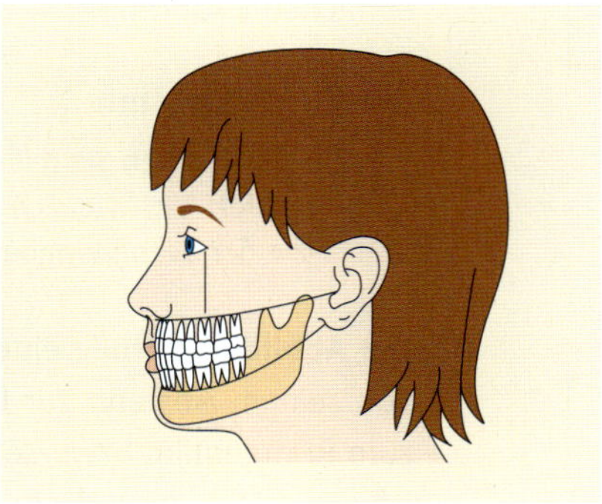

Bild 2: Kopfhaltung bei der Zahnfilmaufnahme

Orthoradiale und exzentrische Einstellung

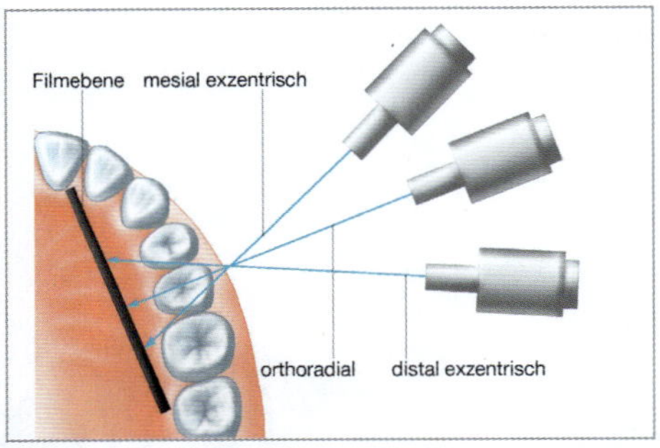

Bild 1: Orthoradiale und exzentrische Einstellung

Bei ungünstiger Einstellung der Röntgenröhre überlagern sich die dargestellten Zähne, dadurch ist die Kariesdiagnostik erschwert bzw. unmöglich. Bei Röntgenaufnahmen zur Kariesdiagnostik vermeidet man diese Überlagerungen, indem man den Zentralstrahl senkrecht, d. h. orthoradial auf die zu röntgenden Zähne einstellt (Bild 1).

In besonderen Fällen (z. B. zur Darstellung der beiden Wurzeln eines oberen 4ers oder zur Lagebestimmung von verlagerten Zähnen) wird ganz bewusst eine andere als die orthoradiale Einstellung gewählt. In diesem Fall werden die Röntgenröhre und der Zentralstrahl **exzentrisch**, also schräg auf den Zahnbogen eingestellt. Positioniert man die Dentalröntgenröhre so, dass der Zentralstrahl von mesial kommt erhält man eine **mesial exzentrische** Aufnahme. Kommt der Zentralstrahl dagegen eher von distal, hat man eine **distal exzentrische** Einstellung.

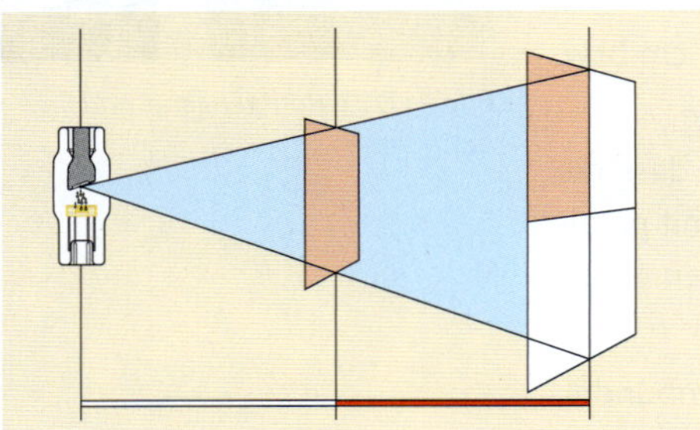

Bild 2: Vergrößerung des Strahlungsfeldes mit der Entfernung

Zur genauen Lagebestimmung von verlagerten Zähnen bietet es sich an, sowohl eine Aufnahme in orthoradialer Einstellung als auch eine weitere Aufnahme in exzentrischer Einstellung zu machen. Beim Vergleich beider Aufnahmen sieht man, ob der verlagerte Zahn bukkal oder palatinal von der Zahnreihe liegt: Ein palatinal gelegener verlagerter Zahn liegt auf der mesial exzentrischen Aufnahme weiter distal als auf der orthoradialen Aufnahme.

Information: Geometrische Grundlagen der Abbildung mit Röntgenstrahlen

Die Röntgenstrahlen, die die Röntgenröhre verlassen, breiten sich als Strahlenkegel divergierend, d. h. strahlenförmig auseinanderlaufend aus. Der Strahlenkegel vergrößert sich mit zunehmendem Abstand vom Brennfleck der Röhre (Bild 2). Wenn man das bestrahlte Feld betrachtet, so ist es im doppelten **Abstand** 2^2, d. h. 4-mal so groß. Gleichzeitig verringert sich die Strahlenintensität um den Faktor 4. Das bedeutet, dass die **Strahlenintensität** pro Fläche nur ¼ so groß ist, wie bei der einfachen Entfernung.

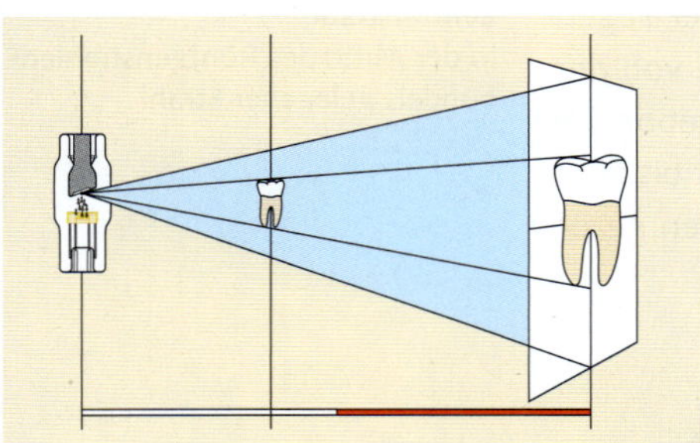

Bild 3: Position des Zahnes: kleiner Abstand von der Röhre, großer Abstand vom Film → starke Vergrößerung

Praxisinfo

Leuchten Sie mit einer Taschenlampe auf eine Wand. Beobachten Sie, wie sich der Lichtkegel verändert, wenn Sie sich von der Wand wegbewegen.

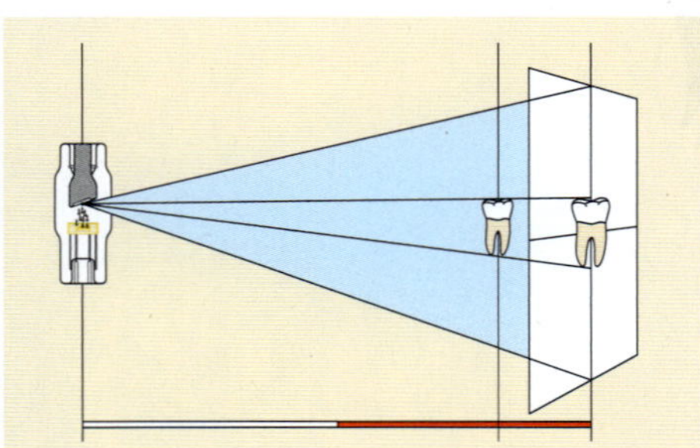

Bild 4: Position des Zahnes: großer Abstand von der Röhre, geringer Abstand vom Film → geringe Vergrößerung

Die **Abbildungsgröße** eines dargestellten Zahnes ist sowohl abhängig von seinem Abstand zur Röntgenröhre als auch von seinem Abstand zum Röntgenfilm bzw. -sensor: Je näher der abzubildende Zahn an der Röntgenröhre liegt, desto stärker wird er vergrößert (Bild 3). Je größer der Abstand der Röntgenröhre vom abzubildenden Zahn ist, desto geringer ist die Vergrößerung.

Genau umgekehrt ist es beim Abstand des Zahns zum Film. Je näher sich der Zahn am Film befindet, umso geringer ist die Vergrößerung (Bild 4).

Deshalb wird bei Kleinröntgengeräten stets mit einem langen Abstandshalter, dem sogenannten Röntgentubus gearbeitet, um den Abstand zwischen Röntgenröhre und Film zu vergrößern. Gleichzeitig ist man bestrebt, den Abstand zwischen Zahn und Film so klein wie möglich zu halten, um auch von dieser Seite den Vergrößerungsfaktor zu verringern.

Merke

Um die Vergrößerung der Darstellung eines Zahns auf dem Röntgenbild so gering wie möglich zu halten, soll der zu röntgende Zahn möglichst nah am Film bzw. Sensor und möglichst weit weg von der Röntgenröhre positioniert sein.

Aufgabe

Richten Sie erneut eine Taschenlampe auf eine Wand und halten einen Gegenstand in den Lichtkegel. Beobachten Sie die Veränderung des Schattenbildes auf der Wand, wenn Sie den Gegenstand bewegen.

Einen zusätzlichen Einfluss auf die Darstellung der abzubildenden Zähne auf dem Röntgenfilm hat die Winkeleinstellung der Röntgenröhre. Eine steile (hohe) Einstellung der Röntgenröhre führt dazu, dass die abgebildeten Zähne verkleinert dargestellt werden. Bei einer flachen (niedrigen) Einstellung der Röntgenröhre erhält man eine vergrößerte Abbildung der Zähne (Bild 1).

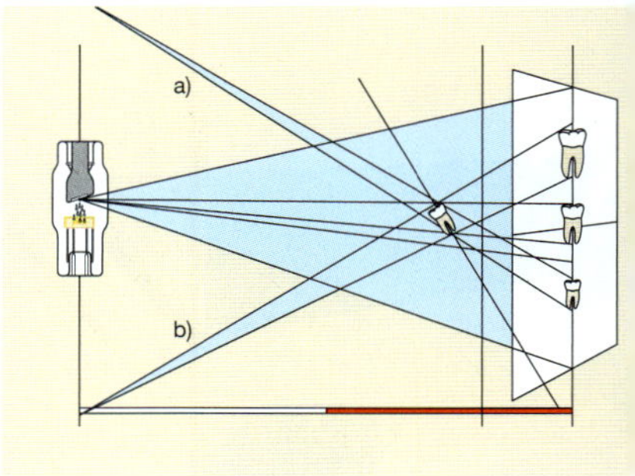

Bild 1: Röhreneinstellungen
a) steile Einstellung
→ Verkleinerung,
b) flache Einstellung
→ Vergrößerung

Ein weiterer wichtiger Faktor zur korrekten Darstellung eines Zahns ist die Einstellung des Zentralstrahls. Er soll orthoradial, d. h. senkrecht bzw. im rechten Winkel, auf den Film bzw. Sensor treffen. Bei einigen Techniken der Zahnfilmaufnahmen ermöglicht ein Filmhalter, in den der Film eingespannt wird, mit einem extraoralen Visierring die exakte Positionierung von Film und Röntgenröhre.

Zur genauen Lagebestimmung von verlagerten Zähnen bietet es sich an, sowohl eine Aufnahme in orthoradialer Einstellung sowie eine weitere Aufnahme in exzentrischer Einstellung zu machen. Beim Vergleich beider Aufnahmen sieht man, ob der verlagerte Zahn bukkal oder palatinal von der Zahnreihe liegt: Ein palatinal gelegener verlagerter Zahn liegt auf der mesial exzentrischen Aufnahme weiter distal als auf der orthoradialen Aufnahme.

Halbwinkeltechnik (Isometrieregel)

Bei dieser Technik wird der Film bzw. Sensor vom Patienten selbst im Mund fixiert. Dieser kann wegen der palatinalen bzw. lingualen Wölbung des Kieferkamms nicht parallel zur Zahnachse liegen. Zahnachse und Filmebene bilden also einen Winkel miteinander. Stellt man den Zentralstrahl der Röntgenröhre so ein, dass er senkrecht auf die Filmebene fällt (steile Einstellung), wird der Zahn verkleinert abgebildet. Bei senkrechter Einstellung des Zentralstrahles auf die Zahnachse (flache Einstellung) wird der Zahn auf dem Film vergrößert dargestellt (Bild 2).

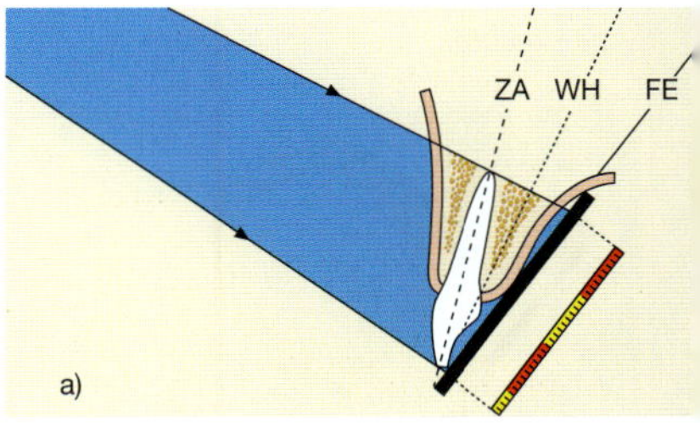

Bild 2: Halbwinkeltechnik

Eine größenrichtige Darstellung des Zahnes erhält man dann, wenn der Zentralstrahl senkrecht durch die Wurzelspitze auf die gedachte Winkelhalbierende zwischen Zahnachse und Filmebene eingestellt wird. Diese Art der Einstellung der Röntgenröhre wird als **Halbwinkeltechnik** bezeichnet.

Definition

Halbwinkeltechnik: Der Zentralstrahl trifft durch die Wurzelspitze im rechten Winkel auf die Winkelhalbierende zwischen Zahnachse und Filmebene.

Kiefer	Zähne	Neigungswinkel
Oberkiefer	Frontzähne	+ 55 °
	Prämolaren	+ 45 °
	Molaren	+ 35 °
Unterkiefer	Frontzähne	– 20 °
	Prämolaren	– 10 °
	Molaren	– 5 °

Tabelle 1: Einstellwinkel bei der Halbwinkeltechnik

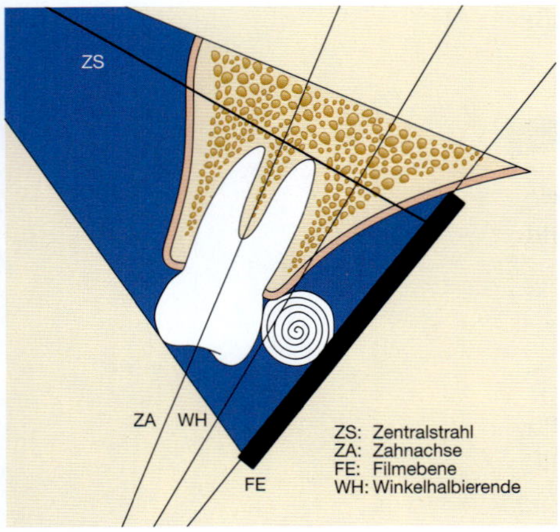

Bild 1: Le Master-Technik

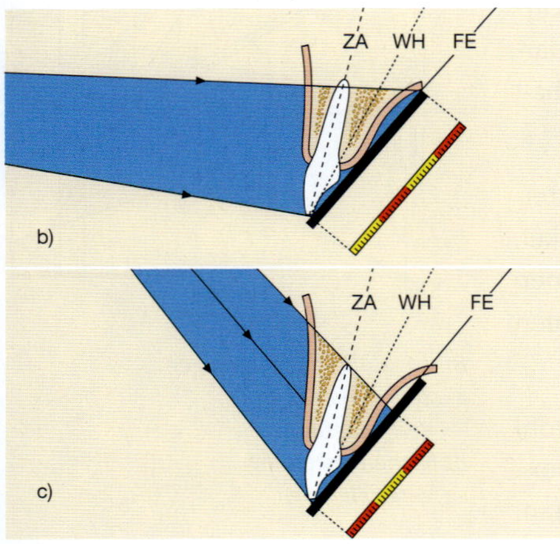

Bild 2: Fehler bei der Halbwinkeltechnik

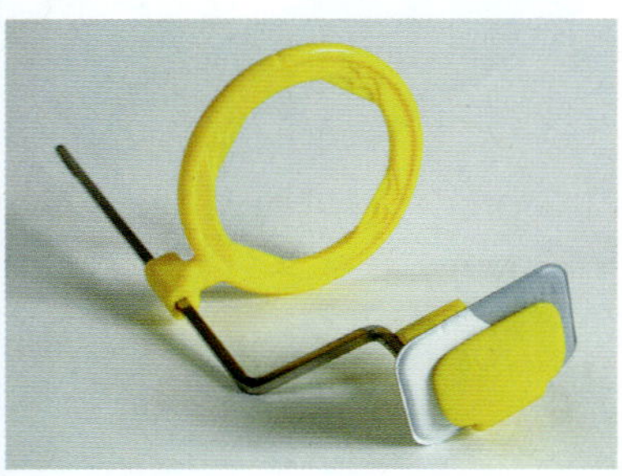

Bild 3: Filmhalter mit Film

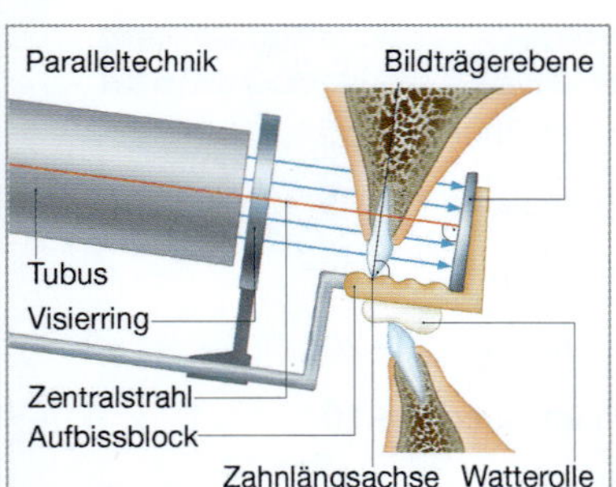

Bild 4: Paralleltechnik

Die Einstellung des Zentralstrahls auf die gedachte Winkelhalbierende benötigt viel Übung. Man kann sich bei richtiger Einstellung des Kopfes an folgenden Durchschnittswerten für den Neigungswinkel des Röntgentubus orientieren (siehe Tabelle Seite 497/498).

Im Oberkieferseitenzahnbereich müssen bei der Halbwinkeltechnik die Röntgenstrahlen das Jochbein durchdringen. Durch die dichten Knochenstrukturen des Jochbeins sind die Wurzeln der Molaren dann kaum zu erkennen. Wird bei Aufnahmen im Oberkieferseitenzahnbereich zwischen Zahnkrone und Film eine Watterolle eingelegt, kann man den Zentralstrahl so flach einstellen, dass die dichten Jochbeinstrukturen oberhalb der Wurzelspitzen der Molaren abgebildet werden. Diese Einstelltechnik wurde von **Le Master** beschrieben.

Weil bei beiden Techniken der Zahnfilm bzw. Sensor vom Patienten gehalten wird und wegen der freihändigen Einstellung der Röntgenröhre, sind verschiedene Röntgenaufnahmen derselben Zähne oftmals nicht vergleichbar.

Die Halbwinkeltechnik ist sehr **fehleranfällig**, da die vorgeschlagenen Neigungswinkel auf Durchschnittswerten beruhen. Wird wie oben bereits beschrieben der Neigungswinkel zu steil gewählt, d. h. kommt der Zentralstrahl zu weit von oben im Oberkiefer bzw. zu weit von unten im Unterkiefer, so werden die Zähne zu kurz dargestellt. Umgekehrt ist es, wenn der Neigungswinkel zu flach eingestellt wird, dann erfolgt eine zu lange Darstellung der Zähne auf dem Röntgenbild (Bild 2).

Parallel- und Rechtwinkeltechnik

Bei der **Paralleltechnik** werden Filmhalter mit einem Visierring verwendet, durch die der Film bzw. der Sensor in eine parallele Lage zur Zahnachse gebracht wird. Hierzu dient eine zwischen den Zahnreihen platzierte Aufbissfläche, die der Patient durch Zusammenbeißen der Zähne fixiert.

Da der Film dabei einen größeren Abstand zum Zahn hat als bei der Halbwinkeltechnik, kommt es zu einer Vergrößerung des Objekts.

Definition

Paralleltechnik: Zahnachse und Film/Sensor stehen parallel zueinander, der Zentralstrahl trifft senkrecht darauf.

Praxisinfo

Der Zentralstrahl wird mithilfe eines Visierringes am Filmhalter so eingestellt, dass er senkrecht auf die Filmebene fällt. Der Patient fixiert den Filmhalter durch Zusammenbeißen.

Bei der **Rechtwinkeltechnik**, die der Paralleltechnik weitgehend ähnelt, wird ein Filmhalter verwendet, der starr mit der Röntgenröhre verbunden ist. Dadurch fällt der Zentralstrahl stets senkrecht auf die Filmebene.

Definition

Rechtwinkeltechnik: Der Zentralstrahl trifft senkrecht auf den Film/Sensor, Tubus und Filmhalter sind fest miteinander verbunden.

Röntgenstatus

Ein Röntgenstatus ist eine Serie von einzelnen Zahnfilmaufnahmen, mit der sämtliche Zähne eines Patienten dargestellt werden. Da oftmals nur zwei bis drei Zähne pro Film ohne Überlagerung abgebildet werden können, umfasst ein Röntgenstatus je nach Kiefergröße zwischen 10 bis 18 Aufnahmen. Entsprechend den Platzverhältnissen werden die Zähne im Hoch- oder Querformat dargestellt. Die Front- und Eckzähne werden meist im Hoch-, die Backenzähne im Querformat abgebildet.

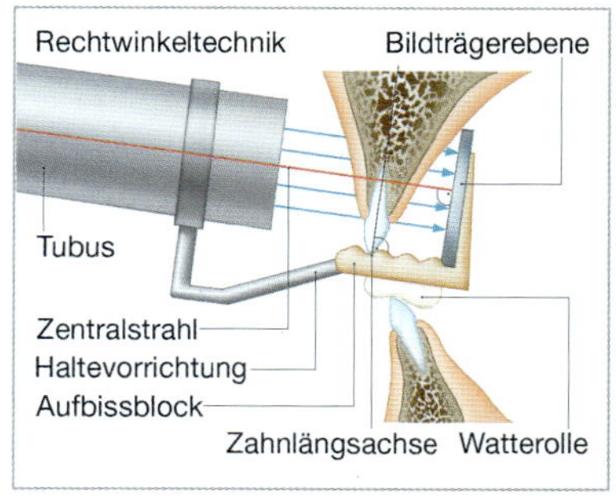

Bild 1: Rechtwinkeltechnik

3.1.2 Bissflügelaufnahmen

Bissflügelaufnahmen sind Röntgenaufnahmen zur Kariesdiagnostik im Seitenzahnbereich (Bild 2). Für die Bissflügelaufnahme (engl. **Bitewing**) wird entweder ein besonderer Bissflügelfilm mit seitlicher Lasche oder ein Zahnfilm der Größe 40 mm x 30 mm aufgesteckter Lasche verwendet. Für die Aufnahme wird der Film auf der oralen Seite der Zähne platziert und durch Zubeißen auf die Lasche mit den Zähnen fixiert.

Beim Haltersystem für die Paralleltechnik gibt es auch einen speziellen Ansatz für Bissflügelaufnahmen. Der Zentralstrahl der Röntgenröhre wird von bukkal aus direkt auf die Kauebene gerichtet.

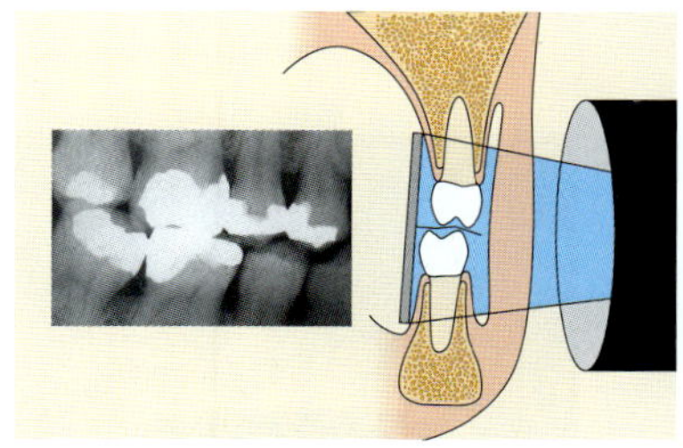

Bild 2: Bissflügelaufnahme

3.1.3 Aufbissaufnahmen

Aufbissaufnahmen sind intraorale Übersichtsaufnahmen, die sowohl für den Oberkiefer als auch für den Unterkiefer hergestellt werden können (Bild 3). Man gewinnt mit ihnen einen Überblick über den vorderen Kieferbereich zur Diagnostik von verlagerten Zähnen, Speichelsteinen, der Lage von Zysten usw. Apikale Veränderungen sowie parodontale Schäden der Zähne sind mit diesen Aufnahmen nicht zu diagnostizieren, da die Zähne z. T. in Längsrichtung von den Strahlen getroffen werden.

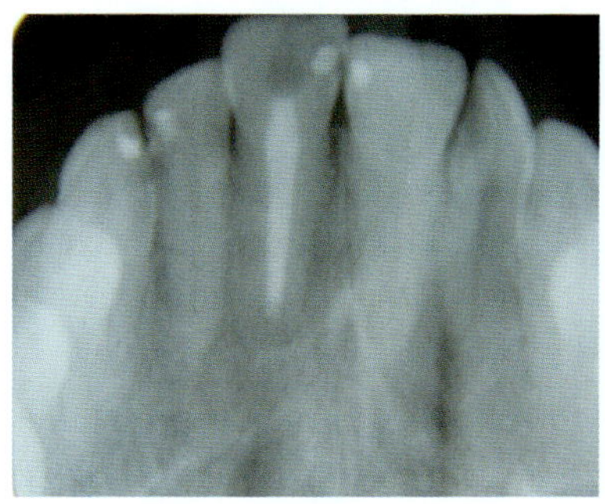

Bild 3: Aufbissaufnahme

Für Aufbissaufnahmen verwendet man große Zahnfilmformate von 40 mm x 50 mm oder größer.

Der Röntgenfilm wird durch Zusammenbiss in der Okklusionsebene gehalten. Bei der Oberkiefer-Aufbiss-Aufnahme wird die Röntgenröhre so eingestellt, dass der Zentralstrahl von der Nasenwurzel aus steil nach unten gerichtet wird.

Der Patient nimmt den Kopf in den Nacken. Man stellt die Röntgenröhre so auf die Kinnspitze ein, dass der Zentralstrahl möglichst senkrecht auf die Filmebene fällt (Bild 4).

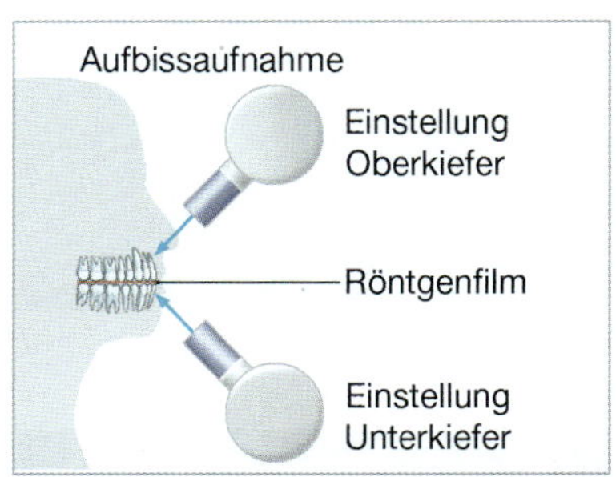

Bild 4: Einstellungen bei der Aufbissaufnahme

Die nachfolgende Tabelle gibt noch einmal einen Überblick über die unterschiedlichen Aufnahmetechniken.

Aufnahmetechnik	Einstellung
Orthoradiale Einstellung	Zentralstrahl wird senkrecht auf den Zahnbogen eingestellt
Exzentrische Einstellung	Zentralstrahl wird schräg auf den Zahnbogen gestellt
Halbwinkeltechnik	Zentralstrahl wird senkrecht durch die Wurzelspitze auf die gedachte Winkelhalbierende zwischen Zahnachse und Filmebene eingestellt
Paralleltechnik	Zahnachse und Film/Sensor stehen parallel zueinander, der Zentralstrahl trifft senkrecht darauf

Aufnahmetechnik	Einstellung
Rechtwinkeltechnik	Der Zentralstrahl trifft senkrecht auf den Film/Sensor, Tubus und Filmhalter sind fest miteinander verbunden
Röntgenstatus	Serie (meist 10 bis 18 Aufnahmen) von einzelnen Zahnfilmaufnahmen, mit der sämtliche Zähne eines Patienten dargestellt werden
Bissflügelaufnahme	Zentralstrahl wird von bukkal aus direkt auf die Kauebene gerichtet
Aufbissaufnahme	Intraorale Übersichtsaufnahmen für Oberkiefer und Unterkiefer, Zentralstrahl wird von der Nasenwurzel aus steil nach unten gerichtet

Tabelle 1: Aufnahmetechniken

3.2 Extraorale Aufnahmen

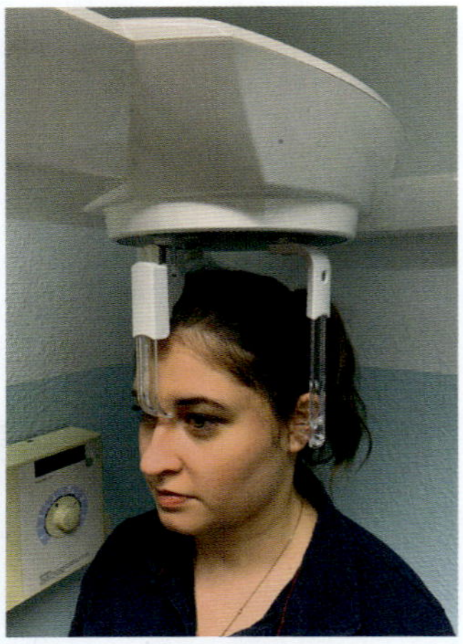

Bild 1: FRS-Positionierung des Patienten

Röntgenaufnahmen, bei denen der Film extraoral liegt, werden mit dentalen Großröntgengeräten erstellt. Voraussetzung für analoge extraorale Aufnahmen ist die Verwendung von **Kassetten**, in die die Filme eingelegt werden. Die Kassetten sind beidseitig mit Verstärkerfolien bestückt, um die Strahlenbelastung für den Patienten zu reduzieren. Diese Verstärkerfolien sind mit einem fluoreszierenden Stoff beschichtet, der beim Auftreffen von Röntgenstrahlen aufleuchtet. Die ausgesendeten Lichtstrahlen belichten den Film zusätzlich. Bei der indirekten digitalen Aufnahmetechnik werden auch Kassetten, aber keine Verstärkerfolien verwendet. Bei der direkten digitalen Aufnahmetechnik entfällt die Verwendung von Kassetten, da hier ein über Kabel mit dem Computer verbundener Sensor verwendet wird.

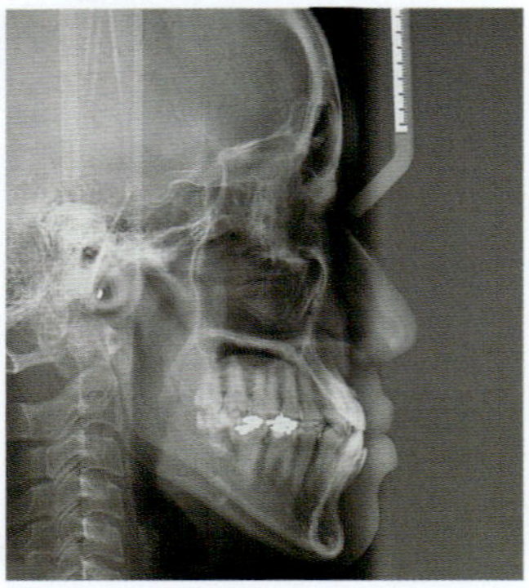

Bild 2: Fernröntgenseitenbild

Fernröntgenseitenaufnahmen (FRS)

Fernröntgenseitenaufnahmen werden vor allem zur kieferorthopädischen Diagnostik benötigt. Sie werden mit einem speziellen Fernröntgengerät angefertigt oder aber mit einem Panoramaröntgengerät (OPG), das mit einer Einstellvorrichtung (Kopf- und Filmkassettenhalter/Sensorhalter) ausgestattet ist. Man erhält eine seitliche Aufnahme des Schädels (Bild 1 und 2).

Der Abstand zwischen Film und Röntgenröhre beträgt bei diesen Geräten mindestens 1,50 m, wodurch es nur zu einer geringen Vergrößerung des Schädels auf dem Bild kommt. Durch einen speziellen Filter, der vor die Austrittsstelle der Röntgenstrahlen gesetzt wird, können die Weichteile von Nase und Mund sichtbar gemacht werden. Dies ist in der Kieferorthopädie für die Auswertung des Profils wichtig.

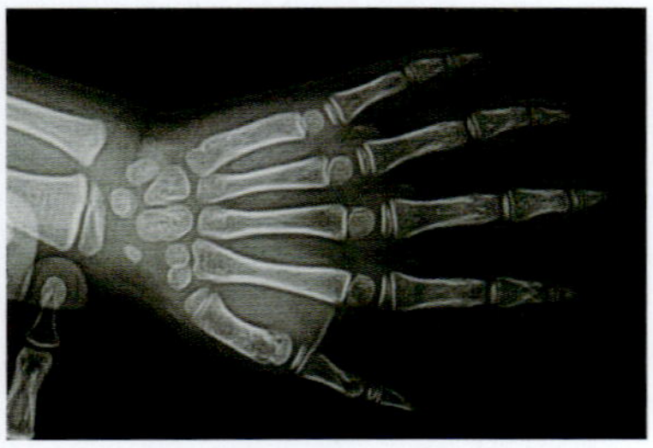

Bild 3: Handaufnahme

Röntgenaufnahmen der Hand

Röntgenaufnahmen der Hand dienen in der Kieferorthopädie zur Bestimmung der Wachstumsphase (Bild 3). Die Wachstumsfugen von Mittelhand- und Fingerknochen zeigen das Verknöcherungsstadium des Skelettes an und lassen Rückschlüsse auf das noch zu erwartende Wachstum des Patienten zu. Handaufnahmen werden in der Regel mit dem Fernröntgengerät angefertigt. Für die Aufnahme werden Handgelenk und gespreizte Finger flach auf die Kassette bzw. eine Schablone vor dem Sensor gelegt.

Panoramaschichtaufnahmen

Panoramaschichtaufnahmen werden nach den in Deutschland am weitverbreiteten Geräten dieser Art auch als **Orthopantomogramme (OPG**, Bild 1**)** bezeichnet. Sie können nur mit den entsprechenden Panoramaröntgengeräten hergestellt werden. Die Panoramaschichtaufnahmen stellen alle Zähne des Patienten auf einem Bild dar.

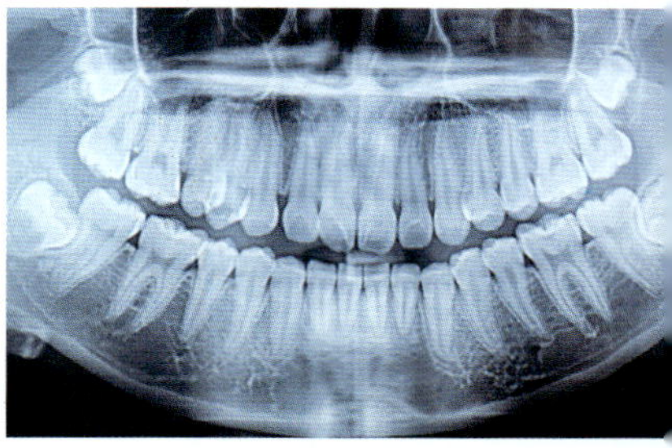

Bild 1: Orthopantomogramm

Die vom Patienten aufgenommene Strahlendosis ist bei diesem Aufnahmeverfahren geringer als bei einem Status aus Zahnfilmen. Der Patient wird auf eine festgelegte Art in das Gerät hineingestellt und hält sich an zwei Griffen fest. Der Kopf wird mittels Ohroliven, Stirnstütze, Kinnauflage oder Einbissschablone für die Aufnahme fixiert. Dabei ist darauf zu achten, dass die Bipupillarlinie genau horizontal eingestellt wird, gleiches gilt für die **Frankfurter Horizontale**, eine Hilfslinie am seitlichen Schädel.

Frankfurter Horizontale
Linie von der Unterkante der Augenhöhle zur Oberkante des Gehörganges

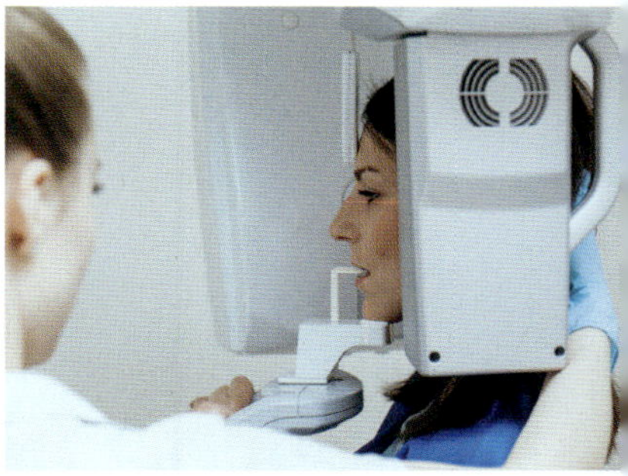

Bild 2: Positionierung im OPG

3.3 Fehler bei der Herstellung von Röntgenaufnahmen

Die Erstellung eines digitalen Röntgenbilds ist weniger fehleranfällig als die eines analogen Röntgenbilds, da hier bei der Herstellung bei den verschiedenen Arbeitsgängen von der Belichtung des Röntgenfilms bis zum fertigen Bild Fehler auftreten können, die die Qualität des Röntgenbildes beeinflussen bzw. sogar eine Neuanfertigung des Röntgenbildes notwendig machen. Es ist wichtig, dass die Zahnmedizinische Fachangestellte anhand eines fertigen Röntgenbildes die Fehler analysieren kann.

Röntgenaufnahmen können insgesamt **zu hell** oder **zu dunkel** sein. Mögliche Ursachen sind:

- falsche Belichtungszeit (führt zu Über- oder Unterbelichtung, Bild 3 und 4)
- frische oder verbrauchte Entwicklerlösung
- falsche Entwicklertemperatur

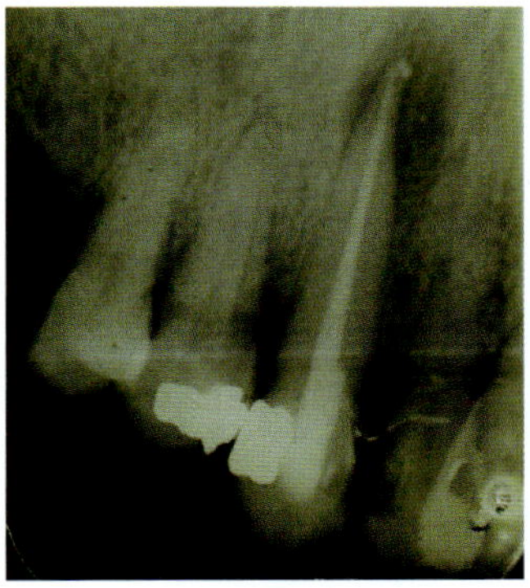

Bild 3: Falsch belichtete Aufnahmen, hier Überbelichtung

Merke

Eine **verlängerte Belichtungszeit** ergibt überbelichtete, dunklere Bilder. Eine zu **kurze Belichtungszeit** führt zu unterbelichteten, helleren Bildern.

Zu stark konzentrierter Entwickler ergibt zu dunkle Bilder. Entwickler, der in zu starker Verdünnung angesetzt worden ist oder verbrauchter Entwickler führt zu blassen Bildern.

Weitere Fehler bei der Herstellung von Röntgenaufnahmen sind:

- Helle, milchig-opake (undurchsichtige) Bereiche der Röntgenaufnahme deuten auf eine **mangelhafte Fixierung** des Filmes durch eine zu kurze Fixierzeit oder ein verbrauchtes Fixierbad hin.
- Ein zu geringer Kontrast bzw. Grauschleier der Röntgenaufnahmen kann von einer **Fremdbelichtung** verursacht sein. Zur einer Fremdbelichtung kommt es durch Lichteinfall in der Dunkelkammer, z. B. bei einem Spalt unter der Tür, einem ungeschützten Schlüsselloch.
- Unbelichtete oder belichtete Röntgenfilme, die ungeschützt im Strahlungsbereich der Röntgenröhre gelagert werden, sind einer **Streustrahlung** ausgesetzt, die sich als leichter Grauschleier bemerkbar macht. Im Strahlungsbereich eines Röntgengerätes dürfen Filme nur in einer strahlensicheren Verpackung gelagert werden.

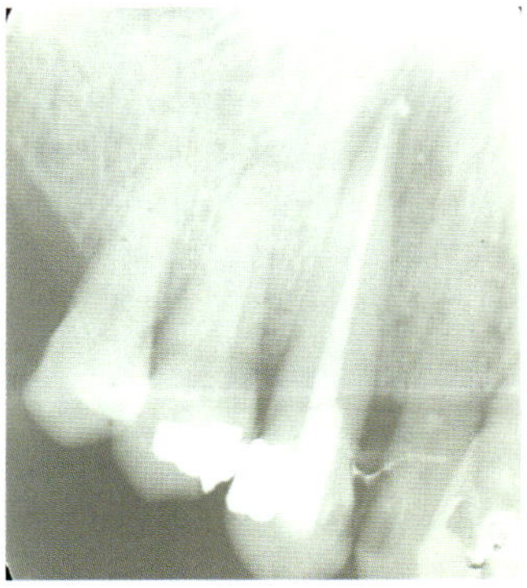

Bild 4: Falsch belichtete Aufnahmen, hier Unterbelichtung

- Wasserklare, weiße Flecken auf der Aufnahme entstehen durch **Spritzer von Fixierlösung**, die vor der Entwicklung auf den Film gelangt sind. Das Silberbromid wird in diesen Bereichen schon vor dem Entwickeln herausgelöst, sodass der Entwickler keine Wirkung mehr zeigen kann. Ähnliche Flecken können auch bei der Tauchentwicklung im Entwicklerbad entstehen, wenn sich Luftblasen auf dem Film befinden.
- Rastermuster auf einem Zahnfilm entstehen, wenn der Film bei der Aufnahme **falsch herum** in den Mund **eingelegt** wird. Wenn die Rückseite des Filmes zur Röntgenröhre hin zeigt, wird das Rastermuster der Bleifolie auf den Film belichtet.

DIGITAL+

Beschreibung des Fehlers	Mögliche Gründe
zu dunkle Bilder	• verlängerte Belichtungszeit • zu stark konzentrierter Entwickler
zu helle Bilder	• kurze Belichtungszeit • zu stark verdünnter Entwickler
helle, milchige Flecken	• mangelhafte Filmfixierung
wasserklare, weiße Flecken	• Fixierlösungsspritzer
Grauschleier/geringer Kontrast	• Fremdbelichtung durch äußere Lichtquellen (Türspalt, Schlüsselloch) • evtl. auch Streustrahlung
Rastermuster	• falsch eingelegte Aufnahme

Tabelle 1: Fehlersuche bei Röntgenaufnahmen

Bema-Nr.	Abkürzung	Leistungsbeschreibung
Ä925a	Rö2	Röntgendiagnostik der Zähne bis 2 Aufnahmen
Ä925b	Rö5	bis 5 Aufnahmen
Ä925c	Rö8	bis 8 Aufnahmen
Ä925d	Stat	Status bei mehr als 8 Aufnahmen
Ä925d	OPG	Orthopantomogramm sowie Panoramaaufnahmen aller Zähne des OK und UK

GOZ-Nr.	Leistungsbeschreibung
GOZ-Nr. 5000	Strahlendiagnostik, je Projektion
GOZ-Nr. 5002	Panoramaaufnahme eines Kiefers
GOZ-Nr. 5004	Panoramaaufnahme beider Kiefer

3.4 Beschriftung und Archivierung der Röntgenaufnahmen

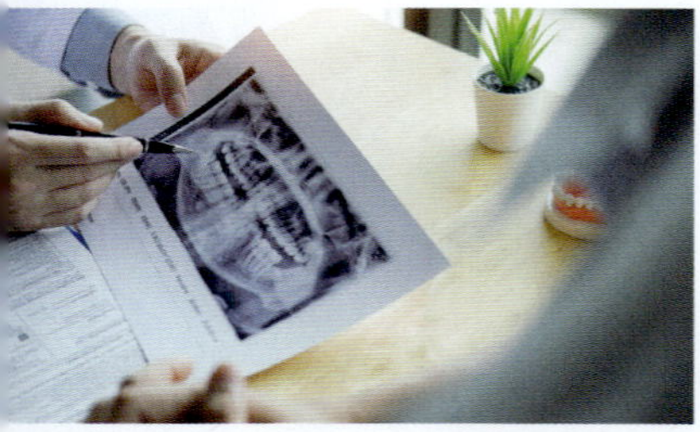

Bild 1: Die korrekte Beschriftung ist notwendig für die richtige Zuordnung der Röntgenaufnahmen.

Analoge Röntgenbilder sollten immer gleich nach der Aufnahme entwickelt und beschriftet werden, um Verwechslungen zu vermeiden. Die Filme können mit einem geeigneten wasserfesten Filzschreiber mit den Patientendaten (Patientennummer, Name, Geburtsdatum, Datum der Aufnahme) beschriftet oder in eine entsprechend beschriftete Filmtasche eingesteckt werden. Letzteres hat den Vorteil, dass durch die Beschriftung keine Bildinformationen verloren gehen. Zur Beschriftung von Panorama- oder Fernröntgenaufnahmen eignen sich Aufkleber.

Digitale Röntgenaufnahmen werden auf der Festplatte des Computers abgespeichert (tägliche Datensicherung) und mit den Patientendaten verknüpft, sodass sie beim Aufrufen des Patienten im Praxisprogramm zur Verfügung stehen.

Aufgaben

1. Erstellen Sie eine Liste der in Ihrer Praxis erstellten Arten von Röntgenaufnahmen.
2. Welche Techniken benutzen Sie bei Zahnfilmaufnahmen?
3. Erstellen Sie Arbeitsanweisungen für die gängigen Röntgenaufnahmen in Ihrer Praxis.

4 Strahlenschutz

Der Gesetzgeber hat Verordnungen erlassen, um den Patienten und das bedienende Personal vor den von Röntgenstrahlen ausgehenden Gefahren zu schützen. Diese sind Teil des deutschen Atom- und Strahlenschutzrechtes, dessen wichtigste formelle Grundlage das Strahlenschutzgesetz ist. Sie dienen der nationalen Umsetzung der europäischen Richtlinie 2013/59/Euratom.

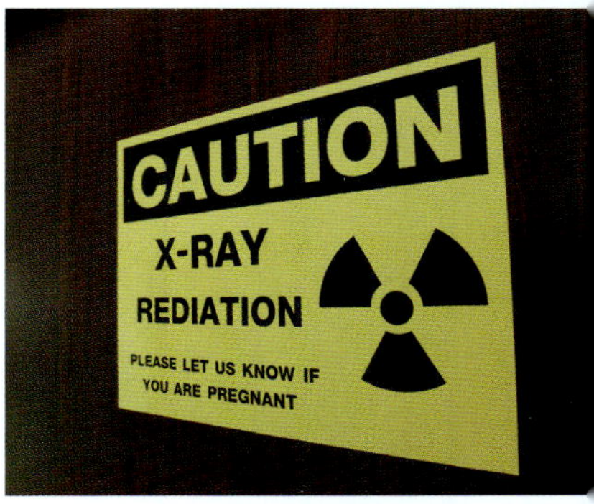
CAUTION
X-RAY
REDIATION
PLEASE LET US KNOW IF
YOU ARE PREGNANT
Bild 1: Warnschild, das auf Röntgenstrahlen hinweist.

Grundlage für den Betrieb einer Röntgenanlage war die **Verordnung über den Schutz vor Schäden durch Röntgenstrahlen** (Röntgenverordnung, RöV). Diese wurde 2018 aufgehoben und durch die Neufassung der Verordnung zum Schutz vor der schädlichen Wirkung ionisierender Strahlung (Strahlenschutzverordnung, StrlSchuV) ersetzt, deren letzte Neufassung am 01.01.2024 in Kraft getreten ist. In dieser Verordnung sind geregelt:

- Voraussetzungen für den Betrieb einer Röntgeneinrichtung
- Strahlenschutzbereiche
- Qualitätssicherungsmaßnahmen
- Anwendung von Röntgenstrahlung am Menschen
- Aufzeichnungspflichten

4.1 Betrieb einer Röntgeneinrichtung

Die **Erlaubnis**, eine Röntgeneinrichtung betreiben zu dürfen, muss beantragt werden. Sie wird erteilt:

- wenn der Antragsteller (der Strahlenschutzverantwortliche) selbst die erforderliche Kenntnis im Strahlenschutz besitzt oder eine ausreichende Anzahl von Strahlenschutzbeauftragten zur Verfügung steht,
- wenn der Antragsteller bzw. sein Strahlenschutzbeauftragter Arzt oder Zahnarzt ist.

Voraussetzung für die Erlaubnis, eine Röntgenanlage zu betreiben, sind bestimmte **bauliche Voraussetzungen** zum Strahlenschutz. So darf eine Röntgeneinrichtung nur in einem allseitig umschlossenen Raum betrieben werden. Dabei muss sichergestellt sein, dass Unbeteiligte vor Röntgenstrahlung geschützt sind. Wände, Türen und Fenster sollten strahlenundurchlässig sein. Der Raum soll als Röntgenraum gekennzeichnet sein.

4.2 Strahlenschutzbereiche

Der Gesetzgeber unterscheidet zwei verschiedene Strahlenschutzbereiche: den **Kontrollbereich** und den Überwachungsbereich (§ 19 RÖV).

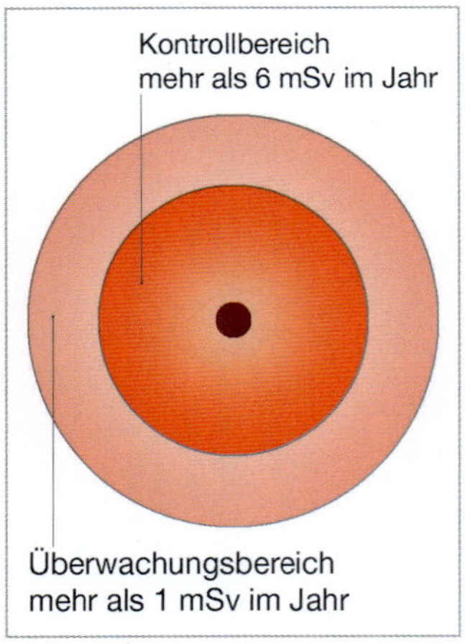

Bild 1: Kontrollbereich

Der **Kontrollbereich** ist der Bereich rund um die Röntgenröhre (mit ca. 1,50 m Abstand), in dem pro Jahr eine Strahlendosis von mehr als 6 Millisievert (mSv) zu messen ist. Er muss während der Einschaltzeit der Röntgenröhre gekennzeichnet sein durch ein Schild, das vor der Röntgenstrahlung warnt.

Im Kontrollbereich dürfen sich nur der Patient aufhalten sowie helfende oder behandelnde Personen, wenn es für die ordnungsgemäße Durchführung der Röntgenaufnahme unbedingt notwendig ist. Schwangeren Frauen darf der Zutritt zum Kontrollbereich nur gestattet werden, wenn es wichtige Gründe gibt. Hier muss zwischen dem Nutzen und dem Risiko der Röntgenaufnahme abgewogen werden.

Rund um den Kontrollbereich befindet sich der **Überwachungsbereich**. Im Überwachungsbereich kann pro Jahr eine Strahlendosis von mehr als 1 mSv aufgenommen werden.

4.3 Qualitätssicherungsmaßnahmen

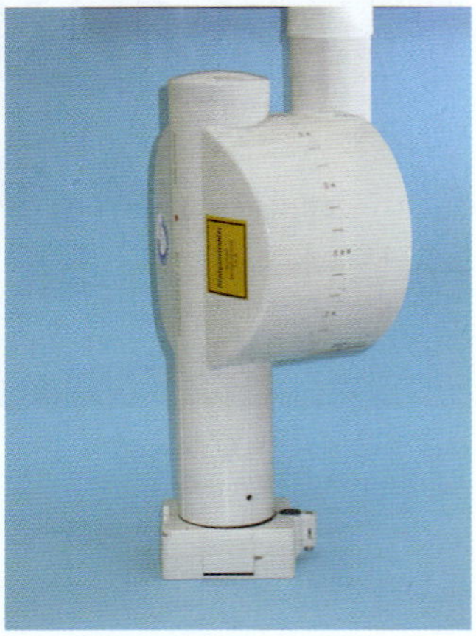

Bild 2: Prüfkörper mit Röntgengerät

Qualitätssicherungsmaßnahmen werden durchgeführt, um stets eine gleichbleibende Aussagekraft der Röntgenaufnahmen zu gewährleisten. Die Qualitätssicherungsmaßnahmen betreffen sowohl die technische Röntgeneinrichtung als auch die Einweisung des Personals. Sie umfassen im Einzelnen:

- Abnahmeprüfung des Röntgengerätes
- Überprüfung durch einen Sachverständigen
- Unterweisungen der ausführenden Personen
- Konstanzprüfungen in der Praxis
- Qualitätssicherung durch die zahnärztlichen Stellen

Abnahmeprüfung des Röntgengerätes

Ein **neues Röntgengerät** muss vor der ersten Anwendung am Patienten durch einen **Sachkundigen** des Herstellers oder Lieferanten einer **Abnahmeprüfung** unterzogen werden. Die Abnahmeprüfung muss weiterhin nach jeder wesentlichen technischen Änderung des Röntgengerätes durchgeführt werden, z. B. wenn eine defekte Röhre ausgetauscht worden ist. Durch die Abnahmeprüfung soll sichergestellt werden, dass mit dem Röntgengerät qualitativ hochwertige Aufnahmen bei möglichst geringer Strahlenbelastung hergestellt werden können.

Bei der Abnahmeprüfung wird unter den Bedingungen der Praxis eine Röntgenaufnahme, die **Referenzaufnahme oder Uraufnahme**, von einem genormten **Prüfkörper** hergestellt. Diese dient später als Konstanzprüfungsaufnahme. Das Ergebnis der Abnahmeprüfung muss protokolliert und mit der Röntgenaufnahme aufbewahrt werden. Die Aufzeichnungen über die Abnahmeprüfung enthalten alle Einstelldaten der Röntgenröhre und Informationen über die Bildverarbeitung, die für die Herstellung der Konstanzprüfungsaufnahmen benötigt werden.

Konstanzprüfungen in der Praxis

Während des Betriebes der Röntgeneinrichtung muss regelmäßig von einer Zahnmedizinischen Fachangestellten eine Röntgenaufnahme zur **Konstanzprüfung** gemacht werden. Damit wird die gleichbleibende Qualität der Röntgenaufnahmen nachgewiesen und dokumentiert. Hierbei unterscheiden sich die Maßnahmen beim analogen und beim digitalen Röntgen.

Konstanzprüfungen müssen nach folgender Regelmäßigkeit durchgeführt werden:

- **täglich** muss der Bildschirm, der beim digitalen Röntgen zur Diagnose genutzt wird, überprüft werden. Es ist möglich, digitale Röntgenbilder auf verschiedenen Bildschirmen zu betrachten, aber mindestens ein Bildschirm muss erhöhten Standards des **Diagnosebildschirms** genügen
- einmal **wöchentlich** bei der Verarbeitung von Filmmaterial beim analogen Röntgen, um die **Qualität der Filmverarbeitung (Entwicklung)** zu überprüfen. Dies entfällt beim digitalen Röntgen.
- einmal **monatlich** zur **Überprüfung der Röntgengeräte (analog und digital) und des Filmmaterials (analog)**, um festzustellen, ob Bildqualität und Strahlenbelastung noch den Anforderungen aus der Abnahmeprüfung entsprechen.

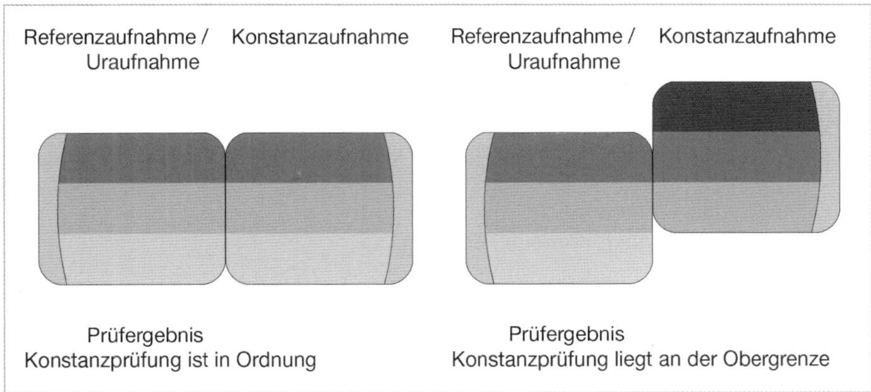

Bild 1: Konstanzprüfung analoges Röntgen – Vergleich Referenzaufnahme/Konstanzaufnahme

Konstanzprüfungsaufnahmen analoger Geräte sind Aufnahmen des Prüfkörpers, die unter den gleichen Bedingungen verarbeitet werden, wie die Referenzaufnahme bei der Abnahmeprüfung. Beim Vergleich der beiden Aufnahmen darf die Konstanzprüfungsaufnahme nicht um mehr als eine Graustufe von der Referenzaufnahme abweichen. Bei stärkeren Abweichungen ist vor einer weiteren Benutzung des Röntgengerätes am Patienten die Ursache der Abweichung zu ermitteln und zu beheben.

Bei der Geräteprüfung der Großröntgengeräte ist weiterhin darauf zu achten, dass die geschwärzten Flächen des Prüfkörpers bei der Konstanzprüfung den gleichen Abstand zum Filmrand haben wie auf der Referenzaufnahme. Bei der Konstanzprüfung digitaler Geräte wird überprüft, ob das Gerät entsprechend kontrastreich abbildet und z. B. der Abstand zwischen den Strichen eines Bleistrichrasters geprüft. Dabei müssen die einzelnen Bleistriche bis zu einem gewissen Grad voneinander getrennt wahrnehmbar sein. Bei der Konstanzprüfung des Diagnosebildschirms wird anhand eines Testbilds die Wiedergabe verschiedener Grauwerte überprüft.

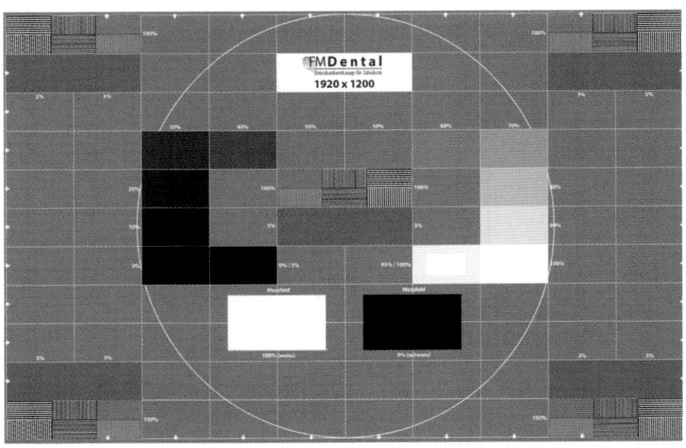

Bild 2: Konstanzprüfung digitales Röntgen, Ansicht tägliche Bildschirmprüfung

Die Konstanzprüfung sollte mindestens einmal im Jahr ergänzt werden durch eine **Überprüfung der Dunkelkammerbeleuchtung**. Dafür wird die Aufnahme des Prüfkörpers für eine Minute der Dunkelkammerbeleuchtung ausgesetzt, wobei eine Hälfte der Aufnahme abgedeckt ist. Wenn sich Unterschiede zwischen der abgedeckten und der nicht abgedeckten Seite ergeben, ist eine **Fremdlichteinwirkung** vorhanden. Dies kann an einer defekten Dunkelkammerbeleuchtung, aber auch am Lichteinfall durch den Türspalt liegen.

Qualitätssicherung durch die zahnärztlichen Stellen

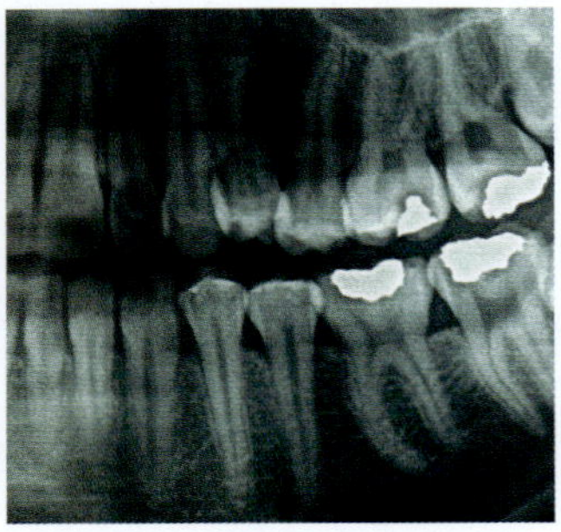

Bild 1: *Digitales Röntgen Ausschnitt einer Konstanzaufnahme*

Eine **zahnärztliche Stelle** (Abteilung der Zahnärztekammer) kontrolliert regelmäßig, ob die Qualitätssicherungsmaßnahmen durchgeführt werden. Dafür fordert sie in regelmäßigen Abständen Röntgenaufnahmen und Konstanzprüfungsaufnahmen aus der Praxis an. Hierbei wird geprüft, ob die Konstanzaufnahmen korrekt sind. Desweiteren wird die Qualität der Patientenaufnahmen auf ihre Auswertbarkeit beurteilt. In der Regel stellt die zahnärztliche Stelle die notwendigen Formulare zur Verfügung.

Überprüfung durch einen Sachverständigen

Die **Überprüfung der Röntgenanlage** auf eine korrekte technische Funktion, Sicherheit und Strahlenschutz muss alle fünf Jahre durch einen Sachverständigen durchgeführt werden. Die Durchschrift des Prüfberichtes muss an die zuständigen Stellen gesandt werden.

Unterweisungen der ausführenden Personen

Alle Personen, die ein Röntgengerät bedienen, brauchen hierzu eine fachliche Qualifikation, den sogenannten Röntgenschein. Dieser wird in der Regel im Rahmen der Abschlussprüfung erworben. Alle fünf Jahre muss diese Qualifikation durch eine Fortbildung aktualisiert werden (s. 4.4 berechtigte Personen). Da sich die Bedienung verschiedener Röntgengeräte unterscheidet, benötigen alle Personen, die ein bestimmtes Röntgengerät bedienen, vor Beginn ihrer Tätigkeit eine **Unterweisung** in der sachgerechten Nutzung der Geräte anhand einer deutschsprachigen Gebrauchsanweisung von einer qualifizierten Person. Die Unterweisung muss protokolliert und aufbewahrt werden. Die Bedienungsanleitung der Geräte muss mit dem Text der Strahlenschutzverordnung zur Einsicht bereitgehalten werden.

Merke

Die Aufzeichnungen und Aufnahmen der **Abnahmeprüfung** müssen aufbewahrt werden, solange das Röntgengerät in Betrieb ist, **mindestens jedoch bis drei Jahre** nach der nächsten Abnahmeprüfung.
Die Aufzeichnungen und Aufnahmen der **Konstanzprüfungen** müssen mindestens **zehn Jahre** lang aufbewahrt werden. Gegenüber der 2018 weggefallenen Röntgenverordnung wurden diese Fristen verlängert. Aktuelle Informationen gibt es z. B. auf der Webseite der Bundeszahnärztekammer:
https://www.bzaek.de/berufsausuebung/roentgen.html

4.4 Anwendung von Röntgenstrahlung am Menschen

Röntgenstrahlen dürfen nur dann am Menschen angewendet werden, wenn der Arzt oder Zahnarzt eine „**rechtfertigende Indikation**“ festgestellt hat.

Definition

Unter **rechtfertigender Indikation** versteht der Gesetzgeber, dass der gesundheitliche Nutzen für den Patienten durch die radiologische Untersuchung als höher einzuschätzen ist als der zu erwartende Strahlenschaden.

Konkret heißt dies, dass kein anderes Untersuchungsverfahren für die Diagnostik besser geeignet sein sollte als die Röntgendiagnostik in dem speziellen Krankheitsfall. Eine rechtfertigende Indikation ist in der Zahnheilkunde nahezu gleichzusetzen mit dem erhobenen Befund, da z. B. die apikale Region eines Zahns nur durch eine Röntgenaufnahme untersucht werden kann.

Röntgenanamnese

Im Zusammenhang mit der rechtfertigenden Indikation ist eine **Röntgenanamnese** zu erheben. Der Patient ist zu befragen, ob im betroffenen Körperbereich in der zurückliegenden Zeit Röntgenstrahlen zur Diagnostik oder Behandlung angewendet worden sind. Im gegebenen Fall müssen vorhandene Aufnahmen angefordert werden.

Frauen im gebärfähigen Alter sind zu befragen, ob eine Schwangerschaft besteht oder bestehen könnte. In diesem Fall ist die Indikation für eine Röntgenaufnahme besonders kritisch zu überprüfen. Die Röntgenanamnese muss dokumentiert und **10 Jahre lang** aufbewahrt werden.

Berechtigte Personen

Der Personenkreis, der Röntgenstrahlen in der Zahnheilkunde anwenden darf, ist beschränkt auf:

- Personen, die als Zahnärzte approbiert sind und die die erforderliche **Fachkunde im Strahlenschutz** besitzen,
- Zahnmedizinische Fachangestellte mit abgeschlossener Prüfung, die die erforderliche **Fachkunde im Strahlenschutz** besitzen und
- Auszubildende zur Zahnmedizinischen Fachangestellten im Rahmen der Ausbildung unter Aufsicht einer berechtigten Person.

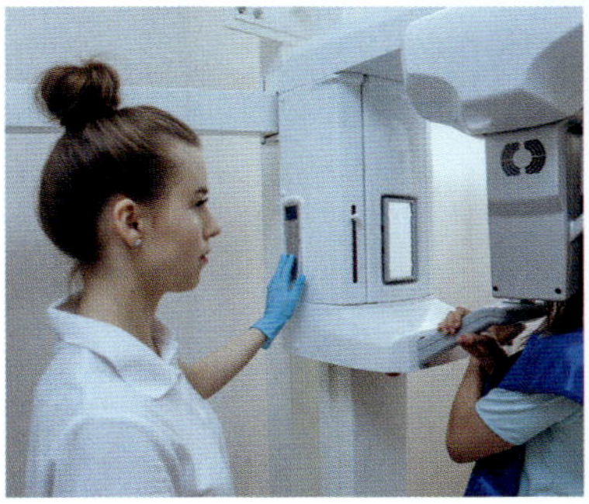

Bild 1: ZFA mit Fachkunde im Strahlenschutz

Die **Fachkunde im Strahlenschutz** wird durch Abschluss einer entsprechenden Ausbildung (z. B. Zahnmedizinische Fachangestellte) oder durch Nachweis über die erfolgreiche Teilnahme an einem Strahlenschutzkursus erworben.

Praxisinfo

Die Kenntnisse im Strahlenschutz müssen alle fünf Jahre sowohl von Zahnärzten als auch von Zahnmedizinischen Fachangestellten in entsprechenden Kursen aktualisiert werden.

Unterweisungen

Zusätzlich zur Fachkunde müssen die Angestellten der Zahnarztpraxis, die Röntgenstrahlen anwenden, vor ihrer Tätigkeit und danach einmal jährlich an einer praxisinternen **Unterweisung** teilnehmen. Die Unterweisung muss folgende Inhalte umfassen:

- Arbeitsmethoden,
- mögliche Gefahren,
- Sicherheits- und Schutzmaßnahmen,
- wesentliche Inhalte der Strahlenschutzverordnung.

Merke

Die Nachweise über diese Unterweisungen müssen fünf Jahre lang aufbewahrt werden.

Maßnahmen zum Strahlenschutz

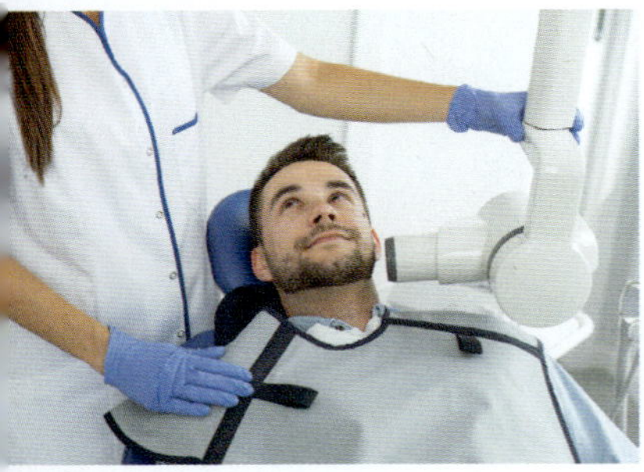

Bild 1: Patient mit Schutzschürze

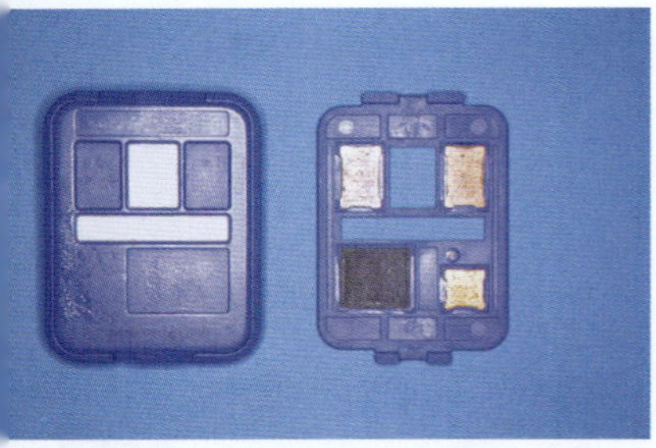

Bild 2: Dosimeter, a) Vorderansicht, b) Innenansicht

Körperbereiche, die bei der vorgesehenen Anwendung der Röntgenstrahlen außerhalb der Nutzstrahlung liegen, sollten bestmöglich geschützt werden. Bei intraoralen Aufnahmen soll der Rumpf von vorne abgedeckt werden und zusätzlich ein Schilddrüsenschutz (Schild oder Schürze) angelegt werden. Eine Patientenschutzschürze mit integriertem Schilddrüsenschutz ist ebenfalls geeignet. Bei extraoralen Aufnahmen ist eine am Hals anschließende und den Rücken schützende Patientenschutzschürze anzulegen (Anwendung DIN EN 61331-3). Bleischürze oder Strahlenschutzschild müssen die Schutzwirkung einer 0,4 mm dicken Bleifolie haben (0,4 mm Bleigleichwert). Besonders sorgfältige Schutzmaßnahmen sind für das ungeborene Kind zu treffen, wenn sich einmal die Notwendigkeit ergibt, eine schwangere Frau zu röntgen.

Zahnarzt und Zahnmedizinische Fachangestellte dürfen sich nicht im Kontrollbereich aufhalten. Wenn eine Röntgenaufnahme nur mit fremder Hilfe gemacht werden kann, sind zunächst die Begleitpersonen unterstützend einzusetzen. Diese sind über die Risiken aufzuklären und die Aufzeichnungen hierüber ein Jahr aufzubewahren. Alle Personen, die im Kontrollbereich tätig werden, sind über die Gefahren aufzuklären und ebenfalls durch eine Bleischürze vor der Strahlung zu schützen. Wenn ausnahmsweise der Zahnarzt oder die Zahnmedizinische Fachangestellte im Kontrollbereich tätig werden müssen, sind sie verpflichtet, neben der Bleischürze auch ein **Dosimeter** (Strahlenmessgerät) zu tragen (Bild 2).

4.5 Aufzeichnungspflichten

Über jede Anwendung von Röntgenstrahlen am Menschen müssen Aufzeichnungen gemacht werden. Diese Aufzeichnungen müssen enthalten bezüglich der:

- Angaben über die Patientenbefragung bezüglich früherer Röntgenstrahlenanwendungen in dem zu untersuchenden Bereich
- bei Frauen im gebärfähigen Alter: Angaben, ob eine Schwangerschaft besteht oder bestehen könnte
- Angaben zur rechtfertigenden Indikation
- Zeitpunkt und Art der Anwendung
- untersuchte Körperregion
- Strahlenbelastung des Patienten (veränderliche Röhreneinstellung)
- Befund der Röntgenuntersuchung

Die Informationen der Patientenbefragung und die Einstelldaten der Röntgenröhre werden auf einzelnen Nachweisblättern oder im Röntgenprogramm dokumentiert. Zusätzlich kann man ein Röntgenkontrollbuch führen, in dem die in der Praxis gemachten Aufnahmen und Einstelldaten chronologisch eingetragen werden.

Die **Röntgenbilder** und die zugehörigen Aufzeichnungen sind 10 Jahre lang aufzubewahren. Bei allen Patienten unter 18 Jahren sind die Aufzeichnungen und Röntgenbilder mindestens bis zu ihrem 28. Lebensjahr aufzubewahren (zehn Jahre nach Erreichen des 18. Lebensjahres). Einem mit- oder weiterbehandelnden Arzt oder Zahnarzt sind die Röntgenbilder zugänglich zu machen. Dabei bleiben sie Eigentum des Arztes oder Zahnarztes, der sie erstellt hat. Analoge Bilder sind also zurückzugeben und in der Ursprungspraxis zu archivieren. Bei digitalen Röntgenbildern ist die Erstellung einer Kopie des Datensatzes unproblematisch.

Aufzeichnungen über **Röntgenbehandlungen**, z. B. Bestrahlung eines Tumors mit Röntgenstrahlen, sind 30 Jahre lang aufzubewahren.

Eine Übersicht über die Aufbewahrungspflichten liefert die folgende Tabelle:

Art des Dokumentes	Jahre
Aufzeichnungen und Aufnahmen der Abnahmeprüfung	solange das Gerät in Betrieb ist bzw. mindestens bis drei (alte RöV zwei) Jahre nach der nächsten vollständigen Abnahmeprüfung
Aufzeichnungen und Aufnahmen der Konstanzprüfungen	10 (alte RöV 2)
Röntgenanamnese	10
Röntgenbilder	10 (bei Patienten unter 18 Jahren mindestens bis zum 28. Lebensjahr)
Aufzeichnungen über Röntgenbehandlungen	30

Tabelle 1: Aufbewahrungspflichten

Praxisinfo

Röntgenpass

Der Patient hat das Recht, eine Kopie oder Abschrift der Aufzeichnungen seiner Röntgenuntersuchung zu verlangen. Auf seinen Wunsch können die Daten in einen **Röntgenpass** eingetragen werden. Röntgenpässe können, müssen aber seit inkrafttreten der Strahlenschutzverordnung nicht für diesen Zweck in der Zahnarztpraxis vorrätig gehalten werden. Folgende Angaben zur Untersuchung sollten neben den persönlichen Daten des Patienten in einen Röntgenpass eingetragen werden:

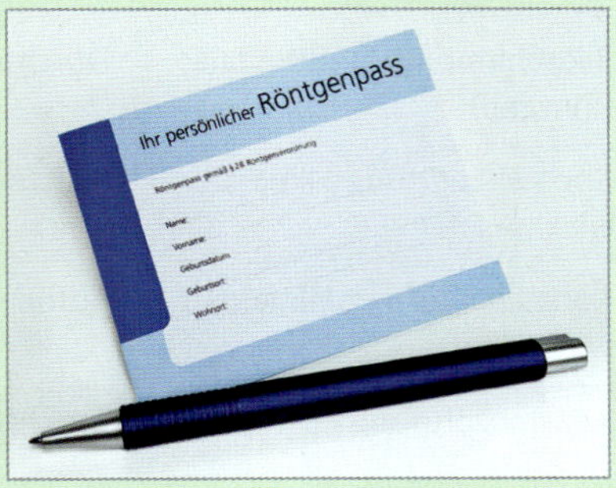

Bild 1: Röntgenpass

Die Adresse der Praxis in der die Untersuchung oder Behandlung durchgeführt wurde, die untersuchte oder behandelte Körperregion, die Bezeichnung der Untersuchung, sowie das Datum der Untersuchung.

	Frist betrifft	Zeitraum
Röntgenaufnahme und Aufzeichnungen	Aufbewahrung	10 Jahre, bei Jugendlichen 10 Jahre nach Vollendung des 18. Lebensjahres, also bis zum 28. Geburtstag
Kenntnisse im Strahlenschutz	Aktualisierung	alle fünf Jahre
Unterweisung Mitarbeiter	Durchführung	jährlich
Dokumentation der Unterweisung der Mitarbeiter	Aufbewahrung	fünf Jahre
Abnahmeprüfung des Gerätes (vor Inbetriebnahme oder bei wesentlicher, baulicher Änderung)	Aufbewahrung	Dauer des Betriebs oder bis drei Jahre nach der nächsten vollständigen Abnahmeprüfung
Einweisung Mitarbeiter	Aufbewahrung	fünf Jahre
Wiederholungsprüfung/ Sachverständigenprüfung des Geräts	Durchführung	alle fünf Jahre
Wiederholungsprüfung/ Sachverständigenprüfung des Geräts	Aufbewahrung	bis zur nächsten Prüfung
Konstanzprüfung Gerät	Durchführung	monatlich
Konstanzprüfung Gerät	Aufbewahrung	fünf Jahre
Bildschirmprüfung (digitales Röntgen)	Durchführung	täglich
Konstanzprüfung Filmentwicklung	Durchführung	wöchentlich
Konstanzprüfung Filmentwicklung	Aufbewahrung	fünf Jahre
Konstanzprüfung Filmqualität	Durchführung	monatlich
Konstanzprüfung Filmqualität	Aufbewahrung	fünf Jahre
Prüfung Dunkelkammerleuchte	Durchführung	jährlich

Aufgaben

1. Erstellen sie eine Liste, welche Qualitätssicherungsmaßnahmen täglich, wöchentlich, jährlich und alle fünf Jahre durchgeführt werden müssen.
2. Wieviel Jahre nach Abschluss der Behandlung müssen Sie das Röntgenbild einer 41-jährigen Frau bzw. eines siebenjährigen Jungen aufbewahren?
3. Ihr Arbeitgeber fordert Sie auf, alte Röntgenaufnahmen zu entsorgen. Wie gehen Sie vor?
4. Partnerarbeit: Bitte weisen Sie Ihre Sitznachbarin in eine Röntgenuntersuchung ein. Erklären Sie alle notwendigen Schritte zum Strahlenschutz. Tauschen Sie dann die Rollen.
5. Machen Sie sich mit den Unterlagen vertraut, die an die zahnärztliche Stelle zur Qualitätssicherung übersandt werden müssen.

Sachwortverzeichnis

T

Bildquellenverzeichnis

Adenum.de, Lea Studeny & Marco Studeny GbR, Jüchen: S. 353-4
Adobe Systems Software Ireland Limited, Adobe Stock, Dublin, Irland: S. 13-1 © RioPatuca Images, S. 13-2 © ASDF, S. 13-3 © contrastwerkstatt, S. 13-4 © Monster Ztudio, S. 13-5 © harbucks, 14-1 © coldwaterman, S. 14-2 © Yakobchuk Olena, S. 15-2 © gpointstudio, S. 15-2 © Rido, S. 16-1 © WeavebreakmediaMirco, S. 17-1 © Strelciuc, S. 19-1 © Kzenon, S. 20-1 © Alexander Raths, S. 21-1 © rainbow33, S. 22-1 © Prostock-studio, S. 22-2 © exclusive-design, S. 23-1 © Flamingo Images, S. 25-1 © svetlana67, S. 30-1 © N. Theiss, S. 35-1 © karandaev, S. 37-1 © h2ojs, S. 38-2 © lom123, S. 39-1 © Peter Hermes Furian, S. 40-1 © Peter Hermes Furian, S. 44-1 © Predrag Miladinovic, S. 44-2 © Dirk, S. 44-3 © Damir Khabirov, S. 44-4 © JorgeAlejandro, S. 45-1 © Asier, S. 57-2 © Thomas Hecker, S. 59-1 © Robert Kneschke, S. 59-2 © Subbotina Anna, S. 59-3 © karegg, S. 59-4 © Suzi Media, S. 60-1 © Volker Witt, S. 60-3 © agephotography, S. 60-4 © Boggy, S. 61-1 © Catlin Pop, S. 61-2 © benjaminnolte, S. 61-3 © Satjawat, S. 63-1 © Milan, S. 63-2 © mitarart, S. 64-1 © fotoduets, S. 64-2 © auremar, S. 65-1 © BGStock72, S. 67-1 © Yuri Arcurs, S. 71 © Kateryna_Kon, S. 74-1 © Ivan, S. 75-1 © Subbotina Anna, S. 77-1 © Mike Fouque, S. 77-2 © Benedikt, S. 79-1 © jarun011, S. 81-1 © Aamon, S. 81-2 © bilderstoeckchen, S. 82-2 © Alessandro Grandini, S. 84-2 © Fostic, S. 85-2 © Robert Kneschke, © Sta, S. 86-1 © Kzenon, S. 87-1 © Bojan, S. 87-2 © Alla, S. 87-3 © Formatoriginal, S. 88-1 © Robert Kneschke, S. 88-2 © Bojan, S. 88-3 © Friends Stock, S. 89-2 © Archivist, S. 90-1 © Archivist, S. 90-2 © mdbildes, S. 91-1 © Marc Wiegelmann, S. 97-2 © Christoph Hähnel, S. 104-1 © Yuliya Gusyeva, S. 107-1 © rcfotostock, S. 107-2 © romaset, S. 108-1 © Andriy Bezuglov, S. 110-2 © romaset, S. 114-1 © filin174, S. 119-1 © klyaksun, S. 121-1 © Photographee.eu, S. 121-2 © xixinxing, 125-1 © 2207918, S. 127-1 © JackF, S. 127-4 © karandaev, S. 127-5 © sv_photo, S. 127-6 © Valerii Honcharuk, S. 129-2 © JackF, S. 131-1 © 早川 義昭, S. 133-1 © James Steidl, S. 134-2 © kocakayaali, S. 136-1 © Alexandr Mitiuc, S. 137-1 © Nobilior, S. 138-1 © dabjola, S. 138-4 © DenisProduction.com, S. 139-1 © Aisylu, S. 143-1 © DBA, S. 144-2 © hedgehog94, S. 145-2 © Tory Mosh, S. 146-1 © Drobot Dean, S. 147-1 © Kateryna_Kon, S. 148-1 © karandaev, S. 148-2 © Markus Mainka, S. 150-1 © Ilja, S. 151-1 © New Africa, S. 152-1 © Dirk, S. 154-1 © anatoliy_gleb, S. 157-1 © yanlv, S. 157-2 © AGCuesta, S. 159-1 © sv_photo, S. 159-3 © Werner, S. 160-1 © Volodymyrr Shevchuk, S. 161-1 © Red Riding Hood, S. 164-1 © barbiturat, S. 170-1 © zlikovec, S. 171-1 © ikonoklas_hh, S. 171-2 © zlikovec, S. 172-2 © Сергей Кучугурный, S. 172-3 © romaset, S. 172-4 © Soleness Moon, S. 178-3 © Сергей Кучугурный, S. 182-3 © Valerii Hancharuk, S. 183-1 © beccarra, S. 185-2 © mkarco, S. 185-4 © Ocskay Mark, S. 186-2 © Alexandr Mitiuc, S. 188-2 © ikonoklast_hh, S. 188-3 © Chris, S. 189-1 © Chris, S. 193-1 © Alexandr Mitiuc, S. 193-2 © Chris, S. 193-3 © dantalfoto, S. 203-3 © sururu, S. 205-1 © iwasaki, S. 210-1 © nobeastsofierce, S. 214-1 © ilya2k, S. 217-1 © Erica Smit, S. 218-1 © Tobilander, S. 218-3 © janevans35, S. 227-2a © Orawan, S. 227-2b © uwimages, S. 227-2c © Csaba Deli, S. 228-2 © weerachaiphoto, S. 230-1 © Victoria M, S. 237-1 © Alexandr Mitiuc, S. 239-1 © ashtproductions, S. 239-2 © zlikovec, S. 240-2 © savelov, S. 229-3 © Ocskay Mark, S. 246-4 © Azazello, S. 246-5 © Marc, S. 248-2 © HENADZI KILENT, S. 249-1 © HENADZI KILENT, S. 249-2 © anatoliycherkas, S. 251-1 © Evgeniy Klinovskiy, S. 253-1a–c © Сергей Кучугурный, S. 257-1 © romaset, S. 257-2 © santypan, S. 257-3 © SciePro, S. 257-4 © Africa Studio, S. 258-1 © Morphart, S. 259-2 © Klaus Eppele, S. 260-1 © Robert Petrovic, S. 263-2 © rcfotostock, S. 264-4 © BestPhotoStudio, S. 264-5 © MaZiKab, S. 266-2 © Fluffy, S. 266-3d © photopromedical, S. 268-1 © DragonImages, S. 268-2 © romaset, S. 269-1 © Racle Fotodesign, S. 270-1 © RioPatuca Images, S. 270-2 © ISO K Medien GmbH, S. 271-1 © Igorzvencom, S. 272-1 © pathdoc, S. 273-3 © Cheangchai, S. 276-3 © Andreas Gruhl, S. 281-1 © Siniehina, S. 284-3 © santypan, S. 285-1 © Maksym Yemelyanov, S. 287-1 © ittipol, S. 287-2 © Aleksandra Gigowska, S. 288-1 © Alexandr Mitiuc, S. 290-1, -2, -3 © dentalfoto, S. 291-1 © Nestor, S. 294-2 © Ocskay Bence, S. 295-1 © iuliiawhite, S. 298-1 © Michael Eichhammer, S. 298-2 © SciePro, S. 299-1 © Ольга Губская, S. 299-2 © Alexandr Mitiuc, S. 301-1 © WavebreakMediaMicro, S. 301-2 © liveostockimages, S. 302-1 © Africa Studio, S. 302-2 © gamelover, S. 303-1 © Karina, S. 304-1 © zinkevych, S. 305-1 © benjaminnolte, S. 306-1 © Marcus Kretschmar, S. 306-2 © pixelfokus, S. 307-1 © Antonioguillem, S. 309-1 © Christoph Burgstedt, S. 310-1 © Kzenon, S. 311-1 © fotohansel, S. 313-1 © SciePro, S. 313-2 © Halfpoint, S. 313-3 © forma82, S. 313-6 © wip-studio, S. 314-1 © topshots, S. 316-1 © SciePro, S. 316-1, -3 © fotomek, S. 317-1 © rk, S. 317-2 © fotomek, S. 318-1 © zorgens, S. 324-2 © Halfpoint, S. 327-1 © Science RF, S. 328-2 © SENTELLO, S. 329-1 © sunwaylight13, S. 331-1 © forma82, S. 331-2 © thodonal, S. 334-1 © Axel Kock, S. 337-1 © alexlmx, S. 337-2 © angkhan, S. 338-1 © doucefleur, S. 339-1 © doucefleur, S. 340-1 © angkhan, S. 343-2 © Pixel-Shot, S. 344-1 © Christoph Hähnel, S. 350-2 © Henrie, S. 352-1 © RFBSIP, S. 352-2 © wip-studio, S. 353-1 © Kzenon, S.353-2 © AK-DigiArt, S. 353-3 © WoGi, S. 354-1 © Егор Кулинич, S. 357-1 © pittawut, S. 360-1 © mehmet, S. 361-1 © Kzenon, S. 362-1 © Benjamin, S. 363-1 © Ocskay Bence, S. 363-2 © Stefano Garau, S. 365-1 © 우석 KIM, S. 366-1 © Michael Tieck, S. 366-2 © Juan Buades, S. 367-1 © Stefano Garau, S. 372-2 © Lukassek, S. 377-2 © Markus Bormann, S. 379-2 © zlikovec, S. 381-2 © moodboard, S. 383-3 © lily, S. 384-1 © herraez, S. 387-1 © RioPatuca Images, S. 387-4 © PhotoSG, S. 387-5 © topshots, S. 388-2 © New Africa, S. 390-1 © Dariia, S. 391-2 © anaumenko, S. 393-1 © JPC-PROD, S. 393-2 © beats_, S. 394-1 © wowow, S. 395-2 © Zerbor, S. 395-3 © PhotoSG, S. 396-1 © Pixel-Shot, S. 396-2 © PheelingsMedia, S. 398-1 © GiZGRAPHICS, S. 398-2 © Hetizia, S. 400-1 © moremar, S. 400-2 © Aleksandra Gigowska, S. 400-3 © peterschreiber.media, S. 403-1 © bilderzwerg, S. 403-2 © Zerbor, S. 405-1 © eddows, S. 405-3 © bildzwerg, S. 406-2 © bilderzwerg, S. 410-1a Jaroslav Moravcik, S. 410-1b © Yaya Photos, S. 416-1 © Florian Kunde, S. 416-2 © womue, S. 417-1 © Maxx-Studio, S. 418-1 © maemanee, S. 418-2 © dizain, S. 419-1 © plo, S. 421-1 © hakase420, S. 423-1 © Marina Lohrbach, S. 423-2 © done4today, S. 423-3 © ruid, S. 426-1 © pixelrobot, S. 426-2 © cosma, S. 427-1 © Corinna Gissemann, S. 427-2 © luuuusa, S. 428-2 © Monkey Business, S. 429-2 © wckiw, S. 429-3 © Andrey Popov, S. 429-4 © blauviolette, S. 430-1 © rh2010, S. 431-1 © Goffkein, S. 431-2 © Maksym Yemelyanov, S. 432-1 © Diego Cervo, S. 432-2 © samunella, S. 439-1 © poomsak, S. 441-2 © sujit, S. 441-3 © Dirk Saeger2019, S. 443-1 © Marina Lohrbach, S. 444-1 © 1989STUDIO, S. 446-4 © Sergey Novikov, S. 447-2 © V&P Photo Studio, S. 447-3 © Alexandr Mitiuc, S. 449-2 © milanmarkovic78, S. 449-3 © ryanking999, S. 451-1 © Alexandr Mitiuc, S. 451-2 © Chris, S. 451-3 © vitleo, S. 451-4 © MStock, S. 453-1a © Alexandr Mitiuc, S. 453-1b © Сергей Кучугурный, S. 453-1c © Grispb, S. 454-1 © Michael Tieck, S. 455-2 © Chris, S. 455-3 © MStock, S. 455-4 © Aliaksei Luskin, S. 455-5 © contrastwerkstatt, S. 460-1 © Robert Kneschke, S. 460-2 © S. Alias, S. 460-3 © .shock, S. 461-1 © Ben, S. 463-1 © Michael Tieck, S. 466-2 © Michael Tieck, S. 470-4 © ankvn, S. 472-1

© Christoph Hähnel, S. 472-2 © andranik123, S. 473-1 © vitleo, S. 474-1 © Сергей Кучугурный, S. 474-3 © Zsolt Bota Finna, S. 476-2 © StudioLaMagica, S. 477-1 © rh2010, S. 478-1 © amazing studio, S. 481-1 © Archivist, S. 481-2 © andersphoto, S. 481-3 © romaset, S. 481-4 © Proxima Studio, S. 482-1 © Archivist, S. 483-1 © brgfx, S. 485-1 © Andrey Popov, S. 486-1© Westend61, S. 487-1 © andersphoto, S. 492-1 © Monkey Business, S. 493-1a © coldwaterman, S. 493-1b © Aleksandr Matveev, S. 499-1 © sujit, S. 499-2 © romaset, S. 500-1 © snowing12, S. 501-1 © nimon_t, S. 505-1 © romaset, S. 506-1 © Proxima Studio, S. 507-1 © PhotoSG
Alamy Limited, Oxon, UK: S. 229-2 © Robert Lind, S. 475-3 © Ocskay Mark, S. 496-3 Marmaduke St. John
Anwander, Thomas: S. 110-1
BBraun Deutschland GmbH & Co, KG, Tuttlingen: S. 265-2
bpk Bildagentur, Berlin: S. 437-1b
Brändli, Markus, Weilheim: S. 358-1
Bundesanstalt für Arbeitsschutz und Arbeitsmedizin (BAuA), Dortmund: S. 93-1
Deutsche Gesellschaft für DentalhygienikerInnen e.V., Dülmen: S. 186-1 © Sylvia Fresmann
dpa Picture-Alliance GmbH, Frankfurt: S. 18-1 © picture alliance / Westend61, S. 53-1 © picture alliance / Westend61, S. 65-2 © dpa – Report, S. 73-1 © dpa/blickwinkel/F. Fox, S. 85-1 © dpa, S. 145-1 © Ute Grabowsky/photothek.net, S. 201-2 © dpa, S. 230-2 © dpa/ Okapia, S. 332-1 © picture alliance / Design Pics, S. 347-1, S. 389-1 © dpa-Zentral
Drägerwerk AG & Co.KGaA, Lübeck: S. 216
Dr. Hinz Dental-Vertriebsges.mbH, Herne: S. 444-3
enretec GmbH, Velten: S. 122-1, -2
ETHICON Deutschland, Johnson & Johnson Medical GmbH, Norderstedt: S. 266-3b
Faust, Steffen, Berlin: S. 41-1, S. 42-1, -2, -3, S. 46, S. 70-1, S. 70-2, S. 72-1, S. 127-2, S. 133-2, S. 134-1, S. 140-1, S. 141, S. 153-2, S. 155, S. 156-2, S. 158-3, S. 159-4, S. 164-2, S. 165 Tabelle 1, S. 166-1, -2, S. 167-1, S. 178-2, S. 180-1, S. 181-1, S. 186-3, S. 197-1, -2, -3, -5, S. 200-1, S. 203-1, S. 204-1, S. 206-1, S. 207-1, S. 208-2, S. 212-2, S. 213-1, -2, -3, S. 214-2, S. 215-1, S. 220-1, -3, S. 221-2, -3, S. 222-1, -3, -6, S. 223-1, -3, S. 227-1, S. 230-3, -4, S. 231-1, -2, S. 234-1, -2, S. 235-1, S. 236-1, S. 240-3, S. 241-2, -3, S. 244-1, S. 247-1, -3, -4, -5, S. 248-1, S. 250-1, S. 252-1, -2, S. 272-2, S. 273-1, S. 274-1, -2, S. 275-2, -3, S. 276-1, -2, -4, -5, -6, S. 278-3, S. 279-1, S. 282-1, -2, -3, -4, S. 283-2, -3, -4, S. 284-1, -2, S. 285-2, S. 289, S. 292-3, S. 293-1, S. 296-1, S. 297-3a, S. 304-2, S. 318-2, S. 328-1, S. 330-2, S. 335-1, S. 336-1, S. 340-2, S. 341-1, S. 342-1, -2, -3, S. 345-1, S. 346-1, S. 350-1, S. 351-1, S. 354-2, S. 356-1, S. 364-1, -2, S. 369-1, S. 372-1, S. 382-2, S. 383-2, S. 385-2, S. 392-1, -2, S. 395-1, S. 407-2, S. 408-1, -2, S. 409-1, S. 420-1, S. 425-2, -3, S. 428-2, S. 429-1, S. 456-1, S. 457, S. 458, S. 470-3,-5, S. 471-1, -2, S. 488-1, -2, -3, S. 490, S. 491-1, S. 494-1, S. 496-4, S. 497-1, S. 497-4, S. 503-1
Fotos aus der Vorauflage, Dr. Rolf Pannewig, Hamminkeln: S. 32-1, S. 34-1, S. 54-1, -2, -3, -4, -5, S. 55-1, -2, -3, S. 56-1, -2, S. 57-1, S. 60-2, S. 105-1, S. 112-1, S. 127-3, S. 132-2, -3, -4, S. 133-3, S. 136-2, S. 138-2, S. 144-1, S. 153-1, S. 158-1, -2, S. 163-1, S. 168-1, -2, S. 169-2, -3, S. 171-3, -4, S. 172-1, S. 176-1, S. 177-1, -2, -3, S. 178-1, S. 179-1, -2, S. 180-2, S. 181-2, S. 184-1, -2, -3, -4, -5, S. 185-1, S. 187-1, -2, S. 188-1, S. 190-1, S. 197-4, -6, S. 232-1, S. 233-1, S. 240-1, S. 241-1, S. 242-Tabelle, S. 243 Tabelle 1, S. 244-3, -4, -5, S. 246-1, S. 253-3, S. 254-1, -2, S. 259-1, -3, S. 260-Tabelle 1, S. 261-Tab. 1 oben, 1, 2, S. 265-1, -3, S. 266-3a, S. 267-1, -2, -3, S. 268 oben, S. 273-2, S. 274-3, S. 277-1, S. 278-1, -3, -4, S. 280-1, S. 281-2, -3, S. 283-1, S. 286-1, -2, S. 290-4, S. 292-1, -2, S. 293-2, -3, -4, S. 294-1, -3, S. 295-2, S. 297-1, -2, S. 363-3, -4, S. 371-1, S. 373, S. 376-1, -2, -3, -4, -5, S. 377-1, S. 378, S. 382-1, S. 383-4, S. 402-1, -2, S. 411-1, -2, S. 412-1, S. 414-1, S. 415-1, S. 419-2, S. 420-2, S. 433-1, S. 434, S. 436, S. 437-1a, -2, S. 438, S. 441-1, S. 444-2, S. 445-1, S. 446-3, S. 447-1a, S. 448-1, 3, S. 450, S. 452, S. 455-1, S. 464-2, S. 465-2, -2, S. 475-2, S. 476-1, S. 477-2, S. 489-1, S. 497-3, S. 499-3, -4, S. 502-2, S. 506-2
Gebr. Basseler GmbH & Co.KG, Lemgo: S. 102-1
Gfm gofilemaker.de, Markus Schall, Hatten: S. 503-2
GKV-Spitzenverband, Berlin: S. 380-1, S. 381-1
Hager & Werken GmbH & Co. KG, Duisburg: S. 262-1, S. 267-4
Heinicke, Victoria: S. 260-5, S. 263-1
Henkel, Christina, Lörrach: S. 156-1
Hentschel-Dental e.K., Teningen: S. 58-1
IMEX Dental und Technik GmbH, Essen: S. 470-2 iTeleskop 2.0
Institut der Deutschen Zahnärzte (IDZ), Köln: S. 414-2
Jahn, Jost, Nebel: S. 139-2
Kaspari, Markus, Schleiden: S. 97-1, -3, S. 98-2, S. 103-1, -2, S. 110-3, S. 111-1,-2, S. 435-1, -2, S. 442-2, S. 492-2, S. 498-1
Klewar, Thomas, Photographie, Klingenberg am Main: S. 478-3
Kulzer GmbH: S. 463-2, -3, S. 464-1
Löhr-Michels, Tanja, Haan-Gruiten: S. 466-1
MELAG Medizintechnik GmbH & Co.KG, Berlin: S. 118-1
Medartis AG, Basel, Schweiz: S. 297-3b
Mosthaf, Frank, Dr., Facharzt für Innere Medizin, Karlsruhe: S. 82-1
OrthoDepot GmbH, Nürnberg: S. 446-2
Pflügner, Matthias, Berlin: S. 456-2
RIEMSER Pharma GmbH, Berlin: S. 246-3
shutterstock.Inc., New York, USA: S. 21-2 © StoryTime Studio, S. 29-1 © Olena Yakobchuk, S. 74-2 © StudioMolekuul, S. 80-1 © BLACKDAY, S. 89-1 © Murakami 1616, S. 129-1 © Alina Kulbashnaya, S. 130-1 © LuYago, S. 138-3 © Alex Mit, S. 151-2 © botazsolti, S. 228-1 © Elena11, S. 229-1 © P.NOONIN, S. 235-2 © Alex Mit, S. 244-1 © Ocskay Mark, S. 313-5 © Pavel Chagochkin, S. 330-1 © AlexLMX, S. 343-1 © Pavel Chagochkin, S. 370-1 © Kanpittaya, S. 387-2 © bladezh, S. 387-3 © La Gorda, S. 404-2 © SciePro, S. 460-2 © nobeastsofierce, S. 430-2 © megaflopp, S. 440-1 © SpeedKingz, S. 442-1 © narcoz52, S. 461-2 © Alfred Gruener, S. 471-3 © ThamKC, S. 498-2 © vitahima, S. 498-3 © Praisaeng

Stoma am Mark GmbH, Emmingen-Liptingen: S. 261-Tabelle 1 unten, S. 262-2, S. 264-1, -2, -3
um werbephotographie, Dipl.-Des.Ulrich Mayer, Fulda: S. 163-2, S. 167-2, S. 169-1, S. 174-1, S. 175-1, S. 182-1, -2, S. 185-3, S. 218-2, S. 219-1, -2, S. 220-2, -4, S. 221-1, -4, S. 222-2, -4, -5, -7, S. 223-2, -4, S. 224-1, S. 238-1, -2, -3, S. 242-1, -2, S. 245-1, S. 246-2, S. 247-2, S. 388-1
Verlag Europa-Lehrmittel, aus Behandlungsassistenz, Medizinische Fachangestellte, Europa-Nr.: 69611, Haan-Gruiten: S. 94-1, -2, S. 95-1, S. 96 Tabelle 1, S. 99-1, -2, -3, -4, S. 100-1, -2, S. 109-1, S. 199-2, S. 320-1, S. 334-2, S. 341-2, S. 346-2, S. 368-1, S. 383-1, S. 478-2
W&H Dentalwerk Bürmoos GmbH, Bürmoos, Österreich: S. 106-1
Wikimedia: S. 458-2 © Sterilgutassistentin/Wikimedia GNU, S. 459-1 © Sterilgutassistentin/Wikimedia GNU
Zahnarztpraxis A. Wurzer, Brandenburg: S. 132-1
Zeichnungen der Vorauflage, Herzig, Wolfgang, Essen & Rintelen, Henriette, Velbert: S. 31-1, S. 33-1, S. 34-2, S. 36, S. 38-1, S. 42-4, S. 47, S. 48, S. 49, S. 50, S. 51, S. 64-2, S. 68, S. 69-1, -2, S. 98-1, S. 128-1, S. 135-1, S. 187-3, S. 198-1, S. 199-1, S. 201-1, S. 202-1, S. 203-2, S. 209-1, S. 212-1, S. 253-2, S. 266-1, S. 275-1, S. 279-2, S. 281-4, S. 322-1, -2, S. 323, S. 324-1, S. 325-1, -2, S. 326-1, -2, S. 374-1, -2, S. 379-1, S. 385-1, S. 394-2, S. 404-1, S. 406-1, S. 413-1, S. 415-2, S. 424-2, S. 425-1, S. 435-3, S. 442-3, S. 445-2, -3, S. 446-1, S. 447-1b, -2b, S. 448-2, S. 449-1, -3, S. 456-3, S. 467, S. 468, S. 469, S. 470-1, S. 476-3, S. 484-1, S. 486-2, S. 487-2, S. 493-2, S. 494-2, -3, -4, S. 495-1, -2, S. 496-1, -2, S. 497-2, S. 502-1
Zepf Medizintechnik GmbH, Seitingen-Oberflacht: S. 260-4